CW00693703

ISBN 978-0-331-07383-6
PIBN 11010920

Centralblatt

für

Nervenheilkunde und Psychiatrie.

Herausgegeben
im Verein mit zahlreichen Fachmännern des In- und Auslandes
von

Professor **Dr. Robert Gaupp**
in Tübingen.

1907.
XXX. Jahrgang.
(Neue Folge XVIII.)

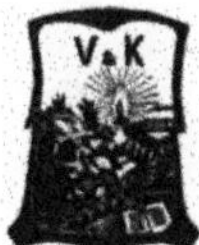

Berlin W. 30.
Verlag von Vogel & Kreienbrink.

Inhaltsverzeichnis.

Originalabhandlungen.

(Die Zahlen bedeuten die Seiten.)

Namenverzeichnis.

(Die Zahlen bedeuten die Seiten.)

A.

B.

J.

K.

N.

O.

Sachregister.

(Die Zahlen bedeuten die Seiten.)

CENTRALBLATT
für
Nervenheilkunde und Psychiatrie.

Herausgegeben im Verein mit zahlreichen Fachmännern des In- und Auslandes
von
Professor **Dr. Robert Gaupp** in Tübingen.

Erscheint am 1. und 15. jeden Monats im Umfang von 2—3 Bogen. Preis des Jahrganges Mk. 24.
Zu beziehen durch alle Buchhandlungen und Postanstalten.

Verlag von **Vogel & Kreienbrink**, Berlin W. 30 und Leipzig.

XXX. Jahrgang. **1. Januar 1907.** Neue Folge. XVIII. Bd.

I. Originalien.

(Aus der städtischen Irrenanstalt Breslau, Primärarzt Dr. Hahn.)

Casuistischer Beitrag zur Frage der chronischen Alkoholhalluzinosis.

Von Dr. F. Chotzen.

Unsere verbesserte klinische Differenzierung der Krankheitsbilder im Verein mit einer genaueren symptomatologischen Analyse ermöglichen erst, ätiologische Fragen wirksam zu diskutieren. Denn während sich unsere Kenntnisse von den Krankheitsursachen erweiterten, wurden wir mit dem Einblick in die Kompliziertheit ätiologischer Zusammenhänge zugleich kritischer in der Bewertung gewisser als ursächlich geltender Faktoren und erst bestimmte in gleicher Weise wiederkehrende klinische Merkmale können uns die Spezifizität der einen oder anderen dieser Ursachen erweisen. So führte die Vertiefung der Symptomatologie durch Wernicke ebenso wie dieglücklichere klinische Gruppierung Kräpelin's mit seiner starken Anwendung ätiologischer Gesichtspunkte zur Revision bisher geltender Anschauungen und Wiedererörterung längst nicht mehr aufgeworfener Fragen. Eine solche ist die der chronischen Alkoholpsychosen, speziell der „Alkoholparanoia". Früher als selbständiges Krankheitsbild allgemein anerkannt, ist sie heute ein strittiges Objekt der wissenschaftlichen Diskussion.

Schröder[1]) besonders übte an der früheren Auffassung Kritik, indem er auf die grosse Verschiedenheit der Krankheitsformen hinwies, die als „Alkohol-

[1]) Schröder, Ueber chronische Alkoholpsychosen. Habilitationsschrift, Halle, Marhold 1905.

paranoia" beschrieben wurden und die sich in keine bestimmte klinische Form etwa einfügten. Er setzt auch auseinander, wie man gerade bei dem chronischen Alkoholismus mit der Annahme ursächlicher Wirkung vorsichtig sein muss, da er eine so häufige, rein zufällige oder sogar auch symptomatische Begleiterscheinung bei den meisten psychopathischen Zuständen ist. In der Tat sehen wir auch schliesslich alle Psychosen bei chronischen Alkoholisten auftreten; aber wenn deshalb neuerdings wieder Meyer[1]) den Alkohol für jede Form der Psychose als möglichen ursächlichen Faktor in Anspruch nimmt, so ist dafür z. Z. eben kein Beweis zu erbringen, dass gerade der Alkohol die betreffende Wirkung ausgeübt hat. Die Diskussion dreht sich aber hauptsächlich um die chronisch-paranoischen Zustandsbilder und die Schwierigkeit der Einigung liegt m. E. darin, dass die hier hauptsächlich in Betracht kommenden chronisch-halluzinatorischen Krankheitsbilder, eben auch klinisch heutzutage ein noch sehr schwer zu beurteilendes weil noch nicht genügend differenziertes Material sind.

Aus der Fülle der hier vorkommenden Bilder hat Kräpelin[2]) im „halluzinatorischen Schwachsinn der Trinker" besondere alkoholistische Formen abgegrenzt. Aber auch diese Gruppe scheint keine einheitliche zu sein und es scheint sich dabei zumeist um ganz atypische Krankheitsbilder zu handeln. Bonhöffer[3]) setzte aber schon früher auseinander, dass wenn sich frühzeitig bei einer Psychose Symptome zeigen, welche bei den typischen Alkoholpsychosen ungewöhnlich sind, man bei chronischem Verlauf annehmen kann, dass es sich hier eben von vornherein um eine andersartige Psychose gehandelt hat, zumal der akute Beginn vorgetäuscht sein kann und der Alkoholismus ja häufig eine Komplikation der schon beginnenden Psychose ist. Er und auch Schröder verhalten sich daher zur Annahme chronischer Alkoholpsychosen noch zweifelnd. Es ist ersichtlich, dass man eine solche am ehesten dann anerkennen könnte, wenn eine typische akute Alkoholpsychose in eine chronische überginge.

Wernicke[4]) gibt das bekanntlich von der akuten Alkoholhalluzinosis an. Er unterscheidet eine akute Halluzinosis, die hauptsächlich eine alkoholistische Erkrankung ist, und eine chronische, die aus der ersteren hervorgehen kann, und zwar verlaufen bei Alkoholisten insbesondere nach wiederholten Erkrankungen spätere Anfälle chronisch, aber auch die erstmalige akute Alkoholhalluzinosis sah Wernicke in die chronische übergehen.

Solche Fälle haben Heilbronner,[5]) Bonhöffer[6]) und Schröder[7]) nicht gesehen; ersterer kennt die chronische Alkoholhalluzinosis auch nur als Defektzustand nach wiederholten akuten Erkrankungen, der aber wie schon a. O.[8]) gezeigt wurde und worauf unten noch zurückzukommen sein wird, nicht ohne weiteres mit der akuten Alkoholhalluzinosis vereinigt werden kann. In einer Besprechung der Bonhöffer'schen Darstellung in der „Deutschen Klinik" teilt

[1]) E. Meyer, Ueber akute und chronische Alkoholpsychosen etc. Arch. f. Psych. 38, II.
[2]) Kräpelin, Lehrbuch der Psychiatrie, 7. Aufl.
[3]) Bonhöffer, Die akuten Geisteskrankheiten der Gewohnheitstrinker, Jena, Fischer, 1901.
[4]) Wernicke, Grundriss der Psychiatrie.
[5]) Heilbronner, Die strafrechtl. Begutachtung der Trinker. Halle, Marhold, 1905.
[6]) Bonhöffer, Die alkohol. Geistesstörungen. Deutsche Klinik 1905.
[7]) Schröder, l. c.
[8]) Chotzen, Ueber atypische Alkoholpsychosen. Arch. f. Psych. 41, II.

dagegen Gaupp[1]) mit, dass er Fälle gesehen hat, die sich aus einem akuten Stadium progredient entwickelten.

Ein solcher soll nun hier mitgeteilt werden. Zwar kann ein einzelner Fall für die Kriterien der chronischen alkoholistischen Formen keine entscheidenden Aufschlüsse geben, aber er beweist doch das eine, dass Fälle, welche nach allen klinischen Merkmalen als akute Alkoholhalluzinosis erscheinen, in eine chronische Psychose übergehen, dass also chronische Alkoholhalluzinosen vorkommen; und so wird auch ein einzelner Fall für die Erörterung der hier in Frage kommenden Gesichtspunkte von Bedeutung sein können.

August B., Schuhmacher, geb. 31. III. 68.

Von Heredität nichts bekannt. Vater an Wassersucht gestorben, Mutter unbekannt, Geschwister gesund. Hat alle Kinderkrankheiten durchgemacht, später nicht mehr krank. 11 Jahre verheiratet, 4 gesunde Kinder, 1 an Darmkatarrh gestorben. Pat. ist starker Trinker (50 Pfg. tgl.). Mitte Januar 04 an Lungenkatarrh, Durchfall und Reissen in den Beinen erkrankt. 29. I. unruhig, begann zu delirieren. Keine Krämpfe.

31. I. 04 in die Anstalt eingeliefert. Nur bei der Aufnahme vorübergehend orientiert, dann völlig unorientiert. Wurde bald lebhaft delirant. Ueberwiegend Beschäftigungsdelirien, hantiert mit den Decken, steht neben dem Bett und arbeitet, glaubt, bald in der Wohnung, bald in der Arbeit zu sein. Viel Gesichts- und Tasthalluzinationen und -illusionen. Findet Geld, Glimmer auf der Decke, sieht Schmucksachen etc. Schwer fixierbar. Lebhafte motorische Unruhe. Starker Tremor der Zunge und Hände. Leichte Schwäche d. l. Fac. Patellarreflexe lebhaft. 1. Ton an der Herzspitze unrein. Puls klein. Verstreute bronchitische Geräusche über beiden Lungenhälften. Keine Temperatursteigerung. Geringe Kyphoskoliose der Brustwirbelsäule nach l.

Bis zum 4. II. bleibt Pat. schlaflos und delirant. Schläft dann morgens ein, abends örtlich orientiert, noch nicht zeitlich, weiss noch nicht, seit wann hier und wie hergekommen etc. Glaubt gestern noch in der Arbeit gewesen zu sein. Noch ohne Einsicht.

8. II. Ganz klar und geordnet. Einsichtig. 9. II. Von Delir. trem. geheilt entlassen.

Am 24. II. sucht er das allgemeine Krankenhaus wegen Darmkatarrh und Schwäche in den Beinen auf. Die dortige Diagnose lautete: „Neuritis alcoholica". Die inneren Organe waren o. B. Der allgemeine Ernährungszustand schlecht, Schleimhäute blass. Muskulatur der Extremitäten schlaff, atrophisch. Parästhesien in beiden Beinen (als ob lauter Nadeln darin steckten). Schwäche der Muskulatur. L. Ataxie. Schmerzempfindung beiderseits herabgesetzt. Beim Berühren der Fussohlen schmerzhafte Sensationen. Reflexe gesteigert.

Die neuritischen Symptome besserten sich rasch, Pat. wurde am 19. III. 04 gebessert entlassen. Wenige Tage danach tritt Pat. in augenärztliche Behandlung für mehrere Wochen. Die Erkrankung war nach Mitteilung des Spezialarztes eine alkoholistische Amblyopie. (Sehschärfe stark herabgesetzt, zentraler Defekt für rot.) Anfang August hatte sich das Sehvermögen wieder etwas gebessert und Pat. ging wieder in Arbeit. Bis dahin war psychisch weder im

[1]) Gaupp, Refer. über obgenannte Arbeit Bonhöffer's im Centralblatt f. Nervenheilkunde und Psychiatrie. 1906. S. 40.

Spital, noch bei der weiteren ärztlichen Behandlung etwas Abnormes am Pat. aufgefallen. Auch die Frau gibt an, dass B. bis zu dem noch zu erwähnenden Termin völlig geordnet und ohne jede Auffälligkeit war, immer gut schlief.

Nachdem er 3 Wochen in Arbeit gestanden (Pat. hat auch jetzt immer noch stark getrunken), kam er eines Tages erregt nach Hause und beklagte sich über die Mitarbeiter, dass sie ihn schimpfen und ihm unerhörte Dinge auf den Hals reden. Von da an wurde er sofort sehr ängstlich und unruhig, schlief nicht mehr. Auch Pat. gibt ganz unabhängig von der Frau an, dass er an einem bestimmten Tage, er nennt selbst den 23. VIII., während der Arbeit sich plötzlich von den Kollegen schimpfen hörte. Erst einzelne Schimpfworte, „Lump", „Vagabund", dann immer schlimmer geworden. Zahlreiche Bedrohungen vonseiten der Kollegen, Verdächtigungen und Vorwürfe. Sie wollten ihn verhaften lassen, weil er die Krankenkasse durch seine lange Krankheit betrogen habe, wollten ihn der Polizei übergeben. Hörte auf der Strasse, wie sie hinter ihm hersprachen, z. B.: „Wenn er bis an die Brücke gekommen ist, werden wir ihn verhaften lassen" und dergl. Wurde von da ab von Stimmen fortwährend verfolgt. Grosse Angst; schlief nicht mehr; wollte nachts nicht ins Bett gehen. Die Leute guckten herein, beobachteten ihn; sprachen über alles was er tat. Hätten Löcher in die Wand gebohrt, sodass sie alles sehen konnten. Wollte nicht mehr allein bleiben. Schliesslich massenhaft Stimmen, die Kriminalpolizei war auf ihn gehetzt, die Polizisten waren immerfort hinter ihm her, er fürchtete beständig, abgeholt zu werden. Es wurden ihm noch weitere Vorwürfe gemacht, so, er habe ein Kind ermordet u. a. Machte der Frau Vorhaltungen wegen Untreue, die Nachbarn sagten es und der Kassenvorstand habe gesagt, sie gebe sich mit anderen Männern ab.

Pat. stand dauernd unter dem Einfluss dieser Stimmen. Die Zahl der Verfolger dehnte sich immer weiter aus; eines Tages gab Pat. auch an, die Stimme des Kaisers zu hören, er stand stramm, wenn er antwortete, verlangte von der Frau, sie müsse tun, was die Stimme sage, der Kaiser habe es befohlen.

Während der ganzen Zeit ass Pat. gut, er hatte keine Giftfurcht, keine Geschmacks- auch nicht Geruchshalluzinationen. Er war immer völlig orientiert und klar, nie Personenverkennungen oder Missdeutung der Umgebung. Er erklärte sich die dauernde Beobachtung mit einem Apparat, der im Hause angebracht sei; die Stimmen bezog er auf ein Telephon. Da er im Laufe der Zeit immer erregter, schliesslich auch gegen die Frau aggressiv wurde, weil sie nicht tat, wie er sie hiess, musste er am 19. I. 05 wieder in die Anstalt eingeliefert werden.

Er hatte zuhause zuletzt wieder Männer gesehen, das Aufnahmeattest lautete auf „Delirium". In der Anstalt war er auch anfangs ungenau orientiert, die erste Zeit immer anfallsweise, besonders nachts leicht delirant, arbeitete, suchte seine Sachen etc. Er konnte sich die ersten 14 Tage zeitlich nicht orientieren; die Merkfähigkeit war herabgesetzt. Mit Ausnahme der deliranten Zustände war die örtliche Orientierung erhalten, nach 14 Tagen war er auch zeitlich gut orientiert. Pat. gibt an, Stimmen zu hören, die Kollegen rufen ihn beim Namen, machen Bemerkungen, spotten und lachen über ihn. Sie reden alles mögliche, auf den Inhalt geht Pat. aber nicht ein, er kümmere sich jetzt wenig darum. Neben den Phonemen auch Akoasmen, hört Musik, Summen, wie von einer Biene, leises Klingeln. In den deliranten Phasen auch Sensationen und Tastillusionen, er streift Draht von den Fingern, fühlte eine Hitze im Rücken, als wenn er „analysiert" = elektrisiert würde. Die Hitze war dabei sehr gross, das Bett rauchte, er sah Asche ringsherum niederfallen.

Klagt über Reissen im Kreuz und in den Beinen. Druckempfindlichkeit im Verlauf des Ischiadicus, besonders links, Unsicherheit beim Aufstehen vom Boden und Steigen auf den Stuhl.

Seit Anfang Februar blieb Pat. dauernd orientiert. Die Stimmen hielten an, es waren massenhaft Stimmen der Kollegen und auch fremde, ihm unbekannte. Inhalt: Beschimpfungen und Drohungen mit Gefängnis, Zuchthaus, Schlägen etc. Daneben bestand auch Gedankenlautwerden. Ist infolge der Beschimpfungen oft erregt, aber leicht zu beruhigen. Gibt an, auch noch elektrisiert zu werden.

Das Krankheitsbild blieb die nächsten Monate ganz unverändert. Es besteht wohl ein gewisser Zusammenhang in den Verfolgungsideen, die aber kaum ein ganz festes System darstellen; Pat. spricht sich darüber nie aus, scheint sich auch selbst nicht ganz sicher zu sein. Es könnte sich um Verwechselung seiner Person, um eine Neckerei der Kollegen oder um einen Racheakt handeln.

November 1905: Die Stimmen sind so massenhaft, dass sie alle Vorgänge und alle Gedanken des Pat. begleiten; alle seine früheren Beziehungen werden besprochen, alles im Sinne von Beschuldigungen und Drohungen. Seine Frau treibe einen unsittlichen Lebenswandel, die Kriminalpolizei sei hinter ihr her. Pat. verteidigt sich fortwährend gegen unausgesprochene Beschuldigungen, entschuldigt sich, er werde doch nichts gegen die Aerzte sagen, er könne doch niemandem etwas Unrechtes nachsagen etc.; wie alle Vorgänge in seiner Umgebung sofort mit Bemerkungen glossiert werden, so hört er nämlich auch bei der Visite auf die Aerzte schimpfen. Es wird befohlen, ja nichts auszusagen, sonst werden ihm allerlei Strafen in Aussicht gestellt. Auch die Aeusserungen der Aerzte, selbst ihre Bewegungen und Mienen, werden mit Kommentaren versehen, die Pat. veranlassen, sich nachträglich zu erkundigen, ob denn das etwas bedeuten sollte, ob man wirklich das und jenes damit gemeint habe.

Pat. ist dabei sehr suggestibel. Wie er durch die Stimmen leicht erregt wird und gegen deren Inhalt kritiklos ist, so ist er durch eine bestimmte Versicherung des Arztes, dass dem nicht so sei, sofort zu beruhigen; allerdings steht er vielem selbst schon halb ungläubig und zweifelnd gegenüber, es könne doch das alles gar nicht wahr sein.

Für jede beruhigende Versicherung ist er jedesmal dankbar.

Die Stimmen hindern Pat. auch häufig am Einschlafen. Die Nahrungsaufnahme ist immer gut. Nie eine Klage oder Misstrauen gegen das Essen.

Der Affekt ist jetzt nicht mehr so stark, Pat. ist mehr geärgert als erregt.

Am meisten Ruhe hat Pat. noch beim Kartenspiel, das er eifrig betreibt, wenn auch hier die Stimmen noch dazwischenreden.

Den Winter hindurch bleibt das Bild weiterhin gleich. Pat. drängt lebhaft fort unter dem Einfluss der Stimmen, insbesondere auch wegen der Anspielungen und Beschuldigungen betreffs ehelicher Untreue und des Lebenswandels der Frau.

März 1906: Die Erregungen sind seither nicht mehr wiedergekommen. Stimmen zwar noch ununterbrochen, aber er meint, sie stören ihn nicht mehr.

Die hässlichsten Schimpfereien haben nachgelassen, auch sei nicht mehr ein solches Durcheinander. Unterscheidet etwa 4 bis 6 Stimmen, sie sprechen laut und leise, schimpfen so untereinander über ihn, reden ihn aber auch direkt an. Ueber den Inhalt der Stimmen will er nie direkt mit der Sprache heraus, macht immer nur umschreibende Andeutungen: der Arzt, der ihn der Augen wegen behandelt, würde „ausgetragen", er selbst habe doch keine Ursache, etwas Nachteiliges über ihn zu sagen, andererseits habe er nicht schlichten können, da er doch das Jahr über hier gewesen. Hört: „Das gibt er nicht zu." „Als ob eine Wette gemacht worden wäre, seine Frau zu gebrauchen während er hier sei." Meint, das Gerede habe keinen Sinn und Verstand mehr, höchstens als beabsichtigten Unsinn könne man es sich vorstellen.

Spricht noch von dem elektrischen Apparat, ohne über dessen Verwendung deutliche Angaben zu machen. Wahrscheinlich sei er zur Beobachtung, zum Abprobieren. Ueber die Bedeutung der Erscheinungen äussert er sich zweifelnd. Wenn es eine Krankheit ist, dann sind die Leute zu bedauern; ist es aber eine Art der Auskundschaftung, dann kann der Verstockteste nicht widerstehen. Er bekennt sich aber weder zu der einen, noch der andern Ansicht offen. Das müsse Ref. ja wissen.

Vor bestimmten, selbst sachlichen Angaben fürchtet er sich, einmal, weil er offenbar Belästigungen und Strafen dafür fürchtet, andererseits, weil er durch andere Kranke gehört hat, man müsse den Aerzten nicht alles sagen, sonst würde man noch für sehr krank gehalten und hier behalten. Spricht aber überhaupt um die Dinge herum in einer sehr umständlichen, weitschweifigen, unpräzisen Ausdrucksweise und mit ganz zerfahrener Satzbildung. Er bringt keine Konstruktion zu Ende, sondern fängt mit „sozusagen" und „respektive" immer wieder neue an. Er kann sich dabei wohl verständlich machen, aber er schweift von dem gefragten Thema immer wieder zu anderen nebensächlichen Dingen ab.

Ende März: Geht jetzt mit zur Gartenarbeit. Drängt nicht mehr so sehr fort. Wünscht nur wieder nachhause zu kommen, um für den Unterhalt der Familie zu sorgen.

Macht Andeutungen, als ob die Aerzte mit ihm experimentierten, als ob alles geschehe, um an ihm zu studieren; meint aber selbst, so gewissenlos könne man doch nicht sein. Er spricht wohl immer von der Möglichkeit, dass alles krankhaft sein könnte, hat aber in Wirklichkeit keine Einsicht. Sagt, solche Kranke wären sehr bedauernswert, macht aber im selben Atem seinen Verfolgern Vorwürfe.

Anstatt über irgend etwas Auskunft zu geben, beginnt er sofort, sich zu verteidigen und Beschuldigungen und Verdacht abzuweisen, beruft sich auf sein Wohlverhalten und seine anständige Gesinnung. So bei jedem Thema, welches man bei einer Gedächtnis- und Intelligenzprüfung anschlägt, mochte es religiös, politisch oder sonstwie sein. Hat offenbar Vorwürfe aller Art und in jeder Hinsicht zu erdulden.

Wenn man ihn aber direkt danach befragt, lenkt er ab, es wäre ja alles Unsinn.

Während er die Stimmen und das Elektrisieren immer zugibt, leugnet er bestimmt, je Geruchs- oder Geschmackstäuschungen gehabt zu haben, auch nie Giftfurcht. Er hat auch immer gut gegessen, niemals irgend eine verdächtige Aeusserung getan; ebensowenig klagte er je über hypochondrische Sensationen.

Pat. hat keine groben Gedächtnisdefekte. Keine erhebliche Urteilsschwäche. Beurteilt seine Lage, die Bedeutung und den Einfluss seiner Erkrankung und des Anstaltsaufenthaltes ganz richtig. Gibt über seine soziale Lage, Arbeitsverhältnisse etc. ganz gute Auskunft. Ist aber beschränkt. Hat in der Fabrik eine sehr mechanische Arbeit geleistet.

Am 10. April wurde er unverändert nach der Pflegeanstalt Branitz transferiert.

Nach Mitteilung des dortigen Oberarztes, Herrn Dr. Mertz, dem ich auch an dieser Stelle meinen besten Dank ausspreche, war der Kranke dort ganz geordnet und unauffällig, arbeitete fleissig, war in allem orientiert, zeigte weder Gedächtnislücken, noch eine Herabsetzung der Merkfähigkeit, bei längeren Unterhaltungen aber eine gewisse Weitschweifigkeit, Umständlichkeit und Unklarheit in seinen sprachlichen Aeusserungen und eine leichte Ablenkbarkeit. Seine Stimmen gab er auf Befragen widerwillig und erst allmählich zu, meinte auch hier, er wolle sich nicht mehr darum kümmern. Aeusserte u. a.: „Es ist unheimlich, wie Personen durch mich hereingezogen werden können"; — „es sind gleichsam zwei Parteien, eine widerstandsfähig in Gemeinheit, und eine mich zu bedrohen, sozusagen, in einer Beziehung wegen Alkohol etc." — „Sobald ich erwache, da ist das, als wenn zwei Personen wären, die sofort den Anhang suchten, zu meinem Gedächtnis". — „es ist so, als wäre es stenographiert worden" — „es ist auch so, als spricht schon jemand das, an was ich denken will, noch ehe ich denke" Woher die Stimmen? das zu erklären, sei er zu dumm. „Das hat doch jetzt so viele Sachen, die man in der Zeitung liest usw., wie z. B. der Feldtelegraph — aber sehen tut man nichts".

Pat. äusserte Sehnsucht nach Frau und Kindern, der er auch in Briefen, welche nach Inhalt und Form geordnet und korrekt waren, Ausdruck gab.

Im August wurde Pat. beurlaubt und kehrte hierher zurück. Nach Angabe der Frau sitzt er noch jetzt oft versunken da, starrt vor sich hin, ist zerstreut und abgelenkt, vergisst oft eine angefangene Sache zu Ende zu führen. Spricht sich auch der Frau gegenüber nicht frei aus, erwähnt nur, er werde durch die Stimmen entschädigt werden, es stecke da etwas dahinter, dass er Entschädigung bekommen müsse. Der Arzt, der ihn in die Anstalt geschickt habe, hätte ihn ins Unglück gestürzt. Droht diesem manchmal.

Die Arbeit strengt ihn auf die Dauer an, er klagt dann über Kopfschmerzen. Die Frau findet ihn gegen früher nicht sehr verändert, nur dass er heftiger geworden ist. Im Verstande scheint er ihr garnicht gelitten zu haben, seine Ueberlegungen und Massnahmen seien ganz entsprechende. Auch das Gedächtnis zeigte keine Ausfälle. Auf Befragen berichtet sie, dass er früher nicht so umständlich, sondern kürzer, glatter und verständlich gesprochen hat. Pat. selbst ist wiederholt jetzt bei Ref. gewesen und hat ihn um Rat gefragt wegen seiner definitiven Entlassung und seiner Rentenangelegenheit (ist invalidisiert worden). Er hat von selbst die ganz richtigen Schritte getan, in den Besitz der Rente zu kommen, die bisher für Verpflegungskosten verwendet wurde, desgleichen zur Aufhebung der Pflegschaft. Er zeigt sich über beide Verfahren ganz gut unterrichtet und kam nur, die Meinung von Ref. einzuholen.

Zutreffende Beurteilung seiner Situation. Hat sich in seinem früheren Beruf wieder Stellung verschafft. Wenn er noch nicht wieder so viel verdient wie früher, so begründet er das selbst ganz richtig damit, dass er andere

Arbeit erhalten, als er früher gewöhnt war und dass man sich überhaupt nach so langer Unterbrechung erst wieder einrichten müsse, bis die frühere Uebung da sei. Auch sei er vorläufig nur zur Probe und gegen Tagelohn beschäftigt; diese Vorsicht sei doch natürlich, wenn einer so lange im Krankenhause gewesen sei.

Gibt schliesslich zu, dass es ihm auch schwer falle, zu arbeiten, weil er immer noch von den Stimmen sehr in Anspruch genommen werde. Will darüber nicht mit der Sprache heraus, lenkt wieder ab, wiederholt immer wieder, das hindere ihn nicht, das habe ja nichts zu bedeuten etc. Sobald man ihn danach fragt, wird seine Ausdrucksweise wieder gewunden und umständlich, während er über sachliche Dinge, wie die oben erwähnten Angelegenheiten, ganz klar spricht, wenn auch weitschweifig und auch hier mit öfterem Einschieben von „sozusagen" wie ein sprachlich Unbeholfener, der die richtigen Ausdrücke nicht trifft.

Körperlich befindet sich Pat. jetzt wohl. Er schläft und isst gut, klagt nur nach angestrengter Arbeit über Kopfschmerzen. Jedoch hat er von Zeit zu Zeit plötzlich Beklemmungen am Herzen mit Angst und Luftnot. Die Herztöne sind dumpf, sonst ist jetzt etwas Krankhaftes nicht nachzuweisen. Lunge und auch der übrige Körper ohne pathologischen Befund.

Bei einem hereditär nicht belasteten, früher nicht kranken Manne sehen wir nacheinander verschiedene Erkrankungen auftreten, welche auf den chronischen Alkoholmissbrauch zurückzuführen sind; erst ein typisches Delirium tremens, im Anschluss daran periphere doppelseitige Neuritis, danach Neuritis optica. Nachdem Pat. wieder einige Wochen gearbeitet und auch wieder getrunken hatte, erkrankte er g a n z a k u t — der Kranke datiert selbst auf einen bestimmten Tag, leugnet bestimmt, vorher eine Stimme gehört zu haben und ganz unabhängig davon berichtet auch die Frau, dass der Mann eines Tages verändert aus der Arbeit heimkehrte, nachdem bis dahin nichts Abnormes an ihm bemerkt worden war, nachdem er bis zu diesem Tage gut geschlafen, auch nie eine auffallende Aeusserung getan hatte — er erkrankt an einer Psychose, die dem Bilde der akuten Halluzinosis durchaus entspricht.

Zuerst ganz plötzlich einzelne indifferente Beschimpfungen, die von den Arbeitskollegen auszugehen scheinen, dann Beschimpfungen mit bestimmtem Inhalt und Drohungen mit Strafe, infolgedessen grosse Angst. Die Stimmen schwellen rasch zu einer grossen Anzahl an, sie rufen hinter ihm drein, hetzen ihn in der bekannten Weise. Ueber alles wird gesprochen, all sein Tun mit Bemerkungen begleitet, man kennt seine Gedanken. Die Verfolger beobachten ihn durch Löcher in der Wand und durch einen elektrischen Apparat, die Stimmen kommen z. T. durchs Telephon; also auch der physikalische Erklärungswahn neben der sofortigen oberflächlichen Systematisierung, wie man sie von dem Bilde der akuten Alkoholhalluzinosis kennt. Ausser den Gehörshalluzinationen bestanden, wie die Aeusserungen vom elektrischen Apparat erweisen, auch Hautsensationen, die dabei ebenfalls häufig sind, dagegen kamen Halluzinationen der tieferen Sinne oder hypochondrische Sensationen nicht vor. Es bestand dauernd völlige Orientierung und Klarheit. Der Symptomenkomplex ist demnach ganz derselbe wie bei der akuten Alkoholhalluzinosis. Wie sich im weiteren Verlauf die Stimmen und der Kreis der Verfolger ausbreitet, hört Pat. allerdings auf der Höhe der Erkrankung auch die Stimme des Kaisers, indessen können ja Grössenideen, wie Bonhöffer[1]) angibt, bei der Alkoholhalluzinosis auftreten. Sie können nicht gegen die alkoholistische Natur der Erkrankung sprechen, auf welche die Eifersuchtsideen in den sexuellen Beschuldigungen gegen die Frau direkt wieder hinweisen.

Im Verlauf der Psychose kommt dann noch eine weitere alkoholistische Störung hinzu, der Kranke wird wieder delirant und zwar unter dem Bilde des chronischen Deliriums: er ist vorübergehend örtlich und eine zeitlang zeitlich desorientiert, wird immer anfallsweise, besonders nachts leicht delirant, zeigt herabgesetzte Merkfähigkeit; also eine abortive Korsakow'sche Psychose. Diese verliert sich nach wenigen Wochen, das Bild der Halluzinosis bleibt unverändert, sie kommt aber auch nicht zur Heilung, sondern verläuft chronisch und geht in ein Ausgangsstadium über mit angedeuteter Systematisierung der Verfolgungs- und beginnenden Grössenideen unter Fortbestehen der zahlreichen Halluzinationen, wie man es als „halluzinatorische Paranoia" zu bezeichnen pflegte.

Also ein Krankheitsbild, das wir nach allen Kriterien der akuten Halluzinosis zurechnen müssen, sehen wir einen chronischen Verlauf nehmen und wir werden hier die alkoholistische Entstehung kaum ablehnen können nach der ganz spezifischen Vorgeschichte und vor allem nach dem für die Alkoholhalluzinosis typischen Ausbruch und der ihr völlig entsprechenden Symptomatologie. Dass frühzeitiges Auftreten von Erscheinungen, welche diesem Symptomenbild fremd sind, eine solche Annahme zweifelhaft macht, wie Bonhöffer hervorhebt, haben wir oben schon erwähnt. Die Anfänge einer Psychose können sich leicht unter alkoholistischen Störungen verbergen. Hier fehlten aber vor Ausbruch dieser Psychose auch solche ganz, wir haben keinen Anlass an den bestimmten von Pat. und seiner Frau übereinstimmend gemachten Bekundungen zu zweifeln und aussergewöhnliche Symptome liegen nicht vor.

Indessen wenn wir einen abweichenden Verlauf bei einer Psychose finden, in deren Aetiologie der Alkohol eine Rolle spielt, so müssen wir an Komplikationen denken, die in dem chronischen Alkoholismus allein schon gegeben sein können, der ja nicht einen einzigen, sondern eine Reihe verschiedener krankmachender Faktoren in sich begreift, die dennoch, wenn auch vielleicht auf einem Umwege ganz ähnliche Krankheitsbilder hervorrufen könnten. Wie schon an anderer Stelle[2]) ausgeführt wurde, kommt zu der direkten Schädigung des Gehirns durch den Alkohol die durch Stoffwechselgifte hinzu, die im Körper entweder wieder direkt durch die dauernde Einführung des Giftes entstehen können, oder durch die Veränderung der verschiedenen Organe, die ja, insbesondere die sekretorischen, durch den Alkokol schwer und dauernd verändert, also in ihrer Funktion geschädigt werden können. Mannigfache autointoxikatorische Vorgänge müssen also auch im Gefolge des chronischen Alkoholismus auftreten und können zu geistigen Störungen Anlass geben; wie an anderer Stelle gezeigt wurde, gehören auch die zu Erschöpfungszuständen führenden Ernährungsstörungen dazu. Unter den direkten Schädigungen des Hirngewebes spielen Gefässerkrankungen eine Hauptrolle, dabei speziell die Arteriosklerose und die senile Involution überhaupt, welche der Alkohol anerkanntermassen sehr begünstigt und beschleunigt. Endlich müssen bei chronischen Säufern immer die angeborenen psychopathischen Zustände in Rücksicht gezogen werden,

---

[1]) Bonhöffer, l. c.
[2]) Chotzen, Ueber atypische Alkoholpsychosen. Arch. f. Psych. 41, II.

welche ja in den meisten Fällen den Boden für den chronischen Alkoholmissbrauch abgeben.

Was zuerst diese letzteren anlangt, so ist es besonders die epileptische, welche unter dem Einfluss von Alkohol Psychosen entstehen lässt, welche der akuten Alkoholhalluzinosis sehr ähnlich sein können; andererseits komplizieren sie eine Alkoholhalluzinosis mit degenerativen Symptomen, oder ändern ihren Verlauf, so dass in verschiedener Weise abweichende, oft ganz komplizierte Bilder entstehen können.

Im vorliegenden Fall spricht für einen degenerativen Prozess nichts; der Kranke ist nicht belastet, hat früher keinerlei psychopathische Zustände durchgemacht, das akute Bild ist nicht atypisch und auch im späteren Verlauf tritt kein Symptom auf, das man als degeneratives ansprechen könnte.

Die im Anfang der Anstaltsbehandlung vorhandene Korsakow'sche Psychose könnte an die verwandten Zustände der Amentiagruppe denken lassen, unter denen ja auch halluzinatorische Formen vorkommen; keine der dazu gehörigen Formen kann aber hier angenommen werden; der Kranke war später wie von Anfang an völlig orientiert, nicht verworren, in der Auffassungsfähigkeit nicht gestört; die delirante Phase trat nur episodär ein und es verbinden sich doch mit der Alkoholhalluzinosis delirante und neuritische Symptome so häufig, dass in dem Auftreten dieses Komplexes kein Grund gegen die Diagnose einer Alkoholhalluzinosis liegen kann.

Es ist andern Orts[1]) schon erwähnt worden, dass chronisch halluzinatorische der Alkoholhalluzinosis sehr ähnliche Krankheitsbilder in den späteren Lebensjahren auftreten und besonders während des Klimakteriums der Frauen aber auch im Senium relativ häufig sind. Für gewisse Erkrankungsfälle bei Alkoholisten, insbesondere progrediente Formen, welche nach wiederholten Alkoholerkrankungen auftreten, schien es uns sehr wahrscheinlich, dass sie mit diesen Formen übereinstimmen, also auf den gleichen involutorischen Veränderungen beruhen, die ja, wie wir wissen, der chronische Alkoholmissbrauch beschleunigt. Man könnte aber auch enge Beziehungen der akuten Alkoholhalluzinosis mit diesen progredienten Formen des späteren Alters für möglich halten. Der Angriffspunkt muss doch bei der Aehnlichkeit der Symptome in beiden Erkrankungen als der gleiche gedacht werden, die der akuten Psychose zugrunde liegende Veränderung könnte ein direkter Vorläufer der späteren progredienten sein, wie man an dem Beispiel der Gefässveränderungen sich klar machen kann. Dass bei Vergiftungen des Körpers die Gefässwände geschädigt werden, wissen wir ja und auch bei den akuten Alkoholpsychosen ist das nachgewiesen. Nehmen wir nun an, die bei Vergiftungen vorkommenden psychischen Störungen wären von den Gefässveränderungen zum grossen Teil abhängig, wie dies auch Schröder[2]) tut, so würde die Vorstellung, dass die akuten Gefässwandveränderungen für die Zirkulation und die Ernährung des umliegenden Gewebes dieselben schädlichen Folgen haben, wie die chronischen, die Aehnlichkeit der Symptomenbilder ohne weiteres erklären; während die akuten zwar ausgleichbar sind, könnte ihre öftere Wiederholung doch den Anstoss zu den gewöhnlichen degenerativen Veränderungen der Gefässwand abgeben; damit wäre die Tatsache erklärt, dass gerade nach

[1]) Chotzen, l. c.

[2]) Schröder, Beitrag zur Lehre von den Intoxikationspsychosen. Allg. Zeitschr. f. Psych. 63, 5.

wiederholten Alkoholerkrankungen progrediente Formen auftreten und dass diese ähnlich den Bildern sind, wie sie sonst im Alter auftreten. Käme der ursprüngliche Krankheitsprozess aber nicht zur Abheilung und setzte ähnliche chronische Veränderungen, so resultierten also chronische Verlaufsformen mit ähnlichen Symptomen, vielleicht nur feineren Unterscheidungsmerkmalen, die sich an eine typische akute Phase anschlössen wie im obigen Fall. Indessen in Wirklichkeit wissen wir ja noch garnicht, von welchen Veränderungen der Symptomenkomplex der Halluzinosis abhängt, auf die Gefässveränderung allein wird es wohl nicht ankommen und die hier auseinandergesetzten Beziehungen sind nur eine Annahme, die auch dadurch noch geschmälert wird, dass dieselben Symptomenbilder ja noch bei anderen Prozessen vorkommen, denen man nicht ohne weiteres ebenfalls die gleichen anatomischen Veränderungen zuschreiben kann, den Verblödungsprozessen der Dementia präcox-Gruppe. Wir können uns also immer nur an die klinische Analyse und Vergleichung halten. Während nun bei unserem Kranken Anzeichen eines Senium präcox nicht zu finden sind, muss dagegen wie in den meisten Fällen chronischer Psychosen bei Alkoholisten so auch hier hauptsächlich die Dementia präcox in Erwägung gezogen werden, bei dem Alter des Kranken und zumal da gewisse Besonderheiten des chronischen Stadiums an sie gemahnen.

In der Krankengeschichte ist von der Umständlichkeit, Weitschweifigkeit und Unklarheit des Kranken berichtet, von den unvollendeten Konstruktionen, die mit „sozusagen“ und „respektive“ aneinander gereiht werden. Hierin könnte der Beginn einer sprachlichen Verworrenheit und in der Beeinflussbarkeit, einer gewissen Kritiklosigkeit, ferner der grösseren Reizbarkeit, welche gegen früher an ihm zu konstatieren war, die der Dementia präcox zukommende Schädigung der Persönlichkeit gefunden werden. Gewiss ähnelt auch das Endstadium mit der allmählichen Ausbreitung der wahrhaften Verfälschung auf die meisten Lebensbeziehungen und der Ausbildung einer paranoischen Systematisierung, in den Andeutungen, dass hinter den Stimmen etwas stecke, dass er Entschädigung erhalten werde, bestimmten Ausgangsstadien der Fälle von Dementia praecox.

Die Frage nun, ob ein bestimmtes Krankheitsbild in diese Gruppe gehört oder nicht, ist im Einzelfall oft sehr schwer zu entscheiden, da heutzutage sichere Kriterien für jeden Fall noch nicht existieren und ausserdem der Kreis der hierher gehörigen Krankheitsbilder noch keineswegs scharf umgrenzt ist.

Eine geistige Einbusse setzen schliesslich alle chronischen Psychosen und charakteristisch für Dementia präcox ist die vorliegende nicht, es fehlt eine gemütliche Abstumpfung, der Kranke hat das frühere Interesse an Frau und Kindern; das Urteil ist nicht geschädigt, der Kranke beurteilt seine Situation vollkommen richtig, rechnet mit den durch seine Invalidisierung und die Pflegschaft gegebenen neuen Verhältnissen und führt diese Angelegenheiten ganz sachgemäss. Auch in der Psychose fehlen schliesslich eigentlich charakteristische Züge der Dementia präcox, Phantastik und Absurdität der Wahnideen, Halluzinationen der tieferen Sinne, hypochondrischen Sensationen und Wahnvorstellungen.

Was die Sprachweise anlangt, so unterscheidet auch Stransky[1]) die Sprechweise der „Paranoischen“ von der katatonischen Sprachverwirrtheit und die vorliegende Sprachänderung scheint mir mit ihrem Abschweifen und Herum-

[1]) Stransky, Ueber Sprachverwirrtheit.

reden um einen Kern, um das Wesentliche, mit ihrem Abbrechen und Wiederanknüpfen ganz mit der „paranoischen" Sprachverwirrtheit übereinzustimmen. Es besteht jedenfalls kein Zerfall der sprachlichen Elemente, keine Neologismen, keine eigentliche Inkohärenz. Seine Einschiebungen von „sozusagen" erscheinen weder als Verbigeration, noch als stehende Manier, zudem fällt jetzt diese eigenartige Sprechweise, wenn er über gleichgiltige Dinge redet, fast gänzlich weg.

Wenn man neben der sprachlichen Unterscheidung auch Stransky's Kriterium der Dissociation zwischen Thymo- und Noopsyche auf vorliegenden Fall anwendet, so müsste man ihn meines Erachtens ebenfalls von der Dementia präcox abtrennen. Die gemütliche Reaktion ist durchaus adäquat, denn wenn anstelle der anfangs lebhaften Angst später eine mehr zornige Erregung, dann Aerger und endlich eine gewisse Gleichgiltigkeit Platz greift, so ist das doch eine natürliche Abstumpfung gegen die durch Jahre hindurch wiederholten und gewohnten Beschimpfungen und Drohungen und nur eine frühzeitig hervortretende gemütliche Abstumpfung könnte als charakteristisch gelten.

Die erwähnten Merkmale aber, das Erhaltensein eines gewissen Urteils und einer grösseren gemütlichen und geistigen Regsamkeit, doch mit einem gewissen Grade von Stumpfheit, ferner die Abwesenheit der Willensstörungen der Katatoniker und ein mehr natürliches Benehmen, diese Kriterien sind es auch, welche nach Kräpelin die ungeheilten Fälle des „halluzinatorischen Wahnsinns der Trinker" von der Dementia präcox unterscheiden.

Gewiss können die charakteristischen Merkmale der Dementia präcox auch einmal weniger ausgeprägt sein und sicher kommt derselbe Symptomenkomplex wie in vorliegender Krankheit auch als Zustandsbild im Verlauf der Dementia präcox vor, Kräpelin stellt ihn ja als besondere Ausgangsform hin; aber bei den Formen der Dementia präcox pflegen doch abgesehen von den oben erwähnten Defektsymptomen, Halluzinationen der tieferen Sinne, hypochondrische Vorstellungen, retrospektive Verfälschungen, Verkennungen etc., kaum je zu fehlen, und ob Fälle, welche in ihrem ganzen Verlauf unter dem Bilde der Halluzinosis verlaufen, welchen also die erwähnten Symptome fehlen, bei welchen auch das Vermuten, Ahnen, Deuten und Kombinieren ganz hinter den halluzinatorischen Verfälschungen zurücktreten, wie man es bei Alkoholisten und Senilen oft findet, bei denen die charakteristischen Defektsymptome, die motorischen und Willensstörungen ganz ausbleiben, zur Dementia präcox gezählt werden dürfen, ist mehr als zweifelhaft.

Damit, dass solche Psychosen der Dementia präcox nicht zugezählt werden dürfen, wäre aber noch nicht gesagt, dass sie nicht in derselben Form auch ohne Alkohol vorkämen, und es ist zuzugeben, dass man die angeführten, von Kräpelin hervorgehobenen Merkmale auch bei Psychosen antreffen könnte, welche mit Alkohol nichts zu tun haben. Aber selbst wenn das Symptomenbild der vorliegenden Krankheit ganz übereinstimmt mit solchen nicht alkoholistischer Entstehung, so haben wir ja ganz dasselbe Verhältnis auch bei der akuten Alkoholhalluzinosis. Auch dieses Symptomenbild kommt, wie Bonhöffer[1]) erwähnt und wir können es bestätigen, ohne Alkohol vor, dennoch können wir die Alkoholhalluzinosen abtrennen infolge der bestimmten Anamnese und dem charakteristischen Beginn und Verlauf. Es kann eben nicht ein einziges

[1]) Bonhöffer, Die akuten Geisteskrankheiten der Gewohnheitstrinker, G. Fischer, Jena 1901.

Moment für die klinische Stellung massgebend sein, der Ausgang ebensowenig, wie das Symptomenbild allein, sondern das gesamte klinische Verhalten ist zu berücksichtigen; und wenn hier das Endstadium Zweifel erwecken kann, so stehen dem doch gegenüber die sichere spezifische Vorgeschichte, der ebenfalls ganz akute Beginn und das ganze Anfangsstadium mit dem charakteristischen Symptomenbild der akuten Alkoholhalluzinosis. Der Ausgang ist aber auch gar kein spezifischer; wie er gewissen Formen der Dementia präcox zukommen soll, so findet er sich auch bei anderen halluzinatorischen Psychosen, so ganz in derselben Weise wieder bei den senilen Halluzinosen. Es können ja doch verschiedene Prozesse zu denselben Hirnveränderungen führen, oder die durch verschiedene Prozesse entstandenen Veränderungen eines Bezirkes oder Gewebes können die gleichen psychopathologischen Folgen dasselbe Symptomenbild zur Wirkung haben. Wenn er also nicht ein ganz spezifischer ist, so kann auch der Ausgang allein die Stellung einer Psychose nicht bestimmen; er spricht hier jedenfalls nicht gegen die alkoholistische Natur der Psychose, sondern bestätigt meiner Ansicht nach vielmehr die Wernicke'sche Angabe, dass eine akute Alkoholhalluzinosis einen chronischen Verlauf nehmen kann.

Wurde uns hier die Annahme einer chronischen Alkoholhalluzinosis dadurch erleichtert, dass sich das Symptomenbild von dem der akuten Alkoholhalluzinosis nicht wesentlich entfernte, so ist die Frage, ob man diese Annahme nur auf solche „reinen" Fälle ausdehnen darf, ob solche Fälle auch im chronischen Verlauf von diesem Bilde nicht abweichen dürfen, oder wie diese chronische Form zu umgrenzen sei? Wernicke macht keine symptomatologische Unterscheidung zwischen der chronischen Halluzinosis auf anderer und auf alkoholistischer Basis, er erwähnt nur einmal,[1]) dass letztere durch die Beimengung ausgesprochener Degenerationszeichen ihr besonderes Gepräge erhalten.

Kräpelin schreibt der von ihm aufgestellten chronischen Form des Alkoholwahnsinns dem „halluzinatorischen Schwachsinn der Trinker" neben Abenteuerlichkeit und Phantastik der Verfolgungs- und Grössenideen auch Halluzinationen der tieferen Sinne zu, welche der akuten Alkoholhalluzinosis nicht zukommen. Die Unterscheidungen gegenüber der dadurch noch näher gerückten Dementia präcox haben wir oben schon aufgezählt, noch nicht erwähnt haben wir, dass die Wahnideen bei diesen Formen meist keine Weiterbildung erfahren sollen und dass wenigstens zeitweise eine gewisse halbe Einsicht in die Krankhaftigkeit der Erscheinungen bestehen bleibt.

Es ist wahrscheinlich, wie an anderer Stelle[2]) zu zeigen versucht wurde, dass die Schilderung Kräpelin's noch verschiedenartige Krankheitsbilder umfasst. Wenigstens sind die von ihm auch für den halluzinatorischen Schwachsinn in Anspruch genommenen Fälle, welche Klewe[3]) mitteilte, ganz verschiedenartige und wir fanden, dass man Fälle verschiedenen Verlaufs mit jener Bezeichnung belegen kann. Erstens die von Schröder[4]) unter diesem Namen veröffentlichten, denen wir einen eigenen Fall hinzufügen konnten, jene eigenartig intermittierenden aber auch in den Symptomen atypischen Fälle, die, wie wir mit Schröder annehmen, ihre Eigenart jedenfalls einer degenerativen

[1]) Wernicke, Grundriss d. Psych. S. 279.
[2]) Chotzen, l. c.
[3]) Klewe, Ueber alkoholistische Pseudoparalyse. Allgem. Zeitschr. f. Psych. 52, III.
[4]) Schröder, l. c.

Grundlage verdanken. Bei einem Teil von ihnen wird es schwer sein abzugrenzen, inwieweit sie nur durch endogene Komponenten kompliziert sind, oder inwieweit umgekehrt der Alkohol nur als auslösender Faktor gewirkt hat. Unter Kräpelin's Beschreibung liessen sich ferner einreihen Krankheitsbilder, die zwar auch alkoholistischen Ursprungs waren, aber in Symptomen und Verlauf sich so sehr an gewisse Fälle von Dementia paranoides anschlossen, dass man sie dieser wohl anreihen muss. Aber zwei Krankengeschichten blieben nach Aussonderung der erwähnten noch bestehen, Fall 1 von Klewe und ein Fall unserer Beobachtung, die als gemeinsame Besonderheiten solche von Kräpelin angegebenen Merkmale, nämlich eigenartig phantastische Ideen körperlicher Beeinflussung zeigten. Sie schienen auch ihrer ganzen Symptomatologie nach zusammengehörig, wenn auch der Klewe'sche Fall nicht so akut begann, wie der unsere und heilte, während der unsere in einfachen Schwachsinn ausging. Beides aber waren chronisch halluzinatorische Krankheitsbilder, auf zweifellos alkoholistischer Basis, die sich aber nicht intermittierend, sondern kontinuierlich entwickelten und zu einer oberflächlichen auch wechselnden Systematisierung in den Verfolgungs- und Grössenideen führten. In ihrer Entwickelung reihen sich diese also dem vorliegenden Fall an, bei welchem man übrigens auch eine der von Kräpelin für spezifisch gehaltenen Eigentümlichkeiten noch finden könnte, die vielleicht bei nicht alkoholistischen Psychosen nicht so zur Beobachtung kommt, nämlich die gewisse halbe Einsicht, die zeigt, dass der Kranke bis zu einem gewissen Grade über den Stimmen steht und ihren Inhalt objektiver beurteilt. Wenigstens gab auch er im chronischen Stadium immer die Möglichkeit zu, dass die Stimmen krankhaft sein könnten und liess sich den Glauben an bestimmte Aeusserungen der Kranken durch einfache Versicherung des Arztes rauben. Wir finden also einzelne der von Kräpelin hervorgehobenen Eigentümlichkeiten auch bei Psychosen wieder, welche sich kontinuierlich entwickeln, in Entstehungsweise und Symptomatologie sonst viel Gemeinsames haben und verlaufen wie chronisch halluzinatorische Psychosen sonst, die sich darin also mit dem vorliegenden zu einer Gruppe vereinigen, zu welcher ferner, wenigstens einer der von Moskiewicz[1]) publizierten Fälle chronischer Halluzinosen Fall IX noch hinzu zu gehören scheint.

Hervorzuheben ist aber, dass am reichsten und ausgeprägtesten diese Merkmale gerade solche Psychosen aufweisen, bei welchen schon früh ganz ungewöhnliche und abweichende Symptome auftreten. So ist z. B. wieder ein Fall in unserer Beobachtung, der vor 5 Jahren akut mit einem schon nicht ganz typischen Delirium begann, in dem danach folgenden halluzinatorischen Stadium aber bald massenhafte phantastische hypochondrische Wahnvorstellungen äusserte. Der Kranke halluzinierte seither dauernd weiter, bildete ein lockeres, nicht fixiertes Wahnsystem aus; auch dieser Kranke benimmt sich ganz geordnet, wies nie motorische oder Willensstörungen auf, zeigt periodische Verschlimmerungen mit Häufung der Stimmen, welche unter Schwindel und Kopfschmerzen und leichter Angst eintreten, auch er äussert sich in der Zwischenzeit, in welcher er allerdings nie ganz frei von Stimmen ist, objektiv, halb einsichtig über Stimmen und Wahnideen und auch an ihm fällt eine gewisse Stumpfheit auf.

[1]) Moskiewicz, Ueber die Beziehungen des Delir. trem. zur akuten Alkoholhalluzinosis der Trinker. Wiggert, Leipzig 1904.

Erinnert dieser Fall wieder an die intermittierenden Verlaufsformen, so ist doch oben schon erwähnt worden, dass auch eine weitere kontinuierlich verlaufende Form viele der mehrfach erwähnten symptomatologischen Eigenheiten aufweist, die sich aber von den oben beschriebenen und dem Bilde der Halluzinosis überhaupt sehr rasch entfernt. Es sind das Fälle, welche anfangs wohl dem Bilde der akuten Halluzinosis entsprechen, sehr bald aber unter Personenverkennung und Missdeutung phantastische Grössen- und Verfolgungsideen entwickelt und mit Ausbildung eines lockeren abenteuerlichen Wahnsystems weiter verlaufen.

Finden wir also bei ganz verschiedenen Verlaufsformen die gleichen symptomatologischen Eigenheiten mehr oder weniger ausgeprägt, so ist wohl erst noch festzustellen, ob alle und welche von diesen charakteristisch sind, ob sie so spezifisch sind, dass sie die Vereinigung der verschiedenen Verlaufsformen, von denen wir wenigstens gut drei auseinanderhalten können, zu einer Gruppe und ihre Abtrennung von Psychosen anderer Entstehung rechtfertigen. Es fragt sich ferner, ob sie wirklich spezifisch alkoholistische, oder anderer vielleicht endogener Art sind, als solche nur Krankheitsbilder ganz verschiedener Natur komplizieren und durch einzelne Züge ähnlich machen. Alle diese Fragen können an einzelnen Fällen nicht erörtert werden; dazu gehört eine vergleichende Zusammenstellung zahlreicher genau beobachteter und durch viele Jahre verfolgter Fälle jeder Art, wie sie dem einzelnen Beobachter kaum zur Beobachtung stehen wird.

Wenn ein grösserer Teil dieser Kriterien degenerativer Art wäre, wofür ja ihre besondere Ausbildung in jenen mehrfach erwähnten intermittierenden Fällen, die Schröder publiziert hat, spricht, und was auch mit der Wernickeschen Anschauung ganz gut übereinstimmen würde, dann würde es ja nicht Wunder nehmen, einzelnen solcher Züge bei spezifisch alkoholistischen Psychosen zu begegnen ja man könnte sogar Uebergänge zwischen den alkoholistischen und den degenerativen Formen, wie oben angedeutet, erwarten. Vielleicht stellt sogar der eben kurz referierte Fall gerade einen solchen Uebergang zwischen den intermittierenden mehr degenerativen Formen und den oben beschriebenen kontinuierlich sich entwickelnden chronischen Halluzinosen dar. Mit dieser Annahme würde auch die Weite der Kräpelin'schen Definition durchaus verständlich und gerechtfertigt. Auch wenn sie nicht spezifisch alkoholistische wären, würden also einzelne solcher Beimengungen bei den oben erwähnten chronischen Halluzinosen nicht gegen deren alkoholistische Natur sprechen und würden ihre Zusammenfassung mit Psychosen wie der vorliegenden zu einer besonderen Gruppe nicht hindern, die sie doch ihrer ganzen Entstehungsweise und ihrem Verlauf nach bilden, auch wenn ihr Ausgang ein verschiedener ist. Ueberhaupt scheint es uns, insbesondere solange die Wesensart dieser symptomatologischen Besonderheiten nicht feststeht, durchaus gerechtfertigt, gegenüber geringen symptomatologischen Abweichungen mehr Gewicht auf die ganze Entstehungsgeschichte zu legen, wie dies sowohl Wernicke als Kraepelin tun. Demnach wäre es empfehlenswert, wenigstens alle die Fälle zu einer besonderen Gruppe zusammenzufassen, welche bei zweifelloser alkoholistischer Vorgeschichte wirklich akut entstehen, mit dem Bilde einer typischen Alkoholpsychose beginnen, wobei die bekannte Mischform zwischen Delirium und Halluzinosis allerdings mit zu den typischen zu zählen ist und die weiter als chronische Halluzinosen verlaufen. Es mag dann der weiteren

Untersuchung überlassen bleiben, festzustellen, inwieweit gewisse symptomatologische Abweichungen noch zuzulassen oder auszuscheiden sind, ob sie spezifische Symptome darstellen oder nur Komplikationen mit endogenen oder einem der sonstigen Faktoren, die wir oben als den chronischen Alkoholismus vergesellschaftet kennen gelernt haben.

Als Ausgang solcher Formen wäre nun entweder Heilung möglich oder einfacher Schwachsinn oder ein chronisch halluzinatorisches Stadium mit oder ohne Ausbildung systematisierter Wahnideen unter dem Bilde der chronischen „halluzinatorischen Paranoia".

Für diese Gruppierung scheint uns aber der Name „chronische Alkoholhalluzinosis" dem des „halluzinatorischen Schwachsinns der Trinker" vorzuziehen zu sein, weil das Symptomenbild der Halluzinosis das Charakteristische ist, weniger der Schwachsinn und weil damit die Beziehungen zur akuten Alkoholhalluzinosis ausgedrückt sind, für deren symptomatologische Eigenart der Name Halluzinosis am zutreffendsten ist.

Zum Schluss gestatte ich mir, meinem hochverehrten Chef, Herrn Primärarzt Dr. Hahn, für Ueberlassung der Krankengeschichte auch an dieser Stelle meinen Dank auszusprechen.

II. Uebersichtsreferate.

Neurologisches Zentralblatt 1905.

No. 17. 1. **W. v. Bechterew**: Pseudomelia paraesthetica als Symptom einer Cerebralaffektion im Gebiete des Linsenkerns. v. B. und sein Schüler Ostankow haben in russischen Journalen jeder einen Fall mit dem Symptom des Gefühls falscher Extremitätenlage beschrieben. Im ersten handelte es sich um einen Kranken mit einer Affektion des unteren seitlichen Abschnitts der Oblongata und des Uebergangs der Oblongata zum Halsmark, bei dem neben Lähmungserscheinungen allgemeine Sensibilitätsstörungen, unter anderen auch solche des Muskelgefühls bestanden; im zweiten um einen Kranken, der an syphilitischer Meningomyelitis, gleichfalls mit Affektion des Halsmarks und des unteren Oblongataabschnittes litt. In beiden Fällen bestand das Gefühl gekrümmter Haltung der Extremität und das Gefühl der Schwere; die lästigen Empfindungen, die wochenlang fortbestanden, wurden auch durch Sehen nicht korrigiert. Dazu fügt nun v. B. einen weiteren vor Jahren von ihm beobachteten Fall. Dieser betrifft einen Potator, den Sohn eines Trinkers, der seit 1873 an Gehörstäuschungen und später auch an Verfolgungsideen litt, 1887 in die Klinik aufgenommen wurde und dort nach einem Anfall eine linksseitige Lähmung mit starker Muskelatrophie zeigte. Dabei bestand die Empfindung linker Armbewegungen entweder nach rückwärts oder gegen die Brust oder den Bauch hin, die, trotzdem er die unbeweglich vor ihm liegende Extremität vor Augen hatte, bis zum Tode fortbestand. Nebenher ging eine Anästhesie des Muskelgefühls, während in den beiden vorher beschriebenen Fällen die Anästhesie eine allgemeine war. Die Sektion ergab im wesentlichen einen Erweichungsherd im Linsenkern und im angrenzenden Mark.

Danach kann das Symptom der Pseudomelia parasthetica sowohl bei cerebralen wie bei spinalen Affektionen auftreten. Es muss in nächster Beziehung stehen zu einer Affektion der Leitungen des Muskelgefühls, auf welches die Empfindungen von der Lage der Teile und Glieder des Körpers sich gründen. — 2. **Eduard Müller** (Breslau): Ueber die Beeinflussung der Menstruation durch cerebrale Herderkrankungen. Axenfeld, Bayerthal und Abelsdorf haben bereits auf das Symptom der Amenorrhoe bei basalen Hirntumoren hingewiesen, wobei wahrscheinlich die Hypophysis die vermittelnde Rolle spielt. M. hat nun in der medizinischen Klinik in Breslau im Verlauf von $1^1/_2$ Jahren fünf Fälle gesammelt, die für eine Beeinflussung der Menstruation durch Hirngeschwülste sprechen. Es handelte sich um Tumoren im Kleinhirn und im Occipitallappen, die in zwei Fällen auch durch Autopsie festgestellt wurden. Die Amenorrhoe, die sonst durch nichts zu erklären war, bildete das Initialsymptom und ging den übrigen Erscheinungen oft monatelang voraus. M. nimmt an, dass die Amenorrhoe in direkter Abhängigkeit von dem Cerebraltumor steht und zwar nicht auf dem Umwege einer Stoffwechselstörung, für die die Adipositas sprechen könnte, welche in einem Fall sehr stark in die Erscheinung trat (aber auch diese entwickelte sich erst nach Auftreten der Amenorrhoe), sondern durch rein nervöse Einflüsse. Es scheint, dass mit besonderer Vorliebe die Geschwülste der Hypophysis und die ihr benachbarten basalen Bezirke, sowie solche Tumoren verschiedenen Sitzes durch eine initiale Amenorrhoe sich ankündigen, die mit frühzeitiger Entwicklung eines starken Hydrocephalus und raschem Verfall des Sehvermögens einhergehen. Es ist möglich, dass eine Schädigung der Hypophysis durch den starken Hirndruck die vermittelnde Rolle spielt. Diese Frage bedarf jedoch noch einer weiteren Prüfung an einem möglichst grossen kasuistischen Material. Auch die Frage ist noch zu entscheiden, ob die Amenorrhoe bei Hirntumoren durch vasomotorische Einflüsse oder durch eine sekundäre Störung in der Funktion der Eierstöcke bedingt ist.

No. 18. 1. **Alfred Fuchs** (Wien): Ein schmerzhaftes Knötchen ungewöhnlicher Art. Es handelt sich um einen 48 jährigen Mann, der seit sechs Jahren an Schmerzen unterhalb des linken Rippenbogens leidet, die in den letzten Jahren so zunahmen, dass er berufsunfähig wurde, und sich bei stärkerer Bewegung zu unerträglicher Höhe steigerten. Der Schmerz ging aus von einem hirsekorngrossen in die Haut eingebetteten Gebilde (zwei Querfinger unterhalb des linken Rippenbogens in der Verlängerung der vorderen Axillarlinie), dessen leiseste Berührung schmerzhaft empfunden wurde. Die Exstirpation ergab nicht ein Neurom, wie erwartet werden musste, sondern eine kleine Geschwulst, die als Drüse ohne Ausführungsgang (Epithelkörperchen) oder als ein einem Nebennierenadenom ähnliches Gebilde angesprochen werden musste. — 2. **J. M. Belkowsky** (Cleveland-Ohio): Zur Pathologie der Raynaud'schen Krankheit oder symmetrischen Gangrän. Bei dem 44 jährigen Manne hatte sich die Krankheit seit einem Jahre allmählich entwickelt und zur Gangrän der Zehen und schliesslich auch der Finger, der Nasenspitze und der Ohrläppchen geführt. Infolge der fortschreitenden Gangrän, zu der sich eine frische fibropurulente Pleuritis gesellte, erfolgte im Coma der Tod, nachdem in der letzten Zeit Bewusstseinstrübung, Illusionen und Personenverwechslung bestanden hatte. Die Obduktion ergab, neben Dilatation und Hypertrophie des Herzens, chronischer Myocarditis, Arteriosklerose und arteriosklerotischer Nephritis, im Rückenmark bei der mikroskopischen Untersuchung einen Schlitz an der äusseren Seite des rechten Vorderhorns, der im Cervicalmark beginnt, sich nach unten erweiternd bis zum Brustmark zieht, um von da an sich wieder verschmälernd im Lumbalmark als Bindegewebe mit ganz feinem Schlitz am Vorderhorn zu endigen. Eine zweite Höhlung, bis zum Brustmark verfolgbar, fand sich auf der vordern äusseren Grenze des Cornu laterale. Ausserdem fanden sich im Cervicalmark bis zum Lendenmark hinunter Verminderung und Kleinheit der Ganglienzellen, Verkleinerung des rechten Vorderhorns und Hinterhorns, starke Lichtung des weissen Mantels und besonders des lateralen an das atrophische Hinterhorn grenzenden Stranges, zahlreiche inselförmige, von zarten bindegewebigen Trabekeln durchsetzte Lücken, die von geschwundenen Fasern herrühren, sowie fleckweise zerstreut zahlreiche Marchi'sche Nervenfasern, die in konzentrischen Kreisen angeordnet sind (bündelweiser Schwund). Auch die Untersuchung einiger Hinterwurzeln und einiger Interkostalnerven ergab zahlreiche Marchi'sche entartete Nervenfasern, sowie auf Querschnitten in den Nervenbündeln zahlreiche sklerotische und einige obliterierte Arterien. Die Intervertebralganglien zeigen degenerative Veränderungen der Zellen und zahlreiche entartete Wurzelfasern. Auch die Extremitätennerven zeigen Verschmälerung, die auf Entartung und Untergang von Nervenfasern beruht. Anscheinend handelt es sich überall um primären Untergang von Nervenfasern ohne Wucherung und Substitution von Bindegewebe, sowie um Sklerose der Arterien. Ob aber die Atrophie der Nervenfasern oder die Arteriosklerose das primäre ist, ist nicht zu entscheiden. — 3. **Arthur Berger** (Wien): Ueber Polyneuritis cerebralis menieriformis. Zu den wenigen bisher veröffentlichten Fällen des zuerst von Frankl-Hochwart beschriebenen Krankheitsbildes fügt B. einen neuen Fall. Bei einem 55jährigen kräftigen Mann, der nur zwei Ohnmachtsanfälle angeblich infolge von Arteriosklerose gehabt hatte, trat infolge Erkältung unter leichten Fiebererscheinungen, Benommenheit, Kopfschmerzen heftiges Sausen, Schwerhörigkeit und Drehschwindel (beim Erheben), eine totale rechtsseitige Facialislähmung und eine Herabsetzung der Empfindlichkeit der rechten Gesichtshälfte mit Herpesausbruch an der Ohrmuschel und im äussern Gehörgang, Schwellung am Ohr, Druckempfindlichkeit des Facialisstammes und der Trigeminusaustrittspunkte ein. Die Schwindelanfälle waren häufig mit Uebelkeit und Brechreiz verbunden. Binnen vier Wochen erfolgte allmählicher Rückgang der Krankheitserscheinungen. Es handelte sich, wie auch in den bisher beschriebenen Fällen, zweifellos um eine toxisch-infektiöse Erkrankung, und zwar um eine Neuritis mehrerer Hirnnerven derselben Seite (Facialis, Acusticus, sensible Portion des Trigeminus). Auch in den übrigen Fällen waren alle diese Nerven oder zwei von ihnen betroffen.

No. 19. 1. **Kress** (Rostock): Zur Frage der akuten Herzdilatation. K. teilt zwei Fälle bei degenerativen Neurasthenikern mit, bei denen eine ganz bestimmte psychische Erregung stets Anfälle von akuter Herzerweiterung mit unangenehmen Symptomen (krampfartiges Weinen, Schluchzen, allgemeine Angst, Stiche und Schmerzen in der Herzgegend, motorische Unruhe, starke Erregtheit und Reizbarkeit bei jagendem Puls in dem einen Falle, schwerste allgemeine Unruhe, starke Reizbarkeit, Schmerzen in der Herzgegend, unbestimmte Angst, Schlafstörung, lebhafte Träume und quälende Zwangsvorstellungen in dem andern) auslöste. Andere psychische Erregungen weit heftigerer Natur lösten keine Anfälle aus. In dem ersten Falle (K. beobachtete 22 Anfälle) waren nach vier bis fünf Stunden die Herzgrenzen stets wieder normal, und gleichzeitig der nervöse Symptomenkomplex geschwunden; in dem andern Falle schwankte die Dauer des Anfalls (K. beobachtete über 100 Anfälle) zwischen zwei Stunden und zwei Tagen. In diesem gelang es stets durch sagittal durch die Herzgegend gerichtete an- und abschwellende Faradisation in etwa $^1/_2$ Stunde die Herzerweiterung rückgängig zu machen und den Anfall zu koupieren. K. erklärt sich den Zusammenhang so, dass ein scharf markierter äusserer Reizkomplex in dem degenerativ neurasthenischen Gehirn einen überwertigen durch lebhafteste negative Gefühlsbetonung charakterisierten Affektzustand erzeugt und dieser infolge der innigen Verbindung zwischen psychischen Affektzuständen einerseits und Herz- und Gefässnervenapparat andrerseits einen entsprechenden vasomotorisch überstarken Ausschlag in Form der Herzdilatation zeitigt. — 2. **A. Westphal** (Bonn): Bemerkungen zu der unter dem Titel Asthenia paroxysmalis von Dr. Bernstein in No. 15 und 16 dieses Centralbl. veröffentlichten Arbeit. W. weist darauf hin, dass das Krankheitsbild im Jahre 1886 von Carl Westphal als ein Fall von periodischer Lähmung aller vier Extremitäten in der Berliner Klin. Wochenschrift beschrieben, und dass die Beobachtung von Oppenheim vervollständigt worden ist; Goldflam komme allerdings das Verdienst zu, auf das familiäre Auftreten dieser Lähmungen an der Hand einer reichen Kasuistik hingewiesen zu haben. — 3. **Karl Schaffer** (Budapest): Anatomische und klinische Beiträge zur Lehre der cerebralen Sensibilitätsstörungen. Sch. teilt mehrere Fälle, darunter ausführlich einen von cerebraler Diplegie mit Totalanästhesie, mit und fasst nach eingehender Besprechung der pathologischen Befunde und der Literatur seine Ergebnisse etwa folgendermassen zusammen: Die cerebralen Sensibilitätsstörungen sind nur ausnahmsweise vollkommene Ausfallserscheinungen; die anatomische Grundlage bildet dann eine sehr ausgedehnte Markerweichung, die sämtliche thalamo-kortikale sensible Neuronen zerstört, also eine vollständige Leitungsunterbrechung der Gefühlsbahn bewirkt (ausgebreitete Herde im hinteren Teil der inneren Kapsel, Thalamus etc.). Meist handelt es sich aber um unvollkommene Ausfallserscheinungen, indem die sensible Perzeption nur mehr oder minder fehlerhaft ist; feine Berührungen werden nicht empfunden, gröbere perzipiert, aber falsch lokalisiert (Topoanästhesie), was auch für den Temperatur- und Schmerzsinn gilt; vielfach wird warm nicht, kalt schmerzhaft empfunden (Psychrohyperästhesie). Häufig zeigt sich dabei eine Variabilität der Störungen, wobei die Aufmerksamkeit einen Einfluss zu haben scheint. Sch. unterscheidet eine polyinsuläre Form (fleckenartiges Auftreten), hemianästhetische — komplette und inkomplette, diese von den proximalen zu den distalen Teilen an Intensität zunehmend — und eine Totalanästhesie bei Diplegie. Charakteristisch ist die partielle Verschonung des Gesichts durch die Hemianästhesie. Die anatomische Grundlage der vollkommen cerebralen Hemianästhesie bildet entweder eine ausgedehnte Markerweichung der Hemisphäre, wodurch sämtliche Gefühlsbahnen zerstört werden, oder eine Erweichung der Zentralwindungen, wodurch sämtliche sensiblen Endausläufer zerstört werden. Für die unvollkommene cerebrale Sensibilitätsstörung bildet die Grundlage eine teilweise Läsion der thalamo-kortikalen sensiblen Bahnen, wie sie durch die umschriebene Zerstörung des hinteren

Abschnitts der Caps. int. nebst partieller Läsion des äusseren Sehhügelkerns repräsentiert wird. Ob die alleinige Läsion der Caps. int. cerebrale Sensibilitätsstörungen bewirken kann, erscheint noch fraglich. Dagegen genügt die Läsion des vorderen Abschnitts der Caps. int. zur Entstehung einer vollkommen cerebralen Hemianästhesie.

No. 20. 1. **P. Näcke** (Hubertusburg): Ein Beitrag zur Pathogenese des Naevus vasculosus. Die Naevi befanden sich am Gesicht eines 50jährigen Mannes, der von Jugend auf mässig schwachsinnig und mit zahlreichen Degenerationszeichen behaftet, wegen einer in unmittelbarem Anschluss an einen Fall entstandenen akuten Geistesstörung (akute Verwirrtheit) in die Anstalt aufgenommen worden war, übrigens schon einmal vor 9—10 Jahren einen Erregungszustand durchgemacht hatte. Wie N. weitläufig auseinandersetzt, ist seiner Ansicht nach für die Entstehung der meisten Telangiektasien bezw. Naevi eine angeborene Schwäche der Gefässe und ein innerer oder äusserer Reiz (teratologischer Reiz) die Ursache. N. bespricht dann noch manches andere, was wenig mit dem Thema zusammenhängt, z. B. die heutige Volksschulbildung und ihre mangelhaften Resultate, die geringe Entwicklung der ästhetischen Gefühle der Frauen des niederen Volkes, die geringe Entwicklung ihrer Geschlechtsmoral, die sich darin zeigen soll, dass der Mann in ihren Augen durch vorehelichen Geschlechtsverkehr nicht besonders herabgesetzt wird (ist das etwa in den höheren Ständen der Fall? Ref.) etc. — 2. **Bumke** (Freiburg i B.): Ueber die Verlagerung von Pyramidenfasern in den Hintersträngen beim Menschen. B. hat kurz hintereinander zwei Fälle beobachtet, wo ein Teil der Pyramidenfasern in die Hinterstränge verlagert war. In dem einen Falle (linksseitige Hemiplegie infolge Erweichungen der inneren Kapsel mit sekundärer Degeneration der Pyramidenstränge) zweigt sich dicht oberhalb der Schleifenkreuzung ein starker Faserzug von der Pyramide ab, zieht die Raphe entlang, kreuzt diese ventral vom Kern des XII. Nerven und teilt sich in mehrere kleinere Bündel, von denen eins in den Hinterstrang zieht; in der Höhe der ersten Halswurzel beginnen sich die Fasern zu verteilen und durch das Hinterhorn an den Pyramidenseitenstrang zu treten, mit dem sie alle im zweiten Cervicalsegment vereinigt sind. Im zweiten Fall teilt sich das unterhalb der Kreuzung abgesprengte Bündel bald in zwei, die nicht in die Hinterstränge treten, sondern ihnen, durch eine feine Brücke grauer Substanz getrennt, nur dicht anliegen, um schliesslich auch beiderseits das Hinterhorn zu durchsetzen und in den Pyramidenseitenstrang einzutreten. B. hält diese Verlagerungen für einen Rückschlag in die Verhältnisse, wie sie bei einer Reihe von Tieren (Ratte, Maus, Meerschweinchen) vorkommen, wo die kortiko-motorischen Bahnen in den Hintersträngen verlaufen. — 3. **Georg Lomer**: Beziehungen zwischen Paranoia und Liebesempfindungen. L. findet, wie er in geistreicher Weise ausführt, eine Analogie zwischen der Liebe resp. der „originären" Verliebtheit und der Paranoia. Wie der Paranoiker steht der Liebende unter dem Bann eines Zwangstriebes, der sein ganzes Tun und Lassen bestimmt. Wie beim Paranoiker schliesslich alle Bestrebungen darauf hinauslaufen, die Anerkennung seines Wahnsystems zu erzwingen, so gelten alle Bestrebungen des Verliebten der Vereinigung mit der geliebten Person. Bei beiden das charakteristische Misstrauen, das „Sich nicht verstanden fühlen", die Furcht, verlacht zu werden, das Bestreben, unter Umständen zu dissimulieren.

Wie der Paranoiker hat auch der Verliebte die Neigung, unbedeutende Nebenumstände, gleichgültige Aeusserungen (der geliebten Person) auf sich zu beziehen oder ihnen eine überragende Bedeutung beizumessen. Beide sind von ihren Vorstellungen beherrscht. Beim Verliebten handelt es sich jedoch nur um einen vorübergehenden Symptomenkomplex, der mit der erreichten Vereinigung mit einem Schlage zu verschwinden pflegt, da der Zweck erreicht ist. Die Natur sucht eben den Fortbestand der Art nach L. sogar durch Beeinflussung des Individuums mittels psychotischer Elemente zu sichern, eben der Verliebtheit, die eine „physiologische Paranoia" darstellt.

No. 21. 1. **W. v. Bechterew**: Ueber Veränderungen der Muskelsensibilität bei Tabes und andere pathologische Zustände und über den Myosthesiometer. Die herabgesetzte Druckempfindlichkeit der Muskeln bei Tabes, worauf B. schon früher aufmerksam gemacht hat, gehört zu den konstantesten Symptomen der Tabes und oft zu den Frühsymptomen. Am frühesten und auffallendsten tritt sie an den Beinen hervor. Sie besteht gewöhnlich gleichzeitig mit Anästhesie der Nervenstämme gegen Druck und Perkussion. Die Abschwächung der Druckempfindlichkeit bis zur völligen Druckunempfindlichkeit kommt ausser bei Tabes auch bei Nerventraumen, Myelitis und Herdaffektionen des Gehirns und Rückenmarks vor. B. hat, um geringere Abschwächungen der Muskelempfindlichkeit zu messen, ein Instrument konstruieren lassen, das einem Kephalometer ähnlich ist, aber an den Enden der gekrümmten Branchen zwei Guttaperchaköpfe trägt, von denen der eine mit einer Spiralfedervorrichtung verbunden ist. — 2. **S. Goldflam**: Ueber den plötzlichen Tod bei Tabischen. Die Tabes bietet, wie die Statistik der Autoren zeigt, quoad vitam eine allgemein günstige Prognose, da sie das Leben nicht sehr verkürzt. Doch gibt es Fälle, in denen sich die Erscheinungen schnell entwickeln (akute Tabes), andererseits kann in seltenen Fällen der Tod durch bedrohliche Symptome der Tabes, durch Larynxkrisen, durch sehr heftige Magenkrisen mit profusem Blutverlust, wie G. in einem Falle beobachtet hat, oder durch seltene Symptomenkomplexe, wie bulbärparalytische Erscheinungen, durch Fettembolie der Lungen bei plötzlichen Knochenbrüchen infolge der abnormen Knochenbrüchigkeit, wie G. gleichfalls in einem Falle beobachtet hat, frühzeitig erfolgen. Häufiger führen Komplikationen, die mit der Tabes an sich nichts (oder nur durch das Bindeglied der Syphilis etwas) zu tun haben, den frühzeitigen Tod herbei. So sah G. zwei Kranke im Anfangsstadium der Tabes nach schweren apoplektiformen Erscheinungen mit Hemiplegie sterben, die überhaupt bei Tabes nicht so selten zu sein scheinen. Die andern Kranken starben plötzlich an Herzerscheinungen (zwei von ihnen litten an Angina pectoris, darunter einer mit Aorteninsuffizienz), ein anderer an Ruptur eines Aortenaneurysma. In allen diesen Fällen handelte es sich um Syphilitiker, und es schien die Syphilis die Ursache der Apoplexien resp. der Herz- und Gefässkrankheiten zu bilden. In zwei weiteren Fällen, die auch Syphilitiker betrafen, bei denen der Tod im Beginn des ataktischen Stadiums ganz plötzlich erfolgte (Alter etwa 45 Jahre), liess sich eine Ursache des jähen Todes nicht ermitteln. — 3. **L. Stembo**: Zwei Fälle von Singultuskrisen bei Tabes. S. hat zwei Fälle von klonischen Zwerchfellkrämpfen bei zwei Syphilitikern beobachtet, wo die Anfälle in Form von mehreren Krisen auftraten, die tage-, wochen-, ja monatelang dauerten mit nur leichten Unterbrechungen während der Nacht. In beiden

Fällen bildeten diese Singultuskrisen das erste Symptom der Rückenmarkskrankheit, die dann erst bei genauerer Untersuchung diagnostiziert wurde. In beiden Fällen suchten die Kranken den Singultus durch künstlich hervorgerufenes Erbrechen zu sistieren, zunächst mit Erfolg, der aber später ausblieb. Im ersten Fall wurden die Krisen durch den konstanten Strom, im zweiten durch Magenausspülungen und Ernährung per Klysma beseitigt. — 4. **W. Lasarew**: Ein Beitrag zur Tabes im jungen Alter (Tabes infantilis und juvenilis). In kritischer, differentialdiagnostischer Sichtung der Fälle aus der Literatur gegenüber den Fällen von Friedreich'scher Ataxie, Cerebrospinalmeningitis, kombinierter Systemerkrankung und progressiver Paralyse mit tabischen Erscheinungen, die in der Jugend leicht Tabes vortäuschen können, kommt S. zu 23 Fällen, die sicher als Tabes im jungen Alter zu bezeichnen sind. Diesen reiht L. einen von ihm beobachteten an. Bei der 19jährigen Patientin, deren Mutter und Schwester mehrere Aborte (darunter totfaule Früchte) und lebensunfähige Kinder gehabt, begann die Krankheit mit Parästhesien in den Füssen, wozu sich Erschwerung des Ganges und rheumatisch stechende Schmerzen in den Beinen gesellten. Die Untersuchung ergab Romberg-sches, Westphal'sches und Argyll-Robertson'sches Zeichen, Steigerung der Bauchreflexe, Herabsetzung der Sensibilität am ganzen Körper von unten bis zum oberen Teil der Brust resp. des Rückens. L. zeichnet im Anschluss daran das gewöhnliche Symptomenbild der Tabes in jungen Jahren, das sich wesentlich von dem der Erwachsenen nicht unterscheidet. Nur die Anfangssymptome sind andere. Den Beginn bilden häufig Blasenstörungen (in 33 %) besonders vor dem 15. Lebensjahr, und Kopfschmerzen, die mit Eintreten der übrigen Erscheinungen geringer werden, in einigen Fällen Sehschwäche. Krisen sind selten (nur in 4 Fällen, darunter einmal Herzkrisen), ebenso Neuralgien (5 Fälle) und Arthropathien (2 Fälle), etwas häufiger Sehnervenatrophie (9 Fälle). Der Verlauf ist meist gutartig. Bezüglich der Aetiologie wurde Syphilis der Eltern zweifellos in 11 Fällen (5 der Kranken zeigten die Zeichen hereditärer Syphilis) konstatiert, in zwei war sie äusserst wahrscheinlich; in 2 Fällen war die Syphilis von den Kranken selbst erworben; in 4 Fällen fehlten Hinweise auf Syphilis In 9 Fällen bestand neuropathische Belastung.

No. 22. 1. **Theodor Kaes**: Die Rindenbreite als wesentlicher Faktor zur Beurteilung des Gehirns und namentlich der Intelligenz. Nach Schwalbe sind für die Gehirnentwicklung in bezug auf die Intelligenz bestimmend neben dem Gehirngewicht die Oberflächenausdehnung des Gehirns, die Zahl der Ganglienzellen und die Dicke der Grosshirnrinde. H. hat nun die Dicke der Grosshirnrinde und ihrer einzelnen Schichten an 34 Gehirnen (darunter drei von Angehörigen niederer Völker und vier von Verbrechern) genauer untersucht. Die Resultate lassen sich in einem kurzen Referat nicht wiedergeben. Jedenfalls zeigt sich, dass der Rindenbreite in Zusammenhang mit der Erforschung der successiven Entwicklung und Ingebrauchnahme der verschiedenen Markfasersysteme der Grosshirnrinde eine ausserordentliche Bedeutung für die Beurteilung der Intelligenz zukommt. Auffällige Abweichungen von den mittleren Massen zeigten nur zwei Gehirne, das eines 17jährigen Suaheli und das eines 55jährigen Raubmörders und Gewohnheitsverbrechers, die bei besonders grosser Rindenbreite einen sehr verminderten Fasergehalt aufweisen; dem reihen sich in weniger auffälliger Weise die Gehirne zweier anderer Verbrecher an.

K. glaubt, dass mit der Bestimmung der Zahl der Ganglienzellen nach Hamarberg und mit seinen Untersuchungen ein Aufschluss über die höhere und niedere Intelligenz bei normalen Menschen höherer und niedriger Altersstufen, wahrscheinlich auch gleichen Alters, sowie über die Unterschiede bei niederen Rassen und bei geistig minderwertigen und geisteskranken Menschen gegeben wird.

No. 23. 1. **Ernst Jendrassik** (Budapest): Ueber die Entstehung der Halluzination und des Wahnes. J. sucht die bisherigen Anschauungen über die Entstehung der Halluzinationen, wonach ein Reizvorgang in den Zellen der Erinnerungsbilder rückläufig eine Erregung in den Zentren der Organempfindung hervorruft, als unphysiologisch zu widerlegen. Nach J. hat jede Erregung auf sensorischem Gebiet, woher sie auch stammen möge, an sich den Charakter einer wirklichen Sinneswahrnehmung, ebenso wie eine Erregung auf dem Gebiete der motorischen Zentren eine Bewegung in den betreffenden Muskelgebieten hervorruft. Je nachdem sich der Reiz auf weitere oder engere Gebiete erstreckt, und je nachdem die elementare Gefühlsbeigabe, die bei jeder Sinnesempfindung vorhanden ist, stärker oder schwächer ist, sind die Sinnestäuschungen mehr oder weniger komplett. Bei den Träumen und Delirien sind die beiden Komponenten der Empfindung, das abstrakte Erinnerungsbild und die elementare Gefühlsbeigabe, in Disharmonie, nicht richtig koordiniert, woher sich die Unklarheiten und das Ungereimte der Traumbilder und der Delirien erklären. Bei den paranoischen Halluzinationen ist der Mechanismus ein anderer. J. setzt die Neurasthenie und Paranoia in nahe Beziehungen. Die Halluzinationen und Zwangsideen, die bei der Neurasthenie vorkommen (neurasthenische Schmerzen, Krankheitsfurcht), ebenso wie bei der Paranoia, sind Suggestionen in dazu veranlagten Nervensystemen. In dem sehr erregbaren, lebhaft assoziierenden Nervensystem der Neurastheniker und Paranoiker rufen ein Wort, eine unbeabsichtigte Handbewegung plötzlich einen starken Eindruck hervor und bleiben in den Gedanken stark fixiert. Diese Vorstellung, Idee, die sich auf vorbereitetem Boden festsetzt und eine insuffizient gewordene Assoziation schafft, ist die Ursache der Halluzination, wenn diese Assoziation auf sensorischen, und des Wahns, wenn sie im motorischen Lager der Wortbilder entstanden ist. So haben auch die Wahnvorstellungen und Halluzinationen der Paranoiker immer einen assoziativen Charakter und bestehen nicht, wie die Delirien aus mosaikartiger Zusammenfassung heterogener Erinnerungsbilder; sie bleiben in ziemlich engem Rahmen und beschränken sich gewöhnlich auf Vorstellungsgebiete, die zur Zeit die Gedanken der Menschheit am meisten beschäftigen; im Gegensatz zu den Traumbildern und Delirien sind hier optische Halluzinationen sehr selten, da optische Suggestionen selten Platz greifen und leicht korrigiert werden können; gleichzeitige Halluzinationen auf verschiedenen Gebieten haben dasselbe Substrat, Gleichsinnigkeit kombinierter Halluzinationen. Die Entstehung der paranoischen Wahngebilde erklärt ihre Stärke und ihre Stabilität, die den Eindruck der Objektivität erhöht. Die Gestaltung der Symptome bei der Neurasthenie, Hypochondrie, Paranoia hängt von dem Grade und der Lokalisation des mangelhaften Entwicklungszustandes des Nervensystems, der insuffizient entwickelten Zellen ab, neben denen es über die Norm entwickelte (einseitige Beanlagung) geben kann. Genie und Irrsinn (Paranoia) bedeuten Ungleichmässigkeiten in der Entwicklung der Nervenelemente. — 2. **Eduard Müller** (Breslau): Ueber das Verhalten der Blasentätigkeit bei cerebraler Hemiplegie.

Nach den Untersuchungen M.'s an dem ziemlich grossen Material der Breslauer Klinik sind nervöse Blasenstörungen bei Hemiplegie auch nach Abklingen der ersten mehr oder weniger stürmischen Allgemeinsymptome eine ganz gewöhnliche Erscheinung und sind auch noch im Stadium der chronischen Symptome überraschend häufig. Es handelt sich allerdings meist um ganz leichte, an Intensität oft schwankende und flüchtige Symptome, die gewöhnlich meist erst durch eingehende Prüfung und genaues Befragen offenbar werden, wenn sie auch bei multipler Sklerose fast stets vorhanden sind, z. B. mässige Inkontinenz bei plötzlich sich meldendem Harnabgang, Erschwerung oder Unmöglichkeit der willkürlichen Entleerung auf Aufforderung, mühsame Hemmung der Entleerung nach ihrem Eintritt. Solche Störungen kommen auch bei andern Hirnerkrankungen vor. Der Umstand, dass diese Blasenstörungen meist bei einseitigen Grosshirnerkrankungen mit ausgeprägten motorischen Störungen in den Extremitäten vorkommen, weist auf den Verlauf der cerebralen Blasenbahnen in der Gegend der Pyramidenfasern hin. Das Vorkommen von Blasenstörungen bei Läsionen der verschiedensten Hirnbezirke wäre dadurch zu erklären, dass für die Blasenfunktion drei verschiedene Zentren (ein kortikales in der motorischen Region und zwei subkortikale) anzunehmen sind.

No. 24. 1. **Bumke**: Ueber die sekundären Degenerationen nach Verletzung der ersten Halswurzel beim Menschen. In einem Falle von Brückentumor bei einem fünfjährigen Kinde, der ausser zu rechtsseitiger Lähmung zu schweren Hirndruckerscheinungen geführt hatte, fand sich frische Degeneration mehrerer hinterer Wurzeln des Lendenmarks und der ersten rechten Halswurzel, von der aus die aufsteigenden sekundär degenerierten Fasern verfolgt werden konnten. In der Höhe der Pyramidenkreuzung nahmen sie, unmittelbar am Hinterhornkopf dicht an der Substantia gelatinosa Rolandi, einen relativ breiten Raum ein. Während hier die spinale Trigeminuswurzel lateral und etwas dorsal liegt, liegen sie in der Höhe der Schleifen bereits etwas dorsaler als diese, und in den folgenden Schnittebenen liegt schliesslich die Trigeminuswurzel ventral. Es werden so die experimentellen Untersuchungen van Gehuchten's am Kaninchen bestätigt. — 2. **Alfred Saxl** (Wien): Das „Streckphänomen", ein Beitrag zur Kenntnis der Mitbewegungen. Von Strümpell u. A. sind bei cerebralen und spinalen Hemiplegien Mitbewegungen des aktiv nicht zu innervierenden Tibialis anticus mit dem Iliopsoas (Tibialisphänomen) und umgekehrt beschrieben worden, ebenso Mitbewegungen des Zehenstreckens bei Streckung der Beine und ähnliche Phänomene (Radialisphänomen, Pronationsphänomen) an der oberen Extremität. S. beobachtete bei einem Mädchen mit Hemiparese infolge von Encephalitis im Kindesalter eine synergische Streckbewegung bei Streckung des in Hemiplegikerstellung stehenden Unterarmes, eine gleichzeitige Streckbewegung der in Palmarflexion stehenden Hand, während eine willkürliche Streckung der Hand unmöglich war. S. bezeichnet dieses Phänomen als Streckphänomen und setzt es mit dem Tibialisphänomen in eine Linie. Bei beiden handelt es sich um ein unbeabsichtigtes gleichzeitiges Zusammenarbeiten von Muskeleinheiten bezw. Muskelgruppen, die infolge Läsion der Pyramidenbahn nicht mehr isoliert innerviert werden können. — 3. **E. Lugaro** (Florenz): Zur Frage der autogenen Regeneration der Nervenfasern. L. resezierte an jungen Hunden und Katzen aus der Dura mater die lumbo-sakralen Nerven bei ihrem Austritt samt den ihnen zugehörigen Spinalganglien und fand selbst vier Monate nach dem Eingriff im Ischiadicus keine markhaltigen regenerierten Fasern. Das spricht gegen die autogene Regeneration der Nervenfasern. Raimann hatte diese auf Grund eines Versuches behauptet, bei dem er die Ursprungsstellen des Ischiadicus, aber nicht die vom Obturatorius und Cruralis weggenommen hatte, so dass jedenfalls von diesen aus die Regeneration stattgefunden hatte. Auch nach Wegnahme des lumbo-sakralen Markes und der von ihm abhängigen Spinalganglien zeigte sich bei den entsprechenden Versuchen keine Neubildung im Ischiadicus. Auch andere Versuche sprechen gegen die autogene Regeneration.

Hoppe (Königsberg).

III. Referate und Kritiken.

A. Wimmer (D): Den traumatiske Neurose.

(Ugeskr. f. Læger 1906. No. 31.–34.)

An der Hand von sechs Krankengeschichten der psychisch-neurologischen Klinik und dem Material des königl. dänischen Arbeiterversicherungsrats (dessen neurologischer Berater Verf. ist), wird zuerst eine Schilderung der Symptomatologie der traumatischen Neurose gegeben. Die abnorme nervöse Erschöpfbarkeit, die Asthenie, wird als das wahrscheinlich zentralste Symptom des Krankheitsbildes dahingestellt. Bei Besprechung der Lähmungen wird die recht häufige „Dissoziation“ derselben hervorgehoben, d. h. dass die Parese nur eine solche gewissen Bewegungskombinationen gegenüber ist, während andere Bewegungsarten glatt ablaufen. Hierin einen Ausdruck einer bewussten Aggravation resp. einer Simulation zu erblicken, ist nach Verf. nicht statthaft, weil eben die traumatisch-hysterischen Paresen durch eine kortikale Absperrung von isolierten Komplexen kinästhetischer Bewegungsvorstellungen hervorgerufen werden. Auch das Mithineinspielen der Antagonisten bei passiven Bewegungen der gelähmten Extremität und die sogenannte „paradoxe“ Muskelkontraktion (v. Hösslin) dürfen viel eher als echt hysterische Erscheinungen aufgefasst werden, denn als Beweise der Simulation. Von den Sensibilitätsstörungen findet die „bandagen-ähnliche“ besondere Erwähnung; sie findet sich recht häufig unterhalb der wollenen Binde, durch die dann eine vermeintlich geschwächte Artikulation etc. monatelang „gestärkt“ worden ist. Bei Besprechung der Differentialdiagnose warnt Verf. dringend vor der leider allzuleicht auftauchenden Versuchung zur Annahme von Simulation, die nach dänischen Erfahrungen überaus selten ist; ein recht verbreiteter Hang zur Aggravation muss aber eingestanden werden; sie scheint jedoch dem Verf. am häufigsten pathologisch bedingt. Nach Ansicht des Verf. liegt das punctum saliens der Differentialdiagnostik der traumatischen Neurose nicht in dem Ausschalten der Simulation, sondern im Ausschliessen eines Organleidens. In dieser Beziehung werden hervorgehoben der chronische Alkoholismus, die Arteriosklerose, die idiopathischen Herzerkrankungen. Die überaus grosse diagnostische Bedeutung einer röntgenologischen Untersuchung wird stark betont, und an der Hand von zwei Krankengeschichten wird die Aufmerksamkeit besonders auf die Läsionen des Lumbalskelettes bei sog. „traumatischem Lumbago“ und daran sich anschliessender

Neurose hingelenkt. Kümmel's traumatische (Spät-)Spondylitis wird kurz erwähnt. Schliesslich wird die nicht seltene Kombination traumatischer Neurosen mit peripheren Nervenerkrankungen besprochen und zwei eigene Fälle (traumatischer Ischias resp. Neuritis plexus brachialis — traumatische Neurose) vorgeführt. Die Genese der traumatischen Neurose wird als eine hauptsächlich psychogene aufgefasst, die Bedeutung gleichzeitigen Bestehens organischer Läsionen als fixierendes Moment aber besonders hervorgehoben. Auch wird die pathogenetische Bedeutung des „ébranlement physique des centres nerveux" (Vibert), wie es beispielsweise bei Commotio cerebri etc. stattfindet, gebührend gewürdigt. Bei Besprechung der weiteren individuellen und sozialen Faktoren für die Entstehung der Neurose wird (nach den dänischen Erfahrungen) vor einem allzugrossen Hervorheben der Bedeutung des „Kampfes um die Rente" dringend gewarnt, und besonders wird an der Hand eines einschlägigen Falles gezeigt, wie vorsichtig man mit der Annahme einer „nur durch Begehrungsvorstellungen" hervorgerufenen Neurose sein muss, wie sie in der letzten Zeit in Deutschland leider einigemal statuiert ist. Den Schluss der Abhandlung bildet die Darstellung der in Dänemark üblichen versicherungsmässigen Behandlung der traumatischen Neurosen und die nach Ansicht des Verf. sehr günstigen Resultate dieses Verfahrens. (Autoreferat.)

Fr. Pineles: Klinische und experimentelle Beiträge zur Physiologie der Schilddrüse und der Epithelkörperchen.
(Mitteil. aus dem Grenzgeb. d. Med. u. Chir. Bd. 14. 1905. S. 120.)

Fr. Pineles: Zur Pathogenese der Tetanie.
(D. Arch. f. klin. Med. Bd. 85. 1905. S. 491.)

In den beiden zusammengehörigen Arbeiten beweist Verf. auf Grund experimenteller und klinischer Erfahrungen unter Benutzung der einschlägigen Literatur den pathogenetischen Zusammenhang zwischen Tetanie und Funktionsausfall der Epithelkörperchen (Glandulae parathyreoideae). Werden beim Tier Schilddrüse und Epithelkörperchen vollständig entfernt, so erkrankt es an schwerer Tetanie. Die Erkrankung an Tetanie tritt aber auch ein, wenn man unter möglichster Schonung der Schilddrüse die Epithelkörperchen entfernt. Beim Menschen fällt auf, dass Individuen mit angeborener Thyreoaplasie wohl Kretinismus, Myxödem, Zurückbleiben des Knochenwachstums, Anämie, Atrophie der Genitalorgane, Kurzlebigkeit usw. aufweisen, dagegen keine Tetanie. Damit stimmt die Tatsache überein, dass junge Tiere, denen die Schilddrüse unter Schonung der Epithelkörperchen exstirpiert wird, unter den gleichen Symptomen erkranken, wie thyreoaplasische Menschen, ohne dass es zu den Erscheinungen der Tetanie kommt. Die „Tetania strumipriva" des Menschen beruht nicht auf dem Funktionsausfall der Thyreoidea, sondern auf dem Epithelkörperverlust. So erklärt es sich, dass einerseits bei totaler Entfernung der Schilddrüse, wenn eines oder mehrere der Epithelkörperchen zurückbleiben, keine Tetanie entsteht, anderseits in Fällen, bei denen noch relativ grosse Schilddrüsenreste zurückgeblieben sind, Tetanie auftritt, wenn die zurückbleibenden Schilddrüsenreste keine Epithelkörperchen enthalten.

Das Krankheitsbild der menschlichen Tetania strumipriva zeigt mit dem der „idiopathischen" Tetanie ausserordentlich grosse Uebereinstimmung. Verf. kommt zu dem Schluss, dass die menschliche „idiopathische" Tetanie — Arbeitertetanie, Tetanie bei akuten Infektionskrankheiten, Tetanie der Schwangeren,

Tetanie bei Magen- und Darmerkrankungen, Kindertetanie — ebenso wie die Tetania thyreopriva auf dem Funktionsausfall der Epithelkörperchen beruht.
G. Liebermeister (Cöln).

Max Martin: Diabetes mellitus bei Negern der afrikanischen Westküste.
(Arch. f. Schiffs- u. Tropenhygiene. 1906. Bd. 10, H. 12, S. 363—369.)

Das Vorkommen von Diabetes mellitus unter den afrikanischen Eingeborenen wurde bisher von den Fachschriftstellern unerwähnt gelassen oder überhaupt geleugnet. Verf. dagegen, Regierungsarzt in Togo, beobachtete in seiner amtsärztlichen Tätigkeit einige Fälle (drei Männer aus Anecho), von denen er den einen (5 $^0/_0$ Zucker) ausführlich beschreibt. Unter entsprechenden Diätvorschriften wurde in zwei Fällen — der dritte unterzog sich dieser Kur nicht — ein Rückgang des Zuckergehaltes erzielt. Eine sachgemässe diätetische Behandlung eines schwarzen Diabetikers stösst beim ersten Anschein auf Schwierigkeiten. Die wichtigsten pflanzlichen Nahrungsmittel der dortigen Eingeborenen sind Mais und Reis mit einem hohen Gehalt an Kohlenhydraten (83 und 76 $^0/_0$); die Zufuhr dieser musste eingeschränkt werden. Von den Früchten und Obstarten sind einige für die Diabetikerküche ganz geeignet, nämlich Bananen, Kokosnüsse, Erdnüsse, Apfelsinen und vor allem von den Fetten Palmenöl. Dazu kommen die auch bei uns üblichen Fleischsorten, die allerdings bei weitem nicht in dem Verhältnis von den Schwarzen genossen werden, wie wir dieses tun.

Bezüglich der Aetiologie der vorliegenden Fälle macht Verf. darauf aufmerksam, dass die Kranken sämtlich den besser situierten Klassen der Eingeborenen angehörten; es sind Kaufleute, die sich in ihrer Lebensweise dem Europäer bereits zu nähern beginnen. Der erste Kranke war eine Zeitlang in Europa gewesen, die Familie des dritten erfreut sich des Rufes grösster Wohlhabenheit und ist durch ihre geradezu üppige Lebenshaltung bekannt. In allen drei Fällen handelt es sich um korpulente Männer (Diabète gras).
Buschan (Stettin).

Pfannenstiel (Giessen): Die Bedeutung der Frauenleiden im Lichte der heutigen Wissenschaft.
(Medizinische Klinik 1906. No. 27.)

Für den Neurologen ein lesenswerter Vortrag, der vor der früher übertriebenen Lokalbehandlung weiblicher Genitalbeschwerden warnt und für rationelle Allgemeinbehandlung von Stoffwechsel-, insbesondere aber von nervösen Erkrankungen (Hysterie, Neurasthenie, lokalen Nervenerkrankungen) eintritt.
Liebetrau (Lüneburg).

J. Flesch: Zur Baldrianbehandlung der Neurosen.
(Medizin. Blätter 1905. No. 10.)

Ein neues Baldrianpräparat „Valofin" hat sich in einigen Fällen von günstiger antispasmodischer Wirkung gezeigt. G. Liebermeister.

Kühn (Leipzig): Der Heilmagnetismus.
(Medizinische Klinik 1906. No. 32.)

Eine scharfe Kritik des sog. „Heilmagnetismus", dessen Haltlosigkeit bewiesen wird. Das einzig Tatsächliche des ganzen, mit einem mystischen Nimbus umgebenen Gebietes ist, dass gewisse nervöse Menschen einen „Ueberfluss von Elektrizität" an ihrer Oberfläche entwickeln. Besitzt ein „Heilmagnetiseur" diese Kraft, so kann er gewiss auf andere Individuen Einfluss ausüben, dessen etwaiger therapeutischer Erfolg aber lediglich suggestiver Natur ist. Alle „Heilmagnetiseure“ wirken nur psychotherapeutisch. Der Arzt soll Patienten gegenüber sich nicht mit der Bezeichnung der Methode als „Schwindel“ begnügen, sondern lieber durch Aufklärung sie vor Ausbeutung schützen.

Liebetrau (Lüneburg).

Combemale (Lille): Das Veronal gegen das Zittern, besonders gegen das Zittern bei multipler Sklerose.

(Deutsche Med. Ztg. 1906. No. 14.)

Bei multipler Sklerose, posthemiplegischem Zittern, Zittern bei einem Gehirntumor, Neurasthenie, Delirium tremens will Combemale durch Veronal (0,5 jeden Abend) das Zittern beseitigt haben. So erfreulich es wäre, wenn wir im Veronal wirklich ein solches Mittel besässen, so muss doch ausgesprochen werden, dass des Verfassers Krankengeschichten auch ganz andere Deutungen zulassen, jedenfalls keine spezifische Wirkung des Veronals gegen das Zittern beweisen. Immerhin ist Nachprüfung namentlich bei der multiplen Sklerose und andern organischen Affektionen, wo man sonst so wenig tun kann, erwünscht.

Fr. Mohr (Coblenz).

Vergiftungen.

M. Scheimpflug: Ueber Morphinentziehung bei schweren chronischen Leiden. Nebst einigen Bemerkungen über Dioninsubstitution.

Fortgesetzte Morphindarreichung bei schweren chronischen Leiden bewirkt einen circulus vitiosus: sie führt in Verbindung mit der ohnehin konsumierenden somatischen Erkrankung zu einer Hypersensibilität, auf Grund deren auch bei nicht mehr fortbestehenden organischen Störungen Schmerzen vom Charakter der früher erduldeten entstehen. Diese — Erinnerungsbilder altbekannter Qualen — tauchen im Moment des Morphiumhungers als Abstinenzsymptome auf, werden durch Morphium vorübergehend beseitigt, treten aber nachher um so stärker wieder auf. Nach Entziehung des Morphiums bleiben diese Schmerzen dann aus. Als besonders wertvoll bei der Entziehung rühmt Scheimpflug das Dionin, das aber in der zehnfachen Dosis des Morphiums gegeben werden muss. Die Krankengeschichten Scheimpflug's sind für die Erklärung der Schmerzen als Abstinenzsymptome nicht ganz beweisend, doch hat die Annahme manches für sich. Fr. Mohr (Coblenz).

Gerwin (Grenzhausen): Wie kommt Degeneration zustande?

(Medizinische Klinik 1906. No. 29.)

Der Verf. nimmt die Tatsache einer fortgeschrittenen Degeneration unseres Volkes als erwiesen an und weist die Hauptschuld daran dem Alkohol zu, der wahrscheinlich auch direkt auf Sperma und Ovulum schädigend wirke. Diese Ansicht dürfte wohl, ohne dass man den Schaden des Alkoholismus verkennt, etwas einseitig erscheinen. Liebetrau (Trier).

R. Link: Ueber das Auftreten des Babinski'schen Reflexes nach Skopolamin-Injektionen.

(Zeitschr. f. klin. Med. Bd. 59. 1906, S. 252.)

Link bestätigt an 37 unter 43 Patienten die Angabe früherer Arbeiten, dass bei Skopolaminnarkose Babinski'scher Reflex auftrete. Er sucht das Auftreten des Reflexes durch die funktionelle Ausschaltung des Grosshirns zu erklären. G. Liebermeister.

J. Tsuzuki: Erste Mitteilung über meinen Kakkecoccus, den Erreger der Beriberikrankheit.

(Arch. f. Schiffs- und Tropen-Hygiene. 1906. Bd. 10, No. 13, S. 399—416.)

Dem Verfasser, Oberstabsarzt der japanischen Armee, gelang es, aus dem Harn von Beriberikranken einen Diplococcus zu isolieren, der als Erreger der Beriberikrankheit angesehen werden muss. Derselbe (Kakkecoccus), der nur im Harn dieser Kranken, nicht in dem Gesunder oder anderweitig Kranker nachweisbar ist, wird spezifisch durch die Sera von an Beriberi leidenden Kranken in 50facher Verdünnung, aber nicht durch die Sera gesunder oder an anderen Krankheiten (Typhus, Ruhr) leidender Personen in der gleichen Verdünnung agglutiniert. Er ist ferner im Kote der Beriberikranken enthalten, von wo, resp. aus dem Darme aus er, wie Verf. für sehr wahrscheinlich hält, direkt oder indirekt (mit seinem Gifte) die Nervenzellen des Zentralnervensystems angreift und dadurch die krankhaften Erscheinungen hervorruft. Im Blute gelang es dem Verf. den Diplococcus niemals nachzuweisen.

Die Tierversuche zeigten ferner, dass die intrakranielle oder intraspinale Injektion der Kulturen bei den Versuchstieren (Kaninchen und Meerschweinchen) dieselben Erscheinungen hervorruft, bezw. Sektionsbefunde, wie die Beriberikranken sie aufweisen. Dabei traten zwei Hauptformen der Krankheit auf, eine akute oder kardiale und eine chronische oder Lähmungsform (sowie eine Uebergangsform), was mit den klinischen Erfahrungen genau übereinstimmt.

Bezüglich des Giftes konnte Verf. noch feststellen, dass es allein imstande ist, bei den Versuchstieren, die mit denen der menschlichen Beriberi identischen Erscheinungen, bezw. Sektionsbefunde zu erzeugen und dass es sowohl in der Kakkecoccenkultur als auch in seiner Flüssigkeit enthalten ist.

Die Beriberikrankheit kann mittelst eines Reagens (einer kakkecoccenhaltigen aufbewahrbaren Flüssigkeit) oder einer Bouillonkultur des Kakkecoccus durch Agglutinationsprobe bakteriologisch diagnostiziert werden.

Ueber Immunisationsversuche und Herstellung eines Antitoxins sind die Versuche im Gange, aber noch nicht abgeschlossen. Buschan (Stettin).

Viereck: Nebenwirkungen von Extractum filicis maris.

(Arch. f. Schiffs- und Tropenhyg. 1906. Bd. X, Heft 14, S. 443—448.)

Ein 32jähriger Bootsmann erhielt wegen rezidivierender Malaria im Institut für Schiffs- und Tropenkrankheiten in Hamburg sieben Tage lang je 1 gr. Chinin (in verteilten Einzelgaben), zwei Tage darauf behufs Abtreiben eines Bandwurms 8 gr. Extr. Filic. mar. (zugleich mit Bitterwasser und Eingiessungen). Patient hatte darauf zwei dünne Stühle, am nächsten Tage stellte sich aber Darmträgheit ein, was vielleicht für die Beurteilung der später sich zeigenden Vergiftungserscheinungen von Bedeutung ist. Am übernächsten Tage klagte der Kranke über Kopfschmerzen. An diesem Tage und an den beiden nächsten erhielt er wieder je ein gr. Chinin und je ein gr. Aspirin, bezw. Migränin. Sechs Tage nach Beginn der Kur wurde eine beiderseitige konzentrische Gesichtsfeldeinschränkung, besonders stark für Farben, und ein unregelmässiges zentrales, absolutes Grünskotom rechtsseitig festgestellt. Die Beschwerden gingen sehr schnell wieder zurück und in den nächsten Tagen konnte Chinin wieder anstandslos weitergegeben werden.

Bei der Analyse des vorliegenden Krankheitsfalles kommt entweder eine Vergiftung durch Farrenkrautextrakt oder durch Chinin in Betracht. Die letztere

Möglichkeit ist ganz auszuschliessen, weil die Sehstörungen nach Chinin urplötzlich aufzutreten und auf einer für Farben und Licht gleichmässigen beiderseitigen mehr oder weniger starken konzentrischen Gesichtsfeldeinschränkung mit starker Netzhautanämie zu beruhen, ausserdem mit gleichzeitiger Gehörsstörung einherzugehen pflegt. Jedoch ist nicht auszuschliessen, dass die Chininmedikation das Eintreten der Sehstörungen nach Farrenkrautextrakt gefördert hat.

Der vorliegende Fall spricht dafür, dass die Vergiftung nach Extr. Filicis-Gebrauch auf einer retrobulbären Neuritis (nicht Läsion der Retinaganglien) beruht.

Buschan (Stettin).

Max Schubert: Beriberi und Skorbut.

(D. Arch. f. klin. Med. Bl. 86 1905. S. 79.)

Die echte tropische Beriberi ist eine Infektionskrankheit. Die in England und in den Freistaaten als Beriberi beschriebenen Affektionen sind Polyneuritiken unbekannten Ursprungs, wahrscheinlich toxischer Natur, vielleicht Arsen-Intoxikationen. Die Schiffs-Beriberi beruhen auf Intoxikationen mit zersetztem Salzfleisch.

G. Liebermeister.

Parhon et Papinian: Note sur les altérations des neurofibrilles dans la pellagre.

(Comp. rend. d. séanc. d. la Soc. de Biol.)

Parhon und Papinian haben die Veränderungen der Fibrillen in den Zellen des Zentralnervensystems bei der Pellagra untersucht und konnten, besonders ausgesprochen in den Betz'schen Pyramiden aus den grossen Vorderhornzellen Schwund bis zur vollständigen Auflösung der Fibrillen konstatieren. Parallel damit gehen die Atrophie des Kernes und die Veränderungen an den Nisslschollen.

Goldstein (Königsberg).

Anatomie und Physiologie des Nervensystems.

Ed. Bertholet: Les voies de la sensibilité dolorifique et calorifique dans la moelle.

(Le Névraxe. Band VII. 3. 1906. 52 Seiten.)

Schlussfolgerungen: Die Schmerz- und Temperaturempfindungen werden nicht durch die ganze Länge der grauen Substanz geleitet; die graue Substanz ist also nicht der Leitungsweg für diese Empfindungen.

Die Empfindung für Schmerz und für Wärme wird durch die Seitenstränge geleitet.

Ein Halbseitenschnitt gibt bei Hund und Katze eine aufsteigende Degeneration der Seitenstränge beider Hälften, stärker auf der durchschnittenen als auf der gesunden Seite.

Die Kleinhirnseitenstrangbahn scheint keine wesentliche Rolle für die Leitung dieser Empfindungsqualitäten zu spielen.

Die Leitung für Schmerz- und Temperaturempfindung dürfte vielmehr in demjenigen Teil des Markes lokalisiert sein, der durch den Gowers'schen Strang eingenommen wird.

Schröder (Breslau).

P. Lazarus: Ueber die spinale Lokalisation der motorischen Funktionen.

(Ztschr. f. klin. Med. Bd. 57. 1905, S. 91 ff.)

Die Vorderhornzellen repräsentieren „analog den grossen Pyramidenzellen der Hirnrinde nicht das Zentrum für einen einzelnen Muskel oder Gliedabschnitt, sondern für eine bestimmte kombinierte Muskelsynergie, z. B. für die Armbewegung oder für den Handschluss". Jedes Rückenmarksegment innerviert eine ganze Menge von Muskeln und jeder einzelne Muskel ist je nach der Vielseitigkeit seiner Funktionen von mehreren Segmenten innerviert. Durchschneidung einer einzigen vorderen Wurzel führt keine vollständige Lähmung der zugehörigen Muskeln herbei, sondern schädigt nur eine ganz bestimmte Bewegungsart. Faradische Reizung einer einzigen vorderen Wurzel führt nicht zur Kontraktion eines einzelnen Muskels, sondern zu einer koordinierten Bewegung, die den willkürlichen Bewegungen sehr ähnlich ist. Diese Auffassung stimmt sehr gut zu dem bekannten Vorhandensein von Rückenmarkszentren für die automatischen Bewegungen, z. B. für die Atmung, ebenso zu den bekannten Koordinationsbewegungen enthirnter Tiere, endlich zu dem Erhaltensein wohlgeordneter Reflexbewegungen nach hohen Quertrennungen beim Menschen. Verf. stützt seine Ausführungen teils auf eine Reihe von Angaben aus der Litteratur, teils auf eigene Versuche mittelst elektrischer isolierter Reizung einzelner Rückenmarkssegmente beim Tier. Er gibt eine ausführliche Tabelle der spinalen Lokalisation der motorischen Funktionen bei. Das Lesen der Originalarbeit ist sehr zu empfehlen.

G. Liebermeister (Cöln).

Weidlich: Ueber den Schlaf.

(Prager medic. Wochenschr. 1906. No. 19, 20, 22.)

Ohne etwas wesentlich neues zu bringen gibt Weidlich eine abgerundete Darstellung über das Wesen und die verschiedenen Begleiterscheinungen des Schlafes auf somatischem und psychischem Gebiete. Die Ursache des Phänomens ist die durch Anhäufung von Zersetzungsprodukten bedingte Ermüdung, seine Wirkung die Wiederherstellung des Gleichgewichtszustandes des Organismus durch Assimilationsprozesse. Der Stoffwechsel im Schlafe und die Beeinflussung des Schlafes durch hydriatrische Prozeduren finden eingehende Berücksichtigung.

Liebetrau (Lüneburg).

M. J. von Erp Taalman Kip: De inolved des apperceptie by de experimenteele woord-associatie.

(Psychiatrie en neurolog. bladen No. 2. Maart-April 1906.)

Betrachtungen über 111 Versuche über Assoziationen, die Veranlassung geben, über den Mechanismus der Analyse und Synthese zu sprechen.

Forster (Berlin).

Adolf Spanbock: Ueber die Erregbarkeitsschwankungen der motorischen Gehirnzentren und über den Wechsel der Reizeffekte von der Gehirnrinde aus unter dem Einfluss verschiedener Agenzien.

(Deutsche Zeitschrift für Nervenheilkunde. B. 29. H. 5 u. 6.)

Eine ausführliche Uebersicht über die Literatur, welche die Frage von den Erregbarkeitsschwankungen der Nervenmuskelapparate und von den Aenderungen in den Effekten, welche man bei der Reizung der motorischen Gehirnrinde erhält, erörtert. Das Sammelreferat enthält keine neuen Untersuchungsergebnisse.

Kalberlah.

1. **E. Weber**: Einwirkung der Grosshirnrinde auf Blutdruck und Organvolumen. (Arch. f. Physiol. 1906. S. 495.)
2. **Derselbe**: Ueber Beziehungen der Grosshirnrinde zur unwillkürlichen Bewegung der Stacheln des Igels und Schwanzhaare von Katze, Eichhorn und Marder.

(Centralbl. f. Physiol. XX. 1906. No. 11.)

3. **Derselbe**: Ueber ein Zentrum auf der Grosshirnrinde bei Vögeln für die glatten Muskeln der Federn.
(Centralbl. f. Physiol. XX. 1906. No. 8.)

4. **Derselbe**: Ueber eine neue Methode zur Untersuchung der Druckschwankungen in der Bauchhöhle.
(Centralbl. f. Physiol. XX. 1906. No. 10.)

1. Die Versuche wurden unter strenger Curarisierung an Hunden und Katzen angestellt, wodurch eine wesentliche Fehlerquelle beseitigt wird. Es konnte die von einer Reihe von Autoren angenommene gliedweise Beeinflussung der Zirkulation durch Reizung verschiedener Stellen der Grosshirnrinde nicht wiedergefunden werden. Festgestellt wurde vielmehr eine allgemeine Beeinflussung des Blutdruckes durch Reizung konstanter, bei Hund und Katze aber nicht genau übereinstimmender Territorien der Rinde. Diese allgemeine Blutdrucksteigerung kommt zustande durch Beeinflussung des vom Splanchnicus innervierten Gefässgebietes, aus welchem infolge der Rindenreizung das Blut in die Peripherie abströmt. Volumetrische Messung ergibt, dass sich das Volumen des Darms bei der Reizung vermindert, das der Extremitäten vergrössert. Der Einfluss auf die Extremitäten ist nur sekundär, denn er ist durch Durchschneidung der Splanchnici fast zum Verschwinden zu bringen. Die Reizstelle liegt beim Hunde etwa in der Gegend des Vorderbeinzentrums bei der Katze etwas nach vorn verschoben, im wesentlichen vor dem Sulcus supraorbitalis.

2. Verf. konnte beim Igel durch Reizung am Occipitalpol des Grosshirns ein Aufrichten der Stacheln, bei den anderen in der Ueberschrift genannten Tieren durch Reizung der gleichen Region Bewegung der Schwanzhaare erzielen.

3. Durch Reizung am Occipitalpol konnte Verf. bei Enten, insbesondere bei Wildenten ein Anlegen der Konturfedern erreichen, während bei Vögeln, Hühnern und Tauben, die Reizung des Grosshirns ergebnislos blieb.

4. Durch seine Versuche an Tieren (1.) wurde Verf. veranlasst, nach einem Verfahren zu suchen, welches die Druckschwankungen in der Bauchhöhle ohne deren Eröffnung zu messen gestattet. Er ersetzte das Onkometer durch einen kleinen Gummisack, der schlaff in den Mastdarm eingeführt, dann aufgeblasen und mit einer Marey'schen Kapsel verbunden wird. Die Resultate stimmten mit denen der onkometrischen Messung am Tier überein. Verf. hat diese Methode auch beim Menschen schon angewandt und glaubt, die durch die Zwerchfellkontraktionen hier bedingten Schwankungen ausschalten zu können. Er fand, dass sowohl bei suggestiver Erzeugung von Unlustgefühlen, als beim Reizen Blut in die Bauchgefässe abfliesst, und jedenfalls dürfte die Funktion des Splanchnicusgebietes eine bisher bei den experimentell-psychologischen Versuchen über die Blutverteilung noch zu wenig gewürdigte Fehlerquelle sein.

Lewandowski.

Lewandowski und **Weber** (Berlin): Hirnrinde und Blutdruck.
(Med. Klinik 1906, No. 15.)

Auf Grund von Versuchen im Physiologischen Institut zu Berlin kommen die Verf. zu folgenden Schlüssen: 1. In der Hirnrinde von Hund und Katze macht Reizung einer bestimmten Region Blutdrucksteigerung; 2. Diese Region deckt sich nicht mit der motorischen und ist bei beiden Tieren verschieden gelegen (Hund: Vorderbeinzentrum, laterale Partie des Gyrus sigmoideus, Katze:

Stirnlappen, vor dem Sulcus supraorbitalis; 3. Die Blutdrucksteigerung beruht wesentlich auf Kontraktion der Gefässe des Splanchnicusgebietes, aus welchem das Blut in die Körperperipherie gepresst wird. Liebetrau (Lüneburg).

R. v. Pfungen: Ueber den Einfluss des corticalen Darmzentrums auf den Dünndarm und den Sphincter ileocoecalis des Hundes. (Pflüger's Archiv 1906. Bd. 114. S. 386.)

Durch Rindenreizung am Duodenum hervorgerufene Darmbewegungen können sich zwischen die spontanen rhythmischen Pulsaktionen einschieben und zu mächtigen Wellen ansteigen. Auch der mittlere Tonus des Darms kann beeinflusst werden, in seltenen Fällen auch eine Hemmung eintreten. Beeinflussung der Dickdarmbewegungen ist nur selten zu erzielen, zugleich mit einem Verschluss des Sphincter ileocoecalis. Lewandowski.

Gregor: Ueber eine Bewegungsassoziation von Augen und Ohren des Menschen. (Zentralbl. f. Physiologie Bd. XX. No. 5.)

Bei extremen Lateralbewegungen der Augen nähern sich die Ohrmuscheln dem Schädel, besonders deutlich bei Personen, die spontan diese zu bewegen vermögen. Es handelt sich „um eine ererbte Bewegungsassoziation", zu denen gehörig, welche bei Tieren die rasche Einstellung der wichtigsten Sinnesorgane auf Beute oder Angreifer vermitteln.

Im Einklang damit steht die Tatsache gleichzeitiger Augen- und Ohren-Bewegung bei faradischer Reizung gewisser Rindenpartien.

Liebetrau (Lüneburg).

E. Meyer: Ueber den Einfluss der Alkoholika auf die sekretorische und motorische Tätigkeit des Magens. (S.-A. a. Klinisch. Jahrb. Bd. 13, 1904. 24. S.)

Die bisherigen Untersuchungsresultate sind, wie eine kritische Uebersicht zeigt, nicht eindeutig. Im künstlichen Verdauungsversuch beeinträchtigt der Alkohol, im geringen Prozentsatz dem Verdauungsgemisch beigefügt, die Wirkung nicht, eine leichte Verzögerung wird bei 5 % eben merklich, bei 20 % wird die Wirkung aufgehoben. Die Versuche bei Tieren und Menschen ergaben so verschiedene und zum Teil geradezu widersprechende Resultate, dass Meyer zur Klärung eine eingehende Nachprüfung unternommen hat. Was die Einwirkung auf die Säureproduktion betrifft, so ergaben die Experimente mit 15 bis 50 g Kognak von 45 %, früh nüchtern dem Probefrühstück beigefügt, keine Veränderung des Säuregehalts. Es musste also mehr Säuregehalt produziert sein, da die Versuche v. Mering's gezeigt haben, dass, während der Alkohol resorbiert wird, Wasser in den Magen eintritt. Wurde der Alkohol 30 bis 60 Minuten vor dem Probefrühstück verabreicht, so war stets eine kleine Steigerung der Acidität zu verzeichnen. Es stehen diese Resultate mit denen von Metzger, Radzikowski etc. in Uebereinstimmung, die bei Einverleibung des Alkohols vom Darm Steigerung des Magensafts fanden. Die Versuche über die wirksame Kraft wurden mit den drei Hauptkategorien der Nahrungsstoffe, Brot (Kohlehydrat), Fleisch (Eiweiss), Oel und Speck (Fett) besonders angestellt. Es ergab sich, dass die Wirkung der Kohlehydrate verzögert, des Fleisches nicht wesentlich beeinflusst, der Fette beschleunigt wird. So erklären sich die widersprechenden Resultate der Autoren, die mit dem verschiedenartigsten Nahrungsmaterial ihre Untersuchungen anstellten. Hoppe.

R. Magnus: Versuche am überlebenden Dünndarm von Säugetieren. V. Mitteilung. Wirkungsweise und Angriffspunkt einiger Gifte am Katzendarm.

(Pflüger's Archiv. Bd. 108. S. 1.)

Verf. hatte in früheren Mitteilungen eine Methode mitgeteilt, mittels deren es gelingt, die Bedeutung des Nervenplexus der Därme für die Darmbewegung festzustellen. Er zeigte, dass der in der Submucosa liegende Meissner'sche Plexus mit der Darmbewegung nichts zu tun hat, dass dagegen wohl der pleristaltische Reflex, durch welchen der Darminhalt nach dem After zu weiter bewegt wird, wie die von Ludwig entdeckten automatischen Pendelbewegungen von der Integrität des zwischen der Längs- und Ringmuskelschicht gelegenen Auerbach'schen Plexus abhängig sind. Die Fähigkeit, auf Darmreiz mit rhythmischen Bewegungen zu reagieren, sei gebunden an den Auerbach'schen Plexus. Die Erregungsleitung findet aber auch statt in Präparaten, die den Auerbach'schen Plexus entbehren, soll aber nach Verf. auch auf nervösem Wege und zwar durch das in den Muskel selbst eingebettete Nervennetz besorgt werden. Verf. hat nun die von ihm geschaffene Methodik auch auf pharmakologische Versuche angewandt. Er findet, dass plexusfreie Präparate unter dem Einfluss erregender Gifte in eine glatte Dauerkontraktion geraten, während plexushaltige Präparate danach rhythmische Bewegungen ausführen. Eine Ausnahme wird durch das Physostygmin gemacht, das auch plexusfreie Präparate in rhythmische Bewegungen versetzt. Damit ist im Prinzip doch die Tatsache festgestellt, dass rhythmische Bewegungen auch vom Muskel allein ausgeführt werden können, oder wenigstens ist es doch nicht nachzuweisen, dass das Nervennetz des Muskels bei diesen Bewegungen eine Rolle spielt. Sonst macht Atropin in kleinen Dosen eine Erregung der Darmbewegung vom Auerbach'schen Plexus aus, in grossen Dosen lähmt es die Nerven und Muskeln der Darmwand. Nicotin bewirkt zuerst eine vorübergehende Hemmung, welche peripher vom Auerbach'schen Plexus angreift, danach Erregung des Auerbach'schen Plexus. Die Erregung durch Pilocarpin und Muskarin wird durch minimale nicht lähmende Dosen von Atropin beseitigt. Es werden noch die Resultate der Versuche mit Strophantin, Suprarenin und Apocodein mitgeteilt.

M. Lewandowsky (Berlin).

W. A. Nagel: Was ergeben die neueren physiologischen Erhebungen über Anomalien des Farbensinns bezüglich der zur praktischen Prüfung geeigneten Untersuchungsmethoden?

(Aerztliche Sachverständigen-Zeitung. 1904. No. 9.)

Ausser den wirklich Farbenblinden (den Dichromaten) verdienen seitens der Eisenbahn- und Marinebehörden auch die sogenannten „anomalen Trichromaten" Beachtung. Denn Verf. fand, dass man bei diesen sehr oft die Unfähigkeit findet, Laternenlichter wie überhaupt kleine farbige Objekte richtig zu erkennen und zu unterscheiden. Verf. schlägt vor, sie mit den Farbenblinden zu einer gemeinsamen Kategorie der Farbenuntüchtigen zu vereinigen.

Nach Verf. gibt unter den jetzt bekannten, zur praktischen Verwendung in der Hand des Bahn- und Marinearztes geeigneten Methoden keine allein, ohne Kombination mit einer anderen Methode, sichere Resultate. Der vom Verf. angegebene Apparat erfordert zur Stellung sicherer Diagnosen eine grössere Uebung und genaue Befolgung seiner Gebrauchsanweisung, so dass er selbst

Bedenken trägt, ihn zur allgemeinen Benutzung zu empfehlen; für den Bahnaugenarzt ist er geeignet wie auch für die ophthalmologischen Kliniken.

Verf. ist überzeugt, durch eine geringfügige Verbesserung seiner Farbentafeln ein sicheres, einfaches und ausreichendes Hülfsmittel zur Erkennung der Farbenuntüchtigen zu erhalten. Schultze (Greifswald).

G. Tricomi (Allegra): Studio sperimentale sulla via acustica fondamentale. (Le Névraxe. Band VII. 3. 1906. 51 Seiten.)

Die Arbeit beginnt mit einer sorgfältigen Literaturzusammenstellung über die Akustikus-Wurzelfasern; dann gibt Verf. die Resultate seiner Untersuchungen an über 50 Tieren, denen er den Akustikus durchschnitten hat. Aus denselben folgt (vorwiegend Marchi-Präparate): Der N. cochlearis endet zum grössten Teil im Nucl. ant. und im Tuberculum acusticum; ein kleinerer Teil geht weiter, teils in die gleichseitige laterale Schleife, teils durch Corpus trapezoides und laterale Schleife beider Seiten zu den hinteren Vierhügeln, zum Oculomotorius- und Trochlearis-Kern, sowie zum roten Haubenkern. Der N. vestibularis hat einen kurzen absteigenden Ast; der aufsteigende geht zum Deiters'schen, zum Bechterew'schen Kern, zum Nucl. triangularis, ein anderer Teil in die Kerne und in die Rinde des Kleinhirns. Eine solche direkte Verbindung mit dem Kleinhirn hat der Cochlearis nicht. Schröder (Breslau).

L. M. Pussep: Ueber die Gehirnzentren der Erection und Samensekretion.

(Arbeiten aus der v. Bechterew'schen Klinik für Nerven- und Geisteskrankheiten, Petersburg, 6. Jahrgang, Bd. I. 178 Seiten.)

In einer mühevollen, recht fleissigen Arbeit hat Verf. den Versuch gemacht, wenigstens einen Teil der Physiologie des Sexualakts durch zahlreiche Tierexperimente zu klären. Die Bedenken des Autors, man werde seiner Arbeit in gewissen Kreisen mit ironischen Bemerkungen begegnen, sind von unserem Standpunkt aus betrachtet wohl ganz unhaltbar, zumal ein Forscher, der streng wissenschaftliche Probleme, welcher Art sie immer sein mögen, zu lösen versucht, mit solchen Einwänden kaum zu rechnen braucht. Unter Berücksichtigung des bis jetzt bekannt gewordenen Tatsachenmaterials erörtert Pussep auch die klinischen wie pathologischen Fragen des Sexuallebens beim Menschen, beschreibt alsdann die Methode des technischen Verfahrens, das ihm gestattete, ganz einwandsfreie objektive Resultate zu erhalten. Als Untersuchungsobjekt benutzte er Hunde, Kaninchen und Katzen, von deren geschlechtlicher Reife sowie Potenz er sich vorher überzeugen konnte.

Wir müssen uns damit begnügen, aus der Arbeit, welcher 86 Experimente zu Grunde liegen und die mit zahlreichen Tafeln, Kurven, wohlgelungenen Abbildungen sowie histologischen Präparaten (nach Marchi-Busch und Nissl) versehen ist, nur die wesentlichsten Punkte hervorheben.

1. Im hinteren oberen Teile der motorischen Windung, rückwärts vom dicht daranliegenden Sulcus cruciatus, 2 mm von der Fissura cerebri magna entfernt, findet sich in beiden Hemisphären ein etwa bohnengrosser Bezirk, dessen Reizung mit dem elektrischen Strom zunächst eine Erection des Penis, bei längerer Wirkung jedoch einen Samenerguss zur Folge hat.

2. Die Wirkung der Hirnrinde äussert sich vorzugsweise in einem vasomotorischen Effekt. Dies geht aus den Versuchen hervor, in denen bei Reizung der entsprechenden Bezirke die Blutzirkulation im Penis nach der Methode von Hürthle, Gärtner und Wagner untersucht worden ist.

3. Das corticale Gebiet zerfällt in zwei verschiedene Partien: bei Reizung der oberen tritt eine Gefässverengerung des Penis in den Vordergrund. Wird indes die untere gereizt, so prävalieren vasodilatotorische Erscheinungen.

4. Nach Abtragung dieser Rindengebiete in beiden Hemisphären kommt es bei Tieren zu einer bedeutenden Abnahme des Geschlechtstriebs und Steigerung der reflektorischen Erregbarkeit des Penis. Einseitige Entfernung führt dagegen nur zu geringer, rasch vergehender Abschwächung des sexuellen Triebs.

5. An der Grenze zwischen dem mittleren und hinteren Drittel der Sehhügel lassen sich Punkte bestimmen, deren Reizung Erection des Penis, bei längerer Dauer auch Ejaculation verursacht.

6. Die elektrische Reizung des hinteren Vierhügels ruft eine Erection des Penis hervor. Deutliche Erection und Samenerguss kommt auch zustande nach Reizung der Medulla oblongata an der unmittelbar nach aussen von den Vaguskernen gelegenen Stelle.

7. Das Kleinhirn übt keinen Einfluss auf die Funktion des Gliedes aus, ebensowenig die lobi olfactorii, deren totale Entfernung den Geschlechtstrieb nicht aufhebt.

8. Das reflektorische Erections- und Ejaculationszentrum, welches in der Lumbalanschwellung des Rückenmarks gelegen ist, umfasst laut physiologischen Ergebnissen das Gebiet von der vierten Lumbal- bis zur dritten Sakralwurzel.

9. Im hinteren oberen Teil des gyrus sigmoideus, $^3/_4$ cm von der fissura cerebri magna, unmittelbar am sulcus cruciatus liegt das Gebiet, dessen elektrische Reizung eine Steigerung der Sekretion und Gefässerweiterung der Samendrüse auf derselben Seite verursacht. Bei Reizung des unteren Teils dieser Region sieht man auch eine Gefässverengerung der Samendrüse auf der entgegengesetzten, aber keine merkbare Wirkung in der Drüse derselben Seite.

10. Von den subcorticalen Ganglien ruft nur die Reizung des Sehhügels eine Erhöhung der Sekretion und Gefässerweiterung in den Samendrüsen derselben Seite hervor.

11. Die Reizung des Kleinhirns bleibt ohne Wirkung auf die Samensekretion.

12. Die Reizung der Medulla oblongata im Gebiet des vasomotorischen Zentrums bedingt eine Gefässverengerung der Samendrüse; wird aber die Stelle gereizt, welche nach aussen von den Vaguskernen und ein wenig nach innen und oben von dem beschriebenen Erectionszentrum liegt, so tritt eine deutliche Gefässerweiterung der Samendrüse zutage.

13. Die Reizung der Lumbalanschwellung des Rückenmarks führt zu einer erheblichen Steigerung der Samensekretion und Erweiterung der Drüsengefässe. Das Gebiet, welches die Samensekretion bedingt, verbreitet sich nach physiologischen Ergebnissen von der Austrittstelle der vierten Lumbal- bis zu jener der zweiten Sakralwurzel.

14. Die Leitungsbahnen des corticalen Erectionszentrums befinden sich, wie anatomisch festgestellt wurde, im mittleren Teil des motorischen Bündels, gehen durch die innere Kapsel, um sich dann zwischen den Pyramidenbahnen fortzusetzen. Denselben Weg nehmen wahrscheinlich die Leitungsbahnen des corticalen Samensekretionszentrums ein, indem sie die ersteren dauernd begleiten.

15. Die Amputation des Penis bedingt im Rückenmark eine Reihe von Veränderungen, die sich vorwiegend in der Lumbalanschwellung lokalisieren

und von der Austrittsstelle der fünften Lumbal- bis zu jener der zweiten Sakralwurzel verbreiten. Die Veränderungen äussern sich in Degeneration der Hinter-, zum Teil auch Vorderstränge, bleiben aber nicht auf das bezeichnete Gebiet beschränkt, sondern verbreiten sich, freilich in weniger ausgesprochenem Masse, nach oben und unten. Ausserdem sind die Rückenmarkszellen, vorwiegend der Hinterhörner und zwar fast ausschliesslich von der siebenten Lumbal- bis zur zweiten Sakralwurzel degeneriert. Dieser Umstand veranlasst den Autor, dieses Gebiet als Rückenmarkzentrum für den Penis anzusprechen.

16. Analoge Faser- und Zelldegenerationen kommen auch nach Entfernung der Samendrüse zum Vorschein; nur ist hier das Verbreitungsgebiet viel kleiner. Die veränderten Zellen sind hauptsächlich zwischen dem sechsten und siebenten Lumbalsegment gelegen, während die Faserdegeneration, welche nicht ausschliesslich auf dieses Gebiet beschränkt bleibt, hier doch am deutlichsten ausgesprochen ist. Dies veranlasst den Autor, in die genannte Region das Rückenmarkszentrum für die Samendrüse zu verlegen.

M. Urstein (München).

W. M. Narbut: Die Hypophysis und ihre Bedeutung für den Organismus.

(Arbeiten aus der von Bechterew'schen Klinik für Nerven- und Geisteskrankheiten, Petersburg, Bd. 1, Jahrgang IV. 236 Seiten.)

Unter Bezugnahme auf die einschlägige Literatur gibt Verf. in der breit angelegten Monographie zunächst einen Ueberblick über die Anatomie und Physiologie der Hypophysis. Aus seinen eigenen Untersuchungen an Leichen geht hervor, dass das Gewicht der Hypophysis beim Menschen zwischen 0,297 bis 0,762 schwankt, der längste Querdurchmesser 9 bis 17, im Durchschnitt 13,5 mm, der sagittale 6,5 bis 12, im Durchschnitt 9,8 mm, der vertikale 5 bis 10, im Durchschnitt 6 mm beträgt. Das Infundibulum hat ein Gewicht von 0,012 und eine Länge von durchschnittlich 9,9 mm.

Für die Psychiater ist der Umstand von Interesse, dass das Gewicht der Hypophysis bei der progressiven Paralyse nicht nur relativ, sondern auch im Verhältnis zum ganzen Körper die niedrigsten Zahlen aufweist. Die höchsten Werte bezüglich Schwere und Umfang konstatierte der Autor bei der Psychohysterie und -Epilepsie, wo auch das Verhältnis zum Gesamtgewicht des Gehirns am ausgesprochensten war. Die Gewichtsschwankungen der Hypophysis stehen im direkten Verhältnis zu den Veränderungen des Körpergewichts. Diese Erscheinung ist keineswegs eine zufällige, da man ja auch beim Menschen der Drüse eine funktionelle Bedeutung nicht absprechen kann.

Durch zahlreiche eigene Tierexperimente, denen meist Kontrollversuche vergleichshalber an die Seite gestellt worden sind, zeigt Verf., welchen Einfluss die völlige Extirpation, dann die partielle und endlich die totale Zerstörung (mittels Perforation) der Hypophysis auf den Organismus ausübe. Eine Reihe anderer Versuche belehrt uns über die Folgen, welche durch Entfernung des Drüsenorgans entstehen im Hinblick auf den N-Stoffwechsel (nach Kjeldal-Argutinski) und die Phosphorausscheidung (Titriermethode). Dabei wurde einem Tiere die Nahrung völlig entzogen, andere bekamen nur Wasser, während den übrigen eine bestimmte Kost gereicht wurde.

Eine Reihe von Experimenten endlich beschäftigt sich mit den Veränderungen der Blutzirkulation des Gehirns nach Reizung der Drüse, nach Entfernung derselben und Einspritzung von Hypophysin.

Dies vorausgeschickt wollen wir in folgendem nur die wichtigsten Schlüsse des Autors angeben.

1. Die Hypophysis hat im tierischen Organismus eine bestimmte Funktion zu erfüllen und ist für den wachsenden Organismus von weit grösserer Bedeutung, als für den erwachsenen.

2. Verletzungen der Drüse bedingen ein spezifisches klinisches Bild, charakterisiert durch psychische Depression, Stoffwechselstörungen, Abnahme des Körpergewichts, motorische, zum Teil auch sensorische (Anaesthesien) und trophische Störungen, (Haarausfall etc.) nicht selten begleitet von Polyurie, Polydipsie und -phagie und beim jungen Organismus auch von Wachstumshemmung.

3. Totale Entfernung führt bei den meisten noch wachsenden Tieren zum Exitus; der erwachsene Organismus vermag den Ausfall der Funktion zu ertragen, wahrscheinlich Dank der gesteigerten Tätigkeit der Schilddrüse.

4. Die Gewichtsabnahme des Tieres steht im direkten Verhältnis zum Grad der Zerstörung der Drüse und im umgekehrten zum Alter des Tieres. Je jünger das Tier, um so grösser die Abnahme.

5. Die Entfernung der Hypophysis steigert die Ausscheidung des N und P. Analoges bot nach Extirpation des Organs ein Tier auch beim Hungern.

6. Die Hypophysis scheint den Gasstoffwechsel zu beeinflussen, bei Tieren mit normalen Ernährungsbedingungen wird er vermindert.

7. Die Gewichtsabnahme erfolgt hauptsächlich auf Kosten der N-haltigen Gewebe.

8. Entfernung oder partielle Zerstörung bedingt keine Zucker- oder Eiweissausscheidung und wirkt nicht auf die Temperaturschwankungen.

9. Mechanische Reizung sowie Extirpation der Drüse wirkt nicht auf den Charakter der Blutzirkulation des Gehirns.

10. Elektrische Reizung der Drüse unterscheidet sich bezüglich des Blutdrucks nicht von der Reizung anderer Teile der Hirnbasis.

11. Hypophysisinjektionen bleiben ohne Einfluss auf die Blutzirkulation des Gehirns.

12. Verlust der Cerebrospinalflüssigkeit nach Entfernung der Drüse oder Druckschwankungen bei Verletzung derselben wirken zweifellos auf das Centralnervensystem deletär ein.

13. Zwischen dem Centralnervensystem und der Hypophysis ist keine Verbindung im Sinne von Leitungsbahnen vorhanden; es existiert nur eine kurze Verbindung mit dem Infundibulum. Die Nervenelemente der Drüse bilden sozusagen ein selbständiges geschlossenes System.

14. Bei Tieren (Hund, Katze, Ochs) sind die Nervenelemente ausgesprochener als beim Menschen.

15. Die Innervation wird vermutlich vom Sympathicus besorgt.

16. Bei progressiver Paralyse wird das kleinste Gewicht (0,297) gefunden.

17. Das Verhältnis zwischen dem Gewicht der Hypophysis und dem des Körpers weist eine mehr oder weniger konstante Grösse auf (0,0013).

18. Die Erscheinungen des Infantilismus hängen möglicherweise mit dem vorzeitigen Ausfall der Hypophysisfunktion zusammen.

19. Es liegt kein Grund zur Annahme vor, dass die Drüse sich beim Menschen im rudimentären Zustande befinde. M. Urstein (München).

Reichardt: Ueber das Gewicht des menschlichen Kleinhirns im gesunden und kranken Zustande.

(Allg. Zeitschr. f. Psych. LXIII, 2.)

Das normale Gewicht des Kleinhirns ist bei erwachsenen Personen mittleren Alters 130 bis 150 g; es kann bis zu 25 g bei gleichem Gesamtgewicht des Gehirns variieren. Angeborene Abnormitäten des Gewichts kommen sehr selten vor.

Nicht das absolute Gewicht des Kleinhirns gibt Aufschluss über pathologische Veränderungen, sondern sein Vergleich mit dem Gewicht des Grosshirns, zu dem es in einem bestimmten Verhältnis steht. Der Quotient Grosshirn allein durch Kleinhirn allein beträgt normal 7,0 bis 8,5. Zahlen darüber und darunter deuten auf pathologische Verhältnisse. Nur dieser Quotient kann über etwaige „Atrophien" des Kleinhirns Aufschluss geben, allerdings unter Berücksichtigung der Schädelkapazität, da ja das ganze Gehirn gleichmässig vermindert sein kann.

Ein Einfluss der Körpergrösse auf das absolute oder relative Gewicht des Kleinhirns ist nicht deutlich.

Auch interkurrente Todesursachen (Infektionskrankheiten) scheinen einen solchen nicht zu haben.

Hochgradige Abmagerung lässt das Gehirngewicht unverändert.

In den ersten Lebensmonaten ist der Gross-Kleinhirnquotient bedeutend höher, aber das Kleinhirn wächst bis zum 9. und 10. Monat schneller, so dass das Verhältnis wie bei Erwachsenen am Ende des ersten Jahres erreicht ist. Dieses Verhalten und pathologische Erfahrungen weisen auf die Beziehungen des Kleinhirns zu den koordinierten Bewegungen, speziell dem Gehen und Stehen hin. Auch bei den Säugetieren haben die, welche bald laufen können, ein relativ höheres Kleinhirngewicht bei der Geburt, als die anderen.

Im Greisenalter trifft man unverhältnismässig viel niedere Kleinhirngewichte, also hohe Quotienten an; vielleicht weist das auf eine raschere Reduktion des Kleinhirns hin, was die vielfachen Motilitätsstörungen des Seniums zur Folge haben könnte.

Bei pathologischen Veränderungen braucht sich der Quotient nicht zu verändern, wenn das Gehirn insgesamt atrophiert; in anderen Fällen aber wird er höher oder niedriger, je nachdem mehr das Grosshirn oder mehr das Kleinhirn sich vermindert, z. B. bei der Paralyse; in letzterem Falle können ausgesprochene Kleinhirnsymptome auftreten. Bei Mikrocephalie ist der Quotient abnorm niedrig bei oft hohem absolutem Kleinhirngewicht, ein vielleicht pathognomonisches Zeichen.

Eine „Hirnschwellung" scheint besonders das Grosshirn zu betreffen, hier wächst der Quotient.

In einem Anhang bespricht Verf. die Gall'sche Hypothese von dem Zusammenhang des Kleinhirns mit dem Geschlechtstrieb. Die Behauptung, dass bei einseitiger Kastration das Kleinhirn der anderen Seite kleiner wird, widerlegt Verf. mit zwei Beobachtungen, in denen das nicht der Fall war, und ein Fall mit völligem Infantilismus und Fehlen aller sekundären Geschlechtscharaktere und dennoch ganz normalem Kleinhirngewicht spricht auch gegen den behaupteten Zusammenhang. Reichardt weist also mit Rieger die Gall'sche Annahme ab.

Chotzen.

Koller: Hirnuntersuchungen Geisteskranker nach der Weigert'schen Neurogliamethode.

(Monatsschr. f. Psychiatrie u. Neurologie. 1906.)

Koller hat die Hirnrinde bei verschiedenartigen Psychosen mit der Weigert'schen Gliamethode untersucht und kommt auf Grund seiner Befunde, die er durch einige Figuren zu illustrieren versucht hat, zu Resultaten, die mit unseren bisherigen Kenntnissen über die „pathologische" Neuroglia im wesentlichen übereinstimmen. Inwieweit einzelne seiner Resultate durch eine unvollkommene Färbung beeinflusst sind, sei dahingestellt. Etwas schärfer hätte wohl hervorgehoben werden sollen, dass hier doch nicht von der „Glia" schlechtweg die Rede ist, sondern nur von ihrem faserigen Anteile, nicht von dem für die Beurteilung histopathologischer Veränderungen mindestens ebenso wichtigen protoplasmatischen Anteile (cfr. besonders die „Zusammenfassung").

Spielmeyer.

M. J. van Erp Taalman Kip: Beidrage tot de vergelijkende microscopische anatomie van den cortex cerebri.

(Psychiatr. en neurolog. Bladen. No. 1. Jan.-Febr. 1906.)

Die Rinde des Inselhirnes und der Fledermaus ist aus mehreren Lagen aufgebaut, höchstens aus drei. An manchen Stellen sind alle drei Lagen vertreten, an anderen besteht die Rinde nur aus Derivaten von einer. Aus einer Lage besteht die Riechrinde, die Ammonsformation, und wahrscheinlich auch die Sehrinde, wahrscheinlich je aus der ersten, der zweiten und der dritten Lage.

Vielleicht ist es eine Besonderheit der Projectionscentren gegenüber den Associationscentren, dass erstere nur aus einer Lage entstanden sind.

Forster (Berlin).

Parhon et **Nadejde**: Recherche sur l'origine du facial superieur chez l'homme.

(Revista Stintelor medicale. No. 2. 1906.)

Parhon und Nadejde haben bei einem Fall von Adenocarcinom der rechten Regio zygomatica, das die Fasern des oberen Facialis zerstörte und die zugehörigen Muskeln dadurch zur Atrophie brachte, mit der Nisslmethode feststellen können, dass die Fasern des oberen Facialis auch beim Menschen der dorsalen und inneren Partie des Facrialiskerngebietes entspringen. Dieser durch das Tierexperiment besonders von Marinesco festgestellte Ursprung ist damit auch für den Menschen als gesichert zu betrachten und die immer noch diskutierte Annahme eines Ursprunges des oberen Facialis aus dem Oculomotorius- oder Abducenskern zu verwerfen. Goldstein (Königsberg).

E. Meyer: Plasmazellen im normalen Ganglion Gasseri des Menschen.

(Anat. Anzeiger. XXVIII. Bd. 3 u. 4.)

Meyer konnte im normalen Ganglion Gasseri des Menschen Plasmazellen mit allen ihren charakteristischen Eigenschaften beobachten, die einzeln oder zu Gruppen vereint zwischen den Kapseln der Ganglienzellen liegen, ein Befund, der dadurch besonderes Interesse gewinnt, dass man bisher diese Zellen wenigstens im Gehirn und Rückenmark nur unter pathologischen Verhältnissen nachgewiesen hat. Möglicherweise ist hier ein Weg, um der Bedeutung dieser immer noch rätselhaften, viel umstrittenen Gebilde näher zu kommen.

Goldstein (Königsberg).

Druck der Anhaltischen Buchdruckerei Gutenberg, e. G. m. b. H., in Dessau.

CENTRALBLATT
für
Nervenheilkunde und Psychiatrie.

Herausgegeben im Verein mit zahlreichen Fachmännern des In- und Auslandes
von
Professor Dr. Robert Gaupp in Tübingen.

Erscheint am 1. und 15. jeden Monats im Umfang von 2—3 Bogen. Preis des Jahrganges Mk. 24.
Zu beziehen durch alle Buchhandlungen und Postanstalten.

Verlag von Vogel & Kreienbrink, Berlin W. 30 und Leipzig.

XXX. Jahrgang. 15. Januar 1907. Neue Folge. XVIII. Bd

I. Originalien.

Die Bedeutung der psychoanalytischen Methode nach Freud.

Von Dr. Sadger, Nervenarzt, Wien-Graefenberg.

Seit etwas über einem Jahrzehnt haben wir gelernt, vornehmlich durch die Arbeiten Sigmund Freud's, die Neurasthenie und Hysterie auf eine sexuelle Basis zu stellen und sie nach dieser aetiologisch zu sondern. Für die Neurasthenie und die ihr gewöhnlich einverleibte Angstneurose ging dies sehr schnell. Die ursächlichen Momente, wie Masturbation und Pollutionen, congressus interruptus, frustrane Erregung etc., liessen sich ja, einmal gefunden, unschwer nachprüfen und fanden in ihrer Durchsichtigkeit kaum nennenswerten Widerspruch. Ganz anders lag die Sache bei den andern Neurosen, der Hysterie und der ihr nach Entstehung und aetiologischer Begründung so nahe verwandten Zwangsneurose. Hier handelte es sich nicht mehr um aktuelle Schädlichkeiten, die leicht zu erforschen und meist unschwer zu entfernen waren, vielmehr standen hier, gestützt auf die angeborene sexuelle Konstitution, infantile Sexualmomente in Frage, Erlebnisse, Phantasien, Wünsche und Hoffnungen, die, geschehen in grauester Vorzeit des Kranken, dann verdrängt und unbewusst geworden und nur durch eine schwierige Methode, die Psychoanalyse, bewusst zu machen und zu entfernen waren. Hier hörte das Mitgehen der meisten Neurologen und Aerzte auf. Schon aus dem überaus menschlichen Grunde, weil die Technik der Methode, von einigen allgemeinen Winken abgesehen, nicht praktisch demonstriert und gelehrt werden konnte — kein Kranker erzählt ja in der Psychoanalyse sexuelle Dinge vor einem Dritten — und weil es nicht jedermanns Sache ist, sich Monate und Jahre lang herumzuschlagen mit einer nicht accreditierten Methode.

Was ich im folgenden bieten will, sind die Resultate meiner nunmehr 9jährigen praktischen Beschäftigung mit derselben und die Erkenntnisse, die ich daraus gewann. Von Theorie so wenig als möglich, genau nur soviel, als zum Verständnis ganz unumgänglich ist. Alles übrige hingegen nur reine Erfahrung und reine Praxis, die reichlich durch Beispiele zu belegen ist. Ich möchte von Freud's Sexualtheorien, wie z. B. Hysterie und Zwangsneurose zustande kommen, hier schon darum absehen, weil mich bedünkt, dass nicht gar so wenig erst im Werden begriffen, wenn auch nicht mehr kosmischer Urnebel ist, doch mehr feuerflüssige als feste Ballung. Von jenen Theorien, die Breuer und Freud vor etwa anderthalb Jahrzehnten zuerst aufstellten, ist sehr viel überholt, das meiste verbessert und beinahe alles ergänzt und erweitert. Auch die weiteren Publikationen Freud's sind keineswegs wetterbeständig geblieben. Und ich glaube, es wird noch vieler Mühe und vielen Schweisses bedürfen — was die Lebensarbeit auch des genialsten Einzelnen übersteigt — bis alles für längere Zeit festgenietet worden. Nur leite man daraus beileibe keinen Vorwurf ab! Man braucht da nur an ein ganz analoges Beispiel aus der modernen Chirurgie zu erinnern Was ist vom ursprünglichen Lister'schen Verband zur Stunde noch übrig? Da ist vorerst die Antisepsis durch die weit bessere Asepsis ersetzt. Wie überflüssig kompliziert ging ferner der genannte Autor seinerzeit vor, und wie relativ einfach ist heute die ganze Technik geworden! Und doch, waren darum Gedanken und Tat des genialen Schotten minder epochal, weil wir's im Detail jetzt besser treffen? Ich glaube, auch von den Freud'schen Lehren wird manches besserer Erkenntnis weichen, der Kern derselben, das Frühsexuelle in seiner determinierenden, entscheidenden Bedeutung, dünkt mich wie bei Lister's Gedanken bestimmt, eine neue Epoche zu inaugurieren.

Es gibt wohl kaum eine zweite Erkrankung, die bei solcher Verbreitung so unergründliche Rätsel der Wissenschaft aufgibt, wie just die Hysterie.*) Was wir von dieser mit Sicherheit zu sagen vermögen, ist eigentlich nur Beschreibung der einzelnen Krankheitssymptome. Vollständig ungeklärt bleibt der letzteren Bedeutung und Zustandekommen, durchaus in der Luft, nicht vorauszuberechnen und meist kaum begreiflich die Wirkung beliebiger Heilmethoden, die man einzuschlagen sich bemüssigt sieht. Man wird mir zugeben, dieser Zustand ist mehr als unerquicklich. Denn wenn wir nichts leisteten, als Krankheiten möglichst genau zu beschreiben, im Uebrigen jedoch ausserstande wären, sie zu begreifen oder gar zu heilen, dann dünkt mich, wäre es wirklich am klügsten, wir sperrten die Bude und erklärten die Wissenschaft bankerott. Das ist nun beinahe unser heutiger Standpunkt der Hysterie gegenüber, oder war es wenigstens noch bis auf Freud. Wie lange ward nicht nach irgendwelchen organischen Grundlagen gesucht und nichts gefunden! Und hat man es nicht als einen gewaltigen Fortschritt begrüsst, da hellere Köpfe sich für einen seelischen Zusammenhang aussprachen, ein psychisches Trauma, einen ideogenen Ursprung zur Erklärung heranzogen. Nur war leider auch mit der neuen Er-

*) Was hier von der Hysterie gesagt wird, gilt mutatis mutandis auch von der Zwangsneurose. Im folgenden spreche ich der Kürze halber meist nur von der ersteren, meine aber dabei die zweite stets mit.

kenntnis nicht viel gewonnen. Besagt sie doch höchstens rein negativ, dass gröbere anatomische Läsionen fehlen, alles bloss im Vorstellungsleben wurzle. Doch wie die Symptome zustande kommen, warum ein Trauma bei dem einen Menschen psychisch so wirkt, bei dem andern aber spurlos verpufft, warum dann endlich bei den meisten Symptomen psychische Traumen überhaupt nicht zu finden sind, darüber half keine Hypothese weg. Denn auch über die so beliebte, neuropathische Disposition, auf die man sich schliesslich zurückziehen musste, weiss man bekanntlich nichts näheres zu sagen. Sie bietet selbst noch ein grosses Rätsel, das ein anderes zu erklären kaum geeignet sein dürfte. Wir können also mit ruhigem Gewissen erklären, dass man die einzelnen hysterischen Symptome nicht zu deuten verstand, nicht zu sagen wusste, wie und warum sie entstanden wären, und was sie eigentlich ausdrücken sollten.

Durchaus nicht besser war es mit der Therapie bestellt. Es lässt sich denken, dass gegen eine Krankheit, die sicher seit ältesten Zeiten schon bestand, auch alles mögliche schon angewandt wurde. Die Arzneibehandlung will ich nur streifen. Es glaubt wohl niemand im Ernste daran, dass die Hysterie durch irgendwelche Droguen zu heilen wäre und man gibt sie heute wohl symptomatisch zur Linderung mancher quälenden Symptome, doch kaum in der Hoffnung auf wirkliche Heilung. Weit mehr versprach man sich von der diätetisch-physikalischen Therapie, die, ein medizinisches Mädchen für alles, einspringen muss, wo sonst nichts verfängt. Auch von deren Ueberschätzung ist man immer mehr zurückgekommen, und greift man schliesslich stets wieder zu ihr, so geschieht dies minder, weil man von ihrer Wirksamkeit gar so durchdrungen ist, z. B. jemals gesehen hätte, dass sie eine Hysterie dauernd geheilt, sondern weil man therapeutisch an ihre Stelle nichts besseres zu setzen weiss und doch dem Kranken etwas anraten muss. Selbst über ihre wichtigste Komponente, die Hydrotherapie, habe ich vor kurzem erst aussprechen müssen,*) dass ich gerade bei unserer Neurose absolut keine Regeln für die Wasserbehandlung aufstellen könnte. Die ein- oder mehrmalige günstige Wirkung eines Verfahrens biete nicht die geringste Gewähr, dass die nämliche Methode in einem scheinbar ganz ähnlichen Fall auch einschlagen werde. Sie könne drum höchstens als Fingerzeig gelten, nicht wie man vorzugehen habe, sondern wie man etwa vorgehen könnte; sei demnach ein völlig unverbindlicher Vorschlag, der, wenn auch scheinbar noch so rationell begründet, doch gar nicht selten im Stiche lasse. Ich kann nicht einmal scharf präzisieren, wann die kalten Prozeduren vorzuziehen seien, und wann die warmen. Die eine Patientin könne nicht genug Kälteapplikationen bekommen, ja, möchte sich am liebsten in Eiswasser baden, die andere habe wieder nicht nur ihren Worten nach, sondern direkt unter den Augen des Arztes vom kalten Wasser weit eher Schaden, hingegen glänzenden Erfolg vom warmen.**) Und es bleibe erfahrungs-

*) „Die Hydriatik der Hysterie und der Zwangsneurose", Zentralblatt für Nervenheilkunde und Psychiatrie No. 216, 1906.

**) Einige Aufklärung ward mir durch Psychoanalysen, wobei ich mir aber nicht anmassen möchte, auch nur entfernt alle möglichen Ursachen aufgezeigt zu haben. Ein Patient z. B. hat seine Hysterie und Zwangsneurose vornehmlich sexuellen Spielereien zu danken, die die Mutter schon seit der frühesten Kindheit mit ihm getrieben. Diese Mutter ist nun äusserst verpimpelt und eine Feindin des kalten Wassers, während der Vater sich morgens stets unter die kalte Douche begibt. Spielt nun der Kranke, wie so häufig die Mutter, dann will er vom kalten Wasser nichts wissen, schlägt das Homosexuelle,

gemäss nichts übrig, als zu experimentieren, beziehungsweise bei ausgesprochenen Wünschen der Kranken denselben ihren Willen zu tun. Wenn solches bereits von der wichtigsten physikalischen Spezialbehandlung gilt, so brauche ich dem Praktiker nicht erst zu versichern, dass auch die Diätetik und Playfair'sche Mastkuren, Elektrizität, Heilgymnastik und jegliche Art lokaler oder allgemeiner Massage, Luft-, Bade- und Brunnenkuren zwar mitunter Symptome ganz günstig beeinflussen, in keinem Fall aber eine wirkliche dauernde Heilung bringen.

Ein Wort noch endlich über die psychische Behandlung im Allgemeinen, Hypnose und Suggestion im Speziellen. Ohne mich in den Streit über Wert oder Unwert der Hypnose, ihre Vorzüge und Gefahren zu vertiefen, möchte ich doch fragen: Hat jemand schon einmal bei der Hysterie durch sie eine dauernde Heilung erzielt? Vorübergehend mag sie ja gelegentlich ausgezeichnet wirken, wie eigentlich alles — wenn der Arzt der Patientin besonders gefällt. Aber dauernde Wirkung habe ich bei ihr nie beobachten können, so wenig als dies bei Hypnosen anderer Kollegen gelungen ist. Was aber die so gern verordnete psychische Behandlung betrifft, so besteht dieselbe bekanntlich darin, dass man auf die Klagen des Patienten eingeht, ihn wiederholt untersucht und liebreich versichert, ihm fehle nichts Ernstes, es handle sich bloss um funktionelle Dinge und was ähnlicher kurzlebiger Schnickschnack noch mehr. Und man wird je nach dem persönlichen Geschick und der Individualität des Kranken für kürzer oder länger Beruhigung erzielen, ja im günstigsten Falle erhebliche Besserung. Sehr bald aber stellen sich die alten Klagen und Beschwerden wieder ein, die nunmehr keiner Beruhigung des Verstandes mehr weichen, selbst von dem intelligentesten Kranken stets wieder von Neuem aufs Tapet gebracht werden.

Fassen wir das bisher Gesagte zusammen, so lässt sich resumieren: Wir verstanden bis auf Freud die hysterischen Symptome nicht und waren unvermögend, sie dauernd zu heilen. In beiden Punkten schuf zum ersten Male die psychoanalytische Methode Wandel.

Mir gab besonders ein Punkt, den ich vorhin berührte, zu denken. Es ist eine männiglich bekannte Tatsache, dass unter den Hysterischen oft sehr bedeutende Intelligenzen sind und mindestens unter den Klienten unserer besseren Stände sind die Armen im Geiste ziemlich selten zu finden. Und man sollte doch meinen, wenn ich einer sonst vernünftigen Kranken haarscharf beweise, dass ihre Befürchtungen grundlos sind, sie z. B. Paralyse nicht bekommen könne, weil sie doch niemals angesteckt gewesen, dass sie dann ihre Befürchtungen aufgeben müsste. Und doch lehrt uns die Alltagserfahrung, dass solche Beruhigung nie lange vorhält, von einem einzigen Ausnahmsfall abgesehen, den ich später ausführlich abhandeln werde. Woher nun diese merkwürdige Verstocktheit, diese Unwirksamkeit von Verstandesgründen, welche ihre Intelligenz als richtig und zutreffend einräumen muss? Ist's nicht zu verwundern, dass, wenn mir jemand

das Verlangen nach dem Vater vor und mimt er diesen, dann schmeckt ihm wieder die kalte Douche besser denn alles. Die Art, wie Hysterische auf eine Wasserbehandlung reagieren, hängt weniger von physiologischen Gesetzen ab, als was sie sexuell in eigener frühester Kindheit erlebten, gewöhnlich beim Gebadet-, Gewaschenwerden und Schwimmen (also im warmen und kalten Wasser) und ausserdem von den erotischen Wünschen, die sie jetzt bewegen. Auch dass man nach der Wasserkur abgetrocknet wird, überhaupt sich dabei nackt zeigen kann, ja nackt zeigen muss, hat nicht selten Bedeutung, zumal wenn die Badefrau „sympathisch" ist, d. h. die Patientin sich homosexuell zu ihr hingezogen fühlt.

mit dem Kopfe Recht gibt, er gleichwohl an seinen Symptomen festhält trotz wissentlich unhaltbarer Begründung? Hier dünkt mich nur eine Erklärung möglich: der Kranke hält an ihnen so fest, weil er festhalten will. Er mag nicht glauben, dass er gar nicht krank sei, dass seine Symptome jeder ernsteren Bedeutung ermangeln. Wie ist's aber möglich, dass einer so zäh an Leiden sich klammert, die ihm oft jeglichen Lebensgenuss rauben, ihn nicht selten berufs- und arbeitsunfähig machen? Dann muss hinter seinen quälenden Symptomen doch etwas stecken, das wertvoller ist, als sämtliche sonstige Lebensfreude, welche er sich nicht selten damit verdirbt. Ich glaube, es gibt nur eins in der Welt, was so genussreich und begehrenswert ist, um dafür alles in Kauf zu geben: die Liebe und ihre sexuellen Genüsse. Um es kurz zu sagen, in einem Satze: hinter jedem Symptome der Hysterie und Zwangsneurose stecken eine Menge von unterdrückten sexuellen Wünschen! Und um diese Wünsche nicht aufgeben zu müssen, bleibt man eher krank, sträubt sich gegen alle bessre Erkenntnis, ja verzichtet oft lieber auf Glück und Frieden.

Man wird mir natürlich sofort einwenden: was ich hier nach Freud mit solcher Bestimmtheit vortrage, sei im Grunde doch eigentlich nur Theorie, und Theorien seien bekanntlich auf dem Felde der funktionellen Neurosen billiger als Brombeeren. Einer solchen an sich berechtigten Einwendung kann ich nur folgendes entgegensetzen. Die vorhin aufgestellte Lehre ist keineswegs bloss der Spekulation entsprungen, einer mehr oder minder geistreichen Uebung meines Gehirns. Sie entstand vielmehr aus der Praxis heraus, aus einer fürwahr nicht kleinen Zahl von durchgeführten Psychoanalysen, in welchen ohne eine einzige Ausnahme jegliche Lösung zu dem vorhin gelehrten Satze führte. Man bekommt eine Hysterische, einen Zwangsneurotiker, ich will einmal sagen mit 3 oder 4 besonders vorstechenden und quälenden Symptomen zur psychischen Behandlung. Und wenn man sich dann eine längere Weile mit dem Fall beschäftigt, stellt sich heraus, dass er nicht 3 oder 4 Symptome, sondern etwa das 10- und 20fache aufweist. Und trotz dieser unerwarteten Fülle stecken hinter jeglichem Einzelsymptom doch ausnahmslos wieder sexuelle Wünsche in grösserer Menge, die, wie ich gleich hier einfügen will, auf die früheste Kindheit des Kranken zurückgehen. Wer dies Resultat zu erzielen nicht imstande ist, beherrscht eben nicht genügend die Technik. Aus einer langjährigen Erprobung heraus kann ich behaupten, dass mir diese Lösung gar niemals ausblieb.

Vielleicht illustrieren Beispiele besser als jegliche Worte. Eine Frau aus dem Volke wird mir mit verschiedenen Zwangsideen und ganz unerklärlichen, stechenden Schmerzen oberhalb des rechten Knies zugesandt. Der Kollege schreibt mir noch ganz ausdrücklich, die sorgfältigste Untersuchung der fraglichen Kniegegend habe nicht das Allergeringste ergeben, so dass er fast an einen nervösen Ursprung glaube. Die Psychoanalyse ergab den folgenden Zusammenhang. Es handelt sich um eine Dreissigerin, die für ihre regen sexuellen Bedürfnisse bei dem älteren, schwer arbeitenden Ehemanne nur allzuwenig Befriedigung fand. Hingegen stellte ihr ein junger Zimmerherr eifrig nach, ja griff ihr wiederholt unter ihre Röcke, was sie nur mit mässiger Kraft abwehrte, da sie innerlich eigentlich einverstanden war. Eines Tages nun, da sie, mit einer Handarbeit beschäftigt, dasass, griff ihr der Versucher wieder hinunter. Und als sie sich scheinbar entrüstet wehrt, dringt ihr die Nadel unversehens in das Fleisch des Schenkels oberhalb des rechten Knies. Obwohl sie dieselbe alsbald herauszog und auch der Zimmerherr in Kürze eine andere Wohnung nahm, quälte sie fortab der stechende Schmerz fast unablässig an der nämlichen Stelle. Als dieser Zusammenhang ihr bewusst gemacht worden, dass der Schmerz nichts anderes bedeute, als den unterdrückten und unbewussten Wunsch, der Zimmerherr möge ihr wieder unter die Röcke greifen, liess jene Empfindung auf der Stelle nach. Nun ging ich in meinem Examen weiter. „Wissen Sie wohl, was Sie jetzt getan haben? Sie machten eine Uebertragung auf mich. In den letzten Tagen wünschten Sie, nicht so sehr der Zimmerherr, sondern ich solle Ihnen unter die Röcke greifen!" Die Kranke sah mich einen Augenblick mit starren Augen betroffen an, dann erklärte sie eifrig: „Ja, Sie haben wirklich Recht, Herr Doktor!" Und von Stund ab war dies quälende Symptom auf Nimmerwiedersehen verschwunden.*)

Ein anderes Beispiel: Zu den grössten Rätseln des hysterischen Symptomenkomplexes gehört die Astasie—Abasie. Ein Fall dieser Art, den ich auflösen konnte, ergab unter mehreren heterosexuellen Wurzeln nachfolgende als die interessanteste. Das betreffende, jetzt 23jährige Mädchen hatte irgendwo gehört, es gäbe Mädchen, die solange coitieren, bis sie nicht mehr gehen und stehen könnten. (Die anderen heterosexuellen Wurzeln sowie die weit zahlreicheren homosexuellen übergehe ich hier.) Die Astasie—Abasie bedeutete also nur den Wunsch nach endlosem sexuellen Genuss.

Hier noch ein paar Lösungen, wie sie mir aus einzelnen Psychoanalysen entgegentraten und mich durch ihre Einfachheit anfangs verblüfften. (Simplex sigillum veri!) Was ist globus ascendens und descendens? Nach der Erklärung einer Patientin penis ascendens und descendens.**) Die hysterischen Krämpfe des ganzen Körpers inklusive Kreisbogen und Opisthotonus sind meist nichts anderes als — Coitusbewegungen. (Nur in einem Fall fand ich Abwehrversuche gegen sexuelle Angriffe.) Wenn ein Mädchen mit ganz gesundem Genitale urplötzlich Dysmenorrhoe bekommt, imitiert sie damit — Enthindungsschmerzen, wünscht also ein Kind von einem geliebten Mann zu empfangen. Ein Frauenarzt sendet mir eine Patientin, die trotz vollständig normaler Geschlechtsorgane fortwährend rötliches Sekret absondert, etwa wie Lochien nach der Entbindung. Die Psychoanalyse ergab dann folgendes Resultat. Als lediges Mädchen hatte die Betreffende von ihrem Liebhaber ein Kind gehabt und so die Vorgänge im Puerperium am eigenen Leibe kennen gelernt. Später hatte sie einen Syphilitiker geheiratet, der ein sehnlichst gewünschtes eheliches Kind ihr nicht zeugen konnte. Vor etwa 4 Jahren hatte ihr nun der Hausarzt, an den sie sich wandte, eröffnet, sie werde nie wieder ein Kind bekommen. Kurz darauf kam jenes lochienähnliche Sekret als Wunscherfüllung nach einer phantasierten Entbindung.

*) So simpel und einfach, wie hier geschildert, löst es sich nun freilich in den seltensten Fällen. Vor allem schon darum, weil die wenigsten Symptome so eindeutig sind. Dies kommt ausschliesslich bei ephemeren, nie aber bei Dauersymptomen vor. Tatsächlich war auch der „stechende Schmerz" nur eine flüchtige Episode im Krankheitsbilde dieser Patientin. Die Zahl der Wünsche, welche hinter einem Dauersymptome stecken, ist oft ganz unglaublich, zumal nicht wenige Kinderwünsche mit hineinbezogen sind. Ja, man kann fast nie mit Bestimmtheit sagen, sicher sämtliche Wünsche aufgezeigt zu haben.

**) In Wahrheit sind es Organgefühle irgendwelcher Art, die ihre hysterische Bedeutung durch den Sinn bekommen, den die Patientin damit verbindet.

Solche **Lösungen** liessen sich reichlich mehren. Doch sei hier sofort einem **möglichen Irrtum** entgegengetreten. Man lege mich ja nicht auf die vorhin gegebenen **Deutungen** fest, denn sie entstammen nur einem oder bestenfalls mehreren **Fällen.** Das gleiche, jetzt scheinbar durchsichtige Symptom kann aber **schon in dem** nächsten Falle eine völlig abweichende Erklärung finden. Und **ich glaube,** es ist überhaupt keins zu finden, das bloss einer einzigen Deutung **fähig wäre.**

Hingegen **muss ich** den Satz erweitern, dass hinter jedem hysterischen Symptom eine **Menge** sexueller Wünsche stecken. Zunächst können diese neurotische **Krankheitszeichen** nur bilden, wenn hinter ihnen analoge Kinderwünsche sich **bergen,** natürlich auf andere Personen bezüglich. Und zweitens stecken hinter **jedem Symptom** nicht bloss eine Anzahl heterosexueller, sondern neben diesen, **wie ich** aus meinen Analysen weiss, mindestens ebensoviele und häufig noch **wichtigere** homosexuelle Wurzeln und Wünsche, die gleichfalls auf die früheste **Kindheit** zurückgehen.*) Ich möchte es hier schon als Regel aufstellen und als **Probe** zugleich der erlernten Technik: Die Psychoanalyse beherrscht nur jener, der **imstande** ist, ein jegliches Symptom bis in die allerersten vier Lebensjahre, **nicht** selten sogar bis direkt ins erste zurückzuverfolgen; und er muss dann **weiter** zu jedem einzelnen eine Fülle von heterosexuellen, wie homosexuellen **Wünschen** ausfindig machen. Wem beides nicht bis ins Einzelnste gelingt, der ist noch recht weit vom Endziel entfernt.

Ich habe bisher den Mechanismus der hysterischen Symptome hauptsächlich in seiner Bedeutung besprochen, doch kaum in seinem Zustandekommen, dem interessantesten, aber auch schwierigsten Teil, über welchen auch Freud am meisten publizierte. Hier möchte ich mir vorläufig noch Stillschweigen auferlegen, da meine Untersuchungen noch lange nicht abgeschlossen sind. Ich kann zur Stunde nur das eine erklären, dass Vieles von dem, was Freud offenbarte, sich mir als verblüffend richtig erwies. Für eine Reihe anderer Dinge fehlt mir genügend eigene Erfahrung. Ich kann da weder ehrlich bejahen, noch widersprechen. Ein dritter Teil endlich erscheint mir noch ergänzungs-

*) Ich möchte hier nochmals darauf eingehen, wie nutzlos es ist, Hysterischen beweisen zu wollen, dass ihre Symptome unbegründet seien. Denn der Arzt spricht vom Fehlen pathologischer Grundlagen, die Hysterische unbewusst durch ihre Symptome von sexuellen Wünschen, also reden die beiden an einander vorbei, sie paralogisieren, um mich psychiatrisch auszudrücken. Es handelt sich stets, wie ich oben schon sagte, im letzten Grunde um Kinderwünsche. Eine jede Hysterika verbindet darum auch den Verstand des Erwachsenen mit der Logik eines Kindes, was bekanntlich manche Frauenfeinde dem weiblichen Geschlecht in toto vorwerfen. Die Hysterischen lassen sich so wenig überzeugen, wie Kinder, denen man heisse Wünsche ausreden möchte. Man kann sie auch nie vom Ungrund ihrer Klagen überzeugen, denn müssten sie es glauben, so raubte man ihnen die sexuelle Betätigung ihres Unbewussten (eben die Symptome), ohne dafür einen Ersatz zu gewähren. Ein solcher ist nie der blanke Coitus in der Ehe, sondern nur die Erfüllung von sämtlichen sexuellen Kinderwünschen, inklusive aller Perversitäten, die in ihren Symptomen vorgegaukelt werden, was aber de facto möglich ist. Hat die Kranke nicht Aussicht auf vollen Ersatz, so lässt sie sich einfach nie ganz gesund machen. Ich möchte sagen, sie trotzt wie ein Kind, sucht durch ewiges Kranksein Erfüllung zu erzwingen. Es gibt einen einzigen Ausnahmefall, wo Heilung erfolgt, wenn sie nämlich ihre sexuellen Wünsche auf den Arzt überträgt, sich in diesen verliebt. Dann haben wir mit eins jene wunderbaren Augenblicksheilungen, die jeder von uns zur Genüge kennt. Nur halten diese nie lange vor. Es genügt, dass man einmal mit einer anderen Patientin etwas länger sprach oder sonstwie die Erwartung der Kranken enttäuscht, und sofort ist die Augenblicksheilung zunichte.

bedürftig, ja wohl auch mancher Verbesserung fähig. Es wird noch jahrelanger Nachprüfung, und zwar einer Reihe von ehrlichen, fleissigen Forschern bedürfen, bis hier ein abschliessendes Urteil möglich ist.

Ganz anders darf ich — und dies bedünkt mich der wichtigste Punkt — über die therapeutischen Erfolge reden. Zunächst sei hier vorausgeschickt, dass sämtliche Kranke, die ich bisher der Analyse unterzogen, zu den schweren, verzweifelten Fällen gehörten. Meist hatten sie früher schon jahrelang alles mögliche versucht, ohne Besserung, geschweige Heilung zu finden. Es ist auch a priori wahrscheinlich, dass eine Methode, die soviel Zeit und Geld erheischt, so gewaltige, unangenehme Arbeit von seiten des Kranken wie noch mehr des Arztes kaum bei leichteren Fällen aufgesucht wird. Die schickt man in Anstalten oder behandelt Arme mehr schlecht als recht.

Nun eine Frage an die praktischen Aerzte: Was beginnt man mit extremen, verzweifelten Fällen? Man wird mir zugeben, dass solche Hysterische und Zwangsneurotiker einfach zeitlebens ungeheilt bleiben, und dass wir gegen ihre Neurose, unter welcher sie oft ganz entsetzlich leiden, so gut wie vollständig machtlos sind. Die Kranken konsultieren Doktoren über Doktoren, sie laufen, wenn sie reich genug sind, die sämtlichen europäischen Spezialisten ab, sie wandern von einer Anstalt in die andre, vom Sanatorium in die Wasserkur, vom Elektrotherapeuten zum Masseur und Gymnasten, wohl auch zu verschiedenen Wunderdoktoren, um schliesslich verzweifelt gar nichts mehr zu tun und sich in ihre Häuslichkeit einzusperren. Einem solchen Kranken Heilung zu bringen, ist buchstäblich eine Lebensrettung. Und das vermag die Psychoanalyse, wenn sie bis zu Ende durchgeführt wird. Ich bitte das nicht als Ueberschwänglichkeit aufzufassen. Ich bin nicht jung genug, bloss zu schwärmen, ich spreche aus erklecklicher Erfahrung heraus. Und selbst wo die äussern Umstände verbieten, die Psychotherapie ganz zu Ende zu führen, ist der Heileffekt oft schon so bedeutend, dass die schwere Hysterie bereits in eine leichte umgewandelt worden. Patient wird seinem Beruf neu geschenkt, er vermag das Leben und seine Freuden wieder zu geniessen, er ist dann, wenn auch nicht völlig geheilt, doch unschwer imstande, sich selbst zu beherrschen. Schon während der Psychoanalyse selber kann man die Besserung wahrnehmen. Jedesmal, wenn auch nur eine partielle Lösung gelungen ist, fühlt sich der Kranke spontan gebessert. Oft äussert er unaufgefordert selbst, er fühle sich auf der Stelle erleichtert, er merke z. B., es sei ein Druck von seinem Kopf genommen. Solche Besserungen kehren ganz regelmässig wieder. Nun hat, wie ich eben ausgeführt habe, jedwedes Symptom sehr vielerlei Wurzeln. Je nach der Bedeutung des schon Aufgelösten lassen nun die Beschwerden mehr weniger nach. Ja, dieser sofort eintretende Effekt ist ein absolut sicheres, untrügliches Zeichen, dass man auf der richtigen Fährte ist. Wo noch viel zu erledigen ist, hält die Erleichterung nicht lange vor. Versucht aber gar der Patient zu täuschen, dem Arzte Wichtiges zu unterschlagen, oder vollends, was auch nicht zu selten geschieht, ihn absichtlich zu belügen, dann wird ihm durch die Aussprache nicht nur nicht besser, sondern die Symptome verschlimmern sich direkt. Also nicht nur einen sicher vorauszusagenden Erfolg, sondern auch eine Schutzwehr gegen Täuschungsversuche, die bei Hysterie ja gang und gäbe sind, gewährt uns diese Behandlungsweise.

Aus allem, was ich bisher ausführte, geht zweierlei hervor: Die psychoanalytische Methode hat uns die Hysterie und Zwangsneurose verstehen gelehrt. Und sie hat, was noch bedeutsamer ist, uns in Stand gesetzt, sie auch dauernd zu heilen. Ich glaube, das ist tatsächlich alles, was mit Fug und Recht von einer neuen Methode verlangt werden kann.

Aber ihre Vorzüge reichen noch weiter. Es ist ein Kennzeichen genialer Ideen, wie etwa des Darwinismus, dass sie von einem engen Spezialgebiet aus, für das sie ursprünglich ersonnen wurden, immer weitere ungeahnte Kreise ziehn. Dies gilt auch von der psychoanalytischen Methode. Oben habe ich schon ausgeführt, dass hinter jedwedem hysterischen Symptom stets homosexuelle Wünsche sich bergen. Ich kann jetzt die weitere Aufklärung geben, in voller Uebereinstimmung mit meinem Lehrer Freud, dass die gesamte Psychopathia sexualis in jeder komplizierteren Hysterie und Zwangsneurose mehr weniger enthalten ist, und man darf es jetzt schon ganz dreist behaupten, dass durch unsere Methode hier völlig neues Licht entsteht. Man findet fast immer reichliche Züge von Sadismus und Masochismus, Exhibitionismus, Fetischismus, Homo- und Bisexualität in jeder schweren Hysterie, und diese könne durch die Psychoanalyse klargelegt und unschädlich gemacht werden. Es scheint mir auch keineswegs unwahrscheinlich, dass dies bei den reinen Perversitäten ohne Hysterie, vor allem bei der wichtigsten, der konträren Sexualempfindung, zu erzielen sein dürfte. Die spärlichen Versuche bereits, die ich in dieser Richtung bei Urningen machte, gaben ganz aussichtsreiche Resultate, auch dort, wo Hypnose und Suggestion versagten.

Ja, noch mehr, die Methode scheint mir berufen, auf einige neurologische Rätselfragen Antwort zu geben. Was wissen wir z. B. von einer Erscheinung, die gar nicht so selten, dem Nachtwandeln, dem Lunismus, populär der Mondsucht? Man darf sagen: gar nichts! Ich hatte zufällig einige Kranke, die mir Aufklärung gaben, was Gegenstand einer späteren Veröffentlichung sei. Ferner scheint mir gleichfalls aus mehreren Analysen hervorzugehen, dass die Enuresis nocturna, soweit sie nicht epilepsieartig ist, nichts anderes darstellt, als Ejaculation oder Pollution bei Kindern, die Urin für das unbekannte Sperma setzen. Es gibt auch eine Form von Fraisen, die durchaus nicht etwa Reizung der Grosshirnrinde ist im gewöhnlichen Sinne, sondern einfach ein infantiler Sexualakt, bei welchem dem Kinde fast die Sinne schwinden, es die Augen verdreht, ja, in Krämpfe verfällt — wie übererregbare Erwachsene auch in einzelnen Fällen. Gewisse Formen des impulsiven Irreseins, wie Kleptomanie, Pyromanie etc. etc. sind gleichfalls nichts anderes als Sexualbetätigung, und es ist gewiss kein blosser Zufall, dass jene so häufig mit der Menstruation zusammenfallen. Ueberhaupt bedünkt mich, wäre die Beachtung der Sexualität, insbesondere der Psychoanalysenresultate für die Geisteskrankheiten von eminenter Bedeutung. Vorläufig sieht man das Geschlechtliche nicht, weil, wie es fast den Anschein besitzt, man nicht sehen will, selbst wo es sich fast unabweisbar aufdrängt. Wie häufig tritt nicht in der Manie, wie oft auch in der Amentia das erotische, sonst unterdrückte Verlangen urplötzlich zutage. Die klassische Psychose aber, die einfach den nämlichen Mechanismus hat, wie die Hysterie und Zwangsneurose (natürlich bis zu einer gewissen Grenze, wo sie in die Geisteskrankheit umschlägt) ist die Paranoia. Nicht selten sah ich beim jugendlichen Irrsinn das ganze Phantasieleben von sexuellen Gedanken beherrscht, die sicher auch bei der Genese des Leidens eine höchst bedeutsame Rolle spielen. Und diese Reihe ist noch lange nicht zu Ende, noch keineswegs als erschöpft zu betrachten. Ich glaube, wenn man darauf nur einmal zu achten beginnt, vielleicht die Technik der Psychoanalyse den Geisteskrankheiten anzupassen lernte, dass mindest für deren Aetiologie, vielleicht auch für die Heilung sich neue und bessere Aussichten eröffnen. Auch für die psychologische Tatbestandsdiagnostik sind schon bedeutungsvolle Versuche gemacht.

Zum Schluss noch ein Wort über die Gegner der psychoanalytischen Methode. Da muss ich vorerst mich einer Klasse zuwenden, die ganz besonders merkwürdig anmutet: der Gilde der prinzipiellen Gegner. Der Fall liegt so: Ein Forscher behauptet, was bisher bekanntlich unmöglich war, wo nicht strikte Gegenanzeigen vorliegen, wie schwere Degeneration, zu hohes Alter, unmittelbare Lebensgefahr durch Anorexie etc., dort vermöge seine Methode auch die schwerste Hysterie und Zwangsneurose therapeutisch äusserst günstig zu beeinflussen, ja meist geradezu auszuheilen. Wie kann man nun gegen solch eine Methode, ob sie nun taugt oder unbrauchbar ist, sich von vornherein und blind aufs Heftigste stemmen, ohne erst Nachprüfungen abzuwarten oder selbst zu versuchen, nachdem man die verlangte Technik sich ganz und völlig zu eigen gemacht? Solch eine Verwerfung a limine schon, aus dem Gefühl heraus war doch in der Wissenschaft sonst nie üblich. Nun mag die Beschäftigung mit sexuellen Dingen so mancher kleinbürgerlichen Moral nicht angenehm sein. Aber doch nicht für Aerzte! Wo käme z. B. die ganze Gynaekologie da hin? Ist doch dem Frauenarzt auch die intimste körperliche Exploration seiner weiblichen Kranken ohne Weiteres gestattet, und es wird wohl keinem Vernünftigen einfallen, daraus Vorwürfe ableiten zu wollen. Doch dem Neurologen, der bei seiner psychoanalytischen Methode jede körperliche Untersuchung, auch die harmloseste meidet, dem sollte verwehrt sein, über Sexuelles zu — sprechen! Wie will man überhaupt diesem Punkt entrinnen, wo die Hysterie doch innen und aussen voll Sexualität ist? Ja, wer sich vor dem Geschlechtlichen fürchtet, muss die Hysterie meiden wie die Pest. Nur, fürchte ich, kann er bei der enormen Verbreitung jener Neurose dann überhaupt nicht mehr Praxis ausüben.

Mich dünkt, diese Prüderie der Aerzte, wie einer ganzen Zeitströmung, der sexuellen Heuchelei, hat weniger einen prinzipiellen als einen psychologischen Untergrund. Es gibt wahrhaftig nicht wenig Kollegen, die ihre Nervosität, wenn sie ehrlich wären, als Hysterie bezeichnen müssten. Nun sind ja nur wenige ehrliche Zu-Endedenker. Die Meisten besitzen die köstliche Gabe, sogleich mit dem Denken aufhören zu können, wie die Sache anfängt, peinlich zu werden. Ehe sie sich aber selbst als hysterisch bezeichnen, wollen sie schon lieber Neurastheniker sein oder angeborene Neuropathiker. Aber wenn sie auch selber ganz einwandfrei sind, so haben sie mindestens Gattin, Mutter oder Schwester, die sie als hysterisch zugeben müssen. Soviel aber ist von der Freudschen Lehre schon nach aussen gesickert, dass hinter den beiden grossen Neurosen immer unangenehm Sexuelles steckt. Das aber bei den allernächsten Angehörigen einräumen zu müssen oder gar bei sich selbst, geht den meisten allzusehr wider den Strich. Lieber soll die ganze Theorie nichts taugen. „Die janze Richtung passt ihnen nicht", wie dem Berliner Polizeipräsidenten. Und darum verdammen sie a priori die ganze Methode.

Der instinktive, unbewusste Widerwille gegen die sexuell aufklärende

Methode nimmt nun die seltsamsten Formen an. Zunächst soll alles gar nicht wahr sein, bloss von Freud in die Kranken hineinexaminiert, in ihre simpelsten Worte hineingelegt werden, was gar nicht drin wäre. Sie würden geradezu ins Sexuelle gedrängt, die harmlosen Menschen, welche niemals an Geschlechtliches dachten. Viel besser sei es, sie vom Geschlechtlichen abzulenken, sie aufzuklären, übertriebene Befürchtungen, zumal bezüglich der Onanie, auf ihr richtiges Mass zurückzuführen. Dies sei die Beruhigung und oft auch Heilung. Nun denn, mich dünkt, von Suggestion bei der Psychoanalyse kann nur jemand sprechen, der sie niemals übte. Ich habe es oft genug selber erprobt, wie wenig hier Suggestion verfängt, ja, wie sie einfach völlig unmöglich ist. Zur Zeit meiner ersten praktischen Versuche, da ich mit Theorie bis zum Halse gefüllt war, vermeinte ich vieles rasch zu durchschauen und meine Patienten in kurzem Wege aufklären zu können, was hinter ihren Symptomen stecke. Ich habe vollständig Fiasko gemacht, umsomehr, je heftiger ich Recht haben wollte. Das Verhalten der Patienten war sehr verschieden. Der eine erklärte mir rund heraus: „Herr Doktor, das sagen Sie, nicht ich!" Andere widersprachen trotz alles Zuredens, und wenn ich trotzdem auf meinem Kopf bestand, wurden sie nur erbittert und, was dabei das Leidigste war, ich kam fortab nicht von der Stelle, blieb einfach stecken, bis ich dem Patienten wieder freien Lauf liess. Angenommen hat meine Suggestion auch nicht ein einziger, oder höchstens wenn ich das Richtige getroffen hatte. Am beweisendsten, wie wenig Suggestion verfängt, war mir folgende Beobachtung. Einer Patientin von dürftigen Geistesgaben hatte ich einmal haarscharf bewiesen, eines ihrer Krankheitszeichen müsse einen bestimmten Zusammenhang haben. Die Kranke, die, wie gesagt, das Schiesspulver nicht erfunden hatte, erklärte darauf: „Herr Doktor, ich sehe ja ein, dass Sie Recht haben müssen, aber mir fällt nichts ein." Und ich war wieder einmal festgesessen. Ein halb Jahr später stellte sich heraus, dass, was ich so unwiderleglich bewiesen, von Anfang bis Ende unrichtig gewesen. Solche und ähnliche reiche Erfahrungen geben mir ein sichres Kennzeichen an die Hand. Bin ich auf dem Holzweg, dann geht es nicht weiter trotz allen Bemühens; war die Lösung aber richtig, dann belohnt sie sich sofort, indem dem Patienten gleich Neues einfällt. Wer längere Zeit Analyse machte, gewöhnt sich bald ab, dem Patienten Vorschriften machen zu wollen. Und man suggeriert auch schon deshalb nicht, weil die meisten Lösungen so originell sind, dass man nie im Leben von selber darauf käme. Man vergesse ja nicht, ein Patient mag sonst noch so unintelligent sein, in Sachen seiner eigenen Erotik ist er immer hellsehend. Seine eigene Krankengeschichte kennt auch der Ungebildete noch immer weit besser, als der klügste Arzt, wenn er nur einmal die Technik lernte. Drum kann von Suggestion nie die Rede sein. Wir sind bis auf einzelne technische Aufklärungen, auf Fragen, die wir stellen, und klar zu Tage liegende Uebersetzungen und Zusammenhänge meist stumme Zuhörer einer psychischen Entwicklung, die uns selber am meisten in Staunen versetzt. Wie sollte man etwas suggerieren können, was man selber nicht weiss, ja nicht einmal ahnt! Wenn nun manche Deutung, die Freud anführte, etwas magierhaft klingt, etwas „traumbüchelartig", wie einer meiner Kollegen sagte, so liegt dies daran, dass Freud keine stenographischen Aufzeichnungen macht, nur die fertigen Resultate erzählt, nicht die Zwischenglieder, wie Patient dazu kam. Ich selber nahm eine Reihe von Analysen stenographisch auf. Meine Resultate sind kaum minder verblüffend, wie die von Freud. Nur sind sie des mystischen Beigeschmacks entkleidet, weil ich verbo tenus aufgezeichnet habe, wie der Patient und ich dazu kamen.

Die wichtigsten Vorwürfe wider die Methode erheben aber jene, welche nicht das Geringste von ihrer Technik wissen. Nun ist ja diese keineswegs leicht. Alle Kniffe und Regeln kennen zu lernen, erfordert monatelange Arbeit. Doch bisher hat sich, wie Freud vor kurzem ausdrücklich erklärte, noch keiner seiner Kritiker bemüssigt gefunden, ihn um seine Technik näher zu befragen, geschweige denn sie bei ihm zu lernen. Nicht wenige wissen von vornherein schon, dass die Psychoanalyse nichts taugen könne, es also durchaus überflüssig wäre, sie erst nachzuprüfen. So hat ja auch einmal eine gelehrte Körperschaft nachgewiesen, es sei ganz unmöglich, dass Menschen auf der Eisenbahn fahren könnten. Wieder andere wagen zumindest einen schwachen Versuch, allerdings mit einer „durch keinerlei Sachkenntnis getrübten Unbefangenheit“ oder höchstens auf Grund der vereinzelten Publikationen von Freud, welche just über Technik nur wenig enthalten. Von diesen treibt also jeder Analyse auf eigene Faust, ein jeder ist da sein eigener Erfinder. Und bleibt er, wie nicht anders zu erwarten, in der ersten oder zweiten Sitzung schon stecken, dann hielt natürlich die Methode nicht, was sie versprochen. Quod erat demonstrandum. Wenn es die Kollegen darauf abgesehen hätten, die Methode Freud's ad absurdum zu führen, um jeden Preis Misserfolge zu ernten, sie könnten dies auch nicht geschickter anstellen.

Ich möchte auch hier auf meine eigenen Erfahrungen rekurrieren. Trotzdem ich bei Freud mehrere Semester Theoretisches über die Methode gehört, bedurfte ich dennoch zirka 3 Jahre, bis ich alle Schwierigkeiten überwand. Nun habe ich allerdings zu einer Zeit begonnen, da die Technik noch lange nicht so ausgebildet war, wie heutigen Tages. Aber wenn ich daneben meine Fähigkeiten noch so gering einschätze, kann ich doch nicht glauben, dass es andere gar so rasch lernen sollten, oder gar die Technik fertig ihrem Haupte entspringe, wie Pallas Athene dem Kopfe des Zeus. Zumindest jedoch ist billig zu verlangen, dass einer die Technik erst praktisch erwirbt, über welche schon schimpft, wer sie noch nicht beherrscht. Was nicht genug verurteilt werden kann, ist der aprioristische Weisheitsdünkel. Man möge erst einmal die Methode lernen, womöglich beim Erfinder selbst, dann prüfe man sie ehrlich nach, wenn auch noch so streng und noch so unerbittlich. Beherrscht man endlich die Technik ganz und bekommt gleichwohl nur negative Resultate, dann will ich mich gern berichtigen lassen. Nur um Himmelswillen nicht Kathederweisheit, die wäre hier vollständig deplaziert! Habe ich doch allezeit noch gefunden, wenn ein sonst ganz intelligenter Mann von der menschlichen Psyche gar nichts versteht, aber buchstäblich gar nichts, dann ist er sicher Psychologe von Beruf oder — Psychiater. Also lernen und nachprüfen, dann wollen wir unsere Resultate vergleichen!

II. Vereinsbericht.

Berliner Gesellschaft für Psychiatrie und Nervenkrankheiten.

Bericht von Dr. **Max Edel** (Charlottenburg).

Sitzung vom 3. Dezember 1906.

Maass stellt zuerst einen Patienten mit Tabes dorsalis und mal perforant vor wegen des ungewöhnlich langen Verlaufes der Erkrankung. Schon vor 17 Jahren wurde die Diagnose von Oppenheim in der Nervenpoliklinik der Charité sicher gestellt. Bis 1875 war der Patient gesund, damals bekam er zuerst einen Knochenprozess am linken Bein, 1878 am rechten Bein; seit 1880 leidet er an reissenden Schmerzen an den Beinen mit typisch lancinierendem Charakter. Der Befund aus der Charité habe sich im wesentlichen nicht verändert. An der Plantarseite des rechten Fusses befindet sich ein grosses Geschwür mit schlaffen Granulationen, wallartigen Rändern. Der rechte Fuss ist verkürzt, das Fussgelenk aufgetrieben, die Weichteile an beiden Unterschenkeln sind stark verdickt. Die Kniephänomene fehlen beiderseits, ebenso die Achillessehnenphänomene. Sensibilitäts- und Lagegefühlsstörungen finden sich an beiden Füssen. Ataxie ist nur in geringem Grade nachweisbar. Der Augenhintergrund ist normal, die Pupillenlichtreaktion ist rechts fast aufgehoben, links prompt. Noch heute ist trotz des langen Verlaufes die Ataxie nicht vorgeschritten. Der Gang hat sich seit vielen Jahren nicht verändert.

Zweitens stellt M. eine Patientin aus dem Berliner Siechenhaus vor, welche ohne jede Beschwerde geht, zur Zeit keine Klagen hat, nur dass beim längeren Gehen die Beine etwas ermüden. Der objektive Befund ergibt: die Kniephänomene sind beiderseits stark gesteigert, am rechten Bein lässt sich eine Spur von Rigidität nachweisen, die Achillesreflexe sind vorhanden, die Zehenreflexe beiderseits typisch dorsal, der Oppenheim'sche Reflex rechts angedeutet, links typisch. Sensibilitätsstörungen sind nicht nachweisbar, nur bestehen geringe Lagegefühlsstörungen beiderseits, keine Ataxie an den Beinen. An den oberen Extremitäten ist höchstens Steigerung der Sehnenphänomene nachweisbar, keine Ataxie. Facialis und Hypoglossus frei, zeitweilig geringer Nystagmus. Am Augenhintergrund links typische Abblassung der temporalen Papillenhälfte, rechts gleichfalls, doch geringeren Grades. Die Veranlassung zur Demonstration des Falles bildet der Verlauf der Erkrankung. Die 56jährige Patientin war bis 1888 gesund, abgesehen von Gelenkrheumatismus. 38 Jahre alt, bekam sie im Dezember 1888 eine schwere Sehstörung, welche sie in die Schweiger'sche Klinik führte, wo eine Neuritis retrobulbaris festgestellt wurde; die Sehstörung ging langsam zurück. Im Januar 1889 stellten sich Schwächen in den Beinen, taubes Gefühl und Blasenbeschwerden und unfreiwilliger Abgang von Urin ein. Die Kranke suchte die Nervenpoliklinik von Prof. Oppenheim auf. Eine Sprachverlangsamung gesellte sich noch hinzu. Alle Beschwerden gingen völlig zurück, bis 1891 abermals eine Sehstörung die Kranke in die Klinik von Prof. Schöler führte. Die bis 1893 dort geführte Krankengeschichte ergibt auf dem linken Auge frische Neuritis optica, rechts Abblassung der temporalen Papillenhälfte, häufig zentrales, zuweilen parazentrales Scotom bald für grün und rot. Oppenheim stellt auf Grund der Symptome die Diagnose auf Sclerosis multiplex, obgleich Zittern und Nystagmus nicht vorhanden waren. Bis 1893 waren alle Beschwerden von seiten der Augen und unteren Extremitäten verschwunden. Die Patientin war völlig arbeitsfähig. Erst seit 1903, als abermals schwerer Gelenkrheumatismus, welcher auch die Wirbelgelenke befiel, einsetzte und eine starke Behinderung der Bewegung in den unteren Extremitäten veranlasste, wurde sie nicht wieder arbeitsfähig. Allmählich besserte sich die Beweglichkeit in den Beinen; damals wurde sie in der Charité behandelt. Die 1892 gestellte Diagnose müsse auch heute aufrecht erhalten werden. Für Lues cerebrospinalis lassen sich keine Anhaltspunkte finden. Die multiple Sklerose verlaufe in Schüben, aber stets mit Tendenz zur Verschlechterung. Meist werden die Patientinnen nach fünf- bis zehnjährigem Verlauf bettlägerig. Hier habe das Leiden einen völlig regressiven Verlauf genommen. Die Prognose der Tabes dürfe nicht so schlecht aufgefasst werden wie früher; ein Teil der Fälle bleibe stationär und es gäbe auch Fälle, die regressiv verlaufen.

Ziehen ist von der Richtigkeit der Diagnose im letzten Falle nicht überzeugt. Der erste Gedanke spreche allerdings für multiple Sklerose. Lues cerebrospinalis kommen nicht in Betracht, es gäbe aber schubweise verlaufende, im Laufe von Jahren wiederkehrende Myelitiden in der Bielschowsky'schen Form, welche mit Opticuserkrankungen einhergehen könnten. Pathologisch-anatomisch könnte sich auch zwischen diesen Formen und der multiplen Sklerose eine gewisse Verwandtschaft herausstellen.

Oppenheim hält die Beobachtungen von Maass für dankenswert. Was Myelitis oder multiple Sklerose betrifft, so habe Ziehen selbst zugegeben, dass die Grenze keine scharfe ist. Eine Reihe von Forschern fassen die multiple Sklerose als eine chronische, rezidivierende Myelitis auf. Ihm seien aber keine chronischen rezidivierenden Myelitiden bekannt, welche mit einer derartigen Form von Sehstörung verlaufen wären. Aber selbst wenn auf diese Unterschiede kein Gewicht gelegt würde, sei es von grossem Interesse, dass auch eine chronische Myelitis einen solchen gutartigen Verlauf nehmen könne. Dieser sei ein durchaus ungewöhnlicher und müsse etwas überraschendes haben, da wir dabei immer geneigt seien, eine ernstere Prognose zu stellen. Oppenheim bemerkt ferner, er habe sich stets, gestützt auf frühere Erfahrung, mit sehr grosser Reserve ausgesprochen; er habe aber Fälle gesehen, in denen der von ihm erwartete Rückfall in ein, zwei Jahren nicht eintrat und in denen er die Fälle aus dem Auge verlor. Es gibt auch eine Kategorie von Fällen, in denen das Leiden, welches sonst einen ernsten Verlauf nimmt, gutartig verläuft, resp. zum Stillstand führt. Infolgedessen werde er sich künftig in bezug auf die Prognose mit grösserer Zurückhaltung aussprechen. Er erinnert ferner an einen Fall von multipler Sklerose, welchen er mit Ziehen vor $2^1/_2$ Jahren gesehen und der mit mehrfach sich wiederholender spastischer Paraparese verlief. Der Patient genas.

Remak hat vor mehreren Jahren eine Dame behandelt, die damals Braut war; sie war erst mit Sehstörungen erkrankt (einem zurückgehenden Skotom), er beobachtete eine spastische Parese beider Beine. Auf Grund der Augenerscheinung, der Lähmung und einer Sprachstörung stellte er die Diagnose auf multiple Sklerose. Die Krankheit ging bei konsequent durchgeführter galvanischer

Behandlung vollständig zurück. Die Heirat hat stattgefunden und die Frau ist seither — es können 4—6 Jahre her sein — gesund geblieben. Er stimme Oppenheim darin bei, dass derartige gut verlaufende Fälle vorkommen; ein Irrtum in seiner Diagnose derart, dass die Krankheit durch Hysterie vorgetäuscht worden wäre, sei ausgeschlossen. Des weiteren geht R. auf pathologisch-anatomische Fragen ein.

Maass (Schlusswort): Soweit er die Arbeit von Bielschowski kenne, seien die Fälle ganz akut verlaufen, haben von vorneherein mit schwereren Symptomen eingesetzt als bei den besprochenen Fällen, und in wenigen Monaten zum Exitus geführt. Die letzteren haben mit ganz leichten Erscheinungen begonnen und erst ganz allmählich zu Symptomen seitens der Extremitäten und Sprache geführt.

Völsch: Krankenvorstellung.

Der vorgestellte 20jährige Patient gibt an, im Alter von $1^1/_2$ Jahren einen Schlag erlitten zu haben. Nach kurzem „Zahnfieber" soll er erwacht sein und das linke Bein und der linke Arm sollen schlaff heruntergehangen haben. Er habe sich ganz gut entwickelt, nur eine gewisse Asthenie sei hervorgetreten. Eine Intelligenzstörung bestehe nicht. Seit einiger Zeit seien Kopfschmerzen und vier Anfälle von Bewusstseinsstörungen aufgetreten. Urinabgang und Zungenbiss seien dabei nicht vorgekommen. Die Annahme, dass eine cerebrale, infantile Lähmung vorläge, sei eine irrtümliche. Im linken Bein besteht eine schlaffe Lähmung, hochgradige Atrophie ohne Reflexe, ausgesprochene Deformität am Fuss, charakteristisch für einen Ausfall des Tibialis anticus bei Erhaltensein der Wadenmuskeln. Auch am Oberschenkel besteht eine wesentliche Atrophie. Soweit die Muskeln überhaupt noch erregbar waren, war die elektrische Erregbarkeit herabgesetzt. Am Arm bestehen keine Atrophien, die Reflexe sind erhalten. Die grobe Kraft ist ungestört, nur ist eine gewisse Bewegungsstörung zu bemerken, z. B. beim Klavierspielen im vierten und fünften Finger. Eine successive Opposition des Daumens gegen die einzelnen Finger gelingt rechts sehr viel besser als links; ausserdem besteht eine geringe Ataxie auf der linken Seite. Die Sensibilität ist in hohem Grade gestört, zunächst ist eine Hemihypästhesie vorhanden, eine Anosmie auf der linken Nasenseite, eine Geschmacksstörung auf der linken Zungenhälfte. Die Berührung wird überall abgeschwächt gefunden; an der Haut des Oberschenkels kann man überall tief hineinstechen, ebensowenig werde dort Wärme und Kälte unterschieden. Nystagmus sei schon in der Ruhe beim Blick nach den Seiten sehr deutlich erkennbar. Dieser Nystagmus habe sich mit dem Tage des Schlaganfalles entwickelt.

Deutung des Falles: Ein Herd im Vorderhorn des Lumbalteils müsse angenommen werden. Vortragender glaubt, dass es sich um eine Encephalomyelitis disseminata handle und dass in letzter Zeit eine Hysterie dazu getreten sei. Er hält es für wahrscheinlich, dass der Prozess im Lumbalmark sich aufs Cervikalmark ausgedehnt habe. Für die hinzugetretene funktionelle Erkrankung spräche im wesentlichen die Erhöhung der Hautreflexe auf beiden Seiten, die Anfälle und die Hemihypästhesie.

Diskussion:

Remak fragt, ob nicht durch die hochgradige Myopie des Kranken ein Nystagmus hervorgerufen sei.

Völsch: Die Myopie ist nicht sehr hochgradig und ausserdem habe sich der Nystagmus an dem Tage des Schlaganfalles entwickelt.

Rothmann fragt, ob die Sensibilität der Genitalgegend genau festgestellt sei.

Völsch erwidert, es bestehe auch hier hinks Anästhesie.

Rothmann führt aus: Wenn die Poliomyelitis vom Lumbalmarke sich nach oben erstreckte, so musste eine gekreuzte Analgesie in der Genitalsphäre vorhanden sein. Da aber die Sensibilitätsstörung in der Genitalsphäre sich auf derselben Seite vorfände, so spreche das für eine hysterische Störung. Dazu komme die linksseitige Anosmie und Ageusie. Er hält daher eine rein akute Poliomyelitis des Lendenmarks mit einem hysterischen Symptomenkomplex für das Wahrscheinlichste.

Ziehen fragt Rothmann, wie er das so frühe Auftreten der Sensibilitätsstörung im Alter von $1^1/_2$ Jahren sich erkläre; sollte damals schon Hysterie bestanden haben?

Rothmann: Die Angaben des Pat. seien wohl nicht bestimmt genug.

Ziehen: Die Mutter habe die Angabe auch bestätigt, er halte den Fall für sehr interessant.

Schuster fragt, ob man den Zustand des Beines nicht als cerebral bedingt auffassen könne, da ja keine Atrophie, sondern eine Hypoplasie des Beines vorliege. Allerdings lassen ihn die geringen Erscheinungen am Arm diese Vermutung zweifelhaft erscheinen.

Henneberg: Ueber einen Fall von totaler Aphasie.

Vortr. berichtet über den Sektionsbefund der 1901 von Jolly (vergl. Berl. klin. Wochenschr. 1902, S. 269) vorgestellten Patientin. Eine 1846 geborene an Mitralstenose leidende Patientin erlitt 1892/93 wiederholt apoplektische Insulte, die zu folgendem dauernden Symptomenkomplex führten: Paralyse und Kontraktur des rechten Armes und Beines, kleine Facialis- und Hypoglossusparese, anscheinend keine Herabsetzung der Schmerzempfindung, keine Hemianopsie. Hörfähigkeit erhalten, doch beachtet Pat. akustische Reize in der Regel wenig. Wortverständnis, Nachsprechen und Diktatschreiben total aufgehoben, es werden spontan nur unartikulierte Laute produziert, die im Laufe der Jahre wechseln. Pat. schrieb 1900 ihren Namen und einige Worte, später ist sie nicht mehr zum Schreiben zu veranlassen. Pat. kommt einfachen geschriebenen Aufforderungen nach, wickelt Gegenstände auf schriftliche Aufforderung hin richtig aus, erkennt ihren Namen prompt aus vielen anderen, sie liest anscheinend mit Verständnis in Journalen. Erkennen von Objekten und Hantieren mit Objekten intakt. Pat. macht keineswegs einen verblödeten Eindruck, sie erkennt Personen auch nach längerer Abwesenheit wieder, weint beim Lesen von Predigten. Tod 1903 infolge von Kompensationsstörung.

Sektionsbefund: Hochgradige Mitralstenose, keine Arteriosklerose, keine allgemeine Atrophie des Hirnes. Grosser encephalomalacischer Defekt, durch den zerstört ist links: triangularer und opercularer Teil der III. Stirnwindung, Rinde der Insel, Capsula externa, Claustrum, Capsula externa, Fuss der zweiten Stirnwindung, opercularer Teil der vorderen und hinteren Zentralwindung, Gyrus supramarginalis, Mark des Gyrus angularis, die der fossa Sylvii anliegende Rinde der ersten Temporalwindung, einschliesslich des Gyrus temporalis profundus. Der Herd im linken Temporallappen ist in erster Linie ein subkortikaler, er zerstört das Mark des hinteren Teiles des Schläfenlappens. Hörstrahlung und Corpus genicul. med. links stark degeneriert, bezw. atrophisch. Türk'sches Bündel nicht deutlich degeneriert. Rechts: Gyrus temporalus profundus im wesentlichen erhalten. Defekt im Bereich des hintersten Teiles des Gyrus temp. I, in der Tiefe setzt sich der Herd auf den Gyrus supramarginalis und angularis fort. Hörstrahlung und Corpus genicul. med. im wesentlichen intakt.

Es handelt sich im vorliegenden Falle um Kombination einer kortikalen motorischen mit einer subkortikalen sensorischen Aphasie. Pat. konnte mit dem rechten Schläfenlappen hören. Das sensorische Sprachzentrum war erhalten, aber von der Peripherie abgesperrt. Alexie wurde durch den Herd nicht bedingt, da das sagittale Mark verschont war. Durch die kortikale motorische Aphasie wurde im vorliegenden Falle das Leseverständnis, wie auch sonst häufig, nicht aufgehoben. Der Fall spricht dafür, dass subkortikale sensorische Aphasie durch eine Läsion des Markes des linken Schläfenlappens zustande kommen kann.

(Eigenbericht.)

Diskussion:

Liepmann stimmt den Schlussfolgerungen Henneberg's bei. Pierre Marie nehme an, dass es bloss eine Aphasie durch Läsion des Wernicke'schen Zentrums gebe, und dass die Aufhebung des Wortverständnisses nur eine Folge des Intelligenzdefektes sei; hier sehen wir im Gegenteil, dass das Schreiben und Wortverständnis total aufgehoben, das Lesen dagegen erhalten sei. Wenn der Herd klein sei, müssten die intellektuellen Eigenschaften bloss in geringerem Masse gestört sein, aber es dürfe nicht eine solche Selektion stattfinden. Das erhaltene Lesen zusammen mit dem Sektionsbefund sei von grosser Bedeutung. Nicht das Wernicke'sche Zentrum sei in diesem Falle unterbrochen, sondern die Hörstrahlung links. Der Henneberg'sche Fall spreche für die Theorie von Lichtheim und Wernicke, für welche er auf Grund eines Falles wieder eingetreten sei. In seinem Falle von reiner Sprachtaubheit habe die Läsion in der Projektionsfaserung zum linken Schläfenlappen gelegen. In dem vorgestellten Falle sei die Hörleitung doppelseitig gestört. Das klinische Bild spreche aber gegen totale Rindentaubheit, da die Läsion in der rechten Rinde nicht ausreichend genug sei, um eine solche anzunehmen.

Henneberg (Schlusswort): Die Schläfenläsion ist nicht erheblich, wäre sie erheblicher, so müsste man eine Degeneration des Corpus geniculatum rechts nachweisen. Das sei hier nicht der Fall; wenn eine Kranke auf Geräusche zunächst nicht reagiert, dann aber prompt reagiert, dann sei damit bewiesen, dass sie hört, dann sei wohl eine Vernächlässigung der akustischen Reize, aber keine Taubheit eingetreten.

III. Bibliographie.

8. J. **Julius Bessmer**: Die Grundlagen der Seelenstörungen. 192 Seiten. 3 Teile.

I. Die körperlichen, II. die seelischen Ursachen der psychischen Störungen, III. die Disposition zu seelischen Störungen. Verf. wendet sich an den philosophisch gebildeten Leser aus den Kreisen der Seelsorger und Erzieher.

Der Inhalt des Buches ist im Wesentlichen der der Allgemeinen Psychopathologie. Diese nimmt bei weitem den grössten Raum in Anspruch und entstammt den Werken von Griesinger, Kraepelin, Krafft-Ebing, Cramer, Westphal, Hoche, Wollenberg, Binswanger, Siemerling, von Monakow, Oppenheim. Bei Gelegenheit psychologischer und philosophischer Erörterungen treten einerseits Wundt, Ebbinghaus, Störring, andrerseits Pesch, Tilmannus und Urraburu auf den Plan.

Was der Verf. sagt, verrät ein sehr fleissiges Studium der angeführten Werke, und er hat sich nach Kräften bemüht, in das Verständnis der psychopathologischen Erscheinungen einzudringen. Wenn das Buch auch eigentlich nur von den Ursachen der Seelenstörungen handeln soll, so sind doch die engeren psychotischen Symptome etwas zu kurz gekommen im Vergleich zu den lokalen organischen Hirnaffektionen. Da liegt die Vermutung nahe, dass gerade die Herdkrankheiten mit ihren eigenartigen Störungen dem Verf. von seinem Standpunkt aus merkwürdig vorkamen.

Wie man im gewöhnlichen Leben die Erfahrung macht, dass gebildete Leute sich oft darüber wundern, dass so viele Fälle von Geistesstörung ihre Ursache in einer körperlichen Krankheit haben sollen, so beginnt auch der Verf. gleich den ersten Satz seiner Schrift mit dem Ausdruck des Erstaunens über die Menge körperlicher Ursachen, die in den Lehrbüchern aufmarschieren. Seine Unfreiheit erlaubt ihm nicht, das Problem geradeaus anzufassen. Erst auf dem Umweg über die aristotelisch-scholastische Psychologie, der er seine Unbefangenheit geopfert hat, rückt er, in Verlegenheit gebracht, in eine Art Verteidigungsstellung. Eine gewisse Abhängigkeit der seelischen Funktionen von der Materie gibt er zu. Doch nur die niederen seelischen Tätigkeiten, nämlich Empfindung, sinnliche Vorstellung, Gefühl und Affekt seien in Wechselwirkung mit dem Gehirn. Nicht an den Stoff gebunden dagegen Selbstbewusstsein, Begriffsbildung, freie Willensentschliessung. Bei der Entstehung der Geisteskrankheiten aus körperlichen Ursachen bilden die erstgenannten die vermittelnden Momente; sind sie ausgeschaltet, so vermag die „Seelensubstanz" sich nicht mehr zu betätigen und muss den Dienst einstellen.

Im zweiten Teile verwundern wir uns natürlich nicht über die Anschauung des Verf., dass Irrtum, Sünde und Laster eine grosse Rolle in der Aetiologie der Geisteskrankheiten spielen. Er hat recht, wenn er meint, dass die Psychiatrie diese Ursachen deswegen nicht würdige, weil sie sich von der moralierenden Richtung z. B. eines Heinroth abgewandt habe. Aber er irrt, wenn er das nur für einen Rückschlag hält. Die Psychopathologie ist Naturwissenschaft, ein Begriff der Sünde kann für sie demnach nicht bestehen. Jenes Stadium ist für sie für immer überwunden, und der Satz „virtus in medio" kann hier keine Verwendung finden. Mit dem Theologen können wir uns über diese Begriffe natürlich nicht streiten; immerhin meinen wir, seine Anschauung, so wie wir sie hier finden, unterscheide sich noch angenehm von der Dämonologie der protestantischen Orthodoxen. Da, wo er von Skrupeln spricht, die sich oft auf neurasthenischer Grundlage bildeten, zeigt er, dass er aus den Werken der Psychiater etwas gelernt hat. Aber die eigentliche seelische Behandlung scheint er doch dem Theologen zuzuerkennen; nur die Beseitigung des Grundleidens soll Sache des Arztes sein, womit dann die Psychiatrie wieder an die Theologie fiele, und zu einem Teil der Seelsorge würde, wie das auch den protestantischen Orthodoxen angenehm wäre. Der Theologe tritt auch in den Vordergrund, wo Verf. Friedmann vorwirft, nicht genügend kritisch (!) zu sein und Uebernatürliches zu verwerfen, indem er jene religiösen Epidemieen früherer Zeiten nicht auf Wunder zurückführe. Deren Möglichkeit sei nicht aus der Welt zu schaffen, solange es einen Gott gebe und Engel und verworfene Geister und unsterbliche Menschenseelen. So erklärt der deus ex machina dem Theologen auch den lichten Moment am Ende eines tödlichen Delirium acutum, das er Krafft-Ebing entnimmt: es sei das Walten einer liebevollen Vorsehung, damit der Kranke sich auf den Uebergang in die Ewigkeit vorbereiten konnte. Dass eine solche Auslegung dem Volke besser gefällt, und man sich bei ihm beliebt macht, wollen wir gern glauben. Die Psychopathologie wird aber deswegen nicht mehr Theologie.

Auch das Kapitel über die Vererbung bereitet dem Verf. einige Verlegenheit. Die Seele wird ja geschaffen, nicht gezeugt; nur körperliche Eigenschaften übertragen sich. Die Vererbung der Talente (z. B. der Musik in der Familie Bach) erklärt er sich deshalb so, dass mit der Vererbung körperlicher Eigenschaften zugleich die Grundbedingungen gewisser Anlagen des sinnlichen Erkennens und Begehrens gegeben seien, welche sich dann unter bestimmten Verhältnissen zum Talente entwickeln (S. 155). An dieser Stelle finden wir den schwächsten Punkt in des Verf. Erklärungsversuchen. Es besteht da ein gewisser Widerspruch mit einer Stelle auf Seite 143, wo die Talente mit einer ironischen Wendung gegen eine materialistische Erklärung in den Bereich der höheren Psyche gewiesen werden. Es ist natürlich, dass Verf. eine bestimmte Veranlagung (z. B. der moral insanity) leugnen muss. Er ist gezwungen, alles auf die Erziehung abzuwälzen, der Macht der Erziehung muss er alles zutrauen. Aber heute, sagt er, sei dieselbe oft äusserer Firniss, und er meint, „dass eine solche Erziehung ohne Gewissen und ohne Gott die Seele nicht rettet, ist klar." Daher ist ihm die rein psychiatrische Beobachtung zu milde. Ein Verbrecher müsse von der psychisch-ethischen Auffassung aus beurteilt werden; allerdings sei der, dem jede wahre Erziehung gebrach, milder zu beurteilen.

Unsere Inhaltsangabe zeigt, dass der Verf. die Psychopathologie vom Standpunkt des Theologen aus betrachtet, wobei denn die alten Differenzen sich zeigen, die schon so oftmals erörtert worden sind. Der Verf. statuiert: „die Seele ist die Wesensform des menschlichen Leibes, das ist nicht eine bloss philosophische Anschauung. Sie ist für den katholischen Christen eine Glaubenslehre, welche von der Kirchenversammlung von Vienne unter Clemens V. ausdrücklich definiert wurde." Das ist der Wall, der zwischen uns errichtet ist, er kann nicht herüber und wir wollen nicht hinüber.

Wolff (Katzenelnbogen).

Lapponi: Hypnotismus und Spiritismus. Medizinisch-kritische Studie. Uebersetzt von M. Luttenbacher, Strassburg i. E.

Ein Buch von 254 Seiten mit einem bibliographischen Anhang am Ende. Die Absicht des Verfassers geht darauf hinaus, zwischen Hypnotismus und Spiritismus einen Strich zu ziehen, wenn er auch zugibt, dass die Erfahrungen ineinander überlaufen und es einen Mischzustand, Hypno-Spiritismus, gibt. L. steht nämlich dem Spiritismus nicht ungläubig gegenüber, er gibt zwar zu, dass Halluzination, Gaukelei und Betrug zu einem sehr grossen Teil die Hand im Spiele haben, aber er will kritisch sein und findet darin noch einen von der Wissenschaft und ihren Vertretern nicht aufgelösten Rest. Was den Hypnotismus anbetrifft, so werden seine Erscheinungen nicht nur künstlich erzeugt, sondern sie treten in der Hysterie von selbst auf natürlichem Wege auf. Folgt somit der Hypnotismus den natürlichen Gesetzen, so ist dies bei dem Spiritismus anders. Dieser steht ausserhalb der natürlichen Gesetze, und der Scharfsinn hervorragender Forscher, wie Büchner, Tyndall und G. H. Leves, sowie die Kunst berühmter Zauberer, wie Robert Houdin und Bellachini, wurde daran zunichte. Selbst Lombroso habe erklärt: „Nach dieser neuen Probe gehe ich fort, weil ich fühle, dass ich sonst ein Narr werde, ich muss notwendig meinen Geist ausruhen lassen." (Osservatore Catolico, 23./24. Sept. 1892.) Nach L. gibt es keinen Grund gegen die Lehre, dass die Stufenleiter der Wesen sich über den Menschen hinaus fortsetze in ein Geisterreich, zu dem man nur durch die spiritistischen Medien in Beziehung treten könne. Denn der Verkehr mit Geistern, mit den Seelen der Verstorbenen, und die Telepathie stellen den Spiritismus dar. Er ist die Magie und Nekromantie der Alten. Sein Gebiet ist nicht mehr das Gebiet des Mediziners, sondern das der Philosophen und Theologen. Dem Mediziner und teilweise dem Juristen gehört der Hypnotismus. Der Spiritismus aber bietet keinen Nutzen für die menschliche Gesellschaft, für ihn sind alle Religionen gleich gut, nur nicht die katholische, die von den angerufenen Geistern bekämpft und schlecht gemacht wird, worin Verf. einen Beweis ihrer Echtheit sieht. Darum ist seine Ausübung eine Gefahr für die Moral und Religion, da die Geister falsche Lehren und grosse Lügen über die katholische Religion verbreiten.

Das Buch ist im allgemeinen wenig kritisch geschrieben, der Verf. richtet sich nach Aussprüchen von Autoritäten und bekennt selbst, keine Erfahrung auf dem Gebiet des Spiritismus zu haben. Das Studium seiner Phänomene scheint er nicht ganz für verwerflich zu halten, es aber nur den Theologen zuweisen zu wollen. Ein grosses Verdienst, wie Uebersetzer meint, können wir ihm mit dem Buche nicht zuschreiben, denn es handelt sich nicht um eine Herausgabe eigener Studien und Beweise, sondern um die Einsetzung seiner Autorität als Leibarzt des Papstes zur Ueberbrückung eines vermeintlich antikatholischen Treibens. Eigene Studien, die man beurteilen und verfolgen könnte, wären mehr von Wert gewesen als der Name, als die Autorität. Deshalb kann das Buch nur für solche übersetzt sein, für die die Autorität das eigene Wissen vertritt und dem Herkommen nach weiter vertreten soll.

Wolff (Katzenelnbogen).

J. Babinski: Ma conception de l'hystérie et de l'hypnotisme (Pithiatisme). Chartres, Imprimerie Durand, 1906.

Der Verf. beginnt mit einer Kritik der bisherigen Begriffsbestimmungen der Hysterie, die er sämtlich für unzulänglich erachtet. Die Unterscheidung in Stigmata und transitorische Symptome habe wenig Wert, erstere können fehlen, sind keineswegs dauernd vorhanden, sondern entstehen meist durch Suggestion, sehr häufig erst während der ärztlichen Untersuchung, niemals „a l'insu du malade". Die Definition von Möbius sei nicht stichhaltig, weil die Symptome der Hysterie nicht bloss körperliche Wirkungen von Vorstellungen, sondern bisweilen selbst auch psychischer Natur seien (z. B. Halluzination) und weil auch nicht-hysterische Seelenstörungen durch Vorstellungen entstehen. (Babinski scheint Möbius nicht richtig verstanden zu haben.) Janet's

Lehre (das **Wesentliche** ist die „insuffisance cérébrale", das „affaiblissement de la faculté **de synthèse** psychologique") enthalte keine Definition der Hysterie und der **hysterischen Symptome** im klinischen Sinne.

Der Verf. **kommt** selbst zu folgenden Anschauungen: Die Hysterie ist ein Seelenzustand, **der durch** primäre und sekundäre Symptome gekennzeichnet ist, von denen **die letzteren** den ersteren subordiniert sind (z. B. Muskelatrophie bei hysterischer **Lähmung** oder Kontraktur). „Ce qui caractérise les troubles primitifs **s'est qu'il est** possible de les réproduire par suggestion chez certains sujets **avec une exactitude** rigoureuse et de les faire disparaître sous l'influence exclusive **de la persuasion**". Auf die Unterscheidung von „suggestion" und „persuasion" **legt** Babinski den Hauptnachdruck. Aehnlich wie Hellpach sieht er **das Wesen** der Suggestion darin, dass das, was suggeriert wird, „deraisonnable" sei, während bei der „Persuasion" die Idee selbst vernünftig ist.

Eine „folie hystérique" gibt es nach Babinski nicht; was man für gewöhnlich dazu rechne, gehöre in Wirklichkeit zur Dementia praecox (ebenso radikal als unrichtig!). Viele Symptome, die angeblich bei Hysterie vorkommen sollen, wie Fieber, Blutungen, Oedem etc., sind simuliert oder beruhen auf Beobachtungsfehlern. Alle hysterischen Symptome sind simulierbar. Unterscheidung von Simulation und Hysterie ist nicht immer möglich.

Der hypnotische Zustand ist dem Wesen nach dasselbe wie die Hysterie, Er ist ein Seelenzustand, der das Individuum, das hypnotisiert ist, für die Suggestionen eines Anderen empfänglich macht. Die hypnotischen Phänomene entstehen durch Suggestion, verschwinden durch Ueberredung (persuasion), und sind mit den hysterischen Zufällen identisch.

Die therapeutische Hypnose ist bei der Hysterie nur dann anwendbar, wenn die anderen psychotherapeutischen Versuche durch „persuasion" fehlgeschlagen haben.

Obwohl die Ausführungen des Verf. Manches enthalten, das der Beachtung wert ist, so vermag ich doch nicht zu finden, dass er das Hysterieproblem wesentlich gefördert hätte. Er schematisiert willkürlich; was nicht passt, das ist entweder gar nicht da oder wird als Irrtum abgelehnt. Nicht alle Symptome der Hysterie, die sich dem Babinski'schen Schema nicht fügen, sind simuliert oder falsch beobachtet, und die kategorische Behauptung, dass es eine hysterische Geistesstörung überhaupt gar nicht gebe, widerspricht der Erfahrung.

Gaupp.

Hermann Oppenheim: Nervenkrankheit und Lektüre. Nervenleiden und Erziehung. Die ersten Zeichen der Nervosität des Kindesalters. Berlin 1907. S. Karger.

In hübscher Ausstattung liegt die zweite Auflage der drei trefflichen Vorträge des Berliner Klinikers vor. Sie sind den Lesern des Centralblatts schon bekannt. Auf ihren Inhalt im Einzelnen hier einzugehen, liegt darum kein Anlass vor; aber sie sollen von Neuem hier warm empfohlen werden. Sie sind das Ergebnis einer grossen Erfahrung und zeugen von feinem Verständnis für die leichten nervösen und psychischen Anomalien, auf deren Grund sich die Neurosen und Psychosen aufbauen. Namentlich der dritte Aufsatz ist ungemein reich an wertvollen Einzelheiten, bringt gutes Material zur Kennzeichnung der degenerativen Veranlagungen. Gaupp.

Morton Prince: The Dissociation of a Personality. A biographical study in abnormal psychology. Longmans, Green and Co., New-York 1906. 2,80 sh.

Der 600 Seiten umfassende Band enthält Teil I und II eines grösseren Werkes „Problems in Abnormal Psychology“, ist aber ein in sich abgeschlossenes Ganzes. Der Verfasser schildert darin den von ihm seit 1898 studierten Fall der Miss Beauchamp (Pseudonym), über den er bereits im August 1900 auf dem internationalen Kongress für Psychologie zu Paris Mitteilungen gemacht hat. Es handelt sich um einen Fall von multipler Persönlichkeit in einem Einzelindividuum; die im Anfang der zwanziger Jahre stehende Dame ist erblich belastet, war von Jugend auf körperlich schwächlich, leicht ermüdbar, litt von jeher viel an Kopfschmerzen; dabei äusserst sensitiv und sehr gewissenhaft; intellektuell ist sie hochstehend und hat die Universität besucht, galt als „originell“; als Kind war sie träumerisch, litt schon früh an somnambulen Zuständen und Nachtwandeln.

Das Buch ist im Stil einer Biographie geschrieben und schildert in ausführlichster und zum Teil romanhaft spannender Weise, wie in Miss B. verschiedene Persönlichkeiten der Reihe nach zu Tage treten und in welchen psychologischen Beziehungen diese zu einander und zu dem normalen Selbst stehen; durch detaillierte Darstellung des täglichen Lebens dieser verschiedenen Teilpersönlichkeiten zeigt Verf., wie sich ein solches „dissoziiertes“ Individuum den Anforderungen des Lebens anzupassen sucht, und wie Erfolg und Entgleisung wechselnd folgen. Miss B. zeigte neben ihrem ursprünglichen oder normalen Ich noch drei verschiedene Persönlichkeiten; die Persönlichkeit änderte sich oft schon von Stunde zu Stunde und jedesmal erschien dann Charakter, Wissen und Erinnerung verschieden. Obwohl im gleichen Körper vereint, zeigte jede dieser Persönlichkeiten einen von den anderen verschiedenen Gedankengang, verschiedene Ideale und Anschauungen, verschiedenes Temperament, verfügte über andere Gewohnheiten, Erfahrungen und Erinnerungen; die Differenz erstreckte sich jedoch nicht auf das ethische Gebiet; keine dieser Persönlichkeiten wäre eines Verbrechens fähig gewesen. Zwei von diesen Persönlichkeiten waren ohne Kenntnis von einander, wussten auch nichts von der dritten Persönlichkeit, so dass die Erinnerungen dieser beiden Lücken aufwiesen, welche mit den Zeiten korrespondierten, in welchen die ihnen unbekannten Persönlichkeiten manifest waren. Der Uebergang von einer zur anderen Persönlichkeit war oft so plötzlich, dass Miss B. z. B. oft nicht wusste, wo sie sich im Augenblick befinde oder was sie einen Moment vorher gesagt oder getan habe. Nur eine Persönlichkeit von den vieren hatte Kenntnis von dem Leben der anderen und diese eine zeigte einen so bizarren Charakter, so ganz ungleich den anderen, dass der Uebergang zu ihr zu den dramatischsten Ereignissen des Falles gehört. Jede der abgetrennten Persönlichkeiten (vom Verfasser mit B I, B II etc. bezeichnet) repräsentierte gewisse charakteristische Elemente der menschlichen Natur; die Persönlichkeit B I z. B. war eine Art Heilige; sie stellte ein Ideal dar, dem Eigennutz, Ungeduld, Unehrlichkeit, Härte gegen Mitmenschen als schwere Verbrechen erschienen; B IV dagegen war eine Personifikation des Egoismus, nur auf das eigene Wohl bedacht. B II endlich war wenig besser als dement und wurde von B III als „Idiotin“ bezeichnet. Auch das körperliche Befinden der Teilpersönlichkeiten war ein sehr verschiedenes; so fühlte sich

BI immer matt, elend, während BIV kräftig war und geistige Arbeiten leisten konnte, die weit über die Kräfte von BI hinausgingen; BIII zeigte einen Sprachfehler (Stottern). Geradezu entgegengesetzt war bei den einzelnen dieser Persönlichkeiten der Geschmack in den einfachsten Dingen; während die eine Milch gern trank, verabscheute die andere dieses Getränk; die eine liebte gezuckerte Limonade, während die andere Limonade nur ohne Zucker geniessen konnte; die eine mochte Wein nicht, zeigte Intoleranz gegen Alkohol und hat jeweils nie mehr wie ein Glas getrunken; die andere hatte direkt Anlagen zu einer kleinen Alkoholistin und konnte 8 bis 10 Glas Wein trinken ohne den geringsten Schaden; die eine wollte am liebsten ganz vegetarisch leben, während die andere nie Gemüse ass u. s. w.

Fälle dieser Art sind unter dem Namen „doppeltes" oder „multiples" Bewusstsein, resp. doppelte oder multiple Persönlichkeit bekannt, je nach der Zahl der in Erscheinung tretenden Persönlichkeiten; der Verfasser hält jedoch die Bezeichnung disintegriert (abgespaltet, geteilt) für korrekter, da jede dieser eigentlich sekundären Persönlichkeiten nur ein Teil des normalen Selbst sei; die Abspaltung sei lediglich eine funktionelle Dissoziation des Komplexes, der das normale Ich zusammensetze; diese elementaren psychischen Vorgänge, an und für sich normal, können nach Ansicht des Verf. wieder in ein normales Ich zusammengefügt werden. Das mühevolle Arbeiten an der Feststellung und endlichen Rekonstruktion des eigentlichen Selbst der Miss B. bildet mit einen der spannendsten Abschnitte des Buches; Verf. ist der Ansicht, dass es ihm endgültig gelungen ist, die dissoziierten Teile wieder zu einer Persönlichkeit zusammenzubringen, da seit etwa einem Jahre ein Rückfall in die Dissoziation nicht mehr eingetreten sei. Der demnächst erscheinende dritte Teil des Werkes soll eine theoretische Behandlung des merkwürdigen Falles bringen.

Probst (Eglfing).

16. Jahresbericht des Irrenanstaltskomités der Londoner Irrenanstalten für das Jahr 1904/05.

Am 1. Januar 1905 betrug die Zahl aller in öffentlichen und privaten Irrenanstalten, Arbeitshäusern und Anstalten untergebrachten armen Geisteskranken Londons 24 652 (etwa halb so viel Schwachsinnige wie im Königr. Preussen), was eine Zunahme von 704 im Jahre bedeutet. Von diesen waren 280 in Arbeitshäusern und 152 bei Verwandten oder Freunden untergebracht. 17 770 waren in öffentlichen und privaten Irrenanstalten. Die Zunahme der für Irrenanstaltsbehandlung bestimmten Kranken betrug 640 gegenüber einem jährlichen Durchschnitt von 512 in den letzten 15 Jahren. Der Mangel an Räumen in den Irrenanstalten für die Kranken ist seit 1890 beständig gewachsen. Während solche im Jahre 1870 für 34 % der armen Geisteskranken vorhanden waren, betrug die Prozentzahl am 1. Januar 1905 nur 26 %. Die Schuld an diesen Zuständen wird dem Bestehen zweier Behörden für das Irrenanstaltswesen, des Council und das Beard, zugeschrieben.

Die bestehenden 9 Irrenanstalten des Council einschliesslich der Epileptiker-Kolonie boten am 1. Januar 1905 Raum für 17 060 Kranke, während 18 168 zu versorgen waren. Um der Ueberfüllung entgegenzuarbeiten, wurden bei den alten Irrenanstalten Neubauten errichtet und 3 neue Irrenanstalten erbaut. Die neueste elfte Irrenanstalt ist ganz im Villenstil gehalten, für London eine Neuerung.

Wie alle anderen englischen Irrenanstalten haben die Londoner über die Steigerung der Aufnahmen wegen seniler Involution zu klagen. Dazu kommen die zahlreichen Wiederaufnahmen (eine Frau wurde in 21 Jahren 14 mal aufgenommen), die durch die Notwendigkeit, die Kranken bei zeitweiliger Besserung zu entlassen, sich erklären. Im Jahre 1904/05 wurden 3813 Kranke aufgenommen; die Heilungen betrugen 33,59 % der Aufnahme, die Todesfälle 5,76 % aller behandelten Kranken. Alle Irrenanstalten sind überfüllt, besonders Honwell (um 215 Kranke).

Was den Bericht der einzelnen Irrenanstalten anlangt, gibt Direktor Stansfield in Benley an, dass seiner Erfahrung nach die Zahl der Fälle mit hereditärer Belastung und angeborenen Defekten von Jahr zu Jahr zunimmt, und macht dafür zum grossen Teil die zahlreichen zeitigen Entlassungen von Patienten verantwortlich, denen so die Fortpflanzung ermöglicht wird. Im Berichtsjahre waren 53,9 % hereditär belastet, und das ist noch eine Minimalzahl. 33 % der männlichen und 6,5 % der weiblichen Kranken hatten eine syphilitische Infektion überstanden. Bei der allgemeinen Paralyse ergab die Statistik der letzten 6 Jahre, dass Syphilis bei 78,7 % der männlichen und 70,23 % der weiblichen Kranken vorangegangen war. Bezüglich der Beziehungen zwischen Alkoholismus und Geistesstörung fand der Direktor von Clayburg bei einer eingehenden Untersuchung, dass der Alkohol bei 33,7 % der männlichen und 18,3 % der weiblichen Kranken zur Entstehung der Krankheit beigetragen hatte. In der Epileptikerkolonie mit 301 Kranken waren von 93 Aufnahmen 54 = 57,4 % durch Geistesstörung, Epilepsie oder Alkoholismus belastet. Hoppe.

59. Jahresbericht der Commissiones of Lunacy in England und Wales für das Jahr 1904.

Die Zahl der offiziell bekannten Geisteskranken in England und Wales betrug am 1. Januar 1905 119 829 (2630 mehr als im Vorjahre), oder 35,09 % auf 10 000 Einwohner, gegenüber dem Vorjahre eine Vermehrung um 1,09 % auf 10 000. In den letzten 9 Jahren ist die Zahl der Geisteskranken von 1 : 319 auf 1 : 285 gestiegen. Während sich die Bevölkerung seit 1863 um 53,6 % vermehrt hat, hat sich die Zahl der Geisteskranken um 125,3 % und die Zahl der jährlichen Aufnahmen um 111,4 % gesteigert. Auf 10 000 Einwohner berechnet, ist die Zahl der Geisteskranken um 46,6 % und der Aufnahmen um 39,3 % gestiegen. Wie gewöhnlich betrifft die Zunahme (96,6 %) hauptsächlich die öffentlichen Anstalten, die 81,8 % aller internierten Geisteskranken enthalten.

Von den 119 829 Geisteskranken waren 109 277 = 91,9 % unbemittelt, 9640 Privatpatienten und 912 kriminelle Irre. Die armen Kranken haben eine Vermehrung um 2506, die kriminellen um 35 erfahren.

Von den armen Patienten waren 78,62 % in öffentlichen Irrenanstalten (88), Hospitälern (14) und Privatanstalten (66), 16,29 % in Arbeitshäusern, 5,09 % (in Schottland 18,9 %) bei Angehörigen und Privaten untergebracht.

Die Zahl der Kranken in den einzelnen Landesteilen steht nicht im Verhältnis zur Dichtigkeit ihrer Bevölkerung; es gibt spärlich bevölkerte Bezirke, die die grösste Zahl der Geisteskranken haben. Aehnliches gilt für die Städte.

Die Zahl der Aufnahmen in die Anstalten (mit Ausnahme der Aufnahmen in die Idiotenanstalten) betrug 22 142, davon waren 82,3 % erste Aufnahme.

Die Zahl der Heilungen betrug 36,67 % (1895—1904 im Durchschnitt 37,70 %), die Todesrate 9,95 % des Bestandes.

Von allen in Anstalten befindlichen Kranken waren 53,9 % Frauen. Bei beiden Geschlechtern ist die Zahl der Aufnahmen im vorgerückteren Alter im Wachsen. In den Jahren 1884—1888 betrug die Zahl der über 65 Jahre alten unter den Aufnahmen 9,0 auf 10 000, die Zahl ist bis 1905 allmählich auf 14,3 % gestiegen. Allerdings sind 32,2 % dieser alten Kranken aus Arbeitshäusern transferiert worden.

Bei den Aufnahmen in den Jahren 1899—1903 handelte es sich in 72,5 % um erste Erkrankungen. Alkoholmissbrauch als einzige der mitwirkenden Ursachen wurde in den verschiedenen Grafschafts- und staatlichen Anstalten in 3 % bis 40 % aller Aufnahmen bezeichnet. Charakteristisch ist, dass in den Grafschaften mit einer hohen Prozentzahl von Aufnahmen alkoholischen Ursprungs die Verbrechen alkoholischer Natur vorwiegen.

Was die Formen der Geistesstörungen betrifft, so ergibt eine Uebersicht über die Jahre 1899—1903, dass bei den Frauen Manie und Melancholie (?) überwiegen, während bei den Männern halluzinatorische Geistesstörungen, Dementia paralytica und Demenz häufiger sind. Bei Privatpatienten sind die halluzinatorischen Geistesstörungen viel häufiger als bei den unbemittelten (10,1 % gegenüber 38 %), was auf den geringen Grad der Intelligenz bei den letzteren bezogen wird. Die Zahl der Paralytikeraufnahmen in den Jahren 1899—1903 betrug 1332, von denen 82,9 % Männer waren. Die Prozentzahlen bei den Privatpatienten waren 5,9 %, bei den unbemittelten 6,5 %; bei den Frauen lauten die Prozentzahlen 0,9 % bezw. 2,3 %, während sie bei den Männern ungefähr gleich sind. — Die Zahl der Epileptiker unter den Aufnahmen betrug in dem fünfjährigen Zeitraume 7,7 %; bei den armen Kranken 8,3 %, bei den Privatpatienten aber nur 2,6 %.

Von den 9334 Todesfällen, die im Jahre 1904 vorkamen, fallen auf Paralyse 1625 = 17,4 %, auf Lungentuberkulose 1442 = 15,4 %, auf Altersschwäche 927 = 9,8 %, auf Herzklappenkrankheiten 566, auf Lungenentzündung 498, auf chronische Nierenentzündung 424. In den öffentlichen Anstalten betrug die Prozentzahl der Todesfälle durch Tuberkulose 17,6 %. Hoppe.

Tefty honott report of the inspectors of lunatics on the district criminal and private lunatic asylums in Ireland, dated Octbr. 1905.

Am 1. Januar 1905 betrug die Zahl der Kranken in den Anstalten aller Art 22 996, um 202 mehr als im Vorjahre. Im Verhältnis zur Bevölkerung betrug die Zahl 1:178 (ca. 522 auf 100 000) gegenüber 1:222 i. J. 1891 und 1: 657 i. J. 1851, während die Zahl in England und Wales am 1. Januar 1905 1:273 war. Seit 1880 hat sich die Verhältniszahl, wo sie 250 auf 100 000 Personen der Bevölkerung betrug, mehr als verdoppelt.

In den Distriktsanstalten befanden sich ca. 18 615 Kranke. Die Zahl der ersten Aufnahmen hat sich in den letzten beiden Jahren verringert. Die Prozentzahl der Heilungen betrug 36,3 %, die der Todesfälle 7,8 %. Unter den 1449 Todesfällen nahm die Tuberkulose mit 467 (Lungentuberkulose allein 418 = 32,2 %) Fällen die erste Stelle ein. Die Paralyse bildete nur 3,1 % der Todesfälle. Unter den Krankheitsursachen stand neben der Heredität Alkoholismus an erster Stelle. Die Zahl der kriminellen Geisteskranken, die in Dundrum (Staatsanstalt) untergebracht werden, betrug 159.

Die Zahl der Irren, die von den Armenhäusern in geordnete Irrenanstalten übergeführt worden sind, hat sich in den letzten Jahren stetig vermehrt. Die Zahl der Privatpatienten (Pensionäre) in öffentlichen und privaten Anstalten betrug 794; die Zahl hat sich in den letzten 25 Jahren nur um 124 gesteigert.

Hoppe.

Fortyseventh anual report of the general boord of commissioners in lunacy from Scotland 1905.

Am 1. Januar 1905 waren in Schottland 17421 Geisteskranke offiziell bekannt. Von diesen wurden 14690 auf Gemeindekosten, 30 auf Staatskosten und 2551 aus Privatmitteln unterhalten. Es bestanden 7 königliche, 19 Distrikts-, 3 Privat-, 3 Gemeindeanstalten und 12 Irrenabteilungen an Armenhäusern, dazu kommen 2 Schulen für geistesschwache Kinder und eine Abteilung für kriminelle Irre zu Perth.

Die Zahl der Kranken ist gegenüber dem Jahre 1903 um 368 gewachsen (darunter 342 arme Kranke). Die Zahl der Aufnahmen unter den armen Kranken ist in den letzten Jahren bedeutend, in den letzten 5 Jahren aber verhältnismässig wenig gewachsen. Die Prozentzahl der Heilungen betrug in den königlichen und Distriktsanstalten 33,2 % der Aufnahmen, im Durchschnitt der 5 Jahre 1900 bis 1904 aber 36,8 %; die Prozentzahl der Todesfälle zur Zahl der Kranken 8,9 bis 9,3 %. Unter den Todesfällen bildeten die durch Tuberkulose 11,6 % bei den Männern und 14,6 % bei den Frauen; diese Prozentzahlen haben sich seit 1880 nicht wesentlich geändert. Aehnliches gilt für die Dementia paralytica, die 22,4 % der Todesfälle bei den Männern und 5,5 % bei den Frauen bildete.

Seit dem Jahrfünft 1880 bis 84 ist die Zahl der in Anstalten untergebrachten armen Geisteskranken um 6,3 auf 10000 Einwohner gewachsen. Dieses Anwachsen ist vorzugsweise durch eine steigende und dauernde Abnahme in der Zahl der Entlassungen bedingt. Letzte Erscheinung wiederum scheint folgende Ursachen zu haben: Zunahme der Bereitwilligkeit, die Kranken in Anstalten zu bringen, und abnehmende Neigung, sie wieder herauszunehmen; steigende Aufnahme alter, siecher, unheilbarer Kranke, die geringe Neigung der Direktoren, ruhig arbeitende Kranke, die die Kosten der Anstalten vermindern, zu entlassen, die Errichtung von Anstalten über das Bedürfnis hinaus.

Bezüglich des Wartepersonals wird über starken Wechsel, besonders unter den jüngeren Leuten, geklagt. 76 % der Austritte waren freiwillig.

Die Zahl der in Privatpflege untergebrachten Geisteskranken betrug am 1. Januar 1905 2704 (46 mehr als im Vorjahre). Im allgemeinen hat ihre Zahl in den letzten 10 Jahren nicht wesentlich zugenommen Sie beträgt 18,9 % aller Kranken. Die Einrichtungen für die ärmeren Klassen der Kranken wurden als mangelhaft bezeichnet.

Die Kosten für die armen Kranken in den Distriktsanstalten betrugen 27 £ 2 sh (gegenüber 26 £ 7 sh in den englischen Grafschaftsanstalten).

Hoppe.

Report for the year 1904 of the inspector general of the insane New South Wales (September 1905).

Die Zahl aller Geisteskranken in öffentlichen (7, darunter eine für Kriminelle) und privaten Anstalten betrug am 31. Dezember 1904 5097, oder im

Verhältnis zur Zahl der Einwohner 1:587 (nicht ganz 2 auf 1000). Die Zahl der Aufnahmen betrug 1020 (1:1432) gegenüber einem Durchschnitt von 1:1253. Unter den Aufnahmen befanden sich nur 49 Fälle von Paralyse. Alkoholmissbrauch bildete die Hauptursache der Geistesstörungen und zwar in 143 Fällen = 14 %, daneben Heredität in 81 Fällen = 7,8 %. Die Zahl der Heilungen betrug 45,38 % der Aufnahmen, die Zahl der Todesfälle 7,69 % des Bestandes. Unter den Todesursachen war die Tuberkulose nur mit 10 % vertreten.

Hoppe.

Charpentier: Les Empoisonneuses. Etude Psychologique et Medico-Légale. Paris, G. Steinheil 1906. 1 vol. in 8 raisin de 232 pages avec 8 figures et 2 planches. Prix 6 frs.

Der Verf. zeigt in seiner Studie über die Giftmörderinnen, wie durch alle Zeiten hindurch dieser kriminelle Typus sich verfolgen lässt, der eines der merkwürdigsten Kapitel der Kriminal-Anthropologie bildet und für den Psychiater von mindestens der gleichen Wichtigkeit ist wie für den Richter. Das Buch zerfällt in zwei Hauptteile, einen historischen und einen klinischen, denen noch eine kurze gerichtsärztliche Betrachtung folgt. Im historischen Teile bringt Verf. eine erschöpfende Darstellung der Geschichte des Giftmordes; er beginnt mit den mythologischen Gestalten der Hekate, Circe, Medea, widmet eine treffliche Schilderung den Giftmorden der römischen Kaiserzeit, um dann allmählich ausführlicher werdend von Katharina von Medici und ihren Genossen zu dem berüchtigten Falle der Marquise von Brinvilliers überzugehen, dem er ein eigenes Kapitel widmet, da derselbe die Reihe jener Giftmordprozesse des 17. und 18. Jahrhunderts in Frankreich eröffnet. Daran schliessen sich dann alle bekannten Fälle bis auf die Gegenwart. Besonders hervorzuheben, sowohl in dem historischen wie im klinischen Teile, ist die Einfügung einer Reihe von „Pièces justificatives" (32), zeitgenössischen Dokumenten wie ärztliche und chemische Gutachten (eines vom J. 1384), gerichtliche Protokolle, Briefe, Bruchstücke aus Memoiren u. s. w. Im klinischen Teil bespricht Verf. dann eine Reihe von Fällen in klarer, überzeugender Darstellung nach den beiden Hauptgruppen der „Dégénérées hysteriques" und der „Empoisonneuses mélancoliques"; natürlich umfasst die erste Gruppe den weitaus grösseren Teil der in Frage stehenden Fälle. Der Verf. kommt zu den Schlussfolgerungen, dass einmal der Giftmord ein fast ausschliesslich von Weibern begangenes Verbrechen sei, und dass ein sehr grosser Prozentsatz dieser Giftmörderinnen aus hysterischen Entarteten bestehe; der Zusammenhang zwischen dem Geisteszustande dieser „Desequilibrierten" und der Psychologie des Giftmordes sei so offenbar, dass man sagen könne: „Le poison est l'arme de choix de l'hysterique qui tue." Verf. verlangt, dass keine Giftmörderin ohne vorherige sachverständige ärztliche Beobachtung nnd Begutachtung verurteilt werden dürfe. Die hysterisch degenerierten Giftmörderinnen sollen dauernd interniert werden; sie gehören in jene Anstalten für gemeingefährliche, verbrecherische Geisteskranke, welche schon so lange und immer noch vergeblich von den Irrenärzten verlangt werden. Eine zeitlich begrenzte Strafe resp. Internierung sei bei Giftmörderinnen absolut zu[illegible]werfen.

Dem Buche sind eine Reihe guter Illustrationen sowie eine ausführliche Bibliographie beigegeben.

Probst.

Eduard Friedrich: Die Seereisen zu Heil- und Erholungszwecken, ihre Geschichte und Literatur. 325 S. Berlin, Vogel & Kreienbrink 1906.

Wenngleich das vorliegende Werk weniger den Neurologen und Psychiater interessieren dürfte, als den inneren Kliniker und ganz besonders den medizinischen Historiker, so soll doch auf dasselbe auch an dieser Stelle empfehlend hingewiesen werden. Es ist in der Hauptsache eine Geschichte der Seereisen in therapeutischer Absicht, vorzugsweise zur Heilung der Lungentuberkulose, einer Heilmethode, die seit 2 Jahrtausenden in zahlreichen Aerzten ihre Vertreter gefunden hat. — In chronologischer Reihenfolge gibt Verfasser, ein auf dem Gebiete der Balneologie geschätzter Schriftsteller, einen Entwicklungsgang der Seereisen zu Heilzwecken bis zu ihrer jetzigen Ausgestaltung. Wir müssen seine grosse Belesenheit bewundern und seine grosse Findigkeit, mit der er längst vergessene einschlägige Arbeiten in den Bibliotheken aufgestöbert hat; mit wahrem Bienenfleiss hat er dies alles zu einem abgeschlossenen Ganzen zusammengefügt. Interessant ist es, seinen Ausführungen zu entnehmen, dass alle seetüchtigen Nationen stets bemüht gewesen sind, diesem bewährten Heilmittel immer wieder zu seinem Rechte zu verhelfen, wenngleich die zeitweilig herrschende Richtung der Medizin denselben nicht immer günstig gewesen ist.

Buschan (Stettin).

Hans Loetscher: Schweizer Reise- und Kur-Almanach. Die Kurorte und Heilquellen der Schweiz. Zürich, Th. Schröder 1907. 14. Aufl. Preis 6,00 Mk.

Ein bequemes und reichhaltiges Nachschlagebuch, gut ausgestattet, mit Abbildungen und Karten reichlich versehen. Gaupp.

IV. Referate und Kritiken.

Economo: Beiträge zur normalen Anatomie der Ganglienzelle. (Archiv f. Psychiatrie XXXXI. Heft 1.)

Die Fibrillenuntersuchungen, deren Resultate E. hier mitteilt, hat Verf. bei Bethe und bei Alzheimer ausgeführt. Er behandelt zunächst die Frage nach den endocellulären Fibrillennetzen und den freiverlaufenden Zellfibrillen. Um zu dieser Frage Stellung zu nehmen, hat E. Rückenmarkszellen bestimmter Höhen berücksichtigt und ihre mit den verschiedenen gebräuchlicheren Fibrillenmethoden (Bethe, Bielschowsky, Cajal, Donaggio, Joris) hergestellten Bilder mit einander verglichen. Er kommt dabei zu dem Ergebnis, dass Bethe's Methode die einzigen elektiven Fibrillenbilder liefert; ihre Bilder sind dort, wo die Färbung gelungen ist, wirklich rein, sie müsste deshalb zur Kontrolle für alle anderen bis jetzt bekannten Fibrillenmethoden dienen. Auf Grund solcher Kontrollvergleiche zeigt sich, dass die verschiedenartigen zur Darstellung gebrachten Netze auf Verklebungen der Fibrillen oder auf eine Imprägnation des plasmatischen Wabenwerkes zurückzuführen sind oder endlich dass sie den Donaggio'schen echten Netzen entsprechen, die aber keine Neurofibrilen-Netze sind. In allen Rückenmarkszellen fanden sich freilaufende glatte Fibrillen, die nicht mit anderen anastomosieren und nicht mit eventuellen Netzen zusammenhängen.

Sehr schön sind die Tafelfiguren, die die Erörterungen über die Golginetze und Endknöpfe illustrieren; besonders fallen die Bilder auf, die Verf. an Präparaten nach einer von ihm angegebenen Modifikation der Cajal-Methode bekommen hat (Anwendung des Cajal-Verfahrens an Gelatineschnitten). Man sieht an solchen Schnitten, wie die Endknöpfe der Zelloberfläche dicht aufsitzen als Kegel, Ringe oder körnige Plättchen, wie die Achsenzylinder an diesen Endknöpfen netzartig zusammenhängen und wie ihre Fibrillen hier ein epizelluläres Geflecht (vielleicht auch ein wirkliches Netz) bilden. Beachtenswert scheint es, mit welcher Reserve sich Verf. über den fraglichen Zusammenhang zwischen extra- und intrazellulären Fibrillen äussert. — Die Golginetze bestehen aus einem nervösen Teil, dem den Zellfibrillen und den Achsenzylinder-Endausbreitungen gehörigen Geflecht, und aus dem nicht nervösen sogenannten Füllnetz.

Im dritten Abschnitt seiner Arbeit bespricht Verf. relativ seltene Gebilde, die er an Rückenmarkschnitten von Rindsembryonen gesehen hat; flaschenförmige Schläuche, die an der Zelloberfläche trichterförmig beginnen und deren Wand von Fortsätzen des Golginetzes gebildet sind. Sie scheinen sprossen- oder röhrenartig den Zellleib zu durchdringen und enthalten vielfach Gliakerne, Capillaren etc. Nach der Vermutung des Verf. gelangen sie beim Wachstum der Zelle in den Zellkörper hinein; die wachsende Zelle umschliesst bei ihrer Vergrösserung Teile des sie umgebenden Gewebes. Für die Frage, wie es „beim Wachstum der Zelle zu einer Continuität der leitenden Elemente kommen kann“, sind solche Gebilde von Bedeutung. Spielmeyer.

Muskens: Centrale eindigingen van den N. vestibularis. (Vorläufige Mitteilung.)

(Psychiatr. en neurolog. Bladen. No. 1. Jan.-Febr. 1906.)

Durch seine Präparate hält Verf. das Bestehen des zuerst von Lewandowski beschriebenen Fasciculus solitarius n. vestibularis für erwiesen.

Auch scheint jedem der drei halbzirkelförmigen Bögen ein eigener centraler Endapparat zu entsprechen. Forster (Berlin).

Heinrich Voigt: Ueber das Wachstum microcephaler Schädel.

(Neurolog. Centralblatt. 1906. No. 7.)

Auf Grund genauer Messung einer grösseren Reihe von microcephalen Schädeln in verschiedenen Altern der Individuen kommt Vogt zu dem Resultat, dass man am microcephalen Schädel drei Abschnitte unterscheiden kann, die sich in Bezug auf ihre Entwicklung verschieden verhalten:

1. Derjenige Teil, dessen Wachstum nur durch die Vorgänge am Gehirn beeinflusst wird (Kopfhöhe, bezw. Ohrbogen, biparietaler Durchmesser), zeigt beim Microcephalen fast in allen Fällen stationäre Zahlen;

2. Derjenige Teil, dessen Wachstum besonders von den Sinnesorganen bestimmt wird (fronto-occipitaler Durchmesser, Kopfumfang, Querdurchmesser des Kopfes, Abstand der Pori acustici), zeigt in seinen Massen gegen die Norm eine Verringerung der Zunahme, aber keinen völligen Stillstand;

3. Den eigentlichen Gesichtsschädel, dessen Masse beim Microcephalen nach ungefähr normalem menschlichem Typus wachsen und sich von der Norm am wenigsten entfernen. Goldstein (Königsberg).

Franz Herzog: Ueber die Sehbahn, das Ganglion opticum basale und die Fasersysteme am Boden des dritten Hirnventrikels in einem Falle von Bulbusatrophie beider Augen.

(Deutsche Zeitschrift für Nervenheilkunde. Bd. XXX. S. 3 u. 4.)

Die vorliegende Untersuchung beschäftigt sich an der Hand eines pathologischen Falles mit den anatomischen Verhältnissen der Sehbahn, mit den Kommissuren des Ventrikelbodens und den Kernen desselben. Verf. kann die bisherigen Resultate zum Teil bestätigen, zum Teil auch berichtigen. Zu einem kurzen Referat eignet sich die, viele einzelne anatomische Details enthaltende Arbeit nicht. Kalberlah.

Poynton, Parsons, Holmes: A contribution to the study of amaurotic family idiocy.

(Brain 1906 Summer.)

Mitteilung dreier Fälle von Sachs'scher Krankheit; zwei davon wurden anatomisch untersucht. Es konnten dabei vor allem auch die Resultate Schaffer's an der Hand von Bielschowsky-Präparaten bestätigt werden: Blähung der Ganglienzellleiber und ihrer Fortsätze, ubiquitäre Verbreitung der eigenartigen Zellerkrankung. Von Interesse sind diese Untersuchungen besonders auch deshalb, weil hier die Veränderungen an den Bulbi eingehend berücksichtigt sind. In der Literatur finden wir darüber bislang nur wenige genauere Angaben; deshalb bringen diese Befunde eine beachtenswerte Ergänzung der bisherigen Kenntnisse von den Augenveränderungen bei dieser Erkrankung. Das Wesentliche an den histologischen Bildern vom Auge ist die mit der Ganglienzellerkrankung im Gehirn übereinstimmende Veränderung der retinalen Nervenzellen. Spielmeyer.

Max Lewy: Ueber die Schmerzreaktion der Pupillen als ein differential-diagnostisches Zeichen zwischen organischer und psychogener Druckschmerzhaftigkeit. (Vorläufige Mitteilung.)

(Neurol. Centralbl. 1906.)

L. stellt den Satz auf: „Die durch grelle Beleuchtung stark verengten Pupillen werden deutlich weiter bei erheblich schmerzhaftem Druck auf organisch kranke Teile; diese Erweiterung bleibt aus bei psychogener Druckschmerzhaftigkeit".

Dazu wäre folgendes zu bemerken.

1. Die von L. angewandte Methode, die Auslösung von Schmerzreaktionen der Pupille bei greller Beleuchtung zu versuchen, ist ungünstig und führt leicht zu Fehlschlüssen. Jedenfalls müsste das Auge vorher gut an das helle Licht adaptiert sein, da sonst starke Schwankungen eintreten unabhängig von der etwa sich zeigenden Schmerzreaktion. Weiterhin ist aber auch daran festzuhalten, dass die Auslösung von sensiblen und psychischen Reaktionen der Pupillen vielfach besser bei weniger starkem Licht gelingt, ja, dass oft Pupillen, die bei greller Beleuchtung keinerlei Bewegung auf Schmerzreiz erkennen lassen, bei weniger starkem Licht deutliche Ausschläge zeigen. Dies zur Methode.

2. Wenn nun auch im allgemeinen die menschliche Pupille sich erweitert, wenn dem Individuum ein Schmerzreiz zugefügt wird, so wissen wir doch, dass diese Erweiterung ausbleiben kann, trotzdem der Mensch den Schmerz empfindet. Sie bleibt fast regelmässig aus bei Pupillen, deren Lichtreaktion gestört ist oder auch bei alten Leuten, deren Iris wenig beweglich ist: sie

bleibt ferner aus bei einem grossen Teil der an Dementia praecox leidenden Kranken. Abgesehen von diesen Möglichkeiten des völligen Fehlens der sensiblen Pupillarreaktion finden wir in vielen Fällen den Ausschlag so gering, dass er nur dem bewaffneten Auge deutlich wird. Abgesehen von den obengenannten Kategorien kranker Individuen zeigen auch Normale, ja sogar Psychopathen, Hysterische, Epileptische, bei denen im allgemeinen die psychischen und sensiblen Reflexe sehr deutlich sind, hie und da ganz geringe kaum sichtbare Ausschläge. Es darf also meiner Ansicht nach aus dem Fehlen (oder scheinbaren Fehlen) der Schmerzreaktion nicht ohne weiteres geschlossen werden, dass der Untersuchte keine Schmerzen empfindet.

3. Wir wissen, wenn Jemand bei Druck auf den Unterleib oder dergl. angibt, Schmerz zu empfinden und dabei seine Pupillen sich erweitern, noch nicht, ob er wirklich Schmerzen spürt. Wir wissen, dass jede geistige Tätigkeit, jede Anspannung der Aufmerksamkeit, jede lebhafte Willensbewegung psychische Reflexe der Pupillen auszulösen imstande sind, indem eine deutliche Erweiterung der Pupillen eintritt. Es wird also besonders bei einem psychopathischen Menschen schon die blosse lebhafte Vorstellung einer Schmerzempfindung, die Selbstsuggestion einer solchen, genügen, um eine Pupillenerweiterung bei ihm zu erzeugen.

Wir werden daher vorläufig noch gut daran tun, einerseits nicht jede Druckschmerzhaftigkeit, bei deren Prüfung die Erweiterung der Pupillen ausbleibt, für psychogen zu erklären, andererseits uns auch nicht, falls bei einer Hysterischen bei Druck auf die Gegend des Wurmfortsatzes die Pupillen weit werden, bestechen lassen, einen operativen Eingriff zu befürworten.

Vergl. u. a. Bumke. Das Verhalten der von nervösen und psychischen Vorgängen abhängigen Irisbewegungen bei Geisteskranken. Centralblatt für Nervenheilkunde und Psychiatrie 1903, S. 613. Cramer, Ueber die sympathische Reaktion bei einem Unfallkranken. Deutsche med. Wochenschr. 1901, No. 2. Haab, Der Hirnrindenreflex der Pupille, Archiv für Augenheilkunde 46. Bd. S. 1. 1903. Hübner, Ueber die psychische und sensible Reaktion der Pupillen. Centralblatt für Nervenheilk. und Psychiatrie 1905, S. 945. Moeli, Untersuchung der Pupillendilation auf sensible Reize bei Geisterkranken. Sitzung der Berliner Gesellschaft für Psychiatrie und Nervenkrankheiten. 8. V. 1882. Piltz J., Ueber Aufmerksamkeitsreflexe der Pupille. Neurol. Centralblatt 1899. Weiler, Pupillenuntersuchungen bei Geisteskranken. Allgem. Zeitschrift für Psychiatrie 1906, S. 572.

Weiler (München).

Bloch (Kattowitz): Zur Geschichte der traumatischen Neurose.

(Medizinische Klinik 1906, No. 45.)

Interessanter Ueberblick über die wechselnde Auffassung der traumatischen Neurose bezüglich des Zusammenhanges zwischen Verletzung und konsekutiver Nervenerkrankung, bezüglich Simulation, Frage des „organischen" oder „funktionellen" Charakters der Krankheit etc. Immer mehr ist die „traumatische Neurose" in den Kreis der Psychiatrie einbezogen worden (Schreckneurose" nach Kraepelin). Bl. will vorläufig für die Fälle, in denen das Krankheitsbild lediglich Folge der psychischen Alteration (Schreck) ist, die Bezeichnung traumatische „Neurose", für diejenigen, in denen das Trauma an einem bestimmten Körperteil angegriffen hat, die der traumatischen „Neurasthenie" bezw. „Hysterie" angewandt wissen. (Ob damit viel gewonnnen ist, ist zweifelhaft. Ref.)

Liebetrau (Lüneburg).

Paul Schuster: Behandlung von Unfallschäden und deren Folgezuständen duch den Neurologen. (Vortrag.)
(Mediz. Klinik 1906, No. 46 u. 47.)

Klare, von praktischer Erfahrung zeugende Darstellung der Therapie bei Unfallneurosen. Sch. empfiehlt namentlich vernünftige Suggestivbehandlung unmittelbar nach dem Unfall, sofortige Aufnahme in ein Krankenhaus, nicht zu viel Lokalbehandlung, keine lange Bettbehandlung. Er rät mehr zu Hydrotherapie und Arzneimitteln als zur Medicomechanik, steht der Hypnose etwas skeptisch gegenüber, ist kein Freund der Unfallkrankenhäuser, sieht in der wirklich produktiven bezahlten Arbeit das beste Heilmittel. Den Glauben des Verf. an das „Abstinenzdelirium" teile ich nicht, da ich bis jetzt noch keinen Fall kennen lernte, in dem man mit Recht von einem Abstinenzdelirium hätte sprechen können. Gaupp.

Döllken: Wann sind Unfallneurosen heilbar?
(Neurolog. Centralbl. 1906. No. 23.)

Verf. kommt im Wesentlichen zu den gleichsn Ergebnissen wie Ref. in seinem Stuttgarter Vortrag. D. wünscht u. a. auch Abschaffung der „Vertrauensmänner", gesetzlichen Zwang für die Betriebe, die verunglückten Arbeiter wieder einzustellen, Einschränkung des Einflusses unberufener Ratgeber, Ausdehnung des Prinzips einmaliger Kapitalabfindung, Hebung des Pflichtgefühls unserer Arbeiter, bessere Ausbildung der Massnahmen zur Unfallverhütung. Gaupp.

Volland: Geburtsstörungen und Epilepsie.
(Allg. Zeitschr. f. Psych. LXIII, 5.)

Den von mehreren Autoren behaupteten Einfluss erschwerter Geburt auf die Entstehung der Epilepsie untersuchte Verf. an dem Material der Anstalt Bethel. Unter 1500 Epileptikern fand er 45 mit abnormem Geburtsverlauf; bei 13 davon bestand daneben auch hereditäre Belastung. Es wird ein kurzer Ueberblick über die Art der Schädigung während der Geburt, ihre Folgen und den Krankheitsverlauf gegeben. Für die Wirksamkeit dieser Ursachen sprach es, dass in einer Reihe von Fällen nachzuweisen war, dass auch andere Kinder derselben Eltern nach schwierigem Gebursverlauf an Epilepsie erkrankten, während die normal Geborenen gesund blieben. Die Schädigungen während der Geburt spielen also keine grosse Rolle, aber in einigen Fällen schaffen sie doch eine Prädisposition, auf Grund deren später mit oder ohne Gelegenheitsursache die Epilepsie ausbricht. Chotzen.

William L. Stowell (New-York): One hundert and three cases of epilepsy. Medical Record. 1906. Vol. 70, No. 13.

Bericht über 103 Fälle von Epilepsie aus der privaten, poliklinischen und spitalen Praxis.

Das jugendliche Alter ist am meisten beteiligt. Von 103 Kranken waren 8 im Alter unter 5 Jahren, 31 zwischen 5 bis 10, 52 zwischen 10 und 20 Jahren und 12 über 20 Jahre alt. Von 1700 Kindern des New-Yorker Universitäts-Kinderkrankenhauses waren ungefähr 1 % epileptisch (das jüngste erst zwei Wochen alt). — Kinder von ungesunden oder neurasthenischen Eltern neigen leichter zur Acquisition der Epilepsie, als solche von gesunden Vorfahren. Viele der ins Krankenhaus aufgenommenen Fälle waren einem Milieu entsprungen, wo Armut, Ueberfüllung und Alkoholmissbrauch herrschten. 49 % der Kinder stammten von epileptischen Eltern ab. Nach Spratling hatten 16 % der Epileptischen ebensolche Kinder, 15 % alkoholische Eltern und in 14 % war Tuberkulose in der Familie einheimisch. Er fand cerebrale Lähmungen als Ursache der Krampfanfälle in 11 % seiner Fälle, in $^1/_2$ derselben war das Leiden angeboren. Stowell stellte unter seinen 103 Fällen 22 Plegien fest.

Unter den direkten Ursachen, die den ersten Ausbruch der Anfälle veranlassten, werden angegeben: Schrecken, Verbrennung, Sturz von der Treppe oder einer ziemlichen Höhe, Masturbation (?), schwere Geburt (?), Masern, Scharlach, Keuchhusten, Sonnenstich u. a. m. 14 Fälle waren durch Trauma veranlasst (nach Spratling 6,5 %).

53 Fälle gehörten dem Grand mal, 30 dem Petit Mal, 13 der gemischten Form an; 14 Fälle gingen mit augenfälligen psychischen Erscheinungen einher. Ausgesprochen geisteskrank waren 3 % (nach Albutt 8,6 %). Unter den prämonitorischen Symptomen waren solche von Seiten des Geschmacksinnes auffällig selten.

Die Behandlung bestand in Hebung des allgemeinen Ernährungszustandes und Beruhigung des Nervensystems. Besonders angebracht erwies sich eine vegetarische Diät. Von den Medikamenten behaupteten allein die Brompräparate ihren Wert, passend in Verbindung mit allgemeinen Tonicis verabreicht. Kochsalzarme Kost machte grössere Mengen Brom erträglicher. — An 4 Kranken wurde die Kraniektomie vollzogen (bei 3 davon war ein Schädeltrauma vorausgegangen, beim vierten Patienten waren andere Ursachen massgebend); ein merklicher Erfolg war aber nicht zu konstatieren. Buschan.

A. Strümpell: Bemerkungen über die Behandlung der Epilepsie.
(D. Arch. f. klin. Med. Bd. 84, S. 69 ff.)

Strümpell gibt eine kurze Uebersicht einer rationellen Epilepsie-Behandlung: Regelung der allgemeinen Lebensweise, Vermeidung geistiger Ueberanstrengung, ausreichende, aber einfache Ernährungsweise unter Vermeidung zu reichlicher Fleischmengen und Bevorzugung vegetabilischer Kost, Ausschaltung stark gewürzter und stark gesalzener Speisen, Verbot von Alkohol und Tabak, mässige Muskelübungen. Mit der Bromtherapie ist grosse Vorsicht geboten; die schädlichen Nebenwirkungen des Brom werden oft unterschätzt. Bei den Fällen, in welchen nur selten Anfälle auftreten, ist die Bromdarreichung nicht angezeigt. In den Fällen, in denen man nicht ohne Brom auskommt, achte man sorgfältig auf die Erscheinungen der Intoxikation. Strümpell hält einen Teil der dauernden Störungen der geistigen Fähigkeiten, wie man sie in den Spätstadien dor Epilepsie beobachtet, für Folgen chronischer Bromintoxikation. Neben Brom empfiehlt er Belladonna, Zincum oxydatum, auch Baldrianpräparate. G. Liebermeister (Cöln).

D. M. von London: Beitrag zur Kenntnis der pathologischen Anatomie der Chorea.
(Psych. u. Neurol. Bladen. Juli/August 1906.)

Verf. findet „Neuronophagen" an Ganglienzellen und in Blutgefässen. Es ist schon früher festgestellt, das es echte Neuronophagen nicht gibt. Was Verf. für solche hält, sind Gliazellen und manchmal wahrscheinlich Lymphocyten. Die Vermutung, die Verf. zum Schlusse ausspricht, es könnte sich um Gliazellen handeln, ist schon durch die Arbeit Nissl's in diesem Sinne entschieden.

Forster.

E. Bähr (Münsterlingen): Zur Präventivimpfung bei Tetanus.
Correspondenzbl. f. Schweiz. Aerzte. 1906. Jahrg. XXXVI, No. 23.

Zu der Frage, wieweit die prophylaktische Anwendung des Serums bei Tetanus von Wert ist, bringt Verf. einen Beitrag. Ein 13 1/2 jähriger Junge fiel am 5. September vom Baum und zog sich einen komplizierten Vorderarmbruch zu, wobei das obere Fragment in den Boden hineingedrückt wurde. Die Reinigung der Wunde wurde sogleich vorgenommen, darauf Aufnahme ins Krankenhaus. Hier wurden bereits 4 Stunden nach dem Unfall 10 ccm Antitetanus-Serum subkutan injiziert. Die Wunde wurde noch einmal nach allen Regeln der Kunst und zwar in allen ihren Winkeln gereinigt (mit den verschiedensten Antisepticis). Am 7. September erfolgte die zweite und am 10. die dritte Injektion. Zwei Tage darauf stellten sich die ersten Anzeichen des Tetanus ein, die auf einen schweren Verlauf schliessen liessen, besonders mit Rücksicht auf die Dauer der Inkubationszeit. Es entwickelte sich auch ein Tetanus, der nach Rose als Tetanus vehemens incompletus tardus (nach anderen als Tetanus descendens chronicus) angesehen werden konnte. Und doch nahm er keinen schweren Verlauf, wenn man die unvollständige Kiefersperre, den langsamen Verlauf, die rasch erfolgende Lösung der Starre in Betracht zieht; indessen waren doch auch wieder bedrohliche Erscheinungen vorhanden durch die zeitweise Respirationsstillstand bewirkenden tonischen Krämpfe.

Ist der Grund, dass dieser Fall relativ milde verlief, in der Präventivimpfung und der nachträglichen Serumtherapie (nachträglich noch 2 Einspritzungen) oder in der Amputation des verletzten Armes oder in der symptomatischen Behandlung mit Nervina und Narcotica und der Fernhaltung aller Reize durch Aufenthalt in einem stillen Dunkelzimmer zu suchen? Verf. entscheidet die Frage nicht mit Bestimmtheit. Wenngleich der Amputation wohl der Hauptanteil an diesem Verlauf beizumessen ist, so darf doch seiner Ansicht nach wohl, zum Teil wenigstens, der günstige Ausgang der Präventivimpfung zugeschrieben werden.

Verf. geht zur besseren Klärung dieser Sachlage die in der Literatur veröffentlichten Fälle von Präventivimpfung bei Tetanus durch. Die Beobachtungen, wo nach solcher die Erscheinungen des Tetanus gänzlich ausgeblieben sind, sind für die Beurteilung der immunisierenden Wirkung des Serums nicht so beweiskräftig, wie diejenigen Fälle, wo trotz der Serumprophylaxe die vermeintlich abgewendete Krankheit sich doch einstellte. Es gelang ihm aus der Literatur 19 solcher Fälle (mit dem seinigen also 20) zusammenzutragen. Unter diesen war 5 mal tödlicher Ausgang eingetreten; macht also 25 % Mortalität. Nach Curschmann kommen im allgemeinen (unter 912 Fällen) bei Tetanus 50,79 % Todesfälle, nach Poland (unter 716 Fällen) sogar 88 % vor. Infolge Serumbehandlung ging nach Rose (55 Kranke) der Prozentsatz der Mortalität auf 40,09 %, nach v. Schuckmann (67 Fälle) auf 53 % zurück. Demnach hat es den Anschein, als ob die Mortalität bei Präventivimpfung eine noch geringere ist, nämlich 25 %. Sicher aber lässt sich aus den bisherigen Erfahrungen schliessen, dass die Mehrzahl der Fälle leicht oder abortiv verläuft, wie sich aus der Krankheitsdauer schliessen lässt. Denn von 15 Fällen — diese lassen sich in dieser Hinsicht nur einwandsfrei verwerten — verlief das Leiden 4 mal tödlich, 3 mal schwer, 5 mal erfolgte die Heilung leicht und 3 mal war der Verlauf abortiv.

Buschan (Stettin.)

P. Hartenberg: Crampe des écrivains guérie par la ligature élastique. (Archives de Neurologie Juillet 1906.)

Der Patient war 37 Jahre alt, litt seit 15 Jahren an Schreibkrampf: die Finger wurden, wenn er schreiben wollte, steif, so dass es ihm schwer fiel, die Buchstaben zu formen; besonders schwierig waren die langen wie f, g, l, h; die abgerundeten wie m, n wurden wie u; die Verbindung der Buchstaben wurde häufig unterbrochen. Abends war es besser wie morgens. Psychische Aufregung verschlimmerte das Leiden oder machte das Schreiben ganz unmöglich. Dabei bestand ein leichter Tremor, der ebenfalls bei Aufregung wich. Allgemeinzustand gut; nervöser, impressionabler Mensch. Galvanisation und Strychnin ohne dauernden Nutzen. Verf. wandte abends und morgens je 20 Minuten die Bier'sche Stauung mittelst elastischer Binde über dem Biceps an. Dabei keine Aenderung in Lebens- und Arbeitsweise. Besserung nach 14 Tagen, 2 Monate später Heilung. 3 Schriftproben.

Wolff-Katzenelnbogen.

Peritz (Berlin): Ueber die Aetiologie und Therapie des neurasthenischen Kopfschmerzes, des neurasthenischen Schwindels und der Migräne.

(Mediz. Klinik 1906. No. 44 bis 46.)

Unter Mitteilung einer Reihe einschlägiger Krankengeschichten legt P. die grosse Bedeutung dar, welche für die Entstehung der genannten Krankheitserscheinungen Myalgieen des Sternocleidomastoideus und des Cucullaris besitzen. Diese Muskeln sind auch in den anfallsfreien Zeiten schmerzempfindlich (auf Druck und elektrische Reizung). In längeren Ausführungen werden alle Symptome durch die schmerzhaften Contractionen der beiden Muskeln erklärt, teils infolge Spannung der Kopfmuskeln (Temporalis, Frontalis) durch Vermittlung der Galea, teils durch Druck auf die Kopfnervenstämme (Trigeminus, Vagus). Bestätigung seiner Theorie fand Verf. in dem prompten Erfolg von Kochsalzinjektionen in die Mm. Cucull. und Sternocleidom.

Liebetrau-Lüneburg.

N. Dohan: Kasuistisches zur hydriatischen Behandlung von Morbus Basedowii.

(Blätter f. Klin. Hydrotherapie. 1906. Jahrg. XVI, No. 9, S. 173 bis 176.)

Schilderung von 3 Fällen von Basedowscher Krankheit, die auf hydriatischem Wege ganz erheblich gebessert wurden, so dass sie zu ihrer gewohnten Beschäftigung zurückkehren konnten.

Die Behandlung bestand in Ganz-Einpackungen für eine Stunde mit nachfolgendem Halbbade (26 bis 29° 4 Minuten lang), Anwendung von Herz- und Nackenschlauch, Milchdiät und Ruhe. — Referent behandelt auf die gleiche Weise seine Basedow-Kranken mit zufriedenstellendem. Erfolge.

Buschan (Stettin.)

P. Hartenberg: Quand doit-on prescrire les Bromures aux Neuropathes? (La Presse medicale No. 39, 16. Mai 1906.)

Im Anfang der Anwendung des Broms gab man es jedem Nervenkranken mit psychischer oder motorischer Erregung, wie Hysterischen, Choreatischen, Tic-Kranken etc. Dann kam die Reaktion und man verliess es, ausser bei Epilepsie.

Brom hat eine niederdrückende Wirkung auf die Ernährung besonders des Nervensystems. Demgemäss wird Harnstoff- und Phosphorsäure-Ausscheidung verringert. Deshalb ist es bei schlechtem Ernährungszustand nicht anzuwenden. Hysterie und Neurasthenie sind Folgen eines schlechten Nervenzellenstoffwechsels. Darum muss bei diesen Kranken Brom absolut vermieden werden. Dagegen ist es anzuwenden bei kräftigen Leuten, bei denen es infolge von plötzlichen Gemütsbewegungen leicht zu einem Anfall von Nervosität mit Erregung, Schlaflosigkeit, Palpitationen kommt. Hier wirkt es sehr gut und bringt die Symptome in einigen Tagen zum Schwinden. Ferner ist seine Anwendung angezeigt bei den Angstneurosen, es beseitigt die Angst mitsamt den daraus entstehenden Phobien. Ebenso wirkt es bessernd, wenn nicht heilend bei Leuten mit Tic, Spasmen, Krämpfen, Zwangsimpulsen. Zuletzt ist es das Hauptmittel bei Epilepsie. Wolff-Katzenelnbogen.

Wickel (Obrawalde): Ueber Neuronal.
(Psych. neurol. Wochenschr.)

Aus den Versuchen des Verf. und der von ihm angeführten anderen Autoren geht hervor, dass Neuronal in der Dosis von 0,5 bis 2,0 gr gegen leichte und mittlere Erregungszustände brauchbar ist; bei schwereren sind auch höhere Dosen unzuverlässig; gegen Epilepsie hat es nichts Spezifisches.
Wolff-Katzenelnbogen.

Lapinsky: Ueber Psychosen nach Augenoperationen.
(Allg. Zeitschr. f. Psych. LXIII, 5.)

Nach einer Augenoperation wegen trachomatöser Schrumpfung des Augenlides und Hornhautgeschwüren trat bei einem senilen Manne mit Arteriosklerose und starken Verdauungsstörungen eine akute Psychose, nach L. „typisches halluzinatorisches Irresein" auf. In Anschluss an diesen Fall unterzieht Verf. die Literatur über die Psychosen nach Augenoperationen einer kritischen Durchsicht und stellt fest, dass die verschiedensten Psychosen dabei beschrieben wurden, auch nach den allerverschiedensten Operationen, und dass ganz verschiedene Ursachen dafür angeschuldigt werden. Es wird aber der Geisteszustand vor der Operation und das sonstige psychische und körperliche Verhalten meist gar nicht berücksichtigt, in einigen Fällen waren in der Tat schon vorher psychische Störungen zu beobachten. Die Operation hat also nur eine auslösende Wirkung. Die Erkrankten sind aber alle schon in höchsten Lebensjahren über, oft weit über 60 und die Arteriosklerose spielt bei ihnen eine grosse Rolle. Solche Kranke sind für jede Art Giftwirkung sehr empfindlich, aber ganz dieselben Psychosen sind auch sonst bei Arteriosklerotikern ohne Operation häufig zu finden. Die nach Augenoperation auftretenden Psychosen haben also nichts Spezifisches und gehören zu denen, welche sich mit Vorliebe bei Greisen mit ausgesprochener Arteriosklerose entwickeln. Chotzen.

P. Schröder: Beitrag zur Lehre von den Intoxicationspsychosen.
(Allg. Zeitschr. f. Psych. LXIII, 5.)*)

Für die Beurteilung des Zusammenhangs zwischen Intoxication und Psychose sind die absichtlich zugeführten Gifte Alkohol, Morphium etc. wenig geeignet, weil hier subjektive Momente eine grosse Rolle spielen. Sieht man aber die Folgeerscheinungen der ohne Willen der Kranken aufgenommenen Gifte durch, wie Ergotin, Kohlenoxyd, Blei, Jodoform, Salicylsäure, so findet man eine grosse Uebereinstimmung der Krankheitsbilder. Es sind in den

*) Als Vortrag auf der Jahresversammlung deutscher Psychiater zu München schon referiert im Autorreferat d. Verf. S. Centralblatt f. N. u. P. Juni 1906.

Grundzügen schwere Bewusstseinstrübungen, Neigung zu Krampfanfällen, zu delirianten Zuständen und motorischen Erregungen neben allgemeinen körperlichen und nervösen Symptomen. Charakteristisch ist die kurze Dauer, das rasche Abklingen und die Neigung zur Restitution.

Die grösste Aehnlichkeit haben diese Zustände symptomatologisch mit intercurrenten Erkrankungen bei organischen Prozessen, wie Tumoren, Schädelverletzung, Meningitis und hirnatrophischen Prozessen, insbesondere auch Paralyse. Zumal beim Kohlenoxyd ist das ganze Bild der Vergiftung viel mehr das einer Gehirnkrankheit als einer Psychose.

Bei der Wirkungsweise der Gifte muss man streng unterscheiden zwischen akuter und chronischer Vergiftung und zwischen direkter und indirekter Wirkung. Während eine Reihe von Stoffen immer und bei jedem Menschen ganz bestimmte spezifische Wirkungen hervorrufen, wie Schlaf, Rausch, Erregung, ist kein Stoff bekannt, der nach einmaliger Gabe eine Psychose erzeugt; wo solche dabei auftreten, sind die Erscheinungen durch die Vergiftung nur ausgelöst (pathol. Rausch etc.). Wenn bei Jodoform und Salicylsäure allerdings schon nach wenigen Tagen Psychosen ausbrechen, so sind hier die Entstehungsbedingungen ja durch die schwere körperliche Erkrankung kompliziert.

Sonst findet man Psychosen immer erst nach chronischer Vergiftung und da zeigt es sich, dass psychische Störungen auftreten bei Giften, die in einmaliger Dosis überhaupt keine erkennbare Wirkung üben, dann dass bei Giften, die bestimmte direkte Wirkung haben, doch die psychischen Störungen ganz anderer Art sind und dass diese Psychosen bei den verschiedensten Giften sich sehr ähneln.

Das spricht für eine indirekte Wirkung der Gifte durch allgemeine körperliche Veränderungen, welche eine gewisse Selbständigkeit haben müssen, wenn sie einmal entstanden sind, und welche bei verschiedenen Giften in der gleichen oder sehr ähnlichen Weise auftreten. Das anzunehmende Zwischenglied ist wahrscheinlich das Gefässsystem.

Dass in diesen Fällen in der Vergiftung die Ursache der Psychose liegt, dafür spricht die Häufigkeit, die Gleichartigkeit der Krankheitsbilder und ihre Abgrenzbarkeit von anderen klinischen Formen. Verf. wendet sich dagegen, andere Psychosen, welche vielleicht auch unter Einfluss von Giften entstehen können, aber symptomatisch keine spezifischen Besonderheiten nachweisen, ebenfalls zu den Intoxicationspsychosen zu rechnen. Schon bei den eigentlichen Intoxicationspsychosen ist der Entstehungsmechanismus, wie gezeigt, ein indirekter und die eigentlichen Bedingungen für das Auftreten einer Psychose kennt man nicht. Bei den anderen ist aber der Zusammenhang zwischen Gifteinführung und Psychose noch viel unklarer und zweifelhafter, so dass der Begriff der Intoxicationspsychosen ganz illusorisch würde, wenn jede Psychose, die nach einer Gifteinführung auftritt, dazu gezählt würde. Chotzen.

Callerre: Troubles mentaux dans la sclérose latérale amyotrophique. (Arch. de Neurol. Juni 1906.)

C. berichtet über 6 Kranke mit amyotrophischer Lateralsklerose, von denen die einen einer mehr oder weniger ausgesprochenen Demenz verfielen, die anderen, erblich belastet, melancholische Zustände und Wahnvorstellungen mit Anklängen an Systembildung — übrigens auch unter Zeichen psychischer Schwäche — hatten. Bei einem Falle der ersten Kategorie konmmt differentialdiagnostisch ernstlich Paralyse in Betracht. Ohne sich auf eine nähere Beweisführung einzulassen, spricht sich C. dafür aus, dass die gesamten psychischen Erscheinungen als Zeichen eines einheitlichen Krankheitsprozesses, etwa nach Analogie der multiplen Sklerose, gelten können. Bennecke (Dresden).

Derouhaix (Froidmont): La ponction lombaire en médecine mentale.

(Bull. de la soc. de méd. ment. de Belgique 1905. S. 46—55.)

Auf Grund von zahlreichen Untersuchungen kommt D. zu folgenden Schlüssen. Der Druck der Cerebrospinalflüssigkeit ist im allgemeinen bei Aufregungszuständen, bei der allgemeinen Paralyse und bei der Epilepsie stärker; doch kommt auch bei alten Paralytikern ein sehr geringer Druck vor. Eine wesentliche diagnostische Bedeutung kommt deshalb dem Druck nicht zu. Das gleiche gilt vom Eiweissgehalt, der vielfach bei Paralytikern verringert gefunden wurde, während eine Erhöhung von 1 $^0/_{00}$ und darüber nur bei Paralyse gefunden wurde. Lymphocythose wurde nie bei Epilepsie, Dementia praecox, Amentia konstatiert, während sie bei Paralyse ein fast konstanter Befund ist. Die Lymphocythose ist nach D. ein Ausdruck der interstitiellen, mit Gefässveränderungen verbundenen Gehirnkrankheiten, sie kommt daher bei den funktionellen parenchymatösen Cerebropathien nicht vor.

Fast in allen Fällen fand D. eine stärkere oder schwächere Zuckerreaktion; und in einigen Fällen und stets nur bei Dementia praecox blieb die Reaktion aus.

In einem Falle, wo die toxische Wirkung der Cerebrospinalflüssigkeit untersucht wurde, indem die einem Epileptiker mit zahlreichen Anfällen entnommene Flüssigkeit einem Kaninchen direkt eingespritzt wurde, ergab sich ein negatives Resultat; es trat nur im Verlauf von 10 Minuten eine allgemeine Schwäche, Verlangsamung der Atmung und Pupillenträgheit auf. Hoppe.

J. v. d. Kolk: Die Differentialdiagnose der Dementia paralitica mit der sogenannten alc. Pseudo-Paralyse.

(Psych. und Neurologische Bladen Mai-Juni 1906).

Verf. bespricht die verschiedenen Anschauungen über die neurologische Dementia paralytica und kommt zu dem Schluss, dass erst die anatomischen Untersuchungen von Nissl und Alzheimer eine sichere Abgrenzung und Trennung in der Alcoh. Pseudo-Paralyse ermöglicht haben. Bei der Entscheidung der Differential-Diagnose misst er der Lymphocytose eine wesentliche Bedeutung bei. Forster.

V. Vermischtes.

Für das Verhalten von Syphilis zu Tabes und Paralyse dürfte ein Aufsatz von Dr. Peyronie über die Syphilis bei den Eingeborenen von Tunis im Journal des maladies cutanées et syphilitiques, Bd. XVII, von grosser Bedeutung sein. Die Syphilitischen waren früher für die Muselmännner heilig, und es galt für eine Ehre, eine syphilitische Nekrose der Nasenknochen aufzuweisen. Die Krankheit hat sich daher in mächtigem Umfange verbreitet, so dass man, wie Dr. Malbol aus Konstantine berichtet, bei der Behandlung eines Arabers stets so verfahren könne, als ob er Syphilis gehabt habe. Mehr als $^3/_4$ aller Araber sind syphilitisch. Dr. Minivelle aus Naboul lässt sich in gleicher Weise über die schreckliche Zunahme der Syphilis unter den Eingeborenen aus; er schreibt, dass es ihm schwer wäre, unter den 4000 Arabern, die jährlich seine Sprechstunde aufsuchen, nur 100 ausfindig zu machen, die nicht mit akuter oder vererbter Syphilis behaftet wären u. a. m. (nach Referat in Zeitschr. f. Sozialwissenschaft 1906, 11). Wie wollen nun die Anhänger der Erb-Fournier'schen Theorie diese Beobachtungen mit der Tatsache vereinigen, dass Tabes und Paralyse so gut wie unbekannt unter den Arabern sind oder nur in verschwindend kleiner Anzahl beobachtet werden?

Buschan (Stettin).

„Heilpädagogische Umschau" betitelt sich eine neue, monatlich erscheinende Zeitschrift (Herausgeber: Lehrer Eduard Schulze in Halle, Verlag C. Marhold in Halle). Sie besteht aus Referaten über Leistungen und Fortschritte auf dem Gebiete der Heilpädagogik und ihrer Grenzwissenschaften. Bis jetzt liegen drei Hefte vor. Preis 2,50 M. vierteljährlich. G.

Der Taschenkalender für Nerven- und Irrenärzte (Herausgeber: Hugo Hoppe, Verlag von Vogel & Kreienbrink) ist für 1907 in gleicher äusserer Form wie seine Vorgänger erschienen. Was zu ändern bezw. zu ergänzen war, das ist geschehen. Im Kapitel: technische Notizen wurde einige neuere Färbemethoden (Bielschowsky, Ramon y Cajal) neu aufgenommen. Preis 3,00 M. G.

Unter dem Vorsitze des Herrn Geheimrat von Leyden aus Berlin findet vom 15.—18. April 1907 der 24. Kongress für Innere Medizin in Wiesbaden statt. Am ersten Sitzungstage: Montag, den 15. April 1907 soll folgendes Referat zur Verhandlung kommen: Neuralgien und ihre Behandlung. Ref.: Schultze (Bonn). Folgende Vorträge sind bereits angemeldet: Huismans (Cöln): Ein Beitrag zur pathologischen Anatomie der Tay-Sachs'schen familiären amaurotischen Idiotie. v. Jaksch (Prag): Ueber chronische Mangantoxicosen. Treupel (Frankfurt a. M.): Der gegenwärtige Stand der Lehre der Percussion des Herzens. Franze (Bad Nauheim): Demonstration einer durchsichtigen Zeichenebene für Orthodiagraphie. C. Hirsch (Leipzig) und W. Spalteholz (Leipzig): Coronarkreislauf und Herzmuskel, anatomische und experimentelle Untersuchungen. Ed. Müller (Breslau): Das proteolytische Leucocytenferment und sein Antiferment. Ed. Müller (Breslau) und Jochmann (Berlin): Demonstration einer einfachen Methode zum Nachweise proteolytischer Fermentwirkungen.

Ein internationaler Curs der gerichtlichen Psychologie und Psychiatrie findet an der Universität Giessen von Montag, den 15. bis Samstag, den 20. April 1907 in der Klinik für psychische und nervöse Krankheiten (Frankfurterstrasse 99) statt. Derselbe ist in erster Linie für Juristen und Aerzte bestimmt, die mit psychiatrischen Gutachten zu tun haben, sodann auch für Beamte an Straf-, Besserungs- und Erziehungsanstalten, besonders im Hinblick auf angeborene geistige Abnormitäten, ferner für Polizeibeamte, die öfter mit geistig Abnormen zu tun haben.

Als Vortragende sind beteiligt: Prof. Dr. R. Sommer (Giessen), Prof. Dr. Aschaffenburg (Köln a. Rh.), Privatdozent Dr. Dannemann (Giessen) und Prof. Dr. Mittermaier (Giessen).

Als Themata sind in Aussicht genommen: 1. Die Formen der Kriminalität bei den verschiedenen Arten von Geistesstörung. (Dannemann.) 2. Der angeborene Schwachsinn in Bezug auf Kriminalität und Psychiatrie. (Dannemann.) 3. Die angeborenen psychischen Abnormitäten in Bezug auf die Lehre vom geborenen Verbrecher unter Berücksichtigung der morphologischen Abnormitäten. (Sommer.) 4. Die Epilepsie als Moment der Kriminalität und Psychopathologie. (Sommer.) 5. Die hysterischen (psychogenen) Störungen vom klinischen und forensischen Standpunkt. (Sommer). 6. Simulation von Geistesstörung. (Dannemann.) 7. Der Alkoholismus als Quelle der Kriminalität und Geistesstörung. Die psychophysiologischen Wirkungen des Alkohols, die klinischen Formen des Alkoholismus, die strafrechtliche und soziale Seite desselben. (Aschaffenburg.) 8. Die Technik der Gutachten. (Aschaffenburg.) 9. Die verschiedenen Formen der Kriminalität. (Aschaffenburg.) 10. Die Bedeutung von Anlage und Milieu für die Kriminalität. (Aschaffenburg.) 11. Die verschiedenen Strafrechtstheorien. (Mittermaier.) 12. Determinismus und Strafe. (Mittermaier.) 13. Die psychologischen Momente im Zivil- und Strafprozess. (Mittermaier.) 14. Die strafrechtliche Untersuchung vom psychologischen Standpunkt. (Mittermaier.) 15. Psychologie der Aussage. (Sommer.) 16. Psychologie und Psychopathologie im Polizeiwesen. (Dannemann).

Am 8. Januar 1907 starb in Leipzig

Paul Julius Möbius.

Mit ihm ist einer der Besten unserer Fachgenossen dahingegangen, ein origineller und selbständiger Forscher, ein glänzender Schriftsteller und ein trefflicher Mensch, — eine Persönlichkeit, auf die unser Stand und unsere Wissenschaft stolz sein durften. Eine heimtückische Krankheit hat ihn aus seiner Arbeit herausgerissen und seinem Leben ein frühes Ende gesetzt. Ehre dem Andenken des aufrechten Mannes! Seine wissenschaftlichen Verdienste sollen in dieser Zeitschrift noch eine eingehende Würdigung erfahren.

Gaupp.

Druck der Anhaltischen Buchdruckerei Gutenberg, e. G. m. b. H., in Dessau.

CENTRALBLATT
für
Nervenheilkunde und Psychiatrie.

Herausgegeben im Verein mit zahlreichen Fachmännern des In- und Auslandes
von
Professor Dr. Robert Gaupp in Tübingen.

Erscheint am 1. und 15. jeden Monats im Umfang von 2—3 Bogen. Preis des Jahrganges Mk. 24.
Zu beziehen durch alle Buchhandlungen und Postanstalten.

Verlag von Vogel & Kreienbrink, Berlin W. 30 und Leipzig.

XXX. Jahrgang. 1. Februar 1907. Neue Folge. XVIII. Bd.

I. Originalien.

Ueber organische Kontrakturen bei progressiver Paralyse.

Von J. S. Hermann (Orel),
Direktor des Psychiatrischen Gouvernements-Krankenhauses.

Bei progressiver Paralyse werden sehr häufig motorische Störungen in den verschiedensten Formen beobachtet; manche dieser Störungen begleiten die progressive Paralyse so häufig, dass sie als charakteristische Symptome derselben erscheinen. Die motorische Störung von seiten des Auges äussert sich durch Senkung der Lider, Verengerung oder Erweiterung der Pupillen, ungleichmässige Grösse der Pupillen, sowie durch das Fehlen der Lichtreaktion. Der Veränderung von seiten der Pupillen ist häufig ein frühzeitiges und infaustes Symptom der progressiven Paralyse. Die Muskulatur des Gesichts und der Zunge weist ein charakteristisches fibrilläres Zittern auf, welches bisweilen schwach, bisweilen aber sehr stark ausgesprochen ist; nicht selten werden auch Paresen des N. facialis beobachtet, was dem Gesicht des Paralytikers ein eigentümliches, maskenartiges Aussehen verleiht. Sprachstörungen sind gleichfalls eine häufige Erscheinung bei progressiver Paralyse. Sie stellen sich nicht selten im Anfangsstadium der Krankheit ein und sind ein Kardinalsymptom der progressiven Paralyse.

Die motorische Störung der Sprache ist entweder ataktischer Natur (Silbenstottern), oder bulbärer Natur. Nicht selten wird bei Paralytikern Skandierung der Sprache beobachtet. Aphasie wird seltener beobachtet und ist im Anfangsstadium der Krankheit vorübergehender Natur. Stabile Aphasie wird nur im letzten Krankheitsstadium angetroffen. In den oberen Extremitäten äussert sich die motorische Störung durch Zittern der Finger; bisweilen bemerkt man Intentionszittern bei beabsichtigten Bewegungen, welches an dasjenige bei multipler Sklerose erinnert. Es werden bei Paresen auch rasch vorübergehende Paralysen beobachtet. In den unteren Extremitäten werden bei progressiver Paralyse spastische, paralytische Erscheinungen, bisweilen Ataxie, sowie Paresen und Paralysen beobachtet, so dass der Gang der Paralytiker in hohem Grade gestört ist, während die Patienten im letzten Krankheitsstadium die Fähigkeit zum Gehen vollständig einbüssen. Von den übrigen motorischen Störungen, die bei progressiver Paralyse beobachtet werden, wären noch die epileptiformen Krämpfe zu erwähnen, die sich bisweilen zu Beginn der Krankheit einstellen und ein lebensgefährliches Leiden ankündigen; meistenteils werden sie im letzten Stadium der Krankheit beobachtet und führen bei häufiger Wiederholung gewöhnlich zum Tode. Diese Krämpfe sind entweder allgemeiner Natur, oder sie zeigen den Charakter der Jackson'schen Epilepsie; sie sind einseitig und breiten sich in der der Lokalisation der Zentren in der Hirnrinde entsprechenden Reihenfolge aus. In den Zwischenpausen zwischen den einzelnen Anfällen werden bisweilen andauernde Krämpfe in der ganzen affizierten Körperhälfte beobachtet, an denen die Extremitäten, der N. facialis, bisweilen auch die Bauchmuskulatur, teilnehmen; einmal habe ich einseitige andauernde Krämpfe des Zwerchfells zu beobachten Gelegenheit gehabt, welche mit Syngultus einhergingen. Meistenteils sind diese Krämpfe mehr oder minder beschränkt, indem sie sich in irgend einer Extremität oder sogar in irgend einer besonderen Muskelgruppe lokalisieren. Zu den bei progressiver Paralyse seltener auftretenden andauernden Krämpfen gehören die von Prof. Mendel beschriebenen choreatischen Krämpfe, die von Kemmler beschriebenen anhaltenden Krämpfe einzelner Muskeln, sowie auch die von mir beschriebenen myoklonischen Krämpfe.

Es sind bei progressiver Paralyse auch Zwangsbewegungen beobachtet worden, die an Athetose erinnern. Sehr selten bot sich mir Gelegenheit, bei progressiver Paralyse eine sehr schwere motorische Störung zu beobachten, nämlich eine flektorische Kontraktur der Extremitäten in Verbindung mit Unbeweglichkeit der Wirbelsäule. Dieser pathologische Zustand entwickelt sich bei Paralytikern in ziemlich spätem Krankheitsstadium und langsam. Den Kontrakturen gehen Paresen voran, die namentlich in den unteren Extremitäten besonders stark ausgesprochen sind, wobei der Gang schwach und schwankend wird, bis die Patienten vollständig zu gehen verlernen. Wenn die Kontrakturen längere Zeit bestehen, so erreichen sie einen so hohen Intensitätsgrad, dass eine passive Streckung der Extremitäten nur in sehr schwachem Grade möglich ist; in einigen Fällen ist infolge des starken Druckes selbst Dekubitus entstanden. So sind beispielsweise bei Kontrakturen der Finger auf dem Handteller Geschwüre entstanden. Die Kontrakturen sind nicht in sämtlichen Gelenken gleichmässig ausgesprochen; in manchen sind sie stärker, in manchen schwächer; desgleichen ist es nicht gelungen, irgend eine Regelmässigkeit, Gesetzmässigkeit im Gange der Entwicklung der Kontrakturen wahrzunehmen; bisweilen begannen sie in den oberen, meistenteils aber in den unteren Extremitäten. In meinen Fällen gingen die Kontrakturen stets mit Atrophie der Muskulatur und Fixation der Wirbelsäule einher, so dass die Patienten vollständig hilflos waren, indem sie selbst sich nicht einmal umzudrehen vermochten.

Nun möchte ich die von mir beobachteten Fälle beschreiben.

1. Der 35 jährige Patient N. M. wurde im November 1901 in das Krankenhaus aufgenommen; er war sehr unruhig, sprach viel, forderte seine Entlassung, versicherte, dass er gesund und nur gekommen sei, nach seiner Frau zu sehen, äusserte Wahnideen, dass er reich sei, ein eigenes Krankenhaus bauen wolle, behauptete, dass alle ihm Achtung bezeugen. Sein Gang war fest. Die physikalische Untersuchung ergab, dass die Pupillen des Patienten gleichmässig sind, auf Licht reagieren; die vorgestreckte Zunge zitterte, die Sprache war gestört, beim Sprechen zitterten die Gesichtsmuskeln. Kniereflexe gesteigert. Der Patient ist in Bezug auf den Ort und die Umgebung, aber nicht in Bezug auf die Zeit orientiert. Das Bewusstsein fehlt vollständig. Paresen der unteren Extremitäten hatten sich bei ihm ungefähr 1 Jahr nach der Aufnahme eingestellt; im August 1902 konnte er nur mit Unterstützung und grosser Mühe gehen. Die Kontrakturen in den unteren Extremitäten begannen im Jahre 1903 sich zu bilden und erreichten gegen Ende des Jahres einen bedeutenden Intensitätsgrad. Die Beine waren im Hüft- und Kniegelenk kontrahiert, die Unterschenkel gegen die Oberschenkel gepresst. Bei bedeutender Anstrengung konnte man den rechten Oberschenkel ungefähr bis zum geraden Winkel mit dem Rumpfe strecken; die Kontrakturen waren in der linken Extremität stärker ausgesprochen, so dass die Streckung dieser Extremität im Hüftgelenk sowohl wie im Kniegelenk nur in sehr schwachem Grade gelang. Ausserdem waren die Beine wegen spastischer Kontraktion der Adduktoren stark gegeneinander gepresst, so dass deren Streckung auch hier stark erschwert und sehr beschränkt war. Die Demenz machte rasche Fortschritte, und bald erkannte der Patient weder Frau noch Kind, hörte auf zu sprechen und die einfachsten Fragen zu verstehen; das Bewusstsein fehlte vollständig. Er starb am 1. Februar 1904 infolge von Ulcus perforans der linken Fussohle.

2. M. F. ist im Juli 1898 in ziemlich spätem Stadium von progressiver Paralyse aufgenommen. Er war vollständig ruhig, sein Begriffsvermögen bedeutend herabgesetzt, das Gedächtnis dermassen geschwächt, dass er sein eigenes Bett nicht erkannte und sich in fremde Betten legte. Der Gang war langsam, schwankend, Pupillen verengt, die Kniereflexe stark erhöht. Er knirschte mit den Zähnen; es bestanden fibrilläre Zuckungen in den Gesichtsmuskeln. Tremor der Zunge und der Finger. Die Sprache war skandiert. Er machte die gröbsten Fehler selbst beim Rechnen mit kleinen Zahlen. Auf die an ihn gerichteten Fragen gab er sinnlose Antworten. Wahnideen äusserte er nicht, das Orientierungsvermögen fehlte. Er war unsauber, ass und trank viel. Im Harn fand man Zucker. Die Paresen der unteren Extremitäten begannen rasch zuzunehmen. Er stürzte häufig beim Gehen und im Juni folgenden Jahres war er nicht mehr imstande, sich auf den Beinen zu halten. Ungefähr 2 Monate später bildeten sich bei ihm Kontrakturen in sämtlichen Extremitäten. An den rechten Extremitäten waren die flektorischen Kontrakturen stärker ausgesprochen als an den linken. Die Oberarme waren gegen den Brustkorb stark gepresst, die Vorderarme im Ellbogengelenk kontrahiert, wobei an der rechten Seite die passive Streckung bis zu einem sehr geringen Winkel möglich war; die linke Extremität liess sich etwas mehr strecken, die Muskeln und Sehnen spannten sich dabei; die Finger der rechten Hand waren stark flektiert und liessen sich nicht strecken. Die Hand war gegen den Vorderarm etwas adduziert und proniert. Die Bewegungen der Hand und der Finger

der linken Hand waren frei. Die unteren Extremitäten waren im Hüft-, Knie- und Fussgelenk kontrahiert. Die Beugekontrakturen waren an den unteren Extremitäten, ebenso wie an den oberen, auf der rechten Seite stärker ausgesprochen. Die Beine waren gegeneinander gepresst (Wirkung der Adduktoren). Es bestand eine allgemeine Atrophie der gesamten Körpermuskulatur. Der Rücken war unbeweglich und nach hinten gekrümmt (Kyphose). Der Patient lag unbeweglich und war nicht imstande, ohne Hilfe sich umzuwenden. Die intellektuelle Tätigkeit fehlte vollkommen. Er reagierte weder auf Fragen, noch auf Anrufe, lag schweigend, ass nur, wenn man ihn den Löffel in den Mund steckte. Die Schmerzempfindlichkeit blieb erhalten. Der Patient starb am 27. September 1896.

3. Der Patient W. W. wurde in das Krankenhaus am 1. August 1905 eingeliefert. Er war sehr unruhig, geschäftig, sprach viel, laut und zusammenhanglos. Sein Gang war stark gestört. Die Pupillen reagierten schwach auf Licht, die Kniereflexe waren stark gesteigert. Seine Sprache war skandiert und ataktisch. Der Patient war weder in Bezug auf den Ort, noch in Bezug auf die Zeit und Umgebung orientiert. Sein Gedächtnis war geschwächt; Wahnideen äusserte er nicht. Es bestand tiefe Demenz. Im Krankenhaus nahm die Schwäche der Beine rasch zu, so dass der Patient bald zu gehen ganz aufhörte. Am 31. Oktober überstand er vier epileptiforme Anfälle; am folgenden Tage wiederholten sich dieselben, und im November bestanden bei dem Patienten bereits deutlich ausgesprochene Kontrakturen der unteren Extremitäten. Die Oberschenkel waren gegen das Abdomen und gegen den Brustkorb, die Unterschenkel gegen die Oberschenkel gepresst. Beide Beine waren stark gegeneinander adduziert, so dass am rechten Knie, an der Berührungsstelle, durch den Druck ein Geschwür entstanden ist. Um der weiteren Entwicklung des Dekubitus vorzubeugen, musste man zwischen die Knie eine Schicht Watte schieben. Die Extremitäten behielten stets ein und dieselbe Lage, bei passiver Streckung leisteten sie starken Widerstand, die Muskeln und die Sehnen spannten sich, ohne sich zu dehnen, wobei der Streckwinkel sehr gering war. An den Fusssohlen waren gleichfalls Kontrakturen vorhanden, so dass sie permanent in Pes-equino-valgus-Stellung blieben. Die Muskulatur war stark atrophisch, der Rücken fixiert, die Wirbelsäule bogenförmig nach hinten gekrümmt, der Kopf nach vorn gebeugt; das Kinn berührte den Hals, die Halsmuskeln waren sehr rigid. Wenn der Patient auf dem Rücken lag, so berührte sein Kopf das Kissen nicht, sondern blieb etwas hochgehoben. Der Patient lag auf seinem Bette gleichsam gebunden und war nicht imstande, selbst die geringste Körperbewegung auszuführen; die Bewegungen der Hände waren frei. Der Patient starb am 16. Januar 1906, nachdem er im Krankenhause im ganzen $5\frac{1}{2}$ Monate verlebt hatte. Der Prozess nahm in diesem Falle einen galoppierenden Verlauf.

4. Der Patient J. K. wurde am 4. Dezember 1897 in das Krankenhaus aufgenommen. Der Patient ist von kleiner Statur, mittelmässigem Körperbau und gutem Ernährungszustand. Schädel und Gesichtsskelett zeigen keine Degenerationsmerkmale. Pupillen gleichmässig, reagieren auf Licht. Abdominal-, Kremaster- und Kniereflexe fehlen. Sprache gedehnt, skandiert. Der Kranke erzählt immerfort von seinen ungeheuren Reichtümern. Er bittet, ihn nach Petersburg fahren zu lassen, weil der Kaiser und die Kaiserin seine guten

Bekannten wären. Gedächtnis und Intellekt sind geschwächt. Im Juni folgenden Jahres stellte sich bei dem Patienten plötzlich motorische und psychische Aphasie ein, die ca. 8 Tage anhielt. Während dieser Zeit war der Patient nicht imstande, auch nur ein einziges Wort zu sprechen. Ein vorübergegangenes Insult wollte niemand bemerkt haben. Die Demenz nahm allmählich zu, die Schwäche der unteren Extremitäten steigerte sich, und im Dezember war der Patient wegen Parese der Extremitäten nicht mehr imstande zu gehen. In den Händen stellte sich starker Tremor ein, der sich bei beabsichtigten Bewegungen steigerte, so dass man den Patienten füttern musste. Anfang 1900 trat in der psychischen Sphäre vollständiger Stumpfsinn ein; der Patient begriff nichts, verstand nicht, was man zu ihm sprach, erkannte nicht mehr seine nächsten Verwandten und wurde unsauber. Im Mai stellten sich bei dem Patienten Beugekontrakturen in den Kniegelenken beider unteren Extremitäten ein, und gleichzeitig begann er stark abzumagern. Die Kontrakturen steigerten sich rasch, nach einem Monat waren die Unterschenkel vollständig gegen die Oberschenkel angezogen, die Strekung war selbst unter grosser Anstrengung nicht möglich. Ferner stellte sich Rigidität in den Rückenmuskeln ein, worauf der Patient unbeweglich lag und nicht die geringste Wendung ausführen konnte. Er starb am 20. August an allmählich zunehmender Erschöpfung.

5. Die 42jährige Patientin E. S. wurde in das Krankenhaus am 11. November 1900 eingeliefert. Die physikalische Untersuchung ergab: Pupillen ungleichmässig, reagieren wenig auf Licht. Kniereflexe gesteigert. Romberg vorhanden. Sprache gestört, Silbenstottern, Orientierung unvollständig, Gedächtnis geschwächt, namentlich für die nächstliegenden Ereignisse. Bei der Aufnahme war die Patientin ziemlich unruhig, schwatzte zusammenhanglos, sprang aus dem Bette, lief zu den anderen Kranken, sammelte die Gegenstände aus dem Krankensaal, weinte häufig, behauptete, dass man ihren Knaben getötet habe, nahm die Wäsche ab und versteckte sie in den Bettbezügen und sagte, das wäre ihr Knabe. Nach einiger Zeit wurde sie ruhig. Das Begriffsvermögen ist bedeutend geschwächt. Die Kontrakturen begannen bei der Patientin Anfang 1902 sich auszubilden. Es waren einige epileptiforme Anfälle vorangegangen, worauf sich zunächst Kontrakturen in der linken oberen Extremität einstellten. Der Oberarm war gegen den Brustkorb gepresst. Eine passive Abduktion desselben war aber noch möglich. Der Vorderarm war fest gegen den Oberarm gezogen. Die Streckung desselben im Ellbogengelenk gelang selbst nicht bei grosser Kraftanwendung, Muskeln und Sehnen waren dabei gespannt. Die Hand war an den Vorderarm gezogen und bildete mit dem letzteren einen graden Winkel. Sämtliche Finger waren stark flektiert, durch den Druck entstand auf dem Handteller ein Geschwür. Die Streckung der Finger gelang selbst bei grosser Kraftanwendung nicht. Der grosse Finger zeigte Rigidität, man konnte ihn aber doch leicht von dem zweiten Finger abduzieren. Die Muskulatur des Oberarmes und der Hand war stark atrophiert. Die rechte Hand war frei von Kontrakturen. Die Beine waren gleichfalls in den Kniegelenken kontrahiert, und zwar das rechte Bein stärker als das linke. Die Streckung des rechten Beines war bis zum geraden Winkel möglich. Beide unteren Extremitäten waren stark gegeneinander gepresst, sie passiv auseinander zu schieben, gelang sehr wenig. Die Füsse waren frei von Kontrakturen. Der Babinski'sche Reflex fehlte. Die Atrophie der Muskulator der unteren

Extremitäten ist nicht besonders stark ausgesprochen; von den einzelnen Muskelgruppen waren am stärksten die Glutealmuskeln atrophiert. Der Rücken war fixiert, die Beweglichkeit des Halsteiles war erhalten. Die Wirkelsäule war bogenförmig nach hinten gekrümmt. Die Pupillen waren im letzten Krankheitsstadium bedeutend verengt. Die Patientin starb plötzlich am 13. September.

6. Die Patientin A. F. wurde in das Krankenhaus am 7. Juli 1903 eingeliefert. Sie war weder in Bezug auf den Ort, noch auf die Zeit und die Umgebung orientiert. Sie erzählte, dass sie hier schon lange wohne. Gedächtnis geschwächt, Sprache gestört, Silbenstottern. Physikalische Untersuchung: Parese des linken N. facialis; fibrilläre Zuckungen in der Gesichtsmuskulatur. Zittern der Zunge und Deviation derselben nach rechts. Pupillen ungleichmässig, etwas verengt, reagieren auf Licht schwach; Kniereflexe gesteigert. Wahnideen äussert die Patientin nicht, ihr Begriffsvermögen ist stark herabgesetzt. Die Patientin ist vollständig ruhig und weint bisweilen ohne Ursache. Am 26. Februar stellten sich bei der Patientin epileptiforme Anfälle ein; nach 3 Monaten wiederholten sich dieselben, worauf sich sowohl der körperliche, wie auch der psychische Zustand der Patientin bemerkbar zu verschlimmern begann. Die Demenz machte rasche Fortschritte, in den Extremitäten stellte sich bedeutende Schwäche ein, und Anfang 1905 hörte die Patientin wegen Parese der unteren Extremitäten vollständig auf zu gehen. Nunmehr begannen sich allmählich Kontrakturen in den oberen und unteren Extremitäten auszubilden. Oberarme stark gegen den Brustkorb gepresst, deren Abduktion nur auf geringe Entfernung möglich. Vorderarm an den Oberarm herangezogen, passive Streckung der Kontrakturen gelingt in den Ellbogengelenken bis zu dem geraden Winkel, wobei die Sehnen sich spannen. Beide Hände an die Vorderarme herangezogen und proniert. Die Finger sind so flektiert, dass beide Hände zu Fäusten geballt sind. An der linken Hand sind der dritte, vierte und fünfte Finger so stark flektiert, dass sie sich mit den Nägeln in die Handteller eingeschnitten haben, und dadurch kleine Wunden entstanden sind. Der grosse und zweite Finger lassen sich leicht strecken. An der rechten Hand sind die Kontrakturen der Finger gleichfalls ungleichmässig ausgesprochen: es sind der vierte, fünfte und grosse Finger so stark flektiert, dass sie sich nicht strecken lassen, während der zweite und dritte Finger leicht gestreckt werden können. An den unteren Extremitäten sind Kontrakturen in den Kniegelenken vorhanden. Die Ober- und Unterschenkel bilden spitze Winkel, deren Streckung stösst auf starken Widerstand. Die Beine sind zueinander gestreckt. In den Hüftgelenken und in den Füssen sind Kontrakturen vorläufig noch nicht zu sehen. Die Sensibilität ist erhalten, der Babinski'sche Reflex fehlt. Die ganze Wirbelsäule ist fixiert und nach hinten gekrümmt (Kyphose), der Kopf ist gesenkt. Die Patientin liegt unbeweglich, ist vollständig hilflos und nicht imstande, die einmal eingenommene Lage irgendwie zu ändern. Das Begriffsvermögen der Patientin ist stark herabgesetzt. Sie spricht nicht, versteht auch nicht, was man zu ihr spricht, muss gefüttert werden. Die Muskulatur der Extremitäten und des Rumpfes ist atrophiert.

Das Krankheitsbild ist in sämtlichen oben beschriebenen Fällen so charakteristisch und klar, dass Zweifel an der Richtigkeit meiner Diagnose nicht bestehen können. Wir haben bei jedem Patienten eine ganze Reihe körperlicher und psychischer Symptome gesehen, die für progressive Paralyse durchaus charakteristisch sind. Der Krankheitsverlauf war vollständig klinisch und äusserte sich durch allgemeines Nachlassen des Intellekts und durch allmähliche Zunahme der paralytischen Erscheinungen; bei 3 Patienten kam es zu epileptiformen Anfällen, bei dem einen zu vorübergehender Aphasie. Die Sprachstörung war bei manchen Patienten ataktischer, bei anderen bulbärer Natur; es wurde auch Skandierung der Sprache beobachtet. Nicht ganz üblich war das letzte Krankheitsstadium, in dem die Patienten das Sprachvermögen vollständig eingebüsst hatten. Sie machten auch nicht den Versuch, ihre Gedanken in Worte zu kleiden, hatten sogar die Fähigkeit verloren, das zu verstehen, was man zu ihnen sprach, so dass sie auf die an sie gerichteten Fragen nicht reagierten. In diesem Krankheitsstadium war das Begriffsvermögen bei den Patienten im höchsten Grade herabgesetzt: sie erkannten niemanden, selbst von den nächsten Verwandten, waren gegen alles gleichgiltig, assen nur, wenn man ihnen den Löffel in den Mund steckte. Unsere Aufmerksamkeit wird bei den im vorstehenden beschriebenen Kranken nicht durch den Verlauf der Krankheit selbst gefesselt, die sich von dem gewöhnlichen Verlauf nur durch das intensivere Auftreten der krankhaften Erscheinungen unterscheidet, sondern durch die motorischen Störungen, welche bei den Patienten in Form von Beugekontrakturen beobachtet wurden. Sämtliche Patienten waren bei der Aufnahme in die Anstalt imstande zu gehen; bei vier haben sich schwacher Gang und Paresen der unteren Extremitäten ein Jahr nach deren Aufnahme in die Anstalt und noch später entwickelt; genau zu sagen, wann die Kontrakturen begonnen haben, in welcher Reihenfolge, d. h. in welchen Gliedmassen und Gelenken sie zum ersten Mal aufgetreten sind, ist nicht möglich, weil die Kontrakturen zu einer Zeit bemerkt wurden, zu der sie bereits deutlich ausgesprochen waren. In dieser Zeit hatten sich die Kontrakturen bereits in vielen Gelenken ausgebildet. Nur das eine kann man positiv behaupten, nämlich dass den Kontrakturen Paresen der unteren Extremitäten vorangegangen sind, durch welche die Patienten ans Bett gefesselt waren. Per analogiam muss man annehmen, dass auch den Kontrakturen der oberen Extremitäten wahrscheinlich gleichfalls Paresen einzelner Muskeln oder Muskelgruppen vorangegangen sind, wobei aber die Paresen weniger deutlich ausgesprochen waren, als in den unteren Extremitäten. Die Muskulatur war bei sämtlichen Patienten im höchsten Grade atrophisch, namentlich in denjenigen Körperteilen, wo Kontrakturen vorhanden waren. Bei 3 Patienten bestanden Kontrakturen nur an den unteren Extremitäten, bei den übrigen an sämtlichen, woraus wir schliessen können, dass sich die Kontrakturen am häufigsten in den unteren Extremitäten ausbilden. Die Patienten, die mit Kontrakturen behaftet sind, können lange leben. Der Patient N. M. hat in diesem Zustande über ein Jahr gelebt. Es ist von Interesse, dass die Kontrakturen trotz dieses so langen Zeitraumes bei ihm nur an den unteren Extremitäten, und zwar im Hüft- und Kniegelenk, bestanden und sich nicht in den übrigen Gelenken entwickelt haben. A priori könnte man annehmen, dass bei vorhandener Kontraktur-Diathese und längerem Andauern der Krankheit allmählich auch die übrigen Gelenke affiziert werden müssten. Andererseits haben wir bei dem Patienten M. F. beobachtet, dass die Kontrakturen in kurzer Zeit, ungefähr in einem Zeitraum von einigen Monaten, sämtliche Gelenke der oberen und unteren Extremitäten ergriffen haben. Sofern man auf Grund meiner Fälle urteilen kann, übt die Dauer der Krankheitsperiode auf die Kontrakturen einen Einfluss nur in dem Sinne aus, dass die bestehenden Kontrakturen an Intensität, nicht aber an Zahl zunehmen. Je länger die Kontrakturen bestehen, desto kleiner wird der Winkel, bis zu dem das betreffende Glied gestreckt werden kann. Frische Kontrakturen lassen sich leicht und ziemlich weit strecken, veraltete dagegen sehr wenig, selbst bei grosser Kraftanwendung. Diese Erscheinung kann man dadurch erklären, dass sie in den verkürzten Muskeln, wenn die Rigidität längere Zeit besteht, Gewebeveränderungen entwickeln, wobei das neugebildete Bindegewebe zusammenschrumpft, und die passive Dehnung unmöglich wird (anatomische Kontraktur). Ein besonderes Merkmal für die von mir geschilderten Kontrakturen bei Paralytikern besteht darin, dass sie in der Mehrzahl der Fälle in vielen Gelenken auftreten und stets den Charakter einer Beugekontraktur haben. An den oberen Extremitäten befinden sich die Oberarme im Zustande der Adduktion, die Ellbogen im Zustande der Flexion, die Hände sind flektiert und proniert, die Finger stark gebeugt, so dass durch den Druck seitens der Finger auf den Handteller Geschwüre enstanden sind. An den unteren Extremitäten sind die Beine adduziert; in einigen Fällen war die Adduktion so stark ausgesprochen, dass auf dem Knie ein Dekubitus entstanden ist; die Oberschenkel waren an das Abdomen und an den Brustkorb, die Fersen an das Gesäss herangezogen. Bei Kontraktur im Fussgelenk nahmen die Füsse Pes-equino-valgus-Stellung ein.

Das ist das Gesamtbild der von mir beobachteten Kontrakturen. Gewöhnlich sind die Kontrakturen auf irgend einer Seite stärker ausgesprochen als auf der anderen. Bei der Patientin A. T. wäre noch eine eigentümliche Kontrakturbildung an den Händen hervorzuheben, und zwar waren der dritte, vierte und fünfte Finger der linken Hand stark kontrahiert, während der grosse und zweite Finger sich leicht strecken liessen; an der rechten Hand waren der vierte, fünfte und grosse Finger stark flektiert, während der zweite und dritte fast gar keine Rigidität aufwiesen.

Kontrakturen werden bei vielen Erkrankungen des Rückenmarks und des Gehirns angetroffen. Bei akuter Myelitis erreichen die Kontrakturen bisweilen bedeutende Intensität, sind aber hauptsächlich an den unteren Extremitäten lokalisiert. Kontrakturen werden auch bei Polyomyelitis angetroffen. Bei Erkrankung der Vorderhörner können sich die Kontrakturen je nach der Ausbreitung des Krankheitsprozesses im Rückenmark, an einer oder an zwei Extremitäten, selten aber an allen Gelenken ausbilden. Kontrakturen können auch bei Systemerkrankungen auftreten, beispielsweise bei amyotrophischer Sklerose der Seitenstränge, bei Little'scher Krankheit etc. Erb hat darauf hingewiesen, dass Kontrakturen nicht selten bei progressiver Muskelatrophie und Pseudohypertrophie beobachtet werden, wobei am häufigsten der Bizeps und die Beuger der unteren Extremitäten betroffen werden. Schlippe hat einen Fall von stark ausgesprochenen Beugekontrakturen bei Pseudohypertrophie der Muskeln beschrieben. Die Extremitäten waren in den Ellbogen-, Hüft-, Knie- und Fussgelenken kontrahiert. Bei Erkrankungen des Rückenmarks stellen sich Rigidität und Kontrakturen bei deszendierender Degeneration der pyramidalen Bahnen ein. An der oberen Extremität werden dabei Beuge-, an den unteren Extremitäten gewöhnlich Streck-Kontrakturen beobachtet.

Bei Erkrankung der motorischen Zentren des Gehirns und des Rückenmarks, bei Degeneration der pyramidalen Bahnen, sowie auch bei progressiver Muskelatrophie und Pseudohypertrophie werden somit sehr häufig Kontrakturen beobachtet. Ohne pathologisch-anatomische Veränderungen werden Kontrakturen nur bei Hysterie angetroffen. Wodurch könnte man nun das Auftreten der Kontrakturen in den oben geschilderten Fällen von progressiver Paralyse erklären? Wenn wir uns der pathologischen Anatomie der progressiven Paralyse zuwenden, so sehen wir, dass die mikroskopische Untersuchung des Nervensystems bei Paralytikern in den einzelnen Geweben des Gehirns und des Rückenmarks, sowie auch des Gefässsystems tiefe Veränderungen ergab. Im Gehirn wurde Veränderung der Gefässe, Erkrankung und Atrophie der Nervenzellen, der Rinde und der subkortikalen Ganglien, Wucherung des Bindegewebes, sowie auch Veränderung der Assoziationsfasern konstatiert. Nach Wyrubow verfallen im Rückenmark der Paralytiker die Nervenzellen und Nervenfasern der Atrophie. Berger ist auf Grund seiner Untersuchungen zu dem Schlusse gelangt, dass die primäre Erkrankung der Zellen der Vorderhörner bei progressiver Paralyse eine sehr häufige Erscheinung und hauptsächlich in der Regio lumbalis lokalisiert ist. Die Erkrankung des Bündelsystems ist bereits eine sekundäre Erscheinung. Ich habe die wesentlichsten pathologisch-anatomischen Veränderungen bei progressiver Paralyse erwähnt, mit denen man meiner Meinung nach die bei manchen Patienten aufgetretenen Kontrakturen in Zusammenhang bringen kann.

Vor allem können wir die bei meinen Patienten aufgetretenen Kontrakturen auf Erkrankung der motorischen Sphären der Hirnrinde und auf sekundäre descendierende Degeneration der pyramidalen Bahnen zurückführen, deren irretative Wirkung Kontrakturen an den Extremitäten hervorrufen konnte. Würde man aber die Entstehung der Kontrakturen auf diese Weise erklären wollen, so würde es schwer fallen, die dabei bestehende hochgradige Muskelatrophie degenerativer Natur zu erklären: Bei Erkrankung des Gehirns wird zwar Atrophie beobachtet, dieselbe erreicht aber nicht einen so hohen Grad und ist gleichmässig, während die Kontrakturen an den unteren Extremitäten meistenteils Streckkontrakturen sind; demgegenüber waren die Kontrakturen bei meinen sämtlichen Patienten flektorischer Natur. Das Fehlen des Babinski'schen Reflexes in zwei von mir untersuchten Fällen (bei den übrigen Patienten wurde dieser Reflex nicht untersucht) spricht gleichfalls gegen Erkrankung der motorischen Bahnen. Eher kann man die Kontrakturen sowohl, wie auch die hochgradigen atrophischen Veränderungen in den Muskeln auf Erkrankung der Zellen der Vorderhörner des Rückenmarks zurückführen, wie es Berger annimmt. Wir wissen, dass die Muskelatrophie bei Erkrankung der Vorderhörner einen hohen Grad erreicht, und dass die dabei entstehenden Kontrakturen gleichfalls den höchsten Entwicklungsgrad erreichen können. Von Interesse ist der Umstand, dass die Erkrankung der Zellen der Vorderhörner nach den Beobachtungen von Berger am häufigsten in der Regio lumbalis konzentriert ist, was mit der von mir gemachten Beobachtung übereinstimmt, dass bei sämtlichen von mir beschriebenen Patienten Kontrakturen an den unteren Extremitäten vorhanden waren, während an den oberen Extremitäten nur drei Patienten Kontrakturen aufwiesen. Noch ein Umstand veranlasst mich, die Ursache der von mir geschilderten Kontrakturen in einer Erkrankung des Rückenmarks zu erblicken: Bei sämtlichen Patienten bestand neben den Kontrakturen deutlich ausgesprochene Rigidität der Wirbelsäule mit den für diese Krankheit charakteristischen Symptomen und zwar: Unbeweglichkeit der Wirbelsäule, Kyphose, Atrophie der Rückenmuskeln, bei manchen Patienten bestanden noch Vorwärtsbeugung des Kopfes und Myosis; das Fehlen von Ankylose der grossen Gelenke und von Exostosen der Pars sacralis der Wirbelsäule sprechen gleichfalls für die Rigidität und nicht für Ankylose der Wirbelsäule. Bechtereff bringt diese Affektion mit chronischer Erkrankung der weichen Rückenmarkshäute, mit Degeneration der Nervenwurzeln, namentlich der hinteren, und stellenweise mit Erkrankung der Rückenmarksubstanz selbst in Zusammenhang. Sämtliche von Prof. Bechtereff für Rigidität der Wirbelsäule angegebenen pathologischen Veränderungen werden bei progressiver Paralyse beobachtet; bei Untersuchungen des Rückenmarks von Paralytikern sowohl Veränderungen der weichen Hirnhäute, wie auch solche der Rückenmarksubstanz selbst. Hoche weist auch auf Veränderungen in den hinteren und vorderen Wurzeln hin. Mit einem Worte, mit einer Erkrankung des Rückenmarks kann man sowohl die Kontrakturen und die Muskelatrophie, wie auch die Rigidität der Wirbelsäule vollkommen befriedigend erklären. Späteren pathologisch-anatomischen Untersuchungen solcher Fälle bleibt es vorbehalten, diese Frage zu beleuchten, und die Ursache dieser bei Paralytikern auftretenden interessanten Erkrankung zu entdecken.

Zum Schluss möchte ich folgende Leitsätze aufstellen:

1. Kontrakturen treten bei Paralytikern im späten Krankheitsstadium, bei deutlich ausgesprochener, tiefer Demenz und unter Erscheinungen von Paralyse auf.

2. Die Kontrakturen waren in sämtlichen Fällen flektorischer Natur, am häufigsten an den unteren Extremitäten, in der Hälfte der Fälle aber auch in sämtlichen Gelenken der oberen Extremitäten lokalisiert.

3. Bei sämtlichen Patienten gingen die Kontrakturen mit allgemeiner Abmagerung, sowie mit Atrophie und Verkürzung der einzelnen Muskeln oder Muskelgruppen einher, welche die betreffenden Kontrakturen bedingen.

4. In sämtlichen von mir beobachteten Fällen waren die Kontrakturen von Rigidität der Wirbelsäule begleitet.

Literatur.

1. Prof. Mendel: Die progressive Paralyse der Irren.
2. Dr. Kemmler: Ueber Krampfanfälle mit rhythmischen, dem Puls synchronen Zuckungen bei progressiver Paralyse. Wernicke's Arbeiten aus der psychiatrischen Klinik zu Breslau.
3. Dr. J. S. Hermann: Myoklonische Krämpfe bei progressiver Paralyse. Centralblatt für Neurologie 1900.
4. Prof. Erb: Deutsche Zeitschr. f. Nervenheilkunde 1891, S. 256.
5. P. Schlippe: Hochgradige Kontrakturen und Skelettatrophie bei dystrophia muskul. progressiva. Deutsche Zeitschr. f. Nervenheilkunde 1905, Bd. 30, 1. bis 2. Heft.
6. Dr. N. Wyrubow: Ueber Degeneration der Nervenzellen und Nervenfasern im Rückenmark bei progressiver Paralyse.
7. Dr. Berger: Degeneration der Vorderhornzellen des Rückenmarks bei dementia paralytika. Monatsschrift für Psychiatrie 1898.

8. Prof. Bechtereff: 1. Rigidität der Wirbelsäule nebst Verkrümmung derselben. Wratsch 1892. 2. Ueber die klinischen und pathologisch-anatomischen Eigentümlichkeiten der nervösen Form der Rigidität und Ankylose der Wirbelsäule und deren Behandlung. Psychiatrische Rundschau (russisch) 1905, Heft 12.

II. Vereinsberichte.

78. ordentliche Generalversammlung des psychiatrischen Vereins der Rheinprovinz am 10. Nov. 1906 in Bonn.

Von Dr. Deiters (Grafenberg).

Vorsitzender: Pelman.

Nach geschäftlichen Mitteilungen und Aufnahme einiger neuer Mitglieder wird auf Anregung Prof. Thomsen's beschlossen, für die künftigen Versammlungen wieder Referate vorzubereiten. Für die nächste Sitzung wird das Thema vereinbart: Verhältnis der Dementia praecox zum manisch-depressiven Irresein. Das Referat übernimmt Prof. Thomsen. Auf Aschaffenburg's Vorschlag wird auch sogleich für die nächstfolgende Sitzung ein Referat festgesetzt und das Thema: Impulsives Irresein gewählt; das Referat übernimmt Prof. Aschaffenburg, das Correferat Privatdozent Förster.

Vorträge:

Westphal: Klinischer und anatomischer Beitrag zur Aphasie-Lehre.

a) Fall von traumatischer Aphasie mit doppelseitiger bilateraler homonymer Hemianopsie und Erscheinungen von Seelenblindheit.

Der demonstrierte Patient, ein ca. 59jähriger Schreinermeister H., starker Potator, erlitt Ende Juli des Jahres schwere Kopf-Traumata. Er fiel an zwei aufeinanderfolgenden Tagen betrunken eine Treppe hinunter und zog sich dabei Verletzungen vornehmlich der linken Kopfseite zu. Nach dem zweiten Sturze erschien H. verwirrt, zersägte ihm zur Reparatur übergebene Möbel, so dass er in die hiesige Anstalt gebracht wurde.

Es fanden sich Kontusionen und Sugillationen der Kopfhaut besonders in der linken Stirn-, Schläfen- und Hinterhauptsgegend. Der Schädel war links in der Umgebung der verletzten Stellen bei Beklopfen ausserordentlich empfindlich. Zeichen einer Fraktur waren nicht vorhanden. Es bestand déviation conjuguée der Bulbi nach links. Im rechten Arm und Bein traten mitunter kurze klonische Zuckungen auf, die Sehnenreflexe waren rechts etwas lebhafter wie links. Kein deutlicher Babinski, kein Oppenheim'sches Zeichen, kein Fussklonus. Keine rechtsseitigen Lähmungserscheinungen, Pupillenreaktion auf Lichteinfall beiderseits prompt, keine hemianopische Reaktion nachweisbar, ophthalmoskopisch schien der linke Opticus etwas blasser als normal zu sein. (Dr. Hummelsheim.) Die Spinalpunktion ergab stark haemorhagisch gefärbten Liquor cerebrospinalis. Das Sediment bestand aus roten Blutkörperchen. Was die Sprache betrifft, fiel sofort auf, dass Fragen und Aufforderungen einfachster Art von dem Patienten nicht verstanden wurden, doch war eine genaue Prüfung in den ersten Tagen durch die noch bestehende Verwirrtheit erschwert. Bald jedoch liess sich, nachdem die Verwirrtheit geschwunden war, mit Sicherheit nachweisen, dass H. worttaub war. Die Erschwerung des Wortverständnisses war eine so weitgehende, dass Patient zeitweilig den Eindruck eines wirklich Tauben machte, obwohl das Hörvermögen intakt war.

Das Benennen von Gegenständen war unmöglich, auch wenn Patient durch die Benutzung derselben zeigte, dass er sie richtig erkannt hatte (amnestische Aphasie). Nachsprechen auf Aufforderung erfolgt nur mitunter anscheinend ohne Verständnis des Gesprochenen nach Art von Echolalie. Bei allen Sprechversuchen traten die Erscheinungen der Perseveration und der Ermüdbarkeit in sehr deutlicher Weise hervor. Die spontane Sprache war erheblich beeinträchtigt durch das Suchen nach Worten und Paraphasie.

Die Prüfung des Vermögens zu schreiben und zu lesen war sehr erschwert durch die bestehende Sehstörung. Es liess sich nachweisen, dass Patient seinen Namen zu lesen und denselben auch nach mehrfachen misslungenen Versuchen zu schreiben im Stande war.

Die Sehstörung bestand in rechtseitiger homonymer bilateraler Hemianopsie und sehr wahrscheinlich auch einer unvollständigen linksseitigen Hemianopsie. Patient machte auf diese Störung seines Sehens selbst aufmerksam und vermochte durch Zeichen (Erheben seiner Hand) in prompter Weise anzugeben, wenn die zur Prüfung seines Gesichtsfeldes ihm genäherten Gegenstände wahrgenommen wurden. Das zentrale Sehen war dabei zweifellos erhalten; soweit eine Prüfung möglich war, schien es nicht einmal erheblich gestört zu sein. Bei diesen Versuchen, die Sehschärfe zu prüfen, trat die Erscheinung hervor, dass Patient nicht im Stande war, Entfernungen richtig abzuschätzen, gleichsam das Augenmass verloren hatte, so dass er ihm vorgehaltene Gegenstände oft als „zu nahe" oder „zu fern" bezeichnete und an ihnen vorbeigriff. Die Orientierungsfähigkeit im Raum war dabei von Anfang an relativ gut erhalten, zeigte nur geringe Störungen. Dagegen machte sich vom Beginn der Beobachtung an eine weitere Störung des Sehens in auffallender Weise darin bemerkbar, dass Patient eine Reihe von Gegenständen zweifellos sah, aber ihre Bedeutung nicht mehr erkannte, sie vergessen hatte. Diese Störung trat beim Gebrauch einer Reihe von Gegenständen hervor. So hantierte er ratlos mit ihm als Tischler sonst wohlbekannten Gegenständen wie Hammer, Stemmeisen u. s. w. herum, vermochte nicht sich eine Zigarre anzustecken, versuchte dieselbe mit der brennenden Seite zuerst in den Mund zu stecken. Er fasst ruhig in eine brennende ihm vorgehaltene Kerze, will dieselbe in den Mund nehmen, würde sich zweiffellos verbrennen, wenn man das Licht nicht schnell genug entfernte. — Auf scharfe schneidende Gegenstände wie ein geöffnetes Taschenmesser versuchte er zu beissen, so dass man bei diesen Prüfungen den Eindruck erhält, als sähe Patient nur „mit den Augen, nicht mit dem Gehirn". Bemerkenswerter Weise trat diese Erscheinung „der Seelenblindheit" nicht im Gebrauch aller Gegenstände hervor und war auch nicht zu allen Zeiten mit der gleichen Deutlichkeit nachweisbar. Störungen des Handelns des Patienten im Sinne der motorischen Apraxie Liepmanns waren nicht vorhanden, es handelte sich nicht um halbseitige Apraxie, die Apraxie betraf nicht einzelne Glieder; die genaue Analyse der Störung zeigte, dass die Fehlreaktionen auf fehlendem Verständnis mancher optischen Sinneseindrücke beruhten.

Ein Teil der geschilderten Erscheinungen hat sich in den 4 Monaten der

Beobachtung des Patienten allmählich zurückgebildet. Die Worttaubheit ist keine vollständige mehr wie am Anfang der Beobachtung, mitunter werden Aufforderungen jetzt richtig befolgt. Auch die Erscheinungen der amnestischen Aphasie sind zurückgegangen, Gegenstände werden etwas häufiger von dem Patienten richtig benannt. Ermüdbarkeit und Perseveration sind noch deutlich nachweisbar. Wesentlich hat die spontane Ausdrucksfähigkeit sich gebessert, so dass er mitunter schon imstande ist, sich in kleineren Sätzen deutlich verständlich zu machen.

Die Erscheinungen der Hemianopsie bestehen unverändert fort, während die Symptome der Seelenblindheit im Rückgang begriffen und in ihrer Intensität schwankend sind. Bemerkenswert ist, dass Zeichen von Demenz oder Verwirrtheit in keiner Weise vorhanden zu sein scheinen, soweit es möglich ist, in dieser Hinsicht aus dem Benehmen des Patienten Schlüsse zu ziehen.

Es sind also in dem vorliegenden Falle die Erscheinungen der Seelenblindheit mit Hemianopsia homonyma bilateralis sin. und wahrscheinlich auch einer unvollständigen Hemianopsie der anderen Seite kombiniert, wie es in den meisten bisher beobachteten Fällen von Seelenblindheit konstatiert worden ist (Oppenheim). Bei der Verbindung der sensorischen Aphasie mit rechtsseitiger bilateraler homonymer Hemianopsie müssen wir eine durch das Trauma hervorgerufene Blutung in der linken Hemisphaere annehmen, welche das Wernicke-sche Zentrum betroffen und die optische Leitungsbahn links unterbrochen hat. Die Verletzung des Hinterhauptes, die grosse Empfindlichkeit desselben bei Beklopfen machen es wahrscheinlich, dass die Läsion der Sehstrahlung im Hinterhauptslappen selbst stattgefunden hat. Wahrscheinlich ist auch die Sehstrahlung rechts in geringerem Grade mitbetroffen worden.

Eine Affektion des Tractus opticus ist bei dem Freisein aller anderen basalen Hirnnerven nicht anzunehmen. Das Fehlen der hemianopsischen Pupillenreaktion in unserem Fall darf für die Lokalisation der Hemianopsie wohl nur mit grosser Reserve verwertet werden. Was die Erscheinungen der Seelenblindheit anbetrifft, so liegt derselben nach von Monakow eine ganz konstante Lokalisation innerhalb des Occipitallappens nicht zu Grunde, sie kann durch verschieden liegende Herde und durch Herde von sehr verschiedener Grösse erzeugt werden; von diesen Herden muss aber einer stets im Hinterhauptslappen seinen Sitz haben. In unserer Beobachtung weist aber das allmähliche Zurücktreten und die oft wechselnde Intensität der Erscheinung vielleicht darauf hin, dass wir in ihr nur ein durch Fernwirkung hervorgerufenes Nachbarsymptom oder im Sinne der neuesten geistreichen Betrachtungsweise von Monakow's eine Funktionsstörung im Sinne der „Diaschisis" zu sehen haben.

b) Ueber Aphasie-Fälle auf Grund circumscripter stärkerer Gehirnatrophien.

Die Lehre von der Entstehung von Aphasien infolge umschriebener, stärker ausgebildeter Gehirnatrophien ist in letzter Zeit besonders durch eine Reihe ausgezeichneter Arbeiten A. Pick's ausgebildet worden. Die sorgfältigen Untersuchungen von Liepmann, Stransky, Bischoff u. A. haben unsere Kenntnisse auf diesem Gebiete bereichert. Drei von dem Vortragenden beobachtete Fälle sollen einen weiteren klinischen und anatomischen Beitrag*)

*) Eine eingehendere Veröffentlichung dieser Fälle, die hier nur in kurzen Zügen mitgeteilt werden, wird an anderer Stelle nach vollendeter Bearbeitung des anatomischen Materials erfolgen.

zu diesen Gehirnerkrankungen liefern, welche noch nach vielen Richtungen hin der näheren Erforschung bedürfen.

Fall 1*): 49jährige, angeblich früher gesunde Wirtschafterin. Kein apoplektischer Insult. Allmähliche Entstehung einer totalen motorischen und sensorischen Aphasie. Wenige zuerst erhaltene Wortreste (ja, nein, ich heisse Jette B. u. s. w.) später völlig geschwunden, so dass Patientin komplett stumm war. Auch die zuerst nur partielle Worttaubheit mit den Erscheinungen der Perseveration und Ermüdbarkeit geht in absolute Worttaubheit über. Patientin macht durchaus den Eindruck einer taubstummen Person — Hörvermögen ist dabei gut erhalten. Fähigkeit zu lesen und zu schreiben aufgehoben. Zunehmende Erscheinungen der Asymbolie. Führt Streichhölzer an die Stirne, steckt die Uhr in den Mund, hält blühende Blumen an das Ohr u. s. w., Bevorzugung der linken Hand bei vielen Manipulationen, bei Fehlen aller rechtsseitigen Lähmungserscheinungen — Patientin war rechtshändig. Prüfung der Intelligenz bei dem „taubstummen" Verhalten der Patientin sehr schwierig, doch trat allmählich zunehmende Verblödung deutlich hervor, während in der ersten Zeit der Beobachtung schwere Demenz nicht zu konstatieren war. Zuerst war Patientin in ihrem Benehmen geordnet, reinlich, machte sich nützlich auf der Abteilung, half bei leichteren Arbeiten — im späteren Krankheitsverlauf zunehmende Apathie, blödes Lachen, sinnloses Herumlaufen, unrein, schliesslich war Patientin anscheinend völlig verblödet. Körperliches Befinden stets gut, nur in letzter Zeit stärkere Gewichtsabnahme trotz starken Essens. Während des Krankheitsverlaufes oft starke Kopfschmerzen, Fassen nach der Stirn mit schmerzlichem Stöhnen. Augenhintergrund normal. Leichte Pupillendifferenz bei erhaltener Reaktion. Sehnenreflexe auf beiden Seiten lebhaft, keine deutliche Steigerung derselben.

Tod nach zweijähriger Beobachtung im Anschluss an eine fractura femoris bei zufälligem Hinfallen.

Sektion. Totalgewicht des Gehirns 893 gr! Ausserordentlich starke Atrophie des Stirnhirns, welche an der Zentralfurche scharf abschneidet, so dass das Stirnhirn gegen die hinter ihm liegenden nicht atrophisch erscheinenden Gehirnabschnitte wie abgeschnürt erscheint. Nur an einer Stelle findet sich hinter der hinteren Zentralwindung links eine ca. 5 Pfennigstück grosse eingesunkene Stelle. Die Gyri bilden schmale kammartige Leisten, die Sulci sind tief eingesunken, klaffend. An manchen Stellen bildet die Pia über den klaffenden Sulci haselnussgrosse Cysten.

Die Atrophie des linken Stirnhirns ist erheblicher wie die des rechten — alle Maasse der linken Hemisphaere 0,5 bis 2 cm geringer als rechts.

Am stärksten von der Atrophie betroffen sind die hinteren Teile der dritten linken Stirnwindung, die nur noch eine ganz schmale

---

*) Dieser Fall ist im ärztlichen Verein zu Greifswald am 2. März 1901 (Referat Deutsche Medizinische Wochenschrift 1901 pag. 128 Vereinsbeilage) zu einer Zeit, als die klinische Beobachtung noch nicht abgeschlossen war, von dem Vortragenden demonstriert worden. — Die Krankengeschichte und der Sektionsbefund ist in der Inaugural-Dissertation von Edlich, Ein Beitrag zur Lehre von der Aphasie — Greifswald 1902 — veröffentlicht worden.

dünne kammartige Leiste darstellt. Ausserordentlich atrophisch ist auch die erste linke Schläfenwindung, die an der Medianseite förmlich ausgehöhlt erscheint, nur als dünne ca. $^1/_2$ cm dicke Lamelle imponiert. Die Windungen der Insel sind sehr schmal. Die Konsistenz der atrophischen Partien ist auffallend derb, links besteht eine ziemlich erhebliche Erweiterung des Seitenventrikels, während der rechte Seitenventrikel keine Erweiterung zeigt. Keine Herderkrankung nachweisbar.

Die Sektion ergab im Uebrigen nichts Bemerkenswertes, mit Ausnahme einer glatten Atrophie des Zungengrundes, die in Verbindung mit einigen Leucoderma-Flecken an den Armen den Verdacht auf Syphilis*) nahe legt.

Demonstration von Photographien des Gehirns und grossen, durch beide Hemisphaeren des Stirnhirns gelegten Frontalschnitten, welche die kolossale, Rinde und Mark betreffende Atrophie sehr deutlich zeigen.

Fall 2: 71 Jahre alter Mann, allmähliche Erkrankung unter Kopfschmerz, Schwindel, Gedächtnisschwäche; er fiel durch seine ganz verkehrten Antworten auf, verkannte seine Umgebung.

Somatisch bot Patient bei der Aufnahme in die hiesige Klinik, abgesehen von Altersveränderungen, keine Störungen, besonders auch keine Lähmungserscheinungen dar. Von Anfang an traten Symptome sensorischer Aphasie hervor. Diese Störung des Sprachverständnisses trug zuerst einen partiellen Charakter, ging allmählich in eine fast totale Worttaubheit über, so dass Patient Fragen, Aufforderungen auch der einfachsten Art, wie z. B. Hand geben, Zunge zeigen, nicht mehr verstand. Nur auf die Frage, wie heissen Sie? erfolgte in der Regel eine richtige Antwort. Dabei war das Gehör intakt; Patient wiederholt öfters einzelne Worte oder auch kurze an ihn gerichtete Fragen, ohne den Sinn derselben aufgefasst zu haben. Häufig werden bei dem Versuch des Patienten, zu antworten, immer wieder dieselben kurzen Sätze oder Redensarten vorgebracht, wie „das ist schön“ — oder „das weiss ich“. Benennung vorgezeigter Gegenstände unmöglich (amnestische Aphasie), dabei Versuch zu Umschreibungen mit paraphasischen Ausdrücken z. B. Was ist das? (Uhr.) — „Das kann ich besser, das ist ein schön Dierchen“. Beim Versuch spontan zu sprechen, bringt Patient ganz unverständliche, unzusammenhängende, zum grossen Teil paraphasische Ausdrücke hervor. Mitunter werden, wenn Patient in Affekt gerät, eine grössere Anzahl verständlicher Worte vorgebracht. Allmählich zeigten sich immer deutlicher asymbolische Symptome mit Erscheinungen von „Apraxie“. So nimmt er Geldstücke in den Mund, hantiert ratlos mit Streichholz und Streichholzschachtel herum, weicht vor brennenden Gegenständen oder ihn bedrohenden scharfen Messern nicht aus. Beim Essen bedient er sich des Löffels mit der rechten Hand, aber in auffallend ungeschickter Weise, in der letzten Zeit gebrauchte er beim Essen häufig nur die Finger, wurde unrein, machte einen sehr dementen Eindruck. Tod nach $1^1/_2$ jähriger Beobachtung. Aus dem Sektionsbefund ist hervorzuheben: Gehirn im Ganzen in mässigem Grade atrophisch. Es besteht eine sehr auffallende starke Atrophie des linken Schläfen-

*) Die bisherige mikroskopische Untersuchung hat keinen für Paralyse oder Lues cerebri charakteristischen Befund ergeben — entzündliche Erscheinungen an den Gefässen scheinen ganz zu fehlen.

lappens en masse. Derselbe ist in toto kleiner wie der rechte Schläfenlappen, die Windungen deutlich schmäler, sehr atrophisch; alle Masse bleiben hinter denen des rechten Schläfenlappens in evidenter Weise zurück. Die bisherige Untersuchung des Gehirns hat keine Herderkrankung ergeben. Dasselbe wird auf grossen Frontalschnitten weiter durchforscht werden. Die linksseitige Schläfenlappen-Atrophie wird an photographischen Darstellungen demonstriert.

Fall 3: 64 Jahre alte Frau. Die anamnestischen Angaben über das Vorleben der Patientin sind sehr dürftig und unzuverlässig. Angeblich soll sie nach einem Schlaganfall (?) vor 7 Jahren die Sprache verloren haben.

Patientin ist bei der Aufnahme in die hiesige Klinik (28. Juli 1906) komplett motorisch aphasisch — es werden auch keine Wortreste, überhaupt kein Ton mehr vorgebracht, so dass sie stumm erscheint.

Das Wortverständnis ist dabei im allgemeinen gut erhalten, wie aus dem Mienenspiel der Patientin und der Art, wie sie einfache Aufforderungen befolgt (Zunge zeigen, Hand geben u. s. w.), hervorgeht. Hängen- und Klebenbleiben an einzelnen Aufforderungen tritt dabei deutlich hervor. Aus einer Reihe vorgelegter Gegenstände wählt sie den geforderten stets richtig heraus. Auffallend häufig benutzt Patientin an ihren Manipulationen den linken Arm, auch bei dem Versuch zu schreiben. Schreibfähigkeit aufgehoben — Prüfung der Fähigkeit zum Lesen scheitert an den psychischen Veränderungen der Patientin. Patientin macht etwas dementen Eindruck. Zeichen sehr vorgeschrittener Demenz sind nicht nachweisbar, Patientin ist auch im Ganzen reinlich.

Es bestehen keine Lähmungserscheinungen an den Extremitäten oder im Facialis-Gebiet, keine auffallende Steigerung der Sehnenreflexe an einer Seite, Babinski's, Oppenheim's Zeichen nicht nachweisbar, kein Fussklonus. Die herausgestreckte Zunge weicht stark nach rechts ab.

Exitus am 7. September 1906.

Sectionsbefund: Gehirn in toto nicht in höherem Grade atrophisch, der hintere Teil der dritten Stirnwindung links, besonders die pars opercularis stark atrophisch. — Die Windungen hier nur ca. $^1/_2$ so breit wie die entsprechenden der rechten Hemisphaere.

Die Oberfläche der atrophischen Windungen ist höckerig, uneben. An der Atrophie nimmt ferner Teil das untere Drittel der rechten vorderen Zentralwindung, die ebenfalls auffallend schmal und höckerig erscheint. Sonst bestehen links keine deutlichen Differenzen gegen rechts. Keine Ventrikelerweiterung, grösster Durchmesser (frontooccipital) beiderseits $17^1/_4$ cm.

Vom obersten Punkt der Zentralfurche zur Basis des Schläfenlappens rechts 10, links $9^1/_2$ cm.

Eine Herderkrankung ist an den bis jetzt angelegten Frontalschnitten nicht nachweisbar. Demonstration des Gehirnes.

Von diesen 3 Beobachtungen entspricht Fall 2 klinisch und anatomisch am meisten dem Krankheitsbilde, welches Pick kurz als „linksseitigen Schläfenlappenkomplex“ bezeichnet und mit dem er die Grundlage für weitere Untersuchungen auf diesem Gebiete gegeben hat. Auf Grund der Pick'schen

Ausführungen konnte die Diagnose in diesem Falle aus den bestehenden Symptomen gestellt werden. Beobachtung 1 und 3 zeigen, dass der zur stärkeren Atrophie führende krankhafte Prozess sich nicht immer auf seine Praedilektionsstelle beschränkt, sondern über den linken Schläfenlappen hinaus das ganze linke Stirnhirn mit Bevorzugung der Brocaschen Windung, und auch, wenn auch in leichterem Grade, dass rechte Stirnhirn ergreifen kann (Fall 1), während in Fall 3 fast elektiv die Brocasche Stelle ergriffen ist, der Schläfenlappen eine deutliche Atrophie nicht aufweist. Pick hatte bereits auf Fälle hingewiesen, in denen der atrophische Prozess die an den Schläfenlappen hinten angrenzenden Gebiete vorzugsweise betroffen hatte. Neben den circumscripten starken „herdartigen" Atrophien finden wir im Fall 2 und 3 eine allgemeine Gehirnatrophie mässigen Grades, während in Fall 1 die Atrophie sich nach dem makroskopischen Befunde auf das Stirnhirn und den linken Schläfenlappen beschränkt. Aetiologisch gehören Fall 2 und 3 in das Bereich der senilen Atrophien, welche nach den bisher vorliegenden Beobachtungen, ganz vorzugsweise zu lokalisierten stärkeren Atrophien mit den aus ihnen resultierenden Herderscheinungen disponiert zu sein scheinen. Der in mancher Hinsicht ein Unikum darstellende Fall 1 ist aetiologisch noch unklar. Vielleicht spielt die wahrscheinlich vorausgegangene Syphilis bei seiner Entstehung eine Rolle, obwohl der anatomische Prozess nach unseren bisherigen Untersuchungen keine Veränderungen, die für Lues cerebri oder für Paralyse charakteristisch sind, erkennen lässt. Auch klinisch zeigte dieser Fall ein ganz eigenartiges Bild, welches sich ohne Weiteres nicht in einen der bekannten Symptomenkomplexe einreihen lässt.

Was die Entwicklung der klinischen Erscheinungen betrifft, sind die Symptome der Aphasie und Begleiterscheinungen in Fall 1 und 2 ganz allmählich ohne apoplektische Anfälle entstanden, in Fall 3 waren die Angaben über einen vorausgegangenen Anfall unsicher. Halbseitige Lähmungserscheinungen an den Extremitäten fehlten in allen unseren Beobachtungen. In sehr auffallendem Gegensatz zu der fehlenden Hemiplegie standen die schweren Ausfallserscheinungen von seiten der Sprache, die in Fall 1 in kompletter motorischer Aphasie (Stummheit) und totaler Worttaubheit, in Fall 2 in fast kompletter sensorischer Aphasie, in Fall 3 in völliger motorischer Aphasie (Stummheit) mit leidlich erhaltenem Wortverständnis bestanden. In Fall 1 und 2 treten asymbolische und apraktische Symptome (in weiterem Sinne) sehr deutlich hervor. In allen Beobachtungen komplizierten im späteren Krankheitsverlauf Zeichen von Demenz in bald stärkerer, bald schwächerer Ausbildung, das Krankheitsbild. Es geht jedoch aus unserem ersten Fall hervor, dass Herderscheinungen von seiten der Sprache schon in ausgesprochenster Weise vorhanden sein, zu fast völligem Verlust der Sprache geführt haben können, ohne dass der allgemeine intellektuelle Verfall bereits weit vorgeschritten zu sein braucht, so dass hier anatomisch zirkumskripte stärkere Atrophien wohl dem allgemeinen zur Atrophie führenden Prozess vorausgeeilt sind. Für die Diagnose können wir aus unseren Beobachtungen den Schluss ziehen, dass bei sich langsam und allmählich ohne apoplektiforme Anfälle entwickelnden Aphasien an die Entstehung derselben auf dem Boden zirkumskripter stärkerer Gehirnatrophien, ohne eigentliche Herderkrankung, gedacht werden muss, wenn trotz kompletter Ausfallserscheinungen auf motorischem oder sensorischem Sprachgebiete (resp. Aufhebung beider Sprachkomponenten) halbseitige Lähmungserscheinungen dauernd fehlen. Eine allmählich zunehmende Demenz scheint bei diesem Krankheitsverlauf von wesentlicher Bedeutung zu sein, apraktische und asymbolische Störungen scheinen häufig bei ihm vorzukommen. (Eigenbericht.)

R. Foerster (Bonn): Ueber die klinischen Formen der Psychosen bei direkter Erblichkeit.

Vortr. geht von der bekannten Tatsache aus, dass die Angaben der Autoren über die erbliche Belastung von Geisteskranken ungemein schwankende und zum Teil widersprechende sind. Neuere Untersuchungen (J. Koller, Diem) haben gezeigt, dass alle Menschen, ob krank oder gesund, mehr weniger belastet sind. Bei der grossen Schwierigkeit der ganzen Hereditätsfrage ist es geboten, das Arbeitsgebiet jeder Einzeluntersuchung nach Möglichkeit einzuschränken. Eine derartige Umgrenzung ergibt sich bei der Erforschung der direkten Heredität, zu der wir um so mehr aufgefordert werden, als sich in den hierher gehörigen Fällen die erbliche Belastung am deutlichsten ausspricht, worauf neuerdings von Wagner-Jauregg wieder hingewiesen hat. Wenn auch bereits mehrere Autoren (Tigges, Jung, Sioli, Harbolla, Vorster, Ris, Wille, Strohmayer) Fälle von direkter Erblichkeit daraufhin untersucht haben, welche Beziehungen zwischen der Krankheitsform der Aszendenten und der Deszendenten bestehen, so wird es dennoch einer erheblichen Vermehrung des bisher vorliegenden Untersuchungsmaterials bedürfen, bis man berechtigt sein wird, allgemeinere Schlüsse daraus zu ziehen. Die vorläufig gewonnenen Resultate sind keineswegs eindeutige. Es kommt noch hinzu, dass in der letzten Zeit bezüglich der Anschauungen über die Klassifikation der Geistesstörungen eine Wandlung eingetreten ist, welche in den erwähnten Arbeiten nur teilweise zur Geltung kommt.

F. hat aus der Bonner und einigen benachbarten rheinischen Anstalten Familien mit direkter Erblichkeit gesammelt, wobei nicht nur Gruppen von geisteskranken Eltern und Kindern, sondern auch solche von psychotischen Geschwistern berücksichtigt wurden, die nach Ansicht des Vortr. bei einschlägigen Untersuchungen nicht vernachlässigt werden sollten. Von den Kranken, welche ihm nicht aus eigener Beobachtung bekannt waren, konnten natürlich nur diejenigen verwertet werden, deren Journale eine gesicherte klinische Diagnose gestatteten. Da letztere Bedingung zumal bei älteren Krankengeschichten sich vielfach nicht erfüllt zeigte, so erklärte es sich, warum trotz der gewissenhaften Durchsicht eines ausgedehnten Krankenmaterials eine verhältnismässig nur geringe Zahl brauchbarer Fälle übrig blieb. Die Gruppe I (Aszendenten und Deszendenten) umfasst 25, die Gruppe II (Geschwister) 31 Familien; jede dieser Gruppen zerfällt wieder in die Unterabteilungen a und b, je nachdem es sich um gleichartige oder ungleichartige Vererbung handelt. Aus naheliegenden Gründen sind hier nur die Krankheitsformen endogener Natur von Interesse.

Die Gruppe Ia besteht aus 11 Familien (die Kinder waren achtmal vor, dreimal nach der Erkrankung der Eltern geboren), die Gruppe Ib aus 14 Familien (die Geburt des Deszendenten war zwölfmal vor und zweimal nach der Erkrankung des Aszendenten erfolgt); die Gruppe IIa umfasst 23,

IIb nur 8 **Familien. Bezüglich** der Einzelheiten, die sich für ein kürzeres Referat nicht eignen, muss auf die demnächst erfolgende ausführliche Veröffentlichung verwiesen werden. Es sei hier nur hervorgehoben, wie auffallend häufig sich Dementia praecox und manisch-depressives Irresein in gleichartigem Sinne vererben. Bei Eltern und Kindern war dies für Dementia praecox fünfmal, für manisch-depressives Irresein viermal der Fall; unter den Geschwistern findet sich erstere Psychose fünfzehnmal (und zwar viermal bei je drei Geschwistern), letztere fünfmal vertreten. Nur in vier Fällen erwies sich übrigens die Verlaufsart der Erkrankung bei den Kindern deutlich schwerer als bei den Eltern. Es hat — wenigstens nach den hier zusammengestellten Fällen zu urteilen — durchaus den Anschein, als ob die bereits von Sioli, Vorster und Stromayer geäusserte Ansicht, dass sich Dementia praecox und manisch-depressives Irresein bei der Vererbung im allgemeinen gegenseitig ausschliessen, ihre Berechtigung habe und die Natur hier gewissermassen selbst die Differentialdiagnose stelle. Das vorliegende Material reicht natürlich nicht aus, um ein näheres Eingehen auf die Frage nach der erblichen Uebertragung bei allen Krankheitsgruppen zu gestatten. Exogene Ursachen werden sicherlich vielfach überschätzt. Eine besondere Beachtung verdienen die Beziehungen zwischen den frühzeitigen und den später auftretenden Verblödungsformen.

F. möchte durch seinen Vortrag zu weiteren möglichst ausgedehnten Untersuchungen nach der besprochenen Richtung hin anregen, die uns sicherlich ermöglichen würden, in manche der so vielen schwebenden und interessanten Fragen einen klareren Einblick zu gewinnen. Vielleicht würde sich das Material der Privatanstalten besonders zu diesem Zwecke eignen, da hier der Arzt den Angehörigen des Patienten im allgemeinen näher tritt und das intelligentere Publikum über die Schicksale und die Mitglieder der Familie besser Auskunft zu geben vermag. (Eigenbericht.)

Diskussion:

Aschaffenburg weist darauf hin, dass die Verschiedenheit der Benennung häufig die Verständigung erschwere. In vielen Fällen sei es unsicher, ob es sich um eine endo- oder exogene Erkrankung handele, z. B. stehe die Involutionsmelancholie in engen Beziehungen zu arteriosklerotischen Prozessen. Bei solchen Melancholikern findet man häufig Schlaganfälle der Eltern. Diese Fälle sind anders zu beurteilen als die periodischen Depressionszustände.

Wenn auch in der Regel die Vererbung eine gleichartige ist, so kommt doch auch ungleichartige vor, speziell können Dementia praecox und manisch-depressives Irresein in derselben Familie auftreten. Er berichtet über 2 Familien; in der einen war der Vater manisch-depressiv, die Mutter hysterisch, die Tochter kataton, der Sohn ein verkommener Dégénéré, die Enkel hysterisch. In einer andern Familie waren alle andern Mitglieder manisch-depressiv; nur eine Tochter litt an Katatonie.

Thomsen hat nach Ausscheidung aller exogenen Fälle 5 Familien in seinem Material herausgefunden, die sich verwerten lassen. Er hat dabei sowohl gleichartige wie ungleichartige Vererbung gefunden. Bei der Deszendenz ist die Erkrankung meist schwerer als bei der Aszendenz.

Förster weist darauf hin, dass man bei solchen Untersuchungen auf die Zufälligkeiten des Materials angewiesen sei, und betont, dass die gleichartige Vererbung jedenfalls die häufigere sei.

Oebeke hält nach seiner Erfahrung die gleichartige Vererbung für die seltenere. Die Deszendenz sei weniger widerstandsfähig gegen exogene Insulte. Gleichartige Vererbung sei am häufigsten bei Epilepsie.

Neu (Galkhausen): Die Zirkulations- und Druckverhältnisse im Gehirn nach Einleitung künstlich erzeugter Hyperämie des Kopfes.

Während bei der aktiven Hyperämie die Blutdrucksteigerung das Arteriengebiet betrifft und die Druckerhöhung im Schädelraum nur eintritt, wenn der venöse Abfluss nicht gleichen Schritt halten kann oder der Abfluss von Flüssigkeit durch den Subarachnoideal-Raum oder sogar die peripheren Lymphgefässe keinen genügenden Ausgleich zu schaffen vermag, beschränkt sich bei der passiven Hyperämie die Drucksteigerung auf das Stauungsgebiet; eine Uebertragung des gesteigerten Venendruckes auf das Arteriensystem findet nicht statt und intrakranielle Druckerhöhung erfolgt bei vermehrter Transsudation nur solange, bis der Zufluss und Abfluss sich gegenseitig wieder das Gleichgewicht halten. Dieser Ausgleich findet so schnell statt, dass eigentliche Hirndrucksymptome nicht zur Beobachtung kommen.

Die Vorzüge der passiven vor der aktiven Hyperämie des Kopfes liegen in der durch die Blutdruckverhältnisse bedingten geringeren Gefahr für die in höherem Grade zu Zerreissung disponierte Arterienwand und in der einfacheren Anwendungsweise.

Vortr. glaubt, dass vielleicht von einer Kombination der passiven Hirnhyperämie mit Lumbalpunktion bei gewissen Formen von Geistesstörung eine günstige Beeinflussung zu erwarten steht.

Die mit Kopfstauung gezeitigten symptomatischen Erfolge bei Geisteskrankheiten ermuntern zur Fortsetzung der Versuche. (Eigenbericht.)

Diskussion:

Finkelnburg bestreitet die Unschädlichkeit des Verfahrens. Er habe bei Chorea derartige Versuche gemacht, aber keinen Erfolg, sogar Verschlimmerung gesehen: schlechten Schlaf, Unruhe, Kopfschmerzen, auch bei ganz allmählichem Vorgehen.

Kruse (Bonn): Ueber Pseudo-Dysenterie in Irrenanstalten.

Echte Ruhr ist in Irrenanstalten selten, Amoebenruhr noch seltener. Dagegen kommt in Irrenanstalten häufig eine spezifische Form von Ruhr vor, deren Erreger Kruse vor mehreren Jahren nachgewiesen hat. In der Anstalt Bonn kommen sporadische Fälle dieser Pseudo-Dysenterie stets vor, in den letzten Jahren ist es auch mehrfach zu vollständigen Epidemien gekommen. Kruse unterscheidet zwei Typen, deren einer vornehmlich in den Irrenanstalten, der andere gelegentlich überall vorkommt. In welcher Weise die Ausbreitung stattfindet, wie die Infektion in die Anstalt kommt, ist noch zweifelhaft. Direkte Ansteckung ist jedenfalls möglich, denn auch Wärter und Aerzte wurden befallen. Einschleppung von aussen ist wenig wahrscheinlich, vielmehr ist die Infektionsquelle im Innern der Anstalt zu suchen. Da bei den guten hygienischen Verhältnissen der meisten Anstalten andere Herde unwahrscheinlich sind, neigt Kruse dazu, Bazillenträger oder ganz leichte Erkrankungen als Infektionsquelle anzunehmen. Bei der Ausbreitung spielt die Krankheitsanlage eine grosse Rolle. Epidemien kommen nur im Sommer vor. Prophylaktisch empfiehlt K., in den der heissen Jahreszeit vorhergehenden Monaten jeden verdächtigen Fall zu isolieren.

Diskussion:

Peretti: In Grafenberg kommt nicht selten echte Ruhr vor. Vor 7 Jahren war eine Epidemie infolge Einschleppung, seitdem immer wieder einzelne Fälle.

Herting hat in Altscherbitz wiederholt Ruhr beobachtet, in Galkhausen nicht; dagegen häufig ganz akute Durchfälle.

Landerer und Fabricius haben in ihren Anstalten ebenfalls mitunter gehäufte Durchfälle erlebt.

Kruse. Bei Nahrungsmittelvergiftung ist öfter Paratyphus gefunden worden. Vielleicht handelt es sich bei den gehäuften Durchfällen um dergleichen. K. bezweifelt die echte Ruhr in Grafenberg (die aber bakteriologisch festgestellt ist. — Ref.).

E. Bayer (Leichlingen): Roderbirken bei Leichlingen, die rheinische Volksheilstätte für Nervenkranke.

Das 100 Morgen grosse Grundstück erstreckt sich in landschaftlich hervorragend schöner Lage, östlich von Leichlingen, an einem nach Süden abfallenden bewaldeten Abhang eines Seitentales der Wupper. Die Heilstätte umfasst drei Krankenpavillons mit je 40 Betten und einen Pavillon mit 25 Betten (zusammen 145 Betten), ferner das Verwaltungsgebäude mit der Badestation und der Wohnung des leitenden Arztes, das Wirtschaftsgebäude mit Wäscherei, Kochküche und Speisesaal, Maschinenhaus, Gewächshaus, Pferdestall und Wohnhaus für die verheirateten Angestellten. Sie hat eigene Wasserleitung, eigene elektrische Zentrale für Licht und Kraft, Niederdruckdampfheizung, sowie eine Kläranlage nach dem biologischen Verfahren. Die Kosten für Bau und Einrichtung werden annähernd 7000 Mark pro Bett betragen.

Für die Aufnahme, welche sich auf weibliche Nervenkranke, Erholungsbedürftige und Rekonvaleszentinnen erstreckt, ist der Gesichtspunkt der Wiederherstellbarkeit massgebend. Geisteskranke, Lungenkranke etc. sind ausgeschlossen. Für Selbstzahler beträgt der tägliche Pflegesatz 4,50 Mark, bei Anspruch eines zweibettigen Zimmers 5 Mark, bei Einzelzimmer 6 Mark.

Nach der Eröffnung des Betriebes am 5. Juni 1906 stieg der Krankenbestand schnell, bis auf 118 am 8. August, ist aber seither bis auf 70 zurückgegangen. Von den ersten 200 Fällen mit zusammen 9730 Pflegetagen waren 151 mit 8080 = 83,04 % Pflegetagen von der Landesversicherungsanstalt überwiesen, 21 Kranke mit 714 = 7,34 % Pflegetagen von Behörden oder Vereinen geschickt; 28 Kranke mit 936 = 9,62 % Pflegetagen kamen auf eigene Kosten. Wenn man die Fälle abzieht, welche als ungeeignet oder aus sonstigen Gründen innerhalb der ersten zehn Tage wieder entlassen wurden, also nicht eigentlich in Behandlung gewesen sind, so entfallen auf jede Kranke durchschnittlich 52,2 Pflegetage. Es blieben aber die Kranken der Versicherungsanstalt durchschnittlich 54,8 Tage, die der Behörden und Vereine 43,3 Tage, die Selbstzahler nur 41,2 Tage.

Entlassen wurden als voll erwerbsfähig 77, als teilweise erwerbsfähig 79, als nicht erwerbsfähig 22, als ungeeignet oder aus sonstigen Gründen 21, gestorben 1. Bei den mehr als 10 Tage in Behandlung gewesenen Kranken wurde also in mehr als 84 % Heilung oder Besserung erzielt. Mit der regelmässigen Kostordnung ergaben sich Körpergewichtszunahmen bis zu 10,3 Kilo. Alkoholische

Getränke sind völlig ausgeschlossen, werden auch nicht als besondere Verordnung gegeben. (Eigenbericht.)

Hübner (Bonn): Demonstration eines Apparates zur Untersuchung der Pupillen.

Da die bisher zur Untersuchung der Pupillen verwandten Apparate entweder unzureichend oder sehr teuer sind, hat Vortr. versucht, einen möglichst einfachen und billigen Apparat zu konstruieren*), mit dem die Prüfung der klinisch wichtigen Pupillenreaktionen, sowie die Messung der Pupillenweite ausgeführt werden kann.

Auf einem einbeinigen, mit beweglicher Platte versehenen Tisch findet sich ein durch eine Zwischenwand in zwei Hälften geteilter Lichtkasten. In demselben sind die elektrischen Lampen derart angebracht, dass jedes Auge des Kranken isoliert beleuchtet werden kann. Durch Einschaltung zweier Rheostaten ist es möglich, die Beleuchtung innerhalb bestimmter Grenzen zu modifizieren.

Das zur Beobachtung der Pupillen verwandte optische Instrument ist ein monokulares sogenanntes „Ablesemikroskop", welches die zu untersuchende Pupille etwa sechsmal vergrössert. Eine im Inneren des Mikroskopes angebrachte Massskala gestattet die Messung der Pupillenweite schon bei einer Lichtstärke von ca. 16 Meterkerzen. (Genauere Beschreibung erfolgt an anderer Stelle.

Im Anschluss an die Demonstration des Apparates weist Vortr. darauf hin, dass die Untersuchung der psychischen und sensiblen Reaktion am zweckmässigsten nur bei künstlicher Beleuchtung erfolgt. Geringe Lichtstärke und Anpassung der zu untersuchenden Augen an die schwache Beleuchtung des Untersuchungsraumes sind notwendig. In allen zweifelhaften Fällen empfiehlt sich mehrfache Wiederholung der Pupillenprüfung.

Zum Schluss geht Vortr. kurz auf die diagnostische Bedeutung der von Weiler beschriebenen „sekundären Lichtreaktion" ein.

Psychiatrischer Verein zu Berlin.

Sitzung vom 15. Dezember 1906.

Bericht von Dr. **Max Edel** (Charlottenburg).

Moeli: Bemerkungen über Anstaltsbauten im Anschluss an die Besichtigung von Buch. (Mit Projektionen.)

Vortragender ist gelegentlich der Besichtigung von Buch über die Gründe gefragt worden, welche für die Wahl der einen oder andern Einrichtungen massgebend sind. Er führt zur Beantwortung dieser Fragen eine grössere Zahl von Diapositiven vor, um im Vergleich mit anderen Anstalten (Galkhausen, Langenhorn bei Hamburg, Eglfing, Warstein, Johannisthal u. a.) die besonderen Aufgaben zu entwickeln, welche eine Abweichung von dem nötig machten, was sonst im allgemeinen für die Baulichkeiten der grossen öffentlichen Anstalten üblich geworden ist. Diese Abweichungen der Anstalt in Buch

*) Die Herstellung desselben hat die Firma Leitz-Wetzlar übernommen. Der Preis beträgt etwa 75 bis 80 Mark.

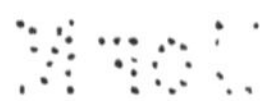

ergäben sich aus den besonderen Anforderungen und Verhältnissen einmal für die Anstalt der Grossstadt. Hinsichtlich der Grösse der Häuser hätte sich der Einwand erhoben, dass die grossen Häuser einen Nachteil bieten. In Buch sei es notwendig gewesen, für solche Kranke zu sorgen, welche in körperlicher Hinsicht die Spuren ihrer zerebralen Erkrankung an sich trügen. Der Zugang solcher Personen war ein unverhältnismässig viel grösserer als in irgend einer anderen Anstalt, schon wegen des bequemen Weges, sie in eine Anstalt für Geisteskranke zu führen. Namentlich für Frauen musste in dieser Hinsicht eine grössere Fürsorge getroffen werden. Die Häuser für diese Kranken sind gross und doppelt genommen. Dies habe der ganzen Anstalt ihr Gepräge gegeben. Das Pflegehaus hat einen Mittelbau und zwei Seitenflügel mit vier Abteilungen zu je 36 Kranken. Durch Anordnung gemeinsamer Räume wurde eine Ersparnis geschaffen. Das Pflegehaus hat einen Korridor; in den daran anstossenden Räumen wurden Kranke untergebracht, die voraussichtlich nicht bettlägerig werden. Eine Liegehalle befindet sich im Parterregeschoss, ihr entspricht in der ersten Etage ein durchlaufender Balkon. Das Pflegepersonal ist in der zweiten Etage vollständig von den Kranken getrennt untergebracht. Der Korridor soll den durch ihre Krankheit mehr ans Haus gefesselten Patienten zur Bewegung dienen.

Ein Typus des Hauses ohne Korridor wird ferner vorgeführt. In diesem kann in Abteilungen mit je 25 Betten die Ueberwachung mit möglichst geringen Kräften durchgeführt werden. Die Bewohner dieses Hauses ohne Korridor sind zum grössten Teile ausserhalb des Hauses beschäftigt, haben also einen Korridor zur Bewegung und Abwechslung nicht nötig. Ein gemeinsamer Speisesaal ist für 50 Kranke in jedem derartigen Hause vorhanden.

Das Aufnahmehaus hat einen Korridor aus Gründen, die durch die besonderen Eigentümlichkeiten von Buch gegeben sind. Es sind darin vier Abteilungen zu je 25 Betten vorhanden. Eine Reihe kleiner Zimmer liegen nicht unmittelbar dem Wachsaal an; je mehr die Isolierung zurücktrete, desto weniger dringlich erscheine das unmittelbare Beiliegen der einzelnen Zimmer am Wachsaal, da diejenigen Kranken, die ständig überwacht werden müssen, am besten im Wachsaale selbst verblieben. Das Aufnahmehaus durfte nicht zu klein gebaut werden, weil Buch mehr Kranke als alle andern Anstalten aufnehme und weil die Möglichkeit gegeben werden sollte, der Beobachtung bedürftige Kranke in das Aufnahmehaus zu verlegen.

Zuletzt geht Vortr. auf das Verwahrungshaus für 46 Kranke näher ein. Es müsste für eine genügende Trennung der einzelnen Elemente, namentlich für die Nacht, gesorgt werden, die Räume wurden nicht zu gross gewählt und die Möglichkeit ins Auge gefasst, auch einem oder dem anderen Kranken zwei Zimmer einzuräumen, um einen täglichen Wechsel des Aufenthaltsraumes für einzelne Patienten zu veranlassen. Das Personal musste aus dem Hause herausgenommen werden und nur so viel Personal als wirklich immer gebraucht wurde, ward im Hause gelassen. Daher wurde neben dieses Haus ein Wohnhaus für Pfleger errichtet. Das Verwahrungshaus ist mit einem hohen Zaun umgeben, in welchem sich teilweise Lücken befinden. Durch diese kann man die Patienten direkt in ihren Zimmern beobachten. Ganz bestimmte Gründe waren dafür massgebend, dass man diese Art und Weise beim Anstaltsbau in Buch vorgeschlagen hat auf Grund von in Berlin gemachten Erfahrungen.

Abweichungen davon könnten künftig schon mit Bezug auf die Kosten erforderlich sein.

Sander fragt, ob Vortr. eine Angabe über die Kosten pro Bett machen könne, was sehr wesentlich in Betracht komme.

Moeli erwidert, dass dies vorläufig noch nicht möglich sei wegen der eigentümlichen Entwicklungsgeschichte. Die Anstalt hatte ursprünglich ein Waschhaus, welches wegen der Zentrale herausgekommen sei. Vorläufig sei die Anstalt zwar sehr teuer, denn die Zentrale sei für mehr als die doppelte Zahl der Kranken gebaut, welche bis jetzt draussen sind. Auch sei die Anstalt grösser gemacht als ursprünglich gedacht war. M. glaubt aber nicht, dass die lebhafte Befürchtung, die Anstalt sei übermässig teuer, sich künftig bewahrheiten werde.

Paul Bernhardt: Hysterische Geistesstörung (Reminiszenzen-Delirien) bei einer Epileptischen.

B. stellt ein junges Mädchen aus stark und gleichartig belasteter Familie vor, das im Anschluss an eine Schwängerung resp. Entbindung epileptisch geworden ist. Infolge von Kummer und Sorgen wurde sie dann hysterisch; es haben sich hysterische Zufälle eingestellt und sind jetzt zu einer mit Unterbrechungen viele Monate lang währenden Bewusstseinstrübung von wechselnder Tiefe zusammengeflossen. Aus dieser Trübung lassen sich vier Einzelbilder hysterischer Zustände herausheben und umschreiben: 1. Seltene Anfälle, die der grande hystérie sich nähern. 2. Farbenprächtige Delirien, in denen eindrucksvolle und namentlich traurige Geschehnisse aus dem ganzen Leben der Kranken sehr dramatisch wieder durchlebt und zu versöhnenden Lösungen geführt werden; auch ekstatische Phantasien kommen vor. 3. Eine Art Stupor mit trauriger Grundstimmung. 4. Eine hysterische Moria (aber mit Bewusstseinseinengung). Diese Zustände reihen sich zum Teil nach erkennbaren Regeln aneinander und werden von echten epileptischen Zufällen durchbrochen.

Mit einem Reminiszenzendelir antwortet die Kranke gewöhnlich auf Aergernisse, aber auch auf den Versuch geistiger Anstrengung, im letzteren Falle steht das Delir mit augenblicklichem völligen Verschwinden der Schmerzempfindlichkeit am ganzen Körper im Verhältnisse des gegenseitigen Ersatzes zu einem Vorbeirede-Dämmer ohne Analgesie.

Dies wird der Versammlung an der Kranken selbst gezeigt. Weshalb resp. inwieweit es sich trotz der unzweifelhaft vorhandenen Epilepsie um Hysterismen handelt, wird des Näheren begründet.

(Eine ausführlichere Beschreibung ist beabsichtigt.) (Eigenbericht.)

Falkenberg bemerkt, die Zitierung des Vortr. aus seiner und Bratz' Arbeit, wonach sie sich auf den Standpunkt gestellt hätten, dass Epilepsie und Hysterie ebensoweit verschieden seien wie Hysterie und Magenkarzinom, sei objektiv nicht ganz richtig. Sie hätten gemeint, wenn eine Unsicherheit in der Diagnose bestände und man zwischen Hysterie und Magenkarzinom schwankte, dass man dann nicht von Mischformen sprechen würde. Er stelle dies nur fest, um Missverständnissen vorzubeugen, weil sich speziell eine Arbeit von Steffen mit der ihrigen beschäftigt habe, welcher die Ansicht vertritt, dass Hysterie und Epilepsie dasselbe sei, und ihre eigenen Mitteilungen als Stütze derselben betrachtet. Im übrigen freue er sich, dass Vortr. seinen und Bratz' Standpunkt teile.

Bernhardt bestätigt das letztere und fragt, ob **Nonne** sich zu **Steffen's** Ansicht bekenne.

Falkenberg hat die Arbeit von **Nonne** verlegt, kann daher darüber keine bestimmte Angabe machen, glaubt aber, dass **Nonne** sich der Auffassung von **Steffen** nähert.

Reich (Herzberge): Der Gehirnbefund in dem Fall von Alogie.

Der Kranke ist in der Sitzung des psychiatrischen Vereins vom 18. III. 1905 vorgestellt (cf. den betreffenden Sitzungsbericht). Es handelte sich um ein aus Asymbolie, motorischer und sensorischer Aphasie bei erhaltenem Nachsprechen, Apraxie, Alexie und Agraphie sich zusammensetzendes Symptomenbild, wobei alle fraglichen Symptome in sehr ausgeprägtem Masse vorhanden waren. Motorische oder sensible Lähmungen, sowie Störungen auf dem Gebiete der höheren Sinnesorgane bestanden nicht, auch gelang es wahrscheinlich zu machen, dass die Erinnerungsbilder der verschiedenen kortikalen Gebiete erhalten seien. Das Symptomenbild wurde so erklärt, dass bei Erhaltensein sämtlicher kortikalen Gebiete im Sinne **Wernicke's** durch einen diffusen Prozess in der Rinde diejenigen Gebiete geschädigt seien, die der Verbindung der kortikalen Gebiete dienen. Die Erkrankung wurde daher mit Rücksicht darauf, dass vermutlich die zugrundeliegende Störung dadurch bedingt sei, dass das für die Erkennung und Vorstellung erforderliche *λέγειν σύλλέγειν* (Sammeln) der Erinnerungsbilder der verschiedenen kortikalen Gebiete aufgehoben sei, als Alogie und ihre Komponenten als alogische Aphasie, Asymbolie und Apraxie bezeichnet.

Die Sektion ergab entsprechend dieser Annahme eine ausgedehnte Atrophie der Hirnrinde der linken Hemisphäre, die in elektiver Weise die Bezirke der Flechsig'schen Assoziationszentren ergriffen hatte, während die Gebiete der Projektionszentren von der Atrophie verschont geblieben waren. Es waren von der Atrophie ergriffen an der linken Hemisphäre der Frontallappen (vorderes Assoziationszentrum), die Insel (mittleres Assoziationszentrum) und ferner in Form eines gemeinsamen Herdes der Gyrus supramarginalis, angularis und die Temporalwindungen mit Ausnahme der hinteren Hälfte der ersten (grosses hinteres Assoziationszentrum). Verschont geblieben waren dagegen der Fuss der dritten Stirnwindung (Broca'sche Stelle — Erinnerungsfeld der Sprachbewegungsvorstellungen), die hintere Hälfte der ersten Schläfenwindung (Wernicke'sche Stelle = akustisches Erinnerungsfeld), die vordere und hintere Zentralwindung (Gebiet der sensibeln und motorischen Erinnerungsbilder) und der Occipitallappen (Gebiet der optischen Erinnerungsbilder). An der rechten Hemisphäre bestand Atrophie nur in der Rinde des Temporallappens und zwar mit Ausnahme der ersten Temporalwindung.

Vortr. spricht sich dafür aus, dass in seinem Falle die Rindenatrophie als eine Systemerkrankung der Rindenfasern der späten Markreife anzusehen sei und glaubt, dass wohl auch eine Anzahl derjenigen Fälle, die als zirkumskripte Rindenatrophie beschrieben sind, in der Weise zu erklären sind, dass in ihnen dasselbe Fasersystem partiell erkrankt ist, dessen Atrophie in dem demonstrierten Falle in der linken Hemisphäre in ganzer Ausdehnung stattgefunden hat. (Eigenbericht.)

III. Bibliographie.

Helene Friederike Stelzner: Analyse von 200 Selbstmordfällen nebst Beitrag zur Prognostik der mit Selbstmordgedanken verknüpften Psychosen. Berlin 1906. Verlag von S. Karger. 124 S.

Verf. schreibt eine Monographie des Selbstmordes in seinen Beziehungen zur speziellen Psychopathologie, womit sie ein bisher kaum behandeltes Gebiet zum erstenmal in eingehenderer Weise bearbeitet. Die gleichzeitige Berücksichtigung auch physiologischer Selbstmorde und der Versuch ihrer psychologischen Zergliederung im Einzelnen lässt die Arbeit auch für die Lehre vom Selbstmord überhaupt von Bedeutung erscheinen. Endlich geben die sorgfältig und mit grosser Mühe gesammelten Katamnesen Aufschluss über das fernere Schicksal der Individuen, die Selbstmord versucht hatten, und damit auch wichtige prognostische und therapeutische Hinweise. Allgemeine Gültigkeit der gefundenen Resultate beansprucht die Arbeit schon aus dem Grunde nicht, weil sie sich auf weibliche Individuen beschränkt, die zumeist aus den unteren Bevölkerungsschichten stammen; lokale, religiöse, stammeigene Besonderheiten liessen sich an dem vorliegenden Material nicht studieren.

Die erste Gruppe umfasst 68 Fälle von Melancholie mit 107 Conam. suic., die Verf. mit den speziellen Diagnosen klimakt. Mel., Mel. passiva, hallucin., hypochondr., period. versieht und von denen die günstigste Prognose auf völlige Wiederherstellung die klimakt. Mel. (91,7 %) gibt, während die ungünstigsten Aussichten die Mel. hypochondr. und period. mit 50 % bezw. 40 % Besserung und 3 % Heilung zeigten. Bevorzugt für die Zeit des Selbstmords, der im allgemeinen wenigstens als Initialsymptom zu deuten war, waren das 3. bis 5. Dezennium, wo der Kampf ums Dasein, Geburten, Laktation einerseits und die physiologische Aktivität andererseits die grösste Rolle spielen.

Es folgen 11 Fälle mit 14 Conam. suic., die als Paranoia acuta (Amentia) rubriziert werden. Das letzte unmittelbare Motiv zum Suicid war wohl immer eine extreme Angst, meist vor halluzinierten Verfolgern. Die Altersklassen verteilten sich auf die Zeit zwischen 20 und 42 Jahren. Soweit Katamnesen erhältlich (7), wurde bei 3 Heilung konstatiert.

Die 23 als Paranoia chronica diagnostizierten Fälle verliefen ungünstig. Der Verlauf war chronisch, der Ausgang häufig Demenz. Die Kranken kamen zum Suicid, indem sie, des ewigen Kampfes mit den Verfolgern müde, im Tode Ruhe suchten oder zur eigenen Verherrlichung, in Erfüllung einer Mission etc., in den Tod zu gehen versuchten. Selten waren imperative Stimmen im Spiel. Gewöhnlich handelte es sich um einen einmaligen Versuch. Verf. führt hierbei einen unter dem Bild der „Paran. hallucin. chron." verlaufenden Fall von chronischem Cocainismus an. Die grosse Seltenheit derartiger Bilder verbietet eine Kritik an der Richtigkeit der Diagnose.

Sodann versuchten 4 senil Demente Selbstmord. Dieser wird meist durch primäre oder sekundäre, durch Halluzinationen und Wahnvorstellungen bedingte Angstaffekte ausgelöst. Eine Wiederholung des Versuchs, der oft deutlich das Gepräge des Defekts trägt, ist nicht eingetreten, da Depression bezw. Angst meist schnell abklangen und die dementen Züge in den Vordergrund traten.

Die 6 Kranken mit progressiver Paralyse und 12 Conam. suic. versuchten sich im Alter von 28—42 Jahren zu töten und zwar zu Beginn der Erkrankung oder nach einer Remission. Die Versuche wurden entweder im Zustande der Depression oder bei weiter vorgeschrittenem Zerfall und dann unter dem Kennzeichen des Schwachsinns in Begründung und Ausführung gemacht. Die Prognose bedarf hier keiner Erörterung.

Unter den jugendlich Verblödenden (Dementia praecox, 7 Fälle mit 8 Versuchen) ist, wie Verf. schreibt, die Neigung zum Selbstmord eine auffallend häufige. Sie fällt öfter in die Zeit vorgeschrittenen geistigen Zerfalls, als in die eines initialen Depressionszustandes, und ist den Tics und Bizarrerien der Hebephrenie hart an die Seite zu stellen. Sie ist in keinem Stadium der Dementia praecox mit Sicherheit auszuschliessen.

Epilepsie. In 7 von 11 Fällen trat Selbstmordneigung bald nach dem Anfall, in postepileptischer Erregung depressiven oder zornmütigen Charakters oder in nachfolgendem Dämmerzustand auf. Trotz der Periodizität der Anfälle wurden die Versuche (mit einer Ausnahme) nur einmal gemacht. 9 Kranke standen zur Zeit ihres Conam. suic. im Alter von 17—25 Jahren.

Bei den Selbstmordversuchen der 3 Imbezillen stand im Vordergrund meist nicht der Gedanke, sich das Leben zu nehmen, sondern irgend ein oberflächliches Motiv, z. B. der Gedanke, die Angehörigen zu ärgern. Dass aber auch ihnen gegenüber eine gewisse Vorsicht angezeigt ist, zeigen die ernst zu nehmenden Versuche der 3 Kranken.

Bei Alcoholismus chron. (6 Fälle) kommt Selbstmordneigung in allen Phasen des Alc. chron. vor. Zweimal war die Tat im alkoholischen Dämmerzustand begangen. Im übrigen waren die Motive ungünstige soziale oder familiäre Verhältnisse, die Furcht, wahnsinnig zu werden etc. Katamnestisch war nichts zu erfahren.

In der Rubrik „degenerative und hysterische psychopathische Konstitution“ finden sich 32 Fälle. Der Versuch wurde hier in vielen Fällen mehrfach unternommen. Die Neigung dazu wird gefördert durch labile und dabei extreme Stimmungslage, Hemmungslosigkeit der Affekte, starke Suggestibilität, egozentrische Denkweise, ethische oder intellektuelle Minderwertigkeit. Den Anlass bildet meist irgend ein occasionelles Moment, vor allem zum Beispiel ein Affektshock. Die Conam. suic. aller 18 Hysterischen haben, abgesehen von den in wirklicher Depression ausgeführten, fast immer einen etwas koketten und unwahren Anstrich. Ganz geheilt ist nur eine Kranke, an taed. vitae leidet auch jetzt noch eine Kranke. 11 weitere, über die katamnestische Nachrichten vorliegen, sind nach wie vor hysterisch.

Ihre ersten Con. suic. fallen in die Jahre 15—54; gerade unter den älteren sind einige, die seit ihrem Selbstmordversuch und der nachfolgenden Internierung nicht mehr von den Anstalten loskommen, ein Beweis für die nicht immer günstige Wirkung der Anstaltsbehandlung, die oft nicht genügend individualisieren kann. Der Anstaltsaufenthalt wirkt auf die Dauer nicht selten erschlaffend und entnervend, so dass die Kranken sich unter den Gesunden gar nicht mehr zurechtfinden. Verf. macht auf die Notwendigkeit von Instituten (nicht Irrenanstalten oder Anstalten für Fürsorge- und Zwangserziehung) aufmerksam, die sich mit der Erziehung dieser geistig und gemütlich Abnormen für die Gesellschaft bezw. das Leben befassen.

Den Schluss machen „31 Suicidalfälle ohne vorhergehende und

nachfolgende Psychose". Auch hier sind die Selbstmorde oft als Aeusserungen eines momentanen psychopathischen Zustandes zu betrachten; hierfür sprechen die Geringfügigkeit der Motive, die Hereditätsverhältnisse und einzelne neuropsychopathologische Züge in der Vergangenheit. Besonders häufig sind die Conam. suic. im Alter von 16—25 Jahren. Bei den älteren war die Motivierung des Versuchs triftiger. Ein Zusammenhang zwischen Menstruation und Conam. suicid konnte Verf. aus technischen Gründen nicht feststellen.

Die **Art der Selbstmordversuche** hängt von dem Verhalten kurz vor dem Conam. suic. ab (schnellgefasster Entschluss oder schwere und lange Erwägung). Bevorzugt waren im ganzen Ertränken (30,5 %) und Erhängen (20 %). Bei Melancholie und akuter und chronischer Paranoia wurde besonders häufig die a. radialis durchgeschnitten, bei Leuten mit psychopathischer Konstitution gerne Gift gewählt (zu innerlichem Gebrauch oder zur Desinfektion verabreichte Droguen und Chemikalien). Bei ihnen, namentlich den Hysterischen, ist auch das Ertränken (29,3 %) neben dem Gifttod (34,4 %) beliebt. Die Art der Conam. bei den Melancholischen, die im Gegensatz zu den Hysterischen vor den verstümmelnden Todesarten nicht zurückschrecken, ist bei Wiederholung der Selbstmordversuche selten die gleiche. In der Anstalt bedienen sich die Kranken der wenigen ihnen zu Gebote stehenden Mittel nicht ohne Geschick (Strangulation, Verschlucken einer Nadel, Aufritzen der Radialis mit Haar- oder Häkelnadel).

Die **Erinnerung** an den Selbstmordversuch ist schlecht, besonders was die letzten Augenblicke vor der Tat und die Tat selbst betrifft. Die Amnesie bei Strangulationen scheint immer partiell einzutreten.

Hereditäre Belastung fand sich bei 62 jetzt gesunden Selbstmörderinnen 10 Mal, bei 64 ungeheilten 34 Mal und zwar in viel schwererer Form als bei den ersteren. In den übrigen Fällen konnte darüber nichts eruiert werden.

Finckh (Tübingen).

Julius Hampe: Ueber den Schwachsinn nebst seinen Beziehungen zur Psychologie der Aussage. Für Aerzte, Juristen, Eltern, Lehrer. Braunschweig. F. Vieweg u. Sohn. 1907. 79 Seiten.

Verf. zieht zur Erklärung des psychischen und pathopsychischen Geschehens die hirnentwicklungs-geschichtlich-anatomischen Untersuchungen Flechsig's heran. Er erörtert sodann die mannigfachen Ursachen, die den Stillstand in der Entwicklung der Hirnfunktionen („den angeborenen und erworbenen Schwachsinn") bedingen. Als Hauptursachen werden hereditäre Belastung, Alkohol, Lues, Traumata der Eltern bezw. der Mutter, entzündliche Krankheiten des embryonalen oder kindlichen Gehirns, Traumata intra oder post partum, Infektionskrankheiten usw. angeführt; darauf gelangt der Einfluss der Erziehung und des Eintritts der Geschlechtsreife und die Bedeutung der Geschlechtsunterschiede auf die Ausbildung und Höhe der psychischen Anlagen zur Besprechung. Der klinische Teil umfasst 3 Gruppen von Schwachsinn je nach dem Vorwiegen des Defekts auf dem Gebiet der Intelligenz, des Gefühlslebens oder auf beiden Gebieten zugleich, wobei die forensische Stellung des Schwachsinnigen als Zeugen und Gesetzesübertreter hervorgehoben wird.

Ihre besondere Aufgabe erkennt die Schrift in einer gemeinverständlichen Darstellung der Schwachsinnsformen, wobei dem Verf. im wesentlichen die Imbezillität und der moralische Schwachsinn vorgeschwebt zu haben scheinen, und in der Hervorhebung ihrer Bedeutung für die Psychologie der Aussage, deren Verwertung und Methode an einem praktischen Beispiel demonstriert wird. Mit dem Hinweis auf die für den Laien naheliegende Annahme der Simulation von Schwachsinn, die in Wirklichkeit selten ist, schliesst die Arbeit, an die sich anhangsweise eine Diskussion über einen gleichlautenden Vortrag und mehrere kurze gerichtliche Gutachten über Schwachsinnszustände anfügen.

Finckh (Tübingen).

J. Köhler: Die Stellung des Arztes zur staatlichen Unfallversicherung. Berlin 1906. Verlag von A. Hirschwald. 102 Seiten.

Verf., der Vertrauensarzt der Schiedsgerichte für Arbeiterversicherung in Berlin ist, teilt in vier Vorlesungen, die er auf Aufforderung des Zentralkomitës für das ärztliche Fortbildungswesen in Preussen 1906 hielt, diejenigen Punkte mit, deren Kenntnis nach seiner Erfahrung in langjähriger Tätigkeit als Vertrauensarzt auf dem Gebiet der Arbeiter-, besonders der Unfallversicherungsgesetzgebung dem praktischen Arzt abgeht. Verfasser hat es verstanden, in äusserst durchsichtiger, klarer und dabei anregender Weise den schwierigen Stoff zu behandeln und seiner Aufgabe in für den praktischen Arzt sehr wertvollen Ausführungen gerecht zu werden. Die erste Vorlesung führt die für den Arzt wichtigen Gesetzesparagraphen auf, erklärt die Begriffe „Unfall und Betriebsunfall", stellt den Unterschied zwischen Unfall und Gewerbekrankheit und den Zusammenhang zwischen Unfall und Krankheit fest, bespricht die Pflichten und Rechte der Berufsgenossenschaften gegenüber den Unfallverletzten usw. In der 2. und 3. Vorlesung wird der Leser über Form und Inhalt der Gutachten entsprechend den Anforderungen des Unfallversicherungsgesetzes belehrt und schliesslich in der vierten Vorlesung an der Hand von Beispielen unterrichtet, wie sich der Arzt in den Fällen zu verhalten hat, in denen die Verletzten persönlich eine Begutachtung über ihre Unfallsfolgen verlangen. Hier findet Verf. auch Gelegenheit, den Standpunkt genauer anzugeben, den die Rechtsprechung gegenüber der sogenannten traumatischen Neurose einnimmt. Es wäre nur zu wünschen gewesen, dass der Verf. dem Arzt gerade auf diesem letzteren, für die Beurteilung so schwierigen Gebiete an der Hand von Beispielen und durch Erläuterung der wichtigsten Gesichtspunkte noch eingehendere Anleitung gegeben hätte.

Finckh (Tübingen).

G. Antonini: Sui progressi dell assistenza degli alienati in Italia. 1902 bis 1905.

Eine der vielen Broschüren, die auf dem Mailänder Kongresse verteilt wurden und ein Zeugnis der Rührigkeit Italiens auf psychiatrischem Gebiete sind. Dieser Arbeit ist eine grosse Landkarte beigegeben, in der die Anstalten Italiens eingezeichnet sind. Ein Blick darauf genügt, um zu sehen, wie die Zahl im nördlichen Italien verhältnismässig die des Südens bei Weitem übertrifft. Die Arbeit selbst ist statistisch, sie stellt eine Tabelle dar, deren erste Rubrik von 20 Fragen eingenommen wird, deren jede im folgenden für die einzelnen Anstalten beantwortet wird. Jede Anstalt hat eine Rubrik für sich, in der die Antworten stehn. Die Fragen lauten: I. Wurden von 1902 bis heute wesentliche reformatorische bauliche Veränderungen in der Anstalt ausgeführt? II. Ist inzwischen eine landwirtschaftliche Kolonie eingerichtet oder etwa vergrössert worden? III. Wurden die Einrichtungen zum allgemeinen Gebrauch und Betrieb verbessert? IV. Wurden neue Aerztestellen eingerichtet zur

Verkleinerung des Zahlenverhältnisses? V. Wurde das Wartpersonal im Verhältnis zur Krankenzahl vermehrt? VI. Ist absoluter oder relativer No-restraint in Anwendung? VII. Ist eine besonders getrennte Beobachtungsstation vorhanden, oder bildet sie eine Abteilung für sich in einem gemeinsam mit andern bewohnten Gebäude? VIII. Sind Bäder in der Beobachtungs- und Aufgeregtenstation? IX. Sind auf diesen Stationen die Isolierzimmer vermehrt oder vermindert? X. Ist eine besondere isolierte Abteilung für Kriminelle vorhanden? XI. Besteht eine Abteilung für Infektionskrankheiten? XII. Werden von der Provinz Hilfsgelder bewilligt für Familien, welche ruhige, nicht geheilte Kranke aufnehmen? XIII. Besteht ein Hilfsverein für entlassene Kranke und hat derselbe besondere Verordnungen? XIV. Ist die Unterbringung in fremden Familien in Gebrauch? XV. Wie hoch belaufen sich die Hilfsgelder bei den eigenen Familien? XVI. Wie hoch bei fremden Familien? XVII. Wurden die Gebrauchsgegenstände der Anstalt verbessert? XVIII. Wurde der Speisezettel verbessert? XIX. Wurden wissenschaftliche Laboratorien eingerichtet, oder die bestehenden verbessert? XX. Wurden die Aufnahmeposten vergrössert?

Wolff (Katzenelnbogen).

Iwan Bloch: Das Sexualleben unserer Zeit. Berlin, Louis Marcus 1907.

Iwan Bloch hat in den letzten Jahren eine grosse Zahl dicker „Sexualbücher" verfasst, die zum Teil kulturhistorischen, zum Teil medizinischen und anthropologischen Wert haben; einzelne hätte ich lieber in anderer Form verfasst gesehen, da sie in ungeeigneten Händen zweifellos mehr schaden als nützen. Dies gilt nun namentlich auch von dem vorliegenden Buch, dessen wissenschaftlicher Wert meines Erachtens sehr gering ist, das aber sicher wie diese ganze Sexualliteratur raschen Absatz finden wird in Kreisen, denen es nicht um wissenschaftliche Erkenntnis, sondern um sexuellen Kitzel zu tun ist. Ich habe in den letzten Monaten die Erfahrung gemacht, dass selbst ein so gutes Buch, wie das von Forel über die „sexuelle Frage" in Laienhänden schädlich wirken kann. In viel höherem Masse gilt das von dem Bloch'schen Buch, das nach dem Forel'schen Werk wirklich keinem „dringenden Bedürfnis", wie die Buchhändlerphrase zu lauten pflegt, mehr entspricht. Im Gegenteil es entspricht allmählich weit mehr einem Bedürfnis unserer Kultur, dass der übertriebenen dekadenten Ueberschätzung des Sexuellen im Leben der Menschen gesteuert werde. Es ist ein gutes Ding um die sexuelle Aufklärung und um die natürliche Betrachtung aller sexuellen Vorgänge, aber dazu bedarf es keiner Massenfabrikation dickbändiger Sexualwerke, die heute wie Pilze aus der Erde schiessen.

Gaupp.

Leyden und **Klemperer**: Die deutsche Klinik am Eingange des zwanzigsten Jahrhunderts in akademischen Vorlesungen. Sechster Band, zweite Abteilung: Geisteskrankheiten. Urban und Schwarzenberg, 1906.

Der 560 Seiten starke Band gibt in 18 Vorlesungen die Anschauungen bekannter Psychiater über einzelne Krankheiten wieder. Manche wichtigen Kapitel der Psychiatrie sind gar nicht behandelt, wie zum Beispiel die Psychopathen, andere kurz erörtert, wieder andere, die an Bedeutung weit hinter jenen zurückstehen, werden ausführlich geschildert. Das Ganze ist ein Torso, dessen einzelne Teile in keinem rechten Verhältnis zu einander stehen. Manche Autoren hielten sich an die ihnen gestellte Aufgabe und erledigten ihre Ausführungen im Rahmen einer Vorlesung, andere zogen eine fast monographische Breite der Darstellung vor. So werden die sexuellen Perversionen auf 43 Seiten, die Dementia praecox auf 18, die Amentia auf 10 Seiten abgehandelt.

Die Mehrzahl der Vorlesungen wurde schon in früheren Jahrgängen dieser Zeitschrift besprochen, so die Aufsätze von Fürstner (Ueber hysterische Geistesstörungen), Hoche (das akute halluzinatorische Irresein; Ueber Dementia praecox), Sommer (Paranoia), Siemerling (Ueber Psychosen im Zusammenhang mit akuten und chronischen Infektionskrankheiten; Graviditäts- und Puerperalpsychosen), Wollenberg (Die Melancholie), Bonhöffer (die alkoholischen Geistesstörungen), Liepmann (Epileptische Geistesstörungen). Sommer gab eine Darlegung der klinischen Untersuchung der Geisteskrankheiten, die nicht weiter besprochen zu werden braucht, da sie im wesentlichen ein Exzerpt seines Lehrbuches darstellt. Binswanger schilderte die progressive Paralyse der Irren, Pelmann die Behandlung der Geisteskranken, A. Baer die Trunksucht, ihre Folgen und ihre Behandlung, Jastrowitz den Morphinismus; Moeli's Aufsatz über die Imbezillität verdient besonders hervorgehoben zu werden. Seiffer nimmt in seiner Vorlesung (Die Manie, die periodische Manie und das zirkuläre Irresein) einen eklektischen Standpunkt ein, der etwa dem des Binswanger-Siemerling'schen Lehrbuchs entspricht. Mendel erörtert die psychiatrische Begutachtung vor Gericht.

Den Schluss des Bandes bildet ein Sachregister.

Im Ganzen vermag ich bei aller Anerkennung des vielen Guten, was in dem Buche enthalten ist, doch die ganze Idee dieser „Deutschen Klinik" nicht für glücklich zu halten. Der Student, der sich dieses Buch als Lehrbuch anschaffen würde, käme schlecht auf seine Rechnung. Man vergleiche einmal mit dieser Sammlung von Vorlesungen die „Einführung in die Psychiatrie" von Kraepelin oder die Vorlesungen und Krankendemonstrationen von Wernicke, um zu erkennen, wie wenig gerade bei unserer Wissenschaft heutzutage ein Sammelsurium kurzer Vorlesungen aus der Feder vieler Autoren verschiedener Richtung angebracht ist.

Gaupp.

Wilhelm Stekel: Die Ursachen der Nervosität. Wien 1907. Verlag von Paul Knepler.

Der Verfasser, ein warmer Anhänger Freud's, sieht das Wesen der Nervosität in einer abnormen Reaktion des Individuums auf äussere und innere Reize. Gewisse Vorstellungskomplexe sind bei Nervösen unbewusst und wirken unter der Schwelle des Bewusstseins; der psychische Konflikt und der unbewusste Vorstellungskomplex, eines das andere bedingend, sind die zwei Ursachen der Nervosität. Was man gewöhnlich anschuldigt, das aufregende Leben der Grossstadt, überhaupt die Hast und Unruhe des modernen Lebens, das ist in Wirklichkeit nicht so bedeutungsvoll, es wirkt nur insoweit als Ursache der Nervosität, als es psychische Konflikte erzeugt. Auf Seite 15 heisst es direkt: „der psychische Konflikt ist die alleinige Ursache der Nervosität". Den Einfluss der erblichen Belastung schätzt der Verf. sehr gering; allein seine Darlegungen wirken hier sehr wenig überzeugend; er will uns weismachen, dass sie nur dann wesentlich in Frage komme, wenn der Belastete sich seiner Belastung bewusst sei. Ich rate dem Verfasser, die kleine Schrift Oppenheim's über die ersten Zeichen der Nervosität des Kindesalters zu lesen; er wird dann erkennen, dass die Nervosität bei Belasteten schon in einem Alter hervortritt, wo von Konflikten als traumatischen psychischen Schädigungen noch keine Rede sein kann. Hirth's Ausführungen über „Entlastung", denen der Verf. warme Anerkennung zollt, sind ja ganz hübsch, aber sie sind eben doch von einem Manne gesprochen, dem die eigentliche ärztliche Erfahrung, die hier allein massgebend sein kann, fehlt. Auch Stekel scheint mir mehr zu theoretisieren, als aus gründlicher Erfahrung zu reden; sonst wäre manche Uebertreibung nicht verständlich, die er sich zu schulden kommen lässt. Seite 22 finden wir die wunderliche Behauptung: „Jede Unterdrückung, jeder Zwang, jede Disziplin im Amte, im Heere, in der Kunst schafft nervöse Menschen". „Nur die Verfeinerung des Gewissens erzeugt die Krankheiten der Seele". „Das Maass der Verdrängung steht im geraden Verhältnis zur ethischen Höhe des Individuums". Man wird bei der Mehrzahl der Hysterischen vergeblich nach dieser ethischen Höhe suchen. Die meisten — nicht alle — Hysterischen sind ethisch minderwertig, so lauten die Erfahrungen des Arztes; aber der Theoretiker dreht den Spiess um und behauptet seiner Theorie zuliebe das Gegenteil davon.

Ausführlich setzt der Verf. das Wesen und die Wirkung der Verdrängung auseinander und bringt dabei manche feine psychologische Beobachtung. „Verdrängung ohne Mithilfe des Bewusstseins ist die Ursache zahlloser Krankheiten, ist nicht Befreiung, sondern Belastung". „Vergessen dürfen wir nur, was wir wirklich gewusst haben". Interessant ist die von Stekel mitgeteilte Aeusserung Grillparzers: „Ich möchte jedem, der etwas Tüchtiges werden will, anraten, die unangenehmen Gedanken fortzudenken, bis sie im Verstande eine Lösung finden. Nichts ist gefährlicher als Zerstreuung". Aus diesen Anschauungen ergibt sich dem Verf. die Therapie von selbst: sie kann nur Psychotherapie im Sinne von Freud sein. Der Arzt muss die unbewusstan Vorstellungskomplexe bewusst machen, er muss dem Kranken zeigen, woran er krankt. Im letzten Abschnitt gibt St. seine Anschauungen über die Verhütung der Nervosität. Sexuelle Aufklärung, Freude am Sport und an jeder spielerischen Betätigung der Kräfte, Erziehung der Jugend und Offenheit gegen sich selbst, namentlich auch in sexuellen Dingen, Wahl einer Arbeit, die Freude macht, die gerne und willig geleistet wird, werden besonders hervorgehoben.

Gaupp.

IV. Referate und Kritiken.

Karl Heilbronner (Utrecht): Frühdiagnose und Behandlung der progressiven Paralyse.

(Deutsche med. Wochenschrift 1906, No. 40.)

Auch der Erfahrene wird bei schleichender Entwicklung die Diagnose erst stellen, wenn genügend Zeichen aufgetreten sind. Wird sie auch dann noch verfehlt, so kommt dies aus ungenügender Vertrautheit mit ihrem Bilde, oder daher, dass man vergisst, an sie zu denken. Deshalb hat diese Darstellung den Zweck, auf diejenigen Zeichen aufmerksam zu machen, bei denen man an Dementia paralytica denken muss.

Zunächst tritt sie mehr auf in den höheren Ständen, öfter bei Männern, und zwar im besten Alter, als bei Frauen, und vorwiegend bei früher luetisch

Infizierten. **Ihre Kardinalsymptome sind Demenz- und Lähmungserscheinungen; die** Feststellung beider sichert erst die Diagnose. Vorher müssen **aber einige** Zustände ausgeschlossen werden, die auch diese beiden Zeichen **tragen können.** Dieselben unterscheiden sich von ihr teils durch der Paralyse **fremde Symptome** (typische multiple Sklerose, Stirntumor), teils durch das Alter **der Kranken** (Idiotie mit Lähmungen und Krämpfen, postapoplektische Demenz **der Greise**), teils durch ihre Aetiologie (Intoxikationen: Saturnismus, Bromismus, **Urämie**, Alkohol, Traumen); teils ist ihre Abgrenzung nicht mit Sicherheit **möglich** (Cysticerken des Gehirns, atypische multiple Sklerose, manche **diffusen** Meningealtumoren, luetische Meningitiden, Pachymeningitis). Tabes **mit** Abnahme der psychischen Leistungsfähigkeit hat sehr geringe Neigung **zur** Progression und erfordert eine etwas andere Beurteilung. Demenz und **Lähmungen** sind nicht in des Wortes übertriebenstem Sinne zu verstehen. Verläuft **die** Krankheit nur mit diesen beiden Symptomen, so handelt es sich um **die** rein demente Form. Diese ist vornehmlich bei Frauen und Kindern häufig. Diese beiden Symptome muss man als die obligaten bezeichnen.

Zu den fakultativ zu bezeichnenden Symptomen gehören die übrigen, somatischen und psychotischen Symptome, die die anderen Formen der Paralyse kennzeichnen.

Somatische Symptome: Cerebrale und spinale. Letztere zerfallen in Seitenstrang- (spastische) und Hinterstrang- (tabische) Erscheinungen. Die Seitenstrangerscheinungen sind im Anfang zwar häufig, aber nur mit Vorsicht zu bewerten, besonders bei symmetrischem Auftreten. Bezeichnender ist schon der echte, langfortgesetzte, mit der Zunahme des Druckes an Intensität zunehmende Fussclonus, und der bei Abwärtsschieben der Patella auftretende Patellarclonus; auch echte Spasmen wären wichtig, ebenso der typische Babinski'sche Reflex. Einseitiges Auftreten der Erscheinungen ist am verdächtigsten, daher muss man sich in allen Fällen die vergleichende Prüfung beider Seiten zur Regel machen.

Von den beiden Gruppen mit Hinterstrangerscheinungen ist die erste leicht zu erkennen. Die Tabes geht der Paralyse lange voraus, die Untersuchung stellt sie leicht und bald fest. Bei der zweiten, bei weitem grösseren Gruppe entwickeln sich die beiden Erscheinungen gleichzeitig. Die tabischen müssen erst gesucht werden. Ataxie und Romberg sind wenig ausgebildet, die am häufigsten zu findende Hypalgesie ist wohl teilweise psychisch bedingt. Am wichtigsten sind Verlust der Patellarreflexe, Pupillenveränderungen und Hypotonie. Auch hier ist die Einseitigkeit von besonderer Bedeutung. Fehlen der Patellarreflexe und Pupillenstarre weisen immer zuerst auf Tabes oder Paralyse hin, aber es ist ein verhängnisvoller Irrtum zu glauben, dass sie bei jeder Paralyse auftreten. Ausserordentlich wichtig ist Hypotonie mit erheblicher Reflexsteigerung oder anderen Seitenstrangerscheinungen; diese kombinierte Strangerkrankung ist sonst selten, aber bei Paralyse häufig.

Die cerebralen Erscheinungen entwickeln sich schleichend oder sie treten anfallsweise auf. Zu den ersteren gehört oft eine Veränderung des Gesichtsausdruckes in Schlaffheit und Leere der Züge, dann auch Vergröberung der Mimik und Ungeschicklichkeit bei aufgetragenen Bewegungen. (Grimmassieren und Tapsichkeit.) Sehr früh Facialisparese, Zungendeviation, Tremor. Auch die motorischen Sprachstörungen erscheinen oft früh. Die Sprache wird anders in Stimmklang und Sprachgeschwindigkeit, sie wird verlangsamt, schmierend, und es kommt zu Silbenstolpern, Zur Prüfung der Sprachstörung eignet sich die Konversation und das Vorlesenlassen einiger Zeilen besser als die Probeworte. Man lasse den Kranken rasch von 330 bis 340 zählen, ihn ausserdem die Zahl 555 555 aussprechen und fordere ihn auf, eine analoge Zahl mit 3 oder 7 etc. zu bilden, was zugleich auch Intellektprüfung ist.

Die Schriftstörungen sind den Schreibstörungen analog; Veränderung der Buchstabenform, ausfahrende Bewegungen, Auslassungen. Für das Anfangsstadium der Paralyse genügt eine kurze Schriftprobe nicht, man muss eine längere, etwa eine Schilderung der Krankheit, anfertigen lassen.

Die Anfälle der Paralytiker gehören zu den allerersten Zeichen, werden aber, da sie flüchtiger Natur sind, in ihrer Bedeutung nur zu häufig unterschätzt. Treten solche Anfälle ohne deutliche Ursache bei bisher gesunden oder nur nervösen Menschen mittleren Alters auf, so ist an Paralyse zu denken. Es handelt sich um apoplektiforme und epileptiforme Zustände. Die ersteren bestehen in plötzlich auftretenden Anfällen von Schwindel und Benommenheit mit Sprachbehinderung, Facialisparese. Zahlreiche Uebergänge bis zu schweren Anfällen von Bewusstlosigkeit mit nachfolgenden Halbseitenläsionen (Monoplegie, Hemiplegie und eventuell motorischer Aphasie, selten sensorischer). Das für die Paralyse Charakteristische hieran ist die Neigung, sich in ausserordentlich kurzer Zeit wieder zurückzubilden. Die epileptiformen Anfälle schwanken zwischen leichten Krämpfen Jackson'scher Natur, mit nachfolgenden, ebenfalls rasch vergehenden Lähmungen oder Paresen der krampfenden Partieen, und allgemeinen Anfällen wie bei der genuinen Epilepsie.

Das Körpergewicht nimmt häufig ab und das Aussehen ist fahl trotz genügender Nahrungsaufnahme; Zunahme ist im Beginn seltener.

Die Demenz des Paralytikers zeigt sich häufig zuerst in Verstössen des Kranken gegen die guten Manieren. Es handelt sich da selbstverständlich um eine auffallende Veränderung gegen das frühere Benehmen. Vernachlässigung des Aeusseren, rücksichtslose Gefrässigkeit, gesteigerter Sexualtrieb, plötzliche Unsolidität, rasch verfliegende Zornausbrüche bei Kleinigkeiten, Eigensinn abwechselnd mit grosser Bestimmbarkeit, kurz eine Veränderung der Persönlichkeit ins Minderwertige.

Die intellektuelle Einbusse zeigt sich in Unfähigkeit zur Aufmerksamkeit, arger Vergesslichkeit, Zerfahrenheit in der Auffassung, mangelhafter Kombinationsfähigkeit, groben Gedächtnislücken in bezug auf die Personalien, auf Fachkenntnisse. Taucht durch solche Indizien auch nur ein geringer Verdacht auf Paralyse auf, so muss man sich genau nach den beruflichen Leistungen erkundigen (Controlle der Bücher etc.). Da erfährt man denn oft, dass die Mitarbeiter sich schon lange über manche Fehler gewundert haben, die Pat. gemacht. Er wurde von ihnen für nervös gehalten. Aber das ist der Unterschied zwischen dem Nervösen und Paralytiker, dass der Nervöse selbst zum Arzt kommt mit 1000 Klagen wegen verminderter Arbeitsfähigkeit; diese ist aber objektiv höchstens ein wenig quantitativ herabgesetzt. Der Paralytiker aber macht direkt Unsinn, er kommt nicht von selbst, er lässt sich schicken oder bringen und weiss nicht, dass ihm etwas fehlen sollte, im Gegenteil er rühmt sich noch seiner strotzenden Kraft.

Psychotische Symptome fehlen anfangs oft; in manchen Fällen kommt es zu hypochondrisch-depressiver Verstimmung, von der neurasthenischen dadurch verschieden, dass der Neurastheniker sich nur vergleichsweise ausdrückt, wo der Paralytiker ein Faktum behauptet. Der Neurastheniker behauptet, ich habe das Gefühl, als ob der Kopf mir zerspränge, der Paralytiker klagt: der Kopf ist mir zersprungen. Man findet ferner Eifersuchtsideen. Am bekanntesten, doch nicht immer vorhanden, ist die Euphorie des Anfangsstadiums, verbunden mit Plänesucht und Tatendrang.

Am belangreichsten ist es nach Ansicht des Verfassers, die richtige Diagnose zu stellen, wenn eine Paralyse im Beginn das Bild der Neurasthenie annimmt. Er rät dazu, die Diagnose „Nervosität" niemals auf Grund der Klagen allein zu stellen, sondern erst nach öfter wiederholter körperlicher Untersuchung und Ausschluss organischer Störungen. Die im Vorstehenden vorgetragenen Zeichen, die natürlich im Beginn meist nur vereinzelt vorkommen, müssen den Verdacht auf beginnende Paralyse lenken. Bald sind es einzelne psychische Symptome, die durch die somatische Untersuchung ergänzt werden, bald fallen zuerst somatische in die Augen, deren Bedeutung durch die psychische Prüfung erkannt wird. Die Schilderung des Verfassers berücksichtigt in ihrer gedrängten Kürze und übersichtlichen Gruppierung alles das, worauf es ankommt, um bei schwierigen Fällen einigermassen frühzeitig den Gedanken auf die richtige Diagnose hinzuleiten.

Bezüglich der Therapie kann zu einer Jodkur nur dann noch geraten werden, wenn spezifische cerebrale Symptome gegenüber den eigentlich paralytischen, insbesondere der Intelligenzabnahme noch im Vordergrund stehen. Gegen die Schlaflosigkeit empfiehlt Verf. prolongierte Bäder ($^1/_2$ bis 2 Stunden) von 35 bis 36° oder Veronal, Trional, Paraldehyd, Amylenhydrat. Gegen Status epilepticus Amylenhydrat 4,0 bis 5,0 in 10% Lösung und lange fortgesetzte Bettruhe. Urin und Stuhl sind zu kontrollieren. Sehr wichtig ist die weitere Fürsorge für den Kranken. Einer der nächsten männlichen Angehörigen ist mit dem Ernst der Sachlage bekannt zu machen. Die geringste Andeutung expansiver Symptome indiziert die Aufnahme in eine geschlossene Anstalt. Die Berufsarbeit ist sofort zu unterbrechen. Eingreifende Wasser- und andere Kuren sind zu unterlassen, eine Erholungsreise darf ebenfalls nicht riskiert werden; überhaupt ist der Kranke zunächst nicht zu weit von der Heimat unterzubringen. Die Aufnahme in eine geschlossene Anstalt ist immer das Richtigste. Sobald als irgend möglich ist die Entmündigung zu beantragen, eine blosse Pflegschaft genügt nicht.

Wir können diesen ausgezeichneten kurzen Abriss über die Frühdiagnose der Paralyse insbesondere dem vielbeschäftigten Stadtarzt, der nicht Zeit hat, dicke Bücher zu lesen und täglich in den Fall kommen kann, sich die Zeichen der Paralyse resumieren zu müssen, angelegentlichst empfehlen.

Wolff-Katzenelnbogen.

Hans Curschmann: Beiträge zur Physiologie und Pathologie der kontralateralen Mitbewegungen.

(Deutsche Zeitschrift für Nervenheilkunde, Bd. 31, 1. bis 2. Heft.)

In frühester Jugend besteht infolge der ursprünglich bilateralen Anlage der motorischen Funktionen auch an den Extremitäten die Neigung zu symmetrischen Mitbewegungen der Gegenseite. Das Auftreten derselben wird allmählich immer mehr durch Entwicklung kortikaler Hemmungen eingeschränkt, die Anlage bleibt aber latent bestehen. Sie offenbart sich in Gestalt von kontralateralen symmetrischen Mitbewegungen bei koordinatorisch ungeübten Kindern bei den ersten befohlenen, nicht gewohnten Bewegungen (infantiler Typus auf Grund von physiologischem Hemmungsmangel).

Im späteren Alter werden diese Mitbewegungen erst durch Ermüdung und daraus resultierender Impulssteigerung frei (Ermüdungstypen).

Bei supranukleären Läsionen, vor allem bei der infantilen Zerebrallähmung führen auf der einen Seite Hemmungsfortfall (durch Unterbrechung der Pyramidenbahn), auf der anderen Seite die zur Ueberwindung der spastischen Paresen notwendig werdende Impulssteigerung zu besonders intensiven kontralateralen Mitbewegungen.

Bei reinen Störungen der Koordination (Tabes, Chorea) resultieren symmetrische Mitbewegungen der Gegenseite aus der durch den Kampf mit der Irradiation der Bewegungen notwendig werdenden Impulssteigerung.

Bei hysterischen Motilitätsstörungen fehlten symmetrische Mitbewegungen.

Kalberlah.

Franz Herzog: Ueber das Vibrationsgefühl.

(Deutsche Zeitschrift für Nervenheilkunde, Bd. 31, Heft 1 und 2.)

Verfasser kommt auf Grund seiner Beobachtungen zu dem Schluss, dass das Vibrationsgefühl keine besondere Sensibilitätsart ist, also nicht durch besondere Nervenbahnen vermittelt, sondern von den Nerven der Berührungsempfindung und den sensiblen Nerven der tieferen Teile geleitet wird. Dagegen wird es von den Nerven der Schmerz-, Kälte- und Wärmeempfindung nicht vermittelt.

Kalberlah.

Henry Koplik (Nev-York): Perkussion of the skull as a means of placing the indication for the performance of lumbar puncture, with special reference to its application in cerebrospinal meningitis of the epidemic type.

(Med. Record. 1906. Vol. 90, Nr. 13.)

Verf. beschäftigt sich mit der Lumbalpunktion zu therapeutischen Zwecken bei der Cerebrospinal-Meningitis, im besonderen ihrer akuten epidemischen Form. Indikation hierzu gibt das Vorhandensein von Gehirndruck ab, der durch den operativen Eingriff vermindert werden soll. Um diesen festzustellen, d. h. den Hydrocephalus, mag derselbe durch eine akute Ausdehnung der Ventrikel sogleich am ersten Tage der akuten Cerebrospinal-Meningitis oder während des langsamen, schleichenden Beginns der tuberkulosen Meningitis entstanden sein, gibt es nur ein absolut zuverlässiges Mittel, das ist die Perkussion des Schädels. Ist eine Zunahme der Flüssigkeit in den Ventrikeln und im Subarachnoideal-Raum vorhanden, dann ergibt die Perkussion des Schädels einen tympanitischen Schall (Mc. Ewen'schen Zeichen). An Beispielen zeigt Verf., wie wichtig diese Erscheinung ist, sei es in Fällen, wo die sonstigen Erscheinungen, die auf vermehrten Hirndruck hinweisen, nicht deutlich ausgeprägt sind oder wo gewisse Erscheinungen auf der anderen Seite wieder eine Meningitis vortäuschen, die nur Begleiterscheinungen einer anderen Krankheit (z. B. Pneumonie) sind. Wenn sich mittels der vom Verf. vorgeschlagenen Methode eine Steigerung des Hirndrucks nachweisen lässt, ist bei Meningitis sofort die Lumbalpunktion vorzunehmen; sie hat dann auch immer einen Rückgang der bedrohlichen Erscheinungen zur Folge.

Buschan (Stettin).

C. H. Würtzen (D.): Om kutane Reflexhyperalgesie og deus Forhold on Lungetuberkulosen.

(Bibl. f. Laeg. 8 R. VI p. 495, 1905.)

Verf. fand eine segmentale Reflexhyperästhesie bei Phthisis pulmon in ca. der Hälfte seiner Fälle; vielleicht am häufigsten bei Männern. Die Hyperästhesie wurde am häufigsten bei jüngeren Individuen gefunden und scheint in einer gewissen Beziehung zur Ausbreitung des Prozesses und dem Verhalten der Temperatur zu stehen. Ein praktischer Wert für die praktische Seite der Lungentuberkulosenfrage scheint dies Verhalten nicht zu haben.

Wimmer (Kopenhagen).

A. Deroubaix: Un cas de paralysie générale juvenile.

(Bull. de la soc. de méd. ment. de Belgique 1906. S. 188 bis 196.)

Der Fall betrifft einen 26 jährigen hereditär und syphilitisch stark belasteten Menschen, der nie ganz gesund, sondern von Jugend auf geistig abnorm gewesen sein soll, so dass er so gut wie gar nichts gelernt hatte und ohne Beruf war. Mit 20 Jahren begann die deutliche geistige Erkrankung mit zunehmender Demenz. Bei seiner Aufnahme (Sept. 1904) zeigt er die deutlichen körperlichen Erscheinungen der Paralyse, vollständigen Mutismus und hochgradige Demenz. Nach 3 Monaten starb er durch Ersticken infolge Verschluckens. Die makroskopische Untersuchung des Gehirns ergab den gewöhnlichen Befund der Paralyse, besonders eine starke Verringerung des Gewichts (1150 g), die mikroskopische eine auffällige Verschmälerung der verschiedenen Schichten und eine Durcheinanderwürfelung sowie eine Rarefikation der Ganglienzellen. Besonders die Pyramidenzellen waren sehr selten. Daneben Wucherung der Neuroglia, starke Gefässveränderungen, Wandverdickungen, Kernvermehrung, bedeutende Neubildung von Kapillaren, Wucherung der endothelialen Zellen, Plasmazellen stellenweise, besonders im Stirnhirn hämorrhagische Infarkte, Schwund der Tangential- und Verringerung der Radiärfasern. D. hält für das Primäre die (durch das syphilitische Gift herbeigeführten) interstitiellen Gefässveränderungen, die durch die Ernährungsstörungen den Schwund der Zellen und der Fasersysteme hervorrufen.

Hoppe.

Dreyfus: Welche Rolle spielt die Endogenese in der Aetiologie der progressiven Paralyse?

(Allg. Zeitschr. f. Psych. LXIII, 5.)

Die Endogenese spielt bei der Paralyse dieselbe Rolle, wie bei den anderen Geisteskrankheiten. Der Prozentsatz der erblichen Belastung ist in dem Material der Würzburger Klinik bei den Paralytikern etwa ebenso gross wie bei den übrigen Geisteskranken, obwohl die Erhebung bei ihnen schwieriger ist. Als weitere Beweise führt Verf. eine Anzahl familiärer Erkrankungen an Paralyse auf, ferner eine relativ grosse Anzahl von Paralytikern, bei denen eine psychopatische Veranlagung oder auch frühere Psychosen mit Sicherheit nachzuweisen waren. Syphilis hatten sicher nur 24,4 % durchgemacht. Verf. meint, dass nur ein Teil der Fälle auf dieser Infektion beruht, andere aus endogener Anlage entstehen; dass die Paralyse noch ein Sammelbegriff für ätiologisch verschiedene Erkrankungen sei. Aus Paralyse auf überstandene Lues zu schliessen sei unstatthaft; starke erbliche Belastung könne in zweifelhaften Fällen nicht gegen die Wahrscheinlichkeit einer Paralyse sprechen. Die Paralyse sei als belastendes Moment für die Nachkommenschaft zu betrachten, nicht nur, soweit hereditäre Lues in Betracht komme.

Gewiss wird die Rolle der Endogenese bei der Paralyse gewöhnlich unterschätzt und besonders scheint eine starke Belastung der Nachkommenschaft für sie zu zeugen, aber andererseits unterschätzt Verf. doch wohl die Rolle der Syphilis. Seine Zahlen für überstandene Lues sind auffallend niedrig. Ihnen stehen ja jetzt die Angaben von Wassermann und Plaut gegenüber, welche in 32 von 41 Fällen von Paralyse die spezifischen Antistoffe im Liquor cerebrosp. gefunden haben. Solchen objektiven Befunden gegenüber fallen die doch immer subjektiv beeinflussten statistischen Zusammenstellungen nicht ins Gewicht. Chotzen.

Heinrich Vogt: Fälle von familiärer Mikrocephalie.
(Allg. Zeitschr. f. Psych. LXIII, 5.)

Den bisher bekannten (7) Fällen familiären Auftretens von Mikrocephalie fügt Verf. 3 weitere hinzu, in denen mehrere Kinder einer Familie mikrocephal waren, mit kurzer Beschreibung der befallenen Individuen. Die Endogenität zeigt sich neben dem Zusammentreffen gleichartiger Fälle in derselben Familie auch in andersartiger Erkrankung (Krämpfe, grosse Sterblichkeit) der anderen Geschwister. Die Familien sind meist stark belastet. Chotzen.

Bourneville: Traitement médico-pédagogique des idioties les plus graves. (Arch. de Neurol. April, Mai, Juni 1906.)

Die umfängliche Arbeit enthält 98 Krankengeschichten, die von vorzüglichen Erfolgen berichten. Die Schlussausführungen betonen, dass die medicopädagogische Behandlung gleich einsetzen muss, sobald die Idiotie festgestellt ist, und dass sie bei keinem, auch dem anscheinend trostlosesten Fall, unversucht bleiben darf. Das Personal muss ganz besonders gut ausgewählt sein; dem weiblichen Geschlecht gibt B. den entschiedenen Vorzug. Die Unsauberkeit hat stets erfolgreich bekämpft, bez. geheilt werden können, ein grosser Teil wurde so weit gebracht, dass sie gehen, sich anziehen, essen lernten; zum mindestens wurde so erreicht, dass das Personal für die Körperpflege nicht mehr ausschliesslich in Anspruch genommen wurde. Eine Anzahl lernte sich geschickt und zweckmässig zu beschäftigen; allerdings hat B. für alle möglichen Beschäftigungsarten Sorge getragen. Bennecke (Dresden).

C. Parhon: Un cas de mélancolie avec hypertrophie thyroidienne succédant à la ménopause.
(Revue neurologique 1906, No. 15.)

Die krankhaften Erscheinungen im Klimakterium sind auf Vergiftung des Körpers mit dem Produkt der Schilddrüse zu beziehen. Folglich hat auch die climacterische Melancholie diese Ursache. Lewandowsky.

Tomaschny: Ueber Alkoholversuche bei Beurteilung zweifelhafter Geisteszustände.
(Allg. Zeitschr. f. Psych. LXIII, 5.)

Da während der Beobachtung die zu begutachtenden Individuen unter ganz anderen Bedingungen stehen, als zur Zeit der Tat, insbesondere viel günstigeren, mit Wegfall aller Schädlichkeiten, ist es oft schwierig ein Urteil über den Zustand des Beobachteten zur angegebenen Zeit zu gewinnen. Eine Bedingung aber lässt sich wiederherstellen, das ist die Alkoholwirkung. Für zweifelhafte Fälle, wo es sich um die Beurteilung eines Zustandes nach behauptetem Alkoholgenuss handelt, empfiehlt also T. einen Alkoholversuch anzustellen, und führt eine Reihe von Fällen an, in denen dabei sich einmal deutliche patholog. Reaktionen ergaben, andererseits aber nur einfache Räusche und keine Spur der von den Beschuldigten behaupteten Zustände. Solche negative Resultate sind ja nicht ohne weiteres zu verwerten, wohl aber können auch sie positive Ergebnisse haben, wenn der Beobachtete sich im Rausch z. B. selbst verrät, etwa simulierte Geistesstörung selbst enthüllt. Interessant ist, dass bei wirklichen Geiteskranken z. B. Hemmungszustände durch Alkohol nicht beeinflusst wurden. Gegen etwa noch im Rausch beabsichtigte Täuschung schützt die Beobachtung der normalen Pupillenreaktion.

Chotzen.

Marx (Berlin): Die Aufgaben einer Psychologie der Untersuchungshaft. (Vierteljahrsschr. f. ger. Med. u. öffentl. Sanitätsw. Okt. 1906.)

Verdienstvoller Versuch, eine Psychologie der Untersuchungshaft zu begründen, die sich naturgemäss infolge Verschiedenheit der äusseren Bedingungen vielfach wesentlich von der der Strafhaft unterscheidet. Das wichtigste Moment wird darin erblickt, „dass der Untersuchungsgefangene, mag er schuldig sein oder nicht, in einem Gemützustand voll der heftigsten Schwankungen einsam eingesperrt wird“, während in der Strafhaft meist ein ruhiges Gleichmass eintritt. Die Erkrankungsziffern in der Untersuchungshaft sind enorm gross, die Zahl der Selbstmorde 4 bis 5 mal so gross als in der Strafhaft. Eine Menge interessanter und wertvoller Einzelheiten wird angeführt und schliesslich ein Schema für die nähere Erforschung der zweifellos wichtigen Frage aufgestellt, welches die somatischen und psychischen Erscheinungen der Untersuchungsgefangenen, Alter, Geschlecht, die Beziehungen zum bisherigen Milieu, zur Straftat berücksichtigt. Liebetrau (Lüneburg).

Hösel (Zschadrass): Kasuistischer Beitrag zur Frage über die strafrechtliche Zurechnungsfähigkeit der Hysterischen. (Vierteljahrsschr. f. ger. Med. u. öffentl. Sanitätsw. Okt. 1906.)

Ein 25 jähriges Mädchen, erblich stark belastet, seit frühester Jugend lügnerisch und moralisch defekt, mit 14 Jahren zum ersten Mal, dann noch öfter mit Gefängnis bestraft, erkrankt schliesslich in ausgesprochener Weise (zahlreiche somatische hysterische Stigmata, wechselndes maniriertes Wesen, Depression, Mutismus, Suicidneigung, Halluzinationen). Das Gutachten betont das zeitige Bestehen einer ausgesprochenen Geisteskrankheit und die Wahrscheinlichkeit geistiger Unzurechnungsfähigkeit bei der letzten (in demselben Jahre verübten) Straftat. (Es drängt sich die Frage auf, ob diese Wahrscheinlichkeit nicht auch schon für weiter zurückliegende Delikte bestand. Ref.)

Liebetrau (Lüneburg).

Blau (Görlitz): Die Ohrmuschelform bei Normalen, Geisteskranken und Verbrechern. (Aus einem Vortrag auf dem Anthropologenkongress 1906.) (Medizinische Klinik 1906, No. 39.)

Ergebnis der Untersuchung an 223 Normalen, 255 Geisteskranken, 343 Zuchthäuslern. (Messung nach den von Schwalbe angegebenen Merkmalen.) Die meisten Abweichungen überwiegen bei Geisteskranken und Sträflingen gegenüber Normalen; die auffallend kleinsten Ohren finden sich bei diesen seltener als bei jenen; die Formvarietäten sind bei erblich belasteten Geisteskranken und bei Sittlichkeitsverbrechern relativ häufig. Alles in allem: atavistische Ohrmuscheln werden bei Geisteskranken und Verbrechern erheblich mehr als bei geistig Gesunden angetroffen. Liebetrau (Lüneburg).

Magalhaes Lemos: Infantilisme et dégénérescence psychique.
(Nouvelle Iconogr. de la Salpêtrière 1906, No. 1.)

Interessante Krankengeschichte eines erblich schwer belasteten, manisch-depressiven Infantilen (Typus Brissaud), der Zeichen von Myxoedem und allgemeiner Obesitas bot. Behandlung mit Thyreoidin brachte Besserung. Allgemeine Ausführungen über die Beziehungen des Infantilismus zur Entartung und zu den Funktionsstörungen der Schilddrüse. Gaupp.

Franz Herzog: Ein Fall von traumatischer Geburtslähmung.
(D. Arch. f. klin. Med. Bd. 83, S. 140, 1905.)

Nach einer 35 Stunden dauernden Geburt, die durch Expression des Kindes beendigt wurde, trat im Puerperium eine Peroneus-Lähmung der linken Seite auf. Die Lähmung besserte sich etwas und wurde mit Hilfe der gesund gebliebenen Muskeln gut kompensiert. G. Liebermeister.

R. v. Hoesslin: Ueber periphere Schwangerschaftslähmungen.
(Münch. med. Wochenschr. 1905, No. 14.)

Verf. teilt die peripheren Schwangerschaftslähmungen ein in die myopathischen Lähmungen und in die neuritischen Lähmungen.

Zu den myopathischen Lähmungen gehören die osteomalarischen Muskelerkrankungen, welche der Knochenerkrankung koordiniert sind und ein der juvenilen Atrophie ähnliches Bild machen; ausserdem die durch Polymyoritis verursachten Lähmungen.

Die neuritischen Lähmungen teilt Verf. ein in: 1. die traumatische Neuritis puerperalis; 2. die Neuritis puerperalis per contiguitatem; 3. die Neuritis puerperalis postinfektion; 4. die toxische Neuritis gravidarum et puerperarium. G. Liebermeister.

V. Vermischtes.

Im Verlage von Wilhelm Engelmann erschien die Antrittsrede des Leipziger Anatomen Carl Rabl: Ueber „organbildende Substanzen“ und ihre Bedeutung für die Vererbung. Der Psychiater, der sich so viel mit den Problemen der Vererbung zu beschäftigen hat, orientiert sich gerne über das, was die Anatomen und Physiologen über die biologischen Vorgänge, über das anatomische Substrat der Vererbung zu sagen wissen. Der vorliegende Aufsatz unterrichtet nun in anschaulicher Weise über die Probleme, die hier zurzeit im anatomischen Lager diskutiert werden. Rabl nimmt namentlich zu den Vererbungstheorien von Weismann und von Hertwig Stellung; er setzt sich mit den neuen Anschauungen von Loeb über die Bedeutung des Protoplasmas für die Reifung der Frucht auseinander. Es ist hier nicht der Ort, auf die Einzelheiten der Abhandlung genauer einzugehen. Der Fernerstehende gewinnt den Eindruck, dass die Grundlagen zum wissenschaftiichen Verständnis der Tatsachen der Vererbung noch nicht festgebaut sind, dass hier vielmehr noch alles im Flusse ist. Die Anschauungen der führenden Forscher stehen sich in den wichtigten Punkten noch schroff gegenüber und der Arzt kann kaum hoffen, von Biologen in nächster Zeit eine befriedigende Auskunft über die Wunder der Vererbung zu erhalten. Gaupp.

Druck der Anhaltischen Buchdruckerei Gutenberg, e. G. m. b. H., in Dessau.

CENTRALBLATT
für
Nervenheilkunde und Psychiatrie.

Herausgegeben im Verein mit zahlreichen Fachmännern des In- und Auslandes
von
Professor **Dr. Robert Gaupp** in Tübingen.

Erscheint am 1. und 15. jeden Monats im Umfang von 2—3 Bogen. Preis des Jahrganges Mk. 24.
Zu beziehen durch alle Buchhandlungen und Postanstalten.

Verlag von **Vogel & Kreienbrink**, Berlin W. 30 und Leipzig.

XXX. Jahrgang. **15. Februar 1907.** Neue Folge. XVIII. Bd.

I. Originalien.

(Aus der psychiatrischen Klinik zu Strassburg.)

Ueber Beziehungswahn.*)

Dr. **M. Rosenfeld**, Privatdozent und I. Assistent der Klinik.

Es gibt eine Gruppe von Fällen, in denen scheinbar aus voller Gesundheitsbreite heraus akut das Symptom des Beziehungswahns auftritt, fast ausschliesslich das Krankheitsbild beherrscht und in denen nun die längere Beobachtung lehrt, dass die Störung wieder vollkommen schwindet, ohne irgend einen bleibenden Defekt auf psychischem Gebiete zu setzen. Das Symptom des Beziehungswahns behält in diesen Fällen einen ganz bestimmten Typus bei. Man kann ihn am besten wohl als eine extreme Steigerung der von Wernicke als physiologischen Beziehungswahn charakterisierten Störung bezeichnen. Es tritt in allen Fällen eine Verfälschung der sekundären Identifikation auf und zwar so, dass unter allen möglichen Deutungen der Vorgänge der Aussenwelt gerade die auf die eigene Person bezüglichen bevorzugt werden. Die Sinnesempfindung ist stets richtig; der Gefühlston wird aber in der besonderen Weise verändert. Gelegentlich tritt zu diesem Typus der Wahnbildung noch der sogenannte retrospektive Beziehungswahn, bei dem es sich auch nicht um falsche Wahrnehmungen oder Erinnerungsfälschungen handelt, sondern um eine wahnhafte Umdeutung früher stattgehabter, richtiger Sinneseindrücke. Eigentliche Sinnestäuschungen, namentlich Phoneme treten in diesen Fällen nicht auf; es fehlen alle in die katatonische Störung gehörigen Symptome; es fehlt die hypochondrische Form des Beziehungswahns, die Person des Kranken selbst unterliegt keiner Umwandlung. Die Intelligenz bleibt vollkommen intakt.

*) Nach einem Vortrag gehalten auf der Versammlung südwestdeutscher Psychiater. Tübingen November 1906.

Die Klassifikation dieser Fälle, bei denen die eben charakterisierten, oft sehr abundante Wahnbildung das einzige hervorstechende Symptom ist, wird nun mit Rücksicht auf den Verlauf und auf einige scheinbar nebensächlichen Begleitsymptome möglich sein.

Fall No. 1. 42jähriger Lehrer. Keine Heredität. Keine Lues. Kein Potus, nur Gelegenheitsexzesse. Früher stets gesund. Leicht emotiv. In früherer Zeit sind keine zirkumskripten Depressionszustände nachweisbar. Intelligenz sehr gut. Vorliebe für Musik; spielte viel Klavier, meist auswendig. Leitete immer gerne Musikaufführungen.

Oktober 1900 wurde er wegen eines unliebsamen Ereignisses aus seinem Ort in eine kleine Stadt versetzt. Bald nach seiner Uebersiedlung November 1900 trat eine äusserst lebhafte Beziehungswahnbildung auf. Er vermutete, dass alle Leute seines neuen Wirkungskreises von seiner Affäre (Schlägerei) wussten und ihn darauf hin anschauten. Die Schulkinder lachten, bildeten auf der Strasse Reihen, um ihn zu verspotten. Er bezog Gespräche von Passanten auf der Strasse und von Leuten, welche auf der Bahn im Nebencoupé reisten, auf sich. Im einem Wirtshaus ihm gegenüber sang man Lieder, welche sich auf ihn bezogen; im Text dieser Lieder glaubte er deutlich seinen Namen zu hören. Er deutete schliesslich fast jedes Ereignis um. Er blieb von den Lehrerkonferenzen fort. Der Unterricht fiel ihm schwer. Er konnte sich nicht mehr genügend konzentrieren und war fortwährend mit seinen Wahnideen beschäftigt. Einigemal reiste er rasch fort und konsultierte Aerzte in Nachbarstädten. Ausserhalb seines Wohnortes hatte er etwas mehr Ruhe. Die Wahnbildung liess dann nach.

Er wurde allmählich ganz menschenscheu und wagte sich nicht mehr auf die Strasse. Er wünschte selbst seine Aufnahme in die Klinik.

Befund: Guter Ernährungszustand; keine körperlichen Symptome des chronischen Alkoholismus. Die Pupillen reagieren normal. Der Gang und die Sprache sind ungestört. Die Kniescheibenreflexe sind nur mit Jendrassick auszulösen.

Psyche: Orientierung ungestört. Intelligenz normal, korrektes Benehmen. P. ist sehr fügsam, spricht langsam mit halblauter Stimme; er ist von grosser Höflichkeit gegen jedermann. Anfangs geniert er sich über seine Wahnideen Auskunft zu geben, dann spricht er sich offen aus. Massenhafte Beziehungswahnvorstellungen ohne jede Krankheitseinsicht. Seine Umgebung in der Klinik zieht er nicht in die Wahnbildung hinein. Selbstvorwürfe macht sich P. nur wegen jener Schlägerei. Kein Kleinheitswahn. Keine hypochondrischen Wahnideen und kein physikalischer Verfolgungswahn. P. hält sich allein in seinem Zimmer, spricht spontan wenig, knüpft mit keinem seiner Umgebung von selbst an, ist aber immer zugänglich.

In diesem Zustande änderte sich zunächst nichts. Schwankungen in der Stimmung wurden nicht konstatiert.

5. Dezember 1900. Seit einigen Tagen besteht ein deutlicher Umschlag der Stimmung. P. kümmerte sich mehr um seine Umgebung, die er auch jetzt nicht in die Wahnbildung hineingezogen hatte. Er fing an Klavier zu spielen, schrieb Noten ab für eine Weihnachtsaufführung. Er ist überhaupt viel ablenkbarer als in der ersten Zeit seines Aufenthalts in der Klinik.

Die Richtigkeit seiner Beziehungswahnvorstellungen fängt er an zu bezweifeln. Er lässt sich auf Diskussionen darüber ein, ob dieses oder jenes nicht doch falsch von ihm gedeutet war. Er bleibt gerne in der Klinik, beklagt sich nicht über seine Internierung und queruliert nicht gegen seine Umgebung zu Hause. Eigentliche Sinnestäuschungen hat er nicht gehabt; nur Umdeutungen richtiger Sinneseindrücke.

20. Dezember. Die Stimmung des P. ist entschieden etwas gehoben; er geht in die Stadt, besucht die Sehenswürdigkeiten. Er dirigiert die Weihnachtsaufführung und musiziert jeden Abend, um die andern Kranken zu unterhalten.

Ende Dezember wird P. entlassen. Es hat vollständige Krankheitseinsicht; er ist frei von allen Beziehungswahnvorstellungen. Seine Stimmung ist heiter; er ist leicht ablenkbar.

P. hat seinen Unterricht wieder aufgenommen und ist seitdem gesund geblieben.

Fall 2. 45 jähriger Taubstummenlehrer von guter Intelligenz. Als Lehrer und Familienvater äusserst gewissenhaft. Kein Potator; nur kleine Gelegenheitsexzesse. Guter Gesellschafter, 1905 erste Erkrankung. Nach dem Bericht der sehr intelligenten Frau war P. damals einige Wochen lang menschenscheu; er glaubte sich beobachtet und verfolgt. Der Zustand ging wieder vollkommen vorüber. Im Frühjahr 1906 traten dieselben Symptome wieder auf. P. musste seinen Unterricht wieder aussetzen; er hielt sich ängstlich und scheu zu Hause auf und war zunächst nicht zu bewegen zum Arzt zu gehen.

15. März 1906 erste Untersuchung. Organe normal, Pupillen reagieren gut, Sehnenreflexe normal, keine körperlichen Symptome des Alkoholismus. Korrektes höfliches Benehmen. Kleidung auffällig vernachlässigt. Intelligenz, Gedächtnis, Merkfähigkeit ungestört.

P. beobachtet vom Fenster aus ängstlich die Passanten. Jedes Geräusch an der Strasse treibt ihn ans Fenster, um zu sehen, ob es wieder jemand ist, der seinetwegen vorbeigeht.

Ist es nun gar der Gendarm seines Ortes, so ist er sehr ängstlich und glaubt den Beweis zu haben, dass er beobachtet wird. Die Arbeiter stellen sich absichtlich vor seinem Fenster auf, um über ihn zu sprechen. In der Kirche hat man ihn schon vor mehreren Wochen beobachten lassen. Es ist ihm damals nur nicht klar geworden. Er vermutet, dass er angezeigt werden würde; warum dies geschehen wird, kann er nicht angeben.

Alle diese Dinge bringt er mit einer gewissen Scheu vor; anfangs hat er kein Vertrauen und ist wenig mitteilsam. Er spricht mit leiser Stimme. Er berichtet, dass er ganz arbeitsunfähig sei; er könne sich nicht mehr konzentrieren und habe Urlaub nehmen müssen. Er geniere sich vor seinen Vorgesetzten, dass er nicht mehr arbeiten könne und möchte möglichst bald den Unterricht wieder aufnehmen. Zu Hause beschäftigt er sich kaum. Er geht meist unruhig und ängstlich im Zimmer umher und sucht seine Angst, namentlich vor Fremden zu verbergen. Er versichert, er habe sich nichts vorzuwerfen. Deutliche Tagesschwankungen lassen sich in seiner Stimmung nachweisen. Keine Sinnestäuschung, keine hypochondrischen Wahnideen. P. queruliert nicht gegen die vermeintlichen Beobachtungen und Verfolgungen.

Dieser Zustand dauerte etwa 2 Monate. Die Frau berichtete dann am 7. Juni, dass ihr Mann sehr viel besser gehe, dass er wieder ganz arbeitsfähig sei und dass seine Wahnideen wieder geschwunden seien. Er besuche wieder seine Bekannten und gehe Nachmittags ins Kafé um Billiard zu spielen.

Eine zweite Phase, welche durch das Auftreten von Beziehungswahn charakterisiert war, begann im Juli und dauerte ungefähr zwei Monate. P. stellte sich zweimal in der Poliklinik vor. Es konnte konstatiert werden, dass genau dieselbe Art der Wahnbildung bestand wie bei den ersten Erkrankungen. Auch die übrigen Symptome waren genau dieselben.

Am 20. Oktober 1906 stellt P. sich von selbst wieder vor. In seinem psychischen Verhalten war folgende Veränderung zu konstatieren. Er sieht sehr vergnügt aus, lacht häufig, spricht rasch und laut. Er ist sorgfältig gekleidet und trägt gelbe Handschuhe. Er berichtet, dass es ihm sehr gut gehe, dass er den Unterricht wieder ganz aufgenommen habe und dass er sich zum Vorsteherexamen nach Berlin gemeldet habe. Er besucht jeden Tag das Café um sein Spiel zu machen und verkehrt auch sonst wieder regelmässig mit seinen Bekannten. Keine Alkoholexzesse. Sinnestäuschungen hat der P. nie gehabt. Er ist zur Zeit vollständig frei von Beziehungswahn und gibt zu, dass seine Vermutungen falsch resp. krankhaft waren.

Die Frau ist über den Wechsel in dem Zustande ihres Mannes sehr erfreut; sie berichtet, dass er wieder ganz leistungsfähig sei, viel arbeite und sich zum Examen vorbereite. Er benehme sich ganz korrekt und sei ganz wieder der „Alte“. Es ist ihr nur aufgefallen, dass er etwas viel lacht und sich rascher bewege als früher. Die Frau hält ihren Mann jetzt für vollständig gesund.

Ein weiterer Fall, der hierhin gehört, betraf einen russischen Studenten der Medizin, der schon mehrfache Krankheitsphasen durchgemacht hatte, in denen eine äusserst abundante Beziehungswahnbildung bestanden hatte, die stets wieder vollständig geschwunden war. Während dieser transitorischen Zustände zog sich der Kranke von jeglichem Verkehr zurück, besuchte kein Kolleg mehr, schloss sich ein und verweigerte gelegentlich sogar die Nahrung. Er war in dieser Zeit zu jeglicher Arbeit unfähig und konnte sich geistig nicht beschäftigen. Er klagte über Kopfschmerzen, Schlaflosigkeit und hielt sich selbst körperlich für krank resp. nervös. Auf diese Phasen folgten stets wieder solche, in denen P. vollkommen arbeitsfähig und frei von Beziehungswahn war. P. befand sich nur einige Tage in der Klinik. Die oben mitgeteilte Anamnese stammt von einer russischen Studentin der Medizin, welche mit dem P. verlobt war, ihn seit mehreren Jahren kannte und welche sich selbst mit Psychiatrie eingehend beschäftigt hatte, so dass ihre Angaben besonders zuverlässig erschienen.

Solche Fälle haben nun immer wieder die Veranlassung dazu gegeben, von einer periodischen, akuten, abortiven Paranoia zu sprechen, und noch in der neuesten Zeit finden sich Autoren, welche diese Fälle so bezeichnen und sich darauf berufen, dass sich weder manische noch depressive Verstimmungen bei ihren Kranken feststellen liessen. Kraepelin weist darauf hin, dass in den Fällen von manisch-depressivem Irrensein, in denen die reichliche Wahnbildung an Paranoia erinnert, aus den charakteristischen Störungen des genannten Irreseins, auch wenn dieselben nur angedeutet sind, der Beweis geführt werden kann, dass es sich um das zirkuläre Irresein und nicht um Paranoia handelt. Auf diese scheinbar geringfügigen Begleitsymptome wurde in manchen Fällen, welche für die Existenz der akuten periodischen Paranoia ins Feld geführt werden, wohl nicht immer genügend geachtet. Ein Beispiel sei dafür kurz angeführt. In der Anamnese eines solchen Falles heisst es unter anderem: Grosse körperliche Hinfälligkeit, Gewichtsabnahme, Erschwerung des Denkens. Patientin zieht sich von allem Verkehr zurück und war tagelang nicht dazu zu bewegen, das Haus zu verlassen; misstrauisch gegen die Umgebung. Dazu kommt dann erst später der schwere Beziehungswahn, der in kurzer Zeit heilt. Die Patientin war dann ganz verändert, nahm den Verkehr wieder auf und beteiligte sich an allen gesellschaftlichen Veranstaltungen. In derselben interessanten Krankengeschichte wird aber dann notiert, dass irgend welche Gefühlsschwankung bei der Kranken nicht beobachtet wurde. Es liessen sich noch andere Beispiele beibringen, aus welchen hervorgeht, dass solche durchaus gute, zuverlässige Beobachtungen eine andere Deutung erfahren können.

Andere Autoren sind geneigt, derartige Fälle, wie ich sie oben mitgeteilt habe, zu manisch-depressivem Irresein zu rechnen und meiner Meinung nach mit Recht. Die Symptome, welche diese Diagnose stützen, liegen wie gesagt nicht immer auf der Hand. Man wird solche Fälle nicht gerade dazu benützen können, um einem Anfänger die charakteristischen Symptome des manisch-depressivem Irreseins klar zu machen. Die Art, wie die Kranken ihren Beziehungswahnvorstellungen gegenüber sich verhalten, erinnert an die Kleinmütigkeit der zirkulär Depressiven. Sie dissimulieren direkt ihre Störung und vertrauen sich nur demjenigen an, der ihnen besonders nahesteht. Es fehlt in beiden Fällen die Neigung, sich in querulierender Weise gegen die vermeintlichen Verfolgungen und Beobachtungen zu wenden, obwohl manchesmal Abwehr- und Vorsichtsmassregeln von seiten des Kranken unternommen werden. In andern Fällen finden sich neben den unkorrigierbaren Beziehungswahnvorstellungen Neigungen zu Kleinheitswahn. Derselbe bekundet sich in einer ungünstigen Beurteilung der eigenen Leistung, in Mutlosigkeit für die Zukunft, für den Beruf, in Selbstvorwürfen über ungenügende Leistung in früheren Zeiten und darüber, dass die Kranken ihrer Familie zur Last zu fallen fürchten. Diese Symptome werden oft nur durch eine besondere Exploration herausgebracht. Denkhemmung, Unfähigkeit, sich zu konzentrieren, Entschlussunfähigkeit und Arbeitsunfähigkeit waren in beiden Fällen nachzuweisen und wurden von dem Kranken selbst und von seiner Umgebung so gedeutet, dass die Wahnbildung den Kranken daran verhinderte, zu arbeiten und sich zu konzentrieren.

In manchen Fällen ist der Umschlag der Stimmung, der Inaktivität in die Produktivität und Ablenkbarkeit gut nachweisbar, ohne dass die Symptome der heiteren Erregung direkt als krankhaft imponieren. Von den oben mitgeteilten Fällen zeigt der Fall No. 2 in evidenter Weise, wie mit dem Umschlag der Stimmung auch die Wahnbildung schwindet. Und schliesslich erinnert die Art, wie die Kranken jedes geringfügige Ereignis im Sinne ihres Beziehungswahnes umdeuten, ohne einen bestimmten Zusammenhang zwischen den einzelnen Ereignissen zu konstruieren, an die Ablenkbarkeit manisch erregter Patienten.

Mit Rücksicht auf diese scheinbar mehr nebensächlichen Symptome, welche den im Krankheitsbild vorherrschenden Beziehungswahn begleiten, möchte ich der Ansicht beitreten, dass solche Fälle noch zum manisch-depressiven

Irresein gehören. Gross ist die Zahl dieser Fälle wohl nicht. Sie kommen auch wohl selten zur Beobachtung in Anstalten.

Friedmann hat vor Jahren einige Fälle von sog. milder Wahnbildung beschrieben, welche er ihrer Verlaufsform nach nicht als rezidivierende oder periodische Erkrankungen auffasst, sondern meint, dass bei ihm der Beziehungswahn auf Grund einer subsistierenden Veranlagung zeitweise aufflackert. Die Fälle zeigten im freien Intervall eine auffällige Suggestibilität, waren exaltiert, menschenscheu, subjektivistisch, zu hypochondrischen Gedankengängen geneigt. Diese Fälle stellen also wohl einen ganz anderen Typus von akut einsetzender, heilbarer Wahnbildung dar.

Bei hysterischen und neurasthenischen Individuen können sehr ausgesprochene Beziehungswahnvorstellungen zustande kommen. Manche Phasen des Lebens, bei den Männern berufliche Krisen, bei den Frauen unangenehme Erlebnisse auf dem Gebiete des Sexuallebens, sind besonders geeignet, derartige Symptomengruppen auftauchen zu lassen, welche wieder schwinden können, wenn die depressionverursachenden Momente wieder fortfallen. Nach extremen Alkoholexzessen können solche Krankheitsphasen, die im wesentlichen durch den Beziehungswahn vom genannten Typus charakterisiert sind, akut entstehen und wieder schwinden. Alle diese Fälle sind mit Rücksicht auf das psychische Verhalten im freien Intervall und durch ihre verschiedene Aetiologie von den oben geschilderten zu trennen. Die letzteren sind vielleicht am besten durch die Bezeichnung zirkulärer Beziehungswahn zu charakterisieren.

Es ist nun noch die Frage zu erörtern, ob derartige Fälle, wie die oben mitgeteilten, nicht doch in chronische Wahnbildung übergehen können. Obwohl die Beobachtung meiner Fälle, die bis jetzt stets geheilt sind, einige Jahre umfasst, ist dieselbe wohl nicht lange genug, um die Prognose definitiv stellen zu können. Aber selbst wenn die Wahnbildung chronisch werden sollte, braucht deshalb die klinische Auffassung der früheren Krankheitsphasen nicht unrichtig zu sein. Klimakterium, Präsenium und Arteriosklerose können auch bei andern Formen des manisch-depressiven Irreseins umgestaltend auf die vorher einfach zu deutenden Zustandsbilder einwirken, welche nun nicht mehr ohne Weiteres in den Rahmen der früheren Diagnose sich einfügen lassen wollen. Der Umstand, dass die Wahnbildung im späteren Stadium solcher Fälle nicht mehr ganz schwindet, darf also für die Auffassung des Falles nicht allein ausschlaggebend sein, sondern es wird auf den Typus der Wahnbildung ankommen, welche dem Falle von Anfang bis zu Ende sein bestimmtes Gepräge geben kann.

Die Zahl der Syphilis-Fälle in Kopenhagen und die Zahl der an progressiver Paralyse in Skt. Hans Hospital Gestorbenen.

Von **Poul Heiberg** (Kopenhagen).

Im Jahre 1896 machte ich darauf aufmerksam,*) dass Manches dafür spräche, dass zwischen dem Maximum der 1869 in Kopenhagen aufgetretenen Syphilis-Fälle und dem Maximum der 1884 in Skt. Hans Hospital eingetretenen

*) Bibliothek for Læger 1896, S. 112. Siehe auch Revue neurologique 1899, S. 177.

Paralyse-Todesfälle ein deutlicher Kausalzusammenhang bestehe, und im Anschluss hieran schrieb ich folgendes: „Ist der erwähnte Zusammenhang zwischen den zwei Maxima wirklich ein Kausalzusammenhang, so müsste die Annahme berechtigt sein, dass das grosse Maximum von Syphilitikern in Kopenhagen im Jahre 1886 ein Maximum von Paralyse-Todesfällen im Skt. Hans Hospital in einem der ersten Jahre des nächsten Jahrhunderts zur Folge haben wird.“

Die Zeit ist verlaufen und — wie aus Tabelle I ersichtlich — die damals ausgesprochene Erwartung ist in Erfüllung gegangen. Hierdurch hat die auf anderem Wege erworbene Erfahrung, dass zwischen der Syphilisinfektion und dem Tod durch Paralyse 15 bis 16 Jahre verstreichen, eine neue Bekräftigung erhalten.

In Skandinavien herrscht die allgemeine Annahme, dass die progressive Paralyse ein syphilitisches Gehirnleiden (Jespersen*), oder allenfalls, wie andere sich ausdrücken, ein parasyphilitisches Leiden ist. In welchem Grad die Häufigkeit der Paralyse von der Häufigkeit der Syphilis abhängig ist, geht auch auf andere Weise aus Tabelle I hervor.

Tabelle I.

Jahr	Die Anzahl angemeldeter Syphilisfälle in Kopenhagen	Die Anzahl von Paralyse-Todesfällen im Skt. Hans Hospital	Jahr	Die Anzahl angemeldeter Syphilisfälle in Kopenhagen	Die Anzahl von Paralyse-Todesfällen im Skt. Hans Hospital
1864	504		1885	1868	12
1865	594		1886	2122	13
1866	742		1887	1736	15
1867	838		1888	1257	18
1868	1012		1889	970	18
1869	1058		1890	939	22
1870	873		1891	985	16
1871	804	10	1892	898	29
1872	884	14	1893	1040	28
1873	766	12	1894	1178	27
1874	824	8	1895	1331	33
1875	708	12	1896	1320	21
1876	696	13	1897	1460	33
1877	709	13	1898	1688	33
1878	717	9	1899	1693	32
1879	940	8	1900	1799	31
1880	954	8	1901	2171	35
1881	1005	15	1902	1873	45
1882	1077	14	1903	1787	31
1883	1082	20	1904	1667	34
1884	1341	25	1905	1370	32

In den Jahren 1864 bis 1880 wurden 13500 Syphilis-Fälle in Kopenhagen angemeldet und in einer 15 Jahre späteren Periode, 1879 bis 1895, hatte Skt. Hans Hospital 321 Todesfälle an Paralyse zu verzeichnen. In den Jahren 1881 bis 1890 wurden auch ungefähr 13500 Syphilis-Krankenfälle in Kopenhagen angemeldet, und in der 15 Jahre späteren Periode, 1896 bis 1905, trafen fast genau dieselbe Anzahl (327 gegen 321) Todesfälle von Paralyse im Skt. Hans Hospital ein, wie in der Periode 1879 bis 1895.

*) Skyldes den almindelige fremskridende Parese Syfilis? Kjobenhavn 1874, S. 265.

In Anbetracht dieser Erfahrungen ist wohl zu erwarten, dass die in den Jahren 1891 bis 1905 in Kopenhagen angemeldeten 20000 Syphilis-Fälle gut 500 Todesfälle an Paralyse im Skt. Hans Hospital in den Jahren 1906 bis 1920 zur Folge haben werden, oder mit anderen Worten, es ist zur Zeit zu erwarten, dass $2\frac{1}{2}\%$ der angemeldeten Kopenhagener Syphilitiker später Paralyse bekommen.

Selbstverständlich ist dem gefundenen Prozentsatz $2\frac{1}{2}$ der als Paralytiker endenden Anzahl Syphilitiker kein grösseres Gewicht beizumessen oder ist er bei anderen Berechnungen ohne Weiteres zu benützen; denn keine der zwei benützten Zahlenreihen drückt nur annähernd genaue Verhältnisse aus. Auch entspricht ja die Anzahl angemeldeter Syphilis-Krankenfälle in Kopenhagen keineswegs der in Wirklichkeit erreichten Zahl von Syphilis-Fällen. Auch beruht die angenommene Anzahl der jährlich im Skt. Hans Hospital an Paralyse sterbenden Individuen nicht auf sicheren Berechnungen. Unter den verschiedenen Fehlerquellen soll hier nur auf einen Umstand verwiesen werden: eine Anzahl Paralytiker stirbt an anderen Krankheiten. In den erwähnten Jahren darf man, da die beiden angeführten Zahlenreihen Jahr für Jahr mit denselben systematischen Fehlern behaftet waren, wohl davon ausgehen, dass grössere, sich auf mehrere Jahre erstreckende Schwankungen kaum auf rein zufällige Umstände zurückzuführen sind und dass ein Vergleich der zwei Zahlenreihen in der vorgenommenen Weise berechtigt ist.

Trionalkur III.

Von Dr. **Wolff**, Katzenelnbogen, früher Direktor der syrischen Heilanstalt Asfurije bei Beirut.

Im Mai- und Septemberheft 1901 dieser Zeitschrift veröffentlichte ich eine Anzahl von Krankheitsfällen, bei denen sich eine länger fortgesetzte Trionaldarreichung heilend erwies. Seitdem hatte ich Gelegenheit, an einigen weiteren passenden Fällen dies Verfahren zu erproben. Ich habe dabei mein Urteil über die Natur der Zustände geändert, es handelt sich dabei nicht, wie ich vorher annahm, um Amentia, sondern um manisch-depressives Irresein und zwar um gewisse Formen davon, die durch den Trionaldauerschlaf zur Heilung gebracht wurden. Ich skizziere zunächst meine letzten Fälle in derselben Weise, wie in den früheren Arbeiten.

VI. Fatme, Muhammedanerin von Jazzin, 17 Jahre alt, seit 4 Monaten verheiratet. Am 8. August 1901 aufgenommen. Heredität wird negiert, bisher stets gesund. Erkrankte vor 5 Tagen plötzlich, angeblich aus Schreck vor einer Maus. Starke Aufregung, rannte im Hause herum, schlief nicht, ass wenig, hatte immer Durst. Sie sprach verwirrt, rief häufig „die Maus! die Maus!“, schien Stimmen zu hören und im Essen Schmutz zu riechen. Kam aufgeregt hier an, sprach allerhand abgerissene Sätze durcheinander, war nur momentan fixierbar, wusste ungefähr, wo sie sei, gab kurze bald richtige, bald abspringende Antworten und hielt keinen Augenblick still, sprang aus dem Bett, lief auf und ab, rückte die Bettstelle vom Platz, sang dazwischen ein Lied. $3\frac{1}{2}$ Wochen lang beständige masslose Erregung, überaus reizbar, beim geringsten Anlass schimpfend, zerschlagend, hier und da Halluzinationen, ruft zum Beispiel

„wo bist du"? Dazwischen wenige plötzliche Umschläge zum Weinen für 1 bis 2 Stunden und zweimal auch zu entsetzlicher Verzweiflung, grimmig sich selbst zerschlagend unter Selbstmordäusserungen. Urin leicht opaleszent, manchmal klar. An 2 Nachmittagen (13. und 14. August) plötzliche steile Temperaturanstiege für 1 bis 2 Stunden (Malariaanfälle). Einmal Erbrechen; Lippen und Zunge wurden trocken. Trionalkur vom 2. bis 16. September. In den ersten 5 Tagen je abends und morgens 2,0, kam sehr langsam in Dämmerzustand, hatte dazwischen immer wieder förmlich impulsive Ausbrüche von Erregung, blieb erst die zweite Woche hindurch ziemlich unausgesetzt in leichtem Schlafzustand. Trional und Essen fast stets per Sonde, dabei häufig Erbrechen, so dass nur ein Teil der 25,0 Trional zur Wirkung kam. Am 12. September Temp. 39,2° (Malariaanfall) Chinin. Urin während dieser Zeit manchmal opaleszent, manchmal klar auf Kochen, manchmal $^1/_4$ bis 1 pro mille Eiweiss. Die Temperatur hielt sich zur Zeit der Trionalkur auf 36° und sehr wenig darüber, nur vom 10. bis 15. September kurze Aufstiege nachmittags bis 37,8°, 38°, 38°, 39,2°, 38°, 37,5°, 37,5° (Quotidiana); zu dieser Zeit war der Puls etwas schwächer und in Qualität wechselnd, 92 bis 114 in der Minute, sonst 76, 80. Nach der Trionalkur wieder bald in Erregung, jetzt aber mit verändertem Charakter. Dieselbe bestand nun in immer wiederholten kurzen Ausbrüchen, Pat. schrie, schlug um sich, machte Gebärden des Ekels und spuckte, schwatzte erotisches Zeug; dazwischen ruhiger, weinerlich. Das dauerte etwa eine Woche. Sie war jetzt mager, blass, mit grossen Augen, fing aber wieder an von selbst zu essen. In der nächsten Woche musste sie noch mehrmals gefüttert werden, blieb übrigens seit dem 20. eiweissfrei und bekam auch kein Fieber. In der nächsten Woche schoben sich bereits Phasen der Ruhe und Klarheit von einigen Stunden ein, sie fragte öfter nach Arbeit, war aber sonst noch empfindlich reizbar. In der dritten Woche nur noch 3 unruhige Tage, an den andern ganz ruhig, hier und da weinend, sehr artig, isst viel. Von nun an bleibt sie klar und ruhig, still, mitunter weinend, sehr fleissig, körperlich in gutem Zustande. Am 3. Dezember geheilt entlassen.

VII. Salime Marün, 21 Jahre alt, seit 5 Jahren verheiratet, 2 Kinder, letztes vor 4 Jahren. Aufgenommen 30. Januar 1902. Seit 5 Monaten still, ängstlich, leutescheu, danach verwirrt, sehr erregt. Hier erregt, unorientiert, verkennt die Leute, spukt, schlägt, mager, bleich, Milz sehr stark vergrössert, ragt unterm Rippenrand hervor. Sofort Trionalkur vom 30. Januar bis 16. Februar. Das Trional wurde in Dosen von 0,5 bis 1,0 in Tee gegeben, sobald sich wieder beginnende Erregung bemerkbar machte; nur als erste Dosis 2,0. In den ersten 6 Tagen schlief sie die Nächte durch ziemlich tief; nur am Tage kam es noch zu Erregungen von 1 bis 2 Stunden, wobei sie durcheinander sprach, abspringend antwortete, wenig fixierbar war, dazwischen sang, sich auskleidete. Sie zeigte keine besondere Reizbarkeit. Danach 10 Tage fast durchweg schlafend, meist tief, aber auch zeitweise weniger tief, so dass man mitunter mit ihr sprechen kann, wobei sie sich orientiert und geordnet zeigt. Ass stets von selbst auch im Dusel und zwar sehr viel. Trional oft per Sonde; manchmal erbrechend. Am 4. Tag erbrach sie einige kleine Stücke Bandwurm. Temperatur morgens 36 bis 36,2°, abends 36,4°. Am 3., 4., 7., 12. Malariaanfälle des Nachmittags, 38,4 bis 38,8°, Chinintherapie. Puls 84, an den Fiebertagen bis 120, Urin eiweissfrei. Die nächsten

Tage nach der Trionalkur weint sie ein wenig, spricht viel, kennt alle Personen, erzählt, was man daheim alles mit ihr angefangen, gibt richtige Auskunft über ihre Lebensverhältnisse, ist leicht manisch, fordert lachend immerzu viel zu essen. In der dritten Woche steigt die Aufregung wieder, sie tanzt herum, klopft, schreit, zieht sich aus, weint hier und da, kennt im Anfang noch die Personen, wird dann unklarer, sieht Bilder auf dem Fussboden, wird magerer.

Wiederholung der Trionalkur vom 25. Februar abends bis 9. März. Schläft die meiste Zeit, dazwischen nur ganz kurze Erregungen. Häufig gingen Bandwurmglieder ab und klagte sie über Leibschmerzen. Am 8. ging die Taenia ab auf Bandwurmmittel. Die ganze Zeit kein Fieber, Trional meist mit Sonde, Essen reichlich, Ernährungszustand mässig. Am 10. war der Urin sehr rot, am 11. wieder normal gefärbt. Patientin blieb noch mehrere Tage in mehr oder weniger leichtem Dusel und kam dann wieder in den früheren Aufregungszustand, schrie, klopfte, zerschlug Fenster, warf das Essen weg, war in manischem Zustand, machte im April und Mai noch eine Anzahl schwere Malariafälle durch, wurde nach und nach submanisch, die Stimmung schlug am 11. August um, Patientin blieb jetzt still und weinerlich, wurde am 1. Oktober geheilt entlassen.

VIII. Tawfik, aus Albanien, türkischer Soldat, 29 Jahre alt, ledig. Aufgenommen am 8. Februar 1902. Am Tag vorher plötzlich erkrankt, nachdem er einen Verbrecher dingfest gemacht hatte. Aufgeregt, unorientiert, für kurz fixierbar, rief beständig: „Allah, Allah!“ Sofort Trionalkur vom 8. bis 14. Februar (23,0). Brauchte täglich grössere Dosen, 2,0 bis 3,0, erbrach zuweilen. Schlaf im ganzen nicht tief, nur von duseligem Erwachen öfter unterbrochen, doch keine Erregungen. Temperatur 36,2° bis 37,0°, Puls 72 bis 78, Ernährungszustand mittel; chron. Gonorrhoe. Am Ende noch einen Tag verschlafen, am 16. völlig klar, ruhig, etwas weinerlich und leicht erregbar. Am 28. Februar geheilt entlassen.

IX. Ibrahim Karauni, von Sahli, 19 Jahre alt, ledig. 4. Anfall des manisch-depressiven Irreseins. Aufgenommen 30. März 1902. Sehr erregt, schlug sich selbst, in förmlichem Rauschzustand, wusste dunkel, wo er war. Sofort Trionalkur vom 30. März bis 7. April (31,0) meist in Dosen von 1,0 bis 3,0 täglich. Nur am 2. Tag noch eine starke Erregung. Schlaf im ganzen leicht, von geringen Erregungen unterbrochen. Hier und da Erbrechen. Am 7. April Temperatur 38,2°, Zunge stark schmutzig, belegt, trocken, viel Durst, verfallenes Gesicht, dünne Stühle von gelber Farbe (Typhoid). In den nächsten Tagen klar, etwas benommen daliegend. Kalte Einpackungen, Diät, Tanninwein. Vom 18. an fieberfrei. Am 11. sehr weinerlich, bleibt klar. Puls am 19. 60, dicrot, an Frequenz die nächsten Tage noch mehr sinkend, am 23. 44, vom 27. an langsam bis zur normalen Frequenz zurückkehrend. Am 8. Mai geheilt entlassen.

X. Mahmud von Beirût, 20. Jahre alt, ledig. Aufgenommen 15. April 1902, vorher Fieber. Mässig erregt, einigermassen fixierbar, springt aber ab, verkennt andere Patienten für Bekannte. Sofort Trionalkur (15,0). 5 Tage lang täglich 3,0. Schlaf mitteltief, durchbrochen von kurzen Erregungen, in denen er laut war. Vom 6. Tage an erst noch etwas duselig, blieb ruhig bis zur Entlassung am 5. Mai 1902. Sein Ernährungszustand war unter mittel,

Gesichtsfarbe blassgrau. Die Temperatur, während der Kur 36,4°, stieg am 6. Tag auf 37°, am 7. nachmittags Malariaanfall 38,6°, dabei Abgang eines Spulwurms.

XI. Maria Tawa, etwa 25 Jahre, verheiratet, nach Partus erkrankt seit einer Woche. Aufgenommen am 3. Mai 1902. Spricht viel, lacht viel, schlägt leicht in Weinen um, fürchtet den Verstand zu verlieren, beständige Empfindung von Leichengeruch. Hier sehr empfindlich, ausserordentlich reizbar, so dass sie im Nu in starke Erregung gerät. Kein Fieber. Urin eiweissfrei. Sofort Trionalkur vom 3. bis 11. Mai 1902 (20). Auch nur mässiger Schlaf schwer erzielbar; auch im Dusel noch hohe Erregungen, glaubt Männer in ihrem Zimmer zu sehen. Trional anfangs einmal mit Sonde, auch einmal erbrochen, stets von selbst essend. Am Ende weinerlich, möchte zu ihrem Kinde. Die 3 folgenden Tage viel weinend, sehr deprimiert. Danach ruhiger, auch körperlich besser, aber sehr erschreckbar, sich leicht beklagend, streitsüchtig. Am 28. Mai 1902 geheilt entlassen.

XII. Schêch Aïsi el Maalûf, 50 Jahre alt. 4. Anfall. Seit einem Tag plötzlich erkrankt. Aufgenommen 19. Oktober 1903. Gross, schlank, enorm erregt, wie berauscht, schlägt mit Händen und Füssen um sich, wirft das Essen fort, spuckt das Getränke aus. Trionalkur vom 20. bis 29. Oktober (29). Fieberanfall (37,5°) gleich am 2. Tag; sonst Temperatur Durchschnitt 36,3°. Meist von selbst gegessen, nur zweimal mit Sonde, einmal gebrochen, mässige kurze Aufregungen während des Schlafes. Die Tage danach noch duselig, aber ruhig, mürrisch, wortfaul, klar. Am 18. November als geheilt entlassen.

Ein Ueberblick lehrt, dass von den beschriebenen 12 Fällen 4 sicher der manisch-depressiven Psychose angehören (IV, V, IX, XII); denn bei 3 von ihnen kam es später zur Wiederholung des Anfalles und 1 hatte schon vorher drei durchgemacht. Um dieselbe Krankheitsform handelte es sich fast mit Gewissheit in 3 anderen Fällen (I, III, VIII); das ganze Krankheitsbild spricht dafür. Allenfalls könnte es sich bei VIII um eine Angstpsychose gehandelt haben, doch war die Zeit, dies festzustellen, zu kurz, da er sogleich narkotisiert wurde. Immerhin war er verwirrt und setzte sich zur Wehr, wenn er auch beständig Allah! Allah! rief und dadurch im Angstaffekt befangen erschien. Bei seinen Anstrengungen zu blinder Abwehr gab er dem Oberwärter einen Stoss, so dass dieser sich eine Kopfwunde zuzog, und dies wusste der Patient noch, als er wieder erwachte.

Fall III ist bereits zweifelhaft, aber auch noch am ehesten der gleichen Krankheit zuzuzählen. Die Patientin soll nach einigen Monaten gesund geworden sein.

Dagegen ist den Fällen VI, VII, X, XI gegenüber schon stärkerer Zweifel erlaubt. In den 3 ersteren traten Fieberanfälle auf (Malaria), Fall X war direkt nach einer fieberhaften Erkrankung aufgetreten und XI entstand im puerperium mit vielleicht ebenfalls fiebrischer oder sonst toxischer Aethiologie; doch ist letztere nicht sicher und im Anfang bestand kein Fieber.

Die Dauer der Narkose betrug in allen Fällen ungefähr 14 Tage. 20,0 bis 30,0 g waren dazu nötig. Im Anfang mussten grössere Dosen, 2,0 bis 3,0, gegeben werden, nachher genügten kleinere, 0,5 bis 1,0, wenn einmal eine gewisse Narkose erzielt war; aber auch hier war zwischen hinein mitunter eine grössere Dose nötig. Besonders die Fälle wie V, XI, in denen eine ausserordentliche Empfindlichkeit und Reizbarkeit herrschte, so dass es bei kleinsten Anlässen zu stärkster psychischer Aufregung und motorischer Entladung kam, gelangten nur schwer und mit grossen Gaben in Narkose. Immer durchbrachen in der ersten Zeit Erregungszustände, obzwar mit den Zeichen der Betäubung, den Schlaf. Mit der nächsten Gabe suchte ich ihnen möglichst zuvorzukommen. In der zweiten Woche waren Erregungen seltener, geringer, oder fast gar nicht wahrnehmbar. Ob dies eine kulumative Wirkung des Trionals anzeigt, darf man bezweifeln, es ist aber wahrscheinlich; denn andernfalls hätte es nach meiner Meinung grösserer Dosen bedurft.

Eine Gefährlichkeit kann ich der Kur nicht zuschreiben, wenn eine beständige Ueberwachung geübt wird. In der Privatpraxis darf sie nicht angewendet werden; der einzige Fall, bei dem ich es versuchte, erlitt eine schwere Intoxikation, von der er sich allerdings bald wieder erholte. Selbst bei den Fieberanfällen der chron. Malaria setzte ich sie fort, wenn dieselben vereinzelt blieben. Mehrmals gingen Darmparasiten (Band- und Spulwürmer) ab, mit denen die Kranken behaftet waren. Unangenehm ist, dass das Mittel und meist auch die Nahrung gewöhnlich mit der Sonde gegeben werden muss, und das Erbrechen, das in fast allen Fällen mehrmals durch das Trional eintrat.

Das Erwachen zog sich über 2 bis 5 Tage hin, die Kranken waren danach deprimiert, oder mürrisch und etwas reizbar, oder noch kurze Zeit mässig erregt. Alle waren danach klar und geordnet.

Neun Fälle wurden so günstig beeinflusst, dass sie sogleich oder binnen kurzem abheilten (I, II, V, VI, VIII, IX, X, XI, XII). Auch die Beobachtung, dass in den nicht heilenden Fällen ein Zustand von Beruhigung und Klarheit eintrat, wie besonders bei III und VII, aber auch bei IV, scheint mir ausserordentlich bemerkenswert. Vom theoretischen Gesichtspunkt aus ist es durchaus merkwürdig, wie eine solche Remission oder Intermission beim krankhaft veränderten oder doch krankhaft arbeitenden Gehirn postnarkotisch eintreten kann und wie man sich das zu denken hat. Einen praktisch wichtigen Gesichtspunkt leite ich daraus ab, wenn es sich einmal um einen forensischen Fall handelt. Denn in einem solchen langdauernden artifiziellen luciden Intervall wird der Kranke über vorherige Vorgänge oft gute Auskunft geben können, was natürlich in der Erregung nicht möglich ist. So erzählte mir die Kranke VII in klarer Weise lang und breit über ihre Lebensverhältnisse und über die Behandlung, die man ihr bisher daheim wegen ihrer Krankheit hatte angedeihen lassen. Uebrigens änderte sich bei ihr auch nach der zweiten Trionalkur der Zustand in der Weise, dass sie von nun an klarer war.

Ich habe den Trionalschlaf vor kurzem auch bei 2 Kranken anderer Art angewendet. Der eine befand sich im Beginn der Dementia praecox paranoides und wurde mir im Zustand starker motorischer Unruhe gebracht, wie man sie bei Kranken zu sehen bekommt, die sich längere Zeit ganz ungenügend ernährt haben: glänzende Augen, unsteter Blick, beständige Unruhe der Hände, Unfähigkeit ruhig zu sitzen, Lippen und Zunge trocken, schmutzig belegt. Die Trionalkur bewirkte, dass die Kranke nach etwa 3 Wochen völlig beruhigt entlassen wurde; natürlich hat dabei auch die regelmässige Nahrungszufuhr (per Sonde) ihren Anteil gehabt. Ebenso wurde ein Fall von katatoner Erregung danach ruhiger. Es gelang mir auch neuerdings wieder, an einem Anfall des manisch-depressiven Irreseins der gleichen Art, wie die hier beschriebenen, das Verfahren zu erproben.

Die Formen des manisch-depressiven Irreseins, bei denen ich empfehle, einen Versuch mit der Trionalkur zu machen, werden im Ganzen genügend durch die vorstehenden Krankheitsskizzen gekennzeichnet sein. Es handelt sich um plötzlich ausbrechende Anfälle schwerer Erregung mit Unorientiertheit und Halluzinationen. Ich sage nicht, dass alle diese Fälle geheilt werden, jedenfalls aber der grössere Teil und bei einigen andern wird eine Milderung der Symptome eintreten. Die blosse Manie wird meiner Erfahrung nach nicht dauernd beeinflusst.

Meine Ueberzeugung ist nicht die, dass bei dem gemeldeten Verfahren dem Trional ein spezifischer Charakter zukomme, auch weiss ich selbstverständlich, dass die Anfälle auch ohne dies abgeheilt wären. Meine Meinung ist vielmehr die, dass die Dauer des Anfalls abgekürzt wird und dass dies durch die Narkose geschieht, gleichviel ob dieselbe durch Trional oder ein ähnliches Mittel, etwa Veronal, erzielt wird.

II. Vereinsbericht.

IV. Landeskongress der ungarischen Irrenärzte in Budapest, 29.—30. Oktober 1906.

Bericht von Dr. L. **Epstein** (Nagyszeben, Ungarn).

1. Sitzung vom 29. Oktober 1906.

Präsident des Vorbereitungskomités, Otto Schwartzer von Babarcz, begrüsst die erschienenen Mitglieder und behördlichen Vertreter. Auf seinen Vorschlag werden gewählt: Präsident: Ministerialrat C. Chyzer; Vizepräsident: G. v. Raisz; Sekretär: C. Hudovernig; Schriftführer: I. Fischer, M. Dósai, I. Hollós, S. Telegdy, R. Fabinyi. — Nach Erledigung der geschäftlichen Vorbereitungen folgt die wissenschaftliche Tagesordnung.

Magnatenhausmitglied, Hofrat **Schwartzer von Babarcz,** erstattet sein Referat über die beschränkte Zurechnungsfähigkeit. Vortr. erstreckt seinen Vortrag auf die psychiatrischen und juridischen Beziehungen der Frage, würdigt sämtliche darauf bezüglichen Meinungen psychiatrischer und juridischer Vereinigungen, der ungarischen und ausländischen Fachliteratur und skizziert die diesbezüglichen Krankheitsbilder und konkreten Gesetzentwürfe. Bei Skizzierung der einzelnen Krankheitsbilder bespricht Vortr. den Einfluss, welchen Entartung, Schwachsinn, Epilepsie, Hysterie und Alkoholismus auf den Geisteszustand ausüben. Von den bisherigen Gesetzentwürfen werden eingehend gewürdigt jene von v. Liszt, Oetker, Seuffert, E. Balogh, Schwartzer v. Barbarcz, ferner die ungarischen und schweizer Entwürfe.

Nach dieser Einleitung geht Vortr. zur Entwicklung seines eigenen Standpunktes über. Vorerst bezeichnet er den Ausdruck „beschränkte Zurechnungsfähigkeit" als unhaltbar vom juridischen Gesichtspunkte aus und proponiert die Bezeichnung „geistige Minderwertigkeit". Die diesbezügliche Reform sollte nach drei Richtungen durchgeführt werden; diese drei Richtungen sind: die Strafmilderung, die Durchführung der Strafe und die Sicherheitsmassnahmen nach Durchführung der Strafe.

Bezüglich der Strafmilderung ist Vortr. der Ansicht, dass diese nur insoweit obligatorisch festzustellen wäre, dass ein Individuum mit beschränkter Zurechnungsfähigkeit nicht zum Tode oder zu lebenslänglichem Zuchthause bestraft werden könne; eine weitere obligatorische Strafmilderung aber ist nicht motiviert und es genügt vollkommen, die im § 92 des ungarischen Strafgesetzbuches vorgesehene Strafmilderung anzuwenden. Eine Milderung resp. Abkürzung der Strafdauer ist für derartige Individuen meist nachteilig, da sie weder eine bessernde, noch eine abschreckende Wirkung ausübt, weil hierzu eine längere Zeit erforderlich ist und weil der Betreffende mit unveränderter Konstitution in die Gesellschaft zurückkehrt und ihm die Möglichkeit zur Verübung neuer straffälliger Taten geboten wird.

Als unerlässlich aber bezeichnet Vortr., dass die Strafe solcher Individuen anders vollzogen werde, als jene gewöhnlicher Verbrecher. Von diesem Standpunkte aus wären bloss jene als beschränkt zurechnungsfähig zu bezeichnen, deren krankhafter Geisteszustand jenem psychischen Zustande nahesteht, welcher eine Unzurechnungsfähigkeit bedingt. Bei solchen kranken, irritablen Geschöpfen ist die normale Durchführung der Strafe nur von schädlichem Einfluss und würde die Strafe selbst so verschärfen, wie das weder Gesetzgeber, noch Richter bezwecken wollten. Die Strafe wäre demnach in einer eigenen Anstalt durchzuführen, welche keine Irrenanstalt, sondern eine besondere Strafanstalt ist; unter dem dominierenden Einflusse eines psychiatrisch gebildeten Fachmannes soll daselbst die Strafe unter Fernhaltung aller schädlichen Momente und bei Ausnützung aller bessernden, heilenden Faktoren, somit unter vollkommener Berücksichtigung des abnormen seelischen Zustandes und unter Wahrung der ganzen Strenge der gesetzlichen Bestrafung durchgeführt werden, wobei vor Augen zu halten sei, dass die Sträflinge womöglich zu nützlichen Mitgliedern der Gesellschaft erzogen werden.

Bezüglich der Massnahmen nach vollzogener Strafe schliesst sich v. Schwartzer jener Ansicht an, welche sowohl vom Standpunkte der Gesellschaft, als auch im Interesse der Individuen es als nötig bezeichnet, dass die gemeingefährlichen, und geistig minderwertigen, ebenso wie die Geisteskranken in Verwahrung genommen werden selbst dann, wenn sie noch keine strafbare Handlung begangen haben; denn besteht die Gemeingefährlichkeit, wäre es absolut unrichtig, die Begehung einer Rechtsverletzung abzuwarten, sondern es muss für die Vermeidung einer solchen gesorgt werden. Andererseits aber warnt Vortr. vor der Uebertreibung, dass die Furcht vor einer etwa zu begehenden geringfügigen strafbaren Handlung zur lebenslänglichen Inhaftierung berechtigen würde; die Präventiv-Verwahrung ist bloss dann berechtigt, wenn begründete Aussicht besteht, dass das geistig minderwertige Individuum bei seiner Belassung in Freiheit eine schwerere strafbare Handlung begehen würde; eine Gefährdung des Vermögens kann aber keineswegs als Motiv der präventiven Verwahrung dienen. Diese Sicherheits-Verwahrung aber soll nicht in einer Strafanstalt vollzogen werden, sondern in einer speziell diesem Zwecke dienenden Anstalt, welche nicht den Charakter einer Straf-, sondern den einer Heil- und Pflegeanstalt besitzen soll. Die quasi notgedrungene Vereinigung einer solchen Verwahrung mit der Entmündigung kann v. Schwartzer nicht als richtig bezeichnen, nachdem die Bedingungen der privatrechtlichen Geschäftsfähigkeit nicht identisch sind mit jenen der Gemeingefährlichkeit und da es geistig Minderwertige gibt, welche trotz ihrer Gemeingefährlichkeit imstande sind, ihre privatrechtlichen Angelegenheiten selbständig zu führen. Als unrichtig wird ferner bezeichnet, dass die Internierung durch den Strafrichter verfügt werde; den darauf bezüglichen Beschluss möchte er eher den administrativen Behörden zuweisen, und zwar in der Weise, dass die Internierung unter richterlicher Kontrolle erfolge, so wie dies der von ihm (Vortr.) ausgearbeitete Gesetzentwurf bestimmt. Ausser der Anstaltsinternierung wünscht er noch jeder Aufsichts- und Unterstützungs-Institution, der weitgehendsten Patronage einen weiten Spielraum zu belassen. Die nach verbüsster Strafe nötigen Bestimmungen sind nicht im Strafgesetze, sondern im Irrengesetze aufzunehmen.

Zur Verwirklichung seiner Konklusionen proponiert Vortr. die folgenden konkreten Vorschläge auf Modifikation der bestehenden Gesetze:

I. Nach § 88 des ungarischen Strafgesetzes (G.-A. V.: 1878) wäre der folgende neue § einzuschalten:

§ 88 a. Derjenige, welcher ein Verbrechen oder ein Vergehen in solchem Zustande begeht, welcher den im Sinne des § 76 die Zurechnungsfähigkeit ausschliessenden Zuständen nahesteht, kann zum Tode oder zu lebenslänglichem Zuchthause nicht verurteilt werden.

II. Nach § 48 des Strafgesetzes ist folgender § neu einzuschalten:

§ 48 a. Wird das Verbrechen oder das Vergehen in einem anhaltend krankhaften Zustande begangen, welcher den im Sinne des § 76 die Zurechnungsfähigkeit ausschliessenden Zuständen nahesteht, muss die Freiheitsstrafe, insofern sie die Dauer eines Monates überschreitet, unter Berücksichtigung des Zustandes und der Individualität in einer diesem Zwecke dienenden Spezialanstalt verbüsst werden.

III. Im projektierten Irrengesetze muss folgendes verfügt werden:

1. Jene nicht geisteskranken, aber mit dauernd krankhaftem Geisteszustande behafteten Individuen, bezüglich welcher begründeter Verdacht besteht, dass sie bei Belassung ihrer unbeschränkten Freiheit durch das Strafgesetz als Verbrechen qualifizierte und nicht ausschliesslich gegen das Vermögen gerichtete strafbare Handlungen begehen könnten, sind in zu diesem Behufe zu errichtenden Heilanstalten unterzubringen, und so lange in denselben zu belassen, als ihre Gemeingefährlichkeit, resp. ihr pathologischer Geisteszustand besteht.

2. Die Verfügungen des Irrengesetzes über Aufnahme in die Anstalt, Entlassung aus derselben, insbesondere jene über die richterliche Kontrolle, sind auch auf diese Individuen in entsprechender Weise anzuwenden.

3. Wurde der Geklagte wegen krankhafter Störung der geistigen Fähigkeiten als unzurechnungsfähig erkannt und die Anklage rechtskräftig fallen gelassen, oder aber das gegen ihn eingeleitete Strafverfahren rechtskräftig eingestellt, ist die zur Irrenkontrolle berufene kompetente Behörde hiervon zu verständigen, unter Beifügung des das Verfahren einstellenden Beschlusses, und der in der Strafsache abgegebenen Sachverständigen-Gutachten.

4. Der Vollzug der Freiheitsstrafe ist bei solchen Individuen, welche im Sinne des Punkt 1 in einer Anstalt unterzubringen sind, unter Beifügung der Akten der kompetenten Irrenkontrolls-Behörde zur Kenntnis zu bringen.

5. Jene Verhafteten, gegen welche im Sinne des Punkt 3 das Strafverfahren eingestellt wurde, sowie die im Punkt 4 Genannten müssen nach Vollzug ihrer Strafe der nächsten Aufsichtsbehörde für Irrenwesen übergeben werden, welche dann bezüglich ihrer gesetzlichen Unterbringung verfügt.

6. Die in Spezialanstalten untergebrachten Individuen müssen unter Berücksichtigung ihrer Individualität und ihres psychischen Zustandes, und falls dieser es erheischt, ärztlich behandelt werden.

(Der Vortrag erschien in extenso in „Elme- és Idegkórtan", 1906, No. 4, und wird auch in deutscher Sprache publiziert werden.)

Korreferent, Kronanwalt-Stellvertreter **I. Baumgarten,** weist aus dem Entwicklungsgange der Frage der „beschränkten Zurechnungsfähigkeit" nach, dass sich der strittige Punkt auf die Zurechnungsfähigkeit der „geistig Minderwertigen" oder „Unvollkommenen" bezieht. Hierher gehören die mit einem geistigen oder gemütlichen Defekte Behafteten, die an einer Entartung der Instinkte Leidenden, schliesslich die Trinker und einige Nervenkranke. Obwohl bei keiner der genannten Kategorien eine eigentliche Geisteskrankheit nachweisbar ist, besitzen dennoch alle eine geringere Einsicht und Widerstandsfähigkeit. Der Grad ihres Verbrechertums ist demnach geringer, hingegen ihre Gemeingefährlichkeit grösser, als gewöhnlich. Sodann bespricht Vortr. eingehend sämtliche Vorschläge, welche sich mit der besonderen Lage derartiger Individuen befassten; darunter sind solche, welche diese Geschöpfe als Kranke bezeichnen und sie in Asylen, resp. Heilstätten unterbringen möchten; andere wieder wollen die Minderwertigen vor den Strafrichter stellen, aber sie, mit Berücksichtigung des geringeren Grades ihrer Zurechnungsfähigkeit, in milderer Weise bestrafen. In neuerer Zeit fand sich in Deutschland ein angesehener Vertreter jener Ansicht, dass beide Standpunkte vereinigt werden könnten: Der minderwertige Verbrecher wäre vorerst zu bestrafen und dann bei Gemeingefährlichkeit einer besonderen Anstalt behufs Behandlung zuzuweisen. Demgegenüber weist Vortr. eingehend nach, dass ein Individuum, welches für die gesetzlichen Verbote und für die Wirkung einer Strafe empfänglich ist, seines Selbstbestimmungsrechtes nicht beraubt werden darf bloss deshalb, weil sein Charakter gemeingefährlich ist. Mit Berücksichtigung dieses Umstandes empfiehlt Vortr. bei den geistig Minderwertigen eine verlängerte Dauer der Strafe, aber eine mildere Durchführung derselben, wobei auf die verminderte Einsicht und Widerstandsfähigkeit derartiger Verbrecher Rücksicht zu nehmen wäre.

Die Diskussion wird auf Antrag Moravcsik's auf den nächsten Psychiater-Kongress verschoben. Sollte aber die dringende Notwendigkeit einer baldigen Diskussion auftauchen, so ist, entsprechend dem Vorschlage des Antragstellers, das Vorbereitungskomité ermächtigt, einen ausserordentlichen Kongress einberufen zu können.

2. Sitzung vom 29. Oktober 1906.

Sektionsrat im Justizministerium **Andor v. Sólyom** hält unter dem Titel „Prozessrechtliche Fragen" einen Vortrag, in welchem er vorerst betont, dass sich das zivile Recht und die ärztliche Wissenschaft zumeist auf dem Gebiete des materiellen Rechtes berühren, weil gerade hier manche Gruppen rechtlicher Verhältnisse ohne ärztliche Wissenschaft überhaupt nicht geregelt werden können. Nachdem aber die Rechtsform die Anwendungsart der materiellen Rechtsregeln bestimmt, dürften auch auf diesem Gebiete so manche Fragen auftauchen, welche selbst dann das Interesse des Gerichtsarztes beanspruchen, wenn sie auch nicht in engerem Zusammenhange mit der ärztlichen Wissenschaft stehen. Gerade die Rechtsverhältnisse der Geisteskranken bilden jenen Weg der Rechtspflege, auf welchem Arzt und Richter nur gemeinsam und in paralleler Tätigkeit wandeln können. Sodann bespricht Vortr. die Prozessfähigkeit der Geisteskranken und die Obliegenheiten des Gerichtshofes in solchen Fällen, wenn die Anklage einem nicht unter Vormundschaft stehenden Geisteskranken zugestellt werden muss, oder wenn das Urteil einem erst später geisteskrank gewordenen Angeklagten übergeben werden soll. Weiter bespricht er den oft vorkommenden und bisher ungelösten Fall, wenn jemandem der prozessentscheidende Schwur zugesprochen wird, der Schwur aber wegen Geisteskrankheit des Betreffenden nicht abgelegt werden kann, und für welche Eventualität die höheren Gerichte die sog. Beglaubigung durch den Todesfall *nicht* anwendbar sein liessen. Bei der Frage des Beweises der Geisteskrankheit weist Vortr. aus der richterlichen Praxis nach, dass eine Revision des Sachverständigen-Gutachtens bloss dann statthaft sei, wenn ein effektiver Irrtum der Sachverständigen nachweisbar ist. Die analoge Berechtigung zu neuerlichen Prozessaufnahmen, resp. Revision desselben müsste aber auch dann möglich sein, wenn es sich herausstellt, dass der Richter, welcher das Urteil fällte, zur Zeit der Urteilsfällung geisteskrank gewesen ist. Schliesslich bespricht Vortr. noch einige Fragen des Eherechtes, und bezeichnet es im Sinne des deutschen Reichsgesetzes als motiviert, dass die Geisteskrankheit in gewissen Fällen auch in Ungarn als Scheidungsgrund angenommen werde, unerlässlich aber ist es, dass auch gegen eine geisteskranke Ehehälfte der Scheidungsprozess eingeleitet werden könne, wenn solche Scheidungsgründe nachgewiesen sind, welche noch vor der Geisteskrankheit bestanden haben.

Ernst Emil Moravcsik bespricht „Einige motorische Eigentümlichkeiten der Geisteskranken“ und betont, dass die moderne psychiatrische Auffassung ihre Grundzüge der klinischen Forschung verdankt, welche in neuerer Zeit mächtig unterstützt wird durch psychophysiologische und psychophysische Studien. Eine detaillierte und eingehende Analyse der klinischen Erscheinungen ist demnach von besonderer Wichtigkeit, weil sie nicht — wie manche meinen — zu einer Verflachung der Krankheitsformen, sondern gerade zu ihrer genauen Bestimmung, zu feineren Abgrenzungen und zur Erkenntnis prognostisch wichtiger Erscheinungen führen wird.

Im weiteren Verlaufe skizziert Vortr. die einzelnen pathologischen Typen der motorischen Erscheinungen, und befasst sich eingehend mit den Abnormitäten der Handlungen Geisteskranker. Insbesondere hebt er hervor, dass die reine katatonische Form der Dementia praecox viele Varianten aufweist. An photographischen Aufnahmen zeigt Vortr., dass die katatonischen Erscheinungen bei vielen Krankheitsformen vorkommen können, immerhin aber gibt es einen eigenartigen, speziellen Zug, welcher die reine katatonische Form charakterisiert. Hierher gehört u. A. die spontane oder auf äussere Reizeinwirkungen erfolgende Erstarrung des Gesichtes oder des ganzen Körpers (Schüle's Kristallisierung), und vergleicht diese Erscheinung, „als ob Jemand das Gesicht mit Wasser begiessen würde, und dasselbe successive über den ganzen Körper gefrieren würde“. Der bis dahin in lebhafter Konversation oder Bewegung befindliche Kranke bleibt plötzlich stehen, sein Gesicht wird statuenhaft, seine Augen bleiben weit geöffnet, die Glieder scheinen zu erstarren, doch ist diese Starrheit bloss kataleptisch, mit einer Flexibilitas cerea der Muskulatur. Die Extremitäten behalten ihre angenommene oder gegebene Position und zwar bedeutend länger, als dies unter physiologischen Umständen möglich wäre; (ein Kranker M.'s z. B. hielt den Arm während 30 Minuten in wagerechter Lage ausgestreckt). Charakteristisch ist ferner eine gewisse Tendenz, die Bewegungen und Handlungen nicht gleichmässig, sondern in einzelnen motorischen Phasen durchzuführen (ergoschizis), ferner eine plötzliche Unterbrechung, resp. Sistierung einer bereits begonnenen Handlung (ergodialeipsis), welche sich aber von der Parapraxie unterscheidet. Schliesslich bezeichnet es Vortr. noch als bezeichnend, dass während des ganzen Krankheitsverlaufes bis zur vollkommenen Verblödung ein gewisser künstlerischer Zug in den angenommenen Posen (Plazierung der Extremitäten und ihrer Teile), nachweisbar ist, was bei anderen Verblödungsprozessen nicht der Fall ist.

Vortr. konnte auch eigenartige vasomotorische Störungen beobachten. Nach täglich vorgenommener genauer Bestimmung der Temperatur und Pulskurven bei verschiedenen Geisteskranken konnte M. feststellen, dass bei den katatonischen Formen der Dementia praecox Puls und Temperatur lebhafte Tagesschwankungen aufweisen, dass aber Pulszahl und Temperatur nicht immer in richtigem Verhältnisse stehen.

Sodann skizziert Vortr. die motorischen Erscheinungen bei verschiedenen Krankheitsformen, welche in Verblödung übergehen und betont, dass vorgeschrittene Paralytiker häufig im Bette liegend den Kopf vom Kissen erhoben halten und denselben Stunden, oft Tage hindurch vorstrecken, was unter physiologischen Umständen unmöglich ist. Bei derartigen Kranken hat Vortr. beobachtet (an photographischen Aufnahmen demonstriert), dass die Mm. sternocleido-mastoidei in kontrahiertem Zustande erstarrt, und einzelne gerade Bauchmuskeln bretthart angespannt waren.

Seine Beobachtungan haben M. zu der Ueberzeugung geführt, dass das eigenartige Auftreten gewisser motorischer Erscheinungen, ihre Gruppierung, ihr Verhältnis zur geistigen, namentlich aber zur gemütlichen Sphäre und zum Grade der Verblödung von prognostischer Bedeutung sein können; ferner konnte er nachweisen, dass motorische Erscheinungen, welche in verschiedenen Stadien der geistigen Entwicklung stets vollkommener werden, bei fortschreitender Verblödung eine Zurückbildung zu den primitiven motorischen Akten des Kindeslebens aufweisen (reflektorische und automatische Bewegungen).

Karl Schaffer hält einen Vortrag über die physiologische und forensische Bedeutung der Affekte. Ausgehend von seinem über dasselbe Thema im Vorjahre gehaltenen Vortrage (s. dieses Centralbl. 1906, S. 276), kommt Sch. zu folgenden Konklusionen: 1. Bei einer bestehenden Disposition des zentralen Nervensystems beeinflussen die Affekte durch Vermittlung des vasomotorischen Systems die Hirnrinde, indem sie die Tätigkeit derselben entweder durch die momentane Hyperämie, oder durch eine vasomotorisch bedingte Anämie vorübergehend abnorm abändern; 2. nachdem der Affekt ein solcher Uebergangszustand der grauen kortikalen Substanz ist, welcher eine eigene ärztliche Beurteilung erheischt, müssen die in solchen Zuständen begangenen Verbrechen stets einer sachverständigen Begutachtung unterworfen werden. — Diskussion: Salgó, Schaffer.

Rudolf Fabinyi schildert die in Dicsöszentmárton neu eingeführte familiale Irrenpflege, welche der erste derartige Versuch in Ungarn ist und sich in ihren Hauptzügen an die ausländischen Muster anlehnt. Als wichtigstes Moment wird die Auswahl einer dem Zustande der Kranken angemessenen Pflegerfamilie erwähnt. Für jeden einzelnen Kranken erhält die Familie 1 Krone pro Tag, die weiteren Spesen eines Kranken belaufen sich auf täglich 15 Heller; durchschnittlich werden zwei, ausnahmsweise drei Kranke bei einer Familie untergebracht. Als Zentrale dient die Irrenabteilung des dortigen Komitats-Krankenhauses. Der derzeitige Krankenstand beträgt 155, welche in D. und in acht umliegenden Ortschaften untergebracht sind. Die Vorteile der familialen Irrenpflege zeigen sich nach drei Richtungen: 1. Die Kranken werden sozialer, bewegen sich freier, nehmen an Körpergewicht zu; Fluchtversuche kamen insgesamt dreimal vor; die Zahl körperlicher Krankheiten ist nicht grösser als in geschlossenen Anstalten. Die Mehrzahl der Kranken leidet an sekundärer Demenz (60 %). Je 13 % bilden Paranoiker und Idioten (und Imbezille). Paralytiker und Epileptiker können ebenfalls gut gepflegt werden; am wenigsten geeignet sind unreine Kranke und Paranoiker. Ein Viertel der Kranken sind gute Arbeiter, ebenso viele schlechte; die Hälfte besteht aus mittelmässigen Arbeitskräften; die Arbeitsleistung eines Kranken entspricht einem Drittel normaler Arbeitskraft. 2. Die familiale Irrenpflege hebt den materiellen Wohlstand der Pflegerfamilien, welche zumeist aus Landwirten bestehen; durch die Pflege der Kranken wird auch der hygienische Sinn der Bevölkerung gehoben. Die anfängliche Abneigung der Bevölkerung gegenüber den Geisteskranken ist bereits im Schwinden begriffen. 3. Schliesslich ist die familiale Pflege auch für den Staat vorteilhaft, da ein Kranker pro Tag nur 1 Krone 15 Heller kostet, in geschlossenen Anstalten aber um 45 Heller höher zu stehen kommt. Vortr. proponiert die weitere Ausbildung der familialen Irrenpflege, welche zur Regelung des ungarischen Irrenwesens viel beitragen würde.

3. Sitzung vom 30. Oktober 1906.

Eugen Konrád (Budapest-Lipótmező) erstattet sein Referat über die zur Unterbringung der Geisteskranken in Ungarn nötigen Massnahmen. Eine endgültige Regelung kann nur im Rahmen eines einheitlichen Planes durchgeführt werden, wozu sich das territoriale System am besten eignet. Das ganze Land muss in Geisteskranken-Bezirke eingeteilt und die Krankenaufnahme in diese Bezirke dezentralisiert werden. Jeder Bezirk muss in seinem Zentrum 1 bis 2 grössere Anstalten besitzen. Dadurch wird das Zuströmen der Kranken nach den hauptstädtischen Anstalten vermieden und die Aufnahme rascher und leichter durchgeführt, wobei auch die Kranken ihren Angehörigen leichter zugänglich bleiben. Nach den Ergebnissen der Volkszählung im Jahre 1900 gibt es in Ungarn 16 000 Geisteskranke, ohne Hinzurechnung der Idioten. Davon befinden sich derzeit in Anstaltspflege 6000, und es ergibt sich (für die Anstaltsbedürftigen) noch die Notwendigkeit 4000 neuer Anstaltsplätze. Vortr. proponiert nun, das ganze Land (abgesehen von der Hauptstadt) in 10 Geisteskranken-Bezirke einzuteilen, für welche insgesamt Anstalten mit 4000 Betten zu errichten wären; dadurch würden die bestehenden Budapester Anstalten von den nicht hierher zuständigen Kranken befreit werden, und hier keine neuen Anstalten nötig sein. — Nach diesem Systeme könnten

7000 bis 8000 Kranke untergebracht werden; für die restlichen 7000 bis 8000 Kranken könnte man durch den weiteren Ausbau der familialen Irrenpflege genügend sorgen.

Bei den Kranken, welche zur familialen Pflege geeignet sind, unterscheidet Vortr. zwei Kategorien; zu der einen gehören jene Geisteskranke, bei welchen die familiale Pflege eine spezielle Behandlungsart bedeutet; für diese hat der Staat zu sorgen; zur zweiten Kategorie gehören jene, welche im Sinne des Gesetzes XIV. 1876 zur häuslichen Pflege geeignet sind (Verblödete, Idioten etc.). — Für die erstere Kategorie müsste man versuchen, anschliessend an sämtliche bestehenden Anstalten die familiale Irrenpflege, eventuell nach dem Alt'schen System durchzuführen; auch die Irrenabteilungen der Komitats-Krankenhäuser könnten gut als Zentralen verwendet werden, wie dies die Erfolge in Dicsöszentmárton beweisen. Für die zweite Kategorie hat im Sinne des Gesetzes der Staat nicht zu sorgen; die Fürsorge derartiger armer Geisteskranker kann nur durch philanthropische Unterstützung der Gesellschaft ermöglicht werden. — Die Durchführung der erwähnten Institutionen, und die Bildung des Irrengesetzes würden zur endgültigen Regelung des ungarischen Irrenwesens führen.

Im Zusammenhange mit diesem folgt das Referat von **Ladislaus Epstein** (Nagyszeben): Ueber die Aufnahmsbedingungen in Irrenanstalten. Bezüglich der Aufnahme in Irrenanstalten gehen die juristischen und ärztlichen Gesichtspunkte nicht parallel einher, denn während der letztere eine möglichste Vereinfachung der Aufnahme als wünschenswert erscheinen lässt, ist der erstere im Gegenteil dahin gerichtet, die Aufnahme mit um so mehr Kautelen zu umgeben, um jedweden Missbrauch unmöglich zu machen. Doch kann man beiden Gesichtspunkten gerecht werden, wenn man, wie es § 15 des Entwurfes über das Inslebentreten der Bürg. Pr.-O. vorsieht, in dem Vorgange der Internierung zwischen Eintritt, resp. Einbringung und Aufnahme des Kranken unterscheidet, und das die persönliche Freiheit des Kranken sichernde Verfahren mit dem letzteren Akte verbindet, der im Falle der Effektuierung mit der Zurückbehaltung des Kranken gleichbedeutend ist. In dem Verhältnisse aber, als das letztere Verfahren verschärft wird, kann der blosse Eintritt in die Anstalt erleichtert werden, denn die Möglichkeit einer widerrechtlichen Freiheitsberaubung wird durch jenes beinahe ausgeschlossen.

Dies vorausschickend, tritt Vortr. zunächst für die Gestattung des freiwilligen Eintrittes ein, was sowohl im Interesse der Patienten, wie auch in jenem der Anstalten gelegen ist, weil diese dadurch im Volksbewusstsein eher den Charakter eines Krankenhauses erlangen würden. Vortr. erörtert sodann, auf wessen Veranlassung die Unterbringung eines Kranken auch gegen seinen Willen erfolgen könnte; hierbei kommen Angehörige und Behörden in Betracht. Als Basis hierzu dient ein ärztliches Zeugnis, doch sollte nicht gefordert werden, dass dasselbe von einem behördlichen Arzte ausgestellt werde; in dringenden Fällen, und vorausgesetzt, dass selbst der Laie die Geistesstörung sofort erkennen könnte, sollte man vom ärztlichen Zeugnisse absehen dürfen. Als Gültigkeitsdauer des Zeugnisses wären 14 Tage festzusetzen. Alle weiteren notwendigen Dokumente sollten auch nachträglich beigebracht werden dürfen, wie auch die Frage der Zahlungsfähigkeit selbst bei privat eingebrachten Kranken kein Aufnahmehindernis bilden sollte. Die Frage betreffend, in welchem

Falle die Uebernahme (provisorische Aufnahme) des Kranken seitens der Anstalt erfolgen muss,, meint Vortr., dass dies nur in dem Falle zu fordern wäre, wenn der Kranke durch eine zuständige Behörde eingeliefert wird. Vortr. bespricht dann die Fälle von Wiederaufnahme entlassener, entwichener und aus anderen Anstalten transferierter Kranker, und schildert weiterhin jenes Verfahren, welches der endgültigen Aufnahme vorauszugehen hätte. Dieses bestände laut dem zitierten § darin, dass ein kgl. Bezirksrichter unmittelbar nach der Einbringung in der Anstalt erscheint, den Kranken durch einen Sachverständigen, als welcher auch ein Anstaltsarzt herangezogen werden kann, untersuchen lässt, und daraufhin bezüglich der Aufnahme, i. e. Zurückhaltung seine Entscheidung trifft. Vortr. möchte hierzu nur die Modifikation empfehlen, dass als Sachverständiger nicht irgend ein Arzt der Anstalt, sondern nur der Direktor, resp. dessen Vertreter verwendet werden könnte, und dass die Untersuchung nicht unmittelbar nach der Einbringung, sondern erst nach Verlauf zumindest einiger Tage stattfinde.

Ignatz Mandel (Balassa-Gyarmat) hält einen Vortrag über die Organisation und Entwicklung der Krankenhäuser-Irrenabteilungen. In erster Reihe wäre zu bemängeln, dass diese Abteilungen noch kein besonderes Statut haben. Während im Auslande man bereits vor 100 Jahren die Unmöglichkeit derartiger „Adnex-Irrenabteilungen" erkannt hat, werden dieselben in Ungarn leider noch immer errichtet, weil sie die mangelnden Anstalten teilweise und provisorisch ersetzen können. Ein grosser Nachteil derselben besteht darin, dass sie nicht immer von Fachmännern geleitet, und überdies zumeist überfüllt sind; Grund der letzteren Erscheinung ist darin zu suchen, dass die Krankenhäuser aus materiellem Interesse die Zahl der Verpflegungstage möglichst erhöhen wollen. Aus diesem Grunde beträgt die Mortalität bis zu 30 %. In den meisten Abteilungen herrscht ein ständiger Mangel an Pflegerpersonal. Die Besoldung der Aerzte ist zumeist ganz ungenügend. Der Wirkungskreis des Leiters ist so gering, dass derselbe oft nicht einmal die kleinste Disziplinarstrafe über das Personal verhängen, oder Kranke selbständig entlassen kann. Diesen Uebelständen könnte nur durch die Verstaatlichung gänzlich abgeholfen werden, doch ist eine solche in absehbarer Zeit nicht zu erwarten. Die bestehenden Abteilungen könnten bloss dann gehoben werden, wenn dieselben selbständig gemacht werden würden, was freilich wieder bedeutende Investitionen erfordert. Auch eine Abänderung der bestehenden Aufnahmemodalitäten wäre sehr erwünscht. Der Wirkungskreis des Leiters muss erweitert werden, namentlich darin, dass demselben das Entlassungsrecht, ebenso die Disziplinargewalt über das Wartepersonal zukomme. Ebenso sollte die Besoldung der leitenden Aerzte erhöht werden, und zwar bei Abteilungen bis zu 200 Betten 2600 bis 3200 Kronen, bei grösseren Abteilungen 3000 bis 4000 Kronen; für die Sekundärärzte 1600 bis 2000 Kronen. Die Besoldung der Wärter müsste ebenfalls erhöht werden (Oberwärter monatlich 60, Abteilungswärter 40 Kronen); durch Pensionsberechtigung, Unfallversicherung, Prämien könnte das Wartepersonal angespornt werden. Anschliessend an die Irrenabteilungen sollten Nervenabteilungen, und bis zur Regelung des Armenwesens auch Asyle errichtet werden; sämtliche Abteilungen sollen das Recht haben, die familiale Irrenpflege einführen zu können.

Gemeinsame Diskussion über die Referate Konrád's, Epstein's und den Vortrag Mandel's:

Heinrich Szigeti (Temesvár) akzeptiert die Vorschläge Konrád's, möchte aber bei der territorialen Einteilung die Verkehrs- und sprachlichen Verhältnisse der Bevölkerung besser berücksichtigt sehen. In Uebereinstimmung mit Epstein wünscht er auch, dass zur Aufnahme nicht das Zeugnis eines behördlichen Arztes erfordert werde; um aber Missbräuchen vorzubeugen, soll das Zeugnis eines anderen Arztes behördlich signiert sein. Schliesslich beantragt Sz., dass in dem eingereichten Gesetzentwurfe über die obligatorische Unfallversicherung auch die Aerzte der Irrenanstalten berücksichtigt werden, und dass der Kongress ein diesbezügliches Ansuchen an die Regierung richten möge.

Sigmund Telegdy (Kaposvár) spricht sich für die Erweiterung und Ausbau der sog. „Adnex-Anstalten" aus, und hält es für wünschenswert, dass dieselben auch weiterhin mit den Krankenhäusern vereinigt bleiben, denn die Selbständigkeit derselben würde den Aerztemangel noch steigern.

Stefan Wosinski (Balf) schliesst sich den Aufnahmevorschlägen Epstein's an.

Regierungsvertreter, Sektionsrat Gedeon v. Raisz stimmt in Vielem Mandel zu, und betont, dass manche der gehörten Wünsche als Ziel dem Ministerium vorschweben, aber die Möglichkeit der Verwirklichung deckt sich nicht immer mit den idealen Zielen. Es ist unleugbar, dass die Irrenabteilungen der Krankenhäuser im Anfange gar vieles zu wünschen liessen, und auch heute noch nicht ihrem eigentlichen Zwecke, d. h. Behandlung der Geisteskranken ganz entsprechen, immerhin aber sind nach dieser Richtung bedeutende Fortschritte zu verzeichnen, und namentlich die neu errichteten Abteilungen sind mustergültig; so sind diejenigen in Nagyvárad und Mármaros-Sziget eigentlich vollkommen moderne Geisteskranken-Kolonien. Eine Hauptbeschwerde Mandel's, die mangelnde Selbständigkeit der Leiter, kann eher durch kollegialen Takt, als durch Ministerialverordnungen erledigt werden. — R. betont zum Schlusse neuerlich, dass die Regierung die Adnex-Anstalten bloss als provisorisches Aushülfsmittel betrachtet und bestrebt ist, allen Anforderungen einer modernen Irrenpflege gerecht zu werden. Der Wunsch Mandel's, dass die genannten Abteilungen einer zentralen Leitung unterstellt werden, dürfte in allernächster Zeit in Erfüllung gehen.

4. (Schluss-)Sitzung vom 30. Oktober 1906.

Melchior Palágyi (Kolozsvár) bemerkt in seinem Vortrage über die Experimentielle Analyse der Reaktionszeit, dass es den Neurologen bisher nicht gelungen ist, die Reaktionszeit in Verlaufsphasen abzugrenzen; die Dauer der sinnlichen Wahrnehmung, des Entschlusses zur Durchführung der Bewegung und die Dauer der Durchführung des letzteren lassen sich nicht einzeln messen, sondern können bloss in toto bestimmt werden. Vortr. war nun bestrebt, die Gesamtsumme dieser Zeiten in einzelne Phasen aufzuteilen, und ist es ihm gelungen, die Dauer der Bewegungsdurchführung in Tausendteilen einer Sekunde festzustellen. Zu diesem Behufe automatisiert er die Bewegungen der Hand durch möglichst rasche und häufige Wiederholung, und analysiert den Rhythmus solcher automatisierter Bewegungen. Die bei Reaktionsexperimenten gebräuchliche Einrichtung musste zu diesem Behufe gänzlich umgestaltet werden; P. demonstriert einen hierzu konstruierten Apparat, den „Reaktions-Pendel", mit dessen Hülfe er imstande ist, einzelne Bewegungen, und deren Gegenbewegungen in vier Phasen zu zerlegen, und jede einzelne Phase einzeln zu messen. Die Gesamtheit einer Bewegung und ihrer Gegenbewegung bezeichnet er als „motorische Reaktion"; es ist ihm durch diese die Messung, resp. graphische Darstellung der Bewegungsermüdung gelungen.

Oskar Hercz (Székes-Fehérvár) bespricht die forensische Bedeutung der Hysterie, Neurasthenie und der alkoholischen Geistesstörungen. Hysterie und Neurasthenie werden gemeinhin (? Ref.) als Einbildung bezeichnet, die alkoholische Geistesstörung aber als wohlberechnete Simulierung der trinkenden Verbrecher. Bei einer solchen Auffassung ist es für den Sachverständigen überaus schwer, gerade in solchen Fällen eine nicht angezweifelte Meinung auszusprechen. Das geringste Detail derartiger Zustände muss genau analysiert dem Strafrichter dargelegt werden, damit dieser imstande sei, dieselben verwerten und den Grad der Zurechnungsfähigkeit bestimmen zu können. Wird die Unzurechnungsfähigkeit ausgesprochen, dann ist die Internierung des Betreffenden in eine Spezialanstalt erforderlich, dem Sachverständigen aber möge das Recht eingeräumt werden, die Dauer der Internierung festzustellen, und seinem Ausspruche Geltung verschaffen zu können.

Diskussion: Hudovernig, Telegdy, Hercz,

Ignatz Fischer (Budapest) über die Grenzen der Aufnahmefähigkeit moderner Irrenanstalten. F. betont vorerst die Notwendigkeit, dass Laien und Aerzte die Geisteskranken nicht mehr als „Narren" etc., sondern bloss als Gehirnkranke betrachten, was auch zu einer anderen Auffassung über das Wesen der Irrenanstalten führen müsse. Die idealste Behandlung der Gehirnkranken könnte wohl nur in kleineren Anstalten erfolgen, da aber die Zahl der Geisteskranken stets zunimmt, und weil die Verpflegungskosten in grösseren Anstalten geringer sind, können für die auf Staatskosten zu verpflegenden Kranken grosse Anstalten nicht entbehrt werden. Bei entsprechender Einteilung aber können auch die grossen Anstalten ihrer Heilbestimmung ebenso entsprechen, wie die kleineren; es ist bloss nötig, das ärztliche Personal entsprechend zu vermehren, und innerhalb der grossen Anstalten kleinere und in ärztlicher Hinsicht selbständige Abteilungen zu errichten; die Verantwortlichkeit gebührt dem Abteilungsleiter, welchem die Behandlung der Kranken obliegt, während der Anstaltsleiter, welcher gleichfalls ein Psychiater sein muss, für die ganze Anstalt zu sorgen hat.

Diskussion: Pándy, Fischer.

Stefan Hollós (Budapest-Lipótmező) bespricht die Trinkerbehandlung in den Irrenanstalten, deren Hauptziel die Erziehung zur Abstinenz sein muss. Zu diesem Behufe soll die Anstalt, Aerzte und Pflegerpersonal abstinent sein, andererseits müssen die Kranken über die Bedeutung und Schädlichkeit des Alkohols unterrichtet werden, schliesslich sollen die Kranken alkoholfreie Zerstreuungen kennen lernen. Die geheilten Kranken sollen nur nach einigen Beurlaubungen von zunehmender Dauer definitiv entlassen werden. Von Vorteil ist es, wenn die geheilten Kranken sich ausserhalb der Anstalt einer Antialkoholvereinigung anschliessen, z. B. Good-Templar-Vereinen, welche in jeder Anstalt eine Zweigvereinigung besitzen sollten.

Moses Hegyi (Kolozsvár): Ueber die Formen der Dementia praecox. Die Frage der Dementia praecox ist noch nicht endgültig gelöst, und unsere

Kenntnisse beruhen noch immer auf der Analyse der klinischen Beobachtungen, können deshalb auch nicht als definitiv betrachtet werden. Selbst nach den grundlegenden Forschungen Kraepelin's wird die Einheit der Krankheitsbilder noch nicht einstimmig akzeptiert. Bei dem einheitlichen Grundzuge unterscheidet Kraepelin drei Varianten der Dementia praecox: die katatonische, die hebephrenische und die paranoide Dementia praecox. 15,4 % der Dementia praecox-Fälle in der Kolozsvárer psychiatrischen Klinik konnten nun in keine der genannten Formen eingeteilt werden; bei denselben dominierte die auffallend rasche Verblödung, oder der stuporöse Zug, wobei andere Erscheinungen episodenhaft auftreten konnten. Aus diesem Grunde unterscheiden Prof. Lechner und seine Schule noch eine vierte Form der Dementia praecox: die D. p. stuporosa. Ueberdies kommen gemischte Formen häufig vor.

* * *

Nach Erledigung seiner wissenschaftlichen Tagesordnung geht der Kongress zu den eingelangten Anträgen über, und zwar:

1. Antrag J. v. Baránski's, dass in Hinkunft die Einladungen der Kongresse auch weiteren, speziell juridischen Kreisen zugestellt werden.

2. Antrag A. Ferenczi's, betreffend das Studium der Pflegerfrage, und betreffs Errichtung von Pflegerschulen neben jeder Anstalt.

3. Antrag K. Décsi's, die Regierung möge die Erlaubnis erteilen, dass jede Provinz-Anstalt die familiale Irrenpflege einführen könne.

4. Antrag H. Szigeti's, die Regierung möge ersucht werden, das Gesetz über die obligatorische Unfallversicherung auch auf die an Irrenanstalten tätigen Aerzte auszudehnen.

Ueber Antrag des Sekretärs C. Hudovernig werden sämtliche Anträge angenommen und dem Organisierungskomité zugewiesen. — Nach dem Sekretariatsberichte hält Vorsitzender G. v. Raisz die Schlussrede und schliesst die Beratungen des Kongresses.

III. Bibliographie.

Klinik für psychische und nervöse Krankheiten. Herausgegeben von Sommer. I. Band. Hefte 2, 3, 4. Seiten 79—363. 1906.

Dannemann (Giessen): Ueber Bewusstseinsveränderungen und Bewegungsstörungen durch Alkohol, besonders bei Nervösen.

Unter diesem Titel birgt sich die gut und ausführlich beschriebene Geschichte eines Falles von larvierter Epilepsie, eines Mannes, der im pathologischen Rausch den Tod zweier Menschen verschuldete. Manche allgemeine Betrachtungen weisen mit Recht auf die forensische Bedeutung derartiger Fälle hin. — Es folgt eine Abhandlung von A. Dannenberger-Giessen: „Ueber die porencephalische Form der zerebralen Kinderlähmung", die einen guten Beitrag zu dem Versuche liefert, die sonst so mannigfach benannten Kinderkrämpfe zu entwirren und zu unterscheiden. 4 Fälle werden ausführlich geschildert, der letzte ist besonders wertvoll durch die Ergebnisse der Sektion. — Eine 64 Seiten umfassende Beschreibung der „Untersuchung von Unfallnervenkranken mit psychophysischen Methoden" von C. v. Leupoldt-Giessen beschliesst das zweite Heft. Der Leser, der von ihr eigentliche Ergebnisse erwartet, sieht sich getäuscht; nur das eine wird eigentlich nachgewiesen, dass sich bei der Anwendung der verschiedenartigsten Methoden auch die verschiedenartigsten Befunde ergeben. Im Beginn werden die bekannten Untersuchungsmethoden im einzelnen aufgezählt, und im Verlaufe der Arbeit wechselt die Anwendung bald dieser bald jener mühevollen Untersuchung mit Krankengeschichten, Gutachten, allgemeinen Ausführungen zur experimentellen Psychologie usw. derart ab, dass es nicht leicht ist, die Gesichtspunkte zu finden, nach denen das Ganze geordnet ist. Selbst Bemerkungen über das Verhalten anderer Geisteskranken, über den allgemeinen Wert der Degenerationszeichen, über die erbliche Belastung der Unfallskranken finden sich vor und erschweren den Ueberblick über das Ganze. (Unterzeichneter gesteht nebenbei, dass er sich unter „traumatischer Psychogenie" dem Worte nach nur die Lehre von der Entstehung der Seele durch einen Unfall vorstellen kann.) — R. Sommer-Giessen nimmt zusammen mit R. Fürstenau-Berlin in dem ersten Aufsatz des dritten Heftes ein von ihm schon öfter behandeltes Thema wieder auf: „Die elektrischen Vorgänge an der menschlichen Haut". Er stellt einen weiteren Aufsatz für eine Nummer der deutschen medizinischen Wochenschrift in Aussicht. Seine genauer geschilderte Versuchsanordnung scheint einwandsfrei zu beweisen, dass durch geeignete Einschaltung des Körpers in eine metallische Leitung Ströme zustande kommen, und „dass die Hände eine ziemlich genau bestimmbare Stellung in der Spannungsreihe" haben, nämlich nahe dem Kupfer. — Heller-Waldbröl bringt auf 18 Seiten einen Beitrag „Zur Differentialdiagnose zwischen psychogener Neurose und multipler Sklerose". Er hält die bekannte Methode der Aufzeichnung der Bewegung des Kniereflexes schon für so brauchbar und in ihren Ergebnissen deutbar, dass er sie zur Unterscheidung verschiedener und besonders der genannten Krankheiten verwendet wissen will. Er gibt die ausführliche Schilderung eines Falles wieder (schwere organische Störungen, z. B. einseitige Optikusatrophie, unsicherer Gang, Kniescheibenklonus, Fussklonus, Unreinlichkeit, — im Anschluss an eine 5 jährige Depression nach einem traurigen Erlebnis), bei dem sich hysterische Erscheinungen mit einem gewissen Schwachsinn und den genannten körperlichen Zeichen in sehr interessanter Weise vereinigen. Auf Grund der sehr verschiedenartigen, abgebildeten und berechneten Kniereflex- und einiger Zitterkurven glaubt sich H. zu dem Schlusse berechtigt, dass es sich um eine „von Hysterie überlagerte multiple Sklerose" handelt. Abgesehen von den bekannten Einwänden gegen die Methode des Kniereflexzeichnens, abgesehen von einer Kritik der vorliegenden Anwendung dieser Methode, muss man wohl sagen, dass die Diagnose des Falles dem Leser nicht völlig gesichert erscheint. Es ist zu bedauern, dass an dem so interessanten Fall die Lumbalpunktion nicht vorgenommen wurde. — Sehr lesenswerte Ausführungen bringen die drei Artikel (des vierten Heftes) von W. Ebstein-Göttingen: „Ein Beitrag zur Lokalisation an der Gehirnoberfläche"; „Myelitis acuta (post influenzam?) Heilung"; „Einige Bemerkungen zur Behandlung der syphilitischen Erkrankungen des Nervensystems". Der erste Beitrag gibt die Krankengeschichte eines nach 3 monatlichem Leiden an einer Darmblutung verstorbenen Mannes. Unregelmässiges Fieber, Lungenerscheinungen, schlaffe Lähmungen beider Beine bei erhaltener Sensibilität und leicht erhöhten Reflexen, Papillenschwellung, völlige Inkontinenz, der Befund von Tuberkelbazillen in der Lumbalflüssigkeit charakterisierten das Krankheitsbild.

Die Sektion ergab eine Miliartuberkulose fast aller Organe, eine über Hirn- und Rückenmark verbreitete Meningitis mit grossen Erweichungen in der rechten hinteren Zentralwindung und dem linken Lobus paracentralis usw. Das Bewusstsein war fast bis zum Tode erhalten geblieben. — Der zweite Aufsatz bringt die Beschreibung einer Myelitis acuta dorsalis, die 4 Tage nach dem Ueberstehen einer Influenza mit Schüttelfrost einsetzte und nach viermonatlichem Bestehen völlig ausheilte. Das Dauerbad tat besonders für den beträchtlichen Druckbrand sehr gute Dienste. — Ebsteins dritter Artikel führt zahlreiche allgemeine und spezielle Beweise für die Notwendigkeit an, bei jeder auf Lues auch nur verdächtigen Erkrankung des Zentralnervensystems eine energische Jod-Quecksilberkur möglichst frühzeitig zu beginnen. Durch die ausführliche Schilderung dreier Fälle aus eigener Beobachtung, die die mannigfachsten Störungen zeigten, beweist er, welchen Segen eine kräftige antiluetische Behandlung den Kranken brachte, deren Leiden z. T. sogar erst aus dem Erfolg dieser Kur als luetische erkannt wurden. (Meist meningo-myelitische Prozesse.) Etwaige Bedenken gegen die ausgiebige Verwendung des Jods und des Quecksilbers weiss E. in lebhafter Darstellung zu entkräften; leider teilt er uns nicht seine Anschauungen über die Behandlung der metasyphilitischen Erkrankungen mit. — Gerhardt-Jena berichtet über „Die Differentialdiagnose der nervösen Herzstörungen". Er geht auf die einzelnen subjektiven wie objektiven Symptome der Herzleiden ein und legt dar, wie schwierig es nicht nur ist, aus der Kenntnis der einzelnen Symptome sich für organische oder nervöse Erkrankungen zu entscheiden, sondern wie selbst die Kenntnis aller Beschwerden und aller Befunde nicht immer eine sichere Diagnose ermöglicht. In eingehender Erörterung aller Befunde und Methoden werden jedoch zahlreiche Hinweise für eine Entscheidung gegeben, auch die neue Recklinghausen'sche Blutdruckmessung wird dabei mit berücksichtigt. Besondere Beachtung verdienen m. E. die Abschnitte, welche dem Vorkommen von Herzgeräuschen bei funktionellen Herzstörungen gewidmet sind, sowie die Besprechung der „Extrasystolen". — H. Vogt-Langenhagen gibt zum Schlusse des vierten Heftes auf 17 Seiten eine Abhandlung über „Die mongoloide Idiotie". Er bringt hierin eine hauptsächlich auf eigene Erfahrung gestützte kleine Monographie dieses wohlcharakterisierten Krankheitsbildes.

Ausserdem bringt das dritte und vierte Heft den Beginn eines grösseren Aufsatzes von Laquer-Frankfurt über die Behandlung der Schwachsinnigen, der nach seinem Abschluss gewürdigt werden soll. Gruhle (Heidelberg).

IV. Uebersichtsreferate.

Münchener medizinische Wochenschrift, LII. Jahrgang, 1905.

(Januar bis Juni.)

H. Hempel: Ein Beitrag zur Behandlung des Morbus Basedowii mit Antithyreoidinserum (Moebius). No. 1, p. 14 f. Fall. Besserung besonders der Herzsymptome. Siehe auch dieses Centralbl. 1905, p. 730. — **K. Thienger**: Einige Beobachtungen über Moebius Antithyreoidin.

No. 1, p. 15 ff. 4 Fälle. In dem einen akut einsetzenden, sehr schweren Fall eklatante Besserung, in den anderen Besserung. — **Hans Meyer**: Ein Fall von Ischias mit komplizierendem Herpes. No. 4, p. 168 f. Mit dem Abklingen des Ausschlages verschwanden die Ischiasbeschwerden. — **E. Bleuler**: Psychotherapie. No. 5, p. 224 f. Betont den Wert der Psychotherapie bei funktionellen Neurosen und empfiehlt das Buch von Dubois: Les Psychonévroses et leur traitement moral (Paris, Masson, 1904). Neben der Ueberredung kommt aber, im Gegensatz zu Dubois, der Suggestion eine nicht unerhebliche Bedeutung zu. Siehe auch dieses Centralbl. 1905, p. 207. — **W. Weyrauch**: Ueber Chorea chronica progressiva. (Huntington'sche Chorea.) No. 6, p. 259 ff. Mitteilung von zwei Fällen aus einer ausgesprochenen Choreafamilie. In drei aufeinanderfolgenden Generationen waren in dieser Familie nicht weniger als acht ausgeprägte Fälle von Chorea. — **B. Müller**: Ueber Trigemin. No. 7, p. 316. Gute Wirkung bei Trigeminus neuralgie, Ischias, Migräne, bei dysmenorrhoischen Schmerzen, Kopfschmerz während der Menses. Die Beseitigung des Schmerzes tritt nach wenigen Minuten ein und hält 5 bis 6 Stunden und länger an. Pro dosi genügen 0,2 bis 0,3 g. Höhere Dosen rufen Magenbeschwerden hervor. — **L. Huismans**: Ueber die Beziehungen von Infektion, Gefäss- und Blutdrüsenerkrankungen zur Sklerodermie. No. 10, p. 451 ff. Fall von Sklerodermie mit krankhaften Erscheinungen fast aller Blutdrüsen: Die Ovarien waren erkrankt mit Amenorrhoe, die Nebennieren mit Pigmentierung und Trockenheit der Haut, Erbrechen, Mattigkeit, die Schilddrüse mit Kleinheit der Drüse, Haarausfall, fehlender Schweisssekretion, die Hypophysis mit Dystrophie und Schwäche der Muskeln, besonders des Rückens. Der vollkommene Symptomenkomplex, wie solcher der Erkrankung einer Blutdrüse eigen ist, bestand nicht. Der Zusammenhang zwischen Sklerodermie und Blutdrüsenerkrankung wird nach H. durch den Sympathikus hergestellt. Dem Sympathikus sind Blutdrüsen und Gefässe untergeordnet (nutritives Zentrum). Erkrankt nun der Sympathikus primär funktionell im Anschluss an disponierende Momente (Traumen, psychische Affekte, Schwangerschaft, Blutverluste u. s. w.), so wird eine Leitungsunterbrechung im Sympathikus und dadurch eine Ernährungsstörung in Blutdrüsen und Gefässen hervorgerufen, welche ihrerseits den Weg für eine sekundäre Infektion derselben ebnet. Es bildet sich jene degenerative Entzündung, welche in den Blutdrüsen und in den kleinen Gefässen der Haut und Muskeln bei der Sklerodermie beobachtet wird. Stellt sich die Sympathikusleitung frühzeitig genug wieder her, so kann restitutio ad integrum erfolgen. Im anderen Falle schreitet die Entzündung fort und endet in Atrophie der Blutdrüsen und kleinen Gefässe mit den von ihnen versorgten Gebieten. Die Lokalisation der Sklerodermie richtet sich nach den von der Erkrankung betroffenen Teilen des Sympathikus. — **L. Ruppel**: Zur Differentialdiagnose der choreatischen Geistesstörung. N. 10, p. 454 ff. V. ist der Ansicht, dass die gewöhnliche Trennung der Psychosen bei Sydenham'scher Chorea (vorwiegend Bild der Verwirrtheit) und Huntington'scher Chorea (progressive Demenz) sich nicht immer scharf durchführen lässt, dass vielmehr viele krankhafte psychische Erscheinungen gemeinsam sind. So beobachtete er in einem Falle Huntington'scher Chorea Sinnestäuschungen des Gehörs, des Gesichts und des Gefühls, ohne Verwirrtheit, aber mit vorübergehender paranoischer Wahnbildung. Schliesslich dauerten die Sinnestäuschungen allein fort bei Einsicht für das Krankhafte derselben. Die Demenz äusserte sich als progrediente Abnahme der Merkfähigkeit. In einem anderen Falle, welcher der Sydenham'schen Chorea zuzurechnen war, bestanden neben Zeichen von Intelligenzabnahme lediglich Sinnestäuschungen des Gesichts (wie Schattenbilder), deren Irrealität von Anfang an erkannt war. — **Aronheim**: Ein Fall von Simulation epileptischer Krämpfe bei einem 13jährigen Schulknaben. No. 10, p. 459 f. — **C. Schwerdt**: Ein Fall von zirkumskripter Sklerodermie, behandelt mit Mesenterialdrüse. No. 11, p. 509 f. Bei der Sklerodermie handelt es sich um eine Krankheit, bei der ein intestinales Toxin in die Chylusgefässe gelangt und bei Ausfall der Funktion der Mesenterialdrüsen oder auch nach Umgehung dieser Drüsen sich dem Blute unverändert beimengt. Diese Beimengung geschieht entweder durch den Ductus thoracicus oder durch eine anzunehmende Collateralbahn (subkutane Lymphgefässe am Rumpf entlang). Für Verlauf und Lokalisation würde wesentlich mitbestimmend sein die Verhärtung und Unwegsamkeit der subkutanen Lymphdrüsen und Lymphfollikel. Sch. verabreichte in einem Fall Mesenterialdrüsen vom Schaf (in Pulverform mit Milchzucker oder in Tabletten à 0,3 g, 1 bis 2 Tabletten pro Tag) und sah baldige weitgehende Besserung. — **Peters**: Drei Fälle von Morbus Basedowii. No. 11, p. 510 f. In zwei schweren Fällen erhebliche Besserung nach dem Serum von Möbius, in einem dritten schweren Fall spontane wesentliche Besserung. — **H. Körber**: Kurze Mitteilung zur Kasuistik des Strümpell'schen Zehenphänomens. No. 11, p. 511 f. Rechtsseitige Hemiplegie bei Aorteninsuffizienz nach Gelenkrheumatismus. Die Lähmungserscheinungen gingen im Laufe der Jahre soweit zurück, dass ohne wesentliche Beeinträchtigung wieder schwere Taglöhnerarbeit verrichtet werden konnte. Mit der Zeit machte sich eine hochgradige Dorsalflektion der Grosszehe des ehedem gelähmten, jetzt nur noch leicht spastisch-paretischen rechten Beins geltend. Bei jeder intendierten Verkürzung dieses Beines wurde der hallux auf das stärkste dorsalflektiert, so dass er sich fast senkrecht zur Achse des Fusses stellte. Aeusserst heftige Schmerzen, hervorgerufen durch starke Schwielenbildung an der Strecksehne dieser Zehe, verhinderten die Arbeit. Tenotomie des extensor hallucis longus brachte für einige Monate Besserung, dann stellten sich die alten Beschwerden, wenn auch weniger hochgradig, wieder ein. — **W. Alter**: Zur Kasuistik über das Veronal. No. 11, p. 514 ff. A. beobachtete in drei Fällen unangenehme Erscheinungen nach Veronal (1,0 g): Uebelkeit, Erbrechen, Kopfschmerz, Nervenschmerzen, kongestive Wallungen, Pulsbeschleunigung, Herzleiden, hämorrhagische Stühle, kollapsähnliche und deliriöse Zustände. Er ist der Ansicht, dass sie durch das Veronal verursacht waren und mahnt zur Vorsicht. — **H. Schmaus**: Ueber sogenannte „Lichtungsbezirke" im Zentralnervensystem. No. 12, p. 545 ff. Sch. fand in einem Rückenmark Veränderungen, welche den von Borst beschriebenen „Lichtungsbezirken" glichen. Sie waren indess nicht perivaskulär, sondern konnten, wenn man überhaupt eine Beziehung derselben zu den Gefässstämmchen setzen will, nur in das kapillare Auflösungsgebiet derselben verlegt gedacht werden. Als ursächliches Moment nimmt Sch. für seinen Fall nicht mechanische Lymphstauung an, sondern ein mit irgend welchen Schädlichkeiten beladenes, an bestimmten Stellen aus einem Kapillargebiet austretendes Transsudat oder etwa eine „chemische Embolie“ (Goldscheider-Mönkeberg). — In manchen Fällen von „Lichtungsbezirken“ mag es sich wohl um Kunstprodukte handeln.

K. Alt: Die Bekämpfung des Status epilepticus. No. 13, p. 585 ff. Bei den Daueranfällen (Status epilepticus) kommt der Vorbeugung mindestens die gleiche Bedeutung zu wie der Behandlung im engeren Sinne. Kotverhaltungen sind nicht selten die auslösende Ursache. Der Regelung der Ernährung und Verdauung ist daher die allergrösste Sorgfalt zuzuwenden (gegebenenfalls vorbeugend Kalomel). Als weitere das Auftreten von Daueranfällen begünstigende Momente sind zu meiden: Alkoholexzesse, Morphium, starke Nervenreize (Aufregung, plötzlicher Schreck etc.), sexuelle Exzesse, kalorische Reize. War Brom längere Zeit gegeben und plötzlich ausgesetzt, so bleiben die Anfälle zuweilen eine Zeitlang ganz fort. Nach einigen Wochen, spätestens Monaten, pflegen die Anfälle in erhöhter Zahl und Stärke wiederzukehren, sich zum Status zu verdichten. Vorsicht ist auch geboten bei Jod- (Jod-Brom) Kuren, welche besonders bei organischer Epilepsie sehr gut wirken, mitunter aber Steigerung der Anfälle und allerhand motorische Reizerscheinungen im Gefolge haben. Während und nach fieberhaften Krankheiten setzen die Anfälle zuweilen ganz aus, um dann mit einem Mal in Form eines Status in erschreckender Weise wiederzukehren. Therapeutisch empfiehlt sich zunächst ein (eventuell wiederholter) hoher Darmeinlauf, welcher nicht selten allein zum Ziele führt. Nötig ist: absolute Ruhe, Fernhaltung aller Reize, Abdämpfung des Lichtes. Von Medikamenten haben sich als die brauchbarsten erwiesen: Brom, Chloralhydrat, Amylenhydrat, Dormiol, Opium und Chloroform. — Von dem Chloroform abgesehen, werden diese Mittel am geeignetsten rektal verabfolgt in wässeriger Lösung. Brom wird als Bromnatrium 8 : 100 im Einlauf, mehrmals wiederholt gegeben. Hilfe ist von ihm dann zu gewärtigen, wenn der Kranke an Brom nicht gewöhnt oder zu rasch davon entwöhnt ist. Seine Wirkung wird rascher und sicherer, wenn noch 2 g Chloralhydrat zugesetzt werden. Auch 2 g Chloralhydrat allein helfen mitunter bald. Wenn nicht, so wird nach 2 Stunden und eventuell nach weiteren 2 Stunden nochmals der gleiche Einlauf (2 g Chloral in 100 Wasser mit etwas Gummizusatz oder durch gekochte Stärke etwas sämig gemacht) wiederholt. Chloral ist nur bei Personen mit kräftigem Puls unbedenklich. Amylenhydrat steht dem Chloralhydrat nur wenig nach und ist ganz ungefährlich. Es werden 3 bis 6 g in 100 ccm Wasser, nach 2 Stunden wiederholt gegeben. Dormiol wirkt ganz ähnlich und in den gleichen Gaben. Ein kleiner Stärkeeinlauf mit 1 bis 2 g Opiumtinktur wirkt manchmal allein, sicherer in Verbindung mit Amylenhydrat. Bei kleinen Kindern pflegt ein Stärkeeinlauf mit Zusatz von 10 bis 15 Tropfen Opiumtinktur überraschend zu wirken. Ist die Herztätigkeit schwach, so gibt man bei rektaler Verabreichung der krampfstillenden Mittel einen Zusatz von 10 bis 15 Tropfen Strophanthustinktur. Versagen die angeführten Methoden, so tritt die Chloroformnarkose kombiniert mit Sauerstoffinhalationen in ihr Recht. Bei Status mit ständig hohen Temperaturen oder mit andauernder allgemeiner Muskelunruhe sind langdauernde kühle Bäder oder auch kühle Uebergiessungen am Platz. Bei sehr vollblütigen Epileptikern, deren Status den Eindruck schwerer Vergiftung macht und von Anfang an mit Acetonurie einhergeht, kann man stärkere Blutentziehungen mit oder ohne nachfolgende Kochsalzinfusion machen. Auch sonst kann man durch rektale Darreichung physiologischer Kochsalzlösung ($^1/_4$ L) eine Verdünnung und Entgiftung des Blutes anstreben. Auch bei eklamptischen Anfällen der Kinder kann man die geschilderten Verfahren in entsprechend kleineren Dosen anwenden. Gegen den Status bei Eklampsie der Schwangeren, gegen den Status paralytikus kann man in ähnlicher Weise vorgehen. Erwähnt sei noch, dass nach den Erfahrungen Alt's an dem Material in Uchtspringe bei mindestens 10 % der Epileptiker Heilung, bei ca. 50 % sehr weitgehende Besserung zu erzielen ist. — **O. Rosenbach**: Ueber den Zusammenhang von abnormen Erscheinungen im Auge mit Symptomen im Gebiete des Vagus. No. 13, p. 605 ff. — **Schmaltz**: Ueber familiären Tremor. No. 14, p. 633 ff. „Familiärer Tremor" ist der Bezeichnung „essentieller hereditärer Tremor" vorzuziehen. Es handelt sich dabei um Zwangsbewegungen, die meist in Form eines Tremor, selbständig und nicht als Symptom einer anderen Nervenkrankheit auftreten und häufig durch mehrere Geschlechter einer Familie vererbt werden. An der Hand von eigenen Fällen und der Literatur wird Aetiologie, Symptomatologie (Diagnose), Prognose und Therapie kurz besprochen. — **R. v. Hoesslin**: Ueber periphere Schwangerschaftslähmungen. No. 14, p. 636 ff. Es sind zu unterscheiden I. myopathische und II. neuritische Lähmungen. Die myopathischen Lähmungen sind zu trennen in eine osteomalacische Form (Muskelerkrankung der Knochenerkrankung koordiniert, hauptsächlich Beckengürtel- und Schultergürtelmuskulatur) und in eine durch Polymyositis (Dermatomyositis) bedingte Form (sehr selten). Die neuritischen Schwangerschaftslähmungen lassen sich in folgende Formen einteilen: 1. die traumatische Neuritis puerperalis, die traumatische Geburtslähmung (bes. nerv. obturatorius und truncus lumbosacralis); 2. die Neuritis puerperalis per contiguitatem, Druck oder Fortleitung endzündlicher Prozesse im Becken auf die anliegenden Nervenstämme; 3. die Neuritis puerperalis postinfectiosa nach Wochenbettinfektionen (septisch, pyämisch), besonders nach leichteren, nur mit geringerem Fieber einhergehenden Puerperalerkrankungen, am häufigsten Ulnaris- und Medianustypus; 4. die toxische Neuritis gravidarum et puerperarum. Sie kommt häufig mit Hyperemesis vor (Autointoxikation!). Es giebt lokaliserte Fälle ohne regulären Typus und generelle mit schweren symmetrischen Muskelatrophien, nicht selten kombiniert mit Korsakow'schen Symptomen. — **G. Flatau**: Ueber die Rückbildung der Stauungspapille bei Hirntumor. No. 14, p. 646 ff. Kleinzelliges Gliom der linken Kleinhirnhemisphäre (Sektion). Rückbildung der Stauungspapille und Besserung der Allgemeinbeschwerden durch mehrfache (7) Lumbalpunktionen. Man muss sich genau an die von Quincke gegebenen Vorschriften halten. Grösste Vorsicht ist nötig. Lumbalpunktion ist besonders dann zu versuchen, wenn Trepanation verweigert. Bei Stauungspapille bei Meningitiden der Kinder, bei concussio zerebri gibt wiederholte Lumbalpunktion gute Resultate. — **R. Dölger**: Hysterische rechtsseitige Taubheit mit gleichseitiger Hyperästhesie des äusseren Ohres. No. 14, p. 652 f. Die Erscheinungen wurden bei einem 12 Jahre alten Mädchen beobachtet. — **W. Liepmann**: Zur Aetiologie der Eklampsie. I. Mitteilung. No. 15, p. 687 f. Die Eklampsie wird durch ein Toxin hervorgerufen, welches in der Eklampsieplacenta selbst ist. Drei von schweren Eklampsien stammende Placenten wurden nach bestimmtem Verfahren pulverisiert und Kaninchen in Kochsalzaufschwemmung intraperitoneal injiziert. Die Tiere gingen in kurzer

Zeit unter deutlichen Intoxikationserscheinungen zu Grunde. Die Giftwirkung der Eklampsieplacenta lässt sich herabsetzen. Man wird so in der Lage sein, Tiere zur Gewinnung von Serum zu immunisieren. — **L. Bleibtreu**: Erfahrungen über die Anwendung des Neuronals. No. 15, p. 703 f. Beobachtungen bei Arteriosklerose, bei Alkoholismus und Apoplexie mit Unruhe, bei Nierenleiden, Lungentuberkulose, Chorea, Neuralgieen, beginnende Tabes mit Krisen, Muskelrheumatismus. In vielen Fällen bewährte sich das Neuronal als Hypnotikum bei leichter und schwererer Schlaflosigkeit (0,5 bis 1,0 g), sowie als Sedativum. Ueble Nebenwirkungen traten nicht auf. — **H. Boehmig**: Hysterische Unfallerkrankungen bei Telephonistinnen. No. 16. p. 760 ff. Die Erkrankungen wurden ausgelöst durch Blitzschlag in die Leitung oder durch sogen. Induktorschlag. Es handelt sich um traumatisch-hysterische resp. neurasthenische Störungen. In manchen Fällen waren schon wenige Stunden nach dem Unfall die schweren Erscheinungen der Neurose ärztlich festzustellen. — **Max v. Holst**: Kasuistischer Beitrag zur Aetiologie der Myelitis transversa lumbalis acuta. No. 18, p. 851 f. Septische Infektion ausgehend vom Uterus (versuchter Abort). Septisch-embolischer Erweichungsherd in der grauen Substanz der Intumescentia lumbalis. Derselbe setzt sich röhrenförmig nach unten nach dem Conus medullaris, nach oben nach der Pars thoracica medullae spinalis bis etwa in die Höhe des vierten Brustwirbels hin fort. — **G. Lohmer**: Antithyreoidin-Moebius bei Basedow'scher Krankheit mit Psychose. No. 18, p. 852 f. Demenz mit Ausfallerscheinungen von seiten des Zentralnervensystems. Zeitweise Erregungszustände. Nach etwa 2 Jahre langer ununterbrochener Dauer des Leidens Basedowsymptome. Besserung der körperlichen, besonders der Herzerscheinungen nach Antithyreoidin. Nach Aussetzen alsbald wieder Verschlimmerung. — **R. Dürig**: Ein Beitrag zur Serumbehandlung des Morbus Basedowii. No. 18, p. 853 f. Eklatante Besserung. Zeitweise verabreichte hohe Dosen (3×50 bis 3×70 gtt jeden 2. Tag), hatten Kopf- und Kreuzschmerzen, Mattigkeit, Uebelkeit, Gedächtnisschwäche, Denkfaulheit im Gefolge. Nach Aussetzen allmählich Zurückgehen dieser Nebenerscheinungen. — **Rubens**: Ein Fall von akutem umschriebenen Oedem mit orthostatischer Albuminurie. No. 18, p. 854 f. Als Ursache wird eine, wahrscheinlich vom Intestinaltraktus ausgehende, Noxe angenommen, die in der Niere vasomotorisch-trophische Störungen hervorruft und gleichzeitig auf dem Wege des Reflexes das akute Oedem hervorruft. — **R. Foerster**: Ueber perkutane Wirkung eines Schlafmittels (Isopral). No. 20, p. 948 f. Als zur Einreibung geeignetste Mischung ergab sich: Ol. Ricini, Alkohol abs. āā 10,0 Isopral 30,0. Das einzureibende Quantum wurde im Messzylinder abgemessen und entsprach einer Dosis von 1 bis 5 g des Präparates. Ueber 5,0 Isopral 2× pro die wurde nicht hinausgegangen. Bei einem Drittel der Versuchspersonen war ein positiver Erfolg zu verzeichnen, bei einem Viertel war er weniger ausgesprochen und beim Rest erwies er sich als fraglich oder negativ. Dosen unter unter 2,5 bis 3,0 hatten im allgemeinen keinen bemerkenswerten Einfluss. Bei Unruhezuständen muss man (abgesehen von motorischer Erregung höheren Grades, die durch das Verfahren kaum beeinflusst wird) bis auf 4 bis 5 g steigen. Die Müdigkeit und Schläfrigkeit bezw. der Schlaf trat in der Regel nicht vor Ablauf von $^1/_2$ bis 2 Stunden ein und hielt verschieden lange, durchschnitttlich 4 bis 7 Stunden, an. Häufig dauerte die beruhigende Wirkung noch am nächsten Tage an, bei zweimal täglich vorgenommenen oder an mehreren aufeinander folgenden Tagen wiederholten Einreibungen für noch längere Zeit. Die sedative Kraft scheint die hypnotische mehr weniger zu überwiegen. — **G. Geissler**: Ueber die Bedeutung und den Wert der Arbeitsbehandlung Nervenkranker. No. 21, p. 994 ff. Die Arbeitsbehandlung ist für viele Kranke (Neurasthenie, Hysterie und Zwischenformen) ein treffliches Kurmittel. Unter Arbeitstherapie im engeren Sinne kann nur eine Zweckarbeit verstanden werden (Gärtnerei, Tischlerei, Schnitzerei, Buchbinderei etc.). Bei einem Krankenmaterial, welches vorwiegend den höheren, wohlhabenden Gesellschaftsklassen (Kopfarbeiter) angehört, stösst die Arbeitsbehandlung auf Schwierigkeiten. Man muss sich dann oft mit anderen Beschäftigungen begnügen (Arbeit im weiteren Sinne: Spiele, Musik, Zeichnen, Pilzesuchen, Sport etc.). In der Arbeitsbehandlung ist indess das Heil allein auch nicht zu sehen, sie ist kein Universalmittel. Ein psychisches Leiden verlangt eine psychische Behandlung. Daher ist die psychische Einwirkung des Arztes, der vernünftige Zuspruch, das Hauptmoment in der Behandlung Nervöser. Die Ansicht Dubois, dass „in allen Fällen die Funktionsstörungen leicht und bleibend unter dem Einfluss einer der Psychologie des Patienten angepassten seelischen Behandlung schwinden", ist zu weitgehend. Neben der Psychotherapie müssen alle Behandlungsmethoden zur Heilung Nervöser herangezogen werden: die diätetische, die klimatische, die balneologische Behandlung, die Hydro- und Elektrotherapie, die Massage und Heilgymnastik, die Arzneien. Sie alle sind in ihrer anregenden, beruhigenden, umstimmenden, den Stoffwechsel fördernden Einwirkung auf den kranken Organismus in der Behandlung Nervenkranker von dem allergrössten Wert. Indirekt treibt der Arzt auch mit ihnen psychische Behandlung, indem dem Patienten allmählich auf Umwegen anstelle der abnormen krankhaften Vorstellungen die normale Vorstellung des Gesundseins und der eigenen Leistungsfähigkeit beigebracht wird, indem ihm suggeriert wird, dass dieses oder jenes ihn gesund machen werde. Als den genannten Methoden koordiniert ist die Arbeitstherapie anzusehen. Auch mit ihr erzielt man Erfolge und Misserfolge. In manchen Fällen scheint sie geeignet, eine Lücke auszufüllen. Ist bei den anderen Methoden der Patient passiv, so ist er hier aktiv. Es kann dies besonders bei aktiven Naturen von Vorteil sein. Der Kranke kommt auf andere Gedanken, er kommt zu der Ueberzeugung, dass er doch noch etwas zu leisten imstande ist; er beeinflusst sich selbst psychisch. Bei den akuten Fällen ist die Arbeitsbehandlung kontraindiziert. Hier ist das erste Erfordernis Ruhe und Schonung. Nach eingetretener Besserung kann Arbeit versucht werden. Die Frage, ob eine Arbeitskur bessere Dauerresultate erzielt, ist noch nicht zu entscheiden. Nach den bisherigen Erfahrungen scheint es im allgemeinen nicht der Fall zu sein. Angeführt sei noch die Aeusserung eines Patienten mit schweren Zwangsgedanken: „ich kann neben meinen Zwangsgedanken wohl tischlern, aber ich kann dabei nicht einen ernsten Gedanken ausdenken". — **R. Foerster**: Psychiatrische Streifzüge durch Paris. No. 21, p. 1023 ff. Interessante Mitteilung über die psychiatrischen und neurologischen Verhältnisse auf Grund eines sechsmonatlichen Aufenthaltes in Paris. — **Max Herz**: Die Entstehung des Quinquaud'schen Phänomens. No. 22, p. 1038 ff. Die angestellten Untersuchungen führten zu folgenden Schlüssen: 1. kleine willkürliche, spontane oder passive Verschiebungen der Fingerbeugesehnen in ihren Scheiden oder der Patella auf ihrer Unterlage erzeugen bei jedem Menschen Krepitationen („Sehnenschwirren“); 2. das Quinquaud'sche Phänomen entsteht nicht in den Gelenken, sondern ist ein spontanes „Sehnenschwirren“ an den Sehnen der Fingerbeuger, welches durch unwillkürliche Muskelkontraktionen hervorgerufen wird; 3. bei Alkoholikern dürfte neben der Muskelunruhe auch eine Verstärkung des „Sehnenschwirrens“ vorhanden sein. — **K. Sick**: Akute rezidivierende Polymyositis in epidemischem Auftreten. No. 33, p. 1092 ff. und No. 24, p. 1152 ff. Neun Fälle. S. resumiert, dass neben den bisher bekannten akuten infektiösen Polymyosiditen (Wagner-Unverricht-Hepp) mit schwerem deletärem Verlauf auch andere mittelschwere bis leichte Fälle vorkommen, die im Verhalten der Muskelerkrankung klinisch und anatomisch grosse Aehnlichkeit zeigen, sich aber durch mangelnde Beteiligung der Haut und durch den günstigen Ausgang von jenen unterscheiden. Nur in einem Fall traten ganz vorübergehend Parästhesien auf. Nervensystem sonst unbeteiligt. — **H. Schlesinger**: Zur Frage der Folgeerscheinungen, namentlich der Krampfzustände nach Theophyllingebrauch. No. 23, p. 1095 ff. Sch. beobachtete nach Teophyllin (Diuretikum) und seinen Verbindungen beim Menschen bisweilen universelle Krampfzustände vom Charakter der epileptischen mit Bewustseinsverlust und nachfolgender Amnesie. Die Neigung zu Konvulsionen schwand, wenn das Leben erhalten blieb, längstens mehrere Tage nach Aussetzen des Mittels. — **Chr. Müller**: Ueber hysterische Selbstverletzung. Nn. 24, p 1147. Zwei Nähnadeln im Ligament. latum. — **Gottschalk**: Tetanie im Wochenbett. No. 24, p. 1147 f. Ein Fall. — **W. Weichardt:** Ueber das Ermüdungstoxin und dessen Antitoxin. No. 26, p. 1234 ff. Durch anhaltende Muskelbewegung (Tierversuche-Faradisation) im luftverdünnten Raume, also bei Sauerstoffmangel, wird aus dem Muskeleiweiss reichlich Ermüdungstoxin gebildet. Die Ausbeute an Ermüdungstoxin wird durch Behandlung des Ermüdungsmuskelpresssaftes mit Reduktionsmitteln, z. B. mit schwefelsaurem Natron, gesteigert. Auch aus Muskelpresssaft nicht ermüdeter Tiere werden mittels Behandeln mit Reduktionsmitteln toxische Substanzen gebildet. Ferner gelingt die Herstellung derartiger Eiweissreduktionstoxine auch aus anderen Eiweissarten, z. B. aus dem Eiweiss der Plazenta, dem des Gehirns, der Pollen, ja sogar aus einfachem Hühnerklar. Mit diesen Eiweissreduktionstoxinen zeigt das mittelst wiederholter Injektion von Ermüdungstoxin gewonnene antitoxinhaltige Serum insofern eine Gruppenreaktion, als es dieselben bis zu einem gewissen Grade absättigt. Die Simultanimmunisierung — Einverleiben von Ermüdungsantitoxin und -toxin — zeitigt bei den Versuchstieren eine hochgradige Steigerung der Leistungsfähigkeit.

Wickel (Obrawalde).

V. Referate und Kritiken.

Knapp: Ein Fall von doppelseitigem Schwund der Wadenmuskulatur. (Monatsschr. f. Psych. u. Neur. 1904.)

Im Anschluss an ein schweres Trauma trat bei einem 25 jährigen Manne eine hochgradige Schwäche der Beine und eine Erschwerung der Urin- und

Stuhlentleerung auf. Allmählich entwickelte sich ein symmetrischer Schwund der Wadenmuskulatur „kombiniert mit einer strumpfförmigen Hypästhesie an beiden Füssen und Unterschenkeln für alle sensiblen Qualitäten". Den Ausfall der Wadenmuskulatur bezieht K. auf eine Dehnung oder Zerrung der betr. Spinalnerven an ihrer Durchtrittstelle durch die foramina intervertebralia. Die strumpfförmige Sensibilitätsstörung sei hysterischer Art. Spielmeyer.

Schultz: Ueber Fusslähmung, speziell Peroneuslähmung bei Rübenarbeitern. (D. Arch. f. klin. Med. Bl. 80, S. 520 ff. 1904.)

In der Greifswalder med. Klinik (Prof. Dr. Moritz) wurden drei Fälle von Lähmung im Gebiet des Tibialis und Peroneus beobachtet. Sie entstehen bei Arbeitern, welche sehr lange auf den Knieen hockend arbeiten. Die Prognose ist im allgemeinen günstig, doch sind auch langdauernde Fälle beobachtet. G. Liebermeister.

Seiffer: Ueber zwei seltene Fälle peripherer Nervenlähmung. (Monatsschr. f. Psych. u. Neurol. 1904.)

Der erste Fall betrifft ein 17jähriges Mädchen, bei der sich seit der Kindheit allmählich nervöse Reiz- und Lähmungserscheinungen entwickelten. Die subjektiven Beschwerden, nämlich Schmerzen und Parästhesien in der Oberschlüsselbeingrube und an der Innenseite des rechten Armes und der Hand und ausserdem eine Beeinträchtigung in der Gebrauchsfähigkeit des rechten Armes, hatten sich mit der Zeit erheblich gesteigert; objektiv war eine degenerative Atrophie der Daumenballenmuskulatur und ein Sensibilitätsdefekt an der Innenseite des rechten Armes nachweisbar. Als Ursache dieser nervösen Beschwerden musste das Vorhandensein einer Halsrippe angeschuldigt werden. Mit deren operativer Beseitigung wurde bisher eine Heilung der subjektiven Beschwerden erreicht.

In dem zweiten der beiden prägnant beschriebenen Fälle ist der Nervus musculocutaneus isoliert gelähmt. Die Lähmung entwickelte sich im Anschluss an eine Influenza bei einem 52jährigen Manne. Für die Frage, warum die Mononeuritis sich gerade auf den Nervus musculocutaneus beschränkt hat, muss in Erwägung gezogen werden, dass der Beruf des Kranken für die Aetiologie nicht gleichgiltig ist: der Kranke ist Cellist, bei ihm werden also die Beuger des rechten Oberarmes besonders stark in Anspruch genommen und es ist wohl denkbar, dass dieselben „bei einer allgemeinen Infektionskrankheit einen locus minoris resistentiae darbieten". — Die elektrische Untersuchung ergab übrigens noch als interessanten anatomischen Befund die Tatsache, dass der Musculus brachialis internus von zwei verschiedenen Nerven versorgt wird; nämlich der innere Teil vom Nervus musculocutaneus, der äussere vom Nervus radialis. Spielmeyer.

Julius Fessler: Die Lagerung des Nervus radialis bei Oberarmbrüchen der Diaphyse. (Deutsche Zeitschrift für Chirurgie Bd. LXXVIII.)

Die eine reiche Kasuistik enthaltende Arbeit hat ein vorwiegend chirurgisch-topographisches Interesse und dürfte dem Neurologen nichts wesentliches bringen. Kalberlah.

VI. Vermischtes.

Entwurf einer landesherrlichen Verordnung für die Irrenfürsorge in Baden betreffend, besprochen in der **forensisch-psychologischen Vereinigung Heidelberg** Freitag, den 18. Januar 1907. Der Entwurf umfasst die Fürsorge für Geisteskranke durch Unterbringung in öffentlichen Irrenanstalten, in Privatirrenanstalten, sowie in Krankenanstalten.

In der Sitzung der forensisch-psychologischen Vereinigung sollen nur einige prinzipiell besonders wichtige Fragen über die Aufnahme und die Entlassung, soweit es sich um öffentliche Irrenanstalten handelt, zur Diskussion gestellt werden. Im folgenden wird daher nur der wesentliche Inhalt der Verordnung in bezug auf die angegebenen Fragen mitgeteilt. Diejenigen Paragraphen, zu welchen Abänderungsanträge gestellt werden, sind, mit Kennzeichnung des zu Aendernden durch kleineren Druck, wörtlich abgedruckt, die Abänderungs- oder Zusatzanträge sind in schräger Schrift beigesetzt.

Als „Zweck der öffentlichen Irrenanstalten ist Heilung und Verpflegung Geistesgestörter und geeigneter Nervenkranken, sowie Beobachtung zweifelhafter Geisteszustände, bei den Irrenkliniken daneben wissenschaftlicher Unterricht in der Psychiatrie" bezeichnet (§ 1). Es werden Aufnahmeanstalten (die Irrenkliniken und Illenau) und Uebernahmeanstalten für chronisch und unheilbare Geisteskranke, die Idioten, Kretins, Blödsinnigen und Epileptiker (Pforzheim, Emmendingen und Wiesloch) unterschieden (§§ 3 und 4).

Die Aufnahme erfolgt entweder auf Antrag oder auf Anordnung einer Behörde (§§ 23—25). Der Antrag kann gestellt werden von Kranken selbst (freiwillige Aufnahme zum § 13) oder seitens der unterhaltungspflichtigen Angehörigen event. des Vormunds des Kranken (§ 14), oder auch von den mit der Pflege des Kranken befassten Personen oder Behörden, (§ 15) der Kranken-, Unfall- und Invalidenversicherung, event. vom unterstützungspflichtigen Armenverband; die Angehörigen bezw. der Vormund haben ein Einspruchsrecht. Der Antrag ist bei dem zuständigen Bezirksamt, d. h. bei dem des Wohnorts bezw. dem des augenblicklichen Aufenthaltsorts, wenn der Kranke nicht in Baden wohnt — bei dem Bezirksamt der Anstalt, wenn der Kranke in Baden weder wohnhaft ist, noch sich aufhält, einzureichen (§ 16).

§ 17 Absatz 1: „Dem Aufnahmeantrag ist beizugeben:

1. ein nach dem Formular I (bisheriger ärztlicher Fragebogen) ausgestelltes Zeugnis eines in Deutschland approbierten Arztes *(eines deutschen beamteten Arztes)*, das keinenfalls älter als vier Wochen sein darf, in welchem auf Grund persönlicher, *kurz vor der Ausstellung vorgenommener* Untersuchung das Bestehen einer geistigen Störung und die Notwendigkeit der Anstaltsbehandlung bescheinigt wird."

2. ein ortspolizeiliches Zeugnis über die persönlichen Verhältnisse des Kranken (gemeinderätlicher Fragebogen).

§ 18 Absatz 1: „Bei Zeugnissen von Aerzten, welche nicht im öffentlichen Dienst stehen, kann das Bezirksamt oder die Anstaltsdirektion aus besonderen, aktenmässig zu machenden Gründen eine Bestätigung der §§ 6 und 7 des Fragebogens durch den Bezirksarzt verlangen; auch kann das Bezirksamt in zweifelhaften Fällen, oder wenn dies der Bezirksarzt für erforderlich erklärt, die vorherige Untersuchung des Kranken durch den Bezirksarzt anordnen."

Dieser Absatz käme in Wegfall, wenn der Aenderungsvorschlag von § 17 No. 1 berücksichtigt wird.

Das Bezirksamt übersendet den Aufnahmeantrag nebst den Belegen und der Aeusserung seiner Ansicht an die Direktion der zuständigen Anstalt, welche ihrerseits die Papiere mit entsprechendem Antrag an die zuständige Oberbehörde (nach § 10 für die Irrenkliniken: das Ministerium der Justiz etc., für die Heil- und Pflegeanstalten: der Verwaltungshof), welche über die Aufnahme und die Verpflegungsklasse beschliesst (§§ 19 bis 22), weiter leitet.

§ 23: „Ohne Antrag oder gegen den Willen der Antragsberechtigten (§§ 14 und 15) ist die Aufnahme einer Person in eine öffentliche Irrenanstalt statthaft:

1. auf Anordnung des für den Wohn- bezw. Aufenthaltes des Kranken zuständigen Bezirksamtes nach Massgabe des § 24.

2. auf Anordnung eines Gerichts, wenn dasselbe die Aufnahme eines Angeschuldigten zur Beobachtung verfügt (§ 81 St.-P.-O., § 217 Militärgerichtsordnung) oder wenn es die Aufnahme eines zu Entmündigenden zur Feststellung seines Geisteszustandes anordnet (§ 656 C.-P.-O.)" *oder wenn es die Aufnahme eines zur Zwangserziehung Bestimmten, dessen Geisteszustand Zweifel erweckt, zwecks Beobachtung verfügt* (V.-O. 2. Februar 1906).

„3. auf Anordnung des Ministeriums der Justiz, des Kultus und Unterrichts bei Strafgefangenen und Untersuchungsgefangenen bezw. des Ministeriums des Innern bei Insassen des polizeilichen Arbeitshauses" *sowohl im Falle einer festgestellten Geisteskrankheit wie zur Beobachtung auf den Geisteszustand.*

„4. hinsichtlich Lazarettkranker und aktiver Militärpersonen auf Anordnung des zuständigen Garnisonlazarettes."

Nach § 24 kann die Anordnung der Aufnahme durch das Bezirksamt erfolgen, wenn der Kranke für sich oder Andere gefährlich oder verwahrlost bezw. gefährdet etc. ist; das Bezirksamt entscheidet nach Anhörung des Gemeinderates und des Bezirksrates auf Grund genauer Feststellung der Tatsachen und des Gutachtens eines Bezirks-, Strafanstalts- oder Irrenanstaltsarztes über die Einweisung des Kranken zunächst auf die Dauer von 6 Wochen. Erst nach dieser Frist wird auf Grund eines Gutachtens der Anstaltsdirektion die definitive Entscheidung getroffen (§ 25).

§ 26. „In dringenden Fällen kann die sofortige vorläufige Aufnahme eines Geisteskranken in eine öffentliche Irrenanstalt vor Einholung der Entschliessung der nach § 10 Absatz 3 zuständigen Behörde von der Direktion zugestanden werden und zwar:

1. im Fall des § 13, wenn die sofortige Aufnahme nach dem Ermessen der Direktion aus ärztlichen Gründen im Interesse des Kranken angezeigt ist;

2. in den Fällen der §§ 14 und 15, wenn der Aufnahmeantrag eines Antragsberechtigten vorliegt und die Dringlichkeit der Aufnahme

a) durch Anführung von Tatsachen nachgewiesen und seitens des für den Wohn- oder Aufenthaltsort des Kranken zuständigen Bezirksarztes bestätigt wird oder

b) mittelst persönlicher Untersuchung des Kranken, deren Ergebnis zu den Akten zu beurkunden ist, seitens des Vorstandes der öffentlichen Irrenanstalt" *oder dessen Vertreters* festgestellt wird;

3. in den Fällen des § 23 Ziffer 2 bis 4, wenn die Dringlichkeit von den dort genannten Behörden bestätigt wird;

4. in den Fällen des § 24, wenn das Vorliegen der Voraussetzungen des § 24 Absatz 1 und die Dringlichkeit der Aufnahme vom Bezirksamt im Einverständnis mit dem Bezirksarzt oder im Fall der unmittelbaren Zuführung des am Sitz der Anstalt oder in seiner Nähe Erkrankten von der Anstaltsdirektion schriftlich zu den Akten bestätigt wird.

In allen diesen Fällen bleibt die Prüfung und Anerkennung der Dringlichkeit der Aufnahme der Anstaltsdirektion vorbehalten und es darf eine Zuführung des Kranken in die Anstalt nur mit ihrer Zustimmung erfolgen."

An Stelle des Kleingedruckten wird vorgeschlagen:

V. im Falle einer unmittelbaren Zuführung des Kranken und zwar ohne Antrag oder gegen den Willen der Antragsberechtigten (*§§ 14 und 15*) *und ohne Anordnung des Bezirksamts* (§ *24*), *wenn der Vorstand der Anstalt oder sein Vertreter nach persönlicher Untersuchung des Kranken zu der bestimmten Ueberzeugung gelangt ist, dass die Voraussetzungen des* § *24 Absatz 1 vorliegen und der zeitweilige Zustand des Kranken die sofortige Aufnahme als unabweisbar erscheinen lässt. Das Ergebnis der Untersuchung und die Begründung der Dringlichkeit der Aufnahme ist sogleich zu den Akten zu beurkunden.*

„Die zur endgiltigen Aufnahme nötigen Verhandlungen müssen jeweils unverzüglich eingeleitet werden; auch ist der nach § 10 Absatz 3 zuständigen Behörde von der erfolgten Aufnahme und dem Grund derselben unverweilt Anzeige zu erstatten.

Die §§ 27 bis 32 regeln die Einberufung und Zuführung der Kranken in die Anstalt, die §§ 33 bis 45 die Behandlung und Verpflegung der Kranken in der Anstalt, die Kosten der Verpflegung sowie den Verkehr der Kranken mit den Angehörigen und anderen auswärtigen Personen. Schriftliche Gesuche, welche von Insassen der öffentlichen Irrenanstalten an die zuständigen Aufsichtsbehörden (§ 10) und Staatsanwaltschaften gerichtet werden, sind durch die Direktion diesen Behörden nach vorheriger Oeffnung und mit kurzem Beibericht ohne Einschränkung zu übermitteln (§ 42). Wenn ein minderjähriger Insasse der Anstalt das 21. Lebensjahr erreicht hat oder 9 Monate seit der Aufnahme eines volljährigen, nicht entmündigten Insassen verflossen sind, sind dem zuständigen Staatsanwalt die Akten behufs etwaiger Einleitung des Entmündigungsverfahrens zu übermitteln (§ 43).

Die **Entlassung** der Kranken wird durch die §§ 46 bis 53 geregelt.

„§ 46. Länger als erforderlich darf kein Kranker in der Anstalt zurückgehalten werden.

Die Entlassung der Aufgenommenen muss erfolgen, sobald Heilung eingetreten ist, bei den auf Anordnung einer Behörde (§ 23 Ziffer 2 und 4) zur Beobachtung aufgenommen, sobald die Beobachtung abgeschlossen oder die hierfür gesetzte Frist abgelaufen ist.

Ebenso muss vor eingetretener Heilung die Entlassung erfolgen auf Verlangen desjenigen, auf dessen Antrag in den Fällen der §§ 14 und 15 die Aufnahme erfolgt ist, sofern nicht nach der Ansicht der Anstaltsdirektion die Vorstellungen des § 24 vorliegen.

Personen, deren Aufnahme auf ihren eigenen Antrag erfolgt ist (§ 13), müssen jederzeit auf ihren Wunsch aus der Anstalt entlassen werden, sofern nicht nach der Ansicht der Anstaltsdirektion bei ihnen die Voraussetzungen des § 24 vorliegen.

Beim Vorliegen der Voraussetzungen des § 24 ist in den Fällen des Absatz 3 und 4 nach Massgabe des § 24 Absatz 2 und 3 zu verfahren und über die Entlassung oder Zurückbehaltung des Kranken in der Irrenanstalt spätestens innerhalb 6 Wochen von der Stellung des Antrags auf Entlassung ab (*alsbald*) eine Entscheidung des Bezirksamts herbeizuführen; bis zur rechtskräftigen Entscheidung ist der Kranke fürsorglich in der Anstalt zurückzubehalten."

Solche Geisteskranke, Epileptiker, Psychopathen und Trinker, die bei der Einweisung in die Anstalt seitens einer Anstalt oder des Bezirksarztes als gemeingefährlich bezeichnet wurden und bereits strafbare Handlungen im geisteskranken Zustande begangen haben, mag ihnen dafür der Schutz des § 51 St.-P.-O. zugebilligt worden sein oder nicht, dürfen nur mit Einwilligung des Bezirksamts ihres Wohnortes oder in Ermanglung dessen des letzten Aufenthaltsortes entlassen werden.

Dieses hat vor der Entscheidung ein Gutachten derjenigen Anstalt oder desjenigen Bezirksarztes zu erheben, welche den Kranken bei der Einweisung als gemeingefährlich bezeichnet haben.

„Ist die Aufnahme des Kranken auf Anordnung einer Behörde (§ 23 Absatz 1 bis 4, § 24) erfolgt, so ist die Entlassung nach (*vor*) erfolgter Genesung oder Ablauf der Beobachtungsfrist nur statthaft, nachdem sie der Behörde, welche die Aufnahme angeordnet hat, rechtzeitig vorher angekündigt worden ist, damit diese eventuell über die weitere Unterbringung des Kranken befinden kann.

Die Entlassung eines ungeheilten Kranken, bei dem die Voraussetzungen des § 24 nicht vorliegen, kann endlich von der Anstaltsdirektion verfügt werden:

1. wenn der Kostenersatz nicht hinreichend gesichert ist,
2. wenn das fällige Verpflegungsgeld, ungeachtet einer unter Androhung der Entlassung des Kranken erfolgten Mahnung, binnen der erteilten Frist nicht bezahlt wird,
3. wenn sonst das Anstaltsinteresse die Entlassung dringend erfordert."

Vor jeder Entlassung eines ungeheilten Kranken ist dem Bezirksamt des Wohn- oder in Ermanglung dessen des Aufenthaltsortes Mitteilung zu machen, damit es im Benehmen mit dem Bezirksarzt die etwa erforderliche Fürsorge treffen kann.

Die §§ 50 bis 54 treffen Bestimmungen für den Fall der Wiederaufnahme entlassener Kranker, der Entweichung und des Todes von Kranken.

Die Ueberführung in eine andere staatliche Irrenanstalt wird durch die §§ 54 bis 56 geregelt.

§ 57. „Die Ueberführung eines Kranken aus einer staatlichen Irrenanstalt in eine Kreispflegeanstalt kann unter Beachtung der Vorschriften des § 55 erfolgen, wenn der Kranke einer psychiatrischen Behandlung und der Unterbringung in einer Irrenanstalt nicht mehr bedarf." *Kranke, welche nicht in der Lage sind, selbst für ihren Unterhalt zu sorgen, sowie Bettler und Landstreicher und gemeingefährliche Geisteskranke dürfen nicht in eine Kreispflegeanstalt überführt werden.*

Mitteilung an die Mitarbeiter und Benutzer des Instituts für angewandte Psychologie und psychologische Sammelforschung. (Wilmersdorf bei Berlin I, Aschaffenburgerstrasse 27.) Das Institut wird geleitet durch einen von der Gesellschaft für experimentelle Psychologie eingesetzten Ausschuss, dem z. Z. Prof. G. E. Müller (Göttingen), Prof. Meumann (Königsberg), Privatdozent Dr. Stern (Breslau), Dr. Otto Lipmann (Berlin) angehören; zwei weitere Mitglieder des Vorstandes der Gesellschaft sollen noch hinzugewählt werden. Dr. Stern ist Leiter, Dr. Lipmann Sekretär; ihnen liegt die eigentliche Verwaltung des Instituts ob.

Für jedes zu bearbeitende Spezialthema wird eine Kommission eingesetzt. Die Vorschläge hierzu erfolgen durch Vermittlung der Verwaltung; die Liste der Kommissionsmitglieder muss vom Ausschuss genehmigt werden. — Mitglieder einer Kommission können nur solche Personen sein, die auf dem in Frage stehenden Gebiete wissenschaftlich geschult sind. — Auch Nichtmitglieder der Gesellschaft können einer Kommission angehören. Leiter und Sekretär gehören ohne weiteres jeder Kommission an; auch jedes andere Mitglied des Ausschusses kann auf seinen Wunsch jeder Kommission beitreten. — Vorsitzender der Kommission ist entweder der Leiter oder der Sekretär, in besonderen Fällen ein anderes Mitglied der Gesellschaft. — Die Kommissionsberatungen finden entweder mündlich oder schriftlich statt. Die mündlichen finden gewöhnlich in Berlin in den Räumen des Instituts statt, ausnahmsweise können sie auch an anderen Orten, z. B. bei Gelegenheit von Kongressen, tagen. Die schriftlichen Verhandlungen mit den Kommissionsmitgliedern führt der Vorsitzende der Kommission; er kann sich hierbei der Korrespondenzeinrichtungen des Instituts bedienen. — Die Kommissionen beraten und beschliessen über die zu wählende Methode, Umfang, Zeit, Orte, Material usw. der Untersuchung, die heranziehenden Hilfskräfte, die Art der statistischen Verarbeitung, die Art und Herausgabe der Publikation. — Ihre Beschlüsse unterliegen der Genehmigung durch den Ausschuss. — Die nicht zur Kommission gehörigen Ausschuss-Mitglieder und die zur Mitarbeit herangezogenen Hilfskräfte können den Sitzungen mit beratender Stimme beiwohnen.

Das Sammelarchiv dient: a) zur Anlage organisierter Sammlungen, die das Institut selbst unter bestimmten Gesichtspunkten anstellt, b) als Depot von psychologischen Rohmaterialien (Tabellen, Protokollen etc.), welche der einzelne Forscher nicht zu verwerten gedenkt oder schon verwertet hat und nun zu etwaiger weiterer Benutzung zur Verfügung stellt. — Die Benutzung des Sammelarchivs (und der Bibliothek) ist jedem zugänglich, der damit wissenschaftliche Zwecke verfolgt. Das mit Hilfe des Sammelarchivs gewonnene Material darf jedoch nur mit voller Bezeichnung der Herkunft publiziert werden. — Die Gebühren für die Benutzung des Sammelarchivs betragen für einmaligen Besuch 50 Pf., bei längerer Benutzung 5 Mk. pro Monat, 10 Mk. pro Semester. — Ein Ausleihen findet im allgemeinen nur von Druck und Vervielfältigungsexemplaren des Archivs (und der Bibliothek) statt. Die Leihgebühr beträgt pro Band und Woche 10 Pf. Auswärtige Entleiher zahlen auch das Porto für Hin- und Rücksendung. Ungedruckte, nur einmal vorhandene Materialien werden in Berlin garnicht, nach auswärts nur gegen eine hohe Kaution, deren Betrag der Sekretär festsetzt, und gegen eine Leihgebühr von 5 Mk. monatlich, 10 Mk. pro Semester verliehen. Die Leihfrist ist im allgemeinen 1 Monat; Materialien, die im Institut selbst gebraucht werden, können nach dieser Frist zurückgefordert werden.

In vollem Betrieb ist das Institut vom 1. November bis 28. Februar und vom 1. Mai bis 31. Juli mit Ausnahme der in diese Zeiten fallenden Universitätsferien. Der Sekretär wird solchen Personen, die während der Ferien das Institut besuchen oder benutzen wollen, dies nach vorheriger Anmeldung tunlichst zu ermöglichen suchen. — Als reguläre Arbeitszeit gelten wochentäglich die Stunden von 9 bis 2 Uhr. Ausserdem findet Sonnabend Nachmittag von 6 bis 7 Uhr Sprechstunde des Sekretärs statt. Zu Sitzungen, Besprechungen und Experimenten steht der Sekretär auf Wunsch auch zu anderen Zeiten zur Verfügung.

Das Institut übernimmt in gewissen Fällen die rechnerische Verarbeitung übersandter Protokolle und überlässt die Resultate dieser Verarbeitung dem Autor zur Verwertung. Ueber die Annahme solcher Verrechnungsarbeiten bestimmt der Ausschuss nach Massgabe der verfügbaren Zeit, Arbeitskräfte und Mittel. — Der Auftraggeber hat für die Ausführung der Arbeit pro Arbeitsstunde 1 Mk. zu zahlen.

Die Nachrichten aus dem Institut und den Kommissionen, die Aufforderung zur Mitarbeit und die Abhandlungen über die Instituts-Unternehmungen erscheinen in dem Organ des Instituts, der »Zeitschrift für angewandte Psychologie und psychologische Sammelforschung«.

In den Encyclopädischen Jahrbüchern der gesamten Heilkunde (Neue Folge, 5. Band, 1907), die Eulenburg im Verlag von Urban & Schwarzenberg herausgibt, hat Buschan die Kapitel: Basedowsche Krankheit, Myxoedem, Hydroelektrische Bäder bearbeitet und seinen Abhandlungen ein ausführliches Literaturverzeichnis beigegeben.

Vorläufige Mitteilung des deutschen Vereins für Psychiatrie. Die nächste Jahresversammlung des Deutschen Vereins für Psychiatrie wird am 26. und 27. April 1907 in Frankfurt a. M. und Giessen stattfinden. Es sind folgende Referate vorgesehen: I. Die Gruppierung der Epilepsie. Ref.: Alzheimer-München und Vogt-Langenhagen. II. Der ärztliche Nachwuchs für psychiatrische Anstalten. Ref.: Siemens-Lauenburg. III. Die Mitwirkung des Psychiaters bei der Fürsorgeerziehung. Ref.: Kluge-Potsdam (im Auftrag der Kommission für Idiotenforschung und Idiotenfürsorge).

An Vorträgen sind bisher angemeldet: 1. Hübner-Bonn: Ueber Geistesstörungen im Greisenalter. 2. Sioli-Frankfurt a. M.: Die Beobachtungsabteilung für Jugendliche bei der städtischen Irrenanstalt zu Frankfurt a. M. 3. Geelvink-Frankfurt a. M.: Die Grundlagen der Trunksucht. 4. Knapp-Halle: Körperliche Erscheinungen bei funktionellen Psychosen. 5. E. Meyer-Königsberg: Untersuchungen des Nervensystems Syphilitischer. 6. H. Liepmann-Berlin: Beiträge zur Aphasie- und Apraxie-Lehre. Weitere Anmeldungen werden erbeten an Sanitätsrat Dr. Hans Laehr in Zehlendorf-Wannseebahn, Schweizerhof.

Druck der Anhaltischen Buchdruckerei Gutenberg, e. G. m. b. H., in Dessau.

CENTRALBLATT
für
Nervenheilkunde und Psychiatrie.

Herausgegeben im Verein mit zahlreichen Fachmännern des In- und Auslandes
von
Professor **Dr. Robert Gaupp** in Tübingen.

Erscheint am 1. und 15. jeden Monats im Umfang von 2—3 Bogen. Preis des Jahrganges Mk. 24.
Zu beziehen durch alle Buchhandlungen und Postanstalten.

Verlag von **Vogel & Kreienbrink**, Berlin W. 30 und Leipzig.

XXX. Jahrgang. **1. März 1907.** Neue Folge. XVIII. Bd.

I. Originalien.

Aus der psychiatrischen Universitätsklinik in Zürich.

Beiträge zur Kenntnis der motorischen Apraxie auf Grund eines Falles von einseitiger Apraxie.

Von Dr. med. **K. Abraham**, I. Assistenzarzt.

Als im Jahre 1901 Liepmann's[1]) Studie über das Krankheitsbild der Apraxie erschien, konnte der Autor den Fall, welcher der Arbeit zugrunde lag, als „ausserordentlich" bezeichnen. Während der nächsten Jahre erschienen nur sehr wenige Mitteilungen von anderer Seite über ähnliche Beobachtungen. Sobald das Interesse etwas allgemeiner geworden war und man die apraktischen Erscheinungen beachtete, nahmen die einschlägigen Publikationen zu. Pick's[2]) Monographie eröffnete einen Einblick in die grosse Mannigfaltigkeit der apraktischen Erscheinungen. Von neueren Arbeiten ist namentlich diejenige Heilbronner's[3]) wegen ihrer theoretischen Erörterungen bemerkenswert. Liepmann[4]) selbst hat weitere Beiträge zur Apraxie-Frage geliefert. Trotz dieser und andrer Publikationen ist in der Literatur noch durchaus kein Ueberfluss an genau studierten Fällen von Apraxie. Schon aus diesem Grunde verdient der nachstehend mitgeteilte Fall veröffentlicht zu werden. Ich habe den Patienten ca. $1\frac{1}{2}$ Jahre lang beobachtet und ihn bis zu seinem Tode häufig untersucht. Auch der Sektionsbefund ist von Interesse. Vor allen Dingen aber bringt uns

[1]) Das Krankheitsbild der Apraxie. Monatsschr. f. Psychiatrie und Neurol. 1901.
[2]) Studien über motor. Apraxie. Leipzig und Wien 1905.
[3]) Zur Frage der motorischen Asymbolie (Apraxie). Zeitschr. f. Psychol. u. Physiol. der Sinnesorg., Bd. 39, 1905.
[4]) Die linke Hemisphäre und das Handeln. Münch. med. Woch. 1905. Die Störungen des Handelns bei Gehirnkranken. Berlin 1905.

jeder Fall von Apraxie in irgend einer Hinsicht Neues. Dies ist leicht begreiflich, denn einerseits ist unsre Kenntnis von den in Frage kommenden Zuständen noch sehr jung, andrerseits sind die betroffenen Funktionen überaus kompliziert. So weicht auch dieser Fall von Apraxie von andern in der Literatur beschriebenen in wesentlichen Hinsichten ab und gibt zu neuen Beobachtungen Anlass.

Krankengeschichte.

Anamnese.

Geschäftsreisender, geboren 1845. War sehr intelligent, hatte die besten Schulzeugnisse. Sehr schöne Handschrift. Als Kaufmann immer gute Zeugnisse gehabt. War mit Leib und Seele Geschäftsmann, aber pedantisch genau in allen geschäftlichen Dingen. Hat in England die Sprache gut gelernt, konnte (— bis vor kurzem —) auch etwas Französisch und Italienisch. Rechtshänder. Hatte ein lebhaftes Temperament, war aber reizbar und eigensinnig von jeher. Seit mehreren Monaten (vor der Aufnahme) klagte er viel über Kopfschmerz, sowie über Schwindel beim Treppengehen. Er verlor aber nie das Bewusstsein, fiel nie um, noch wurden Anfälle irgend einer Art beobachtet. Der Frau ist aufgefallen, dass das Gedächtnis seit mehreren Monaten abnahm und dass er in den letzten Wochen langsamer sprach.

Am 27. Mai 1905 wurde Pat. im Hôtel in Bern plötzlich aufgeregt. Einige Stunden später erlitt er im Geschäftslokal seines Prinzipals einen Schlaganfall: er verlor das Bewusstsein und war rechtsseitig gelähmt. Er wurde sofort in eine Privatklinik gebracht, wo er wieder zu sich kam. Nach dem ärztlichen Bericht verlor sich die Lähmung der rechten Körperseite bald, während der Kranke deutlich aphasisch war. Er wurde weiterhin aufgeregt und gewalttätig, so dass er in ein anderes Spital gebracht werden musste. Hier „suchte er sich um jeden Preis verständlich zu machen, klammerte sich an den Wärter an, verstand nicht, was man ihm sagte, sprach nicht nach, brachte nur immer ein paar Redensarten („ach Gott" und dergleichen) vor, entkleidete sich, irrte umher, war mehrmals unreinlich. Weiter ist notiert: „Kann wegen Parese des rechten Armes nur ungeschickt essen." Gleich darauf heisst es in dem Bericht: „Die Parese des Facialis der oberen und unteren Extremität ist nicht mehr deutlich. Pat. geht ohne besonderes Schwanken herum". Die Diagnose lautete auf „sensorische Aphasie und Irresein nach Hemiplegie".

Résumé der Anamnese: Bei einem 60jährigen, früher intelligenten, sprachkundigen, rechtshändigen Manne plötzliche, rasch vorübergehende, rechtsseitige Facialis- und Extremitäten-Lähmung; die gleichzeitig aufgetretenen aphasischen Störungen halten länger an. Eine Woche nach dem Insult, als die Lähmungserscheinungen vorübergegangen sind, fällt „Ungeschicklichkeit" im Gebrauch der rechten Hand auf.

Eigene Beobachtungen.

7. Juni 1905. Pat. wird von seinem Sohne in die Anstalt gebracht. Er befindet sich in motorischer Unruhe, springt im Aufnahmezimmer vom Stuhl auf, begleitet seine Aeusserungen mit lebhaften Gesten. Während Ref. mit dem Sohne spricht, wirft Pat. allerlei Redensarten ein, welche gar nicht zu dem Gespräch passen. Beim Betreten und Verlassen des Zimmers läuft Pat.

gegen Hindernisse, welche sich zu seiner rechten Seite befinden. Er wird in den Wachsaal gebracht. Einige Stunden später sucht Ref. ihn dort auf, tritt an die rechte Bettseite und streckt dem Pat. die Hand hin. Pat. streckt die rechte Hand vor, fährt aber an derjenigen des Ref. vorbei, und zwar nach links.

Wie alt sind Sie? „Ich bin jetzt ... ja .... 1898 geboren."

Wann sind Sie geboren? „Ich bin .. ja ... 18 ... jetzt weiss ich es nicht, kurios, kann mich nicht besinnen."

Er spricht dann fortwährend spontan, teils unzusammenhängende Redewendungen, teils Sätze dieser Art: „War immer ganz gesund ... guter Appetit .. da auf einmal an dem Nachmittag im Geschäft, ich wollte gerade Geld wechseln, ... fiel ich um .... ein Schlaganfall."

Er nennt auf Befragen seinen Namen richtig. Den Ref. redet er „Herr Doktor" an.

Um sich dem Pat. verständlich zu machen, muss man ziemlich laut sprechen.

Nachsprechen. Die meisten ein- und zweisilbigen Wörter werden richtig nachgesprochen, dagegen verkehrt: statt Onkel Honkel, statt Abend Habend, statt Fenster Fette (bei zweitem Versuch richtig), statt Wasser Masse, statt Decke Bette. Erst nach mehreren vergeblichen Versuchen doch richtig nachgesprochen. Statt Zunge Natur (dann richtig), statt Soldat sollte.

Benennen von gezeigten Gegenständen[1]): Schlüssel +, Federhalter „Bleistift", Uhr +, Manschette +, Postkarte +, Portefeuille +, Hand (mit gespreizten Fingern) „4 Finger, nein 3", Taschentuch +, Portemonnaie +, Couvert „Portemonnaie". Bleibt dabei, schliesslich benennt er es doch richtig. Blechdose „da ist auch ein Portemonnaie, ich weiss nicht ... wie man's nennen will".

Pat. erhält den Auftrag, ihm mündlich genannte Körperteile zu zeigen. Er benutzt immer die linke Hand und zeigt Nase, Mund etc. richtig. Die rechte Hand benutzt er erst auf eindringliches Zureden. Selbst wenn man ihm die linke Hand festhält und ihn auffordert, die andere zu benutzen, schiesst der Impuls doch immer in die linke. Schliesslich gelingt es ihm doch, auch mit der rechten Hand die Aufträge auszuführen.

Assoziative Wortfindung. Welches Tier zieht die Droschke? (Pat., nachdem ihm die Frage mehrmals klar gemacht ist:) „Was soll ich sagen ... ich kenne die Rasse nicht ... ein Pferd." Welches Tier bellt? „Der Hund ... meistens ... auch ein Pferd ... Esel .. alle möglichen Tiere." Welches Tier macht Miau? „Die Katze." Pat. setzt spontan hinzu: „Der Löwe brüllt auch". Welches Tier gibt uns die Milch? „Milch ... die Kuh .. und der Esel auch." Welches Tier macht Kikeriki? „Der Hahn." Womit isst man die Suppe? „Da gibt's verschiedene ... mit dem ... mit dem Ding ... Löffel." Was gebraucht man zum Schneiden? „Schere."

Pat. lässt den Artikel vor Substantiven gewöhnlich fort, lässt auch sonst manche Wörter aus.

Körperlicher Befund: Pupillen gleich, Reaktion auf Licht vorhanden, aber herabgesetzt. Leichte Schwäche in der Innervation der rechten Wangen- und Mundmuskulatur. Patellarreflexe sehr gesteigert. Auf beiden Seiten Fussklonus.

---

[1]) + bedeutet richtige Reaktion.

8. Juni 1905. Beim Lesen verstümmelt er Wörter, anfangs wenig, dann immer mehr. Ausserdem tritt starkes Haftenbleiben hervor.

Als Pat. schreiben soll, bringt er nur die Anfangsbuchstaben seines Vor- und Zunamens einigermassen erkennbar zustande, alles andere ist ein wirres Gekritzel. Ein paar Ziffern bringt er sehr mühsam zustande.

Als ihm ein grosses P zum Kopieren vorgeschrieben wird, ergänzt er es durch einen Strich zu einem R, dem Anfangsbuchstaben seines Namens. Er versucht dann, den ganzen Buchstaben nachzumalen und bringt es einigermassen fertig.

Mit der linken Hand kann er die beiden grossen Anfangsbuchstaben seines Namens und Vornamens schreiben, die Bewegungen sind aber ausfahrend und ungeschickt.

Von 7 vor ihm liegenden Gegenständen gibt Pat. auf mündliches Geheiss jeden richtig. Er gebraucht heute meist die rechte Hand und macht die Bewegungen mit dieser unbeholfen.

Pat. gibt heute auf Fragen nach seiner Vergangenheit wie folgt Auskunft: Er sei in Bayern geboren, habe in einem Baumwollgeschäft gelernt, sei 6 Jahre in England, später in Zürich angestellt gewesen. Zuletzt sei er in der Schreibbücherfabrik von X & Co. in Bern tätig gewesen.

Wo sind sie jetzt? „Bei X & Co.“ Auf Befragen kann Pat. nicht angeben, was Ref. hier zu tun hat. Er fragt schliesslich, ob Ref. „Rechtskunde oder Mediziner“ sei. Die Frage, wo er sei, versteht er absolut nicht. Als ihm schliesslich „Burg“ vorgesagt wird, sagt er „Burghölzli“. Der Wärter hatte ihm diesen Namen bereits genannt.

Welches Jahr haben wir? „Juli.“ Welches Jahr? „1905 Monat Juli.“

Seit wann sind Sie hier? „Seit vorgestern“ (recte: gestern).

Wieviel Kinder haben Sie? „Philipp 22 Jahre alt, Wilhelm 21, dann Luise 16, Hans 9.“ Die ersten beiden Namen nennt er prompt, den dritten findet er schwieriger, der vierte macht ihm grosse Mühe.

Nachsprechen von zwei- und dreisilbigen Wörtern gelingt heute durchweg. Nur bleibt er manchmal mitten im Worte stecken und bringt den Rest erst nach einer kleinen Pause hervor. Schwierige Worte, wie Lokomotive, werden noch verstümmelt.

Es wird dem Pat. noch schwer, sich auszudrücken, z. B. fragt er nach dem Zwecke der Untersuchung mit folgenden Worten: „Sagen Sie mal, aber nicht wissig zu sein oder näsig, wozu ist jetzt wichtig diese Aufnahme.“

Pat. versteht mündliche Aufforderungen zu Bewegungen des Kopfes, des Gesichts und der Zunge richtig und führt sie richtig aus (z. B. Mund öffnen, Kopfschütteln, Zunge zeigen, Lachen).

Die grobe Kraft ist in beiden Händen nicht reduziert. Aufforderungen, die mit der rechten Hand ausgeführt zu werden pflegen, führt er jetzt zunächst immer mit der linken aus. Wird er angewiesen, die rechte Hand zu benutzen, so starrt er den Untersucher zuerst verständnislos an, dann führt er die Aufträge mit der rechten Hand aus; es geschieht aber eckig und unbeholfen, als müssten diese ganz gewöhnlichen Bewegungen erst eingeübt werden. In dieser Weise führt er auf entsprechende Aufforderungen die rechte Hand an die Nase und an die Stirn, streicht mit ihr den Schnurrbart, macht eine Faust, macht mit ihr die Droh- und Schwurbewegung, zeigt mit ihr, wie man die Kaffeemühle dreht. Die Schwurbewegung gelingt ihm nicht vollständig.

Vor den Pat. wird nun ein Kamm auf den Tisch gelegt. Er ergreift und benutzt ihn mit der linken Hand richtig. Er wird ihm abgenommen und auf den Tisch gelegt. Pat. soll nun mit der rechten Hand kämmen. Er ergreift den Kamm so, dass die Zacken nach der Innenfläche der Hand gerichtet sind und fährt mit dem Rücken des Kammes über das Haar.

Pat. soll telephonieren. Er versucht mit der rechten Hand, um das Signal zu geben, den Schalltrichter anstatt der Kurbel zu drehen.

Er soll ein Schloss öffnen. Mit der linken Hand führt er es aus. Mit der rechten gelingt ihm das Einführen des Schlüssels gar nicht. Schliesslich steckt Ref. den Schlüssel ins Schlüsselloch. Dem Pat. gelingt dann das Umdrehen des Schlüssels.

Eine Kerze zündet Pat. mit der rechten Hand richtig an.

Zum Schreiben (bei der Prüfung des Schreibens war ihm der Bleistift richtig in die Hand gegeben worden) nimmt Pat. den Bleistift verkehrt, d. h. mit dem gespitzten Ende nach oben. Als Ref. ihn umgekehrt hat, hält Pat. ihn in einer zum Schreiben ganz unpassenden Richtung.

Die bisherige Untersuchung lässt sich wie folgt zusammenfassen: Der Kranke ist bei klarem Bewusstsein und sehr aufmerksam. Das Sprachverständnis bessert sich zusehends und ist bereits fast ganz restituiert. Er spricht leicht agrammatisch. Die Wortfindung ist erschwert. Ueber sein Vorleben kann Pat. leidlich Auskunft geben. Das Nachsprechen ist noch leicht gestört, bessert sich aber rasch. Er liest paralektisch. Beim Lesen starke Perseveration. Deutliche Zeichen von rechtsseitiger Hemianopie. Gegenstände werden richtig erkannt und meist richtig benannt. Fast vollständige Agraphie. Die grobe Kraft in keiner von beiden Händen merklich herabgesetzt. Zu Bewegungen wird mit Vorliebe die linke Hand benutzt; nur wenn diese festgehalten wird und Pat. ausdrücklich dazu aufgefordert wird, benutzt er die rechte Hand. Einfache Handbewegungen werden grösstenteils richtig intendiert, nur unbeholfen ausgeführt. Gegenstände werden mit der linken Hand richtig, mit der rechten Hand zumteil völlig unzweckmässig benutzt.

Spezielle Untersuchung auf Apraxie.

9. Juni 1905. Pat. soll seinen Rock zuknöpfen. Er will die linke Hand benutzen, wird aber daran verhindert. Mit der rechten Hand fährt er an eine ganz verkehrte Stelle, schliesslich an eines der Knopflöcher. Nun versucht er dieses Loch auf das nächsthöhere zu knöpfen.

Er soll eine Kerze anzünden. Diese und eine Schachtel mit Zündhölzern liegen vor ihm. Er öffnet die Schachtel mit beiden Händen, zieht den inneren Teil ganz heraus und legt ihn mit dem Boden zu oberst auf den Tisch, so dass die Zündhölzer herausfallen. Dann schiebt er die Hölzer mit der linken Hand in die Hülse der Schachtel.

Der Versuch mit dem Kamm (siehe gestern) wird wiederholt und wird mit der rechten Hand ebenso verkehrt wie gestern ausgeführt.

Pat. soll eine Flasche öffnen. Er erhält einen Korkzieher, welcher sich zusammenklappen lässt, in zusammengeklapptem Zustande. Er klappt ihn mit der rechten Hand langsam, aber richtig auseinander, setzt ihn aber dann so an die (mit der linken Hand richtig gefasste) Flasche an, dass er wieder halb zusammenklappt. Pat. beachtet es nicht, sondern bohrt nun mit dem Gelenk des Korkziehers darauf los und beschwert sich, dass das Ding so stumpf sei. Auf den Irrtum aufmerksam gemacht, klappt er den Korkzieher wieder auf, setzt ihn nun aber senkrecht zur Achse des Stöpsels an. Wieder klappt der Korkzieher halb zu. Um ihn wieder zu öffnen, biegt er ihn nicht im Gelenk, sondern senkrecht zu diesem. Der Korkzieher wird ihm abgenommen. Mit der linken Hand gebraucht er den Korkzieher dann ganz richtig. Bei einem neuen Versuch mit der rechten Hand bohrt er den Korkzieher richtig ein. Als er den Kork herausziehen soll, dreht er den Korkzieher zurück.

Er soll Wasser einschenken. Er fasst mit der rechten Hand in das Glas hinein. Es gelingt ihm dann aber doch, das Glas richtig zu fassen.

Es wird ihm vorgemacht, wie man mit einem Bandmass den Schädelumfang misst. Er soll es dann bei einer Person machen. Pat. nimmt den Anfang des aufgerollten Masses in die rechte Hand und fährt damit um den Kopf herum, anstatt es zu fixieren. Zum Wiederaufrollen des Bandmasses benutzt er die linke Hand. Nachdem er es mit dieser richtig begonnen hat, gelingt es auch mit der rechten Hand.

Die Länge des Tisches, an dem er sitzt, zu messen, gelingt ihm nach einigen vergeblichen Versuchen. Er fixiert den Anfang des Bandmasses mit der linken Hand, lässt es dann durch die rechte Hand rollen.

Pat. soll einen Schuh putzen. Er steckt die linke Hand richtig in den Schuh. Die vor ihm liegende Bürste beachtet er nicht, sondern bürstet den Schuh mit der blossen rechten Hand. Darauf aufmerksam gemacht, ist er imstande, den Fehler zu korrigieren.

Pat. soll seinen rechten Pantoffel ausziehen. Er streift ihn einfach mit dem linken Fuss ab. Er soll ihn nun mit der rechten Hand wieder über den Fuss ziehen. Er hält ihn verkehrt und steckt den Fuss in das Fersenende des Pantoffels. Bei einem weiteren Versuch will er mit der Ferse zuerst in den Pantoffel. Unter Zuhilfenahme beider Hände gelingt der Versuch links glatt, rechts nur mühsam und ungeschickt.

Man gibt ihm jetzt seine Hose zum Anziehen richtig in die Hände. Er fährt mit dem rechten Fuss zunächst immer neben das Hosenbein. Er macht verschiedene vergebliche Versuche und gerät schliesslich mit dem rechten Fuss ins linke Hosenbein. Es wird ihm gesagt, dass es falsch sei, er spricht dies sogar nach, trotzdem fährt er fort. Der Versuch wird unterbrochen. Pat. erklärt, er sei eben mehrere Wochen nicht in den Kleidern gewesen, aber er wolle nun doch ins richtige Hosenbein fahren. Er fährt aber doch wieder mit dem rechten Bein ins linke, ohne den Fehler zu bemerken. Als ihn der angeknöpfte Hosenträger stört, sagt er: „Die Linien verwirren mich", und reisst ihn mit einem Ruck herunter. Bei jedem neuen Versuch gelangt er immer wieder in das verkehrte Hosenbein, schliesslich steckt er auch das andere Bein noch mit hinein, Hilfeleistung wehrt er energisch ab: Er blamiere sich ja, wenn er sich nicht einmal allein anziehen könne. Nach weiteren vergeblichen Versuchen dreht er die Hose so, dass das Hinterteil nach vorne kommt. Endlich findet er mit dem rechten Bein in das (nunmehr rechts befindliche) linke Hosenbein. Er wird jetzt darauf aufmerksam gemacht, dass das Vorderteil ja hinten sei. Jetzt kekrt Pat. sich selbst um und glaubt, die Hose sitze nun richtig.

Endlich wird ihm die Hose richtig angezogen; er soll sie nun zuknöpfen.

Er versucht statt dessen, das Hemd an die Innenseite der Hose zu knöpfen. Da dort kein Knopfloch und hier kein Knopf ist, so sind die Bemühungen fruchtlos.

Die Weste knöpft er mit der linken Hand zur Hälfte richtig zu, nachdem er mit der rechten gescheitert ist. Plötzlich aber reisst er mit der rechten Hand alle Knöpfe wieder auf: es sei verkehrt. Er knöpft sie auf Geheiss mit der linken Hand wieder richtig zu.

Als er später noch einmal die Weste anziehen soll, zieht er die linke Seite richtig an, steckt dann auch die rechte Hand durch das richtige Armloch, hält aber den Stoff fest, so dass er nicht weiter kommt. Er lässt schliesslich los, ist also nun nur mit der linken Hälfte der Weste bekleidet, während die rechte herunterhängt. Pat. will jetzt die Weste zuknöpfen. Mit der rechten Hand versucht er, das Hemd an die linke Westenseite zu knöpfen, was misslingt. Um die rechte Westenseite zu finden, greift er mit der rechten Hand unter die linke Westenseite und fasst das Hemd. Schliesslich sucht er die rechte Hälfte der Weste anf dem Stuhl!

Beim Anziehen des Rockes geht er mit der rechten Hand in das richtige Aermelloch, hält aber das Futter fest, so dass er nicht in den Aermel hineinkommt.

Er soll seine Socken anziehen und verwendet dabei beide Hände. Er manipuliert immer mit der zusammengefalteten Socke und findet die Oeffnung nicht. Er sagt dazu: „Ich weiss nicht — oder sind sie zu eng?“ Er macht alle möglichen Versuche, z. B. die Ferse des Strumpfes über die Zehen zu ziehen. Alles ist natürlich vergeblich. Bisher hatte er beide Hände benutzt. Nun wird die rechte festgehalten. Mit der linken allein gelingt es jetzt sofort und gut.

Später soll er einen Schlafrock anziehen. Er findet den rechten Aermel nicht. Der Rock fällt zu Boden. Als Pat. ihn wieder aufnimmt, hat er mit der linken Hand das untere Ende erfasst und sucht dort mit der rechten den Aermel. Schliesslich fährt er mit der rechten Hand in die Tasche; als er hier stecken bleibt, sagt er: „Ja, hat denn der Schlafrock keine Aermel?“ Dann konstruiert er sich einen Aermel, indem er zwei Zipfel mit der linken Hand fasst und mit der andern zwischen sie fährt.

Zum Oeffnen eines Taschenmessers greift Pat. richtig mit dem rechten Daumennagel in die Vertiefung der Klinge, öffnet sie ein wenig, will dann aber die Scharnierseite der Klinge herausziehen, als wäre sie die Spitze und als wäre die Spitze das Gelenk.

Fortsetzung der Untersuchung.

10. Juni 1905. Pat. erhält sein Frühstück. Zum Einbrocken des Brotes in die Milch nimmt er das Brot in die rechte Hand und hält diese ruhig und etwas steif, während die linke aktiv ist und die Brotstücke abreisst. Den Löffel ergreift er mit der linken Hand am hohlen Teil und gibt dann den Griff in die rechte Hand, rückt ihn dann auch noch mit Hilfe der linken zurecht. Er kommt dann mit dem Munde dem Löffel sehr weit entgegen. Beim weiteren Einbrocken passiert es ihm, dass er mit der rechten Hand das grosse Stück Brot, von dem die linke Stückchen abreissen soll, in die Milch wirft.

Das Taschentuch, welches ihm der Wärter in die rechte Tasche gesteckt hat, holt Pat. mit der linken daraus hervor.

Einen zusammenlegbaren Massstab behandelt er mit der linken Hand richtig, wenn man die rechte festhält. Lässt man die rechte Hand los, so stört sie die Tätigkeit der linken. Als Pat. z. B. mit der linken allein den Massstab auseinandergeklappt hat, kommt die rechte dazwischen und klappt ihn wieder zu. Mit der rechten Hand allein dreht er den Massstab um seine Achse, anstatt die Gelenke auseinanderzuziehen. Er weiss, wo er drehen muss, aber er dreht in der falschen Ebene. Das Zusammenlegen des Massstabes gelingt mit der linken Hand leicht. Mit der rechten Hand probiert er alle möglichen Drehungen an den Gelenken ohne zum Ziele zu kommen. Er versucht es dann unter Zuhilfenahme der linken. Diese hat deutlich die Führung bei den Manipulationen. Sobald die rechte dazu kommt, ist jedesmal alles aus.

Den Kamm gebraucht er heute auch mit der rechten Hand richtig.

Er erhält den schriftlichen Auftrag, den Zeigefinger der rechten Hand an die Nase zu legen. Er soll das Geschriebene für sich lesen, nicht vorlesen. Trotzdem liest er es immer wieder vor. Er begreift nicht recht, was man von ihm verlangt. Endlich scheint er zu begreifen und legt die ganze rechte Hand ans Kinn. Nochmals auf die Aufforderung hingewiesen, macht er es jetzt richtig.

Die Augen schliesst er auf schriftliche Aufforderung, nachdem er mehrfach gelesen hat. Auch Zungezeigen wird auf diese Weise erzielt, ebenso Aufstehen.

Als er (auf mündliche Aufforderung) einen Regenschirm öffnen soll, der mit einem Gummiband geschlossen ist, knöpft er nicht dieses auf, sondern macht mit der rechten Hand allerhand Manipulationen mit den Troddeln, die zur Verzierung am Griff hängen. Das Aufspannen des Schirmes nimmt er, bevor man ihn daran verhindern kann, mit der linken Hand vor; hernach kann er es auch mit der rechten.

Die Spontansprache hat sich schnell und erheblich gebessert. Pat., der neben einem Paralytiker mit blühendem Grössenwahn liegt, macht Witze über dessen Aeusserungen. — Er ist bei allen Teilen der Untersuchung überaus attent und interessiert. Man kann ihn bis zu 2 Stunden lang untersuchen, bevor erhebliche Ermüdung eintritt. Haftenbleiben stört die heutigen Versuche gar nicht. Er liest langsam und mit Mühe, aber nicht ohne Ausdruck. Er liest eine Anzahl von Wörtern verkehrt, d. h. er liest „geschwollen“ statt „geschmolzen“ etc., aber es kommt nie ein sinnloses Wortgebilde vor. Die Geschichte wiederzuerzählen macht ihm Mühe, eine Anzahl Details hat er behalten, in Zusammenhang kann er sie aber nicht bringen. Dagegen erzählt er die Geschichte von der Kreuzigung Christi ganz leidlich.

Pat. soll den ihm in einiger Entfernung vorgehaltenen Finger mit der rechten Hand fassen. Er greift meist nach links und unten vorbei. Nur wenn der Finger, den er ergreifen soll, sehr weit nach links (von ihm) hinübergehalten wird, gelingt es ihm ein paar Male, ihn richtig zu fassen. Auf Bewegungen von rechts her gegen das rechte Auge reagiert Pat. nicht. Links tritt Reaktion durch Lidschluss ein.

Soll er zum Gruss die Hand geben, so greift er auch dabei nach links vorbei. Streichhölzer, die über die ganze Länge des Tisches, an dem er sitzt, ausgebreitet sind, sammelt er richtig ein. Beim Halbieren horizontaler Linien mit der linken Hand teilt er meist ungleich, und zwar zu Gunsten der rechten Seite. Bei vertikalen Linien gerät ihm das obere Stück zu kurz, gleichviel ob das Papier vor ihm auf dem Tisch liegt oder senkrecht an der Wand hängt.

Das Sortieren von Wollbündeln nach Farben gelingt ihm mit der linken Hand. Die rechte kommt nur störend dazwischen und wird daher während dieses Versuches festgehalten.

Die Augenbewegungen werden nach allen Seiten frei, maximal und ohne Nystagmus ausgeführt.

Bei verbundenen Augen erkennt Pat. durch Betasten sowohl mit der linken wie mit der rechten Hand: Schere, Kamm, Zigarre.

Als Pat. mit einer Schere Papier schneiden soll, findet er mit den Fingern der rechten Hand die Löcher der Schere nicht und schiebt schliesslich den Daumen zwischen die Branchen der Schere. Bei geschlossenen Augen findet er die Löcher für die Finger leicht.

11. Juni 1905. Pat. soll heute ein Handtuch, welches ausgebreitet vor ihm liegt, in Falten legen. Er erfasst mit der linken Hand die eine links von ihm liegende Ecke des Handtuchs und legt sie ordentlich auf die andere. Nun will er mit der rechten Hand die beiden rechts liegenden Ecken zusammenlegen, stellt sich aber ganz hülflos dabei an. Nun kommt die linke Hand zu Hilfe. Was sie aber gut zu machen im Begriff ist, wird von der rechten wieder zunichte gemacht. Die Folge ist völlige Verwirrung; Pat. bringt nur ein wüstes Knäuel zustande.

Résumé der Untersuchungen vom 9. bis 11. Juni 1905. Die linke Hand führt gewollte Bewegungen richtig aus, mit ganz seltenen Ausnahmen (Benutzen von Zündholzschachtel und Zündhölzern).

Die rechte Hand hingegen führt eine Menge von Bewegungen verkehrt aus (Zuknöpfen von Kleidungsstücken, Entkorken einer Flasche, Schuhputzen, Einbrocken von Brot in Milch, Zusammenlegen eines Tuches etc.).

Manipulationen, bei welchen beide Hände zusammenwirken sollten, fallen ebenfalls verkehrt aus.

Der linke Fuss verhält sich wie die linke Hand. Der rechte Fuss macht viele Bewegungen verkehrt (Anziehen eines Pantoffels, einer Socke). Besonders schlecht fallen diejenigen Zweckhandlungen aus, bei welchen sowohl die rechte Hand als der rechte Fuss beteiligt sind. (Hose anziehen etc.)

In einigen Fällen kann die rechte Hand etwas richtig ausführen, wenn die linke es vormacht, während es zuvor nicht ging.

Eine Aufgabe, welche am 8. Juni nicht gelungen war (Kämmen), gelang der rechten Hand zwei Tage später.

Pat. gebraucht auch weiter mit Vorliebe die linke Hand. Auf schriftliche Aufforderungen reagiert die rechte Hand ganz wie auf mündliche.

Spontansprache und Sprachverständnis haben sich gebessert. Lesen und Leseverständnis lassen bei komplizierteren Aufgaben noch zu wünschen übrig.

Die Hemianopie rechts besteht fort. Pat. greift mit der rechten Hand nach links und unten vorbei. Horizontale Linien teilt er meist falsch zu Gunsten der rechten Seite, vertikale zu Gunsten des unteren Stückes.

Durch Betasten bei verbundenen Augen werden mehrere Gegenstände beiderseits richtig erkannt. Bevor eine genaue Prüfung in dieser Hinsicht möglich ist, tritt ein neuer Insult ein. Aus dem gleichen Grunde können die Lage- und Bewegungsempfindungen nicht geprüft werden (siehe später).

12. Juni 1905. Am Mittag hält Pat. sich die Hand vor die Augen, sagt zum Wärter, er sehe etwas in der Luft; bald danach wird er unruhig, will zum Bett hinaus, kann plötzlich nicht mehr sprechen.

13. Juni 1905. Kann nur einzelne Wendungen mit Mühe hervorbringen, wiederholt sie durcheinander. Dem Anschein nach versteht er auch nicht, was man zu ihm sagt. Das Bewusstsein ist nicht gestört.

14. Juni 1905. Pat. ist unruhig, verwirrt, klammert sich an den Arzt an, spricht immer wieder einige paraphasische Wendungen. Versteht Gesprochenes nicht.

15. Juni 1905. Eine Prüfung der Bewegungen mit Hilfe mündlicher Aufforderungen ist nicht möglich, da Pat. nicht versteht. Die grobe Kraft in beiden Händen gut. Hält man die rechte Hand fest, so isst Pat. seine Suppe mit der linken Hand geschickt. Als er mit der rechten Hand essen soll, fährt er zuerst mit den Fingern in die Suppe, daran verhindert, erfasst er den Löffel da, wo der Stiel an den Hohlteil des Löffels ansetzt, hebt den Löffel ein wenig, bringt ihn aber nicht an den Mund, sondern kommt mit dem Munde an den Löffel heran.

17. Juni 1905. Probe der Spontansprache: „Jesses Conto o Gott, ja wenn, denn simmer denn ja, o Jesses Gott Himmel nein, nein, sehn Sie.“ Am Abend macht sich starkes Haftenbleiben bemerkbar.

19. Juni 1905. Pat. ist noch unruhig, sieht Feuer, schreit aus Leibeskräften: „es brennt“, will hinaus. Die Aphasie bessert sich auffallend. Die Hemianopsie besteht fort, doch greift Pat. nicht mehr in der früher beschriebenen Weise vorbei.

Ferner kann er jetzt mit der rechten Hand ohne merkliche Störung ein Bandmass aufziehen, ein Streichholz anzünden, eine Nadel einfädeln und mit dem Löffel essen.

15. Juli 1905. Pat. ist jetzt ruhig und freundlich, geht umher. Die Schrift hat sich soweit gebessert, dass Pat. Gedichte abschreiben und seinen Lebenslauf schreiben kann. Die Schrift zeigt Tremor, ist aber leserlich und lässt erkennen, dass Pat. früher schön geschrieben hat. An einzelnen Stellen findet sich einmal ein falscher Buchstabe. Manchmal fehlt ein Wort, oder der Satz wird abgebrochen, bevor er zu Ende ist. Pat. bittet, ihm schriftliche Arbeit zu geben. — Die Merkfähigkeit ist sehr schlecht. Pat. muss alles auf Zetteln notieren, was er dem Arzte sagen will. Die Wortfindung ist noch erschwert. Als er dem Arzt einmal etwas über den Wärter sagen will, kann er das Wort W ä r t e r nicht finden. Er holt dann einen Zettel hervor, auf welchem dies Wort steht und liest es vom Zettel ab.

21. Juli 1905. Pat. erinnert sich nicht, dass er bei den früheren ausführlichen Untersuchungen so vieles falsch gemacht hat und ist ganz erstaunt, als ihm davon erzählt wird; dass er die Hose nicht anziehen konnte, will er nicht glauben. Er zieht sich jetzt gewandt die Strümpfe aus und an.

Beim Teilen vertikaler Linien gerät ihm der untere Teil immer ein wenig zu lang, der Fehler ist aber geringer als früher. Das Halbieren horizontaler Linien gelingt besser als früher.

22. Juli 1905. Ein Versuch mit dem Dynamometer ergibt, dass die rechte Hand kräftiger ist als die linke. — Pat. zieht jetzt eine Flasche mit dem Korkzieher richtig auf. Die Bewegungen sind gut koordiniert.

Die Sprache ist gut artikuliert, die Wortfindung ist jetzt auch wieder leichter. Pat. liest die Zeitung und kann über einige Tagesereignisse (russisch-japanischer Krieg, Marokkofrage) Auskunft geben.

Résumé seit 12. Juni 1905: Infolge eines Insults Verlust der Sprache und des Sprachverständnisses. Schnelle Besserung, welche sich auch auf die Ausführung von Bewegungen der rechten Hand und in geringem Grade auch auf die Hemianopie erstreckt.

26. Juli 1905. Neuer Insult. Pat. will morgens aufstehen, kommt aber nur mit Mühe aus dem Bett. Nimmt dann seine Unterhose und taucht sie ins Nachtgeschirr. Später kann er den rechten Arm nicht ganz erheben. Er kann den Kaffee nicht allein nehmen. Pat. versteht Gesprochenes nicht. Die Sprache hat er bis auf ein paar sinnlose Wendungen verloren. Pat. wird im Laufe des Tages sehr aufgeregt.

27. Juli 1905. Wie geht's? „Ja ... gut gut ... so gut." Zeigen Sie die Zunge? „Ja." Dann wirft er den Kopf etwas zurück, reisst den Mund auf und stösst nach einer kleinen Pause die Zunge vor.

Schütteln Sie den Kopf! Pat. sagt zuerst „Ja ja ja", dann nickt er etwa zehnmal. Pat. erhält ein Schnupftuch mit der Aufforderung: „gebrauchen Sie dies". Er nimmt es mit der linken Hand, nun kommt auch die rechte und macht ein paar ganz zwecklose Falten in das Tuch. Die linke Hand führt dann das Naseputzen richtig aus.

Pat. macht jetzt mit der rechten Hand allerlei zwecklose Bewegungen, wie Fingerspreizen, oder wie ein ungeschicktes Winken.

Auf Aufforderung zeigt Pat. mit dem linken Zeigefinger die Nase. Er will es dann auch mit der rechten Hand versuchen, fährt aber anstatt mit dem Zeigefinger mit dem ganzen Handteller an die Nase, lässt wieder los und wiederholt es noch zweimal.

Mit der linken Hand streicht er sich den Schnurrbart richtig. Als ihm die linke Hand festgehalten wird und er die andere gebrauchen soll, fährt er mit dem Rücken der ersten Phalanx des rechten Zeigefingers an die Backe, dann ans Kinn, schliesslich an den Schnurrbart, kann ihn auf diese Weise aber natürlich nicht richtig streichen.

Die grobe Kraft der rechten Hand ist ganz wieder hergestellt. Die Koordination ist aber deutlich gestört.

Die linke Hand macht auf Aufforderung eine Faust. Die rechte Hand kann es nachmachen. Hernach wird die linke Hand festgehalten, und nun soll die rechte eine Faust machen. Pat. öffnet und schliesst die Hand, ohne je eine wirkliche Faust zu bilden.

Perseveration wird kaum beobachtet.

Pat. versteht mündliche Aufforderungen wenigstens teilweise. (Er führt sie mit der linken Hand aus.)

Die linke Hand benutzt einen Kamm richtig. Rechts: Pat. spreizt die Finger, um den Kamm zu fassen. Als er ihn schliesslich hat, spreizt er wieder die Hand, so dass der Kamm ihm entfällt. Schliesslich nimmt er ihn in durchaus unzweckmässiger Weise in die Faust, öffnet sie aber und lässt den Kamm fallen. Dies wiederholt er mehrmals. Als er zuletzt mit dem Kamm zum Kopf fahren will, wirft er den Kamm in die Luft.

Auch ein Schlüssel entfällt ihm wieder, als er ihn gebrauchen will, da

Pat. plötzlich die Finger spreizt. Dass ihm etwas aus der Hand fällt, bemerkt Pat. nicht durch das Gefühl, sondern nur durch das Sehen.

Links Sensibilität nicht gestört. Rechts rufen erst starke Nadelstiche eine Reaktion hervor.

Pat. schwitzt. Er nimmt das Taschentuch in die linke Hand und wischt die Stirn. Er soll das Gleiche mit der rechten Hand tun. Er nimmt das Tuch zwischen dritten und vierten Finger, dann in die Faust, wischt aber nicht. Endlich wirft er das Tuch fort und wischt mit der blossen Hand.

Er soll mit der rechten Hand eine Haarbürste benutzen, fasst aber nicht den Griff, sondern den Borstenteil zwischen vierten und fünften Finger und fährt damit nach dem Kopfe.

Er erfasst ein Blatt, um zu lesen, mit der linken Hand geschickt. Die rechte Hand fährt an dem Blatt ziellos hin und her.

Pat. liest seinen gross geschriebenen Namen erst nach mehreren vergeblichen Versuchen, von dem sehr gross gedruckten Titel einer Zeitung („Landbote") kann er nur La lesen.

28. Juli 1905. Pat. greift mit der rechten Hand zu weit nach links, wie dies früher der Fall gewesen ist. Das Sprachverständnis bessert sich. Beim Manipulieren mit Gegenständen bemerkt er auch heute nicht, wenn seiner rechten etwas entfällt.

Als er genauer untersucht werden soll, wendet Pat. sich plötzlich nach rechts, macht ein paar schleudernde Bewegungen mit der rechten Hand, wird bleich und spricht nicht mehr. Nach 2 Minuten kehrt die Farbe zurück, das Bewusstsein ist leicht traumartig getrübt. Die Sprache ist auf ein mühsam hervorgebrachtes „ja ja" beschränkt. Doch tritt noch am gleichen Tage Besserung ein.

3. August 1905. Die Störungen in der Ausführung von Bewegungen sind zurückgegangen, soweit einfache Verrichtungen in Betracht kommen. Verrichtungen, welche, wie das Ankleiden, zusammenhängende Handlungen erfordern, bringt er aber nie zustande. Die Wortfindung ist noch erschwert. Die Schrift ist noch leicht gestört.

20. August 1905. Neuer Insult. Pat. kann danach nicht sprechen und die rechte Hand nicht gebrauchen.

21. August 1905. Greift beim Handgeben (rechte Hand) zu tief, nach einem am Boden liegenden Gegenstande zu hoch. Die Bewegungen sehen jetzt viel ungeschickter als früher aus.

Auf mündliche Aufforderung zum Zungezeigen und Augenschliessen reagiert er richtig.

30. August 1905. Nachdem wieder eine Remission in der gewohnten Weise eingetreten war, wurde Pat. wieder unruhig und deprimiert, drohte sogar mit Selbstmord.

2. Oktober 1905. Akute, ganz rasch vorübergehende Parese der rechten Körperhälfte. Die Sprache ist gestört, nur einzelne Worte werden hervorgestossen. Auch die Gebrauchsfähigkeit der rechten Hand wieder deutlich verschlechtert.

9. Oktober 1905. Die Besserung tritt dieses Mal langsamer als sonst ein. Zudem kommen plötzliche Schwankungen vor, d. h. die Wortfindung ist nicht selten für kurze Zeit stärker als gewöhnlich erschwert.

13. Oktober 1905. Die Sprache ist heute auffallend gut. Pat. drückt seine Wünsche gut verständlich aus, weist einen unruhigen Kranken zurecht etc.

10. Dezember 1905. Seit 2 Monaten ist die Krankheit fast stationär geblieben. Eine genaue Aufnahme des jetzigen Status ergibt: Manche einfache Bewegungen, wie z. B. die Schwurbewegung werden verkehrt ausgeführt. Eine Schere erfasst Pat. mit der rechten Hand ganz verkehrt. Zusammenhängende Aktionen, wie das Ankleiden, gelingen ihm nicht. Die Sensibilität der rechten Hand ist in allen Qualitäten deutlich herabgesetzt. Er vermag verschiedene Gegenstände durch Betasten nicht zu erkennen. Auch die Lage- und Bewegungsempfindungen der rechten Hand sind gestört. In der rechten Hand haben sich ferner leichte choreatische Bewegungen eingestellt. Daumen und kleinen Finger der rechten Hand bringt Pat. nur unter Mitbewegungen der anderen Finger zusammen. Sobald Pat. eine Bewegung rechts ausführen will, schiesst ein Impuls in die linke Hand.

Pat. ist meist euphorisch, aber leicht reizbar. Die Merkfähigkeit ist stark herabgesetzt.

3. Januar 1906. Wieder ein leichter Insult. Dieses Mal nur ganz vorübergehende Störung der Gebrauchsfähigkeit der rechten Hand. Pat. versteht dagegen Gesprochenes wenig oder gar nicht. Gegenstände, welche ihm gezeigt werden, benennt er wie folgt: Taschentuch „Sa .. Sa .. San .. Sacktuch." Schlüssel „Ja was ist das . . ." (Zeichen der Verlegenheit). Federhalter „Ein Ding . . . was ist das .. was sagt man da" u. s. w.

4. Januar 1906. Die Störung des Sprachverständnisses dauert noch an. Lesen und Leseverständnis erhalten.

26. Januar 1906. Gestern ein leichter Insult mit ganz gleichen Erscheinungen wie das letzte Mal. Rasche Rückbildung.

1. März 1906. Wieder ein leichter Insult. Derselbe Verlauf.

25. März 1906. Pat. muss im Bett gehalten werden. Er will sich durchaus nicht beim Ankleiden helfen lassen. Macht der Wärter doch einen Versuch, so wird Pat. äusserst erregt und man muss ihn entweder wieder ins Bett bringen, oder ihn festhalten lassen und ankleiden. Bringt man ihn dann in den Unterhaltungssaal, so ärgert ihn dort jedes laute Wort und es gibt sofort eine neue Aufregung. Ueberlässt man den Pat. beim Ankleiden sich selbst, so macht er alles verkehrt. Er beginnt etwas mit der linken Hand richtig, um dann mit der rechten einen völligen Wirrwarr hervorzurufen. Er verwechselt die Reihenfolge der Kleidungsstücke und weiss mit jedem einzelnen nichts anzufangen. Das wiederholt sich Tag für Tag, so dass schliesslich nichts übrig bleibt, als den Pat. im Bett zu lassen. Ganz einfache Verrichtungen, wie das Ergreifen des Löffels, gelingen ihm, bei komplizierten aber gibt es sofort Fehler.

4. Juni 1906. Pat. ist in letzter Zeit weniger erregbar, weshalb es gelingt, ihn ohne allzu heftige Szenen anzukleiden. Sobald er aber selbst etwas machen will, und dies ist sehr häufig, missrät alles.

Résumé seit 26. Juli 1905. Seit ca. einem Jahr in unregelmässigen Intervallen Insulte von verschiedener Schwere. Die Störung des Bewusstseins ist nie schwer und geht jeweilen schnell vorüber. Das Sprachverständnis ist jeweilen mehr oder weniger gestört, die Sprache paraphasisch. Nach einigen Tagen gehen diese Erscheinungen zurück, alsdann bleibt die Wortfindung noch für kürzere oder längere Zeit erschwert. Lesen und Schreiben sind ebenfalls gestört, bessern sich aber wieder in weitgehendem Masse. Nach jedem Insult sind die rechten Extremitäten für kurze Zeit paretisch, erlangen aber bald ihre frühere Kraft wieder. Danach sind obere und untere rechte Extremität beweglich, aber unbrauchbar zur Ausführung von Zweckbewegungen. Die Fähigkeit zu einfachen Verrichtungen stellt sich mehr oder weniger schnell wieder her, während komplizierte niemals richtig ausgeführt werden. Einmal kam es vor, dass Pat. beim Herannahen eines neuen Insultes mit einem Gegenstande eine völlig verkehrte Handlung vornahm, bevor die Parese eintrat. Eine Zeit lang wurden leichte choreatische Bewegungen in den Fingern der rechten Hand beobachtet. Nach den Anfällen der letzten Zeit zeigt sich jeweils auch eine erhebliche (früher nicht beobachtete) Ataxie, welche aber auch zurückging. Die Sensibilität der rechten Körperseite ist in allen Qualitäten herabgesetzt, und zwar dauernd. Doch ist auch diese Störung kurz nach einem Insult sehr beträchtlich, nach einiger Zeit aber viel weniger auffallend. Das Gleiche gilt von einer deutlichen Störung des stereognostischen Sinnes und der Lage- und Bewegungsempfindungen. Perseveration spielte niemals eine erhebliche Rolle. Nach den letzten Insulten war, verglichen mit dem Zustand vor jedem der Insulte, die Sprache in höherem Grade gestört als die Fähigkeit zum zweckmässigen Gebrauch der rechtsseitigen Extremitäten.

9. Juni 1906. Vorgestern wieder ein Anfall. Parese der rechtsseitigen Extremitäten; Pat. war gestern noch unfähig zu gehen. Obere und untere Extremität erlangten ihre Beweglichkeit rasch wieder; jetzt bestehen die oft beschriebenen Störungen im Gebrauch der Extremitäten. Pat. zeigt jetzt eine enorme Perseveration. Was man auch zu ihm sagt oder mit ihm vornimmt, er bringt als einzige Reaktion das Wort „Wasser". Die mündliche Aufforderung, Wörter nachzusprechen, fasst Pat. nicht auf. Er erhält sie schriftlich. Er liest und sagt dann in ängstlichem Tone: „Ich soll nicht sprechen?" Er versteht, trotzdem Ref. ihm auf alle mögliche Weise zu Hilfe kommt, die Aufforderung nicht. Er bleibt jetzt an den Wörtern „sprechen" und „nicht" haften. Endlich bricht das Wort „nachsagen" durch; er wiederholt es mehrfach, versteht aber die Aufforderung nicht. Nun sagt Ref. ihm viele Male das Wort „Anna" vor, in der Erwartung, er werde die Absicht erraten und es nachsprechen. Er nimmt von „Anna" schliesslich „an" auf und sagt: „nachsagen ... ansagen ... ansehen ... ich soll ihn nicht ansehen?" Dann tritt wieder das Wort „Wasser" dazwischen. Nach einer Pause wieder Vorsagen: „Anna". Pat. spricht nach: „Anna". Ref. sagt ihm nun vor: „Otto". Pat. darauf in fragendem Tone: „ansehen ... anschauen ... anton ... anton?" Er hat also aus Anna und Otto Anton gebildet. Weiter wird ihm vorgesagt: „Emil". Pat.: „ansehn". Nach noch mehrmaligem Vorsagen macht Pat. aus „ansehn" und „Emil": „Anselm".

12. Juni 1906. Pat. versteht wieder Gesprochenes.

18. Juni 1906. Transitorische Parese der rechten Seite mit den bekannten Begleiterscheinungen.

7. September 1906. Pat. hatte mehrmals leichte Insulte, deren Folgeerscheinungen jeweilen in der gewohnten Art zurückgingen. Das Gedächtnis des Pat. hat merklich abgenommen. Die zeitliche Orientierung ist schlecht. Pat. beschäftigt sich schon einige Stunden vor der Mahlzeit damit, seine Serviette umzubinden. Wenn es ihm gelungen ist, wartet er und begreift nicht, dass es noch zu früh ist.

19. September 1906. Der letzte Insult vor einer Woche war schwerer

als die früheren. Pat. brach auf dem Wege vom Nachtstuhl zum Bett zusammen, wurde bewusstlos, lag Tage lang in diesem Zustande und wurde ganz allmählich klar. Jetzt zeigt Pat. rasche Stimmungsschwankungen. Er ist oft erregt, sucht dann den Kopf irgendwo anzuschlagen, sagt: „Wenn ich nur verrecken könnte“ oder „ich mache mich kaput“.

Pat. bringt nur solch kurze Sätze zustande. In etwas längeren bleibt er bald stecken, weil er die Worte nicht findet. Der Anfang des Satzes gelingt meist leidlich.

Pat. versteht bei der heutigen Untersuchung alles zu ihm Gesprochene; freilich sind es immer sehr einfache Dinge. Er beantwortet einige Fragen sinngemäss und befolgt eine Anzahl von Aufforderungen so, dass man daraus auf das Verständnis der Aufforderung schliessen kann. Starke Perseveration stört erheblich, z. B. sagt Ref. zu ihm: Zeigen Sie, wo das Fenster ist! Pat. sagt zuerst mehrmals „Schlüssel“, weil ihm vorher ein Schlüssel gezeigt worden ist. Als er sich von diesem Wort losgemacht hat, sagt er mehrmals „Fenster“, nach einer kleinen Pause wendet er sich mit zufriedenem Lachen zum Fenster und sagt: „Da ist das Fenster“. So geht es in einer Reihe von Fällen.

Pat. benutzt nach wie vor zu allen Verrichtungen mit Vorliebe die linke Hand. Isst er die Suppe, so führt die linke Hand den Löffel zum Munde. In dem Augenblick, wo der Löffel am Munde ist, fährt plötzlich auch die rechte Hand in die Höhe, in der Richtung nach dem Gesicht und kehrt in ihre vorherige Lage zurück, wenn die linke Hand wieder gesenkt wird. Die grobe Kraft beider Hände ist etwa gleich.

Beim Benennen von Gegenständen laufen noch paraphasische Störungen unter. Zudem starke Perseveration.

21. September 1906. Die spontane Sprache ist heute besser. Pat. beklagt sich heute, man habe ihm Uhr, Geld und alles Mögliche gestohlen. Eine genaue Prüfung der groben Kraft ergibt zwischen rechten und linken Fuss keine deutliche Differenz, desgleichen zwischen rechter und linker Hand. Die Patellar-Reflexe sind beiderseits äusserst gesteigert; eine Differenz zwischen rechts und links ist nicht bemerkbar. Beiderseits Fussklonus, an Stärke zwischen rechts und links nicht deutlich verschieden. Die Störung des Sehens im rechten Gesichtsfeld ist noch immer nachweisbar.

1. Oktober 1906. Neuer Insult, dessen Verlauf vom Wärter in Abwesenheit des Ref. schriftlich fixiert wurde: Um 7 Uhr früh Schwäche der rechten Körperseite, die rechte Hand ist deutlich gelähmt. Pat. wird aufgeregt, sagt, er wolle nicht mehr leben; wenn er nur gleich einen Schlag bekäme. Beim Aussprechen dieser Worte wurde die Sprache merklich schlechter. Um 9 Uhr konnte Pat. kein Wort mehr hervorbringen. Er verlangte dann durch Zeigen noch nach dem Nachtstuhl. Um 2 Uhr begann er zu schreien und röchelnd zu atmen und wurde bewusstlos. Dann traten allgemeine grossschlägige Zuckungen in den Gliedern auf, zuletzt wurde Pat. am ganzen Körper schlaff. An dem Krampf beteiligten sich auch die Augenlider, so dass sie nicht geöffnet werden konnten. Die Augen waren nach links gedreht, der Mund in eben dieser Richtung verzogen. Die Zuckungen dauerten 20 Minuten. Nachher trat einmal ein krampfhaftes Lachen auf. Weiter machte Pat. im bewusstlosen Zustande Bewegungen mit der rechten Hand und drehte den Kopf nach links. Pat. stiess manchmal unartikulierte Laute aus. Gegen Abend kehrte in die linke Körperseite etwas Spannung zurück.

2. Oktober 1906. Pat. liegt bewusstlos da. Keine Lähmung mehr nachweisbar. Sensibilität für Nadelstiche im Gesicht vorhanden; Pat. verzieht das Gesicht. In beiden oberen und unteren Extremitäten dagegen Hypalgesie. Passive Bewegungen des linken Beines rufen schmerzliches Verziehen des Gesichtes hervor.

8. Oktober 1906. Pat. liegt dauernd bewusstlos da. Schlucklähmung. Unregelmässige Atmung. Neigung zum Dekubitus An verschiedenen Stellen blasenförmige Abhebung der Epidermis.

9. Oktober 1906. Symmetrische, leichte Zuckungen in den oberen Extremitäten. Drehen des Kopfes bald nach rechts, bald nach links. Exitus letalis.

Résumé vom 4. Juni 1906 bis zum Tode. Von den letzten drei Insulten ist jeder schwerer als der vorhergehende und alle früheren. Jedes Mal rechtsseitige Parese, die rasch zurückgeht; die grobe Kraft stellt sich rasch wieder her, die oft beschriebenen Störungen des Gebrauchs der rechten Hand bleiben. Im Gegensatz zu früher nach den letzten Insulten sehr starke Perseveration. Zunehmende geistige Schwäche. Die zwei letzten Insulte gehen mit schwerer Störung des Bewusstseins einher. Nach dem vorletzten werden Mitbewegungen der rechten Hand bei Bewegungen der linken beobachtet. Nach dem letzten treten zum ersten Mal im ganzen Verlauf allgemeine Konvulsionen auf. Gegen das Ende deliriöse Bewegungen der rechten Hand, Drehungen des Kopfes bald nach rechts, bald nach links, sowie zeitweise leichte Zuckungen in beiden Händen. Exitus 8 Tage nach dem letzten Insult, ohne dass sich das Bewusstsein wiederhergestellt hat. (Schluss folgt.)

II. Vereinsbericht.

37. Versammlung südwestdeutscher Irrenärzte in Tübingen am 3. und 4. November 1906.

Bericht von Dr. **Finckh** (Tübingen).

Geschäftsführer: Kreuser (Winnental), Wollenberg (Strassburg), Schriftführer: Buder (Winnental), Finckh (Tübingen). Präsenzliste: 88 Teilnehmer und Gäste.

I. Sitzung am 3. November 1906, $2^3/_4$ Uhr bis 6 Uhr.

Vorsitzender: Hoche (Freiburg).

Begrüssung der Versammlung durch Wollenberg (Strassburg). Redner gedenkt in warmen und anerkennenden Worten des verstorbenen Psychiaters Professor Dr. Karl Fürstner und gibt einen Ueberblick über das Leben und die wissenschaftlichen Verdienste und Arbeiten des Verstorbenen. Die Versammelten erheben sich zum ehrenden Andenken Fürstners von ihren Sitzen. Kreuser (Winnental) berichtet über die an Geh. Rat Ludwig (Heppenheim) zur Feier seines 80. Geburtstages eingereichte Glückwunschadresse und die Danksagung des Jubilars.

Vorträge.

Bürker (Tübingen). Zur Thermodynamik des Muskels.

Die dynamischen und elektrischen Verhältnisse der Muskelmaschine sind Gegenstand vielfältiger Untersuchungen gewesen. Zur genaueren Analyse der Wirkungsweise einer Maschine genügt aber nicht die Kenntnis ihres dynamischen Effektes, noch weniger die des nebenher auftretenden elektrischen, es muss hiezu vielmehr ermittelt werden, wieviel Brennmaterial wendet die Muskelmaschine auf und wieviel nutzbringende Arbeit leistet sie dabei, mit andern Worten, es muss bekannt sein der thermische Wirkungsgrad, die indizierte und die effektive Leistung.

Solche Untersuchungen ermöglicht wenigstens an Kaltblütermuskeln die thermodynamische Methodik. Mit ihrer Hülfe wurde ermittelt, dass die Muskelmaschine unter den verschiedenen äusseren und inneren Einflüssen, wie sie die verschiedene Jahreszeit mit sich bringt, über gesetzmässig verschiedene Mengen von Brennmaterial verfügt und dieses auch in den einzelnen Jahreszeiten in verschiedener Weise verwertet, dass die weiblichen Froschmuskeln in der Laichzeit reich an Brennmaterial und daher sehr leistungsfähig sind, dass Krötenmuskeln unter sonst gleichen Bedingungen zur Ermöglichung einer maximalen Zuckung nur halb so viel Energie aufwenden und Arbeit leisten als Froschmuskeln, dass das Adduktorenpräparat mit halb so viel Brennmaterial doppelt so viel Arbeit zu leisten vermag als das Gastrocnemiuspräparat, was ausserordentlich auffallend erscheint, dass es eine Heizung des Muskels auf Nervenreiz hin, ohne dass es zu einer Kontraktion kommt, nicht gibt, dass es bezüglich des Energieaufwandes gleichgültig ist, ob direkt oder indirekt gereizt wird, falls nur die Arbeitsleistung gleich gross ausfällt, dass bei einer Muskelzuckung der Zug des angehängten Gewichtes nicht nur im Stadium der steigenden Energie sondern auch in dem der sinkenden Energie exothermische Prozesse, wenn auch in geringerem Masse, auslöst. (Eigenbericht.)

Keine Diskussion.

Alzheimer (München): Ueber eine eigenartige Erkrankung der Hirnrinde.

A. berichtet über einen Krankheitsfall, der in der Irrenanstalt in Frankfurt am Main beobachtet, und dessen Zentralnervensystem ihm von Herrn Direktor Sioli zur Untersuchung überlassen wurde.

Er bot schon klinisch ein so abweichendes Bild, dass er sich unter keiner der bekannten Krankheiten einreihen liess, anatomisch ergab er einen von allen bisher bekannten Krankheitsprozessen abweichenden Befund.

Eine Frau von 51 Jahren zeigte als erste auffällige Krankheitserscheinung Eifersuchtsideen gegen den Mann. Bald machte sich eine rasch zunehmende Gedächtnisschwäche bemerkbar; sie fand sich in ihrer Wohnung nicht mehr zurecht, schleppte die Gegenstände hin und her, versteckte sie, zuweilen glaubte sie, man wolle sie umbringen und begann laut zu schreien.

In der Anstalt trug ihr ganzes Gebahren den Stempel völliger Ratlosigkeit. Sie ist zeitlich und örtlich gänzlich desorientiert. Gelegentlich macht sie Aeusserungen, dass sie alles nicht verstehe, sich nicht auskenne. Den Arzt begrüsst sie bald wie einen Besuch und entschuldigt sich, dass sie mit ihrer Arbeit nicht fertig sei, bald schreit sie laut, er wolle sie schneiden oder sie weist ihn voller Entrüstung mit Redensarten weg, welche andeuten, dass sie von ihm etwas gegen ihre Frauenehre befürchtet. Zeitweilig ist sie völlig delirant, schleppt ihre Bettstücke umher, ruft ihren Mann und ihre Tochter und scheint Gehörshalluzinationen zu haben. Oft schreit sie viele Stunden lang mit grässlicher Stimme.

Bei der Unfähigkeit, eine Situation zu begreifen, gerät sie jedesmal in lautes Schreien, sobald man eine Untersuchung an ihr vornehmen will. Nur durch immer wiederholtes Bemühen gelang es schliesslich, einiges festzustellen.

Ihre Merkfähigkeit ist aufs schwerste gestört. Zeigt man ihr Gegenstände, so benennt sie dieselben meist richtig, gleich darauf aber hat sie alles wieder vergessen. Beim Lesen kommt sie von einer Zeile in die andere, liest buchstabierend oder mit sinnloser Betonung, beim Schreiben wiederholt sie einzelne Silben vielmals, lässt andere aus und versandet überhaupt sehr rasch. Beim Sprechen gebraucht sie häufig Verlegenheitsphrasen, einzelne paraphasische Ausdrücke (Milchgiesser statt Tasse), manchmal beobachtet man ein Klebenbleiben. Manche Fragen fasst sie offenbar nicht auf. Den Gebrauch einzelner Gegenstände scheint sie nicht mehr zu wissen. Der Gang ist ungestört, sie gebraucht ihre Hände gleich gut, die Patellarreflexe sind vorhanden. Die Pupillen reagieren. Etwas rigide Radialarterien, keine Vergrösserung der Herzdämpfung, kein Eiweiss.

Im weiteren Verlaufe treten die als Herdsymptome zu deutenden Erscheinungen bald stärker, bald schwächer hervor. Ferner sind sie nur leicht. Dagegen macht die allgemeine Verblödung Fortschritte. Nach $4^1/_2$jähriger Krankheitsdauer tritt der Tod ein. Die Kranke war schliesslich völlig stumpf, mit angezogenen Beinen zu Bett gelegen, hatte unter sich gehen lassen und trotz aller Pflege Dekubitus bekommen.

Die Sektion ergab ein gleichmässig atrophisches Gehirn ohne makroskopische Herde. Die grösseren Hirngefässe sind arteriosklerotisch verändert.

An Präparaten, die mit der Bielschowsky'schen Silbermethode angefertigt sind, zeigen sich sehr merkwürdige Veränderungen der Neurofibrillen. Im Innern einer im übrigen noch normal erscheinenden Zelle treten zunächst eine oder einige Fibrillen durch ihre besondere Dicke und besondere Imprägnierbarkeit stark hervor. Im weiteren Verlauf zeigen sich dann viele nebeneinander verlaufende Fibrillen in der gleichen Weise verändert. Dann legen sie sich zu dichten Bündeln zusammen und treten allmählich an die Oberfläche der Zelle. Schliesslich zerfällt der Kern und die Zelle und nur ein aufgeknäueltes Bündel von Fibrillen zeigt den Ort an, an dem früher eine Ganglienzelle gelegen hat. Da sich diese Fibrillen mit anderen Farbstoffen färben lassen als normale Neurofibrillen, muss eine chemische Umwandlung der Fibrillensubstanz stattgefunden haben. Diese dürfte wohl die Ursache sein, dass die Fibrillen den Untergang der Zelle überdauern. Die Umwandlung der Fibrillen scheint Hand in Hand zu gehen mit der Einlagerung eines noch nicht näher erforschten pathologischen Stoffwechselproduktes in die Ganglienzelle. Etwa $^1/_4$ bis $^1/_3$ aller Ganglienzellen der Hirnrinde zeigt solche Veränderungen. Zahlreiche Ganglienzellen, besonders in den oberen Zellschichten, sind ganz verschwunden.

Ueber die ganze Rinde zerstreut, besonders zahlreich in den oberen Schichten, findet man miliare Herdchen, welche durch Einlagerung eines eigenartigen Stoffes in die Hirnrinde bedingt sind. Er lässt sich schon ohne Färbung erkennen, ist aber Färbungen gegenüber sehr refraktär.

Die Glia hat reichlich Fasern gebildet, daneben zeigen viele Gliazellen grosse Fettsäcke.

Eine Infiltration der Gefässe fehlt völlig. Dagegen sieht man an den Endothelien Wucherungserscheinungen, stellenweise auch eine Gefässneubildung. Alles in allem genommen haben wir hier offenbar einen eigenartigen Krankheitsprozess vor uns. Solche eigenartige Krankheitsprozesse haben sich in den letzten Jahren in grösserer Anzahl feststellen lassen. Diese Beobachtung wird uns nahe legen müssen, dass wir uns nicht damit zufrieden geben sollen, irgend einen klinisch unklaren Krankheitsfall in eine der uns bekannten Krankheitsgruppen unter Aufwendung von allerlei Mühe unterzubringen. Es gibt ganz zweifellos viel mehr psychische Krankheiten, als sie unsere Lehrbücher aufführen. In manchen solchen Fällen wird dann eine spätere histologische Untersuchung die Besonderheit des Falles feststellen lassen. Dann werden wir aber auch allmählich dazu kommen, von den grossen Krankheitsgruppen unserer Lehrbücher einzelne Krankheiten klinisch abzuscheiden und jene selbst klinisch schärfer zu umgrenzen. (Eigenbericht.)

Keine Diskussion.

Frank (Zürich) und **Bezzola** (Schloss Hardt): Ueber die Analyse psychotraumatischer Symptome.

a) Frank: Referent verweist auf seine und Bezzola's Ausführungen in der gleichen Versammlung vor vier Jahren in Stuttgart. Ihre heutigen Berichte über weitere Erfahrungen auf dem Gebiete der Psychoanalyse sind veranlasst durch die die Freud'schen Forschungen verwerfende Kritik Aschaffenburgs in Baden-Baden. Diese Kritik, wie die Zustimmung zu derselben können nur dadurch erklärt werden, dass man sich noch nicht mit einer eingehenden Nachprüfung der Freud'schen Lehren beschäftigt hat. Das mag teils an gewissen Schwierigkeiten der Methode, besonders an dem nötigen grossen Aufwand von Zeit und nicht zuletzt an gewissen Vorurteilen liegen. Dass diese gewissen Vorurteile das sexuelle Gebiet betreffen, darf für einen vorurteilsfreien Forscher kein Grund sein, in sittlicher Entrüstung sich von einer Methode abzuwenden, die uns die Einsicht in die Entstehung, den Verlauf und die Heilungsmöglichkeit einer Reihe von Psychoneurosen gestattet, denen wir bisher als Zuschauer gegenüberstanden. Wir möchten heute nichts anderes, als Sie durch einige möglichst einfache Beispiele, die wir in Anbetracht der Kürze der Zeit nur skizzenhaft geben können, veranlassen, die Freud'schen Forschungsergebnisse nachzuprüfen. Dann, aber erst dann wird es möglich sein zu sagen, wie weit Freud im Recht ist. Ich selbst konnte bisher nach meinen Erfahrungen ihm auch nicht in allem zustimmen, teils mag dies an der geringeren Erfahrung und Uebung liegen, teils wohl auch am Material. Nicht in allen psychotraumatischen Fällen konnte ich die Entstehung auf eine rein sexuelle Ursache zurückführen, dann aber hielt ich es auch nicht in allen Fällen für notwendig, nach einer solchen zu suchen, zumal wenn die Behandlung sonst zu günstigen Resultaten führte. Ausserdem muss ich hervorheben, dass ich in gewissen Fällen bei der Methode, wie sie zuerst von Breuer und Freud in ihren Studien über Hysterie angegeben wurde, geblieben bin; die Anwendung der Hypnose kürzt m. E. die Behandlung ganz wesentlich ab, wie mir scheint, besonders in den Fällen, wo das psychische Trauma durch einen oder eine Reihe von Schrecken gegeben ist. Die Fälle kann ich nur in gedrängtester Kürze wiedergeben. Die Wiedergabe schon eines Falles, wie er sich durch die Psychoanalyse ergibt, würde die eingeräumte Sprechzeit überschreiten.

1. Frl. B. L., geboren 1874. Beschwerden: heftiges Kopfweh, ausstrah-

lend vom Genick zur Scheitelhöhe, wie wenn man mit einer Nadel hineinstechen würde. Es wird ihr ganz schwarz vor den Augen, muss abliegen oder es tritt Schwindelgefühl auf, es ist ihr, wie wenn sie einen Schlag bekomme, kann nicht mehr atmen, wird bewusstlos und bleibt so eine Viertelstunde.

Erster Anfall Februar 1905; krank seit 1898 durch viele Aufregungen in der Familie eines Alkoholikers. Zuerst Kopfschmerzen und Schlaflosigkeit; die Krankheit nahm nach und nach zu, Pat. wurde wiederholt arbeitsunfähig. Die Analyse ergibt: 1898 heftiger Schrecken. Der Alkoholiker wollte zuerst seine Frau und dann Pat. umbringen. Als die Frau sie in der Nacht zu Hilfe rief, ging der Mann Pat. entgegen und als sie die Korridortür öffnete, zückte er das Messer gegen sie. Sie fiel in Ohnmacht; erholte sich bald wieder. Nach einiger Zeit begannen die geschilderten Beschwerden, drei Monate später musste sie die Stelle aufgeben und sie erholte sich nicht trotz aller, selbst gynäkologischer Behandlung. Nach Abreagieren in der Hypnose verschwanden alle Symptome, Pat. erholte sich sehr schnell auch körperlich; alle Schmerzen blieben weg, Appetit und Schlaf wurden normal, wurde fähig, wieder anhaltend zu arbeiten.

2. Frau F. A., geboren 1859, seit fünf bis sechs Jahren krank, stärker seit zwei Jahren, fühlt sich müde im Kopf, leidet unter starken Angstgefühlen mit Sucidgedanken; nachts oft ohne Schlaf. Die Angst komme auch plötzlich wie angeworfen zu verschiedenen Zeiten des Tages; die Angst nehme ihr ganz das Denken, so dass sie nicht arbeiten könne und ihr das Leben verleide; habe sich eingebildet, die Leute im Dorfe seien gegen sie. Der Zustand sei zu Hause schlimmer, sowie sie von daheim fort sei, sei es besser. Die Angst trete manchmal am Morgen, manchmal erst mittags auf. Bei weiterem Nachforschen ergab sich, dass die Angst beim Betreten gewisser Räume oder bestimmter Stellen bei Verrichtung gewisser Arbeiten auftrat, ohne dass sich Pat. dessen vorher bewusst war — all diese Angstreaktionen waren durch einen bestimmten Komplex ausgelöst: durch den Tod eines Schwagers. Bei der Analyse ergaben sich eine Reihe von Schrecken in der Jugend, die sehr stark auf die etwas gemütsweich angelegte Person eingewirkt hatten: sie liess 11jährig ein Schwesterchen in den Bach fallen, bald darauf schlug der Blitz ins Haus, dann mit 14 Jahren sah sie den Vater in Todesangst, später als Frau kam sie gerade in dem Augenblick dazu, als der Mann in eine Maschine geraten war und sie konnte ihn eben noch retten; durch den Schrecken war sie drei Tage arbeitsunfähig usw. Dazu kam, dass Pat. später, vor 6 Jahren mit ihrem Manne den Beruf wechselte — sie hatte eine Käserei betrieben — und nun aus einer schönen Gebirgsgegend weg ins Unterland, ins elterliche Haus zogen und mit dem Bruder des Mannes das elterliche Gewerbe (Landwirtschaft) übernahmen. Sie mussten sich erst einarbeiten. Die Frau hatte immer Sehnsucht nach der früheren Arbeit, hatte Kummer um den Mann, der sich in den neuen Beruf einarbeiten musste, trotzdem sie es besser und leichter hatten als früher. Sie lernten vom Schwager, einem tüchtigen hochgeachteten Dorfmagnaten, mit dem sie gut auskamen. Doch immer zog es die Frau fort in ihre alte Heimat, zu ihrer einst liebgewonnenen, wenn auch strengeren Arbeit. März 1901 starb die Mutter der Pat. und am Tage nach deren Beerdigung der Schwager — ganz plötzlich in ihrer Gegenwart, Pat.

erlitt einen heftigen Schrecken, dazu Kummer um die Zukunft. Einige Zeit darnach die ersten Spuren der Krankheit, die durch weiteren Kummer um eine Tochter gesteigert werden. So lange der Schwager lebte, hatte sie nur Sehnsucht nach ihrer Heimat, nun kamen die Angstgefühle und sie konnte nun — da sie überall — unbewusst nämlich, da sie gewohnt war, den Schwager zu sehen, von Angst beherrscht wurde — gar nicht mehr den Gedanken fassen, am neuen Wohnort zu bleiben, es trieb sie geradezu fort. Behandlung erforderte 10 Tage. Ich liess Pat. in leichter Hypnose alle Schrecken durchleben, bis alle Angst geschwunden war, dann hörte von selbst das Fortdrängen von ihrem neuen Wohnsitz auf. Pat. durfte nicht gleich an den Ort zurückkehren, wo die letzten Komplexe entstanden waren — das ist für die Therapie ungemein wichtig, wenn man Rückfälle vermeiden will. Sie blieb geheilt, ist glückselig und zufrieden zu Hause, gibt öfters Nachricht von sich. Referent weist auf die Differentialdiagnose von anderen melancholischen Zuständen hin, wobei er besonders auf die zunächst scheinbar unmotiviert, plötzlich zu verschiedenen Tageszeiten, oft nachts oder beim Erwachen durch Träume ausgelösten Angstzustände hinweist, die sie bei genauer Analyse als Komplexangst — d. h. durch Assoziation mit dem Komplex ausgelöst ergibt. Diese Auslösung kann durch Tageszeiten, durch äussere Verhältnisse (Räume, Personen, Gegenstände etc.) wie durch innere Assoziationen bedingt sein. Solche Komplexangst lässt sich bei anderen Psychosen als eine nicht durch die Psychose selbst bedingte, sondern als zufälliges agravierendes Symptom nachweisen bei der Dementia präcox, wie bei der Melancholie des manisch-depressiven Irreseins, wo die depressive Stimmung auslösend wirkt. Ebenso kann solche Komplexangst bei Krankheiten des Herzens, der Lungen, bei Struma, bei Magen- und Darmstörungen durch die mit diesen sonst physiologisch einhergehenden beängstigenden Gefühle ausgelöst werden und Erscheinungen verursachen, die durch den objektiven Befund allein nicht zu erklären sind. Hier gibt die Psychoanalyse durch Aufsuchen des Komplexes Aufschluss und hierdurch zeigt sich ihre Bedeutung nicht nur für den Nervenarzt.

3. Der folgende Fall soll in Kürze zeigen, dass, wie Aschaffenburg dies als allgemein gültig hinstellte, in einzelnen Fällen nicht die frühzeitige sexuelle Erregung selbst, sondern die Deutung durch das Individuum die krankmachende Schädigung darstellt. Frau Z., geboren 1857, wurde im zehnten Jahre sexuell erregt durch das Hören eines Kohabitationsvorgangs bei den Eltern, mit denen sie das Schlafzimmer teilte. Von da an regelmässig Masturbation bis zur Ehe mit 24 Jahren; hatte keine Ahnung, was sie tat; meinte, es gehöre sich so, wurde niemals sexuell aufgeklärt. Mit 25 und 26 Jahren je ein Kind geboren. Dann besuchte sie ein Panoptikum, sah dort die geheimen und geheimsten Sünden dargestellt, bei den letzteren die Folgen der Selbstbefleckung. Sie erschrak heftig, wurde ohnmächtig. Von da an quälte sie der Gedanke an ihre Selbstbefriedigung, sie bekam Angst, die sich immer mehr steigerte, zumal während der nächsten Schwangerschaft; meinte, das Kind könnte doch in einem verfaulten Organ nicht recht werden, nach der Geburt roch sie, dass ihr Sexualorgan faule. Trotz aller und schwerer Angst, die sie immer wieder niederzuringen suchte, besorgte sie ein Ladengeschäft, sprach sich Niemanden gegenüber aus; ihre Umgebung roch nichts und sie meinte, man sage es ihr nicht, um sie nicht zu kränken. Sie kämpfte mit

allen möglichen und erdenklichen Mitteln gegen den Geruch. Nach Lösung des Komplexes waren alle Erscheinungen zunächst geschwunden. Pat. entzog sich der Behandlung zu früh und blieb in ihrer Wohnung, wodurch ein Rückfall nach einiger Zeit eintrat — die Entstehung des Krankheitsbildes dürfte nicht ohne Interesse sein.

4. In welchem Masse frustrane sexuelle Erregungen an der Entstehung von Zwangsvorstellungen und Phobien beteiligt sind, demonstriert die Pat. L. H., geboren 1889. Seit vier Jahren Angst vor Stecknadeln, Stahlspänen, hat Angst, sie könne etwas Dummes sagen, besorgt deshalb keine Kommissionen mehr, vermeidet jeglichen Verkehr, selbst mit der besten Freundin, nur aus Angst, sie könne etwas Dummes sagen. Die Angstgefühle treten zuerst im Alter von 13 Jahren auf, immer plötzlich ohne äusseren Grund. Es liess sich mit Hilfe der Mutter eruieren, dass die Angst aus den Gewissensbissen stammte, die sich Pat. machte, weil sie beim sog. Mutterles spielen, 13 Jahre alt, dabei war, wie sich andere Kinder, Knaben und Mädchen, beschauten. Sie empfand dabei eine sexuelle Erregung, hatte dann Angst, die Sache käme heraus. Nach einigen Wochen wurde eine Schülerin, die neben ihr sass, von der Arbeitslehrerin gewarnt, weil sie eine Stecknadel in den Mund genommen hatte. Pat. bekam Angst vor dem Verschlucken einer Stecknadel, es überfiel sie starke Angst (Komplexangst) und von da an empfand sie Angst, sowie sie eine Stecknadel sah oder nur das Wort hörte. Die angeregte Komplexangst wurde nun immer weiter übertragen; auf Stahlspäne, von denen sie gehört hatte, dass sie im menschlichen Körper wandern können, auf das Sprechen, nachdem sie in einem Geschäfte in grosse Verlegenheit gekommen war dadurch, dass man sie wegen falschen Aussprechens eines Wortes ausgelacht hatte; die Angst steigerte sich immer mehr und wurde immer weiter übertragen, wo nur Stecknadeln sein konnten, wo Stahlspäne angewendet wurden, wo sie sprechen musste. Und so auch wurde die Angst immer wieder auf neue Gegenstände übertragen. Es würde die Darlegung zu weit führen. Die Pat. und ihre Eltern waren ganz verzweifelt. Die Lösung der Komplexe erfolgte ohne Hypnose und führte zur Heilung. Nicht in allen Fällen geht dies so einfach, besonders ältere Fälle erfordern ein ausserordentlich geduldiges Erforschen und wie weit die Heilung eine dauernde bleiben wird, lässt sich noch nicht sagen. Jedenfalls ermöglicht uns die Psychoanalyse, die Entstehungsweise zu erforschen und wenn wir frühzeitig genug die Behandlung einleiten können, so werden wir uns die Verlegenheiten, mit denen wir uns seither in solchen Fällen abfinden mussten, ersparen, unseren geplagten Kranken sehr nützlich sein können.

Infolge der Kürze der Zeit wies Referent auf die Entstehungsweise und Behandlung der Erythrophobie hin, bei der es sich im wesentlichen auch nur um Komplexangst handelt, die sich um erotische Erlebnisse dreht, Ueberraschungen bei Liebesszenen, peinliche Situationen, gynäkologische Untersuchungen bei sexuell wohl aufgeklärten Mädchen etc.

Schliesslich weist Referent noch auf die Bedeutung der Psychoanalyse bei sexuellen Perversitäten hin, sowohl in diagnostischer wie therapeutischer Hinsicht. Durch das Auffinden des ursächlichen Komplexes ist es ihm z. B. gelungen, bei einem 22jährigen jungen Manne mit Schuhfetischismus dessen ganze Entstehungsweise zu verfolgen. Das Leiden war durch einen Zufall im 5. bis 6. Altersjahr entstanden. Bei einer sexuellen Erregung fiel der Blick des Knaben auf die Schuhe des Mädchens, das in diesem Augenblick ins Zimmer gekommen war und sich auf einen Stuhl gestellt hatte. Im 12. Lebensjahr erst wurde dieser so entstandene Komplex in der Schule durch den erwachenden Geschlechtstrieb assoziativ verwertet. Durch die Massenhaftigkeit der Assoziationen wurde die Ausbildung der normalen sexuellen Erregungen hintangehalten. Bis zur sexuellen Aufklärung wirkten Mädchen- und Knabenschuhe gleich erregend, dann nur noch Frauenschuhe, schliesslich nur noch die elegantesten Damenschuhe. Pat. litt ganz ausserordentlich, war tief unglücklich. Durch Suggestivbehandlung in leichter Hypnose ist es gelungen, die pathologischen Erregungen stark zu verringern, um normalen Erregungen Raum zu geben, letztere gewinnen immer mehr Boden. Pat. ist glücklicher, arbeitsfroher und die Einsicht in die Entstehung seines seitherigen Leidens wirkt beruhigend auf ihn.

Referent hat diese wenigen Beispiele ausgewählt, um die Anwendung der Psychoanalyse zu zeigen. Wer sich nie mit dieser Methode beschäftigt, wird auch kein Urteil darüber abgeben können. Die Schwierigkeiten darf man allerdings nicht verkennen. Die einfacheren Fälle, die für die Anwendung und zum Studium dieser Methode geeignet wären, kommen nicht in die Hände des Psychiaters und der nicht psychiatrisch geschulte Neurologe wird mit vielen Fällen nicht zu Gang kommen. Ausserdem ist viel Zeit, Geduld, volles Beherrschen der Suggestivtherapie und etwas Kombinationsfähigkeit erforderlich. Wer zunächst scheitert, darf die Methode auch deswegen nicht sittlich entrüstet verwerfen. (Eigenbericht.)

b) Bezzola: Referent beschreibt an Hand von Beispielen (Unfall-, Schreck-, Angst-, Zwangsneurosen und Hysterie) eine Modifikation des Freud-Breuer'schen Verfahrens, die er Psychosynthese nennt, und die von einzelnen neurotischen Erscheinungen ausgehend die unbewusst assoziierten Bestandteile des ursächlichen psychischen Traumas nach und nach ins Bewusstsein treten lässt, wodurch die Lösung der Neurose angebahnt wird. Sowohl einleitende Hypnose als Freud'sches Deutungsverfahren werden dadurch überflüssig, dass die Selbstbeobachtung neurotischer Sensationen von selbst einen dem Erlebnis entsprechenden hypnoiden Zustand herbeiführt. Das sehr einfache Verfahren besteht darin, dass man Pat. mit verbundenen Augen eine Ruhelage einnehmen lässt und bei ihm statt Freud'sche Einfälle, direkte Sinnesempfindungen mit Ausschluss der Kritik sammelt, wobei die Jung'schen Assoziationskomplexe von grossem heuristischem Wert sind. Referent zieht auf Grund Wernicke'scher Theorien aus seinen eingehenden Erfahrungen und Beobachtungen folgende Schlüsse:

I. Die Analyse psychotraumatischer Symptome ergibt, dass sie ins Bewusstsein ragende, durch die Ich-Kritik mehr oder weniger veränderte Bestandteile unvollständiger psychischer Erlebnisse sind.

II. Der Grund des mangelhaften Bewusstwerdens solcher Erlebnisse liegt in der Plötzlichkeit ihrer Einwirkung und in der Dissoziation der Hirntätigkeit infolge von Erschütterung, Schlaf, Affekt und anderen Zuständen, die die sofortige Assoziation mit dem Ich-Bewusstsein, d. h. mit der früheren Erfahrung unmöglich machen.

III. Die Wirkung solcher Erlebnisse ist eine erhöhte Affektspannung der Persönlichkeit und das zeitweise Auftreten hypnoider Zustände (Tagesträume), die dem Ich-Bewusstsein als Gedankenleere, Gedächtnisschwäche, Ahnungen, Impulse und dergleichen imponieren und mit denen alle ähnlichen Erfahrungen, im Sinne der Verstärkung assoziieren. Die bewusstseinsfähigen Bestandteile werden dagegen durch Rückläufigkeit zu Verstimmungen, Parästhesien, Illusionen und Halluzinationen, durch falsche Verkettung zu Zwangs- und Wahnideen, je nach dem Verhalten der Ich-Kritik. Andere Reize gehen unbewusst auf die motorische Sphäre über und bedingen epi- und kataleptoide Erscheinungen.

IV. Eine Verdrängung aus dem Bewusstsein besteht in dem Sinne, dass das Erlebnis als Ganzes nie klar bewusst war, sondern von vornherein als hypnoide Persönlichkeit ein Eigenleben führt, das als Schlaf- und Wachtraum zum Bewusstsein drängt, durch Assimilierung ähnlicher Eindrücke zur Neurose sich verdichtet, als manifeste Doppelpersönlichkeit (condition seconde) selbständig werden und durch Schwächung oder Unterdrückung der normalen Erfahrung zur Psychose auswachsen kann.

V. Die Lösung der psychoneurotischen Zustände geschieht am besten durch Rekonstruktion des oder der ursächlichen Ereignisse, aus dem manifesten oder durch künstliche Einengung des Bewusstseins manifest werdenden Symptome. Dieses Verfahren könnte man mit dem Namen Psychosynthese oder Traumatosynthese belegen, um anzudeuten, dass durch eine Zusammensetzung aus zerschellten Bruchstücken, unter ärztlicher Kontrolle, ein bloss primär identifiziertes Erlebnis noch nachträglich sekundär identifiziert werden kann. (Eigenbericht.)

Diskussion.

Hoche: Die Herren Vortragenden haben vielleicht den Eindruck, dass Zeitmangel ihnen die volle Entfaltung ihres Beweismaterials verhindert hat; ich glaube, sagen zu können, dass es ihnen auch bei voller Freiheit in dieser Beziehung nicht gelungen sein würde, die Majorität der Anwesenden zu überzeugen. Von „sittlicher Entrüstung" gegenüber den Freud'schen Aufstellungen kann nicht wohl die Rede sein; es ist, ganz im Gegenteil, gar nichts Gefühlsmässiges, was die Meisten von uns bei der Verallgemeinerung der Freud'schen „Methode" abstösst, sondern sehr kühle verstandesmässige Erwägungen; auch „Muth" würde uns wohl nicht fehlen, ausgedehntere Versuche zu machen, wenn wir besser überzeugt würden. Gewiss ist an Freud's Lehre von der Psychoanalyse der Hysterie usw. vieles Gute und Neue; leider ist das Gute nicht neu und das Neue nicht gut. Dass eine vertiefte Analyse psychischer Phänomene und ein intensiveres Eingehen auf die besondere Individualität des Einzelfalles der ärztlich-therapeutischen Wirkung nur zu Gute kommen kann, dass für den Kranken ein sich klar werden über latente bedrückende Dinge und ein Aussprechen darüber dort, wo Verständnis vorhanden ist, eine Erleichterung, ja eine Erlösung bedeuten kann, — das alles ist nicht neu; dass aber mit der von Freud und anderen angenommenen Häufigkeit dabei spezifische sexuelle Momente die Hauptrolle spielen sollen, das ist nicht gut. Was haben wir denn heute gehört? Dass es Aerzten, die sich mit Interesse und Energie der Psychotherapie befleissigen, gelungen ist, auf suggestivem Wege eine Reihe subjektiver quälender Zustände zu beseitigen. Dass das möglich ist, wissen wir längst, und dazu braucht es nicht die Etikette einer besonderen

„Methode", die mit der Prätension auftritt, etwas ganz Neues zu bedeuten. Wer die Freud'schen „Bruchstücke einer Hysterie-Analyse" unbefangen liest, wird sie nur mit Kopfschütteln aus der Hand legen; ich für mein Teil muss gestehen, dass es mir ganz unerfindlich ist, wie jemand die dort vorgebrachten Gedankengänge ernst nehmen kann; noch weniger verstehe ich es, wenn uns — den Ablehnenden — vorgehalten wird, wir seien gar nicht in der Lage, mitzureden, solange wir nicht gleichfalls diese „Methode" angewendet hätten; es gibt eben Dinge, bei denen ein solcher Vorhalt seine Wirkung verfehlt, weil wir die ganzen Voraussetzungen für hinfällig halten; es berührt deswegen befreiend komisch, wenn, wie das in der Privatdiskussion geschehen ist, der Widerspruch gegen die Freud'schen Ideen mit dem Widerstand der Zeitgenossen gegen die Kopernikanischen Anschauungen in Parallele gesetzt wird. — Die ganze Bewegung ist für den etwas weiter Blickenden historisch ja wohl verständlich; sie ist ein Teil einer breiteren Strömung zum Mystischen, die durch den Ueberdruss an der anatomisch-materialistischen Betrachtungsweise seine Nahrung erhielt. Auch diese Pendelschwingung dauert nicht an, und die meisten von uns werden dieser Dinge Ende noch erleben. Inzwischen wollen wir dagegen protestieren, dass wir rückständig oder böswillig sein sollen, weil wir nicht mitmachen wollen, was wir für eine Mode halten, und zwar für eine schlechte, die, nebenbei gesagt, für den ärztlichen Stand voll ist von Gefahren aller möglichen Art.

Jung: Die Hysterielehre Freud's darf nicht ohne Weiteres als Unsinn verworfen werden. Die Sexualität spielt überall eine gewaltige Rolle. Deshalb ist es nicht unmöglich, dass viele Hysteriefälle auf sexuelle Traumata reduzierbar sind. Man kann, ohne die Psychoanalyse angewendet zu haben, nicht behaupten, dass Freud im Prinzip unrecht hat. Man kann auch nicht die psychoanalytische Methode ohne weiteres als untauglich erklären; das muss doch erst erwiesen werden.

Isserlin: Nachprüfungen in Form von Assoziationsversuchen nach dem Verfahren Jung's ergaben, dass der reaktionszeitverlängernde Einfluss von gefühlsbetonten Vorstellungen (Komplexen) besteht, dass aber für eine Vereinheitlichung dieser Komplexe im Sinne der Freud'schen Theorie (sexuelles Trauma) keine Daten zu finden waren. Im Gegenteil war der gefühlsbetonte Charakter mannigfacher Vorstellungen nachweisbar, wie es ja der Emotivität des hysterischen Charakters entspricht. Auch die Behauptung Jung's, dass gerade gefühlsbetonte Komplexassoziationen am leichtesten vergessen werden — eine Behauptung, welche im Sinne der Freud'schen Verdrängungstheorie gedeutet wurde — hat J. nicht bestätigt gefunden.

Neumann warnt vor der Ueberschätzung der Bedeutung der (exogenen) Affekte gegenüber der (endogenen) gesteigerten Affizierbarkeit für die Aetiologie hysterischer Erscheinungen.

Jung (auf das Votum von Isserlin): Isserlin konstatiert selber, dass die Assoziationen Gefühlskonstellationen verraten. Ich habe nie behauptet, dass die falschen Reproduktionen ausschliesslich die Komplexstellen betreffen. (auf das Votum von Neumann): Wenn ich von der ätiologischen Bedeutung der Affekte rede, so meine ich natürlich nur, dass das traumatische Erlebnis bloss die Determinante der Symptome abgibt. Die Disposition ist selbstverständlich vorauszusetzen.

Gaupp: Ich möchte glauben, dass Hoche's Standpunkt ein zu schroffer ist. So sehr ich die Auswüchse der Freud'schen Lehren bekämpfe, so möchte ich doch davor warnen, die ganze Psychoanalyse als verwerflich oder wertlos abzutun. Vor allem hat Bleuler und seine Schule ein Recht auf vorurteilslose Nachprüfung ihrer im Experiment gewonnenen Anschauungen; ein dogmatisches Verurteilen der wissenschaftlichen und praktischen Psychoanalyse erscheint mir nach den Arbeiten Jung's u. A. nicht zulässig. Freilich wird grösste kritische Vorsicht und sehr viel Takt nötig sein.

4. **Hoppe** (Pfullingen): Die strafrechtliche Verantwortlichkeit von Anstaltsinsassen. Da für den Irrenarzt bei der Aufnahme von Kranken in erster Linie klinische, nicht juristische oder soziale Gesichtspunkte in Frage kommen, so ist es möglich, dass ein Patient als anstaltspflegebedürftig anzusehen ist, ohne doch der freien Willensbestimmung im Sinne des Gesetzes zu entbehren. Erörterungen an der Hand einschlägiger Fälle. Die crux bilden auch hier die Imbezillen mit geminderter Verantwortlichkeit. Solche Leute sind „geisteskrank", gehören aber aus praktischen Gründen nicht in Irrenanstalten, welche prinzipiell auf moralische Bewertungen verzichten müssen. Forderung besonderer Anstalten für gemindert Zurechnungsfähige.

(Der Vortrag erscheint in der Monatsschrift für Kriminalpsychologie und Strafrechtsreform.) (Eigenbericht.)

Keine Diskussion.

2. Sitzung am 4. November 1906, von 9 bis 1 Uhr. Vorsitzender: Gaupp (Tübingen).

Krimmel (Zwiefalten): Ueber Erfahrungen bei Nachtwachen. Die Ergebnisse können in folgende Sätze zusammengefasst werden: Die bisher gemachten guten Erfahrungen berechtigen zu der Annahme, dass die schottische Nachtwache trotz ihrer Kostspieligkeit immer mehr Boden fassen wird, was im Interesse der Kranken sowohl als des Personals gleich wünschenswert erscheint. Jedenfalls lehrt die Erfahrung, dass sich behufs Durchführung dauernder Ueberwachung die Dauernachtwache nach schottischem System am besten bewährt hat. Sie ist im Interesse der Fürsorge für die Kranken sowohl als auch für das Personal als Hauptwache der Wechselwache überall vorzuziehen, wo ihrer Einführung nicht besondere örtliche Verhältnisse entgegenstehen. Regelmässige Wägungen haben ergeben, dass bei mehrmonatlichen Wachperioden etwa $^2/_3$ des Wartpersonals an Körpergewicht zu-, $^1/_4$ dagegen abnimmt. Doch ist die Körpergewichtsabnahme fast durchweg geringer als die Körpergewichtszunahme; in Zwiefalten betrug die Zunahme bei 54 Wärtern im Durchschnitt 1,7 Kilogramm und bei 19 Wärterinnen durchschnittlich 2,1 Kilogramm, die Abnahme dagegen nur 1,2 bezw. 1,1 Kilogramm im Durchschnitt. Als Hilfs- oder Ergänzungswache aber kann auch die Wechselwache in besonderen Fällen mit Vorteil Anwendung finden.

Landerer (Freiburg): Zur gesundheitlichen Prognose des weiblichen Wartepersonals.

Vortragender geht davon aus, dass unter den Schwierigkeiten, Personal für die Irrenpflege zu gewinnen und zu erhalten, zuweilen auch der rasche gesundheitliche Verbrauch des Personals genannt zu werden pflegt. Dieser Frage nachgehend hat er die im Laufe der letzten zehn Jahre in der Freiburger psychiatrischen Klinik am weiblichen Personal gemachten Erfahrungen durchgesehen und festgestellt, dass von 146 Wärterinnen nur 20 aus Gesundheitsrücksichten ausgetreten sind. Hiervon waren, wie nachträglich konstatiert werden konnte, 6 bereits beim Eintritt körperlich leidend, 3 akquirierten innerhalb der Klinik gelegentlich einer Epidemie Typhus, 2 erkrankten an anderen mit dem Dienst nicht in Zusammenhang stehenden Krankheiten. Die noch übrig bleibenden 8, also fast die Hälfte der aus gesundheitlichen Gründen aus dem Dienst geschiedenen Wärterinnen hatten sich alle als mehr oder weniger psychopathische Persönlichkeiten erwiesen. Vortragender weist auf diese auffallend hohe Zahl hin und betont die auch anderwärts gemachte Beobachtung, dass psychisch Belastete sich vom Dienst in der Irrenpflege besonders angezogen fühlen. Er erwähnt einen Suizidversuch einer wegen Dienstvergehens entlassenen Wärterin. Die allgemeinen Erfahrungen über den durchschnittlichen Gesundheitszustand waren nicht ungünstig. Aus regelmässigen Gewichtsbestimmungen ergab sich, dass in der überwiegenden Mehrzahl der Fälle das Körpergewicht nach dem Eintritt zunächst in die Höhe stieg unter dem Einfluss der im Vergleich zu den häuslichen Verhältnissen besseren Ernährung. Es ergab sich ferner, dass mit zunehmender eigener Verantwortung der Einzelnen das Gewicht mehr oder weniger abfiel, um dann später im Zusammenhang mit erlangter grösserer Gewandtheit im Dienst wieder langsam anzusteigen. Doch betont Vortragender das auffallend starke Auf- und Absteigen der Gewichtskurven ohne sonstige Ursachen. Er bringt diese Erscheinung mit der starken psychischen Inanspruchnahme durch den Dienst in Zusammenhang. Die Gewichtsbestimmungen der an der vierwöchentlichen Dauerwache beteiligten Wärterinnen ergaben ausserordentlich günstige Resultate, insofern als die Hälfte derselben an Gewicht gleich geblieben waren, während von der andern Hälfte $^2/_3$ an Gewicht zu- und nur $^1/_3$ an Gewicht abgenommen hatten.

Der Vortragende fasst seine Resultate dahin zusammen, dass für körperlich gesunde und psychisch intakte Persönlichkeiten der Dienst in der Irrenpflege keine gesundheitsgefährdende Wirkung hat, dass aber bei psychopathisch Veranlagten ein auffallend rascher gesundheitlicher Verbrauch eintritt.

Diskussion zu den beiden Vorträgen:

Kreuser: Das Thema, worüber der Herr Referent so ausführlich berichtet hat, habe ich für unsere Versammlung vorgeschlagen, weil ich mich bei allen günstigen Erfahrungen mit der schottischen Nachtwache auch deren Schattenseiten nicht verschliessen konnte. Unsere Bestrebungen zu dauernder Ueberwachung stellen grössere Anforderungen an das Wartepersonal, infolge deren sich die Schwierigkeiten, zuverlässiges Personal zu gewinnen, erheblich gemehrt haben. Von einem Normalarbeitstage, wie er in industriellen Betrieben gefordert wird, sind wir eben noch weit entfernt; die Ablösung des Tages- und Nachtdienstes stellt erst einen bescheidenen Anfang hierzu dar. Sie bringt aber auch für die Nachtwache eine Tätigkeit mit selbständigerer Verantwortlichkeit mit sich. Denn die Kontrolle durch Oberwachpersonal und Aerzte ist nicht so regelmässig möglich, wenn nicht auch diese Angestellten überanstrengt werden sollen. Klagen der Kranken über den Nachtwächter auf ihre Berechtigung zu prüfen, habe ich so oft recht schwer gefunden. Zur besseren Aufklärung habe ich jetzt auf der Männerseite durch Einrichtung eines Nachtdienstes beim Oberwartpersonal beizutragen versucht. Noch wünschenswerter wäre mir ein ärztlicher Nachtdienst, wie er an Kliniken und Nachtasylen mit häufigen Aufnahmen bei Nacht schon üblich ist. Ich hatte gehofft, ihn mit Hilfe von Medizinalpraktikanten einrichten zu können; leider hat sich bisher kein einziger bei unserer Anstalt gemeldet.

Ransohoff ist der Ansicht, dass man in der Wachsaalbehandlung auch zu weit gehen könne und damit zu Kunstprodukten komme, wie mit der Isolierung auch. Er habe solche bei Hysterischen aber auch bei Katatonikern gesehen, deren Unruhe sich legte, sobald man sie in die natürlicheren Verhältnisse gewöhnlicher Schlafsäle brachte.

Das System, die Nachtwache bei Tag völlig dienstfrei zu lassen, sei in Stephansfeld seit einem Jahr auch durchgeführt. Von einem erheblichen Vorzug gegenüber der früheren Uebung, nach welcher das Wachpersonal morgens noch einige Stunden leichten Dienst hatte, habe er sich jedoch nicht überzeugen können.

Hoppe: Nächtlicher Oberwachdienst (Nighsuperintendent) wird von Robertson empfohlen. Verheiratetes männliches Personal empfiehlt es sich nach Scherbitzer Muster am Tage schlafen zu lassen.

7. **Sauberschwarz** (Elisabethenberg): Besuch und Tätigkeit in einigen Irrenanstalten der Vereinigten Staaten Nordamerikas im Winter 1897/98.

Redner berichtet über einige amerikanische Irrenanstalten, die er während seines Aufenthaltes in den Vereinigten Staaten Nordamerikas vom Herbst 1897 bis Frühjahr 1898 kennengelernt hat.

Das Milwaukee-Hospital for insane in Wauwatosa (Wiskonsin), in dem er selbst über zwei Monate als Volontär tätig war, bespricht er genauer und schildert dann kurz die Anstalten, die er für 1 bis 2 Tage besucht hat: das Illinois Eastern Hospital for insane in Kankeekee bei Chicago, das Pennsylvania Hospital for insane in Philadelphia, und die Newyorker Anstalten, speziell das Lunatic Asylum auf Ward's Island im East river.

Die Lage der Anstalten ist sehr frei und in sanitärer Beziehung günstig; ihre Einrichtungen sind sehr praktisch. Die Behandlung der Kranken ist eine durchaus humane; besonders wird auf Beschäftigung und Unterhaltung gesehen. Für das gut geschulte Pflegepersonal wird viel gesorgt. Wissenschaftlich sind namentlich die grösseren Anstalten keineswegs zurück.

Redner wünscht, dass der jetzt sehr moderne wissenschaftliche Austausch zwischen Deutschland und den Vereinigten Staaten von Nordamerika auch der Medizin, speziell der Psychiatrie und dem Irrenanstaltswesen zu gute kommt.

(Eigenbericht.)

Diskussion.

Gaupp: Ich habe bei meinem Besuch amerikanischer Anstalten im Winter 1905/06 den Eindruck gewonnen, dass namentlich in den östlichen Teilen der Vereinigten Staaten Wissenschaft und Praxis durchaus modern und zukunftsreich sind. Vor allem gilt dies von New-York und Baltimore.

8. **Weiler** (München): Ueber Messung der Muskelkraft.

Weiler gibt an der Hand einiger Lichtbilder in Kürze eine Uebersicht über die bisher angewandten Methoden, beim Menschen Untersuchungen über die Muskelkraft und die Ermüdungsvorgänge im Muskel anzustellen. Mit einfachen Dynamometern gemachte Versuche geben uns weder Klarheit über die absolute Muskelkraft der Versuchsperson, noch bieten sie die Möglichkeit, die Ermüdbarkeit des Muskels zu prüfen. Weiler macht darauf aufmerksam, dass die meisten Dynamometer auch zu Einzelversuchen wenig brauchbar sind, einesteils weil ihre Handhabung Druckschmerzen verursacht, anderenteils weil die angezeigten Werte sehr von der Art, wie das Instrument angefasst wird, abhängen. Weiler hält das Ullmann'sche Dynamometer für die beste Form der bisher zu Gebote stehenden Apparate. Des weiteren bespricht Weiler dann die verschiedenen Arten von Ergographen. Der Ergograph gestattet, die im Muskel sich abspielenden Ermüdungsvorgänge zu messen. Mit ihm wurden eine ganze Reihe von Arbeiten gemacht, die uns wichtige Aufschlüsse über die Muskeltätigkeit gaben. Dass diese wertvollen Resultate bisher praktisch nicht zur Anwendung gelangen, liegt wohl an der Umständlichkeit und den Schwierigkeiten der ergographischen Untersuchungen. Weiler konstruierte einen Apparat, dessen Grundlage das Ullmann'sche Dynanometer bildet, der aber so umgestaltet ist, dass er gestattet, 100 Pressungen hintereinander aufzuschreiben, ohne dass das Instrument aus der Hand gelegt zu werden braucht und ohne Verwendung von berusstem Papier. Weiler zeigte mit dem Apparat angefertigte Ermüdungskurven, die den Befunden bei Ergographenversuchen entsprechen. Der Apparat ist so klein und handlich, dass mit ihm ohne Schwierigkeit Versuche am Krankenbett gemacht werden können.

Anmerkung. Angefertigt wird das Instrument von Mechaniker M. Sendtner, München, Schillerstrasse 22. (Eigenbericht.)

Diskussion.

v. Grützner bemerkt, dass er für den gleichen Zweck statt des handlichen und gewiss sehr zweckmässigen Apparates des Herrn Vorredners ein gewöhnliches mit Leder überspanntes Dynamometer mit einer besonderen Art von Luftübertragung anwendet und zeigt dasselbe vor. Bei all diesen Apparaten aber ist es schwer, da sie nur Spannungen anzeigen und die Muskeln sich dabei so gut wie garnicht verkürzen (isometrisches Verfahren nach A. Fick), die geleistete Arbeit ihrer Grösse nach zu bestimmen. Mit den Ergographen, an denen Gewichte eine bestimmte Höhe hoch gehoben werden (isotonisches Verfahren), ist es dagegen leicht, die geleistete Arbeit an den betreffenden Kurven ohne weiteres abzulesen.

Im Anschluss hieran zeigt v. Grützner schliesslich noch isometrische und isotonische Kurven von menschlichen Muskeln, die durch elektrische Reizung der betreffenden Muskeln gewonnen wurden und vollkommen frei von jeglicher Schleuderung sind.

Es folgen sodann geschäftliche Mitteilungen von Kreuser (Winnental) und die Besichtigung der psychiatrischen Klinik.

9. Baisch (Tübingen): Funktionelle Neurosen in der Gynäkologie und ihre Begutachtung.

Wenn wir auch heute die Hysterie nicht mehr als direkte Folge von Genitalveränderungen ansehen, so sind doch zahlreiche Fälle funktioneller Neurosen im Grenzgebiet der Gynäkologie und Neurologie geblieben. Diese Kranken zerfallen in 2 Gruppen: bei der einen Gruppe findet sich neben zahlreichen in der Genitalsphäre lokalisierten Beschwerden ein völlig normaler Geschlechtsapparat, bei der zweiten Gruppe dagegen bei genau den nämlichen Beschwerden gewisse Abweichungen von der Norm, vor allem Lageveränderungen des Uterus, speziell Retroflexio, Erosionen, Cervixkatarrhe, Parametritis posterior.

Dass diese Genitalveränderungen nicht die Ursache der nervösen Beschwerden sind, bewiesen die therapeutischen Ergebnisse. Obwohl die Genitalerkrankungen der 2. Gruppe durch entsprechende Behandlung beseitigt wurden, waren die Dauerresultate nicht besser als bei der ersten Gruppe, wo es keine Lokalerkrankungen zu beseitigen gab. Von beiden Kategorien der Neurosen wurde je nur ein Drittel der Kranken beschwerdefrei.

Obwohl Unfälle, die zu gynäkologischen Leiden führen, bei der geschützten Lage der weiblichen Genitalien sehr selten sind, hat der Gynäkologe es häufig mit Unfallneurosen zu tun. Mit Vorliebe werden Retroflexio und deren Begleitsymptome auf Unfälle zurückgeführt. Häufiger sind Begutachtungen abzugeben wegen Invaliditätsrentenansprüchen. Hier wirkt es auf disponierte Patientinnen äusserst schädlich ein, dass eine Invalidenrente erst bei Herabsetzung der Erwerbsfähigkeit auf weniger als ein Drittel gewährt wird. Dies verführt mit besonderer Gewalt zu Autosuggestion und Uebertreibung. Bei allen diesen Begutachtungen ist ein Zusammenwirken der Gynäkologen und Neurologen wünschenswert insbesondere zur Abschätzung des Grades der Erwerbsbeschränkung. Therapeutisch ist vor eingreifenden Operationen insbesondere Laparotomieen zur Beseitigung der Retroflexio zu warnen. In zwei anderwärts laparotomierten Fällen trat erhebliche Verschlimmerung und dauernde Invalidität ein, obwohl die Operation an sich zur Beseitigung der Lageanomalie geführt hatte. Dagegen ist die Alexander Adams'sche Operation, die einen wesentlich geringeren Eingriff darstellt, häufig von gutem Erfolg begleitet, da sie eine energische Suggestivwirkung auf die Patientinnen ausübt, bei denen die Vorstellung von der Rückwärtslagerung der Gebärmutter mit ihren schädlichen Folgen das ganze Krankheitsbild beherrscht.

(Eigenbericht.)

Keine Diskussion.

10. **Pfersdorff** (Strassburg): Ueber Denkhemmung.

(Der Vortrag erschien im 1. Dezemberheft 1906 des Gaupp'schen Centralblattes.)

Keine Diskussion.

11. **Rosenfeld** (Strassburg): Ueber den Beziehungswahn.

(Die Publikation erfolgte ebenfalls in Gaupp's Centralblatt.)

Keine Diskussion.

12. **Specht** (Tübingen): Zur Analyse einiger Schwachsinnsformen.

Vortragender teilt die Ergebnisse von Versuchen mit, die Stockmayer und er an Schwachsinnigen verschiedener Formen (Dementia präcox, Dementia paralytica, Korsakoff, Presbyophrenie) angestellt haben. Die Versuche bezweckten eine vorläufige Orientierung über das grosse Gebiet der Schwachsinnsformen dahin, ob sich mit der Methode des fortlaufenden Addierens einstelliger Zahlen wesentliche, die verschiedenen Formen des Schwachsinns kennzeichnende Unterschiede bezüglich der geleisteten geistigen Arbeit nachweisen lassen. Aufschluss geben solche Versuche über die absolute Leistungsfähigkeit, die Uebungsfähigkeit, Uebungsfestigkeit, Ermüdbarkeit, Anregbarkeit, über die Fähigkeit zu gleichmässiger Spannung der Aufmerksamkeit und, bei Berücksichtigung der Qualität der begangenen Rechenfehler, über gewisse Artunterschiede der Störung des Vorstellungsverlaufs. In Ansehung dieser

Faktoren haben sich manche charakteristische Unterschiede bei den verschiedenen Schwachsinnsformen gefunden, so z. B., dass die Angehörigen der Dementia präcox-Gruppe ebenso übungsfähig und übungsfest zu sein scheinen wie die Gesunden, dass dagegen bei dem Korsakoff zwar geringe Uebungsfähigkeit bestehen kann, die Uebungsfestigkeit aber ganz, bei der Presbyophrenie Uebungsfestigkeit und Uebungsfähigkeit erloschen sind. Da es sich bei dem fortlaufenden Addieren um innere Willenshandlungen, Aufmerksamkeitsvorgänge handelt, können die bei den Versuchen zu Tage getretenen Störungen allgemein als Störungen der Willens- oder Aufmerksamkeitsvorgänge bezeichnet werden. Bei der zentralen Stellung der Aufmerksamkeitsvorgänge im seelischen Geschehen muss es das Hauptziel der psychopathologischen Forschung sein, das Verhalten der Aufmerksamkeitsvorgänge den einzelnen Krankheitsformen, namentlich auch hinsichtlich ihres zeitlichen Verlaufs, im einzelnen zu analysieren. Den Weg dazu weisen die in jüngster Zeit von der Wundt'schen Schule zu demselben Zweck ausgearbeiteten Schwellenmethoden. (Eigenbericht.)

Der Vortrag erscheint ausführlich anderweitig.

Keine Diskussion.

III. Bibliographie.

Karl Wilmanns (Heidelberg): Zur Psychopathologie des Landstreichers. Eine klinische Studie. Leipzig. J. A. Barth. 1906.

Der Verfasser dieser ausserordentlich gründlichen Arbeit hat sich seit Jahren mit der Aufgabe beschäftigt, den Landstreicher und besonders den geisteskranken Landstreicher als Persönlichkeit klinisch zu untersuchen. Sein Ziel dabei war, die Ursachen des Landstreichertums zu erforschen und speziell die Beziehungen, die zwischen dieser Form sozialen Untergangs und geistigen Erkrankungen bestehen, kennen zu lernen. Wenn W. diesmal nur die an Dementia praecox leidenden Vagabunden berücksichtigt hat, so bedeutet das nur scheinbar eine wesentliche Einschränkung seines Themas; er hat diesen Krankheitsbegriff so weit gefasst, dass fast alle funktionellen Psychosen, die hier in Frage kommen, mit hineingezogen sind. Das manisch-depressive Irresein spielt bei dieser Menschenklasse erfahrungsgemäss eine ganz untergeordnete Rolle.

Die Untersuchungsmethode war in allen Fällen die von Kraepelin geforderte: nicht Zustandsbilder werden beschrieben und analysiert, sondern das ganze Leben jedes einzelnen Kranken wird möglichst vollständig dargestellt. Alle ärztlichen und amtlichen Nachrichten, die irgend von Bedeutung sein konnten, sind zu diesem Zwecke gesammelt und — um auch dem in systematischen Fragen anders denkenden Leser objektives Material zu bieten — ausführlich mitgeteilt worden. So kommt es, dass den bei weitem grössten Teil des Werkes diese 52 Krankheitsgeschichten einnehmen.

Es können hier natürlich nur einige der wesentlichen Resultate, zu denen W. gelangt, besprochen werden.

Erblich belastet durch Psychose, hochgradige Geistesschwäche, Alkoholismus und Kriminalität der Eltern und nächsten Verwandten waren 23 Kranke. Sieben von ihnen waren unehelich geboren, die Väter der übrigen waren Taglöhner, Landwirte oder Handwerker. Alle Kranke waren ursprünglich mittelmässig bis gut beanlagt gewesen, hatten sich durchweg zu sozialen Bürgern entwickelt und erst später, unter dem Einfluss der Psychose, Schiffbruch gelitten. 20 von 52 Kranken waren Soldaten geworden, aber nur 5 hatten sich straffrei geführt, weil sie erst nach ihrer Militärzeit erkrankten. — Sehr gering ist die Fruchtbarkeit dieser Menschenklasse: die jetzt noch lebende Nachkommenschaft der 52 Männer besteht aus 2 Kindern.

Der Zeitpunkt, in dem die Kranken gesellschaftlich und wirtschaftlich gescheitert waren, war naturgemäss nicht immer mit voller Sicherheit zu ermitteln. In der Mehrzahl der Fälle waren gelegentliche Konflikte mit den Gesetzen dem endgiltigen sozialen Ruin schon längere Zeit vorangegangen. Mit Bestimmtheit liess sich aber ermitteln, dass 32 Kranke infolge ihres Verblödungsprozesses Vagabunden wurden, und dass sich nur 20 schon vor dem Ausbruch der geistigen Störung als sozial unbrauchbar erwiesen hatten. Vier von diesen waren Imbezille, die übrigen boten in ihrer Vorgeschichte (Trunksucht des Vaters etc.) meist genügende Anhaltspunkte zur Erklärung ihres Verfalles und nur bei drei Landstreichern fehlten alle Angaben, welche den frühzeitigen Beginn ihrer arbeitsscheuen und unsteten Lebensführung verständlich machen konnten.

Der Grund nun, aus dem Dementia-praecox-Kranke so häufig Vagabunden werden, ist oft in einem mit hochgradiger psychomotorischen Unruhe verbundenen, plötzlichen Erregungs-, Angst- oder Verwirrtheitszustande zu suchen. In anderen Fällen spielen Wahnvorstellungen oder Sinnestäuschungen eine Rolle, und zwar sind es in erster Linie Verfolgungsideen, durch die solche Kranke herumgetrieben werden. Eine Rückkehr in geordnete bürgerliche Verhältnisse verhindert zumeist der inzwischen eingetretene Schwachsinn, dessen soziale Folgen durch chronischen Alkoholmissbrauch noch verschärft zu werden pflegen.

Die wichtige Frage, ob nicht gelegentlich auch, umgekehrt wie bei der gewöhnlichen Entwicklung der Dinge, das Landstreichertum als solches die Dementia praecox veranlassen kann, lässt W. offen. Sicher bilden die körperlichen und psychischen Schädigungen durch Alkoholmissbrauch, Hunger und Haft häufig ein auslösendes Moment bei der Entwicklung der ersten Krankheitssymptome oder bei der Entstehung eines neuen Krankeitsschubes. Insbesondere ist die Haft, und zwar namentlich die Einzelhaft, geeignet, bei derartig disponierten Menschen Wahnvorstellungen und Halluzinationen persekutorischer Art auftreten zu lassen.

Ganz besonderes Interesse beansprucht der Abschnitt der Monographie, in dem die Kriminalität der Landstreicher behandelt wird. Nur 6 von 52 Vagabunden hatten nur Haftstrafen bekommen, 40 hatten mit der Haft und dem Gefängnis und 7 auch mit dem Zuchthaus Bekanntschaft gemacht. (Delikte: Sittlichkeitsverbrechen dreimal, Eigentumsverbrechen fünfmal, Landfriedensbruch einmal.) Neben den Sittlichkeitsverbrechen spielen die Affektvergehen eine grosse Rolle; zu beachten ist aber, dass diese Reste im Verlaufe des Verblödungsprozesses an Häufigkeit abnehmen. Die Gewalttaten, die in dieser Periode begangen werden, sind häufig Reaktionen auf Sinnestäuschungen oder Wahnvorstellungen. Die Diebstähle und die Eigentumsvergehen überhaupt tragen den Stempel der Schwäche und des Energiemangels; charakteristisch für diese

Gruppen von Menschen ist eben das passivste Rest, das es gibt: das Betteln. Von 1682 (!) Strafen, welche über die 52 Personen verhängt worden sind, wurden 1345 wegen Bettelns und Landstreichens diktiert. Die Kriminalität begann häufig bereits während der Schuljahre, zumeist aber doch erst später, beim Eintritt ins Erwerbsleben.

Wie kommt es nun, dass diese zweifellos geisteskranken und ebenso zweifellos strafrechtlich nicht verantwortlichen Individuen so sehr oft bestraft werden konnten, ohne dass ihre seelische Anomalie von den beteiligten Richtern und Aerzten erkannt wurde? Die letzte Ursache ist leider in der Unkenntnis begründet, die nicht nur juristische sondern auch weite ärztliche Kreise in allen psychiatrischen Fragen an den Tag legen. Gewiss liegt es in vielen Einzelfällen an der Ueberlastung des Richters oder des Strafanstaltsarztes, wenn weniger augenfällige Störungen bei einer kurzen Verhandlung oder bei einer noch kürzeren Untersuchung nicht bemerkt werden. Wenn aber schwere Schwachsinnsgrade immer wieder übersehen und wenn typische katatonische Erregungen unrichtig (als Simulation etc.) beurteilt werden, so sind das Folgen der mangelhaften psychiatrischen Vorbildung der Aerzte (und der Richter), für die W. mehrere sehr charakteristische Belege im einzelnen mitteilt. Dass gerade die Dementia praecox in manchen ihren Erscheinungsformen dem nicht-sachverständigen Arzte die Annahme der Simulation besonders nahe legt, ist ja eine jedem Psychiater geläufige Erfahrung.

Deshalb der Wunsch, mit dem W. sein Werk schliesst: „dass auf die psychiatrische Ausbildung der Strafanstaltsärzte ein grösseres Gewicht gelegt werde, als es bislang geschah. Erst dann wird den Tausenden von Geisteskranken, die jetzt noch in unseren Strafanstalten diszipliniert werden, rechtzeitig der ihnen gebührende Schutz zuteil werden können. Der Staat sollte die anfänglich grossen Kosten nicht scheuen; sie werden durch die Beseitigung dieser Menschenruinen reichlich gedeckt werden. Die Strafanstaltsbeamten aber werden nur dankbar sein, wenn sie von diesen unverbesserlichen und undisziplinischen Elementen bewahrt bleiben." Bumke (Freiburg i. B.)

L. v. Frankl-Hochwart: Der Menièresche Symptomenkomplex. 2. umgearb. Aufl. Wien 1906. Alfred Hölder. 101 S. Mk. 3.

Während der Verf. dieser Monographie für die erste Auflage nur 70 Fälle verwenden konnte, verfügt er jetzt über mehr als 250. Dementsprechend ist aus der zweiten Auflage ein völlig neues Buch geworden. Nach einer historischen Vorbemerkung und einigen terminologischen — nicht ganz unwichtigen — Auseinandersetzungen bespricht der Verf. das Einsetzen der Menièreschen Symptome und deren ätiologische Beziehungen: die Menièresche Apoplexie bei ohrgesunden Individuen (ohne Trauma und nach Traumen), die Entwicklung des Menièreschen Symptomenkomplexes accesorisch bei bestehender oder akut auftretender Erkrankung des Gehörorgans, den durch äussere Einflüsse entstehenden transitorischen Ohrenschwindel, die pseudomenièreschen Anfälle. Der dritte Abschnitt behandelt das Auftreten der einzelnen Symptome und ihre Analyse, der vierte die Ergebnisse der pathologischen Anatomie und Experimentalpsychologie, der fünfte die Diagnose und Differentialdiagnose, der sechste die Prognose und der siebente Prophylaxe und Therapie. Ein sehr ausführliches Literaturverzeichnis ist beigefügt.

Aus dem reichen Inhalt der Schrift, der man überall anmerkt, dass sie wesentlich aus Eigenem schöpft, sei nur einiges herausgegriffen. Eine Erklärung des Menièreschen Symptomenkomplexes gelingt zwar für die Schwerhörigkeit (Mittelohr- und Labyrinthveränderungen), aber nicht für das Ohrensausen, von dem man sagen kann, dass seine Exazerbation vielleicht den im Anfall zu supponierenden Zirkulationsänderungen zuzuschreiben ist. Der Drehschwindel ist als Bogengangssymptom aufzufassen, obwohl wir vom klinischen Standpunkte aus noch immer nicht den Beweis für ein statisches Organ in den Bogengängen erbringen können. Keine Erklärung haben wir für die Entstehung des Erbrechens, der Durchfälle, der vasomotorischen Störungen, des Schwitzens. Betreffs der Differentialdiagnose bemerkt der Verf., dass es kein Beweis gegen den auralen Ursprung des Symptomenkomplexes sei, wenn der Kranke behauptet, normalhörig zu sein; auch warnt er vor der Diagnose „Vertigo a stomacho laeso", den er für höchst selten halte und der fast nur bei nervösen Individuen vorkomme. Auch handelt es sich dabei mehr um kontinuierliches Schwindelgefühl, nicht um das paroxysmale der Menièrekranken. Beim arteriosklerotischen Schwindel handelt es sich gewöhnlich nicht um eine Drehempfindung, sondern um ein allgemeines Taumelgefühl, Erbrechen ist dabei nicht allzu häufig. Die Differentialdiagnose zwischen Vertigo auralis bei der Otitis purulanta und der dieser Affektion öfters folgenden Form von Meningitis und otitischem Abscess wird dadurch erleichtert, dass bei den genannten Hirnerkrankungen die typischen Paroxysmen gewöhnlich fehlen. Der Schwindel bei der Lues zerebrospinalis, multiplen Sklerose, Tabes und Paralyse hat mit dem Menièreschen gar keine Aehnlichkeit, Hirntumoren machen meist noch andere, deutliche Symptome. Schwieriger ist die Abgrenzung von den Neurosen und zwar weniger von der Neurasthenie (kein Drehschwindel) und Hysterie (sehr selten), als vielmehr von manchen Fällen der traumatischen Hysterie nach Kopfkontusionen. Epilepsie ist meist noch durch andere Symptome abzutrennen, wenngleich Kombinationen von Menière-Anfällen und Epilepsie vorkamen. Zu beachten ist auch die erst neuerdings von Frankl-Hochwart beobachtete Tatsache, dass es Formes frustes des Menière-Anfalles gibt (Schwindel ohne Hörstörung, ohne subjektive Geräusche, ja möglicherweise auch eine Vertigo sine vertigine).

Was die Prognose betrifft, so ist sie früher für trüber gehalten worden, als sie verdient. Von 74 an ein- oder doppelseitigen chronischen Ohraffektionen Leidenden wurden 40 geheilt, 21 gebessert, ganz ohne Besserung waren 13. Intermissionen sind sehr häufig. Jeder, auch noch so schwere Fall zeigt temporär Besserungen.

Die Prophylaxe und Therapie muss sich natürlich nach den verschiedenen Formen richten. Bei der apoplektischen Form: Ruhe, Eisblase, eventuell lokale Blutentziehung, Narkotika zur Beruhigung, wenn nötig, beim accesorischen Schwindel sachgemässe spezialistische Behandlung. Ausserdem — besonders in den interparoxysmalen Zeiten — medikamentöse Behandlung (Pilokarpin, Sekale, Brompräparat; Chinin ist nicht zu empfehlen), Hydro-, Elektro-, Klimatotherapie, Massage, Gymnastik. Manchmal ist jede lokale Therapie besser abzustellen. Höhenklima wirkt oft überraschend günstig (1000 m). Kopfkreisen scheint manchmal gut zu tun (mehrmals täglich nach rechts und links, zuerst 3 bis 5 mal, später 20 bis 30 mal). Babinski teilt sehr gute Erfolge von der Lumbalpunktion mit.

Die Schrift gibt über alle wichtigen Fragen gründlich Auskunft und ist bei der grossen Bedeutung des ganzen Symptomenkomplexes und der einzelnen Symptome für die Diagnose zahlreicher Nervenkrankheiten jedem Neurologen angelegentlich zu empfehlen. Mohr (Coblenz).

H. Liepmann (Berlin): Epileptische Geistesstörungen. (Die deutsche Klinik 1905.)

L. gibt in 20 Seiten einen Ueberblick über die epileptischen Geistesstörungen, der alles Wesentliche in Kürze zusammendrängt, was man heutzutage über sein Thema weiss. Der Fachmann wird nichts Neues finden; für jeden, der die fraglichen Störungen selten oder nie zu sehen Gelegenheit hat, wird der Aufsatz von Wert sein. Er erinnert daran, nicht ausser Acht zu lassen, ob die Störungen einem Anfall vorausgehen, ihm folgen oder ihn ersetzen, spricht von dem chronischen Geisteszustand der Epileptiker und dann von den transitorischen Störungen. Von ihnen zählt er die einzelnen auf, charakterisiert sie kurz und betont auch, wie zahlreich die Uebergänge zwischen den einzelnen Formen sind. Dann hebt er einige gemeinsame Züge aller verschiedenen Bilder hervor und geht besonders auf die neuerdings wieder mehr erörterten Sprachstörungen der Epilepsie ein. Bei der Frage nach der Ursache aller epileptischen Störungen kann sich L. natürlich der heute hierin waltenden Verwirrung der Ansichten nicht entziehen. Er erwähnt dann noch kurz die körperlichen Begleiterscheinungen, die Prognose und Therapie und bespricht zum Schluss mit der Diagnose die Grenzen, die dem Begriff der Epilepsie heute zu ziehen sind. Er bekennt sich dabei als Anhänger der „psychischen“ Epilepsie und will auch „viele“ Dipsomanen zur Epilepsie gerechnet wissen. Gruhle (Heidelberg).

J. A. Valdés (Anciano): Un nuevo caso de clonus circumscripto de los dedos del pié. Habana, 1906.

Bei zwei Fällen von syphilitischer Myelitis liessen sich durch Druck auf das Ende der Zehen klonische Bewegungen der Zehen auslösen. Verf. fand diesen Reflex unter 37 Fällen von Paraplegie und Hemiplegie nie. In den beiden beschriebenen Fällen waren alle Sehnenreflexe gesteigert und Fussklonus und Babinski vorhanden. G. Liebermeister.

M. Weimersheimer: Ueber den angeborenen Mangel der Patellarreflexe. Inaug.-Diss. Würzburg, 1906.

Das angeborene Fehlen der Patellarreflexe ist häufiger als die angeborene Pupillenstarre. Es kommt ein Fehlen oder abnorm schwaches Auftreten der Patellarreflexe, ohne dass ein Nervenleiden dafür verantwortlich zu machen wäre, in etwa 1 % der untersuchten Fälle vor. Verf. hat es in 14 klinisch klaren Fällen konstatiert. In zwei Fällen waren für das Fehlen der Reflexe lokale Veränderungen am Ligamentum patellae verantwortlich zu machen, in drei Fällen fehlten die Patellarreflexe ohne nachweisbare Ursache vollständig, in einem dieser Fälle konnte auch das Zentralnervensystem — ohne abnormen Befund — untersucht werden. In neun Fällen fehlten die Reflexe meist ganz und waren nur zu gewissen Zeiten schwach auslösbar. G. Liebermeister.

Carncross: The mental attitude in tuberculosis. Second annual report of the Henry Phipps Institute for the study etc. of tuberculosis.

Nach Verf.'s Erfahrungen ist die Euphorie der Phthisiker gegenüber ihrem Zustande gar nicht so häufig, wie man anzunehmen gewohnt ist. Verhältnismässig oft sind die Kranken argwöhnisch, fühlen sich leicht beleidigt, sind sehr widerstrebend, emotionell, skeptisch oder pessimistisch. Im allgemeinen kann man sagen, dass die Charaktereigenschaften, die die betreffenden Individuen schon früher gezeigt, während der Erkrankung nur in verstärktem Masse hervortreten. Kölpin.

Hugo Hoppe (Königsberg i. Pr.): Der Alkohol im gegenwärtigen und zukünftigen Strafrecht. Jurist.-psychiatr. Grenzfragen. V. 4/5. Halle. Marhold. 1907.

Die Stellung, die der Verfasser dieser Schrift hinsichtlich der forensisch-psychiatrischen Beurteilung von Rauschdelikten im gegenwärtigen Strafrecht einnimmt, ist den Lesern dieses Zentralblatts aus der vorjährigen Arbeit Hoppe's und aus der Diskussion mit Gaupp, zu der sie den Anlass gab, hinlänglich bekannt. De lege ferenda wünscht H. die Einschaltung des folgenden § 51b. „Wer im Rausch oder infolge von Trunksucht eine Straftat begangen hat und wegen verminderter Zurechnungsfähigkeit zur Zeit der Tat zu einer milderen Strafe verurteilt ist, wird, falls die Verurteilung nicht bedingt erfolgt ist, im Anschluss an die Strafe (oder an Stelle derselben) in eine Trinkerheilanstalt auf die Dauer von längstens 2 Jahren oder, wenn es sich um einen unheilbaren Trinker handelt, in eine Trinkerbewahranstalt auf Lebenszeit eingewiesen. Das gleiche gilt für Personen, die im Rausch oder infolge von Trunksucht eine Straftat begangen haben, aber wegen Ausschluss der freien Willensbestimmung zur Zeit der Tat freigesprochen werden mussten. Doch kann bei Rauschdelikten die Einweisung in die Trinkerheilanstalt ausgesetzt werden, wenn der Täter das feste Versprechen gibt, von nun an abstinent zu leben und einer Enthaltsamkeitsvereinigung beizutreten.“

Bumke (Freiburg i. Br.).

Hegler und **Finckh** (Tübingen): Latente Geistesstörung bei Prozessbeteiligten. Jurist.-psychiatr. Grenzfragen. Halle. Marhold. 1907. V. 7/8.

Es gibt zahlreiche Geistesstörungen, die in irgend einem Stadium des Verlaufs für Nichtsachverständige derart latent bleiben können, dass eine Beteiligung der Kranken am Prozess ohne Beanstandung stattfindet, während die ärztliche Beobachtung zu dem Resultat führt, dass sie während ihrer Teilnahme am Prozess sich im Zustand geistiger Störung befunden haben (Finckh). Ist ein Urteil durch einen (latent) geisteskranken Richter erlassen worden, so kann es (von der Berufung abgesehen) durch die Revision angefochten werden, solange es noch keine Rechtskraft erlangt hat. Im anderen Falle (nach Ablauf der Revisionsfrist) kann gegen eine zivilrechtliche Entscheidung die Nichtigkeitsklage angestrengt werden, gegen ein strafrechtliches Urteil aber nicht. Die Strafprozessordnung enthält keine derartige Bestimmung und die Auffassung, eine derartige Entscheidung sei ipso jure, schlechtweg nichtig, ist deshalb unhaltbar, weil ein in korrekten Formen erlassenes Urteil nach dem geltenden Recht niemals ohne weiteres als nicht existirend behandelt werden kann. — Was Parteien und Parteivertreter anbelangt, so fehlt diesen im Sinne der C. P. O. die Prozessfähigkeit, wenn sie geisteskrank sind; also sind ihre Handlungen und Unterlassungen rechtsunwirksam. Damit kann je nach der

Sachlage und dem Stadium, in dem sich der Rechtsstreit befindet, Berufung, Revision oder Nichtigkeitsklage begründet werden. In der Strafrechtspflege ist dagegen ein Revisionsgrund nur in der Handlungsunfähigkeit einer derjenigen Personen zu erblicken, deren Anwesenheit das Gesetz vorschreibt. Die Handlungsunfähigkeit würde dann der Abwesenheit gleichzusetzen sein. Eine Nichtigkeitsklage — also die Anfechtung einer rechtskräftigen Entscheidung — ist aber auch hier unzulässig.

Waren Zeugen oder Sachverständige geisteskrank, so kann (nach einer R. G. E.) ein rechtskräftiges Urteil in Zivilsachen deshalb nicht angefochten werden, während im Strafprozess eine Wiederaufnahme — aber nur zu Gunsten des Angeklagten — in Frage kommt. Bumke (Freiburg i. B.).

Hermann Kornfeld (Gleiwitz): Alkoholismus und § 51 St. G. B. Jurist.-psychiatr. Grenzfragen. Halle. Marhold. 1906. IV. 3.

Der Verfasser, dessen Ansichten in forensisch-psychiatrischen Dingen vielfach von denen der meisten Fachgenossen abweichen, stellt die Frage zur Erwägung, „ob nicht diejenigen Rechtsbrüche pathologisch oder sonst sinnlos Betrunkener dann zu bestrafen wären, wenn das Motiv ein so zureichendes wäre, dass die Handlung auch im nichttrunkenen, eventuell im Zustande der Leidenschaft verübt worden wäre. Und ebenso ferner, ob nicht schon der Umstand, dass jemand, der im Besitze der Kenntnis, dass er sich in sinnloser Trunkenheit zu gesetzwidrigen Handlungen hinreissen lassen kann und sich trotzdem betrinkt, ohne gleichzeitig Fürsorge gegen gemeingefährliche Handlungen in diesem Zustande zu treffen, die Voraussetzung der Strafbarkeit enthält?“

Bumke (Freiburg i. B.).

Kreuser (Winnenthal) und **Schmoller** (Tübingen): Testamentserrichtung und Testierfähigkeit. Jurist.-psychiatr. Grenzfragen. Halle. Marhold. 1907. IV. 7/8.

Beide Referenten stimmen in der Ueberzeugung überein, dass die Möglichkeit eines aus krankhaften Motiven erlassenen Testaments im B. G. B. nicht in dem Masse berücksichtigt worden ist, das durch die Häufigkeit seelischer Anomalien tatsächlich begründet ist; und weiter darin, dass die nachträgliche Feststellung, ob der Erblasser an einer seine freie Willensbestimmung aufhebenden Geistesstörung gelitten hat oder nicht, zumeist sehr grossen Schwierigkeiten begegnet. Die Beseitigung dieser Missstände erscheint allerdings ausserordentlich schwer, insbesondere würde, wie Schm. ausführt, die Forderung des ersten Referenten kaum durchführbar sein, nach der nämlich der Erblasser jede Abweichung von der gesetzlichen Erbregelung motivieren sollte. Dagegen hält auch Schm. eine Aenderung des Gesetzes insofern für angezeigt, dass auch solche psychotische Zustände, durch welche die freie Willensbestimmung (zwar nicht aufgehoben sondern nur) in erheblichem Masse beeinträchtigt wird, künftig die Testierfähigkeit aufheben sollen.

Bumke (Freiburg i. B.).

Hermann Kornfeld (Gleiwitz): Psychiatrische Gutachten und richterliche Beurteilung. B. G. B. § 104, § 6, Str. G. B. § 51. Jurist.-psychiatr. Grenzfragen. V. 1. Halle. Marhold. 1907.

Nach der Meinung des Verfassers ist es erstaunlich, dass Gehirn- und Geisteskrankheiten noch immer für identisch gehalten werden. Nur „für diejenigen Störungen der Handlungen eines Menschen, die einer Störung des Geistes als Folge einer körperlichen Krankheit zuzuschreiben sind“, habe der Arzt als der berufene Sachverständige zu gelten. „Wo solche indess nicht nachzuweisen sind, wo die Erkrankung sich als eine rein geistige darstellt, kann es zweifelhaft sein, ob der Kriminalist oder Psychologe, der erfahrene Gefängnisbeamte, nicht besser imstande sind, den Zustand zu beurteilen, als ein Arzt. Für eine grosse Anzahl der Fälle wird allerdings der Psychiater der erfahrenste in der geeignetsten Weise vorzugehen fähige Sachverständige sein; und besonders dann, wenn er zugleich Erfahrungen über die Geistesverfassung der Rechtsbrecher hat, und die Psychologie, nicht die Pathologie, zur Grundlage macht für das, was er beurteilen soll: rein geistige Zustände, abnorme Seelenvorgänge.“ Bumke (Freiburg i. B.).

Robert Gaupp: Wege und Ziele psychiatrischer Forschung. Eine akademische Antrittsvorlesung. Tübingen, H. Laupp 1907.

Dass persönliche Bekenntnisse über Wege und Ziele psychiatrischer Forschung immer noch allgemeinen Interesses sicher sind, liegt nicht etwa nur, wie man gewöhnlich hört, an der Jugend unserer Wissenschaft, sondern insbesondere an deren erkenntnistheoretischer Eigenart. Gaupp hat nun in seiner Tübinger Antrittsrede dies Thema in einer Weise angefasst, dass ich wünschte, so oder ähnlich möchten die Einleitungen unserer gebräuchlichen Lehrbücher lauten, denn gerade diese belieben sich vielfach über solche Grundfragen recht mangelhaft, zuweilen direkt irreführend auszusprechen. Daraus allein schon ergibt sich, dass Gaupp's Vortrag nicht nur dem weiteren Kreis der Nichtmediziner, an den er sich zunächst wendet, sondern dass er auch dem engeren der Fachkollegen frommt; manchem Irrenarzt wäre an der Hand dieser klaren und prägnanten Darlegungen eine Nachprüfung gewisser Abschnitte seiner spezialwissenschaftlichen Grundanschauungen zu empfehlen. Ich müsste nicht wenige Seiten abschreiben, wollte ich die Punkte hervorheben, die mir in dieser Beziehung lehrreich zu sein scheinen. Nur eine aktuelle Angelegenheit kann ich herauszugreifen nicht unterlassen. Gaupp gesteht der physiologischen Chemie die wichtige Rolle, die ihr in der psychiatrischen Forschung zukommt, theoretisch rückhaltslos zu, aber „freilich sind wir Psychiater auf diesem chemischen Wege von den Fortschritten einer Naturwissenschaft abhängig, deren Förderung uns selbst in der Regel versagt ist und die uns noch nicht einmal die Fundamente des künftigen Baues herzustellen vermag. Erst mit der wissenschaftlichen Beherrschung der Eiweisskörper und mit der endgültigen Erledigung aller vitalistischen Fragen dürfte es möglich werden, die chemischen Vorgänge im Organismus und speziell in der Hirnrinde mit Erfolg in den Bereich unseres Arbeitsgebietes zu ziehen. Vorher kommen meist nur unreife Behauptungen zu Tage wie die alten Lehren von der Bedeutung des Phosphors für die Intelligenz, vage Hypothesen, deren wissenschaftliche Wertlosigkeit nicht erst nachgewiesen zu werden braucht.“

Damit scheint mir über den Chemie-Dilettantismus, wie er sich neuerdings an manchen psychiatrischen Instituten breit zu machen droht, das richtige Urteil gesprochen.

Der Ausblick, den Gaupp gegen Ende auf die weiteren Ziele unserer Disziplin vermittelt, musste den Hörern so recht vor Augen führen, wie wesentlich sich die Psychiatrie von den übrigen medizinischen Sonderfächern unterscheidet. Statt immer engerer Fachdetaillierung ein grosszügiges Eingreifen in altehrwürdige Einrichtungen und Bewertungen! Aber freilich auf den jungen medizinischen Nachwuchs scheint das alles nicht von lockender Wirkung zu sein: es „trägt“ nicht genug. G. Specht (Erlangen).

Otto Marburg: Die sogenannte akute multiple Sklerose (Encephalomyelitis periaxialis sklerotikans). Leipzig und Wien. Franz Deuticke 1906. 10 Abbildungen im Text und 3 Tafeln (100 Seiten).

Verfasser gibt an der Hand der in der Literatur verzeichneten Beobachtungen, denen er drei eigene zur Sektion gekommene Fälle hinzufügt, eine eingehende Schilderung der sogenannten akuten multiplen Sklerose. Er bespricht die Aetiologie, Symptomatologie, Differentialdiagnose gegenüber der disseminierten Encephalomyelitis, Prognose und Therapie, sowie insbesondere den pathologisch-anatomischen Befund bei dieser Krankheit, der einzig und allein den Charakter des Prozesses entscheidet. Das Akute bezieht sich nicht so sehr auf die Dauer und die klinischen Erscheinungen, als vielmehr auf deren pathologisch-anatomisches Substrat. Nach den Ausführungen des Autors stellt die akute multiple Sklerose nur eine Form der echten multiplen Sklerose dar, die durch eine raschere Progression des Prozesses ausgezeichnet ist. Sie erweist ihre Zugehörigkeit zur echten multiplen Sklerose vor allem durch das klinische Bild. In diesem ist weniger die Symptomatologie charakteristisch, als vielmehr die Art des Einsetzens der Krankheit, ihr schubweises Fortschreiten, die Re- und Intermissionen, sowie insbesondere der klinisch zu führende Nachweis multipler Herde. Es kommt dem Symptom ein gewisser Lokalcharakter zu, der aber durch die Ausbreitung des Prozesses in den verschiedensten sich gegenseitig beeinflussenden Gegenden verwischt und durch die Eigenart des pathologischen Prozesses modifiziert erscheint. Wesentlich erscheint dabei die Dissoziation von Symptomatologie und Ausbreitung der Affektion. Die Eigenart des pathologischen Prozesses ist der diskontinuierliche Markzerfall mit relativer Intaktheit des Achsenzylinders und gleichzeitiger kurz darauf folgender Wucherung der Gefäss- und Gliazellen. Es ist der analoge Prozess wie bei der diskontinuierlichen oder periaxialen Neuritis und es können sich in der Tat der periphere und der zentrale Prozess in den akuten Fällen der multiplen Sklerose vereinigen. Der ganze Vorgang erweist sich als ein entzündlicher und gehört als solcher in die Gruppe der degenerativen Entzündungen. Die Art des Markzerfalls weist darauf hin, dass es sich um eine Lecitholyse handelt, wie eine solche experimentell durch Fermentintoxikation hervorgebracht werden kann, so dass man den Prozess als durch Toxine bedingt auffassen könnte. Der Endausgang des Prozesses ist der komplette Ersatz des zugrundegegangenen Gewebes durch ein kernarmes fein-fibrilläres Gliagewebe. Die akute mutiple Sklerose ist eine Affektion, die genetisch in der Reihe der degenerativen Myelitiden steht und als solche den Namen der Encephalomyelitis periaxialis sklerotikans verdient.

Die sehr interessante Arbeit ist ein wertvoller Beitrag zur Lösung der Frage der multiplen Sklerose, die noch keineswegs völlig abgeschlossen ist.

Gross-Tübingen.

Paul Julius Möbius.

Am 8. Januar d. J. hat ein sanftes Ende dem Leben eines Mannes ein Ziel gesetzt, dessen Geistesarbeit mehr als 2 Jahrzehnte das neurologische und psychiatrische Denken in der nachhaltigsten Weise beeinflusst, aber auch weit darüber hinaus befruchtend und anregend gewirkt hat, ohne dass er einen Lehrstuhl inne gehabt oder auch nur den heute schier unvermeidlichen Professortitel getragen hätte. Wer derartiges erreicht, muss ein ungewöhnlicher Mensch sein. Was den einfachen Leipziger Nervenarzt Paul Julius Möbius dazu befähigte, eine geistige Macht zu werden, die sich trotz grösster Widerstände siegreich bewährte, das war auf der einen Seite der unbestechliche sittliche Ernst seines Wahrheitstrebens, auf der anderen Seite aber die glückliche Verbindung von scharfer Beobachtungsgabe mit hervorragender Befähigung für allgemeines Denken. Gerade in dieser letzteren Eigenschaft lag seine hohe Ueberlegenheit über die fleissigen Tatsachensammler, die unter den Grössen der medizinischen Wissenschaft so reichlich vertreten sind.

Möbius' äusserer Lebensgang war einfach.*) Er war in elfter Geschlechtsfolge ein Nachkomme Martin Luthers; sein Vater war Oberschulrat, sein Grossvater, dessen Schädel er beschrieben hat, Professor der Astronomie. Geboren wurde er am 24. Januar 1853 zu Leipzig, wo er auch hauptsächlich die Schulen besuchte. Von Oktober 1870 an studierte er zunächst in Leipzig Theologie und Philosophie, später letztere allein, um Ostern 1873 in Jena zur Medizin überzugehen, mit der er sich weiter in Marburg und wieder in Leipzig beschäftigte. Am 9. Dezember 1874 wurde er Dr. der Philosophie, am 17. Januar 1877 approbierter Arzt, im gleichen Jahre Doktor der Medizin mit einer Dissertation über Icterus. Er wurde nun zunächst Militärarzt und schrieb 1878 einen Grundriss des Deutschen Militärsanitätswesens, wendete sich aber sehr bald der Neurologie zu, begründete eine sich rasch ausdehnende Praxis und übernahm nach Aufgeben seiner militärärztlichen Stellung 1883 unter Strümpell die Tätigkeit eines neurologischen Assistenten an der medizinischen Poliklinik. Zugleich habilitierte er sich an der Universität, verzichtete jedoch 1893 auf seine Dozentur wegen Misshelligkeiten mit der Fakultät, von der er sich zurückgesetzt fühlte. Seit 1886 redigierte er mit Dippe zusammen die Schmidt'schen Jahrbücher, in denen er eine ungemein umfangreiche und wertvolle referierende und namentlich kritische Tätigkeit entfaltete. Im Laufe des Jahres 1903 trat bei ihm eine Schwellung am Unterkiefer auf, die durch mikroskopische Untersuchung als karzinomatös erkannt und am 4. November herausgeschnitten wurde. Mehrfache örtliche kleinere Nachschübe wurden in den nächsten

*) Die Angaben darüber verdanke ich zumeist der freundlichen Vermittlung seines Bruders, des Herrn Prof. Dr. Möbius in Frankfurt a. M.

Jahren ebenfalls entfernt, doch stellte sich gegen Ende des Jahres 1906 rasch zunehmende Herzschwäche ein. Am 1. Dezember ging Möbius zum letzten Male aus; am 4. Januar wurde er bettlägerig. — Seit 1878 war er mit der sehr viel älteren Tochter des Philosophen Drobisch vermählt, die 1892 starb, nachdem die Gatten sich schon vorher getrennt hatten. Die Ehe blieb kinderlos.

Als Nerven- und Irrenarzt stand Möbius, dem die Einengung des freien Denkens durch Schulmeinungen verhasst war, wesentlich auf eigenen Füssen. Als er, mit 30 Jahren, Assistent wurde, war er bereits eine fertige wissenschaftliche Persönlichkeit. Immerhin war es bei seiner Eigenart, die nach geistiger Durchdringung des Beobachtungsstoffes und Gewinnung allgemeiner Gesichtspunkte strebte, natürlich, dass ihn zunächst die Franzosen am meisten anzogen. In der gleichen Richtung musste sein feines Sprachgefühl wirken, das ihn überall mit wunderbarer Sicherheit den treffendsten Ausdruck für seine Gedanken finden liess und ihn zu einem der vorzüglichsten Stilisten der Gegenwart machte. Die grossen Meister der klinischen Betrachtungsweise, vor allem Charcot, dem er einen Nachruf schrieb, sowie in gewissem Sinne Magnan, von dessen Arbeiten er eine Reihe übersetzt hat, wurden daher seine Lehrmeister. Sein Hauptarbeitsgebiet war zunächst die Neurologie. Neben zahlreichen Einzelbeobachtungen, unter denen diejenigen über verschiedene Augenmuskelstörungen, über Neuritisformen und namentlich über Tabes besonders zu bemerken sind, lieferte er eine Reihe von grösseren Einzeldarstellungen, die zum teil in mehreren Auflagen erschienen sind, über die Migräne, über den Kopfschmerz, über die Basedow'sche Krankheit, über den umschriebenen Gesichtsschwund, weiterhin aber auch mehr zusammenfassende Werke, die allgemeine Diagnostik der Nervenkrankheiten (1886) und seinen Charcot gewidmeten Abriss der Lehre von den Nervenkrankheiten (1893) und als neurologisches Erstlingswerk eine kleine volkstümliche Schilderung des Nervensystems (1880). Was alle diese Arbeiten kennzeichnet, das ist, neben der Klarheit und Schönheit der Sprache, Zuverlässigkeit der Beobachtung, umfassende Beherrschung des Stoffes, Selbständigkeit des Urteils und eine Weite des Gesichtskreises, wie sie bei medizinischen Schriftstellern nicht gerade gewöhnlich ist. Gewiss wurde Möbius durch sein Streben nach grundsätzlicher Erkenntnis hie und da verführt, Anschauungen mit grosser Bestimmtheit auszusprechen, über die noch lebhafte Meinungsverschiedenheiten bestanden, so über den Wert der Elektrotherapie, über den Zusammenhang zwischen Tabes und Syphilis; aber die weitere Entwicklung unseres Wissens hat ihm in der Regel Recht gegeben. Als besonders fruchtbar hat sich sein zuerst in dem Abriss der Nervenkrankheiten durchgeführter Versuch einer Einteilung der Krankheiten nach ihrer endogenen und exogenen Entstehung erwiesen; dieser Gedanke hat ihn auch späterhin noch wiederholt lebhaft beschäftigt.

Sehr bezeichnend für Möbius' wissenschaftliche Persönlichkeit ist die Tatsache, dass er sich im Laufe seiner Entwicklung immer zielbewusster von der Neurologie psychiatrischen Fragen zugewendet hat. Von der Mitte der 90er Jahre an hören seine neurologischen Veröffentlichungen fast vollständig auf; nur die Basedow'sche Krankheit, die er mittelst eines Antithyreoidinserums zu bekämpfen suchte, regte ihn noch zu weiterer Arbeit an. Nachdem er sich schon 1882 durch seine Abhandlung über die Nervosität dem Gebiete der Psychiater genähert hatte, schrieb er mir im August 1888, dass er das Bedürfnis in sich fühle, „durch weiteres Eindringen in die Psychiatrie sein Feld zu erweitern", die Erkenntnis „von der dilettantischen zur fachmännischen zu steigern". Da er wohl fühle, dass Bücherstudium allein ihn nicht fördern könne, fragte er bei mir an, was zu tun sei, und ging dann, auf meinen Rat, zu Ganser, um dort längere Zeit regelmässig Geisteskranke zu beobachten. Es ist der höchsten Bewunderung wert, zu sehen, wie tief Möbius mit dieser verspäteten und immerhin doch nur flüchtigen psychiatrischen Vorbildung in den Geist unserer Wissenschaft eingedrungen ist. Offenbar besass er ein angeborenes Verständnis für psychopathische Vorgänge, das er wohl auf seine Eigenschaft als „Dégénéré supérieur" zurückführte. Deswegen fesselten ihn namentlich die ihm in seiner Praxis natürlich ungemein häufig begegnenden krankhaften Grenzzustände. Auf diesem Gebiete bewegte er sich mit voller Meisterschaft, während er den schwereren psychischen Erkrankungen fremder gegenüberstand und auf ein Eindringen in die pathologische Anatomie verzichtete, wohl nicht nur aus äusseren Gründen, sondern auch in Folge einer gewissen inneren Abneigung.

Eine grosse Zahl von eigentlich psychiatrischen Arbeiten findet sich schon in den 5 Hefte umfassenden „Neurologischen Beiträgen" (1894, 1895, 1898), namentlich die Erörterungen über Hysterie, die im Anschlusse an französische Anschauungen sehr viel dazu beitrugen, den Deutschen Nervenärzten die psychogene Natur der hysterischen Erscheinungen klarzulegen, ferner die wertvollen Mitteilungen über die von Möbius hier zum ersten Male umgrenzte Akinesia algera, mehrere Abhandlungen über die Nervosität, Aufsätze über die Simulation bei Unfallsnervenkranken, über Seelenstörungen bei Chorea und nach Selbstmordversuchen u. a. Von besonderer Wichtigkeit wurde seine zuerst selbständig erschienene Schrift über die Errichtung von Heilstätten für Nervenkranke, insofern sie den Anstoss zum Bau der ersten, vorbildlichen Heilstätte Haus Schönow in Zehlendorf abgab und eine allgemeine Bewegung einleitete, die nach neuen Grundsätzen für die Nervenkranken Hülfe zu schaffen sucht. Was Möbius vorschwebte, war die Idee eines weltlichen Klosters, in dem der Kranke bei einfacher, natürlicher Lebensführung Ruhe, Sammlung und Anleitung zu zweckmässiger Beschäftigung finden sollte.

Aber auch weiterhin zog ihn die Psychiatrie immer mehr in ihren Bann. Die Beschäftigung mit den psychopathischen Grenzgebieten liess in ihm einen gross angelegten Arbeitsplan entstehen, zu dessen Durchführung Möbius in höherem Grade befähigt war, als irgend Jemand sonst. Seine umfassende literarische Bildung hatte ihn im Leben und in den Schriften grosser Männer hier und da krankhafte Züge erkennen lassen, die dem Laien notwendig unverständlich bleiben mussten. Von der Klarlegung solcher krankhafter Beimischungen in genialen Persönlichkeiten war nach seiner Ueberzeugung einmal eine gerechtere Würdigung jener letzteren selbst, andererseits aber auch ein reicher Gewinn für die Psychiatrie zu erhoffen, die hier ihren Wirkungskreis aus dem Krankenzimmer hinaus auf das Verständnis des geistigen Lebens überhaupt in ungeahnter Weise erweitern konnte. Aus derartigen Ueberlegungen heraus entstanden die „Pathographien", die Schilderungen einer Reihe von Geisteshelden vom Standpunkte des Psychiaters, der neben den überragenden Eigenschaften zugleich auch die Krankheitserscheinungen oder doch die im Grenzgebiete zum Krankhaften hin wurzelnden Schwächen in das richtige Licht stellt. Den Anfang dieser zumeist glänzend durchgeführten Lebensbilder machte 1889 die Krankheitsgeschichte J. J. Rousseau's; ihr folgten die Darstellungen Göthe's (1898), Schopenhauer's (1899), Nietzsche's, Schumann's und Scheffel's.

Es lag auf der Hand, dass diese Betrachtungsweise den Beifall der gelehrten und ungelehrten Mitwelt nicht ohne weiteres finden konnte, da sie vielfach mit überlieferten, liebgewonnenen Anschauungen aufräumte und Gesichtspunkte eröffnete, die dem Laien völlig fremdartig erscheinen mussten. Insbesondere hat die Darlegung der manisch-depressiven Veranlagung Göthe's den heftigsten Widerspruch wachgerufen. Dem gegenüber dürfen wir heute betonen, dass Möbius gerade hier in seinen Pathographien, mag auch einzelnes naturgemäss strittig sein, ganz ausgezeichnete Arbeit geleistet hat, und dass insbesondere das Verständnis Göthe's durch die, wie ich glaube, unanfechtbare Deutung seiner Persönlichkeit in ganz ungeahnter Weise gefördert worden ist.

Neben dieser psychiatrischen Hauptarbeit blieb Möbius im letzten Jahrzehnt noch die Musse, nach einer ganz anderen, wenn auch in entfernter Beziehung zu seinen Pathographien stehenden Richtung neue Bahnen zu betreten. Es war die Beschäftigung mit den Werken F. J. Gall's, die ihn dazu veranlasste, eine Verteidigung dieses Forschers zu unternehmen, dessen bedeutsame hirnanatomische Entdeckungen über seinen übelberüchtigten phrenologischen Bestrebungen viel zu sehr in Vergessenheit geraten waren. Möbius hat sich eifrig bemüht, den unleugbaren Verdiensten Gall's um die Erkenntnis des Hirnbaues Anerkennung zu verschaffen und auch aus seinen phrenologischen Anschauungen einen berechtigten Kern herauszuschälen. Ja, er hat sogar das von Gall angewendete Verfahren in erneuter Form wieder aufgenommen, um durch Untersuchungen am lebenden und toten Schädel wie an den Gehirnen von Menschen und Tieren Beziehungen zwischen gewissen Leistungen und der Entwicklung bestimmter Hirnpartien herauszufinden. Eine Frucht dieser Forschungen, die er viele Jahre hindurch fortsetzte, war die Auffindung eines „mathematischen Organs" oberhalb der äusseren linken Augenhöhlengegend, dem er ein besonderes Buch (1900) widmete. Offenbar war Möbius geneigt, hier den Spuren Gall's noch sehr viel weiter zu folgen, wie aus seinem Werke über Kunst und Künstler (1901) hervorgeht. Wir stehen gewiss heute den Bestrebungen, geistige Leistungen in umgrenzte Gebiete der Hirnrinde zu verlegen, weit weniger ablehnend gegenüber, als etwa zur Zeit eines Flourens. Dennoch zwingen uns viele und gewichtige Gründe dazu, dieser Neubelebung der Gall'schen Phrenologie mit äusserstem Zweifel zu begegnen. Die Tatsache, dass Möbius den beiden einzig zuverlässigen Grundlagen einer Lokalisationslehre, der feineren normalen und pathologischen Anatomie der Hirnrinde wie der experimentellen Psychologie, durchaus fernstand, erklärt es wohl, wie er zu dem immerhin rohen und an Fehlerquellen überreichen Verfahren Gall's Vertrauen gewinnen konnte.

Wenn Möbius versucht hatte, von einer psychologischen Betrachtung der Kunsttriebe zu deren anatomischen Entstehungsbedingungen vorzudringen, so schlug er ähnliche Wege ein bei denjenigen Arbeiten, die ihn in den letzten Jahren seines Lebens am meisten beschäftigten. Eingeleitet wurden sie wohl durch die vielumstrittene Schrift über den physiologischen Schwachsinn des Weibes, die nicht weniger als 8 Auflagen erlebt hat. Möbius knüpft hier an Schopenhauer an und wendet sich mit Nachdruck gegen jene Bestrebungen, welche die unleugbaren Unterschiede in der Veranlagung und Bestimmung der Geschlechter zum Nachteile des weiblichen verwischen wollen. Mag man hier auch den Ausdruck „physiologischer Schwachsinn" anfechtbar finden und hier und da aus den Darlegungen ein wenig Bitterkeit heraushören, so wird Möbius in der Hauptsache doch unzweifelhaft Recht behalten. Der lebhafte Widerhall, den seine Schrift in Zustimmung und Entgegnung fand, regte ihn zu einer Vertiefung seiner Untersuchungen nach den verschiedensten Richtungen hin an; die Ergebnisse dieser Arbeit hat er seit 1902 in den 12 Heften „Beiträge zur Lehre von den Geschlechtsunterschieden" niedergelegt.

Wenn Möbius in hohem Masse von den Fragen nach dem Werden und den Entstehungsbedingungen der menschlichen Persönlichkeit angezogen wurde, namentlich unter dem Einflusse der psychiatrischen Betrachtungsweise, so mussten ihn naturgemäss die Erscheinungen der Entartung lebhaft beschäftigen, auf die er durch seine Arbeiten über Nervosität und Hysterie wie durch die Uebersetzung der Abhandlungen Magnans besonders hingewiesen wurde.

Eine ganze Reihe von Aufsätzen bewegen sich auf diesem wichtigen Gebiete. Ueber den Kampf gegen den Alkoholismus, der ihn auch in den Vorstand des Vereins abstinenter Aerzte führte, gegen Tuberkulose und venerische Krankheiten, über Mässigkeit und Enthaltsamkeit, über die Veredelung des Menschen, über das Rauchen, über die Entartung hat er goldene Worte geschrieben. Was uns hier neben der Klarheit des Denkens überall auf das höchste fesselt, das ist des Verfassers vornehme sittliche Persönlichkeit.

Und doch schätzte Möbius selbst sicherlich diese seine Bestrebungen vergleichsweise niedrig ein. „Höher, als der Staatsmann und höher, als der Mann der Wissenschaft steht der Seher, dessen Auge über die Realitäten hinausträgt und der uns den Weg zum Unsichtbaren zeigt", so schreibt er in der Vorrede zu einer Aehrenlese („Stachyologie", 1901), in der er eine Anzahl kleinerer Aufsätze zum Andenken an Gustav Theodor Fechner zusammenfasst. Was er geleistet hat als Nervenarzt und Psychiater, was er uns an Bereicherung unseres Wissens auf den verschiedensten Forschungsgebieten gebracht hat, tritt für ihn gänzlich zurück hinter dem tieferen Bedürfnisse nach einer Erkenntnis der Welt. „Als ich jung war, wünschte ich innig, mich der Philosophie ganz widmen zu dürfen", so leitet er die Aufsätze „über Sachen des Glaubens" ein, die er „Im Grenzlande" (1905) genannt und mit einem Jugendbildnisse Fechner's geschmückt hat. Hier lag der Angelpunkt seines Denkens, hier auch der Grund für seine weitschauende Ueberlegenheit gegenüber den ärztlichen Forschern, in deren Reihe ihn seine Berufswahl gestellt hatte. Unermüdlich und unerbittlich geisselte er daher den platten Rationalismus und Materialismus, dem er hier so häufig begegnete. Sein leidenschaftlich verehrtes Vorbild war Fechner, jener geniale Geist, in dem sich künstlerisch reiche Gestaltungskraft mit feinster Beobachtungsgabe und schärfster kritischer Veranlagung so wunderbar vereinigte. Nicht nur seinen Stil hat Möbius in unverkennbarer Weise an dem glänzenden Beispiele seines grossen Landsmannes gebildet, sondern er ist auch mit einem gewissen Ingrimm für die zu wenig beachteten metaphysischen Anschauungen Fechner's eingetreten. Von den schon 1891 unter einem Decknamen erschienenen „Drei Wegen des Denkens" schreitet er fort zu den Gesprächen über Religion und Metaphysik, um in den Abhandlungen über den Zweck des Lebens und über den Anthropomorphismus Fechner'sche Grundgedanken über die letzten Rätsel des Daseins weiterzuspinnen. Ein Denkmal hat er ihm hier gesetzt, nicht weniger würdig, als das schöne Erzbild Fechner's im Leipziger Rosenthal, das ebenfalls wesentlich durch Möbius zustande kam.

Was Paul Julius Möbius als wissenschaftliche Persönlichkeit war, das liegt in seinen Schriften klar vor unseren Augen. Er war vor allem ein Denker, den äussere Umstände, aber auch wohl sein warmes Herz zum Arzte gemacht hatten, den der Drang nach Klärung und Vertiefung seines Wissens der Naturwissenschaft in die Arme führte. Aber den tiefsten Inhalt seines geistigen Lebens bildete doch nicht die Erforschung der Tatsachen selbst, sondern ihre Ordnung zur Gewinnung einer Weltanschauung. Nicht ohne eine gewisse Geringschätzung blickte Möbius daher auf die mühselige Kleinarbeit des Laboratoriums, die ihm bei seinem eigentümlichen Entwicklungsgange fremd geblieben war. Er gab sich wohl kaum immer genügend Rechenschaft darüber, dass der Baumeister vor allem der Bausteine bedarf, und dass die vollkommene Sicherheit der Grundlagen jedes Gedankenbaues am Ende nur durch Beschränkung auf eine einzelne, eng begrenzte Aufgabe und mit Hülfe maschinenmässig zuverlässiger Arbeitsverfahren erreichbar ist. Gerade darum, weil ihm die einzelne Beobachtung wenig, der zusammenfassende Gesichtspunkt alles galt, hatte er weder das Bedürfnis, sich einer Schule anzuschliessen, noch eine solche zu bilden. Was Schulen erzeugt, sind ja nicht sowohl bestimmte Anschauungen, sondern Forschungsrichtungen, die besondere Art, wie alte Hülfsmittel angewendet, neue gefunden werden. Gerade die Fragen des wissenschaftlichen Handwerks waren ihm aber verhältnismässig nebensächlich; insbesondere lag ihm die Verwendung des Versuches zur Klärung von Beobachtungen fast gänzlich fern. Obgleich er unendliche Mühe auf die Prüfung und den Ausbau der Gall'schen Lehren verwendete, zog ihn doch bezeichnenderweise die aus Tierversuchen und Aphasiebeobachtungen sich entwickelnde Lokalisationswissenschaft sehr wenig an. Ebenso verhielt er sich gegenüber der experimentellen Psychologie in der Hauptsache ablehnend, und konnte, namentlich in früheren Jahren, gegen deren Begründer ungerecht werden; das Sammeln massenhafter unbedeutender und nicht selten unverständlicher Beobachtungen, die vielfach kleinliche Kärrnerarbeit des Laboratoriums erschien ihm nutzlos und banausisch. Hier lagen die Schwächen seiner Veranlagung, die sich trotz seiner hohen Verstandesbegabung notwendig zeigen mussten, als er es unternahm, den Zusammenhängen zwischen Hirnbau und Leistung nachzugehen, die nach der psychologischen wie nach der anatomischen Seite hin seinem unzulänglichen Rüstzeuge nimmermehr zugänglich sein konnten.

Es war unter diesen Umständen natürlich, dass sich seine Lebensarbeit immer mehr auf das literarische Gebiet hinüberspielte, namentlich, seitdem die Neurologie für ihn so sehr in den Hintergrund getreten war. Als Bücherfreund, dessen Eigenart die kritische Besprechung fremder Leistungen besonders zusagte, versenkte er sich gern und verständnisvoll in den Geist vergangener Zeiten und erwarb sich eine ganz ungewöhnliche Belesenheit. Wie es scheint, zog ihn am meisten das 18. und der Beginn des 19. Jahrhunderts an; seine Schriften über Göthe und Rousseau, über Gall und den ersten Professor der Psychiatrie, Heinroth, dem er eine Ehrenrettung widmete, geben davon Zeugnis. Ja, es will scheinen, als wenn in ihm selbst etwas von dem Geiste jener Zeit lebte. Mit seiner umfassenden allgemeinen Bildung, seinem erlesenen literarischen Geschmacke, mit seinen philosophischen Neigungen und seinem künstlerisch entwickelten Stile gleicht er vielleicht mehr den feinen, geistig angeregten Köpfen jener klassischen Zeit, als einem Arzte oder Naturforscher unserer Tage.

Mit seiner ganzen, auf das allgemeine gehenden Gedankenrichtung hängt es auch zusammen, dass Möbius an den Tagesereignissen, ja in gewissem Sinne auch an den Menschen seiner Umgebung, niemals einen sehr lebhaften Anteil genommen hat. „Um das Politische habe ich mich nie ernstlich bekümmert", bekennt er selbst, „und ich bin auch kein guter Patriot. Aber auch Freundschaft, Liebe, Kunst und Wissenschaft im eigentlichen Sinne sind mir nicht das wichtigste gewesen. Nach den Grenzen der Erkenntnis hat es mich getrieben, und im Grenzlande ist mein Zuhause gewesen". Allerdings hatte er ein feines Verständnis für die Musik, die er selbst früher ausübte, für die schöne Literatur, für das Kunstgewerbe, und er sammelte japanische Bronzen, die er dem Leipziger Museum vermacht hat. Auch liebte er die Natur und unternahm häufige Reisen nach Italien und in die Schweiz. Ferner hatte er lebhaftes Interesse für die Tierwelt und war eifriges Mitglied des Tierschutzvereins, dem er ebenfalls einen grossen Betrag als Stiftung hinterliess. Im persönlichen Verkehr war er zugänglich, schlicht und liebenswürdig, treu, zuverlässig und hülfsbereit in seiner Freundschaft, von reiner, zarter Gesinnung. So viele wissenschaftliche Gegner er hatte, so masslos auch seine Anschauungen von weiblicher Seite bekämpft wurden — persönlich hatte er gewiss keinen Feind, und gerade die Frauen, die mit ihm in Berührung kamen, pflegten von seinem männlich-ruhigen und zugleich sanften Wesen besonders angezogen zu werden. Auch er plauderte gern mit ihnen und verspottete sich dabei wohl selbst ein wenig. Seine letzte Gabe an das weibliche Geschlecht war der „Damenkalender für gute und für schlimme Damen", in dem er für jeden Tag des Jahres ein Sprüchlein über sie zusammengetragen hatte.

Trotz alledem aber ging Möbius einsam durch das Leben. Sein Reich war nicht von dieser Welt. Das beste, was er zu sagen hatte, verschloss er in sich, um es nur zögernd seiner Feder anzuvertrauen. Er war kein Redner und hielt ungern Vorträge, nur dann, wenn es ihm besonders geboten erschien, so für die Errichtung von Nervenheilstätten. Während er schriftlich mit vollendeter Meisterschaft das Schwert des Geistes schwang und seine Ansichten mit unbeirrter Entschlossenheit, ja mit Schärfe vertrat, erschien er in der Rede fast schüchtern. In Wahrheit war dieser Mann, der so vielen Irrtümern und Verkehrtheiten der Welt mutig den Fehdehandschuh hinwarf, der Stellung, Titel und Orden verachtete und seinen Lesern das stolze

Wort zurief: „Um so schlimmer für Euch, wenn ich Euch nicht gefalle“, ein weicher, zartfühlender Mensch, der sich vor der rauhen Berührung mit dem Leben in sein Arbeitszimmer zurückzog und nicht für den Kampf, sondern für die feinste und tiefste Gedankenarbeit geschaffen war. P. J. Möbius war kein Willensheld, der das Schicksal mit starker Hand bezwingt. Das vielfache Schwanken in seiner Berufswahl und in seiner wissenschaftlichen Tätigkeit, der äusserlich ereignislose Ablauf seines Lebens, seine Ehe und seine gesamte Laufbahn legen davon Zeugnis ab. Aber er war eine starke, edle Seele mit hohen, über das Leben hinausweisenden Zielen. Den Urgrund seines Wesens bildete die fromme Ehrfurcht vor dem Unerforschlichen und das erhebende Gefühl, sich mit dem Göttlichen eins zu wissen. Darum lag ihm auch die Lehre des Gautama so nahe, dessen rätselvolles Erzbild sein Zimmer schmückte; darum fand das Blatt des Bodhibaumes, das ich ihm vor 3 Jahren aus Anuradhapura mitbringen konnte, in ihm einen verständnisvollen Empfänger. Darum auch schrieb er mir schon im Januar 1895: „Ich möchte bald, wie die Brahmanen es für den Rest des Lebens tun, mich von den weltlichen Dingen abwenden. Vieles wird einem mit der Zeit gleichgiltig, und vieles lernt man verachten. Schliesslich steckt man in einer gar engen Kammer.“

Ein leiser Zug wehmütiger Entsagung lag über seiner Persönlichkeit. Das Leben hat ihm nicht gegeben, was er mit gutem Rechte hätte fordern können, und er war viel zu feinfühlig, um das nicht zu empfinden. Zwar lag ihm das Streben nach äusseren Erfolgen weltenfern, aber das hohe Bewusstsein seines inneren Wertes, das ihn beseelte, konnte ihn nicht blind machen gegen das Scheitern seiner akademischen Laufbahn, den geringen literarischen Erfolg seiner Pathographien, die Widerstände, auf die seine Anschauungen vielfach stiessen. Herbe Worte hat er hier und da gefunden, um sich von dem Unmute zu befreien, den der Lebenskampf in ihm erzeugte. Allein er blieb trotz alledem Sieger; er hat das Leben überwunden, nicht mit den Waffen des Willens, sondern mit denen des Sehers, der die Nichtigkeit und Kleinlichkeit des menschlichen Treibens erkennt. Im Grenzlande war er zu Hause; dorthin war sein Blick gerichtet, lange bevor es ihm vergönnt war, aus der engen Kammer herauszutreten, die seinem persönlichen Dasein die Entfaltungsmöglichkeit geboten hatte.

E. Kraepelin.

Druck der Anhaltischen Buchdruckerei Gutenberg, e. G. m. b. H., in Dessau.

CENTRALBLATT
für
Nervenheilkunde und Psychiatrie.

Herausgegeben im Verein mit zahlreichen Fachmännern des In- und Auslandes
von
Professor Dr. Robert Gaupp in Tübingen.

Erscheint am 1. und 15. jeden Monats im Umfang von 2—3 Bogen. Preis des Jahrganges Mk. 24.
Zu beziehen durch alle Buchhandlungen und Postanstalten.

Verlag von Vogel & Kreienbrink, Berlin W. 30 und Leipzig.

XXX. Jahrgang. 15. März 1907. Neue Folge. XVIII. Bd.

I. Originalien.

Aus der psychiatrischen Universitätsklinik in Zürich.

Beiträge zur Kenntnis der motorischen Apraxie auf Grund eines Falles von einseitiger Apraxie.

Von Dr. med. K. Abraham, I. Assistenzarzt.

(Schluss.)

Der Kranke, ein 61jähriger Mann, hat vom 27. Mai 1905 bis zu seinem Tode am 9. Oktober 1906 eine ganze Reihe von Insulten erlitten, welche verschiedenartige Ausfallserscheinungen nach sich zogen. Diese bestanden fort, wenn der Kranke wieder bei klarem Bewusstsein war und gingen erst allmählich zurück. Pat. war, ausser unmittelbar nach den Anfällen, aufmerksam, folgte mit Interesse der Untersuchung und zeigte keine abnorme Ermüdbarkeit. Die Störung, welche sich ohne spezielle Untersuchung von selbst darbot, war eine sensorische Aphasie. Sie ging jeweilen im Lauf von höchstens 14 Tagen, meistens aber bedeutend schneller, zurück. Alsdann blieb die Sprache agrammatisch, die sprachliche Verständigung mit dem Patienten war aber ohne Schwierigkeiten möglich. Er fand auch — ausser wenn er unter frischer Insultwirkung stand — die Worte ohne Schwierigkeit. Erst in den späteren Stadien der Krankheit machte sich amnestische Aphasie bemerkbar und blieb bestehen. Das Nachsprechen war nie in erheblichem Grade gestört. Lesen und Leseverständnis waren nach jedem Insult gestört, besserten sich aber jedesmal rasch wieder. Die anfangs fast totale Agraphie besserte sich soweit, dass der Kranke wieder fast fehlerlos und mit guter Schrift schreiben konnte. Ferner bestand eine rechtsseitige Hemianopie; auch die mit dieser zusammenhängenden Erscheinungen*) zeigten eine — freilich sehr langsame und unvollkommene — Remission. Nach jedem Insult bestand eine vorübergehende Parese der rechten oberen und unteren Extremität. Hatte diese sich gebessert, so ergaben jedesmal angestellte, eingehende Untersuchungen eine Störung in der zweckgemässen Ausführung von Bewegungen seitens der rechten oberen und unteren Extremität. Links liess sich diese Störung nur in ganz geringem Umfang nachweisen. Rechts zeigten sich weitgehende Remissionen, verschwanden aber nie ganz.

Eine Störung der zweckgemässen Ausführung von Bewegungen kann auf verschiedene Arten zustande kommen. Wir haben also zu prüfen, welche von diesen in unserm Falle in Betracht kommt, oder ob vielleicht eine Kombination von mehreren vorliegt.

Daraus, dass der Kranke von der Aussenwelt verkehrte Eindrücke empfangen hätte, lassen sich die in der Krankengeschichte beschriebenen fehlerhaften Aktionen im allgemeinen nicht ableiten. Der Patient erkannte, wie wir nachgewiesen haben, optisch alle Gegenstände und konnte sie — ausser wenn er unter frischer Insultwirkung stand — auch richtig benennen. Auf gewisse Erscheinungen, welche darauf hinweisen, dass in einzelnen Fällen die optische Auffassung gestört war, kommen wir später zurück. Auch eine Störung des Sprachverständnisses vermag den Befund keineswegs zu erklären. Denn erstens bestand eine solche nach den einzelnen Insulten immer nur ganz transitorisch. Die uns hier interessierenden Erscheinungen aber dauerten fort, wenn das Sprachverständnis vollkommen wiederhergestellt war. Zweitens trat die Störung in der Ausführung von Bewegungen auch ganz spontan hervor, wenn also gar kein mündlicher Auftrag erteilt worden war. Es wurde übrigens auch versucht, dem Patienten Aufträge schriftlich zu erteilen; sein Verhalten war das gleiche wie bei mündlichen Aufträgen.

Noch eine andere Art rezeptiver Störung könnte als Ursache des in Frage kommenden Befundes angesprochen werden: eine Störung des stereognostischen Sinnes. Tatsächlich ergab die Untersuchung, dass der stereognostische Sinn anfänglich in mässigem, später in ziemlich erheblichem Grade gestört war. Aber es war doch nur eine teilweise Störung. Der Patient war imstande, durch den Gesichtssinn zu identifizieren, was er durch den Tastsinn nicht zu identifizieren vermochte. Läge die Störung rein im Gebiet des Tastsinnes, so wäre daraus zwar die Unfähigkeit, gewisse Gegenstände zu benutzen, ableitbar. Aber wir brauchen nur auf ein Beispiel zu verweisen, zu dessen Erklärung eine stereognostische Störung nicht ausreicht: als der Patient einen Schuh bürsten sollte, nahm er ihn richtig mit der linken Hand und führte diese geschickt in den Schuh ein. Dann aber nahm er mit der rechten Hand nicht die vor ihm liegende Bürste (obzwar er sie optisch erkannte!), sondern bürstete den Schuh mit der blossen rechten Hand. Dieses Beispiel und andere weisen darauf hin, dass eine Störung des Tastsinns — wie überhaupt eine Störung des Hautgefühls — für die Erklärung der Ausfallserscheinungen nicht wesentlich in Betracht kommt.

*) Die von Liepmann und Kalmus (Berliner Klin. Wochenschr. 1900) beschriebene Augenmassstörung konnte ich nicht konstatieren. Wohl fiel die Teilung von Linien verkehrt aus, aber stets zu gunsten der hemianopischen Seite.

Wir dürfen somit die Ursache der uns interessierenden Störung nicht auf rezeptivem Gebiet suchen, sondern werden auf das reaktive verwiesen. Auch hier gibt es theoretisch verschiedene Möglichkeiten, die wir zu prüfen haben. Von vornherein kann eine einfache Lähmung oder Parese als Ursache ausgeschlossen werden. Wohl war nach jedem Insult eine solche vorhanden, allein sie verschwand sehr rasch. Nach kurzer Zeit war die motorische Kraft der betroffenen Extremitäten zu allen Bewegungen brauchbar, soweit die Kraft allein in Betracht kommt. Dann wurden die Bewegungen kräftig, aber verkehrt ausgeführt. Interessant ist es, dass Patient im Beginn eines neuen Insultes seine Unterhosen ins Nachtgeschirr steckte, also eine verkehrte Handlung beging, während die Parese erst nachher eintrat.

Die nach apoplektischen Insulten oft beobachtete sogen. „Seelenlähmung" kommt nicht in Betracht. Die von uns beobachteten Erscheinungen waren ganz anderer Art. Von einer Erschwerung der Bewegungen war nie die Rede. Es handelte sich vielmehr stets um prompt ausgeführte, aber falsche Reaktionen.

Bei intakter Bewegungsfähigkeit können Fehlreaktionen durch Störungen der Koordination zustande kommen. Die für uns in Betracht kommenden Störungen in der Ausführung von Bewegungen sind aber ganz anderer Art als ataktische Bewegungsstörungen. Im Anfang war übrigens die Koordination nachweislich intakt. Erst später konnte eine Störung der Lage- und Bewegungsempfindungen konstatiert werden. Sie trat erst nach einer Reihe von Insulten als etwas Neues auf, das sich den bisherigen Erscheinungen hinzugesellte, aber immer für sich deutlich unterscheidbar blieb. Das schon vorher benutzte Beispiel können wir auch hier wieder anziehen: wenn jemand einen Schuh anstatt mit der Bürste mit der blossen Hand bürstet, dabei alle Bewegungen korrekt ablaufen, so hat diese Erscheinung mit einer Koordinationsstörung nichts zu schaffen.

Damit haben wir die Reihe der Erklärungsmöglichkeiten erschöpft, soweit sie bis vor wenigen Jahren bekannt waren. Die (motorische) Apraxie war bis 1901 nur theoretisch postuliert, aber nicht genauer bekannt geworden. Liepmann publizierte zuerst einen aufs Genaueste studierten Fall von einseitiger Apraxie. Seitdem ist eine ganze Reihe von Mitteilungen erschienen. Jeder neue Fall hat uns gelehrt, dass wir noch weit davon entfernt sind, alle Erscheinungsformen der Apraxie zu kennen. Wir wissen jetzt, dass die nicht zweckgemässe Ausführung der Bewegungen nur eine Form der Apraxie ist, die übrigens gewiss noch eine Anzahl von Varietäten in sich begreift. Namentlich durch Pick's sorgfältige Studie sind wir mit der „ideatorischen" Apraxie bekannt geworden. Das Versagen der Zielvorstellung hat ganz ähnliche Fehlreaktionen zur Folge, wie die echte motorische Apraxie. Von andern Autoren (Marcuse*) u. a.) ist auf die Bedeutung von Störungen des Gedächtnisses hingewiesen worden. Wir haben nun zu untersuchen, welcher Form das Krankheitsbild in unserem Falle entspricht. Zuvor jedoch erscheint es mir zweckmässig, einen terminologischen Vorschlag zu machen.

Wir besitzen im Deutschen kein Wort, das dem griechischen πράττειν

*) Apraktische Symptome bei einem Fall von seniler Demenz. (Centralbl. für Nervenheilk. 1904.)

entspricht. Liepmann hat den Ausdruck „handeln" gewählt, der mir aber nur ein Notbehelf zu sein scheint. „Handeln" lässt immer an etwas Kompliziertes denken, an das überlegte Reagieren auf eine Situation. Im psychiatrischen Sinne werden die Ausdrücke handeln, Handlung, Handlungsfähigkeit bereits für einen wesentlich andern Begriff gebraucht. Ich suchte daher nach einem nicht missverständlichen, anderweitig noch nicht okkupierten Terminus. Dem griechischen πράττειν entspricht das lateinische agere. Ich möchte daher vorschlagen, anstatt handeln „agieren" zu sagen, namentlich mit Rücksicht auf das bequeme Substantiv „Aktion", welches ich übrigens einzeln schon in früheren Arbeiten gebraucht finde. Im Folgenden werde ich also von dieser Nomenklatur Gebrauch machen.

Kommt nun in unserm Fall eine Störung der Aufmerksamkeit oder der Merkfähigkeit in Betracht? Wir werden später noch gewisse Reaktionen genauer zu betrachten haben, welche auf eine ideatorische Störung schliessen lassen. Im allgemeinen aber war, wie schon ausdrücklich bemerkt wurde, die Aufmerksamkeit des Kranken — ausser unmittelbar nach den Insulten — ganz vorzüglich. Die Gedächtnisfunktionen litten im Laufe der Krankheit, aber während der motorischen Reaktionen wurde ein Versagen des Gedächtnisses nur ganz ausnahmsweise beobachtet. Auf diese Vorkommnisse werden wir noch zurückkommen müssen. In fast allen, sehr zahlreichen Fällen behielt der Patient, nachdem er eine Aktion eingeleitet hatte, sein Ziel vor Augen. Aus seinem Vorgehen, und wenn es noch so verkehrt war, konnte man immer ersehen, dass er die Zielvorstellung nicht hatte fallen lassen. Kranke mit sogen. ideatorischer Apraxie beginnen eine Aktion, verlieren dann an irgend einer Stelle den Faden und bleiben nun ganz stecken, oder sie lassen einzelne Bestandteile der Aktion aus. Dadurch kommen eigentümliche Fehlreaktionen zustande, z. B. die sogen. „abgekürzte Reaktion". Ein solches Verhalten hat unser Patient nicht gezeigt, wenn wir hier von einigen wenigen Reaktionen absehen, auf welche wir, wie gesagt, später eingehen werden. Wären übrigens Aufmerksamkeit oder Gedächtnis des Patienten erheblich gestört gewesen, so hätte das zu einer doppelseitigen, nicht zu einer einseitigen Störung des Agierens führen müssen. Freilich ist es auch vorgekommen, dass dem Patienten Aktionen, zu denen ein Zusammenarbeiten beider Hände erforderlich ist misslangen. Aber in diesen Fällen liess sich eine andere Ursache erweisen, die mit dem Verhalten der Aufmerksamkeit nichts zu schaffen hat. Wir kommen noch auf diese zurück. Hielt man übrigens die rechte Hand fest, so gelang der linken allein fast alles. Eine ideatorische Apraxie kann für die Erklärung des Krankheitsbildes nur als Nebenursache in Betracht kommen.

Ganz kurz mag darauf hingewiesen sein, dass wir es auch nicht mit der von Pick so genannten „Pseudoapraxie" zu tun haben. Diese beruht auf Perseveration. In unserm Falle aber spielte Perseveration auf dem Gebiete der Motilität keine nennenswerte Rolle.

So erübrigt sich nur, die Störung in der „zweckgemässen" Ausführung der Aktionen selbst zu suchen. Durch die Annahme einer motorischen Apraxie werden die fehlerhaften Aktionen des Patienten fast sämtlich zwanglos erklärt. Nur für einige wenige reicht diese Erklärung allein nicht aus, wie wir später noch sehen werden. Die Affektion betraf sowohl die obere, als die untere Extremität. Es handelt sich demnach um eine halbseitige Apraxie, ganz wie in

Liepmann's ausführlich mitgeteiltem Fall. Liepmann hat nachträglich*) auf das Vorhandensein einer ganz geringen Dyspraxie der andern Körperseite bei seinem Patienten verwiesen und dieses Verhalten auch bei einer Anzahl andrer einseitig Apraktischer nachgewiesen. In unsrer Krankengeschichte finden sich ebenfalls Anhaltspunkte, dass das Agieren der linken Hand nicht absolut intakt war, z. B. das Hantieren mit Zündholzschachtel und Zündhölzern. Aber dieser Versuch wurde von der linken Hand nicht ganz allein ausgeführt. Es könnte daher auch eine Störung vorliegen wie in solchen Fällen, in denen die rechte Hand die Führung hatte.

Ich bin geneigt, auch die leichte Störung des Nachsprechens, welche anfänglich beobachtet wurde, auf Apraxie zu beziehen. Die Fehler des Nachsprechens waren ganz ungewöhnlich. Der Kranke brachte ein klangähnliches oder ein dem vorgesagten völlig fremdes Wort hervor. Sein Gebahren dabei war ganz ähnlich, als wenn ihm irgend eine Aktion nicht gelang. Ich sehe in diesem Verhalten die Aeusserung einer Apraxie der Sprachmuskeln.

Zwischen Liepmann's Fall und dem meinigen bestehen andererseits sehr erhebliche Unterschiede. Zunächst vollzogen sich bei meinem Patienten die Bewegungen des Kopfes, des Gesichtes, der Zunge eupraktisch. Sodann waren, wie mannigfache Beispiele in obiger Krankengeschichte zeigen, auch die „Eigenleistungen des Psychomotoriums" geschädigt. Heilbronner bezeichnet mit diesem Namen gewisse mehr oder weniger automatisch vor sich gehende Aktionen, wie das Knöpfen eines Rockes u. a. Einfache Handbewegungen gelangen meinem Patienten fast durchweg, ebenso konnte er mit der apraktischen Hand jeden einzelnen aus einer Anzahl vor ihm liegender Gegenstände geben. Die Störung trat erst bei dem Gebrauch von Gegenständen deutlich hervor. Die Schrift war schwer gestört. Liepmann's Kranker, ebenso andere in der Literatur beschriebene und auch zwei von mir beobachtete Kranke machten anstatt ganz einfacher Handbewegungen die wunderlichsten Verrenkungen. Dies Verhalten war höchstens andeutungsweise zu konstatieren. Ferner ist hervorzuheben, dass der Patient vorwiegend von der linken Hand Gebrauch machte, während Liepmann's Patient gerade die apraktische Hand bevorzugte. Mein Patient schaltete die apraktische Hand aus, ohne dass er sich der Störung klar bewusst war. Die Erklärung ist wohl so zu geben, dass mein Patient gewisse Hemmungen besass, welche dem Liepmann'schen Patienten verloren gegangen waren. Endlich ist noch bemerkenswert, dass die rechte Hand in manchen Fällen eine Aktion der linken nachahmen konnte, welche ihr ohne Vorbild nicht gelungen war.

Es zeigt sich hier, welch grosse Variabilität es auf dem Gebiet der Apraxie gibt. Ueberblickt man die veröffentlichten Fälle, so bemerkt man, dass jeder irgend etwas Neues bringt und dass wir noch weit davon entfernt sind, alle Variationen zu kennen. Die Apraxie ist eine viel kompliziertere Störung, als gewöhnlich angenommen wird. Ich werde noch den Nachweis erbringen, dass in meinem Falle die Apraxie mit einer bisher garnicht berücksichtigten Störung kompliziert ist. Ist es also schon ratsam, innerhalb des einzelnen Falles nicht alle apraktischen Symptome ohne weiteres als gleichwertig zu behandeln, so müssen wir uns vollends vor der Annahme hüten, es lasse sich jeder Fall von

---

*) Die linke Hemisphäre und das Handeln. Münchn. med. Woch. 1905.

Apraxie rubrizieren, weil es gelungen ist, gewisse Arten der Apraxie zu unterscheiden.

Heilbronner*) hat nach dem Vorbilde der Wernicke-Lichtheim'schen Einteilung der Aphasien den Versuch gemacht, eine kortikale, eine subkortikale und eine Leitungsapraxie zu unterscheiden. Die erste dieser drei Formen soll charakterisiert sein durch Schädigung der Eigenleistungen des Sensomotoriums und durch das Vorwiegen parakinetischer Erscheinungen bei allen Bewegungsformen, die zweite durch Intaktheit der „Eigenleistungen" und Parakinesen anstelle komplizierter Willkürbewegungen, die dritte „durch geordnete Bewegungsverwechslungen, häufig im Sinne des Haftenbleibens" sowie durch Fehlen der parakinetischen Erscheinungen. Zu dieser letzteren Gruppe gehören, wie Heilbronner bemerkt, die meisten der bisher beschriebenen Fälle. Liepmann's Fall gehört der 2. Gruppe an, während die erste in der Literatur, soweit mir bekannt, noch nicht belegt ist.

In dieser Einteilung der motorischen Apraxie finden wir mit Recht zwei Einteilungsprinzipien vertreten. Einerseits wird die Art der Aktionen berücksichtigt, welche der Apraktische nicht ausführen kann, andrerseits die Art des Fehlers, welche ihm beim Agieren begegnet. Die Mannigfaltigkeit ist aber auf beiden Seiten gross, und ihr scheint mir das Schema nicht ganz gerecht zu werden. Unter den Aktionen stellt Heilbronner die „Eigenleistungen des Sensomotoriums" allen anderen gegenüber. Dass in manchen Fällen von Apraxie gewisse, mehr oder weniger automatisch gewordene Aktionen erhalten bleiben, ist von grossem Interesse. Liepmann und Pick haben sich ebenfalls mit dieser Tatsache eingehend beschäftigt. Nur scheint es mir nicht ohne weiteres berechtigt, diese eine Gruppe von Aktionen allen anderen gegenüberzustellen und auf deren Sonderung zu verzichten. Ich verweise nur auf ein paar Gruppen von Aktionen, deren Schädigung oder Intaktsein sehr wesentliche Unterschiede zwischen verschiedenen Fällen ausmacht. Erstens nenne ich die Fähigkeit, einfache Bewegungen mit der oberen oder unteren Extremität auszuführen gegenüber der Fähigkeit, Gegenstände richtig zu benutzen; zweitens die Fähigkeit, Aktionen selbständig ausführen zu können gegenüber der blossen Nachahmungsfähigkeit. Gerade im letzteren Falle ergäbe sich eine Analogie mit dem Aphasie-Schema.

Unter den verschiedenen Formen der Fehler berücksichtigt Heilbronner in erster Linie die Parakinese. Ihr Vorkommen ist in der Tat ausserordentlich charakteristisch. In meinem Falle fehlt sie fast gänzlich, und dies verlieh ihm ein ganz anderes Gepräge als einem andern, den ich früher beobachten konnte. Das Vorkommen der Parakinese ist zweifellos als wichtiges Unterscheidungsmerkmal anzuerkennen. Dagegen scheint es mir weniger glücklich, wenn Heilbronner als Charakteristikum seiner dritten Gruppe neben dem Fehlen parakinetischer Erscheinungen „geordnete Bewegungsverwechslungen" anführt, zu denen er auch das Haftenbleiben rechnet. Mein Patient würde der dritten Gruppe angehören. Ich habe nun seine fehlerhaften Aktionen durchmustert, finde aber verhältnismässig nur wenige, welche wirklich die Verwechslung zweier Bewegungen bedeuten. Ich greife einige Beispiele heraus. Der Patient kämmt sich mit dem Rücken des Kammes anstatt mit den Zacken,

*) Zur Frage der motorischen Asymbolie (Apraxie). (Zeitschr. f. Psychol. und Physiol. der Sinnesorgane. Bd. 39, 1905.)

er versucht am Telephon den Schalltrichter anstatt der Kurbel zu drehen, er *bohrt* mit dem Gelenk des Korkziehers anstatt mit der Spitze, er bürstet den *Schuh* mit der blossen Hand anstatt mit der Bürste. In keinem dieser Fälle liegt eine Verwechslung zweier Bewegungen vor. Es handelt sich um recht verschiedenartige Fehler. Die verschiedenen Formen zu sondern, bleibt späteren Untersuchungen vorbehalten. Die ungeheuere Mannigfaltigkeit der Aktionen macht es begreiflich, dass wir hier noch nicht zu scharfen Trennungen gelangt sind. Vom praktischen Standpunkt aus ist es misslich, dass die in der Literatur beschriebenen Fälle fast alle der dritten Gruppe Heilbronners angehören, obwohl sie untereinander stark differieren. Leider bin ich nicht in der Lage, positive Vorschläge zu geben. Doch glaube ich, wenigstens einige Gesichtspunkte in dieser Richtung gegeben zu haben.

Es wurde bemerkt, dass die fehlerhaften Aktionen des Kranken in der motorischen Apraxie nicht restlos aufgehen. Diesen Komponenten des Krankheitsbildes müssen wir nunmehr unsere Aufmerksamkeit zuwenden.

Zunächst waren, trotzdem die Aufmerksamkeit des Patienten im allgemeinen sehr gut war, doch leichte Spuren einer ideatorischen Störung beigemischt. Ich erinnere daran, dass der Patient, als er mit einem Bandmass den Umfang eines Gegenstandes messen sollte, das mit der linken Hand fixierte Ende plötzlich losliess. Bevor er also zum Ziel der Aktion gelangte, liess er ein schon erreichtes Teilresultat — das Fixieren des Masses mit der einen Hand — ausser Acht und ruinierte damit den ganzen Erfolg. Die ideatorische Natur dieses Fehlers wird niemand bestreiten wollen. Als der Patient einmal beim Aufstehen am Morgen von einem Insult überrascht wurde, tauchte er seine Unterhose ins Nachtgeschirr. Diese im Charakter von seinen übrigen verschiedene fehlerhafte Aktion möchte ich als ideatorisch bedingt auffassen. Wahrscheinlich wollte der Kranke seine Unterhose anziehen und das Nachtgeschirr benutzen. Er vermengte dann beides und tauchte die Unterhose ins Nachtgeschirr. Wenige Augenblicke danach verlor der Patient das Bewusstsein. Es ist einleuchtend, dass die Aufmerksamkeit vorher schon nicht mehr intakt war und zu einem solchen Fehler führte. Ich möchte damit die in der Krankengeschichte unterm 9. Juni 1906 verzeichneten Vermengungen von Wörtern (Anna und Otto gleich Anton, etc.) in Parallele stellen. Während der langen Beobachtungszeit hat aber der Kranke eine solche Störung nie in einem irgendwie erheblichen Umfang dargeboten. Dieser Anlass möge dazu dienen, darauf hinzuweisen, dass sich einer motorischen Apraxie im strengsten Sinne Erscheinungen hinzugesellen können, die für sich allein und stärker ausgeprägt eine ideatorische Apraxie zur Folge haben.

Sodann müssen wir aber einige Beobachtungen genauer analysieren, die weder als motorisch- noch als ideatorisch-apraktisch gedeutet werden können, sondern uns zwingen, eine ganz neue Erklärung zu suchen. Ich zitiere die eine nochmals wörtlich nach der Krankengeschichte:

Patient soll einen Schlafrock anziehen. Er findet den rechten Aermel nicht. Der Rock fällt zu Boden. Als Patient ihn wieder aufnimmt, hat er mit der linken Hand das untere Ende des Rockes erfasst und sucht dort den Aermel. Schliesslich fährt er mit der rechten Hand in die Tasche; als er hier stecken bleibt, sagt er: „Ja, hat denn der Schlafrock keine Aermel?“ Dann konstruiert er sich einen Aermel, indem er zwei Zipfel mit der linken Hand fasst und mit der andern zwischen sie fährt.

Dieses Vorgehen des Patienten erscheint mir sehr bemerkenswert. Ich erinnere mich aus der Literatur eines ähnlichen Beispiels nicht. Möglich wäre es allerdings, dass mir in Pick's Monographie unter dem sehr grossen Material eine derartige Beobachtung entgangen wäre. Unser Patient findet beim Anziehen mit der linken Hand den Aermel sofort und führt den Arm richtig hindurch. Bei der Ausführung dieser Aktion mit dem rechten Arm findet er den Aermel nicht. Als ihm der Rock durch eine Ungeschicklichkeit zu Boden fällt nimmt die linke Hand ihn an dem zunächst liegenden unteren Ende auf. Nun sucht die rechte Hand den Aermel an diesem Teil des Schlafrocks. Patient gibt durch eine unwillige Aeusserung selbst kund, dass er den Aermel sucht. Die Zielvorstellung ist ihm also noch erhalten, und er behält sie auch, als er sich einen Aermel konstruiert und hineinfährt. Um eine ideatorische Störung handelt es sich also nicht. Zwei Fehler ganz anderer Art liegen vor. Erstens: Wenn der Patient den Rock unter Führung der rechten Seite anziehen will, so findet er den Aermel trotz aufmerksamen Suchens nicht; er sucht ihn sogar am verkehrten Ende des Rockes. Diesen Fehler bemerkt er nicht. Eine sehr bequeme Erklärung dieses Verhaltens würde lauten: Das ist ein Zeichen von allgemeiner Demenz. Diese Erklärung wird aber einem Umstande nicht gerecht: Dass der Kranke so „dement“ nur war, wenn seine rechte Seite agieren sollte. Wir werden dies noch durch weitere Beispiele beweisen. Der zweite Fehler ist das seltsame Konstruieren eines Aermels aus zwei Falten des Stoffes, welches mit der linken Hand geschah. Zwischen diese führte der Patient seine rechte Hand ganz eupraktisch ein. Die Zielvorstellung: ich will meine Hand in den Aermel einführen, persistierte, das Einführen der Hand geschah richtig. Also lag weder ein ideatorisch noch ein motorisch fehlerhaftes Agieren vor, sondern die Ueberlegungen, welche zur richtigen Ausführung der Aktionen erforderlich sind, versagten (Nichtfinden des Aermels!) oder waren verkehrt. Als der Patient sich den Aermel konstruierte und die rechte Hand hineinsteckte, war der Plan der Aktion verkehrt. Der rein motorische Anteil geschah richtig.

Wir haben also mit einer psychischen Störung zu tun, welche bei Aktionen der rechten Körperseite resp. solchen hervortritt, bei welchen die rechte Seite die Führung hat. Weitere Beispiele mögen nun folgen.

Als dem Patienten seine Hose richtig angezogen war und er sie nur zuknöpfen sollte, versuchte er das Hemd an die Innenseite der Hose zu knöpfen. Die Knöpfbewegung war nicht zu verkennen und geschah richtig. Aber hier war kein Knopf und dort kein Knopfloch. Der Patient bemerkte seinen Fehler nicht. Auch hier liegt der Fehler nicht in der verkehrten Ausführung. Die Bewegungen geschahen richtig, aber der Kranke kam nicht zum Ziel, weil Knopf und Knopfloch fehlten. Es ging ihm ebenso wie mit dem konstruierten Aermel.

Patient hatte auf Aufforderung seine Weste mit der linken Hand richtig zugeknöpft, nachdem er es mit der rechten nicht fertig gebracht hatte. Kaum ist es nun der linken gelungen, so sagt Patient, es sei verkehrt und reisst im gleichen Augenblick mit der rechten Hand die Weste wieder auf. Auf Geheiss knöpft er sie mit der linken Hand abermals richtig zu. — Der normal Agierende übt, während er agiert, eine Kontrolle über den Verlauf der Aktion aus. Unser Patient kontrollierte die Aktionen der linken Körperseite in normaler Weise; die Aktion vollzog sich richtig. Dann wurde der Erfolg seitens der rechten Hand durch eine an sich eupraktisch ausgeführte Bewegung aufgehoben. Ich kann mir dies nur so erklären, dass das Agieren der rechten Hand von der normalen psychischen Kontrolle isoliert war. Etwas ganz ähnliches begegnete dem Patienten beim Gebrauch des zusammenlegbaren Massstabes. Er zog ihn mit der linken Hand richtig auseinander. Dann aber kam die rechte und legte ihn mit einer brüsken Bewegung wieder zusammen.

Bei einem späteren Versuch des Patienten, die Weste anzuziehen, konnte ich eine besonders eigentümliche Beobachtung machen. Er hatte zuerst die linke Westenhälfte richtig angezogen; die andere hing am Rücken hinab. Anstatt sie dort zu suchen, bemühte Patient sich, das Hemd an die linke Westenseite zu knöpfen, etc. Schliesslich gab er diese Versuche auf und suchte die Weste (oder nur ihre rechte Hälfte?) auf dem Stuhl. Ich glaube nicht, dass Patient vergessen hatte, dass die Weste sich bereits an seinem Körper befand. Er hatte vorher immer mit der rechten Hand an der linken Westenhälfte manipuliert, um sich dann plötzlich nach dem Stuhle zu wenden und mit der rechten Hand zuzugreifen, als liege die Weste dort. Ein so plötzliches Vergessen würde allen unseren sonstigen Beobachtungen widersprechen. Ich hatte während der beschriebenen Szene sofort den Eindruck, dass der Patient sich, nach langem vergeblichen Suchen, gewissermassen einer plötzlichen Erleuchtung folgend, dem Stuhle zuwandte. Hier liegt wiederum keine apraktische Aktion vor, der Fehlgriff erklärt sich aus dem Versagen der oben charakterisierten psychischen Funktion.

Ein anderes Mal sollte Patient seine Hose anziehen, und zwar zuerst das rechte Bein hineinstecken. Man gab ihm die Hose richtig in die Hände. Das rechte Bein geriet immer in die verkehrte Hosenseite. Es wird ihm gesagt, dies sei falsch, er spricht dies auch nach, gerät aber bei weiteren Versuchen immer wieder in die verkehrte Hosenseite, ohne den Fehler zu bemerken. Schliesslich steckt er das linke Bein in dasselbe Hosenbein. Er bemerkt nun, dass es so nicht weitergeht, aber nicht, worin der Fehler besteht. Bei weiteren Versuchen dreht er das Hinterteil der Hose nach vorn. Als er auf diesen Fehler hingewiesen wird, dreht sich Patient um seine Achse und glaubt, die Hose sitze nun richtig. In diesem Falle ist das verkehrte Behandeln der Hose zweifellos apraktisch. Daneben aber ist auffällig und nicht durch Apraxie zu erklären, dass der Patient durch eine Körperdrehung das verkehrte Sitzen der Hose zu korrigieren versucht. Auch hier haben wir wieder ein Zeichen psychischer Störung im Verlauf einer Aktion, welche unter Führung der rechten Körperseite geschah.

Als Patient seine Socken anziehen sollte, fand er die Oeffnung nicht, solange er mit beiden Händen oder mit der rechten allein manipulierte. Als er nur die linke Hand benutzte, fand er die Oeffnung sofort. Bei den vergeblichen Versuchen mit beiden Händen fragte er, ob die Strümpfe etwa zu eng seien. Neben den zweifellos apraktischen Manipulationen war das Nichtfindenkönnen der Oeffnung sehr auffallend. Bedauerlicherweise geht das Untersuchungsprotokoll an dieser Stelle nicht sehr ins Detail. Gerade bei diesem Experiment war das Vorhandensein einer psychischen Komponente sehr einleuchtend.

Wir haben also bei dem Patienten verschiedentlich Aeusserungen einer psychischen Störung beobachtet im engen Zusammenhang mit Aktionen, welche von der rechten Körperseite allein oder von beiden Körperseiten unter Führung der rechten ausgeführt wurden. Bei Aktionen der linken Seite allein haben wir dergl. nicht wahrgenommen. Die Fehler bei bimanuellen Aktionen zeigen so zu sagen verschiedene Abstufungen.

1. Patient soll ein vor ihm liegendes Tuch zusammenlegen. Er legt mit der linken Hand die beiden links liegenden Ecken richtig zusammen. Als dann die rechte die beiden rechten Ecken zusammenlegen will, gibt es einen Wirrwarr.

Resultat: Die linke Hand führt richtig, die rechte hindert durch ihre Mitarbeit den Erfolg.

2. Patient zieht ein zusammengelegtes Mass mit der linken Hand richtig auseinander. Darauf kommt die rechte und schlägt mit einer an sich eupraktischen Bewegung das Mass wieder zusammen.

Resultat: Die Rechte paralysiert einen von der Linken erzielten Erfolg.

3. Patient soll mit der Benutzung beider Hände und unter Führung der rechten Hand einen Strumpf anziehen: Er ist ausser Stande, das Loch zu finden und zeigt ein völlig ratloses Verhalten. Agiert die linke allein, so findet er das Loch und zieht den Strumpf richtig über den Fuss.

Resultat: Die unter Führung der rechten Hand begonnene Aktion kommt überhaupt nicht zustande.

Diese Beobachtungen erfahren von anderer Seite noch eine Ergänzung. Die erwähnten psychisch bedingten Fehler wurden auch nachträglich nicht vom Patienten erkannt oder korrigiert. Dies haben sie gemeinsam mit den apraktischen Fehlern. Auch für diese hatte der Kranke, solange sie bestanden, keine Einsicht. Der Mangel an Einsicht gehört nicht notwendig zur Apraxie, sondern er ist nur etwas in einem Teil der Fälle Hinzutretendes. Ich habe früher einen andern Apraktischen beobachtet, der bei jeder misslungenen Aktion das lebhafteste Insuffizienzgefühl äusserte, sich „Schafskopf" nannte, beteuerte, er habe das alles früher richtig gemacht etc. Von allem dem war im vorliegenden Falle nichts zu bemerken. Ribot*) berichtet über einen früher rechtshändigen Kranken (Paralytiker), der eines Tages zur Arbeit nur die linke Hand gebrauchte. „Einmal streckte sich die Rechte vor, als ob sie an der Arbeit teilnehmen wollte, aber kaum hatte sie ihre Absicht ausgeführt, als die andere auf sie losfuhr und sie heftig zusammenpresste. Während dieses Vorganges nahm das Gesicht des Kranken einen zornigen Ausdruck an, und er rief gebieterisch: „Nein, nein!" Sein Körper erbebte unter gewaltsamen Zuckungen, und alles deutete auf einen heftigen Kampf in seinem Innern hin." Ribot erzählt noch weitere Beispiele, aus denen hervorgeht, dass dem Kranken das verkehrte Agieren seiner rechten Hand vollkommen klar war. Unser Patient verhielt sich entgegengesetzt.

Wir haben oben gewisse psychisch bedingte Fehler auf die Ausschaltung einer normalerweise vorhandenen psychischen Kontrolle während des Ab-

*) Ribot: Die Persönlichkeit. Uebersetzung. Berlin 1894. Seite 150.

laufs der Aktionen der rechten Körperseite zurückgeführt. Die mangelnde Einsicht für die psychisch bedingten wie für die eigentlich apraktischen Fehler möchte ich als eine ganz analoge Erscheinung auffassen, nämlich als eine Ausschaltung der nachträglichen Kontrole. Während einer weitgehenden Remission erzählte ich dem Patienten von seinem früheren apraktischen Verhalten. Er begriff sofort, worin die Fehler bestanden hätten und konnte seiner Verwunderung nicht genug Ausdruck geben, dass ihm dergleichen habe passieren können.

Die Erscheinungen haben bisher ziemlich wenig Beachtung in der Literatur der Apraxie gefunden. Dagegen hat Bleuler gelegentlich seiner Mitteilung über ein halbseitiges Delirium*) zu ihnen Stellung genommen. Bei Bleuler's Patienten, einem Paralytiker, verwerteten die beiden Hirnhälften die Eindrücke der Aussenwelt in ganz verschiedener Weise. Während die linke Körperseite auf die Umgebung richtig reagierte, befand sich die rechte in einem Beschäftigungsdelirium. Die Hirnhälften arbeiteten getrennt und wirkten nicht auf einander ein. Bleuler nimmt daher eine vorübergehende funktionelle Spaltung der beiden Hirnhälften an. Er weist bei diesem Anlass darauf hin, dass auch in Liepmann's Fall von Hemiapraxie die Halbseitigkeit der psychischen Funktionen eine Rolle spielen müsse.

Liepmann's Fall weist mancherlei Erscheinungen auf, die durch die Apraxie allein nicht zu erklären sind. Ich führe einige Beispiele an. Der Kranke sollte von verschiedenen vor ihm liegenden Gegenständen eine Zigarre geben, gab aber den Schlüsselbund. Ein rein Apraktischer würde vielleicht den verkehrten Gegenstand fassen, dann aber seinen Fehler bemerken. Lag nur ein Gegenstand vor ihm und befahl man ihm, diesen zu geben, so geschah es richtig. Sobald mehrere Gegenstände vorhanden waren, der Patient also zu wählen hatte, machte er Fehler. Die Wahl ist aber zweifellos etwas Psychisches. Mein Patient bot diesen Fehler nicht dar. Beispiele, welche zeigen, dass auch in Liepmann's Fall die Apraxie nicht ganz rein war, sondern eine psychische Komponente enthielt, liessen sich noch mehr anführen. Namentlich aber ist die mangelnde Einsicht bei Liepmann's Patienten auffällig. Der Kranke war, wenn er einen Auftrag mit der rechten Hand noch so falsch ausgeführt hatte, vollkommen befriedigt von seiner Leistung. Wir haben uns bereits davon überzeugt, dass dies nur durch den Ausfall psychischer Funktionen erklärt werden kann. Liepmann hat selbst an eine Zweiteilung der Psyche gedacht, diese Annahme aber selbst zurückgewiesen. Er führt einerseits anatomische Gründe gegen sie an, deren Anwendbarkeit auf die vorliegenden Verhältnisse Bleuler nicht für erwiesen hält; andrerseits fasst Liepmann die Seele als etwas einheitliches auf, gewissermassen als einen Punkt, in dem alle Fäden zusammenlaufen. Bleuler schliesst sich dieser Auffassung nicht an, sondern sucht gerade an seinem Fall von halbseitigem Delirium das Gegenteil zu erweisen.

Bleuler vertritt die Ansicht, es sei in unserm wie in Liepmann's

*) Psychiatr.-neurolog. Wochenschrift 1902. — In diesem Aufsatz ist die Auffassung von der Führung der Aktionen beider Körperseiten durch eine Hemisphäre nur in gedrängter Kürze mitgeteilt. Die nachfolgenden genaueren Ausführungen dieser Ansicht beruhen auf Mitteilungen des Herrn Prof. Bleuler, der mir ihre Veröffentlichung gütigst gestattete.

Falle sicher, dass das, was wir die Psyche nennen, dann ein gutes zentripetales und zentrifugales Verständnis besitze, wenn die linke (eupraktische) Seite agiere, oder wenn sie nur deutlich die Führung bei einer gemeinsamen Aktion beider Seiten habe. Dies liesse sich am besten durch die Annahme erklären, dass unter manchen pathologischen Verhältnissen (event. auch bei Gesunden?) bei komplizierten psychischen Vorgängen die eine Hemisphäre die Führung bekäme, sodass alle wesentlichen Vorgänge sich hier abspielten, während die andre Hemisphäre eine mehr sekundäre Rolle spielte. Diese Auffassung ist möglich geworden, seit man weiss, dass die Hemisphären sogar ganz unabhängig von einander agieren können. Durch falsche oder ungenügende Funktion linksseitiger Aktionszentren würde in unserm Falle die aktuelle Psyche überhaupt alteriert, solange die linke Hemisphäre die Führung hat. Auf die von der rechten Hemisphäre geführte Psyche hätte dagegen die Störung keinen Einfluss.

Liepmann gibt zu, dass sich ihm eine solche Auffassung angesichts der Beobachtungen bei seinem Kranken aufgedrängt habe; er hat sich jedoch zu ihrer Annahme nicht entschliessen können. Bleuler's Fall von halbseitigem Delirium hat jedoch die Auffassung von Neuem nahe gelegt. Weiteres Material wird ergeben müssen, ob sie haltbar sei oder nicht. Bis wir über dieses Material verfügen, gibt uns der von v. Monakow eingeführte Begriff der Diaschisis eine brauchbare Erklärung.

Die Ausfallserscheinungen bei zerebralen Herderkrankungen sind niemals ganz umschrieben. Neben den eigentlichen Herdsymptomen finden sich solche, welche man gemeinhin auf „Fernwirkung" zurückführt. v. Monakow hat den bestimmteren Begriff der Diaschisis in die Gehirnpathologie eingeführt und ihn neuerdings im besonderen auf die Aphasielehre angewandt. Wenn eine Region der Hirnrinde, an deren Integrität gewisse Funktionen gebunden sind, erkrankt, so werden nicht nur die spezifischen Funktionen dieser Region geschädigt. Keine Region ist für sich abgeschlossen, sondern jede steht, entsprechend den unendlich mannigfachen Zusammenhängen der zerebralen Funktionen, mit anderen in Verbindung. Eine lokale Erkrankung wird daher nicht nur lokale Störungen hervorrufen, sondern ausserdem Verbindungen trennen; diesen Vorgang der Abspaltung des erkrankten Gebietes von anderen bezeichnet v. Monakow als Diaschisis.

Von diesem Begriff können wir zur Erklärung unsres Befundes Gebrauch machen. Ich gehe an dieser Stelle nicht auf lokalisatorische Fragen ein und drücke mich daher in dieser Hinsicht ganz allgemein aus. Meine Annahme ist, dass die Schädigung einer Hirnpartie als nächste Folge eine motorische Apraxie hervorbrachte, daneben aber durch Diaschisis eine Störung des Zusammenwirkens gewisser psychischer Funktionen mit solchen Aktionen zur Folge hatte, die nur von der rechten Körperseite oder doch unter ihrer Führung ausgeführt wurden.

Ein prinzipieller Gegensatz zwischen den beiden Anschauungen besteht nicht. Der Begriff der Diaschisis ist der weitere; er ist von Nutzen, bis wir durch einwandsfreies Beobachtungs-Material in die Lage versetzt werden, eine bestimmtere Anschauung anzunehmen.

Die Tatsachen, von welchen wir ausgingen, zeigen uns, dass es neben den motorisch- und ideatorisch-apraktischen Störungen noch andere Quellen fehler-

*) Neurolog. Centralbl. 1906.

haften Agierens gibt, und dass diese verschiedenen Ursachen in einem Falle zusammenwirken können. Spezielle Untersuchungen in dieser Richtung sind erforderlich. Wie mir scheint, ist es ein Fehler der bisherigen Untersuchungen — auch der meinigen —, dass sie sich allzusehr auf ganz einfache Aktionen beschränkten. In Zukunft wird sich bei solchen Patienten, deren Zustand es erlaubt, die Untersuchung stets auch auf kompliziertere, zusammenhängende Aktionen erstrecken müssen. Erst dadurch werden wir alle Einflüsse, von denen ein fehlerfreies Agieren abhängt, kennen lernen.

Anatomisches.

Die Sektion ergab folgenden Gehirnbefund:

Dura mit dem Schädeldach fest verwachsen.

Arterien an der Basis des Gehirns in hohem Grade sklerotisch.

Die Arteria basilaris ist ein starrwandiges, S förmig gekrümmtes Rohr, die übrigen Basalarterien ebenfalls hart, mit verkalkten Partien, an welchen metallene Instrumente ein klapperndes Geräusch hervorbringen.

Die Arteriae foss. Sylo. sehr stark sklerotisch.

Pia mater im allgemeinen verdickt. Zwischen Pia und gewissen eingefallenen Stellen der Rinde starke Ansammlung von wässriger Flüssigkeit. Die Pia löst sich von der Konvexität der rechten Hemisphäre leichter als von derjenigen der linken.

An der Hirnoberfläche nirgends eine Blutung sichtbar. Das Gehirn ist überall gleichmässig fest, nirgends schwappend. Die Grosshirnrinde bietet im einzelnen folgendes Bild:

	Rechts	Links
Stirnlappen	Sulci etwas verbreitert. Gyri von nicht ganz normaler Breite. Oberfläche uneben; dies gilt namentlich vom Gyrus frontalis superior in seiner ganzen Ausdehnung.	Sulci verbreitert. Gyri an Volumen stärker reduziert als rechts. Zwischen Gyrus front. sup. und medius klafft die Furche stark. Oberfläche uneben, namentlich die des Gyrus front. superior.
Scheitellappen (Zentralwindungen)	Sulcus Rolandi verbreitert. Vordere Zentralwindung im Ganzen entschieden verschmälert. Die Oberfläche im oberen Teil fast ganz glatt; nach unten zu wird sie immer unebener.	Sulcus Rolandi noch etwas stärker klaffend als rechts. Die Oberfläche der vorderen Zentralwindung ist etwas weniger uneben als rechts, die obere Hälfte ist glatter als irgend eine andere Windung der linken Hemisphäre. Die Windung ist mässig verschmälert, am meisten im mittleren Drittel.
	Hintere Zentralwindung ebenfalls verschmälert. Das obere und mittlere Drittel von glatter Oberfläche, das untere Drittel höckerig.	Die hintere Zentralwindung ist schwer verändert; das untere Drittel ist verhältnismässig am besten erhalten. Das obere Drittel bildet einen schmalen Kamm. Oberfläche sehr uneben.
	Der nach hinten von den Zentralwindungen gelegene Teil der rechten Hemisphäre ist von glatter Oberfläche; die Sulci sind kaum verbreitert, die Gyri von normaler Breite, besser erhalten als in irgend einer andern Gegend.	Nach hinten von den Zentralwindungen ist der Scheitellappen, ebenso der Okzipitallappen zum Unterschied von rechts schwer verändert: Oberfläche fast überall rauh und von einer feinen, bräunlichen Membran bedeckt; Windungen am Volumen reduziert.

Oberes Scheitelläppchen	Windungen gut erhalten, breit, von glatter Oberfläche. Sulci etwas verbreitert.	Hier die stärksten Veränderungen der ganzen Convexität; die Differenz gegen rechts sehr augenfällig. Die vordere Windung des oberen Scheitelläppchens ist sehr schmal, runzlig und tief unter die übrige Convexität eingesunken. Das gleiche gilt für ihren an der Medianfläche der Hemisphäre liegenden Anteil. Im übrigen oberen Scheitellappen sehr klaffende Spalten, verschmälerte Gyri, aber nicht in dem Grade, wie bei der vorderen Windung.
	Gyrus angularis gut erhalten.	Gyrus angularis wie rechts.
Hinterhauptslappen	Sulci kaum verbreitert. Windungen gut erhalten.	Sulci meist stark verbreitert. Gyrus okzipitalis superior äusserlich ganz wie die vordere Windung des oberen Scheitelläppchens. Alle Windungen an Volumen reduziert.
Schläfenlappen	Gyrus temporalis sup. von höckeriger Oberfläche, am Volumen nicht sehr erheblich reduziert.	Gyrus temporalis superior schmal, an Volumen stark reduziert, Oberfläche höckerig.

Das Gehirn wurde konserviert. Die bisher angelegten Frontalschnitte ergaben nirgends einen durch Blutung oder Erweichung entstandenen makroskopischen Herd, sondern nur entsprechend den Stellen der stärksten Oberflächenveränderungen eine ganz aussergewöhnliche Verschmälerung des Rindengraus sowie auch des Marks. Es ist nicht ausgeschlossen, dass sich dennoch ein Herd vorfindet. In dieser und anderer Hinsicht bleiben die Resultate der Untersuchung von Serienschnitten abzuwarten. Ich möchte hier nur dem Oberflächenbefund eine kurze Würdigung zuteil werden lassen.

Im wesentlichen handelt es sich um eine durch Arteriosklerose hervorgerufene Gehirnatrophie. Sie hat den gesamten Hirnmantel in mässigem, bestimmte Partien in ausserordentlichem Grade ergriffen. Herdförmige Zerstörungen der Hirnsubstanz durch Blutungen oder Erweichungen haben sich nicht vorgefunden. Dürfen wir nun den anatomischen Befund mit dem klinischen in Zusammenhang bringen?

Die Lokalisation der Apraxie ist noch eine strittige Frage. Liepmann hat für seinen Fall von rechtsseitiger Apraxie eine Erkrankung im linken Scheitelgebiet angenommen. Er hat die Apraxie im oberen Scheitelläppchen und im Gyrus supramarginalis zu lokalisieren versucht. Den Sektionsbefund sieht Liepmann als Bestätigung dieser Annahme an.

In unserm Falle konnten wir das Auftreten resp. das Wiedererscheinen der Apraxie in ausgesprochenen Anfällen beobachten. Im allgemeinen darf man wohl das allmähliche Auftreten einer zerebralen Störung mit einem allmählich fortschreitenden diffusen Prozess in Zusammenhang bringen, das anfalls- oder schubweise Auftreten zerebraler Herdsymptome dagegen mit einer mehr lokalisierten Affektion.

Die Art des Auftretens der Apraxie spricht zu Gunsten der Annahme einer zirkumskripten Lokalisation. In diesem Sinne spricht ebenfalls die Auswahl der Muskelgebiete. Die Bewegungen von Kopf, Gesicht und Zunge waren nicht gestört. Eine diffuse Störung würde zu einem solchen Bilde nicht führen können.

Unser Patient hatte nach den Insulten jeweilen eine sensorische Aphasie. Die Hirngegend, in welcher wir die sensorische Aphasie lokalisieren, d. h. die erste Schläfenwindung links, ist erheblich verändert, während die entsprechende Windung rechts entschieden besser erhalten ist. Der Patient bot ferner nach jedem Insult eine Parese der rechten oberen und unteren Extremität. Die linksseitigen Zentralwindungen weisen schwere Veränderungen auf, zum Unterschied von den viel besser erhaltenen rechtsseitigen. Der Kranke litt ferner an einer rechtsseitigen Hemianopie, die sich nie ganz verlor. Die Veränderungen der Rinde des Hinterhauptslappens sind links sehr auffällig, während rechts die entsprechende Gegend einen ziemlich normalen Eindruck macht. Ausser den drei atrophischen Gebieten im Schläfenlappen, in der Rolando'schen Gegend und im Okzipitallappen ist noch eine vierte Partie der linken Hemisphäre augenfällig verändert, und zwar stärker als alle genannten: es ist das obere Scheitelläppchen, eine der beiden Gegenden, deren Schädigung Liepmann als Quelle der motorischen Apraxie betrachtet. Sehr wichtig ist ein Vergleich mit der andern Seite: die entsprechenden Windungen rechts sind sehr gut, besser als in irgend einer anderen Rindengegend, erhalten. Das Agieren der linken Extremitäten war, von vereinzelten Ausnahmefällen abgesehen, tadellos. Dass das linke obere Scheitelläppchen für die Aktionen der rechten Körperseite von Bedeutung ist, wird dadurch wahrscheinlich gemacht.

Der mitgeteilte Fall von Apraxie unterscheidet sich in wesentlichen Beziehungen von den früher beschriebenen. Er führt uns so von neuem vor Augen, wie verwickelt und vielseitig determiniert unsere Aktionen sind. Er zeigt uns, dass die motorische Apraxie nicht immer rein auftritt, sondern dass in dem Krankheitsbild ausser der apraktischen noch andere Komponenten stecken können. Vor allen Dingen kommt eine psychische Komponente in Betracht, der man bisher nicht die genügende Aufmerksamkeit geschenkt hat. Diese zu studieren wird in Zukunft eine wichtige Aufgabe der Apraxieforschung sein.

Psychopathologisches bei Schiller und Ibsen.*)

Von Dr. Adolf Hoppe (Pfullingen).

Seiner Studie über Hauptmann's Rose Berndt hat Wulffen zwei kleine Schriften verwandten Inhalts folgen lassen, die Schiller's Räuber und Ibsen's Nora zum Gegenstande haben. Der Verfasser, der kriminalpsychologisch interessierten Lesern durch seine Mitarbeit an den einschlägigen Fachblättern gut bekannt sein dürfte, ist Staatsanwalt in Dresden. So erklärt es sich leicht, dass das juristische Element in beiden Broschüren einen grösseren Platz einnimmt, als man sonst in derartigen Untersuchungen gewohnt ist. Die Richtigkeit dieses Teiles der Erörterungen nachzuprüfen, ist Sache seiner Fachkollegen; wohl aber unterliegen die Ausführungen des Verfassers über Psychopathologie der Kritik des Irrenarztes.

---

*) Kritische Anmerkungen zu Wulffen: „Kriminalpsychologie und Psychopathologie in Schiller's Räubern" 80 S. und „Ibsen's Nora vor dem Strafrichter und Psychiater." 59 S. Halle a. S., Marhold. 1907.

Gilt es nach einem Dichterwerke das Bild einer kranken Persönlichkeit zu entwerfen, so ist die Methode selbstverständlich für den Psychiater wie den Nichtpsychiater zunächst die gleiche. Beide werden alles zusammentragen, was in der Schilderung des Dichters vom Normalpsychologischen abweicht, und daraus eine möglichst vollständige Krankengeschichte zusammenzustellen suchen. Dann aber scheiden sich die Wege. Der Fachmann fragt, ob irgend eine der ihm aus seiner beruflichen Tätigkeit bekannten Krankheitsformen sich in der Schöpfung des Dichters wiedererkennen lässt, und wird oft genug, wenn nicht zumeist, zu dem Resultat kommen, dass das nicht der Fall ist. Darin liegt, wie Wolff in seiner feinsinnigen Studie über „Psychiatrie und Dichtkunst"*) ausgeführt hat, noch lange kein ästhetischer Fehler, da es ja dem Dichter auf ganz etwas anderes ankommt, als uns klinische Krankheitsbilder abzumalen; so wird, um den von ihm herangezogenen Beispielen noch eines hinzuzufügen, niemand imstande sein, Gretchens Wahnsinn unter eine exakte Diagnose zu bringen. Darum aber wird die Kerkerszene auf den Psychiater nicht minder erschütternd wirken, als auf jeden andern Zuhörer.

Anders der Laie. Da ihm klinische Erfahrung abgeht, so greift er zum Lehrbuch, das ihm aber statt der bunten, lebendigen Wirklichkeit mehr oder weniger abstrahierende Systematik liefert. Wie soll er ferner wissen, ob das von ihm gewählte Werk, auch wenn er sich an die grossen Namen hält, tatsächlich den gegenwärtigen Stand der Forschung wiederspiegelt? Dazu kommt das begreifliche Bestreben, nun doch auch für die entdeckten Abnormitäten einen Namen zu finden: wie aber, wenn der Dichter die Krankheit aus seiner Phantasie gestaltet hätte? Allen diesen Gefahren ist Wulffen, wie ich zu zeigen haben werde, nicht entgangen; ein Vorwurf für ihn ist das nicht, denn wenn wir uns notgedrungen aufs juristische Gebiet begeben, ergeht es uns gewiss nicht besser. Und nichts hindert uns, der gediegenen psychologischen Analyse auch dort zu folgen, wo wir die psychiatrischen Konsequenzen nicht anzuerkennen vermögen.

Das klassische Drama möge den Vortritt haben. Wulffen sieht in dem alten Moor „den bereits entartenden Vertreter einer sinkenden Generation. Nur ein kleiner Schritt noch, und die Entartung steht in seinen Söhnen in zwiespältigen Schreckbildern vor uns." (S. 19). „Die Natur vernichtet sich selbst am rechten Orte und zur rechten Zeit, sie löscht dieses Geschlecht aus für immerdar, dessen Vorfahren in mitternächtiger Stunde die schweren Ketten ihrer Erdensünden schleifen müssen„ (ebenda). Diese wenigen Zeilen zeigen bereits, in wie eigenartiger Weise Wulffen die Angaben des Dichters zu benutzen versteht; von den kettenrasselnden Geistern im Turme, die für die meisten Leser wohl nichts anderes als ein Requisit der Bühnenromantik sein werden, schliesst er auf Sünden der Ahnen, auf eine seit lange bestehende Degeneration, deren Katastrophe uns eben das Drama vorführt. Zu bedenken ist nur, dass Schiller sich bis in die letzten Jahre seines Lebens mit dem Plane trug, einen zweiten Teil der Räuber zu schreiben.**) Freilich hätte dieser, der zu den übrigen Greueln noch die Blutschande fügen sollte, wohl das definitive Ende des Hauses Moor bedeutet.

---

*) Löwenfeld-Kurella, Grenzfragen XXII. Wiesbaden 1903. S. 4 ff.

**) Der Entwurf unter dem Titel: „Die Braut in Trauer" in Kürschner's National-Literatur. B. 125. S. 190 ff.

Was Wulffen an belastenden Eigenschaften des alten Grafen anführt, ist nicht allzuviel. Die übergrosse Liebe, mit der er in Karl sein Ebenbild verehrt, soll wesentlich Eigenliebe sein. Seine Nachsicht gegen dessen Ausschweifungen, sein mildes Regiment sind vielleicht nur „eine Sühne gegenüber verborgenem Laster". Schwäche ist der Hauptzug seines Charakters, sie geht soweit, dass er selbst für seinen Sohn Franz bittet. Es mag vieles an dieser Charakteristik zutreffend sein, dennoch dürfen wir zu dem letztgenannten Punkte nicht vergessen, wie sich jene optimistisch-sentimentale Zeit an Geschichten von verzeihender Grossmut berauschte. Schon in einer Schubart'schen Erzählung,*) die zweifellos die Fabel der Räuber beeinflusst hat, kommt eine solche, unseres Erachtens unverdiente Begnadigung vor. Ob übrigens auf diese paar Angaben hin unsre Erblichkeitsstatistiker den alten Herrn als belastendes Moment in Anspruch nehmen möchten, glaube ich immerhin bezweifeln zu dürfen; von einer Belastung durch die Mutter, die in dem Drama nur einmal ganz beiläufig genannt wird, erfahren wir erst recht nichts.

Der Verfasser wendet sich dann zunächst Franz Moor, als dem leichter zu erfassenden der beiden Brüder, zu. Man merkt seiner Darstellung an, wie gerade dieser Charakter ihn besonders beschäftigt hat, und hier schöpft der Kenner der Verbrecherseele wohl auch am meisten aus Eigenem. Er schildert nach Krafft-Ebing den degenerierten Verbrecher und spürt nun im einzelnen den von diesem Autor hervorgehobenen Charakterzügen nach, auch hier mit ausserordentlichem Geschick und Erfolg. Die körperliche Hässlichkeit, den Stimmungswechsel, die bei aller Dialektik und Rabulistik „unharmonische Zerrissenheit seiner Gedankenverbindungen": alles dieses setzt uns Wulffen in helles Licht, um seine These zu beweisen, dass Franz ein geborener Verbrecher ist, den nichts treibt, als die Lust an der Bosheit, für den alles andre, die Liebe zu Amalia so gut wie das Streben nach der Erbfolge lediglich Scheinmotive sind. Die Diagnose „moralisches Irresein" auf ihn anzuwenden, lehnt er ab; Franz handelt nicht ohne Kenntnis und Verständnis der sittlichen Gebote, er lebt vielmehr in ständigem Kampfe mit ihnen, bestreitet ihre Gültigkeit mit den Waffen der Medizin und seiner materialistischen Philosophie. Trotzdem wäre er „nach dem heutigen Standpunkte der Wissenschaft strafrechtlich nicht zur Verantwortung zu ziehen" (S. 56). Wulffen wird nicht müde, immer wieder die psychologische Wahrheit in der Charakterführung Franzens, die intuitive Sicherheit, mit der Schiller diese durch und durch pathologische Figur bildete, hervorzuheben. Nichts an ihr ist übertrieben, ja, „Franz Moor ist in Wirklichkeit vorher und nachher überboten worden". (S. 37.)

Nun, die psychologische oder auch psychiatrische Richtigkeit der Zeichnung zugegeben, was wäre damit für die dramatische Verwendbarkeit dieses Charakters gewonnen? Ich zitiere wieder Wolff:**) „Die Werke der Dichtkunst wirken ja nur dadurch auf uns, dass wir unsre eigne Seele darin wiederfinden . . . Schildert uns aber der Dichter geistige Vorgänge, wie sie uns die Wirklichkeit bei Geisteskranken bietet, so fehlt seinen Werken das erste, was wir von der Dichtkunst verlangen; er schildert uns etwas, was uns psychologisch unverständlich ist, er kann also durch Einführung des Psychopathischen sein Werk psycho-

*) Zur Geschichte des menschlichen Herzens. Deutsche National-Literatur. B. 120. S. IV. ff.

**) A. a. O. S. 12.

logisch nicht vertiefen, er führt statt des Gesetzes den Zufall ein." Ganz ähnlich schreibt Boege:*) „Geisteskranke kann der Dramatiker ebensowenig — als Träger der Handlung — verwerten, wie sie im Leben als mündig gelten. In der Geisteskrankheit ist die Motivierung krankhaft, entweder die Motive oder ihre Verwertung; der Dramatiker braucht eine psychologische Motivierung". Ich halte diese Sätze und die in ihnen liegende Definition der Geisteskrankheit für unbestreitbar, und stimme sogar Willmanns**) bei, der umgekehrt aus dem Nachweis psychologisch unverständlicher Faktoren auf Geisteskrankheit schliesst. Nun will ich zugeben, dass die dramatische Verantwortlichkeit u. U. weiter reicht als die strafrechtliche: ich erinnere an den Selbstmord des sophokleischen Aias, der es nicht überleben will, dass der Fluch der Lächerlichkeit auf seine Heldengrösse gefallen ist. Ist aber Franz Moor für die mit vollem Bewusstsein von ihm begangenen Verbrechen nicht verantwortlich, sind, mit den Worten des Strafgesetzbuchs, „strafbare Handlungen nicht vorhanden", so stehen wir vor dem Dilemma, dass diese Lieblingsfigur unsrer Charakterspieler letzten Endes gar keinen dramatischen Charakter darstellt.

Das freilich leugnet Wulffen; für ihn „ist und bleibt Franz Moor gleichwohl ein vollwertiger Gegenstand der tragischen und dramatischen Kunst . . Die Erkenntnis der neueren Pathologie schwächt die tragische Wirkung nicht ab, sie vertieft sie vielmehr und verstärkt sie!"(S. 56). Aber das tut sie doch höchstens für den, der jemals krankhafte Persönlichkeiten zum Gegenstand seines Studiums gemacht hat, eine Voraussetzung, die für das grosse Publikum in keiner Weise gilt. Mag die Grundlage des Charakters immerhin angeborene Bosheit bilden, wenigstens müssen uns die Motive seines Handelns verständlich sein; das noch so naturalistisch wiedergegebene Pathologische hilft da garnichts.

Wulffen weist auf zwei bekannte Figuren Shakespeare'scher Dramen hin, Richard III. und Jago, und findet manche Verwandtschaft mit Franz namentlich bei letzterem. Auch er soll ebenso motivlos handeln und sich nur Scheinmotive einreden. Wäre aber Jago, nicht Othello, der Träger der Handlung, wäre er mehr als die lebendig gewordenen bösen Gedanken des Helden, so würde uns nach meiner Meinung das Drama unerträglich. Richard III. vollends erfüllt ein Schicksal, er ist mit des Verfassers eignen Worten „ein Rachedämon", der das Usurpatorengeschlecht der Yorks durch sich selbst vernichtet, und reisst uns überdies zur Bewunderung hin durch die Genialität seines Verbrechersinnes, eine Eigenschaft, die dem jüngeren Moor völlig mangelt.

Gewiss geht Kern***) mit seiner Behauptung, Schiller vermeide psychopathische Charaktere, viel zu weit; wie schon gesagt, bin ich mit Wulffen darin ganz einer Ansicht, dass Franz Moor eine ganze Reihe abnormer Züge trägt. Darüber hinaus häuft aber Schiller in jugendlichem Ueberschwang auf diesen Charakter alles, was ihm an Menschen widerwärtig und unsympathisch scheint, darum macht er ihn u. a. auch zum Vertreter der materialistischen Weltanschauung. Man vergesse hier nicht, dass zur Zeit der Abfassung der Räuber Kant noch nicht gesprochen hat, dass noch die Sätze der rationalen Theologie für beweisbar gelten, und dass nach der Lehre der damals herrschen-

*) Oswald Alving. Psych. neurol. Wochenschrift 1906. S. 71.

**) Heimweh oder impulsives Irresein? Mschr. Krim. Psych. 1906. S. 144.

***) Festartikel, Psych. neurol. Wochenschrift 1905. S. 45.

den Philosophie jeder, der sie nicht anerkennt, unbedingt ein verworfener Mensch sein muss, eine Anklage, die man ja trotz F. A. Lange selbst heute noch gern gegen Materialisten vorbringt. Das ist der eigentliche Sinn der Szene mit dem Pastor Moser, in der dieser mit den Waffen der natürlichen Theologie den Materialisten Franz besiegt. Treibendes Motiv für Franz aber ist die unbefriedigende Stellung, die dem nachgeborenen Sohne fürstlicher Häuser mit Notwendigkeit zufällt, die Sehnsucht nach dem Platze an der Sonne. Ich glaube, so gewinnen wir wenigstens eher einen dramatischen Konflikt, als wenn wir in dem Kampfe der ungleichen Brüder nichts anderes sehen als das Wüten zweier Geisteskranker gegen einander.

Denn auch Karl Moor ist nach Wulffen eine psychopathische Persönlichkeit, und zwar leidet er an — beginnender originärer Paranoia! „Seine Krankheit tritt im Rahmen des Schauspiels vor unsern Augen aus dem Inkubationsstadium, welches uns deutlich geschildert wird, heraus und entwickelt sich" (S. 74). Es ist auch hier wieder äusserst lohnend, zu verfolgen, wie der Verfasser an der Hand der Lehrbücher — Cramer's gerichtlicher Psychiatrie und namentlich wieder der Krafft-Ebing'schen Werke — den Charakter Karls darlegt. Trotzdem brauche ich dem Fachmann wohl nicht erst zu sagen, dass dabei eine Buchdiagnose schlimmster Art gestellt wurde. Handelt es sich doch in den beschriebenen Fällen sog. originärer Paranoia, dieser konstruiertesten aller Psychosen, lediglich um Katatonien mit reichlichen Wahnbildungen. Es ist schade um die aufgewandte Mühe, dass Wulffen sich hier keinem andern Führer anvertraut hat, vielleicht hätten ihm z. B. Koch's „Minderwertigkeiten" Anhaltspunkte gegeben, den Weltverbesserer zu begreifen, auch ohne bei jeder tönenden Phrase gleich an Wahnideen zu denken. Dann wäre er auch nicht gezwungen gewesen, nur um seine Diagnose zu retten, mit den grässlichen „lichten Momenten" zu arbeiten, hätte nicht in einer nach Rousseau'schen Idealen geschilderten glücklichen Jugend die Symptome der Paranoia zu suchen brauchen. Ich will durchaus nicht leugnen, dass Karls Handlungsweise nur mit einem starken Einschlag pathologischer Veranlagung zu begreifen ist; auch das ist richtig, dass wir hinter seinen Reden mehr zu sehen haben als blosse Tiraden; nicht aber darum, weil uns Schiller einen unter dem Einflusse des Wahns redenden und handelnden Kranken zeigen wollte, sondern weil diese Phrasen zum guten Teil die Weltanschauung des jungen Dichters ausdrücken. Würden nicht auch heute, wenn beispielsweise der missvergnügte Zögling eines Priesterseminars seinem Unmut in der Dramatisierung eines Glaubenskonfliktes Luft machte, die handelnden Personen die konventionelle Sprache seiner Bücher reden?

Ich will hier abbrechen, weil ich schon sowieso fürchten muss, allzu ausführlich geworden zu sein. Ich glaube aber, dass derartige Schriften uns ausserordentlich deutlich zeigen, wie weit der Laie, selbst der vielseitig gebildete und psychiatrisch interessierte, in der Diagnose komplizierter psychopathologischer Zustände gelangen kann. Ist nun gar der Verfasser Jurist, so werden wir von ihm besser als aus allen Darstellungen gerichtlicher Psychiatrie lernen, inwiefern der Richter uns braucht, in welchem Sinne wir ihm mit unserm sachverständigen Gutachten an die Hand zu gehen haben.

Um so kürzer kann ich mich über die Charakteristik von Ibsens Nora fassen. Wulffen sieht in ihr eine Hysterika, ebenso wie in der Rose Berndt, und ich meine, dass der Fachmann sich seine Begründung zu eigen machen, oder doch mindestens zugeben darf, dass Nora als hysterischer Charakter aufgefasst werden kann. Ich verweise nur auf die eigenartige Rolle, die das „Wunderbare“ in dem Stück spielt. Bekannt ist ja auch, dass Ibsen stets medizinischen Fragen ein starkes Interesse entgegengebracht hat, und schon an sich mögen Zwischenzustände wie die Hysterie dem Laien eher zugänglich sein als die eigentlichen Psychosen. Und wenn Wulffen sich in den Einzelheiten der Analyse wieder auf Krafft-Ebing's etwas veraltete gerichtliche Psychopathologie stützt, so mag man das vom Standpunkt modernster Wissenschaft aus vielleicht bedauern; andrerseits kommen aber so die um 1879, das Entstehungsjahr des Puppenheims, herrschenden psychiatrischen Ansichten gut zur Geltung. Wollte freilich jemand einwenden, dass dem Theater mit Durchschnittsmenschen und Alltagskonflikten nicht gedient sei, und die Aehnlichkeit mit der Hysterie nur dadurch zustande komme, dass solche Kranke auch im Leben Theater spielen, so wüsste ich ihn nicht zu widerlegen.

Den Schluss dieser Broschüre bildet eine Erörterung, dass Nora's Handlungsweise als Notstand eigentlich strafrechtlich nicht zu ahnden wäre. Ueber die Stichhaltigkeit des Beweises erlaube ich mir kein Urteil, möchte aber doch eines anführen, dass bisher wohl jeder Leser und Kritiker Noras Tat für strafbar erachtet hat. Andernfalls würde sich auch hier der Konflikt zu einem Streit um ein Phantom verflüchtigen, in dem noch dazu von den drei Hauptbeteiligten nur die kranke Heldin instinktiv richtig urteilt. Ob das aber Ibsen's Absicht war, scheint mir einstweilen noch sehr zweifelhaft. Genügt nicht auch in besseren Kreisen zumeist die blosse Anklage, um die „Dame“ gesellschaftlich unmöglich zu machen?

Alles in Allem: zwei höchst interessante Heftchen. Jedem Kollegen, der Freude hat an dialektischem Scharfsinn, seien sie zur Lektüre und besonders zur Nachprüfung empfohlen.

II. Vereinsbericht.

Berliner Gesellschaft für Psychiatrie und Nervenkrankheiten.

Bericht von Dr. Max Edel (Charlottenburg).

Sitzung vom 14. Januar 1907.

Stier: Die Begutachtung akuter Trunkenheitszustände in foro, mit besonderer Berücksichtigung der militärischen Verhältnisse.

Bei Beurteilung der Trunkenheitsdelikte gestattet auch das militärische Strafgesetzbuch die Anwendung des § 51 RStGB ohne jede Einschränkung, wenn die Trunkenheit als krankhafte Störung der Geistestätigkeit oder als Bewusstlosigkeit aufzufassen ist. Hat die Trunkenheit diesen Grad nicht erreicht, dann kann sie im allgemeinen als Strafmilderungsgrund nicht in Betracht kommen; nur bei den für die Armee besonders wichtigen Vergehen gegen die Disziplin besteht eine gewisse, praktisch aber fast belanglose Einschränkung dieser milderen Beurteilung. — Bei der Frage der Anwendbarkeit des § 51, bei der also Unterschiede zwischen dem militärischen und bürgerlichen Recht nicht bestehen, machen vor allem diejenigen Trunkenheitszustände Schwierigkeiten, welche nicht echte pathologische Rauschzustände sind oder nicht deutlich solche Symptome aufweisen, die dem Rausche des vollkräftigen und vollsinnigen Mannes fremd sind. Den von Cramer, Heilbronner u. a. gemachten Vorschlag, die dabei vorliegende Schwierigkeit einer prinzipiell verschiedenen Auffassung dieser Zustände seitens der Richter und der Psychiater dadurch zu umgehen, dass man in diesen Fällen einer mittleren, nicht eigentlich pathologischen Trunkenheit auf ein ärztliches Endgutachten verzichten und die Entscheidung lediglich dem Gericht überlassen soll, hält Vortragender für nicht durchführbar, da wir als zweifellos Sachverständige zur Abgabe eines Gutachtens verpflichtet sind. Die Abgabe eines für das Gericht verwendbaren ärztlich unanfechtbaren Endurteils erscheint auch möglich, wenn wir nach dem Vorschlage von v. Liszt für diese, nicht eigentlich krankhafte Trunkenheit und ähnliche Zustände den Begriff der „Bewusstlosigkeit“ aus dem § 51 reservieren, und sie von den Zuständen einer i. e. S. d. Wortes krankhaften Trunkenheit, die ebenso wie alle echten Psychosen nur als „krankhafte Störung der Geistestätigkeit“ anzusehen ist, abtrennen.

Als Bewusstlosigkeit ist nach der Definition des R. G. derjenige Grad von Trübung des Bewusstseins zu bezeichnen, bei welchem dem Täter die „Erkenntnis von dem Wesen und Inhalt der vorgenommenen konkreten Handlung gefehlt hat“. — Der grosse Vorteil dieser Stellung zu dem Problem liegt für den Psychiater darin, dass wir auf diese Weise die nicht eigentlich pathologische Trunkenheit mit einem andern Mass messen können als die eigentlichen Psychosen und so am ehesten zu einem Endurteil gelangen können, das nicht nur theoretisch einwandsfrei, sondern auch praktisch brauchbar ist.

(Der Vortrag ist ein Teil einer grösseren, bei Fischer-Jena erscheinenden Arbeit.)

Diskussion.

Juliusburger betonte, dass es sich bei allen im Zustande der Alkoholintoxikation begangenen Straftaten um Produkte einer pathologischen Gehirnarbeit handelt.

Infolgedessen sollten wir es aufgeben, mit den Juristen Kompromisse zu schliessen, uns vielmehr in jedem einzelnen Falle gegen die Zulässigkeit der Bestrafung des Deliktes erklären. Eine solche ist immer ungerecht, umsomehr, da die Gesellschaft durch ihre Trinksitten mit die Schuld an der Entstehung der Alkoholdelikte ist. Ihre wirksame Bekämpfung kann nur durch weitgehendste Aufklärung bewerkstelligt werden, die Alkoholverbrecher selbst müssen in Spezialanstalten, und so lange es solche nicht gibt, in Irrenanstalten untergebracht werden.

E. Mendel teilt völlig den Standpunkt des Vorredners, dass der psychiatrische Sachverständige sich der Beantwortung der Fragen des Richters nicht entziehen darf. Leider werden im allgemeinen Sachverständige bei Alkoholdelikten noch viel zu selten hinzugezogen, wie M. aus eigener reicher Erfahrung als Beisitzer im Schöffengericht bestätigen kann. Psychisch fällt der weitaus grösste Teil der Alkoholstraftaten mehr unter den Begriff der Bewusstlosigkeit, den M. aber von der vulgären Auffassung der letzteren abweichend, als Trübung bezw. Aufhebung des Selbstbewusstseins aufgefasst zu sehen wünscht.

Stier konstatiert mit besonderer Genugtuung die Uebereinstimmung zwischen der Auffassung des Vorredners und der seinigen, betont aber, dass es für den Sachverständigen am zweckmässigsten sei, sich auf die von ihm zitierte jüngste Entscheidung des R. G. zu beziehen; in dieser fehlte allerdings der Begriff des Selbstbewusstseins, der auch so schwierig zu definieren sei, dass man auf ihn besser nicht zurückgreift. Nicht unbedenklich ist auch eine allzuweite Ausdehnung der Zuziehung von Sachverständigen; bei vielen geringfügigen Delikten sei dieselbe nicht durchaus angezeigt; es könne nicht immer als ein Unglück oder eine Ungerechtigkeit angesehen werden, wenn jemand einen Rausch durch eine ihm auferlegte Geldstrafe etwas teurer bezahle, ein Umstand, dessen erziehliche Wirkung nicht ganz von der Hand gewiesen werden könne.

Juliusburger steht im wesentlichen auf demselben Standpunkte, wie Hoppe, der aber Geltung habe wohl für die Straftaten der chronischen Alkoholisten, nicht aber für den akuten Alkoholrausch, auf den Vorredner, wie er einleitend bemerkt hat, sich in erster Linie bezogen hat, da nur er beim Militär eine wesentliche Rolle spiele. Es könne gar keine Rede davon sein, jeden Soldaten, der einmal im Rausche eine mehr oder minder schwere Straftat begangen hat, in eine Irrenanstalt zu verbringen. Ganz abgesehen davon aber müsse der Sachverständige vor Gericht sich mit dem Gesetz abfinden, wie es einmal ist, und den Verhältnissen der Praxis Rechnung tragen.

Liepmann demonstriert eine 86jährige Frau mit sensorischer Aphasie. Die Krankheit besteht seit etwa 10 Monaten. Die Worttaubheit ist, wie gewöhnlich, im Grade schon erheblich zurückgegangen, ist aber immer noch recht schwer. Ganz schlecht ist das Nachsprechen und die Spontansprache, welche von paraphasischen Bildungen aller Art wimmelt. Schreiben, ausser kopieren, aufgehoben; lesen äusserst schwer gestört.

Zweck der Demonstration ist, zu zeigen, dass im Gegensatz zu vielen andern Aphasischen, hier keine Spur von Apraxie besteht: die Frau macht alle Bewegungen richtig nach, führt (wenn man für Verständnis gesorgt hat) alle Ausdrucksbewegungen richtig aus und manipuliert fehlerlos. Es ist diese Feststellung von Wichtigkeit gegenüber der Behauptung von Pierre Marie, dass Aphasie und Apraxie auf eine „Intelligenzstörung" zurückzuführen sei, durch Läsion ein und desselben Gebietes, das in diffuser Weise alle erlernten Begriffe beherberge. Man sieht hier, dass Phasie und Praxie ganz getrennt ausfallen können, dass eine schwere Aphasie neben vollkommener Eupraxie bestehen kann. Wenn schon Eupraxie ein gewisses Mass von Intelligenz sichert, (nicht ist umgekehrt Apraxie immer als Defekt der Intelligenz aufzufassen) so erweist sich auch im übrigen die 86 jährige Frau trotz ihres Gehirnherdes recht intelligent.

Dies lässt sich bei der Schwierigkeit der Verständigung weniger durch eine ausdrückliche Prüfung erweisen, als durch ihr angemessenes, verständnis- und taktvolles Verhalten in den verschiedensten Situationen. Will man bei der Bemessung der Intelligenz Hauptwert auf den Besitz der Begriffe legen, so besitzt sie eben alle Gegenstandsbegriffe (keine Agnosie) alle Begriffe von dem Gebrauch der Gegenstände, den konventionellen Bewegungen von den verschiedenen Situationen, in die sie gerät, und den passenden Reaktionen darauf. Nur das Rechnen ist sehr schlecht, was ich ungewöhnlich oft bei Aphasischen beobachtet habe.

Kurz summarisch gesagt, ist hier nur die Sprachfunktion in allen Verrichtung gestört, und zwar sehr schwer. (Eigenbericht.)

III. Bibliographie.

Hermann Eichhorst: Pathologie und Therapie der Nervenkrankheiten. I. Teil. Mit 138 Abbildungen. Berlin-Wien 1907. Urban & Schwarzenberg. 468 Seiten. Preis 9 Mark.

Der dritte Band des allgemein bekannten Handbuchs der speziellen Pathologie und Therapie des berühmten Züricher Kliniker ist den Nervenkrankheiten gewidmet. Auf die Vorzüge des schon in sechster Auflage erscheinenden Werks braucht nicht besonders hingewiesen zu werden. Bis jetzt ist nur der I. Teil des uns interessierenden Bandes erschienen, er behandelt die Erkrankungen der peripheren Nerven des Rückenmarks und der Medulla oblongata, während die für Anfang dieses Jahres in Aussicht gestellte zweite Hälfte die Erkrankungen des Gehirns und des Sympathikus neben denen der Haut und Muskeln enthalten soll.

Der Stoff ist in der Weise geordnet, dass im ersten Abschnitt des vorliegenden Bandes zuerst die Lähmungen und Krämpfe der motorischen Nerven besprochen werden; daran schliesst sich die Darstellung der Krankheiten sensibler Nerven, die Neuralgien und Anästhesien, letzterem Kapitel ist eine eingehende und klare Schilderung der Prüfung der einzelnen Empfindungsqualitäten vorausgeschickt. Den Schluss des ersten Abschnittes bilden die Krankheiten der Sinnesnerven und die entzündlichen und degenerativen Nervenveränderungen. Der zweite Abschnitt beginnt mit diagnostischen Vorbemerkungen anatomischen und physiologischen Inhalts, soweit sie für die Erkennung der Rückenmarkskrankheiten notwendig sind. Der Autor teilt die Rückenmarkskrankheiten ein in asystematische Systemerkrankungen, Krankheiten der Rückenmarkshäute und funktionelle Krankheiten des Rückenmarks; zum Schluss folgt eine Besprechung der Krankheiten des verlängerten Marks.

Das Buch ist von der Verlagsbuchhandlung aufs schönste ausgestattet und reich an klinischen und anatomischen Abbildungen, die meist eigene Beobachtungen zur Darstellung bringen. Gross-Tübingen.

L. von Frankl-Hochwart und **O. Zuckerkandl**: Die nervösen Erkrankungen der Blase. Mit 13 Abbildungen. Zweite umgearbeitete Auflage. Wien 1906. Alfred Hölder. 137 Seiten. Preis 4 Mark.

Das Werk wurde in seiner ersten Auflage eingehend in dieser Zeitschrift referiert. In der nach verhältnismässig kurzer Zeit nötig gewordenen zweiten Auflage sind einige Kapitel umgearbeitet und unter Benützung der neueren Literatur erweitert worden; so hat unter anderem das Kapitel über Blasenmotilität eine Aenderung erfahren, die Frage der spinalen und infraspinalen Blasenzentren wird eingehend erörtert. Im speziellen Teil wird insbesondere auch der Lehre von den zentralen Blasenstörungen, über die in der ersten

Auflage nur wenig berichtet werden konnte, eine ausführliche Besprechung gewidmet. Auf die wichtigsten Fortschritte in der Hirn-Lokalisation der Blasenstörungen wird an der Hand lehrreicher Beispiele hingewiesen. Die Möglichkeit einer hysterischen Inkontinenz ausserhalb des Anfalls wird zugegeben, ja für wahrscheinlich gehalten, da Verfasser selbst einen Fall beobachtet haben, in dem dringender Verdacht auf eine solche bestand.

Den Schluss der schön ausgestatteten in seiner Vortrefflichkeit allgemein bekannten Monographie bildet ein bis auf den neuesten Stand fortgesetztes Literaturverzeichnis. Gross-Tübingen.

Schaefer: Der moralische Schwachsinn. Gemeinverständlich dargestellt für Juristen, Aerzte, Mititärärzte und Lehrer. Halle a. S. Marhold. 1906. (Jur.-psychiatr. Grenzfragen, B. IV., H. 4/6.)

Das Buch soll durch eine allgemeinverständliche Darstellung die Erkenntnis der so unendlich wichtigen Erkrankung in weiteren Kreisen verbreiten; es soll ein aufklärendes und belehrendes Buch im besten populär-medizinischen Sinne sein und doch auch rein ärztlichen Ansprüchen genügen. Die Anforderungen, die an ein derartiges Buch zu stellen sind, müssen daher gross sein; es muss vor allem von einem überragenden Standpunkt und aus einem grossen Erfahrungsschatze herausgeschrieben sein. Ich glaube, dass dieses Buch seine Aufgabe tatsächlich erfüllt; es ist sogar in manchen Dingen etwas zu individuell und etwas weniger Persönliches würde das Buch noch überzeugender machen.

Der erste Teil des Buches beschäftigt sich mit der Darstellung des Wesens des moralischen Schwachsinns; überall sind treffende Beispiele eingestreut; wohltuend wirkt hier auch die Vertrautheit mit dem klassischen Altertum. Der Schwerpunkt liegt darin, dass nur, wenn der Verstand ein krankhafter ist, auch der moralische Defekt als ein krankhafter anzusehen ist. Wenn der Verstand dagegen auf der Höhe des Durchschnittes anderer Menschen gleichen Alters und gleicher Bildung steht, dann darf von moralischem Schwachsinn nicht gesprochen werden. Im zweiten Teile wird die Frage erörtert: „Was soll geschehen?" Besonders erwähnt sei aus dem Inhalt folgendes: Kein jugendlicher Verbrecher soll verurteilt werden, ohne auf seinen Geisteszustand untersucht worden zu sein. Um dies verstehen zu können, müssen nicht nur die Juristen noch Manches lernen, sondern auch die Gerichtsärzte; die Gerichtspsychiater sind eine notwendige Institution, die man nicht rasch genug anerkennen und einführen kann. Der Verf. verlangt ferner Aufklärung des Publikums durch Rechtsanwälte, dass überall bei Vergehungen ungeheilt entlassener Kranker, die schon einmal wegen der Neigung zu ähnlichen Reaten in einer Anstalt aufgenommen waren, die Anstaltsleiter haftpflichtig zu machen seien; man müsse die Oeffentlichkeit vor dem Imbezillen schützen und nicht auf Kosten der Allgemeinheit Entlassungsexperimente machen. „Diese Gefühlstölpelei wird selbst später als Schwachsinn erscheinen."

Als Hauptursache der Existenz der Erkrankung betrachtet Verf. den Alkohol. Er stellt sich aber nicht auf die Seite der Abstinenzbewegung, die er für aussichtslos hält, sondern verlangt die Abhilfe von seiten des Staates; das einzige wirkliche Kampfmittel gegen den Alkoholismus ist nach Ansicht des Verf. das Anziehen der Steuerschraube. Bei Gelegenheit der Verbreitung der Krankheitserkenntnis spricht sich Verf. auch über das Anstaltswesen in

Deutschland aus; er hält eine gründliche Reform für unumgänglich notwendig „sowohl hinsichtlich der Besetzung als auch der Tätigkeit der Aerzte". Die unverhältnismässige Ungleichheit und lange Dauer der Unselbständigkeit der Aerzte nach dem Direktor wird als Krebsschaden erkannt; auch das Absurde der modernen Riesenanstalten wird hervorgehoben. Verf. hält eine fünfjährige Tätigkeit an einer Irrenanstalt für vollkommen genügend, um einen Arzt selbständig machen zu können. Erst wenn eine grössere Schar Verantwortlicher dastehe, sei ein wirksamer Schutz der Oeffentlichkeit möglich.

Die Besprechung der Hebung der allgemeinen moralischen Disziplin (die nach Ansicht des Verf. selten so tiefstand wie heute) als eines Vorbeugungsmittels gegen die Erkrankung bildet den Uebergang zu einer Philippika gegen moderne Kunst und Literatur; die Kunstblüte sei zugleich ein Warnungssignal. Der Kern dieser Ausführungen ist die Forderung einer allgemeinen höheren Religiosität, da eine reine Vernunftmoral ganz unzulänglich sei. Auch hält Verf. die sittliche Hygiene für wichtiger als die körperliche und macht von diesem Standpunkt aus treffende Bemerkungen über die zur Zeit im Schwang befindliche „sexuelle Aufklärung". Die Verlegung des gesamten Schulunterrichtes auf die Vormittagstunden bekämpft Verf. als pädagogisch verfehlt, da die Kinder alsdann den ganzen Nachmittag ohne Aufsicht seien. Bei der Behandlung der Schwachsinnigen wird den Pastoren sehr das Wort gesprochen; „man kann diese Menschen (i. n. Schwachsinnigen) nur richtig behandeln, wenn man sie richtig versteht".

Neu für die Fachkollegen ist in seinen Ausführungen, wie Verf. angibt, einmal die Tatsache, dass die Alten den Begriff des moralischen Schwachsinns schon hatten, und dann die Auffassung, dass der Querulantenwahn nur eine Form des Schwachsinns sei. Leider bleibt der Verf. den Beweis für die letzte Behauptung schuldig.
Probst (Eglfing).

Shepherd Ivory Franz, Observations ou the Functions of the Association Areas (cerebrum) in Monkeys. Chicago, American Medical Association, 1906.

Verfasser brachte auf eine sehr einfache und sinnreiche Art einer Reihe von Affen zwei Assoziationen bei (Auffinden von Esswaren durch Ueberwindung bestimmter Hindernisse) und studierte dann das Verhalten dieser Affen nach Extirpation ihrer Frontallappen.

Seine auf grund dieser Experimente gewonnenen Schlüsse sind folgende:

Bei Affen (wie auch bei Katzen, an denen Verf. früher experimentierte) dienen die Frontallappen hauptsächlich der Bildung einfacher sensorischer Assoziationen. Wenn die Frontallappen gestört sind, gehen die erst kurz vorher erworbenen Gewohnheiten verloren; doch ist es möglich, neue Assoziationen zu formen, ja sogar die alten „Tricks" wieder zu erlernen. Wenn die Assoziationen schon fest eingewurzelt sind, so ist die Zerstörung der Frontallappen nicht immer vom Verlust dieser Assoziationen gefolgt; doch zeigen diese dann oft mehr den Charakter eines Reflexes. Am Schlusse seiner Ausführungen fordert Verf. auf, auch bei gehirnverletzten Menschen exakte psychologische und psychophysikalische Untersuchungsmethoden anzuwenden.
Probst.

E. Hönck: Ueber die Rolle des Sympathicus bei der Erkrankung des Wurmfortsatzes. Mit 24 Abbildungen im Text. 180 Seiten. Gustav Fischer, Jena 1907. Preis Mk. 4.

Den Anlass zu der Arbeit gaben dem Verf. die Beziehungen zwischen den Erscheinungen der Nasenschleimhaut und der Menstruation, die er als konsensuelle Gefässreflexe, ausgehend von den sympathischen Nerven der Geschlechtsorgane, die während der Periode in einen Reizzustand geraten, auffasst. Ebenso hält er die gegenseitige Beeinflussung der oberen Luftwege und des Wurmfortsatzes für sicher und vermutet, dass die Wucherung des lymphatischen Rachenraumes bedingt sein könne durch Reizungen des Bauchsympathikus, die wahrscheinlich meist durch Darmkatarrh mit entzündlichen Neigungen des Fortsatzes verursacht werden. Dabei kann der ganze Sympathikus, soweit man ihn tastet, schmerzhaft sein.

Verf. empfiehlt, alle sogen. Hysteriker und Neurastheniker auf ihren Fortsatz zu prüfen, da viele von ihnen Fortsatzkranke seien und sehr häufig der Fortsatz die Reizzustände im Sympathikus unterhalte. Nach ihm gibt es kaum ein anderes Organ, das durch unbemerkt von ihm ausgehende bakterielle Intoxikationen mit so geringfügigen anatomischen Veränderungen so schwere und langdauernde Schädigungen des Nervensystems setzen könne.

Gross (Tübingen).

Karl Altmann: Ueber eine cystische Missbildung des Rückenmarks. Inaugural-Dissertation. Breslau.

Es handelt sich um einen 48 jährigen, früher im allgemeinen immer gesunden Mann ohne äussere Missbildungen, der im Juli 1905 ins Allerheiligen-Hospital in Breslau aufgenommen wurde. Bei der Aufnahme Zeichen von chronischem Alkoholismus. Die ersten Störungen, Schwäche im linken Bein, traten etwa vier Wochen vor der Aufnahme im Krankenhaus auf. Bei der Aufnahme fanden sich spastische Parese beider Beine, links mehr als rechts, aber keine Sensibilitätsstörungen; plötzliche Verschlimmerung: Zunahme der Lähmungen und Sensibilitätsstörung für alle Qualitäten vom Nabel abwärts. Harnverhaltung; sieben Wochen nach der Einlieferung erfolgte der Exitus unter dem Bilde einer kompletten Querschnittslähmung.

Die Entwicklung des Krankheitsbildes erfolgte also bis zur vollen Höhe in wenigen Tagen, nachdem Prodromalerscheinungen nur wenige Wochen bestanden hatten. Die Sektion ergab eine Zerstörung der Rückenmarkssubstanz in der Höhe des 4. bis 6. Dorsalsegments; hier war in dem Rückenmarksstrang eine 9:13 mm grosse Cyste (A) eingeschaltet, in deren Wandung sich nur noch spärliche Reste nervöser Substanz auffinden liessen. Die Cyste hatte teils glattes, teils cubisches, teils Flimmerepithel. Ausserdem fand sich eine vollständige Diastematomyelie im Dorsalmark und eine unvollständige Zweiteilung im Lumbosacralmark, ohne dass gleichzeitige Spaltbildungen in den Rückenmarkshäuten, der Wirbelsäule, den Hautdecken oder den von den betreffenden Rückenmarksabschnitten versorgten Körperteilen vorhanden waren. Im Sacralmark hängen die beiden Rückenmarke nur noch im Bereich der beiden Vorderseitenstränge zusammen, komplett verdoppelt ist die graue Substanz, in der Mitte jeder Hälfte liegt ein Zentralkanal, auch die Spinalganglien waren verdoppelt, Wurzelfasern konnten in allen vier Hinterhörnern verfolgt werden, ebenso in den Vorderhörnern. Im Dorsalmark hat der Querschnitt mehr das Aussehen eines direkt halbierten Rückenmarks, d. h. es enthält jede Hälfte nur je ein Vorder-, und Hinterhorn, sowie einen Vorder-, Seiten- und Hinterstrang; jedenfalls findet sich ein Zentralkanal. Der Nachweis dieser entwicklungsgeschichtlichen Störungen führte dazu, auch die Erklärung der Cyste auf dem Boden embryonaler Entwicklungsanomalien zu suchen; erleichtert wurde die Deutung durch das Auffinden eines zweiten länglichen Cystensacks (C), der sich im zweiten Drittel des Brustmarks ohne jeden Zusammenhang mit der grossen Cyste vorfand. Sie fand sich in der Höhe der vollständigen Diastematomyelie und war rings von Pia umkleidet. Das Vorhandensein von Flimmerepithel in der Cyste sprach für Verwandtschaft mit dem Zentralkanal. Sie stand jedoch nicht mit ihm in Zusammenhang, sondern es handelte sich wohl um sehr frühe Absprengung von ependymalen Elementen. Auf derselben Höhe mit dieser Cyste fand sich im vorderen Längsspalt ein weiterer mit dieser nicht in Verbindung stehender epithelialer Hohlraum (B) von mehr rundlicher Form, sein Epithel war höchstens zweischichtig, die oberste Lage bildete glatte Zellen, Flimmerepithel war nicht nachweisbar. Die vorhandenen Unterschiede der beiden letzten Cysten, das Epithel und die Form betreffend, erklärt sich Verf. dadurch, dass durch den Druck der Flüssigkeit das hohe vielschichtige, teilweise mit Flimmern versehene Epithel in ein glattes umgewandelt worden ist und dass der flüssige Inhalt einen vielleicht vorher vorhandenen schlaffen Sack zu einem kugelförmigen Gebilde ausgedehnt hat. Dieser Befund gibt auch eine Erklärung für die Entstehungsweise der im oberen Dorsalmark vorgefundenen grossen Cyste A.

Der Verf. glaubt annehmen zu müssen, dass ein aus der embryonalen Zeit stammender, im vorderen Längsspalt liegender Epithelkeim sich zu einem ähnlichen Cystensack, wie Cyste C entwickelt hat, dass dann von irgend welchen Epithelelementen eine Exsudation eingesetzt hat, wie in Cyste B, die den faltigen Sack in wenigen Wochen ausdehnte, dadurch das Rückenmark erdrückte und so das klinische Bild einer Querschnittstrennung erzeugte. Was zu dieser plötzlichen Exsudation geführt hat, lässt sich nicht mit Sicherheit sagen.

Die sehr interessante Arbeit enthält am Schluss 5 Tafeln wohlgelungener instruktiver Mikrophotogramme. Gross (Tübingen).

W. Guttmann: Zur Untersuchungstechnik des Patellarreflexes. Veröffentlichungen aus dem Gebiete des Militärsanitätswesens.

Verf. empfiehlt eine neue Methode zur Prüfung des Patellarreflexes, die darin besteht, dass man das betreffende Bein mit Hilfe von zwei Handtüchern suspendiert. Mit dem einen um den Unterschenkel gelegten Tuch hebt man diesen etwas in die Höhe, mit dem andern, das man um den Oberschenkel legt, lässt man einen Gehilfen den Oberschenkel etwas schräg nach oben ziehen, so dass das Knie einen stumpfen Winkel bildet. Man fordert den Patienten auf, den Ober- und Unterschenkel ganz passiv auf die Tücher zu legen. Es kann auch der Untersucher den Oberschenkel, sein Gehilfe den Unterschenkel halten. Jedenfalls ist es zweckmässig, wenn der Arzt am Heben des Beines sich beteiligt, da er den Grad der Erschlaffung dadurch am besten beurteilen kann. Nach dem Verfasser wird bei dieser Lagerung des Beins eine optimale passive Erschlaffung der Beinmuskulatur bei gleichzeitiger mässiger Dehnung der Quadricepssehne erzielt. An der Hand einer Tabelle sucht der Autor nachzuweisen, dass mittelst der „Suspensionsmethode" in den meisten Fällen der Patellarreflex viel leichter und stärker ausgelöst werden kann, als mittelst der von Oppenheim geübten Untersuchung im Liegen oder der am wenigsten empfehlenswerten Methode im Sitzen. Gross (Tübingen).

F. Jessen in Davos: Indikationen und Kontraindikationen des Hochgebirges. Würzburger Abhandlungen aus dem Gebiet der praktischen Medizin.

Die Arbeit interessiert in erster Linie den Internisten und nur ein kleiner Teil derselben ist der Behandlung Nervenkranker gewidmet. Verf. wendet sich darin in erster Linie gegen den in seiner allgemeinen Fassung ganz zu verwerfenden Irrtum, dass Nervöse nicht höher als 900 Meter gehen sollen und weist darauf hin, dass auch im Hochgebirge vortreffliche Resultate mit der Behandlung mancher Nervenkranken erzielt werden können, wenn nur genaue Indikationen und Kontraindikationen gestellt werden. Organische Erkrankungen, ausgesprochene Psychosen, Epileptiker kommen für die Hochgebirgsbehandlung nicht in Betracht, ferner sind alle eigentlich degenerativen Formen von funktionellen Störungen nur mit grosser Auswahl und in ihren leichteren Erscheinungen dem mächtigen Reiz des Hochgebirges auszusetzen. Schwere Hysterische werden keinen wesentlichen Nutzen und oftmals Schaden finden. Am meisten eignen sich für die Hochgebirgsbehandlung die Neurastheniker, soweit ihre Neurasthenie eine erworbene ist. Nervöse Magenstörungen, die nervöse Dyspepsie, die allgemeinen neurasthenischen Erscheinungen, die rasche Ermüdbarkeit, die Arbeitsunlust schwinden oft rasch, auch viele Fälle von Herzneurosen werden von ihren Beschwerden befreit unter genauer Dosierung des Hochgebirgsreizes und der körperlichen Leistungen. Unter den mehr psychischen Erscheinungsformen empfiehlt er leichtere Fälle von Zwangsvorstellungen, Nosophobien, Sexualneurasthenien, die Fälle von Uebergang der Neurasthenie zur Hypochondrie, die Gruppe der leicht Verstimmten usw. Die Schlaflosigkeit lässt er nicht als absolute Kontraindikation gelten, gibt aber zu, dass sich nicht alle Fälle dazu eignen. Für ausserordentlich dankbar hält er in manchen Fällen die Behandlung des nervösen Asthmas im Hochgebirge und hat auch bei Basedowkranken, namentlich den Formes frustes, sehr oft beobachtet, dass, wenn das Herz nicht allzuschlecht ist, sich ihr Leiden im Hochgebirge bessert und manchmal sogar ganz verliert. Gross (Tübingen).

Albert Sigerist: Ueber inkomplette Formen von Tabes dorsalis (Formes frustes). Inaugural-Dissertation Tübingen.

Verf. berichtet über 17 Fälle inkompleter Tabes, welche eines oder mehrere der ehemals obligaten Symptome (Argyll-Robertson, Westphal und Romberg) vermissen lassen. Er teilt seine Fälle in drei Gruppen ein. In die erste Gruppe reiht er die Fälle ein, in denen die Tabes entweder völlig symptomlos und unbemerkt nur einen eben diagnostizierbaren Nebenbefund bildete oder im Vergleich zu den schweren Erscheinungen der tertiären Lues völlig in den Hintergrund trat. Zur zweiten Gruppe rechnet er die Fälle, welche als Initialsymptome Krisen irgend welcher Art aufweisen und die gewöhnlich unter der Diagnose von intestinalen Organerkrankungen oder Neurosen in die Klinik geschickt wurden. Die dritte Gruppe suchte wegen Augensymptomen die Klinik auf, während erst die genaueste Untersuchung des ganzen Nervensystems als Grundleiden eine Tabes erkennen liess.

Nur ein Fall zeigte vollständige Areflexie der unteren Extremitäten bei sonst inkompleter Tabes; häufiger als das Westphal'sche Zeichen wurde das Erloschensein des Achillessehnenreflexes gefunden, was Verfasser als das häufigere und frühzeitigere Symptom der inzipienten Krankheitsformen ansieht.

Dem Verhalten der Reflexe an den oberen Extremitäten misst er nur dann eine diagnostische Bedeutung bei, wenn sie bei sonst erhaltener Reflexerhöhung fehlen und wenn deutliche und konstante Differenzen zu konstatieren sind. Ausgesprochener Romberg fand sich nur zweimal, lokomotorische Ataxie viermal. Parästhesien fanden sich in vier Fällen, lanzinierende Schmerzen in 7 Fällen, Gürtelgefühle in 3 Fällen; abgrenzbare Hypästhesien oder Hypalgesien bestanden in 6 Fällen; ausgesprochene Kältehyperästhesie des Rumpfes bestand in 5 Fällen; dreimal fanden sich Augensymptome bei sonst sehr geringer tabischer Symptomenreihe, elfmal Krisen. Von entscheidender diagnostischer Bedeutung war nicht selten die Cytodiagnose, sie ergab in allen 7 darauf untersuchten Fällen ein positives Ergebnis. Gross (Tübingen).

Otto Gaupp: Ueber sensible und sensorische Halbseitenstörungen bei zentralen Herderkrankungen. Inaugural-Dissertation 1906. Franz Pietzcke. Tübingen.

Verf. berichtet über 7 Fälle von sensibler, zum Teil auch sensorischer Halbseitenstörung bei cerebralen Herderkrankungen, die im Laufe eines Jahres in der Tübinger medizinischen Klinik zur Beobachtung kamen. Die Fälle sind nur klinisch untersucht und haben keine Bestätigung der eventuellen Lokalisationsdiagnose durch die Autopsie erfahren mit Ausnahme eines Falles von Tumor der zentralen Ganglien; bei allen anderen Fällen handelt es sich um Kreislaufstörungen (Apoplexie, Embolie) oder multiple Sklerose. Eine genaue Untersuchung der einzelnen Gefühlsqualitäten der Oberflächen- und Tiefensensibilität wurde vorgenommen und besonders auch in einem Teil der Fälle auf das Vibrationsgefühl und die Osteoakusie ausgedehnt.

Die Resultate enthalten im allgemeinen eine Bestätigung der in der Schaffer'schen Arbeit (Neurologisches Zentralblatt XXIV. Jahrgang) angeführten Leitsätze und sind kurz folgende: Die zerebral bedingte Störung des Tastgefühls ist fast nie eine an Rumpf und Extremitäten gleichmässige; sehr oft lässt sie das Gesicht frei, nicht selten auch den Rumpf; in fast allen Fällen wächst sie entsprechend der motorischen Störungen distalwärts. Die Störung des Tastgefühls ist im Gegensatz zu der scharfen Grenze der spinalen, neuritischen und auch hysterischen Ausfallserscheinungen eine mehr allmähliche, nur nach der Mittellinie des Körpers zu scheint eine schärfere Begrenzung die Regel zu sein. Sehr häufig ist die zerebralbedingte Gefühlsstörung eine dissoziierte; mit Vorliebe scheinen Schmerz- und Kältegefühl erhalten zu sein bei Störung des Tast- und Wärmesinns. Besonders konstant sind Störungen aller Tiefengefühle und der Stereognosis, ebenfalls distalwärts zunehmend. Die Osteoakusie und das Vibrationsgefühl sind in gleicher Weise wie der Tastsinn gestört. Osteoakusie ist als differentialdiagnostisches Kriterium zwischen organischer und hysterischer Hypästhesie unbrauchbar. Das Vorkommen einer organisch bedingten sensorischen Hemihypästhesie scheint auch beim Fehlen einer zerebralen Hemianopsie dann sehr wahrscheinlich, wenn die mit ihr eng verknüpften Störungen aller sensiblen Funktionen jene von den hysteischen wohl zu differenzierenden Eigenschaften zeigen. Gross (Tübingen).

IV. Uebersichtsreferate.

Münchener medizinische Wochenschrift, LII. Jahrgang, 1905. Juli bis Dezember.

A. Bittorf: Ein Beitrag zur Lehre von den Beschäftigungsparesen. No. 27, p. 1278 ff.

In einem Fall Neuritis infolge Ueberanstrengung (Zigarrenwickeln), symmetrisch auf die Endausbreitung beider Nervi mediani beschränkt, fast ausschliesslich dem motorischen Teil angehörend. Es handelt sich um Abnutzungsfolgen, um unvollkommenen Ersatz bei starkem Gebrauch (Edinger's Theorie). In dem zweiten Fall Neuromyositis und zwar Neuritis kombiniert mit Myositis an Unterarm und Hand rechts, infolge Ueberanstrengung beim Kunstledernähen.

E. Müller und **W. Seidelmann**: Zur Physiologie und Pathologie der Bauchdeckenreflexe. No. 28, p. 1323 ff.

Unter Bauchdeckenreflexen verstehen die Verf. mit Oppenheim nur die von der Bauchhaut ausgehenden Reflexbewegungen der Muskulatur des Abdomens. Bei Untersuchung der Reflexe ist, wie bei Prüfung der Sehnenreflexe, eine gewisse Entspannung der Muskulatur absolut erforderlich. Am ehesten erreicht man dies durch ablenkende, gleichzeitige Unterhaltung mit dem Patienten. Nötig ist weiterhin ein ausgiebiges und nicht zu langsames Streichen, am besten in der Richtung von lateral und oben nach medial und unten. Man muss auf beiden Seiten stets gleich stark, gleich rasch, gleich ausgiebig und gleich gerichtet streichen.

M. und S. untersuchten 1000 durchaus gesunde Männer (Soldaten) und fanden hier die Bauchdeckenreflexe geradezu konstant auslösbar. Das gleiche ergab sich bei Untersuchung von über 2000 nervengesunden weiblichen Individuen. Nur jenseits des 50. Lebensjahres fehlte der Reflex häufiger. Die Verf. schliessen aus dem Ergebnis ihrer Untersuchungen, dass, wenn die Bauchdeckenreflexe bei einem jugendlichen Patienten männlichen oder weiblichen Geschlechts mit normalen Bauchdecken fehlen, mit grösster Wahrscheinlichkeit, eine richtige Untersuchungstechnik vorausgesetzt, eine krankhafte Grundlage anzunehmen ist. Die Ursachen können doppelte sein: entweder Erkrankungen des Nervensystems oder Affektionen der Bauchorgane. Einseitiges Fehlen findet sich bei fast allen spinalen und cerebralen Hemiplegien verschiedenster Genese. Das einseitige Verschwinden bezw. Schwächerwerden des Bauchdeckenreflexes ist bei Apoplexien nicht nur ein sehr frühzeitiges, sondern schon bei leichten Insulten deutlich ausgeprägtes und oft noch nach Rückgang motorischer Ausfallerscheinungen fortbestehendes Symptom. Doppelseitiges Fehlen der Bauchdeckenreflexe ist ein wichtiges und frühzeitiges Symptom der multiplen Sklerose. Sie verschwinden in der überwiegenden Mehrzahl der Fälle bereits im Initialstadium. Bei Zweifel, ob multiple Sklerose oder spastische Spinalparalyse, fällt das Fehlen der Bauchdeckenreflexe sehr für die Annahme einer multiplen Sklerose in die Wagschale. Bis in die Spätstadien hinein bleiben die Bauchdeckenreflexe bei der eigentlichen spastischen Spinalparalyse erhalten. Hypertonie der Bauchmuskeln, wie sie auch bei spastischer

Spinalparalyse vorkommt, vermag den Reflex manchmal einige Zeit zu verdecken. Zu bedenken ist auch, dass ein Patient durch willkürliches Anspannen seiner Bauchmuskeln die Auslösbarkeit der Bauchreflexe verhindern kann. Bei der Tabes dorsalis, von den Spätstadien abgesehen, sind die Bauchdeckenreflexe erhalten, häufig deutlich gesteigert. Nur bei ausgebreiteter schwerer Anästhesie der Bauchhaut im Gefolge der Hinterstrangerkrankungen verschwinden die Bauchreflexe gewöhnlich. Bei funktionellen Empfindungsstörungen am Abdomen (Hysterie, Psychogenien nach Unfällen) sind die Bauchreflexe erhalten. Jedenfalls spricht im Falle einer Anesthesie der Bauchhaut, unter der Voraussetzung eines mittleren Spannungszustandes der Muskulatur, das gleichzeitige Fehlen der Bauchdeckenreflexe beim Streichen auf den empfindungslosen Partien entschieden mehr für eine organische, wie für eine funktionelle Basis. Bei den Erkrankungen der Bauchorgane kann man als Grundgesetz betrachten, dass alle diffusen oder lokalen krankhaften Prozesse, die sich im Abdomen abspielen und den Spannungszustand der Bauchmuskulatur im ganzen oder mehr umschrieben wesentlich steigern, die Auslösbarkeit aller oder einzelner Bauchdeckenreflexe erschweren oder verhindern können und zwar für die Dauer dieses veränderten Spannungszustandes. Wenn eine allgemeine Auftreibung des Leibes allmählich durch chronisch sich entwickelnde, kaum schmerzhafte Prozesse entsteht, wird der normale Ablauf der Bauchreflexe nicht oder nur wenig gestört (Ascites nach Kreislaufstörungen, Karcinose bzw. chronische Tuberkulose des Bauchfells, nicht zu grosse Ovarialtumoren, nicht zu weit vorgeschrittene Schwangerschaft). Kommt eine allgemeine Auftreibung des Leibes rascher zustande und verbindet sie sich dabei mit einer gleichzeitigen Spannung des schmerzhaften Abdomens, dann geht in der Regel die Auslösbarkeit der Bauchdeckenreflexe verloren (akute Peritonitis, schmerzhafter Meteorismus, wie häufig beim Abdominaltyphus). Ganz ähnliche Verhältnisse finden sich bei lokalen Veränderungen des Spannungszustandes der Bauchmuskulatur (Tumor z. B. der Milz, der Leber usw.). Halbseitiges und deshalb umso bedeutungsvolleres Verschwinden eines Bauchdeckenreflexes sieht man ganz gewöhnlich bei akut-entzündlichen Lokalaffektionen, die bei gleichzeitiger, mehr umschriebener Druckempfindlichkeit des Abdomens ungefähr über der Stelle des erkrankten Organs eine erhöhte Muskelspannung (hauptsächlich reflektorischen Ursprungs) verursachen (akute Perityphlitis, Cholelithiasis im Anfall, Pelveoperitonitis).

A. Alexander: Zur Behandlung des Morbus Basedowii mit Antithyreoidin Möbius. No. 29, p. 1393 ff.

In drei Fällen eklatante, objektive und subjektive, Besserung.

H. Lüdke: Ueber Zytotoxine, mit besonderer Berücksichtigung der Ovariotoxine und der Thyreotoxine. No. 30, p. 1429 ff. und No. 31, p. 1493 ff.

Ist im Original zu lesen.

A. Riedel: Eine Antwort auf die Frage: Ist Wachsuggestion erlaubt? No. 21, p. 1009 f.

R. neigt der Ansicht zu, dass die Benutzung von Suggestion und Hypnose auch zu therapeutischen Zwecken eine Verirrung in der neueren und neuesten Medizin bedeutet, mit der sobald wie möglich wieder aufgeräumt werden sollte.

Wachsuggestion ist nicht erlaubt, sondern absolut zu verwerfen und strengstens zu verbieten.

O. Neustätter: Ist Wachsuggestion erlaubt? No. 30, p. 1447.

Bei den Vorstellungen der Hypnotiseure handelt es sich niemals um Wachsuggestion, sie treiben Hypnose. Um dem Verbot der Vorstellung zu entgehen, machen sie den Trick und sprechen von Wachsuggestion. Die Aerzte müssen mit Hypnose vertraut sein. — S. hierzu: No. 7, p. 344 und No. 17, p. 838.

R. Gaupp: Die Depressionszustände des höheren Lebensalters. No. 32, p. 1531 ff., s. auch dieses Centralblatt 1905, p. 628.

G. unterzog aus dem Material der Heidelberger Klinik (Zeitraum: 1892 bis 1902) die depressiven Psychosen bei Kranken über 45 Jahren einer Untersuchung. Bei dem engen Zusammenhang der manischen Erregungen mit den Depressionszuständen mussten auch die manischen Erregungen im höheren Alter mit berücksichtigt werden. (300 Depressionszustände und 51 rein oder vorwiegend manische Erregungen.) Es ergab sich zunächst, dass die einfache und die periodische Manie bei Männern erheblich häufiger ist, dass sich das manisch-depressive Irresein mit gleicher Entwicklung beider Phasen bei beiden Geschlechtern gleich oft findet und dass die vorwiegend oder ausschliesslich depressiven Formen mit Vorliebe die Frauen befallen. Bei dem manisch-depressiven Irresein ist eine strenge Periodizität der Anfälle extrem selten. Manische und depressive Phasen zeigten nach Dauer, Intervall, Reihenfolge alle nur denkbaren Variationen. Eine Kette von Verlaufsformen konnte aufgestellt werden, die folgende Einzelglieder zeigte: a) nur eine einzige manische Erkrankung im bisherigen Leben, nie Depressionen (sehr selten); b) mehrere, nur manische Erkrankungen und einzelne leichtere Depressionen bezw. depressive Tage im Verlaufe schwerer Manie; d) manische und depressive Phasen in etwa gleicher Häufigkeit und Stärke; e) depressive Anfälle überwiegen nach Zahl, Intensität und Dauer; f) nur Depressionen vom Charakter der zirkulären (traurige Verstimmung, psychische Hemmung, subjektives Gefühl der inneren Leere und Insuffizienz); g) eine einmalige Depression vom Charakter der zirkulären; h) symptomatologisch abweichende Depressionen, die aber doch vielleicht dem manisch-depressiven Irresein zugerechnet werden müssen; α) einmalig, β) mehrmalig, aber nicht streng periodisch auftretend. — In weitaus der Mehrzahl der Fälle einfacher und periodischer Manie (periodisch = mehrmals im Leben aus innerer Ursache wiederkehrend) trat der erste Anfall schon lange vor dem 45. Lebensjahre auf. In einigen Fällen lag konstitutionelle Erregung (= chronische Manie = manische Verstimmung) mit zeitweiligen Exacerbationen vor. Bisweilen war zu beobachten, dass die manischen Anfälle allmählich schwerer wurden und länger dauerten. Nicht selten ging die akute periodische Manie bei älteren Personen in einen hypomanischen Schwächezustand über. (Ursache der geistigen Schwächezustände alter Manischer und Cirkulärer complicierende senile oder arteriosclerotische Rindenerkrankungen?). Das Vorkommen depressiver Tage im Verlauf schwerer akuter Manie bildet den Uebergang von der Manie zum eigentlichen manisch-depressiven Irresein, das in mehreren typischen Fällen erstmals nach dem 45. Lebensjahr begann. Circuläre können bis ins höchste Alter die typischen Bilder echter langdauernder Manie bezw. Depression bieten. In anderen Fällen allmähliche Verflachung der Verlaufsform: die Stimmungsanomalien wechseln rascher, der Affekt erscheint oberflächlicher, das ganze Krankheitsbild eintöniger. Die Gruppe des manisch-depressiven Irreseins, in der die Depressionszustände nach Dauer, Häufigkeit und Stärke über die manischen überwiegen, wies einige Fälle auf, in denen der Depression das Symptom der subjektiven Insuffizienz und Erschwerung, sowie die objektiv nachweisbare Hemmung oder erhebliche Verlangsamung der geistigen Vorgänge fehlte. Vereinzelt trug das depressive Stadium den Charakter ängstlicher Erregung. Bei konstitutionell hysterisch-degenerativer Grundlage zeigten die manischen Anfälle manchmal einen querulierend-paranoiden Anstrich, während die depressiven Phasen ein hypochondrisch-persecutorisches Bild aufwiesen. Atypische Bilder zeigten namentlich jüdische Kranke. In 5 Fällen trat bei Personen über 45 Jahren nur einmal ein Depressionszustand vom Charakter der zirkulären Depression auf. Da die Personen noch leben, fragt es sich, ob die Depression die einzige ihres Lebens bleiben wird. — Ein Teil der periodischen Depressionen lässt sich von den Depressionen des manisch-depressiven Irreseins nicht abgrenzen und gehört wohl zu diesem Formenkreis. Ein anderer Teil steht der Melancholie Kraepelin's näher. Intensive hypochondrische und melancholische Wahnbildungen fehlen auch hier nicht, psychische Ursachen spielen bei beiden eine Rolle, beide können heilen oder in ängstlich verzagte Dauerstimmung oder in mehr apathische Geistesschwäche ausgehen. Im allgemeinen dauert die periodische Depression kürzer, das ganze Krankheitsbild erscheint leichter, äussere Einflüsse sind wirksamer. Manchmal gewinnt man den Eindruck, als ob es sich nur um transitorische Steigerungen habitueller Verzagtheit bei seniler Involution handele. — Die Melancholie im Sinne Kraepelin's fand sich etwas häufiger bei Frauen, wie bei Männern. Die Zusammenstellungen bestätigten im allgemeinen das, was Kraepelin über die Krankheit sagt. Deliriöse Verwirrtheit wurde besonders bei seniler Färbung der Psychose beobachtet. War die senile körperliche Involution bei Beginn der Melancholie schon sehr ausgesprochen, so war die Prognose ungünstiger. Unsinnige, absurde Wahnideen bewiesen prognostisch nichts. Die hypochondrische Form verläuft ungünstiger, wie die melancholische. Paranoide Züge in Stimmung und Wahnbildungen scheinen prognostisch ungünstig zu sein (senile Beimischung?). Sinnestäuschungen fehlten manchmal, in einzelnen Fällen waren sie reichlich (auch Geschmacks- und Geruchstäuschungen). Recidivierender Verlauf ist häufig. Völlige Heilung trat nur in wenigen Fällen ein, einmal noch nach 8 Jahren. Häufiger ist Ausgang in leichten depressiven Schwächezustand, keineswegs immer verbunden mit seniler Demenz. In manchen Fällen Uebergang der Melancholie in senil-arteriosklerotische Demenz mit bleibenden, aber allmählich verblassenden ängstlich-depressiven Stimmungen. Die ganze Frage der Melancholie wird erschwert durch folgende Tatsachen: Typisch-melancholische Zustandsbilder können mehrfach auftreten; in den Intermissionen so gut wie nichts krankhaftes. Bei periodischen Depressionen, die erstmals lange vor dem Präsenium auftraten können die späteren, schwereren Anfälle nach Symptomen, Dauer und Verlauf der Melancholie gleichen. — Eine grosse Gruppe von Depressionszuständen stand mit arteriosklerotischer Hirnerkrankung in Zusammenhang. Häufig war gleichzeitiges Auftreten von apoplektiform entstehenden Lähmungssymptomen (Aphasie, Hemiplegie, Monoplegie) und depressiven Zustandsbildern mit Ausgang in stumpfe oder euphorische Demenz. Seltener stellten manische oder zirkuläre Symptombilder im Anschluss an arteriosklerotisch bedingte Apoplexien sich erstmals ein. Im ganzen konnten hier sieben verschiedene Formen mit verschiedenen Unterabteilungen unterschieden werden. Die senilen Depressionen boten nach Symptomen und Verlauf sehr verschiedene Bilder. Es eignet ihnen mit Vorliebe ein hypochondrisch-ängstlicher Affekt, wenig geschlossen. Zeitweise, namentlich Nachts, Steigerung zu stärkeren, selbst leicht deliranten, Angsterregungen. Die bekannten spezifisch-senilen Züge geben der Depression ein charakteristisches Gepräge. Häufig gehen einfache hypochondrische Verstimmungen oder hypochondrisch-ängstliche Erregungen der senilen Demenz, bisweilen auch der euphorisch gefärbten Presbyophrenie voraus. Die Presbyophrenie ist meist nur eine Episode im Verlauf seniler Geistesstörung. Auch senile unheilbare Verwirrtheit bildet sich aus chronisch depressiven Zuständen allmählich heraus. Die Mehrzahl der senilen Depressionen endete mit ziemlich affektloser Demenz, bisweilen mit dementer Euphorie. Unter den atypischen Depressionszuständen ist hervorzuheben die schwere akute Angstpsychose. Nach leichter einleitender, meist hypochondrischer Depression von der Dauer einiger Wochen oder Monate entwickelt sie sich ziemlich rasch mit massenhaften Angstvorstellungen und Sinnestäuschungen, tiefer Verworrenheit, völliger Desorientierung, sinnlosem Widerstreben gegen alle ärztlichen Massnahmen, bisweilen Nahrungsverweigerung, fast völliger Schlaflosigkeit. Nicht selten Tod in Erschöpfung. Wird das akuteste Stadium überstanden, so nimmt die Angst allmählich ab, manche ängstliche Halluzinationen und Wahnbildungen schwinden, die Desorientierung und die ratlos ängstliche Unruhe bleiben. Die Erkrankung geht allmählich, bisweilen schon nach wenigen Wochen, in einen geistigen Schwächezustand über, mit vorwiegend apathischer, manchmal leicht depressiver Stimmung. Die Katatonie kommt fraglos nach dem fünfzigsten Lebensjahr vor, aber selten. Einige wenige Fälle zeigten das klassische Bild der Kahlbaum'schen Katatonie. Es finden sich aber auch bei senilen Geistesstörungen katatonische Symptome. Die erstarrten Ausdrucksbewegungen bei ungeheilten Depressionszuständen können den Manieren und Stereotypien bei Dementia präcox sehr ähnlich sein. Eine kleine Gruppe atypischer Depressionen zeigte folgendes Bild: Bei beginnender seniler Involution tritt im Anschluss an ein einschneidendes Ereignis (Todesfall, körperliche Erkrankung) ängstliche Depression mit Uebergang in typischen Verfolgungswahn auf: Stimmen, abnorme körperliche Sensationen, erhaltene Besonnenheit und Orientierung. Verlauf progressiv. Diese Formen gehören zum senilen Verfolgungswahn. In anderen Fällen im höheren Lebensalter, namentlich im Senium tritt nach ängstlichen halluzinatorischen Erregungen mit krankhafter Eigenbeziehung allmählich ein Zustand affektschwacher Demenz mit wechselnden, nicht streng systematisierten Verfolgungsideen auf. Kurz besprochen werden noch die Depressionszustände bei Hirnsyphilis, bei Dementia paralytika progressiva, die Angstpsychosen bei Herzerkrankungen, Depressionszustände bei hysterisch-degenerativer Konstitution, depressive klimacterielle Erregung mit Ausgang in geistige Schwäche, Depressionszustände bei Erkrankung der Thyreoidea, bei multiplen Tumoren, nach Typhus.

Die aufgestellten Gruppen und Untergruppen sollen keineswegs alle selbstständige Krankheiten darstellen, sie sollen vielmehr einen Hinweis geben, nach welcher Richtung hin etwa das klinische Studium der Depressionszustände sich bewegen muss, wenn die grossen Gesamtgruppen, die in neuerer Zeit, namentlich unter Kraepelin's Einfluss, entstanden sind, allmählich in einzelne schärfer umschriebene Bilder auseinandergelegt werden sollen.

O. L. Klieneberger: Ueber Veronal (Dosierung und Idiosynkrasie). No. 32, p. 1543 f.

Die besten Erfolge erzielte K. bei Tagesgaben von 0,75 gr (morgens, mittags, abends je 0,25 gr). Bei grösseren Tagesgaben als 1,0 gr stellte sich einerseits keine entsprechend grössere Wirkung ein, andererseits traten wiederholt unangenehme Nebenerscheinungen auf, wie Müdigkeit und Gliederschwere, Schlafsucht und leichte Benommenheit. Viele Kranke vertragen bedeutend mehr als 1 gr. Der günstige Erfolg scheint indess nicht im Verhältnis zur gesteigerten Darreichung zu wachsen, sondern an kleinere Dosen gebunden zu sein. Für weibliche Kranke erachtet K. eine Tagesgabe von 0,25 bis 1 gr Veronal für ausreichend, bei einer Einzelgabe von 0,25 gr. Ein Fall von Idiosynkrasie wird mitgeteilt. Nach verhältnismässig kleinen Dosen (mehrmals 0,25) stellte sich ein rauschähnlicher Zustand ein, Mattigkeit, Schwindelgefühl, Tremor, lallende Sprache, nach hinten gestreckter Kopf (von Hold als mutmasslich pathognomonisch für Veronalvergiftung angegeben).

F. Reiche: Pulsierende Varicen an der Stirn bei abnormem Hirnsinus. No. 32, p. 1544 f.

H. Curschmann: Ueber Muskelhypertrophien hyperkinetischen Ursprungs bei toxischen Polyneuritiden. No. 34, p. 1627 ff.

Im Verlaufe verschiedenartiger Polyneuritisformen können umschriebene, längere Zeit bestehende Muskelkrämpfe dazu führen, dass es innerhalb des neuritischen Schädigungsbezirkes zu einer isolierten echten Hypertrophie des unwillkürlich hyperkinetischen Muskels kommt. 2 Fälle: 1. Alkoholneuritis unter besonderer Beteiligung des r. N. ischiadicus und des l. N. peroneus. Von Anfang an heftigste Crampi der rechten Wadenmuskulatur, sekundäre hochgradige Hypertrophie des M. gastrocnemius dext. mit normaler Kraft und leichter Steigerung der galvan. Erregbarkeit. 2. Tabakspolyneuritis mit typischer Amblyopie, seit 4 Jahren heftige Crampi der Extensoren der Unterschenkel, jetzt enorme Hypertrophie der Mm. tibialis antic., geringere der Mm. peroneus long. mit funktioneller Schwäche der betreffenden Muskeln und hochgradiger Steigerung der galvan. direkten Erregbarkeit.

F. Jessen: Ueber die Behandlung von Nervösen im Hochgebirge mit besonderer Berücksichtigung von Davos. No. 35, p. 1675 ff.

Wenig oder nicht eignen sich organische Erkrankungen des Nervensystems, ferner Hysterie, Hysteroneurasthenie und die ab ovo schwer belasteten Neurasthenischen. Glänzende Resultate erzielen dagegen die Neurastheniker, deren Neurasthenie erworben ist, besonders die Fälle mit nervösen Magenstörungen, Herzbeschwerden, sexuellen Beschwerden, Zwangsvorstellungen, Nosophobien, schliesslich die Uebergänge von Neurasthenie zu Hypochondrie. Davos ist zu empfehlen.

Vocke: Liquidationen von Sachverständigengebühren bei psychiatrischen Begutachtungen. No. 35, p. 1690 f. s. dieses Centralblatt 1905 p. 640.

Schüssler: Rebellischer Pylorospasmus; Gastro-Enterostomie; Heilung. No. 36, p. 1725 f.

G. Anton: Ueber psychiatrische Leitgedanken Theodor Meynert's. No. 36, p. 1733 ff.

Meynert benutzte den mit ehrlicher Plage erforschten Gehirnplan gewissermassen als Kriegskarte bei Beurteilung der gröberen Gehirnkrankheiten, wie der Psychosen. In den Psychosen sah er alle das Vorderhirn betreffenden krankhaften Vorgänge. Er war bestrebt, die psychischen Phänomene physiologisch zu erörtern und begreifen zu lernen, die Psychopathologie in Beziehung zur Gehirnpathologie zu bringen.

E. Steinhaus: Corynebakterium pseudodiphtericum commune als Erreger eines Hirnabscesses. No. 37, p. 1774 ff.

M. Versé: Ueber Periarteriitis nodosa. No. 38, p. 1809 ff.

V. fasst die Periarteriitis nodosa als eine besondere Form der Gefässsyphilis auf. —

F. Groyer: Augenerkrankungen und gastrointestinale Autointoxikation. (Vorläufige Mitteilung.) No. 39, p. 1881.

In manchen Fällen von Neuritis, Neuroretinitis, retrobulbärer Neuritis, Atrophia nerv. optici, Hemianopsie, Flimmer- und zentralem Scotom, von Augenmuskellähmungen, von Keratitis, Scleritis pp., auch von funktionellen Störungen fand G. lediglich Darmstörungen, Druckschmerzhaftigkeit von Nerven, Kopfschmerz, Herzklopfen, nervöse Atembeschwerden. Im Harn war Indikan nachweisbar. G. glaubt daher in den betreffenden Fällen die genannten Erkrankungen auf Darmgifte zurückführen zu müssen.

Vulpius: Der Arzt als Begutachter Unfallverletzter. No. 39, p. 1887 ff.

H. Dürck: Ueber Beri-Beri und intestinale Intoxikationskrankheiten im Malaischen Archipel. No. 40, p. 1913 ff.

Schwerste Veränderungen an peripheren Nerven (Entartung) und willkürlichen Muskeln. Ursache: vielleicht unbelebtes Gift ausgehend vom Darmkanal.

Jonnesco: Pylorospasmus mit Magenhypersekretion und Tetanie. No. 40, p. 1920 ff.

Fall. Hyperchlorhydrie (qualitative Sekretionsstörung des Magens) verursachte intermittierende Magenektasien. Pylorospasmus, später Pylorusstenose (Tetanisation des Pylorus mit konsekutivem Verschluss). Nach Verschluss des Pylorus kam Hypersekretion des Magens (quantitative Sekretionsstörung) hinzu. Erbrechen. Tetanie. Heilung durch Gastroenterostomie. Die Tetanie wird folgendermassen erklärt: Aus der Tätigkeit der Organe und besonders der Muskeln resultieren krampferregende Toxine unbekannter Zusammensetzung. Diese müssen in den Körpersäften bis zu einem gewissen Grade verdünnt sein, um durch das Nierenepithel gehen und nach aussen gelangen zu können. Ist die Verdünnung wegen Wasserverlustes des Körpers nicht hinreichend, so wenden sich die Wirkungen der Toxine gegen den Organismus selbst, die Tetanie erzeugend. —

Elschnig: Ueber Augenerkrankungen durch Autointoxikation. (Bemerkungen zu der Mitteilung Groyer's No. 39.) No. 41, p. 1984.

E. hat bereits seit 10 Jahren die Ansicht gewonnen, dass die Antointoxikation bei zahlreichen schweren Augenerkrankungen (s. Groyer) eine Rolle spielt. Er verweist u. a. auf seine diesbezgl. Publikationen.

L. Bleibtreu: Ein Fall von Akromegalie (Zerstörung der Hypophysis durch Blutung). No. 43, p. 2079 f.

Die Beobachtung spricht für einen Ausfall der normalen Drüsenfunktion. Es fragt sich, ob es sich bei der Akromegalie nicht überhaupt um einen Ausfall der Hypophysisfunktion handelt. Es wäre denkbar, dass in den Fällen, in denen anatomisch eine Vermehrung der Drüsensubstanz vorhanden ist, trotzdem physiologisch eine Einschränkung der inneren Sekretion der Drüse stattfindet.

P. Morawitz: Multiple Sclerose unter dem Bilde der Myelitis transversa. No. 45, p. 2170 ff. 2 Fälle.

E. Harnack: Ueber den Holzmindener Fall von fraglicher Veronalvergiftung. No. 47, p. 2269 ff.

Es hat sich in dem betreffenden Falle nicht lediglich um eine Veronal-, sondern höchstwahrscheinlich um eine Vergiftung gehandelt, die durch die Kombination von Filix mas und einer übergrossen Veronaldosis (10 g) tötlich geworden ist.

H. Liepmann: Die linke Hemisphäre und das Handeln. No. 48, p. 2322 ff. und No. 49, p. 2375 ff. s. dieses Centralblatt 1906, p. 571 ff.

K. Heilbronner: Ueber Geistesstörungen im unmittelbaren Anschluss an Hirnerschütterung. No. 49, p. 2353 ff. und No. 50, p. 2426 ff., s. dieses Centralblatt 1906, p. 986.

H. Richartz: Ueber ein percutan anwendbares Jodpräparat (Jothion). No. 49, p. 2370 ff. R. sah Erfolge bei Lues.

E. Tomasczewski: Zur subkutanen Jodipinanwendung. No. 50, p. 2424 f. Wird empfohlen.

W. Liepmann: Zur Aetiologie der Eklampsie. II. Mitteilung. No. 51, p. 2484 ff.

Tierversuche und klinische Beobachtungen. L. resumiert: In Eclampsieplacenten findet sich ein Gift, welches sich in normalen Placenten nicht findet. Dieses Gift ist mit dem Eklampsiegift identisch, denn je mehr Gift vom Organismus asorbiert wird, um so weniger findet sich in der Placenta; umgekehrt, die Placenta ist um so reicher an Gift, je weniger in den mütterlichen Organismus übergegangen ist. In Analogie mit der Bildung der Fermente scheint bei der Genese dieses Giftes das Chorionepithel eine wesentliche Rolle zu spielen: Die Placenta scheint daher Bildungsstätte und Ausgangspunkt des Giftes zu sein. Das Gift zeigt eine ausgesprochene Affinität zur Gehirnzelle, die durch dasselbe gelähmt wird und es neutralisiert. Ausserdem ruft das Gift in erster Linie eine Schädigung des Nierenparenchyms hervor, dann aber auch der Lebersubstanz (Lebernekrosen). Die Nierenschädigung ist stets sekundäre Folge der Vergiftung; bei schon bestehender Eiweissausscheidung kann diese durch das Gift erheblich gesteigert werden. Die sofortige Entbindung ist die beste Eklampsiebehandlung.

Emil Neisser: Zur Kenntnis der Blutungen bei Polyneuritis alcoholica. No. 51, p. 2491 ff.

Bei Polyneuritis alcoholica sind Blutungen im Zentralnervensystem nichts seltenes. N. beobachtete in zwei Fällen Hautblutungen. Besonders ausgeprägt, waren diese im ersten Fall (Korsakow'sche Psychose). Es fanden sich hier an den Extremitäten Blutungen (an den U.-E. wie übersät), meist von Linsengrösse, einige Taler gross. Ihre Farbe war bläulichrot, seltener braungelb. Sie waren nicht wegzudrücken. Die umgebende freie Haut war nirgends verfärbt. Vereinzelte blutunterlaufene, nicht blutgefüllte Hautblasen. Auch an den serösen Häuten (Pericard, Pleura) waren zahlreiche Blutungen. N. möchte die Hautblutungen nicht bloss als trophoneurotische Erscheinungen auffassen. Man könnte das Vorkommen von Hautblutungen bei kachektisch-anämischen Störungen zur Erklärung heranziehen.

Stroux: Der Arzt als Begutachter Unfallverletzter. (Erwiderung auf den Artikel von Vulpius in No. 39). — No. 51, p. 2497 f.

Schüssler: Ueber die chirurgische Behandlung der Tabes. No. 51, p. 2498.

Wendet sich gegen F. Schultze-Bonn (Diagnose und Behandlung der Frühstadien der Tabes, Deutsch. med. Wochenschrift 1904, No. 48) und empfiehlt frühzeitige blutige Nervendehnung.

H. Brassert: Ueber Brachialgie. No. 52, p. 2525, s. dieses Centralblatt 1906, p. 981.

Wickel (Obrawalde).

V. Referate und Kritiken.

Ritschl (Freiburg i. Br.): Ueber Lähmung der Mm. arrektores pilorum und deren Verwertung zur Bestimmung sensibler Lähmungen. (Zentralbl. f. physikal. Therapie 1904, Jhrg. I., H. 4.)

Da der Arzt bei der Feststellung sensibler Lähmungen im allgemeinen auf die subjektiven Angaben der Kranken angewiesen ist, dürfte die vorliegende Beobachtung Beachtung finden. Es war dem Verf. in einem Falle von Axillaris-Lähmung aufgefallen, dass, wenn er Schulter und Arm mit dem faradischen Strome (in kaltem Wasser eingetauchte Elektroden) reizte, er die sogenannte Gänsehaut erzeugte, aber nicht in demjenigen Hautbezirk, der vom N. Axillaris mit sensiblen Nerven versorgt wird. Diese völlig glatte Insel hob sich vielmehr deutlich von der rauh gewordenen Umgebung ab; die Untersuchung mit der Nadel ergab ferner, dass die Grenzen des sich an der Gänsehaut nicht beteiligenden Bezirkes genau mit den Grenzen des unempfindlichen Hautbezirkes zusammenfielen. Im weiteren Verlauf dieses Falles machte Verf. die Beobachtung, dass die sensible Erregbarkeit nicht gleichzeitig an dem gesamten, vom Axillaris versorgten Hautbezirk wiederkehrte, sondern zunächst nur fleckenweise. Die früher bei bestehender Gänsehaut völlig glatte Fläche war dementsprechend hier und da durch kleine, unregelmässige Gruppen von Gänsehautwärzchen unterbrochen, die sich überdies bei Berührung als empfindlich erwiesen, während die glatten Stellen sich noch als gefühllos herausstellten.

Die Ursache der oben angegebenen Erscheinung beruht darauf, dass der Kältereiz, der von den sensiblen Fasern der Haut aufgenommen wird und sich auf dem Wege durch das Rückenmark auf die die Arrectores pili innervierenden Sympathikusfasern fortpflanzt, im vorliegenden Falle an der Hautoberfläche bereits eine Unterbrechung erfährt. Diese Beobachtung ermöglicht es unter Umständen, durch den Ausfall der Gänsehautbildung die subjektiven Angaben des Patienten über die Störung der Sensibilität zu kontrollieren; ausserdem sind wir imstande, den sensiblen Ausbreitungsbezirk eines bestimmten Nerven ohne weiteres zu übersehen. Allerdings ist dieses Verfahren nur an solchen Körperstellen anzuwenden, die mit Haaren besetzt sind, also z. B. nicht an den Hand- und Fusssohlen, in dem Gesicht, sowie an Teilen der Beugeseiten der Extremitäten. Ausserdem erwies sich die Reflexerregbarkeit bei den Kranken sehr verschieden, bei einzelnen liess sich das Phänomen prompt auslösen, bei anderen nur in so geringem Grade, dass es klinisch nicht verwertet werden konnte. Im allgemeinen zeigten magere Personen eine grössere Neigung zum Gänsehautreflex als solche mit gut entwickeltem Panniculus adiposus.

Buschan (Stettin).

VI. Vermischtes.

Der VII. internationale Physiologenkongress findet vom 13. bis 16. August 1907 in Heidelberg unter dem Vorsitz von Prof. Kossel statt.

Vom 2. bis 7. September tagt in Amsterdam der „internationale Kongress für Psychiatrie, Neurologie, Psychologie und Irrenpflege". Es sind vier Sektionen in Aussicht genommen: 1. Psychiatrie und Neurologie. 2. Experimental-Psychologie. 3. Irrenpflege. 4. Ausstellung. Zulässige Sprachen: Deutsch, Englisch und Französisch. Schriftführer: J. van Deventer und G. A. M. van Wayenburg, Prinsengracht 717, Amsterdam. Das ausführliche Programm wird später mitgeteilt.

E. Beyer's Vortrag über die rheinische Volksheilstätte Roderbirken bei Leichlingen (referiert d. Centralbl. 1907, S. 101—102) ist im Centralblatt für allgem. Gesundheitspflege XXVI. Jahrgang, Bonn 1907 erschienen.

G.

Das Gehirn von Prof. Sinitri Jvanowitsch Mendeljew († 2. Febr. 07), eines hervorragenden russischen Chemikers, wog nach v. Butterew's Untersuchungen 1500 g. Das Hirngewicht des erwachsenen Europäers beträgt nach Marchand 1399, nach Redzino 1388 und nach Bischoff sogar nur 1362 g. In Anbetracht der Tatsache, dass Mendeljew ein Alter (73 J.) erreichte, in dem das Gehirn bereits einen deutlichen Rückgang an Gewicht zu verzeichnen (nach Marchand Mittelgewicht für Männer im Alter von 60 bis 70 Jahren: 1370, von 70 bis 80 Jahren: 1329 g) hat, muss das Hirngewicht dieses Gelehrten für sehr hoch angesehen werden. Es stellt sich an die Seite der Gehirngewichte anderer bedeutender Männer, wie Giacomini (Anatom 1495),

Agassiz (1495), Fuchs (Pathologe 1499), Napoleon III (1500), Ed. Siguin (Neurologe 1502), Th. Chalmers (Theologe 1503) etc. Buschan (Stettin).

Die Gesellschaft Deutscher Nervenärzte wird ihre erste Jahresversammlung im September d. J. in Dresden haben. Die Eröffnungssitzung fällt voraussichtlich auf den 14. September. Die Referate (Krause-Berlin, Bruns-Hannover, Neisser-Stettin, L. R. Müller-Augsburg) beziehen sich in erster Linie auf die chirurgische Therapie der Nervenkrankheiten. Vorträge haben übernommen: A. Pick-Prag, Nonne-Hamburg, A. Schüller-Wien u. a. Weitere Vorträge sind rechtzeitig anzumelden bei Prof. H. Oppenheim-Berlin.

Dr. Karl Pfersdorff hat sich in Strassburg habilitiert.

Psyche, Neuro-psychiatrische Monatsblätter. Druck und Verlag von Jacob Lintz in Trier. Erster Jahrgang. Unter diesem stolzen Titel erscheint seit einigen Monaten eine Zeitschrift, als deren Redakteur Dr. Witry in Trier zeichnet. Nach den vorliegenden Nummern handelt es sich um ein Anzeigenblatt ohne wissenschaftliche Ansprüche; die medizinischen Artikel sind anderen Fachblättern entnommen. Wird gratis versandt. Hoppe.

Wissenschaftl. Kurse zum Studium des Alkoholismus. Abgehalten in Berlin vom 2. bis 6. April 1907 im Baracken-Auditorium der Universität (Eingang Kastanienwäldchen). Programm der Vorlesungen. Dienstag, den 2. April, $9^1/_2$ Uhr: Eröffnungsansprache. Wirkl. Geh. Oberreg.-Rat Senatspräsident Dr. von Strauss und Torney, Berlin. 10 bis 11 Uhr: Das Schankkonzessionswesen. Wirkl. Geh. Oberreg.-Rat Senatspräsident Dr. von Strauss und Torney, Berlin. 11 bis 12 Uhr: Behandlung von Alkokolkranken. Geh. Med.-Rat Professor Dr. Moeli, Direktor der städt. Irrenanstalt in Herzberge-Berlin. Abends 8 bis 9 Uhr: Künstlerische Erziehung und Trinksitten. Prof. Dr. Paul Weber, Jena. 9 bis 10 Uhr: Alkohol und Volksernährung. Dr. med. et polit. Stehr, Wiesbaden. Mittwoch, den 3. April, 10 bis 11 Uhr: Das Alkohol-Kapital. Dr. jur. Eggers, Bremen. 11 bis 12 Uhr: Alkohol in den Tropen. Stabsarzt Dr. Kuhn, Gr.-Lichterfelde-Berlin. Abends 8 bis 10 Uhr: Die moderne Antialkoholbewegung im Lichte der Geschichte. Pastor Lic. Rolffs, Osnabrück. Donnerstag, den 4. April, 10 bis 11 Uhr: Die Ersetzung des Alkohols durch den Sport. Geh. Med.-Rat Professor Dr. Hoffa, Berlin. 11 bis 12 Uhr: Alkohol und Zurechnungsfähigkeit. Professor Dr. Puppe, Königsberg. Abends 8 bis 10 Uhr: Wohnungsnot und Alkoholismus. Adolf Damaschke, Berlin. Freitag, den 5. April, 10 bis 12 Uhr: Verschiedene Formen der Alkoholvergiftung. Dr. med. Colla, Sanatorium Buchheide, Finkenwalde bei Stettin. Abends 8 bis 10 Uhr: Schule und Haus im Kampfe gegen den Alkoholismus. Heinrich Scharrelmann, Bremen. Sonnabend, den 6. April, 10 bis 12 Uhr: Psychologie des Alkohols. Hofrat Professor Dr. Kräpelin, München. Schlussansprache. Regierungsrat Dr. Weymann, Berlin.

Druck der Anhaltisch Buchdruckerei Gutenberg, e. G. m. b. H., in Dessau.

CENTRALBLATT
für
Nervenheilkunde und Psychiatrie.

Herausgegeben im Verein mit zahlreichen Fachmännern des In- und Auslandes
von
Professor Dr. Robert Gaupp in Tübingen.

Erscheint am 1. und 15. jeden Monats im Umfang von 2—3 Bogen. Preis des Jahrganges Mk. 24.
Zu beziehen durch alle Buchhandlungen und Postanstalten.

Verlag von Vogel & Kreienbrink, Berlin W. 30 und Leipzig.

XXX. Jahrgang. 1. April 1907. Neue Folge. XVIII. Bd.

I. Originalien.

Ueber paralysenähnliche Krankheitsbilder.*)

Von Privatdozent Dr. J. Fischer, I. Assistenzarzt der psychiatrischen Klinik Tübingen.

Die nachfolgenden beiden Fälle sollen im Wesentlichen einen kasuistischen Beitrag zu der Lehre von der stationären Paralyse und der Hirnlues darstellen.

I.

Patient A. geboren 1848, Metzger, Potus geleugnet, Lues 1878, Schmier- und Spritzkur. Kommt von selbst (Juli 1892) in die Anstalt. Ruhig. Leide seit mehreren Jahren an Schwindelanfällen und Zuckungen in den Armen und Beinen, die Beine seien ihm zentnerschwer, oft fallen ihm die Augen zu. Macht etwas konfusen Eindruck, Sprache langsam, stammelnd.

In eine andere Anstalt verlegt Oktober 1892: Kaum mehr imstande, Autoanamnese abzugeben, weiss seinen Geburtsort, aber nichts über Alter und jetzigen Aufenthaltsort, kann nicht die einfachsten Rechenaufgaben lösen. Euphorisch, lacht den Fragenden in dummer, blöder Weise an, wenn er nicht gleich eine Antwort parat hat. Er sei ganz gesund, er könne heute schon wieder seinem Handwerk nachgehen und leicht zu Gelde kommen, obgleich ihm jetzt alles weggenommen sei.

Pupillen mittelweit, linke etwas enger, Licht- und Konvergenzreaktion vorhanden, Sinnesorgane und innere Organe in Ordnung, Patellarreflex vorhanden.

---

*) Unter Benützung eines am 11. Februar 1907 im medizinisch-naturwissenschaftlichen Verein in Tübingen gehaltenen Vortrags.

November: Auch über Personalfragen nicht mehr orientiert. Wegen Demenz nicht zu den einfachsten Beschäftigungen zu gebrauchen.

Seit Januar 1893 in Privatanstalt. Pupillen ungleich, starr, schlechte Sprache, Silbenstolpern, sehr ataktischer Gang, sehr gesteigerte Patellarreflexe. Aeusserst geschwätzig, fortwährend wechselnde Grössenideen.

Februar: Epileptiformer Anfall, darauf sehr erregt, viele Halluzinationen (Gehör, Gesicht).

April: Exzessive Grössenideen, mehrfach Anfälle, sehr hinfällig und bettlägerig.

Mai: Erholt. Sehr fleissig, leicht erregt, für die Umgebung sehr lästig.

Juni: Ruhig, geordnet, freundlich, fleissig, körperlich wohl, Stimmung gehoben, Grössenideen.

Juli: Guter Humor, fleissig.

August: Fleissig, interessiert, verständnisvoll für die Vorgänge in der Umgebung, hat Millionen auf der Reichsbank; in letzter Zeit stundenlang deprimiert, abweisend, untätig, „was soll aus mir werden, wie soll ich herauskommen?" Schlaf schlecht.

September: Phlegmone am Finger, häufig Furunkel.

Oktober und November: Ruhig, geordnet, fleissig, körperlich wohl.

Dezember: Zwei Tage lang sehr erregt und unbeschäftigt. Oft stundenweise deprimiert.

Januar 1894: Derselbe Wechsel zwischen Euphorie mit Grössenideen und Depression mit Gereiztheit.

Februar und März: Gleichmässig, heiter, ruhig und fleissig (immer dieselbe grobe Hausarbeit).

April: Gang und Sprache nur wenig gestört. Häufig Furunkel.

Juni-Juli: Unverändert, gelegentlich gereizt, meist ruhig.

August: Stolz auf seine Leistungen; entrüstet, wenn man etwas verlangt, was über den Kreis seines täglichen Geschäfts hinausgeht.

September: Hat Interesse für die Umgebung. Karbunkel.

Oktober: Einmal schwer erregt aus geringfügigem Anlass. Warf um sich.

November: Oefter erregt und streitsüchtig.

Dezember: Zunehmende geistige Schwäche. Einmal starkes Hinüberneigen nach rechts. Oft Furunkel.

Januar 1895: Hängt mehr nach rechts. Selten erregt.

Februar: Körperlicher Befund unverändert. Psychisch stumpf. Schlaf trotz Chloralhydrat schlecht.

April: Wohlbefinden. Lichtreaktion vorhanden, Patellarreflexe gesteigert. Kein Klonus. Dieselben Grössenideen.

Mai: Vereinzelte Erregungen, sonst fleissig.

Juni und Juli: Ruhig, fleissig, deprimiert.

August: Schlaff, eingefallen, stolpernde Sprache; deprimiert.

September und Oktober: Selten erregt, Interesse für das Nächstliegende, renommiert mit seinen Leistungen, Sprache schlechter.

November: Fleissig, eifersüchtig, wenn Andere seine Arbeit machen.

Dezember: Etwas hinfällig, Schlaf andauernd schlecht.

Januar und Februar 1896: Meist ruhig und fleissig. Gang unsicher, Sprache stolpernd.

März: Schwachsinnig, eifersüchtig auf seine Arbeit bedacht, spontan keine Grössenideen.

April: Leicht gereizt, dann unflätig und demolierend, sonst ruhig, rühmt sich.

Mai-Juli: Ganz unverändert, schwachsinniges Verhalten, fleissig.

August: Man solle wegen seines Geldes an die Reichsbank telephonieren.

September-Dezember: Gelegentlich erregt und streitsüchtig, sonst unverändert.

Januar 1897 bis März: Erregbar, sonst äusserlich geordnet und fleissig, dement, aufdringlich, klatschsüchtig, keine eigenen Gedanken und Wünsche.

Mai-Juni: Unverändert bis auf die Sprache, die fast unverständlich ist.

Juli und August: Sprache viel besser; macht sich wichtig, fleissig.

September: Sprache wieder kaum zu verstehen; kommandiert, streitsüchtig.

Oktober: Lichtreaktion beiderseits träge, Pupillen gleich, rund, Kniereflexe rechts prompt, links schwächer, Schmerzempfindlichkeit abgeschwächt, Zunge gerade, zittert nicht, hochgradige Sprachstörung, Cremasterreflex O, Romberg O.

November und Dezember: Stat. idem; Sprache gewöhnlich schlecht. Oft Furunkel.

Januar und Februar 1898: Sprache besser. Renommiert mehr als billig.

März und April: Körperlicher Befund derselbe. Fortbestand der Grössenideen; meldet die Vorkommnisse im Hause; zuweilen erregt.

Mai-September: Dieselben Schwankungen der Sprache.

Oktober-Dezember: Gelegentlich Streit, meist zufrieden. Renommiert mit seinen Bekanntschaften und seiner Arbeit. Vorgänge in der Umgebung erfasst und verarbeitet. Für Alltägliches Interesse. Hat ungezählte Millionen.

Januar und Februar 1899: Spielt Karten, liest Zeitung, arbeitet.

März-Juni: Gewalttätig gegen Kranke, die nicht richtig an der Pumpe arbeiten. Sprachstörung unverändert.

Juli: Er sei adelig und sehr fleissig. Sprache sehr schwerfällig, klosig.

September: Ueber alles genau orientiert, kennt die Eigentümlichkeiten der Kranken, berichtet über ihre Wahnideen, weiss, wer unsauber ist etc.

Oktober: Versetzen von Wörtern und Silbenstolpern, Sprache teilweise leicht verständlich, geistige Fähigkeiten sehr umgrenzt, aber nicht gleich O. Orientiert über Zeit und Ort, über die Kranken und die Dauer seines Anstaltsaufenthalts. Die Kranken seien „damisch". Arbeitet ganz mechanisches Geschäft. Pupillen mittelweit, Lichtreaktion rechts plus, links träge, Zunge nach links; rohe Kraft herabgesetzt, total analgetisch an der Aussenseite der Unterschenkel, sonst keine Sensibilitätsstörungen. Patellarreflex beiderseits lebhaft, kein Romberg, Gang ungeschickt, ohne Störung. Fleissig.

Dezember: Anfall. Plötzlich Bewusstlosigkeit und Fall an die Erde, tonische und klonische Krämpfe. Tags darauf leicht benommen, Lähmung unverändert. Bald wieder munter und fleissig.

1900: Psychisch und körperlich stets dasselbe Bild, auch in seinem äusseren Verhalten, keine Anfälle. Meist euphorisch, zufrieden, fleissig.

1901: Vollkommen unverändert.

1902: Kein Krankheitsfortschritt. Meist gutmütig läppisch. Im Juli Pupillenstarre. Interessiert sich für die Zeitung und die Vorgänge in seiner Umgebung. Weiss oft auffällig gut Bescheid.

1903: Auffällig gutes Gedächtnis, erkennt Personen sofort wieder, die er seit Jahren nicht mehr gesehen hat. Vollkommen orientiert. Verrichtet seit Jahren tagtäglich dieselbe Arbeit. Wenig Affekt, ohne Wunsch und Klage.

1904: Dement, stumpf, indes gute Beobachtung der Umgebung. Seit 1899 keine Anfälle.

1905: Stets vollkommen orientiert, Sprachstörung ganz unverändert. Ueber Politik genau unterrichtet. Bricht ab, sobald seine Grössenideen berührt werden.

1906: Erkennt im April sofort einen Arzt wieder, der ihn vor 9 Jahren behandelt und vor 4 Jahren zum letzten Mal gesehen hat. Kann genau sagen, zu welcher Zeit der betreffende Arzt an der Anstalt tätig war.

September 1906 bis Januar 1907: Orientiert über Ort, Zeit, Umgebung, Dauer seines Anstaltsaufenthaltes. Geschichtskenntnisse auf dem Durchschnitt seines Bildungsstandes, weiss das Alltägliche über die Lebensverhältnisse, vierstellige Zahlen gemerkt, Rechnen einfacher Aufgaben gut. Ohne Interesse für die Exploration; spricht unausgesetzt. Pupillen gleich, etwas unter mittelweit, nicht ganz rund, Lichtreaktion vorhanden, träge, Augenbewegungen frei; V plus, VII: rechter Mundast hängt stark. Kein Flattern der Gesichtsmuskulatur beim Sprechen, Zunge und Gaumen in Ordnung, Schlucken gut. Extremitäten ohne Besonderheiten; Gang breit, sicher, kein Romberg, Sensibilität, so weit zu prüfen, gut. Sehnen- und Periostreflexe vorhanden, gleich, ebenso Hautreflexe (Bauchreflex rechts etwas stärker), kein Babinski. Sprache stolpernd, zuweilen skandierend, umsetzend, sehr stark verschmiert, nasal, rasch, aber nicht monoton; rythmisch, keine Wiederholungen von Silben und Wörtern; Fragen und Gegenstände prompt erfasst; Schrift sehr unsicher und ataktisch (Pat. hat seit vielen Jahren grobe Hausarbeit verrichtet und nie mehr geschrieben!); keine Versetzungen und Auslassungen. Körperlich wohl. Cervikal- und Cubitaldrüsen geschwollen. Keine Arteriosklerose am Herzen und an den peripheren Gefässen.

Auf Befragen: Er besitze viel Geld, sei „von“, wolle Geschenke machen; beschwert sich, dass er vom Personal mit „du“ angeredet wird. Spricht spontan nie von seinen Grössenideen. Euphorisch, zufrieden, gesteigertes Selbstgefühl. Keine Anfälle. Aeusserlich von jeher geordnet. Hielt sich stets sauber. War den Aerzten gegenüber jederzeit höflich und anhänglich an sie. Halluzinationen werden geleugnet. Gewichtsverhältnisse mit geringen Schwankungen stets dieselben.

Im vorliegenden Fall ist von den Beobachtern die Diagnose progressive Paralyse gestellt und jahrelang festgehalten worden. Ihre Richtigkeit lässt sich anzweifeln, denn um einen progressiven Krankheitsprozess handelt es sich bei ihm nicht. Es ist also das eine vorweg zu nehmen, dass er jedenfalls nicht zu der Paralyse gehört, deren Eigenart u. a. in ihrem fortschreitenden und schliesslich zum Tode führenden Verlauf besteht. Vielmehr ist bei Pat. A. die Krankheit stationär geworden und hat einen zur Zeit noch bestehenden Defektzustand zurückgelassen.

Die Frage der Prognose der Paralyse ist von Gaupp im Jahre 1904 unter Heranziehung der weitschichtigen Paralysenliteratur behandelt worden. Er kam zu dem Schluss, die echte Paralyse verlaufe progressiv bis zum Tode. Die Zahl der Fälle mit anderer Entwicklung der Krankheit werde um so kleiner, je mehr die Vermeidung von Fehldiagnosen und die Abgrenzung der Paralyse von anderen Prozessen gelinge. Eine Heilung der Paralyse hält er nach einigen zuverlässigen Beobachtungen aus der Literatur nicht für ausgeschlossen; die Prognose werde um so besser, je akuter die Krankheit einsetze, sofern der Kranke die stürmische Phase der Psychose überstehe, und er erwähnt die merkwürdigen Fälle von Heilung im Anschluss an ein schweres fieberhaftes, körperliches Leiden. Was endlich die sogenannte stationäre Paralyse angeht, so gibt es nach Gaupp „Formen von geistiger Störung mit begleitenden körperlichen Symptomen, die der Paralyse sehr ähnlich, aber doch nicht identisch mit ihr sind". Es handelt sich vornehmlich um depressive und paranoische Bilder mit Halluzinationen, Beziehungswahn und häufig mit Verfolgungsideen, bisweilen mit Grössenideen selbst phantastischer Art; auf körperlichem Gebiet ist bei einzelnen Pupillenstarre oder sehr abgeschwächte Reaktion, bei vielen erhebliche Pupillendifferenz vorhanden; auch Sprachstörung und apoplektiforme Anfälle werden zeitweise beobachtet. Es erfolgt die Ausbildung einer gewissen Demenz, aber ohne stetige Progression und ohne den Charakter des paralytischen Blödsinns. Vor Allem bleiben Gedächtnis und Merkfähigkeit, und abgesehen von den Zeiten der Erregung, örtliche und zeitliche Orientierung ganz gut erhalten; auch fehlt das plumpe, unsaubere Wesen der dementen Paralytiker. In diesen Fällen handelt es sich nach Gaupp um diffuse Hirnlues, zum Teil auch um eigenartige Formen alkoholischer Verblödung, ferner hatten traumatishe Demenz, arteriosclerotische Hirnerkrankung, Dementia präcox in einzelnen Fällen längere Zeit hindurch Zustandsbilder geboten, die zur Diagnose Paralyse zu berechtigen schienen.

Wenn man demnach an dem progressiven letalen Ausgang der echten Dementia paralytica festhalten, anderseits aber wenigstens für einige wenige Fälle zugeben muss, dass „ausnahmsweise ein Verlauf von mehr als 10 Jahren Dauer vorkommen mag" (Gaupp), so folgt daraus, dass in dem vorliegenden Fall die Dauer der Krankheit allein nicht ausschlaggebend für die Entscheidung der Frage sein darf, ob die Diagnose Paralyse zu Recht oder Unrecht gestellt wurde. Wir müssen vielmehr nach anderen Kriterien suchen. Soweit die Krankengeschichte des Patienten A. Aufschluss gibt, fehlt während der ersten Zeit der Psychose eigentlich kein Symptom, das bei der klassischen Paralyse vorhanden zu sein pflegt (fortschreitende Demenz, blühender Grössenwahn, Erregung wechselnd mit leichter Depression, Gedächtnis- und Merkschwäche, Desorientiertheit, Pupillenstarre, artikulatorische Sprachstörung, Steigerung der Kniereflexe) und es ist keines vorhanden, das mit Sicherheit gegen diese Annahme spräche. Später aber bleibt, abgesehen von seltenen, bis 1899 eintretenden Anfällen, im wesentlichen das ganze Krankheitsbild unverändert (stationäre Demenz); es fehlt also die Progression der Paralyse.

Daran reiht sich nun die Hauptfrage, ob die Psychose in ihrem ganzen Verlauf als progressive Paralyse oder als ein sonstiger Krankheitsprozess aufgefasst werden muss. Gegen das Vorliegen einer echten Paralyse spricht unter allen Umständen, dass Gedächtnis und Merkfähigkeit sich so auffällig wiederhergestellt haben und heute, nach wenigstens 15 jährigem Bestand der Krankheit im Gegensatz zum Verhalten bei der Paralyse recht gut funktionieren. Der Kranke ist ferner vorzüglich über Ort, Zeit und Umgebung, die politischen und Anstaltsereignisse orientiert. Seine Persönlichkeit ist leidlich gut komponiert, er geht geordnet einher, hält sich an die Hausordnung, besorgt sich selbst und ist stets sauber, den Aerzten gegenüber höflich, er empfindet die kleinen Annehmlichkeiten, die er geniesst, lebhaft und sucht sich ihrer immer wieder zu versichern, er zeigt eine gewisse Teilnahme für seine Mitkranken, er hat sich seine eigene, eng begrenzte Welt von Pflichten und Interessen gebildet, in der er sich wohl fühlt, in der er unermüdlich tätig ist und über die er eifersüchtig wacht. Im Umkreis dieses Rahmens ist auch seine Auffassung und sein Urteil relativ gut erhalten. Das sind wiederum Züge, die wir beim echten Paralytiker mit dem schweren Zerfall seiner ganzen persönlichen Eigenart, dem Verlust von Gedächtnis, Merkfähigkeit und Orientierung, der völligen gemütlichen Verblödung etc. nicht gewöhnt sind. Eine Demenz ist bei unserem Kranken auch vorhanden, aber sie ist anders als die paralytische geartet. Er frägt sich nicht, ob er gesund oder krank ist. Auf Befragen behauptet er zwar, gesund zu sein. Aber es fällt ihm nicht ein, die weitere Konsequenz zu ziehen, ob er in die Anstalt gehört oder nicht, er drängt nie fort, er will nichts von Selbständigkeit, seinem Beruf, Vermögen etc. wissen, kümmert sich nicht um seine Freunde und Angehörigen draussen. Er verarbeitet und verwertet kaum noch etwas Neues, vielmehr begnügt er sich mit dem Rest geistigen Materials, der ihm aus seiner Krankheit geblieben ist, der aber im Laufe langer Jahre eine weitere nachweisliche Einbusse nicht erlitten hat. Er ist wohl unendlich reich und adelig, aber er bleibt dabei völlig gleichgültig und verlangt keine dementsprechende Gestaltung seiner Lage; er beklagt sich wohl, dass er vom Personal geduzt werde, aber er wird nie Schritte gegen diese Ungehörigkeit tun oder deswegen jemals Streit beginnen. Er ist ungehalten, wenn er in seiner Lebensweise irgendwie gestört wird. Er weist jede Arbeit entrüstet zurück, die ausser dem Rahmen der Tätigkeit liegt, die er seit vielen Jahren Tag für Tag in mechanischer Weise erledigt (Pumpen, Kohlentragen, Aufwischen). Für andere als diese gröbsten Arbeiten ist er auch unfähig. In seiner Freizeit liest er das Lokalblatt und spielt Karten; höhere geistige Tätigkeit verlangt er nicht und kann er nicht leisten. So lebt er Jahr aus Jahr ein, zufrieden und gleichmässig und nur selten wird seit Jahren seine Stimmung ernstlich getrübt, wenn ein Kranker die Pumpe unrichtig bedient oder seine Arbeitsdomäne bedroht. Den Mangel an Ueberblick und richtiger Beurteilung erkennen wir weiter in der Steigerung seines Selbstbewusstseins und der Prahlerei betreffend den Wert seiner Leistungen. Es handelt sich somit um eine erhebliche Einengung, aber nicht um einen völligen Verlust seiner Intelligenz, seines Gemütslebens und seiner Interessen wie bei der Paralyse. Dieses ganze Bild stationärer Demenz hat kaum noch eine oberflächliche Aehnlichkeit mit dem paralytischen Blödsinn und wir können wohl mit Sicherheit die Frage, ob eine progressive Paralyse vorliegt, daher ablehnen.

Diesen Eindruck kann auch der später noch zu erörternde neurologische Befund nicht verwischen.

Welche Irreseinsform ist somit vorhanden? Die gegebene Schilderung spricht in keinem Stadium der Krankheit für den Endzustand einer D e m e n t i a präcox, die etwa zufällig zu einer luetischen Hirnerkrankung gestossen wäre. Wenn wir einmal von den neurologischen Symptomen absehen, so verfügt der verblödete Dementia präcox-Kranke zwar ebenfalls noch über Gedächtnis, Orientierungs- und Merkfähigkeit und auch das Verhalten der Auffassung des Urteilsvermögens und der Kenntnisse wird kaum einen ausreichenden Massstab für die Unterscheidung abgeben. Wichtiger sind schon formale und Willensstörungen beim Katatoniker, die Zerfahrenheit, Stereotypien, Manieren und negativistische Erscheinungen, Symptome, die hier durchaus fehlen. Ganz besonders aber ist die gemütliche Indolenz der Dementia präcox zu betonen. Auch in der Dementia präcox wird der Kranke mechanisch Jahr für Jahr dieselbe Arbeit leisten, aber er nimmt an ihr keinen inneren Anteil, er ist nicht von seiner Wichtigkeit und Unentbehrlichkeit erfüllt, er bringt es nicht zu einer Renommage mit seinen Leistungen und einer Steigerung des Selbstbewusstseins ist sein abgestumpftes Gemüt nicht mehr fähig. Und ebenso werden wir bei ihm vergebens nach Interesse für seine Umgebung fahnden, es fällt ihm gar nicht ein, auf die psychischen und sonstigen Lebensäusserungen seiner Mitkranken, wie Patient A. es tut, zu achten, und zu versuchen, sie selbständig zu verarbeiten. Es fehlt also dem verblödeten Katatoniker die psychische Aktivität, die die Beziehungen zur Aussenwelt aufrecht erhält.

Es ist sodann die Möglichkeit einer posttraumatischen Demenz in Rechnung zu ziehen. Wenn man aber bedenkt, dass bei ihr gerade Gedächtnis und Merkfähigkeit, sowie der Kenntnisstand und der Vorstellungsschatz eine schwere Einbusse erleiden, dass ferner bei diesen Kranken eine Unlust zu jeder Betätigung, ein Mangel an Interesse sich geltend macht und dass endlich die Veränderung der früheren Persönlichkeit ihre Spitze in einer schweren Reizbarkeit und Explosivität des Wesens erreicht, so muss der Vergleich mit dem vorliegenden Krankheitsbild sehr zu Ungunsten einer posttraumatischen Demenz ausfallen; keinenfalls aber dürfen die gelegentlichen und im Laufe der Jahre immer selteneren Erregungszustände des Kranken als Beweis für eine starke Affekterregbarkeit gelten. Endlich ist hier von der beim Traumatiker so häufigen Neigung zu Schwindel und Kopfweh nichts bekannt.

Gehen wir weiter zur arteriosclerotischen Hirnerkrankung, so würden die Zeichen eines schweren Hirnleidens (Pupillenerscheinungen, artikulatorische Sprachstörung und Reflexanomalien) zusammen mit psychischer Schwäche schon dafür sprechen. Auch die mehrfachen Anfälle würden dazu passen, sowie das geordnete und sachgemässe Benehmen des Kranken. Auffällig aber ist für Arteriosclerose das Ausbleiben der Anfälle seit nunmehr 7 Jahren, das Fehlen bezw. baldige völlige Zurückgehen von halbseitigen Lähmungen und der ganz stationäre Verlauf der Krankheit seit langen Jahren. Ganz besonders reiht sich aber das psychische Bild nicht in den Rahmen der Arteriosclerose ein, das Bestehen von Grössenideen, die gute Beschaffenheit von Gedächtnis und Merkfähigkeit, die relativ gut erhaltene geistige Regsamkeit und Arbeitslust, der gegenüber die willenlose Schlaffheit, die gemütliche Indolenz, die Leistungsunfähigkeit, grosse Ermüdbarkeit und die kindische Reizbarkeit und Launenhaftigkeit des Arteriosclerotikers steht.

Senile Prozesse schliessen sich bei dem Anfangs der 40er Jahre Erkrankten von selbst aus, ebenso wie eine raumbeschränkende Neubildung. Endlich fehlt auch für eine alkoholische Pseudoparalyse ein gerechtfertigter Anhalt. Es ist keine periphere Neuritis da, auch keine alkoholische Färbung des Bildes, keine Merkschwäche usw.

Es bleibt somit als einzige Möglichkeit die Annahme einer diffusen Hirnlues, wozu uns schon die überstandene Lues sowie die jetzt noch vorhandenen, verdächtigen Drüsenschwellungen der hinteren Cervikal- und Cubitaldrüsen hinleiten. Dafür spricht auch Entwicklung und Verlauf der Psychose. Das Stationäre der Psychose nach Abklingen der akuten Erscheinungen, mit dem charakteristischen Bild des oben geschilderten Schwachsinns ist besonders typisch für den luetischen Schwachsinn und die hartnäckigen neurologischen Residuärerscheinungen sind bekannte Symptome bei der Hirnlues. Dass der Kranke auch heute noch Grössenideen hat, die nach Fournier bei der Lues cerebri zum Unterschied von der Paralyse nicht vorhanden sein sollen, tut dieser Annahme keinen Eintrag, seitdem wir durch vielfache Beobachtungen (Schüle, Kraepelin, Klein u. a.) wissen, dass auch bei der Hirnlues Grössenideen keine Seltenheit sind. Die nach Kraepelin u. a. bei der syphilitischen Pseudoparalyse so häufigen und immer wieder auftretenden Gehörstäuschungen scheinen dagegen bei dem Kranken nicht dauernd vorhanden zu sein.

Wir kommen somit zu dem Schluss, dass Fall A. nicht, wie es von den beobachtenden Aerzten unter dem Einfluss der paralysenähnlichen Entwicklung der Psychose angenommen wurde und lange auch scheinen konnte, als Paralyse mit stationärem Verlauf aufgefasst werden darf, sondern dass aller Wahrscheinlichkeit nach diejenige Form der luetischen Demenz vorliegt, die wegen ihrer Kombination von gröberen Hirnerkrankungen mit ausgeprägten zeitweise der Paralyse sehr ähnlichen psychischen Krankheitsbildern den Namen syphilitische Pseudoparalyse trägt.

Vergegenwärtigen wir uns nochmals die diagnostisch wichtigen Punkte, so ist es nicht allein die lange Dauer der Krankheit, die unsere Auffassung des Krankheitsbildes rechtfertigt, vielmehr das Fehlen jeglichen Fortschritts der Krankheitserscheinungen seit vielen Jahren und die eigenartige Gestaltung des geistigen Schwächezustandes. Bemerkenswert ist ferner das Verhalten der neurologischen Symptome. Zunächst haben wir mehrfache Schwankungen auf dem Gebiet der Pupillenerscheinungen und der Sprachstörung, vorübergehende Hemiparese rechts, deren letzter Rest die rechtsseitige Parese des Mund-facialis sein dürfte, seit 7 Jahren aber ein völliges Fehlen jeglicher Tendenz zum Fortschreiten der nervösen Ausfallssymptome zu konstatieren, das mit unseren gewöhnlichen Erfahrungen bei progressiver Paralyse in grobem Widerspruch steht.

Einer Besprechung bedarf sodann die schwere Sprachstörung. Die Sprache weist, nach anfänglichen erheblichen Schwankungen, seit Jahren nahezu unverändert denselben Charakter auf. Sie ist so verwaschen und verschmiert, dass es grosser Uebung bedarf, um den Kranken zu verstehen. Sie ist häsitierend, stolpernd und zuweilen skandierend, Buchstaben und Silben werden so stark umgesetzt, dass häufig das reine Kauderwelsch entsteht. Es besteht also eine ausgeprägte artikulatorische Sprachstörung. Damit ist aber noch nicht entschieden, ob sie paralytischer Natur ist. Hier fällt zunächst das Fehlen des Flatterns der Gesichtsmuskulatur und des Bebens der Lippen auf. Noch wichtiger ist, dass der Rhythmus der Sprache erhalten ist, der Kranke redet nicht monoton, sondern mit wechselndem Tonfall wie der Gesunde, er wiederholt auch nicht Silben und Worte, es fehlt also das Perseverieren und jegliche Andeutung von Aphasie. Wir kommen zu dem Schluss, dass wohl Artikulationsbehinderungen bulbären Charakters vorhanden sind, nicht aber zentrale Sprachstörungen. Da beide zusammen aber das Wesen der paralytischen Sprachstörungen ausmachen, so dürfen wir eine solche bei unserem Kranken ausschliessen, so sehr man ohne genaue Untersuchung geneigt sein mag, sie anzunehmen. Dieser Fall würde also für die Ansicht von Kraepelin, Alzheimer, Klein u. a. sprechen, dass die paralytische Sprachstörung bei der syphilitischen Hirnerkrankung fehlt. Dasselbe ist mit grosser Wahrscheinlichkeit für die Schriftstörung, sowie für das Verhalten der Schmerzempfindlichkeit zu sagen. Zeitweise war die letztere an der Aussenseite der Unterschenkel stark gestört, was den umschriebenen Sensibilitätsstörungen bei der Hirnlues entspricht; die letzte Untersuchung ergab dagegen keine allgemeine Herabsetzung derselben wie bei der Paralyse. So weist auch das nervöse Zustandsbild auf die von uns angenommene Diagnose hin.

Die anatomische Grundlage ist eine weitgehende Erkrankung der Hirnrinde, vielleicht bedingt durch ausgebreitete Endarteriitis der kleinen Arterien und Capillaren (mit nur vorübergehender Beteiligung grösserer Gefässe), die möglicherweise auch die genannten Herderscheinungen im Kerngebiet der Medulla oblongata herbeigeführt haben, wozu als spinaler Prozess eine Affektion der Py. S. stränge (Myelitis) getreten ist.

(Schluss folgt.)

II. Vereinsbericht.

Psychiatrisch-neurologische Sektion des Budapester Aerztevereins.

Bericht von Dr. **W. Strobl** (Nagyszeben).

Sitzung vom 5. Februar 1906.

J. Salgó: Ueber den gegenwärtigen Stand der Therapie des Alkoholismus mit Bezug auf die antialkoholische Bewegung.

Die Alkoholintoxikation äussert sich in verschiedenen pathologischen und abnormen Symptomen und Symptomenkomplexen; die Wirkung desselben ist nicht nur nach der eingenommenen Alkoholmenge, sondern auch nach dem Alkoholgehalt des Getränkes verschieden und nicht minder vom Individuum abhängig.

Im allgemeinen können wir typische und atypische Symptome und Zustände der Alkoholintoxikation unterscheiden. Die typische Alkoholintoxikation hängt nur von der eingenommenen Alkoholmenge ab und kann akut oder chronisch verlaufen. An erster Stelle ist die letale Alkoholvergiftung zu erwähnen, bei welcher infolge der eingenommenen grossen Alkoholmengen allgemeine Lähmung, volle Bewusstlosigkeit, starkes Sinken der Körpertemperatur auftreten und innerhalb einiger Stunden oder eines Tages der Tod erfolgt.

Bei solchen Trinkern, welche längere Zeit hindurch grössere Mengen von Alkohol geniessen, entwickelt sich das Delirium alcoholicum, das allgemein wohlbekannte Krankheitsbild der akuten halluzinatorischen Verwirrtheit, das innerhalb einiger Tage zu heilen pflegt. Die Krankheitsbilder des chronischen Alkoholismus entwickeln sich kaum merklich langsam, haben andere Symptome, zeigen aber ähnlichen Verlauf wie voriges.

So treten die chronische Alkoholparanoia, ferner die Alkoholparalyse, die Korsakoff'sche Krankheit und die auf Grund von Alkoholneuritis sich entwickelnden Erkrankungen allmählich unter kaum bemerkbaren Symptomen auf und äussern sich in Veränderung des Charakters, erhöhter Reizbarkeit, Herabsinken des Arbeitswillens und der Arbeitskraft, Tremor, seltener in apoplektiformen Anfällen, neuralgischen Schmerzen, zu welchen sich einerseits an die Paranoia erinnernde Symptome: Geruchs- und Geschmackshalluzinationen, Vergiftungs- und Eifersuchtswahn, anderseits fortschreitende Paresen, intellektuelle Ausfallserscheinungen und hochgradige Verminderung der Erinnerungsfähigkeit anschliessen.

Die Behandlung der durch Alkoholvergiftung entstandenen psychischen Erkrankungen geschieht natürlich in Irrenheilanstalten. Aber die Anstalten können diesem Zwecke auch nicht mehr vollständig entsprechen. Die Heilung ist mit dem Schwinden des akuten Deliriums und der motorischen Erscheinungen nicht beendigt, weil die Restitution die zur neuen Erkrankung führende Trunksucht nicht zum Schwinden bringt. Die heutzutage bestehende Organisation der Anstalten mit dem fortwährenden Platzmangel kann sich auf die Bekämpfung der Trunksucht nicht erstrecken.

Noch weniger entsprechen die auf die Alkoholisten zurzeit bezüglichen Verordnungen und Massregeln denjenigen Fällen, in welchen die Alkoholintoxikation atypische Reaktion zustande bringt und von einer eigentlichen Psychose im engern Sinne des Wortes nicht gesprochen werden kann. Namentlich bei für psychische Störungen Prädisponierten, aber auch bei gesunden jungen Individuen treten nach einem stärkeren Alkoholexzess oft schwere Bewusstseinsstörungen auf, welche sich in Minuten oder auch 1—2 Stunden anhaltenden gewalttätigen Ausbrüchen und gemeingefährlichen Taten äussern, dabei sehr oft schwinden, ehe sie noch zur Konstatierung gelangen und endlich bei jedem neuern Alkoholexzess sich wiederholen. Auch für diejenigen Alkoholisten, bei welchen es sich um grossen Stimmungswechsel, moralische Schwäche, Depravation des Charakters, ständige Arbeitsunfähigkeit und nicht um eine eigentliche Geisteskrankheit handelt, sind die Anstalten ungeeignet. Nicht nur deshalb, weil ihr Zustand den gesetzlichen Anforderungen zur Aufnahme nicht entspricht, sondern hauptsächlich aus dem Grunde, weil derartige Kranke in Anstalten sich nicht nur nicht bessern oder zur Heilung gelangen, sondern psychisch wie körperlich rasch verfallen.

Aus der richtigen Erkenntnis dieser Verhältnisse und hauptsächlich aus der Erfahrung über die individuell und sozial destruktive Wirkung des Alkohols entwickelte sich jene soziale Bewegung, welche sich die Bekämpfung des Alkoholismus zum Ziel setzte.

Diese Bewegung ging von dem richtigen Gesichtspunkte aus, dass ohne Alkoholgenuss auch kein Alkoholismus entsteht. Aber gleich im Anfange entstanden zwei Parteien, nämlich die Partei der Abstinenten und diejenige der

Mässigen. Erstere sieht nur die grossen Schäden, die der Alkhoholgenuss verursacht und weist darauf hin, dass der Alkohol weder ein Nahrungsmittel noch ein Roborans (Arzneimittel) ist, und deshalb auch gemieden werden soll; die zweite Partei aber glaubt ihr Ziel besser zu erreichen, wenn sie der Menschheit ein gewohntes Genussmittel nicht vollständig entzieht, sondern trachtet durch Aufklärung und Belehrung die Gefahr des übermässigen Alkoholgenusses abzuwenden und die Verheerung zu verhindern.

Uns Aerzte interessiert der dogmatische und agitatorische Teil dieser Frage nicht. Wir konzedieren oder können konzedieren, dass der Alkohol als Nahrungsmittel und Roborans nicht in Betracht kommt, im Gegenteil in erster Linie die Funktion des zentralen Nervensystems schadhaft beeinflusst und auch zugrunde richtet. Von dieser Ueberzeugung ausgehend, unterstützen wir jedes Streben, welches die durch den Alkohol erzeugten Uebel sanieren will, oder der toxischen Wirkung des Alkohols vorbeugt. Wir anerkennen die Erfolge, welche der Antialkoholismus bis jetzt erreichte und unterstützen dieselben auch pflichtgemäss. Aber den meiner Ansicht nach übertriebenen Aeusserungen der Propaganda, wonach die Alkoholmenge ganz nebensächlich sei, da der Alkoholgenuss auch in den kleinsten Mengen gefährlich ist, können wir uns nicht anschliessen, denn zu dieser Annahme bietet die ärztliche Erfahrung keine Basis. Nach meiner eigenen Ueberzeugung werden diejenigen Apostel des Antialkoholismus, welche von absoluter Abstinenz predigen, die Kraft der antialkoholischen Bewegung nur schwächen. Der in der absoluten Abstinenz wurzelnde, alleinseligmachende Glaube wird sich als Utopie beweisen, ebenso wie bei einer antiluetischen Bewegung das Verlangen nach einem vollkommenen Zölibat sich als Utopie erweisen würde, obwohl es zur vollständigen Ausmerzung der Syphilis keine sicherere Prophylaxis gäbe, als die absolute sexuelle Abstinenz.

Deshalb halte ich es zur Bekämpfung des Alkoholismus für notwendig und auch für durchführbar, dass über diejenigen Individuen, welche durch Alkoholgenuss erkrankten und sich beständig in abnormeu Zuständen befinden, auf Grund der konstatierten Trunksucht die Kuratel verhängt werde, ohne Rücksicht darauf, ob ihre Geisteskrankheit anhaltend ist, oder ob sie an einer Geisteskrankheit im engen Sinne des Wortes leiden oder nicht. Gleichfalls soll die Kuratel auch über diejenigen verhängt werden, bei denen jeder Alkoholgenuss, auch wenn er noch so mässig ist, abnorme Reaktionen zustande bringt. Letztere sollen in zu diesem Zweck errichteten Anstalten gehalten werden, und das Verweilen in denselben soll nicht von der Konstatierung krankhafter oder abnormer Symptome abhängig gemacht werden, sondern von den Erfahrungen, welche nach einer durch längere Zeit durchgeführten vollständigen Abstinenz gemacht worden sind. Der Anstaltsaufenthalt darf nicht kürzer als ein Jahr sein und mit der Entlassung soll die Aufhebung der Kuratel nicht verbunden sein, sondern sie soll erst nach Ablauf einer Probezeit von zwei Jahren versucht werden.

Die Verabfolgung von Alkohol an derartig unter Kuratel stehende oder minderjährige Individuen soll als strafbare Handlung betrachtet werden. Ebenso soll als strafbar betrachtet werden, wenn notorischen Säufern oder Berauschten alkoholische Getränke verabfolgt oder auf Kredit gegeben werden.

Es ist zu verbieten, dass Alkohol kontraktgemäss als ein Teil des Arbeitslohns oder als Accessorium desselben verabreicht werde.

Diskussion.

Moravcsik freut sich, dass Vortr. die Frage der Therapie des Alkoholismus zur Besprechung brachte. Er hält es auch für angezeigt, die Kuratel über die Alkoholisten zu verhängen und beruft sich diesbezüglich auf das deutsche bürgerliche Gesetzbuch von 1900, hält aber die Beschränkung in demselben für unrichtig, dass die Kuratel nur über „gemeingefährliche“ Alkoholisten verhängt werde. Er bemängelt es, dass in dem Entwurf unseres B. G.-B. dieser Ausdruck übernommen wurde, denn die Gemeingefährlichkeit ist ein relativer Begriff; der Alkoholist ist nicht nur in dem Falle gemeingefährlich, wenn er aggressiv ist, sondern auch dann, wenn er falsche bürgerrechtliche Verfügungen trifft. Deshalb wünscht er den Ausdruck „gemeingefährlich“ zu vermeiden. Weiter hält er es für notwendig, dass nicht nur den Minderjährigen, sondern auch denjenigen Grossjährigen, über welche die Kuratel verhängt ist, alkoholische Getränke nicht verabfolgt werden sollen, was auch besonders hervorzuheben wäre. Er hält dies auch deshalb für notwendig, weil manche Eltern ihren Kindern Alkohol geben, um sie zu „stärken“. Gegen diese falsche Ansicht des Volkes muss man belehrend einwirken.

Stein wundert sich über Salgó, dass er die Abstinenzbewegung für eine übertriebene, nicht zum Ziele führende und Erfolge nicht aufweisende Schwärmerei hält. Er wundert sich hierüber umsomehr, als er im Anfange der antialkoholischen Bewegung ganz richtig die absolute Abstinenz als einzig zum Ziele führende Methode betonte. Die Abstinenten behaupten nur, dass vom physiologischen Standpunkte aus auch der mässige Alkoholgenuss dem Organismus nicht vorteilhaft sei und dass beim Alkoholgenuss von Mässigkeit nicht gesprochen werden kann, denn was dem einen noch mässig, kann dem andern schon übermässig sein; die Mässigkeit lässt sich in Zahlen nicht bestimmen. Das richtige Mittel zur Bekämpfung des Alkoholismus ist nur die volle Abstinenz, wie das die Resultate in Kanada, in den Vereinigten Staaten und in Skandinavien glänzend bewiesen haben. Er bittet die Sektion, die Bestrebungen zur absoluten Abstinenz zu unterstützen, weil heutzutage zur Bekämpfung des Alkoholismus kein besseres Mittel vorhanden ist.

Donath schliesst sich den psychiatrischen Ausführungen des Vortr. an, doch hält er es für unrichtig, dass er die Abstinenzbewegung als übertriebene Sache hinstellt. Er weist auf die Untersuchungen Kraepelin's und anderer hin, welche auch die Schädlichkeit des mässigen Alkoholgenusses in Ziffern ausgedrückt haben. Solcher Art gibt es ohne Schaden für den Organismus keine Mässigkeit; auch D. wiederholt, dass das einzige Mittel zur Bekämpfung des Alkoholismus die Abstinenz sei und die Aerzte müssen hierin mit gutem Beispiel vorangehen.

Pándy: Das Volk soll belehrt werden, dass es sich auch ohne Alkohol unterhalten könne. Zu diesem Zwecke eignen sich Vorträge mit projizierten Bildern, Tanzunterhaltungen ohne alkoholhaltige Getränke, Teeabende ohne Rum, wie er das in Frankreich bei der familiären Pflege der Geisteskranken sah. Der Arzt und hauptsächlich der Nerven- und Irrenarzt muss immer gegen den Alkohol kämpfen und darf seinen Patienten niemals Alkohol verabreichen. Zur Bekämpfung des Alkoholismus ist die Propaganda der absoluten Abstinenz am Platze, obwohl auch auf diese Weise die universelle Abstinenz illusorisch bleiben wird.

Ranschburg anerkennt die Bedeutung der Abstinenzbewegung, hält aber die Geringschätzung der Temperenzler von seiten der Abstinenten für ungerecht. Denn die intelligente Klasse schliesst sich lieber der Temperenzbewegung an und sieht auch die Notwendigkeit des nur mässigen Alkoholgenusses leichter ein. Er hält die Ansicht für falsch, dass die Grenzen der Mässigkeit nicht bezeichnet werden können, nachdem von einem Alkoholismus nur in dem Falle gesprochen werden kann, wenn der Alkohol so rasch nacheinander genommen wird, dass die Wirkung des erstgenossenen mit der des nächstfolgenden zusammenfällt und auf diese Weise der Organismus fortwährend unter Alkoholeinfluss steht. Wer täglich 1—2 deciliter 7 %igen Wein oder 1—2 Glas 4%iges Bier trinkt, darf noch nicht als Alkoholist bezeichnet werden. Diese Mässigkeit wird jedermann als richtig annehmen, während, wenn behauptet wird, dass 1 deciliter Wein gerade so ein Gift ist, wie ein Liter, so wird auch der intelligente Mensch eher mehr als weniger trinken. Der Grund, dass die Temperenzbewegung noch keine nennenswerten Erfolge erreicht hat, liegt in der Unkenntnis der Hygiene beim Publikum, aber diesbezüglich werden sich die Verhältnisse auch bessern.

Sarbó konstatiert, dass die Verschiedenheit der Ansichten zwischen Vortr. und den Abstinenten nur scheinbar ist. Vortr. hat nämlich vom wissenschaftlichen Standpunkte aus erklärt, dass die Abstinenzbewegung so lange, als das Alkoholmonopol besteht und etwas Offizielles in dieser Hinsicht nicht geschieht, nicht zu einer allgemeinen Abstinenz führen wird. Die Richtigkeit der Abstinenzbewegung und die taktische Notwendigkeit derselben hat er nicht in Zweifel gezogen. Natürlich sei es, dass Alkoholisten in Anstalten eo-ipso kein Alkohol verabreicht werden darf.

Salgo (Schlusswort) meint, es sei nicht richtig, dass die Mässigkeit keine Grenzen habe, denn die Mässigkeit ist die Regel, der Abusus ist die Ausnahme. Gegen die Regel kann niemand kämpfen. All die Uebel, die dem Alkoholgenuss zur Last gelegt werden, sind nur Folgen der Trunksucht, der Uebermässigkeit. Eine derartige deletäre Wirkung des mässigen Alkoholgenusses kennt die medizinische Wissenschaft nicht.

Die Lues ist so gefährlich wie der Alkohol, und dennoch würde niemand ernstlich die sexuelle Abstinenz als einziges Prophylaktikum anraten, und doch würde jedermann heute einen grossen Alkoholrausch lieber ertragen, als morgen eine kleine luetische Infektion. Auch die geistige Arbeit ist mit grossen Gefahren verbunden; dennoch würde niemand die vollständige Enthaltung von geistiger Arbeit der Menschheit anempfehlen. Als Aerzte unterstützen wir pflichtgemäss jedes Bestreben, welches zur Sanierung der menschlichen Leiden führt, oder die Verhinderung des Leidens bezweckt; aber durch unbefangene Forschungen nicht begründeten Losungsworten können wir nicht zu Dienste stehen, noch weniger können wir Dogmen annehmen. Und wenn wir gegen die durch übermässigen Alkoholgenuss entstandene Intoleranz kämpfen, wollen wir nicht in die durch die Abstinenz entstandene Intoleranz verfallen.

Sitzung vom 5. März 1906.

Pándy demonstriert ein Gehirn mit lobärer Sklerose.

Das Gehirn stammt von einem 15jährigen Idioten, welcher seit seiner Geburt an linksseitiger Lähmung mit rigiden Kontrakturen und pes equinovarus litt. Er hatte epileptiforme Anfälle und starb während eines solchen Krampfanfalles.

Die Sektion erwies, dass die Hirnschale rechtsseitig sehr verdünnt, die Schädelbasis auf derselben Seite verdickt ist, die Gruben derselben enger sind und der Sulcus longitudinalis sich stark nach links dreht. Die dura mater ist rechts zweimal so dick wie links, die pia mater stellenweise faserig angewachsen und über dem obern frontalen Gyrus ebenfalls stark verdickt, aber durchsichtig und glatt.

Das Gewicht des Gehirns beträgt 1000 gr. Die Partie vom Sulcus praecentralis bis zum Sulcus occipitalis transversus der rechten Hemisphäre ist stark geschwunden. Die Länge dieser Hemisphäre beträgt nur 13 cm, während die linke 18 cm lang ist. Der Schwund der Gehirnsubstanz ist in der Gegend der Fisura calcarina am ausgeprägtesten. Der mittlere Gyrus temporalis, supramarginalis und angularis erscheinen als Querfalten bis zur Fossa Sylvii und bestehen aus hirse- bis erbsengrossen Knötchen. Die ganze Umgebung der Fossa Sylvii ist stark geschwunden, ihre Struktur ist dennoch gut erkennbar.

Der Schwund der Hirnsubstanz betrifft auch den hintern Teil des mittleren und untern Stirnlappens. Der obere Gyrus frontalis und temporalis, sowie der Lobus occipitalis zeigen etwas Hypoplasie. Von ersteren beiden ist die schon erwähnte Leptomeningitis, welche mit dem Schwund der Gehirnsubstanz nicht im Zusammenhange steht.

Der rechte Ventrikel ist kinderfaustgross, der linke nur etwas erweitert, das Corpus callosum bildet eine dünne Platte. Der Thalamus opticus ist rechts zur Hälfte geschwunden, krustig, ebenso das Corpus mamillare. Das Ganglion habenulae ist auffallend gut entwickelt. Tractus opticus, corpora quadrigemina, processus cerebelli ad cerebrum usw. sind rechtsseitig auf die Hälfte geschwunden. Die rechtsseitige Pyramide fehlt, die ganze rechte Hälfte des Rückenmarks ist schwächer entwickelt.

Die Umgebung des linken Ventrikels, ebenso die Vierhügelkörper zeigen links frische Erweichung. Die linke Hemisphäre ist verhältnismäsig zu stark entwickelt.

Vortr. glaubt, dass diese Veränderungen durch die intrauterine Erkrankung der rechtsseitigen Arteria carotis interna zustande kamen und dass durch die ungenügende Blutzufuhr diejenigen Gehirnteile, welche von der Arteria Sylvii versehen werden, allmählich zur Schrumpfung gelangten. Tatsächlich zeigen diejenigen Gehirnteile den Schwund, welche dem Gebiete der mittleren Hirnarterie angehören, während die Gehirnbasis, die obere und mittlere Frontalwindung von der arteria communicans sinistra genügend ernährt wurde, sowie diejenigen hintern Teile des Gehirns, welche das Blut von der arteria profunde cerebri erhalten, verhältnismässig gut entwickelt sind. Zur Rechtfertigung dieser Annahme weist Vortr. auf die bei jungen Katzen durchgeführten Experimente von Wagner v. Jauregg hin. Auf Grund dieser Annahme ist die primäre Veränderung in der Carotis gewesen, während die Veränderungen des Gehirns konsekutive Erscheinungen sind. Die Erkrankung der Carotis glaubt er auf kongenitale Lues zurückführen zu dürfen, da auch andere Organe an Lues erinnernde Veränderungen aufwiesen.

Diskussion.

Schaffer findet die linke Hemisphäre zu stark entwickelt und glaubt, dass die Vergrösserung infolge einer Dejerine'schen kompensatorischen Hypertrophie zustande kam. Der Thalamus opticus dürfte infolge der erkrankten Arteria fossa Sylvii kleiner geraten sein. Im ganzen Gehirn sieht er eher die Gudden'sche Atrophie als Hypoplasie vorliegen und glaubt, dass die sekundäre Schrumpfung der sekundären Teile der Schrumpfung des primären Zentrums folgte.

Salgó nimmt eine primäre Ernährungsstörung an, welche infolge einer intrauterinen Encephalitis zustande kam.

Schaffer demonstriert das Gehirnpräparat von einer infantilen spastischen Hemiplegie.

Das betreffende Individuum erlitt eine infantile Hemiplegie und starb nach Jahren an Bronchopneumonie. Es war geistig stark zurückgeblieben; der Wortschatz erstreckte sich nur auf die primitivsten Begriffe, so dass es sich über sein Leiden nicht ausdrücken konnte. Beim Sprechen war die letzte Silbe des Wortes stark gedehnt. Die rechte obere Extremität war gelähmt, die Finger nur unvollkommen entwickelt. Die rechte untere Extremität war paretisch.

Die pathologische Veränderung der linken Hemisphäre besteht in ausgeprägter Erweichung, welche — von der Seite gesehen — sich auf die III. Stirnwindung und teilweise auch auf die II. ausbreitete. Die Zerstörung der Hirnsubstanz erstreckte sich auf die unteren Dreiviertel der vordern und hintern Zentralwindung, auf das motorische Zentrum des Gesichtes, der Zunge und der obern Extremität, während das sogenannte Fusszentrum die Erweichung nur kaum merkbar zeigt. Von hier aus geht die Malacie im sulcus interparietalis weiter und endet vor dem Occipitallappen. Auf diese Weise ist der ganze Temporallappen zerstört. An Stelle der erweichten Teile befinden sich zwei grosse fluktuierende Cysten, zwischen welchen eine tiefe Furche sichtbar ist, wahrscheinlich die fossa Sylvii. Die Wände der Cysten weisen Gefässe auf, bestehen daher aus der Pia mater und übergehen auch glatt in die Pia der noch gesunden Windungen. Bei Eröffnung der vordern Cyste gewinnen wir den Einblick in eine Höhle, welche von bindegewebigen Balken durchzogen ist; in der Tiefe der Höhlung, über den grossen Zentren ist auch ein fluktuierendes, wahrscheinlich in Malacie befindliches Gewebe fühlbar. Die Basis dieser Hemisphäre ist mit Ausnahme des occipitalen Teiles in Erweichung begriffen, nur der stark geschrumpfte Gyrus hippocampi ist noch erkennbar. Die in den Prozess nicht eingezogenen Teile an der Konvexität der linken Hemisphäre sind: die I. und teilweise (der vordere Teil) die II. Stirnwindung, der obere temporale und der occipitale Lappen. An der Basis sind I. und II. Stirnwindung und Gyrus hippocampi erhalten. Aus der Schilderung ist ersichtlich, dass die Malacie sich auf sämtliche Aeste der Arteria med. cerebri s. fossae Sylvii, welche nach der Konvexität laufen, erstreckt. Da anzunehmen ist, dass die Erkrankung der Arterie im frühzeitigen Kindesalter zustande kam, ist es erklärlich, warum die linke Hemisphäre in ihrem Wachstum so stark zurückgeblieben ist: sie ist nur 11 cm lang, während die rechte eine Länge von 14 cm aufweist; die Breite der linken Hemisphäre ist 4 cm, die der rechten 7 cm. In Zusammenhang mit der Malacie der linken Hemisphäre besteht auch Schrumpfung des linken corpus mamillare, des Sehhügels, der Brücke und der Medulla oblongata, und sehr interessant ist, dass die zur Erweichung gekreuzte (rechte) Hemisphäre des Kleinhirns kleiner und flacher ist, wie die linke.

Das Präparat stellt das Paradigma eines experimentum naturae Gudden'scher Atrophie dar.

Török: Ueber die Analyse des Juckens.

Vortr. illustriert mit Beispielen, was er unter Jucken und Kitzeln versteht. Bisher ist zwischen diesen beiden Empfindungen kein Unterschied gemacht worden, vielmehr sind dieselben von vielen Autoren identifiziert worden. Das Kitzeln kommt schon bei feiner Berührung derjenigen Körperteile zustande, welche ein empfindliches Tastgefühl besitzen (Gesicht, Hohlhand, Sohle usw.) und wird gesteigert durch sanftes Streicheln. Das Kitzeln ist nach Goldscheider die eigentliche spezifische Empfindung der Tastnerven, welche bei einem stärkeren mechanischen Reiz das Tastgefühl erzeugen. Vom Kitzeln unterscheidet sich aber das Jucken, welches nach dem Stich mancher Insekten und auch infolge einiger Hautkrankheiten auftritt. Manchesmal können beide Empfindungen gleichzeitig und auf derselben Stelle auftreten, z. B. wenn man über einer juckenden Stelle ein Stäbchen sanft hin und her bewegt, kann man auch das Kitzelgefühl erwecken.

Betrachten wir nun näher diejenigen Verhältnisse, unter welchen das Jucken auftritt, müssen wir zur Schlussfolgerung kommen, dass das Juckgefühl mit der Schmerzempfindung in irgend einem Verhältnisse steht. Diejenigen Hautkrankheiten, welche bei grösserer Intensität Schmerz verursachen, gehen ins Jucken über, sobald der Grad der Entzündung nachlässt. Dieses beweisen auch die artifiziellen Hautentzündungen. Bei Follikulitiden sind die stark eiternden schmerzhaft, während die minder entzündeten jucken. Schmerzhafte Haemorrhoidalknoten verursachen mit Nachlass der Entzündung Jucken. Schmerzende Nasenhöhlenrhagaden jucken während des Heilens. Auch das Volk meint: die Wunde heilt, denn sie juckt.

Aus all diesem ist ersichtlich, dass die Empfindung des Juckens mit der des Schmerzes in irgend welchem Zusammenhange steht und zwar derart, dass diejenigen Nerven, welche bei intensiverer Beschädigung der oberflächlichen Hautschichten die Empfindung des Schmerzes vermitteln, bei schwächeren Insulten derselben Hautschichten auch das Jucken vermitteln, weshalb das eine Element des Juckgefühls durch den Reiz derjenigen in den oberflächlichen Hautschichten gelegenen sensibilen Nerven gebildet wird, deren stärkere Beschädigung die Schmerzempfindung verursacht. Zum vollständigen Beweis dieser Schlussbildung sind aber noch weitere Untersuchungen nötig, denn auch die Annahme wäre möglich, dass bei der Empfindung des Schmerzes und des Juckens verschiedene Nerven beteiligt sind, oder dass bei den genannten Beispielen das heftige Schmerzgefühl dasjenige des Juckens nur unterdrückt. Vortr. machte nun mittelst der Fruchthaare der cucuma pruriens Versuche bei solchen Individuen, bei welchen eine Dissociation der Empfindung bestand. So wurden Personen untersucht, von denen zwei an Lepra und eine an Syringomielie litten, dann wurden Versuche an Hautpartien angestellt, welche durch Schleich'sches Verfahren anästhetisch gemacht worden waren. In allen diesen Fällen war die Schmerzempfindung vollständig aufgehoben, die Temperatur und die Tastempfindung aber erhalten. Das Juckpulver verursachte hier auch kein Jucken, also ist das Juckgefühl mit dem Schwund der Schmerzempfindung auch erloschen. Infolge dieser Erfahrung hat die schon erwähnte Annahme, dass dieselben Nerven, die das Jucken wie auch den Schmerz bewirken, eine sichere experimentelle Basis erhalten.

Damit jedoch diese Annahme experimentell eine vollkommene Vergewisserung erhalte, hält Vortr. es für notwendig, die Untersuchungen mit Juckpulver bei solchen Personen anzustellen, bei welchen die Dissociation der Empfindung derart besteht, dass die Schmerzempfindung erhalten, aber die Tast- und Temperaturempfindung aufgehoben ist. Zur Untersuchung solcher Fälle hatte Vortr. keine Gelegenheit.

Vortr. befasst sich schliesslich mit der Frage, an welchen Nervenendigungen das Juckgefühl zustande kommt und kommt zum Schlusse, dass die freien Endigungen der interepithelialen Nerven in der Epidermis das Jucken vermitteln.

An der Diskussion beteiligten sich Levy, Salgó, Oláh, Pándy und Ranschburg.

III. Uebersichtsreferate.

Münchener medizinische Wochenschrift, LIII. Jahrgang, 1906.

Januar bis Juni.

W. Weichardt: Ueber Ermüdungstoxin und dessen Antitoxin. Vierte Mitteilung. No. 1, p. 7 ff.

Nach den Untersuchungen und Ausführungen des Verfassers ist das Ermüdungstoxin weder ein Reduktions- noch ein Oxydationsprodukt des Eiweissmoleküls. Es ist als ein Nebenprodukt aufzufassen, das bei beginnendem Zerfall des Eiweissmoleküls entsteht. Gegen dieses echt toxische Zerfallsprodukt bildet der Organismus Antikörper.

L. R. Müller: Ueber die Beziehungen von seelischen Empfindungen zu Herzstörungen. No. 1, p. 14 ff.

Zwischen seelischen Empfindungen und dem Herzen bestehen lebhafte Beziehungen. Sie sind umso lebhafter, je stärker die Erregbarkeit der Vasomotoren ist und umgekehrt. Auf seelische Eindrücke hin, welche Angstvorstellungen im Gefolge haben, werden dem Herzen durch centrifugale Nervenbahnen aus dem Gehirn Reize zugeleitet, welche seine Tätigkeit beeinflussen (Herzklopfen, Herzverlangsamung, Arythmie) und welche durch die Störung der Blutversorgung des Herzmuskels (Vasokonstriktion, Krampf der Coronargefässe) Herzschmerzen verursachen können. Besonders beeinflussbar sind organische Herzerkrankungen (Herzmuskel-, Herzarterienerkrankung). Umgekehrt können durch primäre vasomotorische Störungen am Herzen (z. B Arteriosklerose der Coronararterien) durch die sensibelen centripetalen Bahnen (Vagus?) Reize nach dem Gehirn gelangen, welche die Empfindung der Herzschmerzen und zugleich die Gemeinempfindungen der Angst auslösen (Präcordialangst). Mitteilung von Fällen. Hinweis auf den Zusammenhang zwischen Herzerkrankungen und psychischen Störungen: Depressions- und Angstzustände (Gaupp, Stransky). Bei freudigen Herzerregungen ist eine Erweiterung der Blutbahnen des Herzens anzunehmen.

M. Miller: Höhenschielen. No. 3, p. 107 f.

Zur Ausgleichung der Differenz im Höhenstande der Augen ist beim Höhenschielen (Schielen in der Vertikalen) eine Aktionserhöhung einzelner Muskeln nötig. Dadurch wird eine Reizwirkung ausgelöst, die, wie Schoen annimmt, bei einem gewissen Anschwellen von den zentralen Nervengebieten der Augenmuskeln auf benachbarte Zentren überstrahlt und so eine sympathische Erregung des Vagussystems hervorruft. Es kommt auf diese Weise ein Bild zur Gestaltung, in dem bei dem Ueberwiegen und starken Hervortreten schwerer nervöser Symptome von seiten des Magens und des Herzens die Störungen am Sehorgan zurückgedrängt werden, was leicht dazu führt, diese von einer nervösen Alteration von Magen und Herz abzuleiten. M. heilte zwei Fälle mit Höhenschielen und den genannten nervösen Beschwerden durch Ausgleich des Höhenschielens durch Prismen. Während Schoen das Höhenschielen für angeboren hält, möchte M. auch ein erworbenes annehmen und glaubt, dass die als Ursache des seitlichen Schielens (Schielen in der Horizontalen) bekannten Momente, modifiziert, auch für das Höhenschielen in Betracht kommen.

O. Zippel: Lagerung von unreinen Kranken auf Torfmull. No. 6, p. 271. Wird sehr empfohlen.

Zweifel: Das Gift der Eklampsie und die Konsequenzen für die Behandlung. No. 7, p. 297 ff.

Z. fand bei eklamptischen Frauen den Harnstoff im Verhältnis zum Gesamtstickstoff herabgesetzt (normal: Harnstoff-N. ca. 83 Prozent des Gesamt-N.; bei Eklamptischen 27 bis ca. 70 Prozent). Es ist hierin der Ausdruck einer mangelhaften Oxydation des Eiweisses zu erblicken. Weiterhin fand sich im Harn Eklamptischer eine sehr erhebliche Vermehrung des Ammoniaks (normal: 5 Prozent vom Gesamt-N., hier bis 16,5 Prozent). Man muss daher, ähnlich wie beim Coma diabeticum, annehmen, dass eine Sacure in vermehrter Menge im Blute kreist. Als diese Säure ergab sich die Fleischmilchsäure und zwar wurde sie prozentualiter 3 mal mehr im Nabelschnurblut gefunden, wie im Aderlassblut der Mutter und 3 mal mehr im Extrakt der Placenta, als im zugehörigen Aderlassblut. Die Ursprungsstätte der Fleischmilchsäure ist also jedenfalls in einzelnen Fällen im Kinde zu suchen als Folge mangelhafter Oxydation. Es empfiehlt sich deshalb möglichst schleunige Entbindung jeder eklamptischen Frau.

G. Lockmann: Ueber den Nachweis von Fleischmilchsäure in Blut, Urin und Cerebrospinalflüssigkeit eklamptischer Frauen. No 7, p. 299 f.

F. Veiel: Ueber die Beziehungen von seelischen Empfindungen zu Herzstörungen. No. 7, p. 312 f.

Fall, welcher für die Ausführungen L. R. Müller's spricht (s. No. 1, p. 14).

G. Dreyfuss: Ueber traumatische Pupillenstarre. Ein Beitrag zur Lehre von den Beziehungen des obersten Halsmarkes zur reflektorischen Pupillenstarre. No. 8, p. 355 ff. s. dieses Centralbl. 1906, p. 326.

R. May: Eine neue Methode der Romanowsky-Färbung. No. 8, p. 358 f. Für Blut (Kerne, Granula, Lymphocyten) und Bakterien.

C. Adam: Ein Fall von Abducenslähmung nach Lumbalanästhesierung. No. 8, p. 360 f.

Stovain. Die Lähmung schien eine dauernde zu sein. Als Ursache wird eine kleine Blutung im Kerngebiet des Abducens angenommen, hervorgerufen durch Druckherabsetzung infolge abgeflossener Spinalflüssigkeit, wie solche von Oppenheim als Folge von Lumbalpunktionen beschrieben wurden.

G. Knauer: Progressive Paralyse? No. 8, p. 361. **Fraglicher Fall.**

R. Finkelnburg: Neurologische Beobachtungen und Untersuchungen bei der Rückenmarksanästhesie mittelst Kokain und Stovain. No. 9, p. 397 f.

Nervenstatus bei etwa 50 Lumbalanästhesien der Bier'schen Klinik. Injektion zwischen II. und III. Lendenwirbel, Beobachtungen am Abdomen und den Unterextremitäten. Es ergab sich eine gewisse Gesetzmässigkeit in dem Ausfall und der Wiederkehr der einzelnen Funktionen. Bei Stovain schwinden nach kurzer Zeit zuerst die Reflexe (erst Sehnen- dann Hautreflexe, nur Scrotalreflex gewöhnlich erhalten). Es folgen die Störungen der Sensibilität (zuerst Erlöschen der Schmerzempfindung, dann des Berührungs- und Temperaturgefühls, endlich des Lagegefühls). Zur Anästhesie der Bauchhöhle (Peritoneum) bedarf es grösserer Stovainmengen. Zuletzt stellen sich Störungen der Motilität ein (zuerst gewöhnlich Lähmung der Füsse, dann der Bauchmuskeln, dann der Oberschenkelmuskulatur). Die Dauer der Stovaineinwirkung beträgt etwa eine Stunde. Die zuletzt aufgetretenen motorischen Störungen gleichen sich zuerst wieder aus. Darauf kehrt das Lagegefühl, dann das Berührungs- und Temperaturgefühl, zuletzt das Schmerzgefühl wieder. Erst nach Wiederkehr der Motilität und Sensibilität pflegen sich die Reflexe auszugleichen. Bei Kokain kommt es zu ausgesprochener Analgesie vom Nabel abwärts. Die Sehnen- und Hautreflexe bleiben normal. Das Berührungs- und Temperaturgefühl ist nur in verhältnismässig geringem Grade gestört. Lagegefühl und Motilität sind meist ungestört. Die Beobachtungen sprechen dafür, dass die den verschiedenen Funktionen dienenden Nervenelemente auch eine verschiedene Disposition gegenüber den Nervengiften aufweisen (Systemerkrankungen! Tabes!). F. hatte gefunden, dass der Scrotalreflex sich auch von den Fusssohlen aus auslösen lässt. Bei Stovain schwand diese Auslösbarkeit von den Fusssohlen, sowie die von der Innenseite der Oberschenkel aus, während die Auslösbarkeit bei Bestreichen der Scrotalhaut erhalten war. Der Kremasterreflex war bei Stovain schon frühzeitig erloschen. Ursache des Scrotalreflexes kann daher nicht Reizung der Hodensackhaut durch den Kremasterreflex (Hebung des Hodens) sein. Es handelt sich um zwei gleichzeitig ausgelöste Hautreflexe, wenn wir durch Reizung von der Innenseite des Oberschenkels aus den Kremasterreflex und eine Zusammenziehung der Scrotalhaut auslösen.

H. Vörner: Ueber Lymphangiektomia auriculi (Othaematoma spurium). No. 9, p. 408 f. Fall. Sehr der gewöhnlichen Blutgeschwulst ähnliches Aussehen. Inhalt: Lymphe.

Peters: Die Behandlung nervöser Leiden mit Bornyval. No. 9, p. 409 f.

Fälle. Bornyval wird gern genommen und gut vertragen. Es bringt durchschnittlich prompt die subjektiven unangenehmen Sensationen Nervöser, Hysterischer und Herzkranker zum Abklingen. Seine Wirkung ist weniger unmittelbar, wie die des Validol, aber nachhaltiger.

E. Mangold: Die neurogene uud myogene Theorie des Herzschlags. No. 10, p. 441 ff. und No. 11, p. 509 ff.

Kritische Zusammenstellung derjenigen Tatsachen und Einwände aus der Literatur, welche für und gegen die eine oder die andere der beiden Herztheorien sprechen. Die Wagschale, wenigstens für die Erregungsleitung neigt sehr zu Gunsten der myogenen Theorie, indes entbehren beide Theorien heute noch allzusehr der positiven Beweise.

K. Quosig: Zur Kenntnis der Tetanie intestinalen Ursprungs. No. 10, p. 457 f.

Fall: Störung der Dünndarmverdauung ohne gleichzeitige excessive Wasserverluste. Qu. neigt daher mehr der Autointoxikationstheorie der Tetanie (Erzeugung gewisser Krampfgifte durch unvollkommene Darmverdauung: Ewald) zu, welche der Fleiner'schen Theorie (Wasserverarmung des Körpers) gegenübersteht.

S. Kreuzfuchs: Ueber traumatische Pupillenstarre. (Zum Artikel des Dr. G. Dreyfuss. No. 8, p. 355 ff.) No. 10, p. 460.

K. weist auf seine Arbeit hin: „Ueber den Dilatationsreflex der Pupille auf Verdunkelung". (Arbeiten aus dem Institut Obersteiner 1903).

G. Dreyfuss: Ueber traumatische Pupillenstarre. (Entgegnung auf die Bemerkungen von Kreuzfuchs. No. 10.) No. 13, p. 604 f.

D. führt u. a. aus, dass es einen Verdunkelungsreflex nicht gibt.

Graeffner: Einige Studien über Reflexe, besonders an Hemiplegikern. No. 11, p. 489 ff.

Untersucht wurden 116 Fälle von Hemiplegie hinsichtlich des Patellarreflexes, des Achillesreflexes, des Supinator- und Tricepsreflexes, des contralateralen Adductorenreflexes. (Thue, Strümpell, Pierre Marie), des Babinski'schen Fusssohlenreflexes (positiv in 62,9 Prozent), des Kurt Mendel'schen Fussrückenreflexes, des dorsalen Unterschenkelphänomens von Oppenheim, des Kremasterreflexes, des Bauchreflexes, des Tibialis- und des Pronationsphänomens von Strümpell. Die gefundenen Zahlen müssen im Original nachgesehen werden. Unter 24 Fällen multipler Sklerose bestand Fussklonus in 16 Fällen (66,6 Prozent). Häufig war hier der von E. Müller erwähnte Umstand, dass der Fussklonus sich erst nach Bahnungsversuchen (12 bis 15 malige Wiederholung der passiven Dorsalflexion) zeigte. Babinski lag 22 mal vor (91,6 Prozent), Oppenheim war 20 mal (83,3 Prozent) nachweisbar, das Tibialisphänomen bestand beiderseits 8 mal, einseitig 3 mal (45,8 Prozent). 75 Fälle von Tabes wurden auf das Tibialisphänomen untersucht. Es ergab sich 8 mal Anspannung der Sehne des Tibial. antic. und Hebung des inneren Fussrandes. G. möchte bei Tabes hierin nicht ein Symptom statischer Ataxie erblicken — Pseudotibialisphänomen.

R. Hecker: Ueber Verbreitung und Wirkung des Alkoholgenusses bei Volks- und Mittelschülern. No. 12, p. 544 ff.

Die angestellten Erhebungen betrafen zunächst vier grosse Volksschulen Münchens mit 4652 Kindern aus den verschiedensten Ständen. Es ergibt sich so ein Durchschnittsbild der Münchener Volksschulen. Ein greifbarer Unterschied zwischen Knaben und Mädchen hinsichtlich des Alkoholkonsums bestand nicht. Absolut ist die Alkoholmenge für Mädchen wohl geringer. — Es fanden sich bei den 4652 Kindern 13,7 Prozent Abstinente, 55,3 Prozent regelmässig Alkohol Geniessende, 4,5 Prozent eigentliche Trinker (täglich ein- oder mehrmals

Schnaps oder $^1/_2$ l Bier und darüber) und 6,4 Prozent Schnapstrinker. Ein Vergleich zeigt, dass München auch unter den Schulkindern über die grösste Anzahl regelmässiger Trinker verfügt: München 55 Prozent, Charlottenburg 51 Prozent, Wien 43 bis 48 Prozent, Bonn 44 Prozent, Leipzig 11 Prozent (?). Im Schnapsgenuss steht nur Bonn (8 Prozent) vor München (6 Prozent). Biergenuss war vorherrschend, dann Wein, Punsch, Schnaps. Zunahme des Alkoholgenusses und Verschlechterung der Fortgangsnote gingen Hand in Hand. Auch bei der Qualifikation des Fleisses war eine Verschlechterung der Noten mit der Steigerung des Alkoholismus unverkennbar. Das Auffassungsvermögen verschlechterte sich ebenfalls mit zunehmendem Alkoholgenuss. Regelmässiger Alkoholgenuss scheint beim Längenwachstum des Kindes einen hemmenden Einfluss auszuüben bis zum 11. bis 12. Lebensjahr. Von da ab gegen die Pubertätsjahre zu scheint das Wachstum eher eine gewisse Beschleunigung zu erfahren. Die abstinenten Kinder stammten aus Familien von Lehrern, Geistlichen, höheren Beamten, Gelehrten, Künstlern, Schriftstellern, Offizieren, Baumeistern, Ingenieuren, Handwerkern und Oekonomen. Trinkförderer sind Gastwirte und Weinhändler, Metzger, Droschkenkutscher, Unteroffiziere, Schutzleute, Schaffner und Postbeamte. (Unter 428 Schülern der städtischen Handelsschule (höheres Lebensalter!) fanden sich 16 Prozent Abstinente, 41 Prozent einmal und 10 Prozent zweimal täglich Trinkende (gleich 51 Prozent regelmässige Trinker). Eigentliche Trinker 12 Prozent. Weintrinker 25 Prozent. Wein auf ärztliche Verordnung 10 Prozent. Rum im Thee 20 Prozent. Eigentlicher Schnapsgenuss fehlte. Hinsichtlich der Menge war der Alkoholkonsum im grossen und ganzen nicht übermässig. Auch in der Handelsschule zeigte sich der schädliche Einfluss des Alkohols in der Fortgangsnote, in der gleichmässigen Verschlechterung der Durchschnittsnote, besonders in der Verschlechterung der Noten für Fleiss.

Fr. Ehrlich: Selbstmord durch Veronal No. 12, p. 559.

Exitus einmal 20 Stunden nach 15 g, einmal 20 Stunden nach 11 g. Symptome: Collapserscheinungen.

W. Baumann: Ueber den Rachenreflex. No. 13, p. 593 ff.

Man trennt in geeigneter Weise Gaumenreflex (Kontraktion der Muskulatur des weichen Gaumens bei Berührung mit dem Spatel) und Rachenreflex (Eintreten von Kontraktionserscheinungen bei der für den Würgakt notwendigen Muskulatur nach Streichen oder Berühren der hinteren Rachenwand). Näher untersucht wurde der Rachenreflex an grossem Material (Soldaten, Schüler, Patienten). B. resumiert: Zum Zustandekommen des Rachenreflexes ist es nicht nötig, dass eine Würgbewegung eintritt; es genügt eine deutlich sichtbare Kontraktion der Rachenmuskulatur. Ein wirkliches Fehlen des Rachenreflexes ist äusserst selten und auch in diesen seltenen Fällen handelt es sich meist nur um ein zeitweiliges Fehlen. Einwandfreies Fehlen wurde nur in drei Fällen festgestellt: 1 Hysterie, 1 Bulbärparalyse, 1 Arteriosklerosc. Bei jugendlichen Individuen ist der Rachenreflex relativ öfter gesteigert, als beim Erwachsenen. Bisweilen ist eine psychisch bedingte Hemmung des Rachenreflexes nachweisbar. Bei chronischem Rachenkatarrh kommt eine Steigerung des Reflexes im allgemeinen nicht vor; bei akutem Rachenkatarrh lässt sich keinerlei Gesetzmässigkeit in dem Reflexverhalten nachweisen. Bei Hypertrophie der Tonsillen ohne entzündliche Schwellung ist eine Herabsetzung des Rachenreflexes im allgemeinen sehr selten.

Esch: Zur geburtshilflichen Therapie der Eklampsie. No. 15, p. 699 ff.

E. weist Liepmann gegenüber, dessen Statistik er kritisiert, darauf hin, dass bei der früheren exspektativen Methode auch viele, selbst schwere Fälle ohne eingreifende Operation heilten. Er empfiehlt bei leichteren Erscheinungen zunächst abzuwarten. Bei schweren Fällen ist auch er für sofortige Entbindung.

Hager: Das Neueste über Organtherapie. No. 15, p. 708 ff.

Uebersicht und Besprechung der organotherapeutischen Präparate. Schilddrüsenpräparate (Jodothyrin, Thyreoidin) bei Myxoedem und Moebius-Serum bei Basedow werden empfohlen.

E. Kraepelin: Der Alkoholismus in München. No. 16, p. 737 ff.

K. gibt einen Ueberblick über die Alkoholkranken, welche im Laufe des Jahres 1905 in die psychiatrische Klinik zu München aufgenommen wurden. Er betont, dass nur der kleinste Teil und nur die schwersten Formen alkoholischer Erkrankung in die Hände des Irrenarztes kommen. Unter den 1373 Aufnahmen des Jahres 1905 (836 M., 537 Fr.) befanden sich 253 M. (gleich 30,3 Prozent) und 30 Fr. (gleich 5,6 Prozent) mit rein alkoholischer Geistesstörung. Das Ueberwiegen der männlichen Aufnahmen über die weiblichen ist lediglich durch den Alkoholismus bedingt. Die Hauptrolle bei dem Alkoholismus in München spielt das Bier, daneben wurde in 40 Prozent der Fälle Schnaps getrunken, Wein weit seltener. Die Bierwirkung macht sich viel weniger in den eigentlichen Geistesstörungen geltend, als in einer allmählichen alkoholischen Vertrottelung. 47 Männer wurden in die Klinik wegen eines Rausches aufgenommen, ohne dass chronischer Alkoholismus nachweisbar war. Bei 124 Männern und 19 Frauen war der Rausch nur eine Teilerscheinung eines mehr oder weniger schweren Alkoholsiechtums. 82 Männer und 12 Frauen kamen lediglich wegen chronischer alkoholischer Geistesstörung in die Klinik. Von ihnen waren 44 Männer und 6 Frauen an einfachem Alkoholschwachsinn, 38 Männer und 6 Frauen an andersartigen Formen alkoholischen Irreseins erkrankt. In 26 Fällen bestand Delirium tremens, in 5 Fällen Alkoholwahnsinn, in 12 Fällen Korsakow'sche Psychose, in 1 Fall Dipsomanie. Bei den Frauen handelte es sich regelmässig um Gewohnheitssäuferinnen. Dementsprechend waren sie auch sehr erheblich an der Korsakow'schen Psychose, der schwersten Form des Alkoholsiechtums beteiligt. An Delirium tremens litt nur eine Frau (25 Männer). An dem Alkoholwahnsinn waren sie gar nicht beteiligt. Von den einfach Berauschten waren 82,6 Prozent unter 40 Jahren. Beim chronischen Alkoholismus mit und ohne Rausch waren nur noch 53,9 Prozent, bei Delirium tremens und Alkoholwahnsinn 54,8 Prozent unter 40 Jahren. Bei der Korsakow'schen Psychose waren nur 8,3 Prozent unter 40 Jahren, ein Zeichen dafür, dass dieses Leiden das Endstadium eines lange fortschleichenden Krankheitsvorganges darstellt, vielleicht auch dafür, dass gerade das alternde Gehirn durch Alkohol besonders schwer geschädigt wird. Von den Frauen standen 40 Prozent unter 40 Jahren; sie scheinen dem Alkoholismus später zu verfallen. Unter den einfach Berauschten waren 70,2 Prozent, unter den chronischen Alkoholisten 45 Prozent, unter den ausgeprägten alkoholischen Geistesstörungen 37,8 Prozent ledig. 9,5 Prozent waren Witwer; 20 Prozent Witwen (Schwierigkeit allein für eine Familie zu sorgen?); 3,5 Prozent waren geschieden. Unter allen chronischen Alkoholisten fanden sich 103 Verheiratete. In fast 50 Prozent kam es zu einer Zerrüttung des Ehelebens. Von den Lebensberufen waren die Tagelöhner, Ausgeher und Hausknechte mit 24,8 Prozent am Alkoholismus beteiligt. Ferner sind Kaufleute und Händler, dann Maurer und Zimmerleute, Schmiede, Maschinisten und Schlosser, Fuhrknechte, Kutscher, Dienstleute, endlich Brauknechte, Wirte und Kellner den Gefahren des Alkoholismus in höherem Grade ausgesetzt. Beim weiblichen Geschlecht besonders Kellnerinnen und Dienstmädchen in Wirtschaften. Unverkennbare Beziehungen bestehen zur Prostitution. — In 17 Prozent der Fälle waren beide Eltern Trinker. In 29 Familien, in denen Vater und Mutter trunksüchtig waren, kamen 33 Fehlgeburten vor. Von 183 lebend geborenen Kindern starben 60 (32,7 Prozent) im ersten Lebensjahr. 98 Kinder wurden ärztlich untersucht: 58 (59,0 Prozent) waren psychisch nicht ganz normal; davon waren 35 nervös und psychopathisch, 8 epileptisch, 12 imbecill, 3 idiotisch. Von den 40 psychisch gesunden Kindern waren 6 schwächlich, 7 rachitisch, 3 skrofulös, 1 tuberkulös, sodass nur 23 Kinder geistig und körperlich gesund waren. 8 von ihnen hatten allerdings Entartungszeichen. — Ausser den eigentlichen alkoholischen Geistesstörungen war noch in 311 Fällen eine chronische, in 22 Fällen eine akute Schädigung durch den Alkohol zu verzeichnen, sodass im ganzen 616 mal, also in 44,9 Prozent, wenn man nur die Männer berücksichtigt, in 61,8 Prozent aller Fälle eine Alkoholvergiftung, in der Regel eine chronische vorlag. Bei den Psychopathen fand sich Alkoholismus in 46,2 Prozent, bei den Imbezillen in 42,9 Prozent. Unter den epileptischen Männern waren 65,1 Prozent, unter den epileptischen Frauen 28,5 Prozent Trinker. Bei allen diesen Kategorien war der Alkohol die Ursache für gesundheitliche Schädigung, für sozialen und wirtschaftlichen Rückgang, für Konflikte mit den Gesetzen, für die Anstaltsbedürftigkeit. Bei dem manisch-depressiven Irresein fand sich Alkoholismus unter den Männern in 43,5 Prozent. Unter den Kranken mit traumatischer Geistesstörung waren 23,1 Prozent Trinker. Besonders gefährdet sind Trinker, die einen Unfall erleiden (sehr grosse Gefahr für dauerndes traumatisches Siechtum!). Die Arteriosklerotiker zeigten 64 Prozent Alkoholisten. Ein erheblicher Bruchteil der Schlaganfälle in jüngeren Jahren fällt dem Alkoholismus zur Last. Ausser Lues muss der Alkohol als eine der wichtigsten Schädigungen erachtet werden, die bei Entstehung der Paralyse mitwirken. Es fand sich bei Paralyse in 46,6 Prozent Alkoholismus (51,9 Prozent Männer, 35,9 Prozent Frauen). Bei alkoholfreien Völkern ist die Paralyse selten. Der wachsende Alkoholismus der Frauen dürfte auch mit ihrer zunehmenden Beteiligung an der Paralyse zusammenhängen (vor 25 Jahren in München Verhältnis der beiden Geschlechter 1 : 5, jetzt 1 : 2). Die Seltenheit der jugendlichen Paralyse im Vergleich zur ererbten Lues spricht ebenfalls für die begünstigende Rolle des Alkohols. Dauernde Enthaltung von Alkohol ist daher allen Syphilitischen ernsthaft zu empfehlen. Ein Drittel der Erkrankungen an Paralyse könnte auf diese Weise vermieden werden. $^2/_3$ bis $^3/_4$ aller syphilitischen Ansteckungen erfolgen im Rausch. Es würden daher ca. 80 Prozent der Paralyse wegfallen, wenn es gelänge, den Alkohol aus der Welt zu schaffen. K. résumiert, dass bei den Männern in München der Alkohol nahezu ein Drittel aller zur Beobachtung gelangenden Geistesstörungen auslöst, dass er bei einer ganzen Reihe schwerer psychischer Erkrankungen, besonders Paralyse, Epilepsie, Arteriosklerose eine entscheidende ursächliche Rolle spielt und dass er eine der allerwichtigsten Ursachen der Entartung bildet. — Zum Schlusse wird noch ausgeführt, wie ungeheuer die Einbusse an Arbeitsleistung durch den Alkohol ist, wie gross der wirtschaftliche Rückgang und Verlust durch die alkoholische Vertrottelung, wie ausserordentlich hoch die Kosten sind, welche durch die Behandlung und Verpflegung der Alkoholkranken und ihrer Nachkommen der Allgemeinheit erwachsen und endlich, wie innig und zahlreich die Beziehungen zwischen Alkohol und Strafgesetz sind. Abhilfe ist zu schaffen durch planmässige und in grossem Massstabe durchgeführte Aufklärung des Volkes, durch Enthaltsamkeitsvereine, durch Entfernung des Alkohols aus Heilanstalten jeder Art und durch Errichtung von Trinkerheilanstalten.

Bumke: Ueber Pupillenstarre im hysterischen Anfall. No. 16, p. 741 ff., s. dieses Centralbl. 1906, p. 773.

F. Mörchen: Bericht über Versuche mit Proponal. No. 16, p. 744 f. Proponal wird empfohlen.

R. Dunger: Ueber urämische Neuritis. No. 16, p. 745 ff.

Fall. Echte Neuritis am linken Arm, hervorgerufen durch eine schwere Nephritis mit urämischen Erscheinungen. Gewisse Disposition durch den Beruf.

Lilienstein: Beitrag zur Lehre vom Aufbrauch durch Hyperfunktion. No. 16, p. 748 f., s. dieses Centralbl. 1906, p. 943.

Pelman: Zur Geschichte des deutschen Vereins für Psychiatrie. No. 16, p. 760 f.

H. v. Hoesslin und **Th. Selling**: Beitrag zur Kenntnis der Pseudobulbärparalyse. No. 17, p. 799 ff.

Fall. Sektion ergab als Ursache zwei symmetrische Grosshirnherde. (III. Stirnwindung und Fuss der Zentralwindung beiderseits.)

Th. Selling: Main de prédicateur bei multipler Sklerose. No. 17, p. 801 f. Fall.

Kerschensteiner: Ueber Neuromyelitis optica. No. 17, p. 802 ff.

Fall. Anatomisch: Meningomyelitis des Lumbalmarks und Neuritis optica. Ausserdem Lebersarcom, welches intra vitam symptomlos geblieben war. Ursache der Meningomyelitis und der Neuritis optica? Lues? Gemeinsamer ätiologischer Grund für Meningomyelitis, Neuritis optica und Sarcom?

R. Michaelis: Autointoxikation bei Pylorusstenose. No. 18, p. 865 ff.

Hochgradige Stauungsinsufficienz des Magens bei Pylorusstenose infolge Carcinom. Epileptiforme, wohl der Tetanie zugehörige Krämpfe. Länger dauernder Zustand von Verworrenheit und Benommenheit. Sofortiges Schwinden der Erscheinungen nach Gastroenterostomie. Der Fall spricht für die Autointoxicationstheorie.

A. Bittorf: Zur Kasuistik der cerebralen Kinderpneumonie. No. 18, p. 867 f.

Zwei Fälle. Unterlappenpneumonien mit schweren meningitischen Symptomen. Heilung.

A. Richartz: Heilung eines Falles von Tetanus traumaticus. No. 19, p. 909 f.

Mittelschwerer Fall, lange Inkubation. Günstige Beeinflussung durch Antitoxin (Serum-Höchst) unwahrscheinlich. Gute Wirkung von Morphiumeinspritzungen.

Racine: Ueber Analgesie der Achillessehne bei Tabes (Abadie'sches Symptom). No. 20, p. 963 f.

Beim Tabiker ist nach Abadie das Kneifen der Achillessehne in ca. 80 Prozent der Fälle schmerzlos oder beinahe schmerzlos, so dass manchmal selbst ein mit zwei Händen ausgeübter Druck nicht empfunden wird. R. stellte Nachprüfungen an und bediente sich dabei einer Zange, deren Branchen beim Zusammendrücken durch eine einfache Vorrichtung, ähnlich wie bei den gebräuchlichen Dynamometern den ausgeübten Druck in Kilogramm angeben. Es wurde beinahe in allen Fällen mehr oder minder grosse Hypästhesie oder Analgesie beiderseits gefunden. Bei anderen Rückenmarkserkrankungen war dies nicht der Fall. Einen so hohen Wert wie Abadie kann R. dem Symptome indes nicht beimessen. Es tritt nicht früher auf, als andere die Tabes charakterisierende Symptome, es ist ein früh auftretendes, aber kein Frühsymptom, es ist auch nicht als Stigma der Tabes, gleichwertig dem Aufhören des Kniephänomens oder der reflektorischen Pupillenstarre anzusehen.

E. Hartung: Warum sind die Lähmungen des Nervus peroneus häufiger als die des Nervus tibialis? No. 20, p. 964 f.

Die Aetiologie derjenigen Peroneuslähmungen, in denen der Nerv nicht direkt, sondern der Stamm des Nervus ischiadicus oder doch beide Hauptäste in gleicher Weise geschädigt zu werden scheinen, ist noch nicht genügend erklärt. Häufiger werden solche Peroneuslähmungen bei Reposition von Hüftluxationen beobachtet. H. führt dafür folgende Gründe an: Vorausgegangene Schädigungen, welchen der Peroneus wegen seiner relativ oberflächlichen Lage durch lokale Ursachen in höherem Grade als der Tibialis ausgesetzt gewesen ist, haben dem Peroneus eine erhöhte Disposition zur Erkrankung zurückgelassen. Ferner kann der Nervus peroneus leichter gequetscht werden, da seine Fasern über drei Hypomochlien (linea innominata, Schenkelhals des Femur, Basis des Fibulaköpfchens) laufen, die des Tibialis fast nur über eines. Endlich ist bei dem Peroneus die grössere Möglichkeit einer Zerrung gegeben. Der Peroneus ist dünner als der Tibialis. Die Zugfestigkeit des Peroneus beträgt im Durchschnitt 21 kg, die des Tibialis 33 kg. Aus angestellten Versuchen schliesst H., dass die Theorie Hoffmann's nicht zu Recht besteht. Eine leichter eintretende Ischämie des Peroneus ist nicht die Ursache, warum die Peroneuslähmungen häufiger sind, wie die des Tibialis.

Gerlach: Versuche mit Neuronal bei Geisteskranken. No. 21, p. 1017 ff.

Neuronal wird sehr empfohlen bei Schlaflosigkeit (0,5—1,0 g) und bei heftigeren Erregungszuständen (1,5—2,0—3,0 g). Es ist relativ ungiftig. Bei Epilepsie kann es das Bromkalium nicht ersetzen, da die narcotische Wirkung zu sehr überwiegt.

A. Uffenheimer: Die medizinische Psychologie mit Bezug auf Behandlung und Erziehung der angeboren Schwachsinnigen. No. 21, p. 1023 ff.

Bericht über die Vorträge während des Sommer'schen Kurses über das genannte Thema (Giessen 2. bis 7. April 1906).

Spaet: Ist Wachsuggestion erlaubt? No. 21, p. 1027.

Die fraglichen Veranstaltungen sind in Bayern verboten worden.

F. Koenig: Bleibende Rückenmarkslähmung nach Lumbalanästhesie. No. 23, p. 1112 f.

Patellarfraktur durch Sturz bei einem 35 Jahre alten Manne. 7 Tage später wird die Fraktur unter Lumbalanästhesie (0,06 Stovain-Riedel zwischen drittem und viertem Lendenwirbel) genäht. Von Stund an komplette Lähmung vom Nabel abwärts dauernd bis zu dem drei Monate später erfolgten Tode. Das Rückenmark bot im oberen Brust- und im Lendenteil das Bild stärkerer Erweichung. Vielleicht hatte das Rückenmark durch den Unfall schon irgend eine geringe Läsion erlitten, welche einen günstigen Boden für die Giftwirkung abgab.

P. Roeder: Zwei Fälle von linksseitiger Abducenslähmung nach Rückenmarksanästhesie. No. 23, p. 1113 f.

Die Lähmungen traten zwölf Tage nach Rachistovainisation auf (0,04 g Stovain und 0,00013 Epirenan). Heilung nach einigen Wochen. Es wird eine toxische Wirkung des Stovains als Ursache der Lähmung angenommen. Der Abducens ist von jeher ein locus minoris resistentiae gewesen.

G. Koester: Zur Kasuistik der Polyzythämie, zugleich ein Beitrag zur Aetiologie der Migraine ophthalmique. No. 22, p. 1056 ff. und No. 23, p. 1115 ff.

Fall. Vielleicht waren die Migräneanfälle hervorgerufen durch einen Vasomotorenkrampf infolge praller Füllung und Ueberdehnung der feineren und feinsten Gehirngefässe durch die Polyzythämie (Vermehrung der Gesamtmenge der Blutflüssigkeit entsprechend der enormen Erythrozytenzahl). Vielleicht waren sie bedingt durch eine Autointoxikation, da der Gesamtstoffwechsel des Kranken gestört war.

K. Alt: Ernährungstherapie der Basedow'schen Krankheit. No. 24, p. 1145.

Nach den Untersuchungen Friedrich Müller's und anderer Forscher hat bei der Basedow'schen Krankheit eine erhöhte innere Oxydation statt, ein ganz ähnlicher Stoffmehrumsatz, wie er bei starker künstlicher Hyperthyreoidisation stattfindet. Bei der Behandlung seiner Myxidioten hatte A. beobachtet, dass trotz der durch Schilddrüsenbehandlung angefachten lebhaften inneren Verbrennung regelmässig ein nicht unbeträchtlicher Eiweissansatz und somit eine Erhöhung der Körperkraft erzielt wurde, wenn nur eine entsprechende Mehrzufuhr von Kalorien, namentlich in Form von Fett und Eiweisspräparaten stattfand. Es lag so der Gedanke nahe, dass auch bei Morbus Basedowii durch entsprechend angepasste Ernährung der Kräfteverfall verhütet und ein Mehransatz an wertvoller Körpersubstanz erzielt werden könne. A. stellte nun in den von ihm untersuchten Fällen (7) eine ziemlich beträchtliche Niereninsuffizienz fest, welche zu einer Aufspeicherung der Salze im Körper geführt hatte. Durch Verabreichung einer salzarmen Kost in Verbindung mit kohlensauerem destilliertem Wasser wurde zunächst eine Entsalzung eingeleitet. War diese beendet, entsprach die Salzausscheidung der Salzeinfuhr, so waren in der Regel die Oedeme geschwunden, die Halsanschwellung hatte abgenommen, die Herztätigkeit war sehr wesentlich gebessert und damit auch eine beträchtliche Verminderung der subjektiven Beschwerden eingetreten. Weiterhin zeigten sich bei fast allen Kranken schon bei einer relativ kohlehydratarmen Kost von 300 g reduzierende Substanzen im Urin. Nach einmaliger Darreichung von zirka 80 g Dextrose, Laevulose oder Milchzucker traten auch diese Zuckerarten im Urin auf. Der Kalorienbedarf war bei der Mehrzahl der Kranken auffällig hoch. In einigen Fällen überstieg er das zwei- und dreifache und darüber des regelrechten Nährbedarfs. Dabei war die Darmausnützung eine recht gute. Eine Kranke zeigte eine auffällig ergiebige Phosphoraufnahme vom Darm aus. Bei dieser und zwei anderen Kranken war die Phosphorausfuhr im Urin sehr gesteigert, sodass durch entsprechende Mehrzufuhr in Form des phosphorreichen Protylins Ersatz geschafft werden musste. Vielleicht bringt diese Beobachtung die Fälle dem Verständnis näher, in denen zu dem Morbus Basedowii sich noch Osteomalacie hinzugesellte. Nach den ermittelten Sonderheiten des Stoffwechsels wurde die Ernährung der Kranken eingerichtet: Der Niereninsuffizienz wurde durch Verringerung der Kochsalzzufuhr auf ca. 4 g täglich und Beschränkung des Trinkens Rechnung getragen. Die Verabreichung von Kohlehydraten wurde entsprechend der jeweiligen niedrigen Toleranzgrenze herabgesetzt. Durch Eiweiss und namentlich Fett wurde die Nahrung kalorisch sehr hochwertig gestaltet. Es gelang so ganz ausnahmslos eine bedeutende Erhöhung des Körpergewichts, einen sehr beträchtlichen Rückgang aller Basedowsymptome und eine wesentliche Steigerung der Leistungsfähigkeit der vorher insuffizienten Organe zu erzielen. Ueber 4 Fälle wird eingehender berichtet. Zur objektiven Wertung mancher neuerdings viel empfohlener Behandlungsmethoden des Morbus Basedowii dürfte eine Kontrolle des Stoffwechsels unerlässlich sein. A. erachtet es für nicht unwahrscheinlich, dass die erbliche Belastung zu Nerven- und Geisteskrankheiten in vielen Fällen nicht ausschliesslich oder vorwiegend auf einer von Haus aus mangelhaften Anlage des Nervensystems beruht, sondern auch durch Funktionsschwäche des oder jenes Stoffwechselorgans bedingt sein kann, das bei zu starker Belastung versagt und eine das Nervensystem und die Psyche schädigende chronische Eigengiftung setzt. In solchen Fällen muss das unterwertige Organ geschont und durch stärkere Anspannung anderer Stoffwechselkomponenten entlastet oder durch künstliche Einverleibung wirksamer Fermente ersetzt werden. Eine moderne Heilanstalt für Nervenkranke und Kranksinnige benötigt als diagnostisches und therapeutisches Rüstzeug auch ein zeitgemäss ausgestattetes Stoffwechsellaboratorium und einen mit den einschlägigen Behandlungsmethoden hinreichend vertrauten Arzt.

Ludloff: Die Auskultation der Wirbelsäule, des Kreuzbeins und des Beckens. No. 25, p. 1197 f.

Mit dem Percussionshammer werden zunächst die schmerzhaften Stellen der Wirbelsäule festgestellt. Auskultation an diesen Stellen bei Bewegung der Wirbelsäule gab oft überraschende Resultate während Palpation und Inspektion versagten. Besonders geeignet ist die Auskultation zum Nachweis von Frakturen und von Arthritis deformans. In vielen Fällen ist letztere nicht nur die Ursache für dumpfe Kreuzschmerzen, sondern auch für Lumbal- und Sacral- auch für Occipitalneuralgien. Die arthritisch veränderten Gelenke alterieren die aus den Intervertebrallöchern austretenden Nerven.

F. Koehler: Ein Fall von traumatischem Oedem. No. 25, p. 1205.

Fall. Die neurasthenische Basis allein genügt nicht. Der momentane psychische Schock im und durch das Trauma spielt eine ausschlaggebende Rolle.

W. Liepmann: Der Wert der Statistik für die Frage der Schnellentbindung bei der Eklampsie. No. 25, p. 1209 f.

Wendet sich gegen Esch (No. 15, p. 699 ff.) und verteidigt die Schnellentbindung.

H. Quinke: Ueber ärztliche Spezialitäten und Spezialärzte. No. 25, p. 1213 ff.

Besprechung der verschiedenen Spezialitäten. Im Besonderen wünscht Qu. eine Trennung von Psychiatrie und Nervenkrankheiten. Er glaubt, dass manche Irrenärzte Anspruch darauf machen, Spezialisten für Nervenkrankheiten überhaupt zu sein. Vor allem findet er die Kliniken „für Psychiatrie und Nervenkrankheiten" unangebracht.

R. Gaupp: Die klinischen Besonderheiten der Seelenstörungen unserer Grossstadtbevölkerung. No. 26, p. 1250 ff. und No. 27, p. 1310 ff.

Die Ausführungen G.'s stützen sich in der Hauptsache auf den Vergleich des Materials der Kliniken zu Heidelberg und München. Herangezogen wurden die badischen Anstalten, die württembergischen Staats- und Privatanstalten, die Tübinger Klinik, einige bayerische Kreisirrenanstalten, ferner Lauenburg und Dziekanka. Von städtischen Anstalten: Berlin, Breslau, Dresden, Frankfurt a. M. und die frühere Irrenabteilung in München. Es ergab sich, dass die Verschiedenheiten des Krankenmaterials der Grossstadt und des flachen Landes im wesentlichen in der Verschiedenheit der Aufnahmebestimmungen und in der Notwendigkeit der Versorgung öffentlich störender Elemente wurzeln. Der Einfluss des Grossstadtlebens auf die Erzeugung neuer Krankheitsformen ist sehr gering. Ein Hauptunterschied zeigte sich zunächst in der Zahl der Aufnahmen, welche in den Stadt-, besonders den Grossstadtkliniken ganz erheblich grösser ist (freiere Aufnahmen, Ueberwiegen der Deliranten). In die grossstädtischen Anstalten kommen viel mehr jugendliche Kranke. Die wiederholten Aufnahmen derselben Person sind in den Städten häufiger (Epileptiker, Alkoholisten, Hysterische, Psychopathen!). In der Grossstadt ist sehr häufig die Paralyse, auch beim weiblichen Geschlecht, (Alkohol und Lues). Dann ist die Zahl der Alkoholisten eine sehr grosse. Bemerkenswert ist der Unterschied zwischen den Folgen des Alkoholismus in München (vorwiegend Biertrinker) und in anderen Grossstädten (vorwiegend Schnapstrinker). Der Schnaps hat viel mehr alkoholische Störungen im Gefolge (besonders Delirium tremens, Alkoholwahnsinn, Korsakow'sche Psychose). Das Charakteristikum des Münchener Alkoholismus auf psychischem Gebiet ist mehr die indolente Gemütlichkeit, die Abstumpfung der Energie und Initiative, die selbstzufriedene und träge Oberflächlichkeit.

Die Grossstadtkliniken beherbergen ferner viel mehr Epileptiker, wie die Landesanstalten, da die Kliniken auch nicht geisteskranke Epileptiker aufnehmen. Auch die vielfachen Beziehungen zwischen Alkoholismus und Epilepsie sind hier von Einfluss. Seltener als in den meisten Landesanstalten scheint in München und vielleicht in den Grossstädten überhaupt das manisch-depressive Irresein in seinen ausgeprägten Formen beim männlichen Geschlecht zu sein. Bei Juden ist es besonders häufig atypisch, kombiniert mit degenerativen Zügen und psychogenen Anfällen. Bei den weiblichen Kranken herrschen die Depressionszustände sehr vor. Die Melancholie, wie sie das Kräpelin'sche Lehrbuch abgrenzt, lässt sich, auch nach dem Münchener Material, nicht sicher vom manisch-depressiven Irresein unterscheiden. Leichte Fälle von Cyklothymie kommen bei den erleichterten Aufnahmen in den Grossstädten öfter zur Beobachtung. Nicht selten ist auch die chronische Manie. Man trifft sie ebenso wie die Cyklothymien namentlich bei der gebildeten Stadtbevölkerung an, sie ist wohl eine besonders schwere Form der Degeneration. Die mannigfaltigen Krankheitsformen der Dementia präcox kehren in der Grossstadt in gleicher Weise wieder, wie in den Landesanstalten. In die Grossstadtklinik kommen mehr leichte Fälle, kurzdauernde Erregungen katatonischer Art, mit relativ guter Prognose für den augenblicklichen Anfall. Bei nur kurzer Beobachtungszeit erscheint die Prognose der Dementia präcox überhaupt besser. Erheblich zahlreicher sind in der Grossstadtklinik mit freien Aufnahmen die psychischen Erkrankungen auf dem Boden organischer Hirnleiden, Arteriosklerose, Senium (damit Aphasie, Asymbolie, Apraxie u. a.) Eine gleiche Vermehrung erfährt sodann in der städtischen Anstalt das Gebiet der symptomatischen Störungen bei körperlichen Leiden, die infektiösen Delirien, die urämischen Zustände, die deliranten Erregungen bei Hirnleiden. Die Zahl der unklaren Fälle wächst mit der Kürze der Beobachtungszeit. Der pathologische Rausch hat nicht immer eine epileptische Grundlage. Bei Psychopathen und Hysterischen werden durch Alkohol Erregungszustände und Angstanfälle ausgelöst, die von den epileptisch bedingten Zuständen nich sicher unterschieden werden können. Sehr häufig fanden sich bei dem Grossstadtmaterial mit seinem stärkeren degenerativen Einschlag degenerative Beimischungen (hysterische Symptome, psychogene Krampfanfälle) bei den Psychosen. Die Diagnose wird dadurch erschwert. Hysterische Erkrankungen (im wesentlichen Anfälle mit Bewusstseinstrübung und Dämmerzustände) sind in den Grossstadtkliniken ausserordentlich häufig. Es zeigte sich dabei in München, dass die Mehrzahl der Aufgenommenen vom flachen Lande stammte unter Prävalieren der Jugendlichen (Pubertät!) Es entsprach dies auch der sonstigen Erfahrung, dass die grosse Hysterie Charcot's sich mit Vorliebe bei der weiblichen Landbevölkerung findet. Weiterhin sind die Psychopathen (nicht unter Ueberwiegen des jugendlichen Alters) in den Grossstadtkliniken sehr häufig, besonders infolge von Alkoholintoleranz. G. konnte zwei Spielarten unterscheiden: 1. der schlaffe energielose Typus mit labilen Affekten, dem Aufgehen in Stimmungen, mit Gemütsweichheit, Haltlosigkeit; 2. die ethisch Defekten, Fälle von moral insanity, bei denen sich nicht selten einige psychogene Symptome hinzugesellen. Die schweren hypochondrischen Formen, die in Württemberg sehr häufig sind, waren in München seltener. Sehr oft finden sich endlich in der Grossstadtklinik (München) die schweren Formen traumatischer Neurose. Die wegen Selbstmordversuchs in die Münchener Klinik eingelieferten Personen bestätigten die Vermutung der meist pathologischen Grundlage der Tat. In der Mehrzahl der Fälle handelte es sich um psychopathische, hysterische oder alkoholisierte Menschen. Die prolongierten Bäder bewährten sich auch in München. Mit Frühentlassungen wurden gute Erfahrungen gemacht. In forensischer Beziehung zeichnet sich das Grossstadtmaterial durch die Häufigkeit der Alkoholdelikte aus. Alkoholisten, Psychopathen, Epileptiker, Paralytiker, Hysterische, organisch Hirnkranke und symptomatische Delirien sind also zusammengefasst die hauptsächlichsten psychischen Störungen unter dem Material der Grossstädte, speziell der Grossstadtkliniken, durch die es nach Häufigkeit und Form von dem Material der ländlichen Anstalten abweicht.

O. Bruns: Zur Kasuistik der Poliomyelitis anterior acuta adultorum. No. 26, p. 1252 ff.

Mitteilung und Besprechung zweier Fälle. Der zweite Fall zeigte durch die Verteilung der Atrophie das charakteristische Bild einer progressiven neurotischen Muskelatrophie (Typus Hoffmann).

Wickel (Obrawalde).

Die Therapie der Gegenwart 1906. (Jahresbericht.)

Th. Ziehen: Syphilitische Erkrankungen der hinteren Schädelgrube. Heft 1.

Z. teilt Beobachtungen mit, in denen Syphilis der hinteren Schädelgrube längere Zeit vorwiegend entweder den Trigeminus oder den Akustikus und Vestibularis oder den 9. bis 12. Hirnnerven (Kehlkopf, Gaumen, Schlund, Zunge) oder den Accessorius spinalis und die obersten Halsnerven ergriffen hatte. Die Lokalisation bedingt in allen diesen Fällen eine erhöhte Lebensgefahr und fordert deshalb zu besonders energischen therapeutischen Massnahmen auf. Z. gibt deshalb wenigstens in den ersten Tagen (bis das Hg wirkt) Jodnatrium, und zwar 4 bis 8 gr pro die neben dem Quecksilber, von dem 4 bis 6, ja 8 bis 12 bis 20 gr ungt. cin. pro die eingerieben werden.

Brugsch (Altona): Die innere Behandlung der Basedow'schen Krankheit.

Die spezifische Therapie (Moebius) versage oft, die chirurgische (Kocher) sei gefährlich, deshalb sei häufig die interne Behandlung mit Ruhe und guter Ernährung am Platze.

Umber (Altona): Zur Behandlung hartnäckiger Ischiasfälle mit perineuraler Infiltration. Heft 4.

Lange-Leipzig hat 1904 empfohlen, bei hartnäckigen Ischiasfällen über der Austrittsstelle des Nerv. ischiadicus am Foramen ischiadicum in die Haut eine Quaddel nach Schleich zu setzen und dann mit der Injektionsspritze unter gleichzeitigem Ausspritzen der Injektionsflüssigkeit direkt auf den Nerv. ischiadicus einzugehen. Es werden 70 bis 100 cbcm einer $1^0/_{00}$igen Eucainlösung mit Zusatz von $8^0/_{00}$ Na Cl. perineural injiziert. U. hat in dieser Weise 14 chronische Fälle behandelt, 10 davon genau nach der Lange'schen Vorschrift, mit dem Erfolge, dass von diesen 10 neun Kranke wenige Tage später dauernd geheilt waren. Ebenso wirksam ist nach U.'s Erfahrungen die Injektion einer einfachen physiologischen Kochsalzlösung.

Tarl Kroner (Moabit): Zur Vermeidung schädlicher Nebenwirkungen bei der Rückenmarksanästhesie.

Verf. lässt Nadel und Spritze stecken, bis die Anästhesie eingetreten ist, dann lässt er die Flüssigkeit wieder ablaufen. Ausbreitung, Stärke und Dauer der Anästhesie leiden nicht, aber die Folgeerscheinungen werden geringer. (3 Fälle.)

H. Curschmann (Tübingen): Ueber das Wesen einiger körperlicher Störungen der Hysterie und ihrer Bedeutung für die Therapie.

W. Cimbal (Altona): Chemische, physikalische und morphologische Ergebnisse an 240 Spinalpunktionen und deren diagnostische und therapeutische Vertretung. Heft 11.

Toby Cohn (Berlin): Was wissen wir von den spezifischen Heilwirkungen der Elektrotherapie bei inneren und Nervenkrankheiten? (s. Naturforscher-Versammlung, 17. IX. 1906).

Bumke (Freiburg i. B.).

IV. Referate und Kritiken.

Loebl und **Wiesel**: Zur Klinik und Anatomie der Hemiatrophia facialis progressiva.

(Deutsche Zeitschrift für Nervenheilkunde, Bd. 27, Heft 5 und 6.)

Es handelt sich um einen reinen Fall von Hemiatrophie mit ausführlichen anatomischen Untersuchungen.

Bei einer 27jährigen Pat. entwickelte sich während der Gravidität im Anschluss an eine Trigeminusneuralgie eine progressive Hemiatrophie, die erst post partum stationär wurde. Anatomisch fanden sich im nervösen Apparat nur Veränderungen im Trigeminus der erkrankten Seite und zwar vom Ganglion Gasseri bis in die peripheren Aeste des Nerven (Neuritis interstitialis polifera), doch war der Prozess kein völlig diffuser, denn es waren noch Partien normaler Faser- und Zellelemente vorhanden. Der motorische und sensible Trigeminus waren in gleicher Weise beteiligt. Die vom Quintus versorgte Muskulatur zeigte das Bild schwerer atrophischer Vorgänge des Parenchyms. Ausserdem fand sich Atrophie der Haut der erkrankten Seite, die sich aber nicht auf das Korium beschränkte, sondern auch die tiefer gelegenen Schichten ergriffen hatte; die epithelialen Elemente waren wenig, das elastische Gewebe dagegen stark beteiligt. Die Knochen waren in toto atrophisch, von der Zunge nur die Schleimhaut, nicht die Muskulatur. Die Verfasser möchten in der Gravidität, resp. in den dadurch gesetzten Gefahren, ein auslösendes Moment für die Entstehung der Erkrankung sehen.

Bemerkenswert an dem Fall, der bisher der erste seiner Hemiatrophie mit Sektionsbefund in der Literatur ist, ist die Feststellung, dass eine Erkrankung der peripheren Trigeminus genügt, um Hemiatrophie hervorzurufen, selbst wenn dieser Nerv nicht einmal in toto erkrankt ist. Kalberlah.

Seymur Oppenheimer (New-York): Report of two cases of mastoiditis with paralysis of facial nerve. Recovery of paralysis following operation.

(Medial Record. 1904, Vol. 66, No. 11.)

Verf. behandelt die Facialislähmung bei Mastoiditis, die entweder durch Nekrosis der hinteren oberen Wand der Paukenhöhle, wo der Nerv sehr exponiert liegt, oder durch eine Neuritis infolge Ausdehnung des entzündlichen Prozesses auf denselben durch das ihn umgebende Knochengewebe entstehen kann. Er berichtet über zwei Fälle, in denen die Gesichtslähmung auf solche Weise entstand und durch einen operativen Eingriff zurückging.

Buschan (Stettin).

V. Schläpfer: Eine eigentümliche Veränderung an den Fingernägeln bei einem Fall von Polyneuritis acuta.

(Correspondenzbl. f. Schweiz. Aerzte. 1905. Jahrg. XXXV, No 12.)

38 jähriger Mann aus gesunder Familie, der sechs Jahre vorher eine schwere Polyarthritis rheumatica durchgemacht hatte, erkrankte unter Fiebertemperatur an heftigen Schmerzen im Genick und entlang dem Rückgrat, sowie an Druckempfindlichkeit längs der Extremitäten. In der dritten Krankheitswoche ungefähr machte sich an den Nägeln eine eigentümliche Veränderung bemerkbar. Die Gegend der Nagelwurzel wurde brüchig und spröde, wie gefasert und zeichnete sich mit ziemlich gezackter, schwarzbräunlicher Linie gegen die vordere gesunde Partie des Nagels ab. Alle zehn Fingernägel waren gleichmässig ergriffen. An den Zehennägeln war keine Veränderung zu bemerken. In der vierzehnten Krankheitswoche begannen die Paresen in den Extremitäten sich zu bessern. Es handelte sich offenbar um eine Polyneuritis. Im weiteren Verlaufe derselben rückte der Krankheitsprozess an den Fingernägeln von der Wurzel nach dem Ende der Nägel stetig fort. Der Sitz der dieser Nagelstörung zugrunde liegenden Ursache ist zweifelsohne zentralwärts zu verlegen, wohl in der Nähe des Rückenmarks. Damit erkläre sich am besten die Annahme, dass es eine Schädigung des Sympathikus sei. „Denn jedenfalls ist eine Schädigung des sympathischen Systems im Verlauf der peripheren Nerven dort sehr gut ermöglicht, wo die Rami communicantes die Verbindung zwischen sympathischem Grenzstrang und Rückenmark herstellen, sich den hinteren Wurzeln beigesellen.“ Buschan (Stettin).

Lothar Dreyer: Ueber Skelettveränderungen und Frühkontrakturen bei Dystrophie musculorum progressiva.

(Deutsche Zeitschrift für Nervenheilkunde. Bd. 31, H. 1 und 2.)

Mitteilung zweier Fälle, die sich in ihrem Befunde an einen von Schlipfer in derselben Zeitschrift vor kurzem aus der gleichen Klinik (Marburger Poliklinik) mitgeteilten anschliessen. Kalberlah (Frankfurt).

F. C. Wellmann: Ueber Akatama (endemische periphere Neuritis), eine Krankheit des Hinterlandes von Angola.

(Arch. f. Schiffs- und Tropenhyg, 1906, Bd. X, S. 80–81.)

Verf. möchte die Aufmerksamkeit auf eine in Westafrika vorkommende eigentümliche Form peripherer Neuritis lenken, die von ihm bisher in 28 Fällen beobachtet worden ist. Charakteristisch ist für dieselbe Anschwellung, Hyperämie, Gefühl von Prickeln, Brennen, Taubheit und bisweilen auffallendes Schwitzen des affizierten Teiles. Diese Erscheinungen werden durch Kälte und Dampf verstärkt, durch Anwendung trockener Hitze gehoben. Die angeführten Erscheinungen treten an Armen und Beinen, gelegentlich auch an irgend einer anderen Stelle oder am ganzen Körper auf. In schweren Fällen ist der Gang eigentümlich: es besteht eine Neigung, die Zehen zu krümmen, als ob man auf den Hacken und Zehenspitzen ginge. Bei kaltem Wetter konnten einige Patienten überhaupt nicht gehen. Weder Inspektion mit blossem Auge, noch mikroskopische Schnitte zeigen zusammenhängende Gewebsveränderungen noch Neurome; auch war nichts von Veränderungen an den Nerven, wie bei

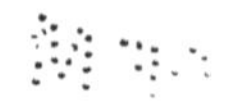

alten Fällen von Beriberi nachweisbar. In einer früheren Arbeit hat Verf., wie er sagt, die Gründe angegeben, welche dafür sprechen, dass Akatama von Beriberi, Malaria-Neuritis und anderen Krankheiten verschieden ist. Im Sudan hat Dr. A. Balfour eine Krankheit beobachtet, die mit dieser identisch zu sein scheint („lahmes Kamel", wie die Araber sie nennen). Einen speziellen Organismus hat Wellmann weder aus dem Blut noch aus den Exkrementen irgendwo lokal isolieren können. Buschan (Stettin).

E. Hauch (D.): Neuritis puerperalis lumbalis peracuta. (Aus der obstetristischen Universitätsklinik Kopenhagens.)
(Bibl. f. Læg., 1906, Jan.)

32 Fälle neuritischer Affektionen der Beine im Puerperium. Die Symptome traten oft schon innerhalb der ersten 24 Stunden auf. Konstant ist die Druckempfindlichkeit der Nerven, besonders des N. cruralis. Danach kommen die Paresen, die mehr weniger verbreitet sind; immer war der Ileopsoas betroffen, sehr oft der extensor cruris. Schmerzen von neuralgischem Charakter finden sich recht häufig (12 mal); kutane Hyperästhesie mit peripherer Topographie ebenso häufig (17 mal). Schmerz- und Temperatursinn nicht betroffen. Das elektrische Verhalten der gelähmten Muskeln normal. Patellarreflexe oft erhöht. — In zwei Drittel der Fälle war die Affektion doppelseitig. Prognose gut, in allen Fällen schnelle Heilung (etwa innerhalb 1 bis 2 Wochen). Für die Differentialdiagnose kommen u. a. die Phlebitiden und die Hysterie in Betracht. Konkrete Ursachen konnten nicht aufgedeckt werden und Verf. neigt zur Annahme einer puerperalen Infektion als Grundlage der Plexus (? Ref.) — neuritis. A. Wimmer (Kopenhagen).

G. Allaire: Névrite périphérique conséquant Varicella.
(Bull. offic. de la Soc. franç. d'électrothérapie. 1905, April.)

Sechsjähriger Knabe bekam einen Anfall von Windpocken (mit eiternden Blasen im Gesicht und auf der Schulter); aus dem linken Ohr stellte sich eitriger Ausfluss ein. Als die Rekonvaleszenz einsetzte, war die linke Oberextremität und das Velum palatinum gelähmt; zeitweilig stellte sich auch einmal während der Behandlung Augenmuskellähmung (Diplopie) ein. Die elektrodiagnostische Untersuchung stellte fest: eine sehr herabgesetzte faradische Erregbarkeit sowohl der Muskeln wie der Nerven und eine gesteigerte galvanische Erregbarkeit mit Entartungsreaktion. Eine geringe Bewegungsfähigkeit des Armes nach der Seite war wohl möglich, aber die Hand konnte nicht zum Kopf gehoben, noch der Vorderarm gebeugt, noch die Finger adduziert oder abduziert werden.

Behandlung bestand in dem galvanischen Strom. Nach einem Monate ungefähr komplette Heilung, ausgenommen eine noch bestehen bleibende Lähmung der Interossii. Das Kind ging dann aus der Behandlung.

Buschan (Stettin).

W. Alexander: Die Injektionstherapie der Ischias und anderer schmerzhafter Affektionen.
(Zeitschr. f. physikal. und diät. Therapie, 1906. Bd. X, S, 235—242.)

Verf. hat die Lösung von verdünnten Cocain- (oder anderen) Lösungen nach Schleich oder Lange bei Ischias lediglich in der Absicht vorgenommen, um eine schmerzlose und wirkungsvolle Dehnungsbehandlung durchführen zu können. Eine Grundbedingung für die Durchführung einer wirksamen Nervendehnung ist eine absolute Entspannung aller Muskeln; durch die Infiltration wird aber eine solche Muskelentspannung erreicht. In dieser Absicht empfiehlt Verf. daher dieses Verfahren. — Häufig ist beobachtet worden, dass eine einzige Morphiuminjektion oder eine Injektion einer verdünnten Cocainlösung bei alter Ischias sofort und dauernd die Schmerzen beseitigt. Verf. erklärt diese auffällige Wirkung dadurch, dass der Kranke vielleicht seit Wochen wegen seiner Schmerzen zur Vermeidung aller kleinsten Bewegungen alle Muskeln des Beines krampfhaft angespannt hielt, infolgedessen der Nerv sicher ungünstig beeinflusst wurde, und nach der Injektion beim Nachlassen der Muskelspannung zum ersten Male sich frei fühlte. Von diesem Gesichtspunkte aus empfiehlt sich das Infiltrationsverfahren auch bei lokalem Schmerz verschiedenster Pathogenese. Wie sich Verf. überzeugen konnte, wirkt es ausgezeichnet bei Schmerzen im Peroneus-Gebiet, isolierten Schmerzen der Tabiker, im besonderen beim Gürtelgefühl (intrakutan), echten Interkostalneuralgien, Lumbago, rheumatischen Schmerzen verschiedensten Sitzes, Genickschmerzen chlorotischer Mädchen u. a. m. Buschan (Stettin).

John G. Sheldon (Telluride, Color.): **Paralysis of the left recurrent largyngeal nerve in a case of mitral stenosis.**

(Medical. Record, 1904. Vol. 56, No. 19, S. 737—738.)

38 jährige Frau bot die Erscheinung einer Mitralinsuffizienz dar: schnellen unregelmässigen Puls, systolisches Geräusch, Akzentuation des zweiten Pulmonaltons und eine mächtige Vergrösserung der Herzdämpfung (links einen Zoll über die Mammillarlinie, rechts einen und einen halben Zoll über den rechten Brustbeinrand hinaus). Bettruhe und Digitalis bewirkten einen Rückgang der Erscheinungen, sodass die Kranke ihre Arbeit als Hausmädchen wieder aufnehmen konnte. Als sie sechs Monate später einen langen Spaziergang in die Berge gemacht hatte, stellten sich die Herzerscheinungen von neuem ein und gleichzeitig Unfähigkeit zu sprechen. Verf. stellte fest, dass das linke Stimmband sich in Kadaverstellung befand und unbeweglich war. Entzündung im Kehlkopf bestand nicht. Bettruhe und Digitalis. Nach 24 Stunden war bereits eine Besserung im Verhalten der Stimme bemerkbar und nach Verlauf einer Woche sprach die Kranke bereits in der früheren Weise.

Da andere Ursachen als die Herzvergrösserung wohl auszuschliessen sind, so führt Verf. das Entstehen der temporären Lähmung des linken Recurrens auf den Druck zurück, welchen der Nerv zwischen linkem Herzohr und Aorta, bzw. Pulmonararterie ausgesetzt gewesen sein mag.

Fälle von Mitralstenosis mit Ergriffensein des Laryngeus sind bisher nur in ganz geringer Anzahl (Osler, Ortner, Alexander, Herrick) veröffentlicht worden, es ist indessen wahrscheinlich, dass sie häufiger vorkommen.

Buschan (Stettin).

Lexis Moschcowitz (New-York): **The surgical treatment of trigeminal neuralgia. A study of the causes of recurrens after operative treatment, with suggestions as to the best methods of obviating postoperative recurrens.**

(Medical. Record 1906. Vol. 70, No. 17.)

Die pathologischen Befunde bei der Trigeminusneuralgie, die Verf. in ihren Hauptergebnissen vorführt, bringen ihn auf die Vermutung, dass das Leiden im Zusammenhange steht mit Gefässstörung und dementsprechend unter die gleiche Krankheitsrubrik wie die Raynaud'sche Krankheit, das intermittierende Hinken, die Erythromelalgie etc. eingereiht werden muss. Diesen Zuständen ist gemeinsam der intermittierende Charakter der Schmerzen, das Alter der Kranken und die Erleichterung der Beschwerden durch Medikamente, die auf die Gefässe einwirken, wie Akonit, Nitroglycerin oder Strychnin. Ueber die Behandlung stellt er folgende Schlusssätze auf:

Zunächst muss man die ätiologischen Momente, wie Tumoren, kariöse Zähne, Antrum-Erkrankungen, Malaria, Syphilis etc. eliminieren. Darauf genau feststellen, welche Aeste ergriffen sind. Die Operation ist so nahe der Peripherie als möglich vorzunehmen. Sie ist recht frühzeitig zu empfehlen. Dies ist sehr wichtig, da, je früher ein Fall operativ behandelt wird, die Operation sich günstig erweist. Welcher Art auch diese sein mag, es kommt in der Hauptsache darauf an, die Regeneration der durchschnittenen Nerven zu verhindern. Wenn nur der Supraorbital-, Infraorbital- Mental-Malar- oder untere Dentalnerv entweder einzeln oder kollektiv erkrankt sind, besteht die Operation in der Durchtrennung desselben und in der Verstopfung des betreffenden Foramen mittels Gold- oder Silber-Knopf oder Draht. Hat die Neuralgie den oberen Zahn- und Gaumennerven oder den Zungennerven entweder allein oder in Verbindung mit den vorstehend angeführten Nerven ergriffen, dann ist die Operation nach dem Vorschlage von Abbe (intrakranielle Teilung des zweiten und dritten Astes am Platze, nur muss zur Verhütung des Zusammenwachsens anstelle der Gummiplatte, wie Abbe will, das Foramen durch einen Celluloid- oder Goldknopf angelegt werden. Falls die Operation nach den hier gegebenen Gesichtspunkten vorgenommen wird, wird die Exstirpation des Ganglion Gasseri gänzlich überflüssig. Buschan (Stettin).

K. Miura (Tokio): Erfahrungen über Beriberi im japanisch-russischen Krieg. (Arch. f. Schiffs- und Tropenhyg. 1906. Bd. X, H. 1.)

Beriberi ist in Japan diejenige Krankheit, welche nicht nur in der Friedenszeit viele Opfer erfordert, sondern auch während der Kriege die Streitkräfte bedeutend schwächt. Es kamen im chinesisch-japanischen Kriege Beriberifälle elfmal zahlreicher als Verletzungen vor, und die Mortalität der ersteren war sogar fünfzehnmal grösser als die der letzteren. Auch im letzten Kriege zwischen Japan und Russland war die Beriberi nicht minder stark verbreitet.

Als Krankheitserreger wurden im Militärspital zu Hiroshima vier Bazillen gefunden, aber alle diese Kokkenbefunde konnten in Tokio nicht bestätigt werden; ebenso die von anderen Autoren früher entdeckten vermeintlichen Beriberierreger. Da Reisnahrung mit der Entwicklung und Verbreitung der Beriberi in Zusammenhang gebracht wird, so wurde Gerstennahrung entweder allein oder in Verbindung mit Reisnahrung den Soldaten verabreicht. Aber auch Gerstennahrung allein hat einen günstigen Einfluss auf die Abnahme der Beriberi nicht gehabt; vielmehr ging diese Krankheit ihren gewohnten Gang, nahm mit der Jahreszeit zu (Monat August) und ab (kühlere Jahreszeit), zeigte sich von den hygienischen Zuständen der Soldaten abhängig (nach jeder Anstrengung bei geschwächtem Körper Zunahme) usw. Eine deutliche Rassendifferenz in bezug auf die Disposition liess sich wie auch früher insofern feststellen, als unter den französischen Kranken in Japan und unter den nach tausenden zählenden russischen Gefangenen, wie auch unter den Russen in der Front nie ein einziger Fall von Beriberi zur Beobachtung kam,

Bezüglich der Symptomatologie vermochte Verf. im Militärhospitale zu Tokio einige Regelmässigkeiten der Sensibilitäts- und Motilitätsstörung festzustellen. Bei der Entwicklung der ersteren unterscheidet er vier Territorien: Kopf und Gesicht, obere Extremität, Rumpf und untere Extremität. Innerhalb dieser vier Stellen pflegen die Sensibilitätsstörungen nach einander zu entstehen, und zwar meist von unten nach oben und von der Peripherie nach dem Zentrum zu. So z. B. am Gesicht von den Lippen, am Rumpf von der Umgebung des Nabels, an der oberen Extremität von der Volarseite der Fingerspitze, an der unteren von der Dorsalseite des Fusses, von der Innenfläche des Unterschenkels oder selten von derselben Seite des Oberschenkels. Auch wenn sie sich von hier weiter verbreiteten, kamen die einzelnen Territorien der Sensibilitätsstörungen doch meist nicht mit einander in Berührung, mit Ausnahme von Rumpf und unterer Extremität. Selbst hier blieb am Perinäum und der Umgebung von Anus meist eine Stelle frei. Am Halse kamen niemals Sensibilitätsstörungen Beriberischer Natur zur Beobachtung. — Was die Motilitätsstörungen anbetrifft, so hat bereits Baelz festgestellt, dass man aus der Stellung des Fusses und der Zehen, sowie aus ihrer Bewegungsfähigkeit auf den Zustand der elektrischen Erregbarkeit und weiter auf die Schwere der Lähmung schliessen kann. Wird nämlich der Fuss im Fussgelenk leicht bewegt, so besteht nur Herabsetzung der elektrischen Erregbarkeit, können die Zehen dorsalwärts flektiert werden, aber nicht der Fuss, so besteht meist eine partielle, können weder Zehen noch Fuss willkürlich bewegt werden, komplette Entartungsreaktion.

Betreffs der Prophylaxe und Therapie ist man nicht weiter gekommen. Beriberikranke Soldaten müssen möglichst in Ruhe gelassen werden; eine rasche Besserung hatte ein Aufenthalt im Gebirge zur Folge, eine viel schnellere als bei Aufenthalt in Tokio. Buschan (Stettin).

Ludwig Rosenberg: **Ueber Myatonia congenita (Oppenheim).**
(Deutsche Zeitschrift f. Nervenheilkunde. Bd. 31, H. 1 u. 2.)

Verfasser stellt alle bisher veröffentlichten Fälle dieser seltenen Erkrankung zusammen und teilt eine neue Beobachtung ausführlich mit. Die schon von Oppenheim anfänglich hervorgehobene relativ günstige Prognose trotz schweren, mehr oder weniger einer völligen Lähmung der Extremitäten gleichkommenden Anfangsstadiums, der kongenitale Status und der myogene Ursprung scheinen sich danach in der Tat zu bestätigen. Auch Referent konnte einen derartigen typischen Fall mit starker Hypotonie, Muskelschwäche, Herabsetzung der Reflexe und elektrischen Erregbarkeit, wenn auch langsamer, Besserung beobachten. Kalberlah (Frankfurt).

J. Grober: **Zur Kasuistik der neuritischen Plexuslähmung (Plexus brachialis).**
(Deutsche Zeitschrift f. Nervenheilkunde. Bd. 30, H. 5—6.)

Kasuistische Mitteilung eines Falles von Neuritis, des Plexus brachialis, der durch Mitbeteiligung des Sympathikus und durch das zufällige Zusammentreffen mit doppelseitigen alten Fazialislähmungen besonders kompliziert und interessant erschien. Kalberlah (Frankfurt).

Paul Schlippe: **Hochgradige Kontrakturen und Skelettatrophie bei Dystrophia musculorum progressiva.**
(Deutsche Zeitschrift f. Nervenheilkunde, Bd. 30, H. 1 u. 2.)

Der mitgeteilte Fall von Dystrophie zeichnet sich ausser durch eine auffällige Beteiligung der Vorderarm- und kleinen Handmuskeln durch hochgradige Kontrakturen in den Fuss-, Knie-, Hüft-, Ellenbogen- und Handgelenken und in der Wirbelsäule, wodurch das typische Bild völlig verwischt wurde, vor allem aber durch ausgesprochene Knochenveränderungen aus. Es handelte sich um hochgradige Dickenabnahme der in ihrem Längenwachstum ungestörten Röhrenknochen, um gewisse deformative Prozesse an den Epiphysen ohne Beteiligung der Gelenke und schliesslich um eine hochgradige, gleichmässige Rarefikation der Spongiosa fast des ganzen Skeletts. Es dürfen diese Knochenveränderungen nicht als sekundäre aufgefasst werden, sondern wahrscheinlich verdanken dieselben einer gemeinsamen, auch die Muskeldystrophie hervorrufenden Anlage zu trophischen Störungen ihre Entstehung.

Kalberlah (Frankfurt).

A. Wimmer (D.): **Crampi surales. — Obliterierende Endarteritis.**

(Militärlägen 1905, Juli.)

Ein 21 jähriger Landmann, bei dem weder irgendwelche Disposition, noch andre exogene Causalmomente vorliegen, leidet seit dem 10. Jahre an nächtlichen Crampi surales, die fast jede Nacht auftreten. Nach seiner Einberufung verschlimmerte sich der Zustand so, dass er nach etwa dreimonatlichem Dienste kassiert wird. Intermittierendes Hinken wurde nicht konstatiert. Objektiv fand sich eine fast komplette Pulslosigkeit der Fussarterien und eine beträchtliche Verdickung der höher liegenden palpablen Arterien der Beine. Nach sekundenlanger, kontinuierlicher Einwirkung des faradischen Stromes auf die Suralmuskeln verharren dieselben für etwa eine halbe Minute in starker, tetanischer Kontraktur und lösen sich dann mit lebhaftem fasciculärem Wogen. Die übrige Untersuchung förderte nichts besonders zu Tage. (Autorreferat.)

Julius Donath: **Beiträge zu den progressiven Muskelatrophien.**

(Wiener Medizinische Presse 1905, No. 21.)

Mitteilung dreier Fälle progressiver Muskelatrophie, welche wiederum die schon bekannte Tatsache bestätigen, dass sowohl zwischen den einzelnen „Typen", der primären Muskeldystrophie als auch zwischen der muskulären und spinalen Form der Atrophie fliessende Uebergänge bestehen. In zwei Fällen handelte es sich wesentlich um die Erb'sche Form der juvenilen progressiven Muskeldystrophie, und zwar in einer selteneren Variante, unter Beteiligung des Vorderarms, des Ober- und Unterschenkels, des Beckengürtels, des Ober- und Unterschenkels und der Rückenmuskulatur. Im dritten Falle zeigte eine im übrigen typische „spinale" Muskelatrophie nach Duchenne-Aran durch vorwiegende Beteiligung der Schultermuskulatur deutlichen Uebergang zur Erb'schen Form der Dystrophie.

Liebetrau (Trier).

Plesch: **Die Dupuytren'sche Kontraktur und ihre Behandlung mit Fibrolysin.**

(Budapesti orvosi ujság 1906. No. 16. [Ungarisch.]

Bei der Dupuytren'schen Kontraktur unterscheidet Plesch zwei Formen: eine entsteht als Teilerscheinung einer organischen Nerven-, resp. Rückenmarkserkrankung, die zweite als selbständige Erkrankung infolge mechanischer Einflüsse. Mitteilung zweier Fälle, je einer der zwei Arten. Jeder Fall wurde mit Fibrolysin (Merck) behandelt, gleichzeitige Anwendung von Bädern und Massage. Die Kontraktur nervösen Ursprungs reagierte kaum, hingegen wurde bei jener mechanischen Ursprunges nach zehn Injektionen Heilung erzielt. Die Anwendung des Fibrolysins erfolgt am einfachsten subkutan, in die Narbe oder deren Nähe injiziert. F. lockert bloss das Narbengewebe, deshalb ist gleichzeitige Anwendung von Bädern und Massage unbedingt nötig.

L. Epstein (Nagyszeben).

H. Pazeller: Ueber Kopfneuralgien und deren Heilung durch unblutige Nervendehnung.

(Zentralbl. f. physikal. Therapie. 1904/05. Bd. I, No. E.)

Zur Beseitigung von Kopfneuralgien wendet Verf. seit Jahren mit ausgezeichnetem Erfolg die „unblutige Nervendehnung" an. Dieselbe besteht in öfteren Dislokationen des Nerven. Der Daumen wird dabei mit seiner radialen Kante auf den neuralgischen Nerven aufgelegt, dort, wo er aus dem Knochenkanal tritt. Hat man ihn gefunden, so fühlt man deutlich, wie der Daumen resp. dessen radiale Kante über den bisweilen fast knorpelhaften Nerven hin- und herrollt. Indem man nun die Daumenkante auf die Haut setzt, selbe an den Knochen (z. B. links vom Nerven) fest mit aller Kraft anpresst, versucht man den Nerven nach rechts zu dislozieren, soweit bis er von selbst in seine normale Stellung, unter dem Daumen merklich, zurückschnellt. In diesem Augenblick befindet sich die Daumenkante rechts vom Nerven und jetzt wird ohne mit seiner Kraft nachzulassen, der Nerv in gleicher Weise nach links disloziert. Die Kraftanwendung von Seite des Operateurs ist eine enorme. Um den Nerven möglichst weit zu dislozieren, muss mit aller Gewalt vorgegangen werden, damit der Nerv unter dem Daumen nicht zu früh zurückschnelle. Eine Ausnahme bildet die Behandlung des Nervus naso-ciliaris, der an dem inneren Winkel der Lidspalte zu erreichen ist; hier tritt der kleine Finger in Tätigkeit. — Verf. erläutert die Handgriffe an den verschiedenen Gesichts- und Kopfnerven durch Abbildungen und teilt 13 Krankengeschichten mit, in denen nach 2 bis 3 Sitzungen ein Heilerfolg erzielt wurde.

Im Laufe der letzten sieben Jahre hatte er einige 50 Fälle auf die angegebene Weise behandelt, von denen ungefähr vier Fünftel nach einmaliger Behandlung in 2 bis 3 Sitzungen schmerzlos blieb. Der Rest hat sich gewöhnlich nach zwei Jahren, seltener erst nach 3, wieder und gern zur Nervendehnung gemeldet; seitdem ist kein Rezidiv jemals wieder aufgetreten. Auf die unblutige Dehnung anderer Nerven (Ischiadicus, peroneus etc.) wird Verf. in einer späteren Publikation zurückkommen. Buschan (Stettin).

Irene Markbreiter: Beitrag zur Frage der sekretorischen Nerven der Tränendrüse.

(Budapesti orvosi ujság. 1906. No. 13. „Szemészeti lapok". [Ungarisch.)

Verfasserin beobachtete bei einer 30 jährigen paranoischen Frau, welche vor zwei Jahren gelegentlich eines Sprunges vom Fenster eine traumatische periphere Fazialislähmung erlitten hat, sämtliche Erscheinungen einer solchen mit Ausfall der Geschmacksempfindung, überdies vollkommenem Tränenmangel des Auges der kranken Seite; Trigeminus vollkommen normal. Die Beobachtung spricht somit dafür, dass der sekretorische Nerv der Tränendrüse der Fazialis ist. Epstein (Nagyszeben).

Georg Sandberg: Ueber die Sensibilitätsstörungen bei cerebralen Hemiplegien.

(Deutsche Zeitschrift f. Nervenheilkunde. XXX. Bd. H. 3 u. 3.)

Verf. untersucht auf Anregung Strümpells eine grosse Anzahl (32) von cerebralen Hemiplegien auf das Verhalten der verschiedenen Empfindungsqualitäten hin und konnte dabei feststellen, dass bei den 22 Fällen, bei denen objektiv nachweisbare Störungen bestanden, im wesentlichen ausser der Berührungsempfindlichkeit nur die Tiefensensibilität (Drucksinn, Lage- und Bewegungsempfindung) gestört war, während der Schmerz- und Temperatursinn gut erhalten geblieben war.

Es bestand also die Form der Sensibilitätsstörung, die Strümpell als Hinterstrangtypus bezeichnet hat.

Die Bahnen für die Tiefensensibilität müssen also mit den psychomotorischen Bahnen zusammenlaufen. Dementsprechend waren auch die distalsten Teile der Extremitäten am stärksten gestört, d. h. die Teile, die auch von Pyramidenfasern am besten versorgt sind.

Das Lokalisationsvermögen war stets gestört, wenn die übrige Sensibilität nicht intakt war. Der Tastsinn erwies sich einmal beeinträchtigt bei erhaltener Sensibilität oder stark gestörter Motilität, dann aber vor allem auch in den Fällen, wo die Bewegungsfähigkeit nur leicht gestört, aber die Tiefensensibilität deutlich geschädigt war. Darin ist eben nach Strümpell das wesentliche ursächliche Moment für die Tastlähmung zu suchen; der Drucksinn orientiert uns über die Oberfläche und Konsistenz eines Gegenstandes, der sog. Muskelsinn über Grösse und Form.

Kalberlah (Frankfurt).

Arthur Conklin Brush (Brooklyn): A study of seventy cases of brain tumor. (Medical. Record. 1906. Vol. 70, No. 6, s. 215—218.)

Statistische Mitteilungen über 70 Fälle von Hirntumor, die Verf., Neurologe am Kings County and Brooklyn Ear and Eye Hospital zu beobachten Gelegenheit hatte. Das Alter der Patienten variierte zwischen sechs Monaten und 72 Jahren. Die meisten Fälle kamen zwischen 20 und 50 Jahren vor. Männliche Individuen wurden ungleich häufiger als weibliche befallen (41 : 29 Fälle). — Aetiologisch war nichts zu eruieren. Fünf der Fälle waren tuberkulöser Natur; sechs, die nach spezifischer Behandlung genasen, syphilitischen Ursprungs. Ein Patient hatte einen Vater, der an Carcinom des Gehirns gelitten hatte, ein anderer eine Schwester, die an Hirntuberkulose gestorben war. Die Seltenheit solcher anscheinend vererbten Fälle lässt den Verf. eher an ein zufälliges Zusammentreffen denken.

Ueber Kopftrauma als ursächliches Moment denkt Verf. ziemlich skeptisch, zumal er unter 3000 eigenen Beobachtungen von Kopfverletzungen nur einmal einen Tumor später feststellte. Drei Fälle unter den 70 Beobachtungen von Hirntumor wurden auf Trauma capitis zurückgeführt; von diesen entpuppte sich bei der Sektion einer als grosse tuberkulöse Cyste, die unzweifelhaft mehr Zeit zu ihrer Entwicklung gebraucht haben musste, als seit dem Trauma vergangen war, der zweite als eine Metastase einer carcinomatösen Lunge und der dritte hatte erst sieben Jahre nach dem Unfall die ersten Erscheinungen gemacht. Wenngleich Verf. dementsprechend ein Kopftrauma als ätiologisches Moment bei einem Gehirntumor in Abrede stellt, so gibt er auf der andern Seite doch die Möglichkeit zu, dass ein solches das Wachstum eines Tumors beschleunigen kann.

Weiter beschäftigt er sich mit einigen Frühsymptomen. In 20 Fällen waren die ersten Krankheitserscheinungen konvulsive Anfälle, teils in Form von wirklicher Epilepsie (12 mal), teils von Petit (2 mal), teils von lokalisierten Krämpfen ohne Bewusstseinsverlust (6 mal). Demnächst bildeten Beeinträchtigung des Sehens das häufigste Frühsymptom, deretwegen die Kranken den Arzt aufsuchten; diese Störungen bestanden bereits seit acht Tagen bis zu drei Jahren in den in Betracht kommenden Fällen. In 80 Prozent der Fälle wurde Neuroretinitis ophthalmologisch festgestellt. Weiter traten 4 mal starke Kopfschmerzen mit Uebelkeit, Erbrechen und Schwindel (seit drei Monaten bis zu einem Jahre bestehend), 3 mal ataktischer Gang (seit 3 Jahren bestehend), 3 mal langsame Entwickelung einer Hemiplegie (seit 1 bis 3 Jahren) und 2 mal Schwindel allein (seit 3 bis 8 Monaten bestehend) als Frühsymptom auf. Viermal wurde die wirkliche Natur der Krankheit nicht erkannt und die Diagnose anstatt auf Hirntumor je einmal auf Dementia paralytica und chronische Demenz und zweimal auf Hysterie (tuberkulöser Tumor) gestellt, bis die Autopsie dieselbe richtig stellte.

Die Natur der Geschwulst konnte in 52 — ich rechne nur 47 heraus, Referent — Fällen festgestellt werden: 11 mal syphilitischer Natur, 9 mal Gliom, 14 mal Sarkom, 7 mal Tuberkulose, 4 mal Cyste, 1 mal Angiom und 1 mal Psammom.

Der Erfolg der eingeschlagenen Behandlung war folgender: 14 Kranke genasen nach medikamentöser Behandlung — in Betracht kamen Jodkali, Quecksilber und Arsen —, 19 besserten sich durch operativen Eingriff, 13 starben, 26 blieben ungebessert und 8 standen zurzeit noch in Behandlung. — Wenn eine längere Zeit durchgeführte medikamentöse Behandlung keine merkliche Besserung bringt, so lässt Verf. die Operation vornehmen, denn der Kranke geht sonst doch ein. Unter 19 operativ behandelten Fällen wurde der Tumor 18 mal an der Stelle vorgefunden, wo man ihn lokalisiert hatte; nur ein Fall, der deutliche Erscheinungen eines Kleinhirntumors dargeboten hatte, entpuppte sich als ein solcher des Stirnhirns. Zweimal wurde nach Oeffnung der Schädelhöhle festgestellt, dass der Tumor inoperabel war. Es blieben somit nur 16 Fälle übrig, gegen die lege artis operativ vorgegangen wurde. Eine kurze Schilderung dieser Fälle schliesst die Arbeit, aus der zu ersehen ist, dass nur ein Rückgang der Allgemeinerscheinungen durch den Eingriff erreicht wurde. Buschan (Stettin).

A. Seibert (New-York): Rectal injections of large doses of sodium salicylicum in cerebrospinal meningitis.

(Medical. Record. 1905. Vol. 67, No. 24. 17. Juni 1905.)

Seit einer Reihe von Jahren hat Verf. bei Cerebrospinal-Meningitis rektale Injektionen hoher Dosen von Natrium salicylicum angewendet und empfiehlt diese Methode auf Grund der damit erzielten sehr günstigen Erfolge. Die Darreichung per rectum ist absolut gefahrlos und ruft vor allem keine gastrointestinalen Beschwerden hervor. Die Krankengeschichten von fünf sehr schweren Fällen werden angeführt, bei denen das Verfahren angewendet wurde und zur Heilung führte. Die Dosis bestand in 15 Gran (0,9 gr) vier Mal am Tage (alle 6 Stunden) verabreicht. Buschan (Stettin).

Druck der Anhaltischen Buchdruckerei Gutenberg, e. G. m. b. H., in Dessau.

CENTRALBLATT
für
Nervenheilkunde und Psychiatrie.

Herausgegeben im Verein mit zahlreichen Fachmännern des In- und Auslandes
von
Professor Dr. Robert Gaupp in Tübingen.

Erscheint am 1. und 15. jeden Monats im Umfang von 2—3 Bogen. Preis des Jahrganges Mk. 24.
Zu beziehen durch alle Buchhandlungen und Postanstalten.

Verlag von Vogel & Kreienbrink, Berlin W. 30 und Leipzig.

XXX. Jahrgang. 15. April 1907. Neue Folge. XVIII. Bd.

I. Originalien.

Ueber paralysenähnliche Krankheitsbilder.

Von Privatdozent Dr. J. Finckh, I. Assistenzarzt der psychiatrischen Klinik Tübingen.

(Schluss.)

II.

Patient B., Angehöriger des Militärstandes, geboren 1852, früher ganz gesund, Sekundärerscheinungen nach Lues (ca. 1876), mehrfache Schmierkuren wegen wiederholter Recidive; verheiratet, infizierte seine Frau; zwei gesunde Kinder. Sommer 1882 linke Pupille erheblich weiter als die rechte. Psychisch verändert seit Ende 1885, wurde in seinem Benehmen auffällig, sehr gereizt. Im folgenden Winter wechselnde hypochondrische Befürchtungen (z. B. er werde blind), pessimistisch, unnötige Erziehungssorgen, Suicidgedanken. Drohte, seine Frau, die ihn auf seine Verkehrtheiten aufmerksam machte, zu erschiessen. Wurde im Benehmen sehr salopp, Vorliebe für obscöne Anekdoten, sehr vergesslich und schläfrig. In den letzten vier Wochen wesentliche Steigerung dieser Symptome, vergass die wichtigsten Aufträge, schrieb Diktate der Vorgesetzten vielfach falsch nieder, schliesslich dienstunfähig. Seit mehreren Wochen reissende Schmerzen in den Beinen. Nie Krampfanfälle, Ohnmachten etc.

Ueberführung in die Irrenanstalt, dort Juni 1886 bis Oktober 1886. Macht bei der Aufnahme sehr apathischen und schwachen Eindruck, widerspricht sich häufig, keine Kopfschmerzen. Sprache langsam, aber fliessend, auch bei Paradigmen. Schrift zitternd, schwerfällig. Gesichtsausdruck müde, teilnahmslos. Pupille rechts erbsengross, links weiter, Lichtreaktion rechts vorhanden, links träge, linker Mundfacialis schwächer, Zunge gerade, zittert nicht, Haut- und

Sehnenreflexe vorhanden. Innere Organe ausser indolenten Bubonen ohne Besonderheit, gut ernährt.

Juni: Anfänglich erregt, ungeduldiges Fortdrängen und Schimpfen, dabei ohne jede Mühe abzulenken und zu befriedigen. Sehr widerspruchsvoll und schwach in dem Urteil über seinen eigenen Zustand und denjenigen recht schwer kranker Mitpatienten. Hat unzählige unerfüllbare Wünsche; stellt sich als Graf vor, behauptet, ausgezeichnet Whist zu spielen, spielte aber so zerstreut, vergesslich und konfus, dass weiter zu spielen unmöglich war. Im Aeusseren wie in der Rede sehr ungeniert und formlos, knöpft die Kleider bei Tisch auf, greift mit den Fingern ins Essen. Im ganzen sorglos, gleichgiltig, apathisch, gelegentlich Klagen über Schmerzen im Kopf, in den Beinen und Kopfdruck.

Juli: Ueberaus wechselnd in der Beurteilung seines Zustandes und Aufenthalts in der Anstalt, sowie in seinem Benehmen gegen Mitkranke: bald äusserst höflich und rücksichtsvoll auch gegen Erregte, bald nimmt er anderen Essen usw. weg und schimpft, wenn diese ebenso handeln. Zwischendurch sehr grosses Schlafbedürfnis, Benommenheit und Klagen über Kopfdruck und Müdigkeit, dann wieder sorglos, heiter, optimistisch, glaubt befördert zu werden. Freut sich über Besuche der Angehörigen. Gegen Ende des Monats auffällige Handlungen: verlässt die Tafel, geht ans Fenster, setzt sich in eine Ecke, knöpft die Kleider auf oder isst vom Teller seines Nachbarn. Auf Vorhalt blickt er erstaunt um sich, wie wenn er erwache, bittet ganz erschreckt um Entschuldigung, um in der nächsten Minute dasselbe zu wiederholen. Schläft überall ein, sehr matt, klagt über grosse Müdigkeit.

August: Mattigkeit und Zerstreutheit dauern zunächst an, bei einem Ausflug schlendert er wie ein Träumender umher, muss vor allen möglichen Unarten wie ein Kind bewahrt werden. Gegen Ende des Monats oft plötzlicher Wechsel zwischen genanntem Verhalten und lebhafter Anteilnahme, wobei er logisch und sachgemäss denkt und spricht. Stimmung meist sorglos, heiter, ganz urteilslos in bezug auf sich, oft heftig, aber stets leicht lenksam. Hält wenig auf sein Aeusseres.

September: Leicht gereizt und gehoben; will ein Rad kaufen und überall herumfahren, werde noch Feldmarschall, so was müsse man sich nur vornehmen, um es zu erreichen, werde bald nach Berlin berufen etc. Dann ruhiger und geordneter, lebt für den Augenblick, freut sich kindlich über ein schönes Gericht, einen neuen Kragen etc. Jeder neue Eindruck geht sofort vorüber, die Gedanken haften nur kurz. In der Folge wieder schlafsüchtig, wie im Traum, hält oft mitten im Satz inne, ohne zu wissen, dass er unvollendet ist. Neue Pläne: wolle Tanzunterricht nehmen, müsse später als Regimentsadjutant Bälle arrangieren, dann: er werde fleissig die Abgeordnetensitzungen besuchen, vielleicht werde er einmal gewählt.

Oktober: Wechsel zwischen heftiger Gereiztheit und traumhafter Zerstreutheit. Setzt einem 34jährigen Pfleger ein Gesuch an den Kaiser um Aufnahme in die Unteroffizierschule auf, obgleich dieser Russe ist. Rücksichtslos, nachlässig, obscön. Versuchsweise entlassen. Gewichtszunahme. Starker Esser.

II. Aufnahme in dieselbe Anstalt: Dezember 1886 bis Mai 1888.

Dezember: Erregtes Fortdrängen und gereiztes Wesen, leicht aggressiv, kommandiert. Blühender Grössenwahn (spricht 7 Sprachen, macht ausgedehnte Reisen, treibt Stenographie, schreibt Romane und wissenschaftliche Werke, will

Kaufmann werden, vorher aber noch befördert werden, ist Graf, will Fürst von Bulgarien werden, ein sechsspänniger Wagen führe ihn zur kaiserlichen Audienz, wolle nichts mehr von den Seinen wissen, lasse sich scheiden, wolle dem Kaiser die Mittel zur Verstärkung des Militärstandes verschaffen, indem man einfach für jede Zigarre und jeden Schnaps 1 Mark Steuer zahlen lasse, findet es unbegreiflich, dass noch niemand daraufgekommen ist). Gegen Ende des Monats unsauber mit den Entleerungen, lässt alles auf dem Fussboden und im Zimmer umherfahren, ist üppiger Stimmung, er sei Kaiser von Deutschland, bietet dem Anstaltsinspektor einen Königsthron an, alle kleinen Fürstentümer werden jetzt zusammengeschmissen und neu besetzt, er könne einen sofort sterben und wieder leben lassen und zwar auf den Namen seiner Frau. Wer ihm widerspreche, müsse das Abendmahl nehmen und sterben.

Januar 1887: Völlig verworren, weiss nicht, was er schwatzt und treibt, schamlos, onaniert, beschmutzt sich fortwährend, geht im Garten nackt coram publico umher. Erotisch, küsst und schlägt das Personal, kann nicht zum Essen Zeit finden, muss gefüttert werden. Auf Vorhalt grob, entlässt das Personal, das könne er sich als Fürst von Bulgarien erlauben; dies sei er, seitdem er gestorben sei. Unruhiger Schlaf.

Februar: Bleibt etwas mehr in den Kleidern, aber noch sehr unsauber und unordentlich, reisst alles durcheinander und uriniert rücksichtslos darauf. Beständig durch Halluzinationen in Anspruch genommen und verworren. Schriftliche Aeusserungen im Sinne seines Grössenwahns, formal und stilistisch korrekt, keine Schriftstörung, keine Auslassungen und Versetzungen.

März: Auffällig ruhig, stets auf dem Sofa, fast stumm; was er spricht, ist nach wie vor verworren, ist völlig verarmt, von allem entblösst, hat keinen Pfennig mehr, ist nichts mehr. Schlaf ruhig.

April: Zunächst ganz unverändert, dann mürrisch, gereizt und ablehnend, schweigsam, er sei verrückt und komme nie mehr heraus.

Beginn einer fieberhaften Krankheit mit unregelmässigen und hohen Temperaturen und häufigen Schüttelfrösten, die ihn mehrfach an den Rand des Grabes brachte. Es handelte sich um eine bakterielle Infektion (Typhus abdominalis?), an die sich an verschiedenen Körperstellen Entzündungen und Abscedierungen und mehrfach Pneumonien anschlossen; Eiterabsonderung (mit massenhaften Bakterien) aus der Blase, schwerste Prostration und allenthalben, z. B. bis auf das os sacrum gehender, ausgedehnter Decubitus. Endgültige Wiederherstellung erst Januar 1888. Während des hohen Fiebers schlafsüchtig, benommen, vielfach desorientiert und delirant, nur vorübergehend ganz klar, dann wieder viele Gehörshalluzinationen. Im Juli zeitweise ganz geordnet, hat viel Interesse für Familie und die Allgemeinheit, korrekte, fliessende Sprache, Krankheitseinsicht, natürlicher Gesichtsausdruck, Pupillendifferenz persistiert. Vollständige „Remission“. Im folgenden wieder häufig stark gereizt, wenn seine vielfach unerfüllbaren Wünsche nicht zu genehmigen sind. Im September heiter, beschäftigt sich viel mit bulgarischer Politik, leichte Grössenideen, denen er kritiklos gegenübersteht. Sehr wechselnde Zukunftspläne. Falsche Auffassung des Gelesenen. Im November heiter, zufrieden, sehr interessiert, noch etwas urteilsschwach betreffs seiner Zukunftspläne, ebenso im Dezember, im übrigen sehr höflich, bescheiden, dankbar und zufrieden; ebenso Januar 1888.

Februar: Dem Personal gegenüber oft unfreundlich, spielt den Kavalier, im allgemeinen geordnet, wechselnde Zukunftspläne, will aber noch hier bleiben.

März: Herablassend, Selbstüberschätzung, beansprucht Bevorzugung; oft schroff, entschuldigt sich dann, um bald dasselbe zu wiederholen, sehr empfindlich, sucht sich aber zu beherrschen, geziert, sehr pedantisch, findet noch längeren Anstaltsaufenthalt selbstverständlich. Nimmt Sprachstudien auf, müsse später sein Brot davon verdienen.

April: Sehr gesprächig, fügsam, klagt über seine ihm nicht zusagende Umgebung, scherzt aber mit dem Personal. Gibt Ratschläge für Briefschmuggel. Gegen die Frau oft hart. Kommt zu spät zu Tisch, ohne sich zu entschuldigen. Verkehrt nur mit einigen Auserwählten. Gehobene Stimmung, belacht gewöhnliche Scherze. Kritisiert bald, bald wieder sehr dankbar.

Mai: Gleichmässig, ruhig. Entlassung.

III. Aufnahme in dieselbe Anstalt: Mai 1889 bis Juni 1890. Anamnese: Bis November 1888 wohl, dann Nervenschmerzen in den Beinen mit Störung der Gehfähigkeit, des Schlafes und leichtere Ermüdbarkeit. Da Brom wirkungslos, seit 1889 Morph. per os. Seit April 1889 Schmerzen am ganzen Körper, besonders an Kopf und Rücken, daher unfähig zu geistiger Arbeit. Später 3 mal 2 ccm einer 3 %igen Morphiumlösung subkutan.

Etwas abgemagert und blass, höflich, zuvorkommend. Keine Ataxie, Patellarreflexe gesteigert, kein Romberg.

Mai: Keine geistige Störung zu konstatieren. Ohne Morphium unruhig und verdriesslich.

Juni: Hypochondrische Gedankenrichtung, werde nie mehr gesund, überempfindlich gegen jedes Geräusch, drängt fort, psychogen gesteigerte „Nervenschmerzen“. Zahlreiche lästige Parästhesien, wie wenn fortwährend ein elektrischer Strom durch alle Glieder ziehe. Sehr launisch, kann sich nicht zu geistiger Arbeit sammeln.

August: Seit einigen Wochen Stimmen, die ihn fragen, „wie geht es?“ und Worte, an die er nicht denkt.

September: Zahllose Wünsche. Stimmung je nach Morphiumverabreichung, geringe Dosen wirken indes bald sehr lange, bald kürzere Zeit. Ablenkung beseitigt die Schmerzen prompt.

Oktober: Abstinenzsymptome. Stimmungswechsel, immer stärkere Unentschlossenheit, zieht sich täglich 6 mal aus und an, der Arzt fasst seine Krankheit bald zu leicht, bald zu schwer auf, fortwährende Unruhe, zieht immerzu um. Am 30. Oktober Effug. Ertränkungsversuch. Freiwillig zurück zur Anstalt. Grosse Reue, schwere Selbstvorwürfe wegen Con. suic.

November: Gehörshalluzinationen stärker: „Gänseklein“, „Onkel Toms Hütte“ etc. Eigenbericht über Con. suic. nach jeder Richtung hin durchaus korrekt. Motiv augenblickliche Verzweiflung. In der Folge häufige Schmerzen in den Beinen, labile Stimmung, weiss sich nirgends zu lassen, hypochondrische, übertriebene Klagen. Später Nachlass der Schmerzen (Morph. ausgesetzt, dafür täglich 2 gr Sulfonal) und ruhiger.

Dezember: Steigerung der Unruhe; Beschwerden und Unschlüssigkeit. Kann zu nichts Rechtem kommen. Hört fortwährend Schimpfen: „Schweinehund, Verbrecher, Mörder deines Glückes und deiner Familie, verruchter Mensch“ etc. Weiss, dass dies Gehörstäuschungen sind, wird aber durch sie doch heftig irritiert und ruhelos umhergetrieben. Apathisch und vergesslich, lässt alles liegen. Ende des Monats durch heftige Schmerzen in Beinen und Rücken sehr angegriffen, energielos und gleichgültig, unfähig zu jeder Betätigung. Spricht immer von sich und seinen Leiden.

Januar 1890: Vielfach benommen und schlafsüchtig (infolge von Schlafmitteln. Amylenhydr. und Sulfonal). Im übrigen völlig unverändert.

Februar: Mit Nachlass der Mittel freier, interessierter, aber noch wankelmütig. Nervenschmerzen seltener. Geringe Neigung zu andauernder Beschäftigung und zur Ordnung. Eitel, frisiert und wäscht sich viel.

März: Sehr labile Stimmung; Schmerzen meist, wenn ihm ein Wunsch nicht erfüllt wird; sehr anspruchsvoll und egoistisch, ganz unberechenbar und unbeständig. Nicht regelmässig beschäftigt, dürfe seine Nerven nicht überanstrengen, sehr stark pietistisch, vergleicht sein Leiden mit dem des Heilandes und hat die Hoffnung, dass mit der Auferstehungszeit (Ostern) auch sein Leiden sich mildern und heilen werde.

April: Eine Zeitlang ruhiger; sehr wankelmütig, empfindlich gegen Geräusche. Will bald den Sommer-, bald den Winterüberzieher zum Besuch dès Gartens anziehen, ändert seinen Entschluss noch während des Anziehens, den er dann wiederum bereut. Liest einige Zeit, bricht dann ab; dabei zuweilen äusserst optimistisch, dann wieder hoffnungslos. Sein Gedächtnis sei zurückgegangen und er daher ein uninteressanter Mensch geworden. Hofft, für seine Familie wieder sorgen zu können. Bald völliges Wohlbefinden, bald heftige, zuckende Schmerzen besonders bei schlechter Stimmung. Dann mit allem unzufrieden und querulatorisch. Will arbeiten, kommt aber zu nichts.

Mai: Hoffnungsfreudig. Stimmung meist gleichmässig froh und zufrieden. Dabei die alte Unruhe, irrt unstet umher.

Juni: Längere Zeit fügsam, jetzt wieder umgekehrt, anmassend, hochmütig, kehrt bei jeder Gelegenheit den alten Militär heraus. Hält sich nicht an die Hausordnung.

Juli: Zeitweise starke Rücken- und Beinschmerzen, dann sehr gereizt, ruhelos, endlose Wünsche.

Auf seinen Wunsch Uebersiedlung in eine **andere Anstalt: Juli 1890** bis **März 1891.**

Zur **Anamnese:** In letzter Zeit viele Gehörshalluzinationen. Gang spastisch, leicht ermüdet, Sprache schwerfällig, häufig häsitierend; Pupillen: linke weiter. Licht- und Konvergenzreaktion rechts und links langsam. Zunge gerade, zittert stark, Steigerung der Patellarreflexe, Andeutung von Fussklonus, starke Empfindlichkeit des Rückgrats bei Berührung, besonders vom 7. Halswirbel ab.

Krankheitsbewusstsein bei zeitweise gehobenem Selbstgefühl. Orientiert, bei Erzählungen oft Gedächtnislücken, überhöflich und überdankbar wegen Aufnahme hier, in Abwesenheit der Aerzte aber grob gegen das Personal; schreibt viel, meist derselbe Inhalt. Starker Esser, unruhiger Schlaf.

August: Unbeständig in Wesen, Plänen und Wünschen, überlegen gegen Mitpatienten, höflich gegen die Aerzte, grob gegen das Personal. Gedächtnislücken deutlich, schwachsinniges Benehmen, steigt zu seinem Vergnügen durch die Fenster.

September: Unverändert. Vorübergehend Grössenideen. Fortwährend Gehörstäuschungen: „Lippe-Detmold“, „Lippe-Schaumburg“, „Syphilis“ etc., dabei empfinde er ruckartige Schmerzen vom Rückenmark, ausstrahlend nach der Kopfhaut. Sorge, ob Tabes vorliege, leicht zu beseitigen, dann übermässig heiter. Will, was er bei andern sieht, auch haben, queruliert; begehrlich und naschhaft wie ein Kind. Gedächtnislücken, schwachsinniges Wesen.

Oktober: Sehr labil, unschwer zu beeinflussen, dann wieder sehr dankbar und überschwenglich, viele religiös gefärbte Aeusserungen, gelegentlich hypochondrisch. Mitte des Monats auffällige Sprachstörung, die den Kranken selbst beunruhigt und die von Tag zu Tag schwerer wird, die auch noch Anfang

November deutlich ist, aber nach Aussetzen des Arzneimittels (2 g Sulfon. mit 0,01 g Morph.) zurückgeht. Umschwung der sehr unzufriedenen Gemütslage seit Eintritt eines neuen Kranken.

Dezember: Klagt über seinen Zimmerbewohner; labil.

Januar 1891: Ueber Weihnachten zu Hause; sehr dankbar; bald wieder die alte Unruhe, die ihn nicht zur Arbeit kommen lässt. Gehoben, selbstbewusst, mangelndes Krankheitsbewusstsein, leichte Grössenideen, wechselnde Stimmung. Sprachstörung, ataktischer Gang. Will fortgesetzt fort, leicht mit allem unzufrieden, seine Arbeitsfähigkeit werde hier unterdrückt.

Atrophie des linken nervus opticus, schwankender Gang (wegen Sulfon.?).

Februar: Dringender Wunsch nach Entlassung, grosse Unzufriedenheit, viele Wünsche und Klagen.

März: Verlässt voll Dankbarkeit das Haus. Will eine andere Anstalt aufsuchen. (Es ist nicht zu eruieren, ob er diese aufgesucht hat).

Neue Aufnahme in eine dritte Anstalt. Juli 1892 bis Juli 1893. An mehreren Körperstellen Abscess- und Dekubitusnarben. Vom os sacrum aus zuweilen „reflektorische" Schmerzen. Schädel nicht druckempfindlich. Linke Pupille weiter, über erbsengross, Reaktion rechts schwach, links 0. Myopie beiderseits 6, 5 D. Augenbewegungen frei, Trigeminus frei, VII links schwächer, Stirnast etwas besser, Zunge nach links, starker Tremor, keine artikulatorische Sprachstörung, grobe Kraft der Extremitäten vorhanden. Patellarreflexe gesteigert, kein Romberg, Schrift glatt.

Juli: Wenig Ausdauer bei der Arbeit, bei Unterredung verbindlich, bald zerstreut, bricht plötzlich ab. Ruhig, sehr umständlich und unentschlossen, viele Zukunftspläne, die schnell wieder verworfen werden. Viele Schmerzen, die er auf Exsudate im Rückenmark zurückführt.

August: Viel deprimiert. Es komme eine schwere Zeit über alle, in der man Gottes Hilfe wohl brauchen könne. Sonntag darauf zum Abendmahl, kam vergnügt zurück. Häufig sehr zerfahren und vergesslich, borgt sich viel Lektüre, ohne zu lesen, für nichts Ausdauer. Fast beständig Gehörshalluzinationen (Vorschläge, Befehle, Vorwürfe, ehrenrührige Beleidigungen). Stets unruhiger Schlaf.

September: Unerschöpflich in seinen Klagen und Forderungen, bald sehr querulierend, einmal überaus moralisch, dann wieder äusserst frivol und taktlos. Täglich hypochondrische Ideen. Zeitweise Tendenz zu Alk. Besucht ein Tingeltangel.

Oktober: Will fort, sei gesund, könne Landwirt werden, bewirbt sich um eine in einem alten Journal ausgeschriebene Stelle. Täglich neue Pläne ohne Ausführung. Eitel, versäumt die Tischzeit, auffällig starker Esser, kann nicht alles essen, was er sich vorlegt. Sehr oft aufs Klosett ohne Erfolg. Rücksichtslos.

November: Bei jeder Gelegenheit die alten Klagen über Nervenschmerzen, schlechter Schlaf.

Dezember: Unzufrieden mit seinem Zimmer, durch eine Flasche Bier besänftigt. Viele Halluzinationen. Antwortet auf nicht gestellte Fragen. Anfertigung einer kleinen Papierarbeit, der er grosse Bedeutung beilegt.

Januar 1893: Lektüre, Holzschnitzereien, freier Ausgang.

Februar: Hypochondrische Beschwerden unverändert, zwischendurch gehoben. Will sich Arzneien abgewöhnen vor Entlassung, verlangt aber am gleichen Tag wieder solche. Zukunftspläne.

März: Immer neue Pläne. Will April fort, sehr anspruchsvoll, äusserst rücksichtslos, sehr zerstreut im Gespräch, dabei recht gesprächig, vergisst häufig, was er soeben gesagt hat. Schlaf gut.

April: Renommiert mit seinen Leistungen, die de facto gleich null sind. Wechsel zwischen Euphorie, grosser Zufriedenheit, kühnen Zukunftsplänen und zwischen Depression, Unzufriedenheit, Querulieren und hypochondrischen Klagen.

Juni: Gehoben, immer Pläne, knüpft unterwegs Bekanntschaften an. Selten im Anschluss an Gehörshalluzinationen hypochondrische Klagen.

Juli: Andauernde Euphorie. Körperlich wohl.

Entlassung. Will auf das Land. Lebte dort noch einige Jahre bei einem Landwirt und Geflügelzüchter, von wo aus er seine ersten Aufsätze für ein Kreisblatt schrieb, die angenommen wurden, und ein Gedicht zu Kaisers Geburtstag veröffentlichte, das nicht schlechter als die bekannten Durchschnittsleistungen war. Pupillen dauernd different, links die bekannte Anomalie der Reaktion. Wie er noch vor einigen Jahren sagte, kamen Gehörstäuschungen stets morgens, bisweilen mittags und abends je $1/_4$ Stunde lang. Die Stimme begrüsste ihn stereotyp mit den Worten: „Guten Morgen, mein Kronprinz, wie geht es dir?“ Auch scheinen zuweilen Schimpfworte vorgekommen zu sein. Er führte die Stimmen auf einen von der stark retrahierten Decubitusnarbe am Kreuzbein ausgehenden und nach dem Gehörzentrum fortgeleiteten Reiz zurück. Die Scheidung seiner Frau verwand er, als er schon stark genesen schien, auffällig leicht. Seit wenigstens 10 Jahren befindet er sich in einer staatlichen Stellung, der er ohne jede Unterbrechung und in durchaus genügender Weise gerecht wird. Uebt ausserdem noch private Tätigkeit aus. Ein Brief von ihm Ende 1906 ist inhaltlich (nach der intellektuellen und gemütlichen Seite) wie formal durchaus korrekt abgefasst. Er beweist darin eine lebhafte Dankbarkeit für die Dienste, die seine Angehörigen und Aerzte ihm während seiner schweren Krankheit geleistet haben. Die vom Kreuzbein ausstrahlenden Beinschmerzen zeigen sich immer noch von Zeit zu Zeit. Ueber Gehörstäuschungen wird nichts berichtet.

Auch im Fall des Patienten B. wurde die Diagnose progressive Paralyse für lange Zeit festgehalten, bis der unerwartet günstige Verlauf des Leidens sie erschütterte. Fassen wir das Wichtigste noch einmal zusammen, um zu sehen, ob diese Auffassung zu irgend einer Zeit des Krankheitsverlaufes gerechtfertigt erschien und wie wir uns heute dazu zu stellen haben.

Ein Mann besserer Stände, geb. 1852, früher völlig gesund, luetisch infiziert ca. 1876, mehrfach spezifisch behandelt, weist seit 1882 linksseitige Pupillenerweiterung auf, die schon damals den Verdacht auf luetische Genese erweckte. Seit Ende 1885 psychisch verändert: gereizt, zerfahren, vergesslich, benommen, schlafsüchtig und schliesslich dienstunfähig; taktlos, salopp, unmanierlich, hypochondrisch. Die linke erweiterte Pupille träge reagierend, der linke Facialis schwächer, Bradyphasie, zitternde schwerfällige Schrift, Sehnenreflexe vorhanden, später gesteigert mit spastischer Gangstörung und Andeutung von Fussklonus; zuweilen Kopf- und Beinschmerzen und Kopfdruck. Im weiteren Verlauf starker Wechsel zwischen grosser Schlafsucht, Benommenheit, Apathie, auffälligen Handlungen und sorglos heiterem, optimistischem, aber auch gereiztem und anspruchsvollem Wesen bezw. auffälliger Klarheit, lebhaftem Interesse und korrektem Benehmen; leicht abzulenken, die Aeusserungen voll von Widersprüchen (3 Monate lang), dann rasche Entwicklung eines blühenden Grössenwahns (5 Monate Dauer) mit unsinnigen und zahlreichen Grössenideen, gehobener Stimmung, ziellosem Betätigungsdrang, starker Erotie, grosser Unsauberkeit, verbunden mit zahlreichen Gehörshalluzinationen und unterbrochen durch deutliche Bewusstseinstrübungen von längerer Dauer und Schlafsucht, worauf schnell ein depressives Stadium mit negativem Grössenwahn für zwei Monate folgt. Ein gewisser Umschwung des Bildes tritt mit einer schweren bakteriellen, mit ausgedehntem Dekubitus und Eiterungen einhergehenden, fieberhaften Krankheit von etwa zehnmonatiger Dauer ein, in deren Verlauf der Zustand sich mehrfach vorübergehend erheblich, einmal sogar bis zur „vollkommenen Remission“ besserte. Unverkennbar ist während der ganzen folgenden Zeit von Ende 1888 bis zur endgiltigen Entlassung des Kranken das überaus wechselnde, widerspruchsvolle Bild; der Kranke ist bald heiter, optimistisch, guten Mutes und in schwächlicher Weise sich selbst überschätzend, bald launisch, labil, wehleidig und zu hypochondrischen Befürchtungen geneigt, die zu einem Suicidversuch Anlass geben, bald endlich ist er zugänglicher, einsichtiger und dankbar gegen die Aerzte und vorübergehend ohne Zeichen einer schwereren Geistesstörung. Immer ist er unstet und ruhelos, voll von Wünschen, Plänen und Vorsätzen, ohne sich zur Ausführung eines einzigen entschliessen zu können und unfähig zu andauernder geordneter Arbeit, dabei übertrieben höflich gegen die Aerzte, barsch gegen das Personal, egoistisch, von einer kindischen Eitelkeit erfüllt und gelegentlich auch stark frömmelnd. Auch jetzt noch sind der weitgehende Mangel an Uebersicht und Kritik, sowie die starke Merkstörung und die deutlichen Gedächtnislücken unverkennbar. Immer wieder tauchen für lange Zeit zahlreiche Gehörshalluzinationen meist beschimpfenden oder gleichgültigen Inhalts auf, für die er wie für seine Krankheit überhaupt teilweise Krankheitseinsicht hat. Dagegen treten Bewusstseinstrübungen (abgesehen von den medikamentös erzeugten) immer mehr zurück; vorübergehend auch wieder Grössenideen. Allmählich zeigt sich ein Nachlass der Schwere der Erscheinungen, die Unruhe lässt langsam nach, der Kranke beschäftigt sich etwas, wenn auch nicht ernsthaft und andauernd, mit kleinen Handarbeiten und Lektüre, geniesst freien Ausgang, ist aber immer noch schwach in bezug auf Gedächtnis, Merkfähigkeit und Urteil. Bis zuletzt treten zahlreiche Gehörshalluzinationen hervor, sowie Selbstüberschätzung und deutliche Schwankungen zwischen hypochondrischer Verzagtheit, ungeduldigem Fortdrängen, Querulieren und grosser Zufriedenheit, Euphorie und kühnen Zukunftsplänen. Auf körperlichem Gebiet fallen der Fortbestand der Erweiterung und der mangelhaften Reaktion der linken Pupille und die Schwäche des linken Facialis, der spastische Gang, die

Steigerung der Kniereflexe, die Empfindlichkeit der Wirbelsäule und die von ihr ausstrahlenden lebhaften Schmerzen auf.

Erst im Laufe der nächsten Jahre, etwa seit 1895, bahnt sich eine entschiedene Besserung des geistigen Zustandes an. Er nimmt etwas literarische Tätigkeit auf und vermag seit nunmehr ca. 10 Jahren eine amtliche Stellung als Lehrer auszuüben. Dass er aber auch später noch nicht ganz wiederhergestellt war, beweisen die neurologischen Symptome und die noch vor wenigen Jahren zugegebenen Gehörstäuschungen, für die er teilweise Einsicht besitzt, sowie die mangelhafte ethische Reaktion bei Scheidung der Ehe durch seine Frau. Erst in allerletzter Zeit scheint er, wie aus seinem Brief hervorgeht, auch ethisch sich normal zu verhalten.

Gehen wir nun wieder an die Frage heran, ob in irgend einer Phase des Verlaufs an eine progressive Paralyse zu denken war, so spricht während der Entwickelung des Leidens in der Tat einiges dafür. Die Abnahme der allgemeinen Leistungsfähigkeit, der Verlust der höheren ethischen Regungen, des Gefühls für Takt und Anstand, die starke Reizbarkeit, die Vergesslichkeit und hypochondrische Verstimmung sind als Eingangssymptome einer Paralyse wohl bekannt. Auch das nachfolgende maniakalische Stadium mit dem blühenden Grössenwahn, dem sinnlosen Beschäftigungstrieb, der starken Erotie, Schamlosigkeit und Unsauberkeit, sowie der Umschlag zum Kleinheitswahn erinnert an ähnliche Bilder bei der Paralyse. Ferner ist Pupillendifferenz kein seltenes Frühsymptom der Paralyse und die im Jahre 1886 konstatierte mangelhafte Pupillenreaktion, das schlaffe Gesicht, die Steigerung der Patellarreflexe und die Schwerfälligkeit der Sprache finden sich ebenfalls bei Paralytikern. Auffällig muß uns aber vor allem das Fehlen der echten paralytischen Sprach- und Schriftstörung, auch während der Fortentwickelung des psychischen Leidens, bleiben, wenn sie als Initialsymptom auch sonst gelegentlich vermisst werden mag; bemerkenswert ist auch das fehlende Flattern der Gesichts- und Lippenmuskulatur.

Sehr zu beachten ist ferner der häufige und plötzliche Wechsel der Bewusstseinshelle. Eine dauernde leichte Bewusstseinstrübung, die die Kranken direkt wie Betrunkene erscheinen läßt, kennen wir ja beim Paralytiker auch zu Beginn der Krankheit, ebenso das stumpfe Hindämmern und häufige Einschlafen des Patienten bei der dementen Form der Paralyse. Was wir aber hier vor uns haben, entspricht weder dem einen noch dem anderen Zustand. Das Charakteristische ist hier die anfallsweise plötzliche Änderung der Bewusstseinslage, der Wechsel zwischen Sopor, blühendem Grössenwahn und durchaus natürlichem und korrektem Verhalten, zuweilen so, dass der Kranke aus einem Bewusstseinszustand in den anderen gerät, wie aus dem Traum ins Wachen. Es fehlt auch der beim expansiven Paralytiker so häufige, durch die einfachste Suggestion zu erzeugende schnelle Stimmungswechsel, während die erhebliche Merk- und Gedächtnisstörung, der Eindruck der vorgeschrittenen geistigen Schwäche, die Ablenkbarkeit und die Beeinflussbarkeit des Willens, das rücksichtslose, egoistische, reizbare und erotische Wesen wieder in das Bild der Paralyse sich einfügen würde.

Es sind also doch einige bedeutungsvolle Symptome auf neurologischem und psychischem Gebiet, die uns heute an der Diagnose einer progressiven Paralyse während der Entwickelung der Krankheit stutzig werden lassen.

Noch mehr erschüttert wird aber die Annahme einer gewöhnlichen Paralyse, wenn wir den zweiten Teil des Krankheitsverlaufes nach Abschluss seiner turbulenten Entwickelung, etwa seit der schweren fieberhaften Krankheit, ins Auge fassen. Wir haben vor uns ein Bild, auf das in allen wesentlichen Zügen die Schilderung der „partiellen psychischen Defekte" bei der diffusen Hirnlues von Schüle passt: „So können sich Witz und Borniertheit, Gemütlichkeit und Brutalität, Bescheidenheit und Prahlerei, gute Sitte und rohes, oft unanständiges Wesen neben einander lagern resp. einander ablösen", und das nur durch den Hinweis auf die häufigen hypochondrischen Verstimmungen und Klagen, die Defekte des Gedächtnisses und der Merkfähigkeit, die Ruhelosigkeit vervollständigt zu werden braucht. Den Schluss bildet eine der Genesung nahe kommende Besserung unter Fortbestand der neurologischen Residuen und von Gehörstäuschungen. Die Psychose des B. entspricht also dem Verlauf und der Symptomatologie der gewöhnlichen progressiven Paralyse nicht.

Sodann ist die Frage zu untersuchen, ob ein anderweitiger Krankheitsprozeß vorliegt, etwa ein Fall von manisch-depressivem Irresein, das zufällig zu einer cerebralen luetischen Erkrankung hinzugetreten wäre. Diese Annahme verbietet sich aber schon nach der ganzen Entwicklung der Psychose. Denn Schläfrigkeit, Vergeßlichkeit, Demenz und Verlust der ethischen Regungen sind Züge, die wir in der depressiven Phase des zirkulären Irreseins nicht kennen. Ebenso sind die auffälligen Soporzustände in der Manie nicht bekannt, ganz abgesehen von den Zeichen geistiger Schwäche, der Bestimmbarkeit, der Gedächtnisstörung, die der maniakalischen Exaltation im vorliegenden Fall ihr Gepräge geben. Auch der ganze weitere Verlauf läßt die Annahme des manisch-depressiven Irreseins mit Sicherheit ausschließen. Aber auch für die Dementia praecox wäre das Krankheitsbild ganz ungewöhnlich. Schon der Ausgang in nahezu völlige Heilung nach der 10jährigen nahezu ununterbrochenen Krankheitsdauer ist bei Dementia praecox nicht zu erwarten. Auch im Einzelnen fehlen die Kardinalsymptome dieser Psychose, wir sehen nichts von terminalem Blödsinn, der schweren gemütlichen Indolenz, von den formalen und Willensstörungen der Dementia praecox etc. Arteriosclerotische und senile Prozesse können wir bei dem in den 30er Jahren Erkrankten sicher ausschliessen, ebenso eine raumbeschränkende Neubildung im Gehirn. Eine traumatische Demenz wird kaum einmal den beschriebenen bunten Wechsel der Erscheinungen haben und diesen Verlauf und Ausgang nehmen. Und was endlich die alkoholische Demenz angeht, so spricht schon das Fehlen jeglicher alkoholneuritischen Symptome gegen diese Vermutung. Dass die jetzt noch vorhandenen neuritischen Schmerzen mit Alkoholneuritis nicht das Geringste zu tun haben, wird noch zu erörtern sein. Es fehlt auch jede alkoholische Färbung der Symptome, die Angst, die Neigung zu Konfabulationen und der Ausgang in Schwachsinn.

Das Überstehen von Lues, mit der die, schon 1882 vorhandene Pupillendifferenz in Zusammenhang gebracht werden muß, macht es zudem von vornherein schwer, an eine andere als durch Syphilis bedingte Krankheit zu denken. Wir kommen somit wieder bei der Differentialdiagnose zwischen Paralyse und Lues cerebri als den beiden einzigen, in Betracht zu ziehenden Krankheitsformen an. Die Heilung der Paralyse nun ist in Wirklichkeit so ganz ausserordentlich selten (v. Halban, Gauster, Schüle, Stölzner, Doutrebente u. a.), dass sie nur dann angenommen werden darf, wenn wirklich auch der letzte Zweifel eines diagnostischen Irrtums genommen ist. Welche Bedenken gegen die Annahme einer Paralyse während der ersten Phase der Psychose vorliegen, ist erörtert. Sie werden verstärkt, wenn wir uns erinnern, dass paralytische Sprach- und Schriftstörung bis heute nie hinzugetreten sind, so wenig wie Flattern der Gesichtsmuskulatur und Beben der Lippen. Größere Schwierigkeiten bereitet die Beurteilung des psychischen Bildes nach Ablauf der manischen und der darauf folgenden depressiven Phase, als im April 1888 die reichlich 10 Monate dauernde, äusserst schwere Infektion (Typhus (?) mit multipeln Abscedierungen und Pneumonieen) einsetzte. Im Juli 1888 und später wird von Remissionen berichtet, zwischendurch und nachher erscheint er wieder zweifellos psychotisch; im Ganzen aber bahnt sich von da ab eine ganz allmählich fortschreitende Erleichterung des ganzen Krankheitsbildes an, die im Lauf von 6—7 Jahren zu dem jetzigen Zustand überleitet.

Vergleicht man dieses Verhalten mit den in der Literatur veröffentlichten Heilungen der Paralyse nach fieberhaften Krankheiten, so ist man versucht, hier an einen ähnlichen Vorgang zu denken. Die Besserung hatte in unserm Fall nach längstens $1^1/_2$ jähriger Dauer der Krankheit eingesetzt, während bei den einigermassen zuverlässigen Fällen der Literatur der Umschwung im Laufe des ersten Jahres eingetreten war. Wie dort ist es auch hier die klassische Form, die expansive Paralyse, die diesen günstigen Ausgang nimmt, und endlich geht eine fieberhafte Infektion der Aenderung voraus. Man findet also alle 3 Faktoren so ziemlich vereinigt, die v. Halban als wichtige Vorbedingung für den günstigen Ausgang der Paralyse aus der Literatur zusammengestellt hat. Würde also doch eine Paralyse vorliegen, so könnte man nur von einer, allerdings sehr weitgehenden und langdauernden, Remission sprechen, denn es bestehen ja noch u. a. Pupillenerscheinungen und Gehörstäuschungen fort. Es fragt sich nun, ob es Remissionen von wenigstens 10 jähriger Dauer gibt. Einen solchen Fall von 15 jähriger Dauer, der zur Zeit der Publikation mit den klinischen Symptomen der Paralyse in der Wiener Klinik sich wieder befand, teilt v. Halban mit. Somit würde auch die lange Dauer der Remission in unserem Fall, vorausgesetzt, dass bei v. Halban's Fall wirklich Paralysis progressiva vorliegt, was einstweilen anatomisch nicht erhärtet ist, nicht gegen Paralyse sprechen. Es erhebt sich aber ein anderes Bedenken, an dem wir nicht vorübergehen dürfen. Der Kranke hat auch vor und nach seiner körperlichen Krankheit geistige Zustände von kurzer Dauer geboten, in denen nichts Psychotisches bei ihm zu erweisen war, die also den Charakter weitgehender „Remissionen" hatten, ohne dass ihr Eintritt von körperlichen interkurrenten Krankheiten abhängig war. Es berechtigt uns darum nichts, diese „Remissionen" in Analogie der casuistischen Literatur auf die fieberhafte Erkrankung zu beziehen, nur weil jene in diese Zeit fielen. Fraglich bleibt aber, ob die etwa vom Januar 1888 ab, also nach Abschluss der körperlichen Krankheit einsetzende allgemeine Wendung zur Besserung nicht doch auf Rechnung des fieberhaften Leidens im Sinn v. Halbans zu setzen ist. Es ist ja richtig, dass die Besserung sich an die Infektion nicht unmittelbar anschloß, vielmehr traten auch nachher noch Exaltationen und Depressionen usw. auf, in deren einer sogar ein Ertränkungsversuch gemacht wurde, aber dieses Verhalten würde analogen Fällen der Literatur nicht widersprechen. Auffällig ist nur, dass die Psychose 6—7 Jahre brauchte, um bis zu einer weitgehenden Remission der psychischen Erscheinungen zu gelangen, eine Zeitdauer, die für keinen Fall der Literatur vermerkt ist. Und zwar waren es hier nicht nur einzelne, leichtere psychische Ausfallserscheinungen, die in dem Zeitraum von 6—7 Jahren die noch nicht völlige Wiederherstellung der geistigen Kräfte anzeigten, sondern noch recht deutliche Defekte des Urteils, des gemütlichen Verhaltens, der Leistungsfähigkeit, der Gedächtniskraft, erhebliche Stimmungsschwankungen etc. Wenn wir mit v. Halban annehmen wollen, dass die Heilung der Paralyse nach fieberhaften Krankheiten durch eine Gegenwirkung des interkurrenten Prozesses gegen die Noxe der progessiven Paralyse herbeigeführt werde, so ist es schwer zu verstehen, dass dieses Gegengift erst nach so langer Zeit die Geisteskrankheit zu überwinden vermochte und eine Reihe von 6 oder 7 Jahren hindurch seine Wirkungskraft bewahrte.

Es ergeben sich also nicht zu vernachlässigende Schwierigkeiten und offene Fragen, wenn wir eine stark remittierende Paralyse annehmen wollen. Bevor wir sie aber anzweifeln, ist noch die Gegenprobe zu machen, ob das Krankheitsbild sich restlos in eine andere uns bekannte Irrseinsform einfügen lässt, nämlich in die Lues cerebri. Diese erzeugt Bilder, die mit dem vorliegenden Vieles gemeinsam haben. Auf nervösem Gebiet fällt bei der Lues cerebri das Fehlen der paralytischen Sprach- und Schriftstörung auf, Jahre hindurch bestehen unverändert Ausfallserscheinungen, die häufig noch den herdförmigen Charakter tragen und den verschiedensten Hirnnervengebieten angehören. Oppenheim, Möli, Alzheimer und noch in jüngster Zeit A. Westphal haben nachdrücklich auf die Wichtigkeit der Trägheit der Reaktion der Pupillen bezw. der reflektorischen Pupillenstarre hingewiesen, die letzterer in seinen Fällen nie vermisste. Vergleichen wir damit unseren Befund, so stimmt er auf diese Schilderung ohne Ausnahme: Fehlen der paralytischen Sprach- und Schriftstörung, Erweiterung und Lichtstarre der linken Pupille und Parese des linken Facialis. Der neurologische Befund ist in den verschiedenen Jahren, wie gewöhnlich bei der Hirnlues, nicht ganz derselbe geblieben, sondern erst in den späteren Jahren konstant geworden. Auch die linksseitige Optikusatrophie würde ganz gut in das Gebiet der Lues cerebri passen. Ferner weist die Gang- und Reflexstörung der unteren Extremitäten, die Empfindlichkeit der Wirbelsäule und die ausstrahlenden Schmerzen auf eine Beteiligung des Rückenmarks und seiner Häute hin, was bei gewissen Erkrankungsformen, die zu der Gruppe der Lues cerebri gehören, fast die Regel ist. Ueber das Verhalten der Sensibilität finden sich in den Journalen leider keine Notizen. Das Ausbleiben von Anfällen spricht weder für Paralyse noch gegen Lues cerebri. Auch Parästhesien im Körper („wie wenn fortwährend ein elektrischer Strom durch die Glieder ziehe") fehlen nicht, auf die u. a. Alzheimer besonders aufmerksam gemacht hat.

Gehen wir weiter zum psychischen Bild, so findet man bei der syphilitischen Pseudoparalyse recht häufig nach dem Einsetzen der Krankheit mit Anfällen der verschiedensten Art oder irgend welchen neurologischen Symptomen den Wechsel von depressiven Phasen mit hypochondrischen, selbstanklägerischen, persekutorischen Vorstellungen und von Exaltationszuständen mit sinnlosen Grössenideen. Die Kranken werden reizbar, aufgeregt, redselig, gewalttätig, zerstreut, vergesslich. Vorübergehend kommen deliriöse Erregungen und mit großer Regelmässigkeit ausgeprägte Gehörstäuschungen vor. Der Vergleich mit unserem

Fall stimmt auch hier wieder überraschend gut: Beginn mit Pupillenerscheinungen, dann Wechsel von hypochondrischer Verstimmung und Grössenwahn mit zwecklosem Tätigkeitsdrang, Vergesslichkeit, Gedächtnisschwäche, massenhafte Gehörstäuschungen und ein Bild, das nahezu wörtlich auf die oben angeführte Schüle'sche Schilderung der „partiellen geistigen Defekte" der Hirnlues passt, statt deliriöser Erregungen Benommenheit und Schlafsucht und endlich fehlt auch hier nicht der für Hirnlues so bezeichnende etappenförmige Verlauf.

Den weiteren Verlauf der syphilitischen Pseudoparalyse kennzeichnet die geistige Schwäche, grosse Kritiklosigkeit bezüglich der eigenen Person und Lage, Schlaffheit, mangelnde Krankheitseinsicht, zielloses Dahinleben, dagegen Interesse für die unmittelbare Umgebung; Gedächtnis, Merkfähigkeit und Orientierung leidlich gut, Persönlichkeit einigermassen komponiert, Wahnideen und Sinnestäuschungen tauchen ab und an wieder einmal auf. Hier dagegen finden wir eine langsame, allmählich deutlicher werdende Abnahme der Krankheitserscheinungen und Erstarkung der geistigen und später auch der sittlichen Kräfte bis zur völligen Leistungsfähigkeit. Was die lange Fortdauer sittlicher Defekte bei B. noch zu einer Zeit, als er schon stark genesen erschien, angeht, so sei bemerkt, dass Binswanger, Klein, Tuczek und ebenso Alzheimer auf solche zurückbleibende sittliche Schwächezustände bei Hirnluetikern hingewiesen haben. Eine günstige Wendung bei Lues cerebri ist mehrfach beobachtet worden, z. B. von Fürstner, Alzheimer u. a., beweist also nichts gegen die Lues cerebri. Was endlich die immer wieder auftauchenden Gehörstäuschungen angeht, so betont Kraepelin gerade ihre Häufigkeit bei der Pseudoparalyse im Gegensatz zu ihrer Seltenheit bei Paralyse und hält ihr dauerndes Auftreten für wichtig genug, um zu der mit besonderer Sorgfalt zu erwägenden Frage der Pseudoparalyse anzuregen.

Wägen wir demgemäss das Für und Wider gegen einander ab, so kann es kaum noch zweifelhaft werden, wohin die Wagschale sich neigen wird. Unerklärt bleibt dabei einzig die Frage, wie man sich das Zustandekommen dieser weitgehenden Wiederherstellung zu denken hat, da sich sichere Anhaltspunkte für spezifische Behandlung während der Anstaltsbehandlungen aus den Krankengeschichten nicht ergeben haben, wenn selbst nach persönlichen Mitteilungen Jodkalikuren nicht auszuschliessen sind. Dieser Punkt allein darf uns aber nicht abhalten, für die sich so einwandsfrei ergebende Diagnose einer Lues cerebri einzutreten.

Auch hier ist man zunächst zu der Annahme diffuser, endarteriitisch bedingter luetischer Rindenprozesse, verbunden mit Herderkrankungen versucht. Dagegen spricht indes der für die Endarteriitis ungewöhnliche, günstige Ausgang und ebenso würde man für die in den ersten zwei Jahren der Psychose auftretenden, so häufigen und unvermittelten Wechsel der Bewusstseinslage zwischen Sopor, auffälliger Klarheit und Exaltation vielleicht doch keine genügende Erklärung finden, wenn man sich erinnert, dass diese sämtlichen Attacken ohne jede Andeutung von gleichzeitigen oder nachfolgenden, motorischen Reiz- und Lähmungserscheinungen flüchtiger oder bleibender Natur verlaufen sind, was für die thrombotischen Prozesse bei Arteriitis schlecht stimmt. Gerechtfertigter ist vielleicht der Verdacht einer luetischen Meningitis der Basis und der Konvexität mit besonderer Beteiligung einzelner grösserer Partieen der Konvexität des Gehirns, bei der ja die häufigen Bewusstseinswechsel, traumhaftes Delir und schlafsüchtiges Umherdämmern gerade recht ausgeprägt sind. Zu den stärker affizierten Partien an der Gehirnoberfläche könnte man die Schläfenlappen rechnen wegen der Hartnäckigkeit und Stabilität der Gehörshalluzinationen, die mit ständigen Erregungen der durch den luetischen Prozess veränderten Rinde in Zusammenhang zu bringen wären. Dieses Verhalten würde ein Analogon zu der Bemerkung Oppenheims bilden, dass bei circumscripter Meningitis eines Hinterhauptlappens einseitige Gesichtshalluzinationen festgestellt wurden. Ueber die Lokalisation der Gehörstäuschungen ist hier nichts vermerkt. Gar nicht ergriffen sind nach obiger Theorie die motorischen Regionen, worauf jegliches Fehlen von Reiz- und Lähmungserscheinungen der Extremitäten hindeutet, für eine Konvexitätsmeningitis allerdings eine nicht gewöhnliche, wenn auch im einzelnen Fall circumscripter Erkrankung nicht unmögliche Erscheinung (Alzheimer). Kopfschmerz und Kopfdruck fehlen auch hier nicht, scheinen aber nicht regelmässig geklagt worden zu sein, was bei Konvexitätsmeningitis immerhin nicht ausgeschlossen ist (Oppenheim). Dass aber auch die Basis nicht frei von meningitisch-gummösen Prozessen ist, zeigt die Atrophie des linken nervus opticus und die Parese des linken Facialis, wenn auch sonstige Hirnnervenaffektionen nicht gerade sehr hervortreten, und endlich weisen die spinalen Reiz- und Ausfallssymptome auf die meist vorhandene Rückenmarkserkrankung hin (ausgedehnte Meningomyelitis luetica).

Dieser Fall zeigt unverkennbare Verwandtschaft mit dem Fall IV von Klein (Monatsschr. für Psych. und Neurol. Bd. VI, S. 32/35). Nur kamen bei diesem, überhaupt schwerer verlaufenden Fall noch starke Paresen mit Kontrakturen im rechten Arm hinzu. Wenn auch hier der Verlauf des psychischen und neurologischen Krankheitsbildes die Vermutung einer meningitischen Erkrankung erlaubt, so ist sie doch kompliziert zu denken durch arteriitische Prozesse mit lokaler Erweichung, die eine spastische Lähmung am rechten Arm im Gefolge hatten. Besonders soll noch erwähnt werden, dass Alzheimer Kleins und Wickels Beobachtungen als Vertreter einer Krankheitsgruppe aufgestellt hat, deren klinisches Bild erheblich mit unserem Fall B übereinstimmt und als deren anatomische Grundlage Alzheimer eine ausgedehntere meningitisch-gummöse Hirnlues an der Konvexität des Gehirns betrachtet.

Stellt man die beiden Fälle A und B nebeneinander, für die dieselbe Diagnose einer Lues cerebri gewonnen wurde, so ergibt sich auf den ersten Anblick die grösste Verschiedenheit der Krankheitsbilder. Der bemerkenswerteste Unterschied zwischen den beiden Beobachtungen liegt in ihrem verschiedenen Verlauf, im Fall A Ausgang in stationäre Demenz, im Fall B in eine der Heilung nahekommenden Besserung, sowie in der verschiedenen Dauer der Entwicklungsphase der Psychose; Fall A bot psychisch nach dem zweiten Jahr seiner Anstaltsbehandlung kaum noch nennenswerte Aenderungen des Bildes, bei B dagegen war die Krankheit durch ca. zehn Jahre im Fluss. Dieses Verhalten mag uns lehren, dass die Zeit, innerhalb deren das Krankheitsbild einer Wandlung fähig ist, über sehr grosse Strecken sich ausdehnen kann, ehe es einen gewissen Abschluss erreicht. So ist auch bei A die Psychose einfach und monoton im Verlauf, bei B höchst mannigfaltig, wechselnd und reich gestaltet. Es ist sicher nicht zufällig, dass die Variabilität der Zustandsbilder gerade in dem Fall zur Beobachtung kommt, der schliesslich sich so günstig gestaltet hat. Dieser lebhafte Wechsel weist auf eine grosse Beweglichkeit des Krankheitsprozesses und damit auf seine Rückbildungsfähigkeit und endlich darauf hin, dass trotz seiner langen Dauer weit ausgebreitete, schwere destruierende Prozesse in den feinsten nervösen Elementen klinisch nachweisbar nicht einzutreten brauchen, was für die Frage der Prognose in ähnlichen Fällen von praktischer Wichtigkeit sein kann. Immerhin lässt sich über den voraussichtlichen weiteren Verlauf kaum etwas Sicheres sagen. Angesichts der jetzt noch vorhandenen Symptome ist allerdings mit der Möglichkeit eines Wiederaufflackerns der Lues und eines durch sie bedingten letalen Ausgangs zu rechnen.

Es ergibt sich aus dem Verlauf beider Fälle, dass in A die Diagnose aus dem stationären Zustand, bei B neben dem Ausgang namentlich aus der Entwicklungszeit der Psychose zu stellen ist.

Gemeinsam sind beiden Fällen trotz ihrer verschiedenen anatomischen Grundlage die in ihrer Intensität zunächst wechselnden und später durch viele Jahre hartnäckig fortbestehenden nervösen Erscheinungen an den Pupillen, die Facialisdifferenz, das Fehlen von paralytischer Sprach- und Schriftstörung und die spinalen Prozesse. Auf psychischem Gebiet ergibt sich bei beiden Wechsel zwischen exaltierten und depressiven Stadien mit Defekten der Merkfähigkeit, des Gedächtnisses, der Orientierung, des Urteils und der ethischen Regungen während der Entwicklung, sowie Wiederherstellung einiger dieser psychischen Funktionen nach Ablauf der stürmischen Phasen bei A bis zu einem gewissen Grad, bei B anscheinend vollkommen. Anfallsweise auftretende deliriöse Zustände, die bei A fehlen, sind bei B deutlich ausgeprägt, welch letzterer auch in typischer Form die „partiellen psychischen Defekte" (Schüle), sowie den für Hirnlues als besonders bemerkenswert bezeichneten etappenförmigen Verlauf aufweist. So verschieden sich die zwei Krankheitsbilder klinisch und anatomisch gestalten, so sind doch einige wichtige Erscheinungen beiden gemeinsam, die für die Differentialdiagnose von grösster Bedeutung sind. Sie treten in ihrer Bedeutung immer klarer und eindeutiger hervor, je häufiger es gelingt, sie in zweifelhaften Fällen nachzuweisen. Dass die bei beiden vorhandenen Unterscheidungsmerkmale bei weitem nicht die einzigen sind, lehrt die zweite Krankengeschichte.

Die Gemeinsamkeit einiger differentialdiagnostisch erheblicher Symptome ist um so wichtiger und ihre tatsächliche Existenz um so einwandsfreier, als die ärztliche Beobachtung der beschriebenen Fälle unter dem Vorurteil der einmal auf progressive Paralyse gestellten Diagnose erfolgt war. Derselbe Umstand macht es aber auch wahrscheinlich, dass manches weitere wichtige Symptom der Beobachtung entgangen ist; es ist auch eine exakte Darstellung des Krankheitsverlaufes aus demselben Grunde wohl unterblieben, die zum Zweck einer bis ins Einzelne gehenden Beschreibung luetischer Krankheitsbilder erwünscht gewesen wäre.

Die von den behandelnden Aerzten gestellte Diagnose progressive Paralyse mit stationärem Verlauf hat sich somit nicht bestätigt. Diese zwei Beobachtungen bekräftigen Gaupp's Verdacht, dass die sogenannten stationären Fälle von progressiver Paralyse in Wirklichkeit zumeist nicht zur Paralyse gehören, und sie sind gleichzeitig Beispiele für die überaus verschiedenartige Gestaltung des luetischen Krankheitsprozesses, den wir ihnen zugrunde legen müssen, wie für die Mannigfaltigkeit der klinischen Formen, von denen bisher nur wenige genauer bekannt sind.

Bei beiden Kranken haben zwar die ersten nervösen Symptome frühestens 10 bezw. 8 Jahre nach der luetischen Infektion eingesetzt, was Oppenheim's, Möli's und Naunyn's Erfahrung, dass die Hirnlues fast ausschliesslich innerhalb der ersten zwei Jahre zum Ausbruch komme, allerdings widerspricht. Demgegenüber bekennt aber Alzheimer, dass „ein viele Jahre langer Zwischenraum zwischen Ansteckung und Ausbruch der Geistesstörung nichts gegen ihren tertiärsyphilitischen Charakter beweisen kann". Namentlich aber sei an die Fälle von Klein erinnert, der in vier unter sieben Beobachtungen zwischen luetischer Infektion und den ersten unzweideutigen Gehirnsymptomen einen Zwischenraum von 15—28 Jahren feststellte, und an Fall V und VI von Wickel (Arch. f. Psych., Bd. 30), bei denen die Zwischenzeiten 18 und 20 Jahre betrugen. Aehnliches konstatierten auch Mingazzini u. a., und selbst Oppenheim hat derartige Beobachtungen gemacht.

II. Vereinsberichte.

Psychiatrisch-neurologische Sektion des Budapester Aerztevereins.

Bericht von Dr. W. Strebl (Nagyszeben).

Sitzung vom 2. April 1906.

Schaffer: Ueber die klinische Klassifizierung und Pathohistologie der familiären amaurotischen Idiotie.

Vortr. erwähnt zuerst die Bestrebung H. Vogt's, auf Grund klinischer Untersuchungen aus der grossen Gruppe der Idiotien eine besondere Gruppe auszuscheiden, welche durch Amaurose, Lähmung, Marasmus, progredierenden Charakter und Familiarität gekennzeichnet ist. In dieser Gruppe unterscheidet V. zwei Formen, eine infantile und eine juvenile; bei der letzteren fehlt der für die erstere charakteristische kirschrote Fleck der Macula lutea und beschränkt sich der Augenspiegelbefund auf eine Atrophie der Papille. Zu dieser Einteilung bemerkt Vortr., dass dieselbe bloss durch pathohistologische Untersuchungen bestätigt oder entkräftet werden kann. Da die histologischen Untersuchungen Vogt's noch im Zuge sind, hat Vortr. seine auf die Sachs'sche Idiotie bezüglichen histologischen Untersuchungen mit jenen verglichen, welche jüngst Spielmeyer über die juvenile familiäre amaurotische Idiotie veröffentlicht hat. Als Resultat dieses Vergleiches betont Vortr., dass die Befunde bei der juvenilen Form identisch sind mit jenen bei der Sachs'schen, bloss mit dem Unterschiede, dass die Veränderung der Nervenzellen bei der Sachs'schen Form intensiver ist. Als fundamentale Veränderung ergibt sich bei beiden Formen eine Schwellung der Kortikalnervenzellen im ganzen Zentralnervensystem, welche sich bei der Sachs'schen Form auch auf die Dendriten bezieht, und verursacht hier die vom Vortr. zuerst beschriebene cystische Entartung. Durch diese Schwellung wird das innere Netz der Nervenzellen besser sichtbar und die Knotenpunkte desselben erscheinen grösser. In einem späteren Stadium zerfällt das innere Netz, es kommt zur Bildung von Schollen und Körnern, welche den ganzen Zellkörper staubartig anfüllen. Schließlich verschwinden auch diese und es bleibt nur das äussere (Golgi'sche) Netz sichtbar. Diese Veränderungen der Sachs'schen Form kommen bei der juvenilen nur in ihren primitiven Stadien vor. Dieser pathohistologische Vergleich ergibt nun, dass die infantile und juvenile Form der familiären amaurotischen Idioten wesentlich die gleiche pathohistologische Grundlage besitzen, weshalb der von H. Vogt abgegliederte Typus als histologisch motivierte selbständige klinische Gruppe angesehen werden muss; die zwei Formen dieser grossen Gruppe, die infantile und juvenile Form, unterscheiden sich eben nur graduell, nicht aber essentiell. (Klinisch unterscheiden sich die zwei Formen durch den erwähnten Augenspiegelbefund, und Vortr. betont jenen Umstand, dass der kirschrote Fleck der Papille für die Sachs'sche Form ganz spezifisch charakteristisch ist; dieses Zeichen besitzt nosographische Wichtigkeit, erscheint aber nach den erwähnten histologischen Untersuchungen nicht mehr so gewichtig, dass die Sachs'sche Form der Vogt'schen Gruppe nicht zugeteilt werden könnte. Die makuläre Veränderung muss jedenfalls vorhanden sein, um eine Idiotie als Sachs'sche bezeichnen zu können.)

Im Anschlusse an seinen Vortrag demonstriert Vortr. Horizontalschnitte durch die ganze Hemisphäre, welche aus einem Falle amaurotischer Idiotie stammen. Der Fall bezieht sich auf eine 24 jährige Idiotin mit Kontrakturen, Amaurose und epil. Anfällen. Wegen mangelnder Anamnese konnte Familiarität nicht nachgewiesen werden, ist aber wegen des histologischen Befundes nicht wahrscheinlich. Sowohl an frontalen, als an horizontalen Schnitten (Weigert-Wolters'sche Färbung) fällt auf, dass 1. die zentrale Gratiolet'sche Sehstrahlung gänzlich fehlt, 2. dass die hemisphärale Marksubstanz mangelhaft entwickelt ist, wodurch erweitert scheinende Ventrikel vorhanden sind. Da diese Veränderungen symmetrisch sind, kann nur angenommen werden, dass sie einer Hemmung in der Entwicklung des Gehirnes entstammen, und müssen deshalb als teratologische Bildungen betrachtet werden. Der Mangel der zent. Sehstrahlung bedingt die Amaurose, der Mangel der Marksubstanz verursacht die Idiotie. Eben die teratologische Entstehung schliesst aus die Familiarität des Leidens und illustriert die Möglichkeit, dass amaurotische Idiotie auch als Entwicklungshemmung entstehen kann, vorausgesetzt, dass sie solche Stellen ergreift, deren mangelnde Entwicklung Amaurose und Idiotie verursachen kann. Somit muss neben der familiären amaurotischen Idiotie noch eine teratologische amaurotische Idiotie angenommen werden; die erstere ist cellularpathologisch charakterisiert, die letztere durch eine Bildungshemmung des Gehirnes bedingt.

Pándy: Beiträge zur Kenntnis der luetischen Psychosen, mit Demonstrierung veränderter innerer Organe.

Vortr. demonstriert pathologisch veränderte innere Organe, welche zumeist bei progr. Paralyse vorkommen, aber auch bei anderen Psychosen beobachtet werden können. Es ist wahrscheinlich, dass diese Veränderungen, als Perihepatitis, Perinephritis, Perisplenitis, Wucherung des gesamten Interstitiums und die stets nachweisbare Arteriosklerose luetischen Ursprunges sind, was positiv nur auf histologischem und bakteriologischem Wege nachweisbar wäre. Vortr. hat bei der progr. Paralyse Spirochaeten bereits gesucht, jedoch nur die nach

Levaditi in den Bindegewebssepten gut sichtbaren fusiformen, manhcmal kokkenartigen Bakterien gefunden; ob diese, wie dies auch Weichselbaum bemerkt, nicht etwa Transformationsformen wären, muss dahingestellt bleiben.

Schon nach den klinischen Untersuchungen ist es zweifellos, dass die Lues die Irrenanstalten in ausserordentlichem Masse bevölkert, indem sie nicht bloss Paralyse, sondern typische Melancholie, Manie, Amentia, Paranoia, Pseudodelirium tremens, Idiotismus, Epilepsie verursacht. Die häufigste Form der luetischen Geisteskrankheiten ist ohne Zweifel die pr. Paralyse, welche richtiger luetische Demenz genannt werden sollte, da ihr Wesen eine nach der Lues auftretende Demenz ist. Vortr. betont, dass ohne Lues keine Paralyse existiert, und dass die infantilen Paralysen beweisen, dass Lues allein dieselbe Paralyse hervorbringt, wie die mit anderen aetiologischen Faktoren vergesellschaftete Lues. Die neuesten Untersuchungen ergeben auch die Häufigkeit der Paralyse unter den Prostituierten; die Behauptung, dass unzivilisierte Völker, z. B. Araber, weniger an pr. Paralyse leiden, besitzt keine wissenschaftliche Grundlage. Der luetische Ursprung der pr. Paralyse wird auch durch Inoculationsversuche bestätigt; der luetische Ursprung derselben ist positiver, als jener der Gummen oder der Leukodermie, deren luetischer Ursprung auch nur statistisch nachgewiesen ist, nur mit geringeren Prozentsätzen, als derjenige der pr. Paralyse. Nach den neuesten Untersuchungen Mahaim's bestätigt die Anatomie in 100 % den luetischen Ursprung der pr. Paralyse, dies beweisen auch die ophthalmoskopischen Befunde, die Untersuchungen von Marie, Léri, sowie die Befunde der Cerebrospinalflüssigkeit.

Wegen der stets nachweisbaren Geässerkrankung bezeichnet es P. als groben Fehler, wenn bei der pr. Paralyse Ergotin, Stipticin, Adrenalin therapeutisch angewendet wird. In geeigneten Fällen wäre eine antiluetische Behandlung zu versuchen, eventuell die Behandlung mit künstlich hervorgerufenem Fieber, wie die Untersuchungen Pick's zeigen. Die demonstrierten Organveränderungen beweisen, dass bei der pr. Paralyse nicht bloss das Gehirn, sondern der gesamte Organismus erkrankt ist; hieraufmuss bei der klinischen Untersuchung und bei der Therapie Rücksicht genommen werden. Ein sicheres Verteidigungsmittel gegen die Paralyse ist nur die Vermeidung der Lues; deshalb muss gegen den Coitus praematrimonialis und gegen den Coitus cum pluribus angekämpft werden, und Vortr. empfiehlt allen Eltern und Jünglingen den Spruch Ricord's: „Wer Gott nicht fürchtet, der fürchte die Syphilis!"

Diskussion:

A. Minnich wünscht bloss auf die demonstrierten anatomischen Präparate zu reflektieren, von welchen bloss ein einziges als tatsächliche syphilitische Veränderung bezeichnet werden kann; die übrigen sind entweder nicht verändert, oder aber sind sie keineswegs syphilitischer Natur. Was die Gefässveränderungen betrifft, so ist noch nicht geklärt, ob dieselben ausschliesslich durch Lues hervorgerufen werden, denn die gleiche aetiologische Rolle kommt auch dem Alkohol zu, obwohl die gleiche Arteriosklerose auch bei Abstinenten gefunden wird; in manchen Fällen von Arteriosklerose ist auch eine gewisse Heredität nachweisbar. Eine luetische Arteriosklerose kann nur dann angenommen werden, wenn gleichzeitig auch in anderen Organen sichere luetische Veränderungen nachweisbar sind. M. erblickt in den demonstrierten Präparaten keine pathologischen Veränderungen, und sieht nicht erwiesen den Zusammenhang derselben mit der Syphilis oder der pr. Paralyse. M. betont nochmals, dass seine Bemerkungen nicht gegen den Zusammenhang der Syphilis und pr. Paralyse gerichtet sind, sondern bloss eine pathologisch-anatomische Kritik der demonstrierten Präparate sein sollen.

Salgó kennt die demonstrierten Veränderungen bereits seit langer Zeit, und fand sie besonders häufig bei der Paralyse; doch kann er dem Vortr. nicht beipflichten, dass dieselben luetischer Natur wären, demgemäß können sie auch nicht für den Zusammenhang der Paralyse mit der Syphilis verwertet werden; eben dieser Zusammenhang ist noch gänzlich unerwiesen.

Pándy betont, dass er nicht syphilitische Veränderungen demonstrieren wollte, sondern solche, welche bei der pr. Paralyse häufig vorkommen; die luetische Natur derselben kann bloss durch die mikroskopische Untersuchung nachgewiesen werden.

Sitzung vom 7. Mai 1906.

Schaffer demonstriert einen Fall von Kopftetanus. Die Patientin hat am 22. April einen Peitschenschlag unterhalb des linken Auges erlitten. Am fünften Tage eiterte die Wunde, aus welcher Ueberreste des Peitschenendes entfernt wurden. Am siebenten Tage verzog sich der Mund nach rechts, gleichzeitig entstand eine Lähmung der linken Gesichtshälfte und Trismus. Status am 5. Mai: Wunde fast gänzlich vernarbt. Facialislähmung links mit geringer Beweglichkeit der Stirnmuskeln; Lagophthalmus paralyticus mit gesteigerter Tränensekretion. Dem gegenüber ausgesprochen Kontraktur der rechten Gesichtshälfte, welche beim Schlingakte noch ausgeprägter wird. Wegen bestehenden Trismus können die Zahnreihen nur auf 1 cm entfernt werden. Zunge frei beweglich. Bei jedem Schlingakte entstehen Schling- und Atemkrämpfe, wobei die Kontraktur der rechten Gesichtshälfte ausgeprägter wird und auch auf das Platysma übergreift. Im Uebrigen keine Kontrakturen der Extremitäten oder Körpermuskulatur. Augenbefund normal, Gesichtsfeld nicht verengt, keine wesentliche Alteration der Geschmacksempfindung. Temperatur stets unter 37° C., Puls 82, Respiration 26. Patientin ist ständig schlaflos. Sensorium, Intelligenz ungetrübt. Keine Veränderung der elektr. Erregbarkeit in der gelähmten Gesichtshälfte.

Die Symptome und das Entstehen der Verletzung durch einen Peitschenhieb verweisen in erster Reihe auf die Annahme von Tetanus. Auffallend aber ist die Kontraktur der rechten Gesichtshälfte, und fragt es sich, ob diese nicht hysterischer Natur ist, obwohl bei der Patientin keine hysterischen Stigmen nachweisbar sind.

Diskussion:

Donath schließt sich der Annahme des Tetanus an, worin neben den vom Vortr. erwähnten Umständen noch der Trismus und die Schlingkrämpfe bestärken. Jedenfalls ist in erster Reihe die Therapie gegen den Tetanuszu richten.

Ranschburg sieht in der Kranken nicht eine an schwerer Infektion leidende Person, umsomehr, da sie bestrebt ist, ihre Krankheitssymptome bei der Demonstrierung als schwerer darzustellen; ihr ganzes Benehmen spricht für den psychogenen Ursprung des Leidens, obwohl die organische Beimischung auf den ersten Blick nicht auszuschliessen ist.

Salgó hält das Krankheitsbild für organisch.

Pándy spricht sich für die hysterische Natur aus; wäre Tetanus vorhanden, so müsste die Kranke fiebern und eine gesteigerte Muskelerregbarkeit bestehen.

v. Sarbó würde sich ganz für die hysterische Natur des Falles aussprechen mit Rücksicht auf die Kontraktur der rechten Gesichtshälfte, und nur der Peitschenhieb macht den Fall zu einem zweifelhaften.

Schaffer (Schlusswort) schliesst sich der Meinung Donath's an, dass die Art des Entstehens durch einen Peitschenhieb entschieden für die Möglichkeit des Tetanus spreche; eine hysterische Superposition ist aber nicht auszuschliessen.

Pándy demonstriert drei Fälle von frühzeitigen Gehirndefekten. Das erste Gehirn stammt von einem 56 jährigen Manne mit angeborener rechtsseitiger Hemiparese; bei der Autopsie wird ein porencephalischer Defekt der rechten Inselpartie gefunden, welcher von einer Atrophie der rechten Hemisphäre und Kleinhirnhemisphäre begleitet ist; Aplasie der linken Pyramide. II. 16 jähriger Junge, seit seinem neunten Monate krank, hat nie sprechen gekonnt, epileptische Anfälle, rechte Körperhälfte schwächer entwickelt. Anat. Befund: Linke Grosshirnhemisphäre bedeutend kleiner, am linken lobus frontalis meningeale Veränderungen, linke Pyramide schwächer entwickelt, erweiterter Ventrikel links, fast gänzlich mangelnde intrahemisphärale Associationsfasern. III. 19 jähriger idiotisch Epileptiker; linke Hemisphäre kleiner, ebenda Mikrogyrie: Vertiefung am linken Gyrus angularis, konfluierende porencephalitische Herde, Encephalomalacie, fast vollkommen fehlende intrahemisphärale Fasern. Diskussion, Schaffer, Salgó, Minnich.

Jacobi: Ueber die Aetiolgie der Tetanie mit Rücksicht auf die Schilddrüse. In seinem Vortrage, welcher in deutscher Sprache bereits erschienen ist, versucht J. nachzuweisen, dass nicht bloss jene Fälle der Tetanie, welche nach Schilddrüsenoperationen auftreten, mit der Schilddrüse in Zusammenhang stehen, sondern dieser Zusammenhang auch für jene Fälle anzunehmen sei, welche in Verbindung mit anderen Nervenleiden, dann bei den Graviden und bei den Säugenden auftreten. Diskussion: Donath, Ranschburg, Konrád.

Sitzung vom 21. Mai 1906.

Schaffer berichtet über den weiteren Verlauf des in der vorigen Sitzung vorgestellten Falles von Kopftetanus. Die fortgesetzte Beobachtung hat ergeben, dass es sich bei der Patientin um einen typischen Fall des sog. tetanus bulbaris s. hydrophobicus handelt. Die traumatische Aetiologie, die Verletzung mit der zur Tetanusinfektion überaus geeigneten Peitsche, die Gesichtslähmung an der Seite der Verletzung, die Kontraktur der anderen Gesichtsseite (halbseitige facies tetanica), der Trismus, die Schling- und Atmungskrämpfe lassen keinen Zweifel übrig an der tetanischen Natur des Falles. Inzwischen wurde das an der Stelle der Verletzung befindliche Infiltrat operativ entfernt, worauf nach zwei Tagen die Krämpfe nachliessen, und auf Chloral Schlaf eintrat. Trismus besteht derzeit noch, so dass die Nahrungsaufnahme per os unmöglich ist. Aus dem excindierten Stücke wurden zwei Inoculationsversuche gemacht, doch mit negativem Resultate.

Hollós demonstriert einen Fall von Pseudodelirium tremens. Der

Kranke steht derzeit zum dritten Male in Anstaltsbehandlung. Erste Aufnahme 1896 mit typischen Zeichen von Delirium tr., welches in vollständige Heilung überging. Nach 6 Jahren alkoholische Psychose, Heilung in einem Monat. Dritte Aufnahme März 1906. Pat. ist belastet, war vor Jahren Päderast; vor 26 Jahren Lues, vor 3 Jahren sekundäre Erscheinungen, welche unter spezifischer Behandlung schwanden; früher übermässiger Alkoholgenuss. Laut dem Aufnahmezeugnis hat Pat. seinen Arm selbst zerbissen, ist verstört, hat Zoopsien und hört Stimmen. Der Begleiter des Kranken gab an, dass er sich am Morgen den Arm mit einem Messer mehrfach verletzte. Pat. selbst gibt an, dass er schlecht schlafe, menschliche Stimmen höre, und dass ein Bär seinen Arm zerfleischt habe. Pupillen eng, prompte Lichtreaktion mit geringer Zusammenziehung; normale Accomodationsreaktion; Facialis r. paretisch, Tremor der Hände; Stimme, Erscheinung, gedunsenes Gesicht erinnern an Alkoholkranke. Mit Rücksicht auf die früheren Erkrankungen und auf den körperlichen und psychischen Zustand wurde ein Alkoholdelirium supponiert. Die genauere Untersuchung des verletzten Armes ergab aber einen eigenartigen Befund. Am oberen Teile des Biceps waren die blutunterlaufenen Abdrücke von drei Krallen sichtbar, deren jede durch die Spur eines spitzen Nagelabdruckes abgeschlossen war. In der Mitte des Armes befinden sich tiefe Risswunden, am Unterarme und an dem Handrücken wieder mehrere Stich- und Schnittwunden. Die Verletzungen sahen so aus, als ob sie durch eine tierische Tatze und Krallen hervorgerufen worden wären. Ueberdies betonte Pat. fortwährend, dass seine Verletzungen von einem Bären herrühren, weshalb eine darauf bezügliche Anfrage an die Direktion des zoologischen Gartens erging. Von derselben wurde die Aufklärung erteilt, dass am Tage vor der Einbringung des Kranken, bereits nach Sperrung des zoologischen Gartens, ein Mann Einlass begehrte, direkt zum Bärenkäfig ging, und dort — bevor ihn der Wärter daran verhindern konnte — seinen Arm durch das Gitter streckte, welcher von einem Bären zerfleischt wurde; nachdem ihn die Wärter befreiten, verliess der Unbekannte schleunigst den Tiergarten.

Auf diese Weise verloren die Zoopsien des Pat. ihren halluzinatorischen Charakter, und auch der psychische Zustand des Kranken liess nicht annehmen, dass derselbe unter dem Einflusse seiner Zoopsien sich in den Tiergarten begeben hätte. Alle Umstände liessen somit annehmen, dass sich unter dem Bilde einer zeitweisen alkoholischen Geistesstörung eigentlich eine andere psychische Erkrankung verberge. Bald darauf begann Pat. unsinnige Grössenwahnideen zu äussern: er sei ein allmächtiger Gebieter, spreche in allen Sprachen, er wäre der vorzüglichste Arzt etc. Die weiteren Nachforschungen ergaben, dass Pat. 1903 in einer anderen Anstalt interniert war, wo er analoge Wahnideen hatte. Mit Rücksicht auf das geschilderte Krankheitsbild, auf die wechselnde Stimmung, auf die zunehmende Demenz und auf die vorausgegangene Lues folgert Vortr., dass Pat. an einer Paralyse von abnormem Verlauf und ungewohnter Dauer leide.

Diskussion.

Moravcsik hat den Pat. in seiner Abteilung längere Zeit beobachtet, anfangs eine Paralyse, später jedoch eine alkoholische Paranoia angenommen. Die Diagnose einer atypischen Paralyse sei keinesfalls einwandsfrei; akute psychische Explosionen kommen bei dem Pat. vor; M. ist der Ansicht, dass es sich um eine kombinierte Psychose handle, unter deren ätiologischen Faktoren dem Alkohol eine bedeutende Rolle zufalle.

v. Sarbó vermisst somatische Ausfallserscheinungen und ist geneigt, dem Alkohol die Hauptrolle zuzuschreiben.

Hollós (Schlusswort) selbst misst der allgemein bestehenden Facialisparese keinen besonderen Wert zu; nach seiner Ansicht kann der Fall nur als langsam ablaufende progressive Paralyse gedeutet werden.

Pándy demonstriert „psychiatrische Seltenheiten". I. 58jähriger Mann, welcher vor 39 Jahren syphilitisch infiziert wurde; vor 27 Jahren erste Zeichen der progressiven Paralyse, wegen welcher Pat. nun schon seit 23 Jahren in Anstaltspflege steht. Seit Jahren unverändert dieselben Lähmungserscheinungen und unsinniger Grössenwahn. Vortr. verweist darauf, dass Kraepelin die längste Dauer der Paralyse mit 18 Jahren angibt. II. Der zweite Kranke ist ein katholischer weltlicher Priester, welcher an progressiver Paralyse leidet. Diese Erkrankung wird bei Priestern allgemein als Seltenheit bezeichnet, in der Anstalt Budapest-Lipótmező wurden in den letzten 38 Jahren 53 kath. Priester aufgenommen, unter welchen 16, also 30 %, an progressiver Paralyse litten. III. Ein Fall von Epilepsia tarda mit subkutanen Blutergüssen nach den Anfällen.

Konrád hält einen Vortrag über einen Fall von retrograder Amnesie. Nach Skizzierung der verschiedenen Formen der Amnesie schildert Vortr. folgenden Fall: Ein neuropathisch veranlagtes, erblich belastetes junges Mädchen erleidet einen heftigen psychischen Shok, bekommt Weinkrämpfe und motorische Agitationen, verfällt hierauf in einen neuntägigen Bewusstlosigkeitszustand, während der Dauer desselben täglich 4—5 hysterische Anfälle. Nach Rückkehr der Besinnung besteht Amnesie für die ganze Vergangenheit, Astasie und Abasie. Auf sensorischem Gebiete erstrecken sich die amnestischen Erscheinungen über den Rahmen einer Aphasie, zeigen auch Asymbolie, hingegen keine Spur einer motorischen Sprachstörung und intakte motorische Erscheinungen. Nach sechs Monaten Genesung, Pat. lernt Lesen, Schreiben, die ungarische Sprache (welche sie gänzlich vergessen hat), Rechnen, Singen, Stehen und Gehen und successive Restitution sämtlicher objektiver sensorischen Assoziationen. Vortr. erblickt in dem pathologischen Prozess eine Störung des Kraft- und Stoffwechsels und erklärt die einzelnen Symptome mit Hilfe der Lipps-Vogt'schen Theorie. Nach Rückkehr der Besinnung täglich auftretende Halluzinationen; dieselben bestehen in Hören solcher Worte, für welche sensorische Aphasie und Asymbolie bestanden haben. Hieraus, sowie aus dem Umstande, dass die Patientin ständig Stimmen hörte, aber die einzelnen Worte nicht immer zu unterscheiden vermochte, folgert Vortr., dass der Ausgangspunkt des pathologischen Reizes nicht bloss in den Erinnerungszellen besteht, sondern es muss auch angenommen werden, dass bei gewissen Formen der Halluzinationen auch die Perzeptionszellen sich in primärem oder parallelem Reizzustande befinden.

Diskussion: Moravcsik, Ferenczi, Ranschburg, Konrád.

Psychiatrischer Verein zu Berlin.

Bericht von Dr. **Max Edel** (Charlottenburg).

Sitzung vom 19. Januar 1907.

van Vleuten: Einseitige motorische Apraxie. (Demonstration von Frontalschnitten.)

Der Vortragende berichtete über einen Fall von linksseitiger motorischer Apraxie bei einem Tumor, der in langgestreckt zylindrischer Form der ganzen linken Balkenseite anliegend, den linken Gyrus fornicatus, Teile des medianen Stirnhirns und besonders den Balken selbst fast in seiner ganzen Ausdehnung zerstört hatte, ohne jedoch weder klinisch noch anatomisch erheblichere Drucksymptome hervorzurufen. Die Hirnrinde sowie, abgesehen von medianen Stirnhirnpartien, auch das Mark waren überall verschont, wie an einer grösseren Anzahl von Frontalschnitten demonstriert wurde. Nach einer Skizzierung der Entwicklung der klinischen Erscheinungen wurde der Fall mit den bisher veröffentlichten anatomischen Befunden bei Apraxie verglichen und unter anderem hervorgehoben, dass das Lehrreiche des Falles besonders darin liege, dass eine Dyspraxie der linken Hand aufgetreten sei bei einem Herd, der, summarisch gesagt, nur Balkenfasern zerstört habe. Weder sei das Sensomotorium der linken Hemisphäre im Geringsten betroffen, noch sei die Rinde oder das Mark vom Scheitelschläfen-Hinterhauptalappen irgendwo ausser Funktion gesetzt.

Die in Liepmann's Arbeit „Die linke Hemisphäre und das Handeln" ausgesprochene Annahme, dass eine Balkenunterbrechung ohne Schädigung der rechten Seite linksseitige Apraxie hervorbringen könne, werde durch den demonstrierten Befund in überzeugender Weise bestätigt.

Eine eingehende Veröffentlichung des klinischen und anatomischen Befundes wird in der Allgemeinen Zeitschrift für Psychiatrie, Heft 2, erscheinen.

(Eigenbericht.)

Diskussion.

Liepmann: Der Fall hat nach drei Richtungen Bedeutung: 1. Zeigt er wieder die Unzulänglichkeit der auf sich selbst gestellten rechten Hemisphäre; 2. beweist er, dass Dyspraxie ohne Verlust der „Begriffe der Zweckbewegungen", ja selbst ohne Dissoziation der durch diesen Begriff zusammengefassten Teilglieder zustande kommen kann. Dass die blosse Unterbrechung der Balkenleitung bei erhaltener linker und rechter Hemisphäre zur Dyspraxie der linken Hand genügen kann. Er ist daher eine starke Stütze für meine Annahme, dass bei Läsion der linken Hemisphäre etwa im Mark die Schädigung der hier gemischt mit Projektionsfasern gelegenen Balkenfasern eine wesentliche Rolle für die linksseitige Dyspraxie spielen; 3. beweist er die Funktion des Balkens, welche immer angenommen, aber nie einwandfrei erwiesen wurde.

(Eigenbericht.)

Diskussion über den Vortrag des Herrn **Reich**: Ueber Alogie.

Liepmann: Fälle, wie den vorliegenden, sieht der Psychiater, wenn auch nicht in gleicher Reinheit, oft, nur dass sie meist nicht so gut analysiert, sondern in die Rumpelkammer der Demenz geworfen würden. L. teilt die Bedenken des Vortr. nicht, hier von transkortikaler Aphasie im Sinne Wernicke's zu sprechen. Wenn das Nachsprechen erhalten sei und Verständnis oder Erzeugung von Sprachäusserungen nur durch die gestörte Beziehung vom Wort zum Begriff leide, so liegt, ob nun die Verbindungen unterbrochen oder die Begriffe selbst gestört gedacht würden, eine transkortikale Aphasie in Wernicke's Sinne vor. Man könne eher darüber diskutieren, ob eine solche Störung den Namen „Aphasie“ verdiene, was aber auf einen Wortstreit hinausliefe, als ob sie „transkortikal“ sei. Freud hat die vorliegende Sprachstörung „agnostische“ Aphasie genannt. L. glaubt, dass Reich's Alogie identisch sei mit dem, was man bisher Dissoziation der Begriffe genannt hat; die Störung wäre also eine dissoziative Asymbolie, das, was Wernicke Asymbolie durch Störung der sekundären Identifikation genannt hat. Es ist das nicht eine blosse Frage des geeigneteren Wortes, sondern es ist von Wert für die Verständigung, dass Tatbestände, unter die schon eingeführten Begriffe untergebracht, mindestens zu ihm in Beziehung gesetzt werden. Dass nun in dem Falle Reich's die Einzelerinnerungsbilder erhalten und nur ihre Assoziation zum Begriff aufgehoben sei, dürfte sich bei der Universalität der Störung, durch welche alle Pforten der Verständigung verschlossen waren, nicht erweisen lassen; insbesondere nicht aus der fehlenden Ratlosigkeit und dem erhaltenen Sortieren. Indes verleiht das Fehlen aller Herdsymptome der Annahme, dass wenigstens vorwiegend die Verknüpfungen gelitten haben, eine gewisse Wahrscheinlichkeit.

Das Bild, das die Oberfläche des Gehirns darbietet, erfüllte nun allerdings in überraschender Weise das aus der klinischen Analyse gewonnene Postulat, wenn man die Flechsig'sche Lehre von den Assoziationszentren zugrunde legt. Ganz vollständig ist die Uebereinstimmung der atrophierten Partien mit den Assoziationszentren allerdings nicht, da die hier gut erhaltene Konvexität des Hinterhauptlappens von Flechsig zu den Assoziationszentren gerechnet wird. Aber immerhin ist die Uebereinstimmung weitgehend. Allerdings verlegt Flechsig auch die einzelsinnlichen Erinnerungsbilder zum grossen Teil in die Assoziationszentren.

Man muss sich nun aber fragen, ob der Befund sich nicht auch ohne die Annahme der Assoziationszentren mit dem klinischen Bild vereinigen lässt. Auch von denen, welche nicht so grosse Gebiete der Rinde ganz ausschliesslich der Assoziation dienen lassen, wie Flechsig, müsse in diesem Falle postuliert werden, dass das Broca'sche Zentrum, die Zentralwindungen, der hintere Teil der ersten Schläfenwindung, die Calcarinagegend und wegen der Erhaltung der Formerkennung die Konvexität des Hinterhauptlappens erhalten, dagegen das grosse Gebiet zwischen diesen Zentren, die Parieto-occipitalgegend und der Rest des Schläfenlappens, befallen sein müsse, weil hier die Verbindungsbahnen zwischen Hör-, Seh-, Tastzentrum usw. gelegen sind. Also auch nach dieser Auffassung wäre die Läsion im grossen und ganzen ähnlich zu lokalisieren, nur dass das Hauptgewicht auf die Atrophie des weissen Markes, nicht auf die der Rinde zu legen wäre. Hierüber können wir aber nach der blossen Kenntnis von der Oberflächenkonfiguration des Gehirnes noch nichts entscheiden. Allerdings würde bei der zweiten Deutung die Stirnhirnatrophie nicht zur Erklärung herbeigezogen. L. möchte aus dem äusseren Bilde der Atrophie in einem Falle nicht zu schwer wiegende prinzipielle Schlüsse gezogen haben. Haben wir einen scharf umschriebenen klinischen Ausfall und dann eine sehr auffällige Atrophie eines begrenzten Gehirnbezirkes, so dürfte es berechtigt sein, beides in Beziehung zu setzen. Mit dem grösseren Umfang der klinischen Störung und der grösseren Ausdehnung der Atrophie wachse die Gefahr des Irrtums. L. zeigt Photographien von Gehirnen, in denen sich bei ähnlichem klinischen Bilde wie im vorliegenden Fall eine andere Ausdehnung des atrophischen Prozesses fand. L. will damit nur auf die Schwierigkeiten hingewiesen haben, die aus den Grenzen unseres derzeitigen Wissens für derartige prinzipielle Schlussfolgerungen erwachsen, will aber durchaus die Berechtigung des Versuches nicht antasten, den Fall unter den durch Flechsig's Lehre gegebenen Gesichtspunkten zu verstehen. Nur so kommen wir in der Gehirnpathologie weiter.

Wenn auch die Entscheidung der Grundfragen nicht nach diesem einen Fall getroffen werden kann, so gehöre er doch zu jener Elite von Fällen, aus deren Gesamtheit Gesetzmässigkeiten abgeleitet werden können. Bemerkenswert sei auch, dass hier ein Prozess, der ganz vorwiegend die linke Hemisphäre betroffen hat, einen so tiefen geistigen Verfall bewirkt hat. (Eigenbericht.)

Moeli betont, dass der beobachtete Wechsel der Erscheinungen bei der klinischen Prüfung zu schwankenden Ergebnissen geführt habe. Auffällig war ihm, dass es dem Kranken gelang, bestimmte Gegenstände, deren Erkenntnis vorzugsweise durch die Form gegeben war, voneinander zu trennen, zu sortieren, runde, eckige Plättchen usw., also eine Operation vorzunehmen, bei der eine Tätigkeit relativ aufeinander liegender Gehirnbezirke vorausgesetzt werden muss. Die Aehnlichkeit in dieser Hinsicht festzustellen, gelang dem Kranken verhältnismässig leichter, als die Erkennung von anderen Gegenständen. So sicher auch die beiden Herren darüber übereinstimmen, dass die Unterbrechung der Verbindung für die Unterbrechung der Tätigkeit schuldig zu machen ist, so bleiben uns viele Fragen übrig und namentlich wäre es sehr erwünscht, wenn Fälle kämen, bei denen die Ausdehnung der Atrophie eine wesentlich geringere wie in diesem Falle wäre. Denn mit der Ausdehnung wachse die Beteiligung des Gehirns über die Bezirke hinaus, die hier als deutlich verändert erscheinen.

Reich freut sich, dass die klinischen wie anatomischen Erscheinungen des Falles Anerkennung gefunden haben; im wesentlichen der Punkt, dass wir hier tatsächlich eine Störung haben, bei welcher es sich darum handelt, dass, trotzdem die einzelnen kortikalen Regionen anscheinend erhalten sind, durch eine Störung in den Verbindungen dieser kortikalen Zentren eine schwere Störung des Erkennens hervorgerufen ist. Schwankungen waren wohl nachweisbar, aber durch lange Beschäftigung mit dem Kranken liessen sich die Ergebnisse mit Sicherheit erbringen. Vortr. erörtert ausführlich, warum er es für nötig befunden hat, den neuen Namen Alogie anzuwenden, während Liepmann die Bezeichnung dissoziative Asymbolie für diesen Fall vorgeschlagen habe. Er bezweifle nicht, dass es sich hier um einen dissoziativen Prozess handle. Er glaubte aber, dass diese Störung, welche sich von manchen dissoziativen Assoziationsstörungen sehr erheblich unterscheide, als etwas besonderes hervorgehoben zu werden verdiene, hauptsächlich aber, weil es sich bei der transkortikalen Aphasie von Wernicke, einer Bezeichnung, die bisher für ähnliche Bilder gewählt wurde, um Herde handelte. Ihm liege daran, darzutun, dass es Fälle von Atrophien gibt, bei denen die Störung des Erkennens und der Sprache eine durchaus gemeinsame ist und einerseits die asymbolische Störung die Sprachstörung bedingt, andererseits die Sprachstörung mit der Asymbolie in Beziehung steht. Den Heubner'schen Fall sehe er nicht als beweisend für die Flechsig'sche Assoziationslehre an. In manchen anderen

Fällen fänden sich Andeutungen von aphasischen und asymbolischen (apraktischen) Störungen. Nicht jeder Fall gehöre zu diesen Fällen von systematischer Atrophie. Moeli's Bemerkung, es wäre wesentlich, Fälle zu beobachten, bei denen die Atrophie eine gringere wäre, sei von Interesse. Hier bestand ein Vorteil darin, dass die Störungen sehr intensiv und mit Händen zu greifen waren. Der Fall lege die Annahme nahe, dass die Begriffsbildung im wesentlichen eine Eigenschaft der linken Hemisphäre sei, während die rechte daran wenig oder gar keinen Anteil nehme.

Moeli erwähnt noch die Möglichkeit, dass derartige Störungen durch eine Atrophie ausserhalb des Rindenbezirks, durch eine Erweichung des Marklagers zustande kämen und fragt, ob Unterschiede etwa in der Entwicklung der Fälle, durch welche man beide Erkrankungen auseinanderhalten könne, vorkämen.

Reich bemerkt, dass Schlaganfälle im Verlauf der Erkrankung auf Erweichungsprozesse hinwiesen. In seinem Fall wären niemals Schlaganfälle aufgetreten.

Liepmann hält die Untersuchung des Gehirnstammes auf etwaige Degenerationen in diesem Falle für sehr wichtig für die Flechsig'sche Lehre.

Juliusburger: Zur Behandlung der forensischen Alkoholisten, ein Beitrag zur Kritik des § 51.

Der Vortragende weist auf die verschiedene Beurteilung hin, welche die forensischen Alkoholisten erfahren; hohe Bestrafung einerseits, Freispruch andererseits kennzeichnen die Situation. J. geht dann zur Kritik des § 51 über. Die Lehre von der Willensfreiheit ist ein unhaltbares Dogma, sie hat keine Daseinsberechtigung in der Wissenschaft, ebensowenig darf sie für unsere praktischen Massnahmen in Frage kommen. An die Stelle der moralischen Verantwortlichkeit des Individuums im überlieferten Sinne hat vom evolutionistischen Standpunkte aus die soziale Inanspruchnahme des Individuums von seiten der Gesellschaft zu treten. Der Sinn des gesellschaftlichen Lebens liegt im Willen zur Entwicklung; die Gesellschaft hat die Aufgabe, die Individuen zu verhindern, die Entwicklung zu stören, in den Individuen etwaige Fähigkeiten zur Entwicklung zu fördern. Man soll die Frage „Geisteskrank oder nicht?" völlig bei Seite lassen, vielmehr untersuchen, welche soziale Funktion ist gestört, worin liegt die psychologische und soziale Quelle dieser Funktionsstörung? Danach ist die Behandlung der jeweiligen Individualität entsprechend zu gestalten. J. verlangt keinerlei Bestrafung, aber auch keinen Freispruch. Die forensischen Alkoholisten sind in Spezialanstalten oder in ihrer Ermangelung in Irrenanstalten unterzubringen. Die Dauer des Aufenthaltes hat abzuhängen von dem Umstande, inwieweit das Individuum eine Gewähr zur abstinenten Lebensweise gibt. Die bisherige Behandlung der Alkoholisten ist unzulänglich. Das Prinzip der sogenannten Trinkerrettungsvereine muss in die Heilanstalten übernommen werden; so werden auch die Individuen zum notwendigen Anschlusse an Enthaltsamkeitsvereine vorgebildet werden können. Die Polizeiaufsicht hat wegzufallen und dafür soll die Kontrolle durch die Wohlfahrtsvereine ausgeübt werden. Nicht die Polizei, sondern allein ärztliche Sachverständige sollen über die Dauer des Aufenthaltes in der Anstalt bestimmen.

(Eigenbericht.)

III. Bibliographie.

Arnold Klein: Die modernen Theorien über das allgemeine Verhältnis von Leib und Seele. Breslau 1906. Koebner VI, 97 S.

Das Buch verdankt sein Entstehen einer Preisaufgabe der Breslauer philosophischen Fakultät. Es ist in seiner ursprünglichen Form Ende 1902 vorgelegt und im Januar 1903 prämiiert worden. Im gleichen Monat erschien Busse's „Geist und Körper", darin nach der Ansicht vieler der Parallelismus endgültig abgetan worden ist. Hauptsächlich mit Rücksicht auf dieses, ja zweifellos hochbedeutende Werk hat dann der Verfasser seine Arbeit vor der Drucklegung noch einmal umgearbeitet.

Dass nun trotz Busse der Parallelismus nicht daran denkt, sich überwunden zu geben, beweist Eisler's neueste Arbeit „Leib und Seele", die, ausdrücklich zur Widerlegung von Busse geschrieben, ungefähr gleichzeitig mit der Klein'schen Broschüre erschienen ist. Klein selbst vermeidet eine entschiedene Stellungnahme. Er trägt an der Hand einzelner Vertreter, zum Beispiel Wundt, Jodl, Heymanns, die verschiedenen parallelitischen Lehrsysteme vor, der Darstellung folgt stets eine möglichst unparteiisch gehaltene Kritik. Eine ernsthafte Schwierigkeit findet er dabei für den konsequenten, idealistischen Parallelismus nur in dem Problem von der Einheit des Bewusstseins. Ebenso objektiv werden darauf die Gründe wiedergegeben, die von Anhängern der Wechselwirkung für ihre Hypothese vorgebracht sind. Das endliche Resultat ist ein Non liquet: „Die Vorteile des Parallelismus liegen auf der empirischen Seite des Problems, die der Wechselwirkungstheorie auf der metaphysischen Seite." „Adhuc sub iudice lis est". (S. 95.)

Bei der vorsichtig abwägenden Art des Verfassers ist es schwer zu entscheiden, welcher der streitenden Parteien er im Grunde seines Herzens nun eigentlich zuneigt. Glaubt man es zunächst mit einem überzeugten Anhänger des Parallelismus zu tun zu haben, so wird man stutzig, wenn man an das Kapitel von der geschlossenen Naturkausalität kommt. Hier liest man: „Die Gegner der geschlossenen Naturkausalität behaupten nur, dass an gewissen Punkten, im Gehirn, ausserphysikalische Einflüsse sich geltend machen; sie nehmen dabei an, dass das Gehirn ein von der Natur eigens zu diesem Zweck konstruiertes Organ ist; es lässt sich also gar nicht einsehen, wie die Naturwissenschaft durch die Annahme einer Wechselwirkung unmöglich würde." (S. 78.) Nun wird man aber doch der Natur unmöglich die Fähigkeit zuschreiben können, von sich aus etwas Ausserphysikalisches empfinden und auf es reagieren zu können; der Satz fordert also als Ergänzung notwendig ein aktives, spirituelles Prinzip, mit anderen Worten einen dualistischen Theismus etwa im Sinne Külpe's oder Reinke's. Ueber die Berechtigung dieser Ansicht ist hier nicht der Ort zu streiten, auch kann ich natürlich nicht sagen, ob Klein nur aus Vorsicht diese Konsequenz nicht zieht, verstehe aber nicht recht, warum er dann noch dem Parallelismus zum Vorwurf macht, er zwinge gleichsam eine idealistische Erkenntnistheorie auf; jedenfalls führt doch nach ihm die Wechselwirkung so gut auf Metaphysik wie der Parallelismus.

Meines Erachtens zeigt auch Klein's unparteiische Darstellung nur wieder, dass, soweit sie nicht das Psychische zum gänzlich bedeutungslosen „Epiphänomen“ machen wollen, alle Vertreter der Wechselwirkung gezwungen sind, am Energiegesetz herumzudeuteln, es sei denn, dass sie das Psychische selbst als Energieform auffassen. Das erstere ist ein gefährliches Spiel und nur geeignet, die Philosophie in den Augen der Naturforscher zu diskreditieren, das letztere kommt am Ende hinaus auf das verpönte: „Denken ist Bewegung“ — oder wenigstens ein Aequivalent der Bewegung —, ein Satz, der nach Paulsen nur wegen seiner Absurdität unwiderleglich ist.

Der Gedankengang und die Sprache Klein's sind klar und durchsichtig, die Literaturangaben beschränken sich in rühmenswerter Weise auf das Notwendigste. Beide Eigenschaften machen das Buch zur Einführung in die strittigen Fragen besonders geeignet. Adolf Hoppe (Pfullingen).

P. J. Möbius: Die Basedow'sche Krankheit. Zweite vermehrte Auflage. 155 S. Wien, Alfred Hoelder 1906.

Der leider uns zu früh entrissene Möbius gilt mit Recht für einen vorzüglichen Kenner der Basedow'schen Krankheit. Eine Bearbeitung dieses Themas aus seiner Feder, zumal wenn sie in zweiter Auflage vorliegt, bedarf keines weiteren empfehlenden Hinweises. Während in seinen bisherigen Schriften über dieses Thema Möbius in zu fanatischer Weise den Standpunkt von einem ausschliesslich thyreogenen Ursprung der Krankheit vertrat, scheint er in dieser seiner neuesten Bearbeitung etwas zurückgesteckt zu haben, insofern er jetzt die Möglichkeit eines „primären“ Morbus Basedowii nicht mehr in Abrede stellt. Dementsprechend fällt sein Urteil über die operative Behandlung der Krankheit auch gemässigter aus. „Es ist ohne weiteres zuzugeben, dass die Chirurgen viel häufiger der sekundären als der primären Basedow'schen Krankheit gegenüber gestanden haben. Je genauer man die Berichte prüft, umsomehr Fälle von sekundärer Basedow'scher Krankheit findet man, und man sieht, dass zuweilen auch da, wo primäre Basedow'sche Krankheit zu bestehen schien, die Operation selbst ältere Kropfformationen nachwies. Es kann ja auch gar nicht anders sein, denn die sekundäre Krankheit ist überhaupt häufiger als die primäre; bei jener aber kommen eher harte und grosse Kröpfe vor, und ein Chirurg wird sich leichter zur Operation entschliessen, wenn lokale Indikationen bestehen.“ Wunder nimmt es mich, dass Möbius noch so energisch für eine Serumbehandlung der Krankheit eintritt, nachdem doch auch verschiedene Misserfolge und öfters keine anderen Resultate als eine Besserung des Allgemeinbefindens, wie sie ja auch nach anderen Heilmethoden wohl selten ausbleiben, zu verzeichnen waren. Misserfolge auf der einen und glänzende Erfolge auf der andern Seite bei den verschiedensten Heilmethoden legen immer wieder die Vermutung nahe, dass der Basedow'schen Krankheit keine einheitliche Ursache zugrunde liegt, sondern dass es sich nur um einen Symptomenkomplex dabei handelt. Je mehr ich mich mit dieser Krankheit beschäftige — und dies ist schon seit mehr als 10 Jahren der Fall — um so mehr komme ich zu der Ueberzeugung „non liquet“. Auch die vorliegende Studie hat mich nicht eines besseren belehrt.

Eine Literaturübersicht über mehr als 1200 Arbeiten ist der fleissigen Arbeit beigegeben. Buschan (Stettin).

Karl Diem (Wien): Schwimmende Sanatorien. Eine klimatotherapeutische Studie. Unter technischer Mitarbeit von Ernst

Kagerbauer. Zwei Schiffspläne. Leipzig und Wien, Franz Deuticke 1907. 110 S. Preis 4 Mark.

Dass der Aufenthalt an der See, zumal an einem warmen und windgeschützten Orte, ein ideales Heilmittel für eine ganze Reihe von Leiden darstellt, bedarf keines weiteren Beweises. Von diesem Gesichtspunkte aus erscheint die Idee, die schon öfters angeregt worden ist, vom Verfasser aber zum ersten Male in bestimmte Formen gebracht wird, nämlich Schiffssanatorien zu bauen, d. h. grosse Schiffe, welche als Kuranstalten eingerichtet sind, sehr praktisch. Die gebräuchlichen Schiffsgattungen entsprechen, wie er zeigt, keineswegs den Zwecken einer Kuranstalt für wirkliche Kranke. Im Verein mit dem österreichischen Schiffsbauingenieur Ernst Kagerbauer hat er daher ein Projekt ausgearbeitet, das bezüglich des Baues und der Einrichtung den idealen Anforderungen eines Kurhauses vom hygienischen und praktischen Standpunkte aus vollkommen entsprechen dürfte. Es handelt sich um ein Schiff von 123 m Länge, 15 m grösster Breite in der Wasserlinie und 513 cm Tiefgang mit einem Deplacement von zirka 5000 Tonnen, das für 211 Kranke eingerichtet sein soll. Der Stab setzt sich zusammen aus einem Chefarzt, der verständiger Weise auch der Kommandant des Schiffes sein muss, einem Kapitän, drei Schiffsoffizieren, vier Aerzten, einem Apotheker, einem Zahlmeister, sechs Maschinisten und einem Photographen. Die Mannschaft soll aus 147 Köpfen bestehen. Bezüglich seiner inneren Einrichtung entspricht dieses schwimmende Sanatorium durchaus dem Komfort eines modernen Dampfers. Natürlich fehlen auch nicht die Einrichtungen einer Kuranstalt, wie Operationsraum, Verbandzimmer, Laboratorium, Saal für hydrotherapeutische Prozeduren, für Zanderapparate, für Elektrotherapie und Massage, Einzelbadekabinen, solche für Mineralbäder u. a. m. Hinsichtlich der Einzelheiten, sowie der Verteilung der Räume sei auf das betreffende Kapitel (S. 26—37) und die beiden Schiffspläne verwiesen

Einen weiten Raum (S. 38—93) nimmt die Schilderung der „Passagiere des Kurschiffes", d. h. der Krankheiten, ein, welche sich für dasselbe eignen. Abgesehen von einigen wenigen Leiden, bei denen Gegenindikation für den Besuch eines schwimmenden Sanatoriums auf der Hand liegt, vermissen wir wohl keine Krankheit, die nicht auf das Kurschiff gehört. Verfasser verfällt in seiner weitgehenden Begeisterung für seine Idee zu leicht in das Extrem, den Aufenthalt auf einem schwimmenden Sanatorium als das alleinige Heilmittel hinzustellen, zumeist auf Kosten der übrigen Heilmethoden, im besonderen des Gebirgsaufenthaltes. Liest man ein Werk über die hohe Bedeutung des Höhenklimas, dann wird man des geraden Gegenteils belehrt; in diesem werden wieder die Schattenseiten des Seeaufenthaltes betont werden. Die Wahrheit liegt, wie immer, auch hier in der Mitte. Eins eignet sich nicht für alle, der eine Fall mehr für Höhenluft, der andere, trotz derselben Krankheit, mehr für Seeluft. Das ist eben die ärztliche Kunst, zu individualisieren.

Darin stimmen wir dem Verfasser vollständig überein, dass von den europäischen Küsten für die von ihm gedachten Zwecke nur die östliche Küste der Adria, also Istrien und Dalmatien, in Betracht kommen können; Klima und Vegetation sind hier die denkbar günstigsten.

Mögen wir recht bald etwas von der Verwirklichung dieses grossartig angelegten Unternehmens hören!

Buschan (Stettin).

Friedrich R. Beck (Würzburg): Eine Methode zur Bestimmung des Schädelinhaltes und Hirngewichtes am Lebenden und ihre Beziehungen zum Kopfumfang. (Zeitschrift für Morphol. u. Anthropol. Bd. X. Heft 1. S. 122—144. 1906.)

Den Anlass zu vorliegender Arbeit gaben die Untersuchungen von Eperich und Löwenfeld über die Beziehungen des Kopfumfanges zur Körperlänge und zur geistigen Entwicklung (vergl. dieses Centralbl. 1905, S. 726). Beck ist der Frage näher getreten, inwieweit man überhaupt aus dem Kopfumfang am Lebenden auf dessen Schädelkapazität und Hirngewicht schliessen darf; seine Untersuchungen gründen sich auf 200 nach der Rieger'schen Methode aufgenommene Kephalogramme. Er kommt zu folgenden Resultaten: 1. Bei einer Zunahme des Kopfumfanges um 10 mm wächst der mittlere Schädelinhalt um 45 ccm, das entsprechende Hirngewicht um 40 gr. 2. Derselbe Schädelinhalt und entsprechend dasselbe Hirngewicht kann sich auch in Köpfen finden, die hinsichtlich ihres Umfanges eine Differenz bis zu 40 mm aufweisen können. 3. Bei demselben Kopfumfange kann der Schädelinhalt um 150 ccm, das Hirngewicht um 135 gr schwanken. Ein Schluss aus dem Kopfumfange allein auf das dazu gehörige Hirngewicht ist nur möglich mit einer Fehlerquelle von 5 bis 6 %.

Allerdings darf bei diesen Resultaten nicht vergessen werden, dass die mutmassliche Schädelkapazität und das entsprechende Hirngewicht nicht durchweg genau mit der faktischen Schädelkapazität übereinstimmen. Die weitere (in der Arbeit von Beck nicht erörterte) Frage wird demnach sein: Wie verhält sich die mutmassliche Schädelkapazität zur faktischen? Und welche Fehlerquellen sind hier möglich? bezw. wie sind sie vermeidbar? Diese und andere sich aus den Kephalogrammen Rieger's ergebenden Fragen sollen in einer Anzahl weiterer Arbeiten aus der Würzburger Klinik beantwortet werden.

Im ersten Teil seiner Arbeit hat Beck Anlass genommen, die Methode der Kephalographie Rieger's, welche seit dessen Beschreibung (1885, Gustav Fischer) mancherlei Aenderungen und Vereinfachungen erfahren hat, nochmals kurz auseinander zu setzen. Zwei Horizontal-, eine Sagittal- und drei Frontalebenen werden auf dem Kopf festgelegt und in gleicher Grösse auf das Papier gebracht. Die entsprechenden sechs Flächen werden planimetriert, die gefundene Summenzahl der qcm mit der empirisch gefundenen Zahl 1,5 bestimmt. Dies ist die mutmassliche Schädelkapazität. Zieht man 10 % von derselben ab, so ergibt sich das mutmassliche Hirngewicht.

M. Reichardt (Würzburg).

Magalhaes Lemos (Porto): Perte de la vision mentale des objects dans la melancholie anxieuse. Paris 1906. 27 Seiten.

Eine 36 jährige Hysterica erkrankt im Wochenbett an einer typischen Angstmelancholie, in deren Verlauf sich ein sonderbares, scharf umgrenztes hysterisches Phänomen entwickelt: die Kranke bemerkt, dass sie die visuelle Erinnerungsfähigkeit verloren hat. Sie sieht und erkennt alles, erinnert sich scharf aller Erlebnisse, aber ist ausser Stande, sich irgend einen noch so bekannten Gegenstand visuell vorzustellen. „Ich erinnere mich genau meines Mannes, weiss, wie er sich kleidet, wie er den Bart und das Haar trägt, aber kann es mir nicht vorstellen". „Ich habe 6 Kinder, 3 Knaben und 3 Mädchen, sie heissen so und so,' sind so und so alt; ich weiss z. B., dass mein Antoine ein kleines Gesicht hat, das von blonden Locken, die bis auf die Schultern fallen, umrahmt ist; aber, obwohl ich das alles weiss, kann ich mir in meinem Sinne weder sein Gesicht, noch seine Locken, noch die blonde Farbe derselben vorstellen". Sie sagt zum Arzte: „Ich kenne Sie gut, ich betrachte Sie aufmerksam, solange Sie vor mir stehen; sobald Sie aber fort sind, ist Ihr Bild mir entschwunden; und doch erinnere ich mich, dass Sie mager sind, eine schlanke Taille haben etc." Bemerkenswert ist, dass im Traume Gesichtsvorstellungen produziert werden. Der Ausfall im wachen Leben erstreckt sich auf den Verlust der Vorstellbarkeit von Formen und Farben. Sprach-, Hör-, Geschmacks-, Geruchs- und Tastvorstellungsbilder sind unverändert erhalten; ebenso die Lese- und Schreibfähigkeit. Nach ihrer Genesung äussert sie: „Wenn ich z. B. an eine Apfelsine dachte, so konnte ich mir das Aussehen nicht vorstellen, dagegen hatte ich eine klare Vorstellung davon, wie sie sich anfühlt, wie sie schmeckt und riecht". Die Störung ging Hand in Hand mit dem Angstaffekt und bildete den Hauptgegenstand der melancholischen Klagen; sie entwickelte sich allmählich im Verlauf der Krankheit, blieb 3 Monate stabil und verschwand mit der Psychose plötzlich. — Von Charcot und Cotar sind ähnliche Fälle beobachtet worden.

So wertvoll die Krankengeschichte und so treffend ihre Darstellung ist, so wenig befriedigt die psychologische Erläuterung. In langen, vielfach anfechtbaren Auseinandersetzungen, in denen anatomisch-physiologische und rein psychologische Tatsachen und Hypothesen bunt durcheinander gewürfelt werden, kommt der Verf. zu dem selbstverständlichen Schluss, dass es sich um ein „psychisches Phänomen" handelt, d. h. dass die Gesichtserinnerungsbilder nicht zerstört sind, sondern nur ihre willkürliche Erregbarkeit verloren haben. Obwohl er die Störung mit Recht für eine hysterische, also generell-psychische hält, stellt er den unzutreffenden Vergleich mit der „amnestischen" Aphasie auf und müht sich mit nutzlosen Lokalisationsversuchen.

Kalmus (Hamburg).

L. S. A. M. von Römer: Beiträge zur Erkenntnis des Uranismus. Heft 1: „Die Uranische Familie, Untersuchungen über die Ascendenz der Uranier". Leipzig-Amsterdam, Verlag von Maas und von Suchtelen, 1906.

Der um die Sache der Homosexualität hochverdiente Verfasser sucht aus alten und neuen Autoren, ferner aus seiner eigenen grossen Erfahrung, endlich in glücklicher Polemik gegen Schrenck-Notzing und Iwan Bloch vorerst nachzuweisen, dass bleibender Uranismus nur angeboren sei, absolut niemals erworben werden könne. Die Ergebnisse seiner eigenen Enquete an niederländischem Material und der von Hirschfeld an Studenten der technischen Hochschule in Charlottenburg, sowie an Metallarbeitern vorgenommenen Enquete ergaben übereinstimmend, dass die Zahl der rein Homosexuellen etwa $1^1/_2$ %, die der ausgesprochen Bisexuellen etwa das Dreifache beträgt, selbst bei ausgesucht ungünstigem Material, so dass die Normalgeschlechtlichen, Heterosexuellen, selbst hier nur etwa 94 % ausmachen. Die Homosexualität sei nach der übereinstimmenden Ansicht aller wirklichen Kenner keine Perversion, kein Laster und keine Entartung, sondern eine Spielart, eine Varietät des normalen Geschlechtstriebes. Für die Einteilung der Geschlechter sollten nicht wie bisher bloss die Geschlechtsdrüsen massgebend sein, sondern auch die Körperformen, die psychischen Eigenschaften und vor allem die Richtung des Geschlechtstriebes.

Aus seinem eigenen reichen Untersuchungsmaterial kommt unser Autor zu folgenden Schlüssen: Der Uranismus an sich wird wenig vererbt, hingegen ist das familiäre Vorkommen sehr häufig (35 %). Hervorzuheben sei der grosse Altersunterschied zwischen Vater und Mutter (durchschnittlich 7 Jahre). Im allgemeinen sei der Vater zu alt, die Mutter zu jung, ausserdem scheine das Entstehen von Uraniern mit der erschöpften Zeugungskraft der Väter in Zusammenhang zu stehen.

Sehr ausführliche Untersuchungen widmet Römer der Frage nach der erblichen Belastung der Uranier. Indem er zuerst das Vorkommen erblicher Krankheiten untersucht, kommt er zu dem Schluss, dass im allgemeinen die erbliche Belastung bei Heterosexuellen und Uraniern gleich zu achten sei, nur äussere sie sich bei Ersteren mehr in Form von Tuberkulose, bei den Uraniern mehr in Form von Gehirnkrankheiten und Irrsinn, was nach Römer leicht daraus zu erklären sei, dass der Uranismus infolge eines Entwicklungsfehlers im Zentralnervensystem entstehe. Degeneration dürfe man daraus nicht ableiten. „Typisch für die Familien der Geisteskranken ist das enorme Ueberwiegen von Geistes- und Gehirnkrankheiten in Ascendenz und aufsteigenden Seitenlinien und ein Hervortreten des Potatoriums. Für die uranischen Familien sind dagegen charakteristisch: die auffallenden Charaktere, Exzentrizitäten, Selbstmorde und ebenso das sehr schwach (?) vertretene Potatorium.“ Das Potatorium wird insbesondere auch bei den Müttern angegeben, an welchen der Uranier besonders hängt, ferner auch etwas bei den Grosseltern. Wenn aber Römer zum Schlusse erklärt: „Aus allem geht deutlich hervor, dass die uranische Familie kein in Degeneration, sondern vielmehr ein in Regeneration begriffenes Geschlecht darstellt“, so scheint mir dies nicht nur keineswegs hervorzugehen, sondern eher das Gegenteil. Ich gebe ohne weiteres zu, dass die Begriffe „Entartung“ und „Belastung“ noch sehr der Klärung und Festlegung bedürfen, doch kann ich auch nach eigenen Erfahrungen schon sagen, dass es einzelne unbelastete Uranier geben mag, mindestens ein sehr grosser Prozentsatz aber als schwer belastet oder meinetwegen als degeneriert bezeichnet werden muss.

Was endlich die Heilungsmöglichkeit betrifft, führt Römer aus, dass sowohl nach Krafft-Ebing wie nach Schrenck-Notzing die hypnotische Therapie nur äusserst fragwürdige Erfolge erzielte, was er aus 15 eigenen Versuchen bestätigen konnte. Wenn er aber dann fortfährt, das Beste wäre, den Kranken aufzuklären über seinen Zustand, über seine Pflichten gegen Gott und die Menschheit, und dass er die Rechte anderer nicht verletzen dürfe, so fürchte ich fast, eine solche Moralpauke wird bei Geschlechtsreifen nicht sehr viel Erfolg haben. Sie erinnert bedenklich an die Anekdote von einem Pferd, welchem sein Besitzer allmählich das Essen abgewöhnen wollte. Als das Experiment schon beinahe gelungen, ist leider das edle Tier umgestanden. Der Liebe kann sich ein geschlechtsreifer Mensch wohl kaum entschlagen, auch wenn er das Unglück hat, Urning zu sein. Und im Kampf mit dem unerbittlichen Naturtrieb verzehrt er seine besten Kräfte. Viel aussichtsreicher dünkt mich die von Freud erfundene psychoanalytische Methode zu sein, der ich gleich dem Erfinder schon manche aussichtsreiche Resultate danke, wo heterosexuelle Reste bestehen.

Zusammenfassend wäre über Römers Arbeit auszusprechen, dass sie insbesondere jenen, die in der homosexuellen Literatur nicht bewandert sind, viel Interessantes und Neues bietet. Im Einzelnen ist, wie ich oben ausführte, manches zu bemängeln. Endlich wäre eine bessere Uebersetzung zu wünschen, als sie unserem Autor zuteil geworden.

Max Mader: „Die Heilung homosexueller Neigungen", Leipzig, Max Spohr.

Ein Büchlein, das auf 61 Seiten fast nichts enthält, als wüste Schimpfereien, zum grossen Teile auf die Aerzte. Heilmittel gegen Homosexualität sei — Fasten, insbesondere komplette Entziehung aller Eiweissnahrung, event. auch aller zuckerhaltigen Stoffe. Ein jedes Wort eingehender Kritik wäre solcher „Wissenschaft" gegenüber blanke Verschwendung.

J. Sadger (Wien).

IV. Referate und Kritiken.

Szalai: Behandlung der Meningitis mit künstlicher Hyperaemie. (Budapesti orvosi ujság. 1906. No. 3. [Ungarisch.])

In einer vorläufigen Mitteilung schildert Verf. die therapeutischen Erfolge, welche er in zwei Fällen von Meningitis basilaris mit der Bier'schen Methode der künstlichen Hyperämie erzielte. Bei einem Knaben mit Symptomen typischer meningealer Affektion (keine Tuberkulose) erfolgte nach sechsstündiger Applikation einer weichen Gummibinde um den Hals auffallende Besserung sowohl subjektiv als auch objektiv; im weiteren Verlaufe wurde die Binde täglich für mehrere Stunden angelegt, anfangs nur mit vorübergehender, dann mit bleibender Besserung; Heilung der meningealen Erscheinungen nach ca. 14tägiger Anwendung der Gummibinde. In einem zweiten Falle wurde mit derselben Therapie bloss vorübergehende Besserung erzielt, ohne den letalen Ausgang verhindern zu können. — Verf. empfiehlt die weiteren Versuche; zur Anwendung kommt eine weiche Gummibinde von zwei Finger Breite, welche bloss mit leichtem Drucke um den Hals gewunden wird.

L. Epstein (Nagyszeben).

Edmund L. Dow: The treatment of meningococcus meningitis in the first medical division of Bellevue Hospital during the early summer of 1905.

(Medical. Record. 1906. Vol. 69. No. 13. S. 495—500.)

Verfasser hatte Gelegenheit, im Bellevue Hospital zu New York während des Frühsommers 1905 116 Fälle von epidemischer Cerebrospinal-Meningitis (Meningococcen-Meningitis) zu beobachten und zum Teil auch selbst zu behandeln. Seit seinem Eintritt ins Krankenhaus behandelte er 67 Fälle mit dem Ergebnis, dass 47 Prozent aus demselben als geheilt entlassen werden konnten. Dieser grosse Erfolg wurde mit ganz einfachen Hilfsmitteln erzielt.

Sobald ein Meningitis-Kranker aufgenommen worden war, wurde er in einem warmen, dunklen, ruhigen Raum mit leicht erhöhten Schultern und Kopf untergebracht. Um die übergrosse Erregbarkeit des Nervensystems herabzusetzen, erhielt er eine kleine Dosis Morphium, und zwar lo lange, bis Ruhe eingetreten war. Verfasser legt grosses Gewicht auf die Wärme. Er hatte beobachtet, dass die Aussentemperatur von sichtlichem Einfluss auf den Kranken ist; die Bakterien schienen ihm in der kalten Jahreszeit weniger virulent zu sein. Von 42 Kranken, die im Mai aufgenommen wurden, genasen 21, von 4, die im August zur Aufnahme kamen, nur einer. Wenn das Wetter mild war, befanden sich die Kranken gut, eine einzige kalte Nacht verschlimmerte ihr Befinden. Daher packte Verfasser die Kranken auch in warme Decken ein, gab ihnen auch wohl Warmkruken an Füsse und Hände und Kastenbäder. Er meint, dass die erhöhte Zufuhr von Blut an die Körperoberfläche das Gehirn vor Kongestionen bewahre.

Sodann beobachtete er, dass, wenn die Kranken mit erhöhtem Oberkörper dalagen, sie sich wohl fühlten. Aus diesem Grunde liess er sie eine halbsitzende Stellung einnehmen.

Um sodann die sichere Diagnose zu stellen, nahm er die Lumbalpunktion vor. Eine trübe Cerebrospinalflüssigkeit spricht für akute Meningitis nicht tuberkulöser Natur, eine klare Flüssigkeit dagegen für tuberkulöse Meningitis oder Hydrokephalus; die Differentialdiagnose lässt sich durch die Untersuchung derselben auf die Anzahl der Leukocyten stellen.

Die nächsten therapeutischen Massnahmen bestanden in der Darreichung von einer Reihe Kalomel-Dosen, an deren Stelle im weiteren Verlauf der Krankheit milde Abführmittel oder Klystiere im Bedarfsfalle traten. Guter Stuhlgang ist eine Hauptbedingung für den Fortschritt der Krankheit. Verstopfung rief während der Rekonvaleszenz einen Temperaturanstieg hervor, der sich durch Abführmittel immer beseitigen liess. Die Ernährung bestand in Milch oder peptonisierter Milch in genügenden Mengen alle 2 bis 3 Stunden. Erbrechen war selten nach den ersten 1 bis 2 Tagen, ausgenommen wenn Alkohol verordnet wurde. Im vorgeschrittenen Verlauf der Krankheit konnte die Nahrung in grösserer Auswahl und Menge gegeben werden. Es war ferner erforderlich, von Zeit zu Zeit grössere Mengen Wasser zu verabfolgen, um den Verlust durch Schwitzen zu ersetzen.

Die Anwendung von Stimulantien hält Verfasser für irrationell, denn da das Gehirn bereits kongestioniert ist, verschlimmern dieselben den Zustand des Kranken. Er gestattet nur ganz kleine Mengen Alkohol in Form von Wisky oder Brandy, um die peripheren Gefässe auszudehnen, und, wenn der erste Herzton fehlt, der zweite Pulmonalton accentuiert ist, gelegentlich kleine Dosen von Digitalis; Strychnin, Adrenalin, Nitroglyzerin, Atropin, grosse Dosen Alkohol oder fortgesetzte Digitalisdosen verschlimmern den Zustand und erhöhen die Empfänglichkeit für Hydrokephalus.

Ist für Komfort und Ernährung der Kranken genügend gesorgt, dann lässt Verfasser ihnen reichlich Sonnenschein und warme Luft zukommen, indem er sie in den warmen Monaten aus dem Zimmer bringt.

Komplikationen erfahren einschlägige Behandlung, so Konjunktivitis Quecksilbersalbe, Otitis Parazentese und Ausspülungen, Dekubitus Beseitigung des Druckes und Quecksilberpflaster, Arthritis lokale Behandlung, Bronchitis Expektorantien usw.

Eine plötzliche Exazerbation der Symptome während der Rekonvaleszenz mit Wiederauftreten trüber Spinalflüssigkeit zeigte einen Rückfall an, der für gewöhnlich durch Lumbalpunktur und die oben angegebenen Massnahmen sehr günstig beeinflusst wurde. Bei Hydrokephalus ergab Punktion gelegentlich temporäre Erleichterung, jedoch häufige Wiederholung dieses Verfahrens brachte keine Fortschritte. Buschan (Stettin).

William M. Leszynsky (New York): **Epidemic cerebrospinalmeningitis Clinical report and analysis of special symptoms in thirty cases, with remarks on the treatment.**

(Medical. Record. 1906. Vol. 69, No. 9, S. 325—335.)

Während der letzten Epidemie in New York wurden in das Lebanon Hospital 50 Fälle von epidemischer Genickstarre aufgenommen; davon kamen 30 zur eingehenden Beobachtung des Verfassers (je 15 Kranke männlichen und weiblichen Geschlechtes). 39 mal konnte der Diplococcus intracellul. im Liquor cerebrospinalis nachgewiesen werden; einmal wurde keine Flüssigkeit erhalten, aber auch hier handelte es sich um einen sicheren Fall von Meningitis epidemica. Die eine Hälfte der Fälle genas, die andere starb. In den tötlich verlaufenden Fällen waren im Durchschnitt 5 Tage bis zur Aufnahme ins Krankenhaus verflossen. Der Zeitraum vom Eintritt der Anfälle bis zum Tod betrug 5 bis 45 Tage. Sektion wurde nicht gestattet.

Die vom Verfasser beobachteten 30 Fälle werden einzeln geschildert, sodann einige bemerkenswerte Erscheinungen analysiert. Herpes- oder petechienartige Hautausschläge schienen keinen besonderen Einfluss auf die Prognose auszuüben. In 8 der geheilten Fälle war Herpes, darunter 3 mal mit Petechien kombiniert, vorhanden gewesen; in 2 Fällen hatten sich Petechien allein gezeigt. Unter den mit Tod endigenden Fällen waren Herpes und Petechien je einmal, desgleichen einmal beide zusammen beobachtet worden. Steifigkeit des Nackens war in 28 Fällen vorhanden gewesen, in 2 der tötlich verlaufenen Fälle fehlte sie. Allgemeine Rigidität mit Opisthotonus kam bei drei geheilten Fällen und bei einem letalen Falle vor. In 5 Fällen war nur eine hochgradige Steifigkeit der Unterextremitäten bei gleichzeitiger Schlaffheit der oberen vorhanden. — Der Verlust der Kontrolle über die Sphincteren von Rectum und Blase war sicherlich nicht durch die spinale Meningitis per se veranlasst, sondern wurde vielmehr durch die Beschaffenheit des Sensoriums bedingt. Denn Darm und Blase blieben nur bei vorhandenem Delirium oder Stupor gelähmt, in lichten Augenblicken funktionierten sie normal und während der Rekonvaleszenz war die Wiederherstellung dieser Funktionen vollständig und andauernd. — Das Kernig'sche Zeichen war in 27 Fällen (12 tötlich verlaufenen und 15 geheilten) nachweisbar; in 3 der tötlich verlaufenen Fälle war es nicht vorhanden. — Der Babinski'sche Reflex liess sich in 10 Fällen erzielen. — Der Patellarreflex fehlte in 14 (7 letalen und ebensoviel geheilten) Fällen. In den in Heilung übergegangenen Fällen kehrten die Kniesehnenreflexe während der Rekonvaleszenz zurück und waren leicht gesteigert. — Fazialislähmungen waren in 4 von den letal verlaufenden Fällen eingetreten. — Das Gehörorgan (Taubheit) war in 5 Fällen (3 in Heilung übergegangenen und 2 tötlich verlaufenen) in Mitleidenschaft gezogen. — Erscheinungen von seiten der Augen waren bei 12 der tötlich verlaufenden und bei 4 der geheilten Fälle vorhanden. Die ophthalmoskopische Untersuchung wurde ein- oder mehrere Male nur in 20 Fällen vorgenommen; dreimal wurde eine leichte Neuritis nachgewiesen, in den übrigen Fällen war der Augenhintergrund normal. Die Erscheinungen bei den Fällen, die ausheilten, bestanden in Abwesenheit der Pupillenreflexe auf Lichteinfall, horizontalem und vertikalem Nystagmus, unvollständiger Lähmung des dritten Gehirnnerven und leichter Opticus-Neuritis Alle diese Erscheinungen verschwanden mit der Zeit.

Weiter lässt sich der Verfasser über die Behandlung aus. Gute Ernährung und Pflege, sowie Aufenthalt in frischer Luft waren sehr wichtig. Eis auf Kopf und Nacken wurden auch angewendet, schienen ihm aber von zweifelhaftem Werte zu sein. Heisse rektale Salzirrigationen oder Hypodermoklysen waren oft genug von nicht zu unterschätzender Bedeutung für die Vitalität. Heisse Wasserbäder von 105 Grad F. während 15 bis 20 Minuten, mehrmals am Tage verabreicht, setzten die Reizbarkeit und das Delirium herab und besserten temporär das Befinden des Kranken. Wisky, Strychnin, Digitalis etc. wurden in erforderlichen Fällen angewendet. Morphium desgleichen gegen die heftigen Schmerzen. Sehr günstigen Einfluss sah Verfasser von der subkutanen Anwendung des Ergotin; aber nur in dieser Form darf es verabreicht werden, per os ist es wirkungslos. Diese überaus günstige Wirkung bestand in einer Milderung der Schmerzen, der Aufgeregtheit, des Diliriums und in einer Besserung des Pulses. Morphium wurde daher bei den später behandelten Fällen gar nicht mehr angewendet. Natrium salicylicum als Klystier war ohne Erfolg. — Die Lumbalpunktion wurde ein oder mehrere Male in jedem Falle vorgenommen, teils zu diagnostischen, teils zu therapeutischen Zwecken. Zur temporären Herabsetzung des exzessiven intrakranialen Druckes war dieses Verfahren geeignet. — Lysol wurde in zwei in Heilung übergegangenen Fällen in den Rückenmarkskanal eingespritzt, das zweite Mal in 10 Prozent-Lösung; ein schwächerer Gehalt war ohne Erfolg in dem ersten Falle gewesen. Die Heilung schien dadurch beschleunigt zu werden. Buschan (Stettin).

R. C. Cepler: Primary cryptogenic pneumococcus cerebrospinal meningitis, with a report of three cases.
(Med. Record. 1905. Vol. 68, No. 21.)

Drei Fälle von schwerer Meningitis, von denen zwei (36 und 48 Stunden nach dem Einsetzen der Kopfschmerzen) letal endigten, der dritte in Genesung überging. In allen drei Fällen wurde die Lumbalpunktion gemacht, in dem glücklich verlaufenen Falle öfters, und stets wurden in der Spinalflüssigkeit Pneumococcen nachgewiesen. Irgend ein Anhalt, von welchem Punkte aus die Krankheit ausgegangen sein sollte, wurde nicht herausgefunden; alle Organe schienen gesund zu sein. In dem einen tötlich verlaufenen Falle wurde die Sektion vorgenommen; auch hier war das Ergebnis negativ. Selbst das Gehirn und die Meningen zeigten keine Anzeichen für einen lokalisierten Abszess. Es fand sich nur eine gleichmässige Verteilung einer purulenten Flüssigkeit in den Ventrikeln und in der Sylvius'schen Spalte und ein Bedecktsein der Hemisphären mit dickem grünlichem Eiter. Auf das Gehörorgan, die Nasen- und die Augenhöhlen hatte der Prozess nicht übergegriffen.

Buschan (Stettin).

John S. Billings: Epidemic Cerebrospinal meningitis.
(Med. Record. 1905. Vol. 68, No. 21.)

In den letzten 40 Jahren hat New York City 4 Epidemien von Cerebrospinalmeningitis zu verzeichnen gehabt. Die erste und schwerste war 1872 mit 782 (8,7 Prozent) Todesfällen; dann folgten die Epidemien in den Jahren 1881 und 1893 mit nur 461 bezw. 469 (3,7 und 2,67 Prozent) Todesfällen. Die gegenwärtige, wiederum schwere, begann im Anfange 1904 und hält noch an.

Während des vergangenen Jahres waren 1083 (4,85 %) Todesfälle zu verzeichnen. — Die den Epidemien vorausgegangenen Winter waren besonders kalt; es gab viel Schnee. Die Krankheit trat besonders stark unter den ärmeren Volksschichten auf, nicht jedoch unter den allerärmsten. Seit dem 19. April dieses Jahres, seitdem die oberste Gesundheitsbehörde strengere Vorschriften gegen die Epidemie erlassen hat, werden auch die Krankheitsberichte von ihr gesammelt. Billings hatte auf diese Weise von 424 tötlich verlaufenen Fällen eingehenden Bericht erhalten, was einem Prozentsatz von 68 Prozent entspricht. 59 von diesen scheinen jedoch keine Cerebrospinal-Meningitis zu sein; diese ausser Betrachtung gelassen, steigt die Mortalität auf 91 Prozent an. 56 Prozent der Fälle betrafen das männliche Geschlecht. 60 Fälle kamen bei Kindern unter einem Jahr, einer bei einem Säugling von 5 Tagen vor, 5 Fälle bei Personen über 50 Jahren (der älteste 68 Jahre). Die meisten Fälle (124) betrafen das Alter von 1 bis 5 Jahren. 229 Personen von den wirklichen 365 Fällen lebten in Kasernen. In nur 24 Fällen war nachgewiesen, dass die Kranken in direkte Berührung mit anderen Kranken gekommen waren, in 48 Fällen war in demselben Hause oder in der unmittelbaren Nachbarschaft die Krankheit vorhanden gewesen.

In 40 Fällen gingen dem Beginn der Meningitis entzündliche oder katarrhalische Veränderungen in der Nase, dem Mund oder den Atmungsorganen voraus. Das hauptsächlichste Symptom war die Steifheit des Nackens (349 mal), demnächst zeigten sich heftige Kopfschmerzen (328 mal), Erbrechen (326 mal) und Konvulsionen (245 mal). Bei den Erwachsenen fehlten die Konvulsionen. Petechien fanden sich in 98 Fällen und Herpes, gewöhnlich labialen Sitzes, in 44 Fällen. Kernigs Zeichen war nur 52 mal notiert, aber wahrscheinlich übersehen worden. Nur in 7 Fällen wurde angegeben, dass es nicht vorhanden war. In allen 42 Fällen, in denen Blutuntersuchung vorgenommen wurde, war Leucocytosis nachweisbar; sie schwankte zwischen 15000 bis 35000. Die häufigste Komplikation war die der Augen. In 113 Fällen wurde die Lumbalpunktion vorgenommen; die Untersuchung der abgezapften Flüssigkeit ergab in 78 Fällen das Vorhandensein von Pneumococcen.

Die Behandlung war zumeist symptomatisch. Die Mehrzahl der Todesfälle (47) trat bereits am zweiten Tage ein. Als Ursache des letalen Ausganges wird für gewöhnlich Coma und Erschöpfung angegeben. 31 mal trat vollständige Genesung ein, davon in 19 Fällen in den ersten drei Wochen. Diphtherie-Antitoxin wurde in 62 Fällen angewendet; 50 (d. i. 89 Prozent) starben darunter, 6 gingen in Heilung über und bei 6 war der Ausgang zurzeit noch unsicher.

Im Anschluss an diesen Vortrag, der in der Academy of medicine in New York gehalten wurde, entspann sich eine interessante Diskussion, aus der ich folgende Punkte, die mir wichtig erscheinen, hier mitteile. Ch. Bolduan liess sich über die Art der Ansteckung näher aus. Nach den besten Statistiken wiesen 75 der epidemischen Fälle den Meningococcus, 15 den Pneumococcus, und 10 verschiedene andere Organismen auf. Man hat verschiedene Parasiten als Ueberträger der Krankheit angeschuldigt. Insekten fehlten während der Jahreszeit, als die Epidemie herrschte. Gegen die Annahme einer Uebertragung durch Flöhe und Bettwanzen wendet er ein, dass die Krankheit öfters in Familien vorkam, wo solches Ungeziefer nicht bekannt war. Für die Annahme einer Uebertragung durch Hunde, Katzen und andere Lieblinge des Hauses liegt kein Beweis bisher vor. Auch eine Uebertragung durch Staub etc. erscheint nicht glaubhaft, da der Meningococcus durch Hitze und Sonnenlicht sehr leicht getötet wird. Auch für die sogen. Hausinfektion kann er keine Anhaltspunkte finden. Bei der gegenwärtigen Epidemie waren 48 Fälle nur festzustellen, in denen zwei oder mehr Personen in demselben Hause erkrankten. Eine genaue Nachforschung ergab, dass davon wieder nur in 30 Fällen der Zeitraum zwischen zwei aufeinander folgenden Fällen derart bemessen war, dass man an eine Infektion durch den früheren denken kann. Für Bolduan gibt es bisher nur einen einzigen nachweisbaren Weg der Uebertragung, d. i. der durch das Nasensekret auf Personen, die in nähere Berührung mit Kranken kommen.

Mary E. Goodwin teilte das Ergebnis der bakteriologischen Untersuchungen mit. In allen 43 Fällen, in denen das Nasensekret der Kranken untersucht wurde, konnte der Meningococcus festgestellt werden. In zwei Fällen wurde auch ein Micrococcus gefunden, der sich in der Grösse etwas von dem Meningococcus unterschied. Im Nasensekret von 51 Personen, die in Kontakt mit Meningitiskranken gekommen waren, wurde der Meningococcus in fünf Fällen gefunden. Von 23 gesunden sonstigen Personen war er nur ein einziges Mal nachweisbar. Ein Unterschied zwischen den nasalen und den aus der Cerebrospinalflüssigkeit gewonnenen Meningococcen konnte weder durch Kulturen, noch durch den Tierversuch festgestellt werden.

Ch. E. Nammack ist von der Uebertragbarkeit der Cerebrospinal-Meningitis nicht überzeugt worden. In dem seiner Leitung unterstehenden Bellevue Hospital waren die Kranken Bett neben Bett mit anderen Kranken (Pneumonie, Croup etc.) untergebracht, ohne dass bei letzteren eine Infektion erfolgte. Die Mortalität betrug bei ihm 89 Prozent; im ganzen fanden 78 Fälle Aufnahme, von denen noch 43 zurzeit in Behandlung waren; fünf waren als geheilt entlassen worden. Die ersten 18 Fälle wurden exspektativ behandelt, sie starben sämtlich bis auf einen. Nachher wurde die Behandlung mit Diphtherie-Serum auf Anraten anderer Kollegen versucht; Nammack hält diese Methode für die grösste Enttäuschung, die man seit dem Tuberkulin erlebt habe. Am besten erwiesen sich ihm noch heisse Bäder im frühen Stadium.

Auch Lewis A. Conner spricht sich gegen eine Uebertragung von Person zu Person aus. In den letzten 10 Jahren waren in den New York und Hudsons Hospitals 200 Fälle von epidemischer Meningitis behandelt worden, und in keinem einzigen dieser Fälle war eine Uebertragung im Krankenhaus eingetreten. Tägliche Lumbalpunktion hat ihm noch die besten Resultate ergeben.

William H. Park ist auch bezüglich der Uebertragbarkeit der epidemischen Meningitis der Ansicht, dass eine solche im Sinne der ansteckenden Krankheiten nicht vorliegt. Als Eingangspforte möchte er auch die Nasenöffnung annehmen; in der guten Hälfte, beinahe zwei Drittel der Fälle, war der Meningococcus im Nasalsekret der Kranken im frühen Stadium vorhanden; nach dem 14. Tage wurde er verhältnismässig selten. Er wurde auch gelegentlich im Sekrete von Personen gefunden, die im Kontakte mit Kranken sich befunden hatten, und in wenigen Fällen auch bei solchen, die keine Berührung mit Kranken gehabt hatten. Auch Park hält die Anwendung von Diphtherie-Serum für unwissenschaftlich. Buschan (Stettin).

A. Hecht (Beuthen): Die epidemische Genickstarre in Oberschlesien. (Therapeut. Monatshefte 1905. Bd. XIX, Juli, S. 333—339.)

Seit dem Jahre 1887, welches ca. 90 Krankheitsfälle an epidemischer Genickstarre im Kreise Beuthen, Ob.-Schl., brachte, trat das Leiden nur sporadisch hier auf; erst 1905 nahm dasselbe wieder überhand. Bis zum 22. Mai betrug im Rg.-Bz. Oppeln die Zahl der festgestellten Krankheitsfälle 2299, davon fielen auf Kr. Beuthen 450, das ist ein Krankheitsfall hier auf ungefähr 270 Menschen. Gewöhnlich war nur ein Kind in den immerhin kinderreichen Familien erkrankt. Die Erkrankung eines zweiten Kindes hatte in der Regel denselben Ursprung, wie diejenige der früher Befallenen.

Nasen und Rachen können als die hauptsächlichsten Eingangspforten und primären Lokalisationsstellen der infektiösen Noxe angesehen werden. Die Lebensdauer des Spaltpilzes ist nur eine kurze; schon nach 1 bis 2 Wochen ist es nicht mehr möglich, ihn im Nasenschleim oder in der Cerebrospinalflüssigkeit nachzuweisen. Ebensowenig zeigt er sich widerstandsfähig gegenüber Schädlichkeiten ausserhalb des Organismus.

Zur Erkrankung an Genickstarre gehört eine gewisse Disposition. Eine solche ist einmal im Lebensalter gegeben (häufig bei Kindern, wohl wegen der hier verbreiteten Hyperplasie des lymphatischen Rachenringes). Ein zweites Moment bilden körperliche und in geringerem Masse auch geistige Ueberanstrengungen (z. B. Rekruten infolge anstrengender Märsche, Trauma). In dritter Linie disponieren Erkältungen (mit Vorliebe in den kalten Monaten). Schliesslich ist auch Schuld den allgemeinen Schädlichkeiten der Armut und des Elends als Hilfsursachen zu geben.

Ein anderer Weg, welcher direkt zur Ansteckung führen mag, ist das Verspritzen des Speichels durch Hustenstösse. Die Inkubationsdauer beträgt im Durchschnitt 3 bis 4 Tage, indessen kann sie sich auch auf wenige Stunden beschränken.

Therapeutisch kommen zunächst Einblasungen von Sozojodolnatrium und Acidum boricum āā partes in Hals, Nase und Epipharynx in Betracht. Sehr wertvoll sind warme Bäder von 32 Grad R. bei 10 Minuten Dauer. Wo Bäder nicht zu beschaffen sind, sind auch heisse Einpackungen zu verwenden. Dagegen ist vor kühlen Bädern, bzw. kalten Uebergiessungen zu warnen. Gegen die vielen Schmerzen ist der Chapmann'sche oder Leiter'sche Schlauch mit Erfolg angewendet worden. Bei Erscheinungen erhöhten Hirndruckes bringt die Lumbalpunktion grosse Erleichterung (allerdings während der Erkrankung mehrere Male ausgeführt). Gegen Toxaemie wandte Verf. mit überraschendem Erfolge subkutane Kochsalzinfusion an. Von Antipyreticis und Jodpräparaten ist keine Wirkung zu erwarten. Gegen das hartnäckige Erbrechen ist Morphium nicht zu entbehren. Grosse Sorgfalt endlich ist auf die Ernährung zu verwenden, denn der Kranke geht bei protrahiertem Verlaufe weniger an der Meningitis, als vielmehr an Inanition zu Grunde.

Buschan (Stettin).

Ranschburg: Ein Fall von Infantilismus auf hereditär luetischer Grundlage.

(Beilage „Gyermekorvos" der Budapesti orvosi ujság 1906, No. 14. [Ungarisch]).

R. schildert folgenden Fall von Infantilismus: 16 jähriges Mädchen, Vater leidet seit Jünglingszeit an nicht geheilter Lues; zwei Geschwister im Säuglingsalter gestorben, ein Abortus; Pat. kam normal zur Welt, litt im Alter von mehreren Monaten an Ausschlägen, zeigte stets ein äusserst langsames Wachstum, hat recht gut gelernt. Kurz vor der Aufnahme typische hysterische Attacken; bereits vorher hysterische Sensationen. Anthropometrische Masse: Körpergewicht 25 kg; Körperlänge 121 cm; Schädelmasse: Umfang 49, bitemporal 9,5, biparietal 14, frontooccipital 15,7 cm, index 89,1. Neuropathische Degenerationszeichen. Haut marmoriert, trocken, am Rücken und am rechten Beine bläulich-livide Flecken. Rechte untere Extremität röhrenförmig, Umfang an den Waden gleich jenem der Knöchel. Thyreoidea bloss als erbsengrosses Gebilde in der Fossa jugularis fühlbar. Innere Organe normal. Scham- und Achselhaare fehlen vollkommen, noch nie menstruiert. Geisteszustand dem Bildungsgrade der Familie entsprechend. — Behandlung mit Thyreoidea-Tabletten, Beobachtung bloss von zwei Monaten, innerhalb welcher Zeit Pat. um 2 cm gewachsen ist und 1 kg zugenommen hat. Körpergrösse und Schädelmasse entsprechen somit dem Alter von 6 bis 7, die Verknöcherungsverhältnisse dem 12. Jahre (Röntgenuntersuchung). Es handelt sich somit um einen Infantilismus vom Lorrain'schen dystrophischen Typus, bei welchem zweimonatliche Anwendung von Schilddrüsen-Extrakt einige Besserung zeigte. Die abnorme Kleinheit der Schilddrüse, sowie die geringe Zurückgebliebenheit des Knochenwachstums sprechen dafür, dass auch bei dem Lorrain'schen Infantilismus die Dystrophie durch Hypothyreoidismus bedingt ist; im vorliegenden Falle wieder scheint der Hypothyreoidismus auf hereditär-luetischer Grundlage entstanden zu sein. Der vorliegende Fall muss somit als komplizierter Infantilismus betrachtet werden, was jener Auffassung als Stütze dienen kann, dass bei allen Formen des Infantilismus die ungenügende Sekretion der Schilddrüse mitwirkt.

L. Epstein (Nagyszeben).

Lea Königsberger: Geheilter Fall von Encephalitis acuta.

(Budapesti orvosti ujság 1905, No. 39. [Ungarisch]).

Es handelt sich um ein 5 jähriges, nicht belastetes Mädchen; eine Woche vor der Spitalaufnahme nächtliche Unruhe, Erbrechen, bei Tag somnolent und heftige Kopfschmerzen. Status: Anämie, Pupillendifferenz mit träger Lichtreaktion, Facialisparese links, gesteigerte Patellarreflexe, Vulvovaginitis gonorrhoica, Temperatur etwas erhöht, Puls 100; Papillitis hämorrhagica. Nach zwei Tagen Parese der Beine, r. ausgesprochener. Nach drei Wochen Rückgang der fieberhaften Erscheinungen und Milderung des Kopfschmerzes, Besserung der Parese, wobei r. Babinski'sches Zeichen auftritt, Gehfähigkeit relativ gut; Pupillendifferenz geschwunden, Reaktion gut, Rückbildung der Papillitis, leichte Parese im linken Facialis und Oculomotorius. Die Parese des rechten Beines nimmt zu, Babinski ausgesprochener. Nach weiteren fünf Wochen Heilung. Die anfängliche Diagnose Meningitis wird später auf Encephalitis (Encephalo-myelitis) korrigiert. Als Ursache der Erkrankung nimmt Verfasser eine Toxinwirkung der Gonococcen an. Therapie: anfänglich antiphlogistisch und Calomel, später Jodkali. L. Epstein (Nagyszeben).

Druck der Anhaltischen Buchdruckerei Gutenberg, e. G. m. b. H., in Dessau.

CENTRALBLATT
für
Nervenheilkunde und Psychiatrie.

Herausgegeben im Verein mit zahlreichen Fachmännern des In- und Auslandes
von
Professor Dr. Robert Gaupp in Tübingen.

Erscheint am 1. und 15. jeden Monats im Umfang von 2—3 Bogen. Preis des Jahrganges Mk. 24.
Zu beziehen durch alle Buchhandlungen und Postanstalten.

Verlag von Vogel & Kreienbrink, Berlin W. 30 und Leipzig.

XXX. Jahrgang. 1. Mai 1907. Neue Folge. XVIII. Bd.

I. Originalien.

Ueber Jung's „Psychologie der Dementia praecox" und die Anwendung Freud'scher Forschungsmaximen in der Psychopathologie.[1])

Von Dr. M. Isserlin (München).

Bereits aus gelegentlichen Bemerkungen in den mannigfachen Arbeiten, welche in den letzten Jahren aus der Züricher Psychiatrischen Klinik erschienen sind, konnte man ersehen, dass die dortigen Autoren von den psychologischen Anschauungen Freud's, die sie für die Lehre von der Hysterie sehr eifrig nutzbar zu machen suchten, auch für die Auffassung der Dementia praecox eine Bereicherung erwarteten. In Jung's Buch [2]) liegt nunmehr ein umfassender systematischer Versuch der Verwertung der Lehren Freud's für die Psychologie der Dementia praecox vor. Bei dem Umfang, welchen die Diskussion um Freud nunmehr angenommen hat, der Bedeutung der für seine Anschauungen eintretenden Forscher, bei den Vorwürfen ferner über die mangelhafte Prüfung der Grundsätze und Behauptungen Freud's, welche von seinen Anhängern beklagt wird, scheint es geboten, in eine möglichst genaue und gewissenhafte Erörterung von Jung's Buch einzutreten. Die folgenden Ausführungen wollen deshalb in ihrem ersten Teil eine objektive Darstellung der Ansichten Jung's versuchen, in ihrem zweiten werden sie dann zu den vorgetragenen Lehren Stellung nehmen.

---

[1]) Vorgetragen auf dem wissenschaftlichen Abend der psychiatr. Klinik.

[2]) C. G. Jung: Ueber die Psychologie der Dementia praecox. Halle, Marhold. 1907. 179 S.

Jung beginnt mit einer „kritischen Darstellung theoretischer Ansichten über die Psychologie der Dementia praecox". Er streift die verschiedenen Ansätze zu einer psychologischen Auffassung dieser Geisteskrankheit und verweilt besonders bei den Anschauungen, welche in einer ganz zentralen Störung, einer Affektion der Aufmerksamkeit, den Schlüssel für das Verständnis der Dementia praecox gefunden zu haben glauben. Im Grunde meinen Weygandt's „apperzeptive Verblödung", Masselon's „distraction perpétuelle", Janet's „abaissement du niveau mental" denselben zentralen Defekt; immer ist es die Aufmerksamkeitsstörung, auf welche die verschiedenen Forscher „die Verflachung der Assoziationen, Symbole, Stereotypien, Perseverationen, Befehlsautomatie, Apathie, Abulie, Reproduktionsstörung und in beschränktem Sinne auch Negativismus im Prinzip" beziehen. Indessen aus dem Begriff der apperzeptiven Verblödung ist die Entstehung der eben genannten Symptome nur im allgemeinen einigermassen deduzierbar. „Wir verstehen aber nicht die individuelle Vielgestaltigkeit der Symptome, ihre Launenhaftigkeit, den eigentümlichen Inhalt der Wahnideen und Halluzinationen usw." Stransky hat dieses wechselnde Bild durch das Missverhältnis von Thymo- und Noopsyche erklären zu können geglaubt. Jung mahnt demgegenüber zur Vorsicht in der Annahme neuer Hypothesen. Auch bei der Hysterie bestehe oft eine Inkongruenz zwischen Vorstellungs- und Gefühlsleben, welche wir doch mit Hilfe der Psychoanalyse als völlig motiviert begriffen. Vielleicht also fehle uns für die Dementia praecox nur das psychologische Verständnis. Mehr Klarheit bringen nach Jung's Ansicht Stransky's Untersuchungen über Sprachverwirrtheit. Unter Versuchsbedingungen, welche Jung als mit Aufmerksamkeitsablenkung verbunden ansieht, hat Str. Oberflächlichkeit der Vorstellungsverbindungen, Perseverationen und Verschmelzungen (Kontaminationen) nachgewiesen, ebenso wie Jung in seinen Ablenkungsversuchen, und ebenso wie sie die Dementia praecox bedingt. Es bleibt also bei der „apperzeptiven Schwäche". Selbst Neologismen fanden sich in den Versuchen Stransky's, Verdichtungserscheinungen, wie sie besonders auch der Traum zeigt. Hier liegt der Uebergang nahe zu den Lehren von Gross über den Bewusstseinszerfall und dessen Bedeutung für die Dementia praecox. Nach Gross ist die Sejunktion, die Abspaltung von Vorstellungsreihen, welche ein von der Hierarchie des Ichbewusstseins selbständiges Dasein gewinnen, der Kern der Dementia praecox; und alle für diese Krankheit wesentlichen Phänomene: autochthone Ideen, Impulse, Halluzinationen, Gedankenbeeinflussung und -Entzug, Zwangsgedanken, Eingebungen haben ihre Wurzeln in den unbewussten Assoziationsverbänden. Gross nähert sich also dem Problem der Aufmerksamkeitsstörung von der Seite des Unbewussten her: die neben dem Bewusstsein existierenden Komplexe sind von jeder Hemmung befreit und können in das Ichbewusstsein einbrechen (z. B. posthypnotische Befehle). Aber welches sind die abgespaltenen Vorstellungsreihen, welcher Art ist jeweils ihr Inhalt? Diese Frage hat Freud in glänzender Weise bereits 1893 gelöst. Schon damals zeigte Freud, dass ein halluzinatorisches Delir Kompensation für nicht befriedigte Wünsche ist.[1]) Auch die Paranoia ist eine Abwehrneuropsychose und geht,

[1]) „Wie der Mensch gewissermassen in die Psychose flüchtet, um dort im Traumdelir der Krankheit das zu finden, was die Wirklichkeit ihm versagte." (Seite 33.)

wie Hysterie und Zwangsvorstellungen, hervor aus der Verdrängung peinlicher Erinnerungen; ihre Symptome werden durch den Inhalt des Verdrängten in ihrer Form determiniert. Es folgt nun die „klassische“ Analyse Freud's, auf welche hier nur verwiesen werden kann. Ihr Ergebnis ist der Nachweis, dass Form und Inhalt der Symptome einer paranoiden Demenz bedingt sind durch Gedanken, welche infolge ihres Unlusttones mit dem Bewusstsein unverträglich waren und deshalb verdrängt wurden. Auch die Inkongruenz von Bewusstseinsinhalt und Gefühlston wird verständlich, weil scheinbar indifferente Vorstellungen den intensiven Gefühlston von einer verdrängten Vorstellung übernommen haben können. Die seelische Verödung aber, mit welcher die Dementia praecox endigt, wird bedingt durch die Fixierung des verdrängten Komplexes. Dieser Träger des Affekts kann nicht mehr aus dem Bewusstsein ausgeschaltet werden. Er bleibt und verhindert dadurch die Weiterentwicklung der Persönlichkeit. Warum entsteht aber eine Dementia praecox, und keine Hysterie? Dies zu erklären, reichen die Freud'schen Mechanismen nicht aus: „es muss daher eine für Dementia praecox spezifische Folgeerscheinung des Affekts (Toxine?) postuliert werden, welche die endgültige Fixierung des Komplexes bewirkt unter Schädigung der psychischen Gesamtfunktion. Die Möglichkeit, dass die „Intoxikation“ auch primär aus „somatischen“ Ursachen auftritt und dann den zufällig zuletzt bestehenden Komplex ergreift und pathologisch umgestaltet, ist nicht abzustreiten.“

Nachdem Jung in dem ersten Kapitel eigentlich bereits den Kern seiner Auffassung gegeben hat, bringen die nächsten Seiten Einzelheiten und Ergänzungen. Das zweite Kapitel behandelt den gefühlsbetonten Komplex und seine allgemeinen Wirkungen auf die Psyche. Die Elemente des psychischen Lebens, Empfindungen, Vorstellungen, Gefühle, sind dem Bewusstsein in Form gewisser Einheiten gegeben, die man mit dem Molekül vergleichen kann. Besonders wichtig ist der Gefühlston dieser Einheit, denn die Affektivität ist die wesentlichste Grundlage der Persönlichkeit. Ganze Massen von Assoziationen können umfassendere funktionelle Einheiten, „Komplexe“, bilden, welche einen bestimmten Gefühlston gemeinsam haben. Jedes einzelne Molekül des Komplexes nimmt an dem Gefühlston teil, kann ihn wecken und den ganzen gefühlsbetonten Komplex anregen. Sozusagen jegliche Assoziation gehört dem einen oder andern Komplex an; der umfassendste ist im normalen Leben der Ichkomplex, der psychologische Ausdruck des festassoziierten Verbandes aller körperlichen Gemeinempfindungen, der die oberste Instanz für alle Assoziationen bildet. Alles, was die eigene Person betrifft, gewinnt den stärksten Aufmerksamkeitston. Aber das ruhige Kreisen egozentrischer Vorstellungen wird in Wirklichkeit oft unterbrochen durch Vorstellungen von starkem Gefühlston, Affekte. Derartige Vorstellungen (z. B. eine gefahrdrohende Situation) hemmen alle übrigen Assoziationen; sie haben selbst den stärksten Aufmerksamkeitston, nehmen diesen dem gewönlichen Ich, welches den stärkeren und andersgearteten Gemeinempfindungen des neuen Komplexes weichen muss, es bleibt von egozentrischen Vorstellungen nur, was zum Komplex passt, das „Affekt-Ich“; dieses ist aber nur ein schwacher Komplex, welcher gegen den Affektkomplex an konstellierender Kraft bedeutend zurücksteht. Jeder Affekt hat die Neigung zu perseverieren, die zugehörigen Assoziationen wachsen an; so bleibt die „Komplexempfindlichkeit“. Aus der akuten Komplexwirkung wird die chronische; entweder indem ein einziger, sehr starker Eindruck dauernd nachwirkt, oder indem der Affekt durch neue Eindrücke beständig geschürt wird. Die dauernde Existenz eines gefühlsbetonten Komplexes bleibt nicht ohne konstellierende Wirkung auf die Psyche; sie führt zu Symptomhandlungen (Freud) und Symptomgedanken, von denen Jung eine Reihe von Beispielen gibt. Besonders auch im Assoziationsexperiment treten die Zeichen des konstellierenden Komplexes zutage. Während indifferente Reaktionen möglichst glatt mit kurzen Reaktionszeiten erfolgen, stehen die Komplexassoziationen dem Ich viel weniger zur Verfügung. Es setzt Hemmungen, Störungen im Leben sowohl wie im Experiment. Als besonderes Paradigma für die Wirkungen eines Komplexes führt Jung die Verliebtheit an. Bei ihr führt die chronische Komplexwirkung zu einer „partiellen apperzeptiven Verblödung mit einer Gemütsverödung für alle andern nicht zum Komplex passenden Reize". Das ist eine „Komplexbesessenheit", die aber auch sonst vorkommt. Jeder Komplex muss sich ausleben; wenn er das nicht in natürlicher Weise kann, benutzt er Nebenwege, schafft Verlegungen (z. B. Eintritt religiöser Schwärmerei, Krankenpflege durch erotische Komplexe). Auf diese Weise entstehen oft die interessanten Doppelnaturen, welche den Komplex durch Einschalten einer kontrastierenden Stimmung verdecken.

Das dritte Kapitel schildert nun im besonderen „den Einfluss des gefühlsbetonten Komplexes auf die Wertigkeit der Assoziation". Jung verweist zunächst auf die früher publizierten experimentellen Assoziationsstudien. Er betont die dort als Komplexzeichen gefundene verlängerte Reaktionszeit, die Verhinderung der Reaktion überhaupt („Fehler") und die Verflachung der Assoziationen. Da die letztere besonders auch bei Ablenkungsversuchen hat nachgewiesen werden können, so glaubt Jung die Komplexphänomene auf innere Ablenkung durch den Komplex zurückführen zu dürfen. Auch im Leben spielt der Komplex durch Hemmung der Aufmerksamkeit dieselbe Rolle. Versprechen, Verlesen, Verschreiben sind gewöhnlich Symptomhandlungen im Sinne des Komplexes, ebenso wie die Gedanken (Symptomgedanken), die Einfälle, die Reproduktion (Vergessen) und die Träume durch den Komplex beeinflusst werden. Dabei tritt der Komplex nicht offen zutage, da er durch die Aufmerksamkeit gehemmt wird; aber er benutzt jede Beeinträchtigung derselben (z. B. bei Nebenbeschäftigungen, welche keine volle Aufmerksamkeit verlangen), um durch Verkleidungen, Andeutungen, Symbole sich bemerkbar zu machen. Das für diese Zustände wichtige Denken in Symbolen wird von Jung durch die bei Herabsetzung der Aufmerksamkeit eintretende Undeutlichkeit der Vorstellungen erklärt; Symbole sind oberflächliche Verbindungen nach Aehnlichkeit, ein Analogon zu ihnen liefern die beim Ablenkungsversuch auftretenden, durch Verschiebung nach Klangähnlichkeit hervorgerufenen mittelbaren Assoziationen. Besonders herrschen die Machanismen des Ausdrucks der Bildähnlichkeit im Traume, wofür Jung ein Beispiel mit ausführlicher Deutung gibt. Der Traum erhält seine Bedeutung dadurch, dass der Schlafimperativ die autonomen Komplexe, welche kleine Sekundärseelen sind, nicht bändigen kann. Sie werden zwar gehemmt, können aber doch von Zeit zu Zeit ihre blassen, anscheinend sinnlosen Assoziationen dem Schlaf-Ich zuführen. So ist der Traum beherrscht von den symbolischen sich verflechtenden Komplexäusserungen.

Das Schicksal jedes obsedierenden Komplexes in der normalen Psyche ist es, allmählich an Gefühlsbetonung zu verlieren; das normale Individuum überwindet einen die Weiterentwicklung der Persönlichkeit hemmenden Komplex. Geschieht diese Ueberwindung, „Verdrängung“ des Komplexes nur mit Hilfe von Kompromissbildungen, so bleibt eine dauernde Minderwertigkeit, die Hysterie. Bleibt der Komplex überhaupt unverändert bestehen (unter schwerster Schädigung des Ich-Komplexes), so sprechen wir von einer Dementia praecox.

Gemäss der nahen psychologischen Verwandtschaft, welche zwischen Hysterie und Dementia praecox besteht, gibt das vierte Kapitel eine Parallele beider Krankheiten. Von den Störungen des Gefühls entspricht der gemütlichen Stumpfheit der Dementia praecox die belle indifférence der Hysterischen. Diese besteht, wenn der Komplex nicht zutage gefördert wird. Es entsteht dann inadaequater Affekt im Sinne der Verdrängung. Auch bei „Frühdementen“ finden wir oft „Deckursachen“, wobei die betreffende Vorstellung Ursache des Affekts nur zu sein scheint, in Wahrheit verborgene Komplexe berührt werden. Daher ist Vorsicht bei Annahme des inadaequaten Affekts geboten. Ganz ähnlich steht es mit zunächst unverständlichen explosiven Aeusserungen bei Dementia praecox ebensowohl als bei der Hysterie. Mangel an Selbstbeherrschung bedeutet bei beiden Krankheiten eine schwere Schädigung der Ich-Synthese, die autonomen Komplexe wollen sich dem Ich nicht fügen. Beeinträchtigung des gemütlichen Rapports ist gleichfalls in beiden Krankheiten durch die Inanspruchnahme durch den Komplex bedingt. Indessen besteht bei der Hysterie die Möglichkeit des Eindringens, der Leitung der Kranken; die „Frühdementen“ bleiben unbeeinflussbar. Charakterologische Eigentümlichkeiten findet man ebenfalls bei beiden Krankheiten in ähnlicher Weise. Geziertheit, Neologismen, „Machtwörter“ etc. stehen in beiden Krankheiten in Beziehung zu der hohen Einschätzung der Persönlichkeit. Rücksichtslosigkeit, Borniertheit, Unzulänglichkeit finden wir auf normalem und pathologischem Gebiet besonders da, wo affektive Ursachen mitspielen. Aus ähnlichen Gründen werden Hysterische brutal, es gehört dazu keine „Verblödung“, sondern nur „Verblendung“. Vielleicht ist es bei der Dementia praecox ähnlich, obwohl keine Identität beider Krankheiten besteht, bei der Dementia praecox die Mechanismen viel tiefer greifen — vielleicht weil sie mit Giftwirkung kombiniert sind.

Von intellektuellen Störungen ist die Einengung des Bewusstseins öfters für die Suggestibilität des Katatonischen verantwortlich gemacht worden. Man kann dagegen nur einwenden, dass ein grosser Unterschied zwischen normaler und katatonischer Suggestibilität besteht. Schon bei Hysterischen erfolgen Zutaten zu der Suggestion, welche oft ganz unberechenbar wirkt; dies ist in noch viel stärkerem Masse bei der Katatonie der Fall. Da wir wissen, dass das kapriziöse Verhalten gegenüber der Suggestion in der Hysterie von dem Komplex abhängt, so spricht nichts dagegen, dass wir auch für die Dementia praecox Aehnliches annehmen. Die Luzidität des Bewusstseins ist bei der Hysterie wie bei der Dementia praecox bestimmten ähnlich erscheinenden Störungen unterworfen (engourdissement oder kurze ekstatische Zustände bei der Hysterie, „Gedankenentzug“ und blitzartiger Einbruch mit bizarrem Inhalt bei der Dementia praecox; längere lethargische Zustände bei der Hysterie, anhaltendere halluzinatorische Phasen oder Stupor bei Dementia praecox). Die Aufmerksamkeit ist in beiden Geistesstörungen stark beeinträchtigt, bei der Hysterie sicher, bei der Dementia praecox wahrscheinlich durch den die Aufmerksamkeitsanspannung hindernden Komplex; in änlicher Weise verursacht dieser durch Verdrängung des Ichkomplex den kapriziösen Wechsel der Orientierung in beiden Krankheiten. Besonders die halluzinatorisch-deliriösen Phasen der Dementia praecox können zu ähnlichen Zuständen der Hysterie in Beziehung gesetzt werden: in beiden Fällen handelt es sich um ein Komplexdelir, um den Traum der Wunscherfüllung (solche Delirien erfüllen insbesondere die Wünsche in betreff Verlobung, Hochzeit, Coitus, Schwangerschaft, Geburt etc.). Schliesslich sind die Wahnideen und pathologischen Einfälle der Dementia praecox zu den Zwangsvorstellungen und wahnhaften Behauptungen der Hysterie in Beziehung zu setzen. Der auf sie verwandte Affekt gehört nicht zu ihnen, sondern zu einem verdrängten Komplex, der eben verschleiert wird. Der Beziehungswahn speziell wird auf Urteilstäuschungen, zu welchen der Komplex führt, zurückgeleitet, die spezifischen grotesken Wahnideen der Dementia praecox auf Hemmungen der Tätigkeitsgefühle, welche gleichfalls der Komplex schafft. Hier ist auch die Wurzel der Gefühle der Insuffizienz, der „sentiments d'incomplétude". Diese Störungen bedingen auch das Gefühl der Fremdartigkeit, welches (im Gegensatz zur Hysterie) bei der Dementia praecox nach aussen projiziert wird. Infolge dieses Mangels an Raisonnement muss die Dementia praecox mit dem Traum verglichen werden. „Lassen wir einen Träumenden wie einen Wachenden herumgehen und handeln, so haben wir das klinische Bild der Dementia praecox." „Gedankenentzug", „Sperrungen" sind durch den Komplex bedingt (wie die ähnlichen Phänomene bei der Hysterie), auch Negativismus findet sich vorwiegend an Komplexstellen. Die katatonen Symptome in den Bewegungsvorgängen werden als ausstrahlende Folgen der Generalisierung der Verdrängungsmechanismen gedacht. Die Halluzinationen enthalten bei der Hysterie wie im Traum symbolisch entstellte Komplexbruchstücke. Dies ist auch bei der Dementia praecox der Fall, nur noch viel traumhafter. Die korrigierenden Stimmen ferner sind vielleicht Einbrüche der verdrängten normalen Reste des Ich-Komplexes. In betreff der Stereotypien ist festzuhalten, dass jeder Gefühlston Bahnungen schafft. Bei der Hysterie lassen sich alle Stereotypieen (Krampfanfälle, Zwangsvorstellungen, Klagen, Absencen etc.) auf den gefühlsbetonten Komplex zurückführen. Der Komplex hemmt die übrigen psychischen Inhalte, macht indolent, fixiert Gedankengänge und Ausdrucksweisen, stereotypisiert Klagen. Diese Prozesse sind also die normalen Vorbilder für die Dementia praecox. Auch hier ist anfangs ein Gefühlsinhalt vorhanden, allmählich wird der Inhalt undeutlicher, es bleibt der stereotype Mechanismus. Es stereotypisiert sich aber auch zufälliges Material, besonders durch die Assoziationsleere (welche der Komplex schafft) bedingt. Ausserdem entstehen allmählich Verwandlungsprozesse, Abkürzungen. So „degenerieren" Stimmen, Wahnideen, entsteht der Wortsalat. Aber nicht alle Stereotypien, Katalepsien, Negativismen sind psychologisch bedingt. Auch bei groben hirnpathologischen Affektionen sind sie beobachtet; selbst experimentell durch Enthirnungen hat man ähnliche Zustände hervorgerufen. Indessen auch der Komplex schafft ja gewissermassen eine „Enthirnung", da er fast alle Assoziationen in Anspruch nimmt und dauernd festhält. Es bleibt also als Ergebnis des Vergleichs, dass bei Hysterie sowohl wie bei Dementia praecox die Symptome durch einen pathogenen Komplex bedingt sind, mit dem wesentlichen Unterschied, dass im

Gegensatz zur Hysterie in der Dementia praecox die Psyche sich niemals mehr von dem Komplex befreien kann. Die dauernde Fixierung des Klomplexes und die dadurch hervorgerufene künstliche „Enthirnung“ wird vielleicht durch ein Toxin bewirkt.

Es folgt nun in dem letzten Kapitel eine praktische Anwendung der dargelegten Anschauungen, „die Analyse eines Falles von paranoider Demenz, als Paradigma“. Hier sucht Jung die diesen Fall beherrschenden Komplexe aus den Komplexzeichen des Assoziationsversuchs und durch Psychoanalyse zu erkennen. Eine kurze Darstellung des Inhalts dieses Kapitels ist nicht möglich, ich kann nur darauf verweisen.

Die Kritik dieser Psychologie der Dementia praecox wird unter verschiedenen Gesichtspunkten zu prüfen haben: 1. die angewendete Methodik und deren Ergebnisse; 2. die allgemeine psychologische Grundlage.

Stellen wir uns zunächst auf den Standpunkt, dass die Komplexpsychologie, wie sie von Jung (im Anschluss an Freud) vertreten wird, im ganzen möglich sei, auch dass die behaupteten Komplexzeichen gültige Schlüsse erlauben, so würde es sich bei dem Verfahren der Annahme bezw. des Aufsuchens von Komplexen um Schlüsse nach Analogie und Wahrscheinlichkeit handeln, deren Sicherheit wächst mit der Zahl der Zeichen, welche im Sinne der gemachten Annahme zu verwerten sind und gegen andere Möglichkeiten sprechen. Und da wird man allerdings finden, dass die Ansprüche Freud's und seiner Anhänger an die Beweiskräftigkeit ihrer Behauptungen tatsächlich sehr geringe sind. Scheint eine Annahme einigermassen möglich, so ist sie acceptiert und erledigt, und es wird dann gegen den Gegner[1]) eingewendet, die Lehren seien noch nie widerlegt. Aber das Gegenteil ist zu verlangen: sie sollen noch erst bewiesen werden. Es widerspricht allen Grundsätzen naturwissenschaftlicher Methodik, von dem Gegner einer auf Grund von Wahrscheinlichkeitsschlüssen gemachten Behauptung zu verlangen, er solle zeigen, welche anderen Möglichkeiten existieren; hat doch vielmehr jeder, der eine neue Annahme verficht, zu zeigen, dass andere Möglichkeiten nicht, oder mit grosser Wahrscheinlichkeit nicht, existieren. Es wäre ja sonst leicht eine unkontrollierbare Behauptung zur wissenschaftlichen Wahrheit zu stempeln. Im übrigen aber ist es gegen Freud-Jung nicht schwer, die grosse Unsicherheit der Schlüsse in der von dem letzteren gewünschten Weise darzutun. Ich kann hier natürlich nur ganz wenige Beispiele geben, ich wähle solche aus, welche ich persönlich nicht für so unzulänglich halte wie das Gros der „Beweise“. Wenn Freud in jenem von Jung bewunderten Fall das Vergessen des Worts „aliquis“ (in dem Vers: exoriare aliquis nostris ex ossibus ultor) auf die Vorstellung des Ausbleibens der Periode der Geliebten zurückführt,[2]) so ist dem entgegenzuhalten, dass Tatsache doch nur ist jene (übrigens von Fragen unterbrochene) etwas komplizierte Reihe von Assoziationen, welche schliesslich auf die Periode der Geliebten führt. Dass diese letztere unlustbetonte Vorstellung Ursache des Vergessens von „aliquis“ sei, ist eine durch nichts bewiesene Annahme, ebenso

[1]) So gegen Aschaffenburg, Spielmeyer etc.

[2]) Näheres in Monatsschr. f. Psych. u. Neurol. X, S. 1 ff. Die Reihe führt von aliquis über a—liquis, liquid, Reliquien, eine Anzahl von Heiligen zum Blutwunder des St. Januarius, von da zur Periode der Geliebten.

wie es eine völlig unbegründete Hypothese ist, dass — wenn man Freud's Verdrängungsmechanismen acceptiert — man überhaupt mit einiger Sicherheit darauf rechnen könne, mit Hilfe des zwanglosen Assoziierens den ätiologischen Komplex zutage zu fördern. Auch der Druck auf die Stirne des Patienten, den Freud so sehr preist, erscheint ferner stehenden kein völlig überzeugendes Beweisverfahren. Freud und seine Anhänger machen es einfach so, dass sie die Vorstellung, bei welcher ihnen die Möglichkeit gegeben erscheint, dass sie die zu erklärende Erscheinung verursache, einfach als wirklich verursachend ausgeben. Ist es denn aber so wunderbar, dass, wenn man im Anschluss an ein Vergessen reproduzieren lässt, schliesslich auch ein die Persönlichkeit in Anspruch nehmender unlustbetonter Komplex zutage gefördert wird?[1]) Wer aber beweist den kausalen Zusammenhang zwischen dem Komplex und der Reproduktionsstörung? Das ist doch bestenfalls eine mögliche Annahme. Genau so steht es mit der von Jung zitierten „klassischen" Freud'schen Analyse eines Falls von Dementia paranoides. Die Kranke halluziniert oft obscöne Bilder, besonders als sie Patientinnen im Bad entblösst gesehen hatte. „Man durfte nun voraussetzen, dass diese Eindrücke nur darum wiederholt worden seien, weil sich ein grosses Interesse an sie geknüpft habe"; also vorläufig noch voraussetzen! Die Kranke gibt nun an, „sie habe sich damals für die Frauen geschämt. Diese etwas zwanghafte altruistische Scham war auffallend und deutete auf etwas Verdrängtes hin"; — also wieder eine Annahme. Trotzdem heisst es, nachdem weitere Reproduktionen ergeben haben, dass die Patientin als Kind die Gewohnheit gehabt hat, sich ihrem Bruder nackt zu zeigen, einfach: „sie holte jetzt an Schämen nach, was sie als Kind versäumt hatte"; — ist das bewiesen? Es ist unmöglich, hier Beispiele aus den Werken Freud's zu häufen, ich muss mich mit diesen wenigen, welche Jung rühmt, begnügen. Ich kann nur eingestehen, dass mir wenigstens kaum eine andere seiner „Beweisführungen" besser fundiert erscheint, als die eben skizzierten.[2]) Aehnliches ist von den Analysen Jung's zu sagen, auch den in diesem Buch enthaltenen. Wer hat bisher bewiesen, dass der Traum in seinen Symbolen mit Hunger den Geschlechtstrieb meint, dass er Verkleidungen durch Verlegung der Dinge von unten nach oben liebt (Mund = Vulva etc.), dass der steife Arm eines hysterischen Mädchens mit dem erigierten Penis des sie attackierenden Mannes zusammenhängt, dass das grüne Schlänglein, welches der „Frühdementen" zum Munde kriecht, das Koitussymbol repräsentiert und all die grotesken Behauptungen mehr.[3]) Es soll gewiss keine Ansicht a limine abgetan werden dürfen,

---

[1]) Und dass er unter „Widerstand" zutage gefördert wird?

[2]) Genaueres über das letzte Beispiel bei Jung; die Analyse ausführlich in Freud: Kleine Beiträge zur Neurosenlehre. Man vergleiche, was Freud, dem bisweilen die Schwierigkeit seiner Behauptungen zum Bewusstsein kommt, über die Sicherheit seiner Schlüsse auf die ätiologischen Erlebnisse sagt, besonders das von ihm so hochgewertete Moment des Widerstandes. Man wird allenthalben nur die psychologische Erklärung dafür finden, wie Freud zu seinen Annahmen kam, keine allgemein überzeugenden, auch nur eine gewisse Wahrscheinlichkeit mit sich bringenden Beweisgründe. Zur Prüfung dieser meiner Behauptung lese man speziell den Abschnitt IV der „Studien über Hysterie" und die hierhergehörenden Aufsätze aus der „Neurosenlehre", z. B. S. 52, 109, 163 ff., 221 usw.

[3]) Ich will Jung durch das Hersetzen von Bruchstücken nicht Unrecht tun. Der Leser prüfe seine Begründungen selbst.

weil sie zunächst sonderbar erscheint, aber man wird doch wohl verlangen müssen, dass sie evident gemacht wird, wenn sie als Tatsache gelten soll. Es ist anzuerkennen, dass bei den Anhängern Freuds der Mut der Wahrheit so weit geht, dass die Absurdität ihrer Annahmen sie nicht schreckt — nur kann man ihnen darum die Aufgabe nicht erlassen, ihre Behauptungen zu beweisen. Man vergegenwärtige sich nur irgend ein anerkanntes naturwissenschaftliches Beweisverfahren und man wird die Behauptung gerechtfertigt finden: keine naturwissenschaftliche Disziplin würde sich derartige Schlüsse gefallen lassen.

Neben diese allgemein sorglose Art der Verwendung des indirekten Schlussverfahrens tritt dann die Willkür, welche im Einzelnen die Erscheinungen in das zusagende Schema hineinzwängt. Sehr oberflächlich sind die Vergleiche mit der Hysterie. Jedermann kennt die Aehnlichkeiten, welche Hysterie und Katatonie bieten, niemand übersieht aber dabei die tiefgehenden Differenzen, welche die Erscheinungen zu andersartigen stempeln; auch Jung tut es nicht, er bekennt vielmehr häufig, Hysterie und Dementia praecox seien nicht identisch. Aber er betont in outrierter Weise die oberflächlichen Aehnlichkeiten, wie sie Augenblicksbilder bieten, um dann Gemeinsamkeiten in der von ihm gepflegten Metapsychologie (ich benutze einen Ausdruck Freud's) zu konstruieren. Wie ist aber denn der Tatbestand? In Wirklichkeit zweifelt niemand, dass die belle indifférence etwa der Hysterischen in ihrem Kern verschieden ist von der gemütlichen Stumpfheit der „Frühdementen“, wenigstens, wenn wir bei den empirischen Erscheinungen bleiben und nicht auf fragwürdige hypothetische Unterlagen rekurrieren. Wir können uns vorerst nur an die komplexen Phänomene halten, da wir in der Elementaranalyse noch gar zu wenig fortgeschritten sind. Und nimmt man alles in allem, das ganze Krankheitsbild und nicht die Augenblickserscheinung eines einzelnen Zuges, so wird man wohl die gespielte Indolenz der Hysterischen, von welcher Jung hübsche Beispiele gibt, von der gemütlichen Verblödung, welche die Persönlichkeit vergröbert und verzerrt, als wesensverschieden unterscheiden können. Wenn ein „Komplex“ das kann, die Persönlichkeit so in ihrem Kern treffen, ihr die beste intellektuelle und gemütliche Betätigungskraft rauben, das ganze Wesen dauernd verstumpfen und karikieren — dann werden wir uns bei dem Greisenblödsinn und der Paralyse vor ähnlichen Konsequenzen wohl auch nicht zu fürchten brauchen.

Aber die Frühdementen sind vielleicht gar nicht so stumpf (wenigstens vor der völligen Verblödung) als sie scheinen. Wir haben ja die Komplexzeichen im Assoziationsversuch! Auf diese letzteren wird noch zurückzukommen sein, aber mit geheimnisvoll versteckten Komplexen kann man natürlich auch jeden anderen Schwachsinn verdeuten. Ueberhaupt ganz allgemein gesagt, denn wir können unmöglich alle Einzelheiten diskutieren, ist es tunlich, die elementar erscheinenden Störungen vor allem des Fühlens und Wollens auf die komplizierte intellektualistische Vermittlung durch den Komplex zurückzuführen.[1]) Doch

[1]) Nur einige Beispiele! Die Neologismen der Kranken in Kap. V sollen nichts anderes darstellen, als „besonders kräftige und gehaltvolle Ausdrücke für Komplexgedanken“ — sind sie wirklich damit erledigt? Sehr gezwungen sind die Schlüsse von der Affektlosigkeit der Kranken auf den hypothetischen gefühlsbetonten Komplex. Die Komplexzeichen sind so, als hätte die Kranke einen ganz frischen Affekt. Davon ist aber bei der Patientin keine Rede, „sie ist völlig gelassen, sie hat bloss die Folgen der Affektwirkung in den Assoziationen, die

Jung wird uns hier vielleicht entgegenhalten, dass auch wir deuteten, wie er das auf S. 9 bei der Diskussion von Masselon tut. Freilich wird man sofort erwidern dürfen, dass Jung ausserordentlich komplizierter und unwahrscheinlicher deutet; indessen wird diese ganze Frage später noch eingehender zu erörtern sein. Hier können wir nur das Urteil anschliessen, dass auch das Paradigma des Kapitels V, auf welches Jung ausserordentlich viel Mühe und Scharfsinn verwendet hat, uns in allen Einzelheiten genau so willkürlich und hypothetisch erscheint, wie wir schon früher die Deutungsprinzipien im allgemeinen und an einzelnen Beispielen als teils unzulänglich, teils verkehrt zu erweisen uns bemüht haben. Die Beantwortung einiger Fragen wäre ferner für die Wertung der Analyse zwar nicht ausschlaggebend, aber von Interesse gewesen. Es wäre wichtig, zu erfahren, ob von der Kranken zu verschiedenen Malen auf dieselben Stereotypien in ähnlicher Weise fortlaufend assoziiert worden ist, wie in Jung's Beispielen. Dieses sollte der Fall sein, wenn der hinter der Stereotypie versteckte Komplex in dem Mechanismus des fortlaufenden Assoziierens zutage treten muss, wenigstens die ausschlaggebenden Assoziationen müssten ähnlichen Wert[1]) haben. Haben vielleicht mehrere Beobachter unabhängig von einander zu analysieren versucht, und welches waren die Resultate?

Wir müssen nun noch die von Jung bei seinen Analysen benutzten Komplexzeichen erörtern. Es ist zweifellos ein Verdienst von Jung, dass er das Assoziationsexperiment, welches ihm manche Förderung verdankt, in den Dienst der Freud'schen Lehren zu stellen versucht hat. Man hat da doch ein leidlich exaktes Verfahren in Händen, mit dem man den Wert der Freud'schen Lehren kontrollieren, eventuell eben auch, wie Jung es will, diese Lehren sicher fundieren kann. Die von Jung in seinen Assoziationsstudien nachgewiesenen Komplexzeichen sind im wesentlichen: Reaktionszeitverlängerung, Fehler und Verflachung der Qualität der Assoziationen. Diese Angaben sind von anderen Seiten, auch von mir in eigenen Versuchen, im wesentlichen bestätigt worden. Dagegen habe ich, wie in kurzem in diesem Zentralblatt gezeigt werden soll, die von Jung behaupteten Störungen der Reproduktion bei Komplexassoziationen nicht nachweisen können; es ist jedenfalls nicht einfach so, dass Assoziationen, hinter denen sich ein unangenehmer Komplex verbirgt, regelmässig schnell vergessen werden. Und wenn auch Störungen der Reproduktion

einseitige Hervorhebung des Komplexes ohne den zugehörigen Gefühlsaufruhr. Daraus schöpfen wir den klinischen Eindruck der „Affektlosigkeit". Wir haben noch die Schalen des Affekts, der Inhalt aber ist fort. Vielleicht ist es aber auch so, dass Pat. den Affekt „verlegt hat", so dass er nun nicht mehr reproduzierbar ist etc. Diese wenig wahrscheinliche Hypothese (als solche bezeichnet sie Jung selbst später, S. 128) bleibt blosse Annahme, wenn die Komplexzeichen leidlich sicher sind. Wie aber, wenn sie sich als trügerisch erweisen? Ganz grotesk ist die Gleichsetzung der Dementia praecox mit dem Traum Die wichtigen Aehnlichkeiten mancher Phänomene des Traumes (z. B. Sprache) mit denen der Dementia praecox sind bekannt. Wie weit aber geht Jung in dem zitierten (S. 334) Ausspruch, der Traum und Dementia praecox einfach identifiziert. Jetzt ist es gewiss wieder Aufgabe des Kritikers, das Gegenteil zu beweisen. — Ich entziehe mich dieser Pflicht!

[1]) Freilich begibt man sich bei dem Deutungsverfahren ja sehr bald in ein Meer von vagen Möglichkeiten. Was kann nicht alles mit Hilfe der Freud'schen Symbolistik als gleichwertig gedeutet werden! (cfr. Igel u. Schlänglein, S. 161,)

durch Unlustgefühle wahrscheinlich häufig bedingt werden mögen, ein genauerer Einblick in diese Mechanismen ist uns bisher keineswegs — auch von Jung nicht — verschafft worden. Unsicher erscheinen mir aber auch die Folgerungen, welche Jung an das Auftreten der vorher erwähnten Komplexzeichen anzuschliessen pflegt. Selbst beim Zusammentreffen mehrerer Komplexzeichen ist der Schluss auf Komplexe bestimmter Art nur sehr selten möglich; was wir folgern dürfen, ist bestenfalls eine „Emotion", und auch das ist nur ein Schluss von gewisser, von den jeweiligen speziellen Bedingungen abhängiger Wahrscheinlichkeit. Jung freilich hat die Neigung, jede Reaktionszeitverlängerung einfach mit gefühlsbetontem Komplex gleichzusetzen und alle anderen zeitverlängernden Momente zu vernachlässigen.[1]) Jedenfalls dürfen wir nicht vergessen, dass wir beim üblichen Assoziationsversuch nur das Anfangs- und Endglied sehr komplizierter Prozesse fixieren, dass ferner, wenn wir Schlüsse auf einen bestimmten Komplex machen, wir nicht mehr im Bereich der uns durch den Versuch gelieferten Tatsachen bleiben, und dass endlich unsere Schlüsse um so unsicherer werden, auf je zusammengesetztere Erscheinungen sie sich beziehen. Nun fügt Jung freilich zu dem Assoziationsexperiment die Psychoanalyse, um die „Komplexe" genauer zu erfassen. Aber wir haben ja gesehen, welche Einwände gegen dieses Verfahren zu erheben waren. Selbst in Verbindung mit dem Assoziationsexperiment bleibt sie im besten Falle eine auf bloss empirische Techniken gestützte Methode des Rätsel-Ratens, kein wissenschaftlich analysierender Lösungsversuch.

Aber gegen die veröffentlichten Assoziationsversuche an der Kranken mit Dementia paranoides sind auch im Einzelnen Ausstellungen zu machen, welche die Berechtigung ihrer Verwendung im Sinne der Komplexzeichen sehr problematisch erscheinen lassen. Jung findet bei den Wortassoziationen eine stark schwankende Reaktionszeit. Er bezieht nun, zumal die Assoziationen auch in der Qualität Veränderungen zeigen, die Verlängerungen immer auf die Wirkungen eines Komplexes; — mit sehr fraglichem Recht, denn gerade im vorliegenden Falle wäre doch mindestens zu erwägen gewesen, ob nicht ganz unmittelbare Störungen vor allem des Wollens und Handelns solche Streuungen und auch Veränderungen der Qualität bedingen können, und ob sie nicht für das Verständnis der Erscheinungen mit mehr Wahrscheinlichkeit in Anspruch zu nehmen wären, als der komplizierte Umweg der intellektuellen Vermittlung eines Komplexes. Um so mehr hätten solche Ueberlegungen angestellt werden müssen, als Jung trotz der geringen Ansprüche, welche er an die Wahrscheinlichkeit seiner Komplexhypothesen stellt, Komplexkonstellationen vielen Reaktionszeitverlängerungen nicht unterzuschieben vermag.[2]) Ausserdem lässt ein Mangel

---

[1]) Ueber die Fehlerhaftigkeit dieses Verfahrens siehe den Sammelbericht von Watt im Arch. f. d. ges. Psychologie VII.

[2]) Wie wenig Klarheit die Komplexhypothesen bringen, zeige folgende Zusammenstellung (S. 119): 1. Schüler—Sokrates 12,4 Sek. Reaktionszeit; 2. Vater — ja Mutter 7,6" (beides als Komplexreaktionen hingestellt); 3. Tisch—Tisch, Sofa 3,8 (objektiv); wie man sieht, ist die Differenz zwischen Reakt. 3, welche objektiv sein soll, und 2, die Komplexkonstellation sein soll, kleiner als die zwischen 2 und 1, welche beide als Komplexreaktionen aufgefasst sind. Wie wird das erklärt? R. 5.: Tinte—Nusswasser, „eine sehr weit hergeholte mittelbare Komplexkonstellation", hat eine Reaktionszeit von 9 Sek., während die vorher-

in den Angaben über die Technik der Versuche über ihren Wert nicht klar werden. Es finden sich sehr häufig Wiederholungen des Reizwortes oder Einschiebung des Wörtchens „ja" vor der Assoziation. Wie sind nun die Zeiten gemessen? Bis zur ersten Aeusserung? oder bis zur „Assoziation"? Bestanden längere Zwischenzeiten zwischen Reizwortwiederholung und Assoziation, oder folgten sie unmittelbar aufeinander? Das sind Umstände, über welche wir vor der Verwertung der Reaktionszeiten als Komplexzeichen aufgeklärt werden müssten.

Ich zweifle nun nicht, dass auch mich jener Keulenschlag treffen wird, der bisher gegen alle Gegner Freud's von dessen Anhängern geführt worden ist, nämlich der Vorwurf, dass der Kritiker das Verfahren Freud's nicht beherrsche. Es ist ein Zeichen der Unklarheit über allgemeinwissenschaftliche Grundsätze, dass dieser Einwand immer wieder von neuem erhoben werden konnte. Wenn es mir heute einfallen wollte, mit mathematischen und physikalischen Deduktionen zu behaupten, das Cystoskop sei ein falsch gebautes Instrument, das zu trügerischen Ergebnissen führen müsse, wäre es da eine Widerlegung, zu behaupten: ich verstände nicht zu cystoskopieren? Es müssten doch wohl vorerst die prinzipiellen Einwürfe geprüft werden. Und wenn wir ganz allgemein gegen die wissenschaftliche Bedeutung der psychoanalytischen Methode, so wie deren Begründer sie öffentlich dargelegt hat, grundsätzliche Einwände erheben, so erwidert man uns, wir beherrschten das Verfahren nicht. Ja wenn es sich noch um diagnostische oder therapeutische Erfolge oder Misserfolge handelte! Man verschiebe nicht den Angriffspunkt. Ich persönlich stehe nicht an, zu bekennen, dass mir in Freud's Schriften vielerlei psychologische Anregungen enthalten zu sein scheinen. Auch den praktischen Wert der Psychoanalyse will ich durchaus nicht von vorneherein leugnen.[1]) Zu protestieren ist aber gegen die dogmatische und willkürliche Art, mit welcher Freud und seine Anhänger Tatsachen und (oft sehr unwahrscheinliche) Hypothesen durcheinander wirren. In Wirklichkeit beweist gerade die von Freud und seinen Anhängern betonte Schwierigkeit des Verfahrens nur, wie viel Irrationales in der Methode steckt, welche eine Rolle unmittelbares, instinktives Erfassen und Meinen in ihr spielt. Gerade ein solches instinktives Schliessen, wie es der Menschenkenner des Lebens übt, trügt bekanntlich sehr oft. Und man vergegenwärtige sich nur, was auf Grund solcher Schlüsse bereits als Tatsache ausgerufen wurde, von den oft recht pseudologistisch erscheinenden Erlebnissen, die jeweils für eine Hysterie ätiologisch sein, bis zu den Fraisen und der Enuresis, welche ein sexuelles sich ausleben des Kindes bezeichnen sollten.

---

gehende: Kopf—ja unersetzlich (auf ihren Kopf bezogen) 14,8" hat. R 6.: Nadel—Faden (soll auf Anregung des Berufkomplexes zu beziehen sein, Pat. ist Schneiderin) hat wieder 11,4". R. 8.: Lampe—Elektrizität (soll Desiderat sein) hat 6,4". R. 12: Holz—Polster (gleichfalls Desiderat) 10,2". R. 13: Traum—Wirklichkeit (eine exquisite Komplexreaktion) hat dagegen nur 3,8". R. 14: Heft—Mappe (mit 14,4") wird nicht erklärt. R. 15: Papier—Stempelpapier (eine Reaktion, die mit Wahnideen zusammenhängen soll) hat nur 5" Reaktionszeit, vergl. auch die Reaktionen 22—23 mit 42, welche einen erotischen Komplex (Katze—Kind) bedeuten soll, aber ungefähr dieselbe Reaktionszeit hat wie die ersteren. Und so gibt es durchweg Rätsel, welche die Berufung auf den Komplex keineswegs löst.

[1]) Man müsste sich dann erst klar werden, worauf dieser Wert beruhen könnte.

Uebrigens beweisen gerade die Züricher Vorkämpfer für die Freud'schen Lehren durch ihre Darlegungen, dass die Beweiskraft der Freud'schen Anschauungen auch ihnen keine so unumstössliche ist, selbst in ganz fundamentalen Behauptungen nicht. Aus dem infantilen sexuellen Trauma[1]) ist bei ihnen zunächst ein sexuelles Trauma geworden und aus diesem nur noch mehr ein Trauma, welches sehr häufig sexuell ist. Betonen wir die Disposition etwas mehr (welche Jung bescheidentlich in Klammer setzt)[2]) und rauben wir „dem Trauma" die ausschlaggebende Rolle, welche es in dem Entstehen einer Hysterie spielen soll, so dürften die streitenden Meinungen sich einander sehr genähert haben. Für die Psychologie der Dementia praecox allerdings fehlt mir vorläufig noch jeder Berührungspunkt.

Ich gehe nunmehr zu dem zweiten Gesichtspunkt unserer Kritik über, zu der allgemeinen psychologischen Grundlage der Anschauungen Jung's. Sollen wir die Psychologie Jung's mit allgemein gebräuchlichen Bezeichnungen rubrizieren, so werden wir sie unter die vorwiegend intellektualistischen Systeme rechnen müssen. Sie ist eine assoziations-psychologische Modifikation, an welcher speziell französische Einflüsse leicht kenntlich sind. Ihr Charakteristikum ist die Zerspaltung des seelischen Erlebens in Komplexe; sie steht somit in Gegensatz zu der psychologischen Grundforderung, an einem einheitlichen Bewusstsein als Grundphänomen des seelischen Erlebens festzuhalten. Ohne dass wir hier in eine Diskussion von psychologischen Prinzipien eintreten, betonen wir nur die Lebensfremdheit jeder Psychologie, welche die Beziehung auf ein Ich als psychologisches Elementarphänomen nicht beachtet. Auch die Psychopathologie wird bei der Theorie der Bewusstseinsspaltungen diese Grundtatsache niemals übersehen dürfen.[3]) Jung's Psychologie dagegen ist durchaus atomistisch gedacht; statt eines einheitlichen Erlebens will sie uns ein Mosaik psychischer Moleküle bieten. Die Komplexe, welche intellektualistisch als Vorstellungen mit anhaftendem Gefühlston gedacht sind, führen ein mehr oder minder selbständiges Dasein neben dem Ichkomplex. Die Bewusstseinserscheinungen werden als Mechanik dieser autonomen Komplexe betrachtet. Nun könnte man ja solche Hypothesen trotz ihrer inneren Schwierigkeiten gelten lassen, wenn sich nicht Konsequenzen anschlössen, welche zunächst nicht beabsichtigt waren. Die Aktivität des seelischen Erlebens findet in dieser Komplexmechanik keinen anerkannten Platz und gelangt auf verbotenen Wegen zu ihrem Recht. Die autonomen Komplexe werden antropomorphisiert. Sie werden aus mechanistisch gedachten Vorstellungsaggregaten zu Sonderseelen. („Sekundärseelen" nennt sie Jung selbst S. 75) und benehmen sich als solche. Sie „denken" und handeln, hassen und lieben, „verdrängen" und werden „verdrängt", „leben sich aus" und bedienen sich, wenn sie das nicht ohne weiteres können, der Schleichwege und Rabulistereien („Symbole",[4]) „Symptomhandlungen"), wie die „gelernten" Diplomaten des Lebens.

---

[1]) Freud legt allen Wert auf den „Infantilismus der Sexualität".

[2]) Vergl. Diagnost. Assoz. Stud. VI.

[3]) Es ist damit nichts gegen die Annahme eines „Unbewussten" gesagt, nur darf dieses kein „Sonderbewusstsein" werden.

[4]) Gemäss seiner ursprünglich mechanistisch gedachten Psychologie sucht Jung die „Symbole" von den „Allegorien", den mit bewusster Absicht durch Sinnbilder verstärkten Ausdeutungen eines Gedankens zu unterscheiden. Tat-

So verwandelt sich die beabsichtigte Komplexmechanik in Wahrheit in eine Komplexmythologie. Die Komplexe werden zu mythisch gedachten Persönlichkeiten, Parasiten der Seele, welche dem Ichkomplex sein Dasein beschränken, und deren Lebensäusserungen zu erschliessen — die Psychoanalyse unternimmt. So strebt die unsichere Methode nach dem fragwürdigen Ziel. Tatsächlich kann man auch auf diese Fiktionen nur das Urteil anwenden, welches Wundt einmal bei ähnlicher Gelegenheit gefällt hat, — es sind uralte Besessenheitsvorstellungen, welche hier wieder vor uns auftauchen.

Was aber ist das letzte Ziel dieser Lehren? Wir haben diese Psychologie als vorwiegend den intellektuellen Vorgängen zugewendet bereits gekennzeichnet, und es ist ihr tatsächlich der Weisheit letzter Schluss, Methode in den Wahnsinn zu bringen. Wenn wir bisher glaubten, in der Dementia praecox beherrschten ausser den Störungen der Wahrnehmung vorwiegend ganz unmittelbare Veränderungen des Wollens und Fühlens das Bild — weit gefehlt! In Wahrheit sind alle Erscheinungen völlig begreiflich und sinnvoll motiviert, sie bedeuten die Schleichwege eines „wild gewordenen" Komplexes, der sich ausleben will.[1]) Und wenn schliesslich Defekte zustande kommen, so ist ja auch das nur zu verständlich. Der Komplex absorbiert alles, er macht eine „Enthirnung".

Glaub's, wer da mag! Dem Leser, „der der Freud'schen Anschauungen nicht gewohnt ist", muss es leid tun um den Fleiss und den Scharfsinn, welchen Jung an diese Sysiphusarbeit verschwendet hat.

Es bleibt nun die Aufgabe, ein Verständnis zu gewinnen, wie denn das ganze Unternehmen dieser Psychologie, welche wir als schwere Verirrung betrachten, möglich wurde. Wir glauben damit ins Zentrum der Prinzipien der Psychologie als Wissenschaft einzutreten. Man kann häufig gerade von den Anhängern Freud's Aeusserungen des Spottes über die schlechte Seelenkenntnis der Psychologen, insbesondere der deutschen, vernehmen; das wäre mit Freud ein ganz ander Ding. Tatsächlich würde es aber ein Verkennen der Aufgaben der Psychologie sein, wollte man ihre Ziele mit denen der Menschenkenntnis des Lebens verwirren. Im Leben sind wir handelnde und wertende Wesen, welche ihr Handeln und Werten auf ein unmittelbares Verstehen der Aeusserungen der Mitmenschen aufbauen. Ziel der Wissenschaft ist aber die objektive Analyse der Erscheinungen — in unserem Fall der seelischen — in ihre Elemente und wiederum die Synthese dieser Elemente zu komplizierten Phänomenen — das alles unter Abstraktion von jeder subjektiven Stellungnahme. Die Komplexpsychologen aber vermengen die objektive Analyse mit dem Deuten, wie es die Menschen des Lebens gegeneinander üben; sie behandeln den Komplex wie einen homunculus; er wird ihnen zum mythischen Gebilde.

---

sächlich gelingt es Jung nicht, diesen Unterschied aufrecht zu erhalten. Die Symbole, die der Komplex benutzt, sehen oft durchaus beabsichtigt aus. Es beruht das auf der widerspruchsvollen Natur des Komplexes, der Sekundärseele ist, und doch nur ein Aggregat psychischer Moleküle sein sollte.

[1]) Vergl. hierzu die Behauptung Freud's, dass „jeder Traum sich als ein sinnvolles psychisches Gebilde herausstellt, welches an angebbarer Stelle in das seelische Leben des Wachens einzureihen ist". (Traumdeutung, S. 1). Das soll auch von der Psychose gelten, welche ja Wunschtraum ist. Ja wenn es sich noch um Paranoia handelte!

Wie aber ist dieser Rückfall in Auffassungsstufen, welche andere Wissenschaften längst überwunden haben, in einer psychologischen Disziplin möglich? Wir rühren hier an das kardinalste Problem der Psychologie. Es ist die Frage, wie ist eine allgemeingültige Psychologie überhaupt möglich? Jeder kennt nur sein eignes Erleben, und der Schluss auf den Nächsten geschieht immer nur durch Analogie, ist Deutung. Die wissenschaftliche Psychologie sucht aber auch diese Deutung des subjektiven Charakters zu entkleiden, indem sie Korrelationen, konstante Beziehungen zu schaffen sucht zwischen den Elementarphänomenen der Selbstbeobachtung und den Elementarphänomenen des Ausdrucks. Und wenn sie erst die Elementarphänomene des Ausdrucks in genügendem Masse kennt, dann wird sie auch mit befriedigender Sicherheit die zugehörigen Bewusstseinsvorgänge erfassen können. Bis zu diesem Ziel ist es für die Psychopathologie ein weiter Weg, und dass ihr das empirisch-objektive Fundament vorerst noch fehlt, gibt unseren psychiatrischen Anschauungen noch so viel Subjektives, Gefühlsmässiges. Das allein ist es auch, was es möglich macht, dass jemand behaupten kann, die Veränderungen in der Dementia praecox, welche wir als unmittelbare Veränderungen des Fühlens und Wollens aufzufassen gelernt haben, seien im Grunde durchaus sinngemässe Handlungen einer verborgenen Vernunft. Uns bleibt, so lange wir genauere objektive Daten diesen Deutungen nicht entgegenstellen können, vorläufig nur der Hinweis auf die Kompliziertheit und Unwahrscheinlichkeit der Behauptungen, die Fragwürdigkeit der angewendeten Methodik und die Unzulänglichkeit der allgemeinen Grundlegung.

Es ist mir Bedürfnis, zum Schlusse einige persönliche Bemerkungen anzufügen. Die absolute Negierung der mühevollen Arbeit eines mannigfach verdienten Forschers ist dem Kritiker keine Freude gewesen. Er will auch nicht vergessen, festzustellen, dass der Autor besonders in Einleitung und Schluss auf die Unsicherheit seiner Anschauungen hinweist. Leider hat dieses Bewusstsein nicht dazu geführt, in der Darlegung Hypothesen und Tatsachen reinlich zu scheiden und vor allem über die wissenschaftliche Bedeutung der angewendeten Methodik klar zu werden. Ein psychiatrisches „Glaubensbekenntnis“, als welches Jung seine Arbeit bezeichnet, könnte, wenn überhaupt, nur dann nützen, wenn der Glaube von den Tatsachen streng gesondert wird. Bei Freud-Jung aber wird der Glaube zur wissenschaftlichen Methodik.

Diesem Verfahren mit einem reichen Mass von Skepsis entgegenzutreten, habe ich für angemessen erachtet, in der Ueberzeugung, dass, was an den Anschauungen unseres Autors fruchtbar ist, zweifellos allen Zweifel überwinden wird. Im übrigen kann ich nur das Wort eines bekannten Physiologen zu dem meinen machen, dass es rühmlicher und für den Fortschritt der Wahrheit nützlicher sei, infolge seiner Skepsis der letzte zu sein, der eine neue Wahrheit anerkennt, als infolge seiner Kritiklosigkeit der erste, der von einem neuen Irrtum sich mittäuschen lässt.

Der „Multostat", ein neuer Vielfach-Schalt-Apparat für Anschluss an Gleichstrom.

Von Dr. Georg Buschan.

Das Bestreben der modernen Zeit ist bekanntlich darauf gerichtet, alle maschinellen Einrichtungen derart zu konstruieren, dass sie einen möglichst kleinen Raum einnehmen, sowie dass sie einfach und bequem, oft genug von Kindern, bedient werden können. Auch auf dem Gebiete des ärztlichen Instrumentariums macht sich diese Bewegung bemerkbar; es entstanden infolgedessen verschiedene sogenannte Universalapparate. In diesem Sinne dürfte auch die Anwendung der Elektrizität zu Heilzwecken sehr bedeutsame Fortschritte zu verzeichnen haben, nicht zum Schaden dieses leider in Misskredit gekommenen Zweiges der physikalischen Therapie. Wer noch mit den alten Batterien, aus Elementen bestehend, gearbeitet hat, weiss ein Lied davon zu singen, welche Unzuträglichkeiten die Instandhaltung derselben mit sich brachte; und nicht wenige Misserfolge in der Elektrotherapie dürften diesem Uebelstande zuzuschreiben sein.

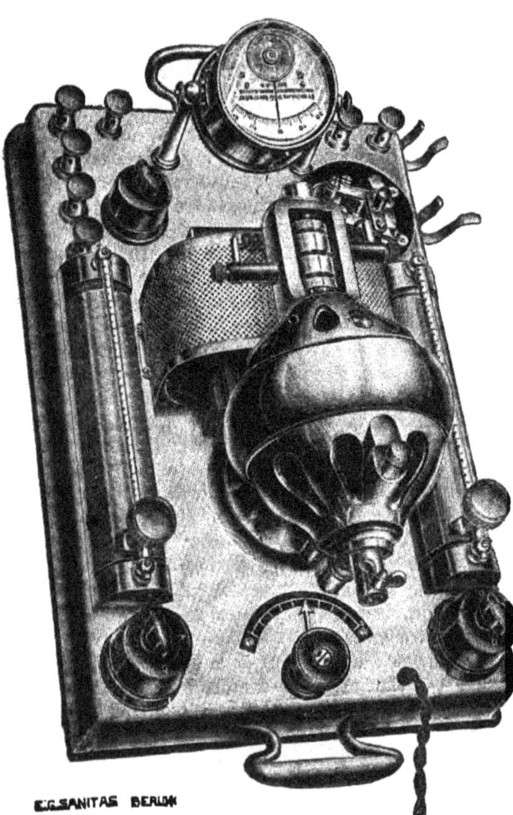

Ansicht von oben.

Ausserdem standen dem Arzte dabei nur zwei Stromesarten zur Verfügung, die Galvanisation und die Faradisation. Eine Verbesserung brachte schon die Einführung der Akkumulatoren mit sich. Indessen die bequemste, gleichmässigste, sicherste und sauberste Kraftquelle, die man sich überhaupt vorstellen kann, ist das Leitungsnetz der Elektrischen Zentrale, über welches bereits erfreulicher Weise auch schon kleinere Städte verfügen. Hierdurch ist auch die Möglichkeit gegeben, die sinusoidale Faradisation und die sinusoidale Voltaisation anzuwenden. Zur bequemen Handhabung dieser verschiedenen Stromesarten sind eine Reihe von Vorrichtungen ersonnen worden, welche dieselben einschalten und regulieren, die sogen. Anschlussapparate. Indessen entsprachen diese bisher immer noch nicht den idealen Anforderungen, die man an sie stellen kann. Sie sind immer noch zu umfangreich, nehmen daher zuviel Platz in Anspruch und stellen auch oft genug zu grosse Anforderungen an den Geldbeutel des Käufers. Ausserdem sind auf ihnen nicht alle den Arzt interessierenden elektrotherapeutischen Methoden vertreten gewesen. Diesen Uebelständen hilft der neue von der Elektrizitätsgesellschaft „Sanitas" in Berlin (N. Friedrichstrasse 131 d) konstruierte Vielfach-Schalt-Apparat „Multostat" ab. Man kann hier wieder einmal reden vom Ei des Kolumbus, denn der Apparat vereinigt in sich alle denkbaren Vorzüge. Er enthält auf einer nur 30 × 45 cm grossen Grundfläche alle notwendigen Regulier-, Schalt- und Anschluss-Hilfsapparate, welche für die Ausübung der Galvanisation, der (sinusoidalen) Faradisation, der Galvano-Faradisation, der Kaustik und Endoskopie, sowie für den Motortransformator erforderlich sind. Dieser Motor erzeugt den faradischen, kaustischen und endoskopischen Strom. Doch noch nicht genug damit. Der Motor dient gleichzeitig auch für den Antrieb einer biegsamen Welle, welche seine rotierende Bewegung auf Vibrator-Handstücke (zur Massage) und auf chirurgische Handstücke (zur Vornahme operativer Eingriffe, wie Trepanieren, Meisseln, Fräsen, Bohren usw.) überträgt. Natürlich kann mittels dieses Apparates nicht nur die gewöhnliche Elektrisation mit Hülfe von Handelektroden ausgeführt, sondern es können auch elektrische Voll- und Teilbäder, sowie Vierzellenbäder damit verabreicht werden. Sämtliche Reguliervorrichtungen sind im feinsten Grade abstufbar und mit Skaleneinteilung versehen. Dies gilt in gleicher Weise für den galvanischen und faradischen Strom, als auch besonders für den endoskopischen Strom, sodass alle endoskopischen Apparate, sowohl solche mit ganz kleinen als auch solche mit grossen Lampen benutzt werden können. Desgleichen lässt sich der kaustische Strom ganz fein regulieren, sodass Brenner jeglicher Art benutzt werden können. Ausserdem sind zwei verschiedene Anschlüsse, der eine für schwache, der andere für starke kaustische Ströme, vorhanden. Schliesslich ist auch Vorsorge dafür getroffen, dass Kaustik und Endoskopie gleichzeitig neben einander ausgeführt werden können.

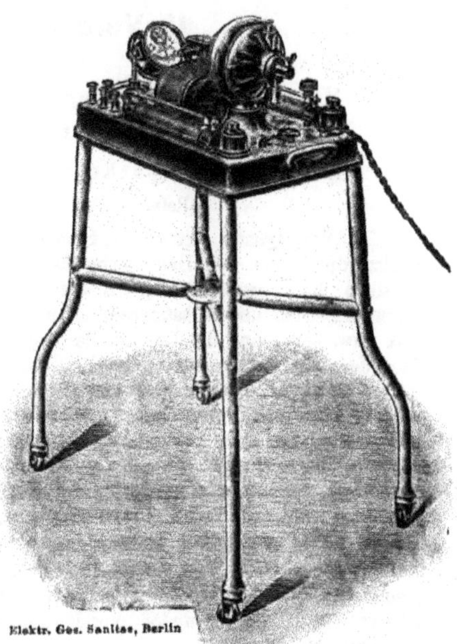

„Multostat" auf fahrbarem Tisch.

Zu diesen Vorteilen, die andere Apparate bisher nicht geboten haben, kommt noch, was nicht zu unterschätzen ist, der geringe Raum, den das Ganze einnimmt. Mittelst zweier Handgriffe kann der „Multostat" überall ganz bequem hingetragen und, da er auf Gummifüssen steht, auf jeden Tisch hingestellt werden. Er ist auch fahrbar eingerichtet und steht in diesem Falle auf einem kleinen Tisch. Diese leichte Transportabilität ermöglicht also die Anwendung des „Multostat" in verschiedenen von einander getrennt liegenden Räumen; daher dürfte er besonders für Sanatorien und Krankenhäuser geeignet sein und das Anschaffen mehrerer elektrischer Anschlussapparate erübrigen. Die Inbetriebsetzung geschieht einfach mittels Steckkontakts in die Dosen der elektrischen Zimmerbeleuchtung. Schliesslich wollen wir nicht vergessen, auch auf den relativ niedrigen Preis hinzuweisen: 325 Mark bei 110 Volt Spannung und 350 für 220 Volt; der fahrbare Tisch stellt sich noch auf 50 Mark. Dieser Preis erscheint allerdings billig in Anbetracht der Tatsache, dass seiner Zeit ein einfacher Elementenschrank dafür nicht zu erhalten war. Der „Multostat" macht einen hocheleganten Eindruck: sämtliche Teile sind gut vernickelt und fein lackiert. Ich habe mich von seiner Vortrefflichkeit und seinem guten Funktionieren persönlich überzeugt.

II. Vereinsbericht.

Kriminalistische Vereinigung in Erlangen.

(Dezember- und Januar-Vortrag.)

I. Zur Psychopathologie des Selbstmordes.

(Referent Professor Dr. Specht.)

Der Vortragende vertritt den Standpunkt, dass die endgültige Lösung des Selbstmordproblems der Hauptsache nach dem Psychopathologen zustehe, da ihn allein die Berufserfahrung in den Stand setze, im einzelnen Falle die wahren Ursachen des Selbstmordes zu ergründen, während Statistik, Soziologie, Ethik usw. sich ohne die Leitung der psychiatrischen Kliniker durch die Trugbilder der sogenannten Motive in die Irre führen liessen. Zumal in neuerer Zeit sei die Psychiatrie mehr denn je zur Bearbeitung dieser und ähnlicher Fragen ausgerüstet, da sie jetzt emsig an der Arbeit sei, gerade die Grenzgebiete in klinischer Detailarbeit zu durchforschen. Speziell für das vorliegende Problem empfehle sich behufs Erweiterung und vertiefter Analyse des einschlägigen Beobachtungsmaterials die Münchener Einrichtung zur allgemeinen Nachahmung, wonach alle geretteten Selbstmörder zunächst der Irrenklinik zur Beobachtung und klinischen Untersuchung zugeführt würden. Was Gaupp auf diese Weise jetzt schon feststellt, spreche doch eine viel überzeugendere Sprache als die sonst über diesen Gegenstand verbreiteten Zahlenangaben der Statistik mit ihren jedweder Voreingenommenheit und Täuschung willigen Gruppierungen.

Der Vortragende gibt darauf einen kursorischen Ueberblick über die klinische Symptomatologie der Selbstmordtriebe und bekennt sich unter Anlehnung an die jüngsten Forschungsergebnisse von Gaupp und Stelzner und an die jedem erfahrenen Psychiater geläufigen Beobachtungen zu dem Resultat, dass, abgesehen von den ausgesprochen geisteskranken Selbstmördern, die immerhin auch bei sorgfältigster Auslese einen recht erheblichen Prozentsatz ausmachten, die Hauptmasse der Suicidfälle auf die vielgestaltige Gruppe der psychopathisch Minderwertigen entfalle, wogegen nur ein kleiner Rest geistig Intakter verbleibe, bei dem das schliessliche Motiv sich tatsächlich mit der wirklichen Ursache decke und der sich je nachdem zu einer Anklage gegen das Milieu oder zur individuellen Verurteilung ausnützen lasse. Die Schlussfolgerungen, die sich aus dieser Feststellung für die theoretische Betrachtung des Problems ziehen lassen, einem späteren Vortrag vorbehaltend, besprach der Vortragende die nunmehr sich von selbst ergebenden praktischen Konsequenzen.

Zunächst solle die Selbstmordstatistik endlich einmal aufhören, als Index für wirkliche oder vorgebliche Uebel öffentlicher Institutionen und sozialer Zustände missbraucht zu werden. Des weiteren wäre es die höchste Zeit, wenn die Einschätzung der Selbstmorde und der Selbstmörder seitens der kirchlichen Orthodoxie einer prinzipiellen Aenderung sich zugänglich erweisen wollte, damit die ebenso unerquicklichen wie unzeitgemässen Erörterungen über die Begräbnisformalitäten usw. einmal zur Ruhe kämen. Auch die Lebensversicherungs-Gesellschaften dürften trotz ihres bewiesenen Entgegenkommens noch weiter der psychiatrischen Erkenntnis sich nähern. Sie seien, wie erst neuere Erfahrungen den Vortragenden belehrten, noch nicht auf der Höhe der Zeit, und zwar gerade in Fällen, denen die Angehörigen in Beziehung auf Selbstmordverhütung machtlos gegenüberständen.

Zu dem Selbstmordtrieb bei ausgesprochener Geistesstörung zurückkehrend, erörterte schliesslich der Redner noch die Frage der Gemeingefährlichkeit der selbstmörderischen Geisteskranken, bezüglich deren die Verwaltungsbehörden, noch vielfach von doktrinärer Voreingenommenheit befangen, die praktische Bedeutung weit zu unterschätzen geneigt seien.

II. Ethik und Strafrecht.

(Referent Professor Dr. **Hensel.**)

Redner erörtert zunächst den Begriff des moralischen Handelns und der moralischen Gesinnung. Er bedient sich dabei der Sokrateischen Methode. Was nennen die Menschen gut? Die Menschen nennen Gesundheit, Schönheit usw. gut, aber alle diese Dinge verdienen dieses Attribut nur in bestimmten Beziehungen, sie können nämlich auch in den Dienst böser Zwecke gestellt werden, dann hören sie auf gut zu sein und verdienen weit eher das entgegengesetzte Prädikat. Es gibt nur einen einzigen Zweck, bei dem dies der Fall ist, es ist dies nämlich der gute Wille. Somit können wir sagen: Gut ist nichts als der gute Wille; nichts aller Wege ist gut, es sei denn ein guter Wille.

Wann ist nun der Wille gut? Gut ist derjenige Wille, der unter dem kategorischen Imperativ steht, der das Gute um des Guten willen, der die Pflicht der Pflicht halber will. Nur der Handelnde selbst kann sich darüber im klaren sein, ob seine Handlung eine ethische war, ob er beim Handeln den guten Willen besass. Es ist daher dieses Streben nach dem Guten ebensosehr in das Gewissen eines jeden Einzelnen gerückt, wie z. B. auch das Streben nach Wahrheit; mit andern Worten, nur ich weiss mit aller Bestimmtheit, ob ich ethisch gehandelt habe oder nicht. Infolgedessen können auch die Andern keinerlei Rückschlüsse aus den Taten auf die Motive ziehen, böse Handlungen können ebensogut Ausfluss eines moralischen Bewusstseins sein wie gute. Ausserdem können wir den Menschen auch deshalb nicht nach seinen Handlungen beurteilen, da dieselben oft gar nicht mit der Gesinnung, aus der sie hervorgehen, in Einklang stehen. Ich kann in der besten Gesinnung eine Handlung ausüben, die dann ganz anders aussieht als ich sie gedacht habe, ja sie kann sogar das gerade Gegenteil von dem werden, was ich zu erreichen beabsichtigte. Wir werden also nicht in der Lage sein, die Handlungen zum eindeutigen Richter über unser Wollen und über das unserer Mitmenschen zu machen. (Wie dies der Utilitarismus tut.) Solange uns jemand versichert, moralisch gehandelt und moralisch gewollt zu haben, dürfen wir nicht unsere Schlüsse über den moralischen Wert dieser Handlungen in anderer Weise ziehen. Der kategorische Imperativ ist in erster Linie ein Instrument der Selbstzucht, etwas, was wir uns gegenüber unerbittlich zur Anwendung bringen können, auf andere angewandt hat er nur hypothetische Bedeutung. Damit ist aber noch nicht gesagt, dass Handlungen, die uns unmoralisch erscheinen, auch wenn sie guten Motiven entspringen, durchaus straflos ausgehen sollen. Denn der Handelnde ist nicht nur vor sich selber verantwortlich, er ist auch ein Glied der menschlichen Gesellschaft. Das Zusammenleben der Menschen kann sich nur so vollziehen, dass gewisse Normen für dieses Zusammenleben aufgestellt werden, deren Verletzung untersagt und unter Strafe gestellt ist. Selbstverständlich ist für den moralischen Wert einer Handlung die Strafe der Gesellschaft ohne Bedeutung. Die Handlung kann aus den edelsten Motiven hervorgegangen sein, für den Staat ist das gleichgültig, ihm obliegt es nur, die Gesellschaft zu schützen. Deshalb sollen die Richter auch keine Sittenrichter sein, sie sollen über die Handlungen der Menschen zu Gericht sitzen, und nicht über deren Gesinnung. Wenn der Beweis für die Handlungen erbracht ist, dann muss der Urteilsspruch erfolgen.

Wieso bestehen zwischen Recht und Moral so enge Beziehungen? Wäre das Recht eine Summe von Sätzen, die irgendwoher zusammengelesen sind, wie viele Verächter des Rechtes annehmen, dann wäre eine so enge Beziehung schwer einzusehen. Es gibt aber zwischen Recht und Ethik eine Kategorie, die mit dem moralischen Bewusstsein des Einzelnen in derselben engen Beziehung steht, wie mit dem formalen Rechte. Das ist die Sitte, die ja nichts anderes ist als eine objektive Darstellung dessen, was das sittliche Bewusstsein im Einzelnen vorschreibt. Zwischen Moral und Sitte können nun natürlich auch Konflikte entstehen. Die Gesellschaft muss notwendigerweise auf eine Verletzung der Sitte, wie auf die des Rechtes antworten, nämlich durch gesellschaftliche Aechtung. Wie die Sitte ein Niederschlag des moralischen Bewusstseins ist, ist das Recht ein Niederschlag der Sitte. Diejenigen Sitten, die wesentlich sind, verkörpern sich in Rechtssatzungen, welche die Tendenz haben, Verletzungen mit einer empfindlichen Strafe zu treffen.

Hermann Schülein (München-Erlangen).

III. Uebersichtsreferate.

Münchener medizinische Wochenschrift, LIII. Jahrgang, 1906.

(II. Hälfte. Juli bis Dezember.)

G. Anton: Symptome der Stirnhirnerkrankung. No. 27, p. 1289 ff. Besprechung des Ergebnisses der Untersuchungen und Beobachtungen (Literatur). A. resumiert: 1. Das menschliche Stirnhirn (Präfrontalhirn) ist ein paariges Organ. Die Stirnanteile sind vielfach wieder mit einem paarigen Organe, dem Kleinhirn, verbunden. In diesen Organen findet eine Supplierung und Kompensation der Herderkrankung besonders häufig statt. Die Ausfallsymptome sind deshalb ausgiebiger verwischt, als bei anderen Grosshirnanteilen oder nur als quantitative Abnahme der Leistung erkennbar. 2. Von den Symptomen, die körperlich evident werden, sind namhaft zu machen: die Störung der Körperbalance beim Aufrechtstehen und Gehen, ähnlich wie bei Kleinhirnerkrankung; ausserdem Abänderung des Gangtypus und der Haltung (Hypotonie). Auch an den oberen Extremitäten scheint die „höhere Koordination" der Bewegungen gestört, insbesondere die richtige Aufeinanderfolge derselben, das Zusammenfassen einzelner Bewegungsakte zu einer komplexeren Verrichtung (wie bei Paralyse). Die Nähe der motorischen Region bewirkt häufige Komplikation mit Paresen oder Krämpfen, sowie mit motorischer Aphasie. Bei Herderkrankung des orbitalen Stirnhirns ist Anosmie (gleichseitig oder beiderseitig) für die örtliche Diagnostik von Bedeutung (die Erkrankung des Septum pellucidum scheint dieses Symptom nicht zu geben.) Bei einseitiger Stirnhirnerkrankung sind wohl charakterisierende psychische Symptome noch nicht eruiert. Die beiderseitigen Stirnhirnerkrankungen mit Beteiligung des Balkens scheinen eine psychische Symptomatik hervorzurufen, die der Paralyse sehr nahe steht. In vielen Fällen wird die Diagnose erst durch die Kombination der obigen Körpersymptome mit diversen psychischen Störungen ermöglicht. Letztere hängen nicht allein von der Oertlichkeit, sondern von der Art und vom Verlaufstempo und von der Intensität der Herderkrankung ab.

F. Chotzen: Einseitige Temperatursteigerung in der gelähmten Körperhälfte bei cerebraler Herderkrankung. No. 27, p. 1304 f., siehe dieses Centralblatt 1906, p. 935.

A. Kohn: Ganglienzelle und Nervenfaser. No. 27, p. 1306 ff. Darstellung der gegenwärtigen Hauptfragen.

G. Dreyfus: Ueber Verkennung von geistigen Erkrankungen. No. 28, p. 1355 ff.

Zwei Gruppen sind zu unterscheiden. Einmal geistige Erkrankungen, welche dauernd verkannt werden, dann solche, bei welchen durch den Verlauf eine Verkennung nicht mehr möglich ist. Zu der ersten Gruppe gehören die Störungen der Grenzgebiete, die schleichende Form der Hebephrenie und die Cyclothymie. Zu der zweiten Gruppe zählt vor allem die progressive Paralyse. Hebephrenie, Cyclotymie und Dementia paralytica werden kurz symptomatologisch und differentialdiagnostisch besprochen.

W. Spielmeyer: Hemiplegie bei intakter Pyramidenbahn (intracorticale Hemiplegie). No. 29, p. 1404 ff.

Hemiplegia sinistra mit Kontractur, welche nach schwerem Status epilepticus zurückblieb. Bei Sektion und histologischer Untersuchung kein Herd. Die Pyramidenbahn war vollkommen intakt. Dagegen war die ganze rechte Hirnhälfte in toto verkleinert. Vor allem zeigten die vorderen und mittleren rechten Grosshirnpartien schmale und kammartige Windungen. Die mikroskopische Untersuchung der Centralregion ergab nun links ganz normale Verhältnisse. Rechts waren die obersten Zellschichten bis tief in die dritte Zone hinein völlig zugrunde gegangen, die tiefen Schichten waren sehr zellenarm. Nur die fünfte Schicht erwies sich normal, die Schicht der Riesenpyramidenzellen (Beetz), welche die Ursprungszellen der Pyramidenbahn sind. Hieraus erklärt sich das Intaktsein der Pyramidenbahn. Der Prozess, der zur Hemiplegie führte, muss sich jenseits der Riesenpyramidenzellen abgespielt haben, in den teilweise völlig zugrunde gegangenen oberen Schichten der Rinde. Es bleibt dabei unentschieden, inwieweit diese Veränderungen der motorischen Rinde selbst und inwieweit der Wegfall ihrer Verbindungen mit den gleich stark veränderten perifocalen Herden anzuschuldigen ist. Sp. folgert aus seiner Beobachtung, dass eine weitgehende Isolierung der motorischen Ursprungszellen aus ihren normalen kortikalen Verbänden eine Halbseitenlähmung zur Folge haben kann. Die Beobachtung zeigt ferner, dass die sogenannte residuäre Kontraktur nicht notwendig eine Läsion der Pyramidenbahn zur Voraussetzung hat. Als Bedingung für ihre Entstehung hat vielmehr ganz allgemein die Ausschaltung des hemmenden Einflusses des Cortex zu gelten, der Ausfall eines der übereinandergeschalteten Innervationsmechanismen (Förster). Da der Ausfall der höher gelegenen Systeme den gleichen Effekt hat, wie der Ausfall der kortikomotorischen Bahnen, so haben sie auch die gleiche Funktion gemeinsam: die Funktion der Hemmung und Innervation.

R. Rothfuchs: Ueber Selbstmordversuche. No. 29, p. 1408 ff.

Der Abhandlung liegt das Material des Hafenkrankenhauses Hamburg aus den letzten fünf Jahren zugrunde: 375 Personen, welche Selbstmord versucht hatten und noch lebend eingeliefert worden waren. 48 hiervon waren ausgesprochen geisteskrank, 13 hatten im Delirium tremens, 15 in einem pathologischen Rauschzustand gehandelt. Weitere Ursachen des Selbstmordversuchs waren: Trunkenheit 15 mal, körperliche Leiden und Furcht vor Krankheit 20 mal, häuslicher Unfrieden 48 mal, elende ökonomische Lage 61 mal, unglückliche Liebe 41 mal, Reue und Scham 17 mal, Furcht vor Strafe seitens der Eltern 2 mal, Furcht vor gerichtlicher Strafe 38 mal, Trotz und Aerger 13 mal. Unbestimmt: 59. Die Rolle des Alkohols zeigte sich als eine ganz besonders grosse, indem noch viele der in Frage kommenden durch chronischen Alkoholmissbrauch materiell und moralisch verkommen, geistig und körperlich so geschwächt waren, dass sie den Anforderungen, welche das Leben der Grossstadt an den Einzelnen stellt, nicht mehr gewachsen waren, den Kampf ums Dasein aufgaben und Hand an sich legten. Der Alkohol erleichtert auch das Begehen des Selbstmords (Mutantrinken). 53 der Fälle starben. Bei ihrer Sektion fanden sich häufig Zeichen von chronischem Alkoholismus. Die Zahl der eingelieferten Selbstmörder stieg von Jahr zu Jahr. Am häufigsten wurde der Tod gesucht durch Ertrinken: 149 mal, dann durch Erschiessen: 87 mal und durch Vergiften: 56 mal. Es folgen: Erhängen 43 mal, Pulsaderöffnen 23 mal, Erstechen 8 mal, Sturz aus der Höhe 7 mal und Ueberfahren 2 mal. Den grössten Erfolg hatte das Erschiessen mit 39 Todesfällen. Am beliebtesten war der Kopfschuss, welcher 60 mal gewählt wurde und 32 mal zum Tode führte. Durch Vergiften endeten 8, durch Sturz aus der Höhe 3, durch Erhängen 2, durch Ertrinken 1. Die häufigsten Gifte waren: Lysol, Salzsäure, Kleesalz und Kohlenoxydgas. Die meisten Selbstmordversuche fielen auf das Alter von 20 bis 30 Jahren. Sie nahmen mit zunehmendem Alter ab. Juni, Juli, September hatten die meisten, Januar, März, Dezember die wenigsten Selbstmordversuche. Die Tat wurde am häufigsten zwischen 9 und 12 Uhr abends und 2 und 4 Uhr morgens begangen. Der Kampf gegen den Alkoholismus dürfte eines der Hauptmittel sein, um einer Zunahme der Selbstmorde zu steuern.

O. Vulpius: Erfahrungen in der Behandlung der spinalen Kinderlähmung. No. 30, p. 1451 ff.

Der orthopädische portative Apparat hat viele Nachteile, keine eigentliche Heilwirkung. Arthrodese und Sehnenüberpflanzung geben sehr gute Resultate.

G. Anton: Ueber Formen und Ursachen des Infantilismus. No. 30, p. 1458.

Allgemeiner und partieller Infantilismus. Aetiologisch: vielfach Stoffwechselstörungen verschiedener Herkunft, Lues hereditaria, Alkohol-, Blei-, Quecksilberintoxikation der Eltern, Traumen, schlechte hygienische Verhältnisse und mangelhafte Ernährung, primäre Funktionsstörung des Gehirns.

N. A. Kephallinós: Ueber das Westphal'sche Phänomen bei cruppöser Pneumonie der Kinder. No. 30, p. 1460 ff.

In 65 Fällen der Pfaundler'schen Klinik waren die Patellarsehnenreflexe 27 mal nicht auslösbar = 41,5 %. Stark herabgesetzt waren sie dreimal, rechts nicht auslösbar zweimal. Neben anderen Symptomen kommt dem Westphalschen Phänomen bei der cruppösen Pneumonie der Kinder hoher diagnostischer Wert zu, oft findet es sich schon im Anfangsstadium. Ob das Phänomen durch vermehrten cerebrospinalen Druck ausgelöst wird, ist fraglich.

M. Landow: Ein Fall von doppelseitiger Abducenslähmung, verbunden mit aussergewöhnlich heftigen und lange anhaltenden Nackenschmerzen nach Rückenmarksanästhesie. No. 30, p. 1464 ff.

Benutzt wurde Novokainsuprareninlösung. Am siebenten Tage nach der Operation Eintritt der Lähmung und heftiger Kopf-Nackenschmerz. Nach zehn Tagen allmählich zunehmende Besserung der Lähmung. Nach vier Wochen Abnahme des Kopf-Nackenschmerzes. Bei sehr nervösen Personen soll man sich nur ausnahmsweise für die Rückenmarksanästhesie entscheiden.

E. Meyer: Psychiatrie und Neurologie. No. 30, p. 1477.

Bemerkungen zu dem Aufsatz Quincke's: „Spezialitäten und Spezialärzte" (Münch. med. Wochenschr. 1906, No. 25, p. 1213 ff.). Innere Kliniker, wie Psychiater haben in den Nervenkrankheiten ein gemeinsames Arbeitsfeld. Der Erforschung und Behandlung der Nervenkrankheiten wird es dienlich sein, wenn beide, jeder nach seiner Art, sich ihnen widmen, im sachlichen, ruhigen Wettstreit und unter gegenseitiger Achtung.

H. Wichern: Ueber zwei Fälle von cerebraler Hemiplegie im Kindesalter. No. 31, p. 1510 ff. Zwei Fälle und allgemeine Besprechung der Krankheit.

V. Schmieden: Ein neuer Apparat zur Hyperämiebehandlung des Kopfes. No. 31, p. 1514. Grosse Glasglocke.

C. Mackh: Kurze Beiträge zur Wirkung des Viferrals. No. 31, p. 1526 f. Viferral wird als Hypnotikum empfohlen. Dosis 1,0—1,5 g.

H. Löhrer: Zur Behandlung hysterischer Kontrakturen der unteren Extremitäten durch Lumbalanästhesie. No. 32, p. 1568.

Kontraktur des rechten Fusses, etwa Equinovarusstellung entsprechend, nach Unfall. Unter Lumballähmung (Stovain 0,05) der Beine Korrektur der Kontraktur und Gipsverband. Die Kranke konnte alsbald im Verband wieder gehen. Nach zirka vier Wochen Abnahme des Verbandes. Es war völlige Heilung erfolgt, Rente nicht mehr nötig.

M. Fischer: Herzneurosen und Basedow. No. 32, p. 1568 ff. Es gibt nicht zu selten Fälle, die zunächst den Eindruck einer Neurasthenie, Anämie oder Herzneurose machen, deren Beschwerden aber allen üblichen Behandlungsmethoden trotzen. Findet man in solchen Fällen eine auch nur geringfügig vergrösserte Thyreoidea, so ist an „formes frustes" des Basedow zu denken und ein Versuch mit einer Rodagenkur zu machen. Diese führt dann in der Regel zum Ziel. Es werden zwei bis drei Wochen lang dreimal täglich 2 g Rodagen gegeben.

Aronheim: Ein Fall von Morbus Basedowii ohne Exophthalmus, behandelt mit Antityreoidin Moebius. No. 32, p. 1570. Guter Erfolg.

J. M. A. Gevers Leuven: Ein Beitrag zur Behandlung des Morbus Basedowii mit Antithyreoidinserum von Moebius. No. 32, p. 1571. Fall. Erhebliche Besserung wahrscheinlich durch das Serum.

A. Nieter und **H. Liefmann**: Ueber bemerkenswerte Befunde bei Untersuchungen auf das Vorhandensein von Thyphusbazillenträgern in einer Irrenanstalt. No. 33, p. 1611 f.

In einer Irrenanstalt kamen trotz energischer Massnahmen immer wieder Typhusfälle vor, so dass auf Typhusbazillenträger gefahndet wurde. Es wurden sieben Bazillenträger gefunden und von den anderen Kranken getrennt. Die Zahl der Typhusfälle nahm darnach erheblich ab. Ob infolge dieser Massnahme, war noch nicht sicher zu entscheiden.

H. Steinert und **A. Bielschowsky**: Ein Beitrag zur Physiologie und Pathologie der vertikalen Blickbewegungen. No. 33, p. 1613 ff. und No. 34, p. 1664 ff. Besprechung von Fällen.

E. Gross: Ueber die Beziehungen der Tetanie zum weiblichen Sexualapparat. No. 33, p. 1616 ff.

Während Gravidität, Puerperium und Laktation kann bei Frauen Tetanie auftreten, in der Regel bei Mehrgebärenden. In manchen Fällen sind es Uteruskontraktionen, welche tetanische Krämpfe auslösen. Cataracta incipiens wird bei der Tetanie der Schwangeren häufig beobachtet. In schweren Fällen ist künstliche Frühgeburt berechtigt. Vielleicht ist die Graviditätstetanie auf eine Insuffizienz der Epithelkörperchen zurückzuführen. Literatur. Eigene Beobachtungen.

L. Löwenfeld: Alkohol und Neurosen. No. 35, p. 1697 ff.

Der Alkoholismus bildet in der Aetiologie der Neurosen einen sehr gewichtigen Faktor. Er kann ohne Prädisposition zur Neurasthenie führen, eine bestehende Neurasthenie ungünstig beeinflussen. Bei Hereditariern kann er die Entwicklung der epileptischen Veränderung bedingen. Bestehende Epilepsie kann er ausserordentlich verschlimmern. Die hysterische Konstitution vermag er zu steigern. Das Auftreten akuter leichter und schwerer hysterischer Zufälle kann er verursachen. Auch auf die Angst- und Zwangsneurose wirkt er sehr ungünstig ein. Alle diese Neurosen fördern ihrerseits die Neigung zum Alkoholmissbrauch.

G. A. Wollenberg: Der Verlauf der intramuskulären Nervenbahnen und seine Bedeutung für die Sehnenplastik. No. 35, p. 1704 f.

Der Verlauf der intramuskulären Nervenbahnen ist für das Erhaltenbleiben eines abgespaltenen und überpflanzten Muskelteils von grosser Bedeutung. Die grosse Mehrzahl der langen Muskeln hat einen zu ihrer Längsrichtung quergerichteten Verlauf der Hauptarterien und Nerven. Nur in wenigen Muskeln verlaufen Gefässe und Nerven in der Längsrichtung. Wird ein Muskel mit quergestellten Hauptarterien und Nerven durchtrennt, so werden naturgemäss die Nerven in viel grösserer Ausdehnung verletzt, als bei Nerven mit längsverlaufenden Gefässen und Nerven. Die letzteren geben daher an sich bessere Aussichten. Im allgemeinen hat der abgespaltene Muskelzipfel von Anfang an bessere Funktionsbedingungen, wenn die zu ihm führenden Hauptnervenbahnen intakt gelassen werden. Für ein brauchbares Resultat bei Abspaltung von Sehnen-Muskel-Zipfeln sind folgende Punkte wichtig: 1. Der abgespaltene Teil darf nicht zu schmal sein. 2. Die Abspaltung darf nicht höher als bis etwa in die Hälfte des Muskelbauches geführt werden. 3. Schmälere Muskelzipfel sollen nur bei solchen Muskeln, die längsgerichtete Hauptnervenbahnen besitzen, angewandt werden.

A. Stauder: Epileptiforme Krämpfe bei Diabetes mellitus. No. 35, p. 1719 f.

Verlauf der Krampfanfälle: Verlust des Bewusstseins. Krampfhafte Drehung des Kopfes (Seitwärtsdrehen des Halses!) und der Augen nach links. Etwa eine Minute später wird der linke Arm, welcher schwächer wie der rechte ist, ergriffen, er wird rechtwinklig gebeugt und proniert bis zur Horizontalen erhoben (Schulter-Oberarmmuskeln!). Dauer des Anfalls zirka drei Minuten. Sistieren der Anfälle nach strenger Diät, viel Milch, Selters und grossen Mengen Alkali. Die Krämpfe werden als toxische erklärt, verursacht durch eine starke Vermehrung des Acetongehaltes des Blutes.

F. Junker: Ueber das Jodpräparat Sajodin. No. 35, p. 1720 ff.

Gute Erfolge. Die Nebenerscheinungen des Jod sind bei Sajodin geringer als bei allen bisherigen Jodmitteln.

Vocke: Der Alkoholismus in München. No. 35, p. 1722 f.

Im Anschluss an Kraepelin's Arbeit (Münch. med. Wochenschr. 1906, No. 16, p. 737) teilt V. mit, dass für alle im Jahre 1905 in der Anstalt München bezw. Eglfing untergebrachten Alkoholkranken 86 915 M. 30 Pfg. Gesamtaufwendungen nötig waren.

O. Hess: Ueber den Zwerchfellreflex und die Zwerchfellinnervation. No. 36, p. 1734 ff.

Unter Zwerchfellreflex versteht man eine Kontraktion des Zwerchfells in seinen vorderen Abschnitten bei Berührung, leichter Perkussion oder schwacher elektrischer Reizung der Brustwarze. Von der Umgebung der Mamilla aus ist der Reflex nicht hervorzurufen. Für das Auge dokumentiert sich der Reflex durch eine blitzartig auftretende und sofort wieder schwindende muldenförmige deutliche Einsenkung des obersten Epigastriums infolge Einwärtsziehung des Processus ensiformis durch die sich reflektorisch kontrahierenden Muskelfasern der Pars sternalis des Zwerchfells. Bei Palpation fühlt der aufgelegte Finger deutlich, wie der Processus, besonders seine Spitze durch Zugwirkung fast senkrecht zurückweicht (ein klein wenig nach hinten links bei Perkussion der linken und nach hinten rechts bei Perkussion der rechten Brustwarze) und fast momentan wieder vorfedert. Der Reflex ist nur erzielbar bei Menschen mit elastischem, nicht zu kurzem und einigermassen normal gelagertem Processus ensiformis. Bei lebhaften Menschen und Neurasthenikern ist er besonders deutlich. Bei magern, anämischen und kachektischen Individuen ist er meist leicht auslösbar. Verwechslung ist vor allem möglich mit dem obersten Teil des Bauchreflexes, dem epigastrischen Reflex. Dieser ist auslösbar durch Bestreichen der seitlichen Thoraxhaut in der Höhe der dritten bis sechsten Rippe, aber auch von der Umgebung der Mamilla aus und von der Mamilla selbst. Die Einsenkung des Epigastriums ist hier seichter, mit der Linea alba mehr oder weniger nach der gereizten Seite verzogen. Der Prozessus ensiformis wird seitlich und gleichzeitig ein wenig schräg nach hinten bewegt. — Die Reflexbahn des Zwerchfellreflexes verläuft in den Intercostalnerven, speziell im fünften Intercostalnerven. Die Intercostalnerven innervieren die vorderen Zwerchfellteile. Die hinteren Zwerchfellteile werden durch die Phrenici versorgt.

Kürbitz: Ueber einen Fall von akutem umschriebenem Oedem bei Tabes dorsalis. No. 36, p. 1762 f.

Die Schwellung kehrte mehrmals im Jahre wieder. Sie währte drei Tage. Wenige Stunden vorher trat intensiver Kopfschmerz auf, dann setzte eine scharf umgrenzte, schmerzlose Schwellung der Oberlippe und der Oberlider ein. Die Hautfarbe über der Schwellung war blassgelb, nirgends Zeichen einer Entzündung; trotzdem geringe Temperatursteigerung (um $^{7}/_{10}$ bis $^{8}/_{10}$° C) im Vergleich zur gesunden Umgebung. Neben dem Kopfschmerz bestand Pulsbeschleunigung, Verlust des Appetits, Brechneigung.

P. Schütte: Eine neue Form hysterischer Zustände bei Schulkindern. No. 36, p. 1763 f.

Es handelt sich um eine Erkrankung, welche in einigen Schulen der Stadt Meissen epidemisch, unter Bevorzugung der Mädchen, auftrat. Nach ihrem am meisten hervortretenden Symptom wurde die Krankheit „Zitterkrankheit" genannt. Voraus ging eine gewisse nervöse Unruhe der Kinder, welche sie von ihrer gewohnten Aufmerksamkeit ablenkte und sie in ihrem Pflichteifer mehr oder weniger beeinträchtigte. Darnach machte sich zuerst ein leises Zittern der rechten Hand bemerkbar, welche in der Richtung von der radialen zur ulnaren Seite hin und her geschüttelt wurde. Das Erzittern ging oft auf den Unterarm über und ergriff zuweilen auch die linke Seite. In solchen schweren Fällen wurden beide Unterarme stark geschüttelt. Die Zittererscheinungen traten verschieden häufig auf, zuweilen auch des Nachts. Sie dauerten von wenigen Minuten bis zu einer halben Stunde. In den anfallsfreien Pausen fühlten sich die Kinder bis auf eine gewisse nervöse Erregung meist ganz wohl. Andere Symptome bestanden nicht. Der Zustand zog sich wochen- und monatelang hin, zumal wenn die Kranken nicht rechtzeitig den die Krankheit begünstigenden Einflüssen entzogen wurden. Die Haupttherapie bestand daher im Ausschluss vom Schulbesuch, in Ruhe, Schonung und guter Ernährung. Später Bewegung im Freien, Aufenthalt auf dem Lande, im Wald, an der See.

F. Lange: Eine Ringprobe auf Aceton. No. 36, p. 1764 f.

Der zu untersuchende Harn wird im Reagenzglase mit einem Schuss Eisessig versetzt (15 ccm Urin: 0,5—1 ccm Eisessig). Nach Zusatz einiger Tropfen einer frisch bereiteten Natriumnitroprussid-Lösung lässt man einige Kubikcentimeter Ammoniak vorsichtig zufliessen. Dieser bleibt wegen seines geringeren spezifischen Gewichtes ohne weiteres über dem schweren Urinsäuregemisch stehen. Bei Anwesenheit von Aceton in dem untersuchten Urin erscheint an der Berührungsstelle der beiden Flüssigkeiten ein intensiv violetter Ring. Die Anwendung von Ammoniak an Stelle der Natronlauge (Legal'sche Probe) vermeidet die störende Kreatininreaktion. Die beschriebene Probe weist Aceton in Verdünnungen bis $^1/_{400}$ % sicher nach.

Aschaffenburg: Die Beziehungen des sexuellen Lebens zur Entstehung von Nerven- und Geisteskrankheiten. No. 37, p. 1793 ff.

Nicht Onanie, nicht Abstinenz machen krank, sondern die Vorstellungen, die daran geknüpft werden. Der Auffassung Freud's, welcher jede Hysterie, Neurasthenie und Angstneurose auf eine sexuelle Ursache, ein sexuelles Trauma zurückführt, und seiner Methode des „Abreagierens" wird entgegengetreten. Freud, wie seine Patienten unterliegen einer Autosuggestion. Die Wirksamkeit des Vorgehens Freud's beruht auf der Zeit, die er auf seine Patienten verwendet und auf dem Interesse für ihre Persönlichkeit, das er durch das sorgsame Erörtern des ganzen Innenlebens der Kranken beweist. (Eingehender siehe dieses Centralbl. 1906, p. 603 f.)

F. Thalwitzer: Epileptiker als Autofahrer. No. 37, p. 1818.

Zwei Unfälle, welche auf Epilepsie der Fahrer zurückzuführen waren.

J. Wolf: Die Krankheit Schopenhauer's im Jahre 1823. No. 37, p. 1818 ff.

Es ist möglich, dass Schopenhauer irgend einmal in seinem Leben vorübergehend luetisch gewesen ist. Ob es sich bei der Krankheit im Jahre 1823, wie Bloch glaubt, um Lues gehandelt hat, ist sehr fraglich. Nicht zutreffend ist die Annahme Bloch's, dass diese Krankheit von nicht geringem Einfluss auf die Entwickelung der pessimistischen Weltanschauung des Philosophen gewesen ist. Bei Schopenhauer machte sich schon in frühester Jugend ein elementarer Hang zu trübsinnigem Philosophieren bemerklich. Sein Pessimismus ist lediglich aus einer angeborenen psychopathischen Veranlagung emporgewachsen, eine Ansicht, die auch Moebius vertritt.

K. Heilbronner: Ueber isolierte apraktische Agraphie. No. 39, p. 1897 ff.

Mitteilung und Besprechung eines Falles. Folgende Schlussfolgerungen werden gezogen: Es gibt eine reine d. h. von aphasischen Störungen unabhängige, doppelseitige Form der Agraphie als Folge eines linksseitigen Herdes. Die Agraphie der linken Hand ist hier als apraktische aufzufassen, analog den übrigen apraktischen Bewegungsstörungen in der linken Hand bei linkshirnigen

Herden. Die Agraphie der linken Hand kann sich in diesen Fällen auf das Schreiben aus dem Gedächtnis beschränken, während das Abschreiben erhalten bleibt.

C. Pfeiffer: Ueber das Chlorom des Schädels, ein typisches Krankheitsbild. No. 39. p. 1909 ff.

Fall. Chloromherde fanden sich in Orbita und Felsenbein, an der Dura, an Brustwirbelsäule, Sternum, in den Tonsillen, den Hals- und Mediastinaldrüsen, in Leber und Nieren. Das Chlorom ist nach Risel ein Lymphosarcom von eigentümlich grüner Farbe, das unter den klinischen Erscheinungen der Leukämie und Pseudoleukämie verläuft. Die Erkrankung hat vier Hauptsymptome: 1. schmerzhafter Exophthalmus mit nachfolgender Sehnervenatrophie; 2. Ohrerkrankung mit Schwellung in der Schläfengegend, beides bald ein-, gewöhnlich doppelseitig; 3. Anämie bezw. akute lymphatische Leukämie mit Drüsenschwellungen und Blutungen unter Haut und Schleimhaut; 4. rascher Verlauf und jugendliches Alter der Kranken.

Palmer: Ein Fall von akuter Entzündung der Hirn- und Rückenmarkshäute. No. 41, p. 2014 f.

Die Entzündung wird als rheumatische aufgefasst. Keine Genickstarre.

E. Tiedemann: Poliomyelitis acuta und Meningitis cerebrospinalis. No. 43, p. 2095 ff.

Fall. Lähmung mit Atrophie und Entartungsreaktion am rechten Arm. Während des akuten Stadiums meningitische Erscheinungen: Stauungspapille, Trübung der Cerebrospinalflüssigkeit, Mononucleose. Da wahrscheinlich Influenza vorausgegangen, handelte es sich vielleicht um Meningitis nach Influenza und um sekundäre, durch die Influenza bedingte Entzündung und Entartung in der grauen Substanz, nicht um Poliomyelitis im gewöhnlichen Sinn. Auf das Vorkommen symptomatischer Poliomyelitis dürfte mehr zu achten sein.

H. Liefmann und **A. Nieter**: Ueber Ruhr bei Irren. No. 43, p. 2097 ff.

Es gibt verschiedene Erreger von Ruhrerkrankungen: I. der Erreger der eigentlichen Ruhr, Bac. dysenteriae (Shiga-Kruse); II. Pararuhrbazillen: a) Pararuhrbazillus a (Hiss und Russel), b. Pararuhrbazillus b (Flexner). Die Verf. fanden in einer Irrenantalt bei Ruhrfällen während der akuten Erkrankung Pararuhrbazillen zum Typus a gehörig. Serumreaktionen zeigten, dass auch das Serum gesunder Personen unter Umständen die Pararuhrbazillen noch in ziemlich hohen Verdünnungen zu agglutinieren vermag. Bei den akut Erkrankten bestand deutliche Steigerung der Agglutinationskraft ihres Serums. Die Verbreitung der Krankheit geschah durch Kontakt. Isolierung aller Infizierten, auch der ganz leichten Fälle ist angebracht. Es empfiehlt sich auch Isolierung derjenigen Kranken, welche nur Schleimspuren in den Faeces haben ohne Bazillen und deren Serum Pararuhrbazillen hoch (1 : 400 und mehr) agglutiniert. An anderen Orten mag die Ruhr der Irren durch andere Ruhrbazillen bedingt sein. Literatur.

A. Wolff-Eisner: Ueber Komponenten des Tetanustoxin bei Anwendung von wasserfreiem Salzsäuregas bei der Temperatur der flüssigen Luft. No. 44, p. 2145 ff.

Gaupp: Der Einfluss der deutschen Unfallgesetzgebung auf den Verlauf der Nerven- und Geisteskrankheiten. No. 46, p. 2233 ff.

Nach Unfällen leichter und schwerer Art können Nerven- und Geisteskrankheiten auftreten. Die Mehrzahl dieser Erkrankungen geht ihren notwendigen Gang, gleichgültig, ob der Verletzte ein Recht auf eine gesetzmässige Entschädigung hat oder nicht. Traumatische Demenz, traumatische Katatonie, lokale Hirnverletzungen werden durch die Unfallgesetzgebung nicht beeinflusst. Bei traumatischer Epilepsie wirkt die Rente insofern bessernd, als sich der Kranke den Gefahren seines Berufes nicht auszusetzen braucht. Die Rente verzögert vielleicht auch durch die Möglichkeit der Schonung die nach Unfällen auftretende Frühform der Arteriosklerose. Aehnliches gilt bei allen organischen Erkrankungen des Nervensystems und bei den eigentlichen Geisteskrankheiten. Anders ist es mit den sogenannten Unfallneurosen. Diese werden durch die Unfallgesetzgebung nach Entstehung und Verlauf in schwerwiegender Weise beeinflusst. Die traumatischen Nervenkrankheiten sind keine besonderen Krankheiten von klinischer Selbständigkeit, sondern sie gehören den bekannten Neurosen an. Eigentümlich ist ihnen lediglich die besondere Entstehung nach einem Unfall. Es gibt keine „traumatische Neurose", sondern nur traumatische Hysterie, traumatische Neurasthenie etc. Die traumatischen Neurosen kommen nach Unfällen der verschiedensten Art vor. Erst seit dem Inkrafttreten der Unfallversicherungsgesetze entstehen die traumatischen Neurosen häufig und dauern lange. Das Streben nach und der Kampf um die Rente sind die wesentlichen Ursachen. Besserung schafft vielleicht einmalige Kapitalabfindung. Eingehender siehe dieses Centralbl. 1906, p. 897 f.

Th. Goett: Ueber auffallende Resultate der Blutuntersuchung bei Nervösen. No. 47, p. 2294 ff.

Bei vier jungen Männern mit ausgesprochenen neurasthenischen Symptomen ergab die Blutuntersuchung bei völlig oder nahezu normalem Hämoglobingehalt eine ausserordentlich geringe Anzahl von roten Blutkörperchen. Es kommt bei Erregung der Vasomotoren zu Kontraktion der Kapillaren. Im Blut: mehr körperliche Elemente, weniger Flüssigkeit. Bei Lähmung der Vasomotoren: Erweiterung der Kapillaren. Im Blut: weniger körperliche Elemente, mehr Flüssigkeit. Die Psyche nervöser Personen hat sehr hohen Einfluss auf Blutdruck und Vasomotoren. In den untersuchten Fällen kam die psychische Erregung durch die Vorbereitungen zur Blutentnahme oder durch diese selbst zustande. Die Einwirkung der psychischen Erregung auf das Vasomotorenzentrum äussert sich in einer raschen Erweiterung der Kapillaren in dem betreffenden Hautbezirk, wobei der Blutdruck sinkt. Hierdurch ist der Druck der die Kapillaren umgebenden Flüssigkeit grösser, als jener der die Kapillaren erfüllenden. Die Gewebsflüssigkeit dringt so in die Kapillaren ein und mischt sich mit dem Blut. Das Blut wird verdünnt und der Tropfen, der jetzt aus der Stichwunde fliesst, enthält vielleicht nur mehr halb so viel Erythrocyten, wie der unmittelbar vorher ausgetretene. Auffallende Blutbefunde bei deutlich nervösen Individuen sollten daher nie ganz ohne weiteres im Sinne von wirklichen pathologischen Veränderungen des Gesamtblutes gedeutet werden.

L. W. Weber: Das Isolierzimmer der kleinen Krankenhäuser. No. 47, p. 2296 ff.

Schilderung, wie ein Isolierzimmer kleiner Krankenhäuser beschaffen sein soll. Allgemeine Ratschläge. Besprochen werden insbesondere: Grösse, Fussboden, Fenster, Lüftungsvorrichtungen, Türe, Heizung, Wände.

C. G. Jung: Die Hysterielehre Freud's. Eine Erwiderung auf die Aschaffenburg'sche Kritik. No. 47, p. 2301 f.

J. verteidigt Freud gegenüber jener Richtung, deren Ansicht und Wünsche durch Aschaffenburg Ausdruck fanden. (s. Münch. med. Wochenschr. No. 37, 1906 und dieses Centralblatt 1906, p. 603 f.). Die Auffassung Freud's modifiziert J. dahin, dass eine vorderhand unbeschränkt grosse Zahl von Hysteriefällen aus sexueller Wurzel stammt. Der Nachweis, dass dies nicht der Fall ist, ist nicht erbracht. Er muss erfolgen durch Freud's psychoanalytische Methode, deren volle Beherrschung, genaue und sichere Handhabung, Voraussetzung ist. Der Einwand, dass die ganze traumatische Hysterie nichts Sexuelles enthalte und auf andere, sehr klare Traumen zurückgehe, ist nicht zutreffend. Derartige Kranke waren eben, ehe das Trauma sie traf, schon hysterisch, durch das Trauma wurden nur neue Symptome ausgelöst. Etwas anders liegt die Sache vielleicht bei physischen Traumen und bei der Rentenhysterie. Hier, wo Trauma und affektvolle Aussicht auf Geld zusammenkommen, entsteht eine Gefühlssituation, welche den Ausbruch einer spezifischen Hysterieform zum mindesten sehr verständlich erscheinen lässt. Hier hat Freud's Auffassung möglicherweise keine Geltung. Um Freud zu widerlegen, wären eigene Psychanalysen mit total anderen Ergebnissen nötig. Ohne solche kann Freud weder der Vorwurf willkürlicher Deutung, noch der der Autosuggestion gemacht werden. Bei der Exploration auf sexuelle Dinge ist zu individualisieren. Viele Leute vertragen gewisse Wahrheiten, andere nicht. Sehr viele Fälle existieren, in denen die Besprechung sexueller Dinge direkt nützt. In manchen Fällen überwiegt der Schaden sexueller Aufklärung. Solche Fälle herauszufinden muss der individuellen Geschicklichkeit der Aerzte überlassen werden. Freud's Psychanalyse ist eine unter den möglichen Therapien und leistet in einzelnen Fällen mehr wie andere. Freud ist wahrscheinlich vielen menschlichen Irrtümern unterworfen. Das schliesst aber noch lange nicht aus, dass unter der krausen Hülle ein Wahrheitskern verborgen liegt, von dessen Bedeutung wir uns noch keine genügenden Vorstellungen machen können. Noch selten ist eine grosse Wahrheit ohne phantastisches Beiwerk ans Tageslicht getreten. J. resumiert: Es ist noch nicht erwiesen worden, dass Freud's Hysterielehre in allen Fällen ein Irrtum ist. Diesen Nachweis kann logischerweise nur der erbringen, der die psychanalystische Methode beherrscht. Es ist nicht nachgewiesen, dass die Psychanalyse andere Resultate ergibt, als diejenigen Freud's. Es ist nicht nachgewiesen, dass die Psychanalyse auf verfehlten Prinzipien beruht und überhaupt untauglich zum Verständnis hysterischer Symptome ist.

L. Krehl: Ueber nervöse Herzerkrankungen und über den Begriff der „Herzschwäche". No. 48, p. 2333 ff.

Es gibt myocardiale, ätiologisch auf mechanischem oder toxischem Wege erzeugte Herzstörungen und solche, die eine psychische Ursache haben (nervös, funktionell). Bei den letzteren handelt es sich um die Erzeugung körperlicher Reaktionen durch psychische Vorgänge. Myopathische und psychogene Herzstörungen sind häufig verbunden (Coronarateriensclerose). Schliesslich gibt es noch Herzstörungen, die mit grosser Wahrscheinlichkeit neurogen sind (lokale Erkrankung des Herznervensystems). Vielfach liegen bei den verschiedenartigen Störungen gleiche Erscheinungen von Seiten des Herzens vor. Auf möglichsten Ausbau der Differentialdiagnose ist hinzuwirken, um die Unsicherheit, die auf diesem Gebiete noch herrscht, zu beseitigen. Folge einer der drei genannten Herzstörungen kann auch die „Herzschwäche" sein. Charakterisiert ist der Begriff der Herzschwäche durch das Bestehen von Funktionsinsuffizienz.

W. Spielmeyer: Experimentelle Tabes bei Hunden (Trypanosomen-Tabes). No. 48, p. 2338 ff.

Die histopathologischen Bilder bei der sogen. Schlafkrankheit (Trypanosomiasis) und bei der postsyphilitischen progressiven Paralyse berühren sich in manchen Punkten. Hier wie dort finden sich degenerative Veränderungen des nervösen Gewebes neben entzündlichen Veränderungen an den Gefässen (Infiltrate mit Plasmazellen und Lymphocyten). Die Duktionsflüssigkeit enthält zahlreiche Rundzellen. Auch klinisch finden sich manche gemeinsame Züge: fortschreitende psychische Schwäche, Sprachstörung, Anomalien der Reflexe, der Sensibilität u. a. m. Nach der Ansicht vieler Autoren sind nun die Trypanosomen nahe verwandt den Spirochaeten, zu deren Gruppe der wahrscheinliche Erreger der Lues zu rechnen wäre. Nach den Untersuchungen Schaudinn's kommen Uebergänge zwischen Trypanosomen und Spirochaeten in der Entwickelung eines Parasiten der Eule vor. Diese Erwägungen, aus denen an sich bestimmte Schlüsse nicht gezogen werden dürfen, führten Sp. zu seinen Trypanosomenversuchen. Benutzt wurde ein Stamm von Trypanosoma Brucei. Mäuse, Ratten, eine Zerkopithecusart und andere Tiere erlagen nach wenigen Tagen schon der allgemeinen Ueberschwemmung mit Trypanosomen. Dagegen gelang es, einige Hunde 9 bis 10 Wochen und länger am Leben zu erhalten. Bei diesen Hunden fanden sich mit Hilfe der Chromosmiummethode von Marchi — das Markscheidenbild war noch unverändert — frische Degenerationen im Gebiete der hinteren Rückenmarkswurzeln, der sensiblen Trigeminuswurzel und im Opticus. In den Lumbal- und Dorsalteilen der Medulla spinalis war die Hinterwurzelerkrankung sehr gering. Ausgesprochen war sie im Cervicalmark. Hier bestand elective Degeneration der Hinterwurzeln. Von ihnen aus liess sich in einzelnen Zügen die Degeneration bis tief in die graue Substanz, nach dem Vorderhorn zu verfolgen. Die Degeneration betraf ganz überwiegend den intramedullären Teil der Hinterwurzeln. Besonders stark war sie an der Wurzeleintrittszone. Erheblich beteiligt war noch der Burdach'sche Strang, weniger der Goll'sche Strang und die Lissauer'sche Zone. Primäre Veränderungen der Spinalganglienzellen lagen nicht vor. Regelmäßiger noch, als die Hinterwurzelveränderungen waren Entartungsprozesse in der sensiblen Trigeminuswurzel. Diese erkrankt bekanntlich auch bei der Tabes der Menschen nicht selten. Der Degenerationsprozess war hier vom oberen Halsmark bis in die Brückensegmente nachweisbar. Miterkrankung des Opticus lag in zwei Fällen vor: Es fanden sich diffus, ohne stärkere Affektion bestimmter Sehnervenbündel, Marchi-Schollen über den Querschnitt zerstreut. Die Erkrankung der Hinterwurzelsysteme, die Beteiligung des Opticus, die primäre Fasererkrankung rechtfertigen die Bezeichnung „Trypanosomen-Tabes". Es können sich also durch Trypanosomeninfektion degenerative Veränderungen im Zentralnervensystem von Hunden entwickeln, die denen bei der gewöhnlichen postsyphilitischen Tabes des Menschen prinzipiell gleich sind. Hunde entarteter Rassen hatten die schwersten Veränderungen. Klinisch liessen sich bei den stumpfen oder sehr schlafsüchtigen Tieren sichere Anzeichen für eine Erkrankung der beteiligten Systeme nicht nachweisen, abgesehen davon, dass die Sehnenreflexe an den vorderen Extremitäten schwächer waren als vorher.

Kellner: Die Erfolge der Opium-Brom-Kur bei der Epilepsie. No. 48, p. 2348 ff.

Im Wesentlichen Ziehen'sche Modifikation der Flechsig-Kur. K. hatte damit sehr gute Resultate. Viele seiner Fälle sind seit 2 bis 6 Jahren von Krampfanfällen freigeblieben. Auch psychisch günstige Einwirkung.

K. Boseck: Myositis ossificans progressiva, geheilt durch Thiosinamin. No. 48, p. 2350 f.

Nach Influenza mit Kopf- und rechtsseitigem Nackenschmerz bildeten sich allmählich, wie es schien knochenartige Verhärtungen zunächst im rechten Cucullaris und Supraspinatus, später im linken Sternocleidomastoideus. Völliges Schwinden dieser Verhärtungen nach 16 subcutanen Einspritzungen von Thiosinamin 0,1. (Thiosinamin 1,0, Glycerin 2,0, Aqu. dest. ad 10,0.)

Fr. Hackländer: Vorschläge zu einer den Heilprozess nicht retardierenden Unterstützung des Unfallverletzten. No. 48, p. 2351 f.

Wegfall der Rente. Der Arbeitgeber beschäftigt den unfallverletzten Arbeiter, sobald es geht, wieder in seinem Betriebe. Durch besondere, erhöhte Bezahlung der Leistungen soll der Unfallverletzte allmählich zu immer grösserer Tätigkeit angespornt werden, bis die volle Arbeitsfähigkeit zurückkehrt. Die Summen, welche der Arbeitgeber über das tatsächlich Geleistete hinaus bezahlt, erhält er von der Berufsgenossenschaft zurück.

Mayer: Beitrag zur Serumbehandlung der Basedow'schen Krankheit. No. 49, p. 2401.

Antithyreoidin-Moebius. Sehr gute Wirkung in einem Fall. Wesentliche Besserung aller Symptome.

O. Vierordt: Bedeutung und Anwendbarkeit der physikalischen Heilmethoden in der ärztlichen Praxis. No. 50, p. 2438 ff. und No. 51, p. 2537 ff.

L. Hoeflmayr: Drei Fälle von Zungenneuralgie. No. 51, p. 2530 f.

Neuralgie im Ausbreitungsgebiet des Nervus lingualis: Schmerzen in den Zungenrändern, besonders vorne, verstärkt durch Berührungen, vorübergehend Ausstrahlen des Schmerzes in die Lippen, trockenes Gefühl im Gaumen, Gefühl, als ob der Mund voller Sägespäne wäre. Es handelte sich um mässig neurasthenische Patienten mit träger Darmtätigkeit. Mit Hebung der Obstipation verschwanden auch die Schmerzen in der Zunge. Als Ursache der Neuralgie wird ein durch Darmfäulnis entstehendes und von der Darmwand resorbiertes Toxalbumin vermutet. Wickel (Obrawalde).

IV. Referate und Kritiken.

W. K. Simpson: A case of laryngeal diphtheria, necessitating intubation, complicating cerebrospinal meningitis in adult. (Medical. Record. 1905. Vol. 68, No. 12, S. 454—455.)

Während der letzten Meningitis-Epidemie in New York wollte man die Beobachtung gemacht haben, dass Meningitis und Diphtherie einander ausschlössen, gleichsam antagonistisch sich zu einander verhielten, und schlug infolgedessen vor, die Meningitis durch Antidiphtherie-Serum zu behandeln.

Dass solche Annahme nicht der Wirklichkeit entspricht, zeigte Verfasser an der vorliegenden Beobachtung. Als er zu der 27jährigen Kranken wegen Atembeschwerden gerufen wurde, stand die Meningitis bereits auf dem Höhepunkt; sie bot das klassische Bild dar: Eruption, Hämorrhagien in bestimmten Bezirken, Steifheit des Nackens, Prostration, Ruhelosigkeit, Photophobie, Delirien, Kernig'sches Zeichen, gesteigerte Reflexe, kleinen, schwachen Puls, unregelmässige, hohe Temperatur und typischen meningealen Gesichtsausdruck. Bei der während der Beobachtungszeit dreimal vorgenommenen Lumbalpunktion wurde jedesmal der Meningococcus festgestellt. Als der Verf. gerufen wurde, bestand eine beginnende laryngeale Dyspnoe, die sich in eine richtige Diphtheritis weiter entwickelte. Sogleich liess er eine Injektion von Anti-Diphtherie-Serum machen und diese in den nächsten Tagen wiederholen; im ganzen wurden innerhalb 9 Tagen 30000 Einheiten eingespritzt. Gleichzeitig wurde die Intubation des Kehlkopfes vorgenommen. Während die Diphtheritis nun zurückging, blieb die Meningitis in gleicher Stärke bestehen und endigte 7 Tage nach der letzten Seruminjektion tödlich. Buschan (Stettin).

H. Vortisch: Statistik und Bericht für das 1. Halbjahr 1904 der ärztlichen Mission auf der Goldküste.

(Arch. f. Schiffs- und Tropenhygiene 1905. Bd. IX, Heft 8, S. 346—354.)

Vom 1. Januar bis 30. Juni 1904 erteilte Verfasser in der Poliklinik zu Aburi und Abokobi im ganzen 3591 Konsultationen, die sich auf 1728 Krankheitsfälle verteilen. Lues wurde bei 1021 Patienten, d. i. in 59 Prozent, konstatiert, und zwar kamen bei den Erwachsenen mit ganz seltenen Ausnahmen nur sekundäre und tertiäre Erscheinungen zur Beobachtung. Zu dem Abschnitte der syphilitischen Erscheinungen vonseiten des Gehirns und Rückenmarks bemerkt Verf. folgendes: „Bohrende Kopfschmerzen sehr oft. — Zentrale und periphere Lähmungen sehr selten; ebenso Tabes. Luetische Epilepsie scheint vorzukommen". Auf das sehr seltene Vorkommen von Tabes trotz sehr verbreiteter Syphilis möchte ich doch die Aufmerksamkeit lenken.

Buschan (Stettin).

B. van d. Hedges (Plainfield, N. J.): Marked mental improvement following operation for depressed fracture of skull.

(Med. Record. 1905. Vol. 67, No. 4.)

Ein 4jähriger Knabe aus anscheinend gesunder Familie erlitt durch einen herabfallenden Ziegelstein eine Beschädigung des Kopfes. Als er nach einigen Wochen genesen war, bemerkte die Mutter eine Depression des Schädels an der Unfallstelle. Seit dieser Zeit war das psychische Befinden des Kindes vollständig verändert. Während er bis dahin geistig ganz geweckt und seinem Alter entsprechend vorgeschritten war, stellte sich nunmehr ein intellektueller Stillstand, ja Rückschritt ein. Sein Geist war nicht fähig, den elementarsten Vorgängen im Unterricht zu folgen; das Gedächtnis verliess ihn ganz und gar, sodass er öfter sich gar nicht auf die einfachsten Worte, wie Milch und Wasser, besinnen konnte. Hand in Hand mit dieser geistigen Schwäche ging auch eine moralische. Das Kind vermochte trotz der härtesten Strafen nicht mein und dein zu unterscheiden, war bei den leichtesten Provokationen gewalttätig, wurde lügnerisch, gebrauchte oft unanständige Worte u. a. m. Da kam die Mutter auf den Gedanken, das Kind operieren zu lassen. Verf. nahm die Entfernung der eingedrückten Knochen vor. Die Depression war ungefähr 1 Zoll lang, $^1/_4$ Zoll tief; ihr Mittelpunkt lag $1^1/_2$ Zoll vor dem Scheitelpunkt und $4^1/_2$ Zoll hinter dem Glabellarpunkte in der Sagittallinie. Die unter dem Knochen liegende Dura war stellenweise an diesem adhaerent, aber leicht ablöslich ohne Verletzung des Längssinus. An einzelnen Stellen schien sie verdickt zu sein. Es wurden nur die eingedrückten Knochenstücke entfernt, die Dura selbst nicht gespalten.

Ein Jahr lang nach der Operation hatte Verf. Gelegenheit, den Erfolg der Operation zu beobachten. Das Kind ist jetzt wie umgewandelt. Seine Intelligenz befriedigt sehr; es hat auch alle Fehler abgelegt, ist nicht mehr zänkisch, lügt nicht mehr, hat Verständnis für altruistische Gefühle etc.

Buschan (Stettin).

Calmette et Pagès: Un cas d'hémiatrophie faciale progressive. (Nouv. Iconogr. d. l. Salpêtr. 1903, 1, p. 25.)

Calmette et Pagès beschreiben und bilden einen vollkommen typischen Fall von Hemiatrophia facialis mit Hemiatrophia linguae ab. Es handelt sich um ein 15jähriges Mädchen, bei dem die Affektion seit zwei Jahren progredient verläuft. Sonstige Symptome fehlen bis auf ganz geringe sensible Reizerscheinungen; keine sklerodermatische Veränderung der Haut. Leider fehlte die elektrische Untersuchung der atrophischen Zungenhälfte; im Facialisgebiet ist die elektrische Reaktion normal. Cassirer.

U. Rose (Strassburg): Ein Fall von Erb'scher Plexuslähmung mit Beteiligung des Phrenicus und Sympathicus der gleichen Seite. (Monatsschr. f. Psych. und Neurol. 1903, August.)

Ein 32jähriger Mann stürzte auf den vorgestreckten Arm über einen Steinhaufen, er verlor das Bewusstsein nicht, schlief aber, stark betrunken, mit hyperextendiertem Arme ein. Die Kompression durch den hyperextendierten Arm oder vielleicht auch die Quetschung durch einen Stein setzte eine Läsion der Erb'schen Plexuswurzeln. Zur Lähmung der Erb'schen Muskelgruppe, die am stärksten betroffen war, kommen noch eine Parese der Schulterblattmuskeln, der Schulterblattheber und — als eine besonders seltene Komplikation der Erb'schen Plexusparalyse — die Läsion des Phrenicus und des Halssympathicus hinzu.

Die klinischen Lähmungserscheinungen werden genau besprochen, ebenso die anatomischen Fragen, welcher Art die Läsion gewesen sei und an welcher Stelle sie eingewirkt habe. Spielmeyer (Freiburg).

Otto Steiner: Beiträge zur Kenntnis der congenitalen Muskeldefekte und **Walter Capelle**: Ein Fall von Defekten in der Schultermuskulatur und ihre Kompensation. (Zeitschr. f. Nervenheilkunde, Bd. 28, H. 4–6.)

Die Defekte der Brust- und Schultermuskulatur stellen sich als Teilerscheinungen eines wohl charakterisierten Symptomenkomplexes dar, der sich zusammensetzt 1. aus diesen Muskeldefekten, 2. aus Skelettanomalien (Defekte der Brustwand, Hypoplasie des Schultergürtels und des Armskeletts und Missbildung der Hand), 3. aus Flughautbildung und Schwimmhautbildung an der Hand und 4. aus Entwicklungsstörungen der Haut incl. Mamma und Mamilla. Die Defekte sind einseitig und werden nicht vererbt.

In der zweiten Arbeit hat Verf. vom rein anatomischen Standpunkt aus auf Grund der musculomechanischen Lehren Molier's Untersuchungen darüber angestellt, wie die restierenden Muskeln bei derartigen Fällen kongènitaler Muskeldefekte die Kompensation herbeizuführen vermögen. Kalberlah.

Westphal: Ueber apoplectiforme Neuritis.

(Archiv f. Psych. 40. Bd., 1. Heft.)

Bei einer 66 Jahre alten Frau tritt im Anschluss an eine doppelseitige Pneumonie ein deliriöser Verwirrtheitszustand und eine plötzliche komplette schlaffe Lähmung der rechten oberen Extremität auf. Diese Paralyse besteht in völlig gleichem Zustande, sechs Wochen lang bis zum Tode der Patientin fort. Elektrische Erregbarkeit deutlich herabgesetzt, keine qualitativen Aenderungen der Zuckungsformel. Steigerung der mechanischen Muskelerregbarkeit, Hyperästhesie und Hyperalgesie im rechten Arm. Vasomotorische und trophische Störungen (Petechien, kleienförmige Abschilferung etc.). Schwache, zeitweilig fehlende und differente Patellarrefl. Als anatomische Ursache dieser schlaffen Lähmung, für die bei der klinischen Differentialdiagnose vor allem eine Poliomyelitis adultorum in Erwägung kommen musste, konnte eine parenchymatöse Neuritis festgestellt werden, die besonders die Nervenstämme des rechten Arms, weniger den Plexus brachialis ergriffen hatte. An der Muskulatur keine ausgesprochenen Zerfallserscheinungen; die Muskelfasern sind nur in ihrem Kaliber verändert, die Kerne vermehrt. Die Vorderhornzellen zeigen in allen Rückenmarkssegmenten links sowohl wie rechts — am stärksten aber in der rechten Hälfte der Halsanschwellung — chromolytische Veränderungen.

Die anatomische Untersuchung dieses Falles ergab noch zwei interessante Nebenbefunde. Einmal wurden in den hinteren Wurzeln des Sacralmarkes konzentrisch geschichtete Körperchen gefunden, die als kleine Neurofibrome zu deuten sind; es sind die gleichen Gebilde, wie sie von Renaut, Sargo u. a. beschrieben sind. Zweitens bot der Zentralkanal mancherlei Besonderheiten: Offenbleiben, Divertikelbildung, Abschnürung verschiedenweiter Epithelschläuche.

Spielmeyer.

S. H. Schreiber: Beitrag zur Lehre über die Tränensekretion im Anschlusse von drei Fällen von Facialislähmung mit Tränenmangel, nebst Bemerkungen über den Geschmackssinn und über Sensibilitätsstörungen bei Facialislähmungen.

Deutsche Zeitschrift für Nervenheilkunde. Bd. 27, Heft 1 und 2, 1904.

Nach einem kurzen geschichtlichen Ueberblick über die verschiedenen Ansichten bezüglich des Verlaufes der Tränendrüsennerven werden drei Fälle von linksseitiger Fazialislähmung mitgeteilt, bei denen psychische und reflektorische Tränenlosigkeit, Ageusie, vermindertes Tast-, Schmerz- und Temperaturgefühl, Mangel der Speichelabsonderung, Lähmung des Gaumensegels und einmal das seltene Phänomen der Hyperacusis durch Lähmung des M. stapedius zu beobachten waren.

Die Entscheidung der Frage darüber, ob der Nervus facialis, trigeminus oder der sympathicus die Innervatoren der Tränendrüse enthält, ist bisher weder auf klinischem noch auf experimentellem Wege herbeigeführt. Man trifft einerseits Fälle von isolierter Facialis- und von isolierter Trigeminuslähmung mit Tränenlosigkeit und anderseits kann dieses Symptom bei völliger Durchtrennung des einen wie des anderen Nerven ganz fehlen.

Aehnlich divergieren die Meinungen der Autoren in Bezug auf den Weg der Geschmacksfasern, wenn auch die Erb'sche Auffassung (vordere $^2/_3$ der Zunge trigeminus, hintere glossopharyngeus) am meisten Anerkennung finden dürfte.

In 26 von 50 Fällen konnte Verf. Sensibilitätsstörungen der gelähmten Gesichtshälfte feststellen (Hypästhesien, Hyperästhesien, Parästhesien), worauf im allgemeinen wenig geachtet wird. Die engen anatomischen Beziehungen des Facialis zum Trigeminus lassen dies verständlich erscheinen (in den Facialis tretende Fasern aus der aufsteigenden Trigeminuswurzel [Edinger], Anastomosen zwischen Facialis und Trigeminus [Hyste]). Kalberlah.

Alfred Pers (D.): Om kirurgisk Behandling of Ischias.
Hosp. Tid. 1906 No. 4, p. 93.

In zwei Fällen von unkomplizierter, hartnäckiger Ischias hat Verf. nach Blosslegung des N. ischiadicus am Femur und „Reinigung" des Nerven von perineuritischen Adhärenzen, aber ohne Dehnung, vollständige und anhaltende Heilung erreicht. A. Wimmer (Kopenhagen).

Fr. Port: Beitrag und Lehre von der Dystrophia muscularis progressiva. Ztschr. f. klin. Med., Bd. 59, 1906, S. 464.

Ein Fall von juveniler Muskeldystrophie mit Autopsiebefund. Im Rückenmark Rarefication der grossen Ganglienzellen in beiden Vorderhörnern, besonders im Halsmark. G. Liebermeister.

W. v. Bechterew: Ueber myopathische Muskelhypertrophie.
Deutsche Zeitschrift für Nervenheilkunde, Bd. 31, H. 1 und 2.

Verfasser teilt zwei Fälle von echter Muskelhypertrophie mit (1. konsecutive Hypertrophie im Anschluss an eine Phlebitis; 2. primäre Hypertrophie des Cm. Masseter ohne jede eruirbare Ursache). Er unterscheidet demnach ausser den gewöhnlichen Formen der Muskelhypertrophie (funktionelle Hypertrophie, Athletenhypertrophie, Krampfhypertrophie, myotonische Hypertrophie, Hypertrophien cerebralen oder peripheren Ursprungs in Begleitung von Krämpfen) noch eine besondere Varietät der neurotischen Muskelhypertrophie peripheren Ursprungs, die auf phlebitischer Grundlage sich entwickelt, und ferner eine besondere Form idiopathischer lokal hypertrophischer Myopathie.

Kalberlah.

E. Schwalbe und **M. Gredig**: Ueber Entwicklungsstörungen des Kleinhirns, Hirnstammes und Halsmarks bei Spina bifida.
Beitr. zur path. Anat. und zur allg. Pathol. XI, 1906, S 132.

Arnold hat 1899 zum ersten Mal bei Spina bifida zapfenförmige Fortsätze des Kleinhirns in den Wirbelkanal beobachtet. Chiari konnte in solchen Fällen ein eigentümliches Verhalten von Medulla oblongata und Rückenmark feststellen. Die Medulla oblongata schien nach innen verschoben. Verfasser sahen fünf hierhergehörige Fälle. Es fanden sich Hypoplasie des Kleinhirns und der Brücke, Einrenkungen und Ausbuchtungen an der Oberfläche im obersten Rückenmark und an der vertikalen Fläche der Oblongata. Im Cervicalmark fand sich ein Ueberwiegen der grauen Substanz, verbunden mit einer plumpen Form der grauen Säulen. Um den unregelmäßig gestalteten Zentralkanal bestand regelmässig eine Vermehrung des Gliagewebes. Ferner fanden sich tumorartige Wucherungen der Plexus chorioidei. Verfasser bezeichnen als Arnold'sche Missbildung eine Verlagerung von Kleinhirnsubstanz in den Wirbelkanal, als Chiari'sche eine Verschiebung der Medulla oblongata gegen das Halsmark. Beide Missbildungen können, brauchen aber nicht zusammen vorzukommen. Ueber die Stellung dieser Anomalien innerhalb des Systems der Missbildungen und ihr Verhältnis zur Spina bifida — das nach Verfasser kein festes ist — muss im Original verglichen werden. Lewandowsky.

Rolleston: Diphteric hemiplegia: a case with commentary.
(Revier of Neur. and Psych. 1905, Novbr.)

R. berichtet über einen Fall von schwerer Diphtherie bei einem Knaben; ausser Lebervergrösserung, Störung der Herztätigkeit, Akkommodations- und Schlinglähmung stellte sich am 23. Tage eine rechtsseitige Hemiplegie mit motorischer Aphasie ein. Die Aphasie bildete sich vollständig, die Hemiplegie nur unvollständig zurück. R. stellt die Literatur über ähnliche Fälle zusammen; meist hat es sich um Embolien oder Thrombosen gehandelt. Schröder.

V. Dervitte: Un cas de tumeur du lobe temporal.
(Bull. de la Soc. de médec. mentale de Belgique 1906.)

Bei einem Kranken, der nicht speziell auf Symptome von Aphasie untersucht war, von dem aber feststeht, dass er das Gesprochene verstand, dass er richtig antwortete und dass sein Sprachschatz keine groben Lücken aufwies, sowie dass er Rechtshänder war, fand sich ein metastatischer Tumor des linken Temporallappens. Dieser hatte zerstört die erste Temporalwindung sowie die vordere Hälfte der zweiten und dritten, die vordere Hälfte der occipitotemporalis externa, den Hippocampus, die Insel und die Vormauer. Der Gyrus supramarginalis war intakt. (Auch dieser Fall spricht also für eine viel grössere Ausdehnung des sensorisch akustischen Sprachzentrums, als man bisher anzunehmen geneigt war. Schade ist nur, dass er klinisch nicht ganz exakt untersucht ist, da überhaupt die Diagnose auf eine organische Hirnläsion nicht gestellt war. Ref.) Lewandowsky.

Nicolaier: Kasuistischer Beitrag zur Kenntnis der Hirntumoren.
(Medizinische Klinik 1906. No. 35.)

Mitteilung von drei Fällen aus der Städt. Irrenanstalt Breslau, in denen die Hirnerscheinungen auf arteriosklerotische Störungen hinwiesen, während die Obduktion Neoplasmen ergab. Alle drei betroffenen Personen waren Potatoren.
Liebetrau (Lüneburg).

Ziehen: Zur Differentialdiagnose des Gehirntumors und der Gehirnthrombose. Medizinische Klinik, 1906, No. 37.

Z. konnte in fünf Jahren vier Fälle beobachten, in denen die Diagnose auf thrombotische Erweichung lautete, während Tumoren des Occipitotemporallappens vorlagen; der Grund der Fehldiagnose lag im Fehlen von Stauungspapille und Hirndruck. Für die Therapie ist natürlich die Entscheidung über die Natur des pathologisch-anatomischen Prozesses (wegen eventueller Operation) von grösster Wichtigkeit. Liebetrau (Lüneburg).

O. Funkenstein: Ein Beitrag zur Kenntnis der Tumoren des Kleinhirnbrückenwinkels („centrale Neurofibromatose", „Acusticusneurome").
Mitteil. aus den Grenzgeb. der Mediz. u. Chir., Bd. 14, 1905, S. 157.

F. beschreibt fünf Fälle von Tumoren der hinteren Schädelgrube, welche in der Königsberger medizinischen Klinik beobachtet wurden. In drei Fällen gingen die Tumoren vom Acusticus aus, in einem vom Kleinhirn und in einem von der Basis der hinteren Schädelgrube. Im ersten Fall fand sich eine über das ganze Centralnervensystem verbreitete Neurofibromatose. Bei diesem Falle wurde der Versuch einer Exstirpation gemacht, ohne Erfolg. F. bespricht im Anschluss an die Beschreibung der Fälle die Symptomatologie und Diagnose der Tumoren des Kleinhirnbrückenwinkels. Ausführliches Literaturverzeichnis.
G. Liebermeister.

Hofmeister (Stuttgart) und **E. Meyer** (Königsberg i. Pr.): Operierter Tumor des Ganglion Gasseri.

(Deutsche Zeitschrift für Nervenheilkunde. Bd. XXX, H. 3 u. 4.)

Der Pat. klagte über ausserordentlich heftige Schmerzen in dem gesamten vom rechten Trigeminus versorgten Bezirk, es fand sich Hypästhesie resp. Hypalgesie mit Fehlen des Cornealreflexes und eine deutliche Parese des motorischen Trigeminus. Ausserdem waren aber auf der rechten Seite noch befallen der Opticus, Oculomotorius, wahrscheinlich Trochlearis, Abducens und Acusticus (Stauungspapille rechts, Ptosis rechts, Beweglichkeitsbeschränkung des rechten Auges nach allen Seiten, Erweiterung und Lichtstarre der rechten Pupille und Aufhebung der Knochenleitung auf dem rechten Ohr). Die Diagnose wurde auf eine maligne (Drüsenschwellungen!) Geschwulst des rechten Ganglion Gasseri gestellt und trotz der schlechten Aussichten wegen der heftigen Schmerzen operativ vorgegangen. Es fand sich ein von Plasmazellen ausgehendes Rundzellensarkom, das nur zum Teil ausgeräumt werden konnte. Immerhin blieb Patient drei Monate schmerzfrei. Kalberlah.

Hans Hunziker: Beitrag zur Lehre von den intraventrikulären Gehirntumoren.

(Deutsche Zeitschrift für Nervenheilkunde. Bd. 30, H. 1 u. 2.)

Ausführliche Mitteilung der Krankengeschichte und des anatomischen Befundes bei einem intraventriculären Tumor. Zum Schluss werden die bisher bekannten Fälle von derartigen Tumoren aus der Literatur zusammengestellt. Kalberlah.

Mc. Connell: A case of tumor of the left first and second frontal convolutions with motor agraphia as its chief localizing symptom; successful removal of the tumor.

Univ. of Penna Med. Bulletin July—August 1905.

Bei dem Kranken Mc. Connell's bestanden epileptiforme Anfälle, leichte Schwäche des rechten Facialis, Sprachstörung in Form einer Erschwerung der Sprache, aber keine eigentliche motorische Aphasie und als Hauptsymptom vollkommen motorische Agraphie: Schreiben war sowohl spontan wie nach Diktat unmöglich, dagegen war das Copieren erhalten. Keine Lesestörung. — Bei der Operation wurde ein Tumor entfernt, der hauptsächlich in der Rinde des Fusses der zweiten linken Stirnwindung sass, aber auch etwas auf die untere Hälfte der ersten, sowie ein wenig auf den oberen hinteren Teil der dritten Stirnwindung sowie auf die vordere Ecke der Präcentralwindung übergriff. Nach der Operation schneller Rückgang aller Symptome, insbesondere stellte sich die Schreibfähigkeit vollkommen wieder her. Kölpin (Bonn).

V. Vermischtes.

Von der Verlagsbuchhandlung C. Marhold ging folgendes Schreiben ein: Leipzig im März 1907. Am 8. Januar dieses Jahres ist einer der bedeutendsten und beliebtesten Aerzte, Dr. Paul Julius Möbius zu Leipzig, mitten aus fruchtbarster wissenschaftlicher Arbeit und segensreichstem Wirken durch allzufrühen Tod seinen Freunden, Kollegen und Patienten entrissen worden.

In bescheidener, anspruchsloser Zurückgezogenheit rastlos schaffend, hat er durch eine seltene Fülle origineller Werke und Schriften und durch zahlreiche wertvolle Anregungen nicht nur die medizinische Wissenschaft ausserordentlich gefördert und ihr Gebiet erweitert, sondern auch viele neue Richtungen vorgezeichnet und erstrebenswerte Ziele gesteckt.

Darum erscheint es ebenso Pflicht der Dankbarkeit wie Gebot der Wissenschaft, dafür zu sorgen, dass sein Geist in der Medizin und besonders in den von ihm gepflegten Fächern, der Nervenheilkunde und Psychiatrie, noch recht lange lebendig fortwirke.

Zu diesem Zwecke beabsichtigen die Unterzeichneten eine „Möbius-Stiftung" zu begründen, deren Zinsen in der Regel alljährlich als „Möbiuspreis" für eine würdige und gediegene Arbeit*) aus einem der beiden genannten Fächer verwendet werden sollen.

Alle, die Möbius gekannt haben, werden mit den Unterzeichneten der Ueberzeugung sein, dass diese Art, in der Nachwelt fortzuleben, dem Wunsche des Verewigten entsprochen haben würde.

Anmeldungen bitten wir an den mitunterzeichneten Herrn Curt Reinhardt in Leipzig, Lessingstrasse zu richten. Es wird bemerkt, dass es sich nur um einen einmaligen Beitrag handelt.

Unter Bekanntgabe des Erfolges der Subskription und unter Mitteilung der von den Unterzeichneten getroffenen Organisation der Stiftung werden wir die Einsendung des Betrages s. Zt. selbst erbitten.

Oberarzt Dr. Bresler, Lublinitz, Schlesien. Professor Dr. Edinger, Frankfurt a. M. Verlagsbuchhändler Walther C. Jäh, Halle a. S. Augenarzt Dr. Lamhofer, Leipzig. Obermedizinalrat Dr. Lehmann, Heilanstalt Dösen bei Leipzig. Geh. Med.-Rat Prof. Dr. Moeli, Herzberge bei Berlin. Curt Reinhardt, Leipzig.

Im Verlag von Johann Ambrosius Barth in Leipzig erschien der von F. Schumann redigierte Bericht über den II. Kongress für experimentelle Psychologie. (Würzburg 18.—21. 4. 1906.) Er umfasst 266 Seiten. Preis 9 M. Ueber die auf dem Kongress gehaltenen Referate und Vorträge, die ärztliches Interesse haben, hat Busch in diesem Centralblatt (1906, S. 959 ff.) bereits berichtet. Gaupp.

In der Nation (24. Jahrgang, No. 23, 9. März 1907) veröffentlichte C. F. van Vleuten unter dem Titel: „Visionäre Mystik und visionäre Kunst" eine Studie über die pathologische Grundlage der Kunst des englischen Philosophen, Dichters und Zeichners William Blake, der an „halluzinatorischer Paranoia originaria" gelitten habe; seine Sinnestäuschungen bildeten seine Modelle beim Zeichnen. Gaupp.

---

*) Es soll abwechselnd in einem Jahre eine auszuschreibende Arbeit prämiiert werden, die dann in der „Psychiatrisch-Neurologischen Wochenschrift" zu erscheinen hat, deren Mitherausgeber der Verewigte war, im anderen Jahre die würdigste Zeitschriftenarbeit oder Monographie psychiatrischen oder neurologischen Inhalts, die während der beiden vorangegangenen Jahre bereits veröffentlicht war, ausgewählt und mit der Prämie ausgezeichnet werden.

Der XVI. internationale medizinische Kongress findet in der Zeit vom 29. August bis 4. September in Budapest statt. Vorsitzender Dr. Koloman Müller, Generalsekretär Dr. E. v. Grósz. Bureau: Budapest VIII, Esterházygasse 7. G.

Die Wanderversammlung der südwestdeutschen Neurologen und Irrenärzte findet am 1. und 2. Juni in Baden-Baden statt. Geschäftsführer: Wollenberg-Strassburg, Laquer-Frankfurt. G.

Die 79. Versammlung deutscher Naturforscher und Aerzte tagt vom 15.—21. September in Dresden. Vorträge für die XXI. Sektion (Neurologie und Psychiatrie) sollen bis 25. Mai bei dem 1. Einführenden Geheimrat Weber, Sonnenstein a. E. angemeldet werden. In einer der allgemeinen Sitzungen wird Prof. Hoche (Freiburg) vortragen. G.

Die Archives of Physiological Therapie erscheinen künftig als Teil des „Quarterly Journal of inebriety“, das Crothers in Boston herausgibt. G.

Am 26. April 1907 wurde in Breslau die Kgl. psychiatrische und Nervenklinik eingeweiht; die Poliklinik, die im Hochparterre des Mittelbaues untergebracht ist, war schon seit Mitte März im Gange. Die Klinik ist für die Aufnahme von 80 Kranken (66 in III., 14 in I. und II. Klasse) eingerichtet. Sie befindet sich in nächster Nähe der anderen Universitätskliniken. G.

Zwecks Besprechung aktueller und wichtiger Fragen der gerichtlichen Medizin, besonders der gerichtlichen Psychiatrie, ist am 16. d. Mts. in der Provinzial-Heil- und Pflegeanstalt zu Lublinitz, O.-Schl., eine Vereinigung von Juristen und Aerzten begründet worden nach dem Vorbilde ähnlicher Vereinigungen in Sachsen, Hessen, Hannover, Württemberg usw. Direktor Dr. Klinke, der die Versammlung einberufen hatte, legte die Ziele solcher Zusammenkünfte dar, nämlich die Anbahnung einer Verständigung über strittige Punkte des Straf- und Zivilrechts, soweit sie die Rechtspflege bei abnormen Geisteszuständen und die Kriminalpsychologie betreffen, ferner die Pflege der sogenannten Pathographie, wie sie hauptsächlich von Möbius geschaffen. Kreisarzt Dr. Frey betonte die Wichtigkeit solcher gemeinsamen Aussprachen auch hinsichtlich der Begutachtung bei Rentenanträgen und berichtete unter Vorlage von Photographien über einen durch Unfall beider Hände beraubten Invaliden, der durch Uebung der an den Armstumpfen erhalten gebliebenen Muskeln — und zwar aus eigenem Antriebe, ohne Behandlung in einem medicomechanischen Institut — eine so ausserordentliche Gewandtheit erreicht hat, dass er sich noch jetzt, trotz des hohen Alters, einen Tagelohn von 1,60 M. als Chausseearbeiter verdient, ein Fall, der manchen willensschwachen Rentenschindern als nachahmenswertes Beispiel vorgehalten werden sollte. Oberarzt Dr. Bresler sprach über die verschiedenen Formen auf pathologische Weise zustande gekommener Anschuldigung und suchte dabei eine Reform des § 164 St.-G.-B. zu begründen. Es wurde beschlossen, die Sitzungen alle Vierteljahre zu wiederholen. Bresler.

Druck der Anhaltischen Buchdruckerei Gutenberg, e. G. m. b. H., in Dessau.

CENTRALBLATT
für
Nervenheilkunde und Psychiatrie.

Herausgegeben im Verein mit zahlreichen Fachmännern des In- und Auslandes
von
Professor Dr. Robert Gaupp in Tübingen.

Erscheint am 1. und 15. jeden Monats im Umfang von 2—3 Bogen. Preis des Jahrganges Mk. 24.
Zu beziehen durch alle Buchhandlungen und Postanstalten.

Verlag von Vogel & Kreienbrink, Berlin W. 30 und Leipzig.

XXX. Jahrgang. 15. Mai 1907. Neue Folge. XVIII. Bd.

I. Originalien.

Ueber Residuärsymptome und ihre Bedeutung.

Von Karl Heilbronner (Utrecht).

Von der staunenswerten Menge grosser Gesichtspunkte, die Wernicke*) seiner Auffassung der Geisteskrankheiten zugrunde gelegt und die wie Leitmotive seinen Grundriss durchziehen, ist kaum einer in der weiteren Literatur so wenig berücksichtigt worden, wie die von ihm stets streng festgehaltene Scheidung zwischen dem Krankheitsprozess und dem Krankheitsprodukt; damit hängt es wohl zusammen, dass auch der Begriff des residuären Zustandes, wenn man etwa von den noch zu berührenden Zuständen stationärer Demenz absieht, sich nicht hat einbürgern wollen. Dies Widerstreben gegen ihre Anerkennung mag wohl zum Teil dadurch begründet sein, dass Wernicke ihre Darstellung mit theoretischen Erörterungen verbindet, gegen die sich wohl unter verschiedenen Gesichtspunkten Einwendungen erheben lassen. Wesentlicher scheint mir allerdings ein zweiter Grund: für zahlreiche auch der von Wernicke selbst ins Auge gefassten Fälle mit vermeintlichem Ausgang in einen Zustand residuärer Symptome lässt sich der Verdacht nicht ohne weiteres entkräften, dass sie tatsächlich doch als progredient — auch im Wernicke'schen Sinne der Progredienz — zu erachten wären. Am einwandfreiesten nach

*) Wernicke: Grundriss. XVI. Vorlesung.

dieser Richtung werden sich als residuär im Sinne von **Wernicke** diejenigen Zustände darstellen, in denen auf eine kritisch endende, der Progression nicht verdächtige Erkrankung ein Stadium fehlender Krankheitseinsicht mit festgehaltenen Wahnideen folgt; das Prototyp derselben finden wir im Delirium tremens. Solche „persistierende Ideen", die „wie ein Fremdkörper in der sonst schon annähernd gesunden Psyche sitzen", hat **Liepmann***) bei Deliranten beobachtet, und er führt einige charakteristische Beispiele an; es handelt sich um Festhalten an der Realität von deliranten Erlebnissen ganz absurden Charakters; auch **Bonhoeffer****) sah Kranke gelegentlich noch einige Tage abenteuerliche Wahnreste festhalten und illustriert die Mitteilung durch einige Beispiele. Ich selbst habe einen Fall, in dem eine Potatrix nicht nur an der Realität der deliranten Halluzinationen, sondern auch an den daran geknüpften Erklärungsideen einige Zeit nach Abklingen des Delirs festhielt, anlässlich früherer Erörterungen über Krankheitseinsicht (Zeitschr. f. Psych., Bd. 58, S. 618) mitgeteilt.

Im Ganzen scheinen derartige Vorkommnisse, sowohl was ihre Häufigkeit als auch was ihre Bedeutung betrifft, wesentlich als Curiosa aufgefasst zu werden. Wie häufig sie — natürlich unter der Voraussetzung eingehender Prüfung — gerade bei resp. nach dem Alkoholdelir zu beobachten sind, vermag ich nicht anzugeben; unter meinem hiesigen Krankenmaterial sind die Deliranten „seltene Fälle". Wohl aber fiel mir auf, dass ich trotz eines äusserst spärlichen Gesamtmaterials innerhalb verhältnismässig kurzer Frist solche Residuärerscheinungen in mehreren Fällen sehr typisch beobachten konnte, die zum Teil wenigstens dem Delirium alcoholicum nahe standen. Ich führe sie ganz kurz an, weil es mir aus allgemeineren Erwägungen wohl der Mühe wert erscheint, diesen — an sich übrigens sehr frappanten — Erscheinungen die Aufmerksamkeit etwas mehr als bisher zuzuwenden.

I. 55jähriger Bäcker. Potator. Keine Anfälle. Häufig auch beim Mittagsschlaf ängstliche Träume mit zahlreichen Tieren, beim Erwachen aber sonst stets sofort angstfrei und einsichtig. Am 28. IV. 1906 abends polizeilich dem Krankenhaus zugeführt, da er zu Hause „alles in Stücke zu schlagen begann". Schläft auf Chloral ein. Am Nachtage ganz komponiert, in jeder Beziehung orientiert; erzählt aber mit genauen Details, die er uns am 30. IV. in die Feder diktiert, eine phantastische Geschichte folgenden Inhaltes: Er habe im Bett liegend bemerkt, dass sein Haus in Bewegung war; er achtete nicht darauf, da er unwohl war, und als er sich ermannte, war es zu spät; er war mit der

*) **Liepmann**: Ueber die Delirien der Alkoholisten. In.-Diss. Berlin 1895. Seite 30.

) **Bonhoeffer: Die akuten Geisteskrankheiten der Gewohnheitstrinker. 1901. Seite 56.

elektrischen Trambahn (die NB. damals gerade vor der Eröffnung stand), nach M., ein paar Stunden von Utrecht, gebracht; die Trambahn hatte das Haus, in dem er wohnte, mitgenommen, wie das zuging, weiss er nicht; dann fuhren sie immer weiter mit Pausen, weil zwischendurch immer Schnellzüge kamen, denen Platz gemacht werden musste, dann wurde das Haus abgeladen, und sie fuhren weiter zur Endstation der Trambahn. Dort stieg ein ihm unbekannter Herr aus, sah, dass seine Stiefel schmutzig waren, sprang auf den Wagen, auf den sein (des Pat.) Hausrat geladen war und wischte die Stiefel an den Betten ab; darüber beklagte er sich, der Herr schlug mit Stock und Schirm, die ihm nacheinander vom Kondukteur abgenommen wurden, auf ihn ein, er schimpfte ihn „verreckte Pomeranzenkiste"; als er nach mehrstündiger Nachtfahrt mit der Trambahn wieder nach Utrecht gekommen war, wurde er auf die Polizei entboten, um sich wegen seines Schimpfens zu rechtfertigen, dort 20 Stunden ohne Essen und Trinken festgehalten und dann nach dem Krankenhaus gebracht.

Die Erzählung wird in allen Details gleichlautend immer wieder, auch bei einer klinischen Demonstration, produziert. Er lässt sich nichts hinzusuggerieren. Die Merkfähigkeit ist ungestört; die Orientierung bleibt erhalten, auch bezüglich des jeweiligen Datums; trotzdem glaubt er die Affaire selbst um 10 Tage zurückdatieren zu müssen. Er gibt selbst zu, dass die Geschichte höchst wunderbar sei, und dass er einen anderen, der ihm dergleichen erzählte, sicher für verrückt erklären würde; vorübergehend erwägt er, ob es nicht doch eine „Vision" gewesen sein könne, vielleicht bedingt durch die „Elektrizität, die ihm durch den Kopf gegangen sei und die dafür schädlich sei". Er lehnt aber die Annahme ab, und will zunächst selbst die Versicherung, dass sein Haus noch stehe, nicht als Gegenbeweis gelten lassen; zuletzt verspricht er aber doch, wenn er sein Haus unversehrt finde, nochmals zurückzukommen und zu gestehen, dass er verrückt gewesen sei.

Am 3. V. erst Krankheitseinsicht; er habe nochmal gründlich nachgedacht und sich überzeugt, dass Alles vom Trinken komme. Er verspricht feierlich, keinen Tropfen mehr zu trinken und hat nur Angst, dass sein Arbeitgeber von seiner „Verrücktheit" hören und ihn entlassen könne.

Autoanamnestisch weiss er nur anzugeben, dass er tatsächlich schon ein paar Tage wegen Unwohlseins zu Hause gelegen hatte; von den wirklichen Vorgängen des Abends weiss er nichts.

Ganz analog ist der folgende Fall:

II. 50jähriger Angestellter des Krankenhauses: aufgenommen am 14. II. 06, nachdem er schon einige Tage wegen Influenza und Pleuritis sicca mit geringer Temperatursteigerung behandelt war. Ob regelmäßiger Alkoholgebrauch, nicht sicher; jedenfalls kein Potator.

Hat die Nacht vor der Aufnahme und auch vom 14. zum 15. deliriert, von seiner Tätigkeit gesprochen, nichts im Sinne seiner späteren Erzählungen produziert. Am 15. II. ganz komponiert, kennt die Aerzte, weiss, welche der Mitpatienten er die letzten Tage kommen sah; zeitlich orientiert; einen Tag hier: Ist im Krankenhaus, aber nicht in Utrecht; man hat ihn jetzt 4 Nächte lang herumgefahren; er weiss, dass ihm kalt dabei wurde; sonst wurde er aus dem Bett genommen, heute Nacht aber nicht; diesmal hat man ihn mit Bett und Zimmer und Allem herumgefahren, und er ist nicht wie sonst zurückgekommen; das Krankenhaus, die Schwestern, Patienten, alles ist wie in Utrecht; vielleicht ist im Utrechter Krankenhaus grosses Reinemachen und darum alles weggebracht; wie das möglich ist, weiss er nicht, er will auch nicht darüber nachdenken; trotzdem produziert er am nächsten Tag die Mutmassung, seine ganze Wohnung (Dienstwohnung) sei vielleicht zum Abnehmen und zum Herumfahren eingerichtet. Am 17. gibt er an, dass die „Ideen" weniger deutlich werden, es sei vielleicht doch ein Traum gewesen. Die Merkfähigkeit von Anfang an gut. Am 18. II. mit nicht sehr tiefgehender Krankheitseinsicht entlassen. Hat bald darauf seinen Dienst wieder angetreten und ihn seitdem ohne Störung getan.

Die Genese der phantastischen Erzählungen — ob aus deliranten Erlebnissen im Wachzustande oder aus Träumen, die sich in einen deliranten Zustand, wie er bei Pat. II sicher bestand, eingeschoben hatten —, muss dahingestellt bleiben; am unwahrscheinlichsten scheint mir die Annahme, dass es sich um reine Konfabulationen gehandelt habe. Dagegen sprach, bei der unmittelbaren Beobachtung deutlicher als in der kurzen Darstellung, dass die eine Erzählung ganz isoliert blieb und dass es nicht gelang, auch nur irgendwelche Details zu dem Erzählten hinzuzusuggerieren. Auf Korsakow'sche Symptome wurde im Uebrigen eifrig gefahndet (wir waren gerade damals vielfach mit den akuten Korsakow-Formen nach Infektionen etc. beschäftigt); sie fehlten aber; die Art und Weise, wie die Kranken ihre Erzählungen produzierten, erinnerte aber äusserlich sehr an manche „fixierte" Konfabulationen bei Korsakow. Der nahe verwandte Inhalt der Erzählungen bei beiden Kranken könnte den Verdacht wecken, dass irgendwie eine gegenseitige Beeinflussung erfolgt wäre. Ich bemerke ausdrücklich, dass davon nach Lage der Verhältnisse nicht die Rede sein konnte. (Zu den beiden beschriebenen Kranken gesellt sich noch ein von Liepmann erwähnter, der gleichfalls daran festhielt, dass man sein ganzes Haus auf einen Kremser geladen und nach dem Grunewald gefahren habe.) Wesentlich ist für unsere Zwecke hier nur die Feststellung, dass zwei Kranke, die von einem alkoholisch resp. infektiös bedingten Zustande soweit hergestellt waren, dass weitergehende Erscheinungen nicht mehr nachgewiesen werden konnten, gleichwohl tagelang an der Realität phantastischer und real unmöglicher Erlebnisse festhielten.

Etwas verwickelter, aber grundsätzlich gleich lagen die Verhältnisse im folgenden Falle.

III. 54 jähriger Polizeibeamter, aufgenommen am 17. V. 06. Aus anscheinend völliger Gesundheit heraus plötzlich unter Krampfanfällen erkrankt. Stauungspapille, eine etwas später aufgetretene Abducensparese und der eklatante Erfolg einer daraufhin eingeleiteten Hg-Kur machen die Diagnose Lues cerebri ziemlich sicher, trotz fehlender luetischer Anamnese; dagegen regelmässiger

Alkoholgebrauch concediert. Pat. ist die ersten Wochen hindurch benommen, vor allem starkes Haftenbleiben. Mitte Juni beginnt er ziemlich plötzlich Nachts heftig zu delirieren, glaubt, es brenne, sieht Leute, die mit Stühlen auf ihn losgehen, spricht mit Kollegen, die in der Mauer zu stecken scheinen. Am Nachtage Erinnerung daran; deutliche Druckhalluzinationen auslösbar (Mann auf einer Bank, Hund, der mit dem Schwanze wedelt). Die schweren Delirien treten bald wieder zurück; vereinzelte Halluzinationen am Tage werden noch Ende Juni beobachtet. Noch am 20. Juli erzählt er aber mit grösster Bestimmtheit — schon ganz komponiert —, dass die Mauer neben seinem Bett doppelt sein müsse, denn er habe da eine ganze Reihe Polizisten sprechen hören, die zu seiner Ueberwachung aufgestellt waren. Erst Ende Juli berichtet er, dass er sich durch gründliche Untersuchung der Mauer überzeugt habe, dass sie nicht hohl sei, dass er sich also doch wohl getäuscht und phantasiert haben müsse. Gleichwohl gibt er mir aber noch Ende des Jahres in der Poliklinik, wo er sich zeitweise zur Kontrolle vorstellt, zu, wenn er die Mauer nicht so genau untersucht und sich von der Unmöglichkeit überzeugt hätte, jemand darin zu verstecken, so würde er auch jetzt noch glauben, dass er doch recht gehört habe. Pat. zeigt im Uebrigen keine nachweislichen psychischen Anomalien; bei einer Anfang 1907 aus anderen Gründen erfolgten zweiten Aufnahme in das Krankenhaus erweist er sich als sehr attent, lebhaft und ganz brauchbar als Gewährsmann über die Leistungen eines aphasischen Mitkranken.

Hier hat sich ein deliranter Zustand im Anschluss an eine organische Hirnerkrankung entwickelt, diesmal mit etwas weniger phantastischen Erlebnissen: die Auslösbarkeit der Druckvisionen legt zum mindesten den Verdacht nahe, dass alkoholische Antecedentien dem Ausbruche des Delirs nicht ganz fremd waren. Die Erlebnisse, von denen Pat. später berichtet, lassen sich schon im deliranten Zustand selbst nachweisen; entsprechend der längeren Dauer des letzteren tritt auch die Einsicht viel später auf: charakteristischerweise stellt sie sich erst ein, nachdem sich Pat. durch eine genaue Lokalinspektion überzeugt hat, dass die Erklärung für die Wahrnehmungen, die er sich (im deliranten Zustande oder nachher?) zurechtgelegt, unhaltbar ist; noch Monate später liefert ihm dieses Raisonnement eigentlich das einzige wesentliche Fundament der Korrektur. Ich habe auf diese ganz generelle Eigentümlichkeit der verspätet auftretenden Krankheitseinsicht schon früher hingewiesen.

Gerade im vorliegenden Falle angesichts der ernsten organischen Erkrankung, im Verlaufe deren sich die psychische Störung entwickelt hatte, läge die Annahme sehr nahe, die verspätete und oberflächliche Krankheitseinsicht sei der Ausdruck einer durch die Grundkrankheit gesetzten geistigen Schwäche, die sich im übrigen dem Nachweis entzogen habe. Ich habe gleichfalls früher die Gründe entwickelt, die mir generell die Auffassung unbefriedigend erscheinen lassen, dass psychische Schwäche an sich das Ausbleiben der Krankheitseinsicht erklären könne.

Eine letzte Beobachtung, die ich hier kurz anführe, scheint mir ganz unzweideutig im Sinne dieser früheren Ausführungen verwertbar.

VI. 34 jähriger Epileptiker, seit Ende 1904 in Anstaltsbehandlung, mit sehr zahlreichen Anfällen, Absencen und Psychosen; allmählich mässig defekt geworden. 10. Mai 1906 erzählt er nach Ablauf eines epileptischen Delirs mit guter Erinnerung (die ich übrigens bei Epileptikern bei zeitiger Untersuchung nach den Psychosen in geradezu überraschender Häufigkeit feststellen kann), von zahlreichen wirklichen und psychotischen Erlebnissen während des durchgemachten Zustandes. Für einen Teil der letzteren (ängstliche Stimmen von Angehörigen, die Idee, dass das ganze Zimmer die Waal hinuntergeschwommen sei) gelangt er zur Krankheitseinsicht. Dagegen hält er mit unerschütterlicher Bestimmtheit Wochen lang daran fest, dass man unter dem Zimmer Spiritusflammen angezündet habe; er zeichnet sogar die Stelle auf, aus der die Flammen kamen und gegen die er, um diese zu löschen, seine Kissen drückte. Diese allmählich ganz fixierte Idee überdauert eine Reihe von Dämmerzuständen, für deren Inhalt er zur Einsicht gelangt; noch Ende Juli erzählt er von einem Spaziergang die Waal entlang, den er kurz vorher mit seinem Bruder gemacht zu haben glaubt, gibt aber bald darauf an, dass er doch geträumt habe. Auch der Hinweis darauf, dass es sich mit den Flammen um etwas Analoges gehandelt habe, vermag seine Ueberzeugung nicht zu erschüttern: „das könne er nicht geträumt haben, denn die Flammen habe er gesehen". Erst, als ich nach einigen Monaten den Kranken wieder fragte, war die Idee geschwunden, aber nicht durch Korrektur, sondern einfach durch Vergessen des ganzen Erlebnisses.

Der Kranke war zweifellos defekt; es scheint mir aber auch hier wenig befriedigend, die — überdies nicht sehr hochgradige — geistige Schwäche für das Ausbleiben der Krankheitseinsicht verantwortlich zu machen. Auch wenn man von prinzipiellen Bedenken absieht, bliebe immer noch die Frage unbeantwortet, warum die Intelligenz des Kranken hinreichend gewesen sein sollte, eine ganze Reihe psychotischer Erlebnisse aus dieser wie aus folgenden Psychosen zu korrigieren, während gerade ein Geschehnis tatsächlich wie ein „Fremdkörper" sitzen blieb.

Irgend eine Erklärung für derartige Vorkommnisse möchte ich auch nicht vermutungsweise wagen; sie scheint mir um so weniger möglich, als wir ja auch über das Zustandekommen der Krankheitseinsicht, namentlich der kritisch einsetzenden, uns keinerlei deutliche Vorstellung zu bilden vermögen. Vielleicht aber ergäbe ein grösseres Beobachtungsmaterial — und gerade Fälle, wie die beiden ersten, verdienten da genauere Berücksichtigung — wenigstens einen Einblick in die Bedingungen, unter denen es zu Residuärerscheinungen kommt.

Hier möchte ich vielmehr eine andere Frage und ihre Beziehung zu anderen Problemen kurz erörtern: was wird aus diesen Residuärsymptomen, vor allem den Wahnresten? (Die Residuärsymptome können sich, was ich beiläufig bemerke, auch in ganz anderer Form darstellen,

z. B. als Motilitätssymptome im weitesten Sinne und vor allem als Sprachneubildungen, worauf vor längerer Zeit besonders Neisser aufmerksam gemacht hat.)

Eine deutliche Antwort auf die gestellte Frage würde zunächst unser Verständnis für die Verlaufsformen der Psychosen mehren; sie würde damit vor allem eine Reihe von Problemen der klinischen Psychiatrie der Lösung näher bringen, als deren Paradigma die neuerdings von einer Reihe von Autoren*) diskutierte Frage der chronischen Alkoholpsychosen gelten kann. Von den beiden hier vorwiegend in Betracht kommenden Formen, der „paralytischen" und der „paranoischen" ist die erstere nach der jetzt geltenden Auffassung ziemlich scharf gegen äusserlich ähnliche, vor allem gegen die echte Paralyse, abzugrenzen und zwar rein klinisch dadurch, dass sie nicht progredient verläuft, dass es, auch wo keine volle Restitution eintritt, sobald nur die Schädlichkeit wegfällt, bei einem stationären Defektzustand sein Bewenden behält. Bezüglich der nicht zur Ausheilung gelangenden „paranoischen" Formen ist eine grundsätzliche Trennung zwischen stationären und wirklich progredienten Formen bis jetzt nicht mit gleicher Strenge durchzuführen versucht worden. Sie ist auch der Natur der Erscheinungen nach hier viel schwieriger: die Defektsymptome stellen, wenn auch nicht exakt messbare, so doch einigermassen quantitativ zu schätzende Erscheinungen dar; anders die „paranoischen" Symptome; es dürfte sehr schwer zu entscheiden sein, ob an sich bei einer Halluzinose das initiale Stadium mit massenhaften Halluzinationen und spärlicher Wahnbildung oder ein etwas späteres mit weniger Halluzinationen und ausgebildeter Systematisierung als „schwerer" anzusehen ist. Hier könnte vielleicht eingehendere Berücksichtigung der residuären Symptome und ihrer weiteren Schicksale einigermassen aufklärend wirken.

In einem Bruchteile der Fälle werden die residuären Wahnideen, wie es beim Delir regelmässig zu geschehen scheint und auch in den drei ersterwähnten Fällen erfolgte, doch nach einiger Zeit noch korrigiert, wenn auch vielleicht nur sehr zögernd wie in Fall III; hier handelt es sich um echte „paranoische Stadien" im Sinne Wernicke's, die bekanntermassen gerade bei der Alkoholhalluzinose häufig sind. Sie fallen für die Frage der chronischen Fälle ebenso aus, wie eine andere Kategorie, in denen nach dem Beispiel des IV. Falles die Wahnideen auf dem Wege eines dem physiologischen gleichstehenden Vergessens eliminiert werden.

In anderen Fällen aber erfolgt weder das eine noch das andere: die

*) Literatur bei Schröder: Ueber chronische Alkoholpsychosen. Halle 1905, und Chotzen: Ueber atypische Alkoholpsychosen. Arch. f. Psych. Bd. 41, Heft 2.

Residuärideen bleiben bestehen; sie sind aber gewissermassen latent und werden nur bei einer besonderen Nachfrage oft überraschenderweise ans Tageslicht gefördert. Streng theoretisch betrachtet sind schon diese Fälle als chronische Alkoholpsychosen aufzufassen, den Defektzuständen insofern gleichzusetzen, als es sich auch bei ihnen um stationäre Zustände handelt. Sie werden allerdings wegen der praktischen (auch forensen) Bedeutungslosigkeit dieser ruhenden Wahnreste allgemein wohl nicht zu den chronischen Alkoholpsychosen gerechnet; ihre Auffassung als rein alkoholische Formen dürfte keinen berechtigten Bedenken begegnen, sobald man sich überhaupt zur Anerkennung von Residuärzuständen entschlossen hat, deren Vorkommen ich eben durch die angeführten Beispiele zu erhärten suchte.

Gerade diese sozial indifferenten Residuärsymptome hatte ich in meiner früheren, oben erwähnten Darstellung berücksichtigt. Nun kann es aber von dem — für die Auffassung der Psychose an sich ganz irrelevanten — Inhalt der residuären Wahnideen abhängen, ob man sie von vornherein für sozial indifferent halten und, um nur den nächstliegenden Gesichtspunkt zu erwähnen, sich etwa zur Entlassung des sichtlich noch nicht genesenen Kranken entschliessen will. Die Frage ist von Wernicke kurz und doch so treffend erörtert, dass ich mich damit begnüge, auf die bezüglichen Ausführungen zu verweisen. Er betont gerade die äusseren Momente, von denen es abhängen kann, ob die unkorrigierten Vorstellungen aus der Psychose latent bleiben oder dauernd genährt und unterhalten werden, so dass es durch anschliessende Erklärungsideen zu einer Progression nicht nur im sozialen, sondern auch im klinischen Sinne kommt. Man wird nun vielleicht Bedenken gegen die Wernicke'sche Folgerung erheben können, dass die Bildung von Erklärungsideen überhaupt nicht auf einem fortbestehenden Krankheitsprozesse beruhe; man wird aber sehr wohl sich seiner Auffassung soweit anschliessen dürfen, dass die Progression die sich in dieser gewissermassen psychologisch vorgeschriebenen, und gerade darum auch so einförmigen und im wesentlichen überall übereinstimmenden Form der Wahnbildung vollzieht, etwas durchaus anderes darstellt, als die Progression, die man etwa bei einer juvenilen Psychose auftreten sieht. Man wird insbesondere Wernicke beitreten dürfen in der Annahme, dass die klinische Progredienz nicht auf einem Fortschreiten desselben anatomischen Prozesses beruht, der die ursprüngliche akute Psychose bedingte. (Es ist jedenfalls bemerkenswert, dass auch unser zweiter Kranker Zeit fand, wenigstens eine Erklärungsidee zu produzieren: sein Haus müsse wohl abzuschrauben sein; auch der erste war nahe daran: sein Gehirn könne durch den elektrischen Strom geschädigt sein.)

Viel eher wird man sich vorstellen können, dass dieser deletäre Verlauf auf eine ursprüngliche Organisation des Gehirns zurückzuführen ist. Eine paranoische Veranlagung ist ja von einer Reihe von Autoren für diese ungünstig verlaufenden Fälle verantwortlich gemacht worden. Vielleicht erlaubt die hier vorgeschlagene Auffassung eine etwas genauere Präzision der Frage, wie man sich auch unter dieser Veraussetzung die gleichfalls oft angeführte „Auslösung der Paranoia" durch den Alkohol vorzustellen hat.

Ich würde kein Bedenken tragen, auch derartige Fälle, in denen sich nach Abklingen der Halluzinationen die Progression ausschliesslich in der Ausbildung von Erklärungsideen äussert, noch den echt alkoholischen Fällen zuzurechnen: bestärkt werde ich in dieser Ansicht durch einige von Schröder erwähnte Fälle, vor allem die sehr interessante Katamnese eines von Bonhoeffer früher erwähnten Kranken: hier scheint nach längerem Verlaufe die zunächst als progredient imponierende Krankheit zum Stillstande gekommen zu sein, allerdings ohne jede Krankheitseinsicht; der ganze „verfälschte Bewusstseinsinhalt" inklusive der eine Zeit lang produzierten Erklärungsideen scheint residuär geworden zu sein; also mutatis mutandis innerhalb mehrjähriger Frist dasselbe, was man in anderen Fällen sich binnen Wochen resp. Monaten abspielen sieht. Wollte man derartige Fälle allein deshalb aus der Reihe der Alkoholpsychosen streichen, weil sie nur unter der Annahme einer besonderen individuellen Veranlagung verständlich erscheinen, so müsste man folgerichtig auch die ganz typische, in Heilung ausgehende Halluzinose der Trinker streichen; auch sie nötigt uns, darauf hat ganz besonders Bonhoeffer*) hingewiesen, für die Betroffenen schon eine besondere Veranlagung anzunehmen.

Will man tatsächlich die angedeuteten Gesichtspunkte als Ausgangspunkte für eine, wenn auch nur vorläufige Scheidung der verschiedenen Fälle verwerten, dann wird man vor allem sich darüber verständigen müssen, welche Symptome man bei den Fällen, die im anatomischen Sinn als abgelaufen bezeichnet werden können, auf Grund der residuären Veränderungen etwa noch für möglich hält. Die Betrachtung der in mancher Hinsicht verwandten Folgezustände überwertiger Ideen, die sich allerdings meiner Ueberzeugung nach in krankhafter Ausbildung gleichfalls nur auf einem besonders prädisponierten Boden zu entwickeln vermögen, kann dafür vielleicht einige Fingerzeige geben. Geht man von diesen Zuständen aus, so wird man, abgesehen von den Erklärungsideen,

*) l. c. S. 191.

im engsten Sinne auch zum mindesten mit der Möglichkeit rechnen dürfen, dass auch Beziehungswahn noch in Fällen auftritt, die zu den residuären in dem oben umschriebenen Sinne gehören; (dass das Fortbestehen resp. Auftreten von Beziehungswahn, gleichviel wie man seine Genese auffasst, dem Falle eine ganz andere Stellung anweist, namentlich auch für die eventuelle soziale und forense Bewertung, als den Fällen mit „ruhenden" Residuärerscheinungen, habe ich früher erwähnt). Viel fraglicher kann es erscheinen, ob auch fortbestehende Halluzinationen als reine Residuärerscheinungen im Sinne von Wernicke's „residuärer Halluzinosis" anerkannt werden sollen. Dabei muss natürlich von den häufigen Fällen abgesehen werden, in denen erneuter Alkoholgebrauch zu einem Wiederauftreten von Halluzinationen führt. Berücksichtigt man die Erfahrung, dass mit jeder neuen Attacke — auch nach erfolgter Heilung — die Gefahr des Recidivs nach relativ geringen Exzessen steigt, dann erscheint wohl die Annahme plausibler, dass die immer wieder einsetzende Schädigung doch zuletzt zu einem chronisch progressiven anatomischen Prozess geführt habe. Die oben erwähnte Erfahrung an den Fällen alkoholischer Demenz berechtigt immer noch nicht zu der Behauptung, dass toxische Schädigungen prinzipiell nie zu progredienten anatomischen Veränderungen Anlass geben können. Noch viel schwerer wird man sich entschliessen, bei einem anatomisch als residuär anzusehenden Zustande neue und fremde Symptome, vor allem phantastische intestinale Sensationen und echte Motilitätssymptome, als möglich zuzulassen. Gerade die Fälle progredienter Halluzinose mit derartigen Komplikationen werden ja schon jetzt bezüglich ihrer alkoholischen Aetiologie fast allgemein mit grösstem Misstrauen betrachtet. Die vorstehenden Betrachtungen können und sollen natürlich der Beantwortung der Frage nicht vorgreifen, ob man auch unter derartigen komplizierten Fällen vielleicht noch gewisse Formen als wohlcharakterisierte alkoholische wird unterscheiden lernen. Zunächst kam es mir darauf an, aus der Gesamtsumme aller chronischen „Alkoholpsychosen" eine bestimmte Gruppe herauszuheben, die sich vielleicht schon an der Hand unserer derzeitigen Kenntnisse und Untersuchungsmethoden einigermassen deutlich umschreiben und in ihren speziellen Beziehungen zur alkoholischen Aetiologie verfolgen liesse.

Ich verhehle mir nicht, dass die vorgeschlagene Scheidung zunächst von theoretischen Erwägungen und von einer generellen Betrachtungsweise ausgeht, die selbst noch manchen Angriffspunkt bieten würde; ihre klinische Brauchbarkeit hätte sie erst in ihrer Anwendung auf ein grösseres und speziell nach dieser Richtung bearbeitetes Beobachtungsmaterial zu erweisen. Die Heranziehung derartiger theoretischer Gesichtspunkte zum mindesten als heuristisches Prinzip schien mir aber angesichts einer Frage gestattet, die jetzt nach decennienlangen Erörterungen eigentlich ungelöster ist als jemals; das lehrt am deutlichsten der resignierte Schluss der Untersuchungen Schröder's. Ich brauche kaum darauf hinzuweisen, dass eine Betrachtungsweise, wie sie hier auf das Paradigma der Alkoholpsychosen angewandt wurde, eventuell auch der Betrachtung anderer „ätiologischer Gruppen“ — ich denke dabei vor allem an die Puerperalpsychosen — zugute kommen könnte.

Die Frage hat auch eine praktische Seite. Auch der enthusiastischste Therapeut wird sich kaum der Hoffnung hingeben, eine echt progrediente Psychose in ihrem eigentlichen Verlauf (wohl in der äusseren Erscheinung) beeinflussen zu können; sehr wohl aber wird man sich vorstellen können, dass Fälle der hier behandelten Art durch äussere Einflüsse in ihrem ganzen weiteren Verlauf günstig und noch häufiger ungünstig beeinflusst werden können; auch diese praktische Seite der Frage ist von Wernicke ausdrücklich betont worden. Sind die angestellten Ueberlegungen richtig, so würde ein Fall echt progredienter Paranoia zweifellos eine ganz andere Behandlung (vor allem eine andere Auffassung der Entlassungsfrage) rechtfertigen, als ein auf unkorrigierten Residuärsymptomen sich aufbauender Fall alkoholischer Pseudoparanoia, wie man diese Zustände vielleicht zweckmässig bezeichnen könnte. Auch hier wäre also das praktische Entscheiden und Handeln abhängig zu machen von dem Ergebnis scheinbar rein theoretisch bedeutsamer Forschungen.

Psychologie und Psychiatrie.*)

Von Wilhelm Specht.

Wenn in einer Wissenschaft neue Forschungsrichtungen sich anbahnen, indem ein Einzelner oder Einzelne das bisher Gegoltene für unzulänglich erkennen und vermöge der schöpferischen Kraft ihres Geistes der Wissenschaft neue Ziele und Wege erschliessen, dann machen wir immer wieder die Erfahrung, dass man diesen neuen Bestrebungen gegenüber sich teilnahmlos oder ablehnend verhält, dass man ihnen mit Zweifeln begegnet, ja, dass sich solche finden, die die neuen Wege für Irrwege erklären.

Da ist es denn gut, dass diejenigen, die es sich zur Aufgabe gemacht haben, an der Verwirklichung der neuen Ziele selbst mit zu arbeiten, zunächst einmal kritische Umschau halten, prüfen, was das Alte, was das Neue zu

*) Nach einer Probevorlesung, gehalten am 9. März anlässlich des Uebertritts in die Münchener Fakultät.

leisten vermag, und was in Zukunft zu geschehen habe, damit das neugesteckte Ziel am besten erreicht werde. So sollen diese Betrachtungen der Frage gewidmet sein: wie steht es mit der psychologischen Forschungsrichtung in der Psychiatrie, jener Richtung, die für die Gewinnung einer Psychopathologie eine psychologische Grundlegung anstrebt und für die anderweitigen wissenschaftlichen Aufgaben der Psychiatrie die Methoden der wissenschaftlichen Psychologie nutzbar zu machen sucht. Ist dies Ziel überhaupt erreichbar, warum muss es angestrebt werden, was ist zu seiner Verwirklichung bisher geschehen und was hat in Zukunft zu geschehen?

Der an sich bedenklichste Einwand, den man gegen die psychologische Methode in der Psychiatrie erheben könnte, ist der, dass man etwa sagt, die psychologischen Bestrebungen müssten daran scheitern, dass auf dem Gebiet des krankhaften Seelenlebens andere Gesetze gelten als dort, wo es sich um gesundes Seelenleben handelt. Dieser Einwand ist in der Tat erhoben worden, noch in unseren Tagen und zwar von namhaften Forschern, und nur darum verlohnt es sich, zu ihm Stellung zu nehmen, ihn zu entkräften; denn an sich ist er ein schlechter Einwand, entsprungen aus einem Mangel an begrifflicher, methodischer Klarheit. Wir brauchen uns nur darauf zu besinnen, dass von einer verschiedenen psychologischen Gesetzgebung für das gesunde und kranke Seelenleben darum nicht die Rede sein kann, weil die Scheidung zwischen gesund und krank im letzten Grunde eine rein begriffliche ist, die wir allererst in die Natur hineintragen. Alles, was geschieht und so wie es geschieht, das Geschehen in der anorganischen Natur, das Geschehen im tierischen und menschlichen Leibe, in der menschlichen Seele geschieht nach naturnotwendigen, unwandelbaren Gesetzen. Mit derselben Notwendigkeit, mit der die Natur an diesem Baume gute Früchte, an jenem Baume schlechte Früchte hervortreibt, mit derselben Notwendigkeit zerstört sie menschliches Leben hier, baut sie es dort wieder auf, umnachtet sie die Seele des einen, erleuchtet sie die Seele des anderen. Ihr selbst sind die Begriffe gesund und krank so fremd wie etwa die Begriffe gut und böse, wahr und falsch. Wie erst der sittlich fordernde und logisch wertende Mensch es ist, der das Wollen und Denken der Menschen, das überall einem psychischen Mechanismus unterliegt, in das gute und das böse Wollen, in das wahre und das falsche Denken scheidet, so ist es auch wiederum allererst der Mensch, der angeregt dazu durch die Beobachtung der Abweichung der Lebensvorgänge von ihrem durchschnittlichen Verhalten und unter teleologischen Gesichtspunkten den Begriff des Gesunden, Normalen entwickelt und damit unter den Lebensvorgängen eine Scheidewand errichtet, die die Natur als solche nicht kennt.

Darum, weil diese Scheidewand allererst von dem menschlichen Geiste konstruiert wird, ist nun aber auch die Annahme einer verschiedenen Gesetzgebung für die Vorgänge des gesunden und kranken Lebens nicht nur nicht erweisbar, sondern eine logisch unvollziehbare Annahme. Nicht um eine verschiedene psychologische Gesetzgebung handelt es sich hier und dort, sondern um die Verwirklichung der überall einen Gesetzgebung unter den verschiedenen Bedingungen des Geschehens. Diese für die Pathologie grundlegende Erkenntnis, grundlegend darum, weil sie die Voraussetzung für die Möglichkeit aller Pathologie als Wissenschaft ist, ist zum ersten Mal formuliert worden in dem Satze

Virchow's von der Identität der Naturgesetzgebung unter den normalen und abnormen Bedingungen des Lebens.

Wenn demnach jener Einwand hinfällig ist, und wenn weiter selbstverständlich die Erkennung dessen, was krank ist, nur durch eine Vergleichung mit dem normalen Seelenleben möglich ist, so kann es sich für unsere Betrachtungen nicht mehr um die Frage handeln, ob in der Psychiatrie eine psychologische Methode möglich ist, sondern nur, ob sie gefordert ist und wie sie beschaffen sein muss. Die Antwort, die wir darauf geben, ist die, dass der Fortschritt in der Psychiatrie ganz wesentlich davon abhängig ist, dass eine Anlehnung an die Begriffe und Methoden der wissenschaftlichen Psychologie erreicht wird. Diese Behauptung darf natürlich nicht irgend ein Machtspruch des Denkens sein, sondern sie hat zu gründen in der Erfassung der Aufgaben, die der Psychiatrie gestellt sind, in der Würdigung der Hilfsmittel, die ihr zur Lösung dieser Aufgaben zur Verfügung stehen, und in der Würdigung dessen, was bisher tatsächlich geleistet worden ist.

Nun sind die Aufgaben*) der Psychiatrie, die für unsere Betrachtungen im Vordergrund stehen, zweierlei: 1) eine systematische, das heisst das Erkennen des Krankhaften, das Sammeln der krankhaften Symptome, ihre Ordnung nach den heute geltenden klinischen Gesichtspunkten zu Krankheitseinheiten, deren Abgrenzung gegen einander und gegen die Gesundheitsbreite; 2) eine erklärende, d. h. das Verständlichmachen der krankhaften Symptomkomplexe und Zustandsbilder nach den Gesetzen der Psychologie unter Aufzeigung der abnormen Bedingungen.

Sehen wir nun zu, wie die Psychiatrie ihre erste systematische Aufgabe gelöst hat. Da ist es wichtig, das wir uns klar machen, dass alles, was die Psychiatrie bis auf den heutigen Tag geleistet hat, im wesentlichen ohne Unterstützung der wissenschaftlichen Psychologie erreicht worden ist. Und nicht minder wichtig ist die Erkenntnis, dass bis zu einer gewissen Entwicklungsstufe der Psychiatrie die Psychologie ihr überhaupt nichts zu leisten vermag. Denn was krankhaft ist, und wie das Krankhafte beschaffen ist, das kann nie und nimmermehr die Psychologie von sich aus konstruieren, darüber entscheidet allein die klinische Erfahrung. Und noch weniger darf sich die Psychologie etwa anmassen, über die Entwicklung und Abwandlung krankhafter Zustände Voraussagen zu machen. Auch darüber entscheidet allein die klinische Erfahrung.

Nun ist es zwar gewiss, dass die Erkennung dessen, was krank ist, nur auf dem Wege der Vergleichung mit dem normalen Seelenleben möglich ist. Dafür sind also gewisse Kenntnisse des normalen Seelenlebens erforderlich. Aber um sich zunächst einmal ein mehr grosszügiges Bild von dem zu machen, was man geistig normal nennt, braucht man nicht Psychologe zu sein. Wie man seit Jahrtausenden bis zu einem gewissen Grade das gesunde von dem kranken Seelenleben geschieden hat, ja, wie man von Alters her bereits gewisse Krankheitsbilder gekannt und auseinander gehalten hat, so hat ein jeder von

*) Wir sehen hier von der Kriminalpsychologie ab, obwohl für ihre Begründung neben irrenärztlichen, soziologischen, ethischen Kenntnissen selbstverständlich auch umfangreiches psychologisches Wissen erforderlich ist. In Ansehung der Forderung dieser universalen Bildung ist es verständlich, dass wir zwar Lehrbücher der Kriminalpsychologie und eine Kriminalstatistik, aber keine Kriminalpsychologie besitzen.

uns ein ungefähres Bild von dem, was man gesund und was man krank nennt, und keinem von uns kostet es erhebliche Mühe, die ungeheuerlichen Wahnideen, die Halluzinationen, die gesteigerten Affekterregungen, die Verschrobenheiten unserer Kranken als krankhaft zu erkennen. Das sind nun aber auch diejenigen Erscheinungen des Irreseins, die dem jungen Irrenarzt, oder, wenn wir uns auf den historischen Standpunkt stellen, der jungen irrenärztlichen Wissenschaft als die hervorstechenden Symptome der Krankheit entgegentreten. Aber hier macht sich nun für den Irrenarzt der Segen klinischer Beobachtung geltend. Durch den stetigen Verkehr mit den Kranken schult der Forscher seine Beobachtungsgabe, er sieht Unterschiede im Krankheitsbild, die dem Laien entgehen, und er sieht das Krankhafte noch dort, wo der Laie es nicht mehr erkennt. Und vor allem dadurch, dass er immer wieder Krankheitsbilder an seinem geistigen Auge vorüberziehen sieht, macht er die Beobachtung, dass die Zustandsbilder in der Zuordnung ihrer Symptome zu einander gewisse Stetigkeiten, Gesetzmässigkeiten aufweisen. Er findet, dass der Affekt des Melancholikers mit Versündigungsideen, heitere Verstimmung mit Ideenflucht, die Urteilsschwäche und der heitere Affekt des Paralytikers mit Grössenideen gepaart zu sein pflegen usw. Und so lernt er typische Krankheitsbilder kennen und benennt sie mit Namen. Aber auch über diese, man kann wohl sagen, vorwissenschaftliche Stufe der Psychiatrie, auf der Zustandsbilder für Krankheiten hingenommen werden, führt eine natürliche Entwicklung, die klinische Forschung hinaus. Der klinische Forscher macht bei fortgesetzer Beobachtung die Erfahrung, dass die Zustandsbilder im Laufe der Zeit sich abwandeln, ja dass bei einem und demselben Kranken Zustandsbilder sich in der Zeit entwickeln, die in ihrer psychologischen Struktur tatsächlich Gegensätze bedeuten, wie das Bild der Manie und der Depression. Alle diese Erfahrungen, so mühsam sie auch gemacht wurden, mussten schliesslich gemacht werden, wenn der Kliniker nur die Gelegenheit hatte, oder sich die Mühe nahm, seine Beobachtungen über lange Zeit auszudehnen. Mit diesen Erfahrungen ist aber auch die Entwicklung von der vorwissenschaftlichen, symptomatischen Betrachtungsweise zur klinischen Forschung gegeben, für die die Auffassung massgebend ist, dass Zustandsbilder nicht Krankheiten, sondern nur Hinweise auf Krankheiten, Aeusserungen von Krankheiten sind, und dass für die Erkennung der Krankheiten neben dem Zustandsbild die Aetiologie, die Entwicklung, der Verlauf, der Ausgang entscheiden. Das Resultat dieser Entwicklung, die wir hier in grossen Zügen geschildert haben, ist die Psychiatrie, wie wir sie heute haben. Die Psychologie darf sich nicht rühmen, an diesen Ergebnissen irgendwie oder gar wesentlich mitgewirkt zu haben.

Aber die klinische Forschung, die dies alles geleistet hat, ist nicht am Ende dessen, was sie erstrebt. Es ist ihr gelungen, grössere Krankheitsgruppen aufzustellen, diese wieder in Untergruppen zu spalten, und in zahlreichen Fällen macht es dem gut geschulten Kliniker keine Schwierigkeiten, aus dem Zustandsbild eine sichere Diagnose zu stellen und den mutmasslichen Verlauf der Krankheit vorauszusagen. Aber gerade unsere besten Kliniker verhehlen sich nicht, dass es sich bei der heute bestehenden Einteilung der Krankheitsformen doch nur um eine vorläufige Gruppierung des gesammten Stoffes handeln kann. Wir müssen alltäglich die Erfahrung machen, dass wir Zustandsbilder, die verschiedenen Krankheiten angehören, nicht unterscheiden können. Und dies nicht darum, weil die Zustandsbilder tatsächlich einander gleichen, sich decken, sondern weil die feineren Unterschiede im Krankheitsbild der klinischen Beobachtung entgehen. Und was wichtig ist, diese Unsicherheit in der Beurteilung hat sich im Grossen und Ganzen in den letzten zehn Jahren nicht gebessert. Gewiss, die klinische Forschung hat seitdem weitere Fortschritte gemacht, was sich schon darin zeigt, dass wir in der Stellung der Diagnosen vorsichtiger geworden sind, und sie wird noch weitere Fortschritte machen. Aber es sind Anzeichen dafür vorhanden, dass die klinische Beobachtungskunst als solche der Grenze ihrer Leistungsfähigkeit sich zu nähern begonnen hat.

Da ist es natürlich, dass sich der Kliniker nach seinen Hilfswissenschaften umsieht, dass er sich, schon weil das dem ärztlichen Denken entspricht, zunächst an diejenige Wissenschaft wendet, die sonst in der Medizin der klinischen Forschung bei der Abgrenzung der Krankheitsformen die grössten Dienste geleistet hat, die pathologische Anatomie. Es kann hier nicht unsere Aufgabe sein, in Gedanken noch einmal alle die Irrwege durchzuwandeln, die die irrenärztliche Forschung gegangen ist und die in dem Gedankensystem Meynert's oder in dem Aufsatz Flechsig's „Gehirn und Seele" sich wiederspiegeln und die in der Forderung gipfeln, die Psychiatrie müsse Gehirnpathologie sein. Fassen wir klar das Erreichbare ins Auge. Das Einzige, was hier angestrebt werden kann, ist eine Zuordnung von psychischen Störungen zu Gehirnveränderungen, zwei toto coelo verschiedenen Reihen. Der Gehirnpathologe mag der beste Kenner des Baues des Gehirns und des psysiologischen Chemismus der Nervensubstanz sein: was er erkennt und findet, ist immer nur ein materielles Geschehen oder am toten Gehirn fixierte Veränderungen dieses Geschehens. Von psychischen Vorgängen findet er nichts. Und findet er anatomische Veränderungen, so weiss er nicht, ob überhaupt und in welcher Beziehung sie zu dem gestörten Seelenleben stehen, wenn er zunächst das gestörte Seelenleben selbst nicht kennt. Daraus folgt: wenn man das psychische Geschehen an das Gehirngeschehen binden will, so muss das, was man binden will, bekannt sein, oder mit andern Worten, der anatomischen Forschung muss die klinische vorausgehen. Und nur, wenn demselben klinischen Befund ein identischer Gehirnbefund entspricht, dürfen wir diesen Befund als das anatomische Substrat oder vorsichtiger gesagt, als das anatomische Merkmal der psychischen Krankheit ansprechen und nun auch in den Fällen zweifelhafter klinischer Diagnose aus dem Gehirnbefund nachträglich die klinische Diagnose stellen oder korrigieren.

Freilich die Leistungsfähigkeit der Gehirnpathologie reicht weiter. Wenn der Anatom dort, wo der Kliniker in mehreren Fällen dieselbe Diagnose gestellt hat, von einander abweichende Gehirnveränderungen findet, so ist damit ein Hinweis gegeben, auch nach Unterschieden des klinischen Bildes zu fahnden. Hier hat also die Gehirnforschung einen heuristischen Wert. Aus beiden so gestellten Aufgaben erwächst der Histologie der Hirnrinde ein grosses Arbeitsgebiet, das in den Forschungen Nissl's und Alzheimer's bereits mit Erfolg in Angriff genommen ist. Aber im Prinzip muss, wie das auch von beiden Forschern zugestanden wird, die klinische Forschung die Führerin bleiben, wenn die Gehirnforschung sich in den Dienst der Psychiatrie stellen, an der Lösung ihrer systematischen Aufgabe mitarbeiten will.

Was die zweite Aufgabe der Psychiatrie betrifft, die erklärende, das Verständlichmachen der krankhaften psychischen Vorgänge und Zustandsbilder nach den Gesetzen der Psycholgie, so können wir uns hier kurz fassen. Was hier bisher geleistet worden ist, ist dürftig. Man hat zwar bereits einzelne krankhafte Symptome zu analysieren und verständlich zu machen gesucht; so gibt es eine Therorie der Halluzinationen, der Ideenflucht, der durch den Alkohol oder andere Gifte bedingten Seelenstörungen; man hat sich auch bereits an die Analyse ganzer Krankheitsbilder, so der Paranoia, herangemacht. Aber mit Ausnahme weniger Tatsachen darf man wohl sagen, dass wir über die Stufe der Hypothesenbildung noch nicht hinausgekommen sind, dass die „Psychopathologie“ immer noch ein dunkles, unerforschtes Gebiet ist. Es ist dies zwar verständlich, weil die Psychologen im allgemeinen keine klinische Erfahrung haben, die Irrenärzte wiederum mit wenigen Ausnahmen keine Psychologen sind; aber das Uebel wird dadurch nicht verringert. Denn es dürfte einleuchten, dass gerade hier ausserordentlich wichtige Aufgaben der wissenschaftlichen Psychiatrie gestellt sind. Es ist nicht länger angängig, dass wir zwar zur Not die Krankheiten in einen der uns bekannten Formenkreise einordnen können, dass wir aber völlig ratlos sind, wenn es sich darum handelt, uns die psychischen Störungen verständlich zu machen.*)

Mit diesen Betrachtungen sind zugleich die Aufgaben vorgezeichnet, die der Psychologie im Dienst der Psychiatrie gestellt sind. Die klinische Methode muß — darüber darf kein Zweifel aufkommen — die grundlegende Methode aller irrenärztlichen Forschung sein; denn nur eine jahrelange unermüdliche Arbeit im Krankensaal vermag diejenige Sicherheit in der Erkennung und Beurteilung krankhafter Zustände zu geben, die es erlaubt, in diesen Dingen sich ein sachgemässes Urteil anzumassen. Aber schon um ihre erste, systematische Aufgabe zu vollenden, reicht die Methode der klinischen Beobachtung allein nicht aus. Sie bedarf der Unterstützung von anderer Seite. Diese Unterstützung erhält sie einmal von der pathologischen Histologie; zweitens, weil der Irrenarzt es mit dem ganzen Menschen als psychophysischem Wesen zu tun hat, und die Vorgänge in der Seele überall an die Verrichtungen des Leibes gebunden sind, kommen für sie alle jene Untersuchungsmethoden in Frage, die von der Medizin ausgebildet sind, darunter namentlich auch die neurologischen und physiologischchemischen Untersuchungsmethoden; drittens endlich und vornehmlich, insofern es sich ja in Ansehung des Objektes der Psychiatrie vorwiegend um die Beobachtung und Analyse psychischer Vorgänge handelt, hat die irrenärztliche Forschung alle jenen feineren Methoden heranzuziehen, die ihr von der wissenschaftlichen Psychologie zur Verfügung gestellt werden. Bei dieser ersten Aufgabe der Psychiatrie, der systematischen, hat demnach die Psychologie gerade wie die pathologische Anatomie die Bedeutung einer Hilfswissenschaft. Bei der zweiten Aufgabe aber, der erklärenden, wobei es sich also darum handelt, die psychischen Störungen verständlich zu machen, hat die Psychologie, weil dieser

*) Dies gilt auch trotz der „Vorlesungen über Psychopathologie“ von Störring. Es ist ein unbestreitbares Verdienst Störring's, den Versuch einer Psychopathologie gemacht zu haben, und zweifellos dürfte hier die Richtung angegeben sein, in der die Fortschritte der wissenschaftlichen Psychiatrie sich bewegen werden. Gleichwohl muss die Lösung der gestellten Aufgaben als unzulänglich bezeichnet werden, ganz abgesehen davon, dass der Mangel guter klinischer Schulung überall zutage tritt. Weit tiefsinniger wollen mir die Ausführungen dünken, die Lipps über diesen Gegenstand in seiner Psychologie gemacht hat.

Erklärung überall die Gesetze der Psychologie zugrunde gelegt werden müssen, nicht die Bedeutung einer Hilfs-, sondern einer grundlegenden Wissenschaft.

Fragen wir nunmehr, wie die Psychologie ihre erste Aufgabe als Hilfswissenschaft im einzelnen zu lösen hat, welche Fragen sie hier in Angriff zu nehmen und wie sie ihre Methoden zu gestalten hat, so ist das bereits angegeben in dem Aufsatz, mit dem Kraepelin vor etwa 12 Jahren seine „psychologischen Arbeiten" eingeleitet hat.*) Unter Berücksichtigung der Schwierigkeiten, die der Anwendung des psychologischen Experimentes bei den Geisteskranken entgegenstehen, ist dort das psychologische Arbeitsprogramm des Irrenarztes in grossen Zügen entworfen worden. Wir bemerken dazu nur zweierlei. Ein Teil der damals gestellten Aufgaben ist bereits gelöst worden. Wir erinnern nur an die wertvollen Ergebnisse bezüglich der zeitlichen Dauer einfacher und komplizierter Willensvorgänge bei manischen und depressiven Kranken, die, wenn wir gut unterrichtet sind, Kraepelin den ersten Fingerzeig für die innerliche Verwandtschaft der scheinbar entgegengesetzten Krankheitszustände der Manie und Depression gegeben haben, weiter an die wichtigen Aufschlüsse über die Beeinflussung des Seelenlebens durch Ermüdung, Nahrungsenthaltung, Gifte, vor allem an das wohl schönste Resultat, die Zerlegung der geistigen Arbeitskurve in ihre Komponenten, die sich zugleich bis zu einem gewissen Grade als Grundeigenschaften der Persönlichkeit darstellen. Gleichwohl harren die meisten der damals gestellten Aufgaben noch ihrer Lösung, ja die Erreichung des letzten Ziels, die Möglichkeit eines psychischen „status praesens", dürfte wohl heute in weitere Ferne gerückt sein, als es damals erscheinen mochte. Aber alles dies berechtigt nicht zu dem Einwand, dass die Erwartungen, die man an den psychologischen Versuch geknüpft hatte, sich nicht erfüllt haben. Natürlich für den, der von dem psychologischen Versuch nichts anderes erwartet, als möglichst rasch praktisch verwertbare Ergebnisse zu erhalten, mag das Auftauchen solcher Schwierigkeiten, die sich erst unter der Arbeit einstellen, bedrückend sein. Aber er übersieht dabei, dass die Erkennung neuer Schwierigkeiten keinen Stillstand der Arbeit bedeutet, sondern einen Fortschritt, eben einen Fortschritt unserer Einsicht in den wahren Sachverhalt der Dinge. Dazu müssen wir bedenken, dass die Zahl der Hilfskräfte, die auf psychologischem Gebiet bisher gearbeitet haben, ausserordentlich gering war, und dass es ihnen zumeist an jeder psychologischen Vorbildung fehlte, sodass derjenige, der die Anregung zu den psychologischen Arbeiten gegeben hatte, die Last der Arbeit auf sich allein zurückgewälzt sah.

Das andere, das wir zu dem damals aufgestellten Arbeitsprogramm bemerken wollen, ist dies, dass es kein endgültiges sein kann und auch nicht sein will. Dem Stande der derzeitigen psychologischen Wissenschaft entsprechend, sind vornehmlich diejenigen Methoden herangezogen worden, die in der Psychologie ausgebildet waren, und mit denen bereits ein hinreichendes Beobachtungsmaterial an Gesunden gewonnen war. Aber die Psychologie hat seitdem in der Ausbildung experimenteller Methoden Fortschritte gemacht, — wir erinnern nur an die in den letzten Jahren von Wundt und Wirth ausgebildete wichtige Vergleichsmethode zur Analyse des gesamten Apperceptionsproblems — und so

*) Wollten wir mehr als Grundlinien geben, so müssten an dieser Stelle auch die Arbeiten von Sommer, Ziehen, vor allem die überaus gründlichen Arbeiten Rieger's erwähnt werden.

sind wir heute mehr als vor 15 Jahren in der Lage, die Forderung zu erfüllen, das Seelenleben unserer Kranken und zwar möglichst ein und desselben dazu tauglichen Kranken nach allen Richtungen mit den Methoden der experimentellen Psychologie zu erforschen, soweit auf psychischem Gebiet überhaupt experimentiert werden kann.

Wenn so, um auf das wichtige Gebiet der künstlichen Geistesstörung, namentlich der Giftversuche, hier nicht noch einzugehen, für die erste Aufgabe der Psychologie, Hilfswissenschaft der Psychiatrie zu sein, bereits ein reiches Arbeitsgebiet mit klar erkannten Zielen erschlossen ist, und die Wege, die dazu führen, mit Erfolg beschritten sind, so steht es nun aber anders da, wo die Psychologie grundlegende Bedeutung hat, wo es sich also darum handelt, eine Psychopathologie zu gewinnen. Wie schon erwähnt, stehen wir hier ganz am Anfang der Arbeit; ja wir müssen bekennen, dass man sich über den Weg, der hier allein zum Ziel führen kann, noch nicht klar geworden ist, dass man sich nicht einmal allerorten ernste Mühe gegeben hat, nach einem solchen Weg sich umzuschauen. Und doch sollte man eigentlich über diesen Weg nicht in Verlegenheit sein. Er ist durch die Natur der Aufgaben vorgeschrieben. Wenn man über die Struktur abnormer seelischer Vorgänge etwas aussagen will, ohne von vornherein der Gefahr luftiger Hypothesenbildung, des Irrtums, der Selbsttäuschung ausgesetzt zu sein, so muss man zunächst die psychologische Struktur solcher Vorgänge unter den normalen Bedingungen kennen. Denn wie kann man eine Theorie der Halluzinationen geben, wie kann man über die Bedingungen der Gedächtnisstörungen, der Störungen der Willensvorgänge etwas Vernünftiges aussagen, wie kann man die Frage nach den Beziehungen zwischen Charakter und Psychose diskutieren, wenn man die psychologische Struktur der Sinnesvorstellungen, dessen, was man Charakter nennt, der Willensvorgänge, der Gedächtnisvorgänge nicht kennt! Es ist aber nicht zu viel gesagt, dass, mit wenigen Ausnahmen, auch der akademische Irrenarzt von all diesen Dingen nichts oder viel zu wenig weiss. Natürlich, wenn der Kliniker die Begriffe Halluzination, Gedächtnis, Phantasietätigkeit, Charakter im Munde führt, so muss er sich irgend etwas dabei denken, sonst würde er die Begriffe gar nicht anwenden können. Aber was er sich dabei denkt, reicht kaum über das hinaus, was der Laie sich dabei denkt. Wenn gelehrt wird, dass es sich bei den Halluzinationen um Sinneswahrnehmungen handelt, denen ein reales Objekt in der Aussenwelt nicht entspricht, so ist das eine rein logische Definition, die auch der Laie geben kann, die dazu anfechtbar ist, und die vor allem nichts besagt, weil sie das, worauf es hier ankommt, verschweigt: die psychologische Struktur. Und so steht es mit dem Wissen um die meisten von dem Kliniker alltäglich gebrauchten Begriffe.

Diesem Mangel zunächst abzuhelfen, muss, wie wir glauben, eine der wichtigsten Angelegenheiten der Irrenärzte sein, wenn wir wirklich eine wissenschaftliche Psychopathologie erhalten wollen. Freilich für diejenigen Aerzte, die sich mehr den praktischen Aufgaben der Irrenheilkunde widmen wollen, ist die Bereicherung ihres Wissens auf diesem Gebiet wohl nicht erforderlich. Aber alle diejenigen, die es sich zur Aufgabe gemacht haben, an der Entwicklung der wissenschaftlichen Psychiatrie mitzuarbeiten, die sollten sich gute psychologische Kenntnisse aneignen, ihnen sollte dazu Gelegenheit gegeben werden. Denn nur in dem Masse, als man Psychologe ist, kann man Psychopathologe sein.

Dieser Forderung kann aber in Ansehung des Bildungsganges des Mediziners und der Scheidung der Fakultäten in erspriesslicher Weise nur Genüge getan werden, wenn die Unterweisung in den Grundzügen der gesamten Psychologie mit in die Unterrichtsfächer an unseren Universitätskliniken aufgenommen wird. Mit gelegentlicher Vorführung von einzelnen psychologischen Apparaten und der Mitteilung der durch sie gewonnenen Ergebnisse ist hier nicht gedient. Dabei wird natürlich die Behandlung jener Fragen, die mehr fachpsychologisches Interesse haben, zurückgestellt werden müssen. Es wird sich also um eine zweckmässige Auswahl des gesamten psychologischen Stoffes handeln müssen, doch immer soweit reichend, dass dem künftigen Forscher eine Grundlage gegeben wird, die ihn befähigt, mit den Begriffen, mit denen er zu operieren hat, eine geläuterte, wissenschaftliche Anschauung zu verbinden. Erst wenn diese psychologische Vorarbeit geleistet ist, wird es möglich sein, das eigentliche Gebiet der Psychopathologie mit Erfolg zu bearbeiten.

Die Arbeit, die hier geleistet werden muss, ist wahrlich keine leichte. Es übersteigt beinahe die Kraft des Einzelnen, gleicherweise Kliniker und Psychologe zu sein. Obendrein gibt es keine Psychologie, die sich rühmen könnte, die Psychologie zu sein. Es gibt kein Lehrbuch, aus dem man Psychologie lernen kann, etwa wie man aus einem Lehrbuch die Grundzüge der theoretischen Physik oder der Wahrscheinlichkeitsrechnung sich aneignen kann. Und die Behandlung psychologischer Fragen in unseren Lehrbüchern und Einzelbearbeitungen ist zumeist eine derartig trockene, ja man kann sagen lederne, dass es wohl verständlich ist, wie so Mancher, der aus aufrichtigem Wissensdrang ein Lehrbuch der Psychologie oder psychologische Arbeiten zur Hand nahm, sich durch die Natur der dort behandelten Fragen und die Art der Darstellung davon abgestossen fühlte. Aber wenn auch die Lehren der Psychologen in wesentlichen Fragen weit auseinandergehen, ja oft so weit, dass man gelegentlich an der Möglichkeit aller Psychologie als Wissenschaft verzweifeln möchte, so ist doch dank der streng empirischen Forschung der letzten Jahrzehnte so viel Positives geleistet worden, dass es wohl möglich ist, damit über viele Fragen Licht zu verbreiten. Und was die nüchterne Behandlung des psychologischen Stoffes vom Boden exakter Forschung aus betrifft, so ist zu bedenken, dass uns in der Psychologie in gleicher Weise wie in der Psychopathologie nicht mehr mit geistreichen Einfällen und Hypothesen gedient sein kann. Vielmehr muss es sich darum handeln, an Stelle des individuellen Meinens positive Tatsachen zu setzen, die unklaren, verschwommenen Begriffe auf eine wissenschaftliche, d. h. allgemeingültige Form zu bringen.

II. Vereinsbericht.

Psychiatrischer Verein zu Berin.

Sitzung vom 16. März 1907.

Henneberg: Zur Methodik der Intelligenzprüfung.

Vortr. bespricht kritisch die bekannt gegebenen Methoden der Intelligenzprüfung: Möller's Fabelmethode, die Sprichwörtermethode Finckh's und

Ebbinghaus' Ergänzungsmethode. Bei der letzteren ist von Wichtigkeit eine zweckmässige Wahl des Textes. Um in dem Vorstellungskreise und in der Ausdrucksweise der Ungebildeten zu bleiben, hat Vortr. Briefe von Patienten im Sinne der Ebbinghaus'schen Methode bearbeitet. Der erste Satz darf Auslassungen nicht enthalten, da durch ein Verfehlen derselben die folgenden Ergänzungen sehr erschwert werden. Die Zahl der zu ergänzenden Silben wird nicht durch eine entsprechende Zahl von Strichen kenntlich gemacht, weil sinnvolle Ergänzungen oft in verschiedener Weise möglich sind. Es ist zweckmässig, den Text so zu gestalten, dass er mit leichten Ergänzungen beginnt und allmählich immer schwerere folgen. Vermittelst eines solchen Textes lässt sich nach einem Texte die Maximalleistung eines jeden Kranken gewinnen.

Bei allen Intelligenzprüfungen ist es erforderlich, das Interesse des Exploranden in möglichst hohem Masse zu wecken. Bilder rufen sehr leicht das Interesse wach. Durch Bilder lässt sich zunächst rasch ein Einblick in das Vorstellungsinventar eines Kranken gewinnen. Geeignete Bilderserien lassen sich leicht mit Hilfe von Ansichtspostkarten zusammenstellen. Viele Geisteskranke reagieren viel leichter auf Bilder als auf Fragen.

Die Ausdeutung komplizierter Bilder kann als Intelligenzprüfung benutzt werden. Die Auswahl ist schwierig und muss dem Krankenmaterial angepasst sein. Es empfiehlt sich, eine Reihe von Bildern zu benutzen, die bezüglich der Schwierigkeit der Ausdeutung Abstufungen bietet. Vortr. stellte zahlreiche Versuche an mit folgenden Bildern: L. Richter: Ueberfahrt am Schreckenstein, Grenze: Mädchen trauert über den Tod eines Vogels, Jacob Becker: Schäfer vom Blitz erschlagen, Piloty: Ermordung Cäsars. Als Bilderserien wurden benutzt: Münchener Bilderbogen, aus denen der Text entfernt wurde, (als leichte Aufgabe: Busch: Der hinterlistige Heinrich, als schwere: Die bösen Buben von Corinth).

Vortr. führt an der Hand von Beispielen aus, dass Schwachsinnige den Zusammenhang des bildlich Dargestellten nicht oder nur mangelhaft auffassen und bei Betrachtung von Bildern in charakteristischer Weise zuwege gehen. Debile z. B. zählen erst Einzelheiten, insbesondere Sachen auf, ohne Bemerkungen über den Zusammenhang zu machen etc.

Vortr. berichtet ferner über die Resultate, die die Untersuchung mit Bildern bei akuten Psychosen ergab. Von einer Mehrleistung ist bei Manischen nicht die Rede. Sie fassen den Zusammenhang schlecht auf, wechseln bei der Erklärung rasch das Thema, machen Erklärungen oft auf Grund einer nebensächlichen Einzelheit. Die Auffassung bei Amentia ist oft weit besser, als man auf Grund des Gesamtverhaltens erwartet. Bei Amentia und Begleitdelirien kommen Eigenbeziehungen vor. Alkoholdeliranten suchen einen Zusammenhang zu gewinnen, werden jedoch durch illusionär veränderte Eindrücke dauernd irregeleitet etc.

Vortr. macht ferner darauf aufmerksam, dass die Unkenntnis gewisser Fremdworte für Debile charakteristisch ist. Fremdworte stellen bei Ungebildeten kein Schulwissen dar. Im Erwerb der Kenntnisse von Fremdworten bleiben Debile stark zurück. Vortr. legt eine Liste von Fremdworten vor, die sich zur Intelligenzprüfung verwertbar erwiesen hat. Eine eingehende Berücksichtigung des Krankenmaterials ist bei der Aufstellung einer solchen erforderlich.

Diskussion.

Neisser (Bunzlau) erwähnt, dass er selbst eine grosse Zahl von Bildprüfungen ausgeführt habe, unter andern auch solche, wie sie von William Stern in seinen bekannten Versuchen zur Psychologie der Aussage verwendet worden seien. Allerdings habe er die Versuche nicht zu einer besonderen Methode ausgebildet. Es seien bei der Deutung vielerlei Umstände zu berücksichtigen, auch die Art des Schulunterrichts sei von Einfluss zum Beispiel darauf, ob von der Versuchsperson lediglich die einzelnen Gegenstände, die das Bild darbiete, einzeln hergezählt oder aber in ihrer sinngemässen Kombination aufgefasst würden. Befremdet habe ihn an den von dem Vortragenden mitgeteilten Beispielen, dass diagnostische Gruppen, wie z. B. die Dementia praecox, die Dementia paralytica, welche so vielerlei Formen und Zustände in sich begreifen, als geeignet für die Zusammenfassung bezw. Vergleichung der einschlägigen Proben angesehen würden. Die mitgeteilten Stichproben der einzelnen Bildprüfungen bei verschiedenen Psychosen können auch nicht wohl ohne weiteres als Intelligenzprüfungen betrachtet werden; es handelt sich hier anscheinend doch mehr um charakteristische Reaktionen auf bez. associative Anknüpfungen an optische Eindrücke bestimmter Art. Mit diesen Einwendungen im Einzelnen soll aber der Wert dieser methodischen Prüfungen an sich nicht angetastet werden, namentlich scheine ihm die Heranziehung von Bildserien, welche eine unter sich zusammenhängende Folge von Handlungen darstellen, ein sehr glücklicher Gedanke zu sein.

Moeli weist auf die Schwierigkeiten dieser Untersuchungen hin, bei denen alle erschwerenden Nebenumstände ausgeschlossen werden müssen. Es ist auch nicht leicht, passende Probestücke zu finden. Interessant ist es, dass die vorgezeigten Bilder so gut verstanden sind, da dazu schon ein gewisses Mass von Kenntnissen gehört. Reich habe versucht, das Erkennen von bekannten Dingen aus teilweise gefertigten Umrisszeichnungen hervorzurufen. Allgemein zutreffend wird nicht eine einzige Methode sich gestalten lassen.

Bernhard erinnert an eine Bemerkung von Hans Gross, welcher erörtert, ob man intelligenten Kindern glauben soll. Es komme bei der Aufnahmefähigkeit der Kinder weniger auf die Intelligenz an, sondern darauf, ob es sich um ein praktisches oder um ein unpraktisches Kind handelt; dabei ist es aber schwierig, zu bestimmen, welches Kind als praktischer, welches als unpraktischer anzusprechen ist.

Reich hat sich mit ähnlichen Untersuchungen wie der Vortragende beschäftigt. Er hat dabei auch ähnliche Wege eingeschlagen. Es kommt bei der Intelligenz der zu Untersuchenden in erster Linie auf die Auffassung an. Es wurden möglichst einfache Bilder gezeigt und dann nur Teile der Bilder vorgelegt. Man konnte dann beobachten, wie der Kranke auf das ganze Bild schliesst. Es wurden dadurch gute Resultate erzielt. Manche erkennen schnell, manche erst, wenn sie das ganze Bild sehen. Auch um die Kombinationsfähigkeit zu prüfen, wurden einfache Bilder aus dem täglichen Leben genommen. Es erwies sich ein Bilderbuch eines Volksschullehrers praktisch. Grosse Geduld erfordert diese Methode. Die Prüfungen ergaben zuweilen, dass bei komplizierteren Bildern Ausfälle waren, wie man sie nicht hätte erwarten können. In Betracht kommt ferner die richtige Ordnung des Ideenganges. Zur Prüfung wurden Aufgaben aus dem täglichen Leben im Bild und auch durch einzelne Handlungen gestellt. Es ergab sich, dass manche Leute die einzelnen Akte nicht nennen konnten. Zu prüfen ist ferner die Aussprechbarkeit und endlich die Störungen im Werturteil. Gerade diese letzteren lassen sich nicht immer durch die gewöhnlichen Prüfungen eruieren.

Ziehen gibt seiner Zufriedenheit mit den vom Vortr. gegebenen Proben Ausdruck, die mit der Methode des Schulunterrichts nichts zu tun haben. Eine allein seligmachende Intelligenzprüfung existiere überhaupt nicht. Zu verwerten sind alle diese Bilder nur unter der Voraussetzung, dass die Aufmerksamkeit vorher geprüft wird. Um die Intelligenzdefekte festzustellen, bedarf man der verschiedensten Intelligenzproben, die alle nebeneinander notwendig sind.

Henneberg betont im Schlusswort, dass die Resultate, die man bei akuten Psychosen gewinnt, nicht als Massstab für die Intelligenzprüfung zu benutzen sind. Die Bilder müssen so ausgewählt werden, dass ihre Ausdeutung keine bestimmten Kenntnisse voraussetzt.

Birnbaum (Herzberge): Ueber degenerative Phantasten.

Vortr. charakterisiert zunächst allgemein die aus ungleicher Ausbildung der verschiedenen Vorstellungsrichtungen (Ueberwiegen des Phantasiespiels) und ungleicher Verteilung der Gefühlstöne (einseitige Verknüpfung mit dem phantastischen Element) hervorgegangene „phantastische" Eigenart und geht dann im einzelnen auf die daraus sich ergebenden Eigentümlichkeiten des Gefühls- und Vorstellungslebens sowie der Willensbetätigung ein, wobei er besonders das abnorme Persönlichkeitsgefühl betont. Er schildert dann den ungleichmässigen Lebensablauf und kennzeichnet verlaufsweise und symptomatische Eigenart jener Steigerungen des Durchschnittsbildes, die als akute phantastische Wahnbildungen auftreten. Weiter erwähnt er die sonstigen degenerativen Züge und legt die nahen Beziehungen zu anderen Degenerierten, solchen mit unrichtig angelegten Verknüpfungen von Gefühls- und Vorstellungselementen und Neigung zu wahnhafter Auffassung, wie den degenerativ Verschrobenen einerseits und solchen mit überwiegender Phantasiebildung wie den pathologischen Schwindlern andererseits dar. Sodann setzt er das Verhältnis zur Imbecillität und Hysterie auseinander und nimmt die Abgrenzung von den konstitutionell Manischen, der Dementia paranoides und besonders von der Paranoia vor.

Zum Schluss weist Vortr. noch auf die allgemeine Bedeutung einer Pathologie psychopatischer Veranlagung hin.

Vorkastner: Ueber Kombinationen hysterischer und organischer Symptome. (Der Vortrag wird an anderer Stelle ausführlich publiziert werden.)

Vortr. macht einleitend darauf aufmerksam, dass die Kombination hysterischer und organischer Symptome, speziell auf dem Gebiet der Nervenkrankheiten noch immer gelegentlich zu Fehldiagnosen Veranlassung gibt. Er bespricht des weiteren die verschiedenen Entstehungsmöglichkeiten. Es werden folgende drei Möglichkeiten hervorgehoben: 1. entweder wird durch den Ausbruch der organischen Nervenerkrankung eine latente hysterische Disposition zur manifesten Hysterie; 2. das das Zentralnervensystem befallende organische Leiden schafft erst sekundär den Boden, auf welchem die hysterischen Krankheitserscheinungen entstehen (es wird auf die Unterscheidung zwischen hysterischen und hysteriformen Erscheinungen hingewiesen); 3. die Hysterie und das organische Leiden verdanken ihre Entstehung derselben Wurzel, nämlich einer kongenitalen Minderveranlagung des Zentralnervensystems (Syringomyelie). Auch das Trauma bildet eine gemeinsame Wurzel beider Symptomenreihen.

An der Hand der Krankengeschichten wird eine Reihe von Fällen besprochen, in denen sich ausgesprochen organische Affektionen mit hysterischen Sensibilitätsstörungen oder Motilitätsstörungen kombinierten. Zum Schluss demonstriert Vortr. einen Patienten, bei dem sich im Anschluss an eine schwere Influenza-Pneumonie einerseits organische Veränderungen (Fehlen der Patellar- und Achillessehnenreflexe, leichte Peroneallähmung mit Veränderungen der elektrischen Erregbarkeit) herausgebildet hatten, die wohl polyneuritischen Ursprungs waren, andererseits schwere hysterische Symptome in Gestalt von hysterischen Kontrakturen in beiden Kniegelenken, sowie einer hysterischen Astasie-Abasie, die auf suggestive Behandlung hin rasch verschwanden.

Lipschitz: Ueber aberrierende Bündel bei Facialislähmung.

Wenn man bei alter, zu relativer Heilung gelangter Facialislähmung die gelähmt gewesene Gesichtshälfte mit einer sehr feinen Reizelektrode bei geschlossenem faradischem Strom vorsichtig abtastet, so findet man, namentlich auf den freiliegenden Knochenflächen des Jochbogens der Schläfe, des Unterkiefers gewisse Punkte, bei deren Reizung sich einzelne Muskelbündel an ganz unerwarteter Stelle kontrahieren. So erhält man gelegentlich bei manchen Patienten durch Reizung hochgelegener Punkte ganz dicht der Haargrenze — Kontraktionen von Muskelbündeln, die sonst nur auf Reizung unterer Aeste reagieren, sei es im Mentalis, sei es im Triangularis menti, Platysma oder Orbicularis oris und umgekehrt bei anderen Patienten durch Reizung von Punkten des Unterkiefers feine Kontraktionen im Ober- oder Unterlid. Von den bekannten blitzartigen, sog. ticartigen Zuckungen der alten, geheilten Facialislähmung sind sie streng zu trennen; auch um Stromschleifenwirkung handelt es sich nicht, da die gleichen Muskelbündel bei gleicher Stromstärke auf Reizung von ihren sehr viel näher gelegenen Punkten sich durchaus nicht kontrahieren. Man erhält die Kontraktionen wirklich und von ganz bestimmten Punkten aus und zwar tetanisch, solange der faradische Strom geschlossen bleibt —, dagegen nicht, sobald man die Elektrode um einige Millimeter verschiebt. Oefters gelingt es eine Reihe von solchen Punkten aufzufinden, die verbunden eine etwas unregelmässig verlaufende Linie ergeben. Man muss daher annehmen, dass die die betreffenden Muskelbündel versorgenden Nervenfäserchen selbst unter der aufgesetzten Reizelektrode verlaufen. Zu verstehen sind solche Befunde nur, wenn man annimmt, dass beim Vorgange der Nervenregeneration einige der vom zentralen Rumpf her in die Peripherie auswachsenden Axenzylinder sich verirrt und ungewöhnliche Seitenwege eingeschlagen haben. Vortragender sieht in dem Nachweis solcher überwandernden Bündel eine starke Stütze der alten Lehre von der Regeneration durch Auswachsen der Axenzylinder vom zentralen Stumpf her, während die Bethe'sche Lehre von der Autoregeneration damit unvereinbar ist. Vortr. demonstriert an fünf dem Material der Nervenpoliklinik der Charité entstammenden Kranken die geschilderten Befunde, bemerkt aber, dass sich ähnliches in fast allen Fällen alter, geheilter Facialislähmung nachweisen lässt, sofern die Lähmung nur schwer genug gewesen ist, wofür Kontraktur und Mitbewegungen einen Masstab geben. Ascher (Berlin).

III. Bibliographie.

Arbeiten aus dem pathologischen Institut der Universität Helsingfors. Herausgeg. von E. A. Homén. Bd. I, H. 3. Berlin 1906. S. Karger.

Dieses dritte Heft der Homén'schen Arbeiten enthält ausschliesslich neuropathologische Arbeiten. In seinem Aufsatz „Weitere Beiträge zur Kenntnis der Lues hereditaria tarda, speziell des Nervensystems" berichtet Homén über die früher von ihm schon beschriebene eigentümliche familiäre Erkrankung, die sich klinisch vornehmlich in progressiver Demenz äusserte und bei der anatomisch ausgedehnte Gefässveränderungen gefunden wurden. (Archiv f. Psychiatrie 1892.) H. hat inzwischen noch weitere sichere Beweise dafür erbringen können, dass diese Familienkrankheit eine Form von Lues hereditaria tarda ist. H. hat die drei damals noch am Leben befindlichen Geschwister weiter klinisch beobachtet und hat von den zwei inzwischen gestorbenen Kindern das Nervensystem und die anderen Körperorgane untersucht. Von der progressiven Paralyse, mit deren dementer Form diese familiäre Erkrankung viel Aehnlichkeit hat, unterscheidet sie sich klinisch vor allem durch das Fehlen der Pupillarsymptome, der Sprachstörungen, des Zitterns der Lippen, der paralytischen Anfälle usw. Anatomisch unterscheidet sich der Krankheitsprozess von den anatomischen Veränderungen bei der Paralyse erstens durch die verbreitete Arteriosklerose, durch die vor allem gegenüber der Gefässerkrankung auffallend geringe Alteration der funktiontragenden Nervensubstanz und der Glia, durch den Charakter der Lymphscheideninfiltration, sowie durch das Fehlen gröberer architektonischer Rindenveränderungen. Von besonderer Wichtigkeit ist endlich noch, dass bei dem jüngsten der Kinder, das relativ früh nach Entstehung der Krankheit in Behandlung kam, eine antiluetische Kur zu einer weitgehenden Besserung der Krankheit führte. Im Anschluss an die Besprechung dieser familiären Krankheit teilt H. noch verschiedene Fälle von hereditärer Spätlues mit, die den Wechsel und die Mannigfaltigkeit der Krankheitsbilder illustrieren; es sind klinische Erörterungen, in denen besonders auch der Erfolg der Therapie berücksichtigt wird.

Einen „Fall von Lues hereditaria tarda des Nervensystems mit Sektion" teilt A. de la Chapelle mit. Er gehört der Anamnese und dem klinischen Befunde nach in die Reihe der von Homén besprochenen Fälle. Mikroskopisch fanden sich entzündliche und degenerative Veränderungen im Gehirn, die am ausgesprochensten in den Zentralwindungen waren und eine sekundäre Pyramidenbahndegeneration zur Folge gehabt hatten. Der Krankheitsprozess ist herdförmig längs der Blutgefässe der Pia zur Kortikalsubstanz ausgebreitet.

Eine umfangreiche Arbeit Geitlin's handelt von der „tuberösen Sklerose des Gehirns". Verfasser bespricht zunächst ausführlich die klinischen und anatomischen Befunde in einem Falle von Bourneville'scher Sklerose. Ausser den bekannten Rinden- und Markweissherden im Hemisphärenhirn fanden sich hier auch seltener beobachtete tumorartige Bildungen an den Ventrikelwänden und am Hemisphärenmark. Charakteristisch für die tuberösen Verdichtungen sind ausser der Anhäufung derbfasriger oft büschelförmig angeordneter Gliamassen die grossen protoplasmareichen, nicht selten mehrkernigen

Zellen. G. meint diese Gebilde als Ganglienelemente deuten zu sollen: sie entwickeln sich vielleicht aus Zellelementen, die ursprünglich zu Nervenzellen werden sollten. Ein Teil von ihnen besitze ziemlich ausgeprägte Ganglienzelleigenschaften, während bei anderen die Differenzierung schon früh unterbrochen sei. Nach den Anschauungen, die Verf. hier entwickelt, sind die atypischen Zellen das Wesentliche und auch das Primäre für die verschiedenen herdartigen Bildungen. Die Prominenzen könne man als echte Neurogliome bezeichnen.

Die von G. durchgeführte Vergleichung seiner Resultate mit denen früherer Untersuchungen lehrt, dass der hier beschriebene Fall in seinen allgemeinen Hauptzügen, wie in den Details fast alle die Erscheinungen zusammen aufweist, die von früheren Autoren hervorgehoben worden sind. Die Illustrationen auf Tafel XX bis XXII sind grossenteils recht instruktiv; von den Mikrophotogrammen auf Tafel XVIII und XIX lässt sich das nicht sagen.

Den Schluss dieses Heftes bildet der zweite Teil der Sibelius'schen Arbeit: „Drei Fälle von Kaudaaffektionen nebst Beiträgen zur topographischen Analyse der Hinterstrangserkrankungen". S. hat die in seinen Fällen vorhandenen sekundären Hinterstrangsdegenerationen genau durchuntersucht, vornehmlich mit Rücksicht auf die allgemeine Gliederung der Hinterstränge in endogene und exogene Systeme und zweitens mit Rücksicht auf die in der Paralyse — Tabes — Pathologie viel erörterte Frage nach dem Charakter der Systemdegeneration bei Paralyse — Tabes: sind die Systemdegenerationen hier nur exogener Art und ist die Hinterwurzelerkrankung eine summarische oder nur eine elektive?

Für die Kenntnis der Topographie der Hinterstränge ist von Interesse zunächst, dass die hintere mediale Wurzelzone im Lendenmark vornehmlich exogene aufsteigende Fasern enthält und dass für die Gestaltung dieser Zone exogene absteigende resp. endogene Züge keine wesentliche Rolle spielen; letztere liegen am dichtesten in den ventralen Teilen der hinteren medialen Wurzelzone. Im Konus sind umgekehrt die descendierenden exogenen Fasern der Hauptbestandteil in jenem Gebiete, während die aufsteigenden exogenen Fasern im obersten Konus eine L-Figur bilden. Das ventrale Feld im Konus setzt sich zusammen aus lateral gelegenen feinkalibrigen endogenen und aus mittleren vornehmlich descendierenden exogenen Fasern. Es stimmt somit die Faserzusammensetzung des ventralen Konusfeldes mit dem gleichen Felde in den Lumbalsegmenten überein. Das dorsomediale Dreieck ist kein feststehendes, in allen Beziehungen gleichartiges Gebilde: in seinen lateralen Partien liegen hier exogene descendierende Fasern.

Die Eigentümlichkeiten der Degenerationstypen im Lumbalmark und Konus bei Tabes resp. Tabes-Paralyse würden sich aus summarischen Hinterwurzelerkrankungen herleiten lassen. Die tabischen resp. tabisch-paralytischen Konusbilder aus den fötalen Markscheidenbildern zu erklären, ist nur in einer kleinen Anzahl von Fällen möglich, für die lumbalen Segmente gelingt das häufiger. Bezüglich der Frage nach dem summarischen resp. elektiven Charakter der Hinterwurzelerkrankung lässt sich aus den Ergebnissen dieser Untersuchungen nur der Schluss ziehen, dass die Elektivität dieses Prozesses anatomisch nicht bewiesen ist, „dass die bis jetzt am meisten für die Elektivität des Prozesses ins Feld geführten topographischen Verhältnisse sich auch durch sekundär-degenerative Gliederung der Hinterstränge erklären lassen". Die klinischen

Tatsachen jedoch „sprechen sehr für eine Elektivität innerhalb jeder ergriffenen Hinterwurzel". Spielmeyer.

Sand (René): La neuronophagie. Bruxelles 1906. 156 Seiten.

Eine sehr interessante, auf die Ergebnisse eigener Studien und auf die Kenntnis der einschlägigen Literatur gegründete Arbeit, die mit dem Preise der „Académie royale de médecine de Belgique" gekrönt wurde. Das erste Kapitel dieser Arbeit handelt von dem Begriff der Neuronophagie und enthält einen Ueberblick über die Untersuchungsergebnisse und Anschauungen der Autoren, die sich mit dieser eigenartigen Form des Unterganges der Nervenzelle beschäftigt haben. Um dieses Phänomen mit Erfolg zu studieren, ist eine besondere histologische Technik notwendig, die es erlaubt, die sogenannten freien Kerne des zentralen Gewebes zu unterscheiden. (Kap. II.) Unter normalen Bedingungen sind diese freien Kerne gliöse Elemente; im pathologischen Präparat kommen aber bisweilen auch Bindegewebs- und Blutzellen vor (mononucleäre Leukocyten, sehr selten polynucleäre Leukocyten, Plasmazellen, Mastzellen und Körnchenzellen). Nur eine Methode, bei der diese Elemente distinkt gefärbt werden, ermöglicht eine genaue Unterscheidung der neuronophagischen Elemente. In der Regel (Kap. VII) sind das die umgebenden Neurogliazellen, resp. in den Spinalganglien und im Sympathikus die Zellen der Bindegewebskapsel; nur ausnahmsweise beteiligen sich hämatogene Elemente an dem Prozesse. Der Name „Neuronophagie" sollte ausschliesslich für jene Untergangsform der Ganglienzellen reserviert bleiben, bei der die Begleitzellen oder die Blutzellen in den Körper der Zelle hineindringen: nicht aber für die blosse pericelluläre Anhäufung von „freien Kernen". Der neuronophasische Prozess ist nicht sehr häufig; in der Rinde und den basalen Ganglien, dann auch in den Spinalganglien begegnet man ihm noch am öftesten. Es gibt zwei Formen von Neuronophagie: die eine ist gleichzeitig primär und sekundär, die andere rein sekundär; eine rein primäre Neuronophagie gibt es nicht; das Hineindringen fremder Elemente in eine gesunde Nervenzelle wurde nicht beobachtet. Spielmeyer.

P. J. Möbius: Ueber die Anlage zur Mathematik. Ausgew. Werke, Band VIII, Leipzig, J. A. Barth 1907.

Das Buch wurde bei seinem erstmaligen Erscheinen (1900) in diesem Centralblatt von psychiatrischer (W. Weygandt) und mathematischer (W. Ahrens) Seite besprochen (1901, S. 45 und S. 275). In dem Vorwort zur neuen Ausgabe weist M. auf G. Schwalbe's Beurteilung und Wertschätzung der Gall'schen Lehren hin.

Dem Buch ist als Titelbild eine Photographie des Verstorbenen beigegeben; auch hat sein Bruder, Professor Moebius in Frankfurt, einen kurzen Lebenslauf von P. J. Möbius hinzugefügt. Gaupp.

W. Alwens: Ueber die Veränderungen der Temperaturtopographie unter dem Einfluss kalter Bäder. (Inauguraldissertation.)

Gemessen wurde im Mastdarm und in der Nase, die dabei meist mit Watte verschlossen wurde, um Einflüsse der Respiration auszuschalten. Ferner wurde regelmässig die Hautwärme am Arme und an der Stirne, häufig auch in der Faust, der Ellenbeuge und zwischen den Zehen festgestellt. Die Versuchspersonen befanden sich nackt in einem Bade von 35° C.; nach zwanzig Minuten wurden sie zum ersten Male gemessen, dann wurde innerhalb von fünf Minuten die Wasserwärme auf 25° verringert und die Messungen mehrmals wiederholt. Im allgemeinen stieg unter dem Einfluss des kalten Bades die Temperatur in der Nase, sank meist an der Stirne und regelmässig in allen 34 Versuchen an Arm und Fuss. Im Mastdarm fand sich kein Unterschied. Der Verfasser schliesst, dass im kalten Bade die Durchblutung der Extremitäten, auch wenn sie ausserhalb des Bades gelagert sind, in jedem Falle beträchtlich vermindert wird; das Gleiche gilt im allgemeinen, — die Ausnahmen führt er auf pathologische Verhältnisse zurück, — von der äusseren Bedeckung des Kopfes. Die dem entgegenstehende Steigerung der Temperatur in der Nasenhöhle ergibt, dass am Kopf zwei verschieden reagierende Gefässgebiete vorhanden sind, von denen das zentrale, im wesentlichen intrakraniell gelegene, durch das kalte Bad eine Dilatation erfährt, das periphere dagegen in der Regel kontrahiert wird. Da das periphere Gebiet an Masse zurücksteht, kommt es zu einer Gewichtszunahme des Kopfes im kalten Bade. Busch (München).

Dubois: Die Einbildung als Krankheitsursache. Wiesbaden, J. F. Bergmann, 1907.

Eine gemeinverständliche Darstellung der Anschauungen, die Dubois für die ärztliche Welt in seinem grossen Buch über Psychotherapie niedergelegt hat. Gaupp.

H. Kreuser: Geisteskrankheit und Verbrechen. Wiesbaden 1907.

Die Monographie, in der die mannigfachen Beziehungen der Geisteskranken zur Strafrechtspflege in übersichtlicher Weise dargestellt werden, bildet das 51. Heft der „Grenzfragen des Nerven- und Seelenlebens", wendet sich also gemäss der Absicht dieser Sammlung an „Gebildete aller Stände". Der Fachmann erfährt natürlich kaum etwas Neues. Dem Laien wird nicht alles leicht verständlich sein, wie überhaupt die „Grenzfragen" zum grossen Teil Abhandlungen enthalten, die nach Stoff und Darstellung keineswegs gemeinverständlich sind. Für den Psychiater ist es von Interesse, Kreuser's Anschauungen über die Gruppierung und Abgrenzung der einzelnen Krankheitsformen kennen zu lernen. Gaupp.

Ernst Schultze: Die Entwicklung des psychiatrischen Unterrichts in Greifswald. Abdruck aus dem klinischen Jahrbuch XVI. Jena, G. Fischer 1907.

Die Rede des Greifswalder Klinikers, die er am 13. I. 1906 bei Eröffnung der neuen Klinik hielt, bringt zunächst historische Darlegungen, sodann eine Beschreibung der Klinik und endlich eine Skizzierung der Aufgaben des neuen Instituts, wobei Schultze, seinen Neigungen gemäss, den Unterricht in der gerichtlichen Psychiatrie besonders betont. Gaupp.

H. Rosin (Berlin): Physikalische Therapie der Anämie und Chlorose. Basedow'sche Krankheit. 26 S. Physikalische Therapie in Einzeldarstellungen. Herausgegeben von Dr. J. Marcuse und Dr. A. Strasser. Heft 15. Stuttgart, Ferd. Enke 1906. Preis 0,60 M.

Die vorliegende Abhandlung befriedigte mich nicht in dem Masse, wie die übrigen bisher vorliegenden der Sammlung; sie ist etwas oberflächlich abgefasst, auch für den praktischen Arzt. Verf. steht auf dem Standpunkt: „Welche Form der Therapie sich für den einzelnen Fall (von Chlorose) eignet, welche Auswahl unter den gegebenen Methoden zu treffen ist, bleibt der Erfahrung des Arztes, seiner Kenntnis von der Individualität des Patienten und zuweilen sogar nur der groben Empirie überlassen". Ich vermag denselben nicht zu teilen und meine, dass es wohl möglich wäre, gewisse Indikationen für die Anwendung der verschiedenen, oft direkt entgegengesetzten Prozeduren aufzustellen.

Bezüglich der physikalischen Therapie der Basedow'schen Krankheit scheint es dem Verf. an eigenen Erfahrungen zu fehlen. Dass „Heilbäder, kalte Abreibungen nur ausnahmsweise anzuraten sind", kann ich aus meiner Praxis heraus nicht unterschreiben. Ebensowenig vermag ich seinen Skepticismus bezüglich des Wertes der Elektrotherapie zu teilen. Die Elektrizität, und zwar nicht bloss der galvanische, sondern auch der faradische Strom, zählt zu den besten Heilmethoden bei Basedow'scher Krankheit, wie von unzähligen Autoren bestätigt wird. Buschan (Stettin).

Alfred Martin: Deutsches Badewesen in vergangenen Tagen. Nebst einem Beitrage zur Geschichte der Deutschen Wasserheilkunde. Mit 159 Abbildungen nach alten Holzschnitten und Kupferstichen. 448 S. Jena, Eugen Diederichs 1906. Preis broch. 14 M., geb. 17 M.

Wenngleich die Naturkundigen immer wieder behaupten, dass ihre Anhänger bezw. Begründer zuerst die physikalischen Heilmethoden, im besonderen die Hydrotherapie, in die Heilkunde eingeführt und volkstümlich gemacht haben, so ist doch durch die Forschungen auf dem Gebiete der historischen Medizin einwandfrei nachgewiesen worden, dass dem nicht so ist, dass vielmehr diese Heilmittel schon seit Alters her im Volke Wurzel gefasst haben und auch von Aerzten schon seit Jahrhunderten zu Heilzwecken verordnet worden sind.

Das vorliegende Prachtwerk von Martin, wenngleich es das deutsche Badewesen in vergangenen Tagen zum Gegenstand der Behandlung hat, enthält doch eine Fülle von Belegen dafür, dass das Wasser auch zu Heilzwecken seit undenklichen Zeiten vom deutschen Volke angewendet worden ist. Wir erfahren u. a. auch, dass sogar verschiedene Methoden des modernen hydrotherapeutischen Schatzes schon vor Jahrhunderten geübt wurden, wie z. B. die Kräuterbäder, Dauerbäder, Güsse, Mineralbäder, Dampfschwitzkästen (im besonderen auch die lokalen Schwitzbäder), selbst der Rückenschlauch (von Lemzweerde im Jahre 1684 abgebildet), ferner das Luft- und Sonnenbad. Das Baden wurzelte überhaupt seit Urzeiten tief im germanischen Volke, wie Verf. im ersten Kapitel durch Nachrichten von den ältesten römischen Klassikern an bis zu den Karolingern hin zeigt. Auch eine Reihe Bädergebräuche, die dem Urgermanentum entstammen, wie das Maienbad, Frühlingsbad, Johannisbad, die Heilung von Krankheiten durch bestimmte Brunnen, das Wasserurteil u. a. m. sind weitere Belege dafür, dass das Wasser im Rufe eines Heilmittels schon in alten Zeiten stand. Ein interessantes Kapitel ist auch dem Schwimmen und Baden unter freiem Himmel gewidmet. Verf. führt uns sodann das Badewesen im frühesten Mittelalter (die ehehaften, d. h. priviligierten Badestuben, das Badergewerbe, die privaten Bäder und die Vorgänge, die sich in ihnen abspielten, u. a. auch ihre Einrichtung, die Sitten, Gebräuche und auch oft genug Missbräuche) und seine Weiterentwicklung im späteren Mittelalter vor und kommt sodann zu dem Rückgange des Badewesens, der beim gemeinen Manne um die Mitte des 18. Jahrhunderts einsetzte, seinen Ursachen (Steigen der Holzpreise, epidemisches Auftreten des Aussatzes, der Pest und vor allem der Syphilis) und dem Wiederaufblühen der Bäder in neuerer Zeit. In den nächsten Abschnitten behandelt Verf. die deutschen Mineralbäder (Heilbrunnen) im Mittelalter und in der Neuzeit, sowie die in die neuere Zeit von jenen übernommenen Badegebräuche. Wir sehen hier unsere Badeorte von Ruf vor unseren Augen sich entwickeln. Den Schluss bildet ein Abriss der Geschichte der Wasserheilkunde im engeren Sinne, wobei u. a. auch die Verdienste von Priessnitz, der beiden „Wasserhähne" von Langenbeck, Ofterdinger, Brandis, Hahnemann, Winternitz u. a. — Kneipp hätte unseres Erachtens auch Erwähnung verdient — Würdigung finden.

Eine wertvolle und höchst interessante Beigabe sind die zahlreichen Abbildungen, die alte Holzschnitte und Kupferstiche wiedergeben. In dem Aufstöbern derselben hat Verf. eine wahre Virtuosität und einen Bienenfleiss entwickelt. Die Wiedergabe dieser alten Bilder ist wundervoll gelungen; es verdient auch der Verleger Eugen Diederichs in Jena, dem wir eine Reihe ähnlicher kulturgeschichtlicher Monographien verdanken, volle Anerkennung. Das Ganze bildet ein höchst wichtiges Werk in der Geschichte des Badewesens und nicht zum mindesten der Wasserheilkunde. Buschan (Stettin).

M. Herz (Wien-Meran): Heilgymnastik. Physikalische Therapie in Einzeldarstellungen. Herausgegeben von Dr. J. Marcuse und Dr. A. Strasser. Heft 5, mit 38 Textabbildungen. 71 Seiten. Stuttgart, Ferd. Enke 1907. Preis 1,80 M.

Auf die bereits erschienenen Abhandlungen der Sammlung Marcuse-Strasser ist an dieser Stelle schon mehrfach, zuletzt Jahrg. XXIX, S. 814, empfehlend hingewiesen worden. Auch für den vorliegenden Beitrag gilt das gleiche Lob. In knapper, dabei aber übersichtlicher und klarer Form gibt uns Verf. eine gute Darstellung der Heilgymnastik (im engeren Sinne), seines Spezialgebietes, auf dem er bekanntlich bahnbrechend gewirkt hat.

Nach einigen allgemeinen physiologischen Vorbemerkungen bringt er zunächst eine Schilderung der heilgymnastischen Bewegungen, die er in 1. passive, 2. Förderungsbewegungen, 3. Koordinationsübungen, 4. Selbsthemmungsbewegungen und 5. Widerstandsbewegungen einteilt, sowie ihrer Verordnungsweise und Wirkungen und beschäftigt sich sodann im speziellen Teile der Reihe nach mit den einzelnen Erkrankungen, bei denen Heilgymnastik angebracht erscheint. Sehr angenehm fällt auf, dass Verf. nicht wie andere Vertreter einer besonderen Heilmethode in den Fehler verfällt, die seinige als das alleinige Heilmittel hinzustellen, sondern, die Indikationen streng abwägend, oft genug auch vor Anwendung der Heilgymnastik in gewissen Fällen warnt. Buschan (Stettin).

Bayerthal (Worms): Jahresbericht über die schulärztliche Tätigkeit an den Hilfsklassen der städtischen Volksschulen in Worms. (Schuljahr 1905/06.)

Der Autor fand bei 7 im Berichtsjahre in den Wormser Hilfsschulen aufgenommenen Kindern Alkoholismus des Vaters dreimal, darunter sicher konstatierte Zeugung im Rauschzustande einmal, schädliche Einwirkungen vor der Geburt viermal, während derselben zweimal. Er nimmt deshalb Anlass, auf die Bedeutung schwerer (asphyktischer) Geburt als ätiologisches Moment des kindlichen Schwachsinns hinzuweisen. Er betont ferner die schon von Berkhan hervorgehobene, durch seine Ermittlung bestätigte grosse Kindersterblichkeit in den Familien schwachsinniger Kinder.

Von besonderem Interesse sind wieder die Mitteilungen des Autors über die Ergebnisse seiner Untersuchungen, die sich mit den Beziehungen des Kopfumfanges zur Intelligenz normalbegabter und schwachsinniger Schüler beschäftigten. Der Autor glaubt sogar, dass seine Resultate zu der Hoffnung berechtigen, man werde bei den schulärztlichen Untersuchungen der Zukunft dem Masse des Schädelumfanges die gleiche Bedeutung für die Beurteilung der intellektuellen Veranlagung zuerkennen, wie sie für die körperliche Beschaffenheit jetzt schon Körpergewicht, Brustumfang und Längenmass besitzen.

Aus den tabellarischen Zusammenstellungen des Autors ergibt sich, dass im Allgemeinen der Kopfumfang mit dem Grade der intellektuellen Begabung wächst, es jedoch auch bei annähernd gleicher Begabung nicht an erheblichen Schwankungen des Kopfumfanges mangelt. Von den neuaufgenommenen sieben Hilfsschülern hatten sechs einen Schädelumfang, der hinter der durchschnittlichen Kopfgrösse gleichalteriger normal begabter Schüler zurückblieb.

Erwähnt sei noch, dass der Autor mit Erfolg sich angelegen sein lässt, die Hilfsschüler zur Abstinenz in alcoholicis zu bestimmen.

L. Löwenfeld.

Georg Lohmer: Liebe und Psychose (Grenzfragen des Nerven- und Seelenlebens, 49).

Nach L. ist die Vereinigung der Geschlechter der Angelpunkt des Daseins. Verf. entwickelt diese naturwissenschaftliche Erkenntnis, die er aus dem Leben und Streben der einzelligen wie der vielzelligen Wesen herausliest. Alles Leben will unendlich weiterleben. Träger dieses Wollens ist der Keimstoff. Die einzelligen Wesen bestehen ganz aus ihm, und doch ist auch bei ihnen, damit er zeugungsfähig bleibe, eine Verschmelzung zweier Individuen nötig. Dadurch bleibt die nötige Lebensenergie vorhanden. Eine solche Verschmelzung ist auch bei Vielzellern nötig. Die Natur entwickelte hier das Prinzip der Zweigeschlechtlichkeit im höchsten Grade. Hier ist der — eigentlich unsterbliche — Keimstoff an Sterbliches gebunden. Er macht es sich dienstbar, er entwickelt das weibliche und das männliche Wesen, sodass sie ganz auf einander eingerichtet sind. Um zu seinem Zwecke zu gelangen, lässt er die beiden sich verlieben. Daher ist Liebe „die intuitive Erkenntnis des zurzeit besten Komplements zur Konjugation".

Nun schildert uns Verf. die bekannten Zeichen der Verliebtheit bei Mann und Weib und die Umwälzung, die dadurch bei beiden an Leib und Seele vor sich geht. Die erhabenen wie die lächerlichen Züge finden ihre Besprechung, und es wird an den passenden Stellen in fast aphoristischer Weise die Beziehung zwischen Liebe und Kunst besprochen, ferner ihr Anteil am poetischen Schaffen, die merkwürdigen oft scheinbar widersinnigen Wahlverwandtschaften erklärt, die sich zeigen u. dergl. m. Die Hauptsache bleibt die Umwandlung der Persönlichkeit, die Ueberwältigung und Besitzergreifung des Individuums durch die eine, überwertige Idee, die Illusionen und Urteilsverfälschungen, die daraus entstehen. In dieser Veränderung der Persönlichkeit sieht Verf. ein Analogon zur Paranoia, und er nennt deshalb die Liebe eine „temporäre physiologische Paranoia". Aber die Verschiedenheit beider besteht in dem Zweckdienlichen der Liebe, in dem antisozialen Charakter der Paranoia. Die innere Spannung verlangt Abfluss. Bei Widerstand kann es zu Selbstmordversuchen kommen. Die Mittel, zum Ziele, d. i. zur Vereinigung zu kommen, gelangen zur Darstellung, Liebeszauber, Schamanismus (Bilder schenken, um Gewalt über den Partner zu erhalten), der Erfolg der „Tenöre“ bei der Frau etc. wird nicht übergangen. Interessant bei der heutigen Tages weitverbreiteten Diskussion über die sexuelle Frage ist die Bemerkung, dass, nach Analogie der Tierzüchtung, die Jungfräulichkeit der Frau dem Mann die Garantie gebe, von ihr ihm ähnliche Kinder zu bekommen. Die Liebenden sind jetzt vertrauter geworden, der Kuss und andere Berührungen spielen jetzt eine Rolle. Soziale und andere Widerstände, die den Abfluss der Erregungswelle hemmen, ziehen pathologische Folgen nach sich: Selbstmord, Doppelselbstmord, Trunksucht, Dementia praecox. Zum Schlusse noch ein kurzes Kapitel über die abnorme Richtung des Liebestriebes (konträre Sexualempfindung), sowie über die Steigerung einzelner physiolog. Liebessymptome ins Pathologische (Fetischismus, Sadismus, Masochismus). Schliesslich Folgerungen und Forderungen ethischer, sozialer, rechtlicher Natur. Wolff (Katzenelnbogen).

W. Röttger (Berlin): Genussmittel — Genussgifte? Resultate aus Fragebogen, die Verf. an Aerzte schickte.

Daraus geht die schädliche Wirkung des Kaffees unzweifelhaft hervor. Ausserordentlich viele der Gefragten haben dieselbe an sich selbst erfahren. Vermehrte Peristaltik, Aufgeblähtsein, Cardialgie, Urindrang, Herzklopfen und Beengung, Kongestionen nach dem Kopf, Schlaflosigkeit, Unruhe, Schwindel, Kopfschmerz, allgemeine Reizbarkeit, Unbehagen, Schreckhaftigkeit, Ohrensausen und ähnliches waren meist die Symptome der chronischen Kaffeeinvergiftung. Dazu bei Frauen protrahierte Menstruationen, bei stillenden Frauen Unruhe der Kinder. Den meisten Befragten schien der Kaffee besonders schädlich des Morgens nüchtern, ebenso des Abends. Auch die Verbindung von Kaffee und Alkohol, oder Kaffee als Antidot nach Alkohol wird für sehr schädlich gehalten. Nervösen und Herzkranken soll er ganz verboten sein. Aehnlich wie beim Alkohol scheint er bei viel Bewegung in freier Luft weniger schädlich. Allgemein gilt der Tee für weniger schädlich wie der Kaffee.

Dem obigen möchte Ref. hinzufügen, dass er ganz ähnliche Erfahrungen gemacht hat. Besonders ein Fall ist ihm gegenwärtig, in dem schwere Hämorrhoiden, die alle ein oder zwei Wochen bluteten, Magenschmerz, Schmerz in der Flexur, Darmträgheit, wechselnd mit Diarrhoe, und einem als „Klebrig“ beschriebenen Stuhl, Aufblähung des Leibes, Flatulenz, Enteritis membranacea und ähnliches die Symptome waren. Alles verschwand nach einer Kaffeeabstinenz von etwa zwei Monaten.

Als Lehre ergibt sich ohne weiteres, dass der Kaffee als allgemeines Volks„nahrungsmittel“ zu verwerfen ist. Das Uebermass ist auch hier schädlich. Wolff (Katzenelnbogen).

Havelock Ellis: Die krankhaften Geschlechtsempfindungen auf dissoziativer Grundlage. Autorisierte deutsche Ausgabe von Dr. E. Jentsch (Würzburg). A. Stuber's Verlag (C. Kabitzsch). 1907.

Der vierte Band der sexualpsychologischen Studien handelt in der Hauptsache vom „erotischen Symbolismus“. Hierunter versteht Ellis nach Eulenburg's Vorgang im wesentlichen, was man sonst Fetischismus oder sexuelle Aequivalente nannte. Man kann nach Ellis alle sexuellen Perversionen als erotische Symbolideen auffassen mit Ausnahme des Autoerotismus und der Algolagnie, Abnormitäten, bei denen vielfach dynamische Störungen (Unterdrückung und Entlehnung von Affekten) vorliegen, und der echten Homosexualität, bei welcher eine präformierte Umkehrung des Normalen besteht.

Alle übrigen psychosexuellen Anomalien sind durch das Vorhandensein deutlich verfolgbarer komplexer Vorstellungsprozesse charakterisiert. Sie sind im Grunde sämtlich Dissoziationserscheinungen, finden sich freilich, insofern sie in höherem Grade nur bei schweren Psychopathen auftreten, auch öfter mit den anderen Störungen zusammen vor und können dann höchst merkwürdige Krankheitsbilder darbieten.

Schon der normale Geschlechtstrieb entbehrt nicht ganz des fetischistischen Elements. Dieses ist aber insoweit belanglos, als hier stets die Gesamtheit oder Einheit der betreffenden Persönlichkeit im Mittelpunkte des Interesses steht, letztere also immer mitassoziiert bleibt. Das Pathologische beginnt erst dann, wenn die Totalität der betreffenden Persönlichkeit nicht mehr mitassoziiert wird, der betreffende besondere Reiz also sozusagen in der Luft hängt. Von dem affekterregenden Attribute kann dann der morbose Affekt weiter wandern auf Kleidungsstücke, irgendwelche Gegenstände, die einmal assoziativ mit in den Wahrnehmungsbereich getreten sind, bei ganz schweren Psychopathen auch auf Exkrete und dergleichen, oder es kommt in der Vorstellungswelt überhaupt nur zu ganz groben Analogien (Bestialität).

Die im vorigen Bande angestellten Betrachtungen über die „Schönheit", als deren Grundlagen dort objektive Formen- und Farbenwirkung, „Rasse", das sekundär sexuelle Merkmal, persönlicher Geschmack, Mode und teilweise der Reiz des Fremdartigen, „Exotischen" angegeben waren, erfahren nun beim Kapitel des Fetischismus eine inhaltsreiche Weiterführung. Dieser baut sich ausschliesslich auf dem Gebiete des persönlichen Geschmacks auf. Selbst wenn dieser Geschmack noch diskutierbar ist, kann es bereits lehrreich sein, die psychologische Genese dabei zu verfolgen: beim ausgesprochenen Fetischismus handelt es sich immer um eine schwere Alteration der ganzen Persönlichkeit, um eine Art von monströser Individualität; eine ins Erstaunliche und Unheimliche gesteigerte Eigenart des Menschen tritt hier oft zutage.

Der Darstellung über den symbolischen Erotismus ist eine längere Abhandlung über den normalen Detumescenzvorgang in anatomischer, physiologischer und anthropologisch-biologischer Beziehung vorausgeschickt. Namentlich in letzterer Hinsicht ist diese wegen der gegenwärtig noch bestehenden grossen Lückenhaftigkeit unserer Kenntnisse nicht völlig zureichend und im einzelnen wohl noch als ergänzungs-, erweiterungs- und nachprüfungsbedürftig zu bezeichnen.

Der dritte Abschnitt hat die „Psychologie der Schwangerschaft" zum Gegenstande, hauptsächlich die „Gelüste" und die immer wieder von neuem aufgeworfene Frage vom „Versehen". Die Gelüste werden im Ganzen als infolge besonderer sozusagen Gunst der Verhältnisse wieder auftauchende „psychische Infantilismen" erklärt. Zur Frage des „Versehens" bringt Ellis eine kurze geschichtliche Uebersicht, eine Reihe (nicht absichtlich ausgewählter) ärztlicher Berichte und eine Zusammenstellung der Ueberlegungen, die sich hauptsächlich etwa pro et contra ins Feld führen lassen. Er selbst bemerkt ausdrücklich, dass er für seine Person keinerlei Stellung zu der Frage einnehme.

Den Schluss des Buches bilden wieder vier Eigenberichte über abnorme psychosexuelle Entwicklung. Ellis Gewährsleute gehören sämtlich England und Neuengland an, sind Intellektuelle, Geistliche, Lehrer usw. Die Berichte haben für den Arzt den relativen Wert jeder Anamnese, bürgen aber durch ihre Provenienz sehr für Authenticität. Dass alles gewordene, fertige, reife, psychische Besitztum sogar in der Norm selbst ein schwieriges Entwicklungsstadium durchlaufen muss, dass abnorme Anlagen um so stärker gefährden, ist keine sehr fernliegende Weisheit. Dies gilt auch für das Psychosexuelle im Menschen, über welches die Schutzbefohlenen in möglichst vollkommener Unkenntnis zu erhalten leider noch vielfach für den Triumph und selbst für die eigentliche Aufgabe der Erziehung angesehen wird. E. Jentsch.

IV. Uebersichtsreferate.

St. Petersburger mediz. Wochenschrift 1906.

No. 4. **Albert Behr**: Ueber den gegenwärtigen Stand der Schädellehre. B. bespricht die Beziehungen der Schädellehre zur Phrenologie seit Gall. Unanfechtbare Tatsachen im Sinne der alten Phrenologie gibt es natürlich nicht. Bei der Lehre über die Bildung der Aussenfläche des Schädels ist die Rolle der Muskelwirkung überschätzt worden. Bei Nachprüfung der Angaben Schwalbe's über die Beziehungen zwischen Innenform und Aussenform des Schädels an Schädeln von Musteliden, gewisser Affenarten und Menschen gelangt B. zu folgenden Schlusssätzen: 1. Der Aussenschädel wird, wie die vergleichende Anatomie lehrt, nach dem Gehirn geformt und das Hirnrelief zeigt sich auf dem Schädel ausgeprägt. 2. Die Schädelteile, welche am meisten mit Muskulatur überzogen sind, sind es, welche das Hirnrelief aufweisen — im Gegensatz zur Theorie. 3. Am äusseren Schädel finden sich Buckel und Protuberanzen, welche sicht- und fühlbar sind und bestimmten Hirnwindungen entsprechen. 4. Die (ausschliesslich) physiologische Betrachtungsweise der Bildung des Schädels ist zu verwerfen.

No. 7 und 8. **Albert Behr**: Die livländische Heil- und Pflegeanstalt für Geisteskranke Stackeln. Ausführliche Baubeschreibung mit 7 Tafeln Abbildungen. In der Einleitung sind die Anforderungen, denen das Programm für einen modernen Anstaltsbau gerecht werden muss, gut dargelegt. Es ist B. nur beizustimmen, wenn er verlangt, dass die übergrossen Wachsäle aufgegeben und durch zusammenhängende kleinere Räume ersetzt werden sollen.

No. 17. **R. Otto**: Ueber einen Fall wechselseitigen Auftretens von angioneurotischem Oedem und Migräne. An Migräne leidende Frau, welche im 20. Lebensjahr an schwerer Chlorose mit allgemeiner Körperschwellung gelitten hatte. In der anfallsfreien Zeit zeigten sich umschriebene Oedeme am Oberkörper (Gürtel, Rücken, Brust, Arme, Gesicht) von mehrstündiger Dauer. Zu Zeiten hartnäckiger Migräne fehlte regelmässig jede Schwellung, während umgekehrt für den Fall eines Oedems ein Migräneanfall nie zu gewärtigen stand.

No. 33. **A. Bertels**: Ueber Pruritus als Symptom der Basedowschen Krankheit. Pruritus ist nach B. ein freilich seltenes Symptom der Basedow'schen Krankheit, wahrscheinlich zu erklären durch den chemischen Reiz der im Blut im Uebermass vorhandenen, möglicherweise auch qualitativ veränderten Absonderungsprodukte der Schilddrüse.

No. 36. (Festnummer zum 70. Geburtstag von Dr. E. Moritz, 85 S.), **Ed. Heuking**: Beitrag zur chirurgischen Behandlung schwerer Occipital- und Cervicalneuralgien. Ausführlicher Bericht über zwei erfolgreich operierte Fälle. Schwere Occipitalneuralgien können auch ohne Ausrottung des II. Spinalganglions geheilt werden.

E. Kroug: Der Morbus Basedowii. Für eine Besprechung der Symptomatologie und Theorie des Morbus Basedowii verwertet K. sein in 10 Jahren in St. Petersburg gesammeltes Material. Der Morbus Basedowii ist bei den Küstenbewohnern des Finländischen Meerbusens jedenfalls häufig, K. berechnet 3 % seiner Nervenfälle, eine Statistik aus Riga erreichte 13 %. Männliche Fälle: weiblichen = 1 : 4,5, bei den verheirateten Frauen wurden fast doppelt soviel Fälle gesehen wie bei den ledigen. Als Häufigkeitsskala der Symptome fand K. folgende absteigende Reihe: Tachycardie, Vermehrung der Schweissproduktion, Tremor, Struma, Hitzegefühl, Abmagerung, Exophthalmus, Gräfe's Zeichen, Möbius' Zeichen, Darmkrisen, Schlaflosigkeit. Die weiteren Symptome werden nur in einzelnen Fällen beobachtet, Pruritus (cfr. oben) nur einmal. — In einer Diskussion über K's. Vortrag führte Kernig an (No. 34), dass er den Exophthalmus relativ häufiger gefunden hat, in seinen Fällen von Morbus Basedowii hat er nie Fieber beobachtet. Therapeutisch stellt Kernig nach langer Erfahrung ausser Ruhe (Landaufenthalt) und reizloser Diät das Argent. nitric. „fast als ein Specificum für den Morbus Basedowii" hin. Es müsse in nicht kleinen Dosen (0,2 auf 30 Pillen Bolus, nicht mit einem Extrakt) auf leeren Magen genommen werden.

E. Masing: Zur Diagnose der Sprachstörungen. Fortsetzung der Arbeit aus Jahrgang 1904. Fünf Beobachtungen mit 1 Tafel.

G. v. Voss: Ueber den gegenwärtigen Stand des neurogenen Fiebers. Durch Zusammenstellung der widerstreitenden Anschauungen zeigt V., dass neue experimentelle Untersuchungen und exakte klin. Beobachtungen mit pathol.-anatom. Nachprüfung erforderlich sind, um die offenen Fragen betr. das neurogene Fieber zu klären.

H. Westphalen: Ueber Fieber bei viszeraler Syphilis. Von den vorgeführten Krankengeschichten und Temperaturkurven betreffen neun Fälle Syphilis des Zentralnervensystems. Fieber ist nach W.'s Beobachtungen ein zwar nicht notwendiges, aber nicht seltenes Symptom der Viscerallues, auch der Nervensyphilis. Die spezifische Behandlung hat hierbei einen auffallend frühen und prompten Erfolg. Bei Verdacht auf Syphilis eines inneren Organs spricht bestehendes Fieber daher nicht gegen die Diagnose, sondern kann unter Umständen gerade für die Diagnose verwertet werden. Mercklin.

V. Referate und Kritiken.

Wilh. Erb: Ein weiterer Fall von angiosklerotischer Bewegungsstörung des Arms.

(Deutsche Zeitschrift für Nervenheilkunde. Bd. XXX. H. 3 u. 4.)

Ein neuer sehr interessanter Beitrag zu der noch spärlichen Kasuistik dieses Leidens. Kalberlah.

J. Kron: Ein klinischer Beitrag zur Lehre der sog. Acusticustumoren.

Paul Gross: Kasuistischer Beitrag zur Differentialdiagnose des Tumor cerebri und des chronischen Hydrocephalus.

W. Erb: Zur Kasuistik der intermittierenden angiosklerotischen Bewegungsstörungen (Dysbasia, Dyskinesia) des Menschen.
(Deutsche Zeitschrift für Nervenheilkunde. Bd. 29, H. 5 u. 6.)

Kasuistische Mitteilungen mit kurzen epikritischen Beobachtungen.

Kalberlah.

Zupnik (Prag): Zur Therapie und Diagnostik der Meningitiden. (Nach einem Vortrag.)
Prager med. Wochenschr. 06, No. 37 und 38.

Gestützt auf eine achtjährige Erfahrung an ca. 70 Kranken kommt Z. bezüglich der diagnostischen und therapeutischen Bewertung der Lumbalpunktion zu teilweise anderen Anschauungen als sie durch die Mehrzahl der Kliniker bisher vertreten werden: Dem Leukocytenbefund wird keine grössere Bedeutung zuerkannt. Die Indikation zur therapeutischen Punktion wird erweitert, vor allem auch auf die cerebrospinalen eitrigen Meningitiden ausgedehnt. Dabei wird grosser Wert auf möglichst vollkommene Entleerung des Liquor und auf häufige Ausführung der Operation gelegt. Jegliche Druckmessung wird zur Vermeidung schädlicher Druckschwankungen unterlassen.

Liebetrau (Lüneburg).

H. v. d. Hoeven: Die Aphasie in neuen Bahnen?
(Psychiatrie en Neurolog. Bladen. Juli/Augustus 1906.)

In einer kritischen Studie, in der er die wichtigsten Phasen in der Aphasielehre anführt und besonders auch die Arbeiten Wernicke's und seiner Schule berücksichtigt (warum Verf. von Freud's sehr viel zitierter Arbeit „Zur Auffassung der Aphasien" sagt, sie sei beinahe totgeschwiegen, ist nicht klar), kommt Verf. zu einer scharfen Verurteilung des bekannten Marie'schen Aufsatzes in der Semaine médicale. Er gelangt zu dem meines Erachtens durchaus gerechtfertigten Schluss, dass Marie's Lehre in allen Teilen ungenügend begründet, unwahrscheinlicher, in jeder Hinsicht unvollständiger, undeutlicher, fehlerhafter und unbefriedigender ist als die herrschende Lehre mit allen ihren Fehlern.

Forster.

Ch. K. Mills und **T. H. Weisenburg**: Word-blindness, with the record of a case due to a lesion in the right cerebral hemisphere in a right-handed man; with some discussion of the treatment of visual aphasia. (Medicine Nov. 1905.)

Ein Mann von 35 Jahren erlitt eine schwere linksseitige Hemiplegie mit fast totaler Aphasie. Als die Verfasser ihn vier Jahre nach der Apoplexie wiedersahen, war die Aphasie geschwunden, es bestanden jedoch noch die deutlichen Zeichen eines rechtsseitigen Hirnherdes mit starker Beteiligung der Sensibilität und Hemianopsie nach links. Von dem aphasischen Komplex bestand noch eine fast vollständige Alexie, nur wenige Buchstaben wurden erkannt, wenig mehr als der Name konnte geschrieben werden. Der Mann war rechtshändig, auch in der Familie waren Fälle von Linkshändigkeit nicht vorgekommen. Nur im Alter von vier Jahren hatte er den rechten Arm gebrochen; während der Heilung hatte er gelernt, einige Dinge, wie Ball spielen, mit der linken

Hand zu verrichten. Aber er ass, schrieb und tat auch sonst fas alles mit der rechten Hand. Er gehört also zu den wenigen Fällen von Bramwell's „Gekreuzter Aphasie", in denen aus unbekannter Ursache das Sprachzentrum mit seinen optischen Hilfsapparaten in der rechten Seite des Gehirns liegt. Verfasser kommen dann noch auf die Frage zu sprechen, ob es besser ist, Wortblinde zum Wiedererlernen des Lesens durch die Buchstabiermethode, oder durch die Einprägung der Wörter en bloc zu erziehen; ein Unterschied wurde in diesem Fall nicht gesehen. M. Lewandowsky.

Ivory Franz Shepherd: The reeducation of an aphasie.
(The Journal of Philosophy, Psychologie and Scientific Methods. Vol. II. No. 22)

Mitteilung eines Falles von rechtsseitiger Hemiplegie mit fast vollständiger sensorischer Aphasie (Wortverständnis für längere Sätze aufgehoben, völlige Alexie, Paraphasie etc.), bei dem durch methodische Uebungen (Farben, Zahlen, kurzes Gedicht, Vater unser) relativ schnell eine weitgehende Restitution der Sprachstörung erzielt wurde. Am schnelltten gelang die „Erziehung" für die Ausdrücke und Bedürfnisse des täglichen Lebens. Verf. nimmt die Eröffnung neuer Hirnbahnen, möglicherweise ein vicariierendes Eintreten der rechten Hemisphäre an, doch lassen sich schon früher vorhanden gewesene Kenntnisse (Vater unser) schneller rekonstruieren als ein viel kürzeres und wortarmeres Gedicht neu lernen. Kalberlah.

L. W. Weber: Zur Symptomatologie und Pathogenese des erworbenen Hydrocephalus internus.
(Archiv für Psychiatrie. Bd. 41, H. 1.)

Weber hat sechs Fälle von chronischem Hydrocephalus genau anatomisch untersucht. Den interessanten, wohlüberlegten und neue Gesichtspunkte eröffnenden pathologisch-anatomischen und pathogenetischen Erwägungen sind kurze klinische Ueberlegungen vorausgeschickt, die sich in mancher Beziehung mit den Resultaten der letzten Oppenheim'schen Veröffentlichung berühren. Wenn bei dauerndem Bestehen schwerer Allgemeinerscheinungen und langwierigem Verlauf nach Intensität und Lokalisation wechselnde Herdsymptome auftreten, so ist der Verdacht auf Hydrocephalus acquisitus, wenn gleichzeitig konstante Herdsymptome vorhanden sind, der Verdacht auf vorzugsweise Beteiligung eines Ventrikels oder Ventrikelteiles gerechtfertigt.

Im dritten Teil seiner Arbeit legt sich Weber auf Grund seiner pathologisch-anatomischen Befunde die Frage nach den mechanischen Bedingungen der chronischen Hydrocephalie vor. Er unterscheidet drei Gruppen, von denen die beiden ersten allgemein bekannt und anerkannt, die dritte, für die Entstehung der einseitigen Hydrocephalien besonders wichtige, erst von ihm in ihrer Bedeutung voll gewürdigt worden ist.

1. Die Vermehrung der Flüssigkeitsabsonderung kann durch entzündliche Veränderungen an dem Plexus, dem Ependym, der Pia oder durch Stauungstranssudation bedingt sein. Auch der sekundäre „Hydrocephalus ex vacuo" „kann unter Umständen den Charakter eines echten, mit Drucksymptomen einhergehenden Hydrocephalus annehmen".

2. Für die Abflussbehinderung ist weniger wichtig der Verschluss der venösen Abflusswege z. B. durch Veränderungen der duralen Sinuswandung als die Verlegung der lymphatischen Abflusswege und Obliteration

der Arachnoidealcysternen infolge einer diffusen, chronischen, häufig schwieligen Leptomeningitis und Verstopfung der perivaskulären Lymphräume durch perivaskuläre Zellmäntel. In zwei Fällen Weber's bestand ein lokaler Verschluss der erweiterten Ventrikel, einmal durch (tuberkulös) entzündliche Adhäsionen, einmal durch eine aneurysmatisch erweiterte, gelegentlich wie ein Ventil wirkende Arterie am Boden des vierten Ventrikels.

3. Eine verringerte Widerstandsfähigkeit der Ventrikelwand kann durch (gelegentlich halbseitige oder vorwiegend halbseitige) cystöse Degeneration in den Hemisphären und ihre Folgen, durch Encephalitis subcorticalis mit Degenerationen und Erweichungsherdchen im Marklager, durch sklerotische Veränderungen kongenital luetischer oder gliöser Natur, durch (tuberkulöse) Entzündungsprodukte verschuldet sein.

Im vierten Teil kritisiert Weber die bisherigen Einteilungsversuche für die Hydrocephalien und weist diesen drei Hauptmomenten klassifikatorische Bedeutung auch für die kongenitalen Hydrocephalien zu. Dieselben drei Bedingungen kommen auch für den kindlichen Hydrocephalus in Betracht, wobei der zweiten die wichtigste und selbständigste Rolle zuzuschreiben ist.

Bei der Frage nach der Bedeutung der exogenen Schädlichkeiten besonders für den erworbenen Hydrocephalus internus bespricht Weber im Anschluss an Nonne den Alkoholmissbrauch, das physische und psychische Trauma, die Insolation, Infektion und vasomotorische Fluxion und untersucht den Zusammenhang dieser ätiologischen Momente mit den mechanischen Grundlagen des Hydrocephalus. Besonders sei auf die ätiologische Bedeutung der Traumen, auch der weiter zurückliegenden hingewiesen, nicht bloss aus theoretischem Interesse, sondern auch mit Rücksicht auf die Unfallbegutachtung. Wichtig ist, dass die traumatischen Veränderungen der Hemisphärenwände sich dem unbewaffneten Auge entziehen können und gelegentlich erst durch das Mikroskop aufgedeckt werden.

Wenn auch die exogenen Schädlichkeiten eine gewisse Bedeutung für das Zustandekommen der Hydrocephalien unzweifelhaft besitzen, so lassen sie sich doch nicht als Einteilungsprinzip verwenden, da „sie besondere, für die einzelne Schädlichkeit charakteristische Kombinationen der mechanischen Entstehungsursachen nicht hervorzubringen vermögen".

Der Frage nach einer idiopathischen Hydrocephalie im Sinne Nonne's, d. h. einer Hydrocephalie, die ohne die drei oben angeführten Bedingungen soll zustande kommen können, steht Weber sehr reserviert gegenüber.

Die gedankenreiche, ebenso anregende wie sorgfältige Arbeit kann nur aufs wärmste zum Studium empfohlen werden. Knapp.

H. Lenhartz: Ueber die epidemische Genickstarre.
(D. Arch. f. klin. Med., Bd. 84, 1905, S. 81 ff.)

Als Erreger der echten epidemischen Genickstarre findet man im Lumbalpunktate den Weichselbaum'schen Meningokokkus. Bei diesen Fällen ergibt sich eine Mortalität von 55 %. Der Tod tritt nach längerer Zeit erst ein. Bei der eiterigen Pneumokokkenmeningitis, welche fast immer tödlich verläuft, tritt der Tod innerhalb der ersten fünf Tage ein. Therapeutisch empfiehlt Lenhartz sehr warm die oft wiederholte Lumbalpunktion. Er hat dabei gute Erfolge gehabt. G. Liebermeister (Cöln a. Rh.).

Hruska (Prag): Ein Fall von Typhusabdominalis mit nachfolgender Lähmung und Aphasie.

(Prager med. Wochenschr. 1906, No. 38.)

Während eines Typhus rechtsseitige Hemiplegie mit Aphasie, als deren Ursache die Sektion Embolie der linken Arteria fossae Sylvii ergab. Ausführliche Krankengeschichte und Sektionsbefund. Liebetrau (Lüneburg).

L. Bregmann: Ueber eine diffuse Encephalitis der Brücke mit Ausgang in Heilung.

(Deutsche Zeitschrift für Nervenheilkunde. Bd. 30, Heft 5 u. 6.)

Ausführliche Mitteilung der Krankengeschichte eines derartigen immerhin recht seltenen Falles. Kalberlah.

G. Mingazzini und **O. Ascenzi**: Klinischer Beitrag zum Studium der Hemiatrophie der Zunge supranukleären Ursprungs.

(Deutsche Zeitschrift für Nervenheilkunde. Bd. 30, Heft 5 u. 6.)

Mitteilung eines Falles von Hemiatrophie der Zunge als Folge eines in der Kindheit acquirierten encephalitischen Herdes im Centrum ovale.

Kalberlah.

Bing (Basel): Die heredofamiliären Degenerationen des Nervensystems in erblichkeits-theoretischer, allgemeinpathologischer und rassenbiologischer Beziehung.

(Medizinische Klinik 1906, No. 29/30.)

Die Lektüre der anregenden, auf umfangreiches Literatur-Studium gegründeten Arbeit, die leider im Rahmen eines Referates nicht wiedergegeben werden kann, ist sehr zu empfehlen. Liebetrau (Lüneburg).

Allen Starr: Cerebellar apoplexy.

(Medical. Record 1906. Vol. 69, No. 19, S. 743–745.)

Verf. schildert fünf Fälle, denen ein beständiges Schwindelgefühl gemeinsam ist. Dasselbe setzte einigemale unter Erbrechen und Kopfschmerzen urplötzlich ein. Beim besten Wohlbefinden werden die Kranken während des Umhergehens von einem heftigen Schwindelgefühl erfasst, das fortan permanent wird. Beim Sitzen und Liegen ist dasselbe allerdings nicht vorhanden; sowie sie aber den Versuch machen, sich aufzurichten oder gar umher zu gehen, werden sie vom Schwindel befallen, so dass sie unterstützt werden müssen. Beim Gehen oder Stehen schwanken sie und zeigen grosse Unsicherheit. Das einzige, nachweisbare objektive Symptom ist Nystagmus. Augen und Gehörorgan sind normal; im besonderen bestehen keine Augenmuskellähmungen oder Doppelsehen. Desgleichen sonst keine Lähmung oder Anästhesie. Kniereflexe normal.

Die geschilderten Erscheinungen sprechen für eine cerebellare Erkrankung, und zwar eine Apoplexie in das Zentrum des Gleichgewichtes.

Buschan (Stettin).

Zuelzer (Potsdam): Infantile Cerebrallähmungen.

(Medizinische Klinik 1906. No. 27.)

Nach einem Ueberblick über die Pathologie der „Little'schen Krankheit" (nach der Einteilung Hoffa's in cerebrale Diplegien und cerebrale Hemiplegien) bespricht Verf. die orthopädisch-chirurgische Therapie derselben mittels Massage, Elektrizität, systematischer Uebungen, Anwendung von Apparaten, Operationen (Tenotomien, Sehnenverkürzungen bezw. Verlängerungen und Verlagerungen).

Liebetrau (Trier).

F. Alt (Wien): Ueber otogene Abducenslähmung.
(Monatsschrift f. Ohrenheilk. 1906, H. 2.)

Ausführliche Zusammenstellung von Fällen eigener Beobachtung, besonders aber aus der Literatur, in denen Abducenslähmung im Anschluss an Erkrankung des inneren Ohres auftrat. Es lassen sich unterscheiden: Reflektorischer Ursprung auf dem Wege des Nerv. vestibularis bei akuten und chronischen Ohreitrungen; infectiöse Neuritis, vom Ohr aus fortgeleitet; Abducenslähmung infolge einer auf die Spitze des Felsenbeins lokalisierten Meningitis und schliesslich Drucklähmung bei Meningitis serosa und extraduralen Abscessen.

Liebetrau (Trier).

S. Laache (N): Til Encefalit spörgsmaalit.
(Norsk magaz. f. lägev. 1906, No. 1.)

Kasuistische Mitteilung von sechs Fällen von Encephalitis acuta, von denen besonders der vierte ein schönes Beispiel des Strümpell'schen Typus ist, obschon das prolongierte Vorstadium eine gewisse Aehnlichkeit mit einer tuberkulösen Meningitis bot. Die Autopsie zeigte eine ausgedehnte Thrombosierung des Hirnsinus und Pialvenen (nach Ansicht des Verf. wahrscheinlich sekundärer Natur) und durch den ganzen Cortex zerstreuten punktförmigen Hämorrhagien nebst mässiger Rundcelleninfiltration. An der Hand zweier anderen Krankengeschichten vertritt Verf. die Anschauung, dass die akute hämorrhagische Encephalitis mitunter ausheilen kann. A. Wimmer (Kopenhagen).

S. Laache (N): Om pseudomeningitiske (og meningitiske) tilstande und udgang i helbredelse. (Ibid. 1906, No. 2.)

Beschreibung der pseudomeningitischen Zustandsbilder an der Hand von sechs Fällen mit Heilung. Als Ursachen einer Pseudomeningitis erwähnt Verf. die infektiösen und febrilen Krankheiten, die cerebralen Zirkulationsstörungen, die rein funktionellen Störungen. A. Wimmer (Kopenhagen).

Rud. Fabingi: Ueber die syphilitische Erkrankung der Basilararterien des Gehirns.
(Deutsche Zeitschrift für Nervenheilkunde, Bd. 30, H. 1 u. 2.)

Die Syphilis kann alle drei Schichten der Arterienwand ergreifen, am meisten verschont sie die mittlere Schrift. Sie verursacht in der Intima hauptsächlich eine intensive Proliferation, die zur Obliteration führen kann; in der am wenigsten angegriffenen Media und in der Adventitia erzeugt sie aber diffuse Entzündungen und umschriebene miliare Herde, bei welchen Veränderungen auch Riesenzellen vorkommen, welche als spezifische Produkte der Syphilis anzusehen sind. Die Entzündung der verschiedenen Schichten ist voneinander mehr oder minder unabhängig, besonders die der Intima von der Adventitia und umgekehrt, während die der Media mit der Entzündung der Adventitia im Zusammenhange zu stehen scheint.

In den späteren Stadien des Prozesses wird das Gewebe aller drei Schichten durch Granulationsgewebe ersetzt, uur die Membrana fenestrata widersteht allen pathologischen Einwirkungen.

Dem Verhalten des elastischen Gewebes bei der syphilitischen Erkrankung ist keine grössere Bedeutung zuzuschreiben, da dieselben Veränderungen auch bei anderen Erkrankungen der Intima auftreten. Die Neubildung des elastischen Gewebes steht im Sinne der Heubner'schen Hypothese mit dem Stillstande des Prozesses im Zusammenhange.

An der Erkrankung nehmen Arterien aller Grössen, von den kleinsten bis zu den grössten, teil. Kalberlah.

Erwin Niessl Mayendorf: Ein Abscess im linken Schläfenlappen (als Beitrag zur Lehre von der Lokalisation der Seelenblindheit und Alexie).

(Deutsche Zeitschrift für Nervenheilkunde, Bd. 29, H. 5 u. 6.)

Anatomische Untersuchung eines Falles von Worttaubheit und kompletter Wortblindheit, wobei der linke Gyrus angularis mit den angrenzenden Hirnpartien, der linke Hinterhauptslappen und die dazwischen liegenden Regionen von der Erkrankung (Abscess) vollkommen freigeblieben waren. Es ergibt sich für den Verfasser der Schluss, das Symptom der Wortblindheit in einer Unterbrechung von Bahnen zu suchen, welche aus den subkorticalen Ganglien zur corticalen Sehsphäre führen, und zwar soll es sich in dem angeführten Falle um eine subkorticale Läsion des dorsalen Sehstrahlenbündels unmittelbar vor dessen Eintritt in den äusseren Kniehöcker handeln. Kalberlah.

Max Mann: Otitischer Hirnabscess im linken Schläfenlappen mit einer seltenen Form von Sprachstörung.

(D. Archiv f. klin. Med. Bd. 85, S. 96 ff. 1905)

Kasuistik. Auffallend war bei dem Fall, dass die Patientin manche Namen von Personen und Gegenständen erst finden konnte, wenn sie sie in die Luft schrieb. G. Liebermeister.

A. Fuchs: Neurologische Kasuistik: I. Ein Fall von sogenannter periodischer Extremitätenlähmung (s. Myoplegia u. Myatonia periodica), II. Neubewegungen bei intaktem Nervensystem.

(Wiener klin. Rundschau 1905, No. 10—12)

I. Pat., 36 Jahre alt, bekommt seit seinem 15. Lebensjahr in unregelmässigen Zwischenräumen Anfälle, in denen er unfähig ist, die Gliedmassen zu bewegen. Die Anfälle dauern $^1/_2$—3 Stunden, treten meist bei Nacht auf, Schmerzen bestehen nicht. Während des Anfalls Aufhebung der tiefen Reflexe und der musculären elektrischen Erregbarkeit, Veränderung des Herzspitzenstosses. Harn und Blut ohne besonderes. Der Fall schliesst sich den wenigen bisher bekannten des gleichen Leidens an.

II. Zwei den bekannten Beobachtungen von Damsch, Fragstein u. a. analoge Fälle, intra vitam beobachtet. M. Lewandowski.

A. Fuchs: Die Diagnose des Hypophysentumors.

(Jahrbücher für Psychiatrie u. Neurologie XXVI.)

Die Lage der Hypophyse in der Sella turcica bedingt es wahrscheinlich, dass die Allgemeinsymptome des endocraniellen Tumors gerade bei den Hypophysistumoren sehr gering sein können. Der Schwindel fehlt fast immer, Kopfschmerz und Erbrechen nur gering. Ob die bitemporale Hemianopsie ein Lokalsymptom darstellt, hält Verf. mit Schnabel für zweifelhaft. Für die Früh-Diagnose der Akromegalie weist Verf. auf das von Graves hervorgehobene Auseinanderweichen der Zähne hin. Nach Besprechung einiger akromegalischer Symptome im Anschluss an Sternberg u. a. erläutert dann der Verf. noch die Bedeutung des Röntgenverfahrens für die Diagnose des Hypophysistumors, und die gelegentlich auftretenden psychischen Anomalien.

M. Lewandowski.

Druck der Anhaltischen Buchdruckerei Gutenberg, e. G. m. b. H., in Dessau.

CENTRALBLATT
für
Nervenheilkunde und Psychiatrie.

Herausgegeben im Verein mit zahlreichen Fachmännern des In- und Auslandes
von
Professor **Dr. Robert Gaupp** in Tübingen.

Erscheint am 1. und 15. jeden Monats im Umfang von 2—3 Bogen. Preis des Jahrganges Mk. 24.
Zu beziehen durch alle Buchhandlungen und Postanstalten.

Verlag von **Vogel & Kreienbrink**, Berlin W. 30 und Leipzig.

XXX. Jahrgang. **1. Juni 1907.** Neue Folge. XVIII. Bd.

I. Originalien.

(Aus der psychiatrischen Universitätsklinik in Zürich.)

Ueber die Bedeutung sexueller Jugendtraumen für die Symptomatologie der Dementia praecox.

(Nach einem Vortrag, gehalten auf der Jahresversammlung des deutschen Vereins für Psychiatrie in Frankfurt am 27. April 1907.)

Von Dr. med. **Karl Abraham**, I. Assistenzarzt.

Den Symptomen der Hysterie liegen nach Freud's Theorie gefühlsbetonte Reminiscenzen zugrunde, welche in erster Linie dem Gebiet der Sexualität angehören und sich bis in die frühe Kindheit des Individuums zurückverfolgen lassen. Unerfüllte Wünsche und unlustbetonte Erlebnisse, welche dem Selbstbewusstsein unerträglich sind, werden aus dem Bewusstsein verdrängt. Sie wirken aber im Unbewussten fort und können unter besonderen Umständen später als hysterische Symptome aus dem Unbewussten wieder auftauchen. Die Mechanismen dieser psychischen Vorgänge — der Verdrängung und der Conversion in hysterische Symptome — sind uns ebenfalls durch Freud's Forschungen bekannt geworden. Neuere Untersuchungen — ich verweise u. a. auf die Veröffentlichungen von Bleuler[1]) und Jung[2]) — haben gezeigt, dass die Freud'schen Theorien

[1]) Bleuler: Freud'sche Mechanismen in der Symptomatologie von Psychosen. Psychiatr.-neurolog. Wochenschr. 1906.

[2]) Jung: Die Psychologie der Dementia praecox. Halle 1907.

auch für die Auffassung der Dementia praecox ausserordentlich fruchtbar sind, dass wir in den Symptomen der Dementia praecox das gleiche Material verarbeitet finden wie bei der Hysterie, dass hier wie dort die Sexualität eine dominierende Rolle spielt und dass hier wie dort die gleichen psychischen Mechanismen wirksam sind. Es bestehen also weitgehende Analogien zwischen Hysterie und Dementia praecox. Es schien mir nun von grossem Interesse, festzustellen, ob die infantile Sexualität des Individuums in den Symptomen einer späteren Dementia praecox in der gleichen Art zum Ausdruck komme, wie Freud es für die Hysterie erwiesen hat, ob die Analogie zwischen den beiden Krankheiten sich auch auf dieses Gebiet erstrecke. Die Vermutung, dass dem so sei, hat sich mir in einer Reihe von Fällen bestätigt. Ich teile zunächst aus einer meiner Krankengeschichten mit, was zum Thema von Interesse ist.

Im väterlichen Hause der Patientin, welche jetzt 57 Jahre alt ist, wurde mit den Kindern ein noch unerwachsener Bruder der Mutter, also ein Onkel der Patientin, erzogen. Er wurde vom Vater der Patientin öfter bestraft und lief deshalb eines Tages davon. Nach Jahren kehrte er zurück, drohte mit Rache für die frühere schlechte Behandlung und trieb sich in den Wirtshäusern der Umgegend herum. Einmal nahm er die damals 10 jährige Patientin mit sich in die Scheuer und vergewaltigte sie. Er drohte ihr, wenn sie den Eltern davon erzähle, werde er das Haus anzünden. Da der Onkel oft betrunken und auch gegen den Bruder der Patientin sehr roh war, fürchtete sie, er könne die Drohung ausführen. Sie verriet daher von dem Vorgefallenen nichts und war dem Onkel noch mehrmals zu Willen. Der Onkel verschwand nach einiger Zeit wieder, das Mädchen verschloss aber das Erlebte auch weiter in sich. Einige Zeit nach dem Attentat hatte sie oft Sensationen an den Genitalien, welche denen beim Attentat des Onkels ähnlich waren und die Patientin zur Masturbation veranlassten. Weiterhin bekam sie ein Gefühl der Unsicherheit: es war ihr, als wüssten alle Leute von dem, was vorgegangen war und verachteten sie deshalb. Auf der Strasse kam es ihr immer vor, als lachten die Leute über sie; wenn sie daherkam, erwiderten die Leute ihren Gruss nicht und sprachen über sie. Sie selbst sagt, sie sei nach dem Attentat des Onkels „finster und verrückt" geworden. Lange Zeit war sie sehr deprimiert und beschäftigte sich mit Selbstmordplänen. Sie blieb ihr Leben lang scheu und eingezogen. Sie litt ferner über viele Jahre an nächtlichen Visionen, besonders sah sie die Scheuer brennen. Diese Vision ist offenbar zwiefach determiniert: der Onkel hatte mit Feueranlegen gedroht und hatte sie in der Scheuer missbraucht. Daneben hatte sie schreckliche Träume. Einmal kam ein Schwarm von Nachteulen; die Tiere sahen sie scharf an, flogen zu ihr, rissen ihr Decke und Hemd fort und schrieen: schäm' dich, du bist ja nackt! Offenbar ist dies eine Reminiscenz an das Attentat. In späterer Zeit sah sie im wachen Zustande die Hölle. Die Scenen, die sie hier sah, waren stark sexuell gefärbt. Sie sah „verwandelte Geschöpfe", halb Tiere, halb Menschen, wie Schlangen, Tiger, Eulen. Es kamen auch Trunkenbolde, die verwandelten sich in Tiger und gingen auf die weiblichen Tiere los. Auch hier wieder eine Erinnerung an den trinkenden Onkel. Hinter dem Angstaffekt verbirgt sich wahrscheinlich der Wunsch nach sexueller Befriedigung. Die Patientin hat im Laufe ihres Lebens sehr wenig Erfreuliches erlebt, dagegen viel mit ihrer Familie durchmachen müssen und hat oft Not gelitten. Mit 37 Jahren hatte sie eine besonders böse Zeit. Da hörte sie die Stimme eines anderen Onkels. Der war ihr von Jugend an sympathisch gewesen; er lebte in unglücklicher Ehe. Zuneigung und Mitleid fesselten sie besonders an diesen Onkel, der ihr zugleich in allem der Gegensatz des bösen Onkels war. Zu der Zeit, als sie die Stimme hörte, war dieser gute Onkel bereits gestorben. Seine Stimme kam vom Himmel, sie war eine Engelsstimme. Die Stimme verbot der Patientin den Selbstmord und weissagte ihr, sie werde alle ihre Geschwister überleben, das Heimwesen erben, einen Nachbarssohn heiraten und zwei Kinder bekommen. Diese Hallucination begreift eine klare Wunscherfüllung in sich, wie sie nach Freud's Forschungen im Traume vor sich geht, hier allerdings meistens in mehr verschleierter Form. Diese Hallucination im 37. Jahre ist einfach eine Lebensbejahung, sie will sagen: du brauchst noch nicht alle Hoffnung aufzugeben. Die Hoffnung hat sich aber nicht erfüllt. Vor einigen Jahren hat ein Schwindler die Patientin um ihr kleines Vermögen gebracht. Sie war nur noch beschränkt erwerbsfähig, musste aus öffentlichen Mitteln unterstützt werden und führte ein kümmerliches Dasein. So trat wieder eine starke Depression ein. Die nun 57jährige Kranke hat vom Leben nicht mehr viel zu erwarten. Wieder traten Selbstmordpläne auf. Und wieder kamen Hallucinationen. Dieses Mal aber ertönte die Stimme aus der Hölle, und war die Stimme des bösen Onkels. Sie machte der Kranken Angst vor der Zukunft und riet ihr den Selbstmord an. Wegen dieses Depressionszustandes ist sie in die Anstalt gekommen.

Soweit die uns hier interessierenden Züge aus der Krankengeschichte. In diesem Falle ist es ausserordentlich klar, dass ein mit starkem Affekt verbundenes Erlebnis aus der Kindheit, also ein Trauma der Vorpubertätszeit im Sinne Freud's, den Halluzinationen und Wahnideen der Patientin einen ganz bestimmten Inhalt gegeben hat. Der Eindruck dieses Erlebnisses auf die kindliche Psyche wirkt noch jetzt, im 57. Lebensjahre der Pat., bestimmend auf die Symptome der Psychose. Damit soll nun keineswegs behauptet sein, dass die Person ohne dies sexuelle Trauma geistig gesund geblieben wäre, schon mit Rücksicht darauf, dass zwei Geschwister der Kranken ebenfalls an Dementia praecox gelitten haben. Auch erleidet ja noch manches Kind in seiner Jugend ein ähnliches Trauma und wird dennoch nicht geisteskrank. Wir halten vorläufig fest, dass in diesem Falle die manifesten Zeichen der Psychose sehr rasch nach einem sexuellen Trauma aufgetreten sind. Ich teile zunächst weitere Beobachtungen mit und werde später auf die Bedeutung des sexuellen Traumas zurückkommen.

Eine andere Patientin wurde mit 9 Jahren von einem Nachbar in den Wald gelockt. Er versuchte, sie zu vergewaltigen, es gelang ihr aber noch, sich zu befreien. Sie erzählte daheim nichts von dem Vorfall. Damals überstand sie den Schrecken ohne bemerkbare Folgen. Erst als mit dem Auftreten der ersten Menstruation ihre Phantasie sich mehr mit sexuellen Dingen beschäftigte, musste sie viel an das Erlebnis denken. Sie selbst sagt: ich durchlebte es immer wieder. Doch wurde sie allmählich wieder heiter und lebenslustig. Mit 23 Jahren wollte sie heiraten; der Vater hintertrieb aber die Heirat aus egoistischen Gründen. Die Patientin befand sich in starker sexueller Erregung. Als sie nun den Geliebten nicht heiraten durfte, bekam sie, zum ersten Male in ihrem Leben, einen Anfall. Sie schrie auf und schnaufte heftig, ohne das Bewusstsein zu verlieren. Die Analyse ergab, dass die Patientin damals in den Reben arbeitete. Sie ging gegen das Haus ihres Geliebten zu und war voller Erwartung, ob sie ihn etwa sehen würde. Dabei musste sie plötzlich tief atmen, und nun gab es den ersten Anfall. Als ich mit vorsichtigen Fragen etwas auf die Anfälle einging, gab die Patientin an, sie spüre, dass die Anfälle mit dem Attentat des Nachbarn zusammenhingen. Es ergab sich, dass dieser so furchtbar geschnauft hatte, während die Patientin unter Angstschreien von ihm loszukommen versucht hatte. Daher das Schreien und Schnaufen. Die starke sexuelle Erregung im 23. Lebensjahre rief die Erinnerung an das erste sexuelle Erlebnis der Patientin wieder wach. Die Anfällle sind nur als ein Ausdruck des Wunsches nach sexueller Befriedigung zu betrachten. Die Kranke träumt sich gewissermassen in diejenige sexuelle Situation zurück, die ihr in der Kindheit einen starken Eindruck hinterlassen hatte. Der Anfall will sagen: das Unbewusste der Patientin wäre froh, wenn jetzt nur ein Mann käme und sie in eine solche Situation versetzte. Nachdem die Anfälle eine Zeit lang sich oft wiederholt hatten, setzten sie Jahre lang aus. Mit 33 Jahren wurde der Patientin abermals ein Heiratsplan zunichte, während kurz darauf ihr jüngerer Bruder heiraten konnte. Als Reaktion darauf gab es nun wieder Anfälle nach Art der früheren. Zugleich bildete sich ein Verfolgungswahn gegen die Frau des Bruders aus, in den nach und nach immer mehr Leute einbezogen wurden. Die Bemerkungen, die sie von den Leuten zu hören glaubt, beziehen sich alle darauf, dass sie nicht geheiratet hat. Sie war von Anfällen wieder Jahre lang frei. In ihrer Phantasie beschäftigte sie sich beständig mit Heiratsplänen, auch noch in vorgeschrittenem Alter. Wegen ihrer sexuellen Erregung suchte sie sogar ärztliche Hilfe. Vor Kurzem haben ihr nun äussere Verhältnisse die letzten Zukunftsaussichten geraubt, und daraufhin gab es wieder Anfälle. Wegen ihrer gleichzeitigen heftigen Erregungsausbrüche gegen ihre vermeintlichen Verfolger musste die jetzt 43 jährige Person in die Anstalt gebracht werden.

Die Anfälle waren hysterischen durchaus ähnlich; die Diagnose der Dementia praecox war aber aus vielerlei Gründen, auf die ich hier leider nicht eingehen kann, durchaus sicher. Auch in diesem Falle, wie in dem zuerst mitgeteilten, besteht ein Zusammenhang zwischen sexuellem Trauma und Symptomen der Psychose. Nur sind in dem zweiten Falle die Symptome erst längere Jahre nach dem Erlebnis aufgetreten. Auslösend wirkte ein Erlebnis, das mit dem Attentat das sexuell Erregende gemeinsam hatte. Während im ersten Falle der Anschluss ein unmittelbarer war, bildet hier ein Analogiefall das auslösende Moment. Ich habe Gelegenheit gehabt, noch andere Fälle mit der einen oder der anderen Verlaufsart zu beobachten. Ich erwähne nur kurz den Fall einer Frau, die seit der frühen Jugend beständig unter den sexuellen Nachstellungen ihres Vaters und ihres älteren Bruders zu leiden hatte. Als sie erwachsen war, liess sie sich von einem Manne verführen und heiratete ihn später. Er stiess sie durch rohe Behandlung ab, sodass die Frau von einer tiefen Abneigung ergriffen wurde. Während der ersten Gravidität kam die Psychose zum Ausbruch. Während derselben wurde sie von Visionen geängstigt. Ein Stier, der dem Vater ähnlich war, kam drohend auf sie zu, andre Male sah sie den Teufel mit den Zügen ihres Mannes; er trug einen Speer, mit dem er nach ihr stach. Wer die Symbolik der Träume kennt, wird über die Bedeutung dieser Vision nicht im Zweifel sein. Die Ideengänge dieser Patientin bewegten sich ganz und gar in dieser durchsichtigen Sexualsymbolik. Die Roheit und Rücksichtslosigkeit des Mannes rief in ihr die Erinnerung an die analogen Eigenschaften ihres Vaters wach, und in der Psychose kam beides wie erwähnt zum Ausdruck.

Freud hat ursprünglich gelehrt, dass jede Hysterie ihren Ausgang von einem psychosexuellen Trauma der Vorpubertätszeit nehme. Er hat diese Lehre neuerdings modifiziert.[1]) Er legt jetzt das Hauptgewicht auf die Art, wie ein Individuum vermöge seiner angeborenen Veranlagung auf sexuelle Eindrücke reagiert. Bei Personen, welche später an Hysterie erkranken, finden sich in der Jugend Zeichen einer abnormen Sexualität. Die letzte Wurzel der Hysterie liegt also auch jetzt in der infantilen Sexualität; nur ist das Trauma keine Conditio sine qua non und hat eine mehr sekundäre Bedeutung. Meine Erfahrungen bei der Dementia praecox sprechen nun in dem nämlichen Sinne, wenngleich ich erst eine verhältnismässig kleine Anzahl von Fällen in dieser Hinsicht analysieren konnte. Ein Teil dieser Fälle weist ein sexuelles Trauma auf, wie die mitgeteilten. Andere dagegen lassen Abnormitäten der Sexualität in der Kindheit erkennen, ohne dass ein schwerer Eingriff von aussen stattgefunden hat. Die abnorme Sexualität dieser Patienten kommt, wie es mir nach den bisherigen Erfahrungen scheint, ausser in vorzeitigem Auftreten der Libido in einer krankhaften Phantasie zum Ausdruck, welche sich vorzeitig und in solchem Grade mit sexuellen Dingen beschäftigt, dass diese die übrigen Bewusstseinsinhalte beiseite schieben. Bricht im späteren Leben eine Dementia praecox aus, so gewinnt diese Phantasie vollends Oberhand. Ich möchte diese Anschauung mit einem prägnanten Beispiel belegen.

Ein Knabe wird schon in früher Jugend durch den Anblick weiblicher Personen erregt und bietet auch sonst Zeichen sexueller Frühreife. Eine erwachsene Schwester, die ihn sehr zärtlich liebt, betet er förmlich an. Diese Schwester bildet den Mittelpunkt der späteren Psychose. Der Patient, der jetzt 24 Jahre alt ist, erzählt nach anfänglichen starken Sperrungen schliesslich mit grosser Lebhaftigkeit eine Scene aus seiner Kindheit. Eines Morgens kam die Schwester, die ihn durch ihre üppige Gestalt sehr anzog, zu ihm ins Schlafzimmer und umarmte ihn zärtlich. Sie starb kurze Zeit darauf, Patient bewahrte ihr aber auch nach ihrem Tode seine schwärmerische Liebe. Er war

[1]) Kl. Schriften zur Neurosenlehre. 1906. S. 225 f.

damals 10 Jahre alt. Von der Pubertätszeit an kam er in der Schule nicht mehr vorwärts, konnte auch keinen Beruf erlernen und bietet seither die ausgesprochenen Erscheinungen der Katatonie dar. Aus dem sehr komplizierten Krankheitsbilde seien nur einige Züge erwähnt. In den Gesichtshallucinationen des Patienten spielt die Schwester die Hauptrolle. Sie erscheint ihm z. B. als Christus, weshalb er sie auch als das Christusmädchen bezeichnet — nebenbei ein schöner Beleg dafür, wie religiöse und sexuelle Ekstase in psychopathischen Zuständen nahe bei einander wohnen. Oder der Patient sieht, wie ein sehr schöner Jüngling in den Besitz einer schönen Jungfrau zu gelangen sucht. Es sind Apollo und Diana; diese sind ja im griechischen Mythus Geschwister. Die Diana hat die Züge der verstorbenen Schwester, während Apollo dem Patienten selbst gleicht.

So wird in diesen und vielen anderen Halluzinationen des Patienten die sexuelle Attraktion, welche die Schwester auf den Patienten in seiner Kindheit ausgeübt hat, abgebildet, und die sexuelle Vereinigung als vollzogen dargestellt. Wir wissen aus Freud's Traumforschungen, wie in den Träumen der Erwachsenen infantile Wünsche wiederkehren. Das Gleiche gilt für die Halluzinationen der Dementia praecox.

Bei einer hebephrenen Patientin mit Wahnideen, deren sexuelle Natur auf der Hand liegt, konnte ich deren Wurzel in einem Erlebnis aus dem 6. Lebensjahre finden. Damals hatte sie beobachten können, wie bei ihrer Mutter die Periode eintrat. Dieser Eindruck hatte von da ab ihre Phantasie beständig beschäftigt.

Leider kann ich in Rücksicht auf die begrenzte Zeit nur diese Fragmente aus Krankengeschichten geben.

Es bleibt fraglich, ob die vorhin angenommene abnorme Phantasie schon eine Früherscheinung der Dementia praecox ist, oder ob eine im späteren Alter ausbrechende Dementia praecox die infantilen Sexualphantasien und -erlebnisse nur ausnutzt. Ich halte aber jedenfalls die individuelle Veranlagung durchaus für das Primäre. Erlebnisse sexueller Art, seien es solche vom wirklichen Werte eines Traumas, seien es weniger heftige Eindrücke auf die kindliche Sexualität, bilden nicht die Ursache der Krankheit, sondern sie determinieren die Symptome der Krankheit. Sie sind nicht die Ursache, dass Wahnideen und Halluzinationen auftreten, sondern sie geben diesen einen individuellen Inhalt. Sie sind nicht schuld am Auftreten von Wort- und Haltungsstereotypien, sondern bedingen nur deren Erscheinungsform im einzelnen Krankheitsfall. Ob jede Dementia praecox infantil-sexuelles Material enthält, oder ob dies nur für einen beschränkten Teil der Fälle zutrifft, wird schwer zu entscheiden sein. Die Nachforschungen in dieser Hinsicht sind schwierig und scheitern nicht selten gänzlich.

In den verschiedenen Fällen, welche ich als Beispiele angeführt habe und in einer Reihe von andern Fällen konnte ich feststellen, dass die Kranken das sexuelle Erlebnis in der Kindheit und auch später in sich verschlossen hatten. Breuer und Freud haben in den Studien über Hysterie der gleichen Tatsache bei Hysterischen eine grosse Bedeutung beigelegt. Das spätere „Abreagieren“ der ins Unbewusste verdrängten Erinnerungen haben sie zur Grundlage der psychoanalytischen Behandlung der Hysterie gemacht. Ich möchte hier nur beiläufig bemerken, dass eine ganze Anzahl von Patienten einen Wahn der Versündigung daran knüpften, dass sie in der Jugend nicht aufrichtig gewesen seien und ihren Angehörigen von dem Erlebnis nichts mitgeteilt hätten. Auf die psychische Wirkung des Abreagierens bei der Dementia praecox kann ich leider an dieser Stelle nicht eingehen.

Die Form, unter der die sexuellen Vorstellungskomplexe in der Dementia praecox auftreten, ist vorwiegend symbolisch. Der Bildung einer Symbolik sind alle die Zustände besonders günstig, welche mit einer Störung der Aufmerksamkeit einhergehen. Dass bei der Dementia praecox die Aufmerksamkeitsstörung von grundlegender Bedeutung ist, haben die neueren Forschungen erwiesen. Ganz das Gleiche trifft für die Neurosen und für unsere Träume zu, und auch hier finden wir die gleiche Neigung zum Symbolisieren. Die Bedeutung des Infantilen im Traum und in der Hysterie ist durch Freud's Arbeiten nachgewiesen worden. Wir haben uns davon überzeugt, dass ganz Aehnliches für die Dementia praecox gilt. Damit haben wir eine neue Analogie zwischen Traum, Hysterie und Dementia praecox kennen gelernt.

Am Schlusse möchte ich dem Einwand begegnen, den Patienten seien die Erzählungen von sexuellen Erlebnissen suggeriert worden. Bei der Untersuchung wurde alles Suggestive streng vermieden. In verschiedenen Fällen trugen die Patienten mir ihre Berichte darüber förmlich entgegen. Die Möglichkeit, dass Geisteskranke ihre jetzigen sexuellen Phantasien in die Kindheit zurückverlegen, ist freilich zuzugeben. In keinem der Fälle, die ich meinen Mitteilungen zugrunde gelegt habe, besteht aber ein begründeter Verdacht in dieser Richtung. Uebrigens haben wir ja bei einer Dementia praecox Mittel genug, um wahnhafte und tatsächliche Berichte voneinander unterscheiden zu können.

Aus der Analyse der Symptome der Dementia praecox ersehen wir, dass in der Psychologie dieser Krankheit dem infantilen Vorstellungsmaterial und der Sexualität die gleiche Bedeutung zukommt wie in der Hysterie und im Traum. Die psychologische Erforschung der Dementia praecox wird daher auf die Freud'schen Lehren zurückgehen müssen. Aus ihnen kann sie eine mächtige Förderung erfahren.

Einige Bemerkungen zur Untersuchung der Ganglienzellen in frischem Zustand.

Von Dr. **Ch. de Montet**, Assistenzarzt an der Kant. Irrenanstalt Münsterlingen, Thurgau.

Eine unzweifelhaft vorzügliche Methode zur Untersuchung der Ganglienzellen unter möglichst natürlichen Bedingungen ist diejenige in frischem Zustand, ohne vorherige Fixation, weder durch Wärme noch durch Chemikalien. Wir glauben, dass diese mit Unrecht sozusagen ganz verlassen worden ist. Freilich kann man dadurch keine sehr dauerhaften Präparate (trotz Umrandung) erzielen, und wenn man grössere Gebiete durchuntersuchen will, muss man rasch arbeiten und das Stück, von dem man Proben entnimmt, kühl halten. Dafür ist in den zahlreichen Fällen, wo man die Präparate nicht aufbewahren will, und wo es nur auf einzelne Stellen ankommt, der Vorteil gegeben, innerhalb weniger Minuten über den Zustand der Zellen im Klaren zu sein.

Unter den Farbstoffen, die schon seit langer Zeit zur vitalen Färbung benutzt werden, eignet sich am besten das Neutralrot, und zwar in physiologischer Kochsalzlösung. Neben der schönen Kernfärbung erzielt man eine nicht minder vorzügliche Tingierung der Nissl-Schollen. Am besten gelingt letztere, wenn man diese „physiologische" Farblösung auf 30—40° erwärmt. Die Schollen sind dann z. B. in den grossen motorischen Zellen oft sehr weit (bis 5 Zelldurchmesser) in die Fortsätze hineingefärbt. Die achromatische Substanz ist leicht rosa, der Kern hebt sich etwas dunkler ab, der Nucleolus ist intensiv rot wie die Nisslkörner. Ist Pigment vorhanden, so ist es im frischen Präparat reichlicher, gleichsam kompakter und nimmt einen grössern Raum der Zelle ein, als auf den Kontrollschnitten nach Einbettung. Im Protoplasma, zwischen den Nissl-Schollen sind feine Granula sichtbar, die wahrscheinlich der von W. Lobenhoffer neuerdings eingehend beschriebenen Körnelung entsprechen.

Will man brauchbare Bilder erhalten, so muss man sich die Fertigkeit aneignen, das zu untersuchende Partikelchen in einem Zuge dünn und gleichmässig auf den Objektträger auszustreichen. Man erleichtert sich das, wenn man vorerst mit sehr scharfem Doppelmesser sich eine feine Lamelle aus der zu untersuchenden Stelle schneidet und diese dann ausstreicht. Der Objektträger muss gross sein und wird am besten leicht erwärmt, worauf man die temperierte Farblösung sorgfältig auftropft. Nach einer Minute wird das Deckglas aufgelegt. Natürlich verändert sich bei jedem Ausstrich die gegenseitige Lage der mikroskopischen Bestandteile, doch kommt es häufig auf diese Lage nicht an. Die Form der Zelle bleibt sehr schön erhalten. Wir haben nach vielen Versuchen die Ueberzeugung erlangt, dass letztere durch stärkere Variationen der Temperatur und des osmotischen Drucks ungleich mehr leidet als unter der mechanischen Manipulation des Ausstreichens. Gefrierschneiden ohne vorangehende Formolhärtung (letztere wollen wir ja gerade vermeiden, zum Teil schon, weil die Neutralrotfärbung nachher schlecht ausfällt) schädigt die Zellen natürlich viel zu sehr. Die Zelle wird rundlich, pyknotisch, die Nissl-Schollen scheinen näher zusammenzutreten und leicht zu quellen.

Diese Methode macht natürlich nicht den Anspruch, allen Anforderungen zu genügen, noch weniger das Mikrotomschneiden irgendwie einzuschränken. Wir glauben aber, dass sie bei richtiger Ausführung die natürlichsten Bilder gibt und dass von einer solchen quasi vitalen Färbung für das experimentelle Studium der Alterationen im Zellbild durch die verschiedensten äusseren Agentien (Schwankungen des osmotischen Druckes, der Temperatur oder anderer Veränderungen der Lebensbedingungen der Zelle) am ehesten noch Aufschlüsse zu erwarten sind. Wir werden auf diesbezügliche Versuche ein anderes Mal zu sprechen kommen. Für eine rasche Orientierung eignet sich dieses Verfahren ganz besonders; als neu soll es nicht gelten, ist aber in dieser Ausführung äusserst empfehlenswert.

In unsern ungemein zahlreichen Ausstrichpräparaten, wo offenbar die Zellen von allen Seiten sich präsentieren, waren stets die Nissl-Schollen deutlich vorhanden, eine Tatsache, welche der schon mehrfach widerlegten, scheinbar aber noch nicht völlig extirpierten Auffassung, dass die Nissl-Schollen als Knotenpunkte der Neurofibrillen nur auf Rückenmarksquerschnitten und nicht auf Längsschnitten zu sehen seien, endgültig den Boden nehmen sollte. Nicht minder unhaltbar wird hierdurch die bisweilen wieder auftauchende Anschauung, dass sie erst postmortal durch Gerinnung entstehen sollen, indem die noch lebenden Tieren entnommenen Ganglienzellen, bei Körpertemperatur in physiologischer Lösung gefärbt, die schönsten Schollen zeigen.

II. Bibliographie.

Ernst Siefert: Ueber die Geistesstörungen in der Strafhaft mit Ausschluss der Psychosen der Untersuchungshaft und der Haftpsychosen der Weiber. 1907. Halle; Verlag von Karl Marbold. 233 Seiten. Preis Mk. 5,—.

Der Verfasser hat während seiner Tätigkeit als leitender Arzt der Beobachtungsabteilung für geisteskranke Gefangene zu Halle eine lückenlose Serie von 83 Sträflingen, die als geisteskrank aus dem Strafvollzug in die Irrenabteilung überführt wurden, psychiatrisch untersucht und gibt seine Wahrnehmungen in mehr oder weniger anschaulichen Krankengeschichten wieder. Ausser diesen 83 schildert er noch vier andere Kranke, deren Erscheinungen geeignet waren, auch auf die übrigen Fälle Licht zu verbreiten.

Siefert teilt seine 87 Kranken zunächst in zwei grosse Gruppen, die degenerativen Haftpsychosen und die echten Psychosen, jener gehören 54, dieser 33 Fälle an.

A. Die degenerativen Geistesstörungen sind Produkte von Anlage und äusserer Einwirkung, sie stehen in intimstem Zusammenhange mit den Schädlichkeiten der Strafhaft, sind durch Milieuwechsel im höchsten Masse beeinflussbar und treten vorwiegend bei Gewohnheitsverbrechern im dritten Lebensjahrzehnt auf. Die krankhafte Anlage, auf der sich unter dem Einflusse der Haft die Haftpsychosen entwickeln, ist wohl charakterisiert: „Unstetigkeit, Reizbarkeit, autochthone Stimmungsschwankungen, träumerische Phantastik, übergrosse Subjektivität mit Unfähigkeit, bei einschneidenden Vorgängen in der Umgebung den Standpunkt richtiger kritischer Beurteilung einzunehmen, starke Suggestibilität springen als immer wiederkehrende Erscheinung auf psychischem Gebiete sofort ins Auge; Neigung zu Kopfschmerzen, zu migräneartigen Zuständen, zu Unruhe und Angstgefühlen, oft mit Störungen der Herzreaktion verbunden, hypochondrische Beschwerden, leichte Ermüdbarkeit bei psychischen und körperlichen Leistungen, Intoleranz und pathologisches Reagieren gegen Alkohol u. a. m. vervollständigen das Bild nach der allgemeinen nervösen Seite. Ein Element intellektueller Schwäche ist öfters nachzuweisen, aber nur selten intensiver ausgeprägt und selbst dann tritt es in seiner Bedeutung für das Individuum und seine soziale Entwicklung durchaus hinter den affektiven Störungen zurück.“ Die in ungünstigem Milieu aufwachsenden Entarteten scheitern bereits in zartem Kindesalter, die aus genügend geordneten Verhältnissen Stammenden etwas später. Die Schädigungen durch eine unstete, ausschweifende und entbehrungsreiche Lebensführung tragen zu einer Steigerung des Pathologischen bei, „bis nach einer Reihe von Jahren — fast alle Kranken standen im dritten Jahrzehnt ihres Lebens —, oft scheinbar plötzlich, oft durch Vorboten signalisiert, der psychische Zusammenbruch in der Strafhaft erfolgt. Jetzt flammen psychotische Symptomenbilder empor und beleuchten grell die Vergangenheit: Tobsucht, Krampfattacken, deliriöse Verwirrungszustände, psychotische Steigerungen des Grundcharakters, wilde Phantasmen entwickeln sich in unbegrenzter Mannigfaltigkeit und treten mit charakteristisch remittierendem Verlauf wieder zurück, wenn sie noch frisch sind und an Stelle des Strafanstaltsmilieus das ärztliche Anschauen praktisch wirksam wird.“ Bisweilen „freilich bleibt auch das ärztliche Eingreifen wirkungslos, sei es, dass antisoziales Fühlen bereits in excessiv fixierter Form sich ausgeprägt hat oder die spezifischen Schädlichkeiten sehr langer Haft das ganze Denken umnebelt und verschroben haben; sei es, dass phantastische und paranoische Elemente psychotische Gebilde geschaffen haben, die für den Kranken nicht mehr auslösbar sind; sei es, dass intellektuelle Urteilsschwäche, reizbare Subjektivität und paranoische Anlage unkorrigierbare, wahnartige Formenbilder erzeugt haben; sei es, dass plastische Halluzinationen — die bei diesen, zu halluzinatorisch-deliranten Zuständen neigenden Kranken unter dem Einflusse namentlich der Einzelhaft so leicht entstehen — mit anderen pathologischen Elementen einheitlich zusammengeschweisst werden. Es entwickeln sich dann Krankheitsbilder von kompliziertem Gepräge, Imitationen echt psychotischer Prozesse, die oft nur mit Schwierigkeit entwirrt werden können, deren Analysierung als haftpsychotische Entartungszustände aber schliesslich doch gelingt, nachdem man die degenerative Grundlage, die Beziehungen zu einfachen Entartungszuständen, das merkwürdig Schwankende und von äusseren Umständen Abhängige der Erscheinungen, die oft ungeheuerliche Phantastik, die etwas ganz anderes als echter Grössenwahnsinn ist, die merkwürdige Enge persekutorischer Wahnbildungen, die künstliche, oft bewusste Beimischung von irgendwo erlauschten Symptomen erfasst und zu würdigen gelernt hat."

Die 54 Fälle von degenerativer Haftpsychose teilt Siefert in folgende Untergruppen:

1. Hysteriforme Entartungszustände (11 Fälle): einwandsfreie Fälle von schwerer Hysterie mit Krampfanfällen, körperlichen Stigmata, endogenen Verstimmungen, Verwirrtheitszuständen, Ganser'schen Dämmerzuständen usw.

2. Einfache Entartungsformen (11 Fälle): sie unterscheiden sich von der ersten Gruppe dadurch, dass sichere hysterische Stigmata, Krämpfe etc. bei ihnen weder in der Anamnese noch zur Zeit der Beobachtung nachweisbar sind. Bei einigen dieser Fälle führte die „degenerativ antisoziale Charakterveranlagung schwerster und nicht mehr zu bändigender Form" zum ärztlichen Eingreifen; bei den meisten entwickelten sich jedoch stürmischere psychotische Prozesse in Form motorischer Erregung, ängstlicher deliranter Verwirrung, Mutacismus usw.

3. Phantastisch degenerative Formen (9 Fälle): schwer entartete Persönlichkeiten mit krankhaft gesteigerter Einbildungskraft, starker Autosuggestibilität, Neigung zum Schwindeln und Lügen, endogenen Stimmungsschwankungen, hysterischen Stigmaten. Auf diesem Boden entwickeln sich Zustände von Pseudologia phantastica, systematisierte Wahnbildungen aller Art, deliriöse Psychosen.

4. Paranoische Entartungsformen (17 Fälle):

a) Querulierende Formen (6 Fälle): querulatorische Erscheinungen geben dem haftpsychotischen Bilde sein eigentliches Gepräge. Einige der Fälle werden als Querulantenwahn bezeichnet: „Der Querulantenwahnsinn ist keine Erkrankung im eigentlichen Wortsinn, sondern eine künstliche Bildung aus Artung und äusseren Umständen, wie es das freie Leben nur seltener, die Haft umso häufiger und in den wechselndsten Formen hervorbringt.

b) Hallucinatorisch paranoide Formen (11 Fälle): Sinnestäuschungen und Wahnideen der Verfolgung, unterstützt oft durch ein hypochondrisches Element, erzeugen Symptomenbilder, welche eine ausserordentliche Aehnlichkeit mit echt paranoischen Bildungen darbieten und keineswegs ohne weiteres als Haftpsychosen degenerativer Genese imponieren.

5. Haftpsychotische Zustände mit simulierten Symptomen (2 Fälle): bei ihnen erscheint dem Verfasser das Gekünstelte in den haftpsychotischen Symptomenbildern derart pointiert, dass die Annahme bewusster Täuschung unabweisbar sei.

6. Demenzartige Zustände (4 Fälle): Personen mit bereits früh beginnender Verbrecherlaufbahn, die psychotische Zustände in der Anamnese nicht erkennen liessen und die nach ausserordentlich langen Zuchthausstrafen (bis zu 15 Jahren ununterbrochener Dauer) ganz allmählich ein „langsam wechselndes sonderbares Gehaben" annahmen, das schliesslich zu häufiger Auflehnung gegen

die Anstaltsdisziplin führte. Sie weigerten sich, den Gottesdienst zu besuchen, die geforderte Arbeit zu leisten, drängten unausgesetzt auf Entlassung usw. Endlich wurden sie in der Irrenabteilung aufgenommen und bieten hier zwar keine sicheren hebephren-dementen Erscheinungen, machen aber bei verhältnismässig jugendlichem Alter — einer ist erst 35 Jahre alt — einen mehr oder weniger stark schwachsinnigen Eindruck und zeigen ein verschrobenes Benehmen. Nur einer dieser Kranken, von dem ein längerer geschraubter und zum Teil fast unverständlicher Brief wiedergegeben ist, wird mit einigen Worten geschildert als im ganzen komponiert und geordnet, aber schrullenhaft und manieriert, kaum sich um seine Umgebung kümmernd, ausschliesslich beschäftigt mit den höchsten wissenschaftlichen und religiösen Problemen. S. neigt zur Ansicht, dass es sich in diesen Fällen um Kunstprodukte der Strafhaft handle, die sich bei leicht schwachsinnigen zu Phantastik und sentimentaler Phrasenhaftigkeit neigenden Entarteten entwickelten.

Die zweite grosse Gruppe Siefert's sind:

B. Die echten Psychosen mit aus organischen Gründen progressiver Tendenz. Bei ihnen ist „wenig mehr von den innigen Beziehungen zwischen primärer Artung, Verbrechen und geistigen Störungen zu bemerken; da fehlt die einförmige Monotonie, die sich nur notdürftig mit künstlich herangezüchteter symptomatologischer Mannigfaltigkeit umhüllt, da schwindet die Bedeutung des Milieus als psychotische Zustände erzeugender und heilender Faktor". Die echte Psychose entsteht und wächst aus inneren Ursachen, sie ergreift Besitz von der Persönlichkeit, wandelt und zerstört sie nach ihren organisch bestimmten Gesetzen und setzt ein wahrhaft Neues, eine psychotische Persönlichkeit an die Stelle der ursprünglichen und entnimmt nur unbedeutende Züge aus der besonderen Umgebung. Verbrecherisches Handeln und geistiges Gestörtsein sind nicht mehr Zweige eines Stammes, sondern entweder ist das Individuum in eine Psychose verfallen und infolge der dadurch gesetzten Transformierung der Persönlichkeit zu kriminellen Handlungen gekommen oder es ist zwar ein Gewohnheitsverbrecher, aber die Psychose entwickelt sich ohne sichere Beziehung zu der kriminellen Geistesartung, ebenso wie sie auch einen beliebigen freilebenden, nichtkriminellen Menschen befallen hätte. Siefert nimmt noch als dritte Möglichkeit an, dass sich auf organisch-psychotischem Boden ein haftpsychotischer Symptomenkomplex geläufiger Form entwickeln könne, meint aber selbst, dass das nur sehr selten zu beobachten sei.

Die echten Psychosen zerfallen in:

1. Epileptische Formen (3 Fälle): der Epileptiker der Strafhaft unterscheidet sich nicht wesentlich von dem des freien Lebens.

2. Progressive Schwachsinnsformen (4 Fälle): angeborene Schwachsinnszustände, die nach längerem Bestehen eine Verschlimmerung erleiden, die sich klinisch durch eine mehr oder weniger vollständige Transformierung der Persönlichkeit mit Auftreten schwerer psychotischer Reiz- und Ausfallerscheinungen äussert. Sichere kausale Beziehungen zwischen Strafhaft und Progression seien nicht festzustellen (Pfropfhebephrenie Kraepelin's).

3. Hebephrene, katatone und andere chronische Psychosen (22 Fälle): in 16 Fällen glaubt der Verfasser die ganze kriminelle Lebensführung als die Folge der bereits bestehenden geistigen Störung ansehen zu müssen. Als Beweis für diese Anschauung kann er allerdings in vielen Fällen

lediglich den Umstand anführen, dass bei ihnen die Kriminalität erst jenseits des 18. Lebensjahres beginnt, während die von Haus aus entarteten Gewohnheitsverbrecher grundsätzlich früher kriminell werden sollen. Bei den übrigen sechs Fällen, in denen die Kriminalität bereits in früher Jugend beginnt, lässt er die Frage offen, ob die Psychose schon bis in die frühe Kindheit zurückreicht, oder ob es sich vielleicht um entartete Verbrecher handelt, die wie irgend ein Gesunder an einer chronischen Psychose erkrankten.

Als gegen die Haftpsychosen differentialdiagnostisch wichtige Erscheinungen führt Siefert ausser dem hinreichend Bekannten an: die Verbindung von Verfolgungs- und Grössenideen, eine absurde Ausdeutung hypochondrischer Sensationen, generelle Projektion der Wahnbildungen auf die gesamte Umgebung (die Haftpsychosen projizierten nie auf die Mitgefangenen), Selbstbeschuldigungen, physikalischen Erklärungswahn, schweren Affekt mit anhaltender Schlaflosigkeit und drohender Suicidgefahr, Selbstbeschädigung auf Grund hypochondrischer Sensationen, eigentümliche Wortneubildungen u. a. Andererseits spricht nach Ansicht des Verfassers Enge des paranoischen Feldes, seine Beschränktheit auf die unmittelbare Umgebung für das Bestehen einer Haftpsychose. Grossen diagnostischen Wert misst er aber dem Einfluss des Milieuwechsels auf die Aeusserung der Erkrankung bei: „Wird eine Erkrankung, die ihren Symptomen und ihrer Entwickelung nach unbedingt als chronisch fortschreitende betrachtet werden müsste, mit dem Moment korrigiert, wo der Kranke in eine andere Umgebung versetzt wird, so muss mit zwingender Naturnotwendigkeit gefolgert werden, dass nicht ein materieller Krankheitsprozess, sondern das Milieu den psychotischen Zustand erzeugt hat, dass die Psychose eine Haftpsychose ist."

4. Senile Zustände kommen in dem Material der Beobachtungsstation überhaupt nicht vor, trotzdem altersdegenerierte Menschen, vorzugsweise wegen Sittlichkeitsverbrechen in bedauerlich grosser Zahl in den Strafanstalten interniert sind. Auffällig ist es, dass die Haft bei den Senilen keine delirante Erregung auslöst.

5. Alkoholische Formen enthält das Material ebenfalls nicht; auch die alkoholische Hirndegeneration bietet also offenbar nicht eine Grundlage zu haftpsychotischen Störungen (abgesehen vom Delirium tremens, das ja im Anschluss an die Isolierhaft ausserordentlich häufig sich entwickelt).

6. Paralytische Zustände (4 Fälle) sind ebenfalls sehr selten, seltener anscheinend als in der freilebenden Bevölkerung.

Die lückenlose Serie enthält mithin 83 Fälle, von denen 50 haftpsychotische Zustände, 33 Psychosen im engeren Sinne betreffen, d. h. 60 : 40 %, wobei in den 40 % die Epileptiker und schweren Schwachsinnsformen mit enthalten sind (ohne diese würde das Verhältnis 69 : 31 % sein).

An den klinischen Teil seiner Arbeit schliesst Siefert allgemeine Schlussfolgerungen, von denen ich nur das Wichtigste mit einigen Worten hervorhebe.

Die Irrenabteilungen haben sich recht bewährt. Einen grossen Nutzen haben zunächst die Irrenanstalten von ihnen; sie werden durch die Beobachtungsstationen vor einer grossen Zahl von unbequemen Elementen bewahrt. Auch die Kranken selbst ziehen Vorteile aus ihnen; verdächtige Kranke, die früher lange noch im Strafvollzuge zurückgehalten wurden, werden jetzt schneller eliminiert. Besonders wertvoll sind sie aber dem Strafanstaltsarzte, der alle unklaren und der Simulation verdächtigen Gefangenen zur Beobachtung einweisen kann. Einen weiteren Nutzen zieht endlich auch die psychiatrische Wissenschaft aus ihnen, da nur diese Beobachtungsabteilungen dem Irrenarzte die Möglichkeit gewähren, den Verbrecher psychiatrisch erfassen zu lernen.

Freilich sind die Irrenabteilungen noch in keiner Weise vollkommen, sie sind in erster Linie Beobachtungsstationen und nur in beschränktem Masse Heilanstalten. Die Insassen sind zunächst Gefangene und dann erst möglicherweise Kranke. Die Stellung des Arztes ist nach den Schilderungen Sieferts unwürdig; er ist dem Direktor der angegliederten Strafanstalt zwar beigeordnet, in Frage der Sicherheit jedoch untergeordnet. Der Direktor kann ohne, ja selbst gegen den Willen des Arztes, wichtige Eingriffe — Isolierung etc. — vornehmen; über das Anstaltspersonal hat der Arzt keinerlei Disziplinargewalt. Dass es unter diesen Verhältnissen für den Arzt sehr schwierig werden kann, seinen Beruf zu erfüllen, ohne seiner wissenschaftlichen Ueberzeugung dabei Opfer bringen zu müssen, erscheint begreiflich.

Die Frage: was wird aus den Menschen, die auf der Höhe ihres Daseins zum ersten Male psychotisch erkranken? beantwortet Siefert dahin: Dass die Neigung zu ausgesprochen psychotischen Recidiven zurücktreten müsse, sei ihm ziemlich wahrscheinlich, unwahrscheinlich jedoch, dass die Kranken ihre kriminellen Neigungen verlieren. Entweder gingen sie an körperlichen Erkrankungen zugrunde oder es entwickelten sich bei ihnen die als 5. Gruppe der Haftpsychosen geschilderten demenzartigen Zustände. Der Anstaltsarzt des Zuchthauses würde die Lösung der Frage am ersten finden.

Die Feststellung, dass die haftpsychotisch Erkrankten in ihrer überwältigenden Mehrheit gleichzeitig Gewohnheitsverbrecher waren und dass ihre Kriminalität dem gleichen Boden der Degeneration entsprang, wie die Erkrankung, lässt beim Verfasser die Frage auftauchen, „ob nicht etwa überhaupt das gesamte Gewohnheitsverbrechen letzten Endes auf einer schweren degenerativen Veranlagung beruht, die in den verschiedensten Formen psychisch und kriminell sich äussern kann; ob nicht die haftpsychotischen Zustände, statt etwas prinzipiell Eigenartiges darzustellen, einfache Steigerungen der allgemein gegebenen entarteten Grundlage sind, geeignet, unter der Schwelle psychotischer Geschehnisse verlaufende Geistesbildungen zu beleuchten und eine Art Reagens auf die Krankhaftigkeit der grossen Gesamtgruppe darzustellen." Verfasser vertritt diese Anschauung und scheidet infolgedessen scharf zwischen Gelegenheits- oder Milieuverbrecher einerseits und Gewohnheitsverbrecher oder Verbrecher aus krankhafter Anlage andererseits. Die Ansicht, „die Gewohnheitsverbrecher seien Individuen, die oft kaum fassbare Grenzzustände darstellten, in ganz allmählichem Flusse in das Verbrechen überhaupt überleiteten und in zahlreichen Fällen mit der übrigen Verbrecherwelt übereinstimmten", sei vollkommen falsch, ein am grünen Tische gezüchtetes und ohne Kenntnis der Verbrecher geschaffenes Theorem. Wenn man die Akten der psychologisch und sozial bedingten Delikte von den gewohnheitsmässig geübten Verbrechen abscheiden würde, so würde man rasch bemerken, dass damit gleichzeitig eine ziemlich reinliche Abgrenzung auch der Individualitäten erfolgt sei, dass ferner diese Trennung auch mit einem verschiedenen Verhalten in der Haft und einem verschiedenen Reagieren auf die Haft zusammenfalle. Die Gelegenheitsverbrecher seien Opfer der Not, des Rausches, des unüberlegten Handelns, der Verführung, der mangelhaften Erziehung, der Leichtfertigkeit etc.: sie seien zu beeinflussen, zu erziehen, zu bessern und brauchbare Objekte der religiösen Einwirkung. Die Gewohnheitsverbrecher seien entweder intellektuell verödet oder zeigten auf den ersten Blick die Stigmata des degenerierten Habitus. Ihre Straftaten reichten bis in die früheste Jugend zurück und seien masslos, psychologisch unverständig. Die Gewohnheitsverbrecher seien indolent, widerspenstig, querulierend, unzugänglich, unverbesserlich, reizbar, merkwürdig schwankend in ihren Stimmungen, öfters ganz sinnlos gegen die Hausordnung sich auflehnend, ständige Gäste in den Sprechstunden des Arztes, voll zahlreicher hypochondrischer Beschwerden, nervösen Herz-, Verdauungs- und Schlafstörungen in hohem Masse unterworfen, zu phrasenhafter Sentimentalität oder lügenhaften Anschuldigungen neigend, in Zwischenräumen immer wieder Disziplinarstrafen jeden Ast verfallend. Auf dieser pathologischen Veranlagung entwickelten sich die Haftpsychosen, nicht wie allgemein angenommen werde, aus psychologischen Ursachen, sondern als ein Produkt aus eigentümlicher Anlage und den Besonderheiten eines nur für sie wahrhaft schädlichen Milieus. Die Gewohnheitsverbrecher seien demnach Kranke, sie müssten als solche behandelt werden und gehörten in die Hände des Arztes.

Vorläufig sei die Psychiatrie nicht gegen die Vorurteile des Staates, der Kirche, der Philosophie, der Laienwelt und der scholastischen Jurisprudenz gerüstet. Im Gegenteil, anstatt dem Problem des Gewohnheitsverbrechers nachzuspüren, suche sie sich seiner zu entlasten. Das zur Zeit bestehende ungeschriebene Regulativ, nach dem der Psychiater den Erfordernissen der Rechtspflege zu genügen suche, sei schlecht, weil es dem psychotischen Wesen dieser Menschen nicht gerecht werde und es sei die Aufgabe des Arztes, nach neuen Formen zu suchen, in denen er das innerste psychotische Wesen des Verbrechers zu fassen, forens zu beurteilen und dem Richter überzeugend vorzutragen vermöchte.

Zu dem Zwecke fordert der Verfasser von dem Psychiater das Studium der Zwangserziehungszöglinge, der jugendlichen Verbrecher und der erwachsenen Gewohnheitsverbrecher: „Unser vornehmstes Streben muss darauf gerichtet sein, den Gegensatz zwischen Milieu und Gewohnheitsverbrecher rein darzustellen und klar zu machen, dass hier derselbe Gegensatz wie zwischen gesund und krank besteht; dass neben dem geisteskranken Verbrecher und dem gesunden Verbrecher noch eine dritte nicht allzugrosse Gruppe vorhanden ist, die der entarteten Verbrecher, welche im allgemeinen mit der der unverbesserlichen Gewohnheitsverbrecher zusammenfällt; dass diese Gruppe aus Gründen krankhafter Anlage unverbesserlich ist; dass es grausam und falsch ist — gegen das verbrecherische Individuum nicht minder als gegen die Gesellschaft —, sie in der seither üblichen Weise zu behandeln; dass diese Gruppe grundsätzlich mit dem nicht durch Milieuschädlichkeiten erklärbaren jugendlichen Verbrechen zusammenfällt, und dass der erwachsene Gewohnheitsverbrecher, der durch ein schädliches Milieu voll entfaltete Jugendverbrecher ist, dass die Geisteskrankheiten der Haft zum grössten Teil hochgezüchtete Kunstprodukte einer unnatürlichen Behandlungsart sind; und dass die ganze Gruppe — ebenso wie die echten Geisteskranken — in die Hand des Arztes gehört und zwar nicht erst am Ende, sondern von Anfang ihrer Laufbahn an."

Zum Schluss bringt Siefert noch einen literar-historischen Abriss, auf den ich nicht näher einzugehen brauche.

Das wäre der wesentliche Inhalt des Buches.

Was die klinische Beurteilung der Gefängnispsychosen betrifft, so stimmen meine Ansichten mit denen des Verfassers im grossen und ganzen überein. Die Heidelberger Schule ist verhältnismässig spät auf die psychogenen Haftpsychosen aufmerksam geworden. Die Gründe dafür sind in der Eigenart des der Klinik zur Verfügung stehenden Materials zu suchen. Dieses entstammt den Strafanstalten zu Bruchsal, dem polizeilichen Arbeitshause Kislau und nur zum geringeren Teile der Untersuchungshaft. Bruchsal besitzt selbst eine Abteilung für geisteskranke Sträflinge; es liefert der Klinik vorzugsweise chronische Psychosen, da die eigentlichen Haftpsychosen meist noch in der Beobachtungsstation abklingen. Unter den geisteskranken Insassen des polizeilichen Arbeitshauses spielt von vornherein die Dementia praecox-Gruppe die grösste Rolle (ca. 65 % aller in die Irrenanstalt überführten Kranken haben sich durch ihren Verlauf als einwandsfreie Fälle von juvenilen Verblödungsprozessen erwiesen); echte Haftpsychosen mit stürmischen Erscheinungen sind recht selten. Vielleicht liegt das zum Teil daran, dass in Kislau Gemeinschaft durchgeführt wird; der Hauptgrund ist jedoch darin zu suchen, dass die Insassen des Arbeitshauses sich zum grössten Teil aus einfachen Imbecillen und Alkoholikern zusammensetzen, die hysterische Geistesartung hingegen, auf die sich die Haftpsychose mit Vorliebe aufpfropft, verhältnismässig selten ist. Denn der Hysteriker ist der geborene Eigentumsverbrecher, Hochstapler, Schwindler und Betrüger; in die professionellen Bettler- und Landstreicherkreise gerät er nur vorübergehend. Die meisten Haftpsychosen unseres Materials stammten demnach aus der Untersuchungshaft. Auch sie waren nicht so häufig wie wohl in den Grossstädten, welche gerade die Gruppe von Gewohnheitsverbrechern mit Vorliebe aufsucht, bei denen wir den Ausbruch von psychogenen Haftpsychosen besonders häufig beobachten.

Unter diesen Umständen ist es begreiflich, dass die verhältnismässig seltenen Fälle von eigentlichen Gefängnispsychosen sich aus den zahlreichen progredienten Geistesstörungen nicht hervorhoben und es erst einer längeren Beobachtung bedurfte, bis man auf sie aufmerksam wurde und es gelang, sie voneinander zu scheiden.

Siefert ist meiner Ansicht nach in den entgegengesetzten Fehler verfallen. In vielen Fällen hat er die stürmischen Aeusserungen einer progredienten Psychose verkannt und sie als die Erscheinungen einer Haftpsychose im eigentlichen Sinne angesehen.

Als Hauptcharakteristika der Haftpsychose führt der Verfasser an: das Auftreten auf einer angeborenen, krankhaften Anlage, das Schwinden der akuten Symptome nach der Entfernung der ursächlichen Schädlichkeit und endlich die Projektion der Wahnvorstellungen auf die nächste Umgebung. Zweifellos kommt diesen Zeichen — wenn sie in ausgesprochenem Masse hervortreten — eine grosse Bedeutung für die Diagnose der Haftpsychose zu. Siefert scheint mir aber ihren diagnostischen Wert zu hoch einzuschätzen: denn auch die progredienten Psychosen (Dementia praecox-Gruppe) können sich auf dem Boden der angeborenen Entartung entwickeln und zwar geschieht das wohl häufiger als Siefert anzunehmen scheint. Ja nicht nur das, sondern gewisse Symptome, die der Entartung eigentümlich sind, endogene Stimmungsschwankungen, periodische Reizbarkeit, periodische Kopfschmerzen, und Schwindelanfälle usw. können sich mit der erworbenen Psychose kombinieren (Fall 80 der Siefert'schen Fälle z. B., der am 25. XI. 1905 in unserer Klinik landete und den Siefert mit Recht als echte Psychose bezeichnete, ein früherer Zwangszögling und jugendlicher Verbrecher, litt bis zum 8. Jahre an Bettnässen und bis in die Gegenwart an periodisch auftretenden Kopfschmerzen, Schwindel und reizbaren Verstimmungen, welche die progrediente Verblödung in eigentümlicher Weise färben). Gewiss wird man in allen Fällen, wo sich eine Haftpsychose auf dem Boden ausgesprochener hysterischer Entartung entwickelt, zunächst an eine psychogene Geistesstörung denken; man wird aber der häufigen Fälle stets eingedenk bleiben müssen, in denen sich auf eine angeborene psychische Entartung eine progrediente Psychose aufpfropft. Immerhin bleibt der Nachweis eines ausgesprochen degenerativen Bodens eines der sichersten Zeichen für die haftpsychotische Natur der Geistesstörung. Siefert hat aber das Bestehen dieser degenerativen Grundlage in sehr vielen Fällen überhaupt nicht einmal mit einer gewissen Wahrscheinlichkeit nachgewiesen. Vielfach sucht er zwar die Entartung mit der Feststellung zu beweisen, dass der Kranke in früher Jugend kriminell wurde, vielfach ist aber selbst das nicht einmal der Fall.

Auch das Zurücktreten der akuten Störungen nach dem Aufhören der auslösenden Schädlichkeiten ist für die Haftpsychose recht kennzeichnend, aber differentialdiagnostisch nicht entscheidend. Wie man einerseits nicht so selten beobachtet, dass die Haftpsychose durch den Milieuwechsel nicht beeinflusst wird, so ist es andererseits eine durchaus häufige Erscheinung, dass die sinnfälligen Aeusserungen eines Verblödungsprozesses unmittelbar nach der Ueberführung in eine Irrenanstalt zunächst und oft für lange Zeiten zurücktreten und nach dem Wiedereinsetzen des Strafvollzugs wieder aufflackern können. Ich selbst kenne eine Reihe von Fällen, bei denen uns das nach der Aufnahme in die Irrenanstalt sofortige Schwinden der stürmischen krankhaften Erscheinungen zur Diagnose einer Haftpsychose verleitete und uns erst der weitere, ungünstige Verlauf eines Besseren belehren musste. Ich gebe zwar zu, dass die Beeinflussbarkeit der krankhaften Aeusserungen durch den Wechsel der Umgebung sich nicht ohne weiteres mit unseren Ansichten über die organische Natur dieser Störungen vereinigen lässt. Zahlreiche ähnliche Beobachtungen lassen mich jedoch an der Tatsache nicht zweifeln, dass die stürmischen Erscheinungen auch der organisch bedingten Psychosen durch äussere Momente im weitesten Masse beeinflussbar sind. Ich brauche nur daran zu erinnern, dass die Verfolgungsideen und Sinnestäuschungen der senilen Kranken oft sofort nach der Aufnahme in die Irrenanstalt auf Wochen und Monate zurücktreten, dass der stupuröse Katatoniker nicht so ganz selten unmittelbar nach der Rückkehr in das elterliche Haus wieder zu essen und zu arbeiten beginnt, dass die lebhaften Sinnestäuschungen der chronischen Halluzinanten bisweilen durch Verlegung der Kranken auf eine andere Abteilung zunächst wenigstens schwinden können. Und wer an dem Einflusse des Milieus auf die äussere Erscheinungsform der Dementia praecox zweifelt, der vergleiche einmal die vertierten und gefährlichen Kranken, die eine jahrzehntelange Isolierung in einer verlotterten Anstalt züchtet, mit den Arbeiterkolonnen der modernen psychiatrischen Genesungsheime.

Der Anschauung, dass die Enge des paranoischen Feldes, sein

Beschränktsein auf die unmittelbare Umgebung etwas Ungewöhnliches bei der Dementia praecox sei, kann ich nach meinen Beobachtungen nicht beipflichten. Im Gegenteil, ich sah sogar recht häufig, dass sich die wahnhaften Vorstellungen der Kranken lange Zeit hindurch auf einzelne Beeinträchtigungs- und Verfolgungsideen gegen Aerzte und Gefängnispersonal beschränkten. Auch die Ansicht, dass die echten Haftpsychotiker nie auf ihre Mitgefangenen projizieren und dass ernste Suizidgefahr nicht bei ihnen vorhanden sei, steht mit meinen Erfahrungen in Widerspruch.

Die zu hohe Einschätzung der differential-diagnostischen Bedeutung dieser Symptome — der angeborenen Entartung, der Enge des paranoischen Feldes und ganz besonders des Zurücktretens der stürmischen Störungen nach Entfernung der auslösenden Schädlichkeiten, sowie die in vielen Fällen vorschnelle Annahme einer degenerativen Grundlage — hat Siefert nach meiner Ueberzeugung hauptsächlich in den Gruppen 2 und 4 b zu einer häufigeren Verkennung progredienter Psychosen geführt.

Der Verfasser schildert Fälle, in denen ein „gesunder" Gewohnheitsverbrecher oft nach langjähriger Internierung von einer fortschreitenden Verblödung befallen wird. Er unterschätzt aber wohl die Häufigkeit dieser Erscheinung. Der Prozentsatz der gewohnheitsmässigen Verbrecher, die im Laufe des sich über den grössten Teil ihres Lebens hinziehenden Strafvollzuges an Dementia praecox erkrankten, erscheint mir so übermässig gross zu sein, dass ich mich von der Vorstellung nicht frei machen kann, dass in der Tat die Schädigungen der Haft nicht nur einen alten Prozess wieder aufflammen lassen, sondern auch bei disponierten Persönlichkeiten einen frischen hervorrufen können. Gewiss ist das eine Ansicht, für die uns vorläufig eine Erklärung vollkommen fehlt, ja die bis zu einem gewissen Grade den herrschenden Anschauungen über die Natur der juvenilen Verblödung zuwiderläuft. Siefert ist sie offenbar besonders unsympathisch; er nimmt eine Entwickelung progredienter Psychosen auf degenerativem Boden nur ungern an. Das verleitet ihn, in seinen Schilderungen der hebephrenen, katatonen und anderen chronischen Psychosen die ganze kriminelle Laufbahn der Kranken auch in den Fällen auf die schleichende Verblödung zurückzuführen, wo er seine Ansicht in keiner Weise zu begründen vermag. Denn seine Anschauung, dass eine schwere gewohnheitsmässige Kriminalität, jenseits des 20. Lebensjahres beginnend, gewöhnlich echt psychotisch begründet sei, ist unrichtig. Von den gewohnheitsmässigen Kriminellen beginnt etwa ein Drittel ihre antisoziale Lebensführung vor dem 18., der überwiegende Teil des Restes in den darauf folgenden Jahren, eine grosse Anzahl aber noch später.

Auch Sieferts klinische Ausführungen über die demenzartigen Zustände, in die ein Teil der Gewohnheitsverbrecher übergehen soll, leuchten mir nicht ein. Ich habe selbst eine ganze Reihe von alten Gewohnheitsverbrechern untersucht und beobachtet, wie sie durch die langen Internierungen, durch schwere Disziplinarstrafen, Krankheiten und Alter entnervt und in ihrem Willen geschwächt, das Verbrecherleben aufgaben und von dem Landstreichertum aufgenommen wurden. Wenn Siefert diese Typen meint, so ist der Ausdruck „demenzartige Zustände" nicht gut gewählt. Ein klares Bild vermag man sich aus den kurzen Schilderungen von diesen Persönlichkeiten nicht zu machen. Nach der Beschreibung möchte ich es aber nicht für ausgeschlossen halten, dass es sich bei diesen „verschrobenen, um ihre Umgebung sich kaum kümmernden, ausschliesslich mit den höchsten Plänen beschäftigten“ Menschen doch um Verblödungsprozesse handelt, wie sie nach meiner Ansicht eine lange Haft in disponierten Gehirnen nicht selten erzeugt. Das wiedergegebene Schriftstück spricht meines Erachtens nicht dagegen.

Da ältere Individuen mit haftpsychotischen Zuständen nur in sehr geringer Zahl zur Beobachtung kommen, andererseits aber ein Zurücktreten der kriminellen Neigungen des Gewohnheitsverbrechers unwahrscheinlich ist, nimmt Siefert an, dass seine Disposition zu ausgesprochen psychotischen Rückfällen zurücktritt. Das ist zweifellos richtig und entspricht auch ganz meinen Beobachtungen: die stürmischen Aeusserungen gewisser Degenerationsformen erreichen bis etwa zum 35. Lebensjahre ihren Höhepunkt, um dann allmählich abzublassen und auch wohl ganz zu schwinden. Besonders gilt das von den Erscheinungen der hysterischen Degeneration; die endogenen Verstimmungen, die Masslosigkeit der Affekte, die krankhafte Lebhaftigkeit der Phantasie, die Freude am Lügen und Schwindeln, die erhöhte Autosuggestibilität treten ebenso wie die körperlichen Symptome, Krampfanfälle usw. in vielen Fällen zurück. Ich habe wiederholt in Strafanstalten alte Gewohnheitsverbrecher beobachtet, deren Geisteszustand mir zunächst eine Erklärung für ihre schwere Kriminalität in der Jugend nicht zu geben vermochte, bis dass ein Einblick in die Strafakten und die Führungslisten der Strafanstalten mir zeigte, dass das jetzige Zustandsbild ganz wesentlich von dem des jugendlichen Verbrechers abwich, dass der harmlose, ruhige alte Mann in seinen 20 und 30 Jahren eine äusserst reizbare, gewalttätige und an ausgesprochenen endogenen Verstimmungen leidende Persönlichkeit war. Eine Bestätigung der Ansicht, dass die hysterischen Erscheinungen etwa in der zweiten Hälfte des vierten Lebensjahrzehnts zurücktreten, finden wir auch in den Veröffentlichungen über pathologische Schwindler, die fast ausschliesslich unter 35 Jahren alt waren (von etwa 25 aus der Literatur bekannten waren nur zwei älter als 35, die von mir beobachteten mit vielleicht einer Ausnahme alle jünger) und in dem Umstande, dass die Hysterien, die in die Kliniken aufgenommen werden, ebenfalls zum allergrössten Teile dem jugendlicheren Alter angehören. Unwillkürlich drängt sich die Ueberzeugung auf, dass es sich bei der Hysterie um das pathologische Persistieren gewisser Charaktereigenschaften handelt, die dem kindlichen und jugendlichen Alter mehr oder weniger eigentümlich sind.

Zustimmen muss ich dem Verfasser auch in seinen Ausführungen über die klinische Stellung des Querulantenwahnsinns. Ich fasse ihn auch nicht als einen Prozess auf, sondern als die durch besondere äussere Umstände bedingte Entwickelung einer pathologischen Persönlichkeit. Diese Auffassung ist übrigens nicht neu, sondern wird auch von anderer Seite vertreten. Kraepelin spricht die Ansicht aus, dass sich im weiteren Verlaufe der Erkrankung regelmässig „eine deutliche Zunahme der geistigen Schwäche“ entwickele; Hitzig meint sogar, dass dieser Schwächezustand selbst „die Gestalt ausgesprochenen Blödsinns“ annehmen könne und „mit grösster Wahrscheinlichkeit auf feinste anatomische Veränderungen des Gehirnes zurückzuführen“ sei. Bei den Fällen, die ich als Querulantenwahnsinn diagnostiziert habe, hatte ich wohl den Eindruck, dass Kritik und Urteil der Kranken im Laufe der Jahre schwächer, oder auch wohl, dass die Patienten allmählich weniger aggressiv und weniger erregbar wurden, ohne dabei an Einsicht für ihre Krankhaftigkeit zu gewinnen, niemals aber gewann ich die Ueberzeugung, dass sich ein organisch bedingter Schwächezustand entwickelte. Die Fälle jedoch, die in Blödsinn übergehen (mir ist auch aus der Literatur kein solcher bekannt), sind wohl keine Querulantenwahne, sondern entweder Verblödungsprozesse, die — wie das nicht so ganz selten zu sein scheint — in ihrer Entwickelung Zustandsbilder boten, die gewisse äussere Aehnlichkeit mit dem Querulantenwahnsinn haben, oder aber manisch-depressive Irre, die in der Hypomanie querulierten und in der nachfolgenden Depression das Bild einer geistigen Schwäche vortäuschten.

Dass „echte akute Psychosen" (d. h. im grossen und ganzen das, was Kraepelin als manisch-depressives Irresein bezeichnet) in der Strafhaft äusserst selten sind, entspricht auch den von mir geäusserten Erfahrungen. Unter den zahllosen Fällen von manisch-depressivem Irresein, die wir in unserer Klinik beobachteten, kenne ich keinen, der in seinen freien Zwischenzeiten eine gewohnheitsmässig kriminelle Lebensführung gezeigt hätte und andererseits habe ich unter den zahlreichen habituellen Verbrechern und Landstreichern keinen Fall gesehen, der an manisch-depressiven Anfällen gelitten hätte, trotzdem ich meine Aufmerksamkeit diesem Punkte besonders zugewandt habe. Um so auffallender ist es mir, dass Siefert an anderer Stelle gewisse innere Beziehungen zwischen den „moralisch schwachsinnigen Verbrechern" und den „echten zirkulären Entartungsformen" annimmt. Ich glaube nicht an die Verwandtschaft dieser Zustände; die Verstimmungen der Entarteten und Hysteriker haben mit den Stimmungsschwankungen der Zirkulären kaum gewisse äussere Aehnlichkeiten gemein.

Der Verfasser meint, dass die epileptische Entartung, geradeso wie die echten Psychosen und in schroffen Gegensatz zu den hysterischen Entartungen für die Erzeugung von haftpsychotischen Zuständen wenig wirksam sei. Das ist zweifellos richtig. Nur sind die Aeusserungen auch der echten, genuinen Epilepsie nicht so unabhängig von äusseren Einflüssen wie Siefert anzunehmen scheint. Erregungen aller Art können epileptische Störungen auslösen, Anstaltsfestlichkeiten z. B. rufen eine Häufung der Anfälle bei den epileptischen Insassen sehr oft hervor. So werden auch durch die Haft bei den Epileptikern epileptische Psychosen bewirkt, die mehr oder weniger eine besondere Haftfärbung annehmen können. Siefert beschreibt einen Fall von Haftpsychose auf dem Boden epileptischer Entartung; mir ist die Diagnose einer epileptischen durch die Haft ausgelösten Psychose wahrscheinlicher.

Am wenigsten kann ich mich mit den mit apodiktischer Schärfe aufgestellten Lehren über den Gewohnheitsverbrecher einverstanden erklären. Wer sich die Mühe gibt, eine grössere Anzahl von habituellen Verbrechern auf ihren Geisteszustand zu untersuchen, wird sich leicht überzeugen, dass sich das Gewohnheitsverbrechertum auf dem Boden aller möglichen Schwächezustände entwickelt, dass die von Siefert geschilderten entarteten Persönlichkeiten nur eine kleine Gruppe der professionellen Verbrecher bilden und dass eine überaus grosse Zahl von ihnen zwar haltlose, leicht bestimmbare und willensschwache Persönlichkeiten sind, dass aber die schwere Entartung, wie sie Siefert schildert, ihnen ganz abgeht. Auch er verfällt in den Fehler, den wir Psychiater überhaupt gern begehen, er unterschätzt das Milieu als unterstützendes Moment für die kriminelle Lebensführung. Anch bei der schweren

Entartung ist sie immer das Ergebnis nicht allein der geistigen Veranlagung, sondern auch äusserer Umstände. Selbst ein hochgradig degenerierter Gewohnheitsverbrecher kann, wenn auch nur sehr selten, noch zu einer soliden Lebensführung gebracht werden, wenn es gelingt, ihn in einer geeigneten Umgebung unterzubringen. Je ungünstiger das Milieu, desto weniger braucht die pathologische Artung ausgesprochen zu sein, die den Menschen dem gewohnheitsmässigen Verbrechertum verfallen lässt. Bei schlechter Erziehung, mangelhafter Ausbildung, ungünstigen sozialen Verhältnissen usw. kann selbst eine mehr oder weniger normal veranlagte Persönlichkeit ins gewohnheitsmässige Verbrechertum geraten, aus dem es ein Zurück aus eigenen Kräften kaum mehr gibt. Siefert neigt dazu, eine früheinsetzende Kriminalität ohne weiteres als einen Beweis für die degenerative Anlage des Verbrechers anzusehen. Auch darin geht er viel zu weit. Richtig ist nur, dass unter den jugendlichen Verbrechern ein Teil als pathologisch zu betrachten ist, die Mehrzahl ist jedoch durch ungünstige häusliche Verhältnisse und durch allzufrühe Selbständigkeit dahin gekommen; man darf nie vergessen, dass ein Neuntel unserer gewerbsmässig Kriminellen unehelich geboren, ein Drittel vor dem 14. Lebensjahre Waise war.

Auch der strafrechtlichen Beurteilung der Gewohnheitsverbrecher kann ich mich nur bedingt anschliessen, selbst wenn ich den Begriff nur im engsten Sinne fasse und lediglich die entarteten Persönlichkeiten darunter verstehe, die weniger durch das Milieu als vielmehr durch die von Siefert geschilderte pathologische Veranlagung in die kriminelle Laufbahn hineingetrieben wurde. Dass viele Begutachter bei der Beurteilung dieser Personen allein den hochgradigen intellektuellen Schwachsinn als strafausschliessend betrachten und der Urteilsschwäche, dem sanguinischen Temperament usw. zu wenig Bedeutung beimessen, ist hinreichend bekannt. Zweifellos wird dieser Standpunkt den geschilderten Persönlichkeiten nicht gerecht und doch ist er unter den gegenwärtigen Verhältnissen nicht unbedingt zu verwerfen, sondern lässt sich recht wohl verteidigen. Er liegt begründet in dem durchaus gesunden Grundsatze bei der Beurteilung der angeborenen Schwächezustände mit der Empfehlung des § 51 R.-St.-G.-B. nicht gar zu liberal zu verfahren. Dazu zwingen uns vorläufig praktische Rücksichten. Diejenigen, welche sich zu Sieferts Ansichten bekennen, den entarteten hysterischen Gewohnheitsverbrecher ohne weiteres dem Schutz des § 51 zu empfehlen, weisen gern darauf hin, dass nur so die Möglichkeit bestehe, die Gesellschaft vor diesen pathologischen Gemeingefährlichen dauernd zu bewahren, dass die Zurückhaltung in einer Strafanstalt nur eine vorübergehende, in einer Irrenanstalt aber eine dauernde sein könne. Wie steht es aber mit der Zurückhaltung dieser Personen in den Irrenanstalten? Nach einigen Wochen, im günstigsten Falle Monaten ist der für dauernd unzurechnungsfähig und gemeingefährlich erklärte Verbrecher wieder in Freiheit. Es vergehen kaum einige Wochen, dass nicht die Zeitungen über Einbruchsdiebstähle berichten, begangen von Verbrechern, denen irgend ein Psychiater einen Freibrief für Verbrechen gegeben hat. Und kann man es schliesslich dem Leiter einer überfüllten Irrenanstalt verdenken, wenn er derartige Personen bald wieder entlässt oder auf Abteilungen verlegt, wo ihnen soviel Freiheit gewährt wird, dass sie (oder damit sie?) entweichen können? Wer die Schwierigkeiten kennt, welche diese Schwindler, Einbrecher und Zuhälter in einem Anstaltsbetrieb durch ihre Brutalität, ihr ständiges Querulieren und Hetzen und leider auch durch ihr geistiges Uebergewicht über einen grossen Teil des Pflegepersonals machen, wird es begreiflich finden, dass sich die Anstaltsleiter mit allen Mitteln gegen solche Gäste sträuben. Einzelne von ihnen lassen sich noch in grösseren Anstalten verteilen, sie werden auf Abteilungen untergebracht, wo ihr Einfluss nicht schädlich wirken kann (in einer mir bekannten Anstalt auf der sogen. unreinlichen Abteilung). Sobald sich jedoch die Elemente häufen — und das würde in ganz bedenklicher Weise geschehen, wenn wir allen hysterisch entarteten Verbrechern den Schutz des § 51 zubilligen wollten — werden wieder Massregeln erforderlich, die in neuester Zeit überwunden zu haben der Psychiater mit Recht stolz ist. Solange nicht die Irrenanstalten die Möglichkeit haben, entartete Verbrecher in besonderen Abteilungen oder Häusern zurückzuhalten, solange sollte man mit dem Vorschlag des § 51 nicht so freigebig sein. Ich beschränke mich vorläufig darauf, nur die ganz schweren Fälle als unzurechnungsfähig zu erklären und auch bei diesen machte ich immer wieder die trübe Erfahrung, dass sie nach ganz kurzer Zeit wieder in Freiheit waren und die verbrecherische Laufbahn von neuem aufnahmen. Eine solche widerspruchsvolle Stellung der Psychiater unter sich ist eher geeignet, das Rechtsbewusstsein des Volkes zu beleidigen und unsere Position den Juristen gegenüber zu erschüttern, als eine gewisse Zurückhaltung in der Empfehlung des § 51 bei entarteten Gewohnheitsverbrechern.

Ich kann das Buch aufs wärmste empfehlen; wenn man sich dem Verfasser auch in manchem nicht ganz anschliessen wird, muss man ihm für manche Anregung dankbar sein. Der Kliniker wird den Hauptwert den Krankengeschichten beimessen, von denen manche von grösstem Interesse sind. Leider sind aber andere wieder so kurz und flüchtig, dass es unmöglich ist, sich ein anschauliches Bild von der Psychose zu machen. An der Hand von Strafakten wäre es sicher möglich gewesen, über die meisten Kranken sichere anamnestische Angaben zu erhalten. Diese hätten den Verfasser wohl auch in manchem Falle zu einer anderen Ansicht über die klinische Diagnose gebracht. Vielleicht tut es nun der weitere Verlauf der Psychose. Und der Verfasser würde sich ein grosses Verdienst erwerben, wenn er das Schicksal seiner 87 Kranken weiterverfolgen und uns in einigen Jahren mitteilen würde, inwieweit sich seine Anschauungen bestätigt haben. Wilmanns (Heidelberg).

Alfred Adler: Studie über Minderwertigkeit von Organen. Wien 1907. Urban und Schwarzenberg.

Das Problem, weshalb gewisse Erkrankungen gerade ein bestimmtes Organ betreffen, scheint Adler durch die bisherigen Erklärungsversuche nicht gedeutet, vielmehr nur verständlich durch eine angeborene Minderwertigkeit des Organs. Er unterscheidet morphologische und funktionelle Minderwertigkeit, die meist gleichzeitig vorhanden sind, und daneben noch relative Minderwertigkeit bei gesteigerten Ansprüchen oder planmässigen Proben. Der morphologischen Minderwertigkeit liege stets ein fötaler Bildungsmangel zugrunde; sie zeige ausgesprochen hereditären Charakter und werde häufig erkannt an den äusseren Degenerationszeichen oder Stigmen. Bei der funktionellen Minderwertigkeit findet man entweder Vicariieren des symmetrischen Organs, was für die Diagnose der Minderwertigkeit oft gut zu nützen sei, oder andrerseits wieder, dass die primär minderwertigen Organe unter gewissen Bedingungen gesteigerte

Funktionsleistungen auf sich nehmen. Der consecutive Wachstumsüberschuss führe später häufig zur Bildung von Neoplasmen. Für Minderwertigkeit der Organe sprechen nach Adler Heredität, Kinderfehler, die äusseren Degenerationszeichen, die den sichtbaren Ausdruck der Minderwertigkeit des zugehörigen Organs oder auch des segmental zugehörigen Organs darstellen sollen, endlich sowohl der Mangel als auch die auffällige Verstärkung der Haut- und Schleimhautreflexe, besonders des Konjunktival- und Gaumenreflexes. Nicht selten besteht eine Minderwertigkeit mehrerer Organe, wobei der Sexualapparat eine so wichtige Rolle spielt, dass es nach Adler keine Organminderwertigkeit gibt ohne begleitende Minderwertigkeit des Sexualapparates. Das bisher Angeführte ist im wesentlichen alter Wein in neuen Schläuchen. Was man gemeinhin „Disposition" betitelt, nennt Adler Minderwertigkeit der Organe. Sein wirklich Neues ist meist sehr schwach oder gar nicht bewiesen; vielfach ist ein Beweis auch gar nicht versucht. Nicht wenige Zusammenhänge, wie zwischen Diabetes und Magendarmtrakt, das Fehlen des Patellarreflexes bei Diabetes als „segmentale Minderwertigkeit" sind mehr als problematisch. Die Enuresis nocturna ist meist psychischen Ursprungs (Ersatz für den Coitus), nicht Minderwertigkeit des Harnapparates. Immerhin finden sich da schon einzelne neue und schöne Gedanken, die den Leser entschädigen. Am wertvollsten aber sind Adler's Ausführungen über die Rolle des Centralnervensystems bei den Minderwertigkeiten. Wie es nicht selten durch das beständige Training, die häufig vorhandene Anpassungsfähigkeit und Variabilität, dann durch die innere Aufmerksamkeit und geistige Konzentration auf das schwächere Organ zu einer Ueberwertigkeit des psychomotorischen Ueberbaues kommt, und damit zu einer besonderen Begabung, das scheint mir im Ganzen wie im Detail vortrefflich entwickelt. Alles in allem ein lesenswertes Buch, das manche interessante Anregung gibt. J. Sadger (Wien).

Otto Rank: Der Künstler. Ansätze zu einer Sexualpsychologie. Wien und Leipzig 1907. Hugo Heller & Co.

Ein treffliches Buch aus der Freud'schen Schule. Die Einleitung enthält auf kaum 11 Seiten die kürzeste, gedrängteste und dabei beste Zusammenfassung der Freud'schen Lehren. Sein eigentliches Thema teilt Rank in zwei Teile: die sexuelle Grundlage und die künstlerische Sublimierung. In beiden finde ich manches störend. Vor allem ist die Sprache für Leute, die nicht tiefer in die Freud'schen Thesen eindrangen, oft zu autoerotisch. Einiges scheint mir total verfehlt, wieder anderes gar zu schematisch gehalten. Trotzdem enthält das kleine Büchlein eine Fülle glänzender Gedanken und Antithesen, und es ist dem Autor auch schon das im Grunde sehr ehrenvolle Schicksal begegnet, dass ein Teil seiner Ausführungen in einer bekannten Wochenschrift von einem andern inhaltlich nachempfunden wurde, selbstredend ohne Nennung Rank's. Auf Einzelheiten des Schriftchens einzugehen, ist hier nicht möglich. Doch sei einem jeden, der sich für das Wirken und die Schaffung eines Kunstwerkes interessiert, zumal der letzte Teil warm empfohlen. Es werden nicht alle Tage so eigenartige Bücher geschrieben, die anregen, selbst wo man nicht völlig mitzugehen vermag. J. Sadger (Wien).

Dubois: Die Einbildung als Krankheitsursache. Grenzfragen des Nerven- und Seelenlebens. 48. Heft 45 Seiten.

Verf. geht von der Ueberzeugung aus, dass es bei gewissen Krankheiten intellektuelle Vorgänge, Vorstellungen seien, die krankmachend wirken. Die Einbildung zeigt nicht nur etwas, da wo in Wirklichkeit nichts existiert, sondern sie lässt auch das Kleine gross erscheinen, setzt Neues hinzu und trübt das Urteil über den Zusammenhang zwischen Ursache und Wirkung. Die krankmachende intellektuelle Vorstellung erhält eine dominierende Stellung, sie gleitet unbewusst in den entsprechenden Affekt über, d. h. „der Kranke glaubt nicht nur intellektuell, er fühlt, und darauf folgen unmittelbar die psychologischen und die physiologischen Reaktionen“. Hilfe kann lediglich die Vernunft bringen, durch die die Vorstellungen, die eine jede Gemütsbewegung auslösen, verdrängt werden, ehe die Affektivität im Spiel ist, durch die die Absurdität des ganzen Hergangs klar gemacht wird. Damit schwindet dann auch der Affekt, die Furcht, die Angst. Dies ist das Wesen der „eingebildeten Krankheit“. Die primäre Vorstellung ist dabei entweder ganz aus der Luft gegriffen oder knüpft sie an der Hand von Autosuggestionen an ein geringfügiges Ereignis, z. B. ein belangloses Trauma, eine schmerzhafte Empfindung etc. an. Ueberall, wo die Einbildung, die Suggestibilität eine solche Rolle spielt, weist sie auf eine gewisse Schwäche des Urteils hin, so intelligent das Individuum im übrigen auch sein mag. Der Hergang bei einer „eingebildeten“ Krankheit ist demgemäss etwa der, dass „die Vorstellung („Einbildung“) einer Sensation, einer Handlung unwiderstehlich die entsprechende Sensation hervorruft, die Tat bedingt, wenn nicht eine Gegenvorstellung die automatische Reaktion verhindert“. „Die Konstatierung der Störung bringt den Menschen in die Affektstimmung“ (mit allerlei Befürchtungen und pessimistischen Vorstellungen im Gefolge), die ihrerseits verschiedene physiologische Reaktionen (im Gebiet des Herzens, der Atmung, der Gefässe etc.) bedingt. „Die gesteigerte seelische Unruhe bringt neue leibliche Störungen hervor und wenn die Vernunft nicht dieses Wechselspiel seelischer und leiblicher Prozesse unterbricht, so entwickelt sich die dauernde, oft unheilbare Psychoneurose“. Die Behandlung besteht in der Beseitigung einer etwa zugrunde liegenden leiblichen Krankheit, in schwierigen Fällen unter Zuhilfenahme der Psychotherapie, die ganz in ihr Recht tritt, wenn die Autosuggestionen die Hauptrolle in der Genese der Krankheit gespielt haben, und die in einer Einwirkung auf die Seele (Beruhigung, Beschwichtigung, Hinweis auf die Haltlosigkeit der voreiligen Schlussfolgerungen, auf den eingebildeten Charakter der Vorstellungen) besteht. Die Wirkung äussert sich in einem Nachlass des Affekts und einem Aufhören der Funktionsstörungen im Gefolge. Die erzielte grössere Seelenruhe bedingt eine Mässigung der leiblichen Reaktionen und endlich gelangt der Kranke „in ein Gebiet beruhigender und heilender Ideenassociationen“. Die Wirkungssphäre dieser Psychotherapie sind die Hysterie, Neurasthenie, „Hystero-Neurasthenie“, Hypochondrie und Melancholie, welch letztere der Verf. sich nicht als „die Folge irgend einer anatomischen und chemischen Veränderung in den Ganglienzellen des Gehirns“, sondern entstanden durch die Intensität und Fixierung der Vorstellungen denkt („idiogene Entstehung“) und zwar auf der Grundlage einer Prädisposition für eine derartige Psychoneurose, deren Keime durch eine genaue Beobachtung nachzuweisen sind, nicht nur theoretisch vermutet zu werden brauchen. Verf. empfiehlt daher auch bei Hypochondrie und Melancholie das Verfahren des logischen Raisonnements, durch das Wahnvorstellungen zu beseitigen seien, und zwar nicht nur im Stadium der Reconvalescenz, sondern vermutlich auch während der Entwicklung und auf der Höhe der Krankheit. Bei allen diesen Krankheiten, zu denen noch degenerative Psychosen mit Phobien, Zwangsgedanken und mit ethischen Defekten verbundene Psychopathien kommen, „habe ich mich," schreibt der Verf., „in einer 30jährigen Praxis bemüht, die den Affekt auslösenden Vorstellungen mit den Waffen der Vernunft zu bekämpfen und habe die Freude gehabt, viele psychische Anomalie unter dem Hauche dieser erzieherischen Beeinflussung schmelzen zu sehen."

Ueber die Wirksamkeit dieser Behandlung „bei den eigentlichen Psychosen" („Manie, periodisches Irresein, Katatonie und Dementia praecox, Paranoia") hat Verf. keine Erfahrung, glaubt aber, „dass die Wahnideen eines Geisteskranken einer psychischen Behandlung durch die logische Demonstration mehr oder weniger zugänglich sind". Auch hier (z. B. beim Verfolgungswahn) ist nach D. das Primäre nicht eine Affektstörung, sondern eine Urteilsschwäche, die der Therapie eine günstige Angriffsfläche darbietet, weil das Urteil durch (eigene oder fremde) Erfahrung mehr oder weniger bildungsfähig ist. Der Mensch ist also verrückt, „weil er schlecht denkt"; „also lehren wir ihn gut denken". „Diese Versuche" (nach der Methode des Verf.) „müssen auf die Bahn der rationellen Psychotherapie führen." Verf. gibt allerdings zu, dass die Heilungsaussichten bei der Paranoia noch viel schlechter sind, als z. B. bei den Phobien. Dass aber auch rein körperliche Vorgänge auf den Geist zurückwirken, will Verf. nicht leugnen, so dass man manchmal eher sagen müsste: der Mensch denkt schlecht, weil er verrückt ist" und D. führt als Belege die Dementia paralytica und andere Verblödungsprozesse an.

So etwa ist, in grossen Zügen, D.'s Gedankengang, dessen Richtigkeit ihm durch das Resultat seiner Therapie gewährleistet ist. So unbestritten nun auch seine Erfolge sind, so grosse Zweifel drängen sich auf, ob er sie richtig interpretiert. So darf billig gefragt werden, ob sie nicht vielmehr durch den imponierenden und beruhigenden Einfluss der Persönlichkeit des Arztes, durch die gründliche Aussprache des Kranken, das verständnisvolle, geduldige und oft zeitraubende Eingehen auf seine Beschwerden, kurz durch rein suggestive, auf dem Weg gemütlicher Beeinflussung wirkende Faktoren etc. erzielt sind. Bei der engen Verknüpfung des Vorstellens mit dem Fühlen und bei dem überaus komplizierten Charakter psychischer Vorgänge überhaupt dürfte es ferner wirklich schwer fallen, zu beweisen, dass bei den Psychoneurosen das Primäre nicht ein Affekt, sondern eine Vorstellung, „eine Einbildung" ist. Wie sollen bei dieser Auffassung sodann viele hysterische Erscheinungen, Krämpfe, Lähmungen usw. im Gefolge von äusseren Einflüssen erklärt werden, die nicht die geringste logische Beziehung zu der Ursache haben. Es ist schwer zu glauben, dass z. B. ein Anstossen des Armes die „Einbildung" erzeugt, dass in dieser Extremität nunmehr Krämpfe auftreten. Was die Depression oder „Melancholie" nach D. angeht, so ist die Psychiatrie im allgemeinen nicht geneigt, „die Intensität und Fixierung der Vorstellungen" (also eine idiogene Entstehung) als das Primäre, Krankmachende anzusehen. Man glaubt vielmehr an eine primäre traurige Verstimmung, die entsprechende Vorstellungen (gleichsam als Erklärung der Depression) erst entstehen lässt, wobei zu ergänzen ist, dass letztere gelegentlich auch ganz fehlen können. Sodann ist es mir zweifelhaft, ob aus dem Auftreten eines „unberechtigten Affekts" auf eine Urteilsschwäche als den primären Vorgang geschlossen werden darf; wohl aber war man bisher geneigt, anzunehmen, dass ein einigermassen schwerer Affektzustand das Bild der geistigen Schwäche infolge seiner hemmenden Wirkung und der Einengung des geistigen Horizontes vorzutäuschen vermag. Auch fürchte ich, dass die Uebertragung dieser Anschauungen auf die Lehre von der Paranoia nicht sehr viele Anhänger finden wird und was die Anwendung der Psychotherapie auf die paranoischen Wahnideen, das logische Raisonnement angeht, so lehrt nicht nur die Geschichte der Psychiatrie, sondern auch die eigene Erfahrung jedes Psychiaters, welches Fiasko alle derartigen Bestrebungen zu machen pflegen.

Finckh (Tübingen).

Karl Pfersdorff: Die senilen Veränderungen der Sprache (mit Ausschluss der Aphasie). Strassburg i. E. 1906. 131 S.

Verf. untersuchte an der Hand des von ihm modifizierten Sommer'schen Schemas die Sprachstörungen im chronischen Endzustand der senilen Demenz, sowie in manisch-depressiven Zuständen im Rückbildungsalter. Er stellte an neun weiblichen Kranken seine Untersuchungen an, deren Ergebnisse wörtlich angeführt werden. Er konnte zwei Gruppen von Kranken unterscheiden, solche mit und ohne Rededrang. Bei den ersteren hielt nach dem ersten Reizwort der Rededrang entweder an oder tritt nach einer verschieden wortreichen Antwort Schweigen ein, das erst wieder durch ein neues Reizwort unterbrochen wird. Diesen beiden Unterabteilungen der ersten Gruppe gehören die beiden ersten Kranken an. Während nun bei der ersten die Reizworte sinngemäss auf den Inhalt der spontanen sprachlichen Aeusserungen bezogen werden, wodurch eine der Konfabulation nahestehende Modifikation des Inhalts entsteht, zeigt Pat. II bei weiter vorgeschrittener Demenz keine inhaltlich, sondern höchstens durch Klangassociation verknüpfte sprachliche Produktion als reinmotorische sprachliche Leistung, die bei der ersten nur gelegentlich konstatiert wurde. Bei Fall III im Erregungsstadium führt der Rededrang bei leidlich erhaltenem Satzbau zur Reproduktion von ganzen Substantiven oder Endungen, vereinzelt auch von Verben (Kleben), so dass die Sprechweise mit gewissen Katatonischen Anklänge zeigt. Während jedoch bei allen der Satzbau einen syntaktisch korrekten Wortverband bei sinnlosem Inhalt darstellt, ist in den folgenden Fällen schon das Zustandekommen eines einfachen Satzes oft durch die eigenartige Gestaltung des Rededranges vereitelt, der hier nicht nur als isolierte Beschleunigung der Sprachvorstellungen auftritt, sondern vereint oder abwechselnd mit einer Teilerscheinung einer allgemeinen motorischen Erregung, wobei der Rhythmus der Erregung für die Produktion der Sprache massgebend ist. Es kehren Hauptworte mit oder ohne Prädikat, zuweilen associativ verknüpft oder auch ganze Sätze, inhaltlich gefärbt durch Wahnideen depressiver oder paranoischer Art stereotyp wieder und werden rhythmisch vorgebracht. Diese noch als sinngemässe zu bezeichnenden Antworten werden nun durch motorische Stereotypien durchbrochen, die nicht syntaktische, sondern höchstens inhaltliche Verknüpfung zeigen. Bei diesen ist die auffälligste Erscheinung die Vorliebe für Wortstammassociationen, während Klangassociationen nahezu ganz fehlen.

In den Fällen ohne Rededrang geht nach dem Zuruf der sprachliche Ablauf glatt vor sich oder aber ist die sprachliche Produktion durch Hemmung behindert. Stets besteht die Reaktion nur aus wenigen Worten, in einer reichlicheren Produktion dagegen nur beim Hersagen eingeübter Reihen. Wo-

Hemmung ist, werden durchgängig nur einige Buchstaben produziert. Den zwei ersten Fällen dieser Gruppe ist eine lebhafte gemütliche Reaktion je nach dem Inhalt des Reizworts gemeinsam, d. h. bei der einen Kranken findet sich nur ein Einfluss auf die Reaktionsart im Sinne der Hemmung, aber ohne Kleben von Wörtern in der Folge der Reihen, während das Kleben bei der anderen, wie bei der dritten und vierten Kranken durchweg auftritt und zwar bei den letzten beiden nicht nur in sinnlosen Reaktionen (als ausschliesslich motorisches Symptom), sondern auch als spezifische Eigentümlichkeit in sinnvollen Antworten. Bei beiden in anhaltend leicht gehobener Stimmung befindlichen Kranken geht die Reihenproduktion glatt von statten. Der Fortschritt der Demenz in drei Fällen war auch im Verhalten der Sprachstörung nachweislich, deren Einzelheiten hier nicht näher geschildert werden können.

Verf. hält als Einteilung für die Sprachstörungen des Seniums diejenige nach dem Resultat der spontanen Reihenproduktion für die zweckmässigste und zwar in Fälle mit ungehinderter und in solche mit unvollständiger Reihenproduktion. Finckh (Tübingen).

V. Urbantschitsch: Ueber subjektive optische Anschauungsbilder. (Mit drei Tabellen und drei Bildern als Beilagen.) Leipzig und Wien, Franz Deuticke. 1907. 211 Seiten.

Die vorliegende Monographie schliesst sich an die mehrfachen Arbeiten des Verf. „über die Beeinflussung subjektiver Gesichtsempfindungen“, „über Sinnesempfindungen und Gedächtnisbilder“ (veröffentlicht in Pflüger's Archiv für Physiologie 1903 und 1905) und „über Störungen des Gleichgewichts und Scheinbewegungen“ (Zeitschr. f. Ohrenheilkunde 1897) an. Bezüglich der Versuchsordnung und der ausserordentlich reichhaltigen Details der Beobachtungen muss auf das Original verwiesen werden. Die subjektiven optischen Anschauungsbilder gestatten, wie Verf. sagt, aus dem Verhalten dieser Bilder, da sie durch einen Denkprozess hervorgerufen werden, über die Art des Denkvorganges gewisse Schlüsse zu ziehen und zwar einzelne Vorgänge im unbewussten Denkprozess kennen zu lernen. Optische Gedächtnisbilder sind solche der Erinnerung und der subjektiven Anschauung, d. h. bloss vorgestellte und subjektiv wiedergesehene; beide beeinflussen sich gegenseitig, können aber auch unabhängig voneinander sein. Die anschaulichen Gedächtnisbilder, die nach kurzzeitiger Betrachtung des gezeigten Bildes bei geschlossenen Augen auftreten, finden sich im jugendlichen Alter und bei leicht erregbaren Personen häufig; mehrere Versuchspersonen befanden sich während der Versuche in einem der Hypnose ähnlichen Zustand. Die Bilder treten entweder spontan auf oder sie werden durch verschiedene Reizeinwirkungen (akustische, thermische, elektrische, optische Reize) beeinflusst. So treten, um nur auf einige wenige der zahlreichen Resultate hinzuweisen, im Gedächtnisbild Einzelheiten hervor, die beim Betrachten des Gesichtsobjekts übersehen waren, oder das Gedächtnisbild erscheint spontan überhaupt nicht, sondern erst nach Reizeinwirkung oder bewirkt eine solche Grössenveränderung des Gedächtnisbildes oder Bewegungserscheinungen, meist nur an einzelnen Gegenständen des Gedächtnisbildes (Achsendrehungen, Hin- und Herschwanken etc.) oder Veränderungen der Helligkeit oder solche der Farben des Gedächtnisbildes (in quantitativer und qualitativer Beziehung) oder Korrekturen und unbewusste Ergänzungen des Gesichtsobjekts. Sodann, traten unbewusste Gesichtseindrücke auch für solche Sehobjekte ein, die nach der Art der Versuchsanordnung auch bei angestrengter Aufmerksamkeit nicht zu erkennen waren (z. B. farbige Stellen im Bild, die verdeckt waren). Sodann wurden Gedächtnisbilder auch durch Denkvorgänge angeregt (Korrektur falsch geschriebener, bekannter Wörter, Lösung leichter Rechenaufgaben, deren Resultat, ohne Hinlenkung der Gedanken auf die Aufgabe, im Gedächtnisbild erschien, wobei nicht immer alle Ziffern des Resultats gleichzeitig, sondern eine nach der andern auftrat, zuweilen in ursprünglich unrichtiger Anordnung der Ziffern). Endlich erfolgte eine Beantwortung gestellter Fragen durch das Gedächtnisbild, ohne dass die Versuchsperson an ihre Lösung dachte und ohne Vorlage; die Antwort betraf zuweilen einen Gegenstand, auf den sich die Versuchsperson sogar nach der richtigen Beantwortung während des Versuchs nicht zu erinnern vermochte.

Verf. weist auf die forensische Bedeutung dieser Ergebnisse hin und fordert zu eingehendem Studium der Erscheinungen im subjektiven Gesichtsfeld, auch bei psychisch abnormen Zuständen, auf. Finckh (Tübingen).

III. Uebersichtsreferate.

Neurologisches Centralblatt 1906.

No. 1. 1. **Carl Schäffer** (Budapest): Ueber Fibrillenbilder der progressiven Paralyse. Sch., der die Existenz eines aus den Neurofibrillen der Zelle gebildeten endozellulären Netzwerks, das auch von Donaglio gefunden wurde, gegenüber den Angriffen von Jäderholm verteidigt, beschreibt die Veränderungen, die er in drei Fällen von fortgeschrittener Paralyse an diesem intrazellulären Netzwerke in den verschiedensten Teilen der Hirnrinde und im Rückenmark gefunden hat. Die Befunde lassen sich allgemein dahin zusammenfassen, dass das Netzwerk an den Knotenpunkten derber wird, dass dabei die verbindenden Fäden verschwinden und so ein Körnerwerk entsteht, das in seiner Anordnung anfangs noch das Netz erkennen lässt, später aber in eine diffuse Staubmasse übergeht. Im Anfangsstadium der Zellerkrankung ist auch eine geringe Schwellung der Interfibrillärsubstanz zu konstatieren. In den Zentralwindungen, namentlich im Parazentralläppchen und in der hinteren Zentralwindung, fanden sich die meisten Zellen mit den Anfangsstadien der Erkrankung, während die übrigen Teile der Rinde, besonders die Calcarina, das Subiculum und das Ammonshorn, vorwiegend resp. lauter hochgradig ergriffene Zellen aufwiesen. Von den Zentralwindungen zeigte die Gegend des Operculum auffallend mehr schwer erkrankte Zellen als die übrigen Stellen. An der Konvexitätswindung des Stirnlappens fiel ausser der verbreiteten Zellerkrankung noch die bedeutende Lichtung des interzellulären Faserwerks auf. Auch im ganzen Rückenmark zeigten sich, obwohl während des Lebens eigentliche spinale Erscheinungen gefehlt hatten, veränderte Nervenzellen in bedeutender Zahl. — 2. **Erwin Stransky** (Wien): Zur Kenntnis des assoziierten Nystagmus. S. hat unter dem Namen „assoziierten Nystagmus“ eine Erscheinung beschrieben, die darin besteht, dass nach vorsichtigem Oeffnen der Lidspalte der Versuch des Patienten, diese gegen den Widerstand langsam zu schliessen, von deutlichen, den krampfhaften Innervationsstössen in den Lidschliessern parallel gehenden feinschlägigen nystaktischen Bewegungen begleitet ist. S. hat dieses Symptom in mehreren Fällen von funktioneller Neurose beobachtet. S. teilt nun einen weiteren sehr ausgeprägten Fall bei einem Kranken mit abgelaufenem Delirium mit. Das Symptom war auch noch einige Zeit nach der Entlassung aus dem Krankenhause vorhanden, während die Erscheinungen des Potatoriums zurückgetreten waren. Dass das Symptom nicht auf Reizzustände der Binde- bezw. Hornhaut (Austrocknen der Cornea) beruht, wie Bernheimer und Bär, die ein ähnliches Symptom als reflektorischen Nystagmus beschrieben haben, meinen, geht schon daraus hervor, dass die Anästhesierung der Cornea und der Conjunctiva das Symptom nicht berührt, und dass auch von einer Austrocknung der Hornhaut bei der Prozedur keine Rede sein konnte. Während S. für die Bernheimerschen Fälle eine reflektorische Genese nicht bestreiten will, hält er für die seinige daran fest, dass es sich um abnorme, mit dem Lidzittern verbundene tremorartige Mitbewegungen handle, die durch die Kommunikation zwischen dem Facialis und den Augenmuskelnervenkernen zu erklären ist. — 3. **Franz Couzen** (Leipzig): Ueber Arsenikneuritis. Bei einem 24 jährigen, leicht erregbaren Mädchen, die seit September 1904 als Pelznäherin beschäftigt ist, wobei sie die überzogenen Tierköpfe mit den Fingern (vorwiegend dem zweiten, dritten und vierten) mit einer Arseniklösung bestreicht, entwickelten sich einige Monate später die Erscheinungen einer Arsenneuritis an den betreffenden Fingern. Diese schlafen leicht ein, sind meist wie abgestorben. Die beiden letzten (vorwiegend in die Arsenikflüssigkeit eingetauchten) Phalangen der drei mittelsten Finger zeigen cyanotische Färbung. Haut der Finger glänzend, die Nägel in der Längsrichtung stark gerieft, zeigen in der Querrichtung mehr oder weniger tiefe Furchen. Die Finger auf Druck sehr schmerzhaft. Ausgesprochene Hyperalgesie der Fingerkuppen, links stärker als rechts, dritter und vierter Finger sehr kühl (rechts 29,9 °, links 25,5 °). Der M. interosseus IV, abductor digiti quinti, opponens pollicis zeigen Entartungsreaktion. Andere Erscheinungen der Arsenvergiftung fehlten. Es handelt sich also um eine lokale Aufnahme und perkutane Einwirkung des Giftes. — 4. **R. Hirschberg** (Paris): Ueber den plötzlichen Tod bei Tabischen. Im Anschluss an die Mitteilungen von Goldflam (s. d. Centralbl. S. 21) berichtet H. einen Fall bei einem 42 jährigen Herrn, der sich im 18. Lebensjahre infiziert und bereits im Alter von 22 Jahren Parästhesien in den Füssen und Anfälle von lanzinierenden Schmerzen in den Beinen hatte. Nach 15 Jahren dann plötzlich Paraplegie beider Beine, die allmählich zurückging, aber Ataxie zurückliess. Fünf Jahre später sehr heftiger und langer Anfall von lanzinierenden Schmerzen, von denen eine grosse Abmagerung zurückblieb. Seitdem Anfälle von Tachycardie (140—160 Pulsschläge) mit Exophthalmus, besonders links, und unabhängig davon eigentümliches Ohnmachtsgefühl. Nach einigen Monaten plötzlicher Tod, wahrscheinlich in einem solchen Ohnmachtsanfall. H. glaubt nur eine bulbäre Ursache des Todes annehmen zu können, er nimmt aber keine mit dem tabischen Prozess in Zusammenhang stehende Läsion, sondern eine syphilitische obliterierende Endarteriitis im Herzzentrum des Bulbus an, die eine Erweichung zur Folge hatte.

No. 2. 1. **Hermann Schlesinger** (Wien): Ein nicht beschriebenes Symptom der Gaumenlähmung (Aenderung der Sprachstörung im Liegen.

und in aufrechter Körperhaltung). In drei Fällen von Gaumenlähmung (zwei einseitige, eine doppelseitige) wurde die Sprache im Liegen weitaus undeutlicher, in einem Fall schwand sie im Liegen überhaupt. Das Symptom war nicht an jedem Tage gleich deutlich, sonst aber sehr auffällig. S. sucht dieses Symptom mechanisch zu erklären. — 2. **W. Spielmeyer** (Freiburg i. B.): Ueber eine besondere Form von familiärer amaurotischer Idiotie. Bereits referiert in den Vereinsber., Jahrg. 1906, S. 67. — **W. Sterling**: Zur Kasuistik der Tay-Sachs'schen Krankheit (Idiotismus familiaris amauroticus). Es handelt sich wieder um ein Kind einer jüdischen, erblich nicht wesentlich belasteten (nur ein Vetter des Vaters ist geisteskrank) Familie, und zwar das zweite, während das erste, zurzeit des Berichts $2^1/_2$ Jahr alt, gesund ist. Das Kind soll von Geburt an nicht gesehen, sondern nur grelles Licht unterschieden, im übrigen aber sich bis zum 6. Monat normal entwickelt haben. Das Auftreten der Krankheit knüpft die Mutter an einen zweimaligen Sturz aus dem Bett auf den Kopf. Von Geburt an soll auch eine auffällige Empfindlichkeit gegen Geräusche bestanden haben. Ausser den gewöhnlichen Erscheinungen des Krankheitsbildes zeigt das Kind, abgesehen von der Hyperakusis, eine analoge ausserordentliche Empfindlichkeit gegen sensible Reize, zahlreiche automatische Bewegungen und automatische Laute (Saugen, Glucken, Krähen, Verziehen des Gesichtes, Oeffnen und Schliessen der Augen) und Anfälle klonischer Krämpfe in den Muskeln des Gesichtes, des Mundes, der Atemmuskeln, und im Anschluss daran von Krampfweinen mit Verkeuchen, bei starken akustischen Reizen Schlagen der Lider und Opisthotonus, oft gefolgt von Herabsinken eines der Lider (das auch manchmal spontan eintritt), ferner gesteigerten Tonus an den Muskelgruppen und Muskelaplasien mit Entwicklung eines weichen schlaffen Unterhautgewebes, sowie endlich ein dem Babinski'schen Reflex entsprechendes Phänomen bei Reizung der Vola manus. S., der zum Schluss noch eine Zusammenstellung der bisherigen anatomischen Befunde gibt, meint, dass die Entwicklungsstörung wohl angeboren ist und die Erscheinungen sich allmählich entwickeln, im Beginn aber gewöhnlich der Beobachtung der Eltern entgehen.

No. 3. 1. **W. v. Bechterew**: Ueber Messung des Gehirnvolums. Die Methode, die B. schon vor 13 Jahren beschrieben hat, beruht auf Verdrängung einer Wassermenge aus einem Gefäss. Dieses enthält an zwei entgegengesetzten Rändern je ein Abflussrohr, unter das man bei der Volumbestimmung je einen Messzylinder zur Aufnahme des herausfliessenden Wassers bringt. — 2. **R. Balint** (Budapest): Ein Fall von fractura baseos cranii mit selteneren Nervenlähmungen. Beiträge zur Physiologie des neunten, zehnten und elften Gehirnnerven. Nach einem Sturz vom beladenen Wagen vertikal auf den Schädel zeigt der 53jährige Tagelöhner, dem Blut aus Nase und Mund floss, Schwindel, Kopfschmerz, Heiserkeit, Schluckbeschwerden, Doppelbilder. Während der monatlichen Bettruhe schwanden Schwindel, Kopfschmerz und Doppelbilder vollständig, auch das Schluckvermögen besserte sich, ohne normal zu werden, es traten aber Magen- und Darmbeschwerden hinzu (Anfall von schmerzhaften Blähungen in der Magen- und Nabelgegend, oft von intensivem Kollern begleitet, sowie Aufstossen und hartnäckige Stuhlverstopfung). Die Untersuchung ergab Atrophie des linken Sternocleidomastoideus ohne Entartungsreaktion, Atrophie und Entartung des mittleren und unteren Teiles des linken Cucullaris, Fehlen des Geschmackssinns an der hintern Hälfte der linken

Zungenseite, Anästhesie der linken Seite des Rachens und des Kehlkopfes bis zum dritten Trachealring und Lähmung der linksseitigen Rachenmuskulatur und des linken Stimmbandes, ferner mässige Auftreibung des Leibes mit zeitweiligen umschriebenen meteoristischen Erscheinungen, Herabsetzung der motorischen Funktion des Magens. Es handelt sich nach Bechterew um Zerreissung der Nerven IX, X und XI, an dem durch die (wahrscheinlich nicht vollständige) Basisfraktur betroffenen Foramen jugulare (zirkulärer Bruch um das Foramen magnum herum, der auch das Foramen jugulare traf und sich nach vorn in eine Fissur fortsetzt). Auffällig ist, dass die grossen Gefässe und die Medulla nicht mit verletzt wurden und der Kranke am Leben blieb. Die anfängliche Augenmuskellähmung war wahrscheinlich durch einen Bluterguss bedingt, der bald aufgesaugt wurde. Die klinischen Ausfallserscheinungen zeigen, dass in diesem Falle nur die aus der hinteren Zungenhälfte kommenden geschmacksempfindenden Fasern im Glossopharyngeus zum Gehirn ziehen, während die der vorderen Zungenhälfte in anderen Nerven (V oder VII) verlaufen müssen. Ferner ist, was die sensible Versorgung des Kehlkopfs anbetrifft, dieser Fall keine Bestätigung der Ansicht Onodis, dass der Kehlkopf eine zweiseitige, doppelte sensible Innervation besitzt, sondern zeigt im Gegenteil, dass die sensible Funktion des einen Vagus durch den anderen nicht ersetzt werden kann. Die motorischen Insuffizienzen des Magens und Darms sind als Folge der Vaguslähmung aufzufassen. Die Accessoriuslähmung betraf in dem Falle nur den mittleren und unteren Teil des Cucullaris, die also ausschliesslich durch den Accessorius innerviert werden, während der claviculare Teil die Nerven aus dem Cervicalplexus erhält. Was den Sternocleidomastoideus betrifft, der nur atrophisch war, so ist anzunehmen, dass dieser sowohl vom Accessorius als von Cervicalplexus Fasern erhält. Wenn trotz des Ausfalls ganzer Portionen des Cucullaris weder in den Bewegungen noch in der Lage Abweichungen zu finden waren, so meint B., dass diese wohl anfangs vorhanden gewesen sein werden, im weiteren Verlauf aber durch die anderen Schulter- und Rückenmuskeln ausgeglichen wurden. — 3. **Siegfried Klemperer** (Berlin): Ueber Narkoselähmung des N. cruralis und obturatorius. Vortrag am 9. Dez. 1905 in der Berl. Gesellsch. f. Psychiatrie und Nervenkrankheit. — 4. **Václav Plavec** (Prag): Kleine motorische Epilepsie (Forts. No. 4 u. 5). Nach einer eingehenden differentialdiagnostischen Besprechung des abortiven epileptischen Anfalls (petit mal moteur) teilt P. einen interessanten Fall mit. Ein epileptisch belasteter Knabe (Vater potator, Vaters Bruder, Sohn eines zweiten Bruders des Vaters und Brudersohn der Mutter Epileptiker, Mutter wenig intelligent, sieben Geschwister früh verstorben, vier am Leben und gesund), der im Alter von acht Jahren eine Kopfverletzung erlitten hatte (Fall eines Brettes auf den Kopf, Bewusstlosigkeit) erkrankte im Alter von elf Jahren mit eigentümlichen Krampfanfällen, ohne Bewusstseinsverlust, die mit einem eigentümlichen schlechten Geschmack und einem starren Gefühl als Krampf der Zunge begannen. Die späteren, die zuerst nach mehrwöchentlicher Pause, dann häufiger, zuletzt alle Tage bis zu 20 und 25, auch Nachts auftraten und auch die linke Wange ergriffen, liessen sich ebenso reflektorisch (durch Kauen, kalten Trunk) hervorrufen. Nach Extraktion eines stark kariösen oberen linken Molarzahns nahmen bei gleichzeitiger Darreichung von Bromkali die Anfälle an Zahl und Intensität ab und schwanden schliesslich ganz. Nach zwei Jahren traten ohne bekannte Ursache die Anfälle, die jetzt auch die linke Hand ergriffen, wieder auf, zuerst in mehrtägigen Pausen, dann häufiger, zuletzt bis zu 20 innerhalb 24 Stunden bei Tag und bei Nacht. Ausser diesen kleinen aber zeigten sich jetzt nach mehrtägigen Pausen auch grosse, von denen der erste nach einem Alkoholexzess erfolgte. In der Klinik wurden abortive Anfälle, entsprechend den vor fünf Jahren vorhandenen, mit Aura oder ohne Bewusstseinsverlust, wie rudimentäre mit Aura, Bewusstseinsteilung und Ausbreitung der tonisch-klonischen Krämpfe auf den Hals und die linke obere Extremität, und schliesslich grosse Anfälle beobachtet. Von der Stelle des extrahierten ersten Prämolarzahns, an der eine geschwollene, zerklüftete, druckschmerzende Schleimhaut zurückgeblieben war, liess sich durch Bespritzen mit kaltem Wasser und durch einen starken Strom ein abortiver Anfall auslösen. Durch Behandlung der Stelle mit Jodtinktur und Ersatz des anfänglich verabreichten Bromkali durch Jodkali gingen die Anfälle allmählich an Zahl und Intensität herunter und schwanden schliesslich ganz. Die grossen Anfälle änderten sich aber nicht viel. Die abortiven und rudimentären Anfälle sind nach P. kleine Anfälle von Reflexepilepsie, während es sich bei den grossen um idiopathische Epilepsie handelt; doch deuteten auch jene durch die Aura den kortikalen Ursprung an und zeigten ihren epileptischen, im ganzen Nervensystem begründeten Charakter. Aus ihnen entwickelten sich die grossen Anfälle, zu denen die rudimentären möglicherweise den Uebergang bildeten.

(Fortsetzung folgt.)

IV. Referate und Kritiken.

Organische Erkrankungen des Nervensystems.

Pierre Marie et **François Moutier**: Nouveau cas de lésion corticale du pied de la 3me frontale gauche chez un droitier sans trouble du langage.

(Bull. et mémoires de la société médicale des hôpitaux de Paris. Séance du 14 décembre 1906.)

Pierre Marie: Un cas d'anarthrie transitoire par lésion de la zone lenticulaire. (ibid.)

Marie hat der klassischen Aphasielehre vorgeworfen, dass sie die zahlreichen Fälle vernachlässige, in denen eine Läsion des Fusses der 3. Stirnwindung keine motorische Aphasie hervorrufe. Um so vorsichtiger sollte er selbst vorgehen, um seine neue Lehre nur mit ganz einwandfreien Fällen zu stützen. Der in der ersten der beiden oben zitierten Publikationen mitgeteilte Fall ist nun durchaus nicht einwandsfrei. Der Kranke hatte keine Sprachstörung. Bei der Sektion fand sich eine starke lokale Atrophie der Brocaschen Windung. Betrachtet man die beigegebenen Bilder — eine Photographie und eine nach dieser gemachte schematische Zeichnung — genauer, so bemerkt man, dass auf der Photographie keineswegs die ganze Broca'sche Windung erkrankt ist, während die Zeichnung diesen Anschein erweckt. Ausserdem findet sich aber eine ganz ähnliche lokale Atrophie im Occipitallappen und im Gebiet des Gyrus angularis. (Ganz genau lässt sie sich nach den Bildern nicht lokalisieren.) Die sehr kurze Krankengeschichte enthält aber gar keine Bemerkung über irgend eine Herderscheinung, wie wir sie sonst bei Erkrankungen dieser Gegend haben. Warum sollte nicht auch eine Atrophie der Broca'schen Windung, die dazu nicht einmal die ganze Windung umfasst und ja ganz allmählich entstanden sein kann, ohne die gewöhnlichen Folgen einer Erkrankung dieser Stelle verlaufen? Und wer von den Vertretern der klassischen Lokalisationslehre hat je behauptet, eine lokale Atrophie müsse Herderscheinungen hervorrufen.

Die andere Mitteilung bezieht sich auf den Gehirnbefund in einem Falle von „Anarthrie". So bezeichnet Marie die reine Wortstummheit oder subkortikale motorische Aphasie anderer Autoren. Der alte hämorrhagische Herd betraf links die äussere Kapsel und die periphere Schicht des Linsenkernes. Der Patient hatte sich mit 20 Jahren syphilitisch infiziert und mit 26 Jahren eine Hemiplegie erlitten. Ausserdem konnte er ein halbes Jahr nicht sprechen, während die innere Sprache nicht gestört war. Er konnte lesen und lernte mit der linken Hand schreiben, da die rechte in Kontraktur blieb. Alle Angaben über die Symptome gründen sich, soweit ersichtlich, nur auf eigene Angaben des Patienten, nicht auf klinische Untersuchungen. Auch bei der Beurteilung dieses Falles dürfte einige Vorsicht am Platze sein.

Unsere lokalisatorischen Anschauungen mögen verbesserungsbedürftig sein und jeder Beitrag in dieser Hinsicht ist von Wert. Die Methode aber, Fälle zu veröffentlichen, die durchaus nicht eindeutig sind, wird diesen Bestrebungen gewiss nicht förderlich sein. Abraham.

Ladame: Aphasie et anarthrie.

(La presse médicale, 22. Déc. 1906.)

Pierre Marie: Rectifications à propos de la question de l'aphasie.

(La presse médicale, 12. Janvier 1907.)

Der Gegenstand des Streites zwischen Pierre Marie und Dejerine kann als bekannt vorausgesetzt werden. Genaueres findet man in dem ausführlichen kritischen Referat Heilbronner's im zweiten Septemberheft 1906 dieser Zeitschrift. Während der letzten Monate hat eine lebhafte Polemik zwischen Marie und Dejerine in den französischen Zeitschriften stattgefunden.

Die vorliegende kurze Publikation von Marie bringt zur Frage selbst nichts Neues; sie ist eine ziemlich persönlich gehaltene Polemik gegen Dejerine. Marie wirft seinem Gegner vor, den „Fall Ladame—v. Monakow" zu Unrecht gegen ihn ausgebeutet zu haben. Er wiederholt im wesentlichen den Inhalt der darauf bezüglichen oben angeführten Richtigstellung von Ladame.

Die von Ladame beobachtete Kranke litt an reiner motorischer Aphasie. Die Autopsie ergab eine kortikale, nicht eine subkortikale Läsion des Fusses der linken dritten Stirnwindung. v. Monakow, der die mikroskopische Untersuchung des Gehirns übernommen hat, nahm zwei makroskopische Bilder von Frontalschnitten in die neue Auflage seiner „Gehirnpathologie" auf und bezeichnete sie ausdrücklich als solche. Ladame teilte ausserdem Dejerine persönlich mit, dass die mikroskopische Untersuchung noch nicht abgeschlossen sei, ferner dass die innere Kapsel eine makroskopische Läsion aufweise. Trotzdem hat Dejerine, wie ihm Marie vorwirft, in einem Artikel behauptet, die innere Kapsel sei intakt und die mikroskopische Untersuchung sei zu keinem andern Resultat gelangt. Ferner habe Dejerine den Fall als Broca'sche Aphasie behandelt, während er tatsächlich eine reine motorische Aphasie vorstelle, und auch von Ladame als solcher bezeichnet worden sei. Marie wirft Dejerine vor, er tue den Tatsachen Gewalt an, um aus der Polemik als Sieger hervorzugehen. Tatsächlich stütze der Fall Ladame—v. Monakow nicht die klassische Aphasielehre, sondern seinen (Marie's) Angriff auf dieselbe.

Abraham.

G. Bonvicini: Ueber subkortikale sensorische Aphasie.
(Jahrb. f. Psychiatr. u. Neurolog. Bd. 26.)

Im Anschluss an einen klinisch beobachteten Fall von subkortikaler sensorischer Aphasie bespricht der Verf. eingehend in monographischer Weise die gesamte einschlägige Literatur und erörtert alle Fragen, die mit dieser Form der Aphasie zusammenhängen. Findet man im Sprachgebiete der Tonreihe bei der nach der Bezold'schen Methode vorgenommenen Untersuchung des Hörvermögens sowohl Tongehör als auch genügende Hörintensität, so ist die vorhandene Worttaubheit von einer allgemeinen Hörstörung unabhängig; es liegt dann, wenn zugleich das Nachsprechen und Diktatschreiben aufgehoben, das Lesen und Schreiben jedoch intakt sind, das klinische Bild der subkortikalen sensorischen Aphasie vor. Der vom Verf. beobachtete Fall ist der erste dieser Art, bei dem eine Hörprüfung nach den neuesten Kriterien vorgenommen wurde und bei dem sich feststellen liess, dass die Hörschärfe kaum herabgesetzt war. Die bisher nach der Bezold'schen Methode untersuchten Fälle von reiner Worttaubheit zeigten durchweg eine gleichmässige geringe Herabsetzung der Perceptionsdauer für alle Oktaven der Tonreihen. Die Einzelheiten dieser Arbeit sind für ein Referat ungeeignet, es sei daher nachdrücklich auf das Original selbst verwiesen.

Behr.

Edgeworth: Transitory hemiplegia in elderly persons.
(Scott. Med. and Surg. Journ. Nov. 1906.)

Es gibt bei alten Leuten transitorische Hemiplegien, die wahrscheinlich nicht auf persistierenden Gefässveränderungen beruhen. Bewusstseinsverlust und klonische Zuckungen in den später gelähmten Gliedern können da sein, können aber auch fehlen; es kommen auch klonische Zuckungen ohne folgende Lähmung vor. Zum Unterschied von den gewöhnlichen Hemiplegien fehlt das Babinski'sche Phänomen. Bei diesen Kranken können auch psychische Störungen von ähnlichem transitorischen Charakter, die wahrscheinlich auf den gleichen Ursachen beruhen, vorkommen.

Kölpin.

Walton and **Paul**: The cerebral element in the reflexes, and its relation to the spinal element.
(Journ. of Nerv. and Ment. Disease. Nov. 1906.)

Die tiefen Reflexe sind die Resultante aus der Tätigkeit cerebraler und spinaler Reflexbögen, und zwar haben die langen Reflexbögen die Tendenz, mehr einen mässigen und ruhigen Reflex hervorzubringen, die kurzen einen kräftigen und stärkeren Reflex. Die tiefen Reflexe variieren bei gesunden Individuen und bei Neuropsychosen jenachdem die langen oder die kurzen Reflexbögen prädominieren. Bei organischen Erkrankungen bewirkt die teilweise Ausschaltung der cerebralen Komponente den spinalen Typus (Steigerung) der tiefen Reflexe, die vollkommene Ausschaltung lässt sie ganz verschwinden, da der spinale Reflexbogen (beim Menschen) an sich nicht imstande ist, „die Last zu tragen". Bei der Wiederherstellung des cerebralen Einflusses kehren die Reflexe zurück, und zwar überwiegt der spinale Typus, so lange jene

Wiederherstellung nur eine partielle ist; bei vollkommener Restitution wird auch der Reflex wieder ein normaler. Bei der Apoplexie ist das anfängliche Verschwinden der tiefen Reflexe an den gelähmten Gliedern die Regel, und zwar hält dieser Zustand eine halbe Stunde bis mehrere Tage an, später werden die Reflexe wieder normal oder sie nehmen den spinalen Typus an, jenachdem der cerebrale Reflexbogen ganz oder nur teilweise sich restituiert hat. Bei den seltenen Fällen von Apoplexie mit anfänglicher Steigerung der Reflexe ist die Ausschaltung des cerebralen Einflusses von vornhein nur unvollständig gewesen.

Auch die oberflächlichen Reflexe haben eine cerebrale Regulierung und verschwinden mit dem Ausfall derselben. Die Tatsache, dass sie bei Erkrankungen der Pybahn nicht gesteigert sind, beweist, dass ihr spinaler Reflexbogen, wenn überhaupt vorhanden, so doch jedenfalls nur schwach ausgebildet ist. Die Regulierung des Babinski'schen Reflexes nähert sich in ihrer Art mehr der der tiefen wie der der oberflächlichen Reflexe. Kölpin.

Amberg: Ear affections and mental disturbances.
(Journ. of Nerv. and Ment. Disease. Sept. and Okt. 1906.)

Nach Mitteilung mehrerer Fälle und eingehender Berücksichtigung der Literatur kommt Verf. zu folgenden Schlüssen: das Ohr kann an der Hervorbringung psychischer Störungen direkt oder indirekt beteiligt sein. Die psychische Störung kann nun entstehen einmal durch Hallucinationen resp. Illusionen, deren Einfluss je nach der Prädisposition des betreffenden Individuums verschieden stark sein kann, ferner dadurch, dass das Ohr oder seine Umgebung der Entstehungsort einer Intoxikation werden können. Wahrscheinlich können auch bei nicht Prädisponierten psychische Störungen auftreten, wenn durch anhaltende lästige subjektive Geräusche ein Zustand von Erschöpfung, von Neurasthenie hervorgerufen worden ist. Kölpin.

Bryant: The great psychical importance of ear disease.
(Journ. of Nerv. and Ment. Disease. Sept. 1906.)

Auf Grund seiner Erfahrungen kommt Verfasser zu folgendem Resultate: Es besteht ein augenscheinlicher Zusammenhang zwischen Ohrerkrankungen und Gehörshallucinationen. Wahrscheinlich haben die letzteren in den meisten Fällen ihren Ursprung in subjektiven Sensationen im Ohre. Die Behandlung des begleitenden Ohrleidens ist in einer bemerkenswerten Anzahl von Fällen geeignet, die Heilung der Psychose zu unterstützen. Mitunter kann Geisteskrankheit durch ein Ohrleiden hervorgerufen werden, wie auch Ohrerkrankungen die Heilung einer Psychose aufhalten können. Einseitige Gehörshallucinationen beruhen unzweifelhaft auf einseitiger Ohrerkrankung. Kölpin.

Rickaher: A review of the mental symptoms accompanying apoplexie. (Amer. Journ. of Insanity. Vol. 63, No. 1.)

Die intermittierenden und sehr variablen psychischen Störungen im Prodromalstadium der Apoplexie sind als der Ausdruck einer wohl stets bestehenden Arteriosklerose anzusehen. Die psychischen Störungen nach dem Anfall treten am häufigsten als Erregungszustände auf, die bisweilen ganz manisch gefärbt sind und besonders nachts sich paroxysmal steigern. Weniger häufig finden sich Zustände von Verwirrtheit und noch seltener Depressionszustände. Alle drei Zustände können auch miteinander abwechseln. Hallucinationen und Wahnideen sind nicht selten. Gemeinsam ist allen diesen Zuständen eine Herabsetzung der Intelligenz und Störungen des Gedächtnisses, insbesondere der Merkfähigkeit. In der Mehrzahl (zirka $^2/_3$ der Fälle) besteht Krankheitseinsicht. Die Abnahme der geistigen Fähigkeiten braucht den motorischen Störungen nicht parallel zu gehen. Der psychische Zustand kann bis zum Tode ziemlich derselbe bleiben, häufig indes kommt auch eine rapide Verschlechterung desselben zur Beobachtung. (Ref. vermisst in dem Artikel die Erwähnung des Korsakowschen Symptomenkomplexes, der nach Apoplexien gar nicht so selten zur Beobachtung gelangen kann.) Kölpin.

Spiller: Separate sensory centers in the parietal lobe for the limbs. (Journ. of Nerv. and Ment. Disease. Febr. 1906.)

Nach Verletzung der Parietalgegend bestanden in einem von Sp. beobachteten Fall fast völliger Verlust des Lagegefühls und Tastlähmung, sowie Herabsetzung der Sensibilität für alle Qualitäten. Bewegungen des betreffenden Armes waren frei, aber etwas ungeschickt, was namentlich bei komplizierteren Bewegungen hervortrat. Kölpin (Bonn).

Max Löwy: Mikrographie durch hemiplegischen Anfall wahrscheinlich infolge auf die Schreibcoordination beschränkter Rigidität. (Monatsschr. f. Psychiatrie u. Neurologie. Bd. XVIII. Ergänzungsheft)

Das interessante, im allgemeinen wenig beachtete Symptom der Mikrographie wird hier auf Grund eigener und anderer beschriebenen Fälle untersucht und der Verf. kommt dabei zu folgenden Schlüssen: 1. Im unmittelbaren Anschluss an eine Hemiplegie ohne agraphische Störung kann, durch Rigidität erzeugt, Mikrographie entstehen. 2. Vermutlich ist die Nachbarschaft der Willkürbahnen, vielleicht besonders der Streifenhügel, eine Region der Tonusregulierung im Sinne einer Herabsetzung des Tonus. Bei Läsionen in dieser Gegend kann es zu Rigor kommen. 3. Es gibt einen isolierten Rigor für eine einzelne Coordination bestimmter Muskeln, die im übrigen vom Rigor frei sind. Der Rigor betrifft dabei nicht etwa das Coordinieren, sondern die schon fertige Coordination. Mohr (Coblenz).

Bing (Basel): Ueber atonische Zustände der kindlichen Muskulatur. (Mediz. Klinik 1907, No. 1.)

Die vorläufige Mitteilung aus der Baseler Kinderklinik sucht die von mehreren Seiten (Rehn, Vierordt, Kassowitz, Czerny) bestrittene Ansicht Hagenbach's zu stützen, dass die Schlaffheit der Muskulatur Rachitischer keine Inaktivitätsatrophie darstellt, sondern direkt durch den Krankheitsprozess selbst bedingt ist. Verf. fand an excidierten Muskelstückchen charakteristische (von denen bei sekundärer Atrophie abweichende) Strukturveränderungen und konstatierte auch funktionelle Eigentümlichkeiten der rhachitischen Muskulatur. In einem Falle von Myotomia congenita (Oppenheim) fand sich (im Gegensatz zur Rachitis) keine pathologische Veränderung der Muskeltextur (als Correlat der günstigen Prognose der Erkrankung). Liebetrau (Lüneburg).

Reissert (Hannover): Beitrag zur Kenntnis der Lidreflexe. (Klinische Monatsblätter für Augenheilkunde XLIV 1906, Seite 378—383.)

Levinsohn (Berlin): Kurze Notiz zur Kenntnis der Lidreflexe. (Ebenda XLV 1907, Seite 56—59.)

Reissert sah bei zwei neurasthenischen Personen eine Bewegung der Haut des unteren Lides nach oben, ohne Bewegung der Lider selbst, auftreten, wenn er das mit der Hand beschattete Auge freigab. Die Erscheinung tritt nach R. gleichzeitig mit der Verengerung der Pupille auf, während sie ihr nach Levinsohn vorangeht. Letzterer weist darauf hin, dass er den genannten Reflex bereits früher beschrieben und bei etwa $^1/_3$ aller Menschen gefunden habe. Er fasst die partielle Hebung des Unterlides bei Blendung als einen subkortikalen Reflex auf. Groenouw (Breslau).

G. Sommer: Ueber das psychische Weinen der Kinder in den ersten Lebenswochen.
(Wochenschrift für Therapie und Hygiene des Auges IX. No. 48. 1906.)

Verf. hat beobachtet, dass das psychische Weinen bei kräftigen Neugeborenen wesentlich später auftritt als bei heruntergekommenen, schlecht genährten Kindern.

Fleischer: Ueber Sehnervenleiden und multiple Sklerose.
(Die ophthalmologische Klinik X 1906. S. 583–588 und S. 597–598.)

Verf. fand, dass akute retrobulbäre Neuritis häufig das erste Zeichen einer multiplen Sklerose sei, deren weitere Symptome sich erst später, oft erst nach Jahren, entwickelten. Groenouw (Breslau).

E. v. Hippel: Ueber seltene Fälle von Lähmung der Akkommodation und von Pupillenstarre.
(Klinische Monatsblätter f. Augenheilkunde, XLIV, 1906. Seite 97–102.)

Tödter: Ein Beitrag zur isolierten Blicklähmung nach oben und unten. (Klin. Monatsbl. f. Augenheilk., XLIV, 1906. S. 102–110.)

H. Gifford: Ueber ein neues Augensymptom von Morbus Basedowii.
(Klinische Monatsblätter f. Augenheilkunde, XLIV, 1906. Seite 201–202.)

Verf. fand bei drei Kranken mit beginnendem Morbus Basedowii einen unwillkürlichen Widerstand gegen das Umstülpen des oberen Lides und bringt dieses Symptom mit Basedow in Verbindung. Groenouw (Breslau).

V. Vermischtes.

Friedrich Scholz †.

Am 25. April starb zu Bremen im Alter von 75 Jahren der ehemalige Direktor der städtischen Krankenanstalt und des St. Jürgenasyls Jean Paul Friedrich Scholz, einer derjenigen, welche das Werden und Wachsen der deutschen Psychiatrie von geringen Anfängen zur jetzigen Höhe und anerkannten Bedeutung erlebt und ein reichliches Scherflein zu ihrer Entwicklung beigetragen haben. Zwar ist er in den letzten Jahren wenig mehr hervorgetreten und auf den Tagungen des Vereins für Psychiatrie nicht mehr erblickt worden, so dass er nur wenigen von den jüngeren Fachkollegen von Angesicht zu Angesicht bekannt geworden ist. Von den Aelteren aber werden noch viele seiner gedenken und in Erinnerung seiner Mitarbeiterschaft am Ausbau der praktischen Psychiatrie darf ihm wohl an dieser Stelle ein ehrendes Wort gegönnt werden.

In Buchwald in Schlesien als Sohn eines Pfarrers am gleichen Tage wie Kaiser Friedrich III. geboren, erhielt er seine Schulbildung in Steinau a. d. Oder und Liegnitz, um dann zunächst sich dem Seemannsberufe zu widmen. In seinen Lebenserinnerungen, die unter dem Titel „Werden und Wachsen" einen weiten Leserkreis gefunden haben, hat er seiner Seemannszeit mit erfrischendem Humor gedacht. Indessen zog es ihn nach zweijährigen Irrfahrten zu den Büchern zurück; nach privater Vorbereitung legte er seine Reifeprüfung ab und studierte dann 1851 bis 1856 in Breslau. Hier erlangte er den Doktorgrad und die Approbation, um dann, nach zweijähriger Assistentenzeit am Allerheiligenhospital, als praktischer Arzt und hernach als Kreisphysikus auf dem Lande in seiner Heimat tätig zu sein. 1868 berief man ihn als Leiter der städtischen Krankenanstalt nach Bremen, und damit kam er in innige Berührung mit der Psychiatrie, die dann bis zu seiner Pensionierung im Jahr 1896 sein Lieblingsfach blieb. Von Anfang an trat er für eine äusserst freiheitliche Behandlung der Geisteskranken ein und verbrannte quasi hinter sich die Schiffe durch Zerstörung des ganzen vorgefundenen Armamentariums einer des Restraint sich noch bedienenden Fürsorge. Von Anfang an führte er schon in jenen frühen Jahren das Prinzip der permanenten Ueberwachung in seiner Anstalt durch und hat in den Jahren nachher die bremische Irrenanstalt auf eine Höhe gebracht, welche von weit und breit Besucher heranzog und für viele vorbildlich ward. Wir Jüngeren, die wir ohne Restraint, quasi auf der Wachabteilung gross geworden sind, vermögen es zum Teil nicht voll zu verstehen, mit welchen Schwierigkeiten solche Bestrebungen vor 40 und mehr Jahren zu kämpfen hatten. Da ist es wohl angebracht, das Verdienst zu betonen, welches dem Verfechter fortschrittlicher Ideen in jener frühen Periode der Entwicklung der Psychiatrie gebührt.

Scholz schuf im Laufe der Jahre aus der städtischen Irrenanstalt, was aus ihr nur zu machen war. Er baute neue Pavillons, die er nach Laehr und Griesinger benannte, er gab seinen Reformideen in zahlreichen Schriften und Aufsätzen Ausdruck, und erstrebte als letztes Ziel die Reorganisation des bremischen Irrenwesens in der Form des Stadtasyls. Dieses Ziel zu erreichen war ihm nicht vergönnt. Misshelligkeiten teils persönlicher, teils prinzipieller Natur erschwerten in den 90er Jahren ihm mehr und mehr seine Stellung und 1896 musste er von der Bühne abtreten, auf der er noch Erfolge zu sehen gehofft hatte. Die Misshelligkeiten sollen hier nicht weiter erwähnt werden. Die Akten sind darüber geschlossen. Das aber darf vom kritischen Standpunkte gesagt werden, dass es mehr auf eine nicht mehr zeitgemässe, veraltete Organisation seines Wirkungskreises, die ihm die Hände band, zurückzuführen war, wenn er der Psychiatrie Valet sagen musste, wie auf ihm zur Last zu legende Irrungen oder gar Verfehlungen. Erst nach seinem Ausscheiden wurde die von ihm geleitete Anstalt ein staatliches Institut, womit dann die erste Grundbedingung einer gedeihlichen Entwicklung gegeben wurde.

Was Scholz geleistet, erscheint in um so hellerem Lichte, wenn man bedenkt, welche Arbeitslast zeitlebens auf ihm geruht hat, unter wie ungünstigen Verhältnissen er zu schaffen hatte. Der moderne klinische Direktor und Asylarzt pflegt über zahlreiche, berufsfreudige, jüngere Mitarbeiter zu verfügen; das erleichtert ihm seine praktische Tätigkeit und gewährt ihm Musse zur wissenschaftlichen. Scholz war bis zu seinem 64. Jahre leitender Arzt der 200 Betten zählenden medizinischen und geburtshülflichen Abteilung des städtischen Krankenhauses, ihr wirtschaftlicher Direktor, und dazu noch lag ihm die Fürsorge für die 200 Betten und 180 bis 200 Aufnahmen zählende

Irrenabteilung ob unter Assistenz eines einzigen, meistens noch dazu in achtmonatlichem Turnus wechselnden, psychiatrischen Neulings, der oft nur unter Kontraktzwang sich den Geisteskranken widmete. Wenn man solche Verhältnisse berücksichtigt, wird man um so grössere Hochachtung vor seiner Arbeitsleistung gewinnen, gleichzeitig aber auch bedauern, dass ein Mann von seiner Begabung nie in klinischer Stellung mit grösseren Mitteln arbeiten durfte. Dies würde ihm erst die Gelegenheit gegeben haben, seine Ideen wissenschaftlich zu begründen und auszubauen. Hat er doch eine Reihe von Anregungen gegeben und sie zuerst in die Praxis umgesetzt (Dauerbad, Abschaffung der Isolierung, Bettbehandlung), welche später erst von anderer Seite systematisch erprobt und zu allgemeingültigen therapeutischen Faktoren ausgestaltet wurden. Das soll ihm nicht vergessen werden.

Sein Leben klang nach viel des Trüben und nach schweren Schicksalsschlägen auch in der Familie harmonisch aus. In den letzten Jahren warf er sich mehr auf das belletristische Gebiet, eine Tätigkeit, deren beste Frucht wohl das bei Seitz und Schauer mehrfach aufgelegte Buch „Von Aerzten und Patienten" ist. — Neben den zahlreichen Altmeistern unseres Faches, die in den letzten Jahren dahin gegangen sind, und uns Jüngeren als Vorbilder humanen Strebens in der Erinnerung fortleben, wird auch Friedrich Scholz stets ehrend genannt werden müssen.

Dannemann (Giessen).

Professor Dr. v. Bar (Göttingen) hat in München am 20. April in der kriminalistischen Sektion des Akademisch-Juristischen Vereins folgenden Vortrag über die **Zurechnungsfähigkeit im Strafrecht** gehalten.

Wenn man die Zurechnungsfähigkeit im Strafrecht erörtert, ist es eine stillschweigende Voraussetzung, dass man nicht mit Tolstoi die Notwendigkeit des ius criminale leugnet. v. Bar ist daher auch von der Unentbehrlichkeit der strafrechtlichen Vorschriften durchdrungen und formuliert seine Ansicht über Wesen und Zweck der Strafe in folgenden Sätzen: Die Strafe ist eine öffentliche Missbilligung einer begangenen Tat, von der die Gesellschaft überzeugt ist, dass sie nicht sein solle, eine öffentliche Missbilligung, die allerdings von einer unangenehmen Folge für den Täter begleitet ist. Dabei besteht nicht die Absicht, dem Verbrecher wehe zu tun, sondern bei der Allgemeinheit einen gewissen Eindruck hervorzubringen, nämlich dass solche Taten nicht geschehen dürfen. Aus dem Wesen dieser Strafe ergibt sich in konsequenter Weise ihre Tendenz: Sie muss dem Kulturzustand umgekehrt proportional sein, sie wird allmählich immer mehr verschwinden und wenn wir zu dem Idealzustand gelangen könnten, würde nur noch eine öffentliche Missbilligung zurück bleiben.

Es ergibt sich nun die weitere Frage: können wir eine Person für das, was sie getan hat, verantwortlich machen? Darauf antworten Determinismus und Indeterminismus verschieden.

Der Determinismus, der das Kausalgesetz auf den Menschen anwendet, macht den Menschen deswegen verantwortlich, weil sein Charakter daran die Schuld trage, dass die Bedingungen auf ihn einwirken, und wir haben daher die Berechtigung, ihn zu strafen. v. Bar findet es nun inkonsequent beim Charakter stehen zu bleiben, da ja auch dieser nur ein Produkt der Umstände sei.

Der entgegengesetzte Standpunkt wird von dem Indeterministen eingenommen. In der Formulierung des relativen Indeterminismus (keine absolute Willensfreiheit, vielmehr Bestimmbarkeit durch gewisse Motive) hat ihn das herrschende Strafrecht verwertet. Auch diese Lehre ist inkonsequent; da sie aber der Auffassung des praktischen Lebens Rechnung trägt, erscheint sie v. Bar als das kleinere Uebel.

In dem nun folgenden Teil seiner Ausführungen gibt v. Bar ein geschichtliches Bild von dem Werdegang des Zurechnungsfähigkeitsbegriffs. Bis die Psychiatrie eingriff, glaubte man, dass nur durch Geistesmängel die Zurechnungsfähigkeit vermindert werden könne. Ihr haben wir den nachdrücklichen Hinweis auf das Willensmoment zu verdanken und ihren Fusstapfen sind späterhin die juristischen Anhänger des Determinismus gefolgt, so Adolf Merkel („Zurechnungsfähigkeit ist Bestimmbarkeit des Individuums nach eignem Masse"), Tarde („Zurechnungsfähigkeit ist soziale Aehnlichkeit") und v. Liszt („Zurechnungsfähigkeit ist normale Bestimmbarkeit durch Motive"). Redner polemisiert gegen das Vage in diesen Definitionen. Gar viele Verbrecher, die keineswegs unzurechnungsfähig seien, sind sozial ganz unähnlich und ganz ebenso verhalte es sich mit der normalen Determinierbarkeit v. Liszt's.

v. Bar's Begriffsbestimmung lautet dagegen folgendermassen: Die Zurechnungsfähigkeit verlangt in erster Linie eine richtige Vorstellung der Aussenwelt und der Kausalzusammenhänge. Ferner ist eine gewisse Widerstandskraft nötig gegen von aussen kommende Anreize, die dem ganzen Handeln eine gewisse Kontinuität verleiht. Der Zurechnungsfähige kann nicht blos ein Durchgangspunkt für äussere Anreize sein.

Nach Erörterung der Grenzgebiete, wobei Redner sowohl „den geborenen Verbrecher" als auch die „moral insanity" ablehnt, gelangt v. Bar zum Begriff der Zurechnungsunfähigkeit im Strafrecht. Nach seiner Ansicht sollte an Stelle des § 51 R.-St.-G.-B. eine Bestimmung mit etwa folgendem Wortlaut treten: „Eine Handlung ist nicht strafbar, wenn zur Zeit ihres Vorsichgehens infolge geistiger Erkrankung oder vorübergehender geistiger Hemmung dem Handelnden die Fähigkeit fehlte, Wirkung und Bedeutung seiner Handlung einzusehen, oder die Vorstellung der Unzulässigkeit der Handlung als wirksam nicht angesehen werden konnte".

Was die gemindert Zurechnungsfähigen betrifft, so muss daran festgehalten werden, dass ihre Strafe nicht eine mildere sein muss, sondern eine andere. Ihnen gegenüber muss differenziert werden. Abgesehen von der Festsetzung einer Maximalstrafe muss dem Richter die grösste Freiheit gegeben werden. Eine Kommission, in der auch Sachverständige sitzen, hätte ihn in der Ausübung seiner Pflicht zu unterstützen.

Eines ist jedoch hier, wie überhaupt bei der Betrachtung des ganzen Problems, festzuhalten. Die Justiz kann nicht die Aufgabe haben, absolute Sicherheit vor Geisteskranken zu geben, ebensowenig Schutz vor dem Verbrechen überhaupt. Die Strafe soll immer begrenzt sein, während die Möglichkeit, jemand wegen Gefährlichkeit festzuhalten, unbegrenzt sein muss.

An den Vortrag schloss sich eine lebhafte Diskussion an.

Felix Wassermann (München).

Druck der Anhaltischen Buchdruckerei Gutenberg, e. G. m. b. H., in Dessau.

Am 22. Mai 1907 starb in Stuttgart

Hermann Wildermuth

im Alter von 55 Jahren. Mit ihm ist ein trefflicher Neurologe, ein Arzt von feiner und vielseitiger Bildung und ein Mann von vornehmer Gesinnung dahingegangen. Seine Arbeiten über Idiotie und Epilepsie gehören zum Besten, was in Deutschland über diese Gebiete geschrieben wurde. Er war einer der ersten, der sich mit der wissenschaftlichen Untersuchung der Insassen der Idioten- und Epileptikeranstalten befasste und so den Anstoss zu einer Forschungsrichtung gab, die sich ja neuerdings in Psychiaterkreisen besonderer Pflege erfreuen darf. Mit Schröter zusammen gab er viele Jahre hindurch die „Zeitschrift für Behandlung Schwachsinniger und Epileptischer“ heraus. Gaupp.

CENTRALBLATT
für
Nervenheilkunde und Psychiatrie.

Herausgegeben im Verein mit zahlreichen Fachmännern des In- und Auslandes
von
Professor Dr. Robert Gaupp in Tübingen.

Erscheint am 1. und 15. jeden Monats im Umfang von 2—3 Bogen. Preis des Jahrganges Mk. 24.
Zu beziehen durch alle Buchhandlungen und Postanstalten.

Verlag von Vogel & Kreienbrink, Berlin W. 30 und Leipzig.

XXX. Jahrgang. 15. Juni 1907. Neue Folge. XVIII. Bd.

I. Originalien.

Einige Methoden zur Fixierung der zelligen Elemente der Cerebrospinalflüssigkeit.

Von A. Alzheimer.

In seiner Arbeit: „Die Bedeutung der Lumbalpunktion für die Psychiatrie" betont bereits Nissl die Schwierigkeiten, die Zellen der Cerebrospinalflüssigkeit in einer befriedigenden Weise zu fixieren, um etwa morphologische Verschiedenheiten derselben für differentialdiagnostische Zwecke verwerten zu können. Wie bereits Nissl haben dann andere versucht, durch Zusatz von Fixierungsflüssigkeiten zum Liquor der Verunstaltung der zelligen Elemente vorzubeugen. Oskar Fischer bediente sich des Formols und seine Resultate sind zweifellos besser als die, welche die alte französische Methode ergab. Aber auch hier führt die der Fixierung folgende Trocknung noch zu entstellenden Schrumpfungen, so dass wir immer noch bedenklich waren, wie das Fischer getan hatte, einzelne Zellen als Plasmazellen anzusprechen.

Aber gerade die Angabe Fischer's reizte mich zu neuen Versuchen. Es kam jedenfalls darauf an, eine Trocknung der Elemente auch nach einer vorausgegangenen Fixierung zu vermeiden. Die nachfolgenden Methoden ermöglichen nun, je nach den Zwecken der Untersuchung, sehr verschiedene Fixierungsarten und eine ausserordentlich mannigfaltige Färbung der Elemente.

Für zahlreiche Zwecke genügt folgende Behandlung: Man giesst in ein gewöhnliches, zum Harncentrifugieren benutzbares Glas, das unten nicht spitz, sondern konisch abschliesst, 10—15 ccm 96 % Alkohol und lässt in diesen etwa 5 ccm der Cerebrospinalflüssigkeit eintropfen. Dann wird mit einem Wattepfropf verschlossen und $^1/_2$ bis $^3/_4$ Stunden centrifugiert. Darnach findet man am Boden des Glases ein festsitzendes Coagulum, das bei Paralyse, Lues cerebrospinalis, Meningitisformen eine ziemliche Grösse hat, bei normalen Personen papierdünn sein kann. Nach Abgiessen des ersten Alkohols lässt man absoluten Alkohol, Aetheralkohol, Aether je etwa eine Stunde lang einwirken. Nun ist das Gerinsel so fest geworden, dass es sich mit einiger Vorsicht mit einer Nadel ganz herausheben, in Celloidin einbetten und schneiden lässt.

Zur Färbung kann man irgend eine basische Anilinfarbe verwenden, Unna's polychromes Methylenblau hat einige Vorzüge, besonders hübsch werden die Bilder, welche nach der von Unna modifizierten Pappenheim'schen Karbol- + Pyronin- + Methylgrünfärbung gewonnen worden sind. Zweckmässigerweise entfernt man vor der Färbung das Celloidin mit Methylalkohol.

Ohne besonderen Schwierigkeiten zu begegnen, kann man statt des Alkohols auch andere Fixierungsmethoden anwenden. So Sublimat mit nachfolgender Triacidfärbung, Flemming'sche Lösung und Altmann'sche Färbung, Formol-Müller und Zenker'sche Flüssigkeit mit nachfolgender Giemsafärbung nach Schridde. Bei der letzten Fixierung gab eine Färbung mit Toluidinblau und Kontrastfärbung mit Chromotrop 2 R besonders hübsche Bilder. Formol allein gibt keine genügende Fällung.

Man bettet bei diesen letzten Fixierungsmethoden zweckmässiger in Paraffin ein. Nachdem das Coagulum das Xylol passiert hat, lässt es sich meist in einem Stück herausholen. Doch schadet hier auch ein Zerbrechen nichts, da man ja Serien schneiden und aufkleben wird.

Bei der Alkoholfixierung kommt man mit 10—15 Mikren dicken Schnitten aus, während bei anderen Fixierungen sich 3—5 Mikren dicke Schnitte vorteilhafter erweisen.

Im Schnitt finden sich die zelligen Elemente ziemlich gleichmässig verteilt, das Eiweiss kann man bei allen Methoden ganz oder nahezu farblos erhalten. Die Fixierung der Zellen entspricht allen Anforderungen; werden sie ja gleichsam lebend in die Flüssigkeit gebracht.

Es zeigt sich nun, dass die zelligen Elemente nicht, wie ich früher geglaubt habe, vielfach degeneriert sind, sie haben zum Teil sogar ein überaus frisches Ansehen; selbst Karyokinesen zeigen sich einigemale vorzüglich fixiert. Auch Plasmazellen sind jetzt aufs allerdeutlichste zu erkennen. Man begegnet aber daneben recht vielen Zellformen, die sich nicht ohne weiteres einordnen lassen. Ihr Verständnis und ihre Bedeutung werden uns erst eingehende Untersuchungen der freien Zellen der weichen Häute des Gehirns eröffnen können. Eine Vergleichung zwischen den beiden wird aber jetzt leichter möglich sein, da wir sie in derselben Weise zu fixieren und zu färben vermögen.

(Aus der psychiatrischen Universitätsklinik in Basel (Prof. Dr. G. Wolff).

Ueber Tod im katatonischen Anfall bei alter Dementia praecox.

Von Dr. J. Georg Dreyfus, I. Assistenzarzt der Klinik.

Anfälle im Verlaufe der Dementia praecox bilden zwar nicht die Regel, sind aber immerhin nicht gar so selten zu beobachten. Auf die Möglichkeit ihres Vorkommens hat schon Kahlbaum hingewiesen und nachher ist von verschiedenen Autoren, auch von Kraepelin in seinem Lehrbuch, wieder auf diese Tatsache aufmerksam gemacht worden.

In der Regel handelt es sich bei diesen Anfällen nach Kraepelin um Ohnmachten oder epileptiforme Krämpfe, meist um Zustände nicht bedrohlicher Art, die rasch vorüberzugehen pflegen. Allerdings kommen auch schwere komatöse Zustände von etwas längerer Dauer vor, wie z. B. bei einem Kranken Kraepelins. Dass aber ein solcher Anfall geradeso wie ein paralytischer auch direkt zum Tode führen kann, darüber scheint bis jetzt noch niemals etwas bekannt geworden zu sein.

In der neurol. Psych. Woch. (Bd. VII, pag. 225 ff.) beschreibt Tetzener einen Fall von Katatonie, in dem der Tod im Anschluss an gehäufte Krampfanfälle eingetreten ist. Tetzener glaubt, dass diese Anfälle als katatonische aufgefasst werden dürfen und schliesst die Möglichkeit einer Epilepsie und Paralyse aus.

Wenn nun auch nicht bezweifelt werden kann, dass es sich in jenem Fall um ein Krankheitsbild gehandelt hat, das ausgesprochen den Charakter der Katatonie trug, so ist nicht genügend grosse Sicherheit vorhanden, dass einmal eine daneben bestehende Epilepsie (solche Fälle gibt es nach Kraepelin sicher) mit Sicherheit auszuschliessen wäre, oder dass man nicht einfach an eine mit katatonischen Erscheinungen verlaufende progressive Paralyse denken müsse. Denn eine Paralyse kann nur dann sicher ausgeschlossen werden, wenn die genaue histologische Untersuchung sowohl des Gehirns als auch des Rückenmarks die charakteristischen Veränderungen vermissen lässt. Man weiss zur Genüge, dass der von Tetzener angeführte makroskopische Befund am Gehirn mit seinem negativen Ergebnis nichts gegen das Bestehen einer progressiven Paralyse beweist. Gar oft sehen wir, wie eine Paralyse lange Zeit das Bild einer funktionellen Geisteskrankheit vortäuschen kann, bis endlich der erste paralytische Anfall auftritt, welcher den Beobachter dazu zwingt, die Frage der Paralyse näher zu prüfen, und welcher nicht gar so selten mit einem Schlage das klinische Krankheitsbild derart verändert, dass die Diagnose nicht mehr zweifelhaft sein kann.

Wenn aber gleich beim ersten derartigen Krampfanfall der Tod eintritt, dann ist die Schwierigkeit grösser. Ein solcher Fall ist an der Basler psychiatrischen Klinik vorgekommen. Die Tatsache an und für sich, dass ein paralytiformer Anfall mit tödlichem Ausgang sich eingestellt hat, bei einem Kranken, bei dem unsere Diagnose auf Dementia praecox gelautet hatte, kam uns derart unerwartet und so überraschend, dass wir nahe daran waren anzunehmen, wir müssten uns geirrt und die Paralyse übersehen haben.

Der betr. Fall ist folgender:

W. H. aus R., geb. d. 31. V. 1874, Dr. med. Grossvater im mittleren Lebensalter psychisch abnorm, glaubte, alles sei schmutzig, putzte alles ab. War dann wieder lange Jahre hindurch gebessert, im 60. Lebensjahre kehrte jedoch der Zustand wieder ähnlich zurück. Sonst ist nichts in hereditärer Beziehung in Betracht kommendes bekannt.

Pat. selbst in der Jugend immer gesund gewesen, hat keine Kinderkrankheiten durchgemacht, war ein sehr guter Schüler, später als Student fleissig, mässig, machte gute Examina. War immer von den Kollegen abgesondert, verkehrte nur wenig mit andern.

Die ersten Zeichen einer psychischen Erkrankung wurden bemerkt im Mai 1903; er war ängstlich, aufgeregt, machte allerhand verdächtige Wahrnehmungen, meinte, er solle wegen einer harmlosen Aeusserung gerichtlich belangt werden, glaubte sich den Intriguen eines Freundes ausgesetzt und führte verschiedenes Unangenehme auf diese Intriguen zurück. Auf den Rat seiner Verwandten setzte er seine Praxis kurze Zeit aus. Im August traten Geruchshalluzinationen auf, er meinte, er verbreite einen unangenehmen Geruch, alle Leute achteten auf ihn, Amerikaner gingen mit Apparaten gegen ihn vor, Briefe, die er in den Kasten geworfen, nehme man wieder heraus. Schon früher hatte er sich viel mit elektrischen Apparaten abgegeben; im September behauptete er plötzlich, er werde Quälereien und Misshandlungen ausgesetzt, die von einem Apparat ausgingen, welcher unter Ausnutzung der höchsten technischen Vollkommenheiten von Amerikanern in Homburg bedient würde. Wandte sich telegraphisch um Schutz an die Staatsanwaltschaft. Daraufhin kurze Remission, liess sich in einem andern Ort als Augenarzt nieder, machte viele Star- und Schieloperationen, hielt sich aber Magneten, um schlafen zu können.

Im Oktober des folgenden Jahres (1904) traten seine Wahnideen deutlich zutage; er wisse gar nicht, warum ihn die Leute auf der Strasse ansähen, wurde wortkarg, das Interesse an der Praxis erlahmte, er befasste sich fast nur mit elektrischen Sachen, es stellten sich massenhaft Sinnestäuschungen ein und im Anschluss daran Grössenideen, die ihren Ausdruck u. a. darin fanden, dass er in die Zeitungen ein Inserat einrücken liess, das dann die Runde durch die ganze Presse machen sollte, und worin er seine Verlobung mit einer hochgestellten Persönlichkeit anzeigte. Nun war seine Internierung nicht mehr zu vermeiden, er fügte sich auch leicht darein, weil er glaubte, auf diese Art am leichtesten den Nachstellungen der Staatsanwaltschaft zu entgehen. Er wurde zunächst in eine Privatanstalt gebracht, wo die Diagnose Dementia praecox gestellt wurde, und von dort nach etwa vier Monaten in die hiesige Klinik. Hier blieb er vom 10. Mai 1905 bis zum Tode, der am 20. Oktober 1906 erfolgte.

Die körperliche Untersuchung ergab keinerlei Anhaltspunkte dafür, dass eine organische Erkrankung vorliege. Die Pupillen reagierten prompt, die Reflexe waren alle in normaler Weise auslösbar. Der psychische Krankheitsverlauf entsprach durchaus dem einer Dementia praecox: Langsam zunehmende Verblödung mit Negativismus, zeitweiser Nahrungsverweigerung, sodass Sondenfütterung angewandt werden musste, Halluzinationen, Manieriertheit, Stereotypien in Reden und Bewegungen sowie in der Haltung, völlige Interesselosigkeit, gemütliche Stumpfheit. Im Beginne des Jahres 1906 machte sein Aussehen ganz den Eindruck eines hochgradig verblödeten Katatonikers, indem er fast ständig in derselben Haltung mit gekrümmtem Rücken, vornübergebeugtem Kopfe, die Hände in den Hosentaschen in einer Ecke sass oder stand, unempfänglich für äussere Eindrücke, nur mit Widerstreben antwortend, und sich nur schwer aus seiner Stellung bringen lassend. Dieser Zustand akzentuierte sich immer mehr; im September war die Verblödung zu einem solchen Grade gelangt, dass man trotz aller Mühe nie ein anderes Wort mehr aus ihm herausbringen konnte, als: Schönes Wetter heute! mochte es nun draussen regnen oder stürmen, oder nicht. Gleichzeitig mit dieser Verblödung stieg das Körpergewicht gewaltig an.

Am 20. Oktober 1906 abends nach dem Essen bekam er, ohne dass irgendwelche auffallende Erscheinungen vorher aufgetreten wären, plötzlich einen Anfall. Er hatte sich wie gewöhnlich in seiner stereotypen Haltung auf einen Stuhl gesetzt. Da fiel er nach der rechten Seite, der Kopf sank nach rechts, die ganze rechte Körperhälfte schien wie gelähmt, gleichzeitig traten klonische Zuckungen im Gesicht, besonders um die Mundwinkel, sowie in den Extremitäten auf, das Gesicht war cyanotisch, Schaum vor dem Munde, die Zuckungen dauerten einige Minuten, dann wurde plötzlich das Gesicht blass, die Atmung setzte aus, der Puls war nicht mehr fühlbar, die Herztöne konnte man noch einige Sekunden lang hören, dann trat der Exitus ein. Wiederbelebungsversuche waren erfolglos.

Die Sektion ergab, was die Organe der Brust und Bauchhöhle betrifft, keine Veränderungen, welche als Todesursache hätten aufgefasst werden können.

Herz, Lungen und Arteriensystem waren völlig intakt. Es bestand keine Lungenembolie, keine Nephritis und auch die übrigen Organe boten nichts Besonderes.

Schädelhöhle: Bei der Eröffnung des Schädels und des Duralsackes fliesst nur sehr wenig Flüssigkeit ab. Die Dura ist mit dem Schädel nicht verwachsen, sie ist nicht pathologisch verändert. Am Schädelinnern keine Usurierungen, keine Verdickungen. Die Pia ist etwas blutreich, nicht ödematös, die Gehirnwindungen darunter gut sichtbar.

Das Gehirn scheint sehr gross, die Windungen breit. Die Hirnsubstanz fühlt sich etwas fest an. Das Gehirn wiegt: 1592 gr.

Nach der Zerteilung wiegen:

Die rechte Hemisphäre . . .	690	gr.
Die linke Hemisphäre	680	„
Hirnstamm	37	„
Kleinhirn	165	„
Sa.:	1572	gr.

Bei der Zerteilung des Gehirns wurde der histologischen Untersuchung wegen die Pia, die nicht ödematös war, nicht entfernt, dagegen war die Ventrikelflüssigkeit entleert worden. Der Gewichtsverlust von 20 gr. ist in erster Linie auf den Abfluss der Ventrikelflüssigkeit zurückzuführen, ist jedoch auffallend gering. Damit stimmt überein, dass das Ventrikellumen auffallend eng ist.

Schädelinhalt an der Leiche mit Wasser gemessen:

Basis . . .	650	cbcm.
Dach . . .	960	„
Sa.:	1610	cbcm.

Am gehärteten Gehirn wurde auf zahlreichen Schnitten festgestellt, dass keinerlei Herde vorhanden sind.

Das Rückenmark wurde ebenfalls herausgenommen. Dabei war auffallend, dass es sehr voluminös aussah, und den Wirbelkanal besser ausfüllte, wie dies gewöhnlich zu geschehen pflegt.

Das Resultat der histologischen Untersuchung war folgendes:

Die Untersuchung beschränkte sich auf die Grosshirnrinde und das Rückenmark.

Es wurden Stücke aus Stirn-, Schläfen- und Hinterhauptlappen und den Zentralwindungen beider Hemisphären untersucht.

Färbung nach v. Gieson, Nissl (Methylenblau und Thionin) und nach der Pappenheim'schen Methylgrün Pyronin-Methode zur elektiven Darstellung der Plasmazellen.

An sämtlichen Schnitten liess sich feststellen, dass die Anordnung der Ganglienzellen gut erhalten war. Die Ganglienzellen selber zeigten im allgemeinen keine erheblichen Veränderungen.

Die Gefässe etwas blutreich, ihre Wandungen sind nicht verdickt. Die adventitiellen Lymphscheiden sind nicht erweitert, enthalten keine zelligen Elemente, speziell finden sich nirgends Plasmazelleninfiltrate.

Die Pia ist völlig normal; nur sind die Blutgefässe ziemlich stark gefüllt.

Das Rückenmark wurde nach Weigert-Pal gefärbt. Es liessen sich nirgends Degenerationen nachweisen, insbesondere sind die Hinterstränge völlig intakt.

Nach dem histologischen Befund, der sozusagen völlig negativ ist, liegt also sicher keine Paralyse und auch keine andere organische Hirnkrankheit vor.

Wir sehen, dass wir nicht berechtigt sind, aus der blossen Tatsache, dass ein Krampfanfall dem Leben ein Ende gemacht hat, zu schliessen, dass eine Paralyse vorgelegen haben muss.

Der eben beschriebene Fall ist ein neuer Beleg dafür, dass eine funktionelle Psychose als solche zum Tode führen kann.

Auf diese Tatsache ist von verschiedenen Autoren schon hingewiesen worden, u. a. von Kraepelin[1]) und von Weber[2]) in seiner Arbeit über acute letal verlaufende Psychosen, aber sie ist erst in der Arbeit Reichardt's über Todesfälle bei funktionellen Psychosen[3]) eingehend gewürdigt worden.

Aber der eben beschriebene Fall nimmt eine Sonderstellung ein. Denn während die in den angeführten Arbeiten veröffentlichten Fälle durchgehend entweder ganz frisch Erkrankte betreffen oder wenigstens solche, bei denen nach mehr oder minder langer, ganzer resp. teilweiser Remission ein neuer Schub aufgetreten war, derart, dass die Kranken nach einem gewönlich nicht sehr lange dauernden akuten Stadium in der Regel unter den Erscheinungen heftiger Erregung gestorben sind, haben wir hier einen ganz chronisch verlaufenden Fall von Dementia praecox vor uns, der mehrere Jahre langsam aber stetig vorschreitend zu einem Endzustand hochgradiger Verblödung geführt hatte, der niemals von Aufregungszuständen unterbrochen worden war und wo, ohne dass irgend welche Anzeichen hätten vermuten lassen, dass in dem Gehirn ein akuter Prozess vor sich geht, ganz unerwartet ein krampfhafter Anfall dem Leben ein Ende macht.

Haben wir nun irgend welche Anhaltspunkte dafür, was für ein Vorgang in diesem Gehirn vor sich gegangen sein muss?

Die histologische Untersuchung hat uns hier fast völlig im Stich gelassen. Dagegen ist die physikalische Untersuchung des Gehirns und der es umschliessenden Kapsel wohl imstande zu beweisen, dass mit

---

[1]) Lehrbuch der Psych.

[2]) Monatsschrift für Psychiatrie und Neurologie. Bd. 16.

[3]) Centralbl. für Nervenheilk. 1905. S. 1 ff.

diesem Gehirn Veränderungen vor sich gegangen sind. Wenn wir das Verhältnis des Hirngewichts zu dem Innenraum der das Gehirn umschliessenden Kapsel berücksichtigen, dann sehen wir, dass das Gewicht viel grösser ist als dem Schädelinhalt nach zu erwarten wäre.

Die Messung des Schädelinhalts wurde nach der Würzburger Methode ausgeführt, mit der kleinen Aenderung, dass die Schädelbasis nicht an der auf dem Rücken liegenden Leiche bestimmt wurde, was bei dieser überaus schweren Leiche sehr mühsam gewesen wäre.

Ich habe vielmehr (und pflege es seither immer so zu machen) die Leiche auf die Bauchseite gelegt, den Kopf soweit wie nötig nach rückwärts gebogen und das Kinn auf einen niederen Holzblock aufgelegt. Auf diese Art liegt der Schädel schon fast in der gewünschten Lage. Ein Durchschneiden von Muskeln ist in keinem Falle notwendig, man braucht den Schädel nicht in die Höhe zu halten, was sehr mühsam ist, sondern kann auf einem Stuhle sitzend ohne grosse Anstrengung den Wasserspiegel nivellieren, während eine zweite Person nachschüttet. Die Flüssigkeit braucht dann nicht bei weiteren Messungen ausgeleert zu werden, sondern kann einfach mit dem Schwamm aufgesogen werden. Auf diese Art steht der Wasserspiegel bei den weiteren Messungen viel besser, und die ganze Manipulation ist viel einfacher.

Auf diese Weise wurde bestimmt, dass der Schädelinhalt 1610 cbcm beträgt. Diesem Inhalte würde ungefähr ein Hirngewicht von 1450 gr entsprechen, so dass das tatsächliche Gewicht von 1592 gr über 140 gr zu schwer ist.

Die Differenz zwischen Schädelinhalt und Hirngewicht beträgt hier nur 1,2 %, während die Norm zwischen 10 und 15 % liegt. Es besteht somit eine nicht unbeträchtliche Hirnschwellung. Damit stimmt überein, dass die Gehirnsubstanz fester wie gewöhnlich war, dass das Gehirn ausserordentlich gross schien; damit stimmt auch der geringe Flüssigkeitsgehalt und das geringe Lumen der Ventrikel überein, und schliesslich war auch in diesem Falle, wie in den bisher beschriebenen, eine Hyperämie zu konstatieren. Ob die Schwellung sich auf die Sehnerven fortgesetzt hat, liess sich nicht feststellen, da bei dem rapiden Eintritt des Exitus Untersuchung auf Stauungspapille nicht möglich gewesen war. Dagegen möchte ich auf einen Befund hinweisen, der höchst auffällig scheint. Das Rückenmark sah äusserst voluminös aus. Nun war allerdings der Mann ziemlich gross, aber das Rückenmark füllte derart den Rückenmarkskanal aus, dass nur mit grösster Vorsicht eine Verletzung vermieden werden konnte.

In einem Fall von Hirntumor, in dem ebenfalls Hirnschwellung bestanden hatte, war mir dasselbe Verhalten auch schon aufgefallen. Hier war es, trotzdem man die Säge sehr weit gestellt hatte, nicht gelungen, das Rückenmark intakt zu erhalten. Die Pia war an einzelnen Stellen angeritzt worden, und hier quoll in auffälliger Weise sehr stark das Rückenmarksgewebe hernienartig heraus.

Wenn ich auf Grund dieser Beobachtungen eine Vermutung aussprechen dürfte, so wäre es die: Dass geradeso wie sich die Hirnschwellung auf die Sehnerven fortsetzt, sie sich auch auf das Rückenmark fortzusetzen scheint, und es ist nicht unmöglich, dass vielleicht gewisse Rückenmarksdegenerationen, welche sich bei manchen Hirntumoren finden, ohne dass ein direkter Zusammenhang (z. B. absteigende D.) mit dem Tumor vorliegt, in Beziehung mit einer gleichzeitig bestehenden oder bestanden habenden Rückenmarksschwellung zu bringen wären.

Die durch Vergleich des Gehirngewichts mit der Schädelkapazität festgestellte Hirnschwellung ist die einzige erhebliche Veränderung am Gehirn eines Kranken, der in einem Krampfanfall gestorben ist. Es drängt sich daher die Vermutung auf, dass Hirnschwellung und Anfall in enger Beziehung zu einander stehen. Diese Vermutung wird beinahe zur Gewissheit, wenn wir bedenken, dass ein gleiches Verhalten sich bei gewissen Epileptikern und Paralytikern hat feststellen lassen, bei denen der Exitus ebenfalls im Anfall eingetreten war.

Dass in unserem Falle die Hirnschwellung ganz kurz vor dem Tode aufgetreten sein muss, dürfen wir aus der Tatsache schliessen, dass bis kurz vor dem Tode keinerlei Zeichen von Hirndruck vorhanden waren, die sich bei längerer Dauer sicher eingestellt hätten, und dass an dem Schädel Usurierungen, welche bei länger dauernder Hirnschwellung nicht ausgeblieben wären, gefehlt haben.

Durch welche Ursachen es zur Entwicklung einer derartigen Hirnschwellung kommt, das wissen wir bis jetzt noch nicht. Wir wissen nur, dass sie gerade im Verlaufe der Gruppe von Krankheiten, die mit dem Sammelnamen Dementia praecox bezeichnet wird, öfters festgestellt worden ist. In den bisher beschriebenen Fällen[1]) handelte es sich immer um akute Stadien der Erkrankung. Es ist möglich, dass auch ein Teil der Erregungszustände im Verlaufe von alter schon verblödeter Dementia praecox mit solchen Volumvergrösserungen des Gehirns in Beziehung gebracht werden muss.

[1]) Es sind allerdings erst wenige Fälle bekannt: Die von Reichardt, wahrscheinlich der eine von Weber, dann hat einer privaten Mitteilung zufolge Dupré einen solchen Fall in Paris gesehen, den er nächstens zu veröffentlichen beabsichtigt.

Der vorliegende Fall wenigstens zeigt, dass es in solchen Endzuständen noch zum Auftreten einer Hirnschwellung kommen kann, und wenn dieser erste Anfall nicht den Tod zur Folge gehabt hätte, so hätte er möglicherweise den Beginn einer akuteren aufgeregteren Phase abgeben können.

Die Lehre von der Hirnschwellung ist noch viel zu jung, die Beobachtungen noch zu selten, als dass wir jetzt schon ein Urteil über diesen Vorgang abgeben könnten. Neue Beobachtungen sind durchaus notwendig und Fälle wie der vorliegende sind geeignet, auf die Wichtigkeit der Schädelinhaltsmessung hinzuweisen. Die Bestimmung der Differenz zwischen Schädelinhalt und Hirngewicht ist verhältnismässig leicht; sie sollte in Zukunft bei keiner Sektion von Gehirnkranken unterlassen werden. Sie nimmt nicht viel Zeit in Anspruch und schliesst die Möglichkeit der andern Untersuchungsmethoden nicht aus; speziell hindert sie nicht die genaue histologische Untersuchung, die gewiss nicht weniger wichtig ist. Gerade der vorliegende Fall beweist, dass beide Methoden einander ergänzen können. Denn nur mit Hilfe von beiden konnte festgestellt werden, dass es sich bei unserem verblödeten Kranken auch tatsächlich um eine „funktionelle" Psychose gehandelt hat, bei der ein paralytiformer Anfall infolge akuter Hirnschwellung den Tod verursacht hat.

II. Vereinsberichte.

Vereinigung für gerichtliche Psychologie und Psychiatrie im Grossherzogtum Hessen.

Die 1904 begründete, bereits über 200 Mitglieder aus juristischen, ärztlichen und sonst an Fragen der gerichtlichen Psychiatrie interessierten Kreisen zählende Vereinigung hielt am Samstag, den 4. Mai, in Darmstadt in Gegenwart Sr. Exzellenz des Herrn Staatsministers Ewald ihre sechste Versammlung ab. Im Gegensatz zu manchen anderen Vereinigungen ähnlicher Art, welche das Streben von Juristen und Aerzten nach Fühlung und Aussprache über aktuelle einschlägige Fragen in den letzten Jahren an mehreren Orten gezeitigt hat, ist die hessische Vereinigung nicht allein bestrebt, ihren Mitgliedern Vorträge aus dem Gebiet der gerichtlichen Psychologie und Psychiatrie zu bieten, sondern sie will auch durch eine tatkräftige Aktion für die Verbesserung mancher noch bestehender unzulänglicher Einrichtungen im Grossherzogtum eintreten. So hat sie bereits 1905 dem Ministerium der Justiz eine Resolution unterbreitet, welche den obligatorischen Unterricht der jungen Juristen in forensischer Psychologie und Psychiatrie anstrebt. Weiter sind die Fragen einer Verbesserung der Durchführung der Fürsorgeerziehung, der strafrechtlichen und fürsorglichen Behandlung der angeboren Schwachsinnigen, der Gefängnislehrkurse für Juristen angeschnitten, es ist die Stellung des Sachverständigen vor Gericht erörtert worden etc. Es liegt auf der Hand, dass die Besprechung derartiger, wichtige forensische Gesichtspunkte betreffender Fragen einen äusserst günstigen Einfluss auf Reformen ausüben muss, zumal wenn, wie in Hessen es der Fall ist, die höchsten Spitzen der Justizbehörden und des Medizinalwesens der Vereinigung angehören, und wenn letztere sich über einen grösseren Bezirk erstreckt, der einer einheitlichen Verwaltung untersteht. In diesem Sinne wäre sehr zu wünschen, dass auch dort, wo bereits ähnliche Zusammenschlüsse erfolgt sind, oder beabsichtigt werden, möglichst darnach gestrebt wird, die Interessenten grösserer Territorien, ganzer Bundesstaaten oder Provinzen durch eine entsprechende Organisation zu vereinigen. So klärend wie sonst kleinere Vereinigungen in bezug auf die Einigung von Juristen und Aerzten über forensische Grenzfragen wirken können, so wird doch die Aufstellung grosszügiger Programme auf diesem Gebiet weit wünschenswerter sein müssen. Es ist Zeit, dass hierauf allerorten Bedacht genommen wird. Gemeinsame Arbeit und Stellungnahme der zu forensischen Vereinigungen gesammelten Männer der Praxis, gleichen Zielen zustrebende Resolutionen betreffs wichtiger Verbesserungen der Fürsorge auf den einzelnen Gebieten könnten die Behandlung so mancher aktuellen Frage kräftiger in Fluss bringen, einen Druck nach oben im Sinne einer Beschleunigung ihrer Lösung ausüben und dadurch dem Gemeinwohl einen erheblichen Nutzen schaffen, anstatt dass sich, wie bisher, die Kräfte zersplittern.

Nachdem bereits im Dezember 1906 in Mainz durch die Herren Medizinalrat Balser und Assessor Aull über den Alkoholismus in seinen strafrechtlichen und sozialen Beziehungen umfassende Referate vom medizinischen und juristischen Standpunkte erstattet worden waren,*) behandelte die Vereinigung diesmal nach vorangegangener Besichtigung des Provinzialarresthauses die Frage der Behandlung der Alkoholisten, eine forensische Frage, deren Lösung angesichts der stets zunehmenden Zahl der in Trunkenheit begangenen Delikte und angesichts der Schwierigkeiten der Trinkerversorgung und Heilung zweifelsohne eine der wichtigsten sozialen Aufgaben der allernächsten Zukunft sein muss.

Denn dass dem Alkoholisten mit der seither gültigen Gesetzgebung in der Mehrzahl der Fälle nicht beizukommen ist, und die durch das neue bürgerliche Gesetzbuch gegebene Möglichkeit einer Entmündigung wegen Trunksucht auch nur einen beschränkten Wert besitzt, weil bisher die gesetzliche Handhabe zur Internierung des Alkoholkranken wider seinen Willen fehlt, wird von Aerzten und Juristen rückhaltlos anerkannt. Noch vor kurzem ist darüber gelegentlich der 24. Hauptversammlung des preussischen Medizinalbeamtenvereins in Cöln ebenfalls gesprochen und betont worden, wie sehr es an der Zeit sei, dass nunmehr positive Vorschläge zur Verbesserung der bestehenden gesetzlichen Bestimmungen gemacht und mit aller Energie durchgeführt werden.

Auch Hessen besitzt, wie so mancher Bundesstaat, noch keine staatliche, ärztlich geleitete Trinkerheilanstalt. Man hatte aus diesem Grunde einen auswärtigen speziell auf dem Gebiet der Alkoholbekämpfung erfahrenen Arzt um ein Referat ersucht, Herrn Dr. Waldschmidt (Charlottenburg).

*) Veröffentlichung wird in den „Grenzfragen" bei Marhold (Halle) erfolgen.

Referent spricht zunächst über die Grundlagen der Trunksucht, definiert sie als krankhaften Zustand auf angeborener oder erworbener Anlage, bei dem das quantitative Moment eine nebensächliche Rolle spielt, und belegt durch eine Reihe instruktiver Beispiele die Bedeutung der Alkoholintoleranz für das Auftreten psychischer Ausnahmezustände. Er konstatiert, dass trotz der Möglichkeit, den Alkoholkranken zu entmündigen, in der Gegenwart eine erschreckende Indolenz gegenüber den Schädigungen, die der Alkoholismus der Gesellschaft zufüge, fortbestehe. Zum Teil liege die Schuld daran, dass so wenig von der Entmündigungsmöglichkeit Gebrauch gemacht wird, an dem Umstande, dass Ehefrau oder Familie sich scheuen, den Antrag zu stellen, fürchtend, dadurch sich vor der Oeffentlichkeit zu blamieren, während andrerseits den Staatsanwaltschaften kein Antragsrecht zusteht. Zwar haben auch die Armenverbände ein Recht, auf Entmündigung zu dringen, doch geschieht dies zumeist nicht prophylaktisch, sondern fast stets erst dann, wenn der wirtschaftliche Ruin bereits eingetreten und es zu spät ist. Weiter steht einer erfolgreichen Heilbeeinflussung des Alkoholkranken die Fassung der §§ 6a und 26a des Krankenversicherungsgesetzes im Wege, die bei einer notwendigen Novelle zu demselben geändert werden sollten. W. bedauert die Misserfolge des auf seine Veranlassung in dieser Sache dem Reichstag 1903 unterbreiteten Ansuchens.

Zwecks besserer Bekämpfung des Alkoholismus verlangt W. ärztliche Mitwirkung bei der Durchführung des Entmündigungsverfahrens auf Grund des § 6,3 B. G. B. und die Gewährung der Möglichkeit, Alkoholkranke zwangsmässig auf Grund eines ärztlichen Attestes auch ohne vorangegangene Entmündigung in geeignete Anstalten zu verbringen. Er hat, um den Bedarf an Plätzen festzustellen, 1899 in Preussen eine Enquete angestellt, wonach in diesem Jahre 21361 Personen in Kranken- und Irrenanstalten (14386 und 6975) verpflegt wurden, bei denen der Alkohol eine Rolle spielte. Davon waren 6104 und 410 als reine Alkoholisten zu bezeichnen, insofern als bei ihnen keine anderen Nebenerkrankungen bestanden. Auf so hohe Zahlen sind aber die bisher bestehenden Möglichkeiten einer Unterbringung der Alkoholisten keineswegs zugeschnitten. In zirka 40 vorhandenen Trinkerheilstätten sind nur gegen 900 Plätze verfügbar. Der grösste Teil davon ist den Einflüssen der inneren Mission unterworfen. Ihre bisherigen Leistungen auf diesem Gebiete sind anzuerkennen, das kann aber nicht von dem Votum abhalten, dass es an der Zeit ist, die bei ihr noch vorherrschende Meinung, der Alkoholkranke sei ein „Gefallener", bedürfe „der Rettung", endlich zu korrigieren und dafür eine bessere Auffassung an die Stelle zu setzen. W. illustriert diese Auffassung der inneren Mission an einem drastischen Beispiel aus der Gegenwart, indem er die Statuten einer norddeutschen Trinkerheilstätte verliest. — Es müssen mehr ärztliche Gesichtspunkte bei der Leitung der Heilstätten zur Geltung gelangen, psychiatrische Aerzte sind anzustellen, die Gepflogenheit, an die Spitze moralisierende Hausväter zu setzen, müsse aufhören. Denn es handle sich um eine grosse Anzahl ärztlicher Massnahmen neben der Durchführung der Abstinenz, die ja nur einen Teil der Behandlung des Alkoholkranken bildet. Die Hauptsache in jedem Falle von Alkoholismus ist die Erkennung der Grundlage und eine darnach einzurichtende Gestaltung des Heilplanes, zu welcher nur der Arzt befähigt ist. Ohne diese therapeutische Behandlung, die individualisierend an den Einzelfall hinangeht, bleibe alles was an Mühe auf die Beeinflussung des Trinkers verwendet werde, Stückwerk.

W. fand in der von ihm mitbegründeten Anstalt „Waldfrieden“, dass von 130 Entlassenen schon 45 Delirien durchgemacht hatten, 20 hatten an Wahnideen, 41 an schweren Kopftraumen gelitten. 24 waren Epileptiker, 23 waren mit Herzfehlern behaftet. 47 waren kriminell gewesen, davon einzelne bis zu 21 Malen. Das beweist nach der Meinung des Referenten zur Genüge die Notwendigkeit einer ärztlichen Leitung.

Zur Psychologie des Alkoholisten übergehend wies der Vortragende darauf hin, dass sehr oft mit der Hebung des körperlichen Wohlbefindens nach erzielter Abstinenz sich eine Euphorie bei demselben einstellt, die dann bald der Depression und einem querulierenden Wesen Platz mache. Entlassung ist dann fast identisch mit Rückfall. Aus dem inneren Zustande des Enthaltsamgewordenen, der alsdann die Gefahr des Rückfalles in sich schliesst und den ganzen Heilerfolg damit gefährdet, muss die Notwendigkeit der Internierung auch wider den eigenen Willen gefolgert werden. Auf W.'s Veranlassung hat man in „Waldfrieden“ diese Konsequenz gezogen durch Angliederung geschlossener Abteilungen an die bisher offene Anstalt. Zu den 50 Plätzen derselben fügte man weitere 130, die man mit Alkoholisten besetzte, welche seitens der Provinzialverbände Brandenburg und Sachsen aus den Irrenanstalten überwiesen wurden, wie denn überhaupt seitens des Landesdirektors von Brandenburg das Bestreben, eine vorsorgende Armenpflege zu üben, dankenswerten Ausdruck gefunden hat durch Uebernahme der Kosten in geeigneten Fällen.

W. bespricht sodann die Einrichtung der Alkoholheilanstalten und die ärztlichen Aufgaben in ihnen. Keineswegs selbst strenger Abstinenzler verlangt er doch, und zweifelsohne mit Recht, Abstinenz aller Angestellten und weiterhin eine Ausdehnung des Gesetzes vom 11. Juli 1891 auf die Fürsorge für hülflos gewordene, aus sich selbst nicht nach Heilung verlangende Alkoholkranke, also staatliche oder doch provinzielle Fürsorge in Anstalten, die offene und geschlossene Abteilungen besitzen.

W. schätzt die Dauererfolge bei den über längere Zeit in Anstalten behandelten Alkoholkranken auf 33 % aller Fälle. Er hofft sie vermehrt zu sehen durch eine energischere Förderung der Abstinenzorganisationen, Einrichtung von Fürsorgestellen, wie solche in Dortmund, Erfurt, Bielefeld bereits segensreich ins Leben gerufen sind.

(Der Vortrag erscheint in extenso mit den anderen Referaten über die Alkoholfrage in den „Grenzfragen“ bei Marhold [Halle].)

Zur Diskussion sprachen folgende Herren:

Generalstaatsanwalt Dr. Preetorius (Darmstadt) betonte die Mitwirkung des Alkohols bei dem Zustandekommen der grossen Mehrzahl aller verbrecherischen Handlungen. Er empfiehlt allen richterlichen und Strafvollzugsbehörden, zwecks der Gewinnung einer genauen Statistik in den Personalien Bestrafter sorgfältige entsprechende Vermerke zu machen.

Strafanstaltsdirektor Clement (Butzbach) betont, dass dies nicht immer leicht sei, da nur bei Strafzumessungen in Höhe von über sechs Monaten die Urteile zu den Personalakten gelangen. In den Urteilen pflege allerdings nach seinen Erfahrungen die Frage der Mitwirkung des Alkohols stets beantwortet zu sein.

Einen wertvollen Beitrag zu dieser Frage liefert Privatdozent Landrichter Dr. Friedrich (Giessen). Er stellte statistische Erhebungen an, inwieweit Trunkenheit bei Begehung der Tat vom Strafrichter mildernd berücksichtigt zu werden pflege. Zu diesem Zwecke prüfte er 600 Schwurgerichtsurteile und fand bei rund 500 verurteilenden Erkenntnissen in der Strafzumessung die Trunkenheit der Täter berücksichtigt. Der Prozentsatz erhöht sich sicher noch bei der Erwägung, dass die Angabe in den Urteilsgründen, es seien mildernde Umstände zuzubilligen gewesen, oder es seien die Strafminderungsgründe ganz oder teilweise durch die Zubilligung mildernder Umstände gedeckt, in weiteren 7 Prozent aller Fälle die Vermutung begründet erscheinen lässt, dass auch hier die Trunkenheit zur milderen Auffassung der Strafbarkeit Veranlassung gab. Von den somit in Betracht kommenden 18 Prozent sind nur 2 Prozent Gewohnheitstrinker. Innerhalb der einzelnen Verbrechensgruppen ergeben sich folgende Prozentsätze: Trunkenheit wurde berücksichtigt bei Urkundenfälschung, Meineid, Münzverbrechen, Bankrott in 15 % der Fälle. Verbrechen im Amte in keinem Falle. Verbrechen wider Leben und Gesundheit in 15 % der Fälle. Gemeingefährliche Verbrechen in 16 % der Fälle. Verbrechen wider die Sittlichkeit in 27 % der Fälle. Raub und Erpressung in 35 % der Fälle.

Oberstaatsanwalt Theobald (Giessen) belegte seine Ansicht, dass von der Möglichkeit einer Entmündigung des Trinkers zu wenig Gebrauch gemacht werde, durch Zahlen aus der Praxis der hessischen Amtsgerichte von 1900—1905.

Es wurden entmündigt, nach den Provinzen Starkenburg, Oberhessen, Rheinhessen geordnet, in 1900: 10, 5, 1; 1901: 10, 8, 5. In 1902: 14, 5, 3. In 1903: 8, 18, 1. In 1904: 13, 13, 6. In 1905: 15, 10, 4.

Das sei im Verhältnis zur Zahl der Trinker eine minimale Zahl; zumal wenn man die Ergebnisse in Rheinhessen ansehe, wo so oft seitens Alkoholisten verbrecherische Handlungen begangen werden, könne man sich eines Lächelns nicht erwehren. Von diesen insgesamt 149 Entmündigungen wurden nur 15 wieder aufgehoben, ein Beweis wie selten unter den gegenwärtigen Verhältnissen und bei der Schwierigkeit, den Trinker günstig zu beeinflussen, Heilungen seien. Nach den Provinzen, wie oben geordnet, entfallen die Aufhebungen auf die einzelnen folgendermassen: In 1900: keine. In 1901: ebenfalls keine. In 1902: 3, 1, 0. In 1903: 0, 1, 1. In 1904: 3, 1, 3. In 1905: 0, 2, 0. Theobald berichtet über seine Erfahrungen aus der Praxis. In sehr zahlreichen Fällen scheuen sich die Familien, den Antrag auf Entmündigung wegen Trunksucht zu stellen, und tut es die Ehefrau, so zieht sie ihn oft schon in wenigen Tagen zurück, oft schon ehe noch das Verfahren überhaupt eingeleitet ist. Ist die Entmündigung ausgesprochen, so nützt das auch nicht viel. Zwar hindert es den Vermögenden, weiter am Ruin der Seinen zu arbeiten, indessen ihn und erst recht den Unbemittelten kann man nicht in die Anstalt bringen, letzteren speziell deswegen nicht, weil niemand geneigt ist, für ihn zu zahlen. Man hört dann von den Verwaltungsbehörden, dass für diesen Zweck kein Fond da sei, und somit komme man nicht weiter. Dabei erlebt es der Richter und auch der Strafvollzugsbeamte gar nicht eben selten, dass der kriminell gewordene Alkoholist nach dem Strafvollzug den guten Willen hat, in eine Trinkerheilanstalt zu gehen und sich der Behandlung zu unterziehen. Aber sein Wollen scheitert an dem Fehlen einer zum Eintreten für ihn geneigten Behörde. Dem Vortragenden ist es oft passiert, dass die Ortsarmenverbände die Entmündigung notorischer Trinker lässig betreiben und sich vor Weiterungen schützen durch die Auskunft, dass der Betreffende sich gebessert habe. Th. spricht dafür, dass eine reichsgesetzliche Aenderung der gegenwärtigen Bestimmungen in dem Sinne angestrebt werden müsse, dass der Staatsanwaltschaft das Recht auf Antrag der Entmündigung wegen Trunksucht gewährt werde. Ausserdem sei, etwa analog den Ausführungsbestimmungen zum Fürsorgeerziehungsgesetz, durch landesgesetzliche Bestimmung die Frage der Heilungskosten bei unbemittelten Trinkern zu regeln. Weiter sei eine Bestimmung zu treffen, wonach der wegen Trunksucht Entmündigte zwangsweise detiniert werden kann.

Oberstaatsanwalt von Hessert (Darmstadt) schliesst sich diesen Ausführungen an. Man braucht, seiner Meinung nach, nicht eine reichsgesetzliche Regelung dieser Materie abzuwarten, sondern kann im Wege der Landesgesetzgebung versuchen, den Alkoholisten beizukommen. Er schlägt eine Resolution in diesem Sinne vor.

Auch Generalstaatsanwalt Preetorius (Darmstadt) vertritt dieselbe Auffassung. Er weist darauf hin, dass seinerzeit bei den Beratungen der Kommission, welche die Antragsrechte stipulierte, noch nicht die inzwischen zur allgemeinen Geltung gelangte Auffassung bestanden habe, dass Trunksucht eine Krankheit sei. Jetzt sei es an der Zeit, das Antragsrecht analog den Bestimmungen über die Entmündigung wegen Geisteskrankheit und Geistesschwäche zu erweitern.

Landgerichtsrat Hofmann (Darmstadt) glaubt nach Wahrnehmungen in der Praxis, dass oft wegen ungenügender Beweise Anträge abgelehnt werden. Er spricht der Hinzuziehung des Psychiaters zu jedem Verfahren aus § 6, 3 B.-G.-B. das Wort. Der Arzt müsse den kritischen Massstab im Beginne eines jeden Verfahrens anlegen, wie weit Krankheit oder schuldhaftes Verhalten im Einzelfalle in Frage komme.

Privatdozent Dr. Dannemann (Giessen) weist darauf hin, dass dann auch bei Anträgen auf Ehescheidung aus § 1568 ein Gleiches verlangt werden könne. Genau genommen handle es sich da auch oft um ein nur scheinbar ehrloses und unsittliches Verhalten, während psychiatrische Sichtung die krankhafte Natur des Beklagten herausstelle. Theoretisch müsse man, vom Richter in solchen Fällen hinzugezogen, obgleich ihm das Gesetz dies nicht eigentlich vorschreibe, sagen: die Ehe ist infolge krankhafter Zustände eines Gatten unhaltbar geworden, und doch möchte man sich aus Gründen der Zweckmässigkeit dieses Urteils gern enthalten, um der Frau die Möglichkeit zu geben, schnell von dem sie mit in den Ruin hineinziehenden Trinker loszukommen.

Professor Sommer (Giessen) differenziert die Trinker und macht auf zahlreiche, gegenwärtig vorhandene, praktische Schwierigkeiten aufmerksam, welche der erfolgreichen Behandlung der Trinker entgegenstehen. Der vom Delir genesene Alkoholist strebe zumeist bald hinaus und man habe keine Möglichkeit, ihn wider seinen Willen zu halten. Er schlägt vor, weit häufiger wie bisher die Frage der Entmündigung wegen Geistesschwäche bei Trinkern in Betracht zu ziehen, anstatt „wegen Trunksucht" ihre Kuratel anzustreben. Arzt und Familie würden durch die Verhängung derselben wegen Geistesschwäche in eine wesentlich andere Stellung gegenüber dem Trinker gebracht und hätten leichter Gewalt über ihn. S. plädiert für staatliche Trinkerheilanstalten mit offener und geschlossener Abteilung. Bevor wir solche Anstalten aber nicht haben, nützt es auch nichts, auf landesgesetzliche

Regelung der Sache bedacht zu sein. Erst müssen wir die Anstalten haben, dann mag man Bestimmungen treffen, um ihnen die Pfleglinge zuführen zu können. S. schlägt für Hessen eine staatliche, erweiterungsfähige Trinkerheilanstalt von zunächst etwa 40 Betten vor.

Nachdem noch Oberarzt Dr. Dietz (Goddelau) von seinen Erfahrungen mit der Durchführung absoluter Abstinenz bei Personal und Kranken auf der Männerabteilung der Landesirrenanstalt Philippshospital berichtet hatte, und seitens des Geh. Obermedizinalrats Dr. Neidhart (Darmstadt) die von dem Verein gegen den Missbrauch geistiger Getränke auf dem Burgberg bei Bieber errichtete kleine Trinkerheilanstalt sowie ihre Erfolge kurz geschildert worden waren, fasste die Versammlung folgende Resolution:

„Die Bestimmungen der Z.-Pr.-O. über die Entmündigung wegen Trunksucht sind dahin zu ergänzen, dass auch der Staatsanwaltschaft das Recht der Antragstellung und Mitwirkung im Verfahren verliehen wird.

Es sind ferner landesgesetzliche Bestimmungen erwünscht, nach welchen der wegen Trunksucht Entmündigte zwangsweise über eine angemessene Zeit in eine Heilstätte gewiesen werden kann. Die Kosten der Heilung der wegen Trunksucht Entmündigten sind, wenn es sich um Unbemittelte handelt, seitens der Kreise, Provinzen oder des Staates zu tragen.

Die Trunksucht ist ferner im Verwaltungswege zu bekämpfen. Es empfiehlt sich, in geeigneten Fällen bei kriminellen Handlungen Trunkener eine Begnadigung eintreten zu lassen, falls der Betreffende sich verpflichtet, sich auf eine zur Heilung nötige Zeitdauer in eine Trinkerheilanstalt zu begeben."

Zur Beschaffung von Tatsachenmaterial und zur Vorprüfung der Frage, ob eine besondere staatliche Trinkerheilanstalt in Hessen zu errichten ist, wird eine Kommission bestellt, die in der nächsten Herbstversammlung Bericht erstatten soll. In dieselbe werden per Acclamation gewählt die Herren Theobald (Giessen), Balser (Mainz), Kayser (Worms), Dietz (Goddelau), Hofmann (Darmstadt), Sommer (Giessen). Dannemann.

Jahresversammlung des deutschen Vereins für Psychiatrie in Frankfurt a. Main und Giessen.

26. bis 28. April 1907.

Bericht von Dr. Lilienstein (Bad Nauheim).

Die Versammlung findet in dem neuerrichteten Bibliotheksgebäude des Senckenbergischen Instituts (Viktoriaallee) statt. Der Vorsitzende Moeli (Berlin) begrüsst die Versammlung und gedenkt der im letzten Jahre verstorbenen Mitglieder des Vereins und der Berufskollegen: u. a. Lewald, Fürstner, Reib, Pierson und Moebius. M. würdigt die Verdienste des einzelnen und erinnert auch an das tragische Geschick des als Opfer seines und unseres Berufs gestorbenen Dr. Weber in Hofheim; sowie an die Förderung, die der Verein und seine Interessen durch v. Bergmann erfahren hat.

Hierauf begrüssen die Vertreter der verschiedenen Behörden die Versammlung: Geh.-Rat Pfeiffer (Wiesbaden) im Auftrag der Provinzialregierung, Bürgermeister Grimm (Frankfurt) für die Stadtverwaltung, Dr. Knoblauch als Direktor der Administration der Senckenbergischen Stiftung, Professor Sippel für den ärztlichen Verein Frankfurt, Direktor Dr. Sioli für das Lokalkomitee. Derselbe gibt eine Uebersicht über die psychiatrischen Verhältnisse der Stadt Frankfurt a. Main. Auf Antrag von Pelman (Bonn) wird Hitzig, der aus dem Vorstande ausscheidet, zum Ehrenmitglied des Vereins ernannt.

Das erste Referat über die Gruppierung der Epilepsie hatten **Alzheimer** (München) und **Vogt** (Langenhagen) übernommen und zwar spricht zunächst Alzheimer über die Gruppierung der Epilepsie nach anatomischen Gesichtspunkten. Als Unterlage für seine Untersuchungen dienten A. 63 Epileptiker-Gehirne. In ca. 40—50 % werden nach Angabe der verschiedenen Autoren und auch nach A.'s Untersuchungen Veränderungen im Ammonshorn gefunden. Dieselben sind schon bei schwacher Vergrösserung zu erkennen: Unregelmässige Anordnung der Zellen, stärker entwickelte Gefässe, Vermehrung der Glia usw. Am deutlichsten treten die Veränderungen bei Nissl-Färbung hervor. Sie können vollständig fehlen selbst bei Fällen, die im status epilepticus gestorben sind.

Gegenüber andersartigen Erkrankungen bestehen typische Unterschiede. Die Symptomatologie der Epilepsie kann durch den anatomischen Befund im Ammonshorn nicht erklärt werden. Die Symptome sind diejenigen einer diffusen Hirnerkrankung. Tatsächlich findet sich in vielen Fällen eine Randgliose, und zwar ist die Gliose bei Epilepsie charakterisiert durch das Erhaltenbleiben der Struktur. Es ist eine Gliose der Markleiste und namentlich im supraradiären Flechtwerk lokalisiert. Die Ganglienzellen schwinden hauptsächlich in der kleinzelligen Schicht und in der zweiten Pyramidenschicht. Die von Roncoroni beschriebene Umordnung der Zellen hält A. nicht für typisch, sondern für die Folge von kleinen (in Anfällen entstandenen) Blutungen.

A. beschreibt den Bau der amoeboïden Zellen und konstatiert, dass massenhafte Fettanhäufungen in den adventitiellen Lymphräumen sich bei Leuten finden, die in den letzten Zeiten ihres Lebens viel Anfälle gehabt haben; in frischeren Fällen finde sich an Stelle des Fetts protagonoïde Substanz (eine Vorstufe des Fetts bei Degenerationsvorgängen). Diese Veränderungen sind ziemlich gleichmässig über das ganze Gehirn verteilt und finden sich in ca. 60 % der Fälle, darunter auch in solchen, in denen Ammonshorn-Veränderungen fehlen.

Die erhobenen Befunde genügen nach A.'s Ansicht, um die Reiz- und Ausfallsymptome bei Epilepsie zu erklären. A. untersuchte auch die Hirnrinde eines Amok-Läufers und fand der Epilepsie ähnliche Veränderungen. Für die Aetiologie der Epilepsie sind die bisher erhobenen Befunde nur mit Vorsicht zu verwenden. Gifte und Stoffwechselprodukte kommen in Frage. Alkohol und Blei spielen bei Epilepsie sicher eine grosse Rolle. Die Befunde bei diesen Vergiftungen sind erst noch genauer zu studieren. Endarteritische Lues und Arteriosclerose sind bei der Spätepilepsie zu berücksichtigen. Bei Epilepsie finden sich ferner herdförmige Erkrankungen (im Anschluss an Idiotie). Meningoencephalitis und deren Folgezustände (Narben). Bei den Entwicklungshemmungen und Anomalien handelt es sich vielfach um Erkrankungen des Gehirns im fötalen Leben oder in der Kindheit. Der Befund der tuberosen Entwicklung der Hirnwindungen ist auf Gliawucherung zurückzuführen.

Nicht in den Bereich seiner Untersuchungen hat A. die traumatische Epilepsie, diejenige der Dipsomanen und der epileptischen Schwindler gezogen.

Nach der anatomischen Seite vereinigen sich im Epilepsiebegriff eine Reihe von ganz heterogenen Krankheitszuständen.

Vogt (Göttingen Langenhagen): Die klinische Gruppierung der Epilepsie.

Dieselbe erfordert eine Abgrenzung des Epilepsiebegriffs durch die psychische Epilepsie (Samt, Kraepelin, Siemerling, Aschaffenburg, Raecke) einerseits, und die Krämpfe bei Eklampsie, Paralyse, Hydrocephalus andererseits. Die genuine Epilepsie (Frühepilepsie) setzt meist früh ein, ist gekennzeichnet durch typische Anfälle, petit mal, Dämmerzustände, progredienten Verlauf, psychopathische Konstitution, epileptische Demenz etc. In naher Beziehung zu dieser Form steht die sogenannte „cerebrale Kinderlähmung ohne Lähmung" (Peterson, Marie, Freud, Sachs). Für die Erkenntnis des Wesens der Epilepsie wichtig sind die Fälle von Pseudo-Jackson mit Aurasymptomen und Herdcharakter (Féré) und die auf die Anfälle folgenden Ausfallsymptome (Heilbronner). Viele Beziehungen bestehen auch zwischen der genuinen Epilepsie und den übrigen funktionellen Neurosen. Eine Form der Epilepsie, die degenerative Epilepsie, ist durch die Manigfaltigkeit ihrer Unterformen (von der Idiotie, der Debilität bis zu dem Degeneré superieur) ausgezeichnet.

Zur Abgrenzung der genuinen Epilepsie sind noch zu erwähnen:

1. Epilepsie ex Eclampsia; 2. die Reflex-Epilepsie; 3. die Stoffwechsel-(toxämische) Epilepsie.

Bei der Spätepilepsie unterscheidet und bespricht Vortr.: die intoxicatorischen (Blei, Alkohol) Formen, und die arteriosclerotische Spätepilepsie, die traumatische und die syphilitische Form.

Diskussion:

Binswanger (Jena) glaubt, dass sicher nicht in 60 % der Epileptischen Befunde erhoben werden könnten. Alzh. habe wohl nur chronische Fälle im Auge, diejenigen dagegen, die man nur in der Privatpraxis sehe und die häufig zur Spontanheilung kämen, seien bei dieser Berechnung nicht mit herangezogen. B. nimmt an, dass es sich bei den leichteren Fällen um ausgleichbare Veränderungen handle, und dass man in diesen die Randgliose vermisse. Es bestehe sicher ein Stamm von Fällen genuiner Epilepsie ohne nachweisbare Veränderungen.

Heilbronner (Utrecht): Das schubweise Auftreten sei nicht die Regel, es gebe eine grosse Zahl chronisch sich entwickelnder Fälle.

Reich bespricht ausführlich seine Untersuchungen über die Färbbarkeit der einzelnen Gehirnbestandteile.

Anton (Halle): Die Mehrzahl der Hirnbefunde sind nicht an sich für Epilepsie, sondern nur durch die Art ihrer Lokalisation charakteristisch. Ausserdem kommen für Entstehung der Epilepsie Veränderungen in Betracht, welche in den übrigen Körperorganen ihren Sitz haben, insbesondere in den Drüsen. Von letzteren haben einzelne besonders in der Foetal- und Entwicklungszeit für die vollwertige Gehirnentwicklung entscheidende Bedeutung. (Operation Biedls, welcher unter Schonung der Epithelkörner die Schilddrüse exstipierte und reinen Zwergwuchs verursachte). Mehrentscheidend scheint die Tatsache, dass einzelne Gewebskategorien bei frühzeitiger „Störung der Correlation der Drüsen" im gegenseitigen Entwicklungs- und Wachstums-Verhältnisse nicht mehr proportional bleiben. (Cretinismus etc., bei dem übrigens die Epilepsie nicht so selten ist.) Es kommt noch in Betracht die relative und absolute (wahre) Hypertrophie des

Gehirnes. Die Besitzer übergrosser Gehirngewichte sind zumeist Epileptiker; es ist wahrscheinlich, dass dabei gar nicht die Struktur des Gehirnes, sondern das Missverhältnis von Hirn und Schädel die letzte Ursache abgibt; die richtige Regulierung des Blutdruckes zum Hirndrucke komme da auch therapeutisch in Betracht. So wie die Paralytiker zeigen auch die Epileptiker mehrfach Stoffwechselanomalien. [Publikation von Kaufmann (Jena).]

Bratz weist auf die Wichtigkeit der genauen klinischen Untersuchung derjenigen Fälle hin, die dann zur anatomischen Bearbeitung kommen und erinnert in dieser Hinsicht an die Verdienste von Feré und Binswanger.

Alzheimer erkennt den Einwand, dass unter seinen Beobachtungen die schweren Fälle vorwiegen, an, und sieht in der Randgliose ebenfalls ein Symptom vorgeschrittener Epilepsie (mit Verblödung). Die ganz grossen Gehirne haben wahrscheinlich Beziehungen zur Sclerosis tuberosa.

Vogt macht auf die Bedeutung des Bleis und der Syphilis bei der Entstehung der Endarteritis aufmerksam. Als Hauptgruppen liessen sich für das Studium der Epilepsie zweckmässiger Weise trennen: 1. Stoffwechselanomalien; 2. organische Hirnerkrankung; 3. die mit Idiotie verbundenen Fälle.

L. Merzbacher (Tübingen): Ueber Morphologie und Biologie der Körnchenzellen.

Unter dem Namen der „Abräumzellen“ möchte der Vortr. alle diejenigen zelligen Elemente im Centralnervensystem zu einer Gruppe zusammenfassen, denen die Aufgabe zukommt, geformte oder ungeformte Abbauprodukte des Centralnervensystem aufzusuchen, sich einzuverleiben, zu verarbeiten und wieder abzugeben. In diese Gruppe wären die Körnchenzellen der Autoren als besonderer Typus einzureihen. Gegen den bis jetzt üblichen Namen erheben sich Bedenken. Erst die Berücksichtigung der Funktion der Zellen tritt dem wahren Wesen der hier in Betracht kommenden Zellen näher. Die Abräumzellen haben als Zellen von eminent aktivem Charakter zu gelten. Gewisse morphologische Verhältnisse werden in Beziehung gesetzt zur aktiven Tätigkeit der Zellen, so die Tendenz nach Rundung und die Maschenbildung. Die Methoden zur Darstellung der Abräumzellen werden ebenfalls durch die Rücksicht auf die Funktion der Zellen gegeben und gelten vor allem der Darstellung der verschiedenen Abbauprodukte. Die stärkere oder schwächere Ausbildung der Gesamtsumme von Kennzeichen, die auf eine Aktivität hinweisen, können als Einteilungsprinzip bei dem ungemein grossen Formenreichtum herangezogen werden.

Die verschiedenen Formen der Abräumzellen, sowie die Genese derselben werden an der Hand einer Reihe von Lichtbildern demonstriert. Als Mutterzellen der Abräumzellen kommen die Blutgefässwandzellen, Fibroblasten, Blutzellen und vor allem Gliazellen in Betracht. Aus letzteren rekrutieren sich besonders die bei sekundären Degenerationen auftretenden Abräumzellen, ebenso wie die Abräumzellen bei der Tabes, mult. Sklerose, amyotr. Lateralsklerose etc., während die mesodermalen Abräumzellen bei akuten Prozessen und Störungen der Substanz, bei denen es zu reparatorischen Prozessen kommt, die grössere Rolle spielen.

Eine besondere Besprechung finden die „Körnchenzellen“ des embryonalen Gewebes (Encephalitis neonatorum). Die Körnchenzellen bei Früchten und Neugeborenen können nicht als die Begleiterscheinungen eines pathologischen Prozesses aufgefasst werden; sie sind vielmehr als Aufbauzellen zu betrachten. Es scheinen so beim Aufbau dieselben Zellen wie beim Abbau in die Erscheinung zu treten. Da im Prinzipe die Funktion der Auf- und Abbauzellen die nämliche ist, so können auch die embryonalen Aufbauzellen unter dem Begriffe der Abräumzellen untergebracht werden. Um bei diesen embryonalen Abräumzellen Physiologisches von Pathologischem zu trennen, muss ihre örtliche Verteilung, ihr zeitliches Auftreten und schliesslich die Menge und Natur der in ihnen vorhandenen Stoffe berücksichtigt werden. Die Frage nach der chemischen Natur der in Form von Körnchen sich abscheidenden Körper bedarf noch genauerer Untersuchungen. Die Gliazellen spielen auch hier wieder als embryonale Abräumzellen eine wesentliche Rolle. Bei der Untersuchung standen eine Reihe menschlicher Föten und Embryonen von Ratten, Kälbern, Mäusen, Schafen, Hühnchen zur Verfügung. Einige farbige Tafeln mit der Darstellung der embryonalen Abräumzellen wurden demonstriert.

Die Arbeit wird demnächst in extenso als Beitrag in den von Alzheimer und Nissl herausgegebenen „histopathologische Studien der Grosshirnrinde“ erscheinen.

Liepmann: Ueber die Rolle des Balkens beim Handeln und das Verhältnis der aphasischen und apractischen Störungen zur Intelligenz.

L. hatte auf der Naturforscher-Versammlung in Meran auf Grund umfangreicher klinischer Untersuchungen folgende Sätze aufgestellt: 1. Die linke Hemisphäre ist bei der Mehrzahl der Menschen in erheblichem Masse führend bei den Zweckbewegungen, ganz besonders den aus dem Gedächtnis auszuführenden. 2. Der Balken vermittelt diesen Einfluss der linken auf die rechte Hemisphäre. 3. Störungen des Handelns der linken Hand können daher durch Unterbrechung von Balkenfasern bedingt sein. Eine Unterbrechung des Balkenkörpers selbst muss daher die linke Hand führerlos machen, d. h. Dyspraxie derselben bedingen. L. kann nun heute an der Hand eigener und fremder Fälle die anatomische Bestätigung dieser Lehre bringen. Fälle von Liepmann und Maas, von van Vleuten und von Hartmann. Die Serienschnitte zweier dieser Gehirne, in denen der Balken zu zwei Drittel zerstört ist, beide Hemisphären bis auf geringe Mitbeteiligung des medialen Stirnmarkes intakt sind, und die im Leben eine Dyspraxie der linken Hand gezeigt haben, werden demonstriert. Während die Tierphysiologie sowohl wie die menschliche Pathologie bisher uns vollkommen über die Folgen der Balkenzerstörung im Unklaren gelassen hatte, ist also jetzt ein Ausfallsymptom der Balkenläsion erkannt und bewiesen. Ein wie grosser Teil des Balkens zerstört sein muss, um erhebliche Dyspraxie der linken Hand zu machen, steht noch dahin. Bei den ausgesprochenen Linkshändern und der nicht geringen Zahl ursprünglicher Linkshänder, welche durch Erziehung zu Rechtshändern geworden, in Wirklichkeit aber „Zwie-Rechtshänder“ sind, müssen die betr. Störungen fehlen. Bei der Mehrzahl der Menschen aber wird das Symptom einer ausgedehnten Balkendurchtrennung eine Dyspraxie der linken Hand sein, die allerdings nicht immer in die Augen springend, aber durch geeignete Untersuchungen aufzudecken sein wird.

L. bespricht die verschiedenen Störungstypen, die bei verschiedenem Sitz der Läsionen zu Tage treten werden und weist darauf hin, wie wichtig diese Fälle mit Balkendurchtrennung für die Frage der Beziehung von Apraxie und Intelligenz sind.

Hier sind nicht die kortikalen Prozesse, welche dem Entwurf der Handlung, auch nicht die kortikalen Residuen, welche dem Gedächtnisbesitz für Bewegungen entsprechen, beeinträchtigt, sondern nur ihr Abfluss gewissermassen in das Bewegungszentrum der linken Hand. Bezüglich des Verhältnisses von Apraxie und Aphasie zur Intelligenz führt L. gegenüber der Anschauung P. Marie's, dass diese Störungen in der Hauptsache auf Intelligenzschwäche zurückzuführen seien, folgendes aus: bei Herderkrankungen kommt dreierlei in Betracht: 1. Eine das ganze Gehirn gleichmässig betreffende Ernährungsstörung; Arteriosklerose etc., kann die Gesamtheit der geistigen Leistungen schädigen. Dass derartige allgemeine Störungen des Vorstellungsverlaufes zu apraktischen Symptomen, den sogen. ideatorischen Formen führen können, haben Pick und Liepmann ausführlich gezeigt. Eine Reihe der bisher zu der ideatorischen Gruppe der Apraxie gerechneten Fälle scheint übrigens auch lokalisierbar zu sein; 2. verletzt jeder Herd ausser den Strukturen, nach deren Ausfallssymptomen a potiori der Fall benannt wird, andere Strukturen. Es werden hierdurch und durch Abtrennung von Verbindungen andere Funktionen mit geschädigt, daher die Isoliertheit einer Schädigung immer etwas relatives ist, und dieser Ausdruck vernünftigerweise nicht buchstäblich zu verstehen sei. Je kleiner der Herd einerseits ist, jemehr andererseits Veranlagung und Ausbildung die betr. Person zu einer kompensatorischen Ausnützung des Erhaltenen befähigt, destomehr werden sich die Nebenstörungen der Null nähern; 3. bedingt die Aphasie selbst, je nach ihrer Art einen erheblichen intellektuellen Ausfall. Verlust von Erinnerungsbildern und „Intelligenzeinbusse" sind eben kein Gegensatz. Bei der Abhängigkeit des Denkens von der inneren Sprache muss jede Schädigung der letzteren ersteres abschwächen. Diejenigen Formen der Apraxie, welche mit einem, für kurze Verständigung passablen, für die wissenschaftliche Kennzeichnung aber sehr unzutreffenden Ausdruck, als Verlust des Begriffs der Bewegung bezeichnet werden, bedeuten selbst einen weiteren Intelligenzdefekt. In Wahrheit sind ganz selten die betr. Begriffe verloren, sondern Ausfall von Partialkomponenten derselben oder Konnextrennungen zerfetzen sie gewissermassen und vermindern ihre Brauchbarkeit im Denkprozess.

So haben wir also bei vielen Herdkrankheiten durch die Wirksamkeit der unter 2 und 3 genannten Faktoren allein einen Intelligenzdefekt: die Intelligenzstörung ist dann nicht Ursache, sondern Folge. Soweit der Gesichtspunkt 1 in Frage kommt, ist es umgekehrt. Dass bei Aphasischen so häufig das Rechnen sehr schwach ist, lässt sich aus den unter 2 und 3 gegebenen Gesichtspunkten vollkommen verstehen.

Unter Umständen wird die Rechenunfähigkeit vorgetäuscht.

Schliesslich sehen wir in den heute demonstrierten Fällen Apraxieformen, die mit Intelligenzeinbusse gar nichts zu tun haben. Kurz, es ist nicht möglich, das fundamentale Problem der Beziehung von Aphasie und Apraxie zur Intelligenzstörung durch eine glatte Auflösung der ersteren in die letztere zu lösen.

Das bisher über den Balken Gesagte betrifft die Apraxie der linken Hand. Auf die Lokalisationen der Apraxien beider Hände oder nur der Rechten kann heute nicht eingegangen werden; nur soviel sei gesagt, dass die Eupraxie an die Kooperation vieler Rindenbezirke mit dem linkshirnigen Sensomotorium geknüpft ist. Diese Kooperation kann an verschiedenen Stellen unterbrochen werden und zu dyspraktischen Störungen führen. Es ist ein Irrtum, wenn mir von verschiedenen Seiten eine Art Praxiezentrum im gyrus supramarginalis untergeschoben wird. Das Mark des gyrus supramarginalis ist von mir immer nur als eine Stelle bezeichnet worden, deren Läsion quoad Praxie aus Gründen der Anatomie und Uebungsverhältnissen besonders empfindlich gegen Verletzungen ist.

Die Apraxie des Regierungsrates habe ich nicht auf den Herd im gyrus supra marginalis allein, sondern auf die fast allseitige Isolierung des Armzentrums zurückgeführt. Also nur die überwiegende Bedeutung, welche dem linkshirnigen Sensomotorium in erster, den übrigen linkshirnigen Sinnesgebieten in zweiter Linie zukommt, bewirken es, dass es innerhalb des grossen, zur Praxie zusammenarbeitenden Apparates besonders empfindliche Stellen quoad Praxie gibt, die den Schein von Praxiecentren erwecken.

Im Anschluss an Liepmann's Vortrag demonstriert

Westphal (Bonn): Photographien eines Falles von motorischer Apraxie.

Die beabsichtigte Demonstration des Patienten musste wegen plötzlich eingetretener Verschlechterung im Befinden desselben unterbleiben. Es handelte sich um einen Fall von vorwiegend linksseitiger Apraxie. Die rechtsseitigen Extremitäten nahmen nur in geringem Grade an den apraktischen Störungen teil. Die linksseitige Apraxie war eine konstant nachweisbare Erscheinung. Abwechselnde inkonstante Erscheinungen waren zeitweilig aphasische Symptome und ganz vorübergehend auch mitunter Störungen im Erkennen von Gegenständen. Wenn nun auch ein gewisser Grad von Agnosie (sensorischer Asymbolie) bei vereinzelten Fehlreaktionen des Patienten wohl mitbeteiligt war, konnte doch der beobachtete Symptomenkomplex in keiner Weise durch die vorübergehenden leichten Störungen des Erkennens auf optischem und akustischem Gebiete erklärt werden. Die Erscheinungen der motorischen Apraxie beherrschten das Krankheitsbild. (Der Fall wird ausführlich publiziert werden.)

Diskussion.

Heilbronner (Utrecht) hat bei rechtsseitig Gelähmten häufig die Apraxie vermisst, warnt davor, den Begriff der Apraxie zu weit auszudehnen; wie die Intelligenzstörung früher überschätzt wurde, so werden jetzt die Ausfallssymptome zu sehr in den Vordergrund gerückt.

Engel weist auf die Bedeutung der Apraxiefrage für die Erziehung (die Kinder ambidexter zu erziehen) hin.

Ausnahmen von der Regel werden durch individuelle Differenz in der Selbständigkeit der rechten Hemisphäre bedingt sein. Die Stärke der Erscheinungen wird natürlich auch von Ausdehnung und Lage der Herde abhängen. Unerfahrene können Folgen von Agnosie, Ataxie u. a. fälschlich als Apraxie deuten. Bezüglich des Rechnens macht wohl der Bildungsgrad des Kranken einen grossen Unterschied; jemand, dessen Maximalleistung in gesunden Tagen das Einmaleins war, wird bei gleicher Schädigung augenfälligere Störungen zeigen als ein firmer Rechner.

Störungen, in denen Agnosie und Apraxie zusammenflossen, hatte L. an verschiedenen Stellen besprochen; auch den sekundär beirrenden Einfluss, den verkehrte Manipulationen momentan auf die Auffassung üben könne. Dass in der Erziehung vielfach die Uebung der linken Hand behindert werde, halte auch er für einen Fehler.

Im Auftrag des am Kommen verhinderten Dr. Gutzmann (Berlin), zeigt L. noch Schriftproben von Aphasischen, welche zeigen, wie grosse Fortschritte die Schrift der linken Hand unter sachkundig geleiteten Uebungen machen kann (dabei schrieb der eine Patient mit einer Holzhand). Nach Dr. G. geht mit der zunehmenden Uebung der linken Hand die Sprachstörung parallel zurück. (Eigenbericht.)

Tuczek (Marburg) berichtet über die Tätigkeit der vom deutschen Verein für Psychiatrie eingesetzten Kommission für Idiotenforschung und Idiotenfürsorge. (Vergl. den Bericht von Weygandt, Münch. med. Wochenschr. 1907, No. 5.)

Das Verständnis der Pädagogen für die krankhaften Störungen sei erfreulicherweise im Zunehmen begriffen; unerfreulich erscheine das Bestreben derselben, die Krankheiten selbst behandeln zu wollen. Im Auftrag der Kommission hat T. an einer Versammlung von Idiotenanstaltsleitern teilgenommen und dort noch manche rückständige Anschauung konstatieren müssen. (Hinweis auf die neue von Vogt und Weygandt herausgegebene Zeitschrift für Idiotenfürsorge.)

Die Kommission hat folgendes Programm aufgestellt: Die vom deutschen Verein für Psychiatrie eingesetzte Kommission steht auf dem vom Verein vertretenen Standpunkt, dass im Sinne des Gesetzes vom 11. Juli 1891 geeignete Anstalten für Schwachsinnige und Epileptiker nur ärztlich geleitete Anstalten sind. Die Kommission wird neben der Schwachsinnigenforschung und -Fürsorge auch die angemessene Mitwirkung der psychiatrischen Aerzte beim Hilfsschul- und Fürsorgeerziehungswesen zum Gegenstande ihrer Tätigkeit machen. Sie stellt sich folgende Aufgaben: 1. regelmässige Berichterstattung an den Verein über die wissenschaftliche Erforschung des jugendlichen Schwachsinns und der Epilepsie, Aetiologie, Symptomatologie, pathologische Anatomie, Therapie, Prophylaxe, anthropologische, forensische und administrative Beziehungen und über das Anstaltswesen. 2. Aufklärungsdienst: a) Verfolgung der Zeitschriften, Tagespresse, Verwaltungsberichte; b) Teilnahme an Versammlungen und Konferenzen betr. Schwachsinnigenfürsorge, Hilfsschul- und Fürsorgeerziehungswesen; c) Besichtigung von Anstalten; d) Mitteilung einschlägiger privater Erfahrungen. Die Kommission wird mindestens einmal jährlich rechtzeitig vor Festsetzung des Zeitpunktes der nächsten Tagung des Vereins zusammentreten, um das gesammelte Material zu besprechen und die Themen und Referenten für die nächste Tagung des Vereins festzusetzen. Die Kommission will den Aerzten, die an nicht ärztlich geleiteten Anstalten tätig sind oder sein wollen, mit Rat zur Seite stehen.

Sommer: Psychiatrie und Familienforschung.

Nicht die Tatsache einer psychischen Erkrankung an und für sich, sondern nur endogene Psychosen sind für die Heredität von Bedeutung. Auch bei diesen ist eine Abgrenzung durch die beobachtende und experimentelle Psychologie noch möglich. Bei Messung der Reize liefern die verschiedenen Reaktionsarten Typen, die sich nach bestimmtem Schema gruppieren lassen. Bei genauer Untersuchung zeigt sich, dass die angeborene Anlage, die sich aus Teilfunktionen zusammensetzt, bei jedem Menschen für den Ablauf der Reaktionen von Wichtigkeit ist. Die Normal-(Individual)Psychologie, Psychopathologie und Kriminalpsychologie müssen bei der Erforschung der angeborenen Anlage gleichmässig berücksichtigt werden. Vortr. weist auf seinen vorjährigen Vortrag auf dem Kongress für experimentelle Psychologie in Würzburg hin. Für die Beziehung des Familiencharakters zu psychopathologischen Erscheinungen ihrer Mitglieder und die Handlungen anderer Mitglieder ist von Wichtigkeit: 1. mit allen Mitteln der methodischen Psychologie und Psychopathologie die angeborene Anlage einer grossen Zahl von blutsverwandten Personen zu untersuchen. 2. Eine genaue Analyse der einzelnen Individuen bezügl. ihrer angeborenen Anlage. Zur Vereinfachung der Forschung empfiehlt S. den Vorschlag von Lorenz, analog den chemischen Formeln, kurze Zeichen für den Grad der Verwandtschaft einzuführen. Bezeichnet man nämlich die Ahnenreihe einer bestimmten Person mit a 1, a 2, a 3, a 4 usw., so bezeichnet a 1 zwei Personen (Vater und Mutter), a 2 vier Personen (Grosseltern) 2^2, a 3 — 8 Personen $= 2^3$, a 4 — $2^4 = 16$ Personen a $^x = 2^x$ Personen.

Die erste Hälfte dieser Personen gehört stets auf die väterliche, die zweite auf die mütterliche Seite. Numeriert man die Personen derselben Stufe in der Ascendenz, so erhalten männliche Vorfahren ungerade, weibliche gerade Zahlen. Zu a 3/7 z. B. gehören als Descendenten demnach a 2/4 und a 1/2.

Der Vortrag erscheint in extenso in der Münchener Mediz. Wochenschr. (Vergl. auch Sommer: Familienforschung und Vererbungslehre. Leipzig 1907.)

Sitzung vom 27. Mai vormittags.

Laehr berichtet über den Fortbildungskurs für Anstaltsärzte. Derselbe hat sich sehr gut bewährt. Für das laufende Jahr liegen 21 Anmeldungen vor.

Moeli dankt im Namen des Vereins Laehr für seine Tätigkeit.

Bei der Wahl des Vorstandes, aus dem statutengemäss Moeli und Hitzig ausscheiden, wird Moeli einstimmig wiedergewählt. Für Hitzig, der zur Zeit erkrankt ist und die Wiederwahl abgelehnt hat, tritt Tuczek in den Vorstand ein.

Siemens (Lauenburg i. Pr.): Der ärztliche Nachwuchs für psychiatrische Anstalten.

Den guten Anstalten müssen gut ausgebildete Aerzte vorstehen, andernfalls können diese, den Staats- und Gemeindeverbänden gehörigen Institute ihre Pflichten den Kranken gegenüber nicht erfüllen.

Es besteht in den Irrenanstalten ein Aerztemangel, weil sich nicht jeder Arzt zum Irrenarzt eignet. Sogar an Universitätsanstalten macht sich der Mangel fühlbar (Verhandlungen des preussischen Abgeordnetenhauses). In No. 12 der München. Med. Wochenschrift z. B. sind 53 Aerztevakanzen ausgeschrieben. Zwar ist der Andrang zum Medizinstudium im allgemeinen etwas abgeflaut, trotzdem klagen die praktischen Aerzte noch über Ueberfüllung des Berufs. Diese wünschen eine Entlastung. Das Organ des Leipziger Verbandes (Februar 1907) hält zu diesem Zweck die Aufbesserung der Stellungen an den Krankenhäusern für notwendig, damit der Zustrom dorthin abgeleitet würde, und zwar nicht nur ideelle, sondern auch materielle Aufbesserung. Die Einführung des praktischen Jahres hat die Zahl der Bewerber um Assistenzarztstellen ebenfalls vermindert. Das Volontärarztsystem hat sich dadurch überlebt. Man muss für

Aerzte, die Assistenzarztdienste tun, auch die Bezahlung als Assistenzärzte verlangen. Die Schwierigkeiten in unserem Beruf, grosse Verantwortung, mangelnde Anerkennung usw. schrecken die jungen Aerzte ab. Der Irrenärztestand ist einmal bezeichnenderweise als vergessener Stand charakterisiert worden. Die Stellungen müssen durch Aufbesserung der Gehälter begehrenswerter gemacht werden; für geistige Anregung und Fortbildung, für eine Sicherung der Existenz muss gesorgt werden. Die Gehaltsverhältnisse müssen einheitlich geregelt werden. Für Assistenzärzte 1800 M. bei freier Station, jährlich um 200 M. steigend. Nach einer gewissen Anzahl von Dienstjahren müssen die Assistenzärzte, welche beim Fach bleiben wollen, zu Oberärzten befördert werden mit Anspruch auf Pension, Unfallentschädigung, Witwen- und Waisenversorgung. Die jetzigen Kosten der Lebenshaltung nimmt Vortr. zu M. 4000—6500 M. (von drei zu drei Jahren um 500 M. steigend) an. Die von Vocke vorgeschlagene Zwischenstellung zwischen Oberarzt und Assistenzarzt („Anstaltsarzt") hält S. für unzweckmässig. Als Gehalt für Direktoren hält S. für kleine Anstalten 6000 bis 9000, für grössere („Mammuth") Anstalten 9000 bis 12000 M. neben freier Wohnung, Heizung, Beleuchtung und Garten für angemessen. Den älteren Oberärzten sollte der Titel Sanitätsrat, dem Direktor eo ipso der Titel Medizinalrat verliehen werden. Die Landesanstalten sollten nicht mehr in Einöden, sondern in die Nähe von Städten gelegt werden (mit Rücksicht auf geistige Anregung, Schulen für die Kinder, Reisegelegenheiten usw.). Es sollten nicht mehr als 100 Kranke auf einen Arzt kommen. Der Direktor soll nur als Konsilarius den Aerzten beistehen, da er durch Repräsentation und Verkehr mit den Behörden schon sehr belastet ist.

S. hält es für zweckmässig, dass für die Beurlaubungen stets ein überzähliger Arzt an der Anstalt ist.

Jeder Arzt soll jährlich vier Wochen Urlaub haben, daneben soll jedem Gelegenheit geboten werden, sich in einem Spezialfach auszubilden.

Diskussion.

Vocke begründet seinen Vorschlag, „Anstaltsärzte" mit selbständiger Tätigkeit anzustellen. Nicht der Gehalt allein, auch die Selbständigkeit bilde einen Reiz für die doch zum Teil schon älteren und diensterfahrenen Oberärzte. Die Zahl der Aerzte solle hoch bemessen werden, doch möge man aus finanztechnischen Gründen keinen als „überzähligen" Arzt bezeichnen.

Cramer: Die Zahl der Medizinstudierenden habe schon wieder zugenommen. Es sei gerade jetzt der Zeitpunkt, den Aerzten eine ausreichende Bezahlung, Selbständigkeit zu sichern.

Neisser hält eine Gleichstellung der Aerzte an den verschiedenen Anstalten für unzweckmässig. Stellung und Aufgaben der Aerzte seien verschieden jenachdem die Anstalten mehr praktischen oder mehr wissenschaftlichen Zwecken dienen. Eine Sonderstellung nähmen auch die klinischen Assistenten ein.

Es wird eine Kommission zur Wahrung der irrenärztlichen Interessen vorgeschlagen.

Fabricius ist für Gleichstellung der Anstaltsärzte mit den Oberlehrern und Richtern.

Es wird beschlossen: eine Kommission von sieben Mitgliedern soll für die Interessen der Anstaltsärzte im Sinne des Vereins in Wirksamkeit treten, das Referat von Siemens soll den in Frage kommenden Behörden übermittelt werden

Kluge (Potsdam): Die Mitwirkung des Psychiaters bei der Fürsorgeerziehung.

Vortragender stellt folgende Leitsätze auf:

1. Unter den Fürsorgezöglingen befindet sich ein erheblicher Prozentsatz — schätzungsweise 45 bis 56 Prozent —, der infolge von Entwicklungshemmung und Entwicklungsstörungen sowie auch durch Entbehrungen, Krankheiten und andere schädigende Einflüsse in seiner Verstandestätigkeit, seinem Willensvermögen, seinem sittlichen Empfinden und seinen Gefühlsvorgängen dermassen beeinträchtigt ist, dass er dem Durchschnitt der normalen Kinder und Jugendlichen nicht entspricht. In dieser Zahl sind alle Grade des Schwachsinns bis zur völligen Idiotie und alle Formen nervöser und psychischer Reize und Ausfallserscheinungen bis zur ausgesprochenen Geisteskrankheit hin vertreten.

2. Es erscheint geboten, diese defekten und abnormen Fürsorgezöglinge möglichst frühzeitig zu ermitteln, sie in allen zweifelhaften Fällen einer gründlich psychiatrischen Beobachtung zu unterwerfen, sie ihren krankhaften Anlagen und Zuständen entsprechend in hierfür geeigneten Anstalten oder auf besonderen Abteilungen zu behandeln oder zu erziehen.

3. Unbeschadet des Prinzips der Erziehung, das nach aller Möglichkeit im Vordergrunde aller zur intellektuellen und moralischen Förderung und Besserung dienenden Bestrebungen stehen soll, ist demnach die Mitwirkung des psychiatrisch durchgebildeten Arztes notwendig schon bei der Ueberweisung eines Kindes oder Jugendlichen in die Fürsorgeerziehung, und ist weiterhin in um so umfassenderer und intensiverer Weise erforderlich, um je vorgeschrittenere Defektzustände und Anomalien es sich handelt.

4. Zur Durchführung einer solchen spezielleren Behandlung empfiehlt sich eine Sonderung der defekten und abnormen Fürsorgezöglinge nach folgenden Gesichtspunkten: a) dem Alter nach, indem man beim Eintritt in das geschlechtsreife Alter, also etwa vom 15. bis 16. Lebensjahre ab, die kindlichen von den halberwachsenen Fürsorgezöglingen in wirksamer Weise scheiden und bei den letzteren in noch stärkerem Masse die männlichen von den weiblichen trennen muss. b) Dem Grade der Defekte und Abnormitäten nach. c) Dem Grade der Lenkbarkeit und Erziehbarkeit nach.

5. Demgemäss sind die Fälle schwereren Schwachsinns (Idiotismus und Imbezillität), die Formen schwerer Neurasthenie, Chorea, Hysterie und Epilepsie, die Fälle von Dementia Praecox, von schwerer psychopathischer Konstituiton, von degenerativen Psychosen und anderen Geisteskrankheiten den ärztlich geleiteten Idioten- und Epileptikeranstalten und den Irrenanstalten zuzuweisen, welche auch die Beobachtungsstationen und für die noch bildungsfähigen Schwachsinnigen und Epileptiker Anstaltsschulen erhalten.

6. a) Die leichteren Grade von Schwachsinn (Schwachbefähigte, Beschränkte, Zurückgebliebene, Debile), sowie die leichten Fälle von Neurasthenie, Hysterie, Chorea und auch Epilepsie und die als nervös abnorm, moralisch schwachsinnig und als psychopathisch minderwertig bezeichneten Degenerierten sind in den pädagogisch geleiteten Erziehungsanstalten zu belassen, jedoch von den gesunden und normalen Zöglingen zu trennen und in besonderen Klassen resp. Abteilungen nach den für die Nebenklassen und Hilfsschulen geltenden Grundsätzen zu unterrichten. Diesen Anstalten ist — in den grösseren im Haupt-, an den kleineren im Nebenamt — ein psychiatrisch geschulter

Arzt zuzuteilen, der als sachverständiger Beirat wirken soll und dem die Behandlung der bei den Zöglingen auftretenden nervösen und psychischen Abnormitäten zufällt. b) Die leichtesten Fälle dieser Art können auch für sich allein in kleinen mit Schuleinrichtungen versehenen Anstalten untergebracht werden, vorausgesetzt, dass deren Vorsteher und Leiter ein ausreichendes Verständnis für die Behandlung dieser debilen und abnormen Fürsorgezöglinge besitzt und dass für eine regelmässige Beaufsichtigung durch einen fachärztlich gebildeten und eingearbeiteten Arzt Sorge getragen ist.

7. Für solche defekten und abnormen Fürsorgezöglinge, welche durch ihr reizbares und heftiges Wesen, ihre Verschlagenheit, ihre antisozialen und verbrecherischen Neigungen, ihr renitentes und revoltierendes Verhalten sowohl die erzieherische Tätigkeit an den Erziehungsanstalten als auch die nachgiebige Behandlung an den Krankenanstalten mutwillig und herausfordernd stören, sind besondere Anstalten einzurichten, in denen auf ihren krankhaften Zustand alle billige Rücksicht genommen wird, in denen aber doch auch eine strengere Zucht und eine straffere Ordnung gehandhabt werden kann.

Diese — für die noch schulpflichtigen Fürsorgezöglinge mit Schuleinrichtungen auszustatten — Zwischenanstalten zwischen Erziehungsanstalten einerseits und den Idioten-, Epileptiker- und Irrenanstalten andererseits sind den letztgenannten Krankenanstalten anzugliedern, und bei einer eigenen pädagogischen Leitung dieser Anstalten zu unterstellen. Die hier unterzubringende Fürsorgezöglinge bedürfen einer besonders genauen, am besten auf der Beobachtungsstation der Krankenanstalten vorgenommenen Untersuchung und müssen jederzeit in diese Anstalten zurückgezogen werden können. Die dauernde ärztliche Aufsicht über diese schwer erziehbaren und lenkbaren Elemente liegt in den Händen eines erfahrenen Arztes der Krankenanstalt.

8. Die zahlenmässige Verteilung aller defekten und abnormen Fürsorgezöglinge auf diese einzelnen Kategorien dürfte in der Weise anzunehmen sein, dass etwa ein Drittel auf die Kranken- und Zwischenanstalten und ungefähr zwei Drittel auf die Erziehungsanstalten zu berechnen sind.

Nimmt man also einen Satz von 45 bis 50 Prozent aller Fürsorgezöglinge als defekt und abnorm an, so wären unterzubringen in Idioten, Epileptiker- und Irrenanstalten 15 Prozent, in den Zwischenanstalten 5 Prozent, in den Erziehungsanstalten 25 bis 30 Prozent.

9. Alle diese Anstalten müssen sich die Aufgabe stellen, die Fürsorgezöglinge nach Möglichkeit wieder dem bürgerlichen Leben zuzuführen, am besten auf dem vermittelnden Wege der Familienpflege. Aber auch bei dieser bedarf es der ständigen Mitwirkung des Psychiaters. Eine besondere Vorsicht wird geboten sein bei den grossjährig werdenden Zöglingen und hier wieder bei den in den Kranken- und Zwischenanstalten untergebrachten Minderwertigen; hier wird in vielen Fällen die Einleitung der Entmündigung und auch die weitere Uebernahme in die Krankenanstalten nötig sein.

10. Um die Vorsteher und Leiter der Rettungshäuser, der Erziehungs- und Besserungsanstalten über das Wesen und Behandlungsweise der defekten und abnormen Fürsorgezöglinge aufzuklären und auf dem Laufenden zu halten und um alle auffälligen Erscheinungen und Entwicklungsanomalien rechtzeitig untersuchen zu können, erscheint es dringend erwünscht in jeder Provinz eine Zentralstelle zu begründen und einem Psychiater zu übertragen, welcher

den einzelnen Anstaltsvorständen mit Rat und Tat zur Hand geht, ihnen die geeignete Fachliteratur empfiehlt, an ihren gemeinsamen Besprechungen und Konferenzen teilnimmt, Informationskurse abhält und Informationsreisen ausführt, und der in einzelnen Fällen auch die für kürzere oder längere Zeit an die Krankenanstalten abgeordneten Pädagogen und Erzieher über die ärztlich geübte Behandlungsmethoden orientiert. Von grossem Werte sind auch in regelmässigen Zwischenräumen von den einzelnen Erziehungsanstalten einzuholende Fragebogen, welche über die an den einzelnen Zöglingen gemachten Beobachtungen Aufschluss geben.

11. Die Mitwirkung des Psychiaters bei der Fürsorgeerziehung setzt also ein schon bei der Einleitung des Ueberweisungsverfahrens, sie begleitet den defekten und abnormen Fürsorgezögling in allen Phasen seiner Erziehung und Behandlung, und sie darf ihn auch in vielen Fällen nicht aus dem Auge lassen nach Abschluss der Fürsorgeerziehung. Gedeihlich aber wird die Mitwirkung des Psychiaters auch sein, wenn sie sich auch auf die Mitarbeit bei allen den Bestrebungen und Veranstaltungen juristischer, pädagogischer und charitativer Art erstreckt, welche sich mit der gefährdeten, verwahrlosten und verbrecherischen Jugend beschäftigen.

Auf Antrag von **Cramer** (Göttingen) wird beschlossen: der Kommission der Gesellschaft deutscher Naturforscher und Aerzte, welche die Gleichstellung der Mathematik und der Naturwissenschaften mit den alten Sprachen und den historischen Wissenschaften an den Gymnasien fördern will, wird die volle Sympathie des Vereins zum Ausdruck gebracht.

Sioli (Frankfurt a. M.): Die Beobachtungsabteilung für Jugendliche bei der städtischen Irrenanstalt zu Frankfurt a. M.

Die Abteilung hat sich aus kleinen Anfängen nach wechselndem Bedürfnis entwickelt. Seit dem Jahre 1900 kamen 40 Knaben und 29 Mädchen im Alter von 3 bis 14 Jahren zur Aufnahme. Zuerst auf Veranlassung der Eltern, die durch die Schule und dort wohl durch den Schularzt auf die krankhaften Eigentümlichkeiten ihrer Kinder aufmerksam gemacht worden waren, später auf Veranlassung des Waisenamts und der Zentrale für private Fürsorge, teils zum Zweck der Begutachtung, teils der Behandlung. Von den behandelten Kindern wurden 16 in weitere Pflegeanstalten als unheilbar epileptisch, blöde und schwachsinnig übergeben. 15 bedurften einer rein medizinischen Behandlung, da sie an Erschöpfungspsychosen, Neurasthenie und Hysterie litten. Die übrigen Fälle waren meist schulfähige Kinder mit degenerativer Anlage, zu der abnorme moralwidrige Triebe, Vagabundiertrieb, Stehltrieb, Poriomanie, (Trieb zu zwecklosem Entlaufen) und abnorme sexuelle Entwicklung traten. Von diesen wurden etwa 12 in Fürsorge gegeben und an Erziehungsanstalten abgegeben, die übrigen aber für derartig geistig abnorm begutachtet, dass nicht eine Erziehung, sondern ihre Kur und Pflege vom Richter als notwendig bezeichnet wurde. Es wurde deshalb seit einigen Jahren eine besondere Jugendabteilung mit systematischer medizinisch-pädagogischer Behandlung zur Beseitigung der abnormen Triebe eingerichtet und ein regelmässiger Unterricht an diese Kinder von einem angestellten Lehrer erteilt. Die Resultate waren bisher nicht ungünstig. Es gelang bei mehreren der Knaben, den Trieb zum Davonlaufen zurückzudrängen, sowie die abnormen sexuellen Triebe durch regelmässige Beschäftigung und medizinische Behandlung zu überwinden; mehrere Knaben wurden gebessert in Erziehungsanstalten und in Lehren gegeben. Am schwersten scheint es den Stehltrieb der angeborenen kriminellen Neigungen zu bekämpfen; er trat auch wieder in späteren Jahren hervor. Es dürfte sich die Einrichtung einer ähnlichen Beobachtungsabteilung bei grösseren Anstalten empfehlen, um die schwer abnormen von den nur leicht minderwertigen Kindern trennen zu können.

Diskussion:

Cramer hält 60 bis 70 Prozent der Fürsorgepfleglinge für pathologische Individuen. Für die Anstalten müssen unerziehbare ausgeschaltet werden, die ärztliche Ueberwachung ist möglichst weitgehend (Beobachtungsstation bei der Aufnahme und auch sonst wiederholt) durchzuführen.

Dannemann (Giessen) betont die Aufgabe jedes Psychiaters, so lange man nicht ex officio die Erziehungsanstalten betreten dürfe, persönliche Fühlung mit den Leitern der im Wirkungskreise eines jeden gelegenen Anstalten zu suchen. Das Entgegenkommen bei diesen sei zum grössten Teil ein sehr anerkennenswertes, was er aus eigener Erfahrung während eines von ihm abgehaltenen Kurses im Rauhen Hause zu Hamburg bestätigen könne. Er weist auf einen von ihm verfassten, in Kürze erscheinenden Leitfaden hin, der die an den Erziehungsanstalten Arbeitenden anleiten soll, das Krankhafte und Abnorme an ihren Patienten zu erkennen.

Laquer spricht über seine Erfahrung als Schularzt an der Hilfsschule für Schwachbefähigte in Frankfurt a. M.

Neisser hält die Frankfurter Verhältnisse nicht für massgebend und ist dafür, dass die Mitwirkung des Psychiaters erst eintreten solle, nachdem das Kind der Fürsorgeerziehung zugewiesen ist.

Meyer (Königsberg), Kluge und Sioli sind für Einrichtung von Beobachtungsstationen und dafür, dass der Psychiater von vornherein bei der Zuweisung in die Fürsorgeerziehung mitwirken solle.

Spielmeyer: Schlafkrankheit und progressive Paralyse.

Aus den bisher vorliegenden klinischen Daten über die Schlafkrankheit geht hervor, dass die unter Fieber verlaufende zentrale Erkrankung zu einer fortschreitenden psychischen Schwäche führt und dass sich im Verlaufe der Krankheit regelmässig auch körperlich nervöse Erscheinungen entwickeln, wie Störungen der Sehnenreflexe, Paresen, Spasmen, Kontrakturen, epileptiforme Anfälle, universeller Tremor, artikulatorische Sprachstörung. Wennschon die Schlafkrankheit von der Paralyse durch das so auffallende Symptom der Schlafsucht und durch das Fieber unterschieden ist, so berührt sie sich doch mit ihr in dieser Kombination von fortschreitendem Schwachsinn mit körperlichen nervösen Symptomen. Freilich tut sie das mehr oder weniger auch mit anderen organischen Hirnerkrankungen; und die bisher bekannten klinischen Tatsachen reichen nicht aus, um nähere Beziehungen zwischen Schlafkrankheit und progressiver Paralyse zu ermitteln. Doch hat die Schlafkrankheit noch die Lymphocytose der Cerebrospinalflüssigkeit mit der progressiven Paralyse gemeinsam.

Viel wichtiger sind für einen Vergleich zwischen Schlafkrankheit und progressiver Paralyse die histopathologischen Befunde. Mott hat bei Schlafkranken eine diffuse meningeale und perivasculäre Infiltration mit kleinen und mittleren einkernigen Leukocyten festgestellt. Dass sich in diesen infiltrativen Vorgängen die Gewebsbilder bei der progressiven Paralyse und der Schlafkrankheit berühren, darauf hat vor allem Alzheimer hingewiesen, und für den Vortr. war diese Tatsache bestimmend, Untersuchungen darüber anzustellen, ob sich auch sonst Parallelen zwischen Paralyse und Schlafkrankheit, resp. Trypanosomenkrankheiten überhaupt auffinden liessen. Diese zunächst auf experimentellem Wege vorgenommenen Untersuchungen wurden später im Hamburgischen Institut für Schiffs- und Tropenkrankheiten an Material von schlafkranken Menschen und Affen fortgesetzt. So unfertig diese histopathologischen Studien auch sind, so lässt sich doch heute schon so viel daraus schliessen, dass die histologischen Gesamtbilder bei der Schlafkrankheit und der progressiven Paralyse in mannigfachen Beziehungen miteinander übereinstimmen, wenn schon im allgemeinen die unterscheidenden Momente eine anatomische Abgrenzung der einen von der anderen erlauben dürften. Die wichtigsten unter den gemeinsamen anatomischen Merkmalen sind: die diffuse Infiltration der Meningen und Gefässe mit Plasmazellen und lymphocytären Elementen, vor allem die Auskleidung der Rindenkapillaren mit Plasmazellen, die Wucherung der Intima- und Adventitiazellen, Gefässsprossbildungen, das Vorkommen zahlreicher Stäbchenzellen und die degenerativen Veränderungen an der funktiontragenden Nervensubstanz mit entsprechender Vermehrung der Neuroglia. Unter den unterscheidenden histologischen Merkmalen sind am bemerkenswertesten: die ganz allgemeine Verbreitung von Plasmazellen in allen Körperorganen, die Neigung der Plasmazellen, die adventitiellen Lymphräume zu verlassen und in das Gewebe vorzudringen, und die offenbar regellosere Verteilung des Prozesses über den Grosshirnmantel.

Die verwandtschaftlichen Beziehungen zwischen Schlafkrankheit und progressiver Paralyse erlangen ihre eigentliche Bedeutung erst bei einem Vergleich der Trypanosomenkrankheiten überhaupt mit der Syphilis und Metasyphilis. Unter den Trypanosomenkrankheiten scheint die Beschälseuche der Tiere (die Dourine) klinisch und auch anatomisch (Mott, Vortr.) der Syphilis nahe verwandt. Den metasyphilitischen Erkrankungen gleichen die Schlafkrankheit — sie steht der paralytischen Form der Metasyphilis nahe — und die vom Vortr. beschriebene „Trypanosomentabes" der Hunde — sie stimmt prinzipiell mit der menschlichen Tabes überein.

Ihr allgemeines Interesse gewinnen alle diese Beziehungen zwischen Trypanosomiasis — Schlafkrankheit und Syphilis — Paralyse — Tabes im Lichte der Entdeckungen Schaudinn's. Schaudinn hat den Beweis erbracht, dass die Trypanosomen in der Protozoenreihe der Gruppe der Spirochaeten sehr nahe stehen, zu welch letzteren ja auch der (wahrscheinliche) Erreger der Lues gehören würde. Die auf biologische Untersuchungen gegründete Hypothese von der Verwandtschaft der Erreger findet eine wesentliche Stütze in den Ergebnissen der klinisch-anatomischen Forschung: wie zwischen den Erregern, so bestehen nahe Beziehungen zwischen den durch sie erzeugten anatomischen Veränderungen und klinischen Krankheitsäusserungen.

(Eine ausführliche Wiedergabe des Vortrags erfolgt demnächst in der Münch. medizin. Wochenschrift.)

Siemens schlägt auf Anregung von Hitzig vor, die beiden italienischen Forscher Bianchi und Tamburini zu Ehrenmitgliedern des Vereins zu ernennen. Kraepelin schlägt hierfür ausserdem noch Magnan vor.

Die Versammlung beschliesst dementsprechend.

Weiler: Untersuchungen mit dem Arbeitsschreiber bei Unfallkranken.

Der Vortrag erscheint demnächst im Centralblatt.

Hartmann (Graz): Ueber die unter dem Einflusse geistiger Tätigkeit auftretenden Veränderungen in der Grösse einer Muskelarbeit.

Anlehnend an Lehmanns Untersuchungen hat Vortr. Versuche über die Beeinflussung der äusseren Muskelarbeit durch die centralen Vorgänge, welche die Denktätigkeit begleiten, angestellt und kommt zu dem Resultate, dass die Arbeitsgrösse der äusseren Muskelarbeit unter dem Einflusse von zentralen Vorgängen, welche mit Denktätigkeit einhergehen, stets eine messbare Verminderung erfährt. Die absoluten Grössen der Arbeitsverminderungen innerhalb eines Versuches verhalten sich wie die Zeiten, welche zur Leistung der gestellten Denkaufgabe verbraucht wurden, woraus folgt, dass die mittlere Leistungsverminderung des Muskels eine von der Muskelermüdung unabhängige konstante Grösse darstellt.

Diese Konstanz der mittleren Leistungsverminderung besteht für die Vorgänge während der Lösung gleichartiger Denkaufgaben innerhalb beschränkter Zeiten bei einem und demselben Individium. Sie wird alteriert durch Uebung und Ermüdung der zentralen Vorgänge, Nahrungsaufnahme, Schlaf etc. und kann daher nicht als ein vergleichbares Mass betrachtet werden. Jedoch erscheinen die Beziehungen, welche hierdurch in neurobiologischer Hinsicht aufgedeckt sind, von ausserordentlichem Interesse.

Es erhebt sich einerseits die Frage, inwieweit die Leistungsverminderung des Muskels von einer Energiesparung gefolgt ist, welche den für andersartige cerebrale Tätigkeit benötigten Energiebedarf deckt und im Stoffwechselversuche verdeckt; andererseits erscheint die Tatsache, dass die vasomotorischen Begleiterscheinungen der Muskelarbeit, aber auch der reinen Vorstellungen von zu leistender Arbeit an den die Motoren tragenden Körperteil (Blutdrucksteigerung und Volumsteigerung) denen der Denktätigkeit (Blutdrucksenkung, Volumsenkung) in diesen Körperteilen entgegengesetzt sind, von hohem Interesse. Möglicherweise bilden sie unter Berücksichtigung des Umstandes, dass die Leistungsgrösse des Muskels ausserordentlich von der Intensität der Blutzufuhr in der Zeiteinheit abhängig ist, eine wesentliche Ursache der gefundenen Gesetzmässigkeit.

Wir hätten dann in diesem Sinne die Arbeitsverminderung der Muskelarbeit während eines mit Denktätigkeit einhergehenden zentralen nervösen Geschehens als eine ausserordentlich interessante Erscheinung der Lebensvorgänge anzusehen, welche sich als eine hochdifferenzierte Selbstregulation und Erhaltungsfunktion des Zentralnervensystems und damit auch des Gesamtorganismus darstellt.

Gelvink: Ueber die Grundlagen der Trunksucht.

Vortr. bezeichnet als Grundlage der Trunksucht diejenigen psychopathischen Zustände und Veranlagungen, welche vor dem Einsetzen der Trinkgewohnheiten bestanden haben und als verminderte Widerstandsfähigkeit gegen die Alkoholwirkung oder die Trinkneigung sich äussern. Es fanden sich unter den in den letzten vier Jahren in die Frankfurter Irrenanstalt aufgenommenen Gewohnheitstrinkerinnen: 12 Imbezille, 13 Hysterische, 8 Epileptische, 4 Psychopathische und 8 im Climacterium Erkrankte; zusammen 40% individuell veranlagte Personen. Unter 600 in einem Zeitraum von ca. $3^1/_2$ Jahren aufgenommenen männlichen Alkoholisten finden sich: Imbecille 8,3 %, Hysterische 2,8 %, Epileptische 12 %, Psychopathen 3,5 %, Hebephrene 2,1 % und Traumatiker 2,5 %, zusammen 32,2 %. Ausserdem bestand bei weiteren individuell nicht nachweisbar von vornherein Minderwertigen erbliche Belastung unter den 100 Alkoholistinnen viermal durch Geisteskrankheit, neunmal durch Trunksucht des Vaters oder der Mutter; unter den 600 Alkoholisten 8,6 % durch Trunksucht, 4,6 % durch Geisteskrankheit eines der Eltern. Mithin fand sich insgesamt individuelle oder hereditäre Veranlagung bei 44,4 % der männlichen und bei 53 % der weiblichen Gewohnheitstrinker.

Zu den einzelnen Gruppen ist zu bemerken, dass als epileptisch veranlagt diejenigen Alkoholisten gerechnet wurden, welche nach zuverlässig erscheinenden Angaben vor dem 20. Lebensjahr in den Schul- oder Jünglingsjahren an Krampf- oder Schwindelanfällen gelitten hatten, während Angaben über Krämpfe der ersten beiden Lebensjahre nicht gezählt wurden. Als Traumatiker sind Fälle bezeichnet worden, bei denen bis zum 20. Lebensjahre eine von den ausgesprochenen Symptomen einer Hirnerschütterung begleitete Kopfverletzung schädigend eingewirkt hatte und bei denen in der Anstaltsbeobachtung entsprechende Folgeerscheinungen im psychischen Zustande hervortraten.

Für die klinische Bewertung der chronischen Alkoholpsychosen nicht unwichtig ist es, dass 13 Hebephrene als chronische Trinker zu bezeichnen waren, da der psychopathische Grundzustand nur bei Kenntnis der Vorgeschichte und genauerer klinischer Untersuchung erkennbar war. In der Gruppe der Psychopathen, die alle Formen der dégenerés vereinigt, sind auch drei Fälle von manisch-depressivem Irresein leichterer Verlaufsart untergebracht worden. Ob bei den drei als im Climacterium erkrankt bezeichneten Trinkerinnen des Involutionsalters das den Alkoholismus auslösende Moment angesehen werden darf, bleibt zweifelhaft, da Angaben über den Beginn der Trinkneigung stets unsicher sind.

Unter den vor dem 35. Lebensjahre anstaltsbedürftig gewordenen Trinkern fanden sich wesentlich mehr psychopathisch Veranlagte als in der Gesamtsumme der Trinker, nämlich 58 %, dagegen unter den häufiger als dreimal zur Anstalt Zurückgekehrten nicht mehr als von der Gesamtsumme. Dass die Ursachen des Alkoholismus mit dem Nachweis der individuellen Minderwertigkeit eines Teiles der ihm Verfallenen nicht erschöpft sind, wird betont; die Bedeutung des Milieus z. B. tritt in der Tatsache hervor, dass von den Trinkerinnen 40 % als Prostituierte, Kellnerinnen oder Gastwirtsfrauen beruflich mit dem Schankgewerbe zu tun hatten.

Otto Rehm (München): Verlaufsformen des manisch-depressiven Irreseins.

Vortr. hat an einem Material von über 400 Fällen von manisch-depressivem Irresein die Verlaufsformen untersucht, zu welchem Zwecke die Verfolgung des ganzen Lebenslaufes notwendig gewesen ist. Es ergab sich eine Einteilung in vier Gruppen: 1. periodische Fälle, 2. Ersterkrankungen bezw. einmalige Erkrankungen, 3. chronische Fälle, 4. subchronische Fälle. Die einzelnen Gruppen umfassen manische, depressive und zirkuläre bezw. alternierende Formen. Ueber die Hälfte des Materials gehört den periodischen Formen der ersten Gruppe an, in welcher die zirkulären Fälle dominieren. Die Ersterkrankungen, die zweite Gruppe, bilden in der Mehrzahl die erste Phase von periodischen Erkrankungen. Ungefähr der dritte Teil der Fälle beginnt in der Involution; es sind meistens Depressionen bei weiblichen Kranken. Die Fälle der dritten Gruppe mit chronischem Verlaufe weisen von Jugend auf in ununterbrochener Kette ohne freie Zeiten Symptome einer manisch-depressiven Erkrankung auf. Die Mehrzahl dieser Fälle trägt einen zirkulären Charakter. Die subchronischen Fälle, die vierte Gruppe, haben einen zeitlich fixierbaren Beginn; sie zeigen einen schleichenden, gleichmässig andauernden Verlauf; die Intensität der Erkrankung ist meist keine sehr bedeutende. Die Phasen wechseln rasch und fliessen vielfach ineinander über. Mischzustände sind ausserordentlich häufig. Vortr. weist dann auf eine Gruppe von Fällen hin, die nach jahrelangem, gleichmässig schwerem Verlauf in Heilung übergehen und die wohl zu den periodischen Formen gehören. Eine weitere Erkrankungsform wird erwähnt, die Depressionen der Involution umfasst; das klinische Bild ist einförmig, die psychomotorischen Störungen treten zurück, schwachsinnig erscheinende Kleinheits- und Verfolgungsideen treten in den Vordergrund; die Fälle sind noch nicht zum Abschluss gekommen. Ihre Zugehörigkeit zum manisch-depressiven Irresein ist fraglich. Schliesslich wird erwähnt, dass manche zirkuläre und depressive Formen in der Involution durch sekundäre senile oder arteriosklerotische Schwächezustände kompliziert sind. Möglicherweise bilden diese Fälle den Rest des Krankheitsbildes der Melancholie. Die Grundlage des manisch-depressiven Irreseins ist eine spezifische Degeneration. Die Psychose ersteht auf einer konstitutionellen Verstimmung und Erregung oder auf einem dauernden leichten zirkulären Zustande. Zu erwähnen sind vorkommende delirante, oft amentiaartige Formen. Die Mannigfaltigkeit des klinischen Bildes ist eine ungeheuer grosse. Stammes- und Rassenunterschiede sind von Bedeutung. Es ist wahrscheinlich, dass in der Reihe der Symptome die Denkstörung, als eine Folge erhöhten inneren Abgelenktseins, gegenüber der Affekt- und Willensstörung in den Vordergrund des Krankheitsbildes gestellt werden muss. Tafeln mit der graphischen Darstellung der verschiedenen Verlaufstypen nach Art eines Lebenslaufes werden projiziert.

(Eigenbericht.)

Nitsche (München): Ueber chronische Manie.

Vortragender erörtert auf Grund einiger, teils von ihm beobachteten, teils in der Literatur veröffentlichten Fälle von chronisch hypomanischem Charakter die Frage nach dem Verlauf und der klinischen Stellung dieser Formen. Unter den betrachteten Fällen befand sich zunächst eine Gruppe von Kranken, bei denen das Krankheitsbild dauernd das der konstitutionellen Erregung Kraepelin's blieb. Meist, aber nicht immer, liess sich die Störung bis in die frühe Jugend zurückverfolgen. Die Patienten, bei denen dies möglich war, hatten meist bis gegen die zwanziger Jahre hin das Bild sanguinischer Psychopathen geboten, und es war erst dann eine Steigerung der Erscheinungen zu der definitiven Höhe zu konstatieren. Meist unterlag der Zustand Schwankungen. In einigen weiteren Fällen zeigte sich bei konstitutionell Erregten um das 30. Lebensjahr eine schwerere hypomanische Erregung. Ein 54jähriger Kranker dieser Art blieb fernerhin frei von solchen akuten Steigerungen und bot wie zuvor das Bild eines manischen Querulanten. Bei einem andern von gleichem Alter traten im 28., 38. und 48. Lebensjahre akute manische Phasen von schwererer Art und zunehmend langer Dauer auf, deren einer eine Depression voraufging, und es schien sich auch der intervalläre Dauerzustand allmählich etwas zu verschlimmern. Wieder eine andere Gruppe von Kranken zeigt zunächst, bis gegen das 30. Jahr etwa, das Bild von unternehmungslustigen, streitsüchtigen Psychopathen mit gehobenem Selbstgefühl; es steigert sich dann diese Eigentümlichkeit, die Kranken bieten zunächst das Zustandsbild einer konstitutionellen Erregung, und in vorgeschritteneren Alter, gegen das 40. oder 50. Jahr hin, setzt eine deutliche Hypomanie ein, die bald mehr stabil, bald unter Schwankungen verläuft, ein oder zwei Jahrzehnte dauert und bis jetzt nicht wieder abgeklungen ist (es handelt sich um Leute im Alter von 50 bis 60 Jahren). Eine 64 Jahre alte Patientin endlich ist seit 25 Jahren hypomanisch, und zwar erinnert ihr Zustand symptomatisch offenbar sehr an die Fälle, die Specht im Auge hat. Die Hypomanie hat sich jedoch erst im 36. Lebensjahre aus einer schweren Depression von 3 jähriger Dauer herausentwickelt.

Es fällt auf, dass bei diesen Fällen die ausgeprägten psychotischen Exacerbationen erst in späteren Jahren, frühestens gegen das 30. Lebensjahr hin, auftreten und dass auch, wo solche akuten Steigerungen chronisch werden, es im höheren Alter geschieht.

Vortr. bespricht nun kurz die symptomatische Eigenart der Fälle. Er möchte den Begriff der konstitutionellen Erregung auch auf gewisse psychopathische Individuen ausdehnen, die für gewöhnlich unter die Gruppe der hysterischen Charaktere gerechnet oder wohl auch als folie raisonante bezeichnet werden. Den Individuen mit hysterischem Charakter gegenüber zeichnen sie sich durch das Fehlen der Beeinflussbarkeit und durch den endogenen Charakter der etwa vorhandenen Schwankungen aus. Die ausgeprägt hypomanischen Zustände waren meist charakterisiert durch starkes Zurücktreten der motorischen Erregung, durch Ueberwiegen räsonierender und querulierender Stimmungsnüancen. Wo Wahnbildungen vorhanden waren, erschienen die persekutorischen mehr nur episodisch, traten jedenfalls sehr zuück hinter den megalomanischen. Systematisierung fand nur vorübergehend auf Höhepunkten der Erregung statt. Eigentliche Ideenflucht fehlte sehr oft; doch zeigten die Kranken meist eine auffallende Weitschweifigkeit. Sehr häufig waren Erinnerungsfälschungen.

Erbliche Belastung zeigten von 15 Kranken 11, und zwar vier in Form einer gleichartigen Belastung.

Was schliesslich die klinische Stellung solcher Fälle anlangt, so gilt für manche unter ihnen das Wort Kraepelin's von Formen des manisch-depressiven Irreseins mit verwischter Verlaufsart und unvollkommenen Intermissionen. Bei den Fällen mit mehr stabilem Verlauf ist diese Deutung nicht zulässig. Indessen sieht Vortr. keinen Grund ein, nicht auch sie der grossen Gruppe des manisch-depressiven Irreseins einzureihen, auch dann, wenn der Zustand schon in der Jugend begonnen hat. Solche Fälle würden dann eigenartige manische Erkrankungen darstellen, die schon in früher Jugend eingesetzt haben. Dass die Fälle von konstitutioneller Erregung, wenn die Störung bis in die Kindheit zurückzuverfolgen ist und dauernd bestehen bleibt, Uebergangsformen vom manisch-depressiven Irresein zu den originären Krankheitszuständen darstellen, liegt auf der Hand; gehen sie doch ohne scharfe Grenze in noch innerhalb der Gesundheitsbreite befindliche eigenartige Charakter über. Gewisse Beobachtungen sprechen dafür, dass auch so leichte, das Bild der manischen Erregung nur streifende Störungen, wie wir sie zur konstitutionellen Erregung rechnen, keineswegs dauernde persönliche Eigentümlichkeiten darstellen müssen, ein Grund mehr, solche Fälle nicht vom manisch-depressiven Irresein abzutrennen und in der konstitutionellen Erregung chronisch manische Erregungen leichtester Art zu sehen.

Der Vortrag wird in erweiterter Form veröffentlicht.

Moses (Mannheim): Idiotenfürsorge und Fürsorgeerziehung.

Die Erziehungspflicht an Schwachsinnigen ist in Deutschland gesetzlich weder einheitlich noch genügend geregelt. Für die Hilfsschulen ist in neuester Zeit die Schulpflicht in allen Bundesstaaten obligatorisch gemacht worden. Es liegt hier die Rechtsfrage auch weit einfacher, weil der Hilfsschule der Charakter der öffentlichen Volksschule, für welche die gesetzliche Schulpflicht besteht, zukommt.

In Preussen fehlt es für die Idiotenerziehung an irgend welchen klaren und bindenden gesetzlichen oder behördlichen Unterlagen. Im Gegensatz hierzu ist in Bayern die Materie präcis geregelt durch die „Vollzugsvorschriften und Erläuterungen zur Schulpflichtordnung" vom 30. März 1906. Die Schulpflicht ist ausdrücklich für die geistig oder körperlich nicht genügend entwickelten, bildungsfähigen oder bildungsbeschränkten Kinder festgelegt.

Auf die Eltern und Erziehungsberechtigten solcher Kinder soll durch geeignete Belehrung eingewirkt werden, dass das Kind in einer passenden Anstalt untergebracht oder dass sonst in zweckmässiger Weise für seine Erziehung gesorgt wird. „Unter Umständen kann auch die Anwendung der Vorschriften des § 1666 des B. G.-B., des Zwangserziehungsgesetzes vom 10. Mai 1902 und des Artikels 81 des Polizeistrafgesetzbuches in Frage kommen." Aehnlich ist die Angelegenheit in Braunschweig durch das Gesetz vom 30. März 1894 geregelt. In Sachsen enthält schon das Gesetz vom 16. April 1873 die Vorschrift, dass schwache und blödsinnige Kinder in die hierzu bestimmten öffentlichen oder Privatanstalten unterzubringen sind, sofern nicht durch die hierzu Verpflichteten anderweit für ihre Erziehung gesorgt ist. Eine Verordnung vom 6. Juli 1899 besagt, dass bei Widerspruch der Eltern die Entschliessung dem Vormundschaftsgerichte gemäss §§ 1666 und 1838 des B. G.-B. zu überlassen ist. In Baden ist das Gesetz vom 11. August 1902 massgebend, das einen Zwang zur Verbringung eines Kindes in eine Anstalt nur nach Massgabe der Bestimmungen des B. G.-B. zulässt.

Wo, wie in Bayern, die gesetzlichen Vorschriften klar und bestimmt sind, wird bei hartnäckiger Weigerung der Erziehungsberechtigten, einem schwachsinnigen Kinde die ihm gebührende Anstaltserziehung zuteil werden zu lassen, die zwangsweise Ueberführung durch das Vormundschaftsgericht oder durch das Zwangserziehungsgesetz unschwer zu erreichen sein.

In Preussen wird man grossen Schwierigkeiten begegnen. Zunächst ist der Versuch zu machen, durch Anrufen des Vormundschaftsgerichts auf Grund des § 1666 des B. G.-B. den Widerstand zu beseitigen. Für taubstumme und blinde Kinder verweist ein Ministerialerlass vom 19. Juli 1906 auf diesen Weg, ohne auf schwach- und blödsinnige Kinder dabei abzuheben. Für die nicht vollsinnigen Kinder ist in den Ausführungsbestimmungen des Preuss. Fürsorgeerziehungsgesetzes ausdrücklich vorgesehen, dass Fürsorgeerziehung eintreten kann in Fällen, in denen die Eltern die ihnen gebotene Gelegenheit zur Pflege und zum Unterrichte ihrer nicht vollsinnigen Kinder zurückweisen. Idioten und Schwachsinnige sind nicht mit angeführt.

Prinzipielle Hindernisse für die Anwendung der Fürsorgeerziehung auf idiotische Kinder bestehen freilich gesetzlich nicht. Sie können, wenn die Fürsorgeerziehung über sie verhängt wird, in geeignete Anstalten verbracht werden. Nur ganz bildungsunfähige Idioten fallen ebenso wie unheilbare Geisteskranke aus dem Rahmen der Fürsorgeerziehung.

Wenn ein idiotisches Kind eine strafbare Handlung begeht, kann jedenfalls Fürsorgeerziehung eintreten. Das Fürsorgeerziehungsgesetz soll aber vor allem prophylaktisch wirken und der jugendliche Schwachsinnige soll sich das Recht, einer für ihn förderlichen Erziehung übergeben zu werden, nicht erst durch das Begehen einer kriminellen Handlung erwirken müssen. Ein derartiges Bestreben muss sich stützen auf No. 1 und 3 des § 1 des Fürsorgeerziehungsgesetzes; es muss demnach ein schuldhaftes Verhalten der Eltern, durch welches die Kinder in Gefahr geraten, sittlich zu verwahrlosen oder die Gefahr der völligen sittlichen Verwahrlosung ohne Schuld der Erziehungsberechtigten nachgewiesen werden. Wo der gesetzliche Schulzwang auch für Schwachsinnige besteht, gilt das Abhalten der Kinder von dem Anstaltsbesuche als schuldhaftes Verhalten der Eltern.

In Ziffer 3 des § 1 wird der Nachweis der Gefahr der völligen sittlichen Verderbnis erfordert. Nicht der Nachweis eines subjektiven Verschuldens seitens der Erziehungsberechtigten wird verlangt, sondern die objektive Verwahrlosung wird getroffen. Es steht bald eine Novelle zum Fürsorgeerziehungsgesetz in Aussicht. Dabei muss auch das Recht der schwachsinnigen Minderjährigen auf die ihrer Befähigung und Eigenart angemessene Erziehung gewahrt werden. Entsprechend dem prophylaktischen Charakter des ganzen Gesetzes soll es auch dazu dienen, die Schwachsinnigen vor Verwahrlosung und Verderbnis und den Staat und die Gesellschaft vor einer grossen Gefahr rechtzeitig und wirksam zu schützen. Die Fürsorgeerziehungsgesetzgebung muss dazu beitragen, die Idiotenfürsorge auf die wünschenswerte Höhe zu heben.

Wolff (Katzenelnbogen): Psychiatrisches aus Syrien.

Vortragender hatte während vierjähriger Tätigkeit in Syrien Gelegenheit, Land und Leute und alle Arten Krankheiten dort kennen zu lernen. Von einer grossen Anzahl Psychosen, die er daselbst gesehen, konnte er etwas über 300 Fälle genau beobachten. Die Kürze der Zeit gestattete nicht, was eigentlich zu jedem Beitrag zur vergleichenden Psychopathologie gehört, allgemeine Angaben über Land, Klima etc., sowie eine Schilderung des Charakters der Bevölkerung vorauszuschicken. Er konnte nur einige Einzelheiten und statistische Ergebnisse mitteilen. Am häufigsten und zwar fast doppelt so häufig als hierzulande kommt dort die Dementia praecox mit ihren drei Unterarten der Hebephrenie, Katatonie und Dementia paranoides vor. Die Erblichkeit war in den 25 % der Hebephrenie, in denen sie zugestanden wurde, oft schwer; Daten darüber zu erhalten, ist nicht leicht, jedenfalls ist ihr Vorkommen häufiger. Besonderheiten des Verlaufes hervorzuheben, liess die Kürze der Zeit nicht zu. Eine grosse Zahl schien Auswanderer zu betreffen, die im Auslande, besonders Amerika, erkrankten. Etwa 30 % der Katatoniker gelangten zur Heilung. Bei der Dementia paranoides fanden sich ganz moderne Ideen, wie beispielsweise bei einem Damascener die, dass er mit Marconi'scher Elektrizität ohne Draht beeinflusst wurde. Demnächst häufig ist das manisch-depressive Irresein mit 24 % der Aufnahmen, also ebenfalls ein beträchtliches häufiger als hier. Davon entfallen die manisch-stuporösen, zirkulären Formen an Männern und Frauen zu gleichen Teilen, die deliriösen bei weitem mehr auf Männer und die melancholischen fast nur auf Frauen. Selbstmordsucht war so häufig wie hierzulande bei dieser Krankheit (Melancholie-Formen), und zwar öfters in so hartnäckiger, zäher Weise, dass sie dem Charakter des Volkes ganz entgegengesetzt zu sein schien. Bei dieser Erscheinung dürfte die Rasse wohl nichts ausmachen, d. h. der Melancholiker ist überall gleich suicidgefährlich. Die Krankheiten des Rückbildungsalters sind etwa so häufig wie bei uns, Arteriosclerose kommt sehr oft vor; auch Tumoren des Gehirns fand Vortragender oft. Eine Pachymeningitis-Psychose mit enormen beiderseitigen Hämatomen betraf einen Drusen von der Sekte der „Weisen", die sich selbst so nennen, weil sie weder Alkohol noch Tabak geniessen. Zum nicht seltenen Vorkommen der Amentia bietet die Häufigkeit von Infektionskrankheiten, Typhus, Malaria etc. Gelegenheit (6 %, wahrscheinlich in Wirklichkeit mehr). Auch Alkoholismus kommt vereinzelt vor, dabei begegnete der Vortr. besonders schweren Formen mit spastischen Erscheinungen und Kontrakturen. Die Paralyse ist im Orient um $^1/_3$—$^1/_2$ weniger häufig als bei uns (6 %).

Hübner (Bonn): Die klinische Stellung der Involutionsmelancholie.

H. weist darauf hin, dass zugunsten derselben das seltene Vorkommen einzelner Manien und einmaliger Depressionen im jugendlichen Alter spricht. Klinische Unterschiede, welche es ermöglichen, in einem Anfall trauriger Verstimmung das zirkuläre Irresein von einer Involutionsmelancholie zu unterscheiden, hat der Vortr. nicht gefunden. Es gibt vielmehr eine Reihe von klinischen Tatsachen, die im Verein mit den ätiologischen Forschungsergebnissen dafür sprechen, dass sich die Involutionsmelancholie von der depressiven Phase des zirkulären Irreseins nicht unterscheidet.

Abraham (Zürich): Ueber die Bedeutung sexueller Jugendtraumen für die Symptomatologie der Dementia praecox.

(Vergl. dieses Centralblatt S. 409 ff.)

Kleist (Halle a. S.): Ueber die Motilitätspsychosen Wernicke's.

Vortr. geht von Wernicke's Begriffsbestimmung der psychomotorischen Symptome aus. Stellung derselben in Wernicke's Schema des psychischen Reflexbogens. Beziehungen der angenommenen Unterbrechung der hypothesischen Bahn zu den transkortikalen Bewegungs- und Sprachstörungen bei organischen Gehirnerkrankungen.

Beschreibung eines Falles von cyklischer (hyperkinetisch-akinetischer) Motilitätspsychose, bei dem im akinetischen Stadium trotz vollem Verständnis und gutem Willen zur Bewegung teils völlige Bewegungsfähigkeit bestand, teils verschiedenartige abgeänderte Fehlbewegungen geliefert wurden. Aeussere Aehnlichkeit der Bewegungsstörungen mit der kortikalen Apraxie. Begleitende Tonusveränderungen: Spannungen, Flexibilitas, Hypotonie, Veränderungen der Sehnenreflexe. Die Abweichungen können vielleicht durch eine Affektion der Kleinhirnthalamus-Stirnhirnbahn (Anton-Zingerle) erklärt werden. Ausser der im engeren Sinn motorischen ist noch eine psychische Komponente in der Störung enthalten. Es spielt u. a. eine Störung der Aufmerksamkeit mit, welche sich gegenüber der verschiedenen Bewegungsanregungen in verschiedener Weise geltend macht.

Sitzung am 28. April in der Psychiatrischen Klinik in Giessen.

Becker (Giessen): Untersuchungen über Simulation bei Unfallnervenkranken.

Vortr. bespricht drei im letzten Halbjahr von ihm auf der Klinik beobachtete und begutachtete Fälle: 1. Bei einem Maurer hatte sich nach einem Falle auf die Schulter eine seit $1^1/_4$ Jahren gleichmässig vorhandene hysterische Kontraktur entwickelt. Der Fall war als grobe Simulation erklärt worden. 2. Bei einem Zimmermann entstand nach einer Verletzung des Armes eine schwere psychische Depression unter Erscheinungen von Willenlosigkeit. 3. Ein 49jähriger Bergmann litt an Rückenverkrümmung und Ischias nach wahrscheinlicher Zerreissung von Teilen der Rückenmuskulatur, die daraufhin verknöcherte. Pat. war arbeitsunfähig. Bei diesen drei als Simulation gedeuteten Fällen liess sich durch genaue Untersuchung die Reihe von Abnormitäten aufdecken. Die Aufnahmen mit den von Sommer angegebenen Apparaten, Kniereflexkurven, Haltungs- und Zitterkurven ergaben eine Reihe konstanter Erscheinungen, die dem Willen nicht unterworfen sein konnten. Vortr. führt aus, dass wohl Uebertreibung bei Unfallnervenkranken vielfach vorkomme, dass auch Krankheitssymptome vorgetäuscht würden, dass hieraus aber noch nicht die Diagnose auf bewusste Simulation gestellt werden könne.

Berliner (Giessen) demonstriert makroskopische und mikroskopische Präparate von in der Klinik beobachteten Hirntumoren.

In dem einleitenden Vortrag wird über den klinischen Verlauf einer Reihe von Fällen berichtet: 1. Zwei Tumoren des Stirnhirns. 2. In beide Stirnlappen eingewachsener Balkentumor. 3. Tumor der Hypophyse. 4. Tumor des linken Parietalhirns. 5. Tuberkulöse Neubildung des Pons.

Die Darstellung wird von Projektionen begleitet.

Sommer (Giessen): Die Beziehungen des menschlichen Körpers zu den elektrischen Vorgängen.

Dieselben sind schon seit dem 18. Jahrhundert ein Gegenstand lebhafter Streitigkeiten. Die genaue Feststellung und Isolierung der Bedingungen ist dabei ausserordentlich schwer. Darchanoff hat die Hände mit einfachen Elektroden (mit Kochsalzlösung getränkte Wattebäusche), die metallisch verbunden waren, in Berührung gebracht und sah in den Schwankungen des Stromes, die durch ein Spiegelgalvanometer sichtbar gemacht wurden, die Wirkung psychophysischer Vorgänge. Dabei dachte er vor allem an die Schweisssekretion und ihre psychophysisch bewirkten Veränderungen. In gleicher Weise experimentierte Stöcker, der die Anwendung auf klinische Aufgaben anstrebte. S. verbesserte zunächst die Elektroden, um eine genaue Messung der Bedingungen zu erhalten. Er verwendete aufgeblasene Gummimembranen, die mit Staniol überzogen waren, auf welchem sich der Handteller gleichsam negativ abdrückte, so dass die gleiche Lage wieder gefunden werden konnte. S. erhielt nun bei den Experimenten mit diesen Elektroden einen nach rechts oder links gerichteten Ausschlag des Spiegels je nach dem stärkeren Druck auf der einen oder anderen Seite. Daraus folgte, dass es sich eigentlich um zwei an der rechten und linken Hand entstehende Ströme handelte, die einander entgegengesetzt gerichtet waren, so dass immer nur die Differenz zur Wirksamkeit kam. Bei der Fortsetzung dieser Versuche fanden Sommer und Fürstenau, dass die Haut eine bestimmte Stellung in der Spannungsreihe einnimmt. Dementsprechend baute S. zwei verschiedene Elektroden, eine aus Kohle, die andere aus Aluminium, wobei nach der Art der Briefwagen der Druck der Hände auf die Elektroden gemessen werden kann. Bei dieser Methode erhält man stets Ausschläge des Spiegels in der gleichen Richtung, nicht mehr wechselnd mit dem Druck nach rechts oder links. Dabei sind die Ausschläge gegen früher ausserordentlich stark. Zur Demonstration liess S. das Kohlenlicht eines Projektionsapparates auf den Spiegel am Galvanometer fallen, dessen Bewegung sich dem Auditorium als Lichtfleck auf einer grossen Skala zeigte. Es wurden nun sechs Personen aus der Versammlung mit dem Verfahren untersucht, wobei sich deutlich die persönliche Gleichung der Einzelnen in individuell sehr verschiedener Stärke der Ausschläge zeigte. Ein genereller Unterschied von Männern und Frauen ist nicht vorhanden. Durch Ausdrucksbewegungen wird der Ausschlag modifiziert. S. warnt davor, aus diesen elektromotorischen Endresultaten von psychophysiologischen Bewegungen auf die eigentliche Natur dieser zu schliessen. Immerhin wird durch diese Versuche, wie dies auch in denjenigen von Veraguth hervortritt, ein neues Gebiet von Erscheinungen als Endresultat von Ausdrucksbewegungen erschlossen. (Eigenbericht.)

Dannemann (Giessen) sprach über psychiatrische Aufgaben bei der Heranbildung der Polizeibeamten und legte die Gesichtspunkte dar, nach denen er in der Darmstädter Schutzmannsschule im letzten Winter eine Unterweisung von über 100 Beamten in populärer Psychologie und Psychiatrie vorgenommen hat. In letzter Linie leitete ihn die Idee, den Zuhörern eine Anleitung zu geben, welche sie befähigen soll, Vormundschaften zu übernehmen und in rationeller Weise durchzuführen. Er wies darauf hin, dass es vielleicht auf diesem Wege gelingen könne, einen Stamm guter Berufsvormünder mit der Zeit zu gewinnen. Die Aussicht, eventuell zu der Stellung eines Berufsvormundes im Hauptamt zu gelangen, werde die Beamten veranlassen, einem populär-psychiatrischen Unterricht reges Interesse entgegen zu bringen. Dem Gedanken ist Originalität und praktische Bedeutung wohl nicht abzusprechen und es wäre zu wünschen, dass das in Hessen gegebene Beispiel Nachahmung fände.

Hackländer (Giessen): Demonstration von neuen Apparaten zur optischen Exposition.

Hackländer zeigt die bisher zur optischen Exposition in der Psychophysik gebräuchlichen Apparate und dann einen von Mechaniker Hempel in Giessen konstruierten, völlig geräuschlosen Rotationsapparat, bei dem das rhythmische Festhalten des fliehenden Wortbildes erreicht wird durch einen der Bewegung des Wortes entsprechend sich einstellenden Spiegel. Die Einstellung wird bewirkt durch das Schleifen eines mit dem Spiegel verbundenen Hammers auf einem mit der Trommel verbundenen Zahnrade. Bei einem zweiten Apparat ist auf Anregung von Sommer das Prinzip des sich neigenden Spiegels angewandt für die Exposition grösserer Bilder. Ein vertikal stehender Spiegel wird nach Niederdrücken einer Anschlagfeder durch ein Pendelgewicht geneigt und macht das unter ihm liegende Bild sichtbar in dem Augenblick, wo er durch Anschlagen an Kontaktstifte den Chronoskopstrom schliesst. Es können Bilder bis zu einer Grösse von 13/18 cm exponiert werden. Hackländer konstruierte einen Apparat, der es ermöglicht, Reizworte in beliebiger Reihenfolge und Wiederholung zu exponieren. Mit dem Reizwort beschriebene Karten stehen in einem Kästchen und können durch leichten Druck auf Tasten, die mit dem Reizwort bezeichnet sind, aus ihrem Versteck erhoben werden. Die Karten schliessen einen Kontakt in dem Augenblick, wo sie durch die Kontaktvorrichtung selbst arretiert werden und ruhig stehen. Hackländer weist darauf hin, dass man es vollständig in der Hand hat, vermeintlich indifferente Reizworte zu geben, oder solche, von denen man vermutet, dass sie Komplexreaktionen hervorrufen könnten. Der Apparat gestatte, mit letzteren bei Kriminellen z. B. ruhig zu warten, bis sie gut und ohne jeden dolus reagieren und ihnen dann plötzlich ein auf Komplexreaktion hinzielendes Wort vorzulegen. H. glaubt mit seinem Apparat Assoziationsversuche zur Tatbestanddiagnostik und andere Assoziationsstudien in exakterer Weise anstellen zu können, als es bisher möglich war.

Eine ausführliche Beschreibung soll anderweitig gegeben werden.

(Eigenbericht.)

Diskussion: Reich, Sommer.

III. Vermischtes.

In der Zeit vom 4. bis 23. November d. J. findet in der psychiatrischen Klinik in München ein psychiatrischer Fortbildungskurs statt. Es sind folgende Vorlesungen in Aussicht genommen:

1. Alzheimer: Normale und pathologische Anatomie der Hirnrinde, 27 Stunden.
2. Gudden: Anatomie des Centralnervensystems, 6 Stunden.
3. Kattwinkel: Neurologische Demonstrationen, 9 Stunden.
4. Kraepelin: Klinische und forensische Demonstrationen, 28 Stunden.
5. Nitsche: Methodik der klinischen Krankenuntersuchung, 5 Stunden.
6. Plaut: Serodiagnostische Untersuchungen, 3 Stunden.
7. Rehm, Cytodiagnostik der Cerebrospinalflüssigkeit, 3 Stunden.
8. Rüdin: Tatsachen und Probleme der Entartung, 6 Stunden.
9. Specht: Klinische Experimentalpsychologie, 8 Stunden.
10. Specht: Kriminalpsychologie, 8 Stunden.
11. Weiler: Physikalisch-klinische Untersuchungsmethoden, 5 Stunden.
12. Besichtigung von Anstalten.

Der Kursus wird täglich die Stunden von 8—12 und von 4—6 Uhr in Anspruch nehmen. Teilnehmerkarten 60 Mark. Anmeldungen bis zum 1. September erbeten.

Druck der Anhaltischen Buchdruckerei Gutenberg, e. G. m. b. H., in Dessau.

CENTRALBLATT
für
Nervenheilkunde und Psychiatrie.

Herausgegeben im Verein mit zahlreichen Fachmännern des In- und Auslandes
von
Professor Dr. Robert Gaupp in Tübingen.

Erscheint am 1. und 15. jeden Monats im Umfang von 2—3 Bogen. Preis des Jahrganges Mk. 24.
Zu beziehen durch alle Buchhandlungen und Postanstalten.

Verlag von Vogel & Kreienbrink, Berlin W. 30 und Leipzig.

XXX. Jahrgang. 1. Juli 1907. Neue Folge. XVIII. Bd.

I. Originalien.

(Aus der psychiatrischen Klinik zu Strassburg.)

Ueber einige Ausfallssymptome bei Verletzungen der linken Grosshirnhemisphäre.

Von Dr. M. Rosenfeld, Privatdozent und erster Assistent.

Zum Studium der Aphasie eignen sich ganz besonders diejenigen Fälle, in denen durch eine penetrierende, circumscripte Verletzung des Schädeldaches der aphasische Symptomenkomplex zustande gekommen ist. Kann man doch nur in diesen Fällen — namentlich dann, wenn keine nennenswerte Commotio cerebri mit Bewusstlosigkeit stattgefunden hat — mit Sicherheit ausschliessen, dass eine allgemeine Schädigung der Hirnrinde vorliegt, und nun die vorhandenen Ausfallssymptome allein auf die herdförmige Läsion beziehen. Die vielfach sich widersprechenden Anschauungen über manche Fragen der Lokalisationslehre sind zum Teil wenigstens darauf zurückzuführen, dass neben der zirkumskripten Erkrankung eine primäre oder sekundäre Schädigung der Hirnrinde angenommen werden muss und damit die Trennung der durch den Herd bedingten Symptome von den durch die Allgemeinschädigung der Rinde hervorgerufenen zur Unmöglichkeit wird.

Fälle von Aphasie traumatischen Ursprungs ohne schwere Commotio, welche später in Heilung übergehen, liegen also auch besonders günstig für solche Untersuchungen, die es sich zur Aufgabe machen, festzustellen, welche Ausfallssymptome auf psychischem Gebiet bei herdförmiger Verletzung der

Sprachregion die eigentlich aphasischen Störungen begleiten und eventuell überdauern.

Es ist nun durchaus nicht leicht, diejenigen Störungen, welche als Aphasie bezeichnet zu werden pflegen, von anderen hier in Betracht kommenden Ausfallssymptomen zu trennen. Wir haben uns daran zwar gewöhnt, die Sprache als einen Mechanismus aufzufassen, welcher sich der Intelligenz zur Verfügung stellt, ohne selbst eigentlich ein wesentlicher Teil derselben zu sein. Die Erfahrung bei intellektuellen Taubstummen und bei Kindern gibt dieser Auffassung eine gewisse Berechtigung. Im Gegensatz dazu lehren aber die klinischen Beobachtungen, dass die intellektuellen Leistungen der Aphasischen stets Defekte aufweisen. Die Sprachschemata, welche zum Verständnis der Aphasie aufgestellt worden sind, entsprechen vielleicht dem Sprachvorgange bei einer im späteren Leben erlernten Sprache, aber nicht demjenigen bei der Muttersprache. Die Verknüpfung der letzteren mit dem gesamten übrigen Bewusstseinsinhalt ist ein durchaus anderer, d. h. ein viel reicherer als bei einer später erlernten Sprache. Die Rückbildung der perzeptiv-aphasischen Störung geschieht gewöhnlich — auch in Fällen mit ganz zirkumskripten Herden — in der Weise, dass zuerst die einfachen d. h. also die geübteren perzeptorischen Leistungen sich wieder herstellen, dass Gesprochenes nur langsam verstanden wird oder nur dann, wenn das Gehörte mündlich wiederholt wird. Bei zweisprachigen Individuen kehrt die Muttersprache früher zurück als die andern. Ferner ist zu bedenken, dass aphasieartige Symptome sich vereinzelt in bestimmter klinischer Gruppierung bei Ermüdungszuständen, bei Erschöpfung und leichter Benommenheit finden. Die erschwerte Wortfindung, das erschwerte Sprachverständnis besonders für eine fremde Sprache, Paraphasie und Perseverationen sind sehr häufig Symptome einer allgemein nervösen Erschöpfung und repräsentieren doch schon bestimmte Grundtypen der Aphasie. Kurz die Abgrenzung und Definition der aphasischen Störungen von anderen Ausfallssymptomen hat in manchen Fällen seine Schwierigkeit. Diese und andere klinische Tatsachen haben dazu beigetragen, dass die Lehre von der Aphasie in neuerer Zeit mehr von psychiatrischen Gesichtspunkten aus Bearbeitung gefunden hat.*)

Die Frage, welche hier an der Hand von einigen Fällen erörtert werden soll, ist nun folgende: Welche psychischen Störungen lassen sich in Fällen, in denen durch eine akut entstandene, zirkumskripte Verletzung des Schädeldaches über der linken Hemisphäre, insbesondere über dem linken Temporallappen eine Aphasie erzeugt war, noch nachweisen, nachdem die eigentlich

*) P. Marie: Semaine médicale 23. Mai und 17. Oktober 1906. Lottmar und Montel: Revue neurologique 8. November 1906. Rosenfeld: Psychiatrisch-neurologische Wochenschrift No. 7, 1906. Vortrag in der Jahressitzung des Deutschen Vereins für Psychiatrie 20. und 21. April 1906.

aphasischen Störungen bereits vollkommen geschwunden sind? Sind diese restierenden Ausfallssymptome, welche ihrer Entstehung nach als Herdsymptome aufgefaßt werden müssen, klinisch genügend charakterisiert, um sie von anderen psychischen Ausfallssymptomen, namentlich also von den gemeinhin als Demenz bezeichneten zu trennen.

Fall No. I.*) Marie A., 22 Jahre alt, ledig; aus Eckboldsheim. In die chirurgische Klinik aufgenommen am 10. 6. 06 und am 19. 7. gesund entlassen. Diagnose: Penetrierender Kopfschuss. Anamnese: A. erhielt am 9. 6. infolge eines unglücklichen Zufalls eine Schussverletzung. Die Einschussstelle lag etwa 3 cm oberhalb des linken Processus mastoideus. Es war also anzunehmen, dass die hintersten Teile des Temporallappen verletzt waren. Bei der Trepanation wird zertrümmerte Hirnmasse entfernt. Die Kugel wurde entfernt. In der ersten Zeit nach der Verletzung wurde konstatiert: Puls 66; Erbrechen; eine Bewusstseinsstörung fand sich nur während der ersten Stunden nach der Verletzung; keine Lähmung des rechten Armes, Beines und des Facialis; deutliche Hemianopsie, sensorische Aphasie, Paraphasie; Störung im Lesen und Schreiben. Am 20. 6. liess sich nun folgendes feststellen. Sensorium ganz frei; Aufmerksamkeit und Auffassung gut; keine Lähmungen rechts; keine Hemianopsie und keine Hemianästhesie. Sprachverständnis ungestört. Bei der Wortfindung für vorgezeigte Gegenstände sind noch deutliche Störungen nachweisbar. Namentlich ungewöhnliche Worte findet A. nicht. Z. B. Wasserleitung, Gaslampe, Kruzifix etc. Dabei oft paraphasische Störungen und Haftenbleiben an einzelnen Wörtern. Keine Seelenblindheit; keine Apraxie. Das spontane Sprechen ist sonst ungestört. Beim Lesen und Schreiben findet sich keine Störung. Pat. ermüdet jedoch sehr leicht. Bei Reihenproduktion finden sich noch grobe Störungen: Beispiele: A, B, C, D, D, E, E, F, G, H, I, K, L, M, N, S, Y, Z.

Zahlenreihen: 1 bis 30 richtig genannt; dann: 3, 6, 9, 10, 14, 16; (erneuter Versuch) 3, 6, 9, 12, 14, 17, 21, 24, Prüfung des Rechenvermögens (nach Sommer). A. macht bei Multiplikationen folgende Fehler: $3 \times 5 = 10$, $4 \times 6 = 18$, $5 \times 7 = 28$, $7 \times 9 = 83$, $9 \times 11 = 12 \times 13$ werden nicht ausgerechnet. Bei den Substraktionen werden nur die ersten vier Fragen beantwortet. Es fallen dabei auf die langen Reaktionszeiten (dieselben betrugen bis zu zehn Sekunden). Von den Additionen wurden nur die ersten sechs richtig beantwortet. Die Divisionen wurden überhaupt nicht zustande gebracht.

Eine Störung der Lesefunktion (mehrstellige Zahlen und Worte) wurde noch bemerkbar, wenn die einzelnen Buchstaben oder Zahlen in einem beträchtlichen Abstande vorgelegt wurden. Die Gedächtnisgrenze fand sich bei fünfstelligen Zahlen.

24. Juni: Die Kranke weiss heute noch die ihr vor sechs Tagen aufgegebenen Merkzahlen (dreistellig und drei ihr zum Zwecke des Merkens vorgehaltene Gegenstände). Merkworte hat sie vergessen. Sie besinnt sich aber noch nach Tagen auf bestimmte Fehler, welche sie beim Benennen von Gegenständen gemacht hat. Die Wortfindung ist nicht gestört. Keine Para-

*) Beide Fälle befanden sich auf der chirurgischen Klinik von Professor Madelung. Ich bin demselben zu grossem Danke verpflichtet, dass er mir die Untersuchung der Fälle gestattete.

phasie. Sprachverständnis intakt. Die Reihenproduktionen sind immer noch fehlerhaft. Z. B. das Alphabet wird bis zu dem Buchstaben C richtig hergesagt; dann fährt sie fort: O, P, C, Y, Z; sie versucht es noch einmal, bringt aber auch diesesmal die richtige Reihenfolge nicht zustande. Beim Hersagen von Zahlenreihen passieren ihr noch oftmals Fehler z. B. 3, 6, 9, 12, 15, 18, 22, 25, 28, 32, 35 etc. Gedichte und Vaterunser werden richtig hergesagt. Bei Multiplikationen immer noch einige Fehler. Beispiele: 4 × 6 = 20, 4 × 6 = 18; dann bei nochmaligem Fragen 4 × 6 = 24, 5 × 7 = 25, 7 × 9 = ? 9 × 10 = 90.

Spontanes Schreiben und Diktatschreiben sind ungestört. Die akustische Merkfähigkeit für Zahlen ist gut; für Worte immer noch gestört. Sie ist nicht imstande, einen kurzen Bibelspruch sich zu merken; sie erkennt ihn auch nicht als richtig wieder, wenn er ihr vorgelesen wird.

27. Juni: Merkfähigkeit für Zahlen gut, die Kranke ist nicht imstande, einen Satz, welcher 13 Worte enthält und welchen sie richtig gelesen hat, zu behalten. Sie kann nur ungefähr die Zahl der von ihr gelesenen Worte angeben. Gedächtnisgrenze bei fünfstelligen Zahlen.

Bei der Prüfung des Rechenvermögens nach den Tabellen von Sommer ist die lange Reaktionszeit und Fehler bei den Additionen noch auffällig. Wenn die Kranke längere Zeit braucht, um ein Exempel auszurechnen, passiert es ihr, dass sie die Frage vergisst.

19. Juli entlassen. Keine Aphasie; Wortfindung normal, Reihenproduktion fast fehlerlos. Akustische Merkfähigkeit immer noch fehlerhaft. Rechenvermögen noch nicht ganz korrekt, es finden sich immer noch dabei einzelne Fehler in der Art der oben mitgeteilten Versuche.

Fall No. 2. Ein 27 jähriger Architekt erhielt eine Stichverletzung, die nach der Art der Wunde den linken Schläfenlappen getroffen haben musste. Der Kranke war nicht bewusstlos; er hielt sich unmittelbar nach dem Stich überhaupt nicht schwer verletzt, er wollte gleich nachher notdürftig verbunden in sein Kolleg gehen. Sein mangelhaftes Sprachverständnis kam ihm selbst nicht zum Bewusstsein. Zunächst wurde eine sehr starke Störung der Wortfindung, des Sprachverständnisses und Paraphasie konstatiert. Vorbeireden und Scheingespräche fanden sich in diesem Stadium reichlich.

Am 12. 7. 05 wurde konstatiert: Starke Störungen in der Wortfindung bei konkreten Gegenständen. Adjektiva, Verben, Artikel, Präpositionen, Adverbien werden mühelos gebraucht. Dabei deutlicher Agrammatismus. Keine Seelenblindheit. Worte, die der Kranke nicht finden kann, aber meist richtig nachspricht, vergisst er schon nach wenigen Sekunden wieder. Einige Beispiele, wie der Kranke sich bei der Wortfindung benimmt, seien hier kurz aufgeführt. Es wird ihm ein Thermometer gezeigt. Antwort: Kann nicht sagen, 25 und 27 steht drauf zum Schrauben, man kann alles darauf schreiben. Es wird ihm eine Linse aus Glas gezeigt. Antwort: Zum Schauen um ein viel Grösse zu nehmen (er fasst die Linse richtig an). Frage: Woraus ist es gemacht? Antwort: So gesprungen um Grösse zu machen so gesund so gut. Frage: Aus Holz? Antwort: Nein. Frage: Aus Papier? Antwort: Nein, nicht aus Papier. Aus Glas. In der Mitte ist es dicker als am Ende.

Beim Lösen einfacher Rechenaufgaben werden vereinzelte Fehler gemacht, die Reaktionszeit ist auffällig lange. Patient vergisst gelegentlich die Frage während seiner Bemühung, die Frage zu beantworten. Bei Diktatschreiben und Spontanschreiben tritt Paragraphie deutlich hervor. Patient vergisst leicht die vorgesprochenen Worte, fügt gelegentlich ganz falsche Worte ein und vergisst sofort alles, was er geschrieben hat. Beim Lesen Paralexie. Patient liest ohne jedes Verständnis und vergisst alles sofort. Beim Lesen zwei- und dreistelliger Zahlen liest Patient 75 statt 54; 39 statt 99; 107 statt 702 usw.

Am 13. Juli. Das Lesen von Zahlen geht heute fehlerlos. Gegenstände in bildlicher Darstellung werden fast fehlerlos bezeichnet. Das Sprachverständnis ist für etwas schwerere Fragen immer noch ganz mangelhaft. Bei seinen Antworten fällt auf, dass einzelne Elemente der vorhergehenden Antwort in der nächstfolgenden wiederkehren und sinnlos verwandt werden.

Am 15. Juli. Die Störung der Wortfindung beschränkt sich nur noch auf einzelne Gegenstände. Sprachverständnis noch erschwert bei ungewöhnlichen Fragen. Beim Lesen deutliche Paralexie ohne jedes Verständnis für das Gelesene. Paragraphie mit Erschwerung des Verständnisses. Zahlen werden richtig gelesen und geschrieben. Reihenproduktion: Beim Alphabet und bei Zahlenreihen werden einzelne Fehler gemacht. Monate, Wochentage, Gebete werden richtig reproduziert. Patient zeichnet aus der Erinnerung jeden beliebigen Gegenstand richtig in der Perspektive, wenn auch etwas schematisiert.

Am 22. Juli. Wortfindung ungestört. Lesen mit Verständnis ohne Paralexie. Schreiben ungestört. Rechenvermögen fehlerlos bei leichten Aufgaben. Sprachverständnis wiedergekehrt; motorische Sprache normal. Akustische Merkfähigkeit immer noch stark gestört.

Auffällig war, wie der Kranke bei Assoziationsversuchen auf die Reizworte reagierte. Einige Beispiele seien hier angegeben:

Hell! hell, ich weiss nicht wie es heisst. Dunkel! so Dings dunkel. Weiss! das ist wo jemand an hat. Schwarz! schwarz so etwas finden so schwarz. Rot! so rot so wie da drüben. Breit! vielleicht so vier Meter breit. Hoch! vielleicht so wie ein halb Meter hoch. Tief! tief ja unten oder so dazwischen. Dick! dick das weiss ich nicht wie das soll werden. Schnell! aber das geht arg geschwind.

Bei Substantiven verhält sich der Patient folgendermassen:

Berg! so unter Unterland. Fluss! wie hier die Ill. Tal! so ein Lauf. Stern! wie am Himmel ist. Sonne! wie jetzt nur einmal. Magen! wenn man zuviel isst. Tisch! so wie das. Zimmer! so Dings Tür. Stadt! eine Stadt wenn bloss einmal, wenn so ein ganzer Hüfe wär.

Am 25. Juli wurde folgendes konstatiert: Die spontane Sprache ungestört; Sprachverständnis, Lesen und Schreiben fehlerlos. Merkfähigkeit noch leicht gestört. Patient hat noch Schwierigkeit, das, was er gelesen hat, sicher zu behalten. Merkzahlen und Merkworte behält er gut. Rechenvermögen fehlerlos. Zinsrechnungen werden richtig gelöst im Kopf und schriftlich. Auf die Aufforderung, den pythagoräischen Lehrsatz herzusagen, antwortet Patient folgendermassen: Ich habe ihn gut gekonnt immer, aber jetzt kann ich nichts sagen. (Versuchen Sie es einmal!) Also die Kathete, zwei Katheten, also rechtwinklig müssen sie stehen. Dann die zwei Katheten zusammen, das gibt dann das Hypothesen-Quadrat.

Frage: „Wie fällt man ein Lot von einem Punkt auf eine gerade Linie?

Antwort: Wenn man so, wenn man den Punkt von der Linie herausschlägt. (Patient macht mit der Hand eine Bewegung wie mit einem Zirkel). Wenn man um den Punkt einen Kreis schlägt und dann um die Schnittpunkte einen Kreis und dann in dem Schnittpunkt A. Eine Gerade fällt auf die anderen Punkte. (Patient ist sehr unwillig, dass er die Aufgabe nicht lösen kann.)

Frage: Zwei Dreiecke mit derselben Höhe und Basis? Antwort: Ich kann keinen einzigen Satz sagen, nicht einmal die Kongruenzsätze.

Es wird ihm ein Kongruenzsatz vorgesprochen. Patient versucht nachzusprechen: Zwei Dreiecke sind kongruent, wenn sie .... auf gleicher Höhe .... und Basis (zuckt mit den Achseln) ich kann es nicht behalten. Ich bringe gar nichts mehr fertig, ich hatte in jeder Probearbeit gut.

In beiden Fällen bildete sich die aphasische Störung vollkommen zurück.

Frage: Was ist das Parallelogramm der Kräfte? Antwort: Parall .. wie sie von der andern geraden geschnitten werden, ich bringe es nicht zustande.

In beiden Fällen bildete sich die aphasische Störung vollkommen zurück. In beiden Fällen aber liessen sich noch lange nach der Wiederherstellung der expressiven und rezeptiven Sprachfunktion noch zahlreiche Ausfallssymptome auf psychischem Gebiete nachweisen. Von diesen sind folgende zu nennen: Störung der verbalen Merkfähigkeit, Unfähigkeit, richtig Gelesenes inhaltlich zu behalten, Erschwerung des Lesens bei auseinandergezogenen Buchstaben, geringe Verlangsamung der spontanen Wortfindung, fehlerhafte Reihenreproduktion und Störung des Kopfrechnens. Besonders auffällig war noch das Unvermögen des zweiten Kranken, die ihm früher vollkommen geläufigen Begriffe der Geometrie und Trigonometrie sprachlich zu reproduzieren; und zwar bestand auch dieser Ausfall noch zu einer Zeit, als die Aphasie vollkommen geschwunden war. Die mangelhafte Reihenreproduktion war durch Anregung der Aufmerksamkeit und durch Uebung bis zu einem gewissen Grade zu korrigieren; d. h. die Zahl der Fehler konnte verringert werden. Die gestörte Reproduktion der mathematischen Begriffe war aber bis zum letzten Tage der Beobachtung auf keine Weise zu verbessern. Die Störung der Lesefunktion findet in einer mangelhaften Merkfähigkeit für Buchstabenzeichen ihre Erklärung.

Im Gegensatz zu diesen Ausfallssymptomen steht die vollkommen erhaltene optische Merkfähigkeit (abgesehen für die Buchstabenzeichen) und die ungestörte Reproduktion optischer Erinnerungsbilder. Der Kranke No. 2 zeichnete zahlreiche Gegenstände perspektivisch richtig, mühelos aus der Erinnerung in der Art und Weise, wie Leute seines Faches dies eben zu tun pflegen. Ob der Kranke imstande war, die zu den nicht reproduzierbaren mathematischen Begriffen gehörigen Zeichnungen aus der Erinnerung wiederzugeben, wurde versäumt zu prüfen. Asymbolieartige Symptome fehlten während der ganzen Zeit vollständig. Die Kranken waren nicht apraktisch.

In beiden Fällen war eine Läsion des Temporallappens sichergestellt, da bei der Trepanation an der Stelle des Knochendefekts zertrümmerte Gehirnmasse entfernt wurde. Wie gross diese Läsion war, kann nicht genau angegeben werden. Jedoch wird man nach dem raschen Heilungsverlauf und nach dem Fehlen aller Symptome von seiten der innern Kapsel annehmen können, dass die Verletzungen keine sehr tiefgehenden waren. Eine umfangreiche Läsion der Gehirnoberfläche durch ein Hämatom konnte durch den Befund bei der Trepanation und bei der Nachbehandlung ausgeschlossen werden.

Es ist nun weiter die Frage zu erörtern, inwieweit die bei der Verletzung stattgehabte allgemeine Erschütterung des Gehirns für das Zustandekommen der Ausfallssymptome verantwortlich zu machen war, da bekanntlich nach schwerer Commotio cerebri paraphasische Symptome, Erschwerung der Wortfindung und mancherlei Störungen des Lesens vorkommen können, auch ohne dass gröbere herdförmige Läsionen anzunehmen sind. In beiden Fällen war die Commotio eine geringfügige. Im ersten Fall dauerte die Bewusstlosigkeit nur einige Stunden. Im zweiten Fall fehlte sie vollständig. Der Kranke hatte die Stichverletzung, welche durch das Schädeldach hindurch den Temporallappen getroffen hatte, gar nicht bemerkt. Er glaubte eine kleine Hautverletzung am Kopfe gehabt zu haben und wollte notdürftig verbunden in sein Kolleg gehen. Seine Umgebung musste ihn daran verhindern. Die oben mitgeteilten Ausfallssymptome wurden ferner erst mehrere Wochen nach der stattgehabten Verletzung konstatiert. Man wird also wohl zugeben müssen, dass dieselben, auch soweit sie nicht als eigentlich aphasische zu bezeichnen waren, nur durch die Verletzung des Temporallappens bedingt waren.

Es ist nun ferner die Frage aufzuwerfen, ob derartige Ausfallssymptome (von den eigentlich aphasischen also abgesehen) sich nur bei Verletzungen des linken Temporallappens finden und für den Sitz der Läsion an dieser Stelle charakteristisch sind oder ob sie auch bei anders lokalisierten herdförmigen Läsionen der Hirnrinde in derselben Gruppierung vorkommen. Man nimmt doch als sicher an, dass jedenfalls die verbale Merkfähigkeit eine Leistung der sensorischen Sprachzentren ist. Eine Störung der genannten Merkfähigkeit findet sich auch tatsächlich vorwiegend bei der Rückbildung der sogenannten transzentralen sensorischen Aphasie. Auch die Reihenproduktion wird gewöhnlich als eine Funktion der sensorischen Sprachzentren (nach andern Autoren der motorischen) angesehen. Ich habe nun bei einer grösseren Zahl von Fällen organischer Gehirnerkrankung, namentlich auch bei solchen ohne aphasische Störungen Merkfähigkeitsprüfungen vorgenommen oder vornehmen lassen. Aus diesen Untersuchungen erscheint das mit einiger Sicherheit hervorzugehen, dass die Erkrankungen der linken Hemisphäre häufiger eine starke Störung der Merkfähigkeit und der Reihenproduktion machen, auch dann, wenn in den Fällen eine Aphasie nicht bestanden hat.

Einige dieser Fälle seien hier kurz in ihrem klinischen Verhalten geschildert. Die Mitteilung der Fälle in extenso wird in einer Doktorarbeit des Medizinalpraktikanten Herrn Beizinger demnächst erfolgen.

In einem Falle, welcher unter der Diagnose Hydrocephalus ohne Herderkrankung bei einer wahrscheinlich luetisch infizierten Person zur Sektion kam, fanden sich ausser dem Hydrocephalus in der Rinde der ersten und zweiten rechten Temporalwindung mehrere Syphilome von 2 bis 3 cm Durchmesser. Die Merkfähigkeit war in diesem Falle vollkommen ungestört; nur die Reihenproduktion war mangelhaft, aber bei Anregung der Aufmerksamkeit korrigierbar. Ein junger Mann von 18 Jahren war wegen Tumor-cerebri in der hinteren linken Schädelgrube trepaniert worden (Prof. Madelung). In der Autopsie fand sich ein Gliom, welches vom hintersten Teile des Balkens ausging und in den linken Occipitallappen hineinreichte. Der Kranke hatte eine völlig aufgehobene verbale Merkfähigkeit ohne jede aphasische Störung. Selbstverständlich wurde die Prüfung in einem Stadium vorgenommen, in welchem das Bewusstsein nicht getrübt war. In mehreren Fällen von extraduralen Tumoren mit starkem Hirndruck, ferner in Fällen mit schwerem Hirndruck ohne eine bestimmtere Lokaldiagnose, in welchen also an Hydrocephalus, Kleinhirn-Affektionen, Erkrankungen des Mittelhirns und Lues cerebri gedacht wurde, war die Merkfähigkeit ganz ungestört, ebenso die Reihenproduktion. Ebenso verhielt sich eine Frau mit einer alten linksseitigen Hemiplegie und Anfällen von Bewusstlosigkeit und Krämpfen, während bei einem Manne mit rechtsseitiger Hemiplegie und vorübergehender Aphasie die Merkfähigkeit dauernd gestört ist. Schliesslich sei noch ein Fall ausführlicher mitgeteilt, den ich ebenfalls auf der Abteilung von Prof. Madelung zu beobachten Gelegenheit hatte.

Auch in diesem Falle handelt es sich um eine Verletzung der linken Hemisphäre und zwar durch einen Schrotschuss durch die Orbita in den linken Frontallappen.

Der linke Bulbus war vollkommen zerstört worden. Unmittelbar nach der Verletzung war das Sprachverständnis vollkommen erhalten; es bestand keine motorische Aphasie, nur leichte paraphasische Verwechslung und eine deutliche Erschwerung der Wortfindung für Substantiva. Nachdem der Kranke sich vollkommen erholt hatte und nach vier Wochen als chirurgisch geheilt entlassen werden konnte, liessen sich noch folgende Ausfallssymptome bei ihm feststellen. Gestörte Wortfindung nur noch für einzelne Worte (concrete Substantiva). Das Nachsprechen der spontan nicht gefundenen Worte ist ganz ungestört; nur das Wort Portemonnaie kann er nicht nachsprechen, sondern sagt stets „Borbone". Die Reihenproduktion war eine sehr mangelhafte. Beispiel: A, B, C, D, E, F, L, M, O, S, Z. Auch bei Wiederholung der Reihe und bei erneuter Aufforderung, die Aufmerksamkeit auf den Versuch zu lenken, wurden stets dieselben Fehler gemacht. Andere Reihen wurden richtig reproduziert. Die Gedächtnisgrenze fand sich erst bei siebenstelligen Zahlen. Die Merkfähigkeit für Worte und Zahlen war noch deutlich herabgesetzt; die optische Merkfähigkeit war erhalten. Bei der Beantwortung von Definitionsfragen bestand noch ein leichter Agrammatismus.

Das psychische Verhalten des Kranken war im übrigen in keiner Weise gestört.

Fälle mit Verletzungen der rechten Hemisphäre, welche in ihrem allgemeinen klinischen Verhalten sich mit den drei oben mitgeteilten vergleichen liessen, habe ich nicht beobachten können.

Erweisen sich die Resultate als konstant, so ist die vorhin gestellte Frage so zu beantworten, dass psychische Ausfallssymptome, wie die oben genannten, sich vorwiegend bei Erkrankungen der linken Hemisphäre finden. Es ist ferner vielleicht zu erwarten, dass ähnliche Ausfallssymptome, wie sie den aphasischen Symptomenkomplex überdauern, in bestimmten Fällen (z. B. bei Hirnabszessen) demselben vorangehen, und so eine Frühdiagnose der Erkrankung der linken Hemisphäre ermöglichen.

Mit Rücksicht auf die neueren Publikationen über Aphasiekranke ist nun die Frage zu erörtern, ob Fälle wie die oben näher beschriebenen als dement zu bezeichnen sind. Nach Pierre Marie ist jeder Aphasische dement. Wenn auch die Bezeichnung dement als eine zu wenig spezifizierte Formulierung psychischer Ausfallssymptome solcher Kranken zu bezeichnen ist, so ist dieser erneute Hinweis auf die Intelligenzstörung der Aphasischen und auf die Mangelhaftigkeit aller Aphasieschemata den klinischen Formen gegenüber durchaus gerechtfertigt. In allen Fällen, in welchen Blutungen, Tumoren, Erweichungen und andere pathologische den aphasischen Symptomenkomplex hervorriefen, fallen ausser der Sprache auch andere intellektuelle Fähigkeiten aus. Es fragt sich nur, ob dieser Ausfall eine Folge der Verletzung der Sprachregion darstellt. Denn in all diesen Fällen wird man wohl nie mit Sicherheit ausschliessen können, dass primär oder sekundär die gesamte Gehirnrinde not gelitten hat. Nur in Fällen, wie den oben mitgeteilten, in denen nach Art eines Tierexperiments ein Defekt gesetzt wurde, welcher, ohne eine allgemeine Schädigung der Rinde zu machen, wieder abheilt, wird man in der Lage sein, die eigentlichen Herdsymptome mit Sicherheit abzugrenzen. Der Defekt stellt sich nun aber in meinen Fällen als ein Partialdefekt dar, der sich hauptsächlich auf die verbale Merkfähigkeit bezieht und die anderen Merkfähigkeits-Arten, namentlich die optische, nicht betrifft. Die Reihenreproduktionen und die Wortfindung, welche in vielen Fällen von hochgradiger Merkfähigkeitsstörung und bei verschiedenen anderen Demenzformen erhalten sind, zeigen ebenfalls beträchtliche Störungen. Der psychische Defekt in den drei Fällen ist also klinisch genügend charakterisiert, um ihn von anderen Ausfallssymptomen auf intellektuellem Gebiete zu unterscheiden. Es erscheint daher nicht ratsam, den Defekt in solchen Fällen von überstandener Aphasie einfach durch das Wort Demenz zu charakterisieren.

II. Bibliographie.

Kern: Das Wesen des menschlichen Seelen- und Geisteslebens als Grundriss einer Philosophie des Denkens. Zweite Auflage. Berlin 1907, Hirschwald. XII. u. 434 S.

Die erste Auflage des obigen Buches war ein schmales Heft von 130 Seiten, in der zweiten Auflage ist ein stattlicher Band daraus geworden. Die fragmentarische Darstellung ist zu einer eingehenden, systematischen Untersuchung erweitert und vertieft worden, und so hoffe ich, dass die berechtigte Aufmerksamkeit, die bereits der ersten Auflage entgegengebracht wurde, auch der gegenwärtigen Fassung gewidmet werden wird. Namentlich für Mediziner sollte schon der Umstand, dass ein hoher Militärarzt Gelegenheit findet, sich mit eingehenden philosophischen Studien zu beschäftigen, geeignet sein, sie für das Werk zu interessieren.

Bücher von dem Umfange des obengenannten wären überflüssig, wenn es gelänge, ihren Inhalt in kurzen Worten wiederzugeben; ist es oftmals doch schon schwierig, nur die leitenden Gesichtspunkte gebührend hervorzuheben. Da steht in erster Linie die entschiedene Stellungnahme des Verfassers gegen allen Psychologismus: das Erkenntnis-, nicht das Seelenproblem ist ihm die Kardinalfrage aller Philosophie. Das Denken ist der letzte Begriff, zu dem unsere Erkenntnis vordringt, jenseits des Denkens aber liegt nichts, weder ein Denker noch sogenannte Denkgesetze. Das Sein ist keine Eigenschaft der Dinge, sondern lediglich ein vom Denken erzeugtes Gebilde. Erst dadurch, daß in logisch unzulässiger Weise der Substantialitäts-Begriff auf das Denken ausgedehnt wird, entsteht die Vorstellung eines transzendenten Seins als Träger des Denkens, „die Grundlage der Vorstellung vom persönlichen Denker, der nun durch weitergehende Behaftung mit Eigenschaften zum individuellen Ich oder in höchster Potenz zum Gotteswesen ausgestaltet werden kann". Das individuelle Ich ist aber nichts als „eine einheitliche Summe und Folge von geistigen Geschehnissen". Und auch „die Gottheit, die der Glaube sucht", ist das Denken als „allumfassendes Einheitsdenken".

Berührt sich so der Verfasser mit der W u n d t'schen Aktualitätstheorie, so stimmt er ihm auch in einem partiellen psychophysischen Parallelismus bei. Die Wechselwirkungstheorie wird energisch abgelehnt: „Um bloss zugunsten der Wechselwirkungstheorie einen so bewährten und so fruchtbringenden Grundsatz wie den der Erhaltung der Energie in Zweifel zu stellen oder zu verflüchtigen, dazu bedürfte es haltbarerer Voraussetzungen als derjenigen, auf welchen die Wechselwirkungstheorie sich aufbaut". Doch findet auch dieser Parallelismus seine Grenze am Denken, das Denken hat kein Organ, die Grosshirnrinde dient nur der Leitung und Verknüpfung der nervösen Elemente. Wir denken räumlich und gegenständlich, oder wir denken raumlos und seelisch; da aber das Denken Raum und Zeit schafft, so sind wir nicht berechtigt, einen räumlichen Träger des Denkens zu substituieren; höchstens für die durch Uebung mechanisch gewordenen Vorgänge können wir die Grosshirnrinde als Organ in Anspruch nehmen. Geisteskrankheiten sind nicht Gehirnkrankheiten, sondern Krankheiten des ganzen Menschen. Der Parallelismus wird dann weiter im Sinne der Identitätstheorie ausgebaut: „Seele und Körper, seelisches und materielles Geschehen sind eins, sind genau dasselbe; nur die raumerzeugende Anschauungsweise macht aus der Seele den Körper, verwandelt die seelischen in körperliche, materielle Vorgänge".

Sehr scharf wendet sich Kern dagegen gegen jede Art des Voluntarismus. Wille im Sinne dieser Lehren bleibt ihm ein dunkles, mystisches Ding, nur das Denken ist befähigt, bis an die Grenzen unserer Erkenntnis Licht zu verbreiten. Wille, Gefühle, ja sogar Empfindungen sind dem Denken untergeordnet; empfangen erst durch dieses ihre Stellung im System unseres Geisteslebens. Bilden Gefühle und Wille den Kernpunkt für die Einheit des seelischen Organismus, so steht ihnen das Denken als allumfassender Weltvorgang gegenüber. Das Denken ist aber seiner Natur nach nicht notwendig bewusst (logisch), der grösste Teil der Denkvorgänge verläuft unbewusst (noëtisch), und gerade sein Korrelat ist die lebendige Natur als zielstrebige Entwicklung. „Nous ist die Tatsache, Logos das ideale Endziel" vollkommener Erkenntnis und damit zugleich Denkruhe. Da aber unser Denken am Weltdenken teilnimmt, so ist es falsch, zwischen „Erscheinungen" und „Dingen an sich" zu unterscheiden, vielmehr sind diese Erscheinungen „die dinghafte Wirklichkeit, und zwar die einzige und wahre Wirklichkeit, welche besteht". Die Naturgesetze sind unsere Denkgesetze in anderer Ausdrucksart, aufs Räumliche bezogen, das Kausalitäts- und sein quantitativer Ausdruck, das Energie-Gesetz Spezialfälle des Satzes vom Grunde. Nicht nur subjektiv und psychologisch, wie Wundt meint, wenden wir das Gesetz des Erkenntnisgrundes auf die Naturerscheinungen an, sondern das Kausalgesetz liegt im Wesen der Natur begründet. Das Denken als solches aber ist frei, d. h. es gehorcht nur seinen eigenen, logischen Gesetzen.

Die Folgerungen, die sich aus diesen Sätzen für die Ethik ergeben, sind bereits bei anderer Gelegenheit in diesem Blatte besprochen worden. (Jahrg. 1906. S. 416.)

Die Aufnahme des Buches wird davon abhängen, ob man sich zu der Theorie eines vom Naturgeschehen, also auch von Veränderungen in der Großhirnrinde, freien Denkens entschliessen kann. Die zweite Schwierigkeit bietet der schillernde Begriff des noëtischen Denkens; der Verfasser beruft sich hier auf den von Verworn eingeführten Begriff der Psyche, den Einheitsbegriff der psychischen Elemente. Tatsächlich ist die Uebereinstimmung ja gross genug, dennoch dürfte Verworn's Satz: „Die Welt selbst hat kein Ziel, nach dem sie strebt; hier existiert nur ewige Entwicklung, d. h. Veränderung ohne Ende", sich mit Kern's Ausführungen schwer vereinigen lassen.

Hervorheben möchte ich noch die schönen Bemerkungen über Erklären und Beschreiben als Aufgaben der Wissenschaft, sowie die Warnung vor sog. Denknotwendigkeiten, die meistens nur eingefleischte Denkgewohnheiten seien. Hoppe-Pfullingen.

H. von Arnim: Die stoische Lehre vom Fatum und Willensfreiheit.

W. Ostwald: Energetische Theorie des Glücks.

L. Boltzmann: Ueber eine These Schopenhauers.

M. Benedikt: Menschen- und Tiergehirn.

K. Siegel: Ueber Raumvorstellung und Raumbegriff. (Wissenschaftliche Beilage zum 8. Jahresbericht der philosophischen Gesellschaft an der Universität zu Wien.)

F. Klein und **A. Höfler**: Grenzfragen der Mathematik und Philosophie.

R. v. Sterneck: Versuch einer Theorie der scheinbaren Entfernungen.

J. Ofner: Schiller als Vorgänger des wissenschaftlichen Sozialismus.

O. Ewald: Philosophische Grundlegung der modernen Psychologie. (Wissenschaftl. Beilage zum 10. Jahresbericht.) Leipzig 1906. J. A. Barth.

Zum Teil sehr interessante Vorträge, die in der philosophischen Gesellschaft in Wien gehalten wurden, die sich aber zu einem kurzen Referate in dieser Zeitschrift nicht eignen. Wittermann-Tübingen.

W. Nagel: Handbuch der Physiologie des Menschen. II. Band, 2. Hälfte. Braunschweig, Fr. Vieweg und Sohn. 1907. 20 M.

Die vorliegende 2. Hälfte des 2. Bandes des grossen Nagel'schen Handbuchs enthält folgende Kapitel: Die Absonderung des Hauttalges und des Schweisses (Verf. R. Metzner), die Physiologie der Leber (Verf. E. Weinland), die Physiologie der Verdauung und Aufsaugung (Verf. O. Cohnheim), die äussere Arbeit der Verdauungsdrüsen und ihr Mechanismus (L. Pawlow); über den Mechanismus der Resorption und Sekretion (Verf. E. Overton); die histologischen Veränderungen der Drüsen bei ihrer Tätigkeit (Verf. R. Metzner). Dem schön ausgestatteten Band sind 95 Abbildungen und 2 Tafeln beigegeben. Da die im vorliegenden Teil des Handbuchs erörterten Kapitel zum Arbeitsgebiet des Neurologen und Psychiaters keine unmittelbaren Beziehungen haben, so mag ihre Aufzählung hier genügen. Gaupp.

H. Oppenheim: Beiträge zur Diagnostik der Therapie der Geschwülste im Bereich des zentralen Nervensystems. Mit 20 Abbildungen im Text und 6 Tafeln. Verlag von S. Karger (Berlin). Preis broschiert 8 M., geb. 9,20 M.

Oppenheim, wohl einer der besten Kenner des behandelten Gegenstandes, hat sich der verdienstvollen und dankenswerten Arbeit unterzogen, in dem vorliegenden Buche, das dem verstorbenen Chirurgen von Bergmann zu seinem 70. Geburtstage gewidmet ist, seine reichen Erfahrungen auf dem Gebiete der Hirn- und Rückenmarkstumoren einem weiteren Kreise zugänglich zu machen. Der erste Teil des Werks ist den Hirntumoren gewidmet und enthält 14 interessante Krankengeschichten von Geschwülsten der verschiedensten Hirnregionen, die alle einem chirurgischen Eingriff unterzogen worden sind. Im ganzen erstreckt sich die Statistik, welche sich an die 24 Fälle umfassende Statistik in der 2. Auflage der Monographie der Hirngeschwülste desselben Autors in Nothnagels „Handbuch der speziellen Pathologie und Therapie" anschliesst, auf 27 zur Operation gekommene Hirntumoren. Von diesen sind 3 als geheilt = 11,1 %, 6 als gebessert = 22,2 % zu bezeichnen. Dem stehen 55,5 % Misserfolge gegenüber; es handelt sich dabei um Fälle, in denen trotz der richtigen Diagnose die Operation den Exitus nach sich zog; darunter waren 44 % der prognostisch besonders ungünstigen Fälle der hinteren Schädelgrube. In 22 oder 23 von den 27 Fällen war sowohl die allgemeine, wie die lokale Diagnose eine exakte und in den wenigen anderen Fällen handelte es sich nicht um ausgesprochene Fehldiagnosen, sondern um ein unbestimmtes, zwischen zwei Möglichkeiten schwankendes Urteil, wobei aber der Prozess oder Sitz nicht dem für wahrscheinlicher gehaltenen entsprach. Von 10 oder 9 für die chirurgische Therapie sorgfältig ausgewählten und grösstenteils richtig diagnostizierten Fällen von Tumor cerebri hat also nur einer Aussicht auf vollen Erfolg.

Zu einem erfreulicheren Ergebnis kommt der zweite Teil des Werkes, welcher der chirurgischen Therapie der Rückenmarksgeschwülste gewidmet ist; auch hier gibt Verfasser zunächst eine Zusammenstellung seiner Erfahrungen in Form von 15 Krankengeschichten extramedullärer Tumoren des Rückenmarks, die ihn zur Aufstellung folgender Schlusssätze, entsprechend seinem Referat auf der Stuttgarter Naturforscher-Versammlung, veranlassen: 1. Eine dringende Indikation zur Operation besteht bei der typischen Symptomatologie des Rückenmarkstumors; dabei ist in etwa 50 % auf einen Heilerfolg zu rechnen; dieser ist um so vollkommener, je früher operiert wurde; 2. Diagnostische Irrtümer sind auch bei typischem Symptomenkomplex nicht immer zu vermeiden; differentialdiagnostisch kommen in Betracht Wirbelsäulengeschwülste, lokale meningitische Prozesse und intramedulläre Tumoren; gegenüber letzteren ist die Unterscheidung eine besonders unsichere; 3. Die vom Verfasser und Krause beschriebene Meningitis serosa spinalis kommt differentialdiagnostisch ebenfalls in Betracht; 4. Bei der atypischen Symptomatologie der extramedullären Rückenmarksgeschwülste muss die Berechtigung der explorativen Laminectomie unbedingt anerkannt werden; doch muss bei unsicherer Allgemeindiagnose die Niveaudiagnose eine möglichst bestimmte sein; 5. Die explorative Laminectomie darf nicht an der Dura Halt machen, da die Neubildung vor Eröffnung der Dura häufig gar nicht zu erkennen und zu beurteilen ist. Nach eigenen und fremden Beobachtungen braucht die explorative Laminectomie bei negativem Ergebnis nicht zu schaden; 6. Die Annahme eines sogenannten Pseudotumors des Rückenmarks schwebt noch in der Luft, desgleichen die der spontanen Rückbildung der Rückenmarksgewächse.

Die Ausstattung des Buchs entspricht allen Anforderungen.

Gross-Tübingen.

W. Fürnrohr: Die Röntgenstrahlen im Dienste der Neurologie. Mit einem Vorwort von Prof. Dr. H. Oppenheim. Mit 28 Abbildungen. Berlin 1906. S. Karger. Preis 60 M.

Das verdienstvolle und fleissige Werk des Verfassers, eines Schülers Oppenheim's, der in einer Einleitung darauf hinweist, wie er selbst gleich nach Entdeckung der Röntgenstrahlen die neue Methode auch der Neurologie dienstbar zu machen suchte und so bereits im Jahre 1899 die röntgengraphisch nachweisbare Erweiterung der Sella turcica bei Hypophysistumoren zeigen konnte, befasst sich zunächst mit normal-anatomischen und entwicklungsgeschichtlichen Betrachtungen, sowie mit der akuten Knochenatrophie, — daran schliesst sich die Besprechung der Anwendung der Röntgenstrahlen in der Diagnose der Erkrankungen des Gehirns und Schädels, des Rückenmarks und der Wirbelsäule, der peripheren Nerven, der Neurosen und der vasomotorisch trophischen Neurosen. Neben der bisher vorhandenen Literatur verwendet der Verfasser insbesondere auch das reichliche eigene Material aus der Oppenheim'schen Poliklinik. Die interessante Monographie ist von der Verlagsbuchhandlung aufs beste ausgestattet und enthält am Schlusse ein reichhaltiges Literaturverzeichnis. Gross-Tübingen.

E. Schultze: Weitere psychiatrische Beobachtungen an Militärgefangenen mit klinischen, kriminalpsychologischen und praktischen Ergebnissen aus dem Gesamtmaterial von 100 Fällen. Verlag von Gustav Fischer. Jena 1907. 133 Seiten.

Siehe den Eigenbericht des Verfassers über seinen dieses Thema behandelnden Vortrag auf der Jahresversammlung des Deutschen Vereins für Psychiatrie in Dresden am 28. und 29. April 1905. Ref. in dieser Zeitschrift 1905. S. 438/439. Finckh-Tübingen.

Weygandt: Die abnormen Charaktere bei Ibsen. (Grenzfragen des Nerven- und Seelenlebens. Bd. 50.) Wiesbaden, Bergmann 1907. 16 S.

Ein kleiner, im Verein „Frauenheil" zu Würzburg gehaltener, populärer Vortrag. Ich freue mich, dass W. mit meiner, kürzlich hier gegebenen Auffassung der Nora übereinstimmt. Im einzelnen bespricht er ausführlicher den Peer Gynt, die Gespenster, die Wildente und den dramatischen Epilog: „Wenn die Toten erwachen"; die übrigen Dramen werden nur kurz gestreift. Vielleicht wäre auch die „Gerd" aus dem Brand, als der erste von Ibsen verwendete Fall offenbarer Psychose, einer Erwähnung wert gewesen.

Hoppe-Pfullingen.

Zeitschrift für die Erforschung und Behandlung des jugendlichen Schwachsinns auf wissenschaftlicher Grundlage. Herausgegeben und redigiert von **Vogt** und **Weygandt.** Erster Band, erstes Heft. Fischer, Jena 1906.

Die neue Zeitschrift stellt sich in den Dienst derjenigen Bestrebungen, die das Idiotenwesen mehr als bisher den wissenschaftlichen Forschungen zugänglich machen wollen, und füllt damit tatsächlich eine Lücke in der vorhandenen Zeitschriften-Literatur aus. Ein grosser Stab hauptsächlich von Aerzten, aber auch von Pädagogen und Juristen, ist für sie gewonnen worden, ein erfreuliches Zeichen dafür, wie zahlreich auch unter den Nichtmedizinern diejenigen sind, welche für die Bestrebungen der Aerzteschaft Verständnis haben, sich auf diesem Gebiete der sozialen Medizin den ihnen gebührenden Platz zu erobern. Die erste Nummer enthält ausser einem orientierenden Vorwort der Herausgeber folgende Artikel: Gutzmann. Zur Untersuchung der Sprache schwachsinniger Kinder. Henze. Entwicklung und gegenwärtiger Stand des Hilfsschulwesens in Deutschland. I. Hoppe. Ein Beitrag zur Kenntnis des Mineralstoffwechsels der Idioten. Kulemann. Die forensische Behandlung der Jugendlichen. Meltzer. Die Landeserziehungsanstalt für Blinde und Schwachsinnige zu Chemnitz-Altendorf. Kluge berichtet über die Sitzung der Kommission für Idiotenforschung; den Schluss bilden Besprechungen. Alle Aufsätze sind geeignet, darauf hinzuweisen, ein wie grosses Gebiet hier noch der fachmännischen Bearbeitung wartet. Mögen die Herausgeber bei ihren Bestrebungen die Unterstützung aller interessierten Kreise, namentlich auch der Psychiater, finden. Hoppe-Pfullingen.

Ludwig Frank: Brandstiftungen. (Separatabdruck aus der „Schweizerischen Zeitschrift für Strafrecht".) Bern 1906. Stümpfli & Co. 86 S.

Der erste Teil einer Reihe von Publikationen, die, nach Vergehen geordnet, die von Frank während seiner Direktorenzeit in Münsterlingen (1891 bis 1905) abgegebenen strafrechtlichen Gutachten bringen sollen. Die zehn Fälle selber würden wohl auch in Deutschland, trotz der abweichenden Fassung des Thurgauischen Strafgesetzbuches (§ 22. Die Zurechnung wird ausgeschlossen durch jeden Zustand, in welchem beim Handelnden das Bewusstsein der Strafbarkeit der Handlung oder die Fähigkeit der Selbstbestimmung fehlte.), in gleicher Weise begutachtet worden sein. Im Status legt Frank sehr grosses Gewicht auf Degenerationszeichen. Wertvoll ist, dass überall nach Möglichkeit die Krankengeschichten bis auf die Gegenwart ergänzt sind. Klinisch besonders interessante oder schwierige Fälle finden sich unter den vorliegenden nicht (zumeist Imbezille mit triebartigen Affekten, zwei Melancholien, je eine Hysterie, Epilepsie und Paranoia), wohl aber zeigen sie, dass die Schweizer Behörden in der Versorgung derartiger Kranker nicht konsequenter sind, als die deutschen. Beachtenswert sind einige, im Interesse der Rassenhygiene getroffene Gesetzesbestimmungen (Eheverbot bei Imbezillen, offizielle Klage auf Nichtigkeitserklärung derartiger Ehen), deren Anwendung nach Frank's Eingeständnis allerdings zumeist problematisch zu bleiben scheint. Die Forderungen des Verfassers, genügende Aufsicht, Anzeigepflicht, Vermerk über psychiatrische Beobachtungen in den Strafregistern, Anstalten für gemindert Zurechnungsfähige, dürften zum grössten Teil auch für Deutschland sich empfehlen. Hoppe-Pfullingen.

Bresler: Religionshygiene. Halle a. S. 1907. Marhold. 55 S.

Das Heft ist wohl als eine Art erweiterten Prospektes für die jüngst von Bresler ins Leben gerufene Zeitschrift für Religionspsychologie gedacht. Man darf es daher dem Verfasser nicht verargen, wenn er sich über manches Thema auslässt, das mit der sogenannten „Religionshygiene" nur in entferntem Zusammenhange steht, und namentlich den Begriff der Religionspsychologie ausführlich definiert. Die religiösen Bedürfnisse müssen sich den Lehren moderner Gesundheitspflege anpassen, die Psychiatrie als Seelenheilkunde ist berufen, die Religionspflege zu verjüngen und die Gesundung des religiösen Lebens in die Wege zu leiten. Als nächste Ziele kommen in Betracht die Anerkennung der Naturwissenschaft durch die Religionswissenschaft und die Beseitigung der Religionspfuscherei, d. h. der medizinischen und sozialen Kurpfuscherei mit religiösen Mitteln. Als Endziel schwebt dem Verfasser vor, Wissen und Glauben wieder zu vereinigen; dass dazu aber die experimentelle Psychologie berufen sein soll, scheint mir ein allzugrosser Optimismus. Ich glaube nicht, dass der angeborene Hang zur Mystik, der uralte Animismus sich jemals aus der Religion ganz verdrängen lassen wird — „das Wunder ist des Glaubens liebstes Kind". Gelingt es, um so besser, und so sei auch den Bestrebungen der neuen Zeitschrift bester Erfolg gewünscht.

Hoppe-Pfullingen.

August Forel: Der Hypnotismus. Seine psychologische, psychophysiologische und therapeutische Bedeutung oder die Suggestion und Psychotherapie. Fünfte umgearbeitete Auflage. Stuttgart 1907. Verlag von F. Enke.

Die Kenntnis der Forel'schen Ansichten über den Hypnotismus und die Suggestion kann aus den früheren Auflagen seines Werkes als bekannt vorausgesetzt werden. Es erübrigt daher nur, auf die Zusätze und Aenderungen in dieser neuen Auflage einzugehen.

Als lehrreich für die direkte Weiterförderung der Suggestionslehre erachtet Forel Semon's Mnemetheorie. Forel gibt im ersten Kapitel ein kurzes Referat der Semon'schen Lehren und wendet dieselben dann bei der Erläuterung seiner Theorie des Hypnotismus an. Dabei hat es in der Tat den Anschein, dass wir durch die Forel'sche Anwendung der Mnemetheorie auf psychische Erscheinungen im psychologischen Verständnisse der letzteren ein wenig weiter kommen.

Bei der Besprechung der Suggestionstherapie für die ärztliche Praxis teilt Forel seine von 1898 bis 1905 vervollständigten Zahlen über seine eigene Tätigkeit als Hypnotiseur mit; er hatte bis dahin nur gelegentlich 236 Kranke behandelt. Von denselben blieben nur 4 ganz refraktär; 19 wurden nur mehr oder weniger somnolent; 146 hypotaktisch und 67 somnambul. Die Zahl der Heilungen und Besserungen bei den verschiedenen Krankheiten mag im Originale nachgelesen werden.

Die Diskussion des Kapitels „Hypnotismus und Psychotherapie" gibt Forel Anlass, den von ihm vertretenen Hypnotismus gegen die Psychotherapie = Wachsuggestion zu verteidigen, und er gerät dabei in eine ziemlich lebhafte Polemik gegen Dubois (Bern). Forel greift besonders die theoretischen Auseinandersetzungen Dubois' an, der bekanntlich seine Kranken nur durch Vernunftgründe zu beeinflussen meint. Weniger ablehnend verhält sich Forel zur Psychoanalyse Freud's; er warnt allerdings davor, „in die Kranken hineinzuexaminieren und à tout prix sexuelle Momente finden zu wollen". Das, was Forel im weiteren Verlaufe über sein System der Psychotherapie sagt, insbesondere über die Erziehung zur Arbeit, ist so klar und schön gedacht, dass jeder es unterschreiben muss; auf die mitgeteilten Erfolge kann Forel jedenfalls mit Recht stolz sein.

Ganz neu ist das Kapitel X, ein Fall von doppeltem Bewusstsein, der durch Hypnose nach Wetterstrand's System geheilt wurde.

Wittermann-Tübingen.

Moritz Porosz: Sexuelle Wahrheiten. Eine wissenschaftliche Untersuchung über Anatomie, Physiologie, Pathologie und Therapie der männlichen Fortpflanzungsorgane. Leipzig, W. Malende.

Eines der vielen überflüssigen populären Sexualbücher, dem am Schluss ein kleines Kapitel: „Instrumente zur Elektrisierung der Prostata" beigegeben ist, das zum übrigen Inhalt des Buches nicht passt und in dem der Autor seine eigene therapeutische Methode bei Prostatitis schildert und eigene Apparate empfiehlt. Was dieser letzte Teil in einem Buch soll, das sich an Aerzte, Juristen, Eltern und Erzieher wendet, ist mir unklar. Gaupp.

Havelock Ellis: Geschlechtstrieb und Schamgefühl. Uebersetzt von J. E. Kötscher. 3. Auflage. Würzburg, A. Stuber's Verlag. 1907. Preis 5 M.

Die zweite Auflage des Buches wurde in diesem Centralblatt (1903, S. 589) von Aschaffenburg ausführlich besprochen. Die Ausstellungen, die er damals machte, gelten in gleichem Masse auch für die dritte Auflage. Ein Buch, das vieles wertvolle Tatsächliche enthält, aber trotzdem im ganzen sicher mehr schadet als nützt. Das Buch ist in seinem wesentlichen Inhalt das gleiche geblieben; im einzelnen ist manches neue Detail hinzugekommen.

Gaupp.

III. Uebersichtsreferate.

Neurologisches Centralblatt 1906.

No. 4. **Goldscheider** (Berlin): Ueber die materiellen Veränderungen bei der Assoziationsbildung. Vortrag in der Berliner neurologisch-psychiatrischen Gesellschaft 8. Januar 1906. Ref. des Centralbl. 1906, S. 239.

W. Näcke (Hubertusburg): Syphilis und Dementia paralytica in Bosnien. Wie in vielen anderen wenig kultivierten Ländern ist in Bosnien nach den Erkundigungen, die N. am Landeshospital zu Serajewo einzog, die Syphilis und Tabes überall ungeheuer häufig, die Paralyse aber abnorm selten, obgleich die Syphilis in sehr bösartiger Form auftritt und auf dem platten Lande meist unbehandelt bleibt. Näcke, der mit Joffroy der Ansicht ist, dass das ab ovo invalide Gehirn, also eine angeborene Disposition des Gehirns resp. Rückenmarks, die wesentliche Grundlage der Paralyse und Tabes bildet, deren Ausbruch durch verschiedene schädigende Ursachen, Syphilis, Alkoholismus, Traumen etc. noch weiter vorbereitet wird, erklärte dieses Freibleiben der Bosnier von den beiden Krankheiten dadurch, dass sie einen kräftigen, gesunden Volksstamm bilden, der nichts weniger als entartet sei. Ueberall da aber, wo die Zivilisation höhere Ansprüche an das Gehirn stelle, nehme die Zahl der Fälle von Dementia paralytica und Tabes zu.

No. 5. 1. **Ernst Sträussler** (Prag): Ueber eigenartige Veränderungen der Ganglienzellen und ihrer Fortsätze im Zentralnervensystem eines Falles von kongenitaler Kleinhirnatrophie. In einem Falle eines 36 jährigen Mädchens, bei dem während des Lebens eine durch Aufregungszustände und intellektuelle Schwäche charakterisierte Psychose und ausserdem gewisse Symptome einer Kleinhirnerkrankung bestanden und die Obduktion eine sehr starke Atrophie des Kleinhirns (starke Verkürzung und Verschmälerung der Läppchen und Windungen, Mangel der Körnerschicht) und eine abnorme Kleinheit des Hirnstamms, der Medulla oblongata und des Rückenmarks bei dichter Markfaserung ergab, zeigte die mikroskopische Untersuchung neben sehr starker Gliawucherung in diesen Teilen, starker Entwicklung der Pyramiden und der Kleinhirnstiele eigenartige Zellveränderungen im ganzen Zentralnervensystem, besonders ausgesprochen aber im motorischen Apparat. Diese Erkrankung besteht in einer Aufblähung des Zellleibes und fettig pigmentöser Entartung der Zellen und ihrer protoplasmatischen Fortsätze.

Die Veränderungen entsprachen vollständig denen, die Schaffer bei der amaurotischen Idiotie gefunden hat (s. d. Centralbl. 1906). S. schliesst sich der Ansicht Schaffer's an, dass diese Zellenveränderung auf einer Abnutzung beruht, die in dem vorliegenden Falle durch eine schwache Anlage und durch eine Mehrleistung resp. durch eine stärkere Inanspruchnahme der Zellen bedingt war. — 2. **S. Kalischer** (Schlachtensee-Berlin): Ueber das Schlafmittel Proponal. K. hat das Proponal bei funktionellen und organischen Nervenerkrankungen als Schlafmittel angewandt und hat mit 0,4—0,5 g (in Tabletten von je 0,1) sichere und gute Wirkungen erzielt. Die Dauer des Schlafes schwankte zwischen 4 und 7 Stunden. Unangenehme Nachwirkungen (Gefühl von Betäubung, Eingenommenheit des Kopfes, Schwindel), wie bei Veronal, wurden nicht beobachtet, ebensowenig eine folgende sedative Wirkung oder Gewöhnung an das Mittel.

No. 6. 1. **Hermann Hübner**: Zur Tabes-Paralyse-Syphilis-Frage. 1. Beitrag. Die angebliche Seltenheit der Tabes und Paralyse bei Prostituierten hält einer genauen Untersuchung bei tabes- resp. paralysefähigen (über 25 Jahr alten) Prostituierten nicht Stand. H. hat die Krankengeschichten von 56 lebenden und 41 gestorbenen Prostituierten aus Herzberge zusammengestellt und durch genaues Studium der Akten in bezug auf vorangegangene Syphilis gefunden, dass unter den lebenden Prostituierten von den 43 über 25 Jahre alten 20,9 % Paralyse, 7 % Tabes, 2 % Lues cerebrospinalis hatten, während die Prozentzahl der paralytischen Frauen in Herzberge in den letzten 6 Jahren 13,5 % betrug. Von den gestorbenen Prostituierten waren 58,5 % der Paralyse, 5 % der Tabes, 24,4 % der Lues cerebrospinalis erlegen, im ganzen 87,9 % an Paralyse, Tabes und Lues gestorben, während unter den Todesfällen der letzten beiden Jahre mit Ausnahme der Prostituierten die drei Erkrankungen zusammen nur 23,4 % der Mortalität bildeten. In der Lazarettabteilung des Städtischen Arbeitshauses in Rummelsburg waren unter 32 Prostituierten im tabesfähigen Alter (darunter 21 unter 30 Jahre) 3 mit Tabes (1 mit Lues cerebrospinalis, 1 mit Lues cranii) und in der Hospitalabteilung unter 38 Prostituierten 5 mit Tabes (1 mit spastischer Spinalparalyse, 2 mit Lues cerebrospinalis, 1 mit Lues cranii, 3 mit anderen syphilitischen Erkrankungen); unter den gestorbenen 25 Prostituierten war die Tabes mit 16 % vertreten, Syphilis des Nervensystems mit 8 %. Bei einer Zusammenfassung aller untersuchten Prostituierten (179) ergibt sich Paralyse in 18,4 %, Tabes in 9,9 %, Syphilis des Nervensystems in 10,6 %, Lues viscerum in 4,4 %. Was die Häufigkeit der Kinderlosigkeit bei tabischen und paralytischen Frauen betrifft, so fand H. bei Paralyse absolut sterile Ehen in 32 % (bei anderen Psychosen in 17 %), nur Aborte in 5,7 % (2,5 %), Aborte und ausgetragene Kinder in 17,1 % (9,1 %), nur ausgetragene Kinder in 31,4 % (74,0 %). Auch das spricht für häufige Lues bei den Paralytischen. Zum Schluss bringt H. zwei Familiengeschichten, wo nur diejenigen Mitglieder an Paralyse resp. Lues cerebrospinalis erkrankten, die sich früher syphilitisch infiziert hatten, während die übrigen trotz stärkerer Strapazen, Unfälle etc. gesund blieben. 2. **E. Münzer** und **O. Fischer** (Prag): Gibt es eine autogene Regeneration der Nervenfasern? Die experimentellen Untersuchungen an elf Hunden (Exzision des Ischiadicus) bestätigten die Angaben Bethe's bezüglich einer autogenen Regeneration peripherer Nervenfasern nicht. M. fügt kritische Bemerkungen zu einzelnen Versuchen Bethe's bei. — 3. **E. Raimann** (Wien):

Zur Frage der autogenen Regeneration der Nervenfasern. R. widerlegt den Einwand Lugaro's gegen einen seiner Versuche (s. d. Centralbl. 1906), dass wohl die Ursprungsstelle des Ischiadicus, nicht aber jene des Cruralis und Obturatorius fortgenommen worden seien, und betont, dass nur bei neugeborenen Tieren positive Resultate erhalten werden können. — 4. **K. Osterwald** (Hannover): Beitrag zur Diagnose des Cysticercus ventriculi quarti. Bruns hat 1902 unter Mitteilung eines Falles auf einen Symptomenkomplex hingewiesen, der mit Sicherheit die Diagnose eines Cysticercus des vierten Ventrikels vor der Autopsie zu stellen erlaubt: häufiger Wechsel zwischen langdauernden heftigen Allgemeinerscheinungen einer Hirngeschwulst (heftigen Kopfschmerzen) und ebenso langen freien Zwischenräumen, starke Schwindelanfälle bei rascher Lageveränderung des Kopfes, Fehlen resp. Unbestimmtheit sonstiger objektiver Symptome, schliesslich plötzlicher Tod. Dieser Beobachtung reiht O. zwei weitere an, die in den letzten beiden Jahren im Krankenhaus zu Hannover beobachtet worden sind. Im ersten Falle, der eine 37 jährige Frau betrifft, bestanden die Krankheitserscheinungen, die sich über ein Jahr erstreckten, in anfallsweise auftretenden heftigen Kopfschmerzen im Hinterkopf und Nacken, die auf der Höhe von Erbrechen begleitet waren, cerebellarer Ataxie, nicht auffälligem, aber deutlichem Nystagmus bei seitlicher Blickrichtung und Vermehrung der Kopfschmerzen sowie des Schwindelgefühls bei ausgiebigen Lageveränderungen des Kopfes; während der Schmerzanfälle wurde der Kopf weit nach vorn vorgebeugt und mit beiden Händen ängstlich fixiert. Später Abnahme der schmerzfreien Pausen, Stauungspapille, zuletzt beim Aufrichten im Bett plötzlicher Tod. Erst jetzt wurde die Diagnose gestellt und durch die Sektion bestätigt. Es fand sich ausser hochgradigem Hydrops der Ventrikel in der linken Ecke der Rautengrube ein frei beweglicher etwa erbsengrosser verkalkter Cysticercus. Der zweite Fall betraf auch eine junge Frau, die im letzten Jahre an Anfällen von heftigen Kopfschmerzen (im Hinterkopf und Nacken), zuweilen mit Erbrechen, gelitten hatte, während der Anfälle zeitweise die erzwungene vorgestreckte Kopfhaltung wie im ersten Fall, ausserdem taumelnden Gang und Nystagmus zeigte, sonst aber Hirnerscheinungen, speziell Stauungspapille nicht hatte. Auch hier, wo wegen der Aehnlichkeit mit dem ersten Fall die Wahrscheinlichkeitsdiagnose auf Cysticercus des vierten Ventrikels gestellt war, erfolgte bei schnellem Aufrichten plötzlich der Tod unter Atemlähmung. Die Sektion ergab im gewucherten und erweichten Ependym des stark erweiterten vierten Ventrikels ein erbsengrosses gelbliches Knötchen, das sich als Cysticercus erwies. Die Stauungspapille im ersten Fall ist wohl auf den allgemeinen Hydrocephalus zurückzuführen, ebenso die cerebellare Ataxie, während die eigentümlich steife Nacken- und Kopfhaltung während der heftigsten Schmerzen allgemein auf eine Geschwulst in der hinteren Schädelgrube hinweist. Ob es möglich ist, freie von fixierten Cysticercen durch das Bruns'sche Symptom (Hinstürzen bei brüsken Kopfbewegungen) zu unterscheiden, erscheint O. noch fraglich.

IV. Referate und Kritiken.

R. Hatschek: Eine klinische Beobachtung von cerebral bedingter dissoziierter Störung der tiefen Sensibilität.
(Jahrbuch f. Psychiatr. u. Neurolog. Bd. 26.)

Eine 44jährige Frau erkrankte ohne besondere Vorboten an zunehmenden Kopfschmerzen, welche sie zwangen, das Bett zu hüten. Die Schmerzen liessen bald nach, aber sie war nicht imstande, ihren rechten Arm zu bewegen. Bei der klinischen Untersuchung, die einige Tage hernach vorgenommen wurde, fand man eine geringe Parese im Bereiche der Finger und des Handgelenks. Die Bewegungen gelangen jedoch der Patientin bei energischer Aufforderung. Die Lagevorstellungen und das Lokalisationsvermögen in sämtlichen Gelenken der rechten oberen Extremitäten verschwanden. Die Sensibilität mit Ausnahme des Drucksinnes war in allen Qualitäten normal erhalten. Der Drucksinn nahm in distaler Richtung ab. Zugleich bestanden eine erhebliche Ataxie und eine hochgradige Störung des stereognostischen Sinnes. Nach einer antiluetischen Kur besserte sich der Zustand im Verlauf eines Monats so sehr, dass die Pat. nach Hause entlassen wurde. Dieser Fall war dadurch bemerkenswert, dass ausschliesslich die tiefe Sensibilität ergriffen war. Die Störungen des Temperatursinnes, des Schmerzsinnes und des Vibrationsgefühles fehlten. Dagegen waren die Gelenksensibilität und das Lokalisationsvermögen hochgradig geschädigt. Die stereognostische Störung darf man nicht als Tastlähmung im Sinne von Wernicke betrachten, sondern es ist am natürlichsten, dieselbe aus der Störung der tiefen Sensibilität herzuleiten. Aller Wahrscheinlichkeit nach handelte es sich in diesem Falle um eine luetische Meningitis oder um einen Erweichungsherd in der Gegend des gyr. supramarginalis, resp. um eine Erkrankung an der Grenze des oberen und unteren Scheitelläppchens. Behr.

E. Bloch: Die dysthyre Schwerhörigkeit.
(D. Arch. f. klin. Med. Bd. 87, S. 187. 1906.)

In Kropfgebieten ist die Taubstummheit sehr viel häufiger als in anderen Gegenden. Neben vollständiger Taubstummheit gibt es bei Kropfkranken auch geringere Grade der Hörstörungen. Verfasser hat 100 Fälle von Schwerhörigkeit bei Kropf zusammengestellt. Es handelte sich in allen Fällen um rein nervöse Schwerhörigkeit bei — wenn nicht Komplikationen vorhanden waren — intaktem Schallleitungsapparat. Gleichgewichtsstörungen wurden nicht gefunden. Alle untersuchten Fälle zeigten Herabsetzung der oberen Grenze der hörbaren Tonskala. Neben der Hörstörung fanden sich 9 mal Störungen der Sprache — Stammeln und Lispeln. In den allermeisten Fällen war eine ausgesprochene Stimme vorhanden. Von anderen Symptomen des Dysthyreoidismus fand sich besonders Minderwuchs und Zwergwuchs, ungewöhnliche Zierlichkeit der Ohrmuscheln, Infantilismus, Fettleibigkeit, Intelligenzdefekte. — Eine vorsichtige Schilddrüsentherapie bringt bei frischeren Fällen nach längerer Zeit — in einzelnen Fällen auch rascher — einige Besserung. Liebermeister.

L. Jores: Ueber experimentelles, neurotisches Lungenödem.
(D. Arch. f. klin. Med. Bd. 87, S. 389. 1906.)

Durch Störungen des Gasaustausches in den Lungen, besonders auch durch Kohlensäureintoxikation lässt sich kein Lungenödem erzeugen. Dagegen tritt nach mechanischer Reizung der Schleimhaut der kleineren Bronchien und nach schwacher Faradisierung der Lungenoberfläche lokalisiertes Lungenödem auf. Unter gewissen Kautelen kann man durch Reizung des peripheren Vagusstumpfes Lungenödem erzeugen. Dieses Oedem entsteht sehr rasch, innerhalb 4 bis 10 Minuten. Durch die Versuche ist bewiesen, dass sich auf dem Wege der Nervenbahnen ein echtes neurotisches Lungenödem hervorrufen lässt.

Liebermeister.

P. Wennagel: Das Kernig'sche Symptom und seine Bedeutung für die Diagnose der Meningitis.

(D. Arch. f. klin. Med. Bd. 87, S. 205. 1906.)

Das Kernig'sche Symptom findet sich bei etwa $^2/_3$ aller darauf untersuchter Meningitisfälle, es findet sich aber auch häufig bei anderen Krankheiten. Bei Männern ist es häufiger als bei Frauen, was mit der grösseren Regidität der Gewebe zusammenzuhängen scheint. Das Kernig'sche Symptom scheint nicht identisch zu sein mit dem Lasègue'schen Ischiasphänomen.

Liebermeister.

J. Rüdinger: Einfluss des Trauma bei latenten und offenbaren organischen Rückenmarks- und Gehirnkrankheiten.

(IV. Internationaler Kongress für Versicherungs-Medizin in Berlin 11. bis 15. September 1906.)

Bei Rückenmarkserschütterung findet man autoptisch in den langsam verlaufenden Fällen sekundäre, mehr oder weniger ausgedehnte Degenerationsherde in der Rückenmarksubstanz. Kurze Zeit nach der Verletzung fehlen diese anatomisch nachweisbaren Degenerationen. Als Folge von Rückenmarkserschütterungen können sekundäre Faserstrangdegenerationen, sklerotische Herde, anämische Erweichung, Gliose mit Höhlenbildung, ja selbst Gliomatose auftreten. Es ist sehr fraglich, ob Tabes, multiple Sklerose, Syringomyelie durch ein Trauma hervorgerufen werden können. Auch darüber sind die Ansichten der verschiedenen Autoren geteilt, wie ein bereits bestehender „latenter" Krankheitszustand durch ein Trauma manifest werden kann. Man hat an Metastasen, aszendierende Neuritis, Gefässschädigungen gedacht. Ferner ist daran zu denken, dass, wenn Nervenbahnen durch Untätigkeit infolge eines Trauma ausser Uebung gekommen sind, erst die Erscheinung einer latent bestehenden Erkrankung manifest werden kann. Endlich ist bei der Beurteilung von solchen Fällen in Rechnung zu ziehen, dass ein Rückenmarkskranker durch das gleiche Trauma schwerer geschädigt wird, wie ein Gesunder. Häufig hat man zwei Prozesse vor sich, die unabhängig von einander neben einander hergehen: die schon bestehende Erkrankung des Nervensystems und die durch den Unfall hervorgerufene Erkrankung mit ihren Folgen.

Die Frage, ob die Systemerkrankungen des Rückenmarks, die Herderkrankungen Syringomyelie, multiple Sklerose und die Tumoren des Centralnervensystems in ihrer Entstehung oder in ihrem Wesen durch traumatische Einwirkungen beeinflusst werden können, ist mehr von praktischem als von wissenschaftlichem Interesse. Die wissenschaftliche Forschung hat eine solche Beeinflussung nicht erwiesen, und wir müssen die krankhafte Veranlagung des Nervensystems in allen Fällen voraussetzen. Der Verlauf solcher Erkrankungen kann aber durch Traumen wesentlich beeinflusst werden, wenn z. B. bei einem Tabiker im Anschluss an ein Trauma eine Arthropathie des vom Trauma befallenen Gelenkes auftritt u. a. Ferner können neben der bestehenden organischen Erkrankung die — organischen oder funktionellen — Unfallfolgen sich entwickeln, und diese sind bei vorher schon Kranken höher einzuschätzen als bei Gesunden. Liebermeister.

P. v. Jezierski: Verhalten der Pupillen bei Erkrankungen des Wurmfortsatzes.

(Mitteil. aus dem Grenzgeb. der Med. u. Chir. Bd. 16, S. 783. 1906.)

Verfasser fand häufig bei Erkrankungen des Wurmfortsatzes linksseitige Miosis. Liebermeister.

L. Buerger und J. W. Curchmann: Der Plexus coelicus und mesentericus und ihre Rolle beim Abdominalshok.

(Mitteil. aus dem Grenzgeb. der Med. u. Chir. Bd. 16. S. 507 ff. 1906.)

Nach einer Beschreibung der topographischen Verhältnisse der Ganglien und des Bauchsympathikus beim Hunde teilen die Verfasser ihre Versuchsergebnisse mit: Die Entfernung der Cöliacal- und Mesenterialganglien beim Hunde ist nicht von Shok begleitet, hat auch keine dauernden Störungen im Gefolge. Galvanische und faradische Reizung der Cöliacal- und Mesenterialganglien allein führt nicht zu Shok, dagegen zeigen die Tiere ausgesprochene Schmerzäusserungen. Auf Reizung des Splanchnikus folgten ausgesprochene Schmerzäusserungen, aber kein Kollaps. Ist vorher eine Peritonitis (durch Terpentin) erzeugt, so führt galvanische und faradische Reizung der Ganglien zu Shok und zum Tode. Dabei hörten nach kurzer Zeit der Reizung die Schmerzäusserungen auf. Kontrolltiere, denen das Terpentin nur in die Bauchhaut injiziert war, reagierten wie normale auf elektrische Reizung der Ganglien mit Schmerzäusserung und ohne Kollaps. Liebermeister.

M. Lewandowsky und **E. Weber**: Hirnrinde und Blutdruck.

(Medizinische Klinik 1906. No. 15.)

In der Hirnrinde von Hunden und Katzen lässt sich eine Region begrenzen, deren Reizung Steigerung des Blutdruckes zur Folge hat. Diese Region deckt sich nicht mit der motorischen Rindenregion. Die Blutdrucksteigerung beruht auf einer Kontraktion der Gefässe hauptsächlich des Splanchnicus-Gebietes. Liebermeister.

M. Lewandowsky: Essentieller Tremor der Arme, lokale Krämpfe der Fussmuskeln, Fehlen aller Sehnenreflexe.

(Medizinische Klinik 1905. No. 19.)

Der im Titel genannte Symptomenkomplex, der mit keinem der bekannten Krankheitsbilder übereinstimmt, fand sich, mit Wahrscheinlichkeit angeboren, bei einem Imbezillen. Liebermeister.

Hans Curschmann: Ueber vasomotorische Krampfzustände bei echter Angina pectoris.

(D. med. Wochenschr. 1906. No. 38.)

Bei dem ersten der beschriebenen Fälle traten neben typischen Anfällen von Angina pectoris Asphyxie, Taubheit und Parästhesien der Finger und einzelner Stellen des Gesichtes auf. Im zweiten Falle bestanden in der ersten Zeit der Erkrankung reine, mässig schwere Anfälle von Angina pectoris. Später traten Anfälle von Hirnanämie und hochgradiger Asphyxie der Hände, weniger der Füsse hinzu. Bei beiden Fällen ist autoptisch Coronarsklerose nachgewiesen. Bei dem dritten Falle, der nicht zur Autopsie kam, handelte es sich um ein Aneurysma der aufsteigenden Aorta. Die Anfälle von Angina pectoris waren begleitet von plötzlichem Erblinden auf dem rechten Auge ohne Veränderung des Augenhintergrundes. Nach dem Anfall war das Sehvermögen wieder normal. In kurzem Auszug fügt C. noch einen Fall von rein nervöser, hysterischer Angina pectoris vasomotoria und einen Fall von Asphyxie der Extremitäten, kombiniert mit echter Angina pectoris, bei.

Liebermeister.

A. Friedenreich (D): Bidrag til Apoplexiens Diagnostik. (Aus der psych.-neurol. Klinik des Kommunalhospitals Kopenhagen. Hosp. Tid. 1906. No. 47—48.)

An der Hand von 197 Fällen (133 Hämorrhagien, 64 Erweichungen) mit Sektion bespricht Verfasser die immer noch schwierige Differentialdiagnose zwischen Hämorrhagia und Emollitio cerebri. Durch eine sehr vorsichtige Verwertung des klinischen Bildes und der Sektionsergebnisse gelangt Verfasser zur Aufstellung von einzelnen Differentialdiagnostica, die am öftesten eine einigermaßen gesicherte Diagnose zulassen. Gute Anzeichen einer Hämorrhagie sind: Starker Insult, besonders tiefes Koma, schwere und ausgedehnte Lähmung; blutige Spinalflüssigkeit durch die Lumbalpunktion, Retinalblutungen, Rigidität der gelähmten Extremitäten, initiale epileptische Krämpfe, initiale Hypothermie, Alter unter 50 Jahren. — Gute Anzeichen der Emollition fehlen eigentlich; am sichersten darf das fehlende Initialkoma und die event. partielle (dissociierte) Lähmung verwertet werden, sowie das schubweise einsetzende Entstehen der Lähmung. Wimmer-Kopenhagen.

Langwill: Transitory hemiplegia, with notes of two cases. (Scott. Med. and Surg. Journ. June 1906.)

Auf Grund zweier von ihm beobachteter Fälle macht Verfasser darauf aufmerksam, dass es typische hemiplegische Attaquen ohne Bewusstseinsverlust gibt, bei denen sämtliche Erscheinungen nach wenigen Minuten bis Stunden vollständig wieder verschwinden können. — Verfasser glaubt, als Ursache dieser Erscheinung vorübergehende spastische Zustände in sklerotischen Arterien annehmen zu müssen, die ähnlich den von Russell beschriebenen hypertonischen Zuständen bei Arteriosklerose seien. Kölpin-Bonn.

M. Bartels: Ueber Plattenepithelgeschwülste der Hypophysisgegend des Infundibulums. (Zeitschrift f. Augenheilkunde. Bd. XVI, Heft 5.)

Verfasser gibt die ausführliche Krankengeschichte eines Falles von hühnereigrosser Plattenepithelgeschwulst der Hypophyse, die Stelle des Infundibulums innerhalb des Circulus arteriosus Willisii einnehmend. Der Tumor füllte nach oben den dritten Ventrikel aus; eine leere Cyste, die den Boden des Ventrikels bildete, lag ihm auf. Die Tractus optici, das Chiasma und die Nervi optici, die am meisten geschädigt waren, waren teils durch Druck platt gedrückt, teils von den Arterien durchschnürt. Im Vordergrund des klinischen Bildes standen demnach auch Störungen des Sehvermögens, es war aber keine deutliche Hemianopsie vorhanden. Bemerkenswert war der Wechsel der Sehschärfe und der Befund am Augenhintergrund, im Beginn Atrophie mit leicht neuritischen Erscheinungen, dann reine Atrophie und zum Schlusse eine hochgradige Stauungspapille; allgemeine Tumorsymptome waren nur andeutungsweise vorhanden, ebenso Störungen der Sensibilität und Motilität. Nebenher entstand bei dem 21jährigen Patienten, der sich bis zum 14. Jahre normal entwickelte und dann im Wachstum stehen blieb, eine allgemeine Adipositas der Haut, Typus femininus mit verkümmerten

Genitalien. Nach eingehender Würdigung der histologischen Verhältnisse bespricht Verfasser die klinischen Symptome, besonders soweit sie das Auge und das Nervensystem betrafen, erörtert die Beziehungen des Gehirns, speziell der Hypophyse zu den Genitalveränderungen, wobei er verschiedene einschlägige Fälle aus der Literatur zum Vergleich heranzieht, die Abhängigkeit der Wachstumsveränderung, speziell des Skelettsystems, von einer Gehirnstörung und den Einfluss der Thymusdrüse auf die Genitalveränderung, den er nicht gelten lässt. Sodann bespricht er den Einfluss der Schilddrüse auf die Körperveränderungen, den der Kastration auf die Wachstumsanomalien, speziell auf die heterologen Geschlechtsmerkmale und die Folgen der Hodenatrophie auf das Gehirn.

Verfasser kann die rezidivierende Stauungspapille durch die bisherige Theorie nicht erklären. Der Fall führt ihn zu folgenden Schlußfolgerungen: Stärkste Kompression des Chiasma und der Sehnerven an der Basis vermag das Auftreten einer Stauungspapille nicht zu verhindern. Der Wechsel im Verhalten der Sehschärfe erscheint bedingt durch die Entleerung von Cysten der Geschwulst in den Ventrikel. Bei diesen Tumoren findet häufig eine Umschnürung des Nervus und Tractus opticus durch die Gefässe des Circulus arteriosus Willisii statt. Bei den Hypophysisgegendtumoren ist einfache Atrophie häufiger als Stauungspapille, die sog. typische Hemianopsie ist nur in $^1/_3$ derartiger Fälle konstatiert. Die Sehstörung kann in Form eines zentralen Scotoms auftreten, ohne dass sich eine ausreichende Erklärung bei der Sektion finden lässt. Die Temperatur kann bei diesen Tumorkranken lange Zeit subnormal sein, während der Puls trotz stärksten Hirndrucks ständig beschleunigt ist. Die Ursache dieser beiden Erscheinungen könnte in einer Schädigung von basalen Hirnteilen liegen. Die Beobachtung bestätigt, dass bei Kranken mit Hypophysisgegendtumoren Fettsucht vorkommt, dass aber eine Hypophysiserkrankung nicht Ursache derselben ist; wahrscheinlich ist irgend eine Stelle der Hirnbasis lädiert, welche direkt oder indirekt den Fettgewebsstoffwechsel beeinflusst. Von der Genitalverkümmerung hängt die Fettsucht wahrscheinlich nicht ab. Der Nachweis irgend welchen Einflusses der Hypophysis auf die Genitalien fehlt noch vollkommen. Die Atrophie der Keimdrüsen, die Verkümmerung der äusseren Genitalien, das Zurückbleiben im Wachstum und der Habitus femininus sind höchstwahrscheinlich, wie auch der Tumorkeim, als Fehler in der Anlage anzusehen und stellen koordinierte Störungen dar. Die Aehnlichkeit des Krankheitsbildes mit Myxödem ist nur scheinbar, jedenfalls ist die Erkrankung der Thyreoidea nicht die Ursache der Veränderungen. Klinisch festgestellte Sehnervenatrophie spricht gegen Myxödem. Findet sich Sehstörung, Fettsucht, Zurückbleiben im Wachstum und Genitalverkümmerung zusammen mit Hirntumorsymptomen, so kann mit Wahrscheinlichkeit die Diagnose auf „Infundibulumgeschwulst" gestellt werden. Das Röntgenbild ist in solchen Fällen nicht einwandsfrei, da der Tumor häufig unregelmässig verkalkt ist und die Usur des Knochens verdecken kann. Die operative Oeffnung der Schädeldecken hat in allen Fällen bei solchen Tumoren sich als erfolglos erwiesen. Als symptomatische Operation käme eher in Betracht: Punktion der Ventrikel durch das Schädeldach oder Verkleinerung der Geschwulst bzw. Anstechen von Cysten mit nachfolgender Entleerung vom Rachendach aus.

Gross-Tübingen.

Georg Grund: Ueber die diffuse Ausbreitung von malignen Tumoren, insbesondere Gliosarkomen in den Leptomeningen.

(Deutsche Zeitschrift für Nervenheilkunde. Bd. XXXI. Heft 3 u. 4.)

Der Verfasser geht nach Mitteilung eines klinisch und anatomisch sehr gut untersuchten Falles näher auf das Krankheitsbild der diffusen Tumorinfiltration der Meningen in anatomischer und klinischer Beziehung ein. Die flächenhafte Ausbreitung der primären Geschwulst hängt davon ab, dass die in den subarachnoidalen Raum gelangten Geschwulstzellen sich am leichtesten in der Ausdehnung des Spaltraums, also flächenhaft und zwar entlang der gefässreichen Pia ausbreiten. Ungünstigere Ernährungsbedingungen dagegen finden sich im Centralnervensystem selbst und im Subduralraum. Beachtenswert erscheint es, dass bei den malignen Tumoren die Lumbalpunktion fast stets gelblichen Liquor und erhöhten Eiweissgehalt ergab. Kalberlah.

Rosenblath: Ein Beitrag zur Lehre von den Geschwülsten des Centralnervensystems.

(Deutsche Zeitschrift für Nervenheilkunde. Bd. XXXI. Heft 5 u. 6.)

Ausführliche Mitteilung von 9 Krankheitsfällen von Hirntumor:

1. Gliom des Stirnhirns, das einen doppelseitigen Exopthalmus gemacht hatte, ohne dass ein Einbruch von Geschwulstmassen in den Augenhöhlen stattgefunden hätte, oder Oedem und Stauung im retrobulbären Gewebe erkennbar gewesen wären.

2. Gliom des Stirnhirns, das nach einem Kopftrauma manifest wurde und, ohne dass der Tumor die motorische Region erreichte, Hemiparese mit gehäuften epileptischen Anfällen von kortikalem Charakter bedingte, sodass die Operation indiziert war.

3. Gliom, das eine ungewöhnlich rasche Entwicklung genommen hatte.

4. Gliom der Insel von eigentümlich plexiformem Bau, klinisch mit Sprachstörung verlaufen.

5. Peritheliom, stark cystisch entartet, das sich im Markweiss der einen Hemisphäre entwickelt hatte.

6. Grosses Endotheliom, das aus dem arachnoidalen Gewebe hervorgehend den grössten Teil der medialen Hälfte des rechten Schläfenlappens zerstört hatte.

7. Grosses solitäres Endotheliom der Scheitelgegend und der hinteren oberen Zentralwindung, klinisch mit Tastlähmung und reflektorischer Pupillenstarre verlaufen.

8. Sarkom der Pia mater der Oblongata, histologisch interessant durch einen starken Gehalt an Pigment, wie solcher in den Zellen der Pia mater dieser Region schon normal vorkommt, klinisch bemerkenswert durch eine halbseitige Respirationslähmung.

9. Diffuse Sarkomatose der Pia mater spinalis, von einer Brückengeschwulst ausgehend, klinisch interessant, weil Patient erblindet war infolge symmetrischer Infiltration beider optischen Rindenfelder mit Geschwulstmassen, anatomisch durch ihren Bau als alveoläres Rundzellensarkom und dadurch, dass sie sich im Gebiet des Halsmarks mit einer Pachymeningitis hypertrophica verband. Kalberlah.

Flatau und **Koelichen**: Carcinoma ossis frontalis*), parietalis*), et cerebelli bei einem 17jährigen Mädchen, als Metastase eines Adenoma colloides glandulae thyreoideae.

(Deutsche Zeitschrift f. Nervenheilkunde. Bd. XXXI. Heft 3 u. 4.)

Ausführliche casuistische Mitteilung eines entsprechenden Falles.

Kalberlah.

Bullard and **Southard**: Diffuse gliosis of the cerebral white matter.

(Journ. of Nerv. and Ment. Disease. March 1906.)

$6^1/_2$ Jahre alter Knabe. Ein Monat nach einem Fall in den Keller wurde der Gang unsicher, das Kind wurde allmählich taub und stupide, später blind und stumm. Operation auf Grund der Annahme eines Hydrocephalus internus. Tod zwei Tage nach der Operation. — Bei der Autopsie fand sich eine Sklerose der weissen Substanz der Hinterhaupts-, Scheitel- und Schläfenlappen, sowie der Thalami; kleine sklerotische Herde zeigten sich auch im Cerebellum. — Bei der mikroskopischen Untersuchung fand sich eine genau auf die weisse Substanz begrenzte Wucherung der Glia, die stellenweise mehr eine Vermehrung der fibrillären, an andern Stellen der zellulären Bestandteile zeigte. Kölpin-Bonn.

Walton: The operability of brain tumors from the point of view of autopsied cases.

(Department of Neurology [Harvard Med. School] Vol. 1. Boston 1906.)

Auf Grund von 374 Fällen, wo die Sektion einen Hirntumor ergab, schätzt W. die Anzahl der operablen Tumoren auf 7,5 %, der zweifelhaften auf 13,1 %, und der inoperablen auf 79,4 %. Kölpin.

Spiller and **Frazier**: Palliative operations in the treatment of tumors of the brain, based on the observation of fourteen cases.

(Univ. of Penna. Med. Bulletin. Sept. 1906.)

Auf Grund ihrer Erfahrungen sprechen sich die Verfasser in warmer Weise für die Vornahme von palliativen Operationen bei allen Fällen von Hirntumor aus, wo eine Radikaloperation nicht angängig ist. Wenn auch natürlich eine Heilung nicht zu erwarten steht, so können doch durch Verminderung des intracraniellen Drucks die den Kranken so belästigenden Symptome von Kopfschmerz, Schwindel und Erbrechen ausserordentlich gebessert werden, vor allen Dingen aber wird sich auch die Sehkraft wieder heben.

Kölpin.

A. Fuchs: Die Diagnose des Hypophysentumor.

(Jahrb. f. Psychiatr. u. Neurol. Bd. 26.)

Die Hypophysengeschwülste rufen drei Reihen von Erscheinungen hervor, erstens die allgemeinen Zeichen der endocraniellen Drucksteigerung, zweitens Störungen im Gesamtstoffwechsel und drittens Symptome, welche es unentschieden lassen, ob man dieselben als Folgen des gestörten Stoffwechsels auffaßt, oder aber ob man sie als Lokalsymptome auf das raumbeschränkende Wachstum im cavum cranii bezieht. Es ist beispielsweise unrichtig, die bilaterale Hemianopsie bei den Hypophysistumoren als Drucksymptom zu betrachten, sondern dieselbe entsteht aller Wahrscheinlichkeit nach durch die toxische Einwirkung der erkrankten Hypophyse auf das Chiasma opticum. Inbetreff der Symptomatologie der Hypophysistumoren ist zu erwähnen, dass die für die Diagnose eines Tumor so charakteristischen Kopfschmerzen selten

*) Soll wohl heissen temporalis, occipitalis.

auftreten. Unter 40 beobachteten Kranken klagten nur 4 über Kopfschmerzen. Die lokale Perkussionsempfindlichkeit des Schädels ist für die Diagnose der Hypophysistumoren belanglos. Erbrechen wird selten, Schwindel fast gar nicht beobachtet. Die Stauungspapille entwickelt sich nicht so häufig, wie es sonst bei endocraniellen Neubildungen der Fall ist. Ein Frühsymptom der Acromegalie ist das Auseinanderweichen vorher dicht beieinanderstehender Zähne. Partieller Riesenwuchs im Zusammenhange mit vorzeitiger Entwickelung der äusseren Genitalien deutet auf eine Hypophysisgeschwulst. Bestehen Menstruationsstörungen und erweist sich zugleich der Sehapparat verändert, so ist eine Hypophysiserkrankung wahrscheinlich. Die psychischen Symptome, welche bei den Hypophysistumoren auftreten, erscheinen nicht charakteristisch genug, um als solche die Diagnose zu stützen. Behr.

O. Marburg: Zur Pathologie des Axenzylinders in Tumorn und Narben des Gehirnes.

(Jahrb. f. Psych. u. Neurolog. Bd. 26.)

Der Verfasser untersuchte das Verhalten des Axenzylinders in Geschwülsten und Hirnnarben nach der Silberaldehydmethode Bielschowsky's und kam zu dem Resultate, dass die Axenzylinder im Gewebe nur dort, wo dieselben gehäuft vorkommen, wie beispielsweise bei der multiplen Sklerose, leicht zu erkennen seien. Wo die Axenzylinder vereinzelt vorkommen, wie bei den Geschwülsten, die sich aus verschiedenen Gewebsarten aufbauen, ist die Deutung oft schwierig und erfordert Vorsicht.

In bezug auf die Einzelheiten der Untersuchungsmethode sei auf die Originalarbeit verwiesen. Behr.

E. Redlich: Zur Casuistik und Diagnostik der diffusen Geschwulstbildungen der pia mater des Zentralnervensystems.

(Jahrb. f. Psychiatr. u. Neurolog. Bd. 26.)

Der Verfasser beschreibt einen Kranken, welcher neben den Symptomen einer Gehirngeschwulst ausgesprochene meningitische Erscheinungen darbot. Die Diagnose lautete auf eine Gehirngeschwulst mit diffuser Ausbreitung des Tumor in den Meningen. Dagegen ergab die Autopsie, dass im Gehirn keine Geschwulst vorhanden war, sondern die Druckerscheinungen durch einen hochgradigen Hydrocephalus bedingt waren. Die Geschwulst hatte sich primär in der Pia entwickelt und eine diffuse Ausbreitung gewonnen, ohne dass es zu grösseren Geschwulstknoten gekommen wäre. Vielleicht liesse sich in solchen Fällen, so argumentiert der Verfasser, die Regel ableiten, dass meningitische Symptome, sobald sie längere Zeit neben den Erscheinungen eines Tumor cerebri bestehen, auf die Möglichkeit einer diffusen Geschwulstinfiltration der Pia hinweisen. Behr.

E. von Niessl (Mayendorf): Ein Beitrag zur Symptomatologie der Tumoren des rechten vorderen Schläfelappens.

(Jahrb. f. Psychiatr. u. Neurolog. Bd. 26.)

Ein 52jähriger Mann wurde plötzlich von Krämpfen an allen Gliedern befallen. Die Krämpfe hielten einige Minuten an und das Bewusstsein schwand. Am folgenden Tage traten Schmerzen in der rechten Schläfegegend auf und es bestand Uebelkeit. Der Zustand verschlimmerte sich, die Kopfschmerzen nahmen zu, das rechte Augenlid fiel herab, die Gegenstände erschienen bei der Blickrichtung nach abwärts doppelt und die Beine wurden schwächer. Nach einem Jahr hatte sich eine spastische Lähmung beider Beine entwickelt, jedoch war die linke Extremität stärker befallen als die rechte, der Kranke redete irre, er liess Stuhl und Urin unter sich, es bestanden eine doppelseitige Stauungspapille, Nystagmus, Nackensteifigkeit, eine Unfähigkeit, sich im Gleichgewicht zu halten, Hyperästhesie am Stamme und eine Schmerzhaftigkeit in beiden Armen. Die Schmerzen waren im rechten Arm besonders stark und strahlten unter das rechte Schulterblatt hinaus. Zugleich hatte der Kranke Gesichts- und Gehörshalluzinationen. Angesichts dieser Symptome konnte die topische Diagnose schwer gestellt werden. Viele Erscheinungen sprachen für eine Geschwulst der rechten Kleinhirnhemisphäre, anderseits musste auffallen, dass die im Boden des IV. Ventrikels belegenen Nervenkerne keine Beeinträchtigung ihrer Funktion nachweisen liessen. Die Autopsie ergab ein Gliosarkom, welches die vorderen zwei Drittel des rechten Schläfenlappens einnahm.

Ueberblickt man die Entwicklung und die Aufeinanderfolge der klinischen Symptome, so muss man dem Autor zugeben, dass es in ähnlichen Fällen doch möglich sein dürfte, eine genauere Lokaldiagnose zu stellen. Vor allem müssten jedoch die Gesichtshalluzinationen (Laesion der Sehstrahlung) mehr gewürdigt werden als bisher, denn unzweifelhaft kommt ihnen in vielen Fällen die gleiche topische Bedeutung zu wie der Hemiopie. Behr.

E. Becker: Operation einer Geschwulst im Kleinhirnbrückenwinkel (D. Arch. f. klin. Med. Bd. 89, S. 6. 1906.)

B. hat einen Fall von Acusticus-Fibrom im Kleinhirnbrückenwinkel operiert. Der Kranke starb drei Stunden nach der Operation im Kollaps. An der Hand der Erfahrungen der Literatur rät Verfasser auch bei Tumoren des Kleinhirns und des Kleinhirnbrückenwinkels zur Operation. Gelingt die Extirpation nicht, so wirkt die Trepanation durch die Druckentlastung günstig. Die Mortalität dieser Operation ist eine recht hohe, ca. 40 % und höher.

Liebermeister.

Ph. C. Knapp: The mental symptoms of cerebral tumors. (Brain, Part. CXIII. S. 35. 1906.)

Unter 64 Fällen von Hirntumor fanden sich 58 mal psychische Symptome (also in etwas über 90 % der Fälle). Verfasser vertritt die Ansicht, dass ein guter Beobachter in jedem Falle von Gehirntumor mit cerebralen Symptomen mit grösster Wahrscheinlichkeit auch psychische Alterationen finden wird, wenn er den Patienten vorher schon genau gekannt hat. Die Fälle, die Verfasser beobachtet hat, befanden sich meist im Endstadium der Erkrankung, wenige Wochen oder selbst Tage vor dem Tode. Am häufigsten (31 Fälle) handelte es sich um Schwachsinn mit verschiedenen Graden von Mattigkeit, Schlafsucht, Apathie, Torpor, Gedächtnisschwund und Herabsetzung aller geistigen Funktionen. In einer Reihe von Fällen (7) wurde Verwirrtheit mit Desorientierung beobachtet. Häufig (15 Fälle) fanden sich deliröse Zustände, zum Teil mit manischer Erregung. Neurasthenische und hysterische Zustände wurden besonders in den Frühstadien bemerkt, und in einigen Fällen war anfangs vom Arzt die Diagnose Hysterie oder Neurasthenie gestellt worden. Im Verlauf der Krankheit gesellten sich häufig zu den hysterischen noch andere psychische Störungen. In etwa der Hälfte aller Fälle traten die psychischen Störungen schon in frühen Stadien der Erkrankung auf. Die psychischen Störungen wurden bei Tumoren der rechten und der linken Seite in annähernd gleicher Häufigkeit beobachtet. Was den Sitz der Tumoren betrifft, so fanden sich bei allen Tumoren des Prosencephalon und Diencephalon mit einer Ausnahme psychische Störungen. Diese fehlten bei einem Falle von Stirnhirntumor, ferner bei einem Fall von Kleinhirntumor und bei 3 Fällen von multiplen Tumoren. Der Sitz des Tumors scheint auf die Art der Geistesstörung keinen Einfluss zu haben, ebensowenig die Art des Tumors. Die Störungen sind teils als lokal bedingt und zwar als Lähmungs- oder als Reizsymptom aufzufassen, teils als Allgemeinsymptome, die durch den Hirndruck bedingt sind. Liebermeister.

Ph. C. Knapp: The results of operation for the removal of cerebral tumors.

(American neurological association et Philadelphia. June 2, 1906)

Aus 828 Fällen von operierten Hirntumoren, welche Verfasser aus der Literatur gesammelt hat, zieht er folgende Schlüsse: Die Mortalität der Operationen ist im Jahr 1905 gegenüber den Jahren 1889, 1891 und 1899 eine geringere geworden; dies beruht zum Teil auf der verbesserten Technik. Zum Teil ist aber auch die Verbesserung der Statistik nur eine scheinbare, weil in der neuesten Zeit das Interesse für Fehloperationen geringer geworden ist und solche weniger häufig veröffentlicht werden als früher. Die Fehldiagnosen sind sehr häufig und ihre Verminderung in der Statistik der letzten Jahre wird aus dem oben angeführten Grunde nur eine scheinbare sein. Im Durchschnitt aus allen der Statistik zugrunde gelegten Fällen sind 32 % Todesfälle, 54 % ohne Erfolg (die Todesfälle mit eingerechnet) Operierte, 43% Fehloperationen, 29 % Fehldiagnosen, 14 % Heilungen, 24,8 % Besserungen. Liebermeister.

Harry Scholz: Ueber Kleinhirncysten.

(Mitteil. aus dem Grenzgeb. der Med. u. Chir. Bd. 16, S. 745 ff. 1906.)

Verfasser berichtet über drei Fälle, bei denen zweimal durch die Hirnpunktion nach Neisser und Pollack die cystische Natur des Tumors nachgewiesen wurde. Diese beiden Fälle wurden durch Operation geheilt. Bei einem dritten Fall konnte nur die Diagnose eines Kleinhirntumors am Lebenden gestellt werden, da Patient am Tag vor der geplanten Punktion starb. Verfasser stellt dann die Fälle der Literatur zusammen. Die Cysten können verschiedener Herkunft sein: Cystische Erweiterung einer sackartigen Ausstülpung des 4. Ventrikels; häufig sind die Cysten Begleiterscheinungen solider Tumoren. Bei den „einfachen" oder „serösen" Cysten findet man keinen Tumor und keine Reste von Blutungen und auch sonst nichts, was als Ursache der Cystenbildung anzusehen wäre. Als weitere Formen der Cystenbildung sind zu nennen: Cysten nach Blutungen, Erweichungscysten infolge von Druck oder Embolie, Dermoidcysten, Parasiten (Cysticercus, Echinococcus).

Verfasser gibt dann eine Uebersicht über die Symptomatologie; ausführliche Literaturangaben sind beigegeben. Liebermeister.

Ladislaus von Kétly: Ueber die „myasthenische Paralyse" im Anschluss von zwei Fällen.

(Deutsche Zeitschrift f. Nervenheilkunde. Bd. XIII, Heft 3 u. 4.)

Verfasser versucht nach Mitteilung von zwei eignen Fällen eine zusammenfassende Bearbeitung dieses Krankheitsbildes auf Grund aller (184) bisher in der Literatur niedergelegten Beobachtungen. Die rein referierende Zusammenstellung bringt nichts neues. Kalberlah.

A. Wimmer: Ein Fall von ausgedehnter Trombosierung des Hirnsinus. (Berl. klin. Wochenschr. 1906, No. 46.)

52 jähriger Drechsler, aus voller Gesundheit plötzliche Lähmung des rechten Armes ohne Bewusstseinsverlust; bald darauf gehäufte Anfälle halbseitiger clonischer Zuckungen, anfänglich nur rechts, dann auch vereinzelt links. Rechtsseitige Parese, besonders des Armes. Beiderseits erhöhte Sehnenreflexe (r. mehr) und Babinski. Später konjugierte Deviation von Augen und Kopf nach rechts. Zweifelhafte Stauungspapille rechts. Zunehmende Benommenheit mit Paraphasie. Nach dreitägiger Krankheit Exitus im Coma.

Die klinische Diagnose auf Embolie der l. art. foss. Sylvii war irrig. Sektion ergab ausgedehnte Trombosierung des Hirnsinus und hämorrhagische Herde in den linken Centralwindungen und im Occipitallappen, neben zahlreichen miliaren Blutungen an der ganzen Hirnoberfläche. Sämtliche Hämorrhagien stammen aus trombosierten Venen. Die Trombosierung wird als eine marantische aufgefasst und mit der bestehenden Lungentuberkulose in indirekten Zusammenhang gebracht. Kalmus-Hamburg.

Bramwell and Sinclair: Remarks upon ophthalmoplegia interna unilaterale with special reference to its etiology and clinical significance. (Scott. Med. and Surg. Journ. Dec. 1906.)

Mitteilung von 6 Fällen einseitiger Ophthalmoplegia interna. In 2 Fällen bestand an dem andern Auge das Argyll-Robertson'sche Phänomen, 2 andere Fälle boten noch anderweitige Zeichen einer beginnenden Tabes. Lues war in 2 Fällen erwiesen, in 2 anderen wahrscheinlich. — Verfasser kommt zu dem Schlusse, dass, abgesehen von den seltenen Fällen, wo ein lokales Trauma die Ursache bildet, oder wo der Symptomenkomplex im Verlaufe einer sich zurückbildenden Oculomotoriuslähmung auftritt, eine persistierende Lähmung der innern Augenmuskeln fast stets eine vorangegangene luetische Infektion anzeigt, und dass ihr in der Mehrzahl der Fälle dieselbe Bedeutung zukommt wie der reflektorischen Pupillenstarre. Man wird also bei dem Nachweis einer innern Ophthalmoplegie stets nach anderweitigen Symptomen einer Tabes, Paralyse oder cerebro-spinalen Lues fahnden, dabei auch zu berücksichtigen haben, dass die Erscheinung als Frühsymptom dieser Erkrankungen auftreten kann. Kölpin

A. Schüller: Ein Beitrag zur Pathologie der kombinierten organischen Erkrankungen des Nervensystems. (Jahrb. f. Psychiatr. u. Neurolog. Bd. 26.)

Der Verfasser entwirft in der vorliegenden Arbeit eine zusammenfassende Uebersicht über die multiplen und kombinierten organischen Erkrankungen des Nervensystems. Am häufigsten entstehen multiple ätiologisch einheitliche Affektionen des Nervensystems durch Infektionen, insbesondere durch Lues, alsdann durch Gefässveränderungen. Treten verschiedene organische Nervenkrankheiten kombiniert auf, so beobachtet man diejenigen Erkrankungen am häufigsten, welche schon an und für sich sehr verbreitet sind. Eine besondere Neigung, mit anderen Erkrankungen des Nervensystemes sich zu verbinden, zeigt die Syringomyelie. Die Symptomatologie der multiplen und kombinierten Erkrankungen gewährt wichtige Aufschlüsse bezüglich der pathologischen Physiologie des Nervensystems, es sei nur an die Beobachtungen bei symmetrischen Grosshirnaffektionen erinnert. Die Diagnose der kombinierten Erkrankungen macht grosse Schwierigkeiten und erfordert viel Scharfsinn und Ueberlegung.

Anhangweise berichtet der Verfasser über die Ergebnisse der mikroskopischen Untersuchung des Zentralnervensystems eines 24 jährigen Mannes, welches eine Mikrogyrie, eine Syringomyelie und eine multiple Sklerose gemeinsam darbot. Behr.

F. Apelt: Zum Kapitel der Diagnose des extra- und intraduralen traumatischen und pachymeningitischen Hämatoms.

(Mitteil. aus dem Grenzgeb. der Med. u. Chir. Bd. 16, S. 279 ff. 1906.)

Die Stellung der Diagnose des traumatisch entstandenen Hämatoms der Dura mater ist von grosser praktischer Bedeutung, da in einer Reihe von Fällen die Kranken durch die Trepanation geheilt werden können. Die Stellung der Diagnose stösst aber oft auf grosse Schwierigkeiten, da in den meisten Fällen einige Zeit nach dem Trauma vergeht, ehe der Arzt die Kranken zu sehen bekommt. Ausserdem sind auch Verwechslungen leicht möglich, besonders mit der Pachymeningitis haemorrhagica interna, dann auch mit gewissen Folgezuständen von Alkoholismus, ferner mit Insolation, gewissen Formen der Encephalomalacie, Apoplexie, Thrombose wichtiger Hirnarterien mit konsekutiver Erweichung, Fettembolien nach Frakturen (v. Bergmann) und akuter Hirnschwellung (Reichardt).

Verfasser berichtet über 12 Fälle, die auf der Abteilung Nonne im Eppendorfer Krankenhause beobachtet wurden. Der erste Fall zeigte „typische“ Anamnese und Status und wurde durch Trepanation innerhalb 4 Wochen geheilt. Im zweiten Falle wurde die Vermutungsdiagnose eines Durahaematoms durch die Autopsie bestätigt. Intra vitam war es nicht möglich, zu diagnostizieren, auf welcher Seite das Hämatom sass. Im dritten Falle war weder durch die Anamnese noch durch irgend welches körperliche Symptom ein Hinweis auf die traumatische Entstehung der Erkrankung gegeben; die Sektion ergab eine Schädelfraktur mit Hämatom. Im vierten Fall wurde das Krankheitsbild durch eine ausgedehntere Zertrümmerung von Hirnsubstanz kompliziert. Weiter berichtet Verfasser über drei Fälle von Pachymeningitis haemorrhagica interna und drei Fälle, bei denen klinisch ein Haematom angenommen wurde, bei der Autopsie aber Encephalomalacie gefunden wurde. Endlich führt Verfasser noch kurz einen schon von Leo Müller veröffentlichten Fall an, bei dem man klinisch ein traumatisches Haematom vor sich zu haben glaubte, bei dem aber die Autopsie keinen pathologischen Befund ergab. Liebermeister.

W. Uhthoff: Ueber die Augensymptome bei epidemischer Genickstarre.

(Sep.-Abdr. a. d. Bericht über die 22. Vers. der ophthalmolog. Gesellsch. 1905.)

Der Verfasser stützt sich auf ein, anlässlich der jüngsten grossen Epidemie in Schlesien gewonnenes Material von 200 Fällen. Es fand sich: Neuritis optica in 18 Fällen (durchweg doppelseitig), metastatische Opthalmie in vier Fällen; Keratitis 3 mal; Conjunctivitis 2 mal; Augenmuskellähmungen 16 mal und zwar Abducenslähmungen 8, Ptosis 2, Opthalmoplegia totalis 1, Conjugierte Abweichung der Augen 5; Pupillenanomalien 12 mal und zwar reflektorische Pupillenstarre auf Licht 5, Lichtreaktion hochgradig beeinträchtigt 3, ausgesprochene Differenz der Pupillen 3; Nystagmus 8 mal. In einigen Fällen war auffallend das abnorme weite Klaffen der Lidspalten und abnorm seltener Lidschlag, Symptome, die U. für differentialdiagnostisch verwertbar hält. In einem Falle sicherte das Auftreten der metastatischen Opthalmie erst die Diagnose des Allgemeinleidens, das als solches sehr milde aufgetreten war. Die Ophthalmoplegia interna hält U. nach seinen Beobachtungen für etwas bei epidemischer Cerebrospinalmeningitis Seltenes; auch dem Nystagmus will er keine besondere diagnostische Bedeutung beilegen. Auffallend ist die Seltenheit einer ausgesprochenen Facialislähmung. Zum Schlusse weist der Verfasser noch darauf hin, dass die Taubheit als komplizierende Erscheinung in seinen Fällen noch häufiger gewesen sei, als die Erblindung. Sie trat meist doppelseitig und sehr frühzeitig auf und die Prognose war meist schlecht.

Mohr-Coblenz.

Donath: Fall von Meningitis cerebrospinalis epidemica fulminans.
(Orvosi Hetilap 1905. No. 20. [Ungarisch.])

24jähriger, nicht belasteter, bis dahin gesunder Mann erkrankt plötzlich unter Erscheinungen von Nasenbluten, heftigen Kopf- und Nackenschmerzen, Brechreiz, später Muskelkrämpfe, Opisthotonus, excessive Haut- und Gehörshyperästhesie, hohes Fieber. Nach 9stündiger Krankheitsdauer Exitus unter Erscheinungen von Glottisödem. Verfasser nimmt eine Meningitis cerebrospin. epidem. als Krankheit an; keine Autopsie. In der Therapie hebt D. hervor: Lumbalpunktion 1 bis 2mal täglich, Einreibung des Kopfes mit 2 bis 5 g Unglt. Credé, intravenöse Injektionen von Collargol oder Sublimat, ersteres auch in grösserer Verdünnung als subcutane Infusion.

Epstein-Nagyszeben, Ungarn.

Paul Manasse: Ueber die operative Behandlung der otitischen Meningitis.
(Zeitschr. f. klin. Med. Bd. 55, 1904. S. 315 ff.)

Drei Fälle von otitischer Meningitis kamen zur Heilung, Fall 3 durch einfache Ausräumung des Eiterherdes im Knochen, Fall 2 durch Punktion des Meningealsackes an der primär infizierten Stelle, Fall 1 durch diese Punktion, kombiniert mit Incision der Dura. Verfasser rät bei otitischer Meningitis zuerst den primären Eiterherd im Knochen auszuräumen, die Dura freizulegen und dann abzuwarten. Bleiben die meningitischen Symptome bestehen, so ist der Meningealsack an der freigelegten Stelle der Dura flach zu punktieren, falls dies nicht genügt, die Dura zu spalten.

Liebermeister.

Carl Stäubli: Meningismus typhosus und Meningotyphus.
(Deutsches Archiv für klinische Medizin. Bd. 82, Heft 1 u. 2.)

Verfasser teilt drei Fälle von Typhus mit, die unter dem Bilde einer ausgesprochenen Meningitis verliefen. Der erste hiervon stellte sich als ein reiner Fall von Typhus heraus, der für den Neurologen nur wegen des negativen Befundes der Lumbalpunktion Interesse hat. Beim zweiten entwickelte sich gegen die fieberfreie Zeit zu aus dem stark benommenen Zustand heraus das deutliche Bild einer schweren Meningitis mit aphasischem Komplex. Es handelte sich nach Verfasser um eine motorisch-ataktische corticale Aphasie, ohne grob anatomische Störung der betr. Centren, wahrscheinlich durch toxische Wirkung von Bakteriengiften hervorgerufen. Beim dritten Fall endlich war neben dem Darmtyphus eine eitrige Cerebrospinalmeningitis und ein Abszess im rechten Frontalhirn nachzuweisen. Die Untersuchung des Liquor ergab die Anwesenheit von Typhusbazillen ohne Mischinfektion. Es handelte sich also um eine eitrige Cerebrospinalmeningitis, die nur durch den Typhusbazillus angefacht ist. Es erscheint somit als erwiesen, dass die Typhusstäbchen zu den selbständigen Erregern von eitriger Hirnhautentzündung zu rechnen sind.

Die Unterscheidung des toxischen hauptsächlich funktionellen Meningismus typhosus von dem durch grob anatomische Veränderungen hervorgerufenen Meningotyphus ist klinisch von hoher Bedeutung, da die ersteren Fälle prognostisch unbedenklich, letztere als sehr ernst aufzufassen sind. Diagnostisch und bei strenger Indikationsstellung auch therapeutisch bietet sich in der Lumbalpunktion ein wertvolles Hülfsmittel. L. Mann-Mannheim.

H. Eckstein: Paraffininjektionen und Implantationen bei Nasen- und Gesichtsplastiken.

(Berl. klin. Wochenschr. 1906. No. 31 u. 32.)

Durch Kombination von Injektion und Implantation hat Verfasser sehr schöne kosmetische Dauerresultate erzielt, besonders bei Sattelnasen (traumatischer und luetischer Herkunft, auch nach Lupus), angeborenem Defekt der Nase, Stirnknochendefekten nach Tuberkulose, Lues, Stirnhöhlenempyem usw., Deformitäten der Wange nach Kieferresektionen, Zahnabszessnarben, Hemiatrophia facialis progressiva usw. Liebermeister.

Kopetzky: Lumbar puncture.

(Journ. of the Med. Sciences. April 1906.)

Zusammenfassende Arbeit über die Lumbalpunktion als diagnostisches Hülfsmittel, als therapeutische Massnahme und als ein Mittel zur Hervorrufung von Anaesthesie. Reichhaltige Literaturangaben (153 Nummern). Kölpin-Bonn.

Roith: Zur kombinierten Scopolamin-Morphium-Chloroformnarcose.

(Sep.-Abdruck aus der Münch. Med. Wochenschr. 1905. No. 46.)

Verfasser kommt zu folgenden Ergebnissen: Diese Narkose ist in der von Korff und Kümmell angegebenen Form gefahrlos. Es empfiehlt sich, kleine Dosen in entsprechenden Zwischenräumen zu geben, man erreicht damit mehr, als mit grossen und geht dabei sicher. Der Hauptvorzug des Verfahrens liegt nicht in der guten Qualität der Narkose, sondern in der Beseitigung der postnarkotischen Beschwerden und Gefahren. Ideale Erfolge hat man nicht immer mit der Methode, aber sie ist nicht weniger verlässlich als jede andere Narkose, schematisch zu erlernen und daher kann jeder mit ihr sichere und gute Erfolge erzielen. Oft leistet Morphium-Hyoscin noch glänzendere Dienste, wo das Morphium im Stiche lässt. Mohr-Koblenz

Karl Wegelin: Ueber akut verlaufende multiple Sclerose.

(Deutsche Zeitschrift für Nervenheilkunde. Bd. XXXI, Heft 3 u. 4.)

Mitteilung eines Falles ganz acut verlaufener multipler Sklerose. Ohne vorhergehende Infektionskrankheit entwickelte sich innerhalb sechs Wochen eine schwere sensible und motorische Lähmung beider Beine bis zur totalen Paralyse, Urinretention, Nystagmus etc. Tod an Bronchopneumonie. Anatomisch fanden sich zahlreiche Herde, die nach ihrem Bau nur als echte primäre Skleroseherde zu deuten sind. Sekundäre Sklerose nach Encephalitis wird ausgeschlossen. Auffällig an dem Falle ist der schnelle, akute Verlauf. Die Erscheinungen waren wohl hier von vornherein deshalb so schwer, weil es zu einer hochgradigen Querschnittsläsion im oberen Dorsalmark gekommen war. Kalberlah.

V. Vermischtes.

Zur Irrenfürsorge in Baden.

I. S. des Entwurfs einer landesherrl. Verordnung, die Irrenfürsorge in Baden betreffend.

Der Entwurf einer landesherrlichen Verordnung, die Irrenfürsorge betreffend, ist in den Sitzungen der forensisch-psychologischen Vereinigung zu Heidelberg wiederholt Gegenstand der Beratung gewesen. Die Ergebnisse wurden in Beschlüsse zusammengefasst und eine Kommission war damit betraut, einige infolge Zeitmangels noch zweifelhaft gebliebene Fragen zur Reife zu bringen.

A. Folgende Beschlüsse wurden gefasst:

1) Zu § 17 Ziffer 1. Es wird für notwendig erachtet, in dem Paragraphen zum Ausdruck zu bringen, dass die Krankenuntersuchung kurz vor der Ausstellung des ärztlichen Fragebogens vorgenommen werde. Hingegen wird der Antrag, wonach das Einlieferungszeugnis von einem beamteten Arzte ausgestellt werden solle, von 17 gegen 14 Stimmen abgelehnt.

Der § 17 Ziffer 1 würde darnach lauten:

1. ein nach dem Formular I (bisheriger ärztlicher Fragebogen) ausgestelltes Zeugnis eines in Deutschland approbierten Arztes, das keinenfalls älter als vier Wochen sein darf, in welchem auf Grund persönlicher, kurz vor der Ausstellung vorgenommener Untersuchung das Bestehen einer geistigen Störung und die Notwendigkeit der Anstaltsbehandlung bescheinigt wird.

2) Zu § 23 Ziffer 2. Es wird für wünschenswert erachtet, dass auch auf geistige Krankheit verdächtige Fürsorgezöglinge vom Gerichte zur Feststellung ihres Geisteszustandes einer Irrenanstalt überwiesen werden können.

§ 23 Ziffer 2 würde darnach lauten:

2. auf Anordnung eines Gerichts, wenn dasselbe die Aufnahme eines Angeschuldigten zur Beobachtung verfügt (§ 81 St.-P.-O., § 217 Militärgerichtsordnung) oder wenn es die Aufnahme eines zu Entmündigenden zur Feststellung seines Geisteszustandes anordnet (§ 656 C.-P.-O.) oder wenn es die Aufnahme eines zur Zwangserziehung Bestimmten, dessen Geisteszustand Zweifel erweckt, zwecks Beobachtung verfügt (V.-O. 2. Febr. 1906).

3) Zu § 23 Ziffer 3 wird hervorgehoben, dass die Möglichkeit vorhanden sein müsse, Insassen des polizeilichen Arbeitshauses auch zur Beobachtung auf ihren Geisteszustand der Irrenanstalt zuzuweisen.

§ 23 Ziffer 3 würde darnach lauten:

3. auf Anordnung des Ministeriums der Justiz, des Kultus und Unterrichts bei Strafgefangenen und Untersuchungsgefangenen bzw. des Ministeriums des Innern bei Insassen des polizeilichen Arbeitshauses sowohl im Falle einer festgestellten Geisteskrankheit wie zur Beobachtung auf den Geisteszustand.

4) Zu § 26 Ziffer 4 wird beschlossen, dem Paragraphen folgende Fassung zu geben:

4. in den Fällen des § 24, wenn das Vorliegen der Voraussetzungen des

§ 24 Abs. 1 und die Dringlichkeit der Aufnahme vom Bezirksamt im Einverständnis mit dem Bezirksarzt schriftlich zu den Akten bestätigt wird.

Ferner wird einstimmig befürwortet, den § 26 noch durch eine Ziffer 5 folgendermassen zu ergänzen:

5. im Falle einer unmittelbaren Zuführung des Kranken und zwar ohne Antrag oder gegen den Willen der Antragsberechtigten (§§ 14 und 15) und ohne Anordnung des Bezirksamts (§ 24), wenn der Vorstand der Anstalt oder sein Vertreter nach persönlicher Untersuchung des Kranken zu der bestimmten Ueberzeugung gelangt ist, dass die Voraussetzungen des § 24 Abs. 1 vorliegen und der zeitweilige Zustand des Kranken die sofortige Aufnahme als unabweisbar erscheinen lässt. Das Ergebnis der Untersuchung und die Begründung der Dringlichkeit der Aufnahme ist sogleich zu den Akten zu beurkunden.

5) Zu § 46 Abs. 5 wird beschlossen, eine Entscheidung des Bezirksamtes nicht „spätestens innerhalb 6 Wochen von der Stellung des Antrages auf Entlassung ab", sondern alsbald herbeizuführen.

Der § 46 Abs. 5 würde demnach lauten:

Beim Vorliegen der Voraussetzungen des § 24 ist in den Fällen des Abs. 3 und 4 nach Massgabe des § 24 Abs. 2 und 3 zu verfahren und über die Entlassung oder Zurückbehaltung des Kranken in der Irrenanstalt alsbald eine Entscheidung des Bezirksamts herbeizuführen; bis zur rechtskräftigen Entscheidung ist der Kranke fürsorglich in der Anstalt zurückzubehalten.

6) Es wird ferner allgemein befürwortet, den § 46 durch einen Absatz 6 folgendermassen zu erweitern:

Personen, die bei der Einweisung in die Anstalt seitens einer Anstaltsdirektion oder eines Bezirksarztes als gemeingefährlich bezeichnet wurden, dürfen nur mit Einwilligung des Bezirksamtes ihres Wohnortes oder in Ermangelung dessen des letzten Aufenthaltsortes entlassen werden.

B. Zu dem zuletzt erwähnten Beschluss (§ 46 Absatz 6) macht die aus Juristen, Medizinern und Verwaltungsbeamten bestehende Kommission noch folgende Ausführungen:

I. Obwohl die Vereinigung den neuen Entwurf einstimmig als einen wesentlichen Fortschritt begrüsst, so ist sie doch der Ueberzeugung, dass durch ihn die Allgemeinheit vor den die öffentliche Ordnung und Sicherheit gefährdenden Geisteskranken nicht genügend geschützt wird. Es werden zwar nach §§ 24, 46 wie bisher diejenigen Gemeingefährlichen in den Anstalten zurückbehalten werden, die dauernd sinnfällige Zeichen geistiger Störung bieten. Nach wie vor wird aber vorschnell verfahren werden bei der Entlassung solcher, die nur in Zeitabständen (z. B. Epileptiker) oder unter besonderen Bedingungen (z. B. Alkoholwirkung) stürmischere Zeichen geistiger Störung bieten, oder bei der Entlassung solcher, die überhaupt keine auffälligen Erscheinungen von eigentlicher Geisteskrankheit aufweisen (leichte angeborene oder erworbene Schwachsinnzustände, Hysterie u. a.).

1. Alljährlich wird von den Aufnahmeanstalten und Bezirksärzten den Uebernahmeanstalten eine Anzahl von Personen überwiesen, die, ohne sinn-

fällige Zeichen geistiger Störung zu bieten, allein wegen ihrer krankhaften Veranlagung oder wegen einer bloss anfallsweise auftretenden Psychose auf Grund des § 51 R.-St.-G.-B. freigesprochen wurden. Es muss gefordert werden, dass diese zu längerer Verwahrung überwiesenen Kranken nur dann wieder in Freiheit gelassen werden, wenn wirklich einige Gewähr vorhanden ist, dass Gemeingefährlichkeit und verbrecherische Neigungen nicht mehr vorhanden sind. Das wird jedoch nur in sehr seltenen Fällen eintreten. Denn die Aufnahmeanstalten und Bezirksärzte schlagen solche Kranke nur dann zur Verwahrung in Uebernahmeanstalten vor, wenn sie ihre Gemeingefährlichkeit und Versorgungsbedürftigkeit entweder durch besonders häufige (geisteskranke Landstreicher) oder besonders schwere Konflikte (z. B. schwere Körperverletzung, Mord im epileptischen Dämmerzustande) mit den Gerichten genügend bewiesen haben.

Eine dauernde oder zum wenigsten jahrelange Internierung wäre demnach durchzuführen:

a) Einmal bei Gewohnheitsverbrechern, die dauernd als strafrechtlich unzurechnungsfähig betrachtet werden müssen (infolge von hochgradigem angeborenen Schwachsinn, hysterischer Degeneration, Pseudologia phantastica, chronischem Alkoholismus mit Uebergang in Schwachsinn, Verblödungsprozessen u. a.).

b) Dann bei Personen (Epileptikern, periodisch Geisteskranken, Psychopathen und Trinkern), die, ohne dass sie dauernd verbrecherische Neigungen zu zeigen brauchen, infolge häufiger Anfälle von geistiger Störung, von Dämmerzuständen oder Räuschen beständig die öffentliche Ordnung und die allgemeine Sicherheit gefährden, oder im unzurechnungsfähigen Zustande in ernster Weise gemeingefährlich wurden.

Dass wir gegenwärtig noch weit davon entfernt sind, diese Personen unschädlich zu machen, ging aus den Ausführungen der Irrenärzte klar hervor: Kranke, die bereits mehrere Male wegen schwerer Verbrechen auf Grund des § 51 R.-St.-G.-B. freigesprochen worden waren, wurden aus den Irrenanstalten nach kurzer Internierung immer wieder in Freiheit gesetzt und begingen augenblicklich neue Verbrechen, für die sie wiederum nicht zur Verantwortung gezogen werden konnten.

Die Vereinigung ist der Ueberzeugung, dass diese Zustände auf die Dauer unhaltbar sind und umsomehr einer dringenden Reform bedürfen, als die Gewähr der Unschädlichmachung dieser Kranken eine der ersten Voraussetzungen für eine Verständigung zwischen dem Richter und dem psychiatrischen Sachverständigen ist. Solange der Richter keinerlei Gewähr hat, dass ein geisteskranker Verbrecher durch Zurückhaltung in einer Irrenanstalt vor seinem Treiben bewahrt wird, so lange wird er sich schon aus strafpolitischen Gründen den Ansichten des Sachverständigen nur schwer anschliessen dürfen.

2. Aus den Ausführungen der Psychiater ging weiterhin hervor, dass auch mit der Entlassung solcher Personen, die in bezug auf Verpflegung, Schutz und Aufsicht gefährdet sind, häufig zu vorschnell verfahren wird. Die Erfahrung lehrt, dass viele gebesserte Geisteskranke nur unter Anleitung und Bevormundung einigermassen leistungsfähig sind, dass sie aber infolge ihrer Willensschwäche und Unselbständigkeit dem Bettel und Verbrechen an-

heimfallen, sobald sich niemand ihrer annimmt. Da diese erworbenen Schwächezustände dem Laien nicht ohne weiteres als Geisteskrankheit auffallen, so werden sie vom Richter gewöhnlich verkannt, und infolgedessen sind diese unzurechnungsfähigen Kranken oft dauernd Gegenstand eines aussichtslosen Strafvollzugs, und ihr Leben ist ein ständiger Kreislauf von Verwahrungen in Gefängnissen, Zuchthäusern, Arbeitshäusern und Irrenanstalten. Die Psychiater, die immer wieder auf diese Missstände hingewiesen haben, sind als die ersten verpflichtet, ihnen nach Kräften entgegenzuarbeiten und die Geisteskranken vor Internierungen in Strafanstalten möglichst zu schützen. Dass das aber nicht geschieht, und dass Personen, die bereits seit vielen Jahren geisteskrank sind und in diesem Zustande sich unzählige Strafen zugezogen haben, trotzdem wieder in Freiheit entlassen werden, wo sie sofort wieder mit den Gerichten in Konflikt kommen, geht aus den Beobachtungen der Irrenärzte ebenfalls mit Bestimmtheit hervor.

3. Einer der Gründe für die vorschnellen Entlassungen von Kranken, die kurze Zeit vor ihrer Ueberführung in die Uebernahmeanstalt als gemeingefährlich und dauernd anstaltsbedürftig bezeichnet wurden, ist gewiss in der verschiedenen klinischen und forensischen Betrachtungsweise der einzelnen Aerzte zu suchen. Diese ist begreiflich und um so verständlicher, als es sich bei einer Anzahl dieser Kranken um Personen handelt, die auf der Grenze zwischen geistiger Gesundheit und Krankheit stehen (angeborene Schwachsinnformen, Hysterie und Trunksucht) und es mehr oder weniger dem subjektiven Ermessen des Sachverständigen überlassen ist, wo er diese Grenze ziehen will. Allein der Hauptgrund ist darin zu finden, dass die Aerzte der Uebernahmeanstalten die Vorgeschichte und die Entwickelung des Kranken, die oft in allererster Linie unser Urteil über sie bestimmen, nur ganz ungenügend kennen können.

4. Um diesen Missständen abzuhelfen, ist es unumgänglich notwendig, dass die Uebernahmeanstalten bei der Aufnahme der besprochenen Kranken durch die einweisenden Anstalten oder Bezirksärzte gutachtlich über die Gemeingefährlichkeit und die verbrecherische Vergangenheit des Kranken unterrichtet werden. Eine Abschrift dieses Gutachtens ist dem Bezirksamte des Wohnorts des Kranken oder in Ermangelung dessen seines letzten Aufenthaltsortes mitzuteilen. Vor der Entlassung eines solchen Kranken ist die Direktion der Uebernahmeanstalt angewiesen, in einem kurzen Zeugnis den Nachweis zu führen, dass die Gemeingefährlichkeit des Kranken aufgehört hat und dass — falls genügende Aufsicht und Anleitung nicht vorhanden ist — er auch ohne diese fähig ist, ein geordnetes Leben zu führen. Ueber die Entlassung entscheidet auf Grund dieses Gutachtens das Bezirksamt.

Auf diese Art wird in verhältnismässig einfacher Weise erreicht, dass die Direktionen der Uebernahmeanstalten und die Bezirksämter über das Vorleben und die Gemeingefährlichkeit des überführten Kranken genau unterrichtet und sich der Verantwortlichkeit bewusst werden, die sie bei seiner Entlassung auf sich laden. Erst dann darf gehofft werden, dass bei pflichtmässiger Befolgung dieser Vorschriften der Zweck der §§ 24, 46 und des von uns zu § 46 vorgeschlagenen Zusatzes erfüllt und die vorzeitigen Entlassungen verbrecherischer und dauernd anstaltsbedürftiger Elemente aus den Irrenanstalten sachgemäss eingeschränkt werden.

II. 1. Bei der Frage, wie sich die praktische Durchführung dieser Massregeln gestalten soll, wird man sich darüber klar sein müssen, dass die bestehenden Anstalten nach ihren jetzigen Einrichtungen nicht in der Lage sein werden, den nötigen Anforderungen auf die Dauer zu genügen. Es ist wohl zu bedenken, dass der Strom der Kranken, der sich aus den Strafanstalten in die Irrenhäuser ergiesst, von Jahr zu Jahr mächtiger wird und dass der grösste Teil dieser Personen dauernd unzurechnungsfähig im Sinne des Gesetzes ist und meist zeitlebens der Internierung in einer geschlossenen Anstalt bedarf. Der Prozentsatz der verbrecherischen Persönlichkeiten in den Irrenanstalten muss daher immer mehr wachsen und das Missverhältnis zwischen unbescholtenen und bescholtenen Kranken immer stärker werden. Das wird zu Missständen führen, denn die gemeinsame Verpflegung einer grösseren Anzahl von geisteskranken Verbrechern und anderen Kranken in denselben Anstalten stösst erfahrungsgemäss auf die allergrössten Schwierigkeiten. Die Neigung vieler verbrecherischer Geisteskranker zum Hetzen und Komplottieren, zu Gewalttätigkeiten und Ausbrüchen macht besondere Sicherungsmassregeln und ein grosses Aufgebot von Pflegepersonal unumgänglich notwendig, sie fordert sogar Einrichtungen, die der Irrenanstalt als solcher nicht zukommen dürfen, wenn sie nicht ihren Charakter als Krankenhaus verlieren soll.

2. Um die praktische Durchführung unserer Vorschläge auf die Dauer zu ermöglichen, ist es daher notwendig, dass die Irrenanstalten von derartigen Insassen möglichst entlastet werden und die Anhäufung dieser Elemente durch ihre rechtzeitige Ueberführung in andere Anstalten vermieden wird. Von den bestehenden würden allenfalls die Kreispflegeanstalten als für diesen Zweck geeignet in Frage kommen. Allein, es erscheint von vornherein höchst unwahrscheinlich, dass diese Anstalten mit ihren geringen Sicherheitsvorrichtungen, unzulänglichem (zum Teil fast ausschliesslich weiblichem) Wartepersonal imstande sein werden, Personen fernzuhalten, die sich nur mit Schwierigkeiten in den Irrenanstalten verwahren lassen. Die Versuche, die öffentliche Ordnung und Sicherheit gefährdende Schwachsinnige, Trinker und andere Kranke durch zwangsmässige Zurückhaltung in Kreispflegeanstalten vor ihrem verbrecherischen Treiben zu bewahren, sind wenig glücklich ausgefallen; die Erfahrung hat gelehrt, dass ein sehr grosser Teil dieser Kranken über kurz oder lang von dort entwichen ist oder entlassen wurde. Es ist daher fortan tunlichst zu vermeiden, Kranke in Kreispflegeanstalten zu überführen, deren vorzeitige Entlassung oder Entweichung mit Unzuträglichkeiten oder Gefahren für die Allgemeinheit verbunden ist. Als solche Personen sind zu betrachten:

a) Kranke, die in bezug auf Schutz und Verpflegung gefährdet sind und bei denen mit Sicherheit zu erwarten ist, dass sie wiederum dem Bettel oder dem Verbrechen verfallen und als verkannte Geisteskranke die Strafanstalten füllen,

b) Kranke (Epileptiker, Alkoholiker, Imbecille u. a.), die in pathologischen Rauschzuständen oder Anfällen häufig oder ernstlich mit dem Strafgesetz in Konflikt gekommen sind

und zwar selbst dann, wenn sie unter der Disziplin der Irrenanstalt ein leidlich geordnetes Verhalten zeigten.

3. Der badische Staat wird sich vielmehr ebensowenig wie die übrigen deutschen Staaten der Aufgabe entziehen können, Massregeln zu treffen, welche eine dauernde Verwahrung der unzurechnungsfähigen verbrecherischen Ele-

mente ermöglichen. Auf welche Weise dieses Ziel am besten erreicht werden kann, ob es wünschenswert ist, eine besondere Anstalt für geisteskranke Verbrecher und verbrecherische Geisteskranke zu errichten, oder ob die Angliederung von einem oder mehreren festen Häusern an eine Strafanstalt oder an eine oder mehrere Heil- und Pflegeanstalten der Sache förderlicher sein wird, muss hier dahingestellt bleiben. Falls jedoch der Staat sich zur Errichtung einer besonderen Anstalt entschliessen sollte, glaubt man vom Standpunkt des akademischen Interesses den Wunsch aussprechen zu dürfen, diese in die Nähe Heidelbergs zu verlegen und zwar in der Erkenntnis der Notwendigkeit einer wissenschaftlichen Durchforschung dieses Menschenmaterials und in der Ueberzeugung, dass eine derartige Einrichtung für die kriminalpsychologische Ausbildung der Juristen und Mediziner von grösster Bedeutung werden kann.

Erste Jahresversammlung der Gesellschaft Deutscher Nervenärzte in Dresden am 14. und 15. September 1907.

Programm. I. Eröffnung und Begrüssung der Versammlung am Sonnabend, den 14. September, früh 9 Uhr, durch H. Oppenheim (Berlin). Wahl des Vorsitzenden und des Vorstandes. Definitive Festsetzung der Statuten.

II. Referate: Chirurgische Therapie der Gehirnkrankheiten mit Ausschluss der Tumoren. Ref.: F. Krause (Berlin). Die Hirnpunktion. Ref.: E. Neisser (Stettin). Chirurgische Behandlung der Rückenmarkshautgeschwülste. Ref.: L. Bruns (Hannover). Therapie der Erkrankungen der Cauda equina. Ref.: R. Cassirer (Berlin). Nachmittagssitzung um $3^1/_2$ Uhr. Fortsetzung der Referate und Diskussion derselben.

III. Vorträge: Nonne (Hamburg): Differentialdiagnose des Tumor cerebri. Schüller (Wien): Schädel-Röntgenographie mit Demonstrationen. Hartmann (Graz): Beiträge zur Diagnostik operabler Hirnerkrankungen. Saenger (Hamburg): Ueber Herdsymptome bei diffusen Hirnerkrankungen. A. Pick (Prag): Thema vorbehalten. — Dritte Sitzung am 15. September, um $9^1/_2$ Uhr. Aschaffenburg (Cöln): Die Bedeutung der Angst für das Zustandekommen der Zwangsvorstellungen. v. Frankl-Hochwart (Wien): Ueber die Differentialdiagnose der juvenilen Blasenstörungen und über das spinale Blasenzentrum. Kühne (Cottbus): Die kontinuierliche Bezold-Edelmannsche Tonreihe als Untersuchungsmethode für den Nervenarzt. L. R. Müller (Augsburg): Ueber die Empfindungen in unseren inneren Organen. Kohnstamm (Königstein) und Warnke (Berlin): Demonstrationen zur physiologischen Anatomie der Medulla oblongata. Oppenheim (Berlin): Allgemeines und Spezielles zur Prognose der Nervenkrankheiten. Veraguth (Zürich): Die Bedeutung des psycho-galvanischen Reflexphänomens. E. Müller (Breslau) a. G.: Ueber die Symptomatologie der multiplen Sclerose. K. Reicher (Wien) a. G.: Kinematographie in der Neurologie.

Ende April ist der Direktor der Irrenanstalt Bicêtre, **Ch. Féré,** gestorben. Er war 1852 in Auffay (Normandie) geboren. Er studierte in Rouen und ging dann nach Paris, um sich der Chirurgie zu widmen, wurde aber durch Charcots Einfluss bestimmt, sich für die Neurologie zu entscheiden. Seit 1887 war er in Bicêtre tätig.

Férés Hauptarbeiten haben die Psychomechanik und die experimentelle Psychologie zum Gegenstande („Sensation et mouvement" und sein letztes grösseres Werk „Travail et plaisir", 1904). Psychologie und Psychopathologie gab er ferner in „Pathologie des émotions", „L'instinct sexuel" und „Les épilepsies et les épileptiques".

Früh hat Féré die grosse Wichtigkeit der Degenerationserscheinungen und die Bedeutung der Heredität würdigen gelernt. Er behandelte diese Probleme in „La Famille névropathique" und „La dégénérescence et la criminalité".

Im Anschlusse an seine Untersuchungen über die Degenerationsvorgänge fiel ihm ein hochorigineller Gedanke zu. Féré ist der Schöpfer einer experimentellen Teratologie, resp. Teratogenie. Er hat namentlich am Hühnerei eine grosse Reihe Brutversuche angestellt, durch die er den Gang der Entwicklung des Embryo durch künstliche Störungen mannigfacher Art zu ändern versuchte. Die vieles Interesse bietenden Ergebnisse dieser Experimente sind in seinen Berichten an die Société de Biologie zusammengestellt.

Jentsch.

Der III. internationale Kongress für Irrenpflege findet 7.—11. Oktober 1908 in Wien statt. Vorsitzender: Obersteiner (Wien). Beitrittserklärungen und Anmeldungen von Vorträgen wollen bis 1. VII. 1908 an A. Pilcz (Wien IX, Lazarethgasse 14) eingesandt werden.

Der XVI. internationale Aerztekongress findet vom 29. VIII bis 4. IX. 1909 in Budapest statt. Geschäftsführender Präsident der XII. Sektion (Psychiatrie) ist E. E. Moravcsik.

Im Verlage von Carl Marhold geben Johannes Bresler und Pastor Gustav Vorbrodt eine „Zeitschrift für Religionspsychologie" heraus, die Grenzfragen der Theologie und Medizin behandeln soll. Die Zeitschrift erscheint monatlich in Stärke von 2—3 Bogen. Preis vierteljährlich 2,50 Mk. Der Arbeitsplan umfasst, wie der Prospekt erläutert: 1. die Religionspsychologie; 2. die Anomalien des religiösen Lebens; 3. die Pflege und Lehrbarkeit der Religion, die Ermittlung der Gesetze einer gesunden Religionspflege.

G.

Im schöngelegenen, alkoholfreien Walderholungsheim des Vereins „Jugendschutz"-Berlin können wieder blutarme, schwächliche oder etwas nervöse Damen und junge Mädchen aufgenommen werden. Unter der Anleitung einer tüchtigen Gartenbaulehrerin sind die besten Erfolge der Kräftigung erzielt worden, durch den Wechsel von Ruhe im Walde und Beschäftigung im Garten.

Für Gartenbauschülerinnen und Haushaltungsschülerinnen wird Ermässigung vereinbart. Aber auch für Erholungsbedürftige und Rekonvalescentinnen ist der Preis in diesem Heim des „Jugendschutz" so billig berechnet, um auch weniger Bemittelten die Kräftigung in der würzigen Waldluft zu gewähren (1,50—3,50 Mk. pro Tag). Meld. „Jugendschutz": Berlin C., Kaiser Wilhelmstrasse 39 II. 10—11 und 4—5 Uhr.

Druck der Anhaltischen Buchdruckerei Gutenberg, e. G. m. b. H., in Dessau.

CENTRALBLATT

für

Nervenheilkunde und Psychiatrie.

Herausgegeben im Verein mit zahlreichen Fachmännern des In- und Auslandes

von

Professor Dr. Robert Gaupp in Tübingen.

Erscheint am 1. und 15. jeden Monats im Umfang von 2—3 Bogen. Preis des Jahrganges Mk. 24.
Zu beziehen durch alle Buchhandlungen und Postanstalten.

Verlag von Vogel & Kreienbrink, Berlin W. 30 und Leipzig.

XXX. Jahrgang. 15. Juli 1907. Neue Folge. XVIII. Bd

I. Originalien.

Ueber den Angstaffekt im manisch-depressiven Irresein.*)

Ein Beitrag zur Melancholiefrage.

Von Prof. Dr. Gustav Specht (Erlangen).

Bekanntlich hat das Symptom der Angst — abgesehen von den uns hier nicht interessierenden angstneurotischen Zuständen — in der Psychiatrie erst seit kurzem eine differentiell-diagnostische Würdigung erfahren. Wernicke sieht in ihr die ausschliessliche Grundlage reiner Angstpsychose, die er scharf von sonstigen Melancholieformen getrennt wissen will, und für Kraepelin bildet sie u. a. ein wichtiges Unterscheidungsmerkmal zwischen dem Schwermutsbild der Melancholie im engeren Sinn und des manisch-depressiven Irreseins. Es unterliegt nun keinem Zweifel, dass es Fälle typischer Depression (nach Kraepelin), bezw. affektiver Melancholie (nach Wernicke), bezw. reiner Melancholie (nach Kölpin) tatsächlich gibt, wie andererseits auch die Angstpsychose einen wohlumschriebenen Symptomenkomplex darstellt; aber ebenso sicher ist es, dass die Mehrzahl der Fälle diese reine Ausprägung nicht zeigt, so dass man ohne die Annahme von Misch- und Uebergangsformen nicht auskommen kann. Kölpin hat für letztere die Bezeichnung „Angstmelancholie" gewählt, ohne sich für die klinische Auffassung dieser Kombinationsbilder irgendwie zu engagieren.

Ist nun aber das Vorkommen solcher angstmelancholischen Zustandsbilder bei ausgesprochenen Fällen manisch-depressiven Irreseins, wie die klinische Erfahrung lehrt, nichts Aussergewöhnliches, so dürfen wir bei der gleichen

*) Vortrag, gehalten auf der Jahresversammlung des Vereins bayr. Psychiater zu München am 21. V. 1907.

Psychosengruppe auch noch weitere mit Angst gepaarte Krankheitsbilder erwarten, deren symptomatologischer Aufbau nach Analogie der bekannten Mischzustände zu beurteilen ist. Tatsächlich finden sich solche Zustände nicht selten, sind aber bisher in ihrer Eigenart noch nicht entsprechend gewürdigt worden.

Nehmen wir die Angst und dazu die Ideenflucht und den gesteigerten Bewegungsdrang, so ergibt sich ein Symptomenkomplex, der mit der bisher sogenannten Melancholia agitata Zug um Zug übereinstimmt. Das ergibt sich ganz ungezwungen selbst aus den allerneuesten Schilderungen dieser Krankheitsbilder. So ist bei A. Westphal noch in der erst jüngst erschienenen Neuauflage des Binswanger-Siemerling'schen Lehrbuchs folgendes zu lesen: „In auffallendem Gegensatz zu den durch Hemmung auf psychomotorischem Gebiete ausgezeichneten Fällen von Melancholie steht diejenige Form der melancholischen Erkrankung, bei welcher der Angstaffekt stärker als die Hemmung ist und als Hauptsymptom in den Vordergrund der Krankheitserscheinungen tritt, die Melancholia agitata sive aktiva (Angstmelancholie). Bei diesen Fällen ist Bewegungsunruhe an Stelle der motorischen Hemmung getreten. Die Kranken kommen, von lebhafter Angst getrieben, keinen Augenblick zur Ruhe; sie ringen die Hände etc. etc. (folgt eine nähere Beschreibung des bekannten Zustandes). Die sich in buntem Wechsel jagenden Vorstellungen der Angst der Versündigung usw. — heisst es einige Zeilen später — sind bei manchen dieser Fälle derart flüchtig, lösen einander so schnell ab, dass man von einer „melancholischen Ideenflucht" sprechen kann. Bei noch weiterer Steigerung der Angst kann es bei schweren Erkrankungsfällen zu tobsüchtiger Erregung kommen, in welcher die Kranken zertrümmern, was ihnen in den Weg kommt, laut schreiend um Hilfe rufen, für alle Beruhigungsversuche unzugänglich sind. Besonders häufig kommen diese agitierten Formen der Melancholie bei älteren Personen zur Beobachtung."

Ich betone ausdrücklich, dass sich diese Schilderung nicht etwa im Kapitel der zirkulären Geistesstörungen findet, sondern bei der Melancholie herkömmlicher Auffassung, bei der Westphal lediglich nach der Höhe der Affektstörung eine leichtere einfache Melancholie (Melancholia simplea) von den schwereren Graden dieser Krankheit, der Angstmelancholie (Melancholia agitata), unterscheidet.

Ganz ähnlich lautet die Darstellung bei Wernicke. „Als eine besondere Form der Angstpsychose — heisst es im Grundriss der Psychiatrie — verdient die sogenannte Melancholia agitata ausdrücklich erwähnt zu werden. Dabei ist die Bewegungsunruhe dauernd sehr ausgeprägt vorhanden, die Bewegungen sind nicht ausschliesslich, wenn auch überwiegend psychologisch motiviert, z. T. stehen sie auf der Grenze eigentlicher Motilitätsstörung. Vor allem aber ist auffallend, dass die gesteigerte Produktion von Angstvorstellungen zu Rededrang und Ideenflucht führen kann, Symptomen, auf die wir später bei einem ganz anders gearteten Krankheitsbilde — Wernicke meint natürlich die Manie — stossen werden, deren sensorische Herleitung hier aber nicht zu verkennen ist."

Beide Autoren haben den fraglichen Angstzustand in seiner widerspruchsvollen Zusammensetzung völlig naturtreu wiedergegeben, und man muss sich nur wundern, dass sie nicht ganz von selbst auf die richtige klinische Deutung gekommen sind. Da sie sich diese haben entgehen lassen, müssen denn auch ihre psychologischen Konstruktionen unecht, gequält und teilweise nichtssagend ausfallen. Ist es doch nichts wie Tautologie, wenn Wernicke die ihm selbst auffällige Tatsache konstatiert, dass die gesteigerte Produktion von Angstvorstellungen zu Rededrang und Ideenflucht führen kann. Zieht man von diesem Passus den Schleier der Redewendungen hinweg, dann besagt er weiter nichts als: die gesteigerte Produktion der Ideen (dass es speziell Angstvorstellungen sind, dafür sorgt natürlich der Affekt) —, die gesteigerte Produktion der Ideen führt zu gesteigerter Ideenproduktion. Dass überdies die gesteigerte Produktion von Vorstellungen, zumal von Angstvorstellungen, an sich noch nicht zu Rededrang führen kann, darüber braucht man bei unserer jetzigen Einsicht in die psychologischen Zusammenhänge dieser Vorgänge vollends kein Wort zu verlieren. Aber freilich dem Angsteffekt pflegt man auch sonst in der Psychopathologie die widersprechendsten Folgeerscheinungen zuzutrauen. Dass er hemmend wirkt, weiss jedermann; indes da er auch zu explosiven Reaktionen oder zu monotoner Ruhelosigkeit führen kann — Erscheinungen, die doch mit Ideenflucht und manischem Bewegungsdrang rein gar nichts zu tun haben —, gewährt man ihm gleich im ganzen Bereich der Seele die Macht, zu lösen und zu binden, und dann lassen sich natürlich spielend alle möglichen Krankheitsbilder aus dem anscheinend alleinigen Grundsymptom der Angst entwickeln. Bewahrt man sich aber diesen Zuständen gegenüber eine vorurteilsfreie Betrachtungsweise, dann wird man sich bald der Uebereinstimmung mit jenen klinischen Erfahrungen nicht mehr erwehren können, die uns jetzt von den manisch-depressiven Mischbildern her ganz geläufig geworden sind. Es würde an dieser Stelle zu weit führen, wollte ich die Fülle des klinischen Beweismaterials des Näheren hier besprechen. Ueberdies sind die Erscheinungen in ausgeprägten Fällen, wie die zitierten Stellen aus Wernicke und Westphal zeigen, so sinnfällig, dass man sich nur einer schlichten, jede willkürliche Synthesen vermeidende Schilderung hinzugeben braucht und der klinische Sachverhalt ergibt sich ganz von selbst. Ist man aber bei der Deutung dieser markanteren Fälle erst einmal aus dem falschen Geleise herausgekommen, dann fällt es auch nicht mehr schwer, die stilleren Varianten der Angstpsychose richtig zu erfassen. Auch diese lösen sich einem nicht einfach in lauter Angsterscheinungen auf, man entdeckt gegenteils dahinter noch ein symptomatologisches Plus. Was man bisher im Hinblick zu dem auffälligen Gegensatz der zirkulären Depression als fehlende Hemmung zu konstatieren gewöhnt war, fällt Einem nun bei näherem Zusehen und besonders unter Mithilfe des begünstigenden Faktors der Zustandsschwankungen als die leichtere Ausprägung einer manischen Komplikation auf. Letztere braucht natürlich nicht gerade immer die zwei Kardinalsymptome der Ideenflucht und des Bewegungsdrangs aufzuweisen, auch Angst, Denkhemmung und Agitation oder Angst, Ideenflucht und psychomotorische Hemmung kommen vor. Erstere Kombination wird, wenn die Denkhemmung nicht gar zu stark, für gewöhnlich auch als Angstpsychose, letztere meist richtig als zirkuläre Depression aufgefasst werden; doch vermag sie auch so eigenartige Bilder zu zeitigen, dass man in der Diagnose ganz daneben geraten kann.

Nach alledem komme ich bezüglich der klinischen Bewertung der Angstpsychose zu einem Resultat, das den Anschauungen Wernicke's und Kölpin's diametral entgegengesetzt ist. Weit entfernt, die Angstpsychose für den reinen Typus einer einfachen Affektstörung zu halten, sehe ich vielmehr in ihr eine Mischform des manisch-depressiven Irreseins, die der schon von Kraepelin und Weygandt beschriebenen depressiven Erregung und agitierten Depression ähnlich sieht, nur dass den letztgenannten Zuständen das vielumstrittene Symptom der Angst fehlt.

Umgekehrt ist für mich die Angstmelancholie Kölpin's nicht eine Uebergangs- oder Kombinationsform von Angstpsychose und reiner Melancholie, sondern einfach eine der unkomplizierten melancholischen Erscheinungsformen des manisch-depressiven Irreseins.

Hemmung plus Schwermut mit oder ohne Angst, das sind die beiden Spielarten des Depressionszustandes des zirkulären Irreseins, und je nach der Art und Intensität des manischen Einschlags entstehen dann aus der Variante der Angstdepression die verschiedenartigen Formen der Angstpsychosen. Ueberhaupt will mir scheinen, dass die Angst im manisch-depressiven Irresein eine viel grössere Rolle spielt, als selbst von jenen Autoren zugegeben wird, die in dieser Frage nicht auf Kraepelin'schem Standpunkt stehen. Sie wird, wie ich es schon erlebt habe, nicht gar selten auch von Fachleuten übersehen oder in ihrer Intensität und ihrem ganzen Charakter nach unterschätzt, weil die gleichzeitig bestehende Hemmung ihrer Entfaltung nach aussen einen Dämpfer aufsetzt; während es andererseits nach der hier vertretenen Auffassung nicht Wunder nehmen kann, dass der gleiche Affekt sich in der sog. Angstpsychose gar so laut und aufdringlich geberdet.

Nun gilt die Angstpsychose in all ihren Schattierungen als typische Melancholieform des Rückbildungsalters, aber es erregt immer wieder diagnostisches Unbehagen, dass man die gleiche Psychose auch in jüngeren Jahren findet. Nach dem Gesagten ist daran nichts Auffälliges. Wie die anderen manisch-depressiven Mischformen, werden wir auch die mit Angst gepaarten auf jeder Altersstufe erwarten dürfen. Wenn nun aber derartige Angstpsychosen im höheren Alter an Häufigkeit weit überwiegen, so lässt sich gegen die von den meisten Autoren geltend gemachte Annahme einer durch das Alter bedingten symptomatologischen Umformung des im Wesen doch gleichbleibenden Krankheitszustandes gewiss kein triftiger Einwand machen; allein man kann doch noch eine andere Erwägung mitsprechen lassen. Wir wissen, dass die psychomotorische Hemmung gerade bei den Depressionszuständen der jüngeren Jahre im Vordergrund der Erscheinungen zu stehen pflegt und sich häufig bis zu den schwersten Formen des dann zu ernsten diagnostischen Zweifeln Veranlassung gebenden Stupors verdichtet. Mit zunehmenden Jahren tritt die Willenshemmung im Durchschnitt mehr und mehr zurück und damit ist der wohl in den meisten Fällen vorhandenen Angst, wie ich vorhin schon angedeutet, erst die Möglichkeit sinnfälligerer Entfaltung gegeben. Diese Auffassung würde den Vorteil bieten, dass zwei klinische Tatsachenreihen mit einander in Korrelation gesetzt und auf ein und dasselbe Erklärungsprinzip zurückgeführt werden könnten.

Aber abgesehen von der Angst betont Kraepelin bekanntlich das so viel häufigere Vorkommen melancholischer Psychosen überhaupt in der zweiten Lebenshälfte.

Nun, was die Angstpsychosen betrifft, so dürfen dieselben nach dem

Gesagten nicht mehr schlankweg zu den Depressionszuständen gerechnet werden; es wäre willkürlich, den Akzent nur auf den Affekt zu legen, denn sie sind im ganzen genommen geradesoviel manisch als depressiv. Ferner kann ich — und das sei hier nur beiläufig gesagt — die Erfahrung aller Autoren, dass doch auch nicht wenige Manien im höheren Alter sich zeigen, noch dahin erweitern, dass auch die chronische Manie, die ich ebenfalls trotz der von mir betonten symptomatologischen und praktischen Sonderstellung zum manisch-depressiven Irresein rechne, dass auch diese Manie nach meiner Erfahrung vielfach gerade im Rückbildungsalter erst zu voller Entfaltung gelangt. Durch zwei Drittteile ihres Lebens halten sich diese Leute gerade noch auf der Grenze sozialer Bewegungsfähigkeit, um mit Eintritt in die Rückbildungsjahre dann dauernd und zwar manisch zu entgleisen. Freilich werden sie gewöhnlich als Paranoiker diagnostiziert. Und schliesslich muss ich in diesem Zusammenhang auch noch den depressiven Wahnsinn mit hereinziehen, obwohl er eigentlich ausserhalb dieses enger gezogenen Themas liegt. Ich müsste eine weite Strecke zurücklegen, wollte ich den klinischen Nachweis erbringen, dass auch dieses vielumstrittene Krankheitsbild mit in die besprochene Psychosengruppe gehört und dass ich also in dieser Hinsicht, freilich aus anderen Erwägungen mit Kraepelin übereinstimme. Ich komme nur um deswillen hier auf diese Form zu sprechen, weil auch sie mitgezählt wird, wenn es gilt, das Ueberwiegen der melancholischen Psychosen im höheren Alter zu erweisen. Nun muss ich sagen, auch der depressive Wahnsinn, so wie ich ihn gesehen, enthält mindestens ebensoviel manische Bestandteile wie depressive.

Aus all diesen Erfahrungen und Erwägungen heraus bin ich, wenn auch auf einem anderen Wege, zu einem ganz ähnlichen Resultat gekommen wie Thalbitzer, der gleichfalls die Melancholia agitata auf die Form des manisch-depressiven Irreseins zurückführt. Andererseits freilich stimme ich mit einer Reihe von Aufstellungen Thalbitzers nicht überein. Abgesehen vom depressiven Wahnsinn, den er ganz anderswo rubriziert wissen will, findet bei ihm die Angst in ihrer psychopathischen Eigenart nicht die gebührende Würdigung und in der synthetischen Kombination der manisch-depressiven Elementarsymptome zeigt er gerade keine glückliche Hand. So entsteht durchaus nicht, wie er annimmt, aus depressiver Verstimmung, Ideenflucht und Betätigungsdrang eine Melancholia agitata mit einer unproduktiven Abart, wenn an Stelle der Ideenflucht Druckhemmung tritt. Aber lassen wir das Trennende, so steht meines Erachtens soviel fest, dass die Angstpsychose sich vom manisch-depressiven Irresein nicht trennen lässt, und dass die Unmöglichkeit einer solchen Trennung nicht etwa in einer derzeitigen diagnostischen Rückständigkeit, sondern in der inneren klinischen Zusammengehörigkeit beider Psychosenformen begründet ist.

Zur Persönlichkeitsanalyse.

Von **Walter Fuchs** (Emmendingen).

„Persönlichkeit" bedeutet an sich etwas sehr und nach eigensten Gesetzen kompliziertes. Diese individuellen Gesetze und Regeln sind nicht alle aus dem status praesens und nicht durch die enquête psychophysique aufzuklären, weil sie teilweise latent oder Sprossen aus latenten Wurzeln sind. Ererbtes, Unterbewusstes, fast Vergessenes übt seinen Einfluss. Ohne gründliches Studium der Vorgeschichte bleibt die Individualität voll von Rätseln: man ist in der Lage eines Chirurgen, der keine Anatomie kann. Gründliche Kenntnis der Ahnentafel beschränkt den Umfang der terra incognita beim Deszendenten, natürlich dann besonders, wenn wir das Wiederauftreten eines wohlcharakterisierten Familientyps nachweisen. Die bloss somatischen Koinzidenzen sind freilich mit Vorsicht zu verwerten, da sie keineswegs das Korrelat für die der Funktion bezw. für die psychischen zu sein brauchen. Ist doch die beiderseitige Beziehung nicht einmal für die Genese im Organismus fraglos, da in der Embryonalzeit die dirigierende Funktion des Centralnervensystems noch ruht. Von grösserer Bedeutung für den Rückschluss von dem Zustande des einen Organs zu dem des andern und vornehmlich des Cerebrums ist vielleicht die gemeinsame Zugehörigkeit zu ein und demselben Keimblatt, also hier zum äusseren, zum Ektoderm; und sicherlich nicht unwichtig ist Kleinheit des Schädels, die nach meinen Notizen zwar nicht eigentlich geringere Intelligenz zu bedingen scheint, wohl aber geringere Widerstandsfähigkeit des einen oder andern der psychischen Komponenten, also auf dem Gebiete der Verstandestätigkeit einseitige Begabung, partielle Minderansprechbarkeit, Fahrlässigkeit oder Inversität des Urteils, Ermüdbarkeit, Minderwertigkeiten des Gedächtnisses (Assoziationsarmut), Mangel an Entschlusskraft, an Frische, an Tempo, an résümierender Phantasie; auf affektivem Gebiet Exzentricität, Labilität, Uebermass und Torpidität, Euphorie und Resignation; auf dem benachbarten Gebiet der Instinkte: Charakterfehler im engeren Sinn, Affektscheu, Leistungsangst, Idiosynkrasien, Egoismus, Unberechenbarkeit; und auf dem eng verknüpften physiologischen Gebiet: Erschöpfbarkeit, verminderten d. h. in der absoluten Leistung und in der Leistung in der Zeiteinheit zurückbleibenden Aktionsradius, gewisse Zwangsemotionen, Perversitäten, Para-Funktionen und, wenn wir wollen, das Heer der psychopathognomonischen Stigmen.

Indes können wir manches von den anatomischen Degenerationszeichen für die Einschätzung der psychischen Funktionen lernen, z. B. dass, wie dort Hypoplasien so hier Funktionsminderwertigkeiten besonders infaust wirken, dass es, wie anatomisch loci minoris resistentiae psychologisch tempora minoris resistentiae gibt, dass die Fähigkeit zur Anpassung abnimmt mit der Zahl der zu wechselseitigem Vikariieren fähigen, auf Koordination angewiesenen Eigenschaften, dass also erst eine gleichzeitige Lähmung von psychischen Partnern Defekte zu irreparabeln macht.

Auch wenn wir uns auf die Definition des Begriffs „Persönlichkeit" zunächst nicht einlassen, müssen wir daran erinnern, dass an der Zusammensetzung der Psyche das Defektuose gleichen Anteil haben kann wie das funktionell Überlegene, dass ein Plus oder Minus auf der Seite der Triebe, der Gewohnheiten, des Affektlebens und des Wollens wechselseitig verdeckend, schwächend, steigernd oder transformierend einwirken kann in Kombinationen, die so zahllos sind wie die menschlichen Verschiedenheiten selbst. Die Persönlichkeit stellt ein Produkt dar von Anlage plus Umwelt, also von hereditären und von selbst erworbenen Reizresiduen; es ist zunächst eine Majoritätsfrage, ob die Differenzierung in malam partem oder in bonam geht. Der Wert, den man dem Kampf im weiteren Sinne für die Erziehung, also für die Entwickelung der Persönlichkeit beimisst, insonderheit beimisst für die Erziehung des männlichen Geschlechts mit seiner grösseren Begabtheit, aktive Individualitäten zu entwickeln, beruht darin, dass eine Vielheit verschiedenster Reize immer wieder das Individuum zwingen, Farbe zu bekennen, seine letzten Hülfstruppen mobil zu machen, sich aktiv anzupassen. „Siegen“ heisst ja nur, fremde Individualität der eigenen unterwerfen, aber Voraussetzung ist eben das Vorhandensein oder besser das Manifestwerden einer Individualität. Die ständig wirkende vis a tergo des äusseren Reizes, in seiner Wirkung vertieft oder beschleunigt durch das emotionelle Moment, aktiviert alle sozialen und alle antisozialen psychischen Wesenszüge, die man auch biologisch zweckmässige und biologisch unzweckmässige Assoziationskomplexe nennen mag, seien sie nun individuell oder hereditär ausgeschliffen. Die schwachen und die starken Seiten der Persönlichkeit werden freigelegt, die Gesetze der Latenz werden erkennbar.

Was das wirksamste ist bei der Entwickelung der Individualität, ist aber auch das beste Mittel für die Erforschung der Individualität.

Bekanntlich hat die moderne Entwickelungslehre sich den Gedanken Hering's zu eigen gemacht, der das Gedächtnis als eine allgemeine Funktion der organischen Materie auffasste. Man geht von der Tatsache aus, dass die lebendige Substanz nach dem Aufhören jeder Reizerregung dauernd verändert ist insofern, als von nun an jene Erregung auch durch einen andern bezw. schwächeren Reiz, einen Teil des Originalreizes, hervorgerufen, ekphoriert werden kann. Diese hinterbliebenen Dispositionen, die Engramme — ich brauche die Semon'sche Nomenklatur — gesellen sich eins zum andern in zahlloser Menge und in einer Art der Verknüpfung, die gegeben ist durch das Nebeneinander und Nacheinander der primären Reize. Die spätere Ekphorierung findet also die Assoziiertheit als etwas fundamentales und historisches fertig vor. Ekphorisch aber auf das latente, an sich ziemlich passive Dépot der Engramme wirkt die Wiederkehr der ganzen oder teilweisen energetischen Situation. Mit diesem Prinzip wird Gedächtnis, Vererbungsfähigkeit, Regulations- und Regenerationsvermögen einheitlich erklärt.

Für uns hat diese Auffassung, welcher die Erfahrungen der Psychiatrie nicht widersprechen, grosse Bedeutung. Denn wir können nunmehr die Methoden der Erziehung, die Methoden der Züchtung mutatis mutandis auf die Methoden der Exploration, auf die Technik der Persönlichkeitsanalyse anwenden. Wir dürfen aber auch hoffen, die Kenntnis der Ahnentafel, mit der es ja oft schlecht bestellt ist, einigermassen zu ersetzen durch Anwendung geeigneter ekphorierender Reize auf die jeweilige Totalität von Engrammen: das Individuum. Damit ergibt sich die Notwendigkeit, von Fall zu Fall psychologische Reagentien zu schaffen.

Nun ist das leichter gesagt als getan. Es lassen sich wohl Methoden denken, die durch eine Auswahl individuell an früheres anknüpfender Reizgruppen retrospektiv Aufhellung schaffen, aber der Aufwand würde ein sehr grosser sein. Leichter ist es, bei Zeiten analysierend an das Individuum heranzutreten und fortschreitend mit der ontogenetischen Entwickelung durch zunehmend individualisierende Zerlegung und Zusammenfassung der auftretenden Bilder ein zuverlässiges Urkundenmaterial, wie Weygandt sagt, zu sammeln. Die nötigen Reize liefert das Leben selbst mit seinem Kampf ums Dasein, um die Macht. Dramatische Katastrophen sind entbehrlich, ja bisweilen irreführend, wie die Selbstbeobachtung von Baelz zeigt, der eine befremdende Meta-Individualität in sich auftauchen sah. Jedes Individuum birgt genügend affektbetonte Komplexe, die schon durch objektiv unbedeutende Vorkommnisse voll ekphoriert werden; bei Kindern ist das am deutlichsten. Da überdies absolut neuartige Situationen im Leben schwerlich vorkommen, andererseits aber gerade prekäre Zwischenfälle der atavistischen Erfahrung aus rauheren Zeitläuften besonders geläufig sein mögen, so besteht, wenigstens theoretisch, Aussicht, auch präindividuelles zu ekphorieren. Die Versuche, die Individualität in der Arbeitsleistung sich spiegeln zu lassen, suggestionieren nicht die hinreichende Affektspannung, um die ganze Persönlichkeit aus ihren Partiallatenzen zu wecken. Die Aussenreize dürfen eben nicht einfache, sondern müssen Vorgänge sein, die die psychischen Komponenten oder psychischen Typen, wie W. Stern sagt, gleichzeitig anrufen; namentlich die affektive Komponente darf nicht unekphoriert bleiben. Das geschieht normalerweise durch Erlebnisse und bei Leistungen.

Wenn die Persönlichkeit, nach Erschöpfung der Vorgeschichte und des Status, sich ergibt aus der individuellen Reaktion auf Erlebnisse plus den individuellen Spontanëitäten, als welcher beider Lebensquittung der gesamte Entwicklungsgang sich darstellt, also aus dem passiven Querschnitt, dem aktiven Querschnitt und dem Längsschnitt, dann haben wir in gut geführten Individualitätsakten gesprächiges Material.

Das folgende Schema soll dem Versuch dienen, die Wirkung passiver und aktiver Lebensreize auf die Psyche zu analysieren und zu registrieren.

		22.	23.	24.	25.	26.
Erlebnis:	Tatbestand:					
	1. Reflektorische (Instinkt-) Vorgänge.					
	2. Apperzeptive Vorgänge					
	3. Affektreaktionen.					
	4. Somatophysiologische Reaktionen.					
Leistung:	Tatbestand:					
	1. Reflektorische (Instinkt-) Vorgänge.					
	2. Apperzeptive Vorgänge.					
	3. Affekt-begleiterscheinungen.					
	4. Somatophysiolog. Begleiterscheinungen.					

Die senkrechten Kolumnen sind je für eine Zeiteinheit bestimmt; die obere Hälfte gehört dem „Erlebnis", dem passiven Reiz in seinen analysierten Folgen auf die Psyche, die untere Hälfte der Analyse der Leistung. Erlebnis und Leistung gehen nun zwar vielfach ineinander über, aber sie sind doch nicht so identisch, dass man sie nicht trennen könnte. Das Erlebnis wird allerdings oft der Reiz für die Leistung sein: dann gehört die Analyse der letzteren bereits in die nächste Kolumne, natürlich in deren untere Hälfte; denn nur so steht vergleichbares beieinander. Für viele Fälle und in Friedenszeiten wird ja die Analyse der „Erlebnisse" genügen; bei andern dagegen, bei zielbewussten Tatmenschen und bei aktiven Psychopathen möchte ich die „Leistung"-Hälfte nicht missen. Jede Kolumne zerfällt in zwei Hälften (Erlebnis und Leistung), jede Hälfte in 5 Horizontalabschnitte: zunächst Tatbestand (kurze objektive Angabe). 1. Reflektorische (Instinkt-) Vorgänge, worunter wir der Einfachheit halber auch auftauchende Erinnerungen rechnen. 2. Apperzeptive Vorgänge (bewusstes Denken, Urteilen, Entschliessen, Handeln). 3. Affektreaktionen. 4. Somatophysiologische Reaktionen (Vasomotorisches; Sekretionsanomalien; Schweissausbruch, Ohnmacht, Zittern, Störungen des Schlafes u. dgl.). Ganz entsprechend ist die Horizontalteilung der unteren Kolumnenhälfte, der „Leistung", nur dass man hier statt von Reaktionen von Begleiterscheinungen zu reden haben wird. Sekundäre Senkrechte in jeder Kolumne erlauben die Zeitdauer anzudeuten bis zum Eintritt bezw. des Ablaufes der psychischen Komponente: verfrühte Erscheinungen ganz links, verspätete rechts, eventuell in die folgende Kolumne hinein.

Plus- (+) und Null- (*o*) Zeichen sagen, ob überhaupt in der betreffenden Komponente eine Reaktion eintrat, Doppel-Plus- (++) und Minus- (—) Zeichen, ob sie gesteigert (verlängert) oder herabgesetzt (verkürzt) war. Hier liegt natürlich ein Stein des Anstosses; denn wie will man die Normaldosis z. B. des Affektes bestimmen? Indes gibt es zwei Rettungsanker, genaue Kenntnis einmal der analysierten Individualität und zweitens des Reizes, des „Tatbestandes". Freilich gelangt ja gerade dieser nur in seiner subjektiven Stärke zur Wirkung. Vielleicht könnte man hier die Reizgrössen wie die Windstärken in Ziffern ausdrücken nach den Normen der individuellen Wetterkarte, welche der Kenner im Gefühl haben muss.

Diese schwer zu erfüllenden Voraussetzungen und der unvermeidliche Tropfen subjektiven Oeles sind leider nicht die einzigen Nachteile der Methode. Noch andere Gefahren des Fehlschlusses drohen. Man wird fragen: was alles soll denn nun analysiert werden? Wo ist die Grenze für die Buchungswürdigkeit bei Leistung und Erlebnis? Denn analysieren wir nur eklatant bedeutendes, dann erzielen wir eben auch wieder nur Querschnitte, analysieren wir „alles", dann wird die Masse schier uferlos. Das schliesslich Extrahierte darf auch deshalb nicht überschätzt werden, weil über Stärkegrad, Qualität, associative Beziehungen der Einzelkomponenten das blosse + und — uns gar nichts sagt. Wir sehen zunächst nur, inwieweit die passiven und die aktiven Lebensvorgänge die einzelnen psychischen Komponenten passiv gelassen oder aktiviert haben.

Nun steht aber doch hinter dem Streben nach Persönlichkeitserforschung als treibendes praktisches Motiv das Bedürfnis nach individueller Prognose und wennmöglich Prophylaxe. Reaktionstypen, die im Lauf der

Beobachtung durch regelmässige Wiederkehr auf unsern Analysebögen sich als spezifisch für die betreffende Persönlichkeit gezeigt haben, lassen in der Tat Schlüsse auf die Zukunft zu. Auch bei der Vorhersage der Psychosen kommt es ja nicht sowohl darauf an, zu verkündigen, ob oder gar an welcher Psychosenform der X. erkranken wird, sondern es gilt, die praktisch wichtigen Fragen zu beantworten: wird hier dieser Nochgesunde für sich oder andere gefährlich, für die öffentliche Schicklichkeit anstössig, hilflos — kurz: wird er antisozial werden oder nicht?

Um nun aus den Analysebögen zu ersehen, was im einzelnen der Rubrikat getan bezw. unterlassen hat — denn das ist sozial von allergrösster Bedeutung — bedürfen wir einer näheren Bezeichnung. Dabei ist die Selbstbeobachtung des Individuums von hohem Wert, Erziehung zur inneren Wahrhaftigkeit erscheint also als psychiatrisches Desiderat.

Wir können die Scharen der +, — und *o*-Zeichen gesprächiger machen, indem wir noch besondere Zeichen beifügen, etwa *s* = sozial, *u* = un- (anti-sozial, *i* = indifferent und noch ausführlicher *as* = aktiv sozial, *au* = aktiv unsozial und *ps* und *pu* entsprechend passiv sozial und passiv unsozial.

Während sich aus den Notizen:

Tatbestand:	*A* Eisenbahnzusammenstoss	und	*B* Eisenbahnzusammenstoss
1. Reflektorische (Instinkt-) Vorgänge	+		+
2. Apperzeptive Vorgänge	*o*		+
3. Affektive Reaktionen	++++		*o*
4. Somatophysiologische Reaktionen.	++		*o*

nur herauslesen liesse, dass ein schwerer Shok auf Rubrikat *A* tief erschütternd und willenlähmend gewirkt, den Rubrikat *B* dagegen kalt gelassen und zu einer Massnahme veranlasst hat, würde bei Ergänzung durch die Nachzeichen Schema *A*

Tatbestand:	Eisenbahnzusammenstoss
1. Reflektorische (Instinkt-) Vorgänge	+ *i*
2. Apperzeptive Vorgänge	*o*
3. Affektive Reaktionen	++++*pu*
4. Somatophysiologische Reaktionen.	++*u*

aussagen: *A* ist ein Unfallhysteriker; und Schema *B*

Tatbestand:	Eisenbahnzusammenstoss
1. Reflektorische (Instinkt-) Vorgänge	+ *au*
2. Apperzeptive Vorgänge	+ *au*
3. Affektive Reaktionen	*o*
4. Somatophysiologische Reaktionen.	*o*

würde den *B* als entarteten, höchstwahrscheinlich schwer erblich belasteten, vielleicht imbezillen und mit moral insanity-Zügen gezeichneten Lombroso-Typ dokumentieren. Als Schlüssel für die Zukunft genügt das bereits, wenn die Durchsicht unserer Listen erweist, dass das Schemabild mehr als ephemer ist.

Treten bei *A* im Verfolg der weiteren Beobachtung unter 2 (Apperzeptives) +zeichen mit der Nuance *au* auf, dann droht paranoide Entwickelung zum Querulanten:

Tatbestand:	Eisenbahnzusammenstoss
1. Reflektorische (Instinkt-) Vorgänge	+ *i*
2. Apperzeptive Vorgänge	+ *au*
3. Affektive Reaktionen	++++ *pu*
4. Somatophysiologische Reaktionen.	++ *u*

unter 3 (Affektives) auftauchende *au* können diesen zum Kriminellen prädestinieren:

Tatbestand:	Eisenbahnzusammenstoss
1. Reflektorische (Instinkt-) Vorgänge	+ *i*
2. Apperzeptive Vorgänge	+ *au*
3. Affektive Reaktionen	++++ *au*
4. Somatophysiologische Reaktionen.	++ *u*

Das Erlebnis eines Epileptikers (Lärmszene auf der Abteilung) sieht in den verstimmungsfreien Zeiten so aus:

I. Primitive Bezeichnung:

Tatbestand:	Lärmscene
1. Reflektorische (Instinkt-) Vorgänge	+
2. Apperzeptive Vorgänge	+
3. Affektive Reaktionen	*o*
4. Somatophysiologische Reaktionen.	*o*

Differenzierte Bezeichnung:

Tatbestand:	Lärmscene
1. Reflektorische (Instinkt-) Vorgänge	+ *i*[1])
2. Apperzeptive Vorgänge	+ *as*[2])
3. Affektive Reaktionen	*o*[3])
4. Somatophysiologische Reaktionen.	*o*[4])

[1]) Der Kranke wandte den Kopf.
[2]) Der Kranke mahnte zur Ruhe und rief den Wärter.
[3]) Der Kranke blieb gelassen.
[4]) Der Kranke behielt Aussehen und Haltung.

Dieser Epileptiker entwickelte sich ungünstig. Seine anfangs selteneren Verstimmungen wurden schliesslich habituell (er wurde also aus einem Aschaffenburg'schen Periodiker zum chronisch Verstimmten!) und das gleiche Erlebnis (Lärmszene auf der Abteilung) gab nun später folgendes Bild:

III. Primitive Bezeichnung:

Tatbestand:	Lärmscene
1. Reflektorische (Instinkt-) Vorgänge	+
2. Apperzeptive Vorgänge	+ +
3. Affektive Reaktionen	+ +
4. Somatophysiologische Reaktionen.	+ +

Differenzierte Bezeichnung:

Tatbestand:	Lärmscene
1. Reflektorische (Instinkt-) Vorgänge	+ *u*[1])
2. Apperzeptive Vorgänge	+ + *au*[2])
3. Affektive Reaktionen	+ + *au*[3])
4. Somatophysiologische Reaktionen.	+ + *u*[4])

[1]) Der Kranke fuhr auf, dass die Nachbarn erschraken.
[2]) Der Kranke wurde brutal gewalttätig.
[3]) Der Kranke war in wildestem Jähzorn.
[4]) Der Kranke wurde blass, zeigte Tremor und Mydriasis.

Dem vorhergegangen aber waren Bilder, die in Rubrik 2 (Apperzeptives) noch *o*'en aufwiesen: damals war der Kranke eben noch fähig, sich zu beherrschen. Aber die zunehmende und spezifische Belastung von Rubrik 1 und besonders von 3 und 4 hatte uns rechtzeitig gewarnt:

II.

Tatbestand:	Lärmscene
1. Reflektorische (Instinkt-) Vorgänge	+ *u*
2. Apperzeptive Vorgänge	*o* (oder + *i*)
3. Affektive Reaktionen	+ + *u*
4. Somatophysiologische Reaktionen.	+ + *u*

und so verliefen die aktiv unsozialen Scenen (s. Tabelle III) im Bett, wo wir sie abfangen konnten.

Nicht zuletzt Differentialdiagnostisches kommt in diesen Analysebögen zum Ausdruck. Ich nenne nur die Dementia praecox mit ihrer zunehmenden Verödung der „Erlebnis"hälfte bis hinein in die völlige Leere des Gesichtsfeldes und ihren Ueberraschungen in der „Leistung"hälfte,

die abwechselnde Füllung und Verödung der Rubriken bei Cyclothymieen,

die langsam ansteigende Füllung mit dem Nachzeichen *u* bei Halluzinierten,

bei Paralytikern,

bei Querulanten.

Auch mag vielleicht Licht auf die immer noch rätselreiche Genese der Paranoia fallen.

Der Einfluss der Umwelt, der Sedativa, der Arbeit wird durch unsre Bögen fasslich; und die vergleichende Betrachtung fortlaufender Serien von Notizen befähigt uns immer wieder, Dauerndes und rasch Abklingendes auseinanderzuhalten.

Es kann also leidlich erhellen: das Individuelle der Beziehungen von „Erlebnis" zu „Leistung" und umgekehrt, von den einzelnen Komponenten zu einander, in der Zeiteinheit und nachher, die individuelle Einwirkung der Reizwiederkehr, die autokratische Macht hypertrophischer Affekte, die elektive Minderfähigkeit zur Anpassung, die Disziplinlosigkeit des sympathischen Nervensystems, die ganze persönliche, man könnte sagen Statik und Dynamik in der Symbiose der psychischen Komponenten; auch das, was ausbleibt, wird nicht übersehen, weil es sogleich auffallen muss.

Wenn die Listen sich einigermassen verwendbar erweisen für Analyse und Prognose, dann darf ihre Umständlichkeit ihr kleinster Fehler genannt werden. Denn aus dieser spricht nur die Znsammengesetztheit alles psychischen Lebens.

Bei gemeinsamer Mühewaltung von Hausarzt, Schularzt, Arzt der Fürsorgezöglinge und von begabten Laien würde somit die Analyse der Persönlichkeit Beiträge leisten können zur Lehre von den Frühsymptomen manches psychotischen Strauchelns; aber auch zur Lehre von den Frühsymptomen geistiger Kerngesundheit.

II. Referate und Kritiken.

Nervenkrankheiten.

Karl Dörr: Die spontane Rückenmarksblutung (Haematomyelie).
(Deutsche Zeitschrift für Nervenheilkunde. Bd. XXXII, Heft 1.)

Der Verfasser teilt in breitester Weise die Krankengeschichten von vier Fällen von Haematomyelie mit und schliesst daran eine ausführliche zusammenfassende Schilderung der Pathologie, Symptomatologie und Therapie dieser Erkrankung, ohne aber auf den 95 Seiten etwas wesentlich neues zu bringen.
Kalberlah.

Raecke: Psychische Störungen bei der multiplen Sklerose.
(Archiv für Psychiatrie 1906. Bd. 41, Heft 2.)

Psychosen bei multipler Sklerose weisen auf eine grössere Anzahl sklerotischer Herde im Grosshirn hin. Verfasser unterscheidet die vor den körperlichen Symptomen auftretenden Psychosen von denen, die erst nach längerem manifesten Verlauf des Leidens sich ausbilden. Zu den ersteren gehören depressive und manische Krankheitsbilder, die teilweise mit halluzinatorischer Verwirrtheit und einzelnen Wahnideen vermischt sind, sich an hysteriforme bezw. epileptiforme Anfälle anschliessen und mit stuporösen Phasen abwechseln können. Zu der zweiten Kategorie gehört besonders eine an paralytischen Grössenwahn erinnernde Störung: expansive, bis ins Masslose gehende Ideen mit vereinzelten paranoischen Vorstellungen und den deutlichen Zeichen geistiger Schwäche. Da der Grössenwahn passiven Charakter trägt und nur im Gespräch hervortritt, entgeht er leicht der Beobachtung. Sexuellen Vorstellungen scheint eine gewisse Rolle zuzukommen.

Anfügung dreier eigener Fälle; der erste und zweite gehören der ersten Form, der dritte der zweiten Kategorie an. Im zweiten Fall starke Häufung epileptiformer Anfälle, auf die zuweilen stärkere amnestische Aphasie folgte.

Auf den einfachen Schwachsinn bei multipler Sklerose geht Verfasser nicht näher ein; er betont die lange Zeit gut erhaltene psychische Aktivität und Teilnahme und die meist gut erhaltene Orientierung bei seinen Kranken.

Finkh.

W. Erb: Klinische Kasuistik aus der Praxis.
(Deutsche Medizinische Wochenschrift 1906. No. 47.)

Verfasser berichtet über drei Fälle von Poliomyelitis anterior superior acuta; er versteht darunter Fälle mit vorwiegender Lokalisation im Cervicalmark bis hinauf zu den obersten Cervicalsegmenten und zum Teil bis hinein in die Oblongata mit Beteiligung einzelner Hirnnerven und weist darauf hin, dass diese Lokalisation gar nicht ganz so selten ist, wie es nach den Lehrbüchern scheinen mag. Der erste Fall zeichnet sich dadurch aus, dass im Beginn bedrohliche Erscheinungen von seiten des Herzens und der Respiration bestanden, die auf eine Beteiligung der bulbären Centren hinwiesen und dass neben dauernden atrophischen Lähmungen in einzelnen Muskeln der rechten und linken oberen Extremität und der Schulterblattmuskeln auch eine solche des linken Cucullaris zurückblieb, die eine partielle Zerstörung des linken Accessorius annehmen liess. Die übrigen Hirnnerven blieben aber verschont. Im zweiten Fall war die Beteiligung der Hirnnerven etwas ausgesprochener: wenige Wochen nach dem akuten Stadium wurde eine fast totale atrophische Lähmung beider Cucullares und Sternokleidomastoidei konstatiert (also schwerste Läsion beider Accessorii); ausserdem Lähmung des Diaphragma, Nystagmus, Parese eines Abducens. Die letzteren Erscheinungen gingen zurück, dagegen blieb die Lähmung beider Accessorii bestehen. Arme und Beine waren völlig frei geblieben, auch die übrigen Hirnnerven waren nicht beteiligt. Beide Fälle wurden anfänglich als Polyneuritis gedeutet, während der Schlussbefund keinen Zweifel mehr liess, dass es sich um echte Poliomyelitis handelte. Diese Fälle beweisen, dass auch bei hohem Sitz des Krankheitsprozesses, selbst wenn schon bedrohliche Erscheinungen von seiten des Herzens und der Respirationsorgane vorhanden waren, ein ungünstiger Ausgang nicht einzutreten braucht. Dagegen verlief der dritte Fall, dessen genaue Publikation in Aussicht gestellt ist, tötlich, es bestanden bei ihm neben Lähmungen im Gebiet beider Arme und eines Beines Paresen der Hals-, Nacken-, Schulter- und Bauchmuskeln sowie des Diaphragmas, ausserdem waren Störungen der Atmungs- und Herztätigkeit vorhanden. Die mikroskopische Untersuchung ergab typische Veränderungen in den Vordersäulen und ihrer nächsten Umgebung, hauptsächlich im Halsmark. Der Autor weist noch an der Hand eines Falles auf das gelegentliche Vorherrschen von Schmerzen, Haut- und Gelenkhyperästhesien im Beginn der Erkrankung namentlich bei Kindern hin und auf die unter diesen Umständen nicht selten falsche Diagnosenstellung einer Polyneuritis.

Im zweiten Teil seiner Arbeit beschäftigt sich der Autor mit den angiosklerotischen Störungen der unteren Extremitäten (intermittierendes Hinken). Er weist an der Hand zweier Fälle auf die häufige Verkennung und die daraus resultierende falsche Behandlung des Leidens hin und macht eindringlichst auf die Untersuchung der Fusspulse bei entsprechenden Erkrankungen der unteren Extremitäten aufmerksam. Dass es auch Fälle mit sonst typischen Störungen, aber ohne Veränderung der Fusspulse gibt, beweist er mit Anführung zweier weiterer Fälle, bei denen nebenher cerebrale Störungen bestanden. Er bezieht den Symptomenkomplex dieser Fälle auf eine diffuse Arteriosklerose des Gehirns. Therapeutisch wird Sajodin innerlich und Jothionsalbe für den äusserlichen Gebrauch empfohlen. Gross-Tübingen.

G. Catola und **M. Lewandowsky**: Zur Kenntnis der Sensibilitätsstörungen bei der Syringomyelie. (Medizinische Klinik 1906. No. 21.)

Bei der Syringomyelie kommen radiculäre und funiculäre Sensibilitätsstörungen vor. Die ersteren werden durch die Schädigung der eintretenden Wurzeln, die letzteren durch teilweise oder vollständige Zerstörung der langen sensiblen Bahnen im Rückenmark verursacht. Teilweise Durchtrennung der langen Bahnen im Rückenmark führt zu eigentümlich begrenzten Sensibilitätsstörungen und braucht nicht zu einer Beteiligung des gesamten unterhalb der geschädigten Stelle liegenden Körperabschnittes zu führen. Die Dissoziation der Empfindungslähmung ist nicht charakteristisch für Syringomyelie, sie kann auch bei anderen Rückenmarkskrankheiten und selbst bei Hysterie vorkommen. Die Dissoziation kommt bei den radiculär begrenzten Sensibilitätsdefekten selten vor; häufiger ist sie bei den funiculären Störungen. Es scheinen die Fasern für Schmerz- und Temperatursinn in den langen Bahnen getrennt zu verlaufen.

Verfasser machen dann noch auf eine Sensibilitätsstörung aufmerksam, die sie als „Konfusion der Sensibilität" bezeichnen. Kranke, die bei der Wärme-Kälte-Prüfung warm und kalt nicht unterscheiden können, bezeichnen Gegenstände von indifferenter Temperatur bei der Qualitätsprüfung häufig mit „warm" oder „kalt". Liebermeister.

Hans Curschmann: Bemerkungen zur Frühdiagnose der multiplen Sklerose. (Medizinische Klinik 1906. No. 36.)

Die Charcot'schen Symptome der multiplen Sklerose sind Spätsymptome und daher zur Diagnosenstellung im frühen Stadium der disseminierten Sklerose nicht zu brauchen.

In 50—70 % der Fälle finden sich Veränderungen der Papilla N. optici und dann wohl stets als Frühsymptom: Retrobulbäre Neuritis, ferner temporale Atrophie, seltener eine mässige Abblassung der ganzen Papille, äusserst selten echte Neuritis optica und Stauungspapille. An Veränderungen des Gesichtsfelds findet sich am häufigsten zentrales Skotom, besonders auch für Grün und Rot. Vorübergehende Störungen der Augenmuskeln, besonders des Abducens sind häufig frühzeitig festzustellen. Bleibende Augenmuskellähmungen sind, wie der Nystagmus, Symptome der späteren Stadien.

Apoplektiforme Anfälle mit hemi- oder monoparetischen, häufig flüchtigen Lähmungen können im Anfang der multiplen Sklerose vorkommen. Als erstes Symptom der auf genuin motorischen Störungen beruhenden Koordinationsstörung macht sich das Gefühl vorzeitiger Ermüdung und subjektive Erscheinungen von Unsicherheit geltend. Der echte Intentionstremor fehlt fast stets im Anfang der Erkrankung.

Sensible Störungen, besonders Parästhesien und Taubheitsgefühl in den Extremitätenenden, gehören zu den häufigen Frühsymptomen. Häufig sind die sensiblen Störungen wie bei der Syringomyelie in Handschuh- oder Aermel-Form verteilt. Auffallend selten sind sensible Störungen im Trigeminusgebiet.

Die Steigerung der Sehnenreflexe ist ein Frühsymptom, findet sich aber ausser bei der multiplen Sklerose bei einer Reihe anderer Krankheiten, besonders funktioneller Neurosen. Wichtiger ist das Verhalten der Hautreflexe, besonders das Auftreten des Babinski'schen Phänomens. Der Bauchdeckenreflex fehlt im Frühstadium der multiplen Sklerose sehr häufig doppelseitig. Von psychischen Symptomen findet man häufig im Frühstadium eine „reizbare Affektschwäche", besonders gegenüber den euphorischen Affekten.

Namentlich gegenüber der Hysterie einer- und der cerebrospinalen Lues anderseits kann die Differentialdiagnose schwierig werden, aber auch hier wird in einem Falle die Feststellung der objektiven Veränderungen, im anderen der anamnestische Nachweis von Frühsymptomen meist vor Fehldiagnosen schützen. Liebermeister.

Nannestad: Eine Epidemie von Poliomyelitis.
(Norck Mag. f. Läger. 1906. No. 4.)

Mitteilung von 41 Fällen, die innerhalb eines recht engen Bezirkes aufgetreten sind. Die Epidemie dauerte von Juni bis Oktober; Maximum der Fälle (17 rsp. 13) während Juli—August. 24 Fälle betrafen Kinder unter 5 Jahren; vereinzelt wurden aber auch ältere Kinder und junge Personen bis zum 35. Jahre betroffen. Die beiden Geschlechter waren ungefähr gleich vertreten. Die Verteilung der Fälle über den Bezirk war eine recht launenhafte; nur in einer Straße kamen zwei Fälle vor, und auch in den kinderreichen Familien nicht mehr als ein vereinzelter Fall mit Ausnahme einer Arbeiterbaracke, wo im ganzen vier Kinder befallen wurden. — Die Symptome der Krankheit waren die gewöhnlichen; doch trat Dysurie in 4 Fällen auf, so dass während 14 Tagen katheterisiert werden musste. 6 Fälle verliefen letal (in zweien durch Respirationslähmung); 11 Personen wurden durch die Krankheit stark invalidiert. A. Wimmer (Kopenhagen).

Curch: The neuritic type of progressive muscular atrophy. A case with marked heredity.
(Journ. of Nerv. and Ment. Disease. July 1906.)

Fall von neurotischer Muskelatrophie der distalen Enden aller vier Extremitäten. Beginn mit 17 Jahren; sehr langsame Entwicklung. Der Kranke war von seiten der Mutter belastet, und zwar ließ sich die Erblichkeit des Leidens vier Generationen zurückverfolgen; fast ausschließlich waren männliche Familienmitglieder betroffen. Kölpin.

Taylor: Multiple sclerosis; a contribution to its clinical course and pathological anatomy.
(Journ. of Nerv. and Ment. Disease. June 1906.)

Beschreibung von 9 Fällen von multipler Sclerose, darunter 4 mit Autopsie. Verf. meint, daß die Seltenheit dieser Erkrankung in Amerika bisher überschätzt worden sei, da atypische Fälle nicht immer erkannt würden. Sonst nicht erklärliche Fälle von Spasmen und Augenstörungen müßten mehr wie bisher beachtet werden. Die Ätiologie sei noch dunkel; der pathologische Prozeß scheine in einem primären Zugrundegehen der Markscheiden und einer sekundären oder gleichzeitigen Wucherung der Neuroglia zu bestehen. — Den Schluß der Arbeit bildet ein — wohl erschöpfendes — Literaturverzeichnis der einschlägigen Arbeiten aus den Jahren 1904/05. Kölpin.

Gottfried von Ritter: Zur Kenntnis der progressiven spinalen Muskelatrophie im frühen Kindesalter.

(Jahrb. für Kinderheilkunde Bd. 59, Heft 2.)

Verfasser bereichert die besonders hinsichtlich der Sektionsbefunde spärliche Casuistik desjenigen Typus der spinalen progressiven Amyotrophie, der von Hoffmann im Jahre 1893 aufgestellt worden ist. Derselbe ist bekanntlich ausgezeichnet durch das meist familiäre Auftreten im frühen Kindesalter (gewöhnlich im zweiten oder dritten Lebenssemester). Der Verlauf ist meist schneller als bei den anderen Formen, insofern der Tod in der Regel 1 bis 2, selten mehr Jahre nach dem frühen Beginn des Leidens eintritt.

Die Section ergibt eine Atrophie der gelähmten und atrophischen Muskeln mit meist geringer Lipomatose derselben und im Rückenmark einen Schwund der Ganglienzellen in den Vorderhörnern, am vollständigsten in der Lumbalanschwellung (entsprechend der frühzeitigen und hochgradigen Erkrankung der Muskulatur des Beckengürtels und der unteren Extremitäten).

Die Beobachtungen des Verfassers sind besonders auch wegen des sehr niederen Alters, in dem die Kinder zugrunde gingen (15 bzw. 24 Monate) und wegen der genauen Sectionen mit histologischen Untersuchungen der sehr frisch fixierten Organe bemerkenswert. Thiemich (Breslau).

J. Ibrahim und **O. Herrmann**: Ueber Bauchmuskellähmung bei Poliomyelitis anterior acuta im Kindesalter.

(Deutsche Zeitschrift für Nervenheilkunde. 29. Bd., 1 u. 2. Heft.)

Verfasser beobachteten 4 Fälle von spinaler Kinderlähmung, bei denen einseitig und doppelseitig Lähmung der queren Bauchmuskeln bestand. Da der Rectus, dessen Centrum im Rückenmark danach etwas höher gelegen zu sein scheint, ausgespart war, so bauchte sich die atrophische seitliche Bauchpartie hernienartig hervor. Die Fälle unterscheiden sich dadurch von den durch Oppenheim beschriebenen Bauchmuskellähmungen bei Neuritis, Spondylitis, Dystrophia musculorum progressiva, Tumoren der Medulla u. a., wo *stets* alle Bauchmuskeln am Lähmungsprozeß teilnehmen. Kalberlah.

W. Sterling: Beitrag zur Lehre von der Morvan'schen Krankheit und der Entstehung der Höhlen im Rückenmark.

(Zeitschr. f. klin. Med. Bd. 56. 1905. S. 474 ff.)

Ein Fall von Morvan'scher Krankheit mit Autopsie und mikroscopischer Untersuchung des Rückenmarks. Es fanden sich zweierlei Höhlenbildungen im Rückenmark. Die eine Höhle war, wie die syringomyelitischen Höhlen, mit Ependym ausgekleidet. Die anderen Höhlen stellten Spalten in der Mitte von verdickten bindegewebigen Scheidewänden dar, welche von der Peripherie stammten. In der Wand dieser Spalten fehlten Ependymzellen vollständig. Verf. hält das Hineinwachsen von verdickten Scheidewänden in das Rückenmark für den primären, die Gliawucherung für den sekundären Vorgang. G. Liebermeister.

H. Curschmann: Beiträge zur Aetiologie und Symptomatologie der Syringomyelie (traumatische Entstehung, Syringomyelie und Hysterie). (Deutsche Zeitschr. f. Nervenheilk.. Bd. 29, H. 3 u. 4.)

Verfasser, der 6 Jahre genau beobachtete und untersuchte Fälle von Syringomyelie mitteilt, kommt zu dem Schluß, daß auch nach Ausschaltung der oft mit der Morvan'schen Krankheit verwechselten acuten Haematomyelien mit secundärer Höhlenbildung doch sichere Fälle von S. vorkommen, die durch

Traumen ausgelöst werden; doch müssen wir meistens eine congenitale disponierende Anlage voraussetzen (Nachweis von Sympathicusaffectionen schon vor dem Unfall!).

Zum Schluß geht Verfasser noch ausführlich auf die Differentialdiagnose von Hysterie und Syringomyelie ein und kommt zu folgenden Ergebnissen:

Die Entstehungsdauer, die Constanz, das Bewußtsein und die Ausnützung der Sensibilitätsstörungen sind keine sicheren differentialdiagnostischen Kriterien zwischen Syringomyelie und Hysterie, ebensowenig die gröberen regionären Umrisse (Häufigkeit der Westenform bei beiden), die regionäre quantitative Verschiedenheit der Hypaesthesie bei Syringomyelie und die Schärfe der Abgrenzbarkeit. Eine echte Dissociation der Empfindungsstörungen spricht unbedingt für Syringomyelie; Beteiligung der Schleimhäute und ihrer Reflexe, gleichmäßige Hypaesthesie der sensorischen Functionen für Hysterie.

Degenerative Atrophie, stetig zunehmende Paresen und Kontracturen sprechen für Syringomyelie.

Vasomotorische und trophische Störungen der Haut leichterer Art sind nur mit Vorsicht differentialdiagnostisch zu verwenden, gröbere sichern die Diagnose der Syringomyelie.

Alle Sympathicuserscheinungen in der charakteristischen Combination sprechen für Syringomyelie. Kalberlah.

M. G. Schlapp (New-York): A case of syringomyelia, with partial macrosomia. (Med. Record 1906, Vol. 59, No. 18, S. 702—706.)

38 jähriger Mann aus absolut gesunder Familie, der bis dahin sich einer guten Gesundheit erfreute — Lues in Abrede gestellt, jedoch hatte die Gattin zwei Aborte —, verspürte vor zwei Jahren ein Gefühl von Schwere in seiner linken Schulter und in seinem linken Arm. Nach einem Anfalle von nicht näher festzustellender Schwäche begann die linke Oberextremität anzuschwellen; geringe Schmerzen bestanden dabei nur im Hand- und Armgelenk. Der Arm blieb 2—3 Monate lang geschwollen, darauf ging die Schwellung allmählich zwar zurück, aber die linke Oberextremität wurde grösser als die rechte. Gleichzeitig mit den ersten Erscheinungen von seiten des Armes hatten sich Schwindelanfälle und während eines solchen einmal eine plötzliche totale Blindheit auf dem linken Auge, die ungefähr 5 Minuten anhielt, eingestellt. Diese Anfälle von absoluter Blindheit wiederholten sich an den drei darauffolgenden Tagen, gingen sodann in partielle Blindheit über und liessen an Häufigkeit allmählich nach, so dass sie zurzeit nur immer mit Schwindelanfällen sich zeigen. Vor dreiviertel Jahren ungefähr war dem Kranken auch aufgefallen, dass sein linker Arm nicht mehr schwitzte.

Die Untersuchung ergab folgenden Befund: Gut genährter Mann mit gut entwickelter Muskulatur. Das linke Auge liegt etwas tiefer in der Augenhöhle als das rechte. Das linke Schulterblatt steht tiefer als das rechte, auch etwas mehr von der Wirbelsäule ab. Die linke Brust- und Rückenhälfte, sowie der linke Arm und die linke Hand sind grösser als die entsprechenden Teile rechts, wie aus den vom Verf. mitgeteilten Maassen deutlich hervorgeht. Ferner besteht eine vollständige Unempfindlichkeit gegen Schmerz und Temperatur über den ganzen linken Arm, die Schulter, Hals, Nacken und Hinterhaupt. Beeinträchtigung der Empfindung für Berührung oder des Muskelsinnes besteht nicht. Die Hautreflexe sind vorhanden, die Sehnenreflexe an den Unterextremitäten, sowie am rechten Arm gesteigert, am linken Arm herabgesetzt. Die

Knochen der Handgelenke sind verdickt. Die physische Kraft ist in beiden Oberextremitäten gleich. Es besteht keine Atrophie oder Paralyse in den affizierten Teilen, wohl aber eine Parese des linken Rhomboideus und Levator anguli scapulae. Eine Untersuchung der erkrankten Gewebe durch Schnitt wurde nicht gestattet. Indessen scheinen sowohl die Knochen als auch das weiche Gewebe an der Hypertrophie teilzunehmen. Im Roentgenbilde erscheinen die Knochen der Hand links dunkler als rechts. Beim künstlichen Schwitzen bleibt die linke Gesichtshälfte trocken die linke Oberextremität wird feucht, der übrige Körper gerät tüchtig in Schweiss. — Verfasser ist der Ansicht, dass Oedem und Hypertrophie der Oberextremität mit einander in Beziehung stehen. Buschan.

Adalbert Reiche: Ueber abnorme paralytische Kontrakturen an der unteren Extremität nach spinaler Kinderlähmung. (Verl. Konegen, Leipzig 1905.)

Verfasser kommt in Anlehnung an die ausführliche Beschreibung zweier entsprechender Fälle zu dem Schlusse, dass für die Entstehung derartiger Kontrakturen in erster Linie mechanische Momente (Eigenschwere des gelähmten Gliedes und die abnorme Belastung bei seiner Benutzung) in Betracht kommen, während der Muskelzug der Antagonisten nur eine sekundäre Rolle spielt. Kalberlah.

A. Wimmer: Et sjalderere Tilfolde of unilateral Syringomyeli. (Mitt. aus der Nervenpolikl. Frederiksbergs. Hosp. Tid. 1906. No. 2—3.)

38jähriger Mann. Anamnese rein. Allmähliches Entstehen von Parästhesien und schmerzlosen Rhagaden an der linken Hand. Später torpide, schmerzlose Ulcerationen und subepidermoidale, spontan berstende Blutaustritte an den Fingerkuppen. Schmerzlosigkeit der zufälligen Wunden der linken Hand. Torpides Panaritium des Zeigefingers mit restierender Ankylose des Metakarpophalangealgelenkes und „main succulente"-ähnlichem Aussehen der linken Hand. Schmerzen im linken Arme nur in den letzten zwei Monaten vorhanden. Keine motorische Schwäche, Pat. konnte bis zur letzten Zeit seiner Beschäftigung (Schuhmacher) nachgehen. — Ausser leichten Parästhesien keine Störung im rechten Arm. Hirnnerven, Beine, Sphincteren frei. — Objektiv ausser der genannten Schwellung der linken Hand, einigen Ulcerationen und hämorrhagischen Blasen zeigt die linke Hand — auch an der Röntgenphotographie — nichts besonderes. Keine Muskelatrophie an der linken Oberextremität, keine Parese. Elektrisches Verhalten der Muskeln normal. Areflexie am linken Arme. Am linken Arme, oberen linken Drittel des Rumpfes und am Halse links dissoziierte Sensibilitätsstörung, die am Arme (ulnar), an der Aussenseite der Schulter und am Halse eine recht wohl charakterisierte radikuläre Akzentuation zeigt. Taktile Sensibilität nur leicht affiziert an der Schulter und Halse. — Ausser leichtem Patellarklonus links ergibt die Untersuchung des ganzen übrigen Körpers keine Störungen.

Verfasser diagnostiziert eine sensitive, syringomyelitische Monoplegie und zitiert ähnliche Fälle aus der Literatur (Rossolimo, Homén, Dercum-Spiller, Déjérine). Schliesslich wird die Topographie der syringomyelitischen Sensibilitätsstörungen, der semiologische Wert der Dissoziation und der trophischen Störungen bei der Syringomyelie diskutiert. (Autoreferat.)

Bloch: Ein Fall von Poliomyelitis chronica adultorum spinalis et bulbaris. (Medizinische Klinik. 1906. No. 11.)

Demonstration eines seltenen Falles, bei dem die bulbären Symptome gegenüber den spinalen (Schultermuskeln, kleine Handmuskulatur) überwiegen, mit differentialdiagnostischen Erwägungen. Aetiologisch nichts zu eruieren. Therapie besonders gegen die Schluckstörungen gerichtet (galvanischer Strom). Liebetrau (Trier).

Weisenburg and Thorington: A case of syringomyelia with double optic neuritis.

(Amer. Journ. of Med. Sciences. Dezember 1905.)

Fall von Syringomyelie mit beiderseitiger Neuritis optica. Erbrechen, apathische Demenz und doppelte Externuslähmung machen das Bestehen eines gleichzeitigen Hydrocephalus internus wahrscheinlich. Kölpin (Bonn).

Moleen and Spiller: Chronic anterior poliomyelitis with the report of a case with necropsy.

(Amer. Journ. of Med. Sciences. Dezember 1905.)

37jähriger, wahrscheinlich luetischer Mann, plötzliche Lähmung der vom linken Peroneus versorgten Muskelgruppe; kein Fieber, keine Parästhesien; innerhalb einer Woche vollkommener Verlust der faradischen Erregbarkeit und rapide Atrophie der betreffenden Muskeln; die tiefen Reflexe erhalten und etwas gesteigert. Nach einem Jahr leichte allgemeine Abmagerung, komplete Atrophie beider Thenar und Hypothenar, sowie in geringerem Grade auch der Interossei, Atrophie und Parese der Zunge und des Gaumens; fibrilläre Zuckungen am ganzen Körper. Keine ausgeprägten elektrischen Veränderungen ausser an den atrophierten Muskeln. Blase und Mastdarm intakt, keine Störung der Sensibilität. Exitus $1^1/_4$ Jahr nach Beginn der Erkrankung. — Bei der mikroskopischen Untersuchung fanden sich in der grauen Substanz, besonders der Vorderhörner, überall zahlreiche kleine Blutungen (alte oder frische? Ref.); im Lendenmark ist die Anzahl der Vorderhornzellen stark reduziert, die noch vorhandenen sind aber anscheinend normal; die vordern Wurzeln zeigen degenerative Veränderungen.

In der Medulla zahlreiche kleine Blutungen. Atrophie der intramedullären Fasern des 7, 9, 10 und 12. Hirnnervenpaares und ihrer Kerne. Auch in den Hirnschenkeln einige kleine Blutungen. Kölpin (Bonn).

Müller und Lerchenthal: Zwei Fälle von traumatischer Halsmarkaffektion.

(Deutsche Zeitschrift für Nervenheilkunde. Bd. XXXI. H. 5 u. 6.)

Zwei traumatische Verletzungen der Halswirbelsäule (Luxation und Fraktur). Die bei ganz hochsitzenden Läsionen des Rückenmarks gemachte Beobachtung, dass die Lähmung der Beine meist schlaff bleibt und die Sehnenreflexe meist herabgesetzt oder erloschen sind, fand sich auch hier bestätigt, ebenso das Auftreten des Priapismus. Der Lähmungstypus der Armmuskeln konnte wiederum die jetzt gut gefestigte Kenntnis über die segmentale Anordnung der motorischen Centren im Rückenmark bestätigen. Kalberlah.

Newmark: Pathologisch-anatomischer Befund in einem weiteren Falle von familiärer spastischer Paraplegie.

(Deutsche Zeitschrift für Nervenheilkunde. Bd. XXXI. H. 3 u. 4.)

Es fand sich wie bei den früher untersuchten Rückenmarken der Brüder des Patienten (Bd. 27 d. Z.) auch hier eine ausgesprochene Degeneration in den medialen Hintersträngen, besonders des Halsmarkes, dagegen nur eine geringe in den Seitensträngen, was eigentlich bei den spastischen Erscheinungen an den Beinen auffällig erscheint. Kalberlah.

Flatau und Sterling: Ein Beitrag zur Klinik und zur Histopathologie der extramedullären Rückenmarkstumoren. (Ein Fall von extramedullärem Rückenmarkstumor, welcher ohne wesentliche Schmerzen verlief.)

(Deutsche Zeitschrift für Nervenheilkunde. Bd. XXXI. H. 3 u. 4.)

Der extramedulläre Tumor sass in der Höhe des 5. Wirbelbogens (6. Dorsalwurzel), während er in der Höhe des 3. bis 4. vermutet wurde. Die Operation verlief daher resultatlos. Exitus. Die mikroskopische Untersuchung ergab an der Kompressionsstelle typische Druckerscheinungen (Schwellung und Zerfall des Myelins, Schwellung der Axencylinder) als Ausdruck rein mechanischer Einwirkung des Tumors. Kalberlah.

Dercum: Tyroid metastasis to the spine.

(Journ. of. Nerv. and Ment. Disease March 1906.)

56jährige Frau. Vor 6 Jahren operative Entfernung einer Struma. Atrophische Lähmungen in allen Extremitäten, besonders stark in den unteren. Daneben sensible und trophische Störungen. — Bei der Sektion fanden sich an Brustkorb und Wirbelsäule mehrere Tumoren, die, wie die mikroskopische Untersuchung ergab, aus normalem Schilddrüsengewebe bestanden.

Kölpin (Bonn).

G. Stiefler: Zur Klinik der neuralen Form der progressiven Muskelatrophie.

(Zeitschr. für Heilkunde. Jahrg. 1906. Heft VIII, Abt. f. interne Med. und verw. Disziplinen, 3. Heft.)

In einer Familie liess sich das Leiden durch vier Generationen in 19 Fällen nachweisen. Der Beginn der Erkrankung fiel meist in das zweite Lebensdezennium; nur in einem Fall setzte das Leiden erst im 68. Lebensjahre ein. Die Krankheit begann an den distalen Muskelgebieten. Die unteren Extremitäten wurden in den meisten Fällen früher befallen als die oberen. Schmerzen fehlten vollständig. In den vorgeschrittenen Stadien kam es zur Bildung von Pes varus oder equinovarus. In zwei Fällen — es handelte sich um 2 Brüder — fanden sich Knochenveränderungen im Bereich der Ellenbogengelenke. Nach einem anfänglichen raschen Fortschreiten kam die Atrophie meist zu einem gewissen Stillstand, so dass viele der Kranken ein ziemlich hohes Alter erreichten. Die elektrische Untersuchung von 5 Fällen ergab Herabsetzung bezw. Erloschensein der galvanischen und faradischen Erregbarkeit der Nerven und Muskeln neben träger galvanomuskulärer Zuckung und faradischer Zuckungsträgheit. Häufig fehlten die Patellarreflexe und andere Sehnenreflexe. Oft liess sich Romberg nachweisen. Manche Kranke konnten auch mit offenen Augen nicht ruhig stehen, sondern mussten durch Bewegungen in den Knie- und Fussgelenken das Gleichgewicht aufrecht erhalten.

G. Liebermeister.

P. Schuster: Untersuchungen über die Sensibilitätsleitung im Rückenmark des Hundes.

(Monatsschr. f. Psych. u. Neurol. XX. S. 98.)

Verfasser hat an 8 Hunden einseitige Verletzungen des Rückenmarkes (Höhe unteres Dorsalmark) gemacht. Eine ausgesprochene Sensibilitätsstörung tritt nicht nach Zerstörung des Hinterstranges allein ein (Borchert), sondern erst, wenn die hinteren Teile des Seitenstranges zerstört worden sind. Verfasser schliesst sich ferner den Autoren an, welche eine wesentlich gleichseitige

Leitung des Schmerzsinnes beim Hunde behaupten, und zwar möchte er die inneren Teile des Seitenstranges für die Schmerzleitung in Anspruch nehmen. Dass ein Teil der Schmerzleitung durch die Vorderstränge gehen solle, erkennt Verfasser nicht an. Die Störungen des Temperatursinnes scheinen denen des Schmerzsinnes parallel zu gehen. Am wenigsten betroffen erwies sich immer die faradocutane Sensibilität. Lewandowsky.

K. Yagita: Ueber die Veränderung der Medulla oblongata nach einseitiger Zerstörung des Strickkörpers nebst einem Beitrag zur Anatomie des Seitenstrangkerns

(Okayama-Igakkwai-Zasshi 1906.)

Untersuchung eines Hundehirnes mit der in der Ueberschrift wiedergegebenen Verletzung nach der Nissl'schen Methode. Verfasser bestätigt die vom Referenten nach den Ergebnissen der Marchi'schen Methode gemachte Aufstellung, dass die Hinterstrangkerne in keinerlei Beziehung zum Corpus restiforme stehen. Dagegen konnte ein Befund, der für die Existenz der von van Gehuchten angegebenen Fibrae reticulo-cerebellares hatte sprechen können, nicht erhoben werden. Der Seitenstrangkern steht im wesentlichen mit der gleichen Seite des Kleinhirns in Verbindung. Die Anatomie des Seitenstrangkerns bei Mensch und Tier wird genauer geschildert. Lewandowsky.

Julius Strasburger: Zur Klinik der Bauchmuskellähmung, auf Grund eines Falles von isolierter partieller Lähmung nach Poliomyelitis anterior acuta.

(Deutsche Zeitschrift für Nervenheilkunde. Bd. 31, H. 1 u. 2.)

Mitteilung eines seltenen Falles isolierter Lähmung der graden Bauchmuskeln, wodurch es zu einer Senkung des Beckens und starker Lordose der Lendenwirbelsäule gekommen war. Patient konnte sich aus der Rückenlage ohne Zuhilfenahme der Hände nicht aufrichten, dagegen war die Bauchpresse, da die horizontalen Muskeln im wesentlichen intakt waren, nur mässig abgeschwächt. Kalberlah.

L. Bregmann: Beitrag zur Klinik und zur operativen Behandlung der Rückenmarksgeschwülste.

(Deutsche Zeitschr. f. Nervenheilk. XXXI, H. 1 u. 2.)

Erster Fall: Fibromyxom in Höhe der untersten Dorsalsegmente, Operation, Exitus an Meningitis.

Zweiter Fall: Diffuse Sarkomatose der weichen Rückenmarkshäute, kompliziert durch Entwicklung einer knotenförmigen meningealen Geschwulst mit selbständigen klinischen Symptomen. Kalberlah.

L. Bregmann: Beitrag zur Pathologie der Varol'schen Brücke.

(Deutsche Zeitschr. f. Nervenheilk. XXXI, H. 1 u. 2.)

Mitteilung eines Falles von metastatischem Abszess in der Brücke. Kalberlah.

V. Salla: Zur Frage über die Wege der aufsteigenden Myelitis.

(Deutsche Zeitschrift für Nervenheilkunde, Bd. 31, H. 1 u. 2.)

Verfasser hat versucht, auf experimentellem Wege nachzuweisen, auf welchen Bahnen (Lymphbahn, Blutgefässsystem und Zentralkanal) bei der Ausbreitung der aufsteigenden Myelitis der Transport der schädlichen Agentien resp. Infektionsträger geschieht. Es wurde direkt intramedullär injiziert und dann mikroskopisch auf Längsschnitten untersucht (aseptische Injektionen, Terpentin, Diphtherietoxin: 3 Fälle, Bact. coli: 2 Fälle, Staphylococcen: 2 Fälle,

Streptococcen: 1 Fall). Es zeigte sich, dass die auf diesem Wege erzeugten Myelitiden durchaus vasculärer Natur waren, dass also die Bakterien und Toxine wie bei jeder Entzündung auch hier die Blut- und Lymphbahn zur Verbreitung benutzten. Durch die perivaskulären Lymphscheiden dringen sie zu den Zellen, in die sie umgebenden perilymphatischen Räume, den Gefässen entlang steigen sie in immer höhere Segmente. Die Ganglienzellen selbst scheinen allerdings für die Entfaltung der Giftwirkung eine besondere Praedilektionsstelle zu bieten. Dagegen scheint dem Centralkanal als leitendem Lymphweg keine besondere Rolle zuzukommen. Kalberlah.

L. R. Müller: Ueber die Exstirpation der unteren Hälfte des Rückenmarkes und deren Folgeerscheinungen.
(Deutsche Zeitschrift für Nervenheilkunde, Bd. 30, H. 5 u. 6.)

Verfasser, der die Exstirpationen eigentlich zum Studium über die Innervation der Blase, des Mastdarms und des Genitalapparates angestellt hatte, bringt hier, nachdem er die Ergebnisse dieser Untersuchungen bereits im 21. Band derselben Zeitschrift niedergelegt hat, nur die Folgeerscheinungen, die die Herausnahme eines grossen Teiles des Rückenmarks für die peripheren Nerven und damit für die Empfindungsfähigkeit, für den Bewegungsapparat und für die Ernährung der Tiere hat. Bei dem Hunde, dessen Lebensgeschichte des genaueren mitgeteilt wird, wurde in 3 Sitzungen das Rückenmark bis in den untersten Teil des Brustmarkes reseziert. Es zeigte sich nun bei dem Tiere, das erst nach 2 Jahren getötet wurde, dass nach Herausnahme des untersten Rückenmarkabschnittes sehr bald nach anfänglichen Störungen eine automatische Entleerung von Blase und Mastdarm, unbeeinflusst vom Willen, eintrat. Bei Exstirpation bis zur Mitte des Lendenmarkes ist die Ausübung des Geschlechtsaktes bei männlichen Tieren durch die Lähmung der Beine mechanisch behindert, es kommt aber zur Erektion und zum Austräufeln von Samen. Die Erektion hört auf, wenn auch der oberste Teil des Lendenmarks entfernt wird, doch besteht Geschlechtslust fort. An den durch Herausnahme des Rückenmarks anaesthesierten Teilen der Haut konnten keinerlei trophische Störungen (Haut, Haare) festgestellt werden. Das subcutane Fett war dort reichlicher, wo Muskeln atrophiert waren. Die Muskulatur der hinteren Körperpartie war fast ganz geschwunden. Die Knochen der hinteren Extremitäten waren ungefähr ein Drittel leichter als die vorderen, der Röntgenschatten heller. Die zu dem exstirpierten Rückenmark gehörigen Nerven waren nur zum Teil marklos, doch fand sich in den erhaltenen Markscheiden schon leichte Körnelung. Die entsprechenden Spinalganglien unterschieden sich in keiner Weise von den normalen. Der abgetrennt gewesene Conus terminalis war im wesentlichen intakt. Die aufsteigenden Degenerationen im mittleren und oberen Brustmark und im Halsmark waren gering. Der Ernährungszustand des Tieres war gut, Verdauung ungestört, ebenso blieben unverändert Fresslust, Intelligenz und Temperament des Hundes. Kalberlah.

Fischler: Ein Beitrag zur Kenntnis der traumatischen Conusläsionen.
(Deutsche Zeitschrift für Nervenheilkunde, Bd. 30, H. 5 u. 6.)

Verfasser bringt zwei Fälle von Conusverletzung, deren „traumatischer Mecenismus“ darin bestand, dass die Patienten aus mässiger Höhe zuerst auf die Füsse und dann auf den Steiss auffielen, nach vorne zusammengestaucht wurden und schliesslich platt hintenüber fielen. F. meint, dass es bei dieser starken Abbiegung der Wirbelsäule nach vorn zu einer Streckung und Zerrung des gesamten Rückenmarks kommt, wobei dann an der Stelle eine Zerreissung (Blutung) eintritt, wo das nachgiebigere und lockerer aufgehängte Rückenmark mit der festeren und straffer fixierten Cauda zusammenstossen, also im Conus.

Auf Grund einer ausführlichen Zusammenstellung ähnlicher Fälle aus der Literatur kommt Verfasser zu dem Schluss:

1. „Es existiert eine reine traumatische Conusläsion ohne gleichzeitige Wirbelverletzung.

2. Dieselbe kommt höchstwahrscheinlich in den meisten Fällen durch Zugwirkung der Nervenwurzeln der Cauda auf den Conus mit Zerreissung und sekundärem Flüssigkeitserguss (Blut, Liquor) daselbst zustande.

3. Die Mitwirkung dieses Mechanismus ist auch in den Fällen anzunehmen, in denen eine Knochenverletzung gleichzeitig besteht.

4. Die Schwere der Erscheinungen ist der einwirkenden Gewalt etwa proportional und zwar so, dass bei leichtem Sturz der meist vorübergehende und zur völligen Wiederherstellung führende einfache Symptomenkomplex reiner Conusläsionen eintritt, bei schweren Fällen dagegen mit Vorliebe Kompressionsfraktur des 1. Lendenwirbels, der wegen der grossen Beweglichkeit und der statischen Verhältnisse der Wirbelsäule bei Frakturen am häufigsten leidet, entsteht, die von einer mehr oder minder starken Quetschung des Conus und event. der Cauda gefolgt ist. Bei Caudaläsionen pflegt das Trauma schwerer und die Prognose schlechter zu sein. Kalberlah.

L. Minor: Zur Pathologie des Epiconus medullaris.
(Deutsche Zeitschrift für Nervenheilkunde, Bd. 30, H. 5 u. 6.)

Verfasser bringt drei weitere Fälle von Epiconusaffektion. Minor hat bekanntlich solche Erkrankungen des unteren Rückenmarksabschnittes als klinische Einheit zusammengefasst, die sich dadurch auszeichneten, dass die Kniereflexe erhalten, event. sogar erhöht wären, die Sphincteren der Blase und des Mastdarms sich normal verhielten und Lähmungen zum Teil auch Anaesthesien im Gebiet des Plexus sacralis, speziell des Nerv. peronei als die einzigen Ausfallserscheinungen figurierten. Der dementsprechende Rückenmarksabschnitt — das 5. Lumbal- bis einschliesslich das 2. Sacralsegment — wurde von ihm als klinisch gut charakterisierte Region mit dem Namen Epiconus, resp. mit den aus ihm austretenden Wurzeln als Gebiet des Epiconus bezeichnet. Auf Grund neuerer Erfahrungen erweitert Verfasser diesen Abschnitt jetzt jedoch bis zum 4. Lumbalsegment, um aus seinem Symptomenkomplex nicht diejenigen Fälle ausschliessen zu müssen, bei welchen eine mehr oder weniger tiefe Affektion des M. tibialis anticus bei erhaltenen Kniereflexen gefunden wird. Kalberlah.

E. Meyer: Amyotrophische Lateralsklerose, kombiniert mit multiplen Hirncysticerken.
(Archiv für Psychiatrie 1906. Bd. 41. Heft 2.)

Mit 63 Jahren erkrankte Frau. Bei der Sektion wurden an der pia convexitatis cerebri und der Innenfläche der dura mater rechts und links 6 bis 8 warzen- oder polypenartige, verkalkte Cysticerken und 2 mit wässerigem Inhalt und einer Cysticerkenblase versehene linsen- bis wallnussgrosse Cysten an der Hirnoberfläche (Centralwindung) gefunden. Auf die Cysticerkenerkrankung war vielleicht die festgestellte Pro- und Retropulsion und der reissende Schmerz in der Umgebung des rechten Ellbogengelenks zu beziehen.

Sodann fand sich adventitielle Infiltration mit Plasmazellen und Lymphocyten im Rückenmark, der Medulla oblongata und dem Pons, ein Beweis für das Vorliegen eines chronisch entzündlichen Prozesses, dessen Grundlage eine Infektion bezw. Intoxikation ist und der wenigstens einem Teil der Fälle der amyotrophischen Lateralsklerose zu Grunde gelegt werden kann. Ausserdem wies Verfasser eine eigenartige Anhäufung von Leucocyten in den Gefässen (Pons und Medulla oblongata) nach, die auf einen gleichzeitigen akuten Entzündungsprozess — abhängig von der Cysticerkeninvasion? — hinwies.

Finckh.

A. Westphal: Ueber eine bisher anscheinend nicht beschriebene Missbildung am Rückenmarke.

(Archiv für Psychiatrie 1906. Band 41. Heft 2)

Schnell verlaufende Dementia praecox, sub finem vitae rapide und extreme Abmagerung und tiefgreifender Decubitus in Trochanter- und Gesässgegend. Die Sektion ergab bei völliger Intaktheit der Haut und Wirbelsäule eine scheinbare, von gemeinsamer dura und pia umgebene Zweiteilung des kaudalen Rückenmarks. Der eine Zipfel, dem die austretenden Wurzeln fehlen, enthält eine mit Cylinderepithel ausgekleidete und von glatten Muskelfasern gebildete Cyste mit schleimig gallertartigem Inhalt, deren Muskelbündel bis in einen Hinterstrang der Lendenanschwellung hereinreichen, später aber vom Rückenmark sich völlig trennen, während Nervenbündel aus dem Hinterstrang in die Cystenwand einstrahlen. Im Sakralmark Beginn eines zweiten Centralkanals im linken Vorderhorn, das distalwärts sich in eine selbständige Rückenmarkshälfte (Bildung eines dritten Hinterhorns) umwandelt (Diastematomyelie). Diese, wie die Cyste, ist auf entwicklungsgeschichtliche Störungen zurückzuführen. Die letztere hält der Verfasser, im Anschluss an Bonnet's Auffassung, für eine Missbildung, die aus dem Rest des Schwanzdarms (dem erweiterten und nicht völlig zurückgebildeten canalis neurentericus) hervorgegangen ist. Ferner fanden sich Degenerationen in den Hintersträngen des Lenden- und Sakralmarks sowie zahlreiche gewucherte und erweiterte Gefässe in der Umgebung und ziemlich umfangreiche frische Blutungen in der grauen Substanz, welch letztere nach Ansicht des Verfassers sub finem vitae entstanden sein und das plötzliche Einsetzen und den rapiden Fortschritt des schweren Decubitus erklären dürften.

Finckh.

H. Oppenheim: Zur Symptomatologie und Therapie der sich im Umkreis des Rückenmarks entwickelnden Neubildungen.

(Mitteil. aus d. Grenzgeb. der Med. u. Chir. Bd. 15. 1906. S. 607.)

O. berichtet über 6 Fälle von extramedullären Rückenmarkshautgeschwülsten, die operiert wurden. Die Diagnose wurde durch den Befund bei der Operation in allen Fällen bestätigt. In 2 Fällen wurde Heilung erzielt, die übrigen 4 Fälle kamen innerhalb der nächsten Tage oder Wochen nach der Operation zum Tode. In 2 von den 4 tödlich verlaufenden Fällen gelang es, den circumscripten Tumor vollständig zu entfernen; sie erlagen einer an die Operation sich anschliessenden Infektion. O. macht u. a. auf die Möglichkeit einer Fehldiagnose aufmerksam. Es kommen lokale Ansammlungen von Liquor cerebrospinalis in einem bestimmten Höhenabschnitt des Rückenmarks vor. Ihre Entstehungsweise ist noch nicht recht klar; sie können das Bild des extramedullären Tumors vortäuschen. G. Liebermeister.

A. Loeb: Gutachten über eine traumatische Verletzung des Conus terminalis.

(Mitteil. aus d. Grenzgeb. der Med. u. Chir. Bd. 15. 1906. S. 513.)

Ein Fall von Bruch des 2. oder 3. Lendenwirbelkörpers mit Verletzung des Conus. Bemerkenswert ist vor allem, dass der Patient noch Wochen nach der Verletzung des Wirbels gearbeitet hat. Die Symptome waren: Cystitis, Blasenlähmung, Mastdarmlähmung, Impotenz, Aufhebung der Schmerzempfindung am Darm, Fehlen des linken Achillessehnenreflexes. G. Liebermeister.

Schüle: Zur Kasuistik der Rückenmarkstumoren.

(Zeitschr. f. klin. Med. Bd. 59. 1906. S. 184.)

Ein Fall von Fibrosarkom der Dura in der Höhe vom 2. Lumbalsegment bis zum Ende des Sakralmarks. G. Liebermeister.

A. Alexander: Zur Kenntnis der Rückenmarksveränderungen nach Verschluss der Aorta abdominalis.

(Zeitschr. f. klin. Med. Bd. 58. 1906. S. 247.)

Ein klinisch und pathologisch-anatomisch genau untersuchter Fall von Verschluss der Aorta abdominalis in Höhe der l. A. renalis. In der dem Aortenverschluss entsprechenden Höhe zeigte das Rückenmark ausgedehnte Degenerationserscheinungen. G. Liebermeister.

H. Steinert: Neue Beiträge zur Lehre von der Muskelatrophie bei supranuclearen Lähmungen, besonders bei der cerebralen Hemiplegie.

(D. Arch. f. klin Med. Bd. 85. 1905. S. 445.)

Steinert setzt seine Untersuchungen über die trophischen Verhältnisse bei cerebralen Lähmungen (D. Ztschr. f. Nervenheilk. Bd. XXIV) fort und bringt eine Menge von neuem Material zur Lösung dieser interessanten Fragen bei. Seine Untersuchungen sind an 68 Fällen der Leipziger medizinischen Klinik gemacht, fast lauter cerebrale Hemiplegien. Von den vielen interessanten Beobachtungen des Verfassers seien die wichtigsten hervorgehoben:

Bei fast sämtlichen untersuchten Fällen fand sich Muskelatrophie auf der gelähmten Seite. Die oberen Extremitäten sind häufiger betroffen als die unteren. An den oberen Extremitäten scheinen die Schultergürtelmuskulatur und die kleinen Handmuskeln die stärksten Atrophien aufzuweisen, doch sind meist auch die andern Muskeln an der Atrophie beteiligt. Die Atrophie lässt sich schon sehr früh, oft schon 8 Tage nach Eintritt der Lähmung, nachweisen, doch können auch bis zu 2 Monaten verstreichen, ehe sich die Atrophie feststellen lässt. Innerhalb von 2 Monaten erreicht die Atrophie ihr Maximum, bei dem sie stehen bleibt, wenn sie sich nicht zurückbildet. Rückbildung der Atrophie wurde in wenigen Fällen beobachtet. Der Grad der Atrophie ist ein mässiger, kann aber in einzelnen Fällen ein sehr bedeutender sein. Die elektrische Erregbarkeit der atrophischen Muskeln ist in der Regel in geringem Grade herabgesetzt. In der ersten Zeit der Lähmung war häufig Zuckungsträgheit bei direkter galvanischer Reizung vorhanden, ohne die übrigen Kriterien der Entartungsreaktion. Die gelähmten Extremitäten zeigten meist auch die myasthenische Reaktion; auch auf der nicht gelähmten Seite fand sich nicht selten Mya R. Die Atrophien scheinen in den meisten Fällen weder von vasomotorischen Störungen noch von Arthropathien beeinflusst zu werden. Schlaffe Lähmungen führen im allgemeinen zu stärkeren Atrophien als spastische.

Pathologisch-anatomisch fand sich im Anfang neben Verschmälerung der Fasern und Kernvermehrung starke Verfettung der Muskelfasern, gelegentlich auch wachsige Degeneration einzelner. In späteren Stadien findet man nur Verschmälerung der Fasern und Kernvermehrung. Wegen vieler interessanter Einzelheiten sei auf das Original verwiesen. G. Liebermeister.

Julius Frohmann: Ueber einen Fall von Myelitis transversa mit Muskelwogen und eigentümlichen Veränderungen der elektrischen Reaktion.

(D. Arch. f. klin. Med. Bd. 86. 1905. S. 339.)

Bei einer Anzahl der gelähmten Muskeln trat bei faradischer und galvanischer Reizung bei mittleren Stromstärken eine Nachdauer der Kontraktion nach Unterbrechung des Stromes auf, wie bei der Myotonie. In einem Teil der paretischen Muskeln fanden sich sehr lebhafte fibrilläre und fasciculäre Zuckungen, wie sie der Myokymie eigen sind. Verfasser stellt die Wahrscheinlichkeitsdiagnose auf „Myelitis mit Myokymie". Er hält — mit einer gewissen Reserve — die Myokymie nicht für eine selbständige Krankheit, sondern für ein Symptom, das bei den verschiedensten Affektionen auftreten kann. G. Liebermeister.

G. Joachim: Ein unter dem Bilde eines operablen Rückenmarkstumors verlaufender Fall von Meningomyelitis chronica.

(D. Arch. f. klin. Med. Bd. 86. 1905. S. 259 ff.)

„Das Ausschlaggebende in der Unterscheidung zwischen Tumor und entzündlichem Prozess dürfte immer darin liegen, ob man eine Propagation des Prozesses in vertikaler Richtung nachweisen kann oder nicht."

G. Liebermeister.

Paul Lazarus: Die Rückenmarksanaesthesie im Dienste der physikalischen Therapie.

(Zeitschr. f. physikal. diät. Therapie. 1906. Bd. X, S. 13 bis 19 und 77 bis 81.)

Eingehende Schilderung der Technik (Lagerung des Kranken, Reinigung, Wahl der Einstichstelle, Anaesthesie der Haut und der Weichteile, Instrumentarium, Punktion, Infusion, Präparate) — es wurde Stovain oder neuerdings Novokain, zumeist mit Zusatz von 0,02 Prozent Suprarenin verwendet — der Rückenmarksanaesthesie, wie sie auf der I. medizinischen Universitätsklinik zu Berlin vorgenommen wird. An einigen Beispielen zeigt Verfasser sodann noch die Bedeutung dieses Verfahrens für die physikalische Therapie. Ein wichtiges Indikationsgebiet für dasselbe gibt die Vornahme der unblutigen Nervendehnung bei der Ischias ab. Buschan (Stettin).

Michael Lapinsky: Ueber die Herabsetzung der reflektorischen Vorgänge im gelähmten Körperteil bei Kompression der oberen Teile des Rückenmarks.

(Deutsche Zeitschrift für Nervenheilkunde. Bd. XXX. H. 3 u. 4.)

In sehr vielen Fällen ist das Fehlen der Reflexe in den paralysierten Teilen keine funktionelle Erscheinung, sondern kommt durch eine organische Verletzung der Reflexbögen und -Zentren zustande bezw. durch Verletzungen, die eine Folge der Kompression des Rückenmarkes sind und sehr leicht dem beobachtenden Auge entgehen.

Anderseits — und die Fälle beleuchtet Verfasser genauer (ein eigener Fall, Angaben aus der Literatur und Tierexperimente) — kann die Depression der Reflexakte auch einen funktionellen Ursprung haben. Das Erlöschen kann dann von Momenten abhängen, die die Integrität des Rückenmarkes nicht stören, event. sogar ausserhalb desselben lokalisiert sind; vor allem scheinen Schmerzempfindungen, die auch in der Peripherie entstehen, zum Rückenmark hin projiziert, die reflektorischen Funktionen im eingeklemmten Rückenmark hemmen zu können. Dies geht besonders deutlich aus dem vom Verfasser mitgeteilten Falle von Rückenmarks-Tumor hervor, bei dem über viele Jahre hin, sobald eine Epoche von heftigen Schmerzen auftrat, die Reflexe erloschen und beim Nachlassen der Schmerzen wiederkamen. Ja, durch eine Morphiuminjektion liess sich das Erscheinen der Reflexe auch während der Zeit ihres völligen Fehlens zugleich mit dem Nachlassen der Schmerzen vorübergehend hervorrufen.

Verfasser weist dann am Tierexperiment noch nach, dass ein Fehlen der Reflexe nicht nur bei akuten Einklemmungen, sondern auch bei langsam eintretenden Kompressionen auftreten kann, und dass entgegen Bruns u. a. keine totale Durchtrennung des Rückenmarks vorzuliegen braucht, sondern dass schon eine unbedeutende Kompression, die das Nervengewebe an der Kompressionsstelle garnicht zerstört, ein Erlöschen herbeiführen kann. Kalberlah.

Bálint und Benedict: Ueber Erkrankungen des Conus terminalis und der Cauda equina.

(Deutsche Zeitschrift für Nervenheilkunde. Bd. XXX. H. 1 u. 2.)

Verfasser konnten an der Hand von 6 ausführlich mitgeteilten Fällen derartiger Erkrankungen die bekannten Anschauungen Müllers über die Lokalisation der Miktions-, Defaecations- und Erektionszentren ausserhalb des Sacralmarkes und zwar in Ganglienzellen der Plexus hypogastrici im wesentlichen bestätigen. Kalberlah.

H. Nonne: Ein weiterer Beitrag zur Lehre von der anatomischen Grundlage der „syphilitischen Spinalparalyse“.

(Deutsche Zeitschrift für Nervenheilkunde. Bd. 29. H. 5 u. 6.)

Nonne konnte einen Fall von syphilitischer Spinalparalyse (Erb) nach 13jähriger Beobachtung anatomisch untersuchen. Es fand sich auch hier eine geringe fleckweise chronisch-myelitische Degeneration im Dorsalmark, ohne sekundäre auf- und absteigende Degeneration, eine ebenfalls sehr geringe, aber doch zweifellose Degeneration in den Goll'schen Strängen des Halsmarks und oberen Dorsalmarks sowie eine Degeneration der Pyramidenseitenstränge im Lendenmark, daneben eine Wandverdickung der Gefässe ohne spezifischen Charakter neben einer Endarteriitis chronica der Art. spinalis anterior endlich eine leichte Meningitis posterior cervicalis et dorsalis. Es handelte sich also wiederum um eine Kombination einer primären kombinierten Strangerkrankung mit diffuser myelitischer Affektion. Kalberlah.

Howard: Further observations on the relations of lesions of the Gasserian and posterior root ganglia to herpes occuring in pneumonia and cerebrospinal meningitis.

(Amer. Journ. of Med. Sciences. Dez. 1905.)

In Uebereinstimmung mit zwei früher mitgeteilten Fällen hat Verfasser an einer Anzahl neuer Fälle von Herpes im Gefolge von Pneumonie und Cerebrospinalmeningitis feststellen können, dass die das Gebiet der Herpeseruption versorgenden sensiblen Ganglien, das Gasser'sche oder das betreffende Spinalganglion der Sitz degenerativer und entzündlicher Veränderungen waren, als deren Effekt also wohl der Herpes anzusehen ist. Kölpin (Bonn).

Hirsch (Wien): Ueber epidurale Injektionen.
(Gyógzàszet 1905. No. 45. [Ungarisch].)

H. empfiehlt auf Grund der Erfahrungen, die er auf der v. Mosetig-schen chirurgischen Abteilung in Wien sammelte, die von Cathelin eingeführten, aber ausserhalb Frankreichs bisher kaum in Anwendung gekommenen epiduralen Injektionen, welche durch den hiatus sacralis in den untersten Teil des Wirbelkanals gemacht werden. Der hiatus sacralis ist durch den tastenden Finger leicht zu finden oder durch den Kreuzungspunkt zweier Linien zu bestimmen, welche die spina post. sup. mit der gegenüberliegenden tub. ossis ischii verbinden, eventuell führt ein Längsschnitt durch die Haut zum Ziele. Als Injektionsflüssigkeit benutzt er eine 0,2 %ige Kochsalzlösung mit etwas Cocain. Die Einspritzung, die langsam zu geschehen hat, kann auch an ambulanten Kranken vorgenommen werden, nur muss der Kranke nachher eine halbe Stunde lang ruhen; mit der Asepsis braucht man nicht übertrieben zu sein. Der Eingriff ist kaum schmerzhaft; in 17 % der Fälle wurden nach der Operation Kopfschmerzen, Nausea, manchmal Erbrechen beobachtet, doch hatten diese Folgeerscheinungen stets besondere Gründe, so trat - z. B. Kopfschmerz auf, wenn die Injektion zu rasch und reichlich erfolgte. Jedesmal folgte im Unterleib, namentlich im Genitale ein lebhaftes Wärmegefühl, bei Männern starke Erection; die cystoskopische Untersuchung ergab bedeutende Hyperaemie, namentlich im trigonum vesicae. Verfasser referiert nun über die Erfolge, die er in 27 Fällen von enuresis (und zwar nocturna, noct. cum pollakuria, noct. et diurna) und 3 Fällen von „reizbarer Blase“ erzielte; in den ersteren: geheilt 81,5 %, gebessert 11,1 %, ungebessert 7,4 %; von den letzterwähnten drei Fällen wurden zwei geheilt. In den meisten Fällen (70 %) war der Erfolg schon nach der ersten Injektion ein vollkommener; doch empfiehlt Verfasser mindestens drei Injektionen in Pausen von 1 bis 2 bis 3 Tagen zu machen; man beginne bei Erwachsenen mit 10 ccm und gehe bis auf 20 ccm. Er konstatiert, dass der Erfolg hauptsächlich dann ausblieb, wenn das Leiden veraltet war und der Patient schon vielerlei andere Behandlungen durchgemacht hatte. Verfasser ist geneigt, die Wirksamkeit der Injektionen auf die durch dieselben bewirkte Hyperaemie der Blase zurückzuführen, indem er meint, dass durch die Hyperaemie die Empfindlichkeit der Blasenwand gesteigert, der Reiz mehr zur Geltung kommt, so dass der Patient aus dem Schlafe erwacht. Die Abnahme des gesteigerten Harndranges bei Tage will er mit Zuhilfenahme der Janet'schen Auffassung damit erklären, dass die Patienten, indem sie aufhören, bei Nacht zu nässen, nicht mehr von jener Furcht des Nässens beherrscht werden, welche die Ursache der Pollakurie ist. Epstein (Nagyszeben).

S. Auerbach und Brodnitz: Ueber einen grossen intraduralen Tumor des Cervikalmarkes, der mit Erfolg exstirpiert wurde.
(Mitteil. aus dem Grenzgeb. der Mediz. u. Chir. Bd. 15, S. 1 ff. 1905.)

Ein $6^1/_2$ cm langer, $1^1/_2$ bis $2^1/_4$ cm breiter und 1 cm dicker Tumor, der von der Höhe des 2. Halswirbels bis zu der des 6. reichte, wurde mittelst Laminektomie entfernt. Trotzdem der Tumor seinen Sitz auf der Hinterseite des Rückenmarks hatte, fehlten sensible Störungen so gut wie ganz. Die Lähmungen der Motilität und die Störungen der Reflexe besserten sich nach der Operation rasch. Die vorhandenen oculopupillären Symptome blieben auch nach der Operation unverändert. Sie bestanden in Verengerung der rechten

Pupille bei erhaltener Reaktion beider Pupillen auf Lichteinfall, Akkomodation und Convergenz; ferner in Verengerung der rechten Lidspalte und rechtseitigem Enophthalmus. G. Liebermeister.

Rob. Bing: Eine kombinierte Form der heredofamiliären Nervenkrankheiten. (Spino-cerebellare Heredoataxie mit Dystrophia musculorum.)

(D. Arch. f. klin. Med. Bd. 83, S. 199 ff. 1905.)

Ein klinisch und anatomisch genau untersuchter Fall, bei dem sich neben typischer Friedreich'scher Krankheit enorme Pseudohypertrophien in der Muskulatur des Schultergürtels und der Ober- und Unterarme, und daneben starke Atrophie der Unterschenkelmuskeln und der Interossei der Hände fanden. Der Fall spricht sehr zu Gunsten der Ansicht von der pathogenetischen Einheitlichkeit der muskulären und der cerebrospinalen familiären Erkrankungen. — Ausführliches Literaturverzeichnis ist beigegeben. G. Liebermeister.

G. Mingazini: Beitrag zum Studium der spondylose rhizomélique.

(Deutsche Zeitschrift für Nervenheilkunde. 28. Bd. H. 4—6.)

Ausführliche Mitteilung eines einschlägigen Falles und differentialdiagnostische Abgrenzung gegenüber ähnlichen Zuständen, wie sie von Bechterew und Cassirer als chronische Steifigkeit der Wirbelsäule und myogene Wirbelsteifigkeit beschrieben worden sind. Irgendwelche neuen Gesichtspunkte ergeben sich aus der Arbeit nicht. Kalberlah.

Ed. Müller: Zur Pathologie der sogen. primären kombinierten Strangerkrankungen des Rückenmarks.

(Deutsche Zeitschrift für Nervenheilkunde, 29. Bd. H. 3—4.)

Eine 39jährige Frau erkrankte mit Unsicherheit und Schwäche der Beine, mit Schwindelgefühl und zunehmender Sprachstörung. Während der Beobachtung zeigte Patientin einen progressiven Schwachsinn und in neurologischer Beziehung nystagmusartige Zuckungen der Augen, schlecht artikulierte Sprache, Herzkrisen und Zwangsphonationen, ausserdem bestand spastische Parese beider Beine und Blasenstörung. Die autoptische Untersuchung ergab allgemeine Atrophie, besonders des Kleinhirns. Mikroskopisch fanden sich ausgeprägte strangförmige Degenerationen und zwar in Gestalt einer sogenannten primären kombinierten Systemerkrankung. Ausführlich wird dann die Differentialdiagnose zwischen der multiplen Sklerose und den kombinierten Systemerkrankungen erörtert.

Im folgenden analysiert dann Verfasser in sehr eingehender Weise das klinische Bild der kombinierten Strangerkrankung.

Die relative Intensität, mit der sich Hinter- und Seitenstränge an der kombinierten Erkrankung beteiligen, und zeitliche Unterschiede im Ablauf der Degeneration prägen die Typen des Zustandsbildes und des Krankheitsverlaufes, während die genauere Lokalisation des Prozesses innerhalb beider Stranggebiete besonders die Entstehung der Spielarten beeinflussen.

Die dauernde Ausschaltung der Pyramidenseitenstrangbahn durch völligen bezw. hochgradigen Schwund der Axenzylinder verursacht beim Menschen als stationäre Krankheitserscheinungen neben Hypertonie und Steigerung der Sehnenreflexe deutliche und namentlich in den Oberextremitäten ausgeprägte Paresen (Prädilektionstypus), die aber — vielleicht zu Gunsten einer sich verstärkenden Hypertomie — in den Hintergrund treten resp. fehlen können, wenn es sich nur um eine Verminderung der Gesamtsumme der Fasern, nicht um einen völligen Untergang der Bahn handelt. Weiter sind als diagnostisch wichtige Zeichen das Auftreten des Plantarspinalreflexes (Babinski) und gewisser Muskelsynergien (Tibialisphaenomen) zu nennen. Bei Beteiligung des Tractus spino-cerebellaris würden noch ataktische Bewegungsstörungen ohne erkennbaren Ausfall bewusster Empfindungen hinzukommen können.

Die „Hinterstrangsymptome" sind zu trennen in die Hinterwurzel- und in die eigentlichen Hinterstrangsymptome. Zu den letzteren, die einem Teil der ersteren entsprechen, rechnen namentlich die Störungen der Tiefensensibilität, die Ataxie mit gleichzeitigem Ausfall der bewussten Empfindung, Anomalien der Blasen- und Mastdarmfunktion und vielleicht die Hypotonie (?). Sie sind im wesentlichen verursacht durch Ausschaltung der den Hinterstrang in der Längsrichtung durchziehenden Fasern.

Zu den ersteren, welche der Degeneration des gesamten Einstrahlungsgebietes der Radices posteriores ihre Entstehung verdanken, gehören neben den Wurzelschmerzen die Sensibilitätsstörungen, welche gleichzeitig auch die Oberflächenempfindungen betreffen, ataktische Bewegungsstörungen, bei denen auch der Zufluss unbewusster sensibler Impulse geschädigt wird und der Verlust der Sehnenreflexe.

Die radikuläre Degeneration schafft also aus dem Hinterstrangtypus der Sensibilitätsstörungen einen Hinterwurzeltypus, welcher durch den Ausfall aller Empfindungsqualitäten, also durch das Hinzutreten des Hinterstrang- zum Hinterhorntypus (Strümpell) charakterisiert ist. Die Hinterstrangataxie im Gefolge des Ausfalles von bewussten Tiefenempfindungen muss sich durch die gleichzeitige Degeneration der zu den Clarke'schen Säulen ziehenden Hinterwurzelfasern verstärken, weil die Abtrennung der Tractus spino-cerebellares von den peripheren Erregungen auch die unbewusste koordinatorische Kleinhirntätigkeit ausschaltet.

Zum Schlusse wird dann zusammenfassend das Symptomenbild genauer erörtert, das sich aus einer Vereiniguug der Degeneration der Hinter- und der Seitenstränge ergibt.

Kalberlah.

Viggo Christiansen (D.): Fire Tilfölde of Friedreichs Tabes. (Hosp. Tid. 1906. No. 32.)

Von den vier Fällen des Verfassers kamen die drei bei Knaben derselben Familie vor, während deren weibliche Mitglieder verschont waren. Das Leiden entwickelte sich mit dem 10. Jahre der Knaben und manifestierte sich in cerebellar-ataktischem Gange, statischer Ataxie, teils tremorartigen, teils choreiformen Koordinationsstörungen, Areflexie; bei dem einen Knaben fand sich Babinski's Zehenphänomen einseitig vor, bei einem anderen eine cervicale Skoliose, bei zweien die charakteristische Sprachstörung und Fussdeformität. Nystagmus fehlte bei allen, während sie aber alle Taubheit darboten (die fünf Geschwister zeigten dies Leiden nicht). Die Fälle stellen die erste in Dänemark beobachtete Familie mit Friedreichs Tabes dar. Die Taubheit erklärt Verfasser durch Annahme einer zwar ungewöhnlichen Lokalisation des pathologischen Prozesses in dem Akustikus oder dessen Kern. — Ein vierter, isoliert dastehender Fall zeigte sich durch sein relativ spätes Auftreten (18. bis 19. Jahre) und durch Sensibilitätsstörungen an den Oberextremitäten als ein Zwischenglied zwischen Friedreichs Tabes und der Herédo-ataxie cérébelleuse Marie's.

Wimmer (Kopenhagen).

Martin: The sphincter reflexes in tabes dorsalis and paresis. (Journ. of Nerv. and Ment. Disease. Aug. 1906.)

Verfasser fand bei Tabikern und Paralytikern fast regelmässig eine Herabsetzung des Muskeltonus des Sphinkter ani, und zwar häufig schon dann, wenn die übrigen Symptome des Leidens erst sehr wenig hervortraten, sodass er dieser Erscheinung direkt den Wert eines Frühsymptoms zuerkennen möchte. — Anfallsweise Schmerzen im Rektum, die ohne eine sichtbare Läsion desselben auftreten und bei denen sich eine Erschlaffung des äussern Schliessmuskels findet, sollten stets Veranlassung zu einer genauen Untersuchung des ganzen Nervensystems geben. Kölpin.

Hammer: Klinische Beiträge zur Kenntnis der Ursachen, der Symptome und des Verlaufs der Tabes. (Aus der Nervenklinik des Prof. Jendrássik in Budapest.) (Orvosi Hetilap. 1906. No. 46.)

Verfasser bringt statistische Daten über 728 (572 m., 156 w.) Tabiker, von welchen 230 M. und 40 W. der intelligenteren Klasse angehörten. Von den 230 M. hatten sicher oder wahrscheinlich Lues 96,8 %; von den 40 Frauen war bei 57,5 % sicher Lues. Von den den unteren Volksschichten angehörenden 342 M. hatten sicher oder wahrscheinlich 88 %, von 116 W. 99,14 % Lues. Bei 232 Patienten fanden sich brauchbare Angaben bezüglich der Zeit, die zwischen der Infektion und dem Ausbruch der Tabes verfloss; diese Zeit betrug bei 61,59 % 5 bis 15 Jahre. Von sämtlichen Patienten waren 6 unter 25 Jahre alt, Spätformen 7. In 8 Fällen litten beide Gatten an Tabes oder Paralyse. Bezüglich der Frage der Nachkommenschaft kamen 434 M. und 155 W. in Rechnung; bei ersteren war in 33,56 % die Ehe zufolge von Sterilität (20,92 %), Fehl- oder Todgeburten, kinderlos, in 27,19 % waren lebende Kinder, aber auch Aborte; in 39,17 % gab es nur lebende Kinder. Bei den 155 W. war die Ehe in 31,61 % steril, in 9,67 % waren nur Aborte und Todgeburten, in 12,90 % kamen die Kinder lebend zur Welt, starben aber bald, in 34,19 % lebende Kinder, aber auch viele gestorben; die Sterilität ist also bei weiblichen Tabikern häufiger. Von 385 Patienten zeigten 68,31 % lanzinierende Schmerzen, 10,38 % Augenmuskellähmungen als Anfangssymptome. Viele Kranke erreichten ein hohes Alter. Epstein (Nagyszeben).

Sigerist: „Ueber inkomplette Formen von Tabes dorsalis (Formes frustes). (Medizinische Klinik 1906. No. 33.)

An der Hand von 15 in einem Jahre in der Med. Klinik zu Tübingen beobachteten Fällen behandelt Verf. das zweifellos praktisch sehr wichtige Kapitel der larvierten Tabesformen. Er teilt sie in drei Gruppen ein: 1. die Tabes bildet symptomlos und unbemerkt einen zufällig entdeckten Nebenbefund oder tritt gegenüber tertiär-luetischen Symptomen zurück; 2. als Anfangserscheinungen treten Krisen auf und führen zur fälschlichen Diagnose von intestinalen Organerkrankungen oder Neurosen; 3. im Vordergrunde stehen Augensymptome, und erst genaueste Untersuchung ergibt Tabes. Grosser Wert wird der Untersuchung des Liquor cerebrospinalis beigemessen (Lymphocytose, vermehrte Eiweissmenge), ferner den intestinalen und vasomotorischen Krisen.

Liebetrau (Lüneburg).

Spielmeyer: Ueber das Verhalten der Neuroglia bei tabischer Opticusatrophie.

(Klin. Monatsbl. f. Augenheilkunde. XLIV, 1906. I. Bd.)

Spielmeyer hat die Veränderungen des Sehnerven und seines zentralen Endes bei tabischer Opticusatrophie vermittelst der Weigert'schen Gliamethode untersucht. Er fand die Art der Gliawucherung in den Nerven ganz entsprechend wie man sie sonst als Ersatz für zugrunde gegangene zentrale Fasersysteme konstatieren kann und wie er sie selbst für die Hinterstränge bei der Tabes früher beschrieben hat. Die Richtung und Durchflechtung der Fasern lassen deutlich erkennen, dass es wesentlich statische Momente sind, die ihre Anordnung veranlassen, ein interessanter Befund, der die besonders von Weigert vertretene Anschauung über das Wachstum der Neuroglia bestätigt. Die Vermehrung des Bindegewebes tritt gegenüber der Gliawucherung stark zurück.

Die Untersuchung der primären optischen Zentren konnte aus Gründen mangelhafter Konservierung keine vollständige sein. Dennoch sind die mitgeteilten Befunde sehr bemerkenswert. Es konnten dichte gliöse Faserwerke, vorwiegend aus Astrocyten gebildet, im Pulvinar, Corp. genic. und besonders beachtenswert eine Vermehrung der Neuroglia im zentralen Höhlengrau des III. Ventrikels beobachtet werden. Letzterer Befund ist eine interessante Bestätigung des von Moeli bei totaler Opticusatrophie beschriebenen Faserschwundes im Höhlengrau, und deutet wie dieser auf eine zentrale Endstätte des Sehnerven im Höhlengrau hin. Verf. beschreibt weiterhin eine Vermehrung der gliösen Trabantzellen und der pericellulären Gliakörbe in den Zellen des untersuchten subcortikalen Kerngebietes des Opticus, und sieht auch darin „einen Indikator für den Ausfall pericellulärer Nervengeflechte". Neben diesen Befunden, den Anzeichen „sekundärer Kerndegeneration", beobachtete Verf. in den erwähnten Kerngebieten „vereinzelte grosse Spinnenzellen mit balkigen Fortsätzen", die er im Anschluss an Alzheimer als Zeichen primärer Erkrankungsvorgänge auffasst. Er schliesst hieraus, dass auch in den subkortikalen optischen Zentren primäre Erkrankung anzunehmen ist und dass auch den gleichen grauen Kernen allerdings „in sehr beschränktem Masse die Bedeutung zentraler Wurzelgebiete für zentrifugale Sehnervenfasern" zuzuerkennen sei. Dieser Befund verdient besonders deshalb Interesse, weil er uns in der Untersuchung mit der Gliamethode möglicherweise ein Hilfsmittel aufweist „zur Umgrenzung weniger geklärter Kerngebiete" und so „die Gliamethode die Ergebnisse der Degenerationsmethoden ergänzen könnte". Die Ausführungen sind durch mustergültige Figuren illustriert. Goldstein (Königsberg).

Michael Lapinsky: Ueber wenig beschriebene Formen der Tabes dorsalis.

(Deutsche Zeitschrift für Nervenheilkunde. Bd. XXX. H. 3 u. 4.)

Es gibt Fälle von Tabes dorsalis, in denen die Anfangssymptome in Form von Paralysen und Paresen der oberen oder unteren Extremitäten auftreten. Die Zugehörigkeit dieser Fälle zur Tabes dorsalis lässt sich zuweilen schon bei der ersten Untersuchung des Patienten konstatieren und zwar auf Grund der verschiedenen, einander parallel auftretenden Symptome, z. B. Störungen des Pupillenreflexes, Störungen beim Harnlassen, Ataxie etc. In einigen Fällen aber ist die genaue Diagnose äusserst schwierig zu stellen. Die motorischen Störungen müssen in derartigen Fällen zur Zahl der tabetischen Symptome gerechnet werden, da man als ihre Ursache eine Affektion der hinteren Wurzeln annehmen muss, während Veränderungen im Gebiete der motorischen Vorderhornzellen offenbar erst sekundär sich ausbilden. Diese Veränderungen mögen teilweise organischer Natur sein, teilweise aber wohl auch funktioneller Art infolge der durch die Erkrankung der hinteren Wurzeln bedingten Herabsetzung der Reize, die sonst von der Peripherie her in das Rückenmark gelangen und den allgemeinen Tonus der Zellen der Vorderhörner erhöhen. Daher auch der Erfolg der Behandlung mit der faradischen Bürste, indem etwa durch den starken Reiz die gewissermassen schlummernden Vorderhornzellen erweckt wurden (?). Kalberlah.

Clarence B. Farrar: Types of the Devolutional Psychoses. (British Medical Journal 1906.)

Verf. wendet sich gegen die Kraepelin'sche Auffassung der eigentlichen „Melancholie"; die Melancholie äussere sich bei einem Alten aus natürlichen Gründen anders als bei einem Jungen; alle klinischen Unterscheidungsmerkmale seien lediglich biologische Unterschiede. Verf. unterscheidet eine „echte Melancholie" (viel enger begrenzt als die Kraepelin's) von der „anxietas praesenilis"), die beide mit dem manisch-depressiven Irresein nichts zu tun haben. Die „echte Melancholie" ist eine Autopsychose im Sinne Wernicke's; sie trifft Individuen etwa vom 45. Jahre ab, die vorher stets geistig gesund waren; es erfolgen ein bis zwei Attacken von ein- bis mehrjähriger Dauer; die Orientierung bleibt erhalten; Sinnestäuschungen fehlen; es bestehen Selbstanklagen, Versündigungswahn, religiöse Vorstellungen, Angst vor der Zukunft, vor der Verdammnis; Lebensüberdruss und Selbstmordgedanken; dabei schlechter Schlaf und Appetit. Die „anxietas praesenilis" dagegen stellt eine Allopsychose dar; hier findet sich oft Desorientiertsein; Sinnestäuschungen sind häufig; die Angst erstreckt sich lediglich auf die Gegenwart; Selbstanklagen fehlen; oft Verbigeration und Stereotypien; Schlaf und Appetit oft sogar sehr gut. Als einen zweiten Typus von Involutionspsychosen stellt Verf. die „apathische psychomotorische Depression" auf; sie trifft meist Männer, die ein intensives Arbeitsleben hinter sich haben, und äussert sich in Gleichgültigkeit, träger Apathie, leichter Depression, oft Gedächtnisschwäche, aber nie Konfabulationen; Halluzinationen können ganz spärlich vorkommen. Diese Erkrankung ist nach Ansicht des Verf. der Ausdruck von Ermüdungszunahme während eines monotonen Arbeitslebens. In keinem dieser beiden Involutionszustände findet sich das Gefühl subjektiver Insuffizienz, wie es dem manisch-depressiven Irresein eigen ist. Die Prognose scheint bei beiden Formen wenig günstig.

Probst (Eglfing).

Clarence B. Farrar: Clinical Demonstrations. (American Journal of Insanity 1906.)

Verf. unternimmt es, nach Art der Kraepelin'schen „Einführung" eine Reihe typischer Fälle von Geistesstörungen in erzählender Form darzustellen.

Probst (Eglfing).

Finckh: Ueber Hitzepsychosen. (Allgem. Zeitschr. f. Psych. LXIII, 6.)

Schädliche Wärmeeinwirkungen treffen das Gehirn entweder bei Steigerung der Innenwärme (Hitzschlag), oder durch Wärmestrahlung (Sonnenstich, Feuerarbeiter, Tropenbewohner).

Beim Hitzschlag lassen sich drei Grade unterscheiden: 1. Steigerung der Atem- und Pulsfrequenz, Schwindel, Ohrensausen, Beklemmungen und Apathie. Bei der Steigerung tritt Angst auf, profuser Schweiss, kleiner frequenter Puls, Temperatur über 40°, Spracherschwerung, Taumeln, Benommenheit. Im dritten Grad tritt unter Temperaturen, die bis 45° erreichen können, Collaps ein mit stertoröser Atmung, fliegendem Puls; häufig epileptiforme Konvulsionen. Es kann in diesem Stadium plötzlich der Tod eintreten; man findet bei der Sektion Hyperämie des Gehirns und seiner Häute mit blutigen und serösen Exsudationen und Blutaustritte auch in den übrigen Organen.

Bei der Erholung bleiben noch einige Tage Schlafsucht, Zerstreutheit, Gedächtnisschwäche, Steifigkeit der Glieder, Kopfdruck, Schwindel und Uebelkeit. Nach schweren Fällen können intellektuelle und gemütliche Defekte, Reizbarkeit, verminderte Widerstandsfähigkeit gegen Alkohol und Krankheiten zurückbleiben.

Bei der Insolation trifft die Wärmewirkung nur die bestrahlte Partie. Auch hierbei kommt es nach einem Vorläuferstadium von Kopfweh, Schwindel, Unlust und Müdigkeit zu Bewusstlosigkeit, Krämpfen, Lähmungen und nicht selten zu Tod. Residuen können wie nach Hitzschlag zurückbleiben, wie auch nach dauernder Einwirkung natürlicher oder künstlicher Wärme Abnahme der Willenskraft, der geistigen und gemütlichen Fähigkeiten, des Gedächtnisses, der Fassungskraft und gemütliche Reizbarkeit vorkommen.

Die Einwirkung auf das Gehirn ist bei der Insolation intensiver; es wurden dabei wie bei künstlicher Bestrahlung ausgesprochene Entzündungserscheinungen und regressive Veränderungen gefunden.

In der Praxis werden beide Schädlichkeiten schwer zu trennen sein; ein Unterschied in der Art der dabei vorkommenden psychischen Störungen ist nicht zu konstatieren.

Psychosen infolge Hitzeeinwirkung sind insbesondere in unseren Breiten relativ sehr selten; es lehrt dies die genaue Durchsicht der Literatur und besonders die Zahlen über die bei verschiedenen Armeen in Krieg und Frieden vorgekommenen Hitzschläge. Bei diesen treffen die kalorischen Schädlichkeiten gewöhnlich mit prädisponierenden Momenten zusammen. Die akuten Psychosen dabei ähneln symptomatisch den Fieberdelirien; neben Allgemeinerscheinungen bestehen Angst, lebhafte Gehörs- und Gesichtstäuschungen, Desorientierung, motorische Unruhe, Krämpfe, Lähmungen und Störungen der sensiblen und sensorischen Funktionen. Die Dauer ist kurz. Es können die schon oben erwähnten Residuen zurückbleiben.

Was chronische Psychosen anlangt, so ist die Hitze nur als Gelegenheitsursache oder als prädisponierendes Moment anzusehen; es wurden verschiedene Formen, besonders die progressive Paralyse, dann Psychosen aus der Dementia praecox-Gruppe darauf zurückgeführt.

Die Aetiologie verleiht diesen Krankheitsbildern vielleicht einige charakteristische Züge; es kehren Neigung zu schweren Erregungen, impulsiven Gewalttaten und vasomotorischen Störungen in den Schilderungen wieder. Ausserdem kommen die erwähnten Defektzustände und allerlei Lähmungserscheinungen vor.

Möglicherweise kann auch die Epilepsie als Folge organischer, durch Hitze entstandener Schädigungen auftreten. Häufiger wird die Bestrahlung nur die erregende Ursache für den ersten Krampfanfall sein.

Auch in den Tropen gibt es keine für die Hitze eigentümliche Irreseinsformen, sondern es kehren nur gewisse auf elementare Alterationen zurückzuführende gemeinsame Merkmale wieder; die klinische Form richtet sich nach anderen, konstitutionellen, toxischen oder infektiösen Faktoren. Chotzen.

Eduard Vestberg (S.): Beitrag zur Kenntnis des familiären Auftretens der Geisteskrankheiten.

(Hygiea 1906, No. 4, 5 u. 6.)

Sehr eingehende Studie, die sich für ein kurzes Referat nicht eignet, hoffentlich auch anderwärts erscheinen wird.

Verf., wie so viele andere durch die gewöhnliche summarische Erblichkeitsstatistik unbefriedigt, hat die Erblichkeitsverhältnisse in 27 Fällen untersucht, und seine Resultate bestätigen im Grossen und Ganzen die von früheren Untersuchern (Vorster, Sioli, Willes, Krauss, Geisser) erhobenen, d. h. dass für die manisch-depressiven Psychosen und — teilweise — für Dementia praecox die homomorphe Erblichkeit eher die Regel ist. Im Uebrigen muss ich auf die sehr interessante Abhandlung verweisen.

Wimmer (Kopenhagen).

M. Bioglio (Rom): Disturbi psichici acuti transitori su base cefalalgica ed emicranica.

(Riv. di patologia nerv. e. ment. Vol. XII, 1907.)

Verf. teilt drei Fälle von „transitorischer Psychose auf der Basis von Kopfschmerz oder Hemicranie" mit. Nach den Krankengeschichten scheint mir in keinem der Fälle die Annahme berechtigt, dass der Kopfschmerz die Basis der Psychose sei. Es scheint sich um schwerere chronische Zustände (Hysterie, Epilepsie, Dementia praecox) zu handeln, die gelegentlich Kopfschmerz und zugleich die in den Krankengeschichten beschriebenen psychischen Symptome erzeugten. Verf. stellt den drei Fällen einen vierten ähnlichen gegenüber, für den er hystero-epileptischen Ursprung nachweist. Abraham.

E. Fankhauser: Erfahrungen über Lumbalpunktion bei Geisteskranken.

(Korrespondenzbl. f. Schweizer Aerzte. 1907. Jahrg. XXXVII. No. 2.)

Vor ungefähr $1^1/_2$ Jahren begann Verf. Lumbalpunktionen an Geisteskranken vorzunehmen und hat bis jetzt dieselben im ganzen an 77 Kranken (zu Waldau und Münsingen) ausgeführt. Der Liquor cerebrospinalis wurde von ihm nach vier Richtungen hin untersucht: hinsichtlich 1. des Druckes, 2. seiner makroskopischen Beschaffenheit, 3. des Eiweissgehaltes und 4. der mikroskopischen Beschaffenheit. Das Untersuchungsmaterial gaben 35 Fälle von Paralyse, 21 von Dementia praecox, 8 von epileptischer Störung, 4 von Dementia congenita, 4 von alkoholischer Störung, 4 von seniler Psychose und 1 von apoplektischer Demenz ab.

Bei der Druckmessung fand Verf., dass die Ausflussgeschwindigkeit dem gemessenen Druck gar nicht immer parallel geht. So stieg einmal der Druck bei einer Dementia congenita auf 23 cm, während der Liquor nur ganz langsam tropfenweise abfloss. Umgekehrt fand er in Fällen, wo der Liquor im Strahl hervorspritzte, nur Druckhöhen von 17 cm u. dergl. Durch Sprechen, Schreiben, Lachen, Pressen, Körperbewegungen wird der Druck auffallend leicht geändert. Bei der Paralyse traf Verf. oft vermehrte Abflussgeschwindigkeit und erhöhten Druck, fast ebenso oft aber auch normale Verhältnisse an. Auch bei Dementia praecox und Epilepsie ist der Druck nicht diagnostisch verwertbar. Eine gewisse Konstanz zeigte nur der angeborene Schwachsinn, insofern in allen vier Fällen eine Vermehrung nachweisbar war. Die Resultate der übrigen Untersuchungen stelle ich in folgender Tabelle zusammen:

		Paralyse	Dementia praecox	Epilepsie	Dementia congenita	Alkoholische Psychose	Senile Psychose	Dementia apoplectica
Liquor klar	Fälle:	10	6	0	3	1 klar aber gefärbt durch Mucin		
„ trübe	„	9	3	3	1			
„ bedeutend trübe	„	3	1	0	0			
Eiweissgehalt nicht vermehrt	„	—	4	1	2	2	1	1
„ leicht vermehrt	„	1	5	2	2	—	1	—
„ bedeutend vermehrt	„	22	—	1	—	2	—	—
weisse Blutkörperchen nicht vermehrt	„	0	9	5	4	4	2	1
weisse Blutkörperchen gering vermehrt	„	1	—	—	—	—	—	—
weisse Blutkörperchen deutlich vermehrt	„	24	—	—	—	—	—	—

Die Resultate der Erythrocyten-Zählungen — die Untersuchungsmethode möge man im Original nachlesen — waren folgende: bei Paralyse 26, 16, 28, 120, 10, 3 und 31, 4 (für den gleichen Fall), 72, 40, 27, 60, 27, 16, 32 pro mm ^{3}, Dementia praecox 2, 0, 2, 3, 2, 15, 2, 2, 6, 9, 0, 16, 5, 0, 5—1, 0, 3, 0, 5, 3, 6, 0, Epilepsie 2, 0, 8, 0, Dementia senilis 4, 5, 6, 0, Dementia alcoholica 2, 0. Ich teile diese Zahlen im einzelnen mit, damit man sieht, wie kolossale Schwankungen in dieser Hinsicht bei der Paralyse — nur sichere Fälle — bestehen; auch Fuchs und Rosenthal fanden eine Schwankungsbreite von 15—196. Für die einzelnen Formen der Paralyse vermochte Verf. keine Gesetzmässigkeit herauszufinden.

Die histologische Untersuchung der Zellen des Liquor hat bis jetzt keine diagnostisch verwertbaren Resultate ergeben. Bezüglich der Entstehung der Lymphocytose neigt sich Verf. unter den von Merzbacher und Fischer geäusserten Ansichten der des letzteren zu.

Ueber die Frage, ob und in welcher Weise Stoffe in den Liquor übergehen, stellte Verf. Versuche mit Jodkalium, Natr. salicyl. und Methylenblau an. Das Ergebnis war, dass sich nur Jodkalium nachweisen liess.

Den Hauptwert der Lumbalpunktion legt Verf. auf die Abgrenzung der Paralyse und der syphilitischen Störungen einerseits von den alkoholischen, manisch-depressiven, epileptischen etc. und der Dementia praecox andererseits. Seiner Ansicht nach gehört die Lumbalpunktion, zumal sie gefahrlos ist und sich überall, event. auch ausserhalb der Anstalt vornehmen lässt, zum Status einer Paralyse und jedes der Paralyse verdächtigen Falles. Man erhält durch sie oft unerwartete Fingerzeige. Die Lymphocytose ist aber keine pathognomonische Erscheinung; sie ist ein Symptom, ein sicher wichtiges, das aber wie alle andern Symptome auf seinen diagnostischen Wert erst abgewogen werden muss.

Den Schluss bilden einige einschlägige Krankengeschichten und eine Schilderung der Technik der Lumbalpunktion. Buschan (Stettin).

J. A. Stucky (Lexington, Kg.): Some mental symptoms due to disease of nasal accessory sinuses.

(Medical Record 1906. Vol. 70, No. 21.)

Dass akute oder chronische Erkrankungen der Nebenhöhlen der Nase häufig schwere Formen von Geistesstörung zur Folge haben, ist bekannt. Verf. bringt 11 neue Fälle von chronischen Erkrankungen dieser Nebenräume (Ethmoidal-, Maxillar- und Frontal-Sinusse) mit deutlich ausgeprägten psychischen Erscheinungen (seltener aufgeregter, zumeist depressiver Natur), die bereits längere Zeit bestanden hatten und nach Eröffnung der erkrankten Höhlen (nach Killian's Methode) sofort verschwanden. Der erste Fall wird ausführlich mitgeteilt, die übrigen nur in ihren hervorstechendsten psychischen Symptomen. Eiter oder Granulationen sind zur Entstehung des psychischen Krankheitsbildes nicht erforderlich; denn in einigen recht schweren Fällen war keines von beiden nachweisbar. Aber sobald die mittlere Muschel entfernt wurde, stellte sich die Besserung ein. Verf. lässt die psychischen Symptome durch eine vorübergehende Meningitis, besonders seröser Natur, bedingt sein.

Buschan (Stettin).

Morton Prince: Case of multiform tic including automatic speech and purposive movements.

(Journ. of Nerv. and Ment Disease. Jan. 1906.)

Mitteilung eines Falles, in dem die mannigfachsten Tics, besonders auch beim Sprechen, bestanden; der Kranke konnte keinen Satz zu Ende bringen ohne Interjection einzelner, zum grossen Teil obscöner Worte. Bei Gebrauch eines Messers, z. B. beim Rasieren, wurden die Schabbewegungen fortwährend durch andere, wie incoordiniert aussehende, aber tatsächlich beabsichtigte Bewegungen unterbrochen. — Die Tics traten wie gewöhnlich besonders dann auf, wenn der Kranke sie unterdrücken wollte. Für eine Anzahl derselben liess sich die Entstehung durch Nachahmung der Umgebung feststellen.

Kölpin (Bonn).

Franz and **Hamilton**: The effects of exercise upon the retardation in conditions of depression.

(Amer. Journ. of Insanity. Vol. 62, No. 2.)

Die Verff. haben an drei Kranken Versuche darüber angestellt, welchen Effekt aktive und passive Übungen bei depressiven Zuständen, die mit Hemmung einhergehen, haben. Sie fanden, dass bei Hemmung der Schwellenwert für Schmerz- und Druckempfindung ein höherer ist, wie unter normalen Verhältnissen, und dass sich täglich eine Besserung hierin feststellen liess, die mit dem Nachlassen der Depression und der Hemmung parallel ging. Die Genauigkeit der Bewegungen hatte in den Hemmungszuständen nicht gelitten, ihre Schnelligkeit aber war verringert, wuchs indes wieder während der Reconvalescenz. Mechanische Vibrationen liessen die Schnelligkeit der Bewegung wachsen und setzten den Schwellenwert für Druck- und Schmerzempfindung herab. Nach mässiger Übung zeigte sich eine grössere Besserung als nach einer gleichen Periode der Ruhe.

Die Verff. meinen, dass aus diesen Ergebnissen vielleicht Folgerungen für die Behandlung von Hemmungszuständen zu ziehen seien.

Kölpin (Bonn).

Wanke (Friedrichroda): Ueber Kinderpsychologie und -Psychopathologie. Nach einem Vortrag.

(Medizin. Klinik 1906. No. 52.)

Schilderung normaler kindlicher Züge (Nachahmungstrieb, Egoismus, Neigung zu Grausamkeit, lebhafte Phantasie u. a.) und psychopathischer Erscheinungen (Pseudologia phantastica, abnorme Zornmütigkeit und Grausamkeit, Lascivität, frühzeitige Betätigung des Sexualtriebes). Die Bedeutung der Erblichkeit wird oft überschätzt, ebenso die der Überanstrengung in der Schule. Die Eltern sollten niemals in Gegenwart von Kindern von ihren eigenen Leiden reden und niemals Leidenschaftlichkeit offenbaren. Die Kinderpsychologie ist eine wichtige Aufgabe für den Arzt, der Eltern und Lehrer mit seinem Rat unterstützen muss. Liebetrau (Lüneburg).

White: Types of mental disease.

(Journ. of Nerv. and Ment. Disease. April 1906.)

Ausgehend von den Mängeln, die ja jeder der heute gebräuchlichen Classification der Psychosen anhaften, stellt der Autor als Einteilungsprinzip die Prognose der Psychosen auf und unterscheidet demgemäss zwei grosse Gruppen von Psychosen, und zwar 1. solche, die nicht zur Demenz führen, und 2. solche, die zur Demenz führen. — Gewonnen dürfte mit einer solchen Einteilung wohl nicht viel werden; auch im einzelnen erscheint manches bedenklich, so z. B., wenn Verf. alle toxischen Psychosen zur ersten Gruppe, die Melancholie des Rückbildungsalters und die praesenilen Psychosen zur zweiten Gruppe rechnet. Kölpin (Bonn).

Ist die Trochleariskreuzung eine totale oder partielle?

Von Professor **J. Stilling** in Strassburg.

Diese in Nr. 204 dieses Blattes von Bach behandelte Frage ist bezüglich des Menschen von mir schon vor 25 Jahren gelöst. Ich habe die ungekreuzte Trochleariswurzel auf dem Neurologencongresse zu Baden-Baden damals demonstriert, und überzeugende, übrigens gänzlich ungefärbte Schnittpräparate befinden sich in der anatomischen Sammlung des Strassburger Institutes.

Die ungekreuzte Trochleariswurzel verläuft im Crus cerebelli ad corpora quadrigemina und ist zwischen den Fasern desselben auf eine ziemlich grosse Strecke bis in die Gegend der Lingula zu verfolgen. Eine sehr gute Abbildung davon findet sich in meiner Arbeit „Zur Erforschung des Centralnervensystems“ in den „Morphologischen Arbeiten“ von Schwalbe, Vierter Band, Erstes Heft. Auch ist in dieser Arbeit genau beschrieben, wie man zu schneiden hat, um die Wurzel zu treffen.

Druck der Anhaltischen Buchdruckerei Gutenberg, e. G. m. b. H., in Dessau.

CENTRALBLATT

für

Nervenheilkunde und Psychiatrie.

Herausgegeben im Verein mit zahlreichen Fachmännern des In- und Auslandes
von
Professor **Dr. Robert Gaupp** in Tübingen.

Erscheint am 1. und 15. jeden Monats im Umfang von 2—3 Bogen. Preis des Jahrganges Mk. 24.
Zu beziehen durch alle Buchhandlungen und Postanstalten.

Verlag von **Vogel & Kreienbrink**, Berlin W. 30 und Leipzig.

XXX. Jahrgang. **1. August 1907.** Neue Folge. XVIII. Bd.

I. Originalien.

Zur Differentialdiagnostik der „funktionellen“ Psychosen.*)

Von **Karl Wilmanns** (Heidelberg).

M. H.! Trotz des einsichtsvollen Bestrebens, die grossen Krankheitsgruppen in Krankheitseinheiten aufzulösen, sind bisher alle Bemühungen umsonst gewesen. Ja, der Erfolg der neueren Arbeiten war immer wieder eine Erweiterung jener Krankheitsgruppen: anscheinend festgeschlossene und allgemein anerkannte Krankheitsbilder wurden in ihrer Selbständigkeit angegriffen und den grossen Gruppen einverleibt. Die Überschätzung einzelner Symptome als für gewisse Erkrankungen kennzeichnender Erscheinungen hat uns verleitet, einigen Krankheitsgruppen eine ungehörige Ausdehnung zu verleihen und schliesslich Zustände zusammenzufassen, die kaum mehr als äusserliche Ähnlichkeiten miteinander haben. Besonders klar sehen wir das bei der Epilepsie. Zweifellos hat uns die Überschätzung der Verstimmung als eine für diese Erkrankung pathognostische Erscheinung dazu geführt, unter denselben Begriff nicht nur schwere organische Hirnveränderungen (genuine Epilepsie, Encephalitiden), sondern auch eigenartige Äusserungen der psychopathischen Veranlagung zusammenzufassen, welche mit der sogen. Hysterie jedenfalls viel innigere klinische Verwandtschaft zeigen. Wenn auch der bedeutende heuristische Wert dieser Lehre, die zur Vertiefung in die Symptomatologie der Epilepsie und Hysterie nicht unwesentlich beigetragen hat, unbestritten bleiben soll, so werden wir es doch als nächste Aufgabe zu betrachten haben, die Epilepsiegruppe wieder einheitlicher zu gestalten.

*) Vortrag, gehalten auf der Bayerischen Psychiater-Versammlung zu München 1907.

Viel eher lässt sich die Erweiterung der Krankheitsbegriffe der Dementia praecox und des manisch-depressiven Irreseins verteidigen, in welche gegenwärtig fast die gesamten Erkrankungen fallen, die wir sonst als „funktionelle“ Psychosen bezeichneten. Denn die übrigen ursprünglich unter diesen Begriff fallenden Geisteskrankheiten sind mehr und mehr in den grossen Krankheitsgruppen untergegangen: die Paranoia ist (wenn wir vom Querulantenwahn absehen, der ebenso wie einige „echte“ Paranoiafälle als die eigenartige Entwickelung einer psychopathischen Persönlichkeit anzusehen ist) grossenteils in die Dementia praecoxgruppe aufgenommen worden; die Amentiagruppe ist fast ausschliesslich durch die Puerperalpsychosen und das Irresein nach schweren, erschöpfenden Erkrankungen vertreten, und dass der im Laufe der letzten Jahre immer mehr wachsende Zweifel an der Existenzberechtigung des Krankheitsbegriffes „Melancholie“ begründet war, lehrt eine demnächst erscheinende Monographie*), welche die Melancholie ganz im manisch-depressiven Irresein aufgehen lässt.

Trotzdem aber sowohl die Dementia praecox als auch das manisch-depressive Irresein wohl zweifellos Krankheitsbilder zusammenfassen, denen zum Teil nur gewisse äusserliche Züge gemeinsam sind, dürfen wir diese Einteilung der funktionellen Psychosen doch als einen bedeutenden Fortschritt gegenüber der rein symptomatischen Betrachtungsweise bezeichnen, da in beiden Gruppen, wenn auch Verschiedenartiges, so doch im allgemeinen Ähnliches zusammengefasst wird und ihnen eine prognostische Bedeutung zukommt. Dass die Prognose allerdings in einzelnen Fällen nicht der Lehre entspricht, wird später noch ausführlich erörtert werden.

Ganz besonders darf wohl die Dementia praecox als eine Gruppe von Erkrankungen mit sehr verschiedenartiger Prognose betrachtet werden. Wir wissen zwar, dass ein Teil der Kranken dauernder Anstaltsbehandlung bedürftig bleibt, und dass ein anderer zum mindesten schwer geschädigt wird und nur unter einer gewissen Aufsicht und Bevormundung mehr oder weniger bescheidenen Anforderungen genügen kann. Allgemein wird jedoch auch zugegeben, dass wenigstens ein kleiner Teil der Kranken die Erkrankung überstehen, ohne irgendwelche dauernde Schädigungen zurückzubehalten. Trotzdem ist es bisher nicht gelungen, die Gruppe von Erkrankungen aufzulösen, und alle Versuche, Krankheitseinheiten aus ihr herauszuschälen, müssen als gescheitert angesehen werden.

Betrachten wir zunächst die zu schweren Defectzuständen führenden Formen der Dementia praecox, so hat sich die Einteilung in Katatonie, Hebephrenie und Dementia paranoides selbst bei ihnen nicht halten lassen.

Die Erfahrung hat vielmehr gelehrt, dass die in Verblödung übergehenden Formen der Katatonie und der paranoiden Prozesse überaus häufig (vielleicht stets?) mit einer schleichenden, sich über Monate und Jahre hinziehenden Veränderung der Persönlichkeit beginnen, die nur als Hebephrenie

*) G. Dreyfus: Die Melancholie, ein Zustandsbild des manisch-depressiven Irreseins. 1907.

gedeutet werden kann, — dass sich auf dem Boden alter Hebephrenien und paranoider Formen katatonische Bilder entwickeln, — und dass endlich Formen mit katatonischem Beginn und echte Hebephrenien schliesslich paranoide Zustandsbilder zeigen können. Mit anderen Worten, die Beobachtung des jahre- und jahrzehntelangen Verlaufes dieser Erkrankungen beweist, dass Hebephrenien, Katatonien und paranoide Formen keine Krankheitseinheiten, sondern nur Symptomenkomplexe sind, die sich in mannigfaltigster Weise miteinander vermischen können.

Dass diese in Verblödung übergehenden Formen des Jugendirreseins der Ausdruck von im wesentlichen einem oder nur ganz wenigen anatomischen Prozessen sind, liegt unserm Verständnis nahe. Trotzdem hat man sich von vielen Seiten gegen die Zusammenfassung dieser mannigfaltigen Bilder als eine Krankheit gewandt und auf die Unwahrscheinlichkeit hingewiesen, dass die äusserst verschiedenartigen paranoiden, katatonischen und hebephrenen Formen alles Erscheinungen ein und derselben Krankheit sein sollten. Dieser Einwurf wurde durch Hinweis auf die Mannigfaltigkeit der Erscheinungsformen der Paralyse zu entkräften versucht, die ja — von den körperlichen Erscheinungen abgesehen — in ihren psychischen Äusserungen eine ebenso grosse Variabilität wie die Dementia praecox zeigt. Man wird sogar zugeben müssen, dass die Verschiedenartigkeit der Paralyseformen so gross ist, dass wir durch das Studium der psychischen Bilder erst sehr viel später zur Erkenntnis der Zusammengehörigkeit der verschiedenen Paralyseformen gekommen wären, und dass es vielmehr die charakteristischen körperlichen Störungen waren, die uns die Aufstellung dieser Krankheitseinheit ermöglichten.

Nehmen wir einmal an, der Paralyse kämen diese körperlichen Symptome — die Pupillenstarre, die Sprachstörung usw. — nicht zu, und fragen wir uns, auf welche Weise wir unter dieser Voraussetzung die verschiedenen paralytischen Zustände als einheitliche Erkrankung hätten erkennen können. Gewiss nicht durch vergleichendes Studium der mannigfaltigen Symptome, die wir im Beginn der Paralyse beobachten, denn diese hat sie mit vielen anderen Erkrankungen gemein. (Jetzt wissen wir freilich, dass die paralytische „Melancholie", „Manie" und „Paranoia" sich meist unschwer von ähnlichen Bildern trennen lassen; wir haben sie aber erst durch die Erforschung der Paralyse als Krankheitseinheit zu unterscheiden gelernt, denn ohne Kenntnis der Paralyse als Gesamtbild würde eine Scheidung zwischen diesen paralytischen und den ihnen ähnlichen „funktionellen" Symptomenkomplexen kaum durchführbar gewesen sein.) Nur auf eine Weise hätten wir zur Aufstellung einer Krankheitsform Paralyse kommen können, nämlich durch die genaue Zerlegung aller Erkrankungen, die nach einer gewissen Zeit zu einem bestimmten Abschluss, d. h. zum Tode führten.

In einer ähnlichen Lage befinden wir uns zur Zeit der Auflösung der Dementia praecox in Krankheitsbilder gegenüber. Aus einer vergleichenden Zusammenstellung derjenigen Fälle, die beispielsweise mit einer hallucinatorischen Erregung, einem Stupor oder einer paranoiden Verstimmung beginnen, lässt sich für die Abgrenzung von Krankheitsbildern kein Erfolg erwarten. Diesen Symptomencomplexen kommt in der Dementia praecox dieselbe Bewertung zu wie der Depression, der Erregung und der „Paranoia" in der Paralyse und ihr äusserlich ähnlichen Erkrankungen, d. h. sie sind untereinander gleichwertige Äusserungen verschiedenartiger hirnanatomischer Vorgänge. Die einzige Möglichkeit, mit unsern gegenwärtigen Untersuchungsmethoden Klarheit in die Dementia praecoxgruppe zu bringen, ist demnach vorläufig die retrospective Methode, d. h. das vergleichende Studium der Entwickelung gleichartiger Endzustände.

Dabei erhebt sich sofort die schwer zu beantwortende Frage, ob gegebenenfalls wirklich ein Endzustand vorliegt. Vom anatomischen Standpunkte aus dürfen wir vielleicht erwarten, dass in dem Endzustande der Prozess im wesentlichen abgelaufen ist und weder stärkere progressive noch regressive Veränderungen zu erwarten sind. Die tägliche klinische Erfahrung lehrt, dass solche Endzustände existieren. Sie im einzelnen Falle zu erkennen, ist aber oft deshalb äusserst schwer, weil sich einerseits das jetzt als Endzustand imponierende Bild im weiteren Verlaufe noch schwerer gestalten kann, und andererseits selbst anscheinend fortgeschrittene katatonische Verblödungen noch weitgehende Besserungen erfahren können.

Weitere Schwierigkeiten macht die Zusammenstellung gleichartiger Endzustände. Betrachten wir die Zerstörungen, welche eine schwere Gehirnerkrankung in der Psyche hervorruft, so finden wir, dass, je grösser die Verwüstungen sind, um so ärmlicher und gleichförmiger der Rest des psychischen Geschehens wird. Ja, wir müssen gestehen, selbst die Endzustände von ganz verschiedenen organischen Erkrankungen — z. B. der Paralyse, der Arteriosclerose und des Tumor cerebri — würden unter Umständen klinisch nicht voneinander zu unterscheiden sein, wenn nicht wiederum die körperlichen Begleiterscheinungen es uns erleichterten. An diese Erfahrungen werden wir uns erinnern müssen, wenn wir mit Erfolg an den Vergleich von symptomatisch ärmlichen katatonischen Endzuständen herangehen wollen.

Mehr Aussicht, homologe Prozesse zusammenzustellen, haben wir wohl bei einer Untersuchung von gleichartigen, symptomatisch mannigfaltigen Endzuständen. Doch auch hierbei dürfen wir die Schwierigkeiten nicht übersehen. Vorläufig wissen wir noch gar nicht, welchen Symptomencomplexen eine entscheidende pathognostische Bedeutung zukommt, und auf Grund welcher Erscheinungen wir zwei Endzustände als gleichartig bezeichnen dürfen. Auch müssen wir uns darüber klar sein, dass selbst die bereits recht verblödeten Katatoniker nicht immer die „ausgebrannten Krater" sind, für die sie vielfach gehalten werden, und dass nicht nur die Lokalisation des Prozesses und die Individualität des Kranken bestimmend auf die Äusserungen der Psychose wirken, sondern, dass diese auch von äusseren Umständen in ganz bedeutsamer Weise beeinflusst werden. Man vergleiche nur das Gebaren der katatonischen

Endzustände in einer kolonialen Anstalt mit Arbeitstherapie und in einem alten Irrenhause mit ausschliesslicher Bett- und womöglich Isolierzellenbehandlung, um den tiefgreifenden Einfluss der Erziehung auf die Äusserungen der Erkrankung zu würdigen. Beschränken wir uns demnach darauf, zunächst nur eine Reihe von sich völlig gleichenden, symptomatisch reichhaltigen Endzuständen in ihrer Entwicklung miteinander zu vergleichen, so dürfen wir zwar annehmen, dass wir in der Tat klinisch Gleichartiges verarbeiten. Wir müssen aber dabei mit der Wahrscheinlichkeit rechnen, dass wir in diesen Bildern nur einen kleinen Teil, einen Ausschnitt aus den Verlaufsmöglichkeiten einer Erkrankung kennen lernen, denn es ist naheliegend, dass auch für unsere Beobachtung ganz verschiedene Endzustände die Äusserungen des gleichen anatomischen Prozesses sein können.

So sehen wir, dass dem Studium der Endzustände und ihrer Entwickelung beträchtliche Schwierigkeiten im Wege stehen. Immerhin sind sie nicht unüberwindlich, und es wird nicht allzu schwer sein, durch Zusammenstellung einer Anzahl zweifelloser und gleichartiger Endzustände und durch Untersuchung ihrer allmählichen Entstehung zu wichtigen klinischen Ergebnissen zu kommen. Gerade den Anstaltsärzten eröffnet sich hier ein weites und gewiss auch dankbares Studiengebiet.

Was die Erkennung der leichten erworbenen Schwachsinnsformen anbetrifft, so ist sie äusserst schwierig, viel schwieriger, als man zunächst anzunehmen geneigt war und ist. Stehen uns für ihre Feststellung die Angaben von intelligenten und einsichtsvollen Angehörigen zur Verfügung, so ist das besonders wertvoll; leider haben aber diese oft genug nicht die nötige Objectivität, um die geistige Veränderung an den Kranken zu bemerken. Alsdann vermag vielfach der Arzt selbst durch eingehende und gründliche Prüfung und Beobachtung des Kranken über das Bestehen einer erworbenen Schwäche ins Klare zu kommen. Das Ergebnis ist aber oft trügerisch, weil die Untersuchungen fast stets unter unnatürlichen äusseren Bedingungen vorgenommen werden müssen. Eine Untersuchung in der Sprechstunde wird daher immer nur ganz oberflächlich sein: Einerseits kann durch die Anregung des Gespräches häufig die Willensschwäche, Gleichgültigkeit und Interesselosigkeit des Kranken verdeckt werden; andererseits aber vermag die natürliche Schüchternheit und Verlegenheit des Genesenen eine Unfreiheit und Verschrobenheit vorzutäuschen, die ihm sonst ganz fehlt. Verschiedene Beobachter werden daher bei denselben Fällen zu ganz verschiedenen Schlüssen kommen können. Je nach seinen klinischen Anschauungen wird der eine geneigt sein, leichte Defecte zu übersehen, der andere aber wird selbst da welche zu erkennen glauben, wo tatsächlich keine vorhanden sind. Dieser Gefahr sind die Anhänger der Dementia praecox-Lehre nicht ganz entgangen und zweifellos sind zu viele leichte Defecte von uns diagnosticiert worden.

Eine weitere Ursache hierfür ist darin zu suchen, dass das Abklingen der akuten Krankheitsäusserungen nicht abgewartet wurde und bereits unheilbare

Schwächezustände zu einer Zeit festgestellt wurden, wo es sich noch um akute, vorübergehende Erscheinungen von Hemmung oder Sperrung handelte. Sowohl unter den Fürstner'schen wie unter den Kraepelin'schen Krankengeschichten unserer Klinik finden wir oft die Diagnose „Melancholie mit Ausgang in Blödsinn", „Manie mit Ausgang in Blödsinn", „Dementia praecox mit Defectheilung" u. ä.; der weitere Verlauf dieser Erkrankungen jedoch bewies, dass es sich nicht um bleibende Defecte handelte, sondern späterhin noch Genesung eintrat. Ich selbst habe in dieser Richtung immer wieder die grössten Überraschungen erlebt und bis in die letzte Zeit mich in der Annahme von bleibenden Schwächezuständen getäuscht.

Die Überzeugung, dass einem bestimmten Symptomenkomplexe auch ein ganz bestimmter Verlauf und nach Ablauf der stürmischen Erscheinungen auch ein wohlcharakterisierter Defekt entsprechen müsse, hat uns nach meiner Überzeugung auch insofern stark suggestiv beeinflusst, als sie uns verleitet hat, in anderen, grundsätzlich ganz verschiedenen Erscheinungen die Symptome der katatonischen Schwäche wiederzufinden. So führte die Verkennung von hysterischen oder manischen Erregungen bei angeborenen Schwachsinnzuständen recht oft zu einer Missdeutung der Willensschwäche, der Indolenz und des kindisch-läppischen Wesens der Imbecillen. Ebenso häufig hat uns aber unsere mangelhafte Kenntnis der psychopathischen Persönlichkeit zu falschen Schlüssen verleitet. Erfuhren wir in der Katamnese eines Kranken, dass er von seiner Umgebung als eigentümlich angesehen werde, dass er wenig unter die Leute gehe und menschenscheu oder unzugänglich gegen seine Angehörigen und reizbar sei, konnten wir uns vielleicht auch durch den Augenschein überzeugen, dass er gewisse Eigenheiten in Tracht und Ausdrucksweise, gewisse Schrullen im Denken und Handeln zeigte, so war der Fall für uns nur zu schnell klar; die Versicherung der Angehörigen, dass die Persönlichkeit sich in keiner Weise geändert habe, dass sie mit dem gleichen Eifer und Geschick den Pflichten ihres Berufes nachkomme u. dergl., wurden unbewusst übersehen oder für unzuverlässig gehalten. Wir vergassen oder berücksichtigten nicht genügend, dass auch den manisch-depressiven Irren und anderen Psychopathen nicht nur gewisse Verschrobenheiten und Eigentümlichkeiten anhaften können, sondern auch, dass sie vielfach soviel Hemmungen zu überwinden haben, dass in der Tat ein leichter Grad von geistiger Schwäche oder gemütlicher Schwerfälligkeit vorgetäuscht werden kann.

Jedenfalls geht aus unseren katamnestischen Erhebungen hervor, dass ein sehr beträchtlicher Teil der als Dementia praecox diagnostizierten Kranken geheilt ist. Sind nun in allen diesen Fällen Fehldiagnosen gestellt worden? Man wird sich wohl hüten, eine Dementia praecox deshalb auszuschliessen, weil die Erkrankung in Heilung übergegangen ist. Man wird vielmehr der Fälle gedenken müssen, die nach dem ersten Anfall den Eindruck von Geheilten machen und späterhin doch noch in charakteristischer Weise verblödeten. Trotzdem unterliegt es mir keinem Zweifel, dass der grössere Teil der dauernd geheilt gebliebenen Fälle von Dementia praecox zu Unrecht als solche bezeichnet worden ist. Der Grund hierfür liegt in der Überschätzung der diagnostischen Bedeutung der katatonischen Symptome und der katatonischen Symptomenkomplexe.

Wir müssen leider zugeben, dass auch symptomatisch reichhaltige und charakteristische Äusserungen der allerverschiedensten anatomischen Prozesse einander oft so ähneln können, dass wir sie mit unsern heutigen Hilfsmitteln nicht auseinanderzuhalten vermögen. Die diffusen Gehirnveränderungen infolge eines starken Alkoholmissbrauchs, nach schweren Kopfverletzungen, bei gewissen Formen der senilen Demenz, bei der Lues cerebri, nach einigen Infectionskrankheiten usw. geben den Boden ab für sehr mannigfaltige Erscheinungsgruppen, die sich trotz der ganz verschiedenen anatomischen Grundlagen ausserordentlich ähneln. Es ist zwar gelungen, einige kleine Züge zu finden, in denen die psychischen Äusserungen dieser verschiedenen Erkrankungen voneinander abweichen. Dass das aber möglich war, beruht wiederum lediglich auf der Verschiedenartigkeit ihrer klaren und bestimmten Ätiologie und auf den sie begleitenden körperlichen Erscheinungen. Würde nicht die eine Psychose die offenbare Folge eines unmässigen Alkoholgenusses, die andere eines Traumas sein, würden wir nicht bei der dritten die körperlichen Stigmata des Greisenalters, bei der vierten Herdsymptome, bei einer fünften die Erscheinungen einer Infektionskrankheit feststellen können, würden vielmehr alle diese Erkrankungen einen unklaren Ursprung haben, so wären wir wohl nie in die Lage gekommen, sie voneinander zu scheiden, sondern wir würden sie sämtlich als eine Krankheitseinheit auffassen.

Wir müssen also zugeben, dass der reichhaltige und sehr charakteristische Korsakoff'sche Symptomenkomplex in seinen wesentlichen Erscheinungen einer Reihe von anatomisch ganz verschiedenen Krankheiten eigentümlich ist, und dass lediglich die klare Ätiologie und die körperliche Symptomatik der einzelnen Erkrankungen uns in den Stand gesetzt hat, einige kleine Unterschiede in ihren Äusserungen zu erkennen, die sonst vielleicht unserer Beobachtung ganz entgangen wären. Daraus können wir von vornherein mit einer gewissen Wahrscheinlichkeit schliessen, dass auch die gewiss weniger charakteristischen und wechselnderen katatonischen Symptome und Symptomenkomplexe nicht pathognostisch für die Dementia praecox-Gruppe sind.

In der Tat hat sich wohl allgemein die Überzeugung Bahn gebrochen, dass die katatonischen Zeichen — der schlaffe und der starre Stupor, der Negativismus, die Echolalie und Echopraxie, die Katalepsie und Flexibilitas cerea, das Annehmen von eigentümlichen Stellungen, die Maniriertheit, das Vorbeireden, die Verbigeration und die Stereotypien, ja selbst das Reden in selbstgebildeten Mundarten und die Wortneubildungen —, dass alle diese Symptome als einzelne Erscheinungen und zu mehreren vereinigt nicht für die Dementia praecox pathognomonisch sind, sondern vorübergehend oder auch für längere Zeit hindurch andere Krankheitsbilder beherrschen können. In denjenigen

Fällen, wo gleichzeitig andere diagnostisch entscheidende, körperliche oder psychische Symptome vorhanden sind, haben diese von jeher unsere Diagnose bestimmt. Bei vorhandener Pupillenstarre und Sprachstörung wurde die Paralyse, bei Stauungspapille der Tumor cerebri, bei gleichzeitiger Merkfähigkeits- und Gedächtnisstörung die senile Demenz trotz aller katatonischen Erscheinungen meist richtig erkannt. Irregeleitet hat uns das Auftreten solcher Symptome nur in den Fällen, in denen keine diagnostisch entscheidenden Äusserungen bestimmter Krankheiten vorhanden waren. Sehe ich von der verhältnismässig seltenen puerperalen Amentia ab, so gilt das Gesagte in erster Linie von den sogenannten hysterischen Geistesstörungen.

Nissl hat in seinem Vortrage über die hysterischen Symptome bei einfachen Seelenstörungen*) hervorgehoben, dass die Bezeichnung Hysterie auf den Diagnosentafeln der Heidelberger Klinik immer seltener geworden sei, und dass die hysterische Melancholie, hysterische Manie, hysterische Paranoia usw. ganz aus der Heidelberger Nomenklatur geschwunden seien. Wir haben das damals als einen grossen Fortschritt aufgefasst und bis zu einem gewissen Grade auch mit Recht, denn die klinische Betrachtungsweise hat gelehrt, dass in der Tat andere Beobachter fortschreitende Verblödungsprozesse und periodische Geistesstörungen fälschlich als hysterische Psychosen aufgefasst haben. Allein, wie dies bei der Entdeckung solcher Tatsachen so leicht geschieht, auch hierbei wurde weit über das Ziel hinausgeschossen. Die Überschätzung der diagnostischen Bedeutung der katatonischen Symptome führte schliesslich dahin, dass selbst das gleichzeitige Vorhandensein von schweren Krampfanfällen ausgesprochen hysterischen Charakters bei den diagnostischen Erwägungen mehr oder weniger ausser Acht gelassen wurde. In der Tat kommt ihnen ja auch keine entscheidende Bedeutung zu; in einigen Fällen von Verblödungsprozessen werden tatsächlich Sensibilitätsstörungen und krampfartige Anfälle beobachtet, die grosse Ähnlichkeit mit den hysterischen haben und vielleicht auch tatsächlich solche sind. Erst allmählich vermochte man den diagnostischen Wert der hysterischen und katatonischen Symptome richtig einzuschätzen. Man machte die Erfahrung, dass Stereotypien, Maniriertheit und läppisches Benehmen, katatonische Tics, kataleptische Erscheinungen, Stuporzustände usw. auch den akuten hysterischen Psychosen eigentümlich sind, ohne dass dabei eine deutliche Bewusstseinstrübung ins Auge zu fallen braucht. Man erkannte, dass den hysterischen Erscheinungen (Sensibilitätsstörungen, Krampfanfällen und Charakterveranlagung) zwar keine absolute, aber eine sehr hohe pathognostische Bedeutung für die Diagnose der Hysterie zukommt. Seitdem sind wir in allen Fällen, wo sich katatonische Erregungen mit einwandsfreien hysterischen Symptomen vereinigen, sehr vorsichtig mit der Diagnose Dementia praecox geworden, zumal dann, wenn sich ein auslösendes Moment für die Erkrankung mit Wahrscheinlichkeit finden lässt und die Erscheinungen eine gewisse Beeinflussbarkeit aufweisen.

*) Nissl: Hysterische Symptome bei einfachen Seelenstörungen. Diese Zeitschrift 1902. Seite 2 ff.

Verhängnisvoll äusserte sich die Überschätzung der katatonischen Erscheinungen als Kennzeichen der Dementia praecox bei der Beurteilung der Gefängnispsychosen. Wie ich an anderer Stelle*) erwähnt habe, bot freilich das Heidelberger Material von vornherein die Gefahr, dass wir in dieser Beziehung in eine gewisse Einseitigkeit verfielen. Tatsache ist, dass die psychogenen Gefängnispsychosen so gut wie unbekannt waren, und dass das Auftreten eines akuten Erregungszustandes mit Hallucinationen und Wahnvorstellungen, vorübergehendem Mutacismus und Negativismus, eigenartigen Tics und Manieren, Stuporzuständen und Vorbeireden ohne weiteres die Diagnose Katatonie als gerechtfertigt erscheinen liess. Daraus ist auch die nicht genügende Beachtung der Ganser'schen Veröffentlichung zu erklären und der Widerspruch, den die Arbeiten Räcke's erweckten und der in dem erwähnten Vortrage Nissl's deutlichen Ausdruck findet. Erst weitere Erfahrungen erwiesen die Richtigkeit und Bedeutung dieser Ausführungen über den Ganser'schen Dämmerzustand.

Nachdem einmal katatonische Symptomenkomplexe nicht nur bei den schweren organischen Psychosen und der Epilepsie, sondern auch bei der Amentia und den psychogenen Geistesstörungen festgestellt werden konnten, war es von vornherein nicht unwahrscheinlich, dass sie auch dem manisch-depressiven Irresein nicht fehlen würden.

Das manisch-depressive Irresein bildet die andere grosse Krankheitsgruppe der funktionellen Psychosen. Auch sie hat im Laufe der letzten Jahre in ihrer Umgrenzung und ihrer Voraussage manche Wandlungen erfahren. Der Formenkreis hat sich noch mehr erweitert durch Fortfall der Melancholie des Rückbildungsalters als selbständigen Krankheitsbildes und durch Ausdehnung des Begriffes auf die leichtesten Formen des manisch-depressiven Irreseins, auf die Cyclothymie. Damit fiel die trennende Schranke gegen gewisse Formen der Psychopathie, denn die Cyclothymen und eine wohl charakterisierte Gruppe zwischen Dysthymie und Hyperthymie hin- und herschwankender Persönlichkeiten unterscheiden sich für uns vorläufig nur durch die Schwere, nicht durch das Wesen der abnormen psychischen Erscheinungen. Ob der Begriff des manisch-depressiven Irreseins durch seine Erweiterung auf die Cyclothymie „verwässert" worden ist? Gewiss nicht. Es ist sehr wahrscheinlich, dass in dem Formenkreise des manisch-depressiven Irreseins Krankheitsbilder zusammengefasst werden, die nur äusserliche Ähnlichkeiten miteinander besitzen; die einzige klinische Einheit ist die Paralyse, wenn man vom Delirium tremens, anderen Intoxikationspsychosen und einigen selteneren Erkrankungen absieht. Zweifellos ist aber ein grosser Teil unserer allgemein als typische Manien und Depressionen aufgefassten Erkrankungen nichts anderes als psychotische Steigerungen der cyclothymischen Schwankungen: unter dem Einfluss eines psychischen Choks, langdauernder Sorgen und Aufregungen, umwälzender körperlicher Vorgänge oder auch ohne erkennbare Ursache entwickeln sich beim Cyclothymen schwere Manien und

*) Siehe das Referat in dieser Zeitschrift 1907. S. 424.

Depressionen; und wenn man andererseits die Psyche der „geheilten" Manisch-Depressiven prüft, die oft nur einmal oder wenige Male stürmischere psychotische Erscheinungen zeigten, kann man nicht selten feststellen, dass sie in ihren „freien" Zwischenzeiten cyclothym sind. Die Folgerung, dass somit eine schwere Psychose ohne scharfe Grenze mit einer oft nicht einmal als Krankheit empfundenen psychopathischen Veranlagung verbunden ist, braucht uns an der Richtigkeit unserer Ansichten nicht irre zu machen. Sehen wir doch viele, auf ausgesprochen degenerativem Boden erwachsende psychische Störungen — den angeborenen Schwachsinn, die hysterischen Entartungen, das Irresein aus Zwangsvorstellungen, gewisse paranoide Krankheitsbilder — durch zahlreiche Zwischenglieder in die leichte psychopathische Veranlagung übergehen. Wenn einmal eine Auflösung des manisch-depressiven Irreseins in Krankheitseinheiten gelingen wird, so wird das sicherlich nach Gesichtspunkten geschehen müssen, die wir heute nicht einmal vermuten können; die Schwere, in der sich die Erkrankungen äussern, wird jedenfalls nicht ausschlaggebend sein können.

Gewisse Wandlungen hat der Begriff des manisch-depressiven Irreseins auch in bezug auf seine Prognose erfahren. Der günstige Ausgang in völlige Heilung mit Neigung zu Rückfällen ist zwar der gewöhnliche. In einzelnen Fällen häufen sich jedoch die Depressionen und Manien im Laufe der Jahrzehnte dermassen, dass sich freie Zwischenzeiten schliesslich gar nicht mehr einstellen; bei einigen Kranken ziehen sich die klassischen Manien und Depressionen bis zu einem Jahrzehnt und länger noch hin, bevor sich eine normale Stimmungslage entwickelt; bei anderen muss man geradezu von einem Chronischwerden dieser Zustände sprechen. In ganz seltenen Fällen, meist nach jahrzehntelangen schweren manischen und depressiven Anfällen, scheint sich ein eigentümlicher Zustand ausbilden zu können, der zwar die Elemente des manisch-depressiven Irreseins noch enthält, aber nicht mehr in Heilung überzugehen pflegt und als ein Schwächezustand betrachtet werden muss. Diese Fälle sind offenbar verhältnismässig sehr selten, und die oft gemachte Erfahrung, dass der bei manisch-depressiven Irren festgestellte Blödsinn nur eine „Pseudodemenz" war und späterhin in völlige Genesung überging, lässt die grösste Zurückhaltung bei der Feststellung dieser Schwachsinnsformen gerechtfertigt erscheinen.

Nach dieser Abschweifung kehren wir zu unserem Thema zurück. Ich sprach die Ansicht aus, dass, wie bei den übrigen Erkrankungen sich auch beim manisch-depressiven Irresein Symptome und Symptomenkomplexe entwickeln, die im höchsten Masse den katatonischen ähneln können, oft mit ihnen verwechselt worden sind und täglich noch mit ihnen verwechselt werden.

Bei einem Teil dieser eigenartigen manisch-depressiven Erscheinungen ist es der fortschreitenden Forschung bereits gelungen, die rein äusserliche Ähnlichkeit mit denen der Verblödungsprozesse nachzuweisen, nämlich bei den Mischzuständen. Kraepelin hat in einleuchtender und befriedigender Weise die ausserordentlich mannigfaltigen und verschiedenartigen Zustände auf die innige und sehr wechselnde Verknüpfung von manischen und depressiven Symptomen zurückgeführt, und Weygandt hat in seiner bekannten Arbeit über manisch-depressive Mischzustände*) den Ansichten Kraepelins klaren Ausdruck verliehen. Er schilderte darin die drei klassischen Typen der Mischzustände, den manischen Stupor, die agitierte Depression und die unproduktive Manie, und machte bereits auf die grosse Ähnlichkeit dieser Symptomenkomplexe mit denen der Verblödungsprozesse aufmerksam.

Zu grossen differentialdiagnostischen Schwierigkeiten führt die Abgrenzung der manisch-depressiven Stuporformen von den katatonischen. Einmal kann der katatonische Stupor gewisse Anklänge an die manischen und depressiven Stuporformen enthalten; die Gesichtszüge des katatonisch Stuporösen können jene innerliche Heiterkeit und Verschmitztheit zeigen, wie sie uns von dem manisch Stuporösen bekannt sind, oder die dumpfe Schwere, Trauer und Benommenheit, wie sie für den depressiven Stupor als charakteristisch gelten. Umgekehrt aber können die manischen und depressiven Stuporformen ein ganz katatonisches Bild annehmen, und die Diagnose aus dem Zustande allein, ohne Kenntnis seiner Entwickelung, kann unmöglich sein.

Eines der wichtigsten Erkennungsmittel des katatonischen Stupors ist bekanntlich der Negativismus: Fordert man beispielsweise einen manisch-depressiven und einen katatonischen Kranken auf, eine bestimmte Handlung zu begehen, so sehen wir, dass der eine wenigstens den Versuch macht, der Aufforderung nachzukommen, der andere aber sie nicht nur unbeachtet lässt, sondern infolge von Gegenantrieben oft die ganz entgegengesetzten Bewegungen ausführt. Das trifft gewiss in einer Anzahl der Fälle zu, und die differentialdiagnostische Bedeutung dieser Erscheinung soll, wenn sie ausgesprochen ist, nicht in Abrede gestellt werden. Aber wie oft sehen wir das Umgekehrte, dass der katatonische Kranke zugänglich ist und die manischen und depressiven Stuporösen in keiner Weise zu beeinflussen sind. Weygandt gibt das auch zu und meint, es handle sich dann immer um den Ausfluss einer gereizten, ablehnenden Stimmung oder um einen euphorischen, etwas erotischen und dann mit dem Auftraggeber scherzenden und kokettierenden Zug. Für einen Teil der Fälle mag das zutreffen, aber wie selten treten diese manischen Züge in einer derartigen Klarheit zutage, dass sie uns zu einer solchen Erklärung des negativistischen Verhaltens berechtigten.

Ebenso lässt uns die Prüfung der affektiven und motorischen Reaktion auf die Bedrohung mit Nadelstichen — ein Versuch, dessen Wert zweifellos auch viel zu hoch eingeschätzt worden ist — bei diesen Kranken vollkommen im Stich. Jedenfalls habe ich mich wiederholt überzeugen können, dass sich Manisch-Stuporöse mit der Nadel tief in die Haut stechen und auf der Sclera herumfahren liessen, ohne auch nur zu

*) Weygandt: Ueber die Mischzustände des manisch-depressiven Irreseins. München 1899.

zucken. Weygandt erklärt sich das Verhalten damit, dass „wegen der manischen Euphorie die Angst vor Schmerz nicht aufkommen könne". Die Erklärung ist bestechend, dass sie aber auch richtig sei, möchte ich bezweifeln; alle diese Dinge sind ja doch viel komplizierter, als wir uns in unserer Erklärungssucht glauben machen wollen.

Auch das Vorhandensein und Fehlen der Manieren ist keineswegs entscheidend für die Diagnose. Dass dem katatonisch Stuporösen ein im übrigen natürliches Verhalten eigen sein kann, sehen wir ja sehr oft; dass der manisch Stuporöse in sehr ausgesprochener Weise verschroben und manieriert ist, ist keine seltene Erscheinung. Eine meiner Kranken pflegte in ihrem manischen Stupor niemals die Tür zu öffnen, ohne sich vorher ihre Hand in die Schürze gewickelt zu haben, und überschritt die Schwelle, die vom Saal auf den Flur führte, stets mit einem grossen Schritte, ohne sie mit dem Fusse zu berühren. Sie zeigte mithin Manieren, wie wir sie für katatonische Endzustände als kennzeichnend anzunehmen gewohnt sind.

Seltener wird die agitierte Depression einen katatonischen Zustand vortäuschen. Immerhin sehen wir bisweilen Kranke von einem ängstlichen, melancholisch gefärbten Erregungszustand befallen werden, der allmählich das Bild einer dumpfen, ratlosen Angst annimmt, in der sie beständig dieselben Worte oder Sätze in einförmigem Tonfall und bestimmtem Rhythmus vor sich hinsprechen. Machen diese Kranken noch dazu stereotype, wiegende, reibende, zupfende oder trippelnde Bewegungen, zeigen sie sich unzugänglich für den ärztlichen Einfluss, ablehnend und gleichgültig gegen ihre Umgebung, tritt vielleicht noch die anfänglich deutliche Angst in den Hintergrund, verlieren die monotonen sprachlichen Äusserungen ihren affektbetonten Inhalt, (meine Kinder, meine Kinder usw.) und wird er absurd und unverständlich (Tierstimmen, Wauwauwau u. a.), so nimmt die agitierte Depression täuschend das Bild einer katatonischen Erregung mit allen ihren Kennzeichen, Negativismus, Maniriertheit, Stereotypie usw. an. Zweifellos gehört ein Teil der geheilten Spätkatatonien in diese Gruppe.

Vielleicht die grössten differentialdiagnostischen Schwierigkeiten macht die Unterscheidung zwischen katatonischer Erregung und unproduktiver Manie. Dieser fehlt gerade das spezifisch Manische, das uns häufig selbst hinter den absonderlichsten Maskierungen das manisch-depressive Irresein erkennen lässt, nämlich das Muntere, Frische, Geweckte, Ursprüngliche und Schlagfertige. Die Kranken machen in ihrer Unproduktivität und Gedankenarmut, in ihrer Monotonie und Stereotypie, in ihrer Neigung zu flachen Witzeleien und einfältigen Streichen, in ihrer inhaltlosen, blöden Heiterkeit oft den Eindruck von hochgradig Schwachsinnigen. Tritt die Erregung nun zurück und bleibt zunächst noch eine gewisse Müdigkeit, Willensschwäche und Trägheit, so ist die Diagnose katatonische Erregung mit Defectheilung nur zu verführerisch.

Diese kurzen Angaben mögen genügen, um auf die ausserordentliche Ähnlichkeit gewisser manisch-depressiver Zustände mit solchen der Dementia praecox hinzuweisen. Wenn wir ehrlich sein wollen, müssen wir gestehen, dass wir aus dem Zustandsbilde zunächst nur die Mischzustände in ihrer klassischen Ausbildung zu erkennen imstande sind. Atypische Mischzustände lediglich aus dem Zustandsbilde zu diagnostizieren, ist äusserst schwierig und gewagt. Ihre Erkennung wurde uns fast nur dann möglich, wenn die Anamnese uns den Kranken als manisch-depressiv erkennen liess, oder wenn sich im weiteren Verlaufe der Erkrankung typisch-manische oder depressive Zustände entwickelten.

Unter diesen atypischen Mischzuständen haben wir die eigentümlichsten Bilder kennen gelernt; immerhin gelang es, freilich oft nicht ohne einen gewissen Zwang, sie als eigentümliche Mischungen von Hemmung und Erregung, Ideenflucht und Gedankenarmut, heiterer und depressiver Stimmung usw. zu deuten. Schwer erklärbar auf Grund der Lehre der Mischzustände musste aber das Auftreten von einigen Symptomen sein, die wir fast nur bei den Verblödungsprozessen kannten. Als solche Erscheinungen sind aufzufassen: ausgesprochene Manieren, eigentümliche Bewegungsstereotypien und unnatürliche Haltungen, deutlicher Negativismus, ferner Spannungen, Starre, Attonität und Katalepsie, ausserdem Verbigeration, unzusammenhängendes, dabei aber nicht nachweislich ideenflüchtiges Reden bei mehr oder weniger unklarer Stimmungslage, Wortneubildungen und Sprechen in eigentümlichen, selbstgebildeten Mundarten, abenteuerliche Sinnestäuschungen und phantastische Wahnvorstellungen ohne stärkere Gefühlsbetonung. Das vorübergehende Auftreten eines oder des anderen der Symptome ist nun beim manisch-depressiven Irresein, wie bereits erwähnt, nicht ganz ungewöhnlich und auch hinreichend bekannt. Vereinzelte Manieren, Bewegungsstereotypien, Verbigeration in hochgradigen ängstlichen Erregungen u. a. sind sogar recht häufig; sie machten uns in der Diagnose nicht stutzig, solange sie das Krankheitsbild nicht beherrschten, sondern nur flüchtig in Erscheinung traten und bald wieder von den kennzeichnenden Symptomen des manisch-depressiven Irreseins verdeckt wurden. Sobald aber diese katatonischen Erscheinungen oder Erscheinungsgruppen über längere Zeit hinaus im Vordergrunde standen, war man geneigt, sie als ausschlaggebend für die Diagnose zu betrachten, und zwar selbst dann, wenn die bisherige Entwickelung der Erkrankung einen ganz manisch-depressiven Charakter trug. Soweit ich das grosse Material der Heidelberger Klinik zu übersehen vermag, sind infolge der Überschätzung der diagnostischen Bedeutung katatonischer Symptomenkomplexe als Kennzeichen für die Verblödungsprozesse zahlreiche Fehldiagnosen gestellt worden; ein beträchtlicher Teil der geheilten Dementia praecox-Fälle lassen sich schon an der Hand der Krankengeschichten als manisch-depressive erkennen, bei denen im Verlauf der Psychose katatonische Erscheinungen das manisch-depressive Bild verdeckten.

Was sind es nun für Erscheinungen, die bei gleichzeitigem Vorhandensein katatonischer Symptome die Diagnose des manisch-depressiven Irreseins gestatten?

Bevor ich sie genauer darstelle, erlauben Sie mir, Ihnen kurz an einigen Fällen *) zu schildern, wie ich auf ihre differentialdiagnostische Bedeutung aufmerksam wurde.

Im November 1900 wurde in der Heidelberger Klinik ein damals 27 jähriges Fräulein aufgenommen, das plötzlich im Anschluss an eine Bergtour mit Schlaflosigkeit und Verwirrtheit erkrankt war. Es entwickelte sich bald ein sehr wechselndes, aber stets ganz katatonisches Bild: die Kranke wird als gewöhnlich mutacistisch und negativistisch geschildert: sie presste mit den Fingern die Lippen zusammen, wollte immer das Gegenteil von dem, was geschehen sollte, sträubte sich heftig gegen jede Massnahme und wehrte sich gegen An- und Ausziehen, Waschen und Frisieren mit grosser Gewalt. Bisweilen wurde sie ganz plötzlich gewalttätig, versuchte in impulsiver Weise dem Arzte die Schlüssel zu entreissen, griff ihrer Pflegerin unvermutet an den Hals, drängte ohne ersichtliche Ursache auf einmal aus den Türen. Vorübergehend war die Kranke zugänglicher, und gab dann in flüsternder, gezierter Stimme Antworten, die aber nur selten der gestellten Frage entsprachen. Ihr Benehmen wird als absurd, verschroben und maniriert bezeichnet. Sie verlangte von dem Arzte, dass er eine besondere Stellung einnehme, wenn er mit ihr sprach, gebrauchte eigentümliche Ausdrücke, z. B. „Ich glaube, ich bin auf einer ewigen Rolle", „Sprechen Sie den Professor tot", „Ich bin innerlich gewickelt" u. a., brachte ohne jeden Affekt die abenteuerlichsten und phantastischsten Wahnvorstellungen vor, sie habe ein Telephon im Leibe, sei hypnotisiert, mit Elektrizität geladen, habe keine Eingeweide mehr, sei tot, gestohlen aus dem Paradies, neben ihrem Bette drehe sich die Weltachse, wenn sie esse, müsse die ganze Welt verhungern usw. — Unter mannigfachen Schwankungen zog sich die Erkrankung jahrelang hin. Erst nach etwa zweijähriger Dauer liessen die heftigen Erscheinungen allmählich nach. Vorübergehend ging die Besserung soweit, dass die Kranke geordnet mit ihrer Umgebung verkehrte, mit vielem Eifer und Verständnis fremde Sprachen trieb und auch auf anderen Gebieten reges Interesse und ausgezeichnete Kenntnisse entwickelte. Dabei blieb sie jedoch uneinsichtig und hielt an ihren Wahnideen fest. Von Zeit zu Zeit traten heftigere Rückfälle auf; die Kranke blieb stumm und wies die Ärzte mit einer Pantomime aus dem Zimmer oder produzierte in grosser Erregung ihre furchtbaren Wahnideen, hörte ihren unter dem Fussboden festgenagelten Vater jammern und klagen, verkannte in wahnhafter Weise die Umgebung usw. Erst im Frühjahr 1903 entwickelte sich unter sehr starker Gewichtszunahme eine dauernde Besserung. Die Kranke wurde vollkommen geordnet und gewann völlige Krankheitseinsicht für die schweren Äusserungen der Psychose. Gleichzeitig brachte sie jetzt in leicht deprimierter Stimmung eine Menge von wohlcharakterisierten Beschwerden vor, die sich alle auf die schwere, durch die lange Krankheit in ihr entstandene geistige Veränderung bezogen. Sie klagte in ihren Briefen und Gesprächen über das Gefühl der geistigen Starre und Leere, sie fühlte sich wie versteinert, beneidete ihre Stubennachbarin, eine recht mittelmässig veranlagte junge Dame, um ihre hohe Intelligenz, äusserte, sie

*) Die Fälle werden demnächst ausführlicher in dieser Zeitschrift geschildert.

selbst sei vollkommen verblödet, könne nicht mehr der einfachsten Unterhaltung folgen, verstehe nicht mehr den klarsten Satz. Ihr Gedächtnis sei fort, die Sinne wie abgestumpft und das Gefühlsleben wie erstorben; alles sei ihr gleichgültig, Freude am Schönen, Liebe zu ihren Angehörigen könne sie nicht mehr empfinden. Sie sei willenlos wie eine Puppe und könne nur unter dem Einfluss anderer handeln; ein nützliches Glied der Gesellschaft könne sie wohl nie mehr werden usw.

Diese Symptome, die subjektive oder intrapsychische Hemmung, kennen wir als charakteristisch für die Depression im manisch-depressiven Irresein und in der Cyclothymie. Es musste befremdlich erscheinen, dass diese eigenartigen Klagen zwei so grundverschiedenen Erkrankungen, wie die Verblödung und das manisch-depressive Irresein sind, gemeinsam sein sollten. Die feinen Selbstschilderungen erschienen uns durchaus begreiflich bei den sensitiven und empfindsamen Manisch-depressiven, nicht aber bei Kranken, für die geistige und gemütliche Stumpfheit ein vorzügliches Merkmal ist. Wir sprachen daher damals die Vermutung aus, dass es sich bei diesen Kranken um eine eigenartige Verlaufsform des manisch-depressiven Irreseins handele. Die Erhebung der bisher vernachlässigten Anamnese war eine starke Stütze für diese Annahme. Es zeigte sich, dass die Kranke bereits mehrere typische Depressionen durchgemacht hatte, ihretwegen in Irrenanstalten behandelt worden und jedesmal völlig genesen war. Auch dieses Mal wich die Depression bald einer leichten Manie, die dann zu völliger Genesung führte. Drei Jahre später wurde die Kranke wieder von einem Anfalle heimgesucht, der dem vorigen ausserordentlich gleicht. Jetzt befindet sie sich auf der Besserung.

Der damals auf Grund dieser und anderer Beobachtungen zunächst noch mit einer gewissen Reserve aufgestellte Satz: katatonische Symptomenkomplexe, die sich an eindeutige manisch-depressive oder cyclothymische Anfälle anschliessen, sind als eigentümliche Äusserungen dieser Erkrankungen anzusehen und gehen in Heilung über — dieser Satz hat sich nun durch zahlreiche weitere Beobachtungen als zutreffend erwiesen. Ohne das grosse Krankengeschichtsmaterial unserer Klinik nach diesem Gesichtspunkte zu durchforschen, habe ich unter den früheren Fällen, die als Katatonien mit besonders günstigem Ausgang bezeichnet wurden, verschiedene gefunden, bei denen aus der Vorgeschichte mit Klarheit hervorgeht, dass sie oft jahrelang vor Ausbruch der schweren katatonischen Symptome an leichteren oder schwereren manisch-depressiven Schwankungen gelitten hatten. Wie ausserordentlich das Zustandsbild dem der Katatonie ähneln kann, beweist der Umstand, dass einer der Fälle in der Kraepelin'schen Einführung in die Psychiatrie *) als „paranoide Form der Dementia praecox" Aufnahme gefunden hat.

---

*) Emil Kraepelin: Einführung in die Psychiatrische Klinik. 2. Auflage 1905. XVI. Vorlesung. S. 163.

Aus der im ärztlichen Einlieferungsbogen niedergelegten Krankengeschichte dieses damals 23 jährigen Kranken geht hervor, dass er bereits seit seinem 16. oder 17. Jahre zeitweilig wegen neurasthenischer Beschwerden in ärztlicher Behandlung stand. Nach einer „Periode von gehobener lebensfroher Stimmung mit Glücksgefühl" wurde er als 19-jähriger von einer „rein ausgebildeten Melancholie" befallen, die sich fast ein Jahr hinzog und dann völliger Genesung und Leistungsfähigkeit Platz machte. Etwa zwei Jahre später fühlte er sich wieder gehoben, beschäftigte seine Phantasie gerne mit „hochfliegenden Zukunftsplänen", fand alles „leicht und angenehm", suchte gern und lebhaft Verkehr und fand auch Gelegenheit zur Anknüpfung von sexuellen Beziehungen, die ihn anscheinend tief bewegten. Gleichzeitig trieb er mit Eifer und Enthusiasmus eine höchstwahrscheinlich übertriebene Kaltwasser-Heilkur. Im Anschluss an diese Erregung entwickelte sich nach etwa $^3/_4$ Jahren „eine zunehmende gemütliche Depression mit körperlicher und geistiger Erschlaffung, mit viel Hinterkopfdruck, Rückenschmerzen, starker Abnahme von Gedächtnis und geistiger Leistungsfähigkeit", so dass binnen wenigen Wochen jede geistige und geschäftliche Tätigkeit unmöglich wurde und selbst einfache Briefe ihm nicht gerieten. Der Kranke war andauernd gedrückter Stimmung, fürchtete sich vor schwerer, unheilbarer Geisteskrankheit, neigte zu untätigem Brüten und blieb schliesslich dauernd im Bett. Nach seiner eigenen Ansicht hatte er seit 4—5 Jahren keinen wirklich normalen Zustand gehabt, sondern war entweder gehoben und zu Illusionen geneigt oder niedergeschlagen. — In diesem Zustande kam der Kranke im Februar 1898 in die Klinik, wo sich alsbald das ausgesprochen katatonische Bild entwickelte, wie es in der Kraepelin'schen Einführung anschaulich geschildert ist. Im März 1899 wurde er mit einer „vorzüglichen Remission" entlassen. — Der Kranke ist von seiner schweren Psychose völlig genesen. Er leidet, wie auch bereits vor ihr, zeitweilig an gewissen nervösen Beschwerden (Schreibkrampf, ringförmigen Kopfschmerzen), ist aber durchaus leistungsfähig und dauernd in seinem kaufmännischen Geschäfte tätig.

Diese Erfahrungen setzten uns in den Stand, in verschiedenen Fällen die Prognose auf Heilung zu stellen, wo das Zustandsbild uns zu der Diagnose eines Verblödungsprozesses geführt haben würde. Der weitere Verlauf dieser Erkrankung hat uns regelmässig recht gegeben. Dass sich vorübergehend Bilder entwickeln können, die mehr oder weniger alle für die Verblödungsprozesse charakteristischen Symptome aufweisen können, lehrt uns ein Fall, den wir im vorigen Jahre beobachteten und der grosse Ähnlichkeit mit dem zuletzt erwähnten hat:

Nach mehrjährigen cyclothymischen Schwankungen (Depression mit intrapsychischer Hemmung und äusserst lästigen Magen- und Darmstörungen, die vorübergehend die Hauptbeschwerde des Kranken bildeten und beim Umschlag in die Erregung mit heiterer Unternehmungslust sofort verschwanden), die sowohl von dem Kranken selbst als auch von seiner Schwester sehr charakteristisch geschildert wurden, entwickelte sich ziemlich plötzlich eine eigenartige ängstliche Erregung mit massenhaften Hallucinationen und Pareidolien, die ihn in unsere Klinik führten. Hier bot der Kranke ein sehr wechselndes Bild, das sich vorübergehend unschwer als manisch-depressiver Mischzustand von mannigfaltiger Färbung deuten liess, andererseits aber wieder einen ganz katatonischen Anstrich annahm: der Kranke war zu keiner Antwort zu bewegen, sondern verhielt sich vollkommen stumm und suchte sich durch eigentümliche, aber lebhafte Gesten verständlich zu machen, zeigte auf Mund und Hals, als ob er andeuten wollte, dass er nicht sprechen dürfe. Dabei grimassierte er lebhaft, nahm eigentümliche Stellungen an, in denen er, ohne ein Wort der Erklärung zu geben, minutenlang verharrte, stellte sich auf ein Bein, hielt einen Arm hoch, erhob dann ruckweise beide Arme über den Kopf, nahm plötzlich „Fechterstellungen“ an, stellte sich, das Gesicht abgewandt, mit unbeweglichem Ausdruck, den stieren Blick starr gegen die Decke gerichtet, an die Wand und presste sich in eine Ecke. Im Bade lag er starr und steif, lediglich mit Kopf und Füssen die Wanne berührend, mit dem Körper einen Bogen bildend. Wiederholt lag er im Bett, den Kopf fast senkrecht über das hintere Ende des heruntergezogenen Keilkissens gebeugt, den Blick starr auf einen Punkt der Decke gerichtet, die Körperhaltung unbeweglich und steif, die Augenlider kaum bewegend, die Beine fest aneinander gepresst, die Arme symmetrisch auf der Decke ausgebreitet. Als man ihn aus seiner Lage zu bringen suchte, federte er immer wieder zurück und sagte nur einmal geheimnisvoll in Flüsterstimme: „Es muss sein“. Vorübergehend bestand die ausgesprochenste Katalepsie, die ich je beobachtet habe: der Kranke liess die Glieder in die verzwicktesten Lagen bringen und verharrte, fortwährend balancierend, in diesen Stellungen, vor körperlicher Anstrengung zitternd. Als ich ihm mit der Nadel das Auge bedrohte, errötete er etwas, machte aber nicht die geringste Abwehrbewegung: er liess sich mit dem Nadelkopf auf der Sklera umherfahren, blinzelte eine Zeitlang und schloss endlich das Auge; er liess sich in das Nasenseptum stechen, ohne zu widerstreben, trotzdem ihm die Tränen die Backen herunterliefen. Plötzlich erhob er mit theatralischer Geberde die Hand und sagte ruhig: „Jesus Christus“. Wiederholt wurden echopraktische und echolalische Erscheinungen beobachtet: der Kranke ahmte die Bewegungen des Arztes nach und begann zu pfeifen, als dieser leise vor sich hinpfiff. Bisweilen sprang er plötzlich in diesen Zuständen aus dem Bette, stürzte sich im Nu auf einen friedlichen Kranken und riss ihn aus dem Bett. Viertelstundenlang kniete er, das Gesicht gegen die Wand gekehrt, und betete laut in monotoner Weise vor sich hin, ohne tiefere Gemütserregungen dabei zu verraten. In zugänglichen Zeiten gab er zu, lebhaft zu hallucinieren: er wird aufgefordert, bald diese, bald jene unsinnige Handlung zu tun und hört dann, „Das hast du recht gemacht“; die Leute foppen ihn, nennen ihn „Saukerl“, sagen, er sei der Heiland, wollen ihm seinen Glauben ausspotten usw. Unter mannigfaltigen Schwankungen traten diese Erscheinungen allmählich zurück und die manisch-depressiven Züge deutlicher hervor, und schliesslich klang die Erkrankung in eine Hypomanie aus, in der der Kranke nach etwa 4 monatlicher Geistesstörung entlassen wurde. Er ist seither völlig gesund geworden und wird den grossen Anforderungen seines Berufes vollkommen gerecht.

Ein wesentlich anderes Bild zeigt eine 40 jährige weibliche Kranke, die sich seit dem September 1904 in unserer Klinik befindet.

Den Grund zu ihrer Aufnahme gab ein ganz plötzlicher, sehr ernster Selbstmordversuch ab. Die Kranke befand sich bei ihrer Aufnahme in einer tiefen Depression, sie war kaum zu bewegen, ein Wort zu sprechen, war stark gehemmt, stöhnte höchstens leise und verzweifelt vor sich hin: „Ich kann es nicht aushalten". Während des nächsten Monats entwickelte sich das Bild, das mit geringen Variationen auch jetzt noch, nach über $2^1/_2$ Jahren, besteht: die Kranke sitzt gewöhnlich aufrecht im Bett und ist ständig beschäftigt, ihre Wolldecke zu zerzupfen, aus den Fäserchen in nervöser Unruhe mit dem befeuchteten Daumen und Zeigefinger kleine Fäden zu drehen und aus diesen wieder Wollkügelchen, die sie dann achtlos fortwirft. Die Beeren ihrer Finger sind infolge dieser jahrelangen Beschäftigung ganz breit und platt geworden. Bei diesem Zupfen zeigt sich eine gewisse ängstliche Hast, die besonders, wenn man die Kranke anspricht, eine leicht gereizte Färbung annehmen kann. Sonst tritt keinerlei Gefühlsbetonung bei ihr hervor, nicht einmal bei Besuch der Verwandten. Auch scheint sie für ihre Umgebung nicht das geringste Interesse zu haben; sie blickt zwar mit fragenden, etwas ängstlichen Augen den Herantretenden flüchtig an, setzt sich aber nie mit anderen in Beziehung, äussert niemals Wünsche, und auch auf Drängen gelingt es nur selten, eine flüchtige, nichtssagende Antwort zu erhalten. Ihre sprachlichen Äusserungen beschränken sich auf einige stereotype Ausrufe, die sie in einem ganz bestimmten Rhythmus und in denkbar einförmiger Weise in kurzen Pausen, 4—5 mal in der Minute, immer von neuem wiederholt. Anfänglich standen diese Ausrufe in einer gewissen Beziehung zu ihrer Lage und waren aus ihr verständlich; sie rief z. B.: Ich kann es ja nicht aushalten . . . ich kann es ja nicht aushalten . . . oder: Ich muss und muss nach Hause . . . ich kann es ja nicht aushalten". Nach etwa einjähriger Dauer gewöhnte sich die Kranke ein neues Sprüchlein an: „Am Samstag Abend, am 12. September, waren wir noch so gesund beisammen . . . am Samstag Abend, am 12. September, waren wir noch so gesund beisammen . . ." Allmählich erhielten diese stereotypen Ausrufe einen recht gereizten Inhalt: „Diese elenden Stinker haben mich krank gemacht . . . wäre ich am Samstag Abend doch zu Haus geblieben . . . diese elenden Stinker". Seit einigen Monaten ist nun die Kranke etwas lebhafter geworden; der anfänglich angedeutete, leicht depressive Affekt ist einem mehr gereizten gewichen, sie stösst ihre etwas variableren Ausrufe mit einer bewundernswerten Stimmkraft hervor und begleitet besonders betonte Stellen mit kräftigen Schlägen gegen die Bettlade und die Stirn. Dabei hat der Inhalt ihrer stereotypen Ausrufe gar keine Beziehung mehr zu ihrer gegenwärtigen Lage: „Am Mittwoch Abend habe ich das letzte Geld aus dem Ausland bekommen . . . mein gutes Honigbrötchen . . . wenn ich ein Gläschen Kognak hätte" oder anderes. In letzter Zeit spricht sie diese Sätze nicht mehr aus, sondern beschliesst ihren Satz regelmässig mit einem eigentümlich krächzenden Laut, als ob sie einen Faden oder eine Gräte aus dem Rachen entfernen wolle: „Also, wie ich am Mittwoch Abend im Geschäft stehe . . . den Elenden . . . wie ich Montags . . . der blecherne Drecksack, der elende" usw. — In den kurzen und schnell vorübergehenden zugänglicheren Stimmungen beklagte sie sich wiederholt, dass sie jetzt magnetisiert werde, dass ihr Dunst im Körper aufsteige u. a.

Das Bild, das die Kranke anfänglich bot, war nicht schwer zu deuten.

Es handelte sich um eine Depression mit starker Hemmung, die allmählich in eine unproduktive depressive Erregung überging. Den jetzigen Zustand wird aber niemand als manisch-depressives Irresein diagnostizieren können: der anscheinende Mangel jedes Affekts, die völlige Interessenlosigkeit, das Fehlen jedes Bedürfnisses nach Zerstreuung, Beschäftigung, Ausspruch und Unterhaltung, besonders aber die Absurdität und Stereotypie der sprachlichen Äusserungen würde uns an der Diagnose eines unheilbaren erworbenen Blödsinns nicht zweifeln lassen. Trotzdem nehmen wir mit Bestimmtheit an, dass der Zustand über kurz oder lang in völlige Genesung übergehen wird; die Kranke ist manisch-depressiv, sie hat jetzt ihren siebenten Anfall; die früheren waren einwandsfreie Manien, Depressionen und Mischzustände.

In diesem letzteren Falle würden wir auch früher auf Grund der Vorgeschichte die Diagnose auf einen atypischen manisch-depressiven Anfall gestellt haben. Da manisch-depressive und cyclothymische Schwankungen einander wesensgleich sind, so überrascht es uns nicht, dass auch in den Fällen, wo wir aus den Angaben des Kranken selbst oder seiner Angehörigen im Vorleben cyclothymische Schwankungen feststellen konnten, der weitere Verlauf der Psychose unsere Diagnose auf eine heilbare Erkrankung bestätigt hat. Wie ausserordentlich mannigfaltig diese atypischen Zustandsbilder des manisch-depressiven Irreseins sein können, muss ich mir versagen zu schildern. Ich begnüge mich zu bemerken, dass neben den ausgesprochenen katatonischen auch hebephrene und paranoide, besonders auch amentiaähnliche Bilder häufig sind.

Diese Formen würden klinisch jenen reinen Manien und Depressionen gleichzustellen sein, die sich auf cyclothymischer Grundlage entwickeln. Bei der Mehrzahl der reinen Manien und Depressionen sind jedoch solche vorausgehenden cyclothymischen Schwankungen nicht nachweisbar, und vielleicht dürfen wir dasselbe bei den katatonischen Formen des manisch-depressiven Irreseins auch erwarten. Da uns vorläufig aber nur der Nachweis von manisch-depressiven oder cyclothymischen Schwankungen die Erkennung der atypischen Bilder mit Bestimmtheit gestattet, so würden wir demnach nur einen Teil von ihnen erkennen; ein grösserer würde aber nach wie vor unter den Begriff der Dementia praecox fallen. Es fragt sich nun, haben wir bereits Mittel, die katatonischen Zustandsbilder im manisch-depressiven Irresein auch dann zu erkennen, wenn diese charakteristischen Schwankungen nicht vorausgegangen sind?

Soweit ich bereits in diese Frage eingedrungen bin, ist den manischen und depressiven Symptomenkomplexen eine weit grössere differentialdiagnostische Bedeutung als den katatonischen beizumessen. In den Fällen, wo der Kranke für kürzere oder längere Zeit das Bild einer klassischen Hypomanie oder besonders der typischen Depression mit ausgebildeter intrapsychischer Hemmung bietet, darf man wohl die Diagnose auf ein manisch-depressives Irresein stellen. Die katatonischen Zeichen sind Erscheinungen, wie sie den verschiedensten Erkrankungen zukommen; die intrapsychische Hemmung ein Symptomenkomplex, der in seiner vollen Ausbildung unendlich differenziert und das Zeichen einer aufmerksamen und ängstlichen Selbstbeobachtung, des Erhaltenseins einer feinen Empfindung und Selbstkritik ist, also von Eigenschaften, wie sie gerade der Dementia praecox-Kranke am ersten zu verlieren pflegt. Zwar zeigen auch die Hebephrenen häufig ein weitgehendes Insufficienzgefühl und klagen über ihre geistige Veränderung, über die Verwirrung ihrer Gedanken, ihre Gedächtnisschwäche. Allein diese Beschwerden haben niemals die Bedeutung für sie wie für die Cyclothymen, und vor allem vermögen nur diese ihrem psychischen Schmerz in der mannigfaltigen und feinfühligen Weise Ausdruck zu verleihen, wie es z. B. die erste von mir geschilderte Kranke tat. Dass die Missachtung dieser charakteristischen Selbstschilderungen und die Überschätzung der katatonischen Symptome uns zu häufigen Fehldiagnosen verleitet haben, kann keinem Zweifel unterliegen. Ich erwähne schon jetzt, dass die von Dr. Gruhle, Dr. Ranke und mir unternommenen katamnestischen Erhebungen und Untersuchungen ergeben haben, dass ein Teil der als Dementia praecox bezeichneten Fälle sich auf Grund der ausgeführten diagnostischen Anschauungen schon aus der Krankengeschichte als manisch-depressiv erkennen lassen und in der Tat auch völlig geheilt sind. Einzelheiten hoffen wir Ihnen auf der Herbstversammlung der Südwestdeutschen Irrenärzte mitteilen zu können.

Ich habe in meinen Ausführungen von katatonischen Erscheinungen bei Hysterie, manisch-depressivem Irresein usw. gesprochen. Dass sich diese Symptome bei den verschiedenen Erkrankungen nur äusserlich ähneln, ist wohl klar. Ein genaueres Studium dieser atypischen manisch-depressiven Irren wird uns mit der Zeit zeigen, dass die katatonischen Symptome dieser Erkrankung nicht nur in ihrer Genese, sondern auch in ihrer Erscheinungsform wohl von denen der Verblödungsprozesse zu trennen sind. Vorläufig sind wir aber in diesen Fällen noch nicht imstande, aus den Zustandsbildern allein die Diagnose zu stellen, sondern sind bei der Beurteilung der Krankheitsbilder darauf angewiesen, auch ihre Entwickelung in den Kreis unserer diagnostischen Erwägungen hineinzuziehen.

(Aus der psychiatrischen Klinik zu Marburg: Geheimrat Professor Dr. Tuczek.)

Zur Frage der Amentia.

Von Privatdozent Dr. Jahrmärker.

Als ich damit beschäftigt war, mir eine eigene Meinung über gewisse klinische Fragen zu bilden, musste ich auch Stellung nehmen zu den Fällen, welche bei uns der Amentia zugerechnet worden waren. Ich ging von der selbstverständlichen Voraussetzung aus, dass ein Krankheitsbegriff nicht ähnliche Zustandsbilder, sondern identische Erkrankungen umfasse; die principielle Bedeutung der Amentia sah ich darin, dass sie eine Psychose darstelle, welche auf Grund bestimmter Schädlichkeiten auch bei einem von Haus aus vollkommen rüstigen Centralnervensystem zum Ausbruch komme, einen characteristischen Verlauf habe und in wirkliche Heilung übergehe, wenn sie überhaupt zur Genesung führe; eine periodisch auftretende Störung konnte meiner Auffassung nach der Amentia niemals zugerechnet werden. In einem hier in Marburg gehaltenen Vortrag habe ich damals diese Auffassungen eingehender dargelegt; wie ich meine Amentiafälle glaubte characterisieren zu können, habe ich in einer anderen Arbeit *) kurz ausgeführt. Das Ergebnis meiner damaligen Nachprüfungen über die Häufigkeit der Amentia (1 % der männlichen, 6 % der weiblichen Aufnahmen) ist später mehrfach als Beispiel herangezogen worden. Ich habe mich seitdem noch eingehender mit der Frage der Amentia befasst, habe alle unsere Aufnahmen speciell auf die Möglichkeit geprüft, dass etwa eine Amentia vorliege. Auf Grund dieser weiteren Untersuchungen muss ich erklären, dass meine früheren Angaben über die Häufigkeit der Amentia zum mindesten viel zu hoch gegriffen waren; es ist mir meist gelungen, acute Krankheitsfälle (nach Wochenbetten, z. B. nach Infectionskrankheiten), welche das Bild der Amentia zu bieten schienen, alsbald oder sehr bald zu erkennen als Anfälle eines manisch-depressiven Irreseins oder als Schübe einer Dementia präcox; ich habe, muss ich sagen, in den letzten Jahren überhaupt keinen Fall mehr gesehen, welchen ich der Amentia zurechnen könnte. Auf eine ausführlichere Darlegung dieser Verhältnisse will ich hier verzichten, es liegt mir nur daran, festzustellen, dass meine weiteren Untersuchungen meine frühere Aufstellung nicht bestätigt haben. Eine Nachprüfung der von mir früher der Amentia zugezählten Fälle lässt mir die Annahme eines durch Zufälligkeiten bedingten Unterschieds nicht statthaft erscheinen; ich bin mir nicht im Zweifel mehr darüber, dass ich nach meinen jetzigen Erfahrungen nicht wenige der Fälle ohne weiteres als Schübe einer katatonischen Verblödung oder als Anfälle eines manisch-depressiven Irreseins erkennen würde. In dem Banne gewisser der Amentia günstigen Auffassungen bin ich, glaube ich, nicht kritisch genug an die Analyse der Ratlosigkeit vor allem herangegangen, der Verständnislosigkeit, welche die Kranken darboten: dass Katatoniker auf Grund der verschiedensten Störungen ratlos, verständnislos sein, erscheinen können, ist auch damals schon von mir berücksichtigt worden; immer deutlicher habe ich in der Folge gesehen, wie eine Art von Dösigkeit beim katatonischen Verblödungsprocess vorübergehend ein amentes Zustandsbild zeitigen kann; einen träumenden, verständnislosen, leeren Gesichtsausdruck kann der Katatoniker naturgemäss grade so gut darbieten wie einen verzückten, entsetzten usw.; die Ratlosigkeit, welche Katatoniker erkennen lassen, deren Anfälle unter dem Bild der sog. acuten Paranoia verlaufen oder mit diesem Bild einsetzen, ist von mir hier oder da wohl nicht richtig bewertet worden; weit bedeutungsvoller als alles dieses ist aber der Umstand wohl gewesen, dass ich nicht genügend in Rechnung gestellt habe, was geistige Hemmung bei dem manisch-depressiven Irresein in Phasen depressiver wie manischer Verstimmung, in Mischzuständen zu zeitigen vermag; zu viel Einfluss habe ich, glaube ich, gewissen Aeusserungen eingeräumt, die als besonders characteristisch in den Krankengeschichten niedergelegt waren, deren Wortlaut die primäre Unfähigkeit zu verstehen darzutun schienen. Auch dem Verhalten der Stimmung bin ich wohl nicht vorurteilslos genug entgegengetreten, wie mir das weitere Studium manisch-depressiver Anfälle gezeigt hat; Ermüdungsphänomene, wie sie im Verlauf sowohl wie nach Abklingen schwerer

*) Zur Frage der Dementia praecox. Halle 1902.

Anfälle des manisch-depressiven Irreseins natürlicherweise in die Erscheinung treten, Eigentümlichkeiten, wie sie durch schwere Erschöpfung ausgelöste Anfälle erkennen lassen, sind von mir wohl nicht sachgemäss genug bewertet worden; die Überschätzung erschöpfender Momente in ihrer Bedeutung als Krankheits u r s a c h e hat weiter wohl zu irrtümlichen Auffassungen Anlass gegeben. Auf weiteres einzugehen, unterlasse ich; sehr klar wurde uns die Unhaltbarkeit unserer früheren Auffassungen vor Augen geführt in zwei Fällen anscheinender Erschöpfungspsychose, in denen bei späterer Wiederaufnahme das Vorliegen der periodischen Psychose unzweideutig zu Tage trat. In keiner Hinsicht beweiskräftig erscheinen mir jetzt die Zustände, welche in deliranter Erregung zum Exitus führten; dass Anfälle manisch-depressiven Irreseins, zumal, wenn sie durch erschöpfende Momente ausgelöst werden, mit deliranter Erregung einhergehen können, unterliegt keinem Zweifel; eine Differenzierung solcher Zustandsbilder war uns früher ausserordentlich erschwert; seit Einführung der Dauerbäder bekommen wir sie in der alten Weise kaum noch zu sehen, und es ist ihre Analyse wesentlich erleichtert, indem die Bäderbehandlung Kunstproducte beseitigen hilft und den speciellen Character einer Erregung deutlicher werden lässt; Collapsdelirien als solche würde ich heute mit der Amentia überhaupt nicht mehr zusammenwerfen. Die chronisch gewordenen Fälle von Amentia, deren ich früher Erwähnung getan habe, möchte ich jetzt aus der Liste der Amentia vollkommen streichen; wenn ich damals sagte, dass sie nichts von dem boten, was K r ä p e l i n für seine Dementia präcox in Anspruch nimmt, so vermag ich diese Auffassung zur Zeit nicht mehr aufrecht zu erhalten. — — Es war damals auch, wie ich erwähnte, eine Bearbeitung aller Puerperalpsychosen im Gange, welche in unserer Anstalt behandelt worden waren; ich nahm an, dass wir wesentlich geringere Zahlen für die Amentia bekommen würden, als sie von anderer Seite bei derartigen Erkrankungen gefunden worden waren; es ist die Arbeit von dem betreffenden Collegen aus äusseren Gründen nicht zum Abschluss gebracht worden. Ich habe selbst alle Fälle, in denen eine Psychose während der Schwangerschaft, im Wochenbett, in der Lactationsperiode zum Ausbruch gekommen war, genauer durchgearbeitet; es finden sich von einem gewissen Zeitpunkt ab die Amentiadiagnosen in erheblicher Zahl, während sie bis dahin gefehlt hatten. Die Nachprüfung aller dieser Fälle hat mir kein anderes Ergebnis gebracht, als meine übrigen Untersuchungen es gezeitigt hatten. Interessant war es zu sehen, wie die zeitweiligen klinischen Auffassungen sich in der Fassung der Krankengeschichten widerspiegelten, so sehr man objectiv zu bleiben bemüht gewesen war; nur auf Grund selbst beobachteter Fälle wird man in solchen Fragen einen leidlich gesicherten Standpunkt gewinnen können; von allergrösster Wichtigkeit wird allerdings auch hier das Studium der Krankengeschichten von zur Wiederaufnahme gelangten Fällen bleiben müssen. Ich will meine Studien zur Frage der Amentia nicht für abgeschlossen ansehen, das aber glaube ich jetzt bestimmt sagen zu dürfen, dass die Amentia meiner Ansicht nach zum mindesten eine äusserst seltene Erkrankung darstellt. — — Auf eine Wiedergabe von Krankengeschichten muss ich hier verzichten, die Literatur ziehe ich nicht heran, da ich mit diesen meinen Mitteilungen in der Hauptsache nur eine Ergänzung meiner früheren Arbeit zu geben beabsichtige.

II. Bibliographie.

S. Stern: Allgemeine analytisch-synthetische Psychognosie, parallel zur Physik und Physiologie. Wien 1906. Dorfmeister'sche Verlagsanstalt. 444 S. in drei Teilen.

Der Titel des Buches bedarf einiger Erläuterung. Der Verfasser, der früher an der Wiener Universität Propädeutik der inneren Medizin, einschliesslich der Psychiatrie, las, ist der Ansicht, dass, wie die Kenntnis der somatischen Krankheitssymptome eine solche der Erscheinungen am gesunden Körper voraussetzt, so auch die psychiatrische Diagnose nur auf der Grundlage der Normalpsychologie möglich ist, und diese Basis soll eben seine Psychognosie schaffen. Als Irrenarzt wird man den Plan des Verfassers nur in jeder Weise billigen können; hat doch wohl jeder von uns schon erfahren, dass gerade der Mangel jeglicher psychologischer Schulung es den jüngeren Kollegen oft so schwer macht, zu unserer Wissenschaft Stellung zu finden. Auch haben wir ganz gewiss keinen Ueberfluss an Büchern, die sich die Aufgabe stellten, speziell den Mediziner in die Tatsachenwelt der Psychologie einzuführen. Dass aber die vorliegende Schrift zu diesem Zwecke besonders geeignet sei, möchte ich nicht behaupten, und zwar nicht, weil sie zu wenig, sondern weil sie zu viel gibt, und auch das oft in sehr abstrakter Form. Ueber den Wert des Buches soll damit durchaus kein abfälliges Urteil gesprochen werden, im Gegenteil wird, wer die Mühe nicht scheut, den spröden Stoff zu bewältigen, sich durch manche feine Bemerkung und überraschende Beobachtung belohnt sehen. Näher au den Inhalt einzugehen, muss ich mir versagen; für eine ausführliche Würdigung würde in dieser Zeitschrift der Raum fehlen, und mit ein paar Worten mag ich ein Werk, in dem soviel Arbeit steckt, nicht abtun. In der Hauptsache lässt sich das Buch wohl als eine Psychologie des Naturerkennens charakterisieren; die Methode ist die der älteren empirischen Psychologie, Selbstbeobachtung und viel Raisonnement. Hoppe (Pfullingen).

M. Lewandowsky: Die Funktionen des zentralen Nervensystems. Jena, G. Fischer. 1907. 420 S., 1 Tafel, 81 Abbildungen.

Das in 21 Kapitel gegliederte Buch schildert zunächst die Rolle des Nervensystems in der Tierreihe, dann dessen Strukturelemente, speziell die Neuronenlehre, deren an sich gewiss notwendige Kritik nicht sonderlich befriedigt. Weiterhin wird der Reflex als Grundlage aller Verrichtungen des Nervensystems behandelt; die hohe biologische Bedeutung der Einsinnigkeit der Leitung in Zellketten im Gegensatz zur allseitigen bezw. doppelsinnigen Ausbreitung der Erregung innerhalb der Einzelzelle erscheint nicht hinlänglich herausgearbeitet.

Es folgt die Darstellung der Erscheinungen der Bahnung und der Hemmung, der Wirkungsweise der Narkotika wie der Krampfgifte. Bei der Behandlung des Rückenmarkes als Zentralorgan wird speziell das Fehlen von Spontaneität am isolierten Rückenmark, das gesteigerte Fortbestehen von Angriffs- und von Sicherungsreflexen betont, ferner eine Kritik der Pflüger'schen Reflexgesetze gegeben. Nach einer Uebersicht über die Verbreitungsbezirke der motorischen und der sensiblen Rückenmarkswurzeln folgt eine datenreiche Schilderung des sympathischen Systems; speziell hervorgehoben seien die Abschnitte über die sympathische Innervation des Auges, des Intestinaltraktus, der Blutgefässe und der Drüsen. Interessant ist auch die von L. aufgeworfene Frage nach der Sensibilität der glatten Muskeln; ebenso seine Darstellung der trophischen Funktionen des Nervensystems. Ausführliche Erörterung findet die Physiologie des Hirnstammes, die von ihm vermittelten Reflexe, sowie die Atmungsfunktion, wobei L. seine These einer alleinigen Erregung des Vagus bei der Inspiration kritisch verficht. Auf den Schemata erscheinen die sympathischen Kerne und Wurzeln des N. oculomotorius und des N. vagus mit Recht gesondert hervorgehoben.

Nach der Schilderung der Folgen des Grosshirnverlustes in den verschiedenen Tierklassen wird dem Einflusse der Sensibilität auf die Bewegung und damit den Grundlagen der Ataxielehre ein gesondertes, zumal klinisch interessantes Kapitel gewidmet. Hier wie bezüglich der Physiologie des Kleinhirns steht L. auf dem Boden eigener Beobachtung und Forschung. Mit Recht wird der selbständige Charakter der hyperdynamen Läsionsaffekte, der cerebellaren Zwangshaltungen und Zwangsbewegungen, betont. Die Kleinhirnataxie betrachtet L. als eine rein sensorische.

Die Darstellung der Leitungsbahnen, noch mehr die Schemata der Grosshirn- und der Kleinhirnbahnen erscheinen dem Referenten ungenügend. Die Vorstellung einer „Projektion" aller die nervösen Wege treffenden Reize nach der Peripherie ist ein allerdings noch vielfach anzutreffendes Residuum aus der alten objektivistischen Sinnesphysiologie.

Nach einer kurzen Uebersicht über die Ausbildung und Furchung des Grosshirns in der Tierreihe wird relativ kurz Flechsig's Myelogenesislehre erwähnt. L. glaubt die ganze Theorie von der tektonischen Dualität der Grosshirnrinde, für welche gerade neuerdings die histologischen Forschungen Campbell's gewichtige Stützen geliefert haben, ebenso die Lokalisationsmöglichkeit höherer psychischer Funktionen überhaupt ablehnen zu sollen. Es ist dem Ref. nicht zweifelhaft, zu wessen Gunsten demgegenüber die künftige Entscheidung fallen wird.

Die weiteren Kapitel behandeln die Effekte der Reizung der Grosshirnrinde und die kortikale Epilepsie, ferner die Wirkungen örtlicher Rindenverletzungen. Mit Recht schliesst sich L. der Kritik an, welche Hitzig an der Projektionslehre H. Munk's bezüglich der Sehsphäre geübt hat. Von speziell klinischem Interesse ist die Darstellung der cerebralen Bewegungsstörungen des Menschen. Dasselbe gilt von L.'s Ausführungen über die Störungen der Sprache, des Lesens und Schreibens, sowie über die kortikale Vertretung der Sensibilität und der Sinne beim Menschen, endlich über die Störungen des zweckmässigen motorischen Handelns, der Apraxie Liepmann's. Ein Kapitel über die Cerebrospinalflüssigkeit und ein 19 Seiten umfassendes Literaturverzeichnis beschliessen das Buch.

L.'s Buch wird gewiss in der Bibliothek des Neurologen seinen Platz finden und ihm zur Gewinnung eines Ueberblickes über die Physiologie des Zentralnervensystems Dienste leisten. Eine gleichmässige, unparteiische und gründliche Orientierung — zumal über die modernen Probleme der Physiologie des Nervensystems — bietet es allerdings nicht.

A. v. Tschermak (Wien).

B. Drastich: Der geistig Minderwertige in der Armee und dessen Beurteilung durch die hierzu berufenen militärischen Organe. Organ der militärwissenschaftlichen Vereine. Wien 1906. 73. Band, 4. Heft.

Verf. schildert die psychopathische Minderwertigkeit im Anschluss an J. L. A. Koch und betont ihre Bedeutung für das Militär, das diese Zustände teils auslöse, teils erzeuge („erworbene Neurasthenie"). Tätowierungen hält er sehr häufig für einen Hinweis auf Minderwertigkeit. Er bespricht sodann die konstitutionelle Erregung und den geborenen Verbrecher (nach Kraepelin). Bei der militärischen Ausbildung fallen zunächst die Imbecillen auf, die den Turnus von den bekannten Disziplinierungen bis zur aktiven Widersetzlichkeit und Desertion durchlaufen, bis im Verlauf der Untersuchung ihr Geisteszustand erkannt wird. Während die psychisch Nervösen leichteren Grades nicht selten, abgesehen von vereinzelten auffälligen Handlungen aus geringfügiger Ursache, ihrer Militärpflicht anstandslos genügen, versagen sie in schwereren Graden nach anfänglicher Anspannung ihrer Willenskraft, bleiben hinter ihren Kameraden zurück und werden von diesen verspottet und gehänselt. Konstitutionell Erregte und Degenerierte im strengeren Sinn zeigen nach anfänglicher Zurückhaltung namentlich unter dem Einfluss von Affekt und Alkohol freches und provozierendes Auftreten und geraten in Konflikte mit dem Gesetz. Die militärischen Anforderungen sind ein empfindliches Reagens für Psychopathen, woraus es sich erklärt, dass sie als solche erst beim Militär erkannt werden, während das Zivilleben diesen Charakter oft nicht ohne weiteres aufdeckt. Dies zeigte sich nicht so selten beim Wechsel der niederen Kommandos, wenn dieser einen schärferen Ton hereinbrachte. Daraus ergibt sich die Forderung einer individuellen richtigen Behandlung, die manchem schwerer Betroffenen den Militärdienst noch ermöglicht, wobei allerdings auch mit gelegentlicher plötzlicher Insubordination unter dem Einfluss ungünstiger äusserer Verhältnisse (Alkohol, schlechte Gesellschaft) zu rechnen ist (pathologische Affekt- und Rauschzustände — zwei Beispiele im Text —, die auch in der Untersuchungs- und Strafhaft, aber auch endogen [„Gefängnispsychosen"] vorkommen können). Verbringung in Strafanstalten wirkt depravierend durch psychische Infektion von seiten degenerierter Häftlinge, weshalb möglichste Separierung, auch von gemeinen Verbrechern, empfohlen wird. Degenerierte mit antisozialen Neigungen sollten möglichst bald aus dem Heeresverband ausgeschieden werden, da sie immer wieder zur Strafe kommen und mit ihrer Dienstzeit sehr häufig nicht fertig werden können (zwei Beispiele im Text). Verf. verlangt ein vermehrtes Augenmerk von seiten aller in Frage kommenden Organe auf derartige Persönkeiten, Berücksichtigung und Mitteilung ihrer Vorgeschichte (psychische Anomalien, überstandene Psychosen, Strafen, Erziehung, Schulerfolge etc.) schon bei der Einstellung zum Militär, um eine sorgfältigere Auswahl treffen zu können und die in Betracht kommenden Eingestellten möglichst frühzeitig als minderwertig oder geisteskrank (Imbecillität, Dementia praecox) zu erkennen und bei Vorhandensein antisozialer Neigungen und auffälligerer Abweichungen Untersuchung auf den Geisteszustand. Den militärischen Vorgesetzten rät Verf. zu einer individualisierenden, sachlichen Behandlung dieser Leute und wo diese erfolglos bleibe, event. zur Ausscheidung der Minderwertigen aus der Armee wegen Minderwertigkeit. Verf. streift schliesslich noch die Schwierigkeit der forensischen Begutachtung, warnt aber vor zu milder Beurteilung der Degenerierten, da er die Furcht vor Strafe als wirksames Gegenmotiv gegen die Begehung neuer Straftaten ansieht. Finckh (Tübingen).

Erich Ebstein: Chr. D. Grabbe's Krankheit. 50 S.

von Kupffer: Klima und Dichtung. Ein Beitrag zur Psychophysik. 68 S. (Grenzfragen der Literatur und Medizin. Heft 3 und 4. München, Reinhardt. 1906/07.)

In unserer Zeit der „Grenzfragen" dürfen natürlich auch solche der Medizin und Literatur nicht fehlen: Immerhin hat dieses Grenzgebiet den Vorteil, sehr ausgedehnt oder doch wenigstens sehr ausdehnbar zu sein.

Von den hier zur Besprechung stehenden Heften enthält die Ebstein'sche Arbeit eine sehr tüchtige „Pathographie" über einen der wunderlichsten Geister unserer Nationalliteratur, und führt den nach meiner Meinung wohlgelungenen Nachweis, dass Grabbe in den letzten Jahren seines Lebens an Tabes dorsalis gelitten hat; als Ursache kommt mit grosser Wahrscheinlichkeit eine in Berlin oder Leipzig acquirierte Lues in Betracht. Persönlich hätte ich gern gesehen, wenn die degenerative Anlage, das Grotesk-Absurde in Grabbe's Charakter und Schaffen (man denke z. B. nur an den Namen „Pantisaalbaderthilphichides" in dem Trauerspiel „Hannibal") noch mehr hervorgehoben worden wäre; doch lag das vielleicht schon ausserhalb der Absichten des Verfassers.

Weit weniger erfreulich ist das zweite Heft. Ein jüngerer Dichter schildert in ihm die äusseren Umstände (Klima im weitesten Sinne), die ihn jeweils zum lyrischen Schaffen inspirierten. Nun hat es ja gewiss seinen grossen psychologischen Reiz, einen Blick in die Gedankenwerkstatt eines zweifellos höchst sensitiven Menschen zu tun; der Genuss wird aber sehr gemindert, wenn sich zugleich soviel Décadence enthüllt. Stete Klagen des verkannten Genies, dazu ein mehrfach hervortretendes Kokettieren mit dem Homosexuellen sind nicht geeignet, den peinlichen Eindruck abzuschwächen. Ich will nicht entscheiden, ob und wieweit sich die sonderbare Art der Studie etwa aus der wiederholt erwähnten „Nervenkrankheit" des Verfassers erklärt. Mit dem, was wir seit Fechner unter Psychophysik verstehen, hat das Schriftchen nichts zu tun. Hoppe (Pfullingen).

Hans Ostwald: Das Berliner Dirnentum. Leipzig, Verlag von Walter Fiedler.

Wie der Autor in der Einleitung betont, war es seine Absicht, „den Stoff nicht einseitig aufzufassen, ihn etwa nur von ethischen oder medizinischen, historischen oder polizeilichen oder politischen Gesichtspunkten aus zu betrachten", vielmehr habe er mehr Gewicht auf die Darstellung von Menschen und ihrer Umgebung, von Zuständen gelegt und hoffe, so beizutragen, die Erscheinungen des Lebens und damit die Prostitution zu verstehen. Der erste Band enthält fünf Abteilungen: Berliner Bordelle, die freie Prostitution im Vormärz, Maitressen in Berlin, der Tanz und die Prostitution und männliche Prostitution; der zweite: Prostitutionsmärkte, Schlupfwinkel der Prostitution, Gelegenheitsdirnen, Dirnentypen und Ausbeuter der Dirnen. Wie man sieht, hat der Verfasser den Rahmen seines Themas nicht zu eng gespannt; es ist tatsächlich kein Gebiet, das irgend mit der Prostitution in Zusammenhang steht, übersehen worden. Rühmend anzuerkennen ist ferner der wissenschaftliche Ernst und das Fernhalten jeder Lüsternheit in Behandlung des Stoffes. Benutzt wurden alle möglichen Quellen: Bücher, Zeitschriften und Zeitungen, Flugblätter, Gerichtssaalberichte und Akten des „Wissenschaftlich-humanitären Komitees". An Fleiss und zusammenhängender Tätigkeit hat es der Autor also nicht fehlen lassen. Für meinen Geschmack hat er sogar allzuviel zitiert, seine Quellen, ja selbst seine anderweitigen eigenen Schriften gar zu ausgiebig und verschwenderisch benutzt, so dass für eigenes Urteil und eigene Anschauung fast kein Raum mehr blieb. Weniger wäre da mehr gewesen. So wie das Werk jetzt vorliegt, hat man viel mehr den Eindruck einer Kompilation als einer selbständigen Schöpfung. Und das ist doppelt schade bei einem Autor, dem tiefere Kenntnis des zu behandelnden Stoffes nicht abzusprechen ist, und der vielleicht imstande gewesen wäre, ihn erschöpfend und gleichzeitig originell zu behandeln. Herr Ostwald, der sich ja gerade durch seine Schriften über die Niederungen der Gesellschaft einen wohlverdienten Namen gemacht hat, schreibt mir zuviel, produziert zu rasch. Das ist anders nicht möglich, als auf Kosten der Gründlichkeit und Selbständigkeit. Er läuft Gefahr, zum Abschreiber von andern und von sich selber auch zu werden. Immerhin enthält sein jüngstes Opus, zumal in seinem zweiten Bande, eine Reihe neuer oder wenig bekannter Dinge und wird so und wegen seines reichen Inhalts für jeden, der sich mit der einschlägigen Materie beschäftigt, ein willkommenes Nachschlagewerk sein.

J. Sadger (Wien).

Nicolo Barucco: Die sexuelle Neurasthenie und ihre Beziehung zu den Krankheiten der Geschlechtsorgane. Autorisierte Uebersetzung aus dem Italienischen von Ralf Wichmann. Zweite verbesserte Auflage. Berlin, Otto Salle, 1907.

Ist die Bezeichnung „sexuelle Neurasthenie" heute überhaupt noch aufrecht zu erhalten? Ich glaube kaum. Seit Freud den Nachweis führte, dass nahezu jede Neurasthenie mit ganz verschwindenden Ausnahmen ausschliesslich von sexuellen Schädlichkeiten herrührt, ist es ein Anachronismus, von einer speziellen „sexuellen Neurasthenie" zu sprechen oder sie, wie Barucco und so viele seiner Vorgänger auf lokale Erkrankungen der Genitalorgane, zumal der Prostata und des Uterus zurückzuführen. Gewiss sind solche Veränderungen nicht selten zu finden, nur sind sie die Folgen jener selben sexuellen Schädlichkeiten (Masturbation, congressus interruptus, frustrane Erregung etc.), die psychisch die Neurasthenie und Angstneurose schaffen. Es handelt sich also um eine Verwechslung von Ursache und Folge, wenn man diese Neurosen in Abhängigkeit setzt von bestimmten örtlichen Genitalveränderungen. Der Satz Barucco's, „die sexuelle Neurasthenie bildet gewissermassen einen Zweig der Lehre von den Geschlechtskrankheiten", ist nur dem verständlich, der weiss, dass B. Professor für Syphilis und Hautkrankheiten war. Liest man die Typen, die er für „sexuelle Neurasthenie" als bezeichnend anführt, so wird man unschwer die Bilder der echten Neurasthenie, der Angst- und Zwangsneurose erkennen. Wer ferner über reiche therapeutische Erfahrung verfügt, wird mir bestätigen, dass mit der Behebung der lokalen Veränderung an den Geschlechtsorganen für die Heilung fast gar nichts geleistet ist, wenn man nicht zugleich die sexuellen Schädlichkeiten entfernt, die das psychische wie das örtliche Leiden gleichermassen zeugen. Was B. sonst noch an Ursachen anführt, ist bestenfalls Hilfsmoment, nie wahre, entscheidende Aetiologie. Sieht man von diesem grundsätzlichen Irrtum ab, so darf man sagen, dass B. und sein Uebersetzer Wich-

mann das klinische Bild gut und erschöpfend gezeichnet haben. Nur in der Therapie scheint mir, ich weiss nicht, ob B. oder sein Uebersetzer, gewisse Massnahmen in ihrer Wirkung stark überschätzt zu haben. So insbesondere die Hypnose und die Elektrizität, während wieder die hydriatischen Prozeduren sehr unzweckmässig, ja stellenweise geradezu verkehrt und unsinnig angegeben sind (z. B. Sitzbad von $^1/_2$ Minute, darauf „eine passive Reaktion mittelst Einpackungen").

J. Sadger (Wien).

III. Referate und Kritiken.

Martin (Greifswald): Gynäkologie und Psychiatrie. (Med. Klinik 1907. No. 1.)

Der Greifswalder Ordinarius der Frauenheilkunde behandelt auf Grund des Materials seiner Klinik seit 1899 die Beziehungen von Genitalleiden zu Neurosen bezw. Psychosen. Auf die zahlreichen interessanten Einzelheiten kann nicht näher eingegangen werden. Bemerkenswert ist die vorsichtige Haltung bezüglich operativer Eingriffe an den Genitalien (insbesondere des künstlichen Aborts) zur Heilung der nervösen Erscheinungen.

Liebetrau (Lüneburg).

E. Bischoff: Ueber familiäre Geisteskrankheiten. (Jahrb. f. Psychiatr. und Neurolog. Bd. 26.)

Obwohl in keiner medizinischen Disciplin von der Erblichkeit so viel die Rede ist wie in der Psychiatrie, so sind sichergestellte Fälle von Geisteskrankheit, welche eine wahre gleichartige Vererbung aufweisen, selten beschrieben. Es ist notwendig, den Begriff der Vererbung schärfer zu fassen, als es bisher üblich war, und denselben nicht immer mit der angeborenen Veranlagung zu Nerven und Geisteskrankheiten zusammenzuwerfen. Nach Cullere, dem der Verf. in seinen Schlüssen folgt, darf eine Geistesstörung als ererbt bezeichnet werden, wenn der Ausbruch der Erkrankung unabhängig von äusseren ätiologischen Momenten spontan in demselben Lebensalter erfolgt, und die Symptome, der Verlauf und der Ausgang der Krankheit gleichartige sind. Es ist daher bei den ererbten Geisteskrankheiten nicht immer notwendig, dass dieselben durch gleichartige Vererbung entstehen, es kann auch vorkommen, dass die Kinder scheinbar gesunder Eltern unter gleichartigen Erscheinungen erkranken, und dass die Geistesstörung derselben alle Charaktere der ererbten Geistesstörung an sich trägt. Im Anschluss an diese Auseinandersetzungen beschreibt der Verf. die Krankengeschichten zweier Familien, welche die ererbte Geistesstörung in dem dargelegten Sinne aufwiesen.

Familie I anscheinend nicht erblich belastet. Von fünf lebenden Geschwistern befinden sich drei Brüder und eine Schwester in der Irrenanstalt. Eine einzige Schwester blieb gesund. Ein Bruder erkrankte an Melancholie, ein Bruder war schwachsinnig. Die anderen beiden Geschwister erkrankten spontan im Alter von 27 Jahren an rasch fortschreitenden Verblödungsprocessen. Familie II anscheinend nicht erblich belastet. Zwei Geschwister erkrankten ohne äusseren Anlass bald nach der Pubertät an schweren Verblödungsprozessen. Zwei litten an ähnlichen psychischen Erkrankungen, wenngleich in leichterer Form. Mehrere Geschwister blieben gesund.

Behr.

Martin Dobrschansky: Ueber ein bei gewissen Verblödungsprozessen, namentlich der progressiven Paralyse auftretendes wenig bekanntes motorisches Phänomen.
(Jahrb. f. Psychiatr. u. Neurolog. Bd. 27.)

Untersucht man Paralytiker während des Endstadiums oder gewisse Verblödete, so beobachtet man, dass die Kranken bei Annäherung eines beliebigen Gegenstandes an ihr Gesicht den Mund weit öffnen und den Gegenstand mit den Lippen zu erfassen suchen resp. nach ihm schnappen. Dieses Phänomen erfolgt nur bei passiver Annäherung des Gegenstandes an das Gesicht. Die Bewegung trägt nicht den Charakter einer Willkürhandlung, eines zu erreichenden Zweckes, sondern repräsentiert das Resultat eines einfachen Bewegungsimpulses. Mit Unrecht führt dieses Phänomen den Namen „Säuglingsreflex", denn es kommt bei Säuglingen gar nicht vor, sondern nur bei Kindern, die bereits das erste Jahr erreicht haben. Zweifellos handelt es sich um ein Wiederaufleben von Reflexen, welche in der Kindheit bestanden, aber während der zunehmenden Entwickelung durch complicierte Bewegungen ersetzt wurden. Die Kranken, welche diese Reflexe darbieten, brauchen nicht notwendigerweise an Asymbolie zu leiden. Die Asymbolie beeinflusst wohl den Ablauf der besagten Reflexe, sie ist aber für das Zustandekommen derselben nicht von Belang. Behr.

Franz Riklin: Diagnostische Assoziationsstudien. Kasuistische Beiträge zur Kenntnis hysterischer Assoziationsphänomene. VII. Beitrag.
(Sep.-Abdruck aus dem Journal für Psychologie u. Neurologie. Bd. VII, 1906.)

Bericht über Associationsversuche an acht Hysterischen, der mancherlei interessante Einzelheiten bietet. R. fasst die Ergebnisse in folgender Weise zusammen: Im Vordergrund des hysterischen Reaktionstypus stehen mehr oder weniger selbständig wirkende Vorstellungskomplexe von grossem Affectwert, deren Entfaltung weit mächtiger zu sein scheint, als bei Gesunden. Vielfach finden sich „Komplexstörungen" unter den Reaktionen, d. h. solche Reaktionen, die darauf hindeuten, dass die normale Beantwortung des Reizes durch den affectbetonten Vorstellungskomplex vermindert worden ist. Neben den gewöhnlichen Komplexmerkmalen finden sich gelegentlich solche mit amnestischen Erscheinungen und Bewusstseinsphänomenen. Das kritische Reizwort wird oft vergessen und statt dessen das vorausgehende genannt. Auch die „Ablenkung auf die Umgebung" und das Missverstehen des Reizwortes soll hierhergehören (d. h. soll auch durch — meist unbewusste — Beeinflussung seitens des Komplexes bedingt sein. „Eine weitere grosse Gruppe von Komplexmerkmalen wird durch Reaktionen gebildet, die nicht den durch das Reizwort angeregten Komplex selbst bezeichnen, sondern nur in entfernter Weise mit dem komplexbezeichnenden Wort associiert werden." Dabei spielt oft die Verdrängung eine Rolle, der Komplex verbürgt sich unter einer anscheinend indifferenten Reaktion. R. spricht dann von „Deckreaktionen". Eine Kranke reagiert auf das Reizwort „treu" mit dem Satze, „die Dienstboten sollen treu sein". „Man kommt aber darauf, dass hinter diesem harmlosen Satz der Gedanke an die Untreue des Mannes liegt." Die Ersetzung der Komplexvorstellung durch eine solche möglichst harmlos scheinende Reaktion wird von R. als Verdrängungssymptom aufgefasst. Die „Ablenkung auf die Umgebung" kommt häufig da vor, wo es sich um eine affectiv bedingte Ablehnung, um ein Nichteingehen auf das kritische Reizwort handelt. R. erwähnt dabei die Krankengeschichte eines Knaben, der während einer schmerzhaften Operation in leichter Narcose allerlei Selbstgespräche führte, die den Sinn hatten, von der Operation abzulenken, den Gedanken daran zu verdrängen. Er sagte u. a.: „Heute ist Montag", nach einigen Minuten: „Du, Anton, komm, wir hören jetzt auf und gehen spielen". Dann erzählte er einem Freund, was er für Weihnachtsgeschenke bekommen habe u. dgl. Die Beobachtungen bei Ganserschen Dämmerzuständen (Danebenantworten, Bildung von wunscherfüllenden Delirien) sind nach R.'s Ansicht Komplexerscheinungen verwandter Natur. „Der Komplex kann die Auffassung ändern, vom Reiz (resp. Reizwort) wegnehmen, hinzutun, hinzuhalluzinieren im Sinne der Verdrängung oder der Erfüllung des Wunsches, der das Gegenteil von dem geschehen lässt, was Inhalt des verdrängten Vorstellungskomplexes ist." Und so kommt R. zu dem Schlusse, „dass der Komplex mit seinen Wirkungen die Hauptsache der hysterischen Psychologie ist und dass aus ihm wohl alle hysterischen Symptome abgeleitet werden können." Einige Beispiele werden diese summarische Inhaltsangabe verständlicher machen: Eine Patientin, deren Leben durch die Erkenntnis der sexuellen Bedingtheit der Liebe einen starken Stoss erlitten hatte, reagiert im ersten Versuch auf das Reizwort „Spiel" mit „Kinder", im zweiten mit „Frau, eine Frau ist ein Spielzeug", im dritten mit „Ich bin zu alt, um noch zu spielen, zu jung, um ohne Wunsch zu sein". Riklin meint, die Beziehungen zum Sexualkomplex seien deutlich, die zwei Zitate auch als Komplexreaktionen verdächtig (Zitate sind nach seiner Ansicht häufig in dieser Weise zu deuten), ferner zeigte die erste Reaktion eine verlängerte Reaktionszeit, was nach derselben Richtung weise. Das Reizwort „Liebe" wird beantwortet mit „Ich weiss nicht, was sagen", also mit einem sog. Fehler, dabei wird das Gesicht verzogen (mimische Reaktion), beides *soll* wiederum in demselben Sinne verwertbar sein. Das Reizwort „Gesetz" wird beantwortet mit Schweigen und einer Abwehrbewegung, also einer mimischen Reaktion, und R. fügt hinzu: „Patientin denkt an das Naturgesetz der Sexualität", eine Annahme, die er allerdings nicht näher begründet! Weiter! Reizwort: „falsch", Reaktion: „Mensch". R. fügt bei „im Sinne von: der Mensch ist falsch organisiert"; auch dabei wird nicht näher angegeben, wie der Verf. zu dieser Auffassung gekommen ist. Reizwort: „reinlich", Reaktion: „Die Deutschen" (mit verlängerter Reaktionszeit). R. fügt bei: „Die Deutschen sind offenbar eine Deckreaktion" (die Patientin ist Russin). Reizwort: „natürlich", Reaktion: es fällt der Patientin nichts ein, sie benimmt sich ablehnend. „Gemeint ist wieder das Naturgesetz der Sexualität!" In einer Reihe von Fällen hat sich R. die „Erklärungen" zu den Reaktionen von den Patientinnen selbst geben lassen und verwertet. Das ist nach mancher Richtung hin bedenklich, wie man ohne weiteres zugeben wird. Ferner wird, wie R. selbst sagt, das Reizwort häufig (bei Ungebildeten besonders, aber nach meinen Erfahrungen auch nicht selten bei Gebildeten) als F r a g e aufgefasst. Da nun aber das, was der Patient dem Psychiater aus seinem Leben zu erzählen pflegt, meist im wesentlichen nur Dinge sind, die mit den psychisch besonders eingreifenden Erlebnissen in Beziehung stehen, so ist es eigentlich ganz selbstverständlich, dass der Patient, wenn er das Reizwort als Frage auffasst, diese Frage speziell auf die besagten Erlebnisse bezieht und dementsprechend seine

Reaktionen mit Notwendigkeit damit in Verbindung stehen. Dieser Gesichtspunkt scheint mir von R. nicht hinreichend beachtet worden zu sein. Ferner: wenn eine Reaktion einmal aufgetaucht ist, ist es u. U. doch rein durch den normalen Associationsmechanismus bedingt, dass die nachfolgenden noch einige Zeit unter dem Einfluss der einmal aufgetauchten bleiben; in solchen Fällen darf also höchstens die erste Reaktion als Komplexreaktion gedeutet werden, namentlich dann, wenn (wie z. B. S. 238) die Reizworte weiter dazu verleiten. Viele von den Reaktionsdeutungen erscheinen sehr gekünstelt oder mindestens sehr kühn. Der Verf. teilt manche Kühnheiten mit den Freudschen Analysen, auf die er sich übrigens des öfteren bezieht. Aber es wäre falsch, um zahlreicher und starker Bedenken willen die Methode als Ganzes zu verwerfen. Es steckt in ihr zweifellos eine Reihe von Wahrheiten, die jetzt noch unter allerlei blossen Vermutungen verdeckt liegen. Aber gerade weil wir die Hoffnung haben, dass auf diesem Wege noch manches schöne Resultat zu gewinnen sein wird, möchten wir aufs allerdringendste davor warnen, Vermutungen allzusicher schon als wirkliche Erklärungen anzusehen und daraus allgemeine Regeln oder Gesetzmässigkeiten herzuleiten. Dagegen kann man nur wünschen, dass diese Untersuchungen möglichst zahlreich weiter angestellt werden möchten. Mohr (Coblenz).

E. Mendel: Gicht und Psychose.

(D. Archiv f. klin. Med. Bd. 89, S. 159. 1906.)

Das Zusammenvorkommen von einer Psychose mit Gichtanfällen ist ungemein selten. In sehr seltenen Fällen tritt nach einem Gichtanfall eine akute Psychose vom Charakter des Delirium hallucinatorium auf. In seltenen Fällen ersetzt eine meist rasch verlaufende akute Psychose einen Gichtanfall. Ausserordentlich selten kommt es vor, dass eine länger bestehende Psychose gleichzeitig mit dem Auftreten eines Gichtanfalls zur Heilung kommt.

Liebermeister.

A. Gorter: Das Erinnerungsbild.

(Psychiatrische en Neurologische Bladen. No. 3. Mai/Juni 1906.)

Der Vergleich der Erinnerung mit der Wahrnehmung gibt keine Veranlassung, um für die erstere ein neues Element, etwas anderes als Leitung, anzunehmen.

Die Auffassung der Psychologen, dass eine neue Wahrnehmung im Bewusstsein fortbestehen bleibt, ist nicht in Übereinstimmung mit der Lehre der physiologischen Psychologie, die dem latenten Erinnerungsbild keinerlei psychische Bedeutung zuerkennt.

Unser Fühlen und Wissen und das daraus hervorgehende Handeln wird nicht genügnd erklärt durch das Bewusstwerden der Leitungsprozesse der momentan wirkenden Reize und der materiellen Veränderungen, die als Reste früherer Wahrnehmungen zurückbleiben sollen. Man muss vielmehr annehmen, dass neue Reize, die uns klar bewusst werden, einen bestehenden Leitungsprozess ändern und dass demnach die Reaktion der psychischen Persönlichkeit die Folge der Änderung eines activen Leitungsprocesses ist.

Die einfachste Form des Erinnerns ist das Wiedererkennen. Wiedererkennen beruht auf dem Vermögen, gleiche und ungleiche Reize unterscheiden zu können. Dies lässt den Schluss zu, dass dort, wo wahrgenommen wird, auch erkannt wird.

Die Wahrnehmung ist die Folge der Reizleitung über eine bestimmte Combination von Wegen in der Hirnrinde, das Erinnerungsbild, die Vorstellung, die Folge eines secundären Leitungsprozesses, der beinahe ganz der ersten Combination folgt. Die Wahrnehmung von neuen Reizen entsteht durch eine neue Verbindung von bestehenden Wegen — sie ist dann eine neue Verbindung von bestehenden Vorstellungen oder Erinnerungen. Eine einzelne Wahrnehmung kann keine bleibende materielle Veränderung hervorrufen, die jahrelang dem Stoffwechsel Widerstand bietet. Die Differenzierung der Zentren ist die Arbeit von Ewigkeiten. So entstehen Zellen und Fasern, die alle besondere Wahrnehmungen ermöglichen. Da in der Hirnrinde ein Leitungsprozess über alle Zellen und Fasern statthat, lief auch in der neuen Wahrnehmung eine Leitung über die einzelnen Teile der Combination, die aber erst durch den neuen Reiz eine besondere Bedeutung erhält.

Wiewohl ich nicht mit den Ausführungen des Verf. übereinstimme, so meine ich doch, dass dieser Versuch, das Erinnerungsbild auf Leitungsprocesse zurückzuführen, mit Freuden zu begrüssen ist. Verf. bewegt sich hierin auf ähnlichen Wegen wie Kleist in seinem Vortrage auf der Versammlung mitteldeutscher Psychiater zu Jena 1905 und wie ich (Forster über die Affecte, Monatsschrift für Psychologie und Neurologie 1906). Ich glaube, dass die Versuche, unser psychisches Geschehen auf die physiologischen Functionen unseres Hirnorgans zurückzuführen, uns — besonders unter Berücksichtigung Mach'scher Anschauungen — weiterführen müssen, als das in der Wundtschen Schule übliche Operieren mit Begriffen wie Wille — Gefühl usw. als selbständiges Seelenvermögen —, woraus doch eigentlich nichts anderes spricht, als eine hoffnungslose Resignation. Forster.

Albrecht: Klinische Betrachtungen bei Entweichungen Geisteskranker. (Allg. Zeitschr. f. Psych. LXIII, 6)

Eine Analyse der Motive und der Ausführungsart der Fluchtversuche wirft einige charakteristische Streiflichter auf den Geisteszustand der Entweichenden. Zuerst sind zu unterscheiden das planlose Davonlaufen und die überlegten Entweichungen. Auf das erstere kommen von den 150 (= 10 % der Aufnahmen) in Betracht gezogenen Fällen 36. Sie betreffen hauptsächlich Demente aller Art, Paralytiker, Epileptiker, die infolge eines Ärgers oft einfach davonlaufen; Katatoniker, die ganz impulsiv die Zäune überspringen, um oft ganz in der Nähe schon liegen zu bleiben, oder sich auch durch irgendeine offenstehende Tür drängen. Der erhebliche Schwachsinn dieser Kranken zeigt sich ausser in der Ziellosigkeit vor allem in der Unfähigkeit, auch nur kurze Zeit ausserhalb der Anstalt zu existieren. Von den Kranken, die überlegt entweichen, bilden die verbrecherischen eine besondere Klasse. Ein Teil entläuft auch grundlos: leicht beeinflussbare Imbecille und Hebephrene, häufig aus Nachahmungstrieb; manische, denen eine Neigung zum Umhertreiben ja überhaupt zukommt. Wo Motive aufgefunden werden, sind es zum Teil schlechtes Gewissen, Sehnsucht nach der Heimat oder Freiheitsbedürfnis, in den meisten Fällen aber ausgesprochen krankhafte Beweggründe. Bei Trinkern z. B. unbezwingliches Bedürfnis nach Alkohol, oder Angstzustände. Solche sind es auch bei seniler Involution und Depressionen, welche ein Davonlaufen veranlassen. Wahnideen allein sind selten das Motiv, häufiger in Verbindung mit Hallucinationen — befehlende Stimmen veranlassen oft das Fortgehen —, und sich zwangsmässig aufdrängende Gedanken. Die Hysteriker nehmen eine besondere Stellung durch die theatralische Inscenierung ein. Bedenklich sind die aus affectiven Gründen entstehenden und durch Hallucinationen veranlassten Entweichungen bei primär Verstimmten, bei chronischen Vergiftungen und Evolutionsvorgängen, weshalb bei diesen Kranken Vorsicht in der Gewährung von Freiheit geübt werden muss.

Die Fluchtversuche der Verbrecher (34) unterscheiden sich dadurch von allen übrigen, dass sie zumeist im Complott und unter Benutzung von Instrumenten, Nachschlüsseln u. dergl. geschehen. Klinisch sind diese wenig ausgiebig, sie zeigen wenig Unterschiede nach den Krankheitsformen, mehr die früheren Gewohnheiten und Neigungen an.

Dass bei allen Fluchtversuchen Männer bei weitem überwiegen, ist verständlich; zum Teil kommt es allerdings auch auf das Conto der Verbrecher. Bemerkenswert ist, wie selten bei den nicht verbrecherischen Kranken das Freiheitsbedürfnis allein die Veranlassung ist (22 mal), wie häufig dagegen krankhafte Momente (94 mal). Hierbei können die Fluchtversuche Aufschluss geben über den Grad von Demenz, die Stärke der Impulse und Affecte, die Macht von Beängstigungen und Hallucinationen, ferner über die Unfähigkeit des Gebrauches der Freiheit; es ergeben sich also auch Fingerzeige für die Behandlung der Kranken. Im allgemeinen sind die Fluchtversuche wenig gefahrvoll, nur selten nehmen die Kranken dabei Schaden oder gehen zugrunde, es ist also kein Grund, die Bewegungsfreiheit im allgemeinen einzuschränken. Auch für die Öffentlichkeit sind sie wenigstens in ländlichen Bezirken meist harmlos. **Chotzen.**

Hegar: Ueber Arbeitsentlohnung in unseren Irrenanstalten.

(Allg. Zeitschr. f. Psych. LXXIII, 6.)

Die Arbeitsentlohnung geschieht in den Irrenanstalten entweder durch Gewährung von allerlei Vergünstigungen, Genussmitteln und Zulagen, oder von Geld mit dem Recht der freien Verfügung. Über die Zweckmässigkeit und den Wert dieser zweiten Art wird gestritten. Verf. untersuchte daher, ob überhaupt ein Bedürfnis für eine solche Entlohnung besteht und ob damit Nutzen geschaffen wird.

Er teilt die Erfahrungen mit, die an einer grossen Zahl Arbeitender in der Anstalt Illenau in dieser Beziehung gemacht wurden. Es werden dort monatliche Geldentschädigungen gewährt; die Arbeitszeiten der berücksichtigten Kranken waren sehr verschieden, kurze bis mehrjährige. Ein Unterschied in der Verwendung zeigte sich bei Verheirateten und Ledigen. Die ersteren verwendeten im allgemeinen das Ersparte gut, meist zur Unterstützung der Angehörigen, für die es aber bei der Geringfügigkeit der Mittel keine wirkliche Hilfe sein konnte. In mehreren Fällen bestand aber kein Bedürfnis dazu. Die Ledigen verwendeten das Geld für eigene Bedürfnisse oder sparten es auf, so dass sie bei der Entlassung manchmal ansehnliche Summen mitbekommen konnten. Die eigene Verfügung konnte auch innerhalb der Anstalt nur wenigen belassen werden, zumal nicht den Idioten; manche chronische Verrückte und Kranke mit jugendlichen Schwächezuständen lehnten jede Verwendung des Geldes ab. Bei den meisten Kranken genügten zur Anspornung die gewöhnlichen Vergünstigungen.

Ausserhalb der Anstalt wussten nur wenige etwas mit dem Gelde anzufangen, zumal die Entlassungsversuche bei den meisten Kranken nicht glückten und die Aufnahme bald wieder nötig wurde. Ganz besonders missbrauchten die Kranken aus der grossen Gruppe der Degenerierten ihre manchmal nicht unerheblichen Mittel, so dass sie oft am Tage nach der Entlassung schon wieder hilfsbedürftig waren.

Mit der Einschränkung, dass die Kranken in der Anstalt nur unter ärztlicher Controlle und draussen unter Mitwirkung eines Hilfsvereins über ihre Mittel verfügen dürfen, ist Verf. doch mehr für die individuelle Entlohnung. Der Zweck der Gegenleistung für geleistete Arbeit soll gewahrt bleiben, was bei gemeinsamen Kassen, seien es reine Vergnügungs- oder reine Unterstützungskassen, nicht der Fall ist, die ja ausserdem allen, auch den nicht arbeitenden, zugute kommen. Die Vorteile sind dabei Aneiferung, Erhöhung des Selbstvertrauens oder der Zufriedenheit, Erweckung des Sparsinns; auch fällt der Anschein des Almosens weg. Nur muss die Entlohnung nach dem Geisteszustand individualisiert und die Verwendung ärztlich überwacht werden. Auch die wirtschaftlichen Erträgnisse werden durch diese Entlohnung erhöht werden, was ja auch der Allgemeinheit zugute kommt. Chotzen.

A. Pieraccini: Aliénés externes dans les colonies autour des asiles (Congrès internat. de l'assistance des aliénés, Milan 1906.)

Vortragender empfiehlt als „neues" Versorgungssystem für geeignete chronische Geisteskranke eine Vereinigung von Anstalts- und Familienpflege derart, dass sie in der Anstalt wohnen, tagsüber aber in den Familien oder auf den landwirtschaftlichen Colonien arbeiten. Für ein solches Externat ist natürlich die unmittelbare Nähe von Anstalt und Arbeitsstätte Voraussetzung. — Wo das zutrifft, wird schon heute von dieser Einrichtung Gebrauch gemacht, ohne damit ein neues „System" zu begründen. Den landwirtschaftlich arbeitenden Pflegeanstalten liegt ja schliesslich derselbe Gedanke zugrunde, und Kranke, die in Familien ihr Tagewerk vollbringen, werden fast immer auch des Nachts ausserhalb der geschlossenen Anstalt bleiben können. Kalmus (Hamburg).

Witte: Surgery as relief of insane conditions. (Amer. Journ. of Insanity. Bd. 62, No. 3.)

Auf Grund seiner Erfahrungen spricht sich Verf. dahin aus, dass bei Geistesstörungen von einem operativen Eingreifen beim Fehlen wirklicher Erkrankungen der Beckenorgane kein Erfolg zu erwarten ist. Sind krankhafte Veränderungen vorhanden, so wird man in manchen Fällen auch durch weniger heroische Massnahmen, die durch Hebung des Allgemeinbefindens wirken, viel Gutes stiften können. Bei allen ernsteren Erkrankungen, die schädigend auf das Befinden des Kranken wirken, oder direkt das Leben bedrohen, ist natürlich ein operatives Vorgehen geboten. Bei gewissen Formen des Irreseins, den degenerativen vererbbaren Zuständen, ist zum Wohl der kommenden Geschlechter die Vernichtung der Zeugungsfähigkeit angezeigt. Kölpin (Bonn).

Guiseppe Antonini: Sul tipo ediligio del manicomio. (Estratto dalla „Rivista di ingeneria sanitaria".)

Eine Schrift von ein paar Seiten, enthaltend die Übersichtspläne von vier neueren italienischen Anstalten (Udine, Gorizia, Rovigo und Belluno). Speziell der Plan der vom Verf. selbst geleiteten Provinzialanstalt Udine wird besprochen, doch nur in grossen Zügen, soweit es die Lage oder die einzelnen Abteilungen zueinander betrifft. Die innere Einrichtung wird übergangen, ihre Auseinandersetzung ist nicht Zweck der Arbeit. Es handelt sich dabei darum, den besten Typ einer Anstalt zu beschreiben, der einen glatten Betrieb möglich macht. A. ist der Meinung, es sei der wie in Meherenbergh in Holland, Mauer-Oehling in Oesterreich, Alt-Scherbitz in Deutschland und Mendrisio im Kanton Tessin, d. h. dorfähnlich mit einzelnen Häusern, die über ein weites Gebiet verstreut angelegt sind. Nur erlaube die schwache Finanzkraft Italiens nicht den Ankauf und die Bewirtschaftung so grosser Güter. Die Hauptsache ist, dass die Anstalt aus gänzlich getrennten Häusern besteht, die auch nicht durch geschlossene Gänge miteinander zusammenhängen, sondern jedes für sich an allen vier Seiten von Garten umgeben ist. Drei Pläne zeigen rechtwinklig symmetrische Anordnung, der von Rovigo einen Halbkreis in Fächerform. Wolf (Katzenelnbogen).

Starlinger (Mauer-Oehling): Einiges über Irrenklinik, Irrenanstalt, Irrenpflege in den letzten 25 Jahren.

(Jahrb. f. Psychiatr. u. Neurolog. Bd. 26.)

Eine der auffallendsten Erscheinungen in der Geschichte der Psychiatrie der letzten 25 Jahre ist die verschiedenartige Entwickelung, welche die Irrenanstalt und die Irrenklinik gleichzeitig einschlugen. Allem Anscheine nach hat die getrennte Entwickelung darin ihren Grund, dass in den letzten Decennien psychiatrische Kliniken errichtet wurden, die bis dahin fehlten. Es lässt sich nicht leugnen, dass infolgedessen eine immer mehr und mehr zunehmende Entfremdung zwischen der Irrenanstalt und der Irrenklinik platzgriffen. Während die Kliniken den Schwerpunkt ihrer Tätigkeit in die Forschung und den Unterricht verlegen und vorwiegend den kurzdauernden psychischen Ausnahmezuständen ihre Aufmerksamkeit zuwenden, verbleiben die chronischen unheilbaren Geisteskranken in den Anstalten, und die geeignete Pflege derselben bildet ihre wichtigste Aufgabe. Soll nun die Irrenanstalt nicht hinter der Klinik zurückbleiben, so müssen die Anstaltsärzte mehr und mehr darnach streben, die Irrenanstalt in ein modernes Krankenhaus zu verwandeln. Es genügt nicht die Familienpflege allein auszubauen, sondern die Hydrotherapie, die Mechanotherapie, die Phototherapie usw. müssten in den eisernen Bestand der Irrenanstalten aufgenommen werden. Die Hydrotherapie hat in den Irrenanstalten in der Form der Dauerbäder und der Packungen bereits Eingang gefunden, es gibt aber auf diesem Gebiete noch sehr viel mehr zu tun. Dagegen ist die Mechanotherapie in den meisten Irrenanstalten noch immer unbekannt, obwohl gerade diese Behandlungsmethode auf die zahlreichen Torpiden und trägen Elemente wohltätig wirken müsste. Was die Lichtbehandlung, die Sonnen- und Luftbäder betrifft, so wären diese Heilfactoren schon im Hinblick auf die vielen tuberculösen Geisteskranken geboten. Dazu kommt, dass alle physikalischen Heilmittel wesentlich dazu beitragen werden, die Eintönigkeit aus den Irrenanstalten zu verscheuchen und die Arbeitsfreudigkeit in denselben zu erhöhen. In der praktischen Irrenpflege sind die Aufgaben noch lange nicht erschöpft, und Fleiss und Erfindungsgabe finden noch immer ein reiches Feld der Betätigung.

Behr.

O. Bumke: Ueber Neuronal und Proponal.
(Sep.-Abdruck aus der Med. Klinik 1906. No. 37.)

Neuronal kann überall da gegeben werden, wo bisher Brom als Schlafmittel gegeben wurde. Ausserdem ist es zugleich ein brauchbares Sedativum (bei ambulant behandelten Epileptikern genügten Dosen von 1,5—2 g pro die, bei Kranken, die in der Klinik verpflegt wurden, Dosen von 2,0—3,0), um Bromgaben von 3—5 g zu ersetzen. Die unangenehmen Nebenwirkungen des Broms hat Verf. vermisst. Doch stützt er sich nur auf 15 Fälle. Auch bei Chorea, Paralysis agitans, Neurasthenie wurden günstige Erfolge gesehen. Das Proponal stellt B. dem Veronal betr. der Wirkung gleich (0,3 g Proponal entsprechen in der Wirkung 0,5 g Veronal, bei höheren Dosen — bis 0,5 g — steigert sich die schlafmachende Wirkung aber schneller, als bei Veronal). Der Zustand am nächsten Morgen ist meist gut, Benommenheit und Übelbefinden sind seltener, als beim letzteren. Mohr.

Alfred Neumann: Haematomesis bei organischen Nervenerkrankungen (Tabes). (Deutsche Zeitschr. f. Nervenheilk. Bd.. 29, H. 5 u. 6.)

Verf. sieht die Ursache der allerdings seltenen Erscheinung des Blutbrechens während der gastrischen Krisen bei Tabes, sofern andere complicierende organische Magenerkrankungen tatsächlich fehlen, in der dabei auftretenden Steigerung des Blutdruckes und Berstung feinster Magenschleimhautgefässe. Kalberlah.

von Zoltán und **v. Dalmady**: Beiträge zur therapeutischen Anwendung des Rhodannatrium.
(Budapesti orvosi ujság 1905. No. 35. [Ungarisch.])

Verf. bespricht die physiologischen und pharmakologischen Untersuchungen über die Rhodansalze und hebt einerseits die sedative Wirkung des Rhodannatriums, andererseits seinen Einfluss auf den Angiospasmus hervor, welch letzterer übrigens nach der Ansicht Pal's die Grundlage der lancinierenden Schmerzen und der gastrischen Krisen der Tabiker wäre. Sodann schildert D. seine Erfahrungen über Rhodannatrium bei vier Tabikern, bei denen das Mittel in Lösung, bei einer Einzeldosis von 0,25 und Tagesdosis von 1,0—1,25 g dargereicht wurde; Verf. konnte eine bedeutende Milderung der Schmerzen und unangenehmen Sensationen erreichen, entscheidet aber nicht, ob diese Erfolge der sedativen Wirkung, oder dem Einfluss auf den Angiospasmus zuzuschreiben sind. Ganz besonderer Einfluss auf die lancinierenden Schmerzen, auf das Gürtelgefühl und die Gliederschmerzen. Bei längerem Gebrauche ist eine Gewöhnung nicht auszuschliessen. Keine unangenehmen Nebenwirkungen.
Epstein (Nagyszeben).

Liebermann, J. Monroe: Locomotor ataxia successfully treated with ultra-violet-rays.
(The archives of physiological therapy. October 1905. S. 197 ff.)

L. hat 36 Fälle von Tabes mit ultraviolettem Licht behandelt. Es wurde die Wirbelsäule in Sitzungen von 10 bis 30 Minuten 3 mal wöchentlich, in einigen Fällen auch täglich, bestrahlt. Zur Anaemisierung diente eine mit 1‰ salzsaurem Adrenalin getränkte kataphorische Elektrode. Von den behandelten Fällen wurden 4 sehr wesentlich, 12 wesentlich gebessert. Besonders auffallend ist die Besserung von Arthropathien im Fussgelenk bei einem Fall. Verf. empfiehlt die Methode warm, warnt aber davor, sie ohne genügende Sachkenntnis und Sorgfalt anzuwenden. G. Liebermeister.

O. Woltär: Ueber den Bewusstseinszustand während der Fugue.)Jahrbuch f. Psychiatr. u. Neurol. Bd. 27.)

Der Verf. war in der seltenen Lage, den Bewusstseinszustand eines Kranken zu untersuchen, während derselbe sich noch in dem psychischen Ausnahmezustand einer „Fugue" befand. Der Kranke hatte im Verlaufe des Anfalles eine Brandstiftung begangen und sich selbst daraufhin bei der Polizei angezeigt. Anfangs stellte er die Brandstiftung als etwas relativ Harmloses hin, hernach jedoch legte er ein umfassendes Geständnis ab und motivierte seine Handlung als Racheact. Als das normale Bewusstsein eintrat, war der im übrigen zweifellos hysterische Kranke für sämtliche Vorgänge während des Anfalles und auch für sein Geständnis völlig amnestisch. Die Gerichtsärzte, welche den Kranken während des Fortbestehens der Fugue prüften, hielten den poriomanischen Zustand für abgelaufen, und der Richter vertrat die Ansicht, der Kranke sei geistig normal. In der Klinik liess sich dagegen nachweisen, dass der abnorme Bewusstseinszustand des Kranken sein äusseres Auftreten nicht verändert hatte. Es bestand aber eine Dysphorie, und sein Denken wurde durch überwertige Ideen (Hass gegen seine Schwester) völlig beherrscht. Diese Symptome hatten den Anfall überdauert und verschwanden erst völlig, nachdem das normale Bewusstsein eintrat.

Der Verf. macht auf die Schwierigkeiten aufmerksam, wenn es sich in analogen Fällen darum handelt, den Nachweis zu führen, dass der Ausnahmezustand noch andauert, obwohl der eigentliche Dämmerzustand der oberflächlichen Untersuchung nicht mehr zugänglich ist. Behr.

IV. Vermischtes.

E. Mendel †.

Mit Mendel ist ein Nerven- und Irrenarzt aus dem Leben geschieden, der sich in allen Teilen der Erde einer ausserordentlichen Bekanntheit und Beliebtheit erfreute und sich auch nicht geringe Verdienste um die Entwickelung unseres Faches in Deutschland erworben hat.

Vom einfachen Landarzt in Pankow, der zu Pferde die umliegenden Ortschaften besuchte, hat sich M. durch eigene Kraft, ohne Assistent eines der Grossen zu sein, zu einem der gesuchtesten Consiliarii aufgeschwungen. Der Zusammenhang mit der gesamten Medizin hat sich bei seiner nerven- und irrenärztlichen Tätigkeit ganz ausserordentlich bewährt; er behandelte den Kranken als Ganzes, nicht nur seine Nervenbeschwerden. Er war ein geborener Arzt, dessen Eintritt in das Zimmer, dessen Art, den Kranken zu befragen und ihm zuzusprechen, dem Leidenden schon Erleichterung brachte. Von ihm ging Sicherheit, Ruhe und wahre menschliche Teilnahme aus. Anlage und dauernde Beziehungen zu Menschen aller Lebensklassen hatten ihn mit grosser Menschenkenntnis und Lebensklugheit ausgestattet und kamen ihm bei der Wirkung auf die Patienten zustatten. Er begnügte sich nicht, ihnen irgend eine „Therapie" zu geben, sondern beriet sie in den kleinen Angelegenheiten des Lebens. Obgleich überlastet, hatte er für jeden Zeit; er sagte mir einmal: „Der Kranke darf nie merken, dass man keine Zeit hat."

Seine vielen wertvollen Abhandlungen auf neurologischem Gebiet betreffen hauptsächlich folgende Gegenstände: die Epilepsie, das Verhältnis von Tabes und multipler Sklerose zum Trauma, die Basedow'sche Krankheit, die Akromegalie, diphtherische Lähmungen, die Hemiatrophia faciei, Apoplexia sanguinea, Myxödem, der Schwindel usw.

Therapeutisch war von grosser Bedeutung sein Eintreten gegen die Auswüchse der hypnotischen Behandlung.

Will man in der Psychiatrie Mendel gerecht werden, so darf man nicht den Stand, welchen diese Wissenschaft in den letzten Jahren erreicht hat, zugrunde legen. Seitdem die Psychiatrie der Wernicke, Kraepelin, Ziehen, Sommer u. a. entstanden war, seitdem es ununterbrochener, durch Jahre fortgesetzter minutiöser Beobachtungen und Versuche auf Grund bestimmter Fragestellungen galt, konnte nur jemand, der dauernd an einer Irrenanstalt tätig war, selbsttätig fördernd mitwirken. Und Mendel kam seit vielen Jahren nur als Berater zeitweise in eine Irrenanstalt und war im übrigen auf die sporadischen Beobachtungen einer wenn auch ungeheuer grossen Sprechstunden- und Consiliarius-Praxis angewiesen.

Seine grossen Verdienste um die Psychiatrie liegen vor allem in den 70 er und 80 er Jahren; von ihm stammen zwei ausgezeichnete Monographieen: „Ueber die progressive Paralyse" (1880) und die „Manie" (1881).

Er ist früh, mit Kjelberg, Jespersen, Snell u. a. gegen Fournier, Schüle u. a. für die grosse Rolle, die die Syphilis in der Aetiologie der Paralyse spielt, eingetreten, obgleich er bis zuletzt sie als conditio sine qua non der Paralyse nicht anerkennen wollte. Seine Annahme, dass es sich um entzündliche Vorgänge bei der Paralyse handele, wurde lange Zeit durch die Lehre vom degenerativen Schwund verdrängt, bis sie neuerdings durch Nissl und Alzheimer eine partielle Rechtfertigung erhielt. Wer die neueren Schilderungen der Manie liest, und dann in Mendel's Buch über die Manie blickt, ist erstaunt, wie ausgiebig die meisten Fragen, die uns heute beschäftigen, schon hier erörtert werden. Mendels Buch über die Manie ist die erste ausführliche Besprechung der Krankheit seit der Darstellung Esquirols im Jahre 1818. In diesen beiden Büchern über Paralyse und Manie fanden die späteren Bearbeiter eine ungeheure Vorarbeit getan in bezug auf Sammlung und Gegenüberstellung der Ansichten aller namhaften Psychiater, Anhäufung und Gliederung von Beobachtungen, Erörterung der wichtigsten Gesichtspunkte. Die Freiheit von Phrasen und unklaren Begriffen, der klinisch-naturwissenschaftliche Geist des Ganzen verdient alle Bewunderung. Mendel war in einer Zeit aufgewachsen, in der die Auswüchse der philosophischen Spekulation bei den Naturforschern und Aerzten eine Reaktion gegen alle Philosophie hervorgerufen hatten. So allein versteht man, dass er (ähnlich wie Wernicke) durch sein ganzes Leben Misstrauen und Verachtung gegen die Philosophie überhaupt empfand. Kein Wunder, wenn man bedenkt, mit welchem Wust von leeren, hochklingenden Worten und willkürlichen Begriffen die Hegel- und Schellingianer die Naturbetrachtung infiziert hatten. Mit anderen die Gefahr erkennend, hat Mendel an der Reinigung der Neurologie und Psychiatrie von dem metaphysischen Begriffsgestrüpp unter Anbahnung einer kritischen nüchternen Sammlung medizinischer Erfahrungen mitgearbeitet. Eine Nebenwirkung dieser so entstandenen Sinnesrichtung war die Abneigung, überhaupt zu sehr ins Theoretische sich zu begeben. So erklärt sich der Charakter seines späteren Lehrbuches der Psychiatrie in Epstein-Schwalbe's Handbuch und des Leitfadens, welche Bücher, letzte theoretische Probleme beiseite lassend, in ausgezeichnet knapper Darstellung dem Praktiker und Studenten eine Fülle von Erfahrungen, übersichtlich gegliedert und ohne Belastung mit noch Hypothetischem, darbieten. Die grosse Bedeutung der Kahlbaum'schen Arbeiten, welche schon bei Mendel's Eintritt in die psychiatrisch-literarische Produktion vorlagen, ist ihm wie Westphal und vielen andern entgangen.

Wir sind heute unter neuen Fragestellungen, mehr ins Einzelne gehenden Untersuchungen, gewissermassen in einer neuen Epoche der Psychiatrie stehend, leicht geneigt, an der grossen Leistung, welche die genannten Bücher und die verschiedenen einzelnen Abhandlungen Mendel's (zum Teil in Eulenburg's Realencyclopädie erschienen) *) darstellen, vorbeizugehen.

Mendel's allseitig anerkannte Hauptverdienste lagen unbedingt auf dem Gebiete der forensischen Psychiatrie. Er hat einen massgebenden und sehr heilsamen Einfluss auf unsere Irrengesetzgebung gehabt. Sein klarer, auf das Praktische gerichteter Blick liess ihn auch hier gegen alle Hineinziehung schwerer und dunkler Begriffe kämpfen, um sie durch einfache, dem ärztlichen Begutachter, dem Fach- und Laienrichter fassliche, dialektischen Streitigkeiten entzogene Bestimmungen zu ersetzen.

So ist es wesentlich seinen Ausführungen mit zu verdanken, dass in dem Entmündigungsparagraphen der Passus von dem „Vernunftgebrauch“ ausgemerzt wurde. Er genoss ein ungeheures Ansehen bei den Richtern, entwickelte eine geradezu beispiellose Gutachtertätigkeit, und fast immer gelang es ihm, die Richter auf seine Seite zu ziehen. Er verweigerte bis zuletzt die Beantwortung der Frage nach der freien Willensbestimmung und kämpfte gegen diesen, gewiss besser auszumerzenden Passus, mit einem Eifer, den wir Jüngeren, die wir ihn uns transponieren, nicht ganz zu teilen vermochten. Ihm trat eben in diesem Passus der metaphysische Begriff eines kausallosen Geschehens und damit eins der Requisiten des einst der Psychiatrie so gefährlich gewesenen metaphysischen Apparates entgegen. Mendel's Kolleg über „Zurechnungsfähigkeit“ übte eine enorme Anziehungskraft aus und hat der Ausbreitung eines grösseren Verständnisses für das psychiatrische Gebiet, namentlich bei den Juristen, sehr merkbare Dienste geleistet.

Sein Lehrerfolg war ein ausserordentlicher. Wusste er doch klar, anschaulich und einfach darzustellen und dem Bedürfnis des Praktikers mit ganz besonderem Geschick Rechnung zu tragen. Ein enormes poliklinisches Material ermöglichte ihm, seine neurologischen Vorlesungen in ungewöhnlich ausgiebiger Weise zu illustrieren. Seine Vorlesung nahm oft den Charakter einer wirklichen Sprechstunde an. Sein grosses Lehrtalent trat ebenso in den sehr besuchten Vorlesungen über Gehirnanatomie hervor. Hier bekamen je zwei Hörer ein in Glycerin gehärtetes Gehirn in die Hand. So hat der Lehrer Mendel als Vermittler neurologischen und psychiatrischen Wissens sehr in die Breite gewirkt.

Als Mensch gehörte Mendel zu den Wenigen, die bei näherer Bekanntschaft immer mehr gewinnen. Er war eine durch und durch gerechte und gütige Natur, klar, nüchtern und doch warm. Zudem hülfreich, von rührender Be-

*) Paranoia, Melancholie, Moral insanity, Delirium, Dementia usw.

scheidenheit, milde und versöhnlich im Urteil, wohlwollend und sich selbst eine Fülle von Lasten aufbürdend. Eine frohe Laune und der Humor des über den Dingen Stehenden erfreuten jeden, der mit ihm in Berührung kam.

Das Charakteristische an ihm war die durch Anlage und Entwickelung bedingte Verschmelzung zweier Seiten des Menschlichen, die sich selten zusammenfinden. Er war Mann der Wissenschaft und doch ein Mann des Lebens. Er gehört nicht zu den Forschern, welche die Fülle ihres Wissens der übrigen Menschheit entfremdet, für die es gleichgültig ist, ob sie hier oder dort unter diesem oder jenem Breitegrad ihrem Werke nachgehen. Sein eminent praktischer Blick war überall auf die Nutzung der Wissenschaft für das Leben gerichtet. Seine Person war eng mit der engeren und weiteren Umgebung, und zunächst mit seiner zweiten Heimat Pankow verwachsen. So wirkte er denn auch als überall gern gehörter Berater: in der Gemeindevertretung von Pankow, im Kreis- und Provinziallandtag, im Reichstag, in ärztlichen Kollegien und Vereinen, als Vorsitzender und Vorstandsmitglied. Seine Gemeinde Pankow hat ihm vor allem den Aufschwung vom Dörfchen zu einem grossstädtischen Vorort mit einem musterhaften, nach ihm benannten Krankenhause, trefflichen hygienischen Einrichtungen und guten Finanzen zu danken. Hier genoss er auch eine beispiellose Popularität.

Die Vermählung wissenschaftlichen Sinnes mit seltener Tüchtigkeit im praktischen Leben und die ungewöhnliche Vereinigung von nüchternem Urteil mit einem warmen, begeisterungsfähigen Herzen waren wohl das Spezifische an Mendel.

Der äussere Lebensgang war einförmig: 1839 zu Bunzlau geboren, liess er sich 1860 in Pankow nieder. Seine praktische Tätigkeit wurde durch seine Teilnahme an drei Feldzügen unterbrochen; auch hier zeigte er sich als ganzer Mann: er wurde 1870, nachdem ihn eine feindliche Kugel verwundet hatte, mit dem eisernen Kreuze ausgezeichnet. 1873 habilitierte er sich in Berlin, 1884 wurde er Extraordinarius, womit seine akademische Laufbahn abgeschlossen war.

In den letzten Jahren, als zunehmende Arterienverkalkung und ein altes Nierenleiden zur Schonung mahnten, hielt er nur noch in Pankow Sprechstunde ab, arbeitete aber noch weit über das ihm zuträgliche Mass. Er sah klar und ruhig sein Ende voraus und sprach mit fester Gelassenheit davon. Die letzten Worte, die ich acht Tage vor seinem Tode von ihm hörte, zeugten noch von einem sich obenhaltenden Humor. Als ich sein Aussehen und Befinden tröstend rühmte, sagte er mit trübem Lächeln: „Natürlich, ich simuliere ja nur.“

Zahlreiche Freunde und zahllose Kranke hingen mit wahrer Liebe an ihm und betrauern das Hinscheiden dieses prächtigen Mannes als einen tief schmerzlichen Verlust für sich, erheben sich aber gleichzeitig an dem Gedanken, dass das Leben, das hier abgeschlossen ist, ein ungemein erfolgreiches, glückliches und weithin nutzen- und glückspendendes gewesen ist. Liepmann.

Druck der Anhaltischen Buchdruckerei Gutenberg, e. G. m. b. H., in Dessau.

CENTRALBLATT
für
Nervenheilkunde und Psychiatrie.

Herausgegeben im Verein mit zahlreichen Fachmännern des In- und Auslandes
von
Professor Dr. Robert Gaupp in Tübingen.

Erscheint am 1. und 15. jeden Monats im Umfang von 2—3 Bogen. Preis des Jahrganges Mk. 24.
Zu beziehen durch alle Buchhandlungen und Postanstalten.

Verlag von Vogel & Kreienbrink, Berlin W. 30 und Leipzig.

XXX. Jahrgang. 15. August 1907. Neue Folge. XVIII. Bd.

I. Originalien.

(Aus dem städt. Irrenhause in Breslau. [Primärarzt Dr. Hahn.])

Ausgebreitete Herderscheinungen (Apraxie u. a.) bei einem Fall schwerer polyneuritischer Psychose.

Von **Max Nicolauer**, Assistenzarzt.

Bekanntlich kommt es wie bei andern schweren Intoxikationen so auch bei der chronischen Alkoholeinwirkung zu Veränderungen im Gehirn, als deren Ausdruck wir häufig die sog. Encephalit. haemorrhag. finden. So erklären sich die engen Beziehungen dieser Encephalitiden zur Korsakow'schen Psychose (Bonhoeffer*)), besonders zu den stuporösen Formen, in denen wir wohl den Ausdruck der schwersten Intoxikation erblicken können. Neben den Allgemeinsymptomen finden sich hier lokalisierte Herderscheinungen, die das Krankheitsbild komplicieren. Während des eigentlichen Stupors entziehen sie sich infolge des hohen Grades der associativen Hemmungen gewöhnlich der Untersuchung; in manchen Fällen können aber noch in der amnestischen Phase solche oder Residuen beobachtet werden. Ein Fall mit ausgebreiteten und lang anhaltenden Herdsymptomen, die zum Teil bei dieser Krankheit bisher nicht beobachtet wurden, sei im folgenden geschildert.

Es handelt sich um eine jetzt 43 jährige Arbeiterin Anna St. Eine objective Anamnese existiert nicht ausser einigen Notizen in den Armen-Akten, die gleich vorweggenommen seien. Darnach war sie wegen Aborts im Jahre 1897 im Hospital, wird als eine „heruntergekommene, trunksüchtige Person" bezeichnet, die 14 mal wegen Lärmen, Obdachlosigkeit etc. vorbestraft ist. Im Januar 1904 wurde sie wegen Trunksucht entmündigt, durch Urteil vom 15. III. 1906 wurde ihre Ehe gerichtlich geschieden. Autoanamnestisch gab sie an, dass die Mutter an Krämpfen litt, sie selbst als Kind solche hatte.

*) Bonhoeffer: Die akuten Geisteskrankheiten der Gewohnheitstrinker. Jena 1901.

Die erste Aufnahme der Kranken in unsere Anstalt erfolgte den 2. IV. 97. Sie hatte nach eigener Angabe einige Tage vorher Krämpfe gehabt, begann zu hallucinieren, allerlei beschimpfende, drohende Phoneme, hörte die Stimme Gottes, Singen, Musicieren; sie hatte besonders nachts grosse Angst. In der Anstalt zeigte sie dasselbe Bild, keine deliranten Erscheinungen bis auf eine unsichere örtliche Orientierung am ersten Morgen. Rasche Besserung und auch allmähliche Einsicht, auch für den abus. alcoh. Körperlich zeigte sie keine Anomalien, bot den Typus der alkohol. verkommenen Arbeiterin dar. Am 15. IV. 97 geheilt entlassen.

Die zweite Erkrankung, bei der Patientin von selbst, weil sie es vor Angst nicht aushielt, den 31. V. 01 die Anstalt aufsuchte, ähnelte der ersten, nur bestanden neben den Phonemen mehr Gesichtshallucinationen; körperlich wurde Tremor konstatiert, der bei der ersten Aufnahme nicht bestand. In der Anstalt erfolgte wieder rasches Nachlassen der Symptome, nur fiel auf, dass die Kranke die Erscheinungen der jetzigen und früheren Krankheit nicht streng auseinanderhalten, nicht angeben konnte, wann sie zum erstenmal krank war. Auch traten die degenerativen Erscheinungen noch mehr wie früher in den Vordergrund. Am 20. VI. 01 erfolgte ihre Entlassung als geheilt.

Bei der dritten Aufnahme, den 27. VI. 03, zunächst anscheinend derselbe Zustand: Orientierung erhalten, gewisses Krankheitsgefühl, viel Angst und Phoneme. Am ersten Abend aber wurde sie unruhig, und es entwickelte sich in der Nacht ein lebhaftes Delir: Verlust der Orientierung, Zunahme des anfangs mässigen Tremors, neben typischen Such- und Beschäftigungsdelirien bestanden Angst, schreckhafte Sinnestäuschungen, grosse motorische Unruhe. Nach einigen Tagen kritischer Abschluss mit Schlaf; nachher noch einzelne Phoneme, Photismen. Am 8. VII. einsichtig als geheilt entlassen.

Zuletzt wurde sie am 15. X. 06 aus dem hiesigen Allerheiligen-Hospital nach der Irrenanstalt verlegt. Aus der Krankengeschichte des Hospitals: Sie kam mit der Diagnose „Verdacht auf Unterleibstyphus“ ins Krankenhaus, war örtlich, aber nicht zeitlich orientiert, sprach mit schwerfälliger, zerrender Sprache; keine Anzeichen für Typhus. Linke Facialis leicht paretisch; Pupillen eng, schwach reagierend. Auffallend waren Spasmen in sämtlichen Extremitäten, der Gang war spastisch, Patientin drohte andauernd nach hinten überzufallen; daneben leichte delirante Unruhe. Am 13. X. wurde bemerkt, dass die Pupillen different waren, $r > l$; Reaktion auf Licht beiderseits träge, auf Convergenz gut. Wegen Zunahme der deliranten Erscheinungen wurde sie nach der Irrenanstalt verlegt.

Hier wurde zunächst folgender Befund erhoben: Grosse, kräftig gebaute Frau mit Sattelnase, dementem Gesicht. Pupillen different, $r > l$, linke nicht ganz rund, die Reaktion auf Licht ist erheblich vermindert. Augenhintergrund ohne Besonderheiten, keine Störungen der Augenmuskeln. Die Zunge wird ungeschickt hervorgestreckt, zittert, weicht nach links ab; Schwäche des l. Facialis, bald mehr, bald weniger deutlich. Kniegelenke werden schlecht entspannt; Patellarreflex lebhaft; Achillessehnenreflex vorhanden; Druckempfindlichkeit der Nervenstämme und Muskeln. Soweit sich die Sensibilität prüfen liess, zeigte sich die Schmerzempfindung an den Unterschenkeln herabgesetzt. Auffallend war das Verhalten der Patientin beim Gehen. Mitunter ging sie spontan einige Schritte, etwas breitbeinig und ungeschickt, meist aber zeigte sich bald, besonders wenn sie aus der Bettlage aufstehen und gehen sollte, ein starkes Taumeln nach hinten; die Kranke schrie dabei laut auf, hatte die Nacken- und Rückenmuskulatur stark contrahiert, so dass Kopf und Rumpf opisthotonisch gekrümmt waren. Vom inneren Organbefund ist nur die vergrösserte Leber zu erwähnen.

Die Stimmung der Kranken war incontinent, sie begann bald zu weinen; die Sprache war verwaschen, stockend, nur schwer verständlich. Es gelang, nur spärliche Auskunft zu erhalten; sie wusste, dass sie im Krankenhause sei, war zeitlich gar nicht orientiert, konnte nicht ihr Alter angeben, nicht ihre Wohnung, oder über Ereignisse aus der Vergangenheit berichten. Die Merkfähigkeit war gleich Null. Sich selbst überlassen lag sie ruhig zu Bett, döste vor sich hin, nahm von der Umgebung keine Notiz. Mitunter war sie leicht delirant, griff auf der Bettdecke oder an der Wand herum, schrie zuweilen auf. Sie war unsauber, musste das Essen gereicht bekommen. Die Sprache, die anfangs etwas verständlich war, wurde noch schlechter; die Kranke vermochte keine Auskunft zu geben, versuchte die erste Frage zu beantworten, begann dann zu stocken, stiess einen Konsonanten heraus, kam nicht weiter. Dazu kam die ausgeprägte emotionelle Incontinenz. Soweit sich feststellen liess, verstand sie, was man zu ihr sagte. Irgend eine eingehende Exploration war bei dem Stupor unmöglich.

Es sei gleich erwähnt, dass die Kranke zweimal lumbalpunktiert wurde. Die erste Punktion ergab: ziemlich starker Druck, Eiweissgehalt stark erhöht, Lymphocyten höchstens ganz wenig gegen die Norm vermehrt. Das Ergebnis der zweiten Punktion war: mässiger Druck, Eiweissgehalt erhöht, Lymphocytenbefund negativ. Beide Punktionen hatten keine Folgeerscheinungen.

Nur ganz langsam hellte sich der Stupor auf, so dass man die Kranke mit mehr Erfolg untersuchen konnte. Es gelang wohl, ihre Aufmerksamkeit anzuregen, aber nicht für lange Dauer, es trat bald Ermüdung ein. Im Dezember liess sich feststellen, dass das Sprachverständnis völlig intakt war, dass keine asymbolischen Erscheinungen bestanden. Die Sprache selbst war schlecht artikuliert, verwaschen, wurde schliesslich, je mehr Patientin sich zu sprechen bemühte, ganz unverständlich. Neben amnestischen Störungen, einigen wenigen Paraphasieen bestand deutliches Perseverieren, z. B. „Wie geht's Ihnen?“ — „A bissl besser, besser, besser.“ — — „Wie heissen Sie?“ — „Städter, Städter, Städter.“

Als Perseverationserscheinung ist es auch wohl aufzufassen, wenn sie die gereichte Hand nicht loslassen wollte, Gegenstände um so krampfhafter festhielt, wenn man sie ihr nehmen wollte. Das Schreibvermögen der Kranken war fast völlig aufgehoben; auch hier zeigte sich deutlich das Haftenbleiben. Es war der Kranken nicht möglich, auf Diktat einen Buchstaben oder ein Wort zustande zu bringen. Häufig setzte sie den ersten Buchstaben richtig an, fuhr dann aber automatenhaft in der gleichen Bewegung fort, so dass ein sinnloses Gekritzel entstand. Es gelang ihr nicht einmal, ihren Namen zu schreiben. Von Zahlen gelangen ihr gelegentlich einmal die 4 und 5. Das Nachschreiben zeitigte keine besseren Resultate. Gelesen wurden einzelne Buchstaben und einige einsilbige Worte ziemlich richtig (auch mit Auslassen von Buchstaben), beim zusammenhängenden Lesen versagte sie völlig.

Eine auffallende Erscheinung war es, dass die Kranke nun nicht imstande war, die Zunge zu zeigen; auf das entsprechende Geheiss sagte sie: „Ja, ja", ohne ihm aber nachzukommen, trotz aller Mitbewegungen in der mimischen Muskulatur; mitunter nur schob sich die Zunge etwas vor, ohne aber die Zahnreihen zu überschreiten. Ebenso brachte sie es nicht fertig, auf Aufforderung den Mund zu öffnen oder die Augen zu schliessen; höchstens machte sie in letzterem Falle blinzelnde Lidbewegungen. An mangelndem Sprachverständnis lag es nicht; die Kranke konnte wiederholen, was man von ihr wollte. Dadurch wurde man zu einer eingehenderen Prüfung der motorischen Leistungen veranlasst, und es zeigte sich eine interessante Störung des Motoriums des linken Arms. Patientin vermochte nicht, auf entsprechendes Geheiss mit der linken Hand bezeichnete Körperteile zu berühren, sich an die Nase zu fassen, am Ohr zu zupfen, ebensowenig einfache Bewegungscomplexe aus der Erinnerung wiederzugeben, wie Winken, Drohen, Leierdrehen. Liess man der Kranken beide Hände frei, so ignorierte sie, trotz der entsprechenden Aufforderung, die linke Hand im Gefühl ihrer Minderwertigkeit völlig, hantierte nur mit der rechten. Wurde die rechte Hand festgehalten, so reagierte sie auf jedes Geheiss mit „Ja, ja", sah ratlos die linke Hand an, machte mit ihr ganz sinnlose Bewegungen, bemühte sich, die rechte Hand freizubekommen. Vorgemachte Bewegungen mit der betr. Hand nachzumachen, war sie nicht imstande.

Dieselbe linke Hand zeigte noch eine weitere Störung; die Kranke vermochte nicht, mit ihr Gegenstände vom Tasten aus zu identificieren, was ihr rechts prompt gelang. Die Tastbewegungen wurden gut ausgeführt; es bestand keine Lähmung, keine erhebliche Ataxie. Ueber das Verhalten der Sensibilität liess sich kein Aufschluss gewinnen; Prüfungsversuche in dieser Richtung blieben erfolglos, die Antworten waren ganz wahllos. Ueberhaupt konnten alle Untersuchungen mit Rücksicht auf den psychischen Zustand sich nur kurz und wenig erschöpfend gestalten: die Kranke war stumpf, versagte bald, wurde unwillig und verdriesslich. Gelegentlich zeigte sie noch leichte delirante Unruhe; die Orientierung war, besonders die Zeit betreffend, mangelhaft, Gedächtnis und Merkfähigkeit schlecht. Pupillen, r etwas $>$ l, reagierten nur eine Spur. Unmittelbar nach dem Aufstehen zeigte sich auch noch das von lautem Schreien begleitete Taumeln nach hinten, das aber immer nach wenigen Augenblicken sich verlor.

Im Laufe der nächsten Monate hat sich nun der Zustand der Kranken erheblich gebessert, und zwar gestaltete sich das Verhalten der Symptome folgendermassen:

Was zunächst das psychische Verhalten anbetrifft, so liess die Verdrossenheit nach, die delirante Unruhe schwand gänzlich, Patientin begann sich örtlich und zeitlich zu orientieren, einzelne hervortretende Ereignisse blieben besser haften, die Erinnerung an Ereignisse der Vergangenheit kehrte zurück. Gegenwärtig ist die örtliche Orientierung gut, die zeitliche oberflächlich; das Gedächtnis für die früher liegenden Ereignisse, die Jugend, ist besser als wie für die jüngst vergangene Zeit. So kann sie z. B. einige Einzelheiten aus der ersten Psychose angeben, sie hat aber keine Erinnerung für die Entmündigung, weiss nicht, dass sie vom Mann geschieden ist. Die Kenntnisse sind gering, die Merkfähigkeit noch herabgesetzt. Patientin besitzt Einsicht für ihren Krankheitszustand. Die Schwindelerscheinungen verloren sich gänzlich, der Gang zeigt keine Störung. Der Pupillenbefund ist derselbe geblieben, die Schwäche des Facialis aber nicht so deutlich.

Mit am besten hat sich ferner die Sprachstörung restituiert; die Perseverations- und amnestischen Erscheinungen liessen nach, die Artikulation wurde besser, die Sprache fliessender; gegenwärtig spricht die Kranke deutlich und verständlich, nur mitunter etwas abgehackt und „nuschlig".

Hand in Hand damit ging die Besserung des Schreibens und Lesens. Auch hier ist das Haftenbleiben fast völlig geschwunden. Einzelne Buchstaben oder Zahlen vermag die Kranke, wenn auch ungeschickt zu schreiben, schwieriger gestaltet sich das Zusammensetzen zu Worten nach Diktat. Da werden Buchstaben ausgelassen oder umgestellt; so schreibt sie ihren Namen „Stätder" statt „Städter", „Krangeaus" statt „Krankenhaus". Besser gelingt das Copieren. Sie liest langsam, stockend, aber im allgemeinen richtig.

Was die Tastlähmung betrifft, so wurden im Anfang durch das Tasten mit der linken Hand keinerlei Vorstellungen wachgerufen. Später gelang es ihr allmählich, vom Tasten aus einzelne Eigenschaften des Gegenstandes, mitunter auch diesen selbst zu erkennen. Die benutzten Gegenstände waren allerdings in der Zahl beschränkte und in ihrer Art einfach. Einige Beispiele aus verschiedenen Protokollen:

Bleistift: „Ist hart, scheint länglich zu sein."
Wollknäuel: „Weich, rund, scheint Wolle zu sein."
Schlüssel: „Hart, scheint lang zu sein, kalt, wie ein Schlüssel."
Kork: „Hart, rund, scheint wie 'ne Nuss zu sein."
Spielkarte: „Weich, wie Papier scheint's zu sein."
10 Pfennig: „Hart, scheint wie breit zu sein."
Lichtstumpf: „Hart, länglich wie a Pfropfen."

Daneben auch grobe Fehlreaktionen, z. B.:

Portemonnaie: „Weich, scheint wie Wolle zu sein."
Fingerhut: „Hart, scheint lang zu sein, scheint a Messerle zu sein."

Die Resultate waren nicht immer die gleichen, die Fehlreaktionen mehr oder weniger zahlreich; es wurde auch ein und derselbe Gegenstand mitunter erkannt, mitunter nicht. Eine Rolle spielten hier sicherlich auch psychische Momente. Stets aber wurde mit der rechten Hand gut getastet.

In demselben Arm und dazu noch im Gesicht zeigten sich, wie oben erwähnt, Störungen in zweckgemässen Bewegungen. Auch sie zeigten die Tendenz zur Besserung. Zuerst bildeten sich die Störungen der Gesichtsmuskulatur zurück, aber nicht auf einmal; und zwar gelangen der Kranken das Oeffnen des Mundes und das Zeigen der Zunge eher als das Schliessen der Augen. Allmählich brachte sie es auch fertig, auf Aufforderung hin Teile ihres Körpers mit der linken Hand zu berühren, wenn auch die Bewegungen zuerst zögernd und unsicher waren. Constanter blieben die Störungen grade bei den einfachsten Zweckbewegungen. Einige Beispiele für ihr Verhalten seien hier angeführt: Sie soll mit der linken Hand winken: Sie streckt die Hand vor, spreizt die Finger, schüttelt die Hand hin und her, sagt mutlos: „Es geht nicht!"

Sie soll eine Kusshand zuwerfen: Sie fuchtelt wieder mit dem gestreckten Arm hin und her, küsst schliesslich den Handteller.

Sie soll auf dem Tisch das Anklopfen vormachen: legt die Hand bald mit dem Handteller, bald mit dem Handrücken flach auf den Tisch.

Leiern: sie hält den Arm mit gespreizten Fingern gestreckt ab, macht einfache Pronations- und Supinationsbewegungen.

Militärisch grüssen: hält sich mit der Hand das Auge zu.

Drohen: streckt den Arm aus, spreizt die Finger, sagt: „Du, du, du."

Hut ziehen: legt die Hand flach an die Stirn.

Alle Bewegungen gelingen rechts ohne Einschränkung. Wiederholt macht die Kranke, wenn sie mit dem linken Arm hantieren soll, sich rechts die entsprechenden Bewegungen vor, ohne aber mit der linken Hand weiterzukommen.

Auffallend war es, dass grade bei complicierteren Handlungen der linke Arm besser arbeitete; die Kranke konnte trinken, eingiessen, sich kämmen etc., benahm sich allerdings ungeschickt dabei, zögernd, suchte die Hilfe oder Direktive durch den rechten Arm. Von Fehlreaktionen hier seien erwähnt:

Sie soll die Tür aufschliessen: sie hält den Schlüssel lang auf der flachen (linken) Hand, ihn mit dem Daumen fixierend, legt ihn so an das Schloss an.

Sie soll mittelst einer Schere Papier schneiden: sie nimmt zunächst die Schere bis zur Spitze in die volle (linke) Faust, öffnet sie dann mit der rechten Hand, setzt die geöffnete Schere, ohne die Finger in die Branchenfenster zu bringen, auf das Papier auf. Ob anfangs diese Störungen ausgedehnter waren, entzieht sich bei der Unmöglichkeit einer genaueren Untersuchung im Beginn der Beurteilung.

Von den einfachen Zweckbewegungen gelingt der Kranken gegenwärtig nur das Drohen; Winken, Leiern etc. bereiten ihr dieselben Schwierigkeiten. Gemeinsam arbeiteten beide oberen Extremitäten schon ganz gut zusammen, als die Störungen der linken Hand noch völlig ausgebildet waren; die Kranke strickte, beschäftigte sich im Haushalt.

Wie das Verhalten der Sensibilität, speciell des linken Armes war, liess sich nicht ohne Mühe feststellen. Im Anfang, als der Stupor mehr oder weniger das Krankheitsbild beherrschte, war überhaupt kein brauchbares Resultat zu erzielen. Auch später wurden die Ergebnisse einmal durch die leichte Ermüdbarkeit, sodann, bis jetzt noch, durch das Haftenbleiben beeinflusst. Diese Faktoren liessen die Kranke bei einer Reaktion beharren, auch wenn der Reiz verändert war, so dass sie sich erst allmählich den veränderten Bedingungen anpasste. Es liess sich feststellen, dass die Schmerz- und Druckempfindlichkeit links gut erhalten ist; Berührungs- und Temperaturempfindung zeigen leichte Störungen. Bewegungen in den grösseren Gelenken werden gut erkannt, weniger sicher in den kleineren; auch fällt es der Kranken oft schwer, anzugeben, welches der untersuchte Finger ist. Erheblicher dagegen scheint die Localisation beeinträchtigt.

Ueberblicken wir das gesamte Krankheitsbild, so sehen wir eine 42 jährige Potatrix strenua, die zweimal kurzdauernde hallucinatorische Psychosen, einmal ein ziemlich typisches Delir durchgemacht hat. Im Anschluss an eine akute fieberhafte Erkrankung beginnt sie wieder delirant zu werden; die Delirien sind aber matt, episodär, kurze Reizerscheinungen im Verlaufe eines lang anhaltenden, tiefen Stupors, der das Krankheitsbild beherrscht. Es zeigen sich Symptome, wie sie von Bonhoeffer*) bei der Schilderung des schweren Deliriums angegeben werden: die Sprache ist verwaschen, fast gar nicht verständlich, die Gesamtmotilität zeigt eine hochgradige Störung — starker Schwindel, Neigung nach hinten zu fallen und dadurch bedingte fast völlige Unfähigkeit zu gehen —, die an die cerebellare Ataxie erinnert. Allmählich hellt sich der Stupor auf, es bleiben aber Gedächtnisausfälle, Herabsetzung der

*) Bonhoeffer l. c.

Merkfähigkeit, Mängel in der Orientierung. Daneben lassen sich im Stupor, sowie noch deutlicher im folgenden amnestischen Stadium cerebrale Herdsymptome in Gestalt von Ausfallserscheinungen nachweisen. Die Entstehung und vor allem die ganze Verlaufsweise lassen uns die Diagnose ziemlich leicht erscheinen: es handelt sich um eine stuporöse Form der polyneuritischen Psychose. Würde man die Kranke nur im stuporösen Zustand erblicken, ohne Kenntnis der Vorgeschichte, so würde die Diagnose Schwierigkeiten bereiten, denn grade die stuporösen Formen pflegen am ehesten Anlass zu Verwechselungen zu geben, da der Korsakow'sche Symptomenkomplex durch den Stupor verdeckt wird, die neuritischen Symptome meist wenig ausgeprägt sind, während die Herderscheinungen das Bild anderer organischer Gehirnkrankheiten vortäuschen (Bonhoeffer*), Chotzen**)). Erst der allmähliche Verlauf sichert häufig die Diagnose. Als diagnostisches Hilfsmittel wird man jetzt in solchen Fällen auch die Lumbalpunktion heranziehen können, besonders zur Abgrenzung der Korsakow'schen Psychose von der progressiven Paralyse, die ja am meisten differentialdiagnostisch in Betracht kommt. Das Ergebnis der Punktion wird aber nur zu verwerten sein, wenn es negativ oder stark positiv ist; eine schwache Vermehrung der Lymphocyten wird, mit Rücksicht auf eine mögliche vorangegangene Lues, die Entscheidung eher erschweren.

Von grossem Interesse sind die bei diesen Krankheitsformen auftretenden corticalen Herderscheinungen. Bei der Schwierigkeit ihrer Feststellung und ihrer meist raschen Restitution sind die Angaben darüber nicht allzu zahlreich. Kutner***) hat die beschriebenen Fälle kurz zusammengestellt und ihnen eine Anzahl eigener Beobachtung hinzugefügt. Störungen der Sprache und Schrift sind häufiger beobachtet worden, so in den Fällen von Bonhoeffer, Chotzen, Kutner, denen unser Fall in Art und Verlauf sehr ähnelt. Seltener sind die Tastlähmung und die sensiblen Störungen. Eine Entscheidung über die Natur der Tastlähmunng, ob corticalen Ursprunges oder nicht, ist nicht leicht bei den Schwierigkeiten, die sich der exakten Sensibilitätsprüfung in den Weg stellten. Immerhin liess sich feststellen, dass es hauptsächlich die complicierteren Empfindungen der Localisation und Bewegung sind, die getroffen wurden, während die übrigen Qualitäten fast gar nicht beeinträchtigt sind. Bonhoeffer hat diese Verteilung als charakteristisch für cortikale Affectionen hervorgehoben; Kramer†) fand es bei seinen Untersuchungen über die cortikale Tastlähmung bestätigt und stellt in solchen Fällen die Sensibilitätsstörung als gleichwertig neben die Tastlähmung. Wir werden bei der Geringfügigkeit der sensiblen Störungen wohl kaum die Tastlähmung als durch sie bedingt ansehen, um so weniger, als es der Kranken mitunter gelang, einzelne Gegenstände durch Tasten zu erkennen und schon einmal getastete wiederzuerkennen, sie also wohl eine Vorstellung von der Form erhalten konnte, die Störung demnach die höheren associativen Leistungen betraf.

Es fragt sich nun, worauf wir die Störungen in den zweckmässigen Be-

*) Bonhoeffer l. c.

**) Chotzen: Zur Kenntnis der polyneuritischen Psychose. Allgem. Zeitschr. f. Psychiatrie. Bd. 59.

***) Kutner: Ueber kortikale Herderscheinungen usw. Arch. f. Psych. Bd. 41, 1.

†) Franz Kramer: Die kortikale Tastlähmung. Monatsschr. f. Psych. u. Neurol. Band XIX.

wegungen des Gesichts und des linken Arms zurückzuführen haben. Vorausgeschickt sei, dass keinerlei Lähmungen oder asymbolische Erscheinungen bestehen, dass das Sprachverständnis völlig intakt ist. In Mängel der Auffassung oder Merkfähigkeit können wir die Ursache der Beeinträchtigung des Handelns nicht suchen, denn die verlangten Bewegungen werden von der rechten Extremität prompt ausgeführt. Der Handlungsentwurf ist stets entsprechend dem gewünschten Ziele, es mangelt nur an der motorischen Umsetzung. Die Störung wächst nicht mit der Compliciertheit der Aufgabe, sondern ist grade bei den einfachsten Akten am deutlichsten, einfache Zweckbewegungen können auch nicht nachgemacht werden, schliesslich handelt es sich um eine Störung nach Gliedern: kurz, wir haben die hauptsächlichsten Voraussetzungen erfüllt, die Liepmann*) für das Krankheitsbild, das er als motorische Apraxie bezeichnet, postuliert. Zu diesem Bilde passt die Art der Bewegungsreaktionen, wie sie aus der Störung sich ergeben: wir haben einmal einen Bewegungsstillstand (die Kranke soll mit der linken Hand Teile ihres Körpers berühren, sieht das Glied ratlos an, ohne es zu gebrauchen; sie soll die Augen schliessen etc., sagt nur „Ja, ja"), ferner sehen wir die Nichtzweckbewegungen, die Liepmann*) „amorphe" Bewegungen nennt (z. B. streckt die Kranke, als sie drohen, also eine Faust machen soll, den Arm aus, spreizt die Finger etc.). Bewegungsverwechslungen kommen so gut wie gar nicht vor; als eine secundäre ideatorische Entgleisung kann man es vielleicht ansehen, wenn die Kranke, als sie militärisch grüssen soll, sich mit der linken Hand das Auge verdeckt.

Restlos gehen aber die beobachteten Erscheinungen in dem Krankheitsbild der motorischen Apraxie Liepmann's nicht auf. Wie erwähnt, konnte die Kranke grade kompliciertere Handlungen mit gewissen Einschränkungen besser ausführen, und die Art, wie sie sich dabei benahm, erinnerte zum Teil an das Symptomenbild, das Liepmann**) von dem „Verlust des gliedkinetischen Gedächtnisses" (Seelenlähmung im Sinne Westphal's, Heilbronner's kortikale Apraxie) entwirft. Der Seelengelähmte sinkt nach L. auf den Zustand eines Menschen zurück, der eine spezifische Uebung für eine bestimmte Manipulation nicht hat; die Bewegungen werden im Grossen dem ideatorischen Entwurf sich anschmiegen, es aber an Feinheit und Sicherheit fehlen lassen, sie gleichen ihm wie eine schlechte Copie einem Original. Aehnlich benimmt sich unsere Kranke bei einzelnen komplicierteren Bewegungen, z. B. als sie mit der linken Hand Streichhölzer aus der Schachtel herausnehmen und anzünden, den Deckel einer Flasche abschrauben soll; auch ihr Gebahren beim Schlossaufschliessen kann man hierzu rechnen. Der ideatorische Entwurf ist richtig, die Handlungen werden ihm und den Teilzielvorstellungen in grossen Zügen gerecht, die Bewegungen sind aber ungeschickt, steif und ungelenkig, geschehen zögernd und tastend wie die eines Ungeübten, ohne aber den Charakter der Ataxie zu tragen. Trotz dieser Abweichungen wird man das ganze Krankheitsbild eher der motorischen Apraxie zuweisen; die Eigenleistungen des Sensomotoriums waren nicht völlig verloren gegangen, die Kranke konnte mit der linken Hand knöpfen, Gegenstände ergreifen und festhalten, und auch die amorphen Bewegungen passen nicht zum Bilde der kortikalen Apraxie.

Dennoch wird man in unserem Falle, da an ein und derselben Extremität

---

*) Liepmann: Ueber Störungen des Handelns bei Gehirnkranken. Berlin 1905.
**) Liepmann: l. c. und Monatsschr. f. Psych. u. Neur. Bd. XIX.

Apraxie mit Tastlähmung, einer kortikalen Störung, sich vergesellschaftet, daran denken, ob nicht beide Störungen durch ein und denselben Herd in der rechten Hemisphäre verursacht sein könnten, der einerseits eine Affektion der Centralwindungen bedingte, hinreichend, um das Tasten und die Sensibilität zu beeinträchtigen, andererseits die motorischen Leistungen durch Leitungsunterbrechungen in der geschilderten Form zu schädigen.

Der vorliegende Fall zeigt wie schon andere, wie mannigfaltig die Erscheinungen der Apraxie sind, welchen Schwierigkeiten ihre schematische Einteilung begegnet.

Meinem hochverehrten Chef, Herrn Primärarzt Dr. Hahn, sage ich für die Ueberlassung des Falles auch an dieser Stelle meinen besten Dank.

(Aus der psychiatrischen Klinik der Universität Bonn. [Direktor: Prof. Dr. A. Westphal.])

Das Abadie'sche Symptom bei Geisteskranken.

Von Dr. med. **Arthur Hermann Hübner,** Privatdozenten und Assistenten der Klinik.

Wenn man die Achillessehne beim normalen Menschen zwischen zwei Finger fasst und dann einen mässigen Druck darauf ausübt, so löst man bei dem Untersuchten eine unangenehme Empfindung aus, die sich bei zunehmendem Druck bald zu heftigen Schmerzen steigert.

Diese Schmerzempfindung wird nicht etwa durch Reizung der Nervenendapparate in der über der Sehne gelegenen Haut hervorgerufen, sondern sie ist die Reaktion auf die Erregung der in der Achillessehne selbst befindlichen Nervenendigungen. Man kann sich davon durch Selbstbeobachtung leicht überzeugen, denn der Schmerz, welcher durch Kneifen der Haut entsteht, ist ein anderer, als der beim Druck auf die Sehne ausgelöste; es bedarf auch bei Gesunden einer viel grösseren Kraftentfaltung, um durch Druck auf die Haut Schmerz zu erzeugen.

Abadie*) glaubte nun die Entdeckung gemacht zu haben, dass diese Druckschmerzhaftigkeit der Achillessehne bei bestimmten Affektionen des Nervensystems — besonders bei der Tabes — ausblieb, und zwar gab er bezüglich dieser Erkrankung an, dass die Achillessehne in 80 $^0/_0$ der Fälle analgetisch sein solle.

Er glaubte somit ein neues Symptom gefunden zu haben, das an Häufigkeit des Vorkommens sowohl das Westphal'sche Zeichen wie auch die reflektorische Pupillenstarre übertreffen und vor allen Dingen ein Frühsymptom darstellen sollte.

In der mir zugänglichen Literatur habe ich nur zwei Arbeiten gefunden, in denen über eine Nachprüfung der Befunde Abadies berichtet wird. Racine**) und Negro***) haben eine Reihe von Tabesfällen, Gesunden und Nervenkranken untersucht und dabei gefunden, dass die Druckschmerzhaftigkeit der Achillessehne tatsächlich in einen gewissen Prozentsatz, der allerdings nicht so hoch ist, wie Abadie ursprünglich angenommen hat, bei Tabikern fehlt.

*) Abadie: L'analgésie tendineuse à la pression et en particulier l'analgésie achilléenne dans le tabès. Gaz. hebd. des Sciences méd. de Bordeaux 1905. Ref. N. Centralbl. 1906, p. 412.

**) Racine: Münch. med. Wochenschr. 1906, p. 963.

***) Negro: Rivista neuropatologica 1906. No. 3—4.

Bei Geisteskrankheiten hat man anscheinend bisher das Symptom nicht beachtet. Es schien mir daher von Wert, seine diagnostische Bedeutung auch nach dieser Richtung hin zu prüfen.

Zur Untersuchung benutzte ich die von Racine konstruierte Zange, welche gleichzeitig das Ablesen der aufgewandten Kraft in Kilogramm ermöglicht. Untersucht wurden einige Gesunde und 173 Geisteskranke.

Besonderer Beachtung möchte ich bezüglich der Technik eine Mahnung Racine's empfehlen. Man setzt nämlich die Zange am besten unmittelbar hinter den Malleolen an, da das darüber bezw. darunter gelegene Stück der Sehne schon normaliter eine geringere Druckempfindlichkeit aufweist.

1. Nach Racine schwankt der Druck, welcher bei Gesunden eine „unangenehme" Empfindung auslöst, zwischen 5 und 10 kg. Wird mehr Kraft aufgewandt, dann steigert sich die „unangenehme" Empfindung zum Schmerzgefühl.

Soweit es sich um jüngere Individuen handelt, kann ich obige Angaben bestätigen. Bei alten Leuten hingegen (z. B. einigen über 60 Jahre alten Circulären, ferner mehreren senil-Dementen) fand ich, dass es nicht selten eines höheren Kraftaufwandes bedurfte, um ein Schmerzgefühl hervorzurufen. Störungen an den übrigen Reflexen fanden sich dabei jedoch nicht.

In einem Falle von Melancholie bei einem 58 jährigen Manne gelang es mir sogar erst nach Zuhilfenahme der anderen Hand — also nach Anwendung eines ganz erheblichen Druckes (35—40 kg) — ein verhältnismässig geringes Schmerzgefühl hervorzurufen.

2. Eine zweite bemerkenswerte Erscheinung, welche ich auch bei einigen älteren Leuten sah, bestand darin, dass das Phänomen nicht immer gleichmässig gut auslösbar war. Während an mehreren Tagen auf einen Druck von 10—15 kg die Pat. lebhaften Schmerz äusserten, bedurfte es zu anderen Zeiten eines Druckes von 15—20 kg, einmal genügte sogar auch dieser nicht. —

Halbseitige Störungen, wie sie Negro beschreibt, habe ich unter meinen Kranken nicht gesehen. Wenn die Schmerzhaftigkeit der Sehne fehlte, wurde sie beiderseits vermisst.

3. Bisweilen — z. B. bei zwei Fällen von Tabes — war die Achillessehne schon auf ganz geringen Druck (4—5 kg) ausserordentlich schmerzhaft, so dass sehr lebhafte Abwehrbewegungen erfolgten. Negro, der die gleiche Beobachtung bei Tabikern gemacht hat, spricht hier von einer Hyperalgesie. Ob dieser Ausdruck berechtigt ist, wage ich nicht zu entscheiden, da mir auch einige an funktionellen Psychosen leidende Kranke begegnet sind, die auf verhältnismässig schwachen Druck äusserst lebhaft reagierten. Diagnostische Schlüsse wird man jedenfalls aus dem Vorhandensein einer solchen Hyperalgesie nicht ohne weiteres ziehen dürfen. —

4. Während das Abadie'sche Symptom (d. h. die Analgesie der Achillessehne) bei Gesunden und an funktionellen Geistesstörungen Leidenden somit bis auf ganz vereinzelte Ausnahmen stets fehlte, fand ich es in einer Reihe von Tabes-, Paralyse- und Lues cerebrospinalisfällen positiv.

	+	—	×	○*)
10 Fälle von Tabes	2	3	2	3
23 Fälle von Paralyse		4	4	15
18 Fälle von Lues-cerebrospinalis	2	11	2	3

*) + bedeutet sehr lebhafte Schmerzempfindlichkeit, — normales Verhalten, × Herabsetzung, ○ Fehlen der Druckschmerzhaftigkeit der Achillessehnen.

Die verhältnismässig hohe Zahl von Paralysen, in denen das Symptom positiv war, erklärt sich wohl daraus, dass die mir zu Gebote stehenden Fälle sich zum grössten Teil bereits im vorgerückten Stadium der Erkrankung befanden.

Unter den Tabikern waren einige (4) Beobachtungen, in denen das Leiden noch im Beginn seiner Entwickelung stand. Gerade diese Kranken reagierten jedoch noch auf Druck, einer sogar sehr lebhaft. —

Bei dieser Gruppe wurde nun besonders genau auf das Verhalten der Haut- und Sehnenreflexe sowie der Sensibilität geachtet. Irgend ein Abhängigkeitsverhältnis zwischen den gen. Faktoren und der Druckschmerzhaftigkeit der Achillessehne ergab sich dabei nicht.

5. Schliesslich habe ich noch zu erwähnen, dass ich in mehreren diagnostisch zweifelhaften Fällen, in denen das Abadie'sche System ev. eine ausschlaggebende Bedeutung hätte haben können, die Druckschmerzhaftigkeit der Achillessehne mit Ausnahme eines Kranken erhalten fand. —

Wenn ich resumieren darf, so ergibt sich aus dem Vorstehenden, dass die Analgesie der Achillessehne bei Geisteskranken, bei denen der Verdacht einer Paralyse besteht, ev. in Verbindung mit andern Krankheitszeichen ein diagnostisches Hülfsmittel sein kann, immerhin aber ein recht unsicheres, da man auf subjektive Angaben des Patienten angewiesen ist.

Davon, dass das Abadie'sche Zeichen ein häufiges F r ü h symptom der Paralyse und Tabes ist, habe ich mich nicht überzeugen können. Dass dem Zeichen bei Geisteskrankheiten auch nicht annähernd derselbe Wert zukommt, wie dem objektiv nachweisbaren Westphal'schen Zeichen oder der reflektorischen Pupillenstarre, braucht wohl kaum besonders hervorgehoben zu werden.

(Aus der Klinik für psychische und nervöse Krankheiten in Giessen. Direktor: Prof. Dr. Sommer.)

Spiegel-Apparate zur Exposition optischer Reize.

Von **G. Hempel**, Mechaniker an der Klinik.

Die Hauptschwierigkeit bei der Construktion optischer Reizapparate, insbesondere solcher für Gedächtnisversuche, liegt in der Herstellung g e r ä u s c h l o s e r Mechanismen. Die Anwendung elektrischer Schub- und Auslösevorrichtungen bietet nur dann Aussicht auf Erfolg in dieser Richtung, wenn die Massen der beweglichen Apparatteile auf ein Minimum reduziert werden. Darunter leidet dann leicht die Sicherheit des Funktionierens. Hingegen lassen sich die früher fast ausschliesslich verwendeten Gedächtnisapparate, bei denen die mit Reizworten beklebte Trommel hinter einem Diaphragma rotiert, leicht so herstellen, dass sie ohne Geräusch arbeiten. Sie haben jedoch den grossen Nachteil, dass die Reize während der Exposition nicht stillstehen.

Ich habe nun im Zusammenhang mit den methodischen Bestrebungen von Prof. S o m m e r versucht, unter Erhaltung der guten Eigenschaften dieser Art von Apparaten deren Mängel zu beseitigen, d. h. die Reizworte der gleichmässig rotierenden Trommel für variable messbare Zeitstrecken zum Stillstand zu bringen. Als theoretische Erwägung ging voraus, dass ein e n t g e g e n g e s e t z t z u r T r o m m e l g e d r e h t e r S p i e g e l, dessen Drehungsachse parallel zur Achse der Trommel liegt, bei geeigneter Umdrehungsgeschwindigkeit die Reizworte im Stillstand zeigen muss. Die Hauptaufgabe bei der Construktion war also, dem Spiegel von der Trommelachse aus die geeignete Bewegung zu erteilen. Das ist erreicht worden durch ein mit der Achse A (s. Figur 1) fest verbundenes Zahnrad Z in Sperradform, dessen einzelne Zahnrücken empirisch bestimmte Kurven darstellen. Auf diesen Zahnkurven schleift eine bei O drehbar gelagerte Klinke K, die ihre zwangläufigen Bewegungen durch die Zwischenglieder g und h dem Spiegel Sp mitteilt. Zum Antrieb der Achse A dient ein geräuschlos gehendes Laufwerk, dessen mehrstufiger Schnurlauf die Umdrehungsgeschwindigkeit der Trommel durch beliebige Uebersetzung auf die Stufenscheibe U zu variieren erlaubt. Die (in der Figur heruntergeklappte) Vorderwand W trägt als Diaphragma einen Trichter T, welcher bei normaler Stellung auf den Spiegel Sp gerichtet ist. In die dem Spiegel zugekehrte Oeffnung des Trichters lassen sich Blenden verschiedener Oeffnung einschieben. Der ganze Trichter ist seitlich verschiebbar, um ihn auf eine der drei Wortreihen einstellen zu können. Die Achse A lässt sich bei heruntergeklappter Vorderwand samt Trommel leicht aus den offenen Lagern heben, um die die Reizworte tragenden Blechhülsen auswechseln zu können. Auf die genau gleiche Entfernung der Reizworte untereinander ist besondere Sorgfalt verwendet worden. Ihre Anzahl muss mit derjenigen der Zähne des Zahnrades Z identisch sein. Die Trommel von 16 cm Durchmesser bietet Platz für 3 Reihen zu je 25 Reizworten in Spiegelschrift.

Figur 1.

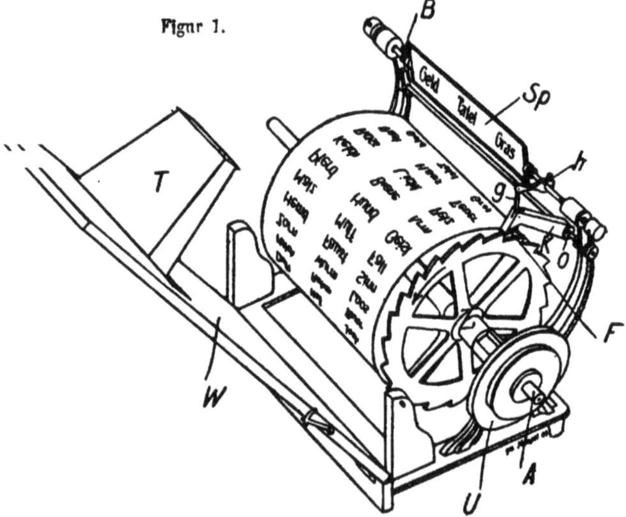

Dreht sich die Trommel in der Pfeilrichtung, so bleibt das durch den Trichter T beobachtete Reizwort so lange im Spiegel bezw. im Spalt des Diaphragmas stehen, bis die Klinke K den zugehörigen Zahn verlässt. Mit ihrem

Herabsinken auf den Grund des folgenden Zahnes erscheint das nächste Reizwort im Spiegel usf. Zur Vermeidung von Geräusch ist die Klinke K bei F mit Filz gepolstert. Die Bremse B ist so reguliert, dass die Klinke K keinerlei Rückstoss beim Aufschlag erleidet. Der Apparat arbeitet absolut geräuschlos und zuverlässig. Er dürfte deshalb vor manchem Gedächtnisapparat anderer Construktion den Vorzug verdienen.

Herr Dr. Römer in Illenau hat bei seinem Studienaufenthalt in der Sommer'schen Klinik im vergangenen Jahre den Plan eines psychiatrischen Bilderbuches entwickelt und dabei bedauert, die Bilder nicht in gleicher Weise exponieren zu können, wie z. B. die Reizworte in dem bekannten Alber'schen Apparat. Herr Prof. Sommer gab mir daraufhin die Anregung zur Anwendung des Spiegelprinzips auf eine derartige Vorrichtung. Die Aufgabe lautete dahin, diese so zu bauen, dass Bilder bis zu 13×18 cm Grösse momentan exponiert werden können unter gleichzeitigem Contaktschluss zum Zweck von Reaktionsversuchen. Darauf ist der in Fig. 2 dargestellte Apparat zustande gekommen.

Figur 2.

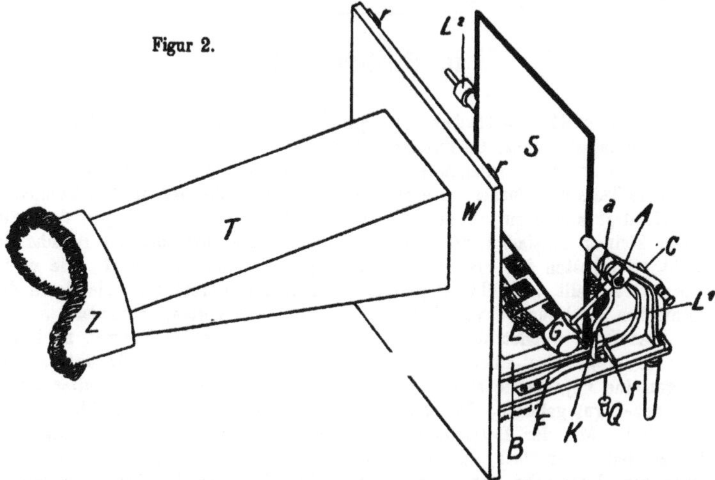

In den beiden Lagerböcken L^1 und L^2 ruht die den Spiegel S tragende Achse A. Mit ihr fest verbunden ist die Klinke K und der das Gewicht G tragende Arm a. In der gezeichneten vertikalen Stellung wird der Spiegel S durch die Nase der Blattfeder F gehalten. Auf dem Bildträger B ruht das zu exponierende Bild E. Die in den Trichter T blickende Versuchsperson sieht in dem Spiegel S zunächst ein Abbild von der Rückwand des Brettes W. Um das Einstellen der Augen auf dieses Bild zu sichern, ist das Ansatzstück Z so geformt, dass das Gesicht den Trichter gegen Licht von aussen abdichtet. Zieht man an der Quaste Q, so wird die Klinke K frei, das Gewicht G dreht den Spiegel S schnell um 45° und dieser exponiert, jedoch erst im Moment des Stillstandes, ein Abbild von dem Bild E. Die Bewegung des Spiegels wird aufgehalten durch die an den Lagerböcken L^1 und L^2 befestigten Contaktstifte bei C. Ueber diese Stifte schieben sich im Moment der Exposition zwei kleine an der Rückseite der Spiegelfassung befestigte Schleiffedern f. Sie erfüllen den doppelten Zweck, das Geräusch beim Anschlag zu dämpfen und den Chronoskopstromkreis zu schliessen. Da die Achse A von der Rückwand des Brettes W ebensoweit entfernt ist wie von dem Bildträger B, so muss das Abbild von E genau so weit hinter dem Spiegel erscheinen, wie vorher das Abbild der Rückwand von W. Das Auswechseln der Bilder erfolgt in einfachster Weise mit der Hand, nachdem der Spiegel S wieder in die vertikale Lage zurückgedreht wurde. In den Schlitten r r können Blenden beliebiger Oeffnung eingeschoben werden.

Beide Apparate wurden gelegentlich der Jahressitzung des Deutschen Vereins für Psychiatrie am 28. April d. J. in Giessen von Herrn Dr. Hackländer zusammen mit einem Apparate eigener Construktion als Teile einer grösseren Serie von Apparaten zur optischen Exposition,*) die in der Klinik vorhanden sind, demonstriert.

II. Bibliographie.

Max Reichardt: Leitfaden zur psychiatrischen Klinik. Mit 74 Abbildungen. Jena, G. Fischer, 1907.

Der Verf. des vorliegenden Leitfadens ist ein Schüler K. Rieger's. Einzelne Teile des Buches, so z. B. das Kapitel über die psychischen Symptome bei Geisteskranken im allgemeinen Teil, sind wörtlich von Rieger, der 1888 einen kleinen Leitfaden für seine Zuhörer verfasst hat, der im Buchhandel nicht zu erhalten ist. Bei strittigen Fragen hat sich der Verf., wie er im Vorwort mitteilt, „bemüht, diejenigen Ansichten niederzulegen, wie sie in den klinischen Vorlesungen von Professor Rieger zum Vortrag kommen".

Das Buch wendet sich an den Studenten, der für das Examen zu lernen hat; es trägt also einen ausgesprochen didaktischen Charakter. Die Allgemeine Psychiatrie steht voran. (S. 1—96.) Sie hat mir bei aller Kürze im ganzen gut gefallen. In manchen Einzelheiten bin ich anderer Meinung als der Verf. Mit der Bezeichnung „Wahngefühle" kann ich mich nicht recht befreunden. Den Satz, dass es „zweifellos" auch Paralysen ohne vorangegangene Lues gebe, unterschreibe ich nicht; cfr. Lumbalpunktion und Serumdiagnostik als neue wichtige Beweise für die syphilitische Grundlage der Paralyse! Im übrigen aber stimme ich mit Rieger-Reichardt in der Abneigung gegen eine voreilige Konstruktion von Autointoxicationspsychosen überein. Aber man darf auch nicht übertreiben. So heisst es S. 78: „Je kränker Lunge, Herz und Abdomen, um so gesünder der Verstand." Rieger's ausgezeichnetes „Schema für Intelligenzprüfungen" sieht man gerne in dem Leitfaden. Im 8. Abschnitt („Die Behandlung der Geisteskranken") findet sich einiges Auffällige. Der Kampf gegen Lues und Alkoholismus gilt dem Verf. als hoffnungslos: „und

---

*) Vergleiche den Aufsatz von Herrn Dr. Hacklaender: Neue Apparate zur Exposition von optischen Reizen, in der Klinik für psychische und nervöse Krankheiten. II. Band, Heft 3.

ausserdem würde die Psychiatrie durch Wegfallen dieser beiden Gifte kein wesentlich anderes Gesicht bekommen." Wäre Reichardt einige Jahre an der Berliner oder Breslauer Klinik tätig gewesen, so würde er dies nicht schreiben. Doch wir kennen ja Rieger's Standpunkt in der Frage des Alkoholismus! Bei der Schlundsondenfütterung zieht der Verf. im Unterschied von den meisten Irrenärzten die Einführung der Sonde durch den Mund unter Anwendung des Mundsperrers der Sondierung durch die Nase vor; ich kann ihm hier nicht zustimmen. Die Handhabung des Mundsperrers ist mir immer widerwärtig gewesen.

Die spezielle Psychiatrie wird auf 104 Seiten abgehandelt. Einteilung: I. Intoxicationen und Infektionen. (Alkoholismus, Morfinismus, Urämie, Fieber- und Infektionsdelirien.) II. Die umschriebenen Hirnkrankheiten (Hirnblutung und Hirnerweichung, Hirnsyphilis, Hirntumor, Hirnabszess, traumatische Hirnverletzung, multiple Sklerose, diffuse Gliose, Huntington'sche Chorea). III. Die progressive Paralyse. IV. Dementia senilis. V. Der angeborene Schwachsinn (darin auch einbegriffen der Cretinismus). VI. Epilepsie. VII. Die einfachen Geistesstörungen: a) die akuten und periodischen: Manie, Melancholie, Zirkuläres Irresein, Amentia-Stupor; b) die chronischen Formen: Dementia (darunter auch Hebephrenie und Katatonie) und Paranoia. VIII. Die sogenannten Neurosen: Hypochondrie, traumatische Neurosen, Hysterie, Zwangsneurose, anhangsweise Neurasthenie.

Man sieht, Rieger-Reichardt weichen in manchen Einzelheiten von anderen Einteilungen ab. Eine akute Paranoia erkennen sie nicht an, Paranoia ist eine chronische Geisteskrankheit „von lebenslänglicher Dauer". Doch wird der Paranoiabegriff weiter gefasst als bei Kraepelin, der manches von dem, was Reichardt zur Paranoia rechnet, der Dementia praecox zuteilt. Die Mischzustände des manisch-depressiven Irreseins fehlen in der Darstellung fast ganz, nur der manische Stupor wird in einer Anmerkung kurz erwähnt. Und doch liegt gerade in der Lehre von den Mischzuständen einer der Hauptfortschritte der neueren Psychiatrie. Bedauerlich ist, dass Reichardt die bei jedem neuen Anfall von Manie wiederkehrenden Trinkexcesse mancher Zirkulären Dipsomanie nennt; sie haben mit der Dipsomanie so wenig zu tun als mit der Paralyse. Ein längeres Kapitel widmet Reichardt der Hypochondrie, in der er eine selbständige Krankheit erblickt. Im Abschnitt über die „sogenannten traumatischen Neurosen" findet sich neben vielem Guten eine zu weit gehende Skepsis. Den Begriff „unbewusste Simulation" erkenne ich nicht an, gebe aber die Richtigkeit dessen zu, was R. damit inhaltlich sagen will. In einen Leitfaden für Studenten passt die ironische Bemerkung Rieger's nicht: „da es doch lediglich Zufallssache ist, wie der Verletzte begutachtet wird (nämlich je nachdem er zu dem einen oder anderen Arzt kommt), so ist die Begutachtung eigentlich unnötig; und das Los möge entscheiden, welcher Unfallverletzte eine Rente bekommen soll und welcher nicht."

Doch genug dieser Einzelheiten! Es wäre noch manches kritische Bedenken vorzubringen; die Subjektivität des Verf. macht sich zu sehr geltend. Ein Schlussabschnitt: Gehirn und Schädel, in dem R. Ergebnisse eigener Arbeit gibt, beschliesst das Buch.

Gaupp.

Binswanger und **Siemerling**: Lehrbuch der Psychiatrie. II. Auflage. Jena 1907. G. Fischer. Brosch. 5,50 M.

Das von sechs deutschen Klinikern (Binswanger, Siemerling, Cramer, Hoche, Wollenberg, Westphal) herausgegebene Lehrbuch hat binnen kurzer Zeit eine zweite Auflage erlebt. Diese unterscheidet sich von ihrer Vorgängerin, obwohl sie um 45 Seiten gewachsen ist, nicht wesentlich. In der Allgemeinen Psychiatrie ist ein neues Kapitel eingefügt: Die psychiatrischen Aufgaben des ärztlichen Sachverständigen auf strafrechtlichem und zivilrechtlichem Gebiet. Die Einteilung der speziellen Psychiatrie ist die gleiche geblieben wie bisher. Obgleich sich die Autoren sichtlich bemüht haben, ein Buch aus einem Guss herzustellen, bemerkt man doch, dass sich die einzelnen Mitarbeiter zu manchen neueren Lehren verschieden stellen, so dass z. B. das Kapitel von der Paranoia zu dem über die Dementia praecox nicht so recht stimmen will. Siemerling steht den Anschauungen Kraepelin's in der Hauptsache auch heute noch abwartend, bezw. ablehnend gegenüber, Hoche steht ihnen näher, ebenso Westphal in manchen Punkten. Da die klinischen Auffassungen der Autoren in den Hauptstreitfragen der neueren Psychiatrie schon vor Erscheinen des Buches bekannt waren, so hat es den Fachgenossen keine Ueberraschung gebracht. Die Uebergangszeit, in der sich unsere Wissenschaft befindet, bringt es mit sich, dass jede systematische Darstellung des ganzen Gebietes viel Subjektives enthält; und so findet sich auch in diesem Buche manches, dem ich mit vielen Anderen nicht zustimmen kann, weil ich in vielen Punkten einen andern Standpunkt einnehme. Hierher gehört z. B. die Lehre von der Heilbarkeit der chronischen Paranoia, des Querulantenwahns, die von Cramer mitgeteilte (auch selbst geteilte?) Auffassung Ziehen's, dass man die Trinkexcesse bei periodischer Manie zur Dipsomanie zählen solle u. a. m. Auf eine eingehende kritische Besprechung des Lehrbuchs verzichte ich, da sie nicht ohne Aufrollung aller Streitfragen moderner Forschung geschehen könnte. Gaupp.

Karl Bonhöffer: Klinische Beiträge zur Lehre von den Degenerationspsychosen. Halle a. S. Verlag von C. Marhold. 1907. (Sammlung zwangloser Abhandlungen aus dem Gebiet der Nerven- und Geisteskrankheiten, VII. Band. Heft 6. Preis 1,60 M.)

Eine sehr wichtige klinische Arbeit, in welcher der Verf. unter Anschluss an die Lehren Magnan's die episodischen psychischen Störungen bei Entarteten genauer ins Auge fasst und die klinische Symptomatik dieser Zustände vertieft; also zugleich eine Fortführung dessen, was er mit seiner Abhandlung über den pathologischen Einfall (Deutsche med. Wochenschrift 1904) begonnen hatte.

B. beginnt mit einer kurzen Kritik der bisweilen ungebührlichen Ausdehnung des Bereichs der Dementia praecox. Er berichtet sodann über das von ihm an der Breslauer Beobachtungsstation für geisteskranke Gefangene gewonnene Material. Von 221 Personen litten 25 % an Hebephrenie, 6 % an Katatonie, 10 % an paranoider Wahnbildung bei Dementia praecox; 8 % zeigten chronische bezw. subakute Wahnbildung ohne Defektsymptome, 3 % Querulantenwahn, 12 % degenerative Psychosen einschliesslich Hysterie, 13 % epileptische Psychosen, 9,5 % Imbezillität bezw. Idiotie, 3 % manisch-depressives Irresein, 3 % progressive Paralyse, 2,5 % Alkoholpsychosen, 3 % organische

Hirnleiden, 0,5 % senile Störungen, 1,5 % symptomatische Psychosen, 0,5 % Simulation. Die grosse Zahl der degenerativen Psychosen gibt dem Gefängnismaterial einen besonderen Charakter. Sie erfahren nun in der Schrift eine genauere Kennzeichnung. B. schickt voraus, dass der wichtigste Punkt, nämlich welche Gruppe von Degenerierten zu dem Ausbruch bestimmter Psychosen disponiert ist, nur zum kleinsten Teil klargelegt sei. In der Tat liegt hier eines der wichtigsten Probleme der weiteren klinischen Forschung.

Die Fälle werden in 3 Gruppen geteilt. Die 1. Gruppe umfasst degenerierte leicht Imbezille, bei denen einfache paranoide Psychosen als kurze oder länger dauernde Episoden auftreten, ohne dass eine dauernde paranoide Anlage und Denkrichtung bestünde. Grundcharakter: meist oberflächliche Begabung, leichte Auffassung, mangelhafte Ausdauer, Neigung zu Berufswechsel, frühe Kriminalität, also degenerative Anlage. Im Verlauf des Strafvollzugs akut auftretender paranoider Symptomenkomplex: Angst, krankhafte Eigenbeziehung, einzelne Halluzinationen, Beeinträchtigungsideen, „Zwang zur depressiven Rekapitulation der eigenen Vergangenheit", reizbare Verstimmung. Besonnenheit und Orientierung bleiben erhalten. Besserung bezw. Heilung nach Ortswechsel; psychische Einflüsse deutlich. Krankheitseinsicht nach Abklingen der paranoiden Episode. Keine Weiterentwicklung im Sinne der Dementia praecox. Für Epilepsie kein Anhaltspunkt. Traumerlebnisse erfahren eine psychotische Verwertung. Dauer der Erkrankung wenige Monate bis zwei Jahre. Wahnbildung nicht stetig progressiv, keine retrospektive Veränderung des Bewusstseinsinhaltes, Krankheitseinsicht nicht ganz vollständig; Beziehungswahn und Beeinträchtigungsideen gegen die Strafanstaltsbeamten bleiben unkorrigiert. Die Haft ist nach B.'s Meinung nicht die eigentliche Ursache der Erkrankungen, zumal ähnliche Fälle von Friedmann auch bei Nichtinhaftierten beobachtet wurden. Basis: erethische Debilität. Gegen hysterische Zustände sprechen nach B.'s Auffassung: Einförmigkeit des ängstlichen Beziehungswahns und der vereinzelten Stimmen, der im ganzen gleichmässige adäquate paranoische Affekt, die erhaltene Besonnenheit, das Massvolle des Erklärungswahns. Allein der Verf. muss doch zugeben — und dies erscheint mir von grundlegender Bedeutung —, dass die Intensität und das Abklingen der Erscheinungen eine deutliche Abhängigkeit von der äusseren Umgebung zeige. Daraus ergibt sich, wie ich glaube, eben doch, dass es sich um psychogene (ich sage absichtlich nicht: hysterische) Störungen handelt. Durch diese psychogene Entstehung und Färbung rücken sie weit ab von der Dementia praecox, dem manisch-depressiven Irresein, der Epilepsie. Halten wir an der zweifellosen Tatsache fest, dass es psychogene Störungen von psychotischem Charakter gibt, ohne dass die erkrankte Persönlichkeit den sogenannten hysterischen Charakter oder körperliche hysterische Stigmata zeigt, so werden wir, wie mir scheint, dem Verständnis der „syndromes épisodiques des dégénérés" näher kommen. Wir müssen mit der veralteten Meinung brechen, dass psychogene Symptome und Symptomenkomplexe immer der Ausdruck einer Krankheit „Hysterie" seien. Das Festhalten an dieser Meinung steht einem Fortschritt der klinischen Psychiatrie im Wege.*)

*) Um Missverständnisse zu vermeiden, hebe ich hervor, dass Bonhöffer selbst diesen Fehler nicht begeht.

Die 2. Gruppe Bonhöffer's umfasst degenerierte Personen von paranoider Veranlagung und Denkrichtung, bei denen die akute Erkrankung (von gleichfalls episodischem Charakter) gewissermassen eine Steigerung der vorher bestehenden paranoischen Anlage darstellt. Halsstarrische, unbelehrbare Individuen von fanatischer Verbohrtheit erkranken nach bestimmten Anlässen an überwertigen Ideen im Sinne Wernicke's, es kommt unter dem Einfluss starker Affektbetonung zu positiven und negativen Erinnerungsfälschungen, zu krankhafter Eigenbeziehung und zu Erklärungswahnideen. So können in der Strafanstalt paranoische Zustände mit dem Bilde des Querulantenwahns entstehen. Ein reales Erlebnis bildet den Ausgangspunkt für die Entwicklung eines Beeinträchtigungswahns von systematischem Charakter. Die psychotischen Episoden sind „lediglich als äusserlich ausgelöste Reaktionen eines paranoischen, zur Bildung dominierender überwertiger Ideen disponierenden Temperaments zu betrachten". Diese Erkrankungen stehen nach der Meinung des Verf. der echten Paranoia im Sinne Kraepelin's nahe, was den ganzen psycho-pathologischen Vorgang anlangt (endogene Wahnformen im Sinne Friedmann's).

Bei Besprechung dieser Gruppe kommt Bonhöffer auch mit einigen Worten auf die „Pseudoquerulanten" zu sprechen. Er bezeichnet diesen Ausdruck als durchaus schief, falls man damit die häufigen Fälle meint, in denen es sich lediglich um paranoische (querulatorische) Episoden bei abnorm veranlagten Menschen handle, bei denen verschiedene Anlässe verschiedene Beeinträchtigungssysteme erzeugen, die keinerlei Zusammenhang miteinander haben. Denn — so führt der Verf. aus — „es handelt sich um echte Wahnbildung auf dem Boden überwertiger Ideen und Beziehungswahns, um echte Erinnerungsfälschungen im Sinne einer dominierenden Gedankenreihe". Ich gebe nun darin Bonhöffer recht, dass das Wort „Pseudoquerulant" keine gute Bezeichnung ist; alle solche „Pseudo"-Benennungen sind nur ein unbefriedigender Notbehelf. Allein trotzdem erscheint es notwendig, den chronisch-progressiven Querulantenwahn mit seinem absolut starren Wahnsystem von den flüchtigen Wahnbildungen abnorm leidenschaftlicher, egocentrischer Degenerierter in der Namengebung zu unterscheiden. Mögen beide Bilder auch noch so verwandt sein (— es bleibt künftigen Untersuchungen überlassen, zu entscheiden, ob der Kraepelin'sche Pseudoquerulant nur die Vorstufe des Querulanten ist —), sie müssen trotzdem aus diagnostischen und namentlich prognostischen Erwägungen auch in der Bezeichnung auseinandergehalten werden. Das „Pseudo" im Worte „Pseudoquerulant" soll nicht ausdrücken, dass dabei keine wirkliche Wahnbildung stattfinde, sondern es will damit nur gesagt sein, dass es sich nicht um ein progressives dauerndes Wahnsystem handle, das den Kern der querulierenden Paranoia ausmacht. Auch bei der reizbaren Form der Manie kommt es zu echter Wahnbildung; trotzdem lehnen wir die Bezeichnung „akute Paranoia" ab, weil der paranoide Symptomenkomplex auf der Basis der manischen Affektanomalie von der Paranoia vom klinischen Standpunkt aus scharf getrennt werden muss. Ich habe an der Tübinger Klinik schon einige Circuläre kennen gelernt, die früher einmal während eines Anfalles reizbarer Manie die Diagnose „akute Paranoia" erhalten hatten; der weitere Verlauf (echte Depressionen, Anfälle flotter heiterer Manie) liess absolut sicher erkennen, dass es sich um zirkuläre Kranke handelte. Derartige

Erfahrungen zwingen uns, bei der Namengebung nicht allein das Symptom oder das Zustandsbild, sondern die Stellung des Symptomenkomplexes im klinischen Gesamtbild zu berücksichtigen. Und von diesem Gesichtspunkte aus rechtfertigt sich, wie ich glaube, auch die terminologisch unschöne Bezeichnung des „Pseudoquerulanten".

Die 3. Gruppe umfasst eine klinisch sehr interessante Kategorie entarteter Personen, bei denen die Labilität des Persönlichkeitsbewusstseins den Kern der episodischen psychischen Störungen ausmacht. Gleich der erste hier geschilderte Fall (Nr. 6 A. K.) entwickelt ein sehr merkwürdiges Krankheitsbild. Es handelt sich um eine subakut beginnende paranoide Erkrankung, die in der Strafanstalt entstand und nach mehrjähriger Dauer zur Heilung mit völliger Krankheitseinsicht kam. Originäre Wahnvorstellungen, retrospektive Fälschungen der Lebenserinnerungen bis in die Kindheit zurück liessen an eine unheilbare Psychose denken. Nach der Heilung blieb ein intelligenter Degenerierter mit kriminellen Neigungen, ein haltloser Gewohnheitsverbrecher übrig, bei dem nach der Krankengeschichte an Dementia praecox nicht wohl gedacht werden kann. Ganz analog ist der zweite Fall, bei dessen Lektüre ich zunächst dachte, es handle sich um einen Hebephrenen mit originären Grössenideen, bis der weitere Verlauf und die Symptomenschilderung im einzelnen eines anderen belehrt. Eigentümlich ist diesen Krankheitsbildern: der subakute Beginn und die rasche Entwicklung der wahnhaften Umdeutungen der eigenen Persönlichkeit, die Neigung zu zahlreichen Erinnerungsfälschungen, eine Erscheinung, die Bonhöffer aus der degenerativen Labilität des Persönlichkeitsbewusstseins ableitet. Hier zeigen diese paranoiden Zustandsbilder nahe Berührungen zum Seelenzustand phantastischer Schwindler, worauf schon Pick hinwies, indem er die Aehnlichkeit hysterischer Träumereien mit den konfabulatorischen Wahnbildungen der „originären Paranoia" betonte. Diesen „Uebergang zwischen phantastischer Pseudologie und originärem Wahn" illustriert Bonhöffer noch durch Mitteilung mehrerer Krankengeschichten. Bemerkenswert ist bei diesen Fällen, dass die krankhafte Eigenbeziehung als wahnbildender Faktor weit in den Hintergrund trat gegenüber der Lust am Fabulieren; die Veränderung des „Persönlichkeitsbewusstseins" (Wernicke) vollzog sich offenbar auf autosuggestivem Wege. So sagt denn auch Bonhöffer von einem derartigen Kranken: „Hier, wie in anderen Fällen, zeigt die erfolgreiche Schwindlertätigkeit in der Freiheit, dass die abenteuerlichen und unsinnigen Phantasiebildungen in der Freiheit sein Denken und Handeln zum mindesten weniger beherrschen als in der Anstalt. Es ist das die Erscheinung, die wir bei den Degenerationszuständen ganz gewöhnlich antreffen, die Beeinflussbarkeit der psychischen Symptome durch die äussere Umgebung."

Bonhöffer rechnet nun derartige Fälle zu den „Degenerationspsychosen vom Bilde der originären Paranoia", fügt aber gleichzeitig hinzu: „Die Wahnbildungen haben aber hinsichtlich des Realitätsurteils den schwankenden Charakter phantastischer Pseudologie." Ich möchte wünschen, dass sie in keiner Weise die Etikette Paranoia bekommen, damit nicht der „Topf der Paranoia" von neuem ganz heterogene Dinge in sich fasse. Die Beziehungen zu den psychogenen Zuständen (im Sinne Sommer's) sind jedenfalls enger als zur Paranoia. Bei Fall 9 und 10 heisst es auch, es bestehe eine diffuse Herabsetzung der Schmerzempfindung; bei Fall 10 findet sich eine leichte Einengung des Gesichtsfelds für weiss und für Farben. Damit ist freilich keine Hysterie bewiesen, aber immerhin sind derartige sensorische Anomalien bei psychogener Erkrankung verständlicher, als wenn man Paranoia annehmen wollte.

Bei der Kennzeichnung derartiger Degenerierter macht Bonhöffer auf ein Symptom aufmerksam, das mir wichtig erscheint, eine manchmal sehr auffällige Affektindifferenz und scheinbare Gemütsstumpfheit, die zusammen mit den inhaltlichen Störungen leicht zur Fehldiagnose Dementia praecox führen kann. Es handelt sich dabei nicht um eine allgemeine Abstumpfung des Interesses, vielmehr können derartige Entartete bisweilen, z. B. bei Ausbruchsversuchen, überraschende Geschicklichkeit und Lebendigkeit zeigen. Die psychotischen Zustände, die auf diesem degenerativen Boden entstehen, haben mit dem, was man als Simulation beschrieben liest, weitgehende Aehnlichkeit. Tatsächlich ist das Festhalten an Simulation in der Regel ein Symptom degenerativer Geistesbeschaffenheit.

In trefflichen Ausführungen schildert Bonhöffer die krankhafte Autosuggestibilität der Degenerierten, die in ihren höchsten Graden als alternierendes Bewusstsein auftritt. Dann folgt die Mitteilung dreier Fälle von hysterischem Hochstaplertum. Den Schluss bilden allgemeine Erörterungen über die Labilität des Persönlichkeitsbewusstseins, wie sie in der mitgeteilten Kasuistik zu Tage trat.

Die Arbeit des Verf., in der sich der Schüler Wernicke's mit der analytischen Methode seines Lehrers Problemen zuwendet, denen Wernicke selbst fremd gegenüberstand, führt uns ein gutes Stück weiter hinein *in eines* der schwierigsten Gebiete der klinischen Psychiatrie: in die psychopathologischen Aeusserungen der Entartung. Bis jetzt ist Bonhöffer im Unterschied von Morel, Magnan und namentlich Möbius hier noch ganz auf klinisch-symptomatologischen Wegen; er sucht das degenerative Element in der klinischen Gestaltung der psychotischen Bilder. Es muss sich weiterhin zeigen, ob er hierbei zu Unterscheidungen gelangt, die sich auch bei fortschreitender Erfahrung und Klärung des Entartungsbegriffes als haltbar erweisen.*)

R. Gaupp.

Robert Sommer: Familienforschung und Vererbungslehre. Verlag von Joh. Ambr. Barth in Leipzig. Mit 16 Abbildungen und 2 Tafeln. 1907. 232 S. Preis M. 9.

Das interessante Buch, das sich an weitere Kreise, nicht nur an Psychiater wendet, bringt in 16 Kapiteln eine Erörterung wichtiger Fragen aus dem Gebiete der differentiellen Psychologie und Psychopathologie, der Genealogie, der Lehre von der Vererbung und Entartung; es enthält weiterhin gewissermassen als Kern die Geschichte einer bürgerlichen Familie (Soldan) vom 14.—20. Jahrhundert. In den genealogischen Fragen steht Sommer in der Hauptsache auf dem Boden der Lehren von Lorenz und Kékulé von Stradonitz. Er weist einwandsfrei nach, dass nur die Ahnentafel, nicht der Stammbaum, einen Einblick in das gewähren kann, was einer von seinen Vorfahren erlebt hat; zur Erkenntnis der Vererbungstatsachen innerhalb der Fa-

*) Vergl. auch meine Besprechung des Buches von Sommer (Familienforschung und Vererbungslehre), der den Begriff Degeneration viel weiter fasst.

milie bedarf es der Untersuchung der Stammbäume (Deszendenz bestimmter Vorelternpaare) und der Ahnenreihen (Ascendenz) bestimmter Personen; so erhält man ein System der Blutsverwandtschaft. Vergl. das Referat über Sommer's Vortrag in Frankfurt d. Centralblatt 1907, S. 471.

Einleitung (Familienforschung und Individualpsychologie), erstes und zweites Kapitel (Anlage, Erziehung und Beruf; Familie und Rasse) dienen vor allem der Klarlegung der Begriffe und der methodischen Aufgaben, wobei der Verf. an sein bisheriges Hauptarbeitsfeld (Analyse psychophysischer Organisationen) anknüpft. Individualpsychologie und Familienforschung müssen sich bei der Erforschung der Persönlichkeit ergänzen; sie sind wissenschaftlich untrennbar verbunden. Wenn wir im 3. Kapitel (Familie, Stammbaum und Ahnentafel) sehen, dass ein Mensch, dessen Vorfahren keine Verwandtenheirat eingingen, in der 10. Generation 1024 Ahnen hat, und wenn uns die Erfahrung lehrt, dass körperliche und geistige Eigenschaften manchmal mit Ueberspringung einzelner Glieder der Generationsreihe vererbt werden (— der Vermittler braucht die Eigenschaften selbst nicht zu besitzen! —); so kann man sich allerdings des Eindrucks kaum erwehren, dass es für den Kliniker fast aussichtslos ist, sich mit Vererbungsverhältnissen zu beschäftigen, da „die Zahl der Personen, die entwicklungsgeschichtlich bei dem Aufbau einer psychophysischen Organisation beteiligt sind, eine ausserordentlich grosse ist“.

Das 4. Kapitel: Psychopathische Belastung und Degeneration bringt dem Psychiater kaum etwas Neues. Sommer rechnet den primären Schwachsinn (Dementia praecox) zu den rein endogenen Geisteskrankheiten, sieht in ihm eine Degenerationserscheinung, eine endogene Variation pathologischer Art. Er betont — und gewiss mit Recht — die Bedeutung der ererbten Anlage für die Entstehung des Alkoholismus, des jugendlichen Verbrechertums, des Selbstmords. Die wichtigsten Tatsachen der psychiatrischen Vererbungslehre werden übersichtlich zusammengestellt.

Das nächste Kapitel (Individuelle Anlage und Geisteskrankheit) ist seinem wesentlichen Inhalt nach schon früher hier referiert worden. (Dieses Centralblatt 1906, S. 957.) Es ist trefflich geschrieben; ich möchte es jedem Psychiater zum Studium empfehlen. Es findet sich auch in dem Bericht über den II. Kongress für experimentelle Psychologie (Verlag J. A. Barth). Dort steht auch Neisser's Diskussionsbemerkung. Ich vermisse in dem Kapitel eine eingehendere Aeusserung Sommer's über das manisch-depressive Irresein, das mir für das Problem der individuellen Anlage in ihren Beziehungen zur Geisteskrankheit besonders interessant erscheint. Auch die Paranoia gibt, wie Neisser's Arbeit (Individualität und Psychose) zeigt, in dieser Hinsicht genug zu denken und zu klären.

Im 6. Kapitel (Kriminalität und Vererbung) finden wir neben einzelnen neuen Darlegungen in der Hauptsache die Anschauungen, die uns aus Sommer's „Kriminalpsychologie“ schon vertraut sind. Neu sind namentlich die Ausführungen über die Bedeutung des Familiencharakters für die kriminelle Entwicklung des Einzelnen.

Mit den Problemen der Vererbung, Entwicklung und Züchtung beschäftigt sich der nächste Abschnitt, der rein biologischer Art ist. Die Vererbung ist eine Form des Gedächtnisses; dieses selbst ist eine Grundeigenschaft der organischen Welt. „Die Entwicklung aus dem Keimplasma ist derart, dass als Endprodukt ein der Ahnenreihe entsprechendes Wesen zustande kommt." Es folgen Erläuterungen des Wesens der endogenen Variation, über die Wirkung der äusseren Lebensbedingungen auf die Artentwicklung etc. Auf das Einzelne kann hier nicht eingegangen werden; Sommer steht hier auf den Schultern Darwins, Häckels, Weismanns. Auch die Frage der Vererbung erworbener Eigenschaften wird behandelt. Der Verf. sagt S. 64: „Eigenschaften, die durch willkürliche Anstrengung und Spannung der Aufmerksamkeit allmählich automatisch gewordene Vorstellungsreihen darstellen, die in Form von Bewegungsmechanismen verharren, haben wahrscheinlich eine erbliche Kraft. Voraussetzung hierzu ist die Annahme, dass die organische Hirnbeschaffenheit auf die Beschaffenheit des Keimplasmas eine Einwirkung haben kann." Sommer vertritt also hier die Meinung, dass ein erworbener Gehirnzustand die Beschaffenheit der Keimzellen beeinflussen kann. Daraus ergibt sich, dass die Uebung von Fähigkeiten nichts rein Persönliches, Individuelles ist, sondern über das Individuum hinaus durch Beeinflussung der Keimzellen auch die Nachkommen mit neuen (angeborenen) Fähigkeiten ausstatten kann. Vielleicht erklärt sich hieraus die rätselhafte Erscheinung der endogenen Variation.

Im 8. Kapitel (Vererbungsgesetze) referiert Sommer hauptsächlich über die genealogischen Verhältnisse des Bienenstaates und das Mendel'sche Gesetz in der Pflanzenwelt. Er hält die Betrachtung der Vererbungsverhältnisse im Tier- und Pflanzenreich im Hinblick auf die Erforschung der menschlichen Familie für lehrreich.

Kapitel 9 schildert die Methoden der Familienforschung, deren Ziel zunächst die Feststellung der Familienzusammengehörigkeit ist. Es werden namhaft gemacht: Urkunden (Geburts- und Taufurkunden, Akten von Irren- und Strafanstalten, Aeusserungen von Zeitgenossen etc.), Werke (schriftstellerische, malerische, plastische Leistungen etc.), Stichproben (eine meines Erachtens unbefriedigende Methode!), Familiennamen, Grabdenkmäler. Das 10. Kapitel behandelt die Wappenkunde als einen Teil der genealogischen Zeichenlehre in origineller Weise.

Mit Kapitel 11 kehren wir wieder auf ein mehr medizinisches Gebiet zurück, auf dem wir festeren Grund unter den Füssen fühlen. Es handelt von der körperlichen Untersuchung vom Standpunkt der Vererbungslehre. Sie erstreckt sich 1. auf die morphologischen Zustände des Körpers; 2. auf die Bewegungsart; 3. auf die körperlichen Krankheiten. Die Ausführungen Sommer's, die hier nichts inhaltlich Neues bringen, haben in ihrer Zusammenstellung den Zweck, in das subjektive Gebiet der Familienähnlichkeit mehr exakte naturwissenschaftliche Untersuchungsmethoden hineinzutragen. Daran schliesst sich nun im 12. Kapitel die psychologische Untersuchung vom Standpunkt der Vererbungslehre. Sommer erörtert die Aufgabe der vergleichenden Untersuchung ererbter Anlagen (Aufmerksamkeit, Gedächtnis, Merkfähigkeit, Entwicklung der Sinnessphären, verbale Beanlagung, Talente etc.).

Das 13. Kapitel ist besonders umfangreich: Geschichte einer bürgerlichen Familie (Soldan) vom 14.—20. Jahrhundert. Verwandtschaftliche Beziehungen zu dieser Familie haben es Sommer ermöglicht, ein reiches genealogisches Material über sie zusammenzutragen und dabei seine medizinisch-psychologischen Fragestellungen in Anwendung zu bringen. Mit welcher Energie und welchem Scharfsinn S. dabei zu Wege ging, das muss in dem Buche selbst nachgelesen werden. Er schildert namentlich auch zahlreiche Mitglieder dieser Familie, deren Eigenart in ihren literarischen Werken zum Ausdruck kommt; sodann sucht er die wesentlichen psychologischen Wesenzüge dieser Familienmitglieder herauszufinden (Deutlichkeit der optischen Vorstellungen, bisweilen auch physikalisch-mathematische Begabung, Anlage zu literarischer Darstellung, ausgesprochener Individualismus usw.). Kann man sich auch dem Eindruck nicht verschliessen, dass in diesem ganzen Kapitel sich ein gewisser Subjektivismus breit macht, und dass nicht alle Beweisführungen zwingend sind, so muss man doch unumwunden anerkennen, dass das beigebrachte Material genug des Interessanten enthält, um seine ausführliche Darstellung als lohnend erscheinen zu lassen, wenn auch der Gewinn für streng wissenschaftliche Fragen kein grosser zu nennen ist.

Im Kapitel 14 (Familien-Romane) befasst sich Sommer hauptsächlich mit Zola's Romanen über die Familie Rougon-Macquart, mit Th. Mann's „Die Buddenbrooks" u. a. Soweit in diesen Romanen, die bekanntlich die Familienentartung zum Gegenstand haben, wirklich Erlebtes und Beobachtetes zur Darstellung gelangt, verdienen sie auch das Interesse wissenschaftlicher Kreise. Freytag's Roman „Ahnen" erläutert den Gedanken, „wie sich die Familienanlage in den veränderten Stadien der Kulturgeschichte wesentlich in der gleichen Weise äussert, wenn auch die Lebensereignisse entsprechend den äusseren Umständen des Zeitalters ausserordentlich verschieden sind".

Im 15. Kapitel (Familienbewusstsein und Chroniken) betont Sommer die Bedeutung des Familienbewusstseins für die soziale Förderung der natürlichen Aristokratie und für die richtige Weiterentwicklung der feudalen Formen des Familienzusammenhanges; er wünscht eine Stärkung des Familienbewusstseins in immer weiteren Kreisen. Diesem Zweck dienen vor allem die Familienchroniken, bei deren Ausarbeitung die Methoden der psycho-physiologischen Untersuchung in Anwendung kommen sollten (Mitteilung eines Schemas).

Regeneration und Adel lautet das Schlusskapitel. Der Verf. erörtert die bisher empfohlenen Massnahmen zur Bekämpfung der fortschreitenden Volksentartung (Verbesserung der sozialen Lebensbedingungen, Kampf gegen Alkohol, Morphium, Syphilis, Eheverbot für Belastete und Kranke, für Blutsverwandte, Kastration Entarteter). Sommer spricht sich gegen alle Zwangsmittel aus, erhofft eine Regeneration durch „freiwilligen Aufschwung". Der Gedanke des „natürlichen Adels" müsse in allen Besonnenen zur Herrschaft kommen. Wichtig hierzu: einsichtsvolle Auslese bei der Eheschliessung. Der Adel, wie er heute als Resultat der geschichtlichen Entwicklung von Machtverhältnissen besteht, kann die fortschreitende Degeneration nicht aufhalten. „Der natürliche Adel ist vom Adelsprädikat ‚von' und vom Besitz völlig unabhängig." Er findet sich „in allen Ständen ziemlich gleichmässig und zwar in der Minderzahl vertreten". Er ist nicht das Prärogativ eines Standes, sondern ein genetisches Phänomen. Die soziale Leistung wird zum Massstab des natürlichen Adels. —

Ein Literaturverzeichnis ist dem gut ausgestatteten Buche beigegeben.

Sommer's Buch hat hier eine ausführliche Besprechung erfahren, obwohl es nur zum Teile psychiatrische Probleme behandelt. Es schien mir von Interesse, zu zeigen, wie der Giessener Kliniker in Verfolg seiner methodischen Arbeit zu Versuchen gelangt, das schwierige Vererbungs- und Entartungsproblem einer exakten naturwissenschaftlichen und empirisch-psychologischen Untersuchung zugänglich zu machen. Skeptische Beurteiler werden der Gangbarkeit des von ihm angebahnten Weges misstrauen; es ist auch nicht zu leugnen, dass manchen Postulaten Sommer's ungeheure Schwierigkeiten entgegenstehen. Allein diese Einsicht darf uns nicht hindern, den Wert und die Berechtigung der von Sommer dargelegten Forschungsrichtung auch für unsere Wissenschaft rückhaltslos anzuerkennen. Dieser Anerkennung gesellt sich die Bewunderung seiner vielseitigen Kenntnisse und der energischen Art seines Denkens hinzu. Das Buch dient — vielleicht mehr als der Verf. dachte — zur Kennzeichnung seiner eigenen wissenschaftlichen Persönlichkeit.

R. Gaupp.

G. Anton: Aerztliches über Sprechen und Denken. Halle, C. Marhold, 1907.

In gewählter, gemeinverständlicher Darstellung schildert der Hallenser Kliniker in seinem Vortrag die mannigfachen Beziehungen zwischen Sprechen und Denken; er erläutert die verschiedenen zentralen Sprachstörungen, ihre Rückwirkung auf den Ablauf der Denkvorgänge, ihre Bedeutung für das Verständnis des Zusammenhanges von Sprechen und Denken. Der Einfluss der Halluzinationen, des Gedankenlautwerdens, die engen Beziehungen zwischen Affekt und sprachlicher Aeusserung beim Gesunden und beim Geisteskranken, die Bedeutung der Sprache für den Denkakt selbst werden in Kürze dargelegt. In der Feststellung, dass der zentrale Apparat der Sprachbildung gleichzeitig auch ein Denkapparat sei, gipfeln die Ausführungen des Verfassers.

Als Schüler Meynert's kennzeichnet Anton die motorische Aphasie als Verlust bezw. Störung der „Bewegungsvorstellungen". Ich teile die Bedenken, welche Möbius gegen den Ausdruck „Bewegungs*vorstellung*" vorgebracht hat. Um klare Vorstellungen von dem, was ich beim Sprechen tue, handelt es sich, wie die innere Erfahrung lehrt, nicht: ich habe keine klare Vorstellung, welche Bewegungen ich mache, wenn ich etwas vortrage. Der Weg vom Willen, etwas zu sagen, bis zur Innervation der Sprachmuskeln liegt nicht im Bewusstsein. „Vorstellung" ist aber immer etwas Bewusstes. Motorische Aphasie ist also: Unmöglichkeit, Gedachtes in Sprachbewegungen umzusetzen, obwohl keine Muskellähmung besteht. Gaupp.

G. v. Voss: Der Hypnotismus, sein Wesen, seine Handhabung und Bedeutung für den praktischen Arzt. Sammlung zwangloser Abhandlungen aus dem Gebiete der Nerven- und Geisteskrankheiten, VII. Jahrg. Halle. C. Marhold, 1907.

Eine kurze, für den Praktiker bestimmte Darstellung. Verf. steht in allem Wesentlichen auf dem Standpunkt von Löwenfeld. Er beginnt mit einem geschichtlichen Ueberblick, erörtert die Begriffe Suggestion und Suggestibilität, schildert die Hypnose und ihre Erscheinungen, die Technik des Hypnotisierens und gibt in der „speziellen Hypnotherapie" eine Erläuterung, welche Krankheitszustände mit Hypnose behandelt werden können. Einige Mitteilungen über die Schwierigkeiten und die Gefahren der Hypnose und über ihre strafrechtliche Bedeutung beschliessen die Schrift. Gaupp.

Ludwig Wilser: Die Rassengliederung des Menschengeschlechts. Leipzig, Thüringische Verlagsanstalt. 1907.

In der kleinen Abhandlung gibt der bekannte Heidelberger Gelehrte eine Darstellung der Rassengliederung der Menschen. Es mag an dieser Stelle genügen, seine Einteilung mitzuteilen: I. Urgeschichtliche Rassen (Homo fossilis). 1. Der Vormensch (Proanthropus erectus). 2. Der Urmensch (Homo primigenius). 3. Urneger (Homo niger Var. primigenia sive fossilis). 4. Der Lössmensch (Homo mediterraneus varietates fossiles). 5. Der Renntierjäger (Homo priscus). 6. Die ältesten Rundköpfe (Homo brachycephalus var. fossilis). II. Lebende Rassen. A. Die farbigen Rassen. 1. Die schwarze Rasse (Homo niger). 2. Die rundköpfige Rasse (Homo brachycephalus). B. Weisse Rassen: 1. Mittelmeerrasse (Homo mediterraneus var. recens). 2. Nordeuropäische Rassen (Homo europaeus Linné). 3. Rundköpfige Rasse (Homo alpinus Linné). Gaupp.

Braun: Die gesetzlichen Vorschriften über die Unterbringung von Geisteskranken in den Württembergischen Staats- und Privat-Irrenheilanstalten nebst einem Anhang sonstiger einschlägiger Bestimmungen über Verpflegungsgeldersätze etc. sowie praktischer Formulare hierzu. Stuttgart, W. Kohlhammer. 1907. 154 S. Preis 2,40 Mk.

Das kleine Buch, dessen Inhalt aus seinem Titel hervorgeht, ist nicht nur für die württembergischen Aerzte und Verwaltungsbeamten, sondern auch für alle, die sich mit Fragen staatlicher und privater Irrenfürsorge befassen, von Interesse, sei darum auch in diesem Centralblatt empfohlen. Gaupp.

Hans Berger: Ueber die körperlichen Aeusserungen psychischer Zustände. Experimentelle Beiträge zur Lehre von der Blutzirkulation in der Schädelhöhle des Menschen. 2. Teil, 216 S. Mit drei Figuren im Text und einem Atlas von 11 Tafeln. Verlag von Gustav Fischer in Jena, 1907. Preis 20 Mk.

Der Verf. stellte sich die Aufgabe, Lücken des 1. Teiles seines Werkes (ref. in Bd. XVII, S. 27 dieser Zeitschrift), deren wesentlichste das Vorhandensein nur einer Versuchsperson war, zu ergänzen. Er konnte diesmal ausser seiner früheren Vp. (Vp. A. Str. mit umfangreichem Schädelknochendefekt über dem rechten Parietale) noch drei weitere hinzuziehen. Von diesen hatte Vp. 2 (E. M.) eine 3 : 5 cm grosse Knochenlücke in der Mitte des Scheitels rechts von der Sagittalnaht, Vp. 3 (A. K.) eine solche von 7 : 4 cm über dem linken Augenhöhlenrand. Vp. 3 litt an traumatischer Psychose, im übrigen waren beide gesund; bei Vp. 3 waren durch den Unfall in einem markstückgrossen Bezirk auch Dura und Rinde lädiert worden, doch zeigte er keinerlei Ausfallssymptome. Der 4. Teilnehmer (A. B.) war wegen Verdacht eines Kleinhirntumors trepaniert worden, wobei sich völlig normale Verhältnisse vorfanden. Es blieb ein Defect von 7 : 7 cm über der linken Kleinhirnhemisphäre. Der Kranke simulierte auch jetzt noch Symptome eines Kleinhirntumors, die unbeobachtet verschwanden, sonst war er gesund.

Technik und Anordnung der Versuche blieben in der Hauptsache die im ersten Teil beschriebenen. Ueber der Knochenlücke wurde wieder eine gutsitzende Guttaperchakapsel befestigt und durch einen Schlauch an die Mareysche Schreibkapsel angeschaltet. Pulse und Volumänderungen schrieben sich so durch Luftübertragung auf der berussten Kymographionschleife auf. Zur Kontrolle der Atmung diente ein Pneumograph; der rechte Arm lag, wie früher, im Lehmann'schen Plethysmographen.

Berger erwähnt, dass der Gummiärmel dieses Apparates nicht selten durch ungeschicktes Hineinschlüpfen des Armes gerissen sei und schlägt deshalb vor, den Arm der Vp. durch Seife oder dergl. schlüpfrig zu machen. Ref. möchte hierzu bemerken, dass man diesem Unglücksfalle auch begegnen kann, indem man vor dem Einführen des Armes an der Steigröhre oder dem dort ansitzenden Schlauche etwas ansaugt und dann die Oeffnung zuhält. Es entsteht so in dem Blechcylinder des Plethysm. negativer Druck, so dass sich der Gummiärmel nach innen, also in den Cylinder hinein ausspannt. Er bildet nun eine weite faltenlose Höhle, in die der Arm ohne Widerstand und ohne Gefahr des Anklebens frei hineingeführt werden kann. Wenn der Arm liegt, öffnet man wieder und die Gummihülle sinkt um den Arm zusammen, nunmehr lässt man das Wasser einlaufen usw. Auch das Herausnehmen des Armes kann in entsprechender Weise bewerkstelligt werden. Diese Methode ist völlig sicher und durchaus nicht zeitraubend.

Endlich trat bei vielen der besprochenen Versuche noch ein Kardiograph und der Brondgeestsche Pansphygmograph zur Aufnahme des Karotispulses in Tätigkeit. Diese beiden Apparate dienten einer im ersten Teile noch nicht benutzten Versuchsmethode, die hauptsächlich zur Kontrolle der damaligen Ergebnisse und ihrer Deutung hinzugefügt wurde.

Es ist dies die von Lehmann in seiner Psychodynamik ausgearbeitete Messung der Pulsverspätung. Das verspätete Eintreffen der Pulswelle an einem peripheren Gefässgebiet gegenüber einem central gelegenen ist abhängig von dem allgemeinen Blutdruck und von dem Tonus des betr. peripheren Bezirkes; mit dem Zunehmen beider steigt die Fortpflanzungsgeschwindigkeit der Welle, die Pulsverspätung nimmt ab. Da die beiden genannten Faktoren in verschiedener Weise sich ändern können, bleiben stets mehrere Deutungen für die einem Wechsel der Pulsverspätung zugrunde liegende Ursache möglich. Diese Erklärungsmöglichkeiten schränken sich ein durch die gleichzeitige Messung der Pulsverspätung an Hirn- und Armarterie. Die schliesslich erhaltene Deutung erreicht einen Grad von Wahrscheinlichkeit, der sich fast zur Gewissheit steigert, wenn die entsprechenden Versuche der früheren Arbeit. trotz ihrer andersartigen Methode, eine gleichlautende Erklärung verlangt hatten. B. wiederholte so an der gleichen Vp. die Versuche seiner früheren Arbeit, und in der Tat ergab auch die Messung der Pulsverspätung eine durchgehende Uebereinstimmung mit seinen früheren Untersuchungen; auch sie führte ihn zu den Sätzen:

„Eine geistige Arbeit geht mit einer Zunahme des Grosshirnvolumens und einer Steigerung der Pulsationshöhe desselben einher. Die Zunahme der Pulsationshöhe ist durch eine Erweiterung der Pialgefässe des Grosshirns bedingt, da sich gleiche Veränderungen am Armpuls nicht finden und ferner die Pulsverspätung an den Gehirngefässen zunimmt, während sie an den Armgefässen gleichbleibt." „Dasselbe gilt auch für Sinnesreize." „Unlustbetonte Empfindungen gehen mit einer Kontraktion, lustbetonte mit einer Erweiterung der Pialgefässe des Grosshirns einher." —

Die Hoffnung des Verf., bei Reizen, die geeignet schienen, ein in einer Hemisphäre lokalisiertes Zentrum in Tätigkeit zu versetzen, eine Erweiterung des Gefässgebietes dieser Seite durch den Nachweis einer Verschiedenheit der Pulsverspätung beider Karotiden dartun zu können, erwies sich als zu kühn.

Im folgenden Abschnitt wiederholte B. an den neuen Vp. 2 und 3 die Versuche, welche er in seinem älteren Werke nur an einer Vp. hatte anstellen können, mit der alten Methode. Auch die nun gewonnenen Plethysmogramme stimmen mit seinen früheren überein, so dass diese sich als eine allgemeingültige, nicht nur individuelle Reaktionsform herausstellten.

Bei einigen dieser Versuche, in denen die Vp. durch zufällige Ursachen in eine ärgerliche oder ängstliche Stimmung geraten waren, sah er zu seiner Ueberraschung eine beträchtliche Erschlaffung der Pialgefässe an Stelle der bei Unlust sonst beobachteten Kontraktion. Das gleiche fand Mosso mehrfach. B. gibt zu, dass vom Standpunkt der Wundt'schen Gefühlslehre eine plausible Erklärung naheliegt. Nämlich die, dass in den bemerkten Affekten ein Gefühl der Erregung zu dem Gefühl der Unlust hinzutrat und in der ihm eigenen Weise die Kurve beeinflusste. Da er indessen selbst mit Lehmann u. a. nur Lust und Unlust als Gefühle anerkennt, glaubt er in dem Hinzutreten lebhafter intellektueller Processe zu dem Unlustaffekt die Ursache der auffallenden Abweichung sehen zu dürfen, obwohl nach seinen eigenen Erfahrungen einfache intellektuelle Vorgänge es nicht vermögen, die durch Unlust erzeugte Kontraktion der Pialgefässe hintanzuhalten. Anerkennenswerterweise stellt er noch eigens Versuche an zur Aufklärung dieser Fragen, aber auch sie ergeben ihm keinen sicheren Hinweis für die Wundt'sche Dreiteilung nach Gefühlsrichtungen. Im Rahmen dieses Referates kann nicht näher auf diese rein psychologische Streitfrage eingegangen werden. Einem Anhänger der Wundt'schen Gefühlstheorie werden aber trotz der Gegengründe B.'s seine Versuche nach wie vor grade für diese Anschauung zu sprechen scheinen. Dass vier von den sechs Gefühlsqualitäten Wundt's mit einer Erweiterung der Pialgefässe, bei verschiedenartiger Reaktion am Arme, einhergehen, kommt Ref. jedenfalls nicht so auffallend vor, da doch auch den Gefühlsvorgängen psycho-physiologische Umsetzungen in der Hirnrinde zu supponieren sind, aus denen sich eine Neigung der Pialgefässe zur Erweiterung im Gegensatz zu den wechselnden Reaktionen der davon nicht beeinflussten Armarterien wohl genügend erklärt.

Den Bereich seiner ursprünglichen Aufgabe verlässt der Verf. durch ein Eingehen auf das Problem der Aufmerksamkeitsschwankungen. Er vermutet, dass man in den weiten Wellenzügen der Hirnkurve, die keinerlei Abhängigkeit von der Respiration zeigen, den Ausdruck solcher Apperceptionsschwankungen vor sich habe, da u. a. auch die zeitliche Länge dieser Wellen gut mit der festgestellten Dauer dieser Schwankungen übereinstimmt und diese Wellen grade bei intensiver Conzentration der Aufmerksamkeit besonders hervortreten. Auch in dem Wechsel der Pulsverspätung zeigten sich entsprechende Wellen. B. stellte sich nun die interessante Aufgabe, gleichzeitig mit der Aufnahme des Plethysmogramms die Aufmerksamkeitsschwankungen anderweitig festzustellen. Da subjektive Methoden bei der mangelnden Schulung seiner Vp. nicht zum Ziele führten, wählte er zu diesem Zwecke eine der Versuchsweisen Zoneffs. Hierbei hat die Vp. die Aufgabe, das Ende eines Drahtes eines dünnen Kupferstreifens, der in eine Ebonitplatte eingelassen ist, entlang zu ziehen. Abweichungen des Drahtes von dem Streifen, die ein Nachlassen der Aufmerksamkeit anzeigen, unterbrechen den Strom, dessen Pole die aufeinander geführten Metalle bilden, und schreiben sich mit dem Zeitmarkierer auf. In der Tat zeigte es sich, dass jedesmal das Abkommen des Drahtes in der Nähe eines Minimums der Pulsverspätung stattfand und auch im Hirnplethysmogramm lag diese Fehlermarkierung stets etwa beim tiefsten Stande der Kurvenwelle. Hiernach sind diese Wellen der Hirnkurve als die physischen Begleiterscheinungen der Aufmerksamkeitsschwankungen anzusehen.

Man könnte gegen diese Schlussfolgerung B.'s vielleicht einen Einwand erheben. Es ist nämlich wohl nicht ganz auszuschliessen, dass die Vp. es merkten, wenn sie im Begriff waren, abzugleiten oder wenn sie abgewichen waren, hierdurch in ein leichtes Erschrecken, eine Spannung oder dergl. gerieten und dass dieser psychische Zustand, nicht die Aufmerksamkeitsschwankung als solche die Volumänderung verursachte. Allerdings spricht u. a. der gleichmässige Ablauf der Wellen, die den Volumschwankungen, wie sie ohne den begleitenden Zoneff'schen Versuch so oft beobachtet wurden, völlig zu entsprechen scheinen, durchaus gegen diesen Einwurf.

Die Erfahrungen, welche B. an der vierten Versuchsperson mit einem Schädeldefekt über dem Kleinhirn gewann, kommen darauf hinaus, dass weder Sinnesreize und intellektuelle Arbeit noch Lust und Unlust, ja nicht einmal Schreck eine Einwirkung auf die Kleinhirngefässe zu haben scheinen. Ebenso hat die Aufmerksamkeitsspannung keinen wesentlichen Einfluss auf das Kleinhirn, und auch die mehrerwähnten wellenartigen Schwankungen des Grosshirnvolumens fehlen hier; es zeigen sich nur Volumänderungen gleichzeitig mit solchen der Armkurve.

Gestützt auch auf die Arbeiten Burckhardt's und Stern's vermutet B., dass die körperlichen Begleiterscheinungen der Aufmerksamkeitsschwankungen abhängig sind von der wechselnden Sauerstoffzufuhr, gleichbedeutend mit wechselnd starken kortikalen Dissimilationsprocessen. Die beobachteten periodischen Volumwellen der Hirnkurve entsprechen einem Wechsel der Arterienweite und somit der Sauerstoffszufuhr. Verf. nimmt an, dass der Biotonus (Verhältnis von Assimilation zu Dissimilation, siehe Teil 1) die Weite der Arterie bestimmt. Wenn nun bei starker psychischer Concentration die Dissimilation überwiegt, ist eine Gefässverengerung die Folge, welche wiederum die Dissimilation herabsetzt. Hierdurch kann nun aufs neue eine Erweiterung der Gefässe folgen, die an sich schon zu rhythmischer Tätigkeit neigen. In dieser Gefässwelle ist also ein zweckmässiger Reflex zur Erhaltung der Leistungsfähigkeit der Hirnrinde zu sehen.

Im letzten Kapitel seiner Arbeit stellt B. in Auseinandersetzung mit anderen Forschern die Hypothese auf, dass zwischen Nervenprocessen und psychophysischen Vorgängen nur quantitative Unterschiede bestehen, d. h. Unterschiede in der Schnelligkeit und Intensität der ihnen zugrunde liegenden Dissimilationen. Ferner beschäftigt er sich mit den Erfahrungen beim gleichzeitigen Auftreffen zweier Reize und lehnt die Annahme des Abfliessens einer hypothetischen Hirnrindenenergie zu den in Tätigkeit gesetzten Bezirken ab. Er glaubt, wohl mit Recht, durch die Vorstellung einer gegenseitigen Hemmung bezw. Bahnung solcher Reize, neben der Wirkung des durch die Inanspruchnahme an zwei Stellen verminderten Blutzuflusses, den tatsächlichen Verhältnissen besser zu entsprechen.

Der zweite Teil dieser Untersuchungen Berger's bietet somit alles in allem genommen nicht nur eine treffliche Ergänzung, sondern zugleich eine erhebliche und wesentliche Erweiterung seiner älteren Forschungen.

Busch (Tübingen).

III. Vereinsbericht.

XXXII. Wanderversammlung der südwestdeutschen Neurologen und Irrenärzte in Baden-Baden, am 1. und 2. Juni 1907.

Bericht von Privatdozent Dr. **Bumke** (Freiburg).

Eröffnung der Versammlung durch Herrn Wollenberg (Strassburg i. E.), der geschäftliche Mitteilungen macht und dann der Toten des letzten Jahres: Moebius, Wildermuth und Thomas gedenkt. Den Vorsitz der

I. Sitzung

übernimmt Herr Moritz (Strassburg i. E.).

1. erfolgen zunächst mehrere Demonstrationen:

Weygandt: Beitrag zur Aphasielehre, mit Krankenvorstellung.

Der Fall Voit ist in der Literatur als Grashey'scher Fall oder amnestischer Aphasiefall bekannt; eine stattliche Reihe von Arbeiten befasst sich mit ihm, darunter zwei Habilitationsschriften. Auch in der Badener Versammlung wurde vor 10 Jahren über ihn vorgetragen durch Wolff.

Am 11. November 1883 erlitt der damals gesunde Mann einen Unfall durch Sturz von der Treppe. Er wurde bewusstlos mit einer Kopfwunde fortgetragen, eine Basisfraktur mit Veränderung der 3. Stirnwindung und grösserem Contusionsherd wurde angenommen und eine sich daran anschliessende Paralyse als wahrscheinlich angesehen. Klinisch am auffallendsten war die mangelhafte Artikulation; ferner war zu bemerken träge Zuckung im rechten Facialisgebiete, die Zunge war rechts schmäler, der rechte Musc. orbic. war gelähmt; rechts bestand Hypalgesie. Das Gesichtsfeld war eingeengt. Das Gedächtnis war schwach, die Intelligenz schien abzunehmen.

Unter den lokalisatorischen Deutungen sei die von Wernicke hervorgehoben, der einen Herd in der optischen Sphäre annahm, und die von Freud, der einen Herd in der akustischen Sphäre vermutete.

Grashey unterzog den Fall eingehenden Prüfungen. Er stellte fest, dass Voit Gesehenes erkannte, also sein Centrum für Objektbilder intakt war, dass er ferner Gesprochenes verstand, also das Centrum für Klangbilder intakt sein musste. Der Patient fand zum Klangbild das Objektbild, aber nicht zum Objektbild das Klangbild. Eine Unterbrechung dieser Verbindungsbahn würde sich nur in gekünstelter Weise annehmen lassen. Zur Erklärung wurde vielmehr darauf hingewiesen, dass jedes Wort successive entsteht und jeder Buchstabe eine gewisse Zeit, etwa 0,06 Sekunden, nötig hat, während die Objektbilder relativ fertig sind. Das Klangbild erforderte somit mehr Zeit, dazu aber reichte bei Voit das kurze Gedächtnis nicht aus. Jedoch unterstützte er das Gedächtnis, indem er schreibend das Klangbild fand.

Dieser eigenartige Befund, dass der Patient sich erst das Wort hinschreiben musste, ehe er es aussprechen konnte, veranlasste dann Sommer zu weiteren detaillierten Untersuchungen. Er stellte fest, dass Voit, wenn man ihm die rechte Hand festhielt, mit der linken Hand zu schreiben suchte; wenn man ihm auch diese festhielt, mit den Beinen; ja wenn auch diese festgehalten wurden, mit der Zunge; wenn auch die Zunge fixiert wird, im Zustande totaler Fesselung, konnte Voit sich kein Klangbild in das Bewusstsein rufen. Vorgesprochene Teile eines Wortes, z. B. Freu statt Freund, vermochte er noch nicht zu erkennen.

Wolff hat später darauf aufmerksam gemacht, dass zunächst eine Schriftvorstellung auftaucht, da Voit sofort richtig F, V oder Ph zu schreiben beginnt, je nachdem man ihn veranlasst, die Bezeichnung Fisch, Vogel oder Photograph mit ihrem gleichen Anlaut und ihrer verschiedenen Sprachweise wiederzugeben.

Fernerhin wies Wolff darauf hin, dass Voit Eigenschaften nicht schreibend zu finden vermochte. Die Fragen: Welche Farbe haben die Blätter? Wieviel Beine hat das Pferd? Ist der Zucker bitter? Schreit der Hahn miau? usw. wusste er zunächst nicht zu beantworten. Erst dann, wenn er sich die Eigenschaften anschaulich gemacht hatte, konnte er sie schreiben und daraufhin aussprechen. Auf die Frage: Wie sind die Blätter? ging er ans Fenster, sah sich erst Blätter an und sagte dann schreibend: Grün. Auf die Frage: Sind die Menschen auf der Strasse nackt? sah er wieder zum Fenster hinaus, sah sich Leute an und sagte dann: Nein, Kleider. Auf die Frage nach der Farbe des Blutes drückte er sich erst eine Acnepustel auf und sagte dann schreibend: Rot. Bei nichtsinnlichen Eigenschaften jedoch gab er richtige Antworten, besonders wenn er in frischer, guter Stimmung war. Auf die Frage: Was ist der, der alles vergisst? sagte er: Dumm, faul. Gefragt: Sind Sie ein elender Lump? wehrte er lachend ab. Es wurde somit eine allgemeine Schwäche der Reproduktion von Erinnerungsvorstellungen festgestellt. Voit erschien als der Mensch der sinnlichen Anschauung. Die Annahme eines Apperzeptionszentrums im Sinne von Wundt würde die Hauptsachen dieses Befundes erklären.

Von den übrigen Autoren, die sich mit dem Falle abgegeben haben, sei nur noch v. Monakow hervorgehoben, der unter der nicht ganz zutreffenden Annahme, dass der Fall in Genesung übergegangen sei, den Nachdruck auf die verzögerte Perzeption legte und die Erklärung in einer funktionellen Aphasie zweifellos traumatisch-hysterischen Ursprungs suchte.

Der heutige Status zeigt einen blühend aussehenden, etwas fettleibigen und leicht kongestionierten Mann, der eher jünger aussieht, als seinem Alter von 50 Jahren entspricht. Der VII rechts ist paretisch, besonders in dem oberen Teile, doch besteht keine Entartungsreaktion mehr. Häufig zeigt sich Tic convulsiv. Eine leichte Struma findet sich. Die Pupillen und Augenbewegungen sind normal. Tremor besteht nicht. Der Händedruck ist beiderseits kräftig. Die Herztätigkeit ist langsam, 48—60 Schläge in der Minute. Die Patellarreflexe sind zeitweise ein wenig lebhaft, der rechte dann stärker als der linke. Der Fussohlenreflex ist lebhaft. Babinski und Fussklonus liegen nicht vor.

Voit erklärt nun, dass er sprechen könne; nur in der Aufregung falle es ihm etwas schwer. Er sagt, er könne auch ohne Mühe das öffentliche Telephon benützen. Ausführlich erzählt er von seinem wechselvollen Schicksal, in fliessender Rede, wenn auch manchmal ein Anakoluth vorkommt oder Unsicherheit bei einem Namen besteht. Das Sprechen ist wohl begleitet von einigen Mitbewegungen im Gesichte und an den Fingern, manchmal werden Flickwörter benützt wie Dingsda, aber von dem früher mehrfach beschriebenen Schreiben ist jetzt nichts mehr zu finden.

Der Patient gibt wohl an, anfänglich sei ihm das Sprechen schwer gefallen, so dass er sich alles aufschreiben musste, dann habe sich das aber gebessert, bis es nach einem weiteren Unfalle wieder schlimmer geworden wäre, jetzt aber sei wieder Besserung eingetreten. Das Fingerschreiben habe er gewöhnlich nur angewendet, wenn er ängstlich war, was allerdings bei den ärztlichen Untersuchungen früher der Fall gewesen sei. Treffend betont er, die Stadt Würzburg hätte ihm 1889 gewiss nicht das Bürgerrecht gegeben, wenn er damals durch sprachliche Mängel arbeitsbeschränkt gewesen wäre. Auffassungsreaktionen mit Zeitmessung ergaben, dass er Gegenstände und Bilder der verschiedensten Art ganz richtig zu benennen versteht und nur wenig langsamer reagiert als ein andauernd gesunder Mensch; 1,4—1,5 Sekunde beträgt seine Auffassungsreaktionszeit im Durchschnitt.

Ferner ist zu konstatieren, dass Voit jetzt auch sinnliche Eigenschaften richtig anzugeben weiss. Etwas schwieriger fiel es ihm einmal, auf den Ausdruck bitter zu kommen. Er bildet auch Begriffe höherer Ordnung und kann subsumieren etc. Er ist durchaus besonnen, geordnet, über Ort und auch Zeit orientiert, er berechnet das Datum über 8 Tage, findet sich im Kalender zurecht. Er rechnet mittelmässig, hat allerdings gegenwärtig auch keinerlei Uebung darin. Immerhin bringt er Aufgaben wie den Zinsertrag von 400 Mark zu $4^1/_2$ % oder schriftliche Additionen 4 stelliger Zahlen fertig. Er weiss heute noch das Aussehen mancher seiner ärztlichen Untersucher, so von Grashey und Sommer, anzugeben.

Zur Klärung seiner auffallenden Angabe, dass seine anfänglichen Störungen besser, dann nach einem weiteren Unfalle aber wieder schlechter geworden seien, während sie heute geringfügig erscheinen und die damals charakteristische Sprachstörung gar nicht mehr vorliegt, muss man die Beziehungen zwischen Unfall und Entschädigung bei Voit berücksichtigen. Der erste Unfall von 1883 geschah durch eigenes Verschulden, ein Entschädigungsanspruch bestand nicht, nur eine einmalige Unterstützung von 200 Mark war gewährt. Nach geraumer Zeit trat Erholung von den damaligen Unfallfolgen ein. Voit nahm wieder Arbeit an, war bei mehreren Firmen tätig, meist als Brauer, und leistete volle Arbeit. Ein Obermälzer sagte, als Zeuge vernommen, aus, dass gerade zu wichtigeren Arbeiten Voit verwandt wurde. Ein Brauereidirektor erklärte, dass bei Voit von auffallender Störung des Sprachvermögens oder Gedächtnisschwäche nichts zu bemerken war. Voit zeigt heute noch sein Arbeitsbuch vor, nach dem er mit dem Versand von Bierwagen beschäftigt war; er hatte dabei schriftliche Controlle zu führen und die versandten Quantitäten rechnerisch zu bestimmen. Mittlerweile heiratete er und zeugte gesunde Kinder.

Der zweite Unfall vom 17. Januar 1893 brachte einen Schlüsselbeinbruch mit zunächst 45 % Erwerbsfähigkeitsherabsetzung, doch trat bald Heilung ein.

Am 21. Januar 1895 erlitt Voit einen dritten Unfall: Quetschung durch einen Eisenbahnwagen, Bruch des linken Vorderarmes, ferner der Rippen rechterseits und Zerreissung der Pleura und Verletzung der Lunge rechts. Hierauf war das Befinden in jeder Hinsicht schlecht, auch die Sprachstörung trat wieder auf und Voit erhob Unfallentschädigungsansprüche an die Eisenbahn. 15 Gutachten wurden bisher von der Bahn eingeholt. Bei einer Untersuchung in der inneren Klinik 1904 wurde festgestellt, dass Voit langsam antwortet, erst den Wortlaut suchen muss, dabei Hände und Finger benützt und auch mit den Gesichtsmuskeln zuckt. Zeitweise erschien auch die Orientierung gestört. Die Patellarreflexe waren lebhaft gesteigert. Ferner zeigte sich eine abgelaufene Pleuritis mit Schwartenbildung und Verwachsung des komplementären Sinus. Auch Störung von Geruch, Geschmack, Gehör, sowie Parese des rechten Arms und der Hände wurde damals festgestellt und auf Grund des Zustandes volle Arbeitsunfähigkeit angenommen.

Die Rentenfrage wurde nun von Seiten der Bahn dahingehend gestellt: Ist der Verletzte schon vor der 3. Verletzung infolge seiner Sprachstörung arbeitsunfähig oder erwerbsbeschränkt gewesen, oder war er zur Zeit der Verletzung im Besitze voller Erwerbsfähigkeit, so dass er lediglich durch die Folgen der schweren Verletzung vom 21. Januar 1895 heute erwerbsunfähig wäre? Somit hat Voit selbst das grösste Interesse daran, dass die Folgen der ersten Verletzung recht geringfügig erscheinen, weil er ja für die erste Verletzung mit der damaligen Sprachstörung keine Entschädigung beanspruchen kann. Wie wir sehen, spricht Voit in der Tat jetzt ausreichend gut, so dass er dadurch nicht erwerbsvermindert wäre.

Wir haben also im Verlaufe der Krankheitsgeschichte einen auffallenden Wechsel der Erscheinungen:

1. nach Unfall I Erschwerung der Auffassung, Association und Reproduktion, besonders in der Erregung;
2. Besserung bis zur völligen Erwerbsfähigkeit und Heirat;
3. Verschlechterung nach dem dritten, den Thorax treffenden Unfall;
4. gegenwärtig nur geringe Schwierigkeit beim Wortfinden, aber doch immerhin ein Sprechen ohne die Hilfe des Schreibens und ohne Versuch, sich die Eigenschaften erst anschaulich zu machen; dabei etwas schwerfällige Auffassung.

Würde die Sprachstörung sich lediglich zurückgebildet haben, so könnte man daran denken, dass für den verletzten Hirnteil ein anderer vikariierend eintritt. Hier aber, wo Störung, Besserung, Störung und wieder Besserung aufeinander folgten, ist jene Erklärung ganz unzureichend. Wir müssen vielmehr zu einer Erklärung des Phänomens Beobachtungen aus der normalen Psychologie heranziehen. Wir müssen denken an die normalen Differenzen in der Auffassung und Reproduktion, vor allem an jene mannigfachen individuellen Unterschiede, wie sie besonders auf dem Gebiete des Melodiegedächtnisses existieren, das zu seiner Betätigung ja auch vielfach motorischer Hilfen bedarf. Schulkinder finden auch vielfach die richtige Orthographie schreibend. Es gibt zahlreiche Personen, die beim Sprechen malende Gesten zu Hilfe nehmen, vor allem in der Ermüdung. Das Versagen der Sprache lässt sich durch Hemmungen erklären, die bei Normalen auch nicht selten eine Rolle spielen in momentaner psychischer Erregung, so zwar, dass manche gelegentlich ihren eigenen Namen nicht zu nennen vermögen. Auch die sinnlichen Hilfen sind im normalen Leben verbreiteter, als es zunächst scheinen möchte. Wenn wir nach der Farbe einer weniger gebräuchlichen Briefmarke gefragt werden, etwa einer 30 Pfennig-Marké, so suchen wir es uns anschaulich zu machen, indem wir etwa einen Eilbrief aus der Tasche ziehen, oder auf Umwegen suchen wir es zu erreichen, indem wir bei der Frage einer 20 Pfennig-Marke etwa an eine Postanweisung denken.

All dieses tritt in verstärktem Masse auch bei pathologischen Fällen auf, bei denen eine Commotio cerebri nicht eine lokalisierte Störung in der Sprachregion, sondern eine allgemeine psychische Hemmung hervorgerufen hat. Die eigenartigen Hilfen sind wohl gelegentlich auch weiter ausgebildet worden durch eine gewisse Dressur infolge der vielen Untersuchungen; auch kann die Suggestion des interessanten Falles dazu beitragen, dass sich ein Patient gerade nicht mehr bemüht, seine Beschwerden zu überwinden. Vor allem einflussreich war aber bei Voit gewiss die erwähnte Vorstellung der Rentenrücksicht. Früher wollte er recht krank erscheinen, weshalb er bei Untersuchungen sehr zurückhaltend im Sprechen überhaupt war. Jetzt hat er alles Interesse daran, gut zu sprechen, und er kann es. Eine Basisfraktur oder eine anderweitige organische Alteration ist gewiss nicht in Abrede zu stellen. Deren Aeusserungen wurden jedoch zweifellos bald überlagert durch funktionelle Störungen. Gerade die auffallende Sprachstörung bei Voit ist daher nicht durch Herd und Leitungsunterbrechung bedingt, sondern lediglich funktionell.

Becker (Baden-Baden) demonstriert einen Fall von Sklerodermie, der während fünf Jahre auf die verschiedenste Weise behandelt war; u. a. mit Thiosinamininjectionen, Massage, Schwitzbädern, Tallermann, Fango, Salol, Bier'scher Stauung, Schilddrüsentabletten. Damit erreichte man immer nur geringe Besserungen, die der heimatlichen Winterkälte nicht standhielten und das Fortschreiten der Krankheit nicht zu ändern vermochten. Im letzten Sommer durch gründliche Massage, mässige Fangobehandlung, Sonnenbäder, Sajodin, Halbbäder (unter steter Berücksichtigung des Allgemeinzustandes des Kranken) ganz wesentliche allgemeine Besserung, die durch einen Winteraufenthalt im Süden festgehalten bezw. gefördert wurde.

Stark (Karlsruhe): Zur Pathologie der Gehirngeschwülste (mit Demonstration).

St. berichtet über eine 60 jährige Patientin, die seit 10 Jahren an einer Gehstörung, seit 3—4 Jahren an Schwindel und Kopfschmerz leidet, seit etwa 3 Jahren am Stock gehen muss und seit mehreren Jahren rechts schwerhörig ist. Familienanamnese ohne Besonderheit. Befund bei der Aufnahme am 21. III. 06: Sensorium klar, Intelligenz, Sprache gut. Gang steif, spastisch paretisch mit Vorherrschen der spastischen Erscheinungen. Beiderseits Babinsky und gesteigerte Patellarreflexe. Sensibilität normal. Beiderseits Stauungspapille r. > l. Gehirnnerven: r. = Parese des mittleren und unteren Facialisastes, nervöse Schwerhörigkeit — Taubheit, rechte Zungenhälfte atrophisch; l. = Lähmung des Trigeminus (l. Gesichtshälfte gerötet, vermehrter Turgor, Sensibilität für alle Qualitäten herabgesetzt, motorischer Ast normal.)

Verlauf: Anfangs Kopfweh, das später verschwand, öfters Erbrechen, Gang bald unmöglich. Puls dauernd erhöht, allmählich eintretende Atrophie der r. Papille. R. Facialis: Parese aller 3 Aeste, l. Gesichtshälfte complette Anästhesie, auch der Cornea.

Atrophie beider Zungenhälften. Zunehmende Schwäche, zunehmende Arteriosklerose. 2. IX. 07 Exitus. Diagnose: Da allgemeine Tumorsymptome (Kopfschmerz, Schwindel, Erbrechen, Stauungspapille) und Herdsymptome (l. Erkrankung des Nerv V und VII; rechts des Nerv VII, VIII, XII), ferner Pyramidenbahnerkrankung (Spasmen beider Beine, Babinski, gesteigerte Patellarreflexe) wurde die Diagnose auf Pons-Oblongatatumor gestellt.

Auffallend war dabei die doppelseitige Hirnnervenerkrankung.

Dreimal wurde Lumbalpunktion gemacht: Bei der ersten kein vermehrter Druck, keine Leucocythose, bei der zweiten Punktion: kein vermehrter Druck, Lymphocythose, bei der dritten Punktion: kein vermehrter Druck, bernsteingelbe, trübe, gelatinöse, dick absetzende Flüssigkeit, die grosse Massen oxalsauren Kalks in Briefkuvertform enthält, ferner Fetttröpfchen. Dicke Gerinnung beim Kochen.

Anfang November 1906 begann aus dem rechten Nasenloch eine klare Flüssigkeit abzuträufeln von $^1/_4$ $^0/_{00}$ Albumen, spez. Gew. 1011—1012, reichlicher Lymphocythose und Leucocythose. Täglich aufgefangene Menge 50—60 ccm. Nasenbefund normal.

Diagnose: Cerebrospinalflüssigkeit. Injektion von Methylenblau in den Duralsack in Lumbalgegend, die Nasenflüssigkeit ändert ihre Farbe nicht: keine Communication. Die Dura musste also durch den Tumor an einer Stelle zerstört sein und den Duralsack in zwei nicht communicierende Abschnitte geteilt haben.

Sektion: Kleinapfelgrosser Tumor im Kleinhirnbrückenwinkel, der die rechte Pyramide und die deckende Dura zerstört hat. Träufelt man an dieser Stelle des Schädels Wasser auf, so läuft dasselbe durch die Nase ab. Der Tumor hat die rechte Pons-oblongata-Gegend zur Hälfte vollkommen comprimiert, Facialis und Acusticus sind in demselben aufgegangen, der Trigeminus ist zu einem schmalen Band zwischen Pons und Tumor comprimiert.

Ein Teil der rechten Kleinhirnhälfte ist in den Tumor aufgegangen.

Das Bild deckt sich vollkommen mit einem von Oppenheim 1889 in der Gesellschaft der Charitéärzte demonstrierten Tumor, der sich als Acusticustumor erwies. Auch in diesem Falle handelt es sich um einen Acusticustumor. Dass der Tumor vom Nerv, nicht von Kleinhirn oder Dura ausgeht, beweist ein kleiner kirschkerngrosser zweiter Tumor, der im Ursprung des linken Trigeminus, diesen in sich aufnehmend, gelegen ist. Mikroskopisch handelt es sich um ein Gliosarkom.

Bemerkenswert ist in dem Falle: 1. Die Multiplicität der Nerventumoren. 2. Der Abfluss der Cerebrospinalflüssigkeit durch die Nase. 3. Der Oxalatgehalt der bernsteingelben Cerebrospinalflüssigkeit und 4. die Zweiteilung des Duralsackes durch den Tumor.

Dinkler (Aachen) berichtet über drei Fälle von progressiver perniciöser Anaemie mit spinalen Veränderungen. Im ersten Falle waren klinisch keine Erscheinungen von seiten des Rückenmarkes nachweisbar, während anatomisch kleine keilförmige typische Degenerationsherde im Halsmark nachgewiesen wurden. Im zweiten Fall handelte es sich der Schwere der spinalen klinischen Erscheinungen entsprechend um regellos verteilte Herde im Bereiche des ganzen Rückenmarkes; von einer systematischen Erkrankung des Rückenmarkes war keine Rede. (Demonstration der Marchi-Präparate.) Der dritte

Fall zeigte schwere spinale Erscheinungen sowie Netzhautblutungen und kam zur völligen Heilung. Nähere Mitteilung a. a. O.

W. Erb (Heidelberg): Ueber Diagnose und Frühdiagnose der syphilidogenen Erkankungen des centralen Nervensystems.

E. weist darauf hin, dass trotz der nach langem Kampfe jetzt endgültig entschiedenen Frage des Zusammenhangs von Tabes und Paralyse mit der vorausgegangenen Syphilis das Interesse an dieser Frage noch keineswegs erloschen, vielmehr noch gesteigert sei, dass noch manche wichtige Details der Entscheidung harrten und immer neue Probleme auftauchten.

An der Hand neuer Casuistik möchte er einige von diesen kurz besprechen. Zunächst die so wichtige Frühdiagnose der Tabes, die Kenntnis der initialen, leichten, incompletten und abortiven Formen derselben. Besonders wichtig hier das Symptom der reflectorischen Pupillenstarre, der Miose, Mydriasis und verwandter Pupillenphänomene. Ansicht der Franzosen darüber: Die spinale Miosis ist stets ein Zeichen vorhandener Lues; Ansicht von Möbius: Sie ist bereits beginnende Tabes. Beide haben bis zu einem gewissen Grade recht. Redner skizziert kurz fünf Fälle, in welchen es ihm (in 3—9 jähriger Beobachtung) gelungen ist, aus der anfangs ganz isoliert vorhandenen reflect. Pupillenstarre die spätere Entwicklung der Tabes zu verfolgen. In allen Fällen war sicher Lues vorhanden, aber eine Lumbalpunktion nicht gemacht worden. Sie sind für beide Ansichten zu verwerten.

In weiteren fünf Fällen bestand eine spinale Miosis schon längere Zeit, ohne jedes weitere Symptom von Tabes; in dreien war Lues nicht nachweisbar, in zweien davon wurde die Lumbalpunktion mit negativem Befund (keine Lymphocytose!) gemacht.

E. weist darauf hin, dass in solchen Fällen die genaueste Untersuchung auf die objectiven Initialsymptome, die bekannt sind, zur Sicherung der Diagnose stattfinden müsse. — Besonders wichtig sei hier die Heranziehung der Lumbalpunktion als diagnostisches Hülfsmittel; er erwähnt das fast constante Vorkommen einer deutlichen Pleocytose (Vermehrung der zelligen Elemente, besonders der Lymphocyten) in der Lumbalflüssigkeit bei Tabes und Paralyse, betont aber, dass diese Untersuchung noch wesentlich ausgebildet und verfeinert werden müsse. — Er teilt dann einige casuistische Belege für ihren grossen Wert, aber auch für ihr gelegentliches Versagen und ihre Unsicherheit mit; speciell drei Fälle, in welchen die drohende oder bereits in der Entwicklung begriffene Tabes durch die Pleocytose nachgewiesen wurde; drei andere, in welchen das Ergebnis negativ, aber auch dadurch nicht bedeutungslos war. Es folgt ein Exkurs über die drei hier vorliegenden Tatsachen: die Pupillenstarre, die Tabes und die Pleocytose, ihren zeitlichen und örtlichen Zusammenhang, ihre Beziehungen zur Syphilis und zu den bis jetzt bekannten anatomischen Veränderungen (mit Hinweis auf die wichtigen Ergebnisse von Osc. Fischer an den Meningen). Die drei Facta können getrennt, jedes für sich, oder auch alle drei gleichzeitig vorhanden sein, in verschiedenen Reihenfolgen auftreten — alles dies ist zweifellos zurückzuführen auf die zugrunde liegende Syphilis und ihre launenhaften Localisationen.

Nur weitere und bei den einzelnen Kranken mehrfach wiederholte Lumbalpunktionen können diese Verhältnisse definitiv aufklären; das hat aber grosse Schwierigkeiten.

Redner erwähnt noch zwei Falle, in welchen das positive Ergebnis der Lumbalpunktionen (Pleocytose) anfangs die Diagnose irreleitete und Syphilis anzunehmen gestattete, bis sich im weiteren Verlauf Tumoren im Gehirn und am Schädel herausstellten.

Trotzdem bleibt die Lumbalpunktion in allen Fällen, wo Syphilis anamnestisch oder durch die Untersuchung nicht nachweisbar ist, von bedeutendem diagnostischem Wert.

Redner berührt dann die Frage, ob der Lumbalpunktion auch bei anderen syphilidogenen Affectionen des centralen Nervensystems, als der Tabes und Paralyse, ein ebenso hoher Wert zuzusprechen ist, ob sie auch hier die ja nicht selten unsicher fundierte Diagnose zu stützen vermag; das scheint ihm noch nicht genügend festzustehen; er erwähnt zwei Fälle, in welchen die Diagnose auf syphilitische Cerebrospinalaffection klinisch vollkommen sicher gestellt erschien und doch die Lumbalpunktion keine Pleocytose ergab. Nach einigen Bemerkungen darüber, wie sich dies etwa erklären liesse, wird auf die Notwendigkeit weiterer Untersuchung hingewiesen.

Zum Schlusse findet E. eine höchst erfreuliche Ergänzung unserer diagnostischen Hülfsmittel in der neuerdings — mit der Möglichkeit, die Syphilis experimentell am Affen zu studieren, und mit dem Nachweis des Syphiliserregers zur eingehenden Bearbeitung gekommenen — serodiagnostischen Untersuchung: es wurde eine specifische serodiagnostische Reaction auf Syphilis, auf ihre Antigene und deren Reactionsproducte, die Antikörper gefunden; der Nachweis dieser specifischen Antikörper gelingt auch u. a. in der Lumbalflüssigkeit, und hier bedeutet dieser Nachweis — nach Ansicht der massgebenden Forscher, Neisser, Wassermann, Schütze, Morgenroth u. a. — mit Sicherheit, dass das betr. Individuum zu irgend einer Zeit mit Syphilis durchseucht war oder es noch ist.

Trotz der höchst subtilen und mit vielen Cautelen und Controllen zu umgebenden Methode ist der Nachweis bei Tabes und Paralyse mit zweifelloser Sicherheit gelungen und spricht, nach Ansicht der Autoren, sehr dafür, dass diese Krankheiten direct von der Syphilis abhängen. — Redner führt die bisher gefundenen Resultate bei Paralyse, Tabes und sonstiger luetischer cerebrospinaler Affection an; sie sind besonders wichtig, weil durch sie die Schwierigkeiten des positiven Nachweises einer früheren syphilitischen Durchseuchung, die ja oft unüberwindlich sind, beseitigt werden. — Und es ist zu hoffen, dass auf diesem Wege auch die Frage des Zusammenhangs der Tabes (und Paralyse) mit der Syphilis, für dessen Anerkennung die Anhänger der sog. Fournier-Erb'schen Lehre so lange gekämpft haben, unstreitig und in bejahendem Sinne entschieden wird.

Nonne (Hamburg) legt mikroscopische Präparate von zwei Fällen vor, in denen es sich um das klinische Bild der spastischen Spinalparalyse bei luetisch infiziert gewesenen Personen gehandelt hat. Im ersten Fall handelte es sich um einen 41 jährigen Bahnbeamten, welcher mit 25 Jahren syphilitisch inficiert war und bei dem sich sechs Jahre nach der Infection die ersten Zeichen des Rückenmarksleidens zeigten. Pat. war fünfmal auf der Abteilung von Nonne im Eppendorfer Krankenhause und starb schliesslich an einer Apoplexia cerebri. Es fand sich anatomisch eine primäre Degeneration in Pyramidenseitensträngen des Rückenmarks, vom mittleren Dorsalteil aufwärts bis ins Halsmark hinein, anschliessend eine schmale Randdegeneration bis an die Medianfissur, ausserdem eine Leptomeningitis posterior im Cervikal- und Dorsalmark, sowie eine Endarteritis proliferans in den hinteren Wurzeln des Cervikal- und Lumbalteils. — Im zweiten Falle handelte es sich um ein 40 jähriges weibliches Individuum, welches 14 Jahre vor ihrem Tode extragenital (Lippenschanker) inficiert war. Erstes Auftreten des Rückenmarksleidens vier Jahre nach der Infection, vorübergehende Besserung nach einer Quecksilber- und Jodkur, dann Zunahme der spastischen Erscheinungen. Tod im Krankenhause an Decubitus und secundärer Sepsis. Rückenmarksbefund: Primäre Sklerose in den Pyramidenseitensträngen mit äusserst geringer Randdegeneration im Cervikalmark, geringe Leptomeningitis posterior im Cervikal- und Dorsalteil. — Im ersten Falle reichte die Pyramidendegeneration bis in die Medulla oblongata hinein und verlor sich weiter aufwärts; im zweiten Falle hörte die Degeneration gleich oberhalb der Pyramidenkreuzung auf. Das Gehirn zeigte im ersten Falle eine Arteriosklerose der Arterien, war im übrigen normal. Im zweiten Falle zeigte sich am Hirn überhaupt keine Anomalie. Im ersten Falle Orchitis fibrosa duplex, glatte Atrophie des Zungengrundes. Im zweiten Falle keine Residuen von Syphilis an den inneren Organen. (Schluss folgt.)

IV. Referate und Kritiken.

Italo Rossi: Sur la pathogenie des altérations médullaires survenant au cours du mal de Pott.

(Aus d. Laboratorium d. Raymond'schen Klinik. Archives de Neurol. XII, 1905.)

Der erste Teil der sehr fleissigen Arbeit gibt einen erschöpfenden Ueberblick über die Literatur und bespricht besonders eingehend die Theorien über das Zustandekommen der Veränderungen des Rückenmarks beim malum Pottii, also, die directe Compression durch den Knochen und käsige (pachymeningitische) Auflagerungen, die Obliteration der Lymphgefässe und Venen mit folgender Stase und Oedem, die Obliteration der Arterien der Pia oder des Markes mit folgender Anämie oder Ischämie, schliesslich eine rein toxische Entzündung. Verf. bereichert die Kasuistik mit vier genau untersuchten Fällen.

1. Klinisch: Spastische Paraplegie der Beine mit Sphincterenlähmung und Sensibilitätsstörungen.

Keine Deformierung der Wirbelsäule. Caries der Wirbelkörper (2.—4. Dorsal-Wirbel). Eine dicke, nach oben und unten sich verjüngende pachymeningitische Auflagerung umgibt die linke Hälfte des Markes, deren vorderes Segment eine deutliche, einer Wucherung epiduralen Gewebes entsprechende Depression zeigt. Das Mark hat an der comprimierten Stelle nur noch $^1/_3$ des Volumens. Es besteht eine zentrale Erweichung; in der Peripherie sind noch Nervenfasern zu erkennen, die sich aber meist im Zustande der Schwellung befinden. Entzündliche Erscheinungen fehlen ganz; die Depression ist directe Compressionswirkung. Unter- und oberhalb der Stelle des stärksten Druckes hat das Mark sein normales Volumen, hier sind zahlreiche dilatierte Neurogliamaschen, ebenso sind die Scheiden der Nervenfasern erweitert, deren Axencylinder geschwollen; in der Peripherie sind noch zahlreiche Nervenfasern vorhanden. Für diesen Befund schliesst der Verf. eine directe Compressionswirkung aus, fasst ihn vielmehr als Folgeerscheinung eines Oedems auf infolge lymphatischer und nervöser Stauung, verursacht durch den Druck der Pachymeninx auf Lymphgefässe und Venen, umsomehr, als intensive venöse Congestion des Markes besteht.

2. L. Pupille starr, rechte reagiert nur schwach auf Licht. Schlaffe Lähmung mit Verlust der Sehnenphänomene und mit Babinsky. Lungentuberculose. Malum Pottii des 3.—5. Dorsalwirbels mit geringer Verbiegung der Wirbelsäule. — In der Höhe der 6. und 7. Cervikalwurzel eine Verdickung der Dura, in deren Mitte ein erbsengrosser Tuberkel, welcher die Vorderfläche des Markes eingedrückt hat; also eine tuberkulose Pachymeningitis, jedenfalls durch die epiduralen Lymphwege von dem weiter unten gelegenen Knochenherd übertragen. Entzündliche Erscheinungen fehlen sowohl im Mark als an den Häuten bis auf eine Zellinfiltration der Arachnoidea an den Wurzeln; dagegen finden sich im Mark dieselben Residuen eines Oedems der nervösen Elemente wie im ersten Falle, sogar noch ausgesprochener. Die Abplattung und Blutleere der Venen an der Druckstelle genügt nicht zur Erklärung des Oedems. Verf. glaubt deshalb, dass es ein kollaterales toxisch-entzündliches ist. Eine Einbusse an Fasern hatten besonders die innere Partie der Seitenstränge und die vordere der Hinterstränge erlitten. Bemerkenswert ist nach der nur unvollständigen Querschnittsläsion der Verlust der Kniereflexe bei intacten hinteren Wurzeln; die Erklärung liegt für den Verf. in Degeneration der Hinterstränge im Lumbalmark und die Frage, ob es sich um eine Complication mit beginnender Tabes (Pupillenbefund!) oder um Wirkung der Kachexie handelt, wird offen gelassen.

3. Fast vollständige Lähmung der Beine, gesteigerte Kniereflexe, keine sicheren Sensibilitätsstörungen. Lungentuberkulose. — Caries im Gebiet der 10.—12. Dorsalwirbel; das Rückenmark ist über ein gewissermassen als Steg dienendes Knochenfragment des 11. Wirbels wie eine Saite gespannt, die vordere Fläche ist vom 12. Dorsal- bis zum 1. Sacralsegment (am stärksten über L 2 und 3) von fungösen epiduralen Auflagerungen bedeckt, welche auch einige Wurzeln einhüllen. Leichte Abplattung der Vorderfläche im Gebiet von L 1 und 2 etwa dem Knochenvorsprung entsprechend; hier und in den zunächst gelegenen Segmenten (D 12, L 3) diffuse Laesionen in Form einer einfachen Verminderung der Nervenfasern. Diese relative Geringfügigkeit der Veränderungen wird nun weniger als directe Folge des Druckes durch das Knochenfragment, sondern vielmehr durch Circulations- und Ernährungsstörungen bedingt aufgefasst. Eine Degeneration der Hinterstränge, vom Herd bis zum untern Sacralmark reichend, scheint dem Verf. bei der Unversehrtheit der hinteren Wurzeln kachektischen oder toxischen Ursprungs zu sein.

4. Complette spastische Paraplegie der Beine, doppelseitige Neuritis ischiadica, Herabsetzung der Sensibilität für alle Qualitäten, begrenzt nach oben durch eine hyperästhetische Zone in der Lumbal- und hypogastrischen Gegend. Blasen- und Mastdarmstörungen; starker Decubitus. Caries des 6. und 7. Dorsalwirbels. Fungöse Peripachymeningitis der vorderen Duralpartien herab bis zum obern Sacralmark. Cauda equina in ein graues Gewebe eingehüllt.

Leptomeningitis mit enormer Infiltration mit polynucleären Zellen, kleine käsige Herde, Rückenmark nirgends abgeplattet. Im Niveau der Segmente L 3—5 mikroscopisch die schwersten Alterationen, perivasculäre Infiltration, diffuser Faserverlust, der an der Peripherie und in den vorderen Teilen der Hinterstränge stärker ist. Oedem der nervösen Elemente besonders in den zentralen Partien der Vorder-, Seiten- und Hinterstränge. — Die geringen marginalen Läsionen werden auf das Conto der Leptomeningitis gesetzt, das Oedem mit dem consecutiven diffusen Faserverlust wird auf die Pachymeningitis bezogen, da letztere bei dem Fehlen von Compressionserscheinungen nicht durch Druckwirkung erklärt werden kann. Bennecke (Dresden).

V. Vermischtes.

Aus dem Programm der 79. Versammlung deutscher Naturforscher und Aerzte (Dresden, 15.—21. IX. 1907).

In der ersten allgemeinen Versammlung (16. IX.): Hoche (Freiburg): Moderne Analyse psychischer Erscheinungen.

In der Abteilung für Anatomie, Physiologie, Histologie und Embryologie: Stieda (Königsberg): Gehirn eines Sprachkundigen.

In der Abteilung für allgemeine Pathologie und pathologische Anatomie: Chiari (Strassburg): Ueber die Genese der Amyloidkörperchen des Centralnervensystems. Dürck (München): Ueber die feineren histologischen Veränderungen des Nervensystems bei Beri-Beri. Mühlmann (Balachany): Das Wesen der Nissl'schen Körper. Oestreich (Berlin): Ueber Angina pectoris.

In der Abteilung für innere Medizin, Pharmakologie, Balneologie und Hydrotherapie: Brieger (Berlin): Hydrotherapie und innere Medizin. Ziemssen (Wiesbaden): Heilung der Ischias.

In der Abteilung für Chirurgie: Axenfeld (Freiburg): Exstirpation des Halssympathikus bei Glaucom. Bade (Hannover): Die Indikation zu Sehnenoperationen bei spinalen und cerebralen Lähmungen. Bosse: Ueber Lumbalanästhesie.

In der Abteilung für Neurologie und Psychiatrie: Anton (Halle a. S.): Ueber geistigen Infantilismus. Bethe (Strassburg) und Spitzy (Graz): Ueber Nervenregeneration und Heilung durchschnittener Nerven. Bum (Wien): Perineurale Infiltrationstherapie der Ischias. Fischer (Prag): Ueber den fleckweisen Markfaserschwund in der Hirnrinde bei progressiver Paralyse. Grabley (Kurhaus Woltersdorfer Schleuse): Die therapeutische Bedeutung der Luftbäder bei der Behandlung der Neurasthenie, Anämie und Chlorose. Haenel (Dresden): Ueber eine typische Form der tabischen Gehstörung. Hirsch (Niederwalluf, Rheingau): Ueber die Bedeutung turnerischer Uebungen im Luftbade, insbesondere für Nervenheilanstalten. Hirschel (Wien): Ueber cerebrogenen Diabetes. Hoppe (Uchtspringe, Altmark): Die Bedeutung der Stoffwechseluntersuchungen für Geistes- und Nervenkranke. Kalmann (Graz): Zur Physiologie und Pathologie der Wasserdampfabgabe durch die Haut. Kronfeld (Wien): Zur Geschichte der Epilepsie-Behandlung (mit Ausschluss der jetzt üblichen Verfahren). Liepmann (Berlin): Ueber die Wahnrichtungen, insbesondere Grössen- und Kleinheitswahn. Mayr (Graz): Ueber das Verhalten der Lab- und Pepsinsekretion und deren Bedeutung in der Symptomatik einzelner Gehirnkrankheiten. Mattauschek (Wien): Ueber einige Rasseneigentümlichkeiten der Wehrpflichtigen Bosniens und der Herzegowina. Niessl (Osnabrück): Ueber die Lokalisation der optischen Erinnerungsbilder. Quensel (Leipzig): Beiträge zur Aphasielehre. Reicher (Berlin): Kinematographie in der Neurologie. Rohde (Königsbrunn): Gegenwarts-Fragen und Zukunfts-Aufgaben im Hinblick auf die Behandlung Nervenkranker in offenen Heilstätten. Derselbe: Das Vererbungsproblem in der Neuro- und Psychopathologie. Rothmann (Berlin): Zur Funktion des hinteren Vierhügels. Schröder: Hirnrindenveränderungen bei arterio-sklerotischer Demenz (mit Demonstration). Schulze (Sorau): Ueber den Einfluss der Psychiatrie auf die moderne Weltanschauung. Stadelmann (Dresden): Erlebnis und Psychose. Stern (Wien): Gegenwärtige Endziele aller bewussten Menschenarbeit. Stransky (Wien): Zur Methode der Intelligenzprüfung. Trömner (Hamburg): Indikationen der Hypnotherapie. Ziehen (Berlin): Thema vorbehalten. — Während des Druckes angekündigt: Döllken (Leipzig): Die ersten Bahnen im Grosshirn.

In der Abteilung für Augenheilkunde: Uhthoff (Breslau): Augensymptome bei Hirnsinus-Thrombose. Bach (Marburg) und Bumke (Freiburg): Die Pathologie der Pupille. Bielschowsky und Steinert (Leipzig): Die Bedeutung der Störungen im okulo-motorischen Apparat für die Lokalisation cerebraler Herderkrankungen. Bondi (Iglau): Augenbefunde bei Geisteskranken.

In der Abteilung für Ohrenkrankheiten: Imhofer (Prag): Musikalisches Gehör bei Schwachsinnigen. Alexander (Wien): Das Gehörorgan der Kretinen.

In der Abteilung für Militärsanitätswesen: Mann (Krakau): Hysterie des Soldaten.

In der Abteilung für gerichtliche Medizin: Leers (Berlin): Ueber Exhibitionismus. Kenyeres (Klausenburg): Anschuldigung wegen Ritualmord. Puppe (Königsberg): Erwerbsfähigkeit der Bettler und Vagabunden.

G.

G. von Bunge's bekannte Abhandlung: „Die zunehmende Unfähigkeit der Frauen, ihre Kinder zu stillen" ist bereits in 5. Auflage im Verlag von E. Reinhardt, München, erschienen. G.

Die Elektrizitätsgesellschaft Sanitas (Fabrik für elektromedizinische und heilgymnastische Apparate) hat einen grossen illustrierten Sammelkatalog herausgegeben. Gaupp.

E. Merck's Jahresbericht 1906 ist in gewohnter Reichhaltigkeit erschienen.

G.

Druck der Anhaltischen Buchdruckerei Gutenberg, e. G. m. b. H., in Dessau.

CENTRALBLATT
für
Nervenheilkunde und Psychiatrie.

Herausgegeben im Verein mit zahlreichen Fachmännern des In- und Auslandes
von
Professor Dr. Robert Gaupp in Tübingen.

Erscheint am 1. und 15. jeden Monats im Umfang von 2—3 Bogen. Preis des Jahrganges Mk. 24.
Zu beziehen durch alle Buchhandlungen und Postanstalten.

Verlag von Vogel & Kreienbrink, Berlin W. 30 und Leipzig.

XXX. Jahrgang. 1. September 1907. Neue Folge. XVIII. Bd.

I. Vereinsberichte.

XXXII. Wanderversammlung der südwestdeutschen Neurologen und Irrenärzte in Baden-Baden, am 1. und 2. Juni 1907.

Bericht von Privatdozent Dr. Bumke (Freiburg).

(Schluss.)

II. Sitzung.

Vorsitzender: Romberg (Tübingen).

Es erstattet das Referat:

Hoche (Freiburg) über: Die klinischen Folgen der Unfallgesetzgebungen. Vortr. führt zunächst aus, wie sich im Laufe der Vorbereitung des Referates das Thema verschoben hat; die „klinischen Folgen" erwiesen sich als viel weniger der Diskussion bedürftig, als die Mittel, ihnen abzuhelfen; das hauptsächlichste Material erwuchs auch nicht aus einer vergleichenden Betrachtung verschiedenartiger Gesetzgebungen, sondern aus Tatsachen der deutschen Unfallversicherung und aus Daten, die dem Gebiete der in- und ausländischen Haftpflicht und der Privatunfallversicherung entstammten. So stellte sich die Frage ganz allgemein: welche klinische Folgen hat bei Unfällen die Tatsache des Versichertseins und was kann geschehen, um diese in Wirklichkeit vorhandenen Folgen einzudämmen, ohne die Segnungen der Versicherung preiszugeben? Die wichtigste Unfallsfolge ist in diesem Zusammenhange die Erzeugung traumatisch nervöser, funktioneller Zustände, deren Umgrenzung nicht mehr besonders vorgenommen zu werden braucht, da in dieser Hinsicht kaum Differenzen der Meinungen bestehen. In der Geschichte der Medizin wird das, was wir vor unsern Augen in grossem Masstabe sich abspielen sehen, die Erzeugung einer psychisch-nervösen Epidemie durch ein staatliches Gesetz, ein sehr merkwürdiges Kapitel bleiben; auch rein zahlenmässig handelt es sich um keinen gleichgültigen Vorgang, wenn man bedenkt, dass zurzeit in Deutschland ca. 20 Millionen Menschen der staatlichen Unfallversicherung angehören. Die absolute und relative Zunahme der Zahl der Fälle von traumatischer Neurose wird nicht bestritten; eben so wenig der darin gleichzeitig gegebene Faktor der moralischen Degeneration zahlreicher Arbeitskräfte. Der Vortragende stellt die Beweise für die Abhängigkeit dieser Fälle von der Tatsache des Versichertseins zusammen und erörtert die psychologischen Zusammenhänge. Die „Begehrungsvorstellungen" allein geben keine Erklärung, wenn sie auch als Motiv eine starke Wirkung entfalten; es kommen dazu die Zwischenglieder der Suggestion, der konzentrierten gefühlsbetonten Aufmerksamkeit, der Kränkung empfindlichen Rechtsgefühls, vor allem aber der Wegfall des sonst Nervöse erziehlich beeinflussenden Faktors der Not, des Zwanges, alles dieses auf dem Untergrunde bestimmter sozialer Strömungen, die Rechte fordern, ohne Pflichten im gleichen Masse anzuerkennen. Versuche, dem Notstande des Ueberwucherns der traumatischen Neurosen entgegenzuwirken, liegen schon vor; zum Teil finden sie ihre Grenzen oder ihre Unmöglichkeit in den nun einmal bestehenden gesetzlichen Bestimmungen; einzelne andere, vom Reichsversicherungsamt unternommenen Schritte, auf dem Wege der Auslegung Remedur zu schaffen, sind unhaltbar, weil sie von ärztlich falschen Voraussetzungen ausgehen. Da das Gesetz natürlich bleiben muss, handelt es sich um einzelne Aenderungen des jetzigen Modus, die man in „kleine" und „grosse" Mittel einteilen kann. Zu jenen würde gehören: Abkürzung des Verfahrens, Reduktion der Untersuchungen und Verhöre, Uebernahme der Behandlung Unfallverletzter vom ersten Tage an, eventuell durch besonders geschulte Aerzte, Vermeiden bureaukratischer Schikanen, Beseitigung der Kostenlosigkeit der Berufungen (für den Fall der Ablehnung), Gewährung längerer Schonzeiten (während deren Renten nicht angefochten werden können) u. a. m. Als „grosse" Mittel wären zu bezeichnen: einmal die Regelung der Erziehung zur Arbeit durch Einrichtung von Arbeitsnachweisen, eventuell auch Einstellung von Teilinvaliden zum vollen Lohn, und, was die einschneidendste Aenderung wäre, zweitens eine bedeutende Ausdehnung der Möglichkeit der Kapitalabfindung; die vom Vortr. gesammelten Tatsachen über die Wirkung der Kapitalabfindung lassen gar keinen Zweifel darüber, dass wir in ihr das wirksamste Mittel zur Heilung eines grossen Teils der traumatischen Neurosen und zur Besserung eines weiteren derselben bekämen. Die praktisch und theoretisch vorzubringenden Bedenken wären bei gutem Willen zu beseitigen, wenn das Prinzip anerkannt würde. Es ist an der Zeit, die ärztlichen Erfahrungen mit Energie, auch in der Oeffentlichkeit zu vertreten; hat man seinerzeit das Gesetz ohne ärztliche Mitwirkung gemacht, so wird die Reform desselben, die notwendig ist, sich erfolgreich nur auf die Beihilfe der Aerzte stützen können.

Es folgt der Vortrag von

Windscheid (Leipzig): Ueber die klinischen Eigentümlichkeiten der Unfallneurosen nebst Bemerkungen über die Erfahrungen in bezug auf Beobachtung und Behandlung von Unfallhysterikern im „Hermann-Haus" in Stötteritz bei Leipzig (Unfallnervenklinik der Sächsischen Baugewerks-Berufsgenossenschaft).

W. betrachtet die Unfallneurosen als eine durch das Unfallgesetz in der vorliegenden Ausdehnung erst geschaffenen Erkrankung. Er tritt für die Bezeichnung Unfallneurose im allgemeinen ein. Klinisch setzt sich das Bild zusammen aus den bekannten Krankheitsbildern der Neurasthenie, der Hypochondrie und der Hysterie. Alle deren Eigentümlichkeiten finden sich bei den Unfallneurosen wieder, nur dass bei ihnen der Unfall die auslösende Ursache ist. Man kann, um die Unfallneurosen zu erklären, von einer besonderen Reaction des Gehirns auf den Unfall sprechen, der „Unfallreaction"; sie besteht in der Hauptsache in dem völligen Aufgehen des Verletzten in seinen Stimmungen und Empfindungen; alles was er vorher bereits an Krankheitszuständen besass, wird gleichfalls auf den Unfall bezogen, das Gehirn reagiert bei der Unfallneurose quantitativ und qualitativ erhöht. Daher erklären sich auch die bei der Hysterie so häufig vorkommenden localen Störungen an der Unfallstelle, nachdem die ersten Folgen dort längst beseitigt sind: es sind die Concentrationen der Vorstellungen auf den Ort des Trauma. Ob eine besondere Disposition des Nervensystems zur Unfallreaction gehört, ist nicht entschieden, Alkoholismus und erbliche Belastung spielen nicht die Rolle, die man ihnen oft zugeschrieben hat, dagegen fand W. bei seinen Unfallneurosen sehr oft körperliche Degenerationszeichen. Auf die Stärke des Unfalls kommt es jedenfalls nicht an. Die Unfallreaction tritt immer auf dem Umwege der Unfallrente ein, ohne sie ist die Unfallneurose nicht vorhanden, wie z. B. Studenten und Artisten beweisen. Simulation im Sinne einer absichtlichen Vortäuschung hält W. für höchst selten, die meisten Kranken zeigen eine Uebertreibung, die eben ihrer Neigung der Selbstbeobachtung und der Vorstellungskoncentration entspricht. Der Name der Begehrungsvorstellungen dafür ist gerechtfertigt, nur darf man damit nicht das Odium der bewussten Begehrung, d. h. eines unerlaubten Verlangens verbinden.

Die Errichtung von besonderen Unfallkrankenhäusern hat besonders ihre Berechtigung für die Unfallnervenkranken, die in derartigen Anstalten am besten aufgehoben sind. Das Hermann-Haus dient in erster Linie der Beobachtung, die durch sorgfältige Controllierung der Kranken erreicht wird, dann aber auch durch das Arbeitsprincip der Klinik: arbeiten muss jeder, und zwar wird die Arbeit wie überhaupt die ganze Disziplin etwas militärisch gehalten. Eine Gefahr der psychischen Infection ist selbstredend vorhanden, man kann sie aber gerade durch das Arbeitsprincip verringern, und die Vorteile, die solche Unfallnervenkrankenhäuser darbieten, sind grösser. Ueber die Behandlung der Unfallnervenkranken sind keine sehr ermutigende Erfahrungen im Hermann-Hause gemacht worden, obwohl alles geschieht, um die Kranken zu behandeln; die meisten wollen eben nicht gesund werden, weil ihnen die Rente höher steht als die Gesundheit, und sie eine Besserung nicht zugeben, aus Angst, sie könnten die Rente verlieren.

(Autoreferat. Der Vortrag wird an anderer Stelle in erweiterter Form erscheinen.)

Discussion.

A. Hoffmann (Düsseldorf): Der bemerkenswerte Vorschlag des Herrn Hoche, an Stelle der Rentenabfindung in möglichst ausgedehntem Masse eine Kapitalabfindung treten zu lassen, veranlasst mich, einige Worte zu dieser Frage zu sprechen.

Die günstigen Erfahrungen, welche die Privat-Versicherungsanstalten, sowie die Eisenbahn bei ihren Haftpflichtentschädigungen mit der Kapitalabfindung gemacht haben, beruht wohl auf dem Umstande, dass gewöhnlich der einmal abgefundene nicht weiter versichert wird oder wie bei der Eisenbahn wiederholte Unfälle bei demselben Individuum selten vorkommen. Ich habe aber das Bedenken, dass, wenn bei der Arbeiterversicherung Kapitalabfindung in grossem Masse eingeführt wird, statt einer Rentenhysterie eine Kapitalhysterie die Folge sein könnte. Dies Bedenken ist aber nicht nur rein theoretisch.

In den letzten Wochen hatte ich Veranlassung, einen Herrn zu begutachten, welcher das Glück hatte, nachdem er wegen der Folgen eines geringfügigen Unfalles auf der Eisenbahn, die in localen Schmerzen funktioneller Natur bestanden, recht hoch mit Kapital abgefunden war, ein halbes Jahr später wiederum einen leichten Unfall zu erleiden. Während das erste Mal lokalisierte hysterische Symptome, die sich auf den leicht kontusionierten rechten Arm beschränkten, vorhanden waren, die, der Aussage des Kranken nach, wenige Monate nach der Kapitalabfindung angeblich vollkommen geschwunden waren, trat nach dem zweiten ebenso leichten Unfall eine schwere allgemeine Hysterie auf. Der Kranke wurde von Heilanstalt zu Heilanstalt geschickt und von den verschiedensten hervorragenden Gutachtern begutachtet, welche in die Realität seines Leidens keine Zweifel setzten. Er stellte nun eine ganz erheblich höhere Forderung an die Eisenbahn, da er seit $2^1/_2$ Jahren gänzlich erwerbsunfähig ist.

Ich fürchte nun, dass bei der Leichtigkeit, mit der einem Arbeiter im Betriebe ein entsprechend geringfügiger Unfall zustossen kann, der für gewöhnlich keine Folgen hinterlässt, dass bei dem psychischen Verhalten dieser Bevölkerung und bei dem Verlockenden, was eine grössere Summe mit sich bringt, bei der Kapitalabfindung in Frage kommen muss, dass erneute nervöse Unfallfolgen vielleicht ebenso häufig auftreten werden wie jetzt bei diesen Heilungen, und man wird vielleicht nach der Abfindung häufiger Heilungen sehen, aber neue Erkrankungen ebenfalls.

Egger (Basel): Es hat den Anschein, als ob man in Deutschland von ärztlicher Seite der Rentenabfertigung überdrüssig geworden sei. In der Schweiz dagegen sieht der Entwurf zu einem neuen Unfallversicherungsgesetz Abschaffung der Kapitalabfindung und Einführung der Rentenentschädigung vor.

Ich habe in praxi beide Systeme kennen gelernt. Ihr Herr Referent war der Meinung, dass ich Ihnen heute meine Erfahrungen über das schweizerische System der Kapitalabfindung mitteilen sollte. Leider kam mir diese Aufforderung zu spät, als dass ich noch mein ganzes Material hätte sichten können. Die Arbeit ist in Angriff genommen worden, und Sie sollen in möglichst kurzer Zeit von dem Ergebnis in Kenntnis gesetzt werden.

Einige Erfahrungen, die sich nicht auf Zahlen, sondern mehr auf allgemeine Eindrücke stützen — ich möchte sie deshalb immer noch mit einiger Reserve wiedergeben —, fasse ich in folgende Sätze:

1. Ich kenne eine grosse Zahl von Neurasthenikern, welche dieselben subjektiven Beschwerden haben wie die Mehrzahl der Unfallneurastheniker und welche das ganze Jahr hindurch ihre Arbeit versehen.

2. Ebenso kenne ich eine Anzahl von Neurasthenikern, welche ihre Beschwerden auf einen Unfall zurückführen, der aber ausserhalb des Bereiches unserer Haftpflichtgesetzgebung liegt. Auch diese arbeiten bei vollem Lohn das ganze Jahr hindurch. Sie sind, wie die erste Kategorie, gezwungen, von Zeit zu Zeit ärztlichen Rat in Anspruch zu nehmen.

3. Von den Unfallneurasthenikern hat selten einer die Arbeit voll wieder aufgenommen, ehe sein Fall definitiv erledigt war.

4. Unfallkranke, bei denen die definitive Erledigung der Angelegenheit nach dem ärztlichen Gutachten auf 1—2 Jahre zurückgestellt wurde, weil innerhalb dieser Frist eine Besserung des Leidens vorauszusehen war, haben nie eine Besserung zugegeben; im Gegenteil, sie versicherten durchweg, dass sich ihre Beschwerden verschlimmert hätten.

5. Bei einer Anzahl von Kranken, welche bei uns Renten erhielten (unser Haftpflichtgesetz sieht diese Art der Entschädigung bei Eisenbahnunfällen vor), habe ich nie Besserung eintreten gesehen.

6. Bei einigen Unfallkranken, die eine grosse Entschädigungssumme erhalten hatten, sah ich nachher prompte Heilung.

7. Unfallkranke, denen das Gericht eine kleine oder gar keine Entschädigung zugesprochen hatte, heilten nicht, bis sie alle Gerichtsinstanzen durchlaufen hatten. Wurde die erste Entscheidung von den obern Instanzen bestätigt, so nahmen sie die Arbeit wieder auf und heilten.

Diese und ähnliche Erfahrung beschäftigte mich in meiner schon vor 11 Jahren ausgesprochenen Meinung, dass das Unfallversicherungsgesetz einen erheblichen Einfluss auf den Ablauf der traumatischen Neurosen habe und dass gewissermassen eine Korrektur dieser Schädigung zu erreichen sei durch rasche Erledigung der Entschädigungsfrage und Zubilligung einer kleinen definitiven Entschädigungssumme.

Was den klinischen Verlauf betrifft, so fand ich keinen wesentlichen Unterschied bei den deutschen und schweizerischen Unfallkranken. Ich erhielt den Eindruck, dass bei letzteren das Querulantentum weniger hervortrat — wahrscheinlich als Folge der raschen und endgültigen Erledigung der Fälle.

Nonne (Hamburg) berichtet über 5 Fälle von schweren Kopfverletzungen ohne Unfall, die er seit einem Jahre gesammelt hat, und die trotz der schweren Verletzungen keine Unfallneurose, sondern Heilung zur Folge hatten. Bei zweien handelte es sich um Hämatom der Dura, drei gingen mit doppelseitiger Stauungspapille einher. Die beiden ersteren wurden trepaniert, der eine, der 20 Mark pro Tag verdiente, arbeitete nach 4 Wochen, der andere nach 3 Wochen wieder, die drei anderen erreichten gleichfalls wieder ihre Arbeitsfähigkeit, anscheinend weil sie nicht bei einer Unfallversicherung waren. Ein weiterer Fall, ein Lehrer, der sich bei Schiessversuchen eine schwere Schussverletzung des Hirns beibrachte und nach $^1/_2$ Jahr arbeitsfähig war, bekam später nach einem leichten Schrotschuss durch einen Jäger eine typische Unfallneurasthenie. N. hat auch Rentensucht bei ganz Gesunden gesehen. Ein Matrose hatte nach einem Unfall von einer Rhederei eine Abfindung von 12000 Mark bekommen, später bekam er infolge eines neuen Unfalles noch 40 % Rente. Als er nach $1^1/_2$ Jahren noch Beschwerden hatte, brachte N. heraus, dass der Mann viele Morgen Land, die er sich für die Abfindungssumme gekauft hatte, selbst bebaute, also schwere Arbeit leistete. Nach Bericht einiger weiterer Fälle offensichtlicher Simulation sprach sich Vortr. zur Therapie dahin aus, dass auch er der Ansicht sei, dass das Appellationsverfahren nicht kostenlos sein dürfe; für eine hohe Anfangsrente sei er nicht. Trotz alles Pessimismus sei er doch der Ansicht, dass es Fälle gebe, in denen es Besserung gebe, wenn diese auch selten seien.

Bäumler (Freiburg i. Br.): Ein Begutachtungsfall, mit welchem ich mich kürzlich wieder zu befassen hatte, liefert eine Bestätigung der von Hrn. *Windscheid* vorhin ausgesprochenen Erfahrung, dass zuweilen Unfallkranke alles oder manches, was sie überhaupt an Veränderungen oder krankhaften Erscheinungen an sich tragen, dem Unfall aufzubürden geneigt sind. Dabei kann es vorkommen, dass es sich um Veränderungen handelt, von denen sie erst durch eine für die Begutachtung vorgenommene ärztliche Untersuchung Kenntnis erhielten und die möglicherweise *längst vor dem in Frage stehenden Unfall* bestanden hatten.

In dem Fall, welchen ich dabei im Auge habe, handelte es sich zudem um ein Vorkommnis, das in Begutachtungsfällen von ausserordentlich grosser Wichtigkeit, aber, wie es scheint, gar nicht bekannt ist: Nach selbst stumpfer Gewalteinwirkung kann *am Schädel*, ohne dass dabei eine Fraktur oder ein Eindruck am Knochen zustande gekommen wäre, *nachträglich* im Lauf von Monaten und Jahren *eine der Quetschung entsprechende* langsam zunehmende, dann bleibende *Atrophie des Knochens* in Form einer *Furche* oder *Vertiefung* sich ausbilden. *Eine solche kann nach Jahr und Tag eine geheilte Schädelfraktur vortäuschen.*

In dem Fall, welchen ich schon vor mehreren Jahren zu begutachten hatte, handelte es sich um eine Contusion am Schädel durch Fall gegen eine Telegraphenstange ohne schwere Contusionserscheinungen. Es entwickelte sich allmählich eine traumatische Hysterie ohne Veränderungen an der verletzten Stelle. Jahr und Tag nach der Verletzung wurde von einem Chirurgen an einer Stelle *mitten auf dem Scheitel* eine Vertiefung im Knochen unter einer Hautnarbe gefunden und von demselben angenommen, die von der Kranken geklagten Kopfschmerzen seien auf eine *bei jenem Unfall* entstandene Fraktur zurückzuführen, und eine Trepanation vorgeschlagen. Als die Kranke später behufs Abgabe eines Gutachtens in meine Beobachtung kam, ergab sich, dass jene Depression, die sich an einer bei dem fraglichen Unfall gar nicht getroffenen Stelle befand, höchst wahrscheinlich von einem *in früher Jugend* erlittenen Fall vor einer Treppe herrührte. Tatsächlich scheint die erst bei einer späteren Untersuchung und nicht von dem Arzt, der die Verletzte gleich nach dem letzten Unfall behandelte, nachgewiesene Depression *nachträglich* in den Mittelpunkt des Interesses der Kranken und der Begutachtung gerückt worden zu sein.

Die richtige Deutung einer derartigen Depression wurde mir ermöglicht durch eine Beobachtung, die ich *an mir selbst* zu machen Gelegenheit hatte. Vor $10^1/_2$ Jahren erlitt ich an einem sehr nebligen Abend beim Herausgehen aus einem hellerleuchteten Hausgang in den stockfinsteren Garten einen Unfall durch Abstürzen über eine nicht verwahrte, in das Souterrain führende Steintreppe. Ich fiel dabei mit dem mit einem steifen Filzhut bedeckten Kopf gegen die seitliche, gleichfalls abgestufte steinerne Randeinfassung der Treppe.

Eine Risswunde an der rechten Stirnseite von der Augenbraue aufwärts und eine der Treppenkante entsprechende winklige Riss- und Quetschwunde von ungefähr 10 Centimeter Länge auf dem Scheitel mit teilweiser Ablösung des Periosts, aber ohne Fraktur, Fissur oder Impression des Knochens war die Folge. Gehirnerscheinungen, abgesehen von ganz kurzdauernder, höchstens 1 Minute betragender Bewusstlosigkeit, waren unmittelbar und später nicht aufgetreten. Die Wunden heilten mit Eiterung, und nach 4 Wochen war ich imstande, meine Tätigkeit in vollem Umfang wieder aufzunehmen.

Längst nach völliger Vernarbung der Wunden und viele Monate später bemerkt eich, dass an der Stelle der Knochenquetschungen auf dem Scheitel sich Furchen ausbildeten, an einer Stelle zwei durch eine schmale Leiste getrennte Furchen, die im Lauf der Jahre sich noch deutlicher ausprägten. Da die Heilung durch Granulation und Eiterung zustande kam, ist die Galea etwas fester mit dem Knochen verbunden und weniger verschieblich, aber nur an einzelnen Stellen etwas fester verwachsen. Bei dem Heilungsvorgang hatte nur an einer einzigen ganz kleinen Stelle, woselbst längere Zeit mit der Sonde der blossliegende Knochen gefühlt werden konnte, eine unmerkliche Exfoliation oder Auflösung des Knochens stattgefunden. Irgend welche sonstige Folgen, wie Kopfschmerzen oder dergl., waren und sind niemals aufgetreten.

Wohl jedem, der diese Furchen jetzt untersucht und der nicht die Verletzung selbst gesehen und den Verlauf der Wundheilung verfolgt hat, würde zunächst bei diesem Befund der Gedanke sich aufdrängen, dass damals eine Fraktur oder zum mindesten eine Impression der äusseren Knochentafel stattgefunden hätte.

Am Stirnbein, wo die Hautverletzung und Quetschung eine viel grössere gewesen war, ist wohl der eine Narbenrand etwas verdickt, aber eine Knochenfurche, wie oben am Scheitel, ist nicht aufgetreten. Offenbar ist der hier kompaktere Knochen hierzu weniger geneigt, als der des Scheitelbeins mit seiner dünneren Rindenschicht und dickeren Diploë.

Weder in pathologisch-anatomischen, noch in chirurgischen Werken habe ich über eine derartige Folge von teilweise stumpfen Knochenverletzungen am Schädel eine Angabe finden können. Wohl aber hat zuerst Sudeck in Hamburg und haben dann Kienböck in Wien, später Warburg in Köln auf trophische, durch Trauma hervorgerufene Störungen an Extremitätenknochen, die sogar zuweilen in grösserer Entfernung von der Stelle, die von der Verletzung getroffen worden war, sich zeigen können, aufmerksam gemacht. Diese „traumatische trophoneurotische Knochenatrophie", die vor allem durch Röntgendurchleuchtung zu erkennen ist, wurde von den Genannten in Parallele gestellt zu der reflektorisch zustande kommenden Muskelatrophie bei Gelenk- und Knochen-Affectionen an den Extremitäten. Nonne (Hamburg) konnte auch bei centralen Erkrankungen des Nervensystems röntgenographisch Knochenatrophie in den auch von anderen trophischen Störungen betroffenen Extremitäten nachweisen.

Die Kenntnis einer vielleicht dieser „tropho-neurotischen Knochenatrophie" an den Extremitäten analogen, vielleicht aber auch als directe Folge der Quetschung und Entzündung auftretenden Veränderung am Schädel nach

Traumen, ohne dass bei letzteren der Knochen unmittelbar schwerer verletzt worden wäre, scheint mir von grosser Wichtigkeit für die Beurteilung und namentlich auch für die Begutachtung derartiger Fälle zu sein.

Cramer (Göttingen) führt aus, dass auch ohne Unfälle, namentlich auf endogenem Boden, Zustände von Nervosität vorkommen, welche sich ausserordentlich lange hinziehen, durch immer wieder auftretende Rückfälle sich auszeichnen und erst nach jahrelanger Behandlung einigermassen sich bessern, auch wenn keine Rente im Spiel ist. Natürlich wird in solchen Fällen eine Unfallneurose ganz besonders ungünstig verlaufen. Ueberhaupt finden wir unter den sogenannten Unfallneurosen nicht wenig Disponierte, die selbst auf ganz leichte Unfälle viel schwerer reagieren als ganz Gesunde. Ja nicht wenige sind bereits vor dem Unfall nervös. Allerdings sind diese anamnestischen Verhältnisse in der Unfallversicherungspraxis sehr schwer klar zu legen, aus Gründen, die auf der Hand liegen. Sie spielen auch höchstens bei den Privatversicherungen eine Rolle, kommen aber bei der socialen Unfallversicherungsgesetzgebung, die eben die Hülflosen, wenn nur irgend ein Zusammenhang mit einem Unfall besteht, unterstützen will, kaum in Betracht. Die „Begehrungsvorstellungen" hält Cramer nicht für ein Symptom der sogen. traumatischen Neurose, sondern für einen durchaus normalen Vorgang. Denn die meisten Menschen entschliessen sich nur schwer, auf etwas zu verzichten, was sie nach ihrer Ueberzeugung eigentlich „mitnehmen können". Besonders kommt dieser Gesichtspunkt in Betracht, wenn es der Fiscus ist, der die Kosten aufzubringen hat. Man braucht sich nur die exorbitanten Ansprüche anzusehen, welche nach Eisenbahnunfällen erhoben werden. Bei jedem Buffett, das auf Congressen kostenlos zur Verfügung gestellt wird, kann man das Auftreten der Begehrungsvorstellungen bei einem nicht geringen Teil der Festteilnehmer in acutester Weise sich entwickeln sehen. In der Unfallversicherungspraxis sehen wir häufig, dass namentlich auch die Weiblichkeit den männlichen Teil immer wieder aufreizt, ja auf nichts zu verzichten, „was mitgenommen werden kann". Dieser Trieb ruht nicht eher, als bis jede Aussicht, noch etwas zu bekommen, geschwunden ist. Selbstverständlich ergibt sich daraus auch eine krankmachende Wirkung bei Individuen, welche mehr oder weniger disponiert und deshalb auch leichter suggestibel sind. Denn nur die Krankheit verspricht den erstrebten klingenden Lohn. Nur wenn die Krankheit festgestellt ist, kommt die Rente. Die Rente ist aber kein feststehendes Ding, sondern beweglich, sie kann herauf und heruntergesetzt werden. Es wäre ja fiscalisch kein Unglück, wenn ein Rentenempfänger einmal ein paar Wochen 10 % Rente zu viel bekäme, aber auch die neidischen Nachbarn passen auf und melden, wenn einer nach ihrer Ueberzeugung zu viel Rente bekommt. Die Folge davon ist, dass die Kranken nie Ruhe haben, durch immer erneute hochnotpeinliche Untersuchungen und Beobachtungen immer wieder auf ihre krankhaften Erscheinungen hingelenkt werden und von einem Gutachter für gesund, vom anderen krank erklärt, schliesslich mit dem besten Willen selbst nicht mehr wissen können, wie es mit ihnen steht. Kurz alles arbeitet darauf hin; die Frau zu Haus, die Sorge um die Existenz, die fortwährenden Untersuchungen, den Verunglückten zu einem anhaltenden Beobachten seines Zustandes unter dem Gesichtspunkte der Rente zu veranlassen. Er muss also schon sehr widerstandsfähig sein, wenn er keine Autosuggestionen nach der

Seite der Krankheit hin haben will. Diese Gesichtspunkte setzen sich in ihrer Einwirkung auch fort, wenn wir den Patienten zur Behandlung bekommen. Die Ueberzeugung, dass er wieder gesund werden könnte, hat der Patient bei den vielfachen Untersuchungen, bei den Gesprächen, die er mit Leidensgenossen, mit Winkeladvokaten und anderen geführt hat, längst verloren; er kommt mit einem festen System von starken Gegensuggestionen und Vorurteilen in die Klinik und das Sanatorium. Dabei bekümmert ihn der Gedanke: „Du könntest äusserlich einen gebesserten Eindruck machen, obschon du es nicht bist, dann könnte die Rente herabgesetzt werden, das wäre ein grosses Unglück, denn besser wirst du doch nicht.“ So kommt es denn, dass die Behandlung von Unfallkranken keine reine Freude ist. Es sind nur verschwindend wenig, bei denen wir Erfolg haben. Das zeigt sich besonders auf der Rasenmühle, wo alle gesund werden, wenn sie nur lange genug bleiben, wenn kein Rentenstreitverfahren in Betracht kommt, die Unfallkranken aber im Gros sich nicht verändern und sich namentlich bei einem Versuche zur Beschäftigung meist unglaublich anstellen.

Eine Besserung pflegt meist nur dann einzutreten, wenn man in ihrer Gegenwart davon spricht, dass man sie entlassen müsse, weil eine weitere Behandlung doch keinen Zweck habe.

Ganz anders verhalten sich die Dinge in der Privat-Versicherungspraxis, wo man zu einer einmaligen Abfindung oder zu einem Vergleich gelangen kann. Hier erlebt man, um mit Bruns zu reden, die „unanständig raschen Genesungen“. Cramer teilt entsprechende Beispiele mit. Ein dänischer College war kürzlich sehr erstaunt, als ihm Cramer die schlechten Erfolge bei der Behandlung der sogen. traumatischen Neurosen mitteilte und frug dann: „Ja, finden Sie sie denn nicht ab?“ Er sprach mit dieser Frage mit dürren Worten das aus, was wir brauchen, die einmalige Abfindung. Soll diese einmalige Abfindung Erfolg haben, dann muss sie unwiderruflich sein, es darf keine Hintertüre offen sein, die den oben geschilderten Mechanismus wieder in Aktion treten lässt. Gewiss kann es vorkommen, dass ein oder der andere die Abfindungssumme verjubelt oder dass er auf andere Weise darum geprellt wird; das sind aber Kleinigkeiten gegenüber der Tatsache, dass das Gros der Rentenempfänger, von den krankmachenden Verhältnissen befreit, wieder gesund und arbeitsfähig wird.

Was die Beschäftigung der Nervösen im allgemeinen betrifft, so hat Cramer nach grossen Schwierigkeiten im Anfang in den letzten beiden Jahren nur günstige Resultate auf der Rasenmühle gesehen; bei allen denen, die gesund werden wollten. Bedingung ist allerdings, dass die Arbeit ärztlich dosiert wird und dass der Arzt selbst wie bei der Gymnastik und beim Turnen so auch beim Arbeiten mit dem guten Beispiel vorangeht. Cramer tritt also mit aller Entschiedenheit für die einmalige Abfindung ein. (Autoreferat.)

Gaupp (Tübingen) ist in seinem Referat auf der Naturforscher-Versammlung 1906 in Stuttgart in allem Wesentlichen zum gleichen Ergebnis gekommen wie Hoche; nur in zwei Punkten ist er etwas anderer Meinung. Die Tatsache, dass die Schwere des Trauma's keinen massgebenden Einfluss auf Schwere und Dauer der neurotischen Symptome hat, zwingt zur Annahme, dass die individuelle Disposition des Erkrankten eine grosse Rolle spiele. Der Nachweis der erblichen Belastung gelingt freilich sehr oft nicht, hauptsächlich deshalb, weil der Verletzte und seine Angehörigen im Bestreben, den Unfall allein verantwortlich zu machen, unvollständige oder auch bewusst unrichtige Angaben machen. Ferner ist Gaupp im Unterschied von Hoche der Ansicht, dass bezüglich der Kapitalabfindung detaillierte Vorschläge erwünscht sind. Der Rat der Kapitalabfindung ist schon alt (Jolly). Die Praktiker treten der Sache nicht näher, weil es bisher noch unklar ist, wie diese Kapitalabfindung praktisch in die Wege geleitet werden soll. Einen solchen Vorschlag hat Gaupp 1906 gemacht; er hätte gewünscht, dass er von Hoche auf seine Zweckmässigkeit geprüft worden wäre.

Beyer (Roderbirken): Wenn wir den Einfluss der Versicherungsgesetze auf den klinischen Verlauf der Nervenkrankheiten studieren wollen, so glaube ich, dass wir uns nicht auf die traumatischen Neurosen allein beschränken dürfen. Dass das Trauma als spezifische Ursache einer spezifischen Nervenkrankheit nicht anzusehen ist, darüber sind wir uns wohl alle einig, ebenso aber auch darüber, dass gerade die Entschädigungsfrage von ausschlaggebender Bedeutung ist. Da liegt nun wohl die Frage nahe: wie steht es denn mit den Neurosen, die nicht traumatischen Ursprungs sind, bei denen aber der „Kampf um die Rente" die gleiche wichtige Rolle spielt, wie bei den traumatischen? Es scheint, dass solche Kranke bisher noch nicht in grösserer Zahl zur Beobachtung und wissenschaftlichen Bearbeitung gekommen sind, wahrscheinlich wohl deshalb, weil sie gewöhnlich nicht in speziell fachmännische Behandlung und Beurteilung gelangen, sondern im Lande zerstreut von den praktischen Aerzten erledigt werden.

Ich bin nun in der Lage, mit derartigem Material in grösserem Umfange mich zu beschäftigen, nämlich in der neuen Rheinischen Volksheilstätte für weibliche Nervenkranke, der Heilstätte Roderbirken bei Leichlingen, die meiner Leitung unterstellt ist. Gestern war es grade ein Jahr, seitdem die erste Kranke aufgenommen ist, und in dieser Zeit haben wir schon über 500 Aufnahmen gehabt. Darunter waren 404 Kranke, welche von der Landesversicherungsanstalt Rheinprovinz gemäss § 18 des Invalidengesetzes zum Heilverfahren überwiesen worden waren. Es gab nun eine ganze Anzahl unter ihnen, welche sich nicht zum Heilverfahren gemeldet, sondern Invalidenrente beantragt hatten, aber von der Landesversicherungsanstalt behufs Wiederherstellung ins Heilverfahren geschickt worden waren, und ferner solche, welche schon seit längerer oder kürzerer Zeit invalide waren, Rente bezogen hatten und nun von der Landesversicherungsanstalt der Heilstätte zugeschickt werden, damit sie wieder arbeitsfähig werden sollten. Wie viele das waren, kann ich Ihnen noch nicht sagen, denn bei der Ueberweisung von der Landesversicherungsanstalt erfahre ich nie, ob es sich bloss um einfaches Heilverfahren oder um die Rentenfrage handelt; erst am Schluss des Jahres werde ich mir von der Landesversicherungsanstalt eine Zusammenstellung darüber erbitten. Dies hat aber den Vorteil, dass wir in der Heilstätte völlig unbefangen und ohne Voreingenommenheit an die Behandlung aller uns überwiesenen Kranken herangingen. Wir machten nun folgende Erfahrungen:

Während die überwiegende Mehrzahl unsrer Pfleglinge in unsrer Heilstätte vorzügliche, teilweise gradezu glänzende Erfolge erzielte, gab es eine ganze

Anzahl von solchen, welche gar nicht voranzubringen waren, an Gewicht nicht zunahmen, mit einem Wort, die sich grade wie unheilbare Unfallkranke verhielten. Da kam ich erst auf weitere Nachfrage dahinter, dass bei diesen ungünstigen Fällen grade der Rentenkampf eine Rolle spielte, der sonst bei den zum einfachen Heilverfahren gemeldeten Kranken nicht in Betracht kam.

Auf klinische Einzelheiten will ich hier nicht eingehen. Nur möchte ich u. a. bestätigen, was Hoche über die eventuell günstige Bedeutung der Notlage für die Kranken gesagt hat. Auch ich habe gefunden, dass z. B. die häuslichen Verhältnisse, allerdings im umgekehrten Sinne, sehr wesentlich sind insofern, als sie bei günstiger Lage das Verlangen nach Rente befördern. Wenn eine Versicherte aus irgend einem Grunde stellenlos wird und in der eignen Familie oder im eignen Haushalt grade gut zu brauchen ist, so benutzt sie irgend einen Anlass von gestörtem Befinden nur zu gern, um für sich Invalidenrente zu beantragen.

Wenn auch solche Krankheitsfälle, wie es scheint, noch nicht so allgemein bekannt sind, so sind sie natürlich nicht erst jetzt ganz neu entstanden. Wie es traumatische Neurosen gegeben hat schon vor der Unfallgesetzgebung, so hat man auch von jeher derartige Fälle gehabt, wie ich sie im Auge habe, bevor es ein Versicherungsgesetz gab. Ich erinnere z. B. an solche wohl jedem von Ihnen bekannte Patienten, die man wohl als „Spitalprodukte" bezeichnet hat, wenn nämlich ein vorher gesunder Mensch infolge irgend einer Krankheit ins Spital kam und nach deren Ablauf auf keine Weise wiederherzustellen und zur Arbeit zurückzuführen war. Solche Kranke zogen von einem Krankenhaus zum andern und erschöpften alle Möglichkeiten der mildtätigen und gesetzlichen Fürsorge. Ob sie nach oder infolge der Krankenkassenorganisationen häufiger geworden sind, kann ich nicht beurteilen; dafür fehlt mir das Material.

Das aber glaube ich mit Bestimmtheit sagen zu können, dass die Zahl der nichttraumatischen Neurosen unter der Wirksamkeit der Invalidengesetzgebung schon jetzt sehr gross ist und immer weiter wachsen wird. Wenn wir uns heute nur mit den „klinischen Folgen der Unfallgesetzgebung" beschäftigen, so werden wir uns zweifellos in wenigen Jahren „über die klinischen Folgen des Invalidengesetzes" zu unterhalten haben.

Allerdings liegt hier die Sache insofern anders, als es sich hier nicht um eine Entschädigung für einen erlittenen Unfall und dessen Folgen handelt, sondern um die Gewährung einer dauernden Unterstützung für dauernd erwerbsunfähige Kranke. Die Möglichkeit einer einmaligen Abfindung, wie sie für die Unfallkranken zur Vermeidung der schädlichen Folgen des „Kampfs um die Rente" vorgeschlagen worden ist, kann daher hier nicht in Frage kommen. Hier heisst es nur: Invalidenrente oder nichts! Grade deshalb scheint mir aber die Betrachtung der invaliditätsversicherten nicht-traumatischen Nervenkranken von besonderer Wichtigkeit zu sein.

Bevor wir daher von unserm spezialärztlichen Standpunkte aus den höhern Instanzen mit Verbesserungsvorschlägen für das Entschädigungsverfahren kommen, möchte ich dafür eintreten, dass wir vorher einmal unsre Studien auf dieses von mir angegebene breitere Arbeitsfeld ausdehnen.

Moritz (Strassburg) hebt hervor, dass seiner Meinung nach die noch vorhandenen Körperkräfte eines Unfallverletzten kein Kriterium für die bestehende oder vorgetäuschte Krankheit seien. Ein schwerer Hysteriker könne noch über sehr ansehnliche Körperkräfte verfügen. Die Abfindungssumme soll nicht derjenige Modus sein, welcher die allgemeine Regel bildet. Ein grösseres Kapital befördert die Neigung der Unfallverletzten, zu übertreiben.

His (Göttingen): Aus den bisherigen Verhandlungen geht unzweifelhaft hervor, dass die gegenwärtige Form der Rentengewährung an dem Zustandekommen der Unfallneurosen ätiologisch beteiligt ist, und unser Bestreben muss dahin gehen, auf die Beseitigung dieser causa morbi zu dringen. Es ist zu unterscheiden zwischen körperlichen Unfallsfolgen und traumatischen Neurosen. Für die ersteren erscheint eine jährliche Rente unbedenklich, für die letzteren, nach den Mitteilungen Hoche's und Egger's, die einmalige Kapitalsabfindung vorzuziehen. Ich möchte der Versammlung die Frage vorlegen, ob sie diesen Standpunkt, der ja das Resümee der heutigen Verhandlung zu bilden scheint, in einer Resolution festlegen will.

Weygandt (Würzburg): In der Frage der Simulation von Unfallkranken stehe ich mehr auf dem Standpunkte von Nonne. Wir dürfen freilich bei Simulation nicht an Fälle denken, wie sie den Juristen vorschweben, die eine Simulation in bezug auf § 51 Str.-G.-B. annehmen und sich vorstellen, dass viele Untersuchungsgefangene den wilden Mann spielen möchten. Unfallssimulanten haben doch eben einmal einen Unfall, ein gesundheitserschütterndes Moment, gehabt. Unsere grosse Zurückhaltung in der Annahme von Simulation oder bewusster Uebertreibung ist freilich begründet genug, weil wir oft genug auch bei ganz unverdächtigen Fällen sehen, wie sich nervöse Störungen beträchtlicher Art unserem objektiven Nachweise entziehen. Die Sektion oder auch manchmal Erfahrungen am eigenen Körper können uns hier belehren. Mancher Unfallkranke mit seiner Klage über konstante Schmerzen in irgend einer Körperregion erinnert mich an ein Erlebnis vor etwa 12 Jahren, als ich auf einem Ausfluge einen Stoss erhielt und sofort darauf die heftigsten coccygalgischen Beschwerden verspürte, während die von Geheimrat Erb freundlichst vorgenommene Untersuchung nichts Objectives feststellen konnte. Aber bis jetzt noch spüre ich bei gewissen Körperstreckungen den damaligen charakteristischen intensiven Schmerz angedeutet. Trotzdem kann ich nach den Erfahrungen an dem Material in Unterfranken durchaus Simulation als vorkommend und Uebertreibung als häufig erklären.

Die wichtigste Frage ist nun, wie der Arzt in vielen Fällen feststellen soll, ob nicht doch zu Hause noch mehr oder weniger gearbeitet wird, während die Unfallkranken selbst erklären, sie können nichts oder nur ganz wenig leisten. Ich muss mich offen dahin aussprechen, dass zu einer Feststellung in allen Fällen die ärztliche Untersuchung nicht ausreicht. Tatsächlich ist der Wunsch des Einzelnen, sich auf Kosten anderer in irgend einer Weise zu bereichern, gerade durch die Unfallgesetzgebung erheblich gestiegen. Nicht nur das Verlangen nach Unfallrenten wächst zusehends, sondern auch auf anderen Gebieten sind die Entschädigungsprozesse in raschem Ansteigen begriffen, so Ansprüche gegen den Tierhalter usw. Aber nicht nur die Neurologie und Psychiatrie leidet unter dieser Kalamität, auch andere Disciplinen machen ähnliche Erfahrungen. Während früher ein Radiusbruch in kurzer Zeit glatt zu heilen war, klagt jetzt der Unfallkranke noch nach Jahr und Tag über angebliche Schmerzen oder unangenehme Gefühle an der Stelle seiner Radiusverletzung.

Erschwert wird die ärztliche Untersuchung durch die Unterstützung und Verhetzung, die dem Verletzten häufig in heimischen Verhältnissen zu teil wird. Die Aerzte auf dem Lande sind vielfach geneigt, möglichst günstig über einen Verletzten auszusagen, da sie eben nicht nur die Gutachter, sondern weit mehr noch die behandelnden Aerzte sind. Geradezu abenteuerliche medizinische Behauptungen werden dabei manchmal aufgestellt; so las ich kürzlich von dem Auftreten einer Korsakow'schen Psychose sowie 3 % Albumen nach Verletzung durch den Stoss einer Kuh. Die Angehörigen, aber unter ländlichen Verhältnissen auch die ganze Ortschaft, pflegen die Neigung des Verletzten, sich gehen zu lassen und sich in die Vorstellung des Krankseins möglichst hineinzuleben, durchaus zu unterstützen und zu verstärken. Auf dem Lande sind die Bargeldrenten gesucht und Rentenempfänger erfreuen sich besonderen Ansehens, so dass es z. B. vorkommt, dass sich ein solcher auf seine Visitenkarte als Beruf das Wort „Rentenempfänger" drucken lässt.

Inwieweit solche Elemente noch arbeiten oder nicht, das zu entscheiden vermag die ärztliche Untersuchung vielfach nicht. Es wäre dringend notwendig, in dieser Hinsicht eigene Controlleure anzustellen, die in unverdächtiger Weise Informationen beschaffen über die Art und Weise, wie ein Rentenempfänger sich hinsichtlich seiner Beschäftigung tatsächlich verhält. Einzelne Privatversicherungsgesellschaften haben schon damit den Anfang gemacht. Aerzte selbst werden sich zu einer solchen Rolle nicht eignen, aber in Fühlung mit den Gutachtern sollten jene Controlleure treten.

Als Gutachter selbst sollten möglichst wenig behandelnde Aerzte herangezogen werden, sondern eher die Spezialisten ausserhalb des Wohnortes des Verletzten. Leider ist die Gelegenheit, Unfallkranke klinisch zu beobachten, vor allem in einem Milieu, in dem sie nicht weiteren ungünstigen Suggestionen ausgesetzt sind und auch nicht noch durch zahlreiche andere Unfallkranke in der Auffassung ihrer eigenen Störungen geradezu angeleitet werden, noch keineswegs in ausreichendem Masse zu finden.

Der Vorschlag der einmaligen Abfindung hat vieles für sich, aber bedenkliche Momente schliesst er doch ein. Zunächst ist die Möglichkeit, durch Uebertreibung den Arzt zu täuschen, dann viel leichter, wenn es auf eine oder zwei Untersuchungen ankommt, als bei den allerdings umständlicheren Wiederholungen der ärztlichen Untersuchung alle 1—2 Jahre längere Zeiträume hindurch. Fernerhin wird mancher Unfallverletzte, wofür jetzt schon Erfahrungen vorliegen, nach dem ersten Unfalle und seiner Abfindung alsbald trachten, abermals einen Unfall zu erleiden, ja manche Leute eignen sich eine gewisse Routine an, Unfälle zu provozieren. Etwas anderes ist es, wenn der einmal durch Abfindung erledigte Fall dann auch aus der Versicherung überhaupt entlassen würde, wie es von seiten mancher Privatversicherungen ja geschieht.

Aerztlicherseits bleibt uns nichts übrig, als jeden Fall exakt zu untersuchen, die Möglichkeit der Uebertreibung, vor allem bei der Augenuntersuchung und electrischen Prüfung, zu berücksichtigen, und die Einschätzung der Erwerbsfähigkeitsherabsetzung nur mit grösster Vorsicht vorzunehmen. Auch wir müssen uns hüten, zu freigebig umzugehen mit den Mitteln der Gesamtheit, wenn wir in jedem Falle gerecht sein wollen, selbst auf die Gefahr hin, dem Einzelnen gegenüber hart zu erscheinen.

Feldmann (Stuttgart) geht davon aus, dass die Kapitalabfindung zwar für die privaten Unfallversicherungsgesellschaften die beste Methode darstellt, weil sie eine schnelle und einfache Handhabung des Geschäftes ermöglicht, dass sie jedoch der Staat deshalb nicht einführen kann, weil für den Gesetzgeber nicht das Geschäft, sondern die dauernde Unterstützung der erwerbsunfähigen Arbeiter in Betracht kommt.

Eine Unterscheidung von objektiv und subjektiv Erwerbsunfähigen ist praktisch undurchführbar, die meisten Arbeiter wissen mit Kapital nichts anzufangen. Die Kapitalabfindung würde deshalb bei den dauernd Erwerbsunfähigen Krankheit und Armut dauernd verknüpfen.

Grund (Heidelberg): Unter den Momenten, die zur Entstehung der traumatischen Neurose führen, spielt die zu grosse Nachgiebigkeit des begutachtenden Arztes eine Rolle, die der grössten Beachtung wert ist. Das Fehlen der Not ist von dem Herrn Referenten mit Recht in den Mittelpunkt der Entstehungsursachen gestellt worden. Wenn derselbe aber richtig sagt, dass der Arzt die Not nicht verordnen dürfe, so kann anderseits der begutachtende Arzt mit der Wirkung der Not als mit einem objectiven Factor rechnen und diesen bei der Begutachtung einstellen. Der Begutachter ist nicht verpflichtet zu sagen, wieviel der Patient im Momente der Beobachtung arbeiten kann, wo er unter dem Einfluss eines abnormen Mangels an Not steht, sondern er hat zu begutachten, wieviel Procent Arbeitsfähigkeit der Patient besitzt, wenn gleichzeitig der bei der entsprechenden Rente wirkende wirtschaftliche Zwang zur Arbeit seine Psyche beeinflusst. Unter den Mitteln, welche die traumatische Neurose einzuschränken imstande sind, darf eine striktere Befolgung dieses Grundsatzes nicht vergessen werden.

Hellpach (Karlsruhe) bemerkt im Anschluss an die Erwähnung seiner Arbeit „Unfallneurosen und Arbeitfreude“ durch den Referenten, dass seine bisherigen Versuche, in dieser Richtung Material zu sammeln, nur die Durchkreuzung jenes mutmasslichen Zusammenhangs durch andere Motive ergeben habe; z. B. seien die auf dem Lande wohnenden und in den Mussestunden den Boden bebauenden Arbeiter anscheinend besonders rentensüchtig, einfach weil auf dem Lande eine Rente, auch eine kleine, für den Empfänger viel mehr bedeutet als in der Stadt. Vielleicht gelinge es aber bei andern Arbeiterkategorien, eindeutig einen Zusammenhang zwischen Arbeitsfreude und Rentenverfolgung nachzuweisen — oder zu widerlegen. Redner wendet sich dann gegen den Kraepelin'schen Ausdruck „Schreckneurose“, der nur einen ganz kleinen Procentsatz der Unfallneurosen zu decken vermöge, für alle anderen gänzlich unzutreffend und praktisch nicht unbedenklich sei, da er die ätiologische Wichtigkeit des Rentenanspruchs verwische; es wäre zu wünschen, dass Kraepelin aus dem Kreise der ihm Nahestehenden heraus bestimmt werden könnte, jenen Terminus fallen zu lassen, dessen feste Einbürgerung andernfalls (bei der wachsenden Verbreitung des Kraepelin'schen Lehrbuches) zu befürchten sei.

Laquer (Frankfurt a. M.) schlägt vor, dass die Meinung der grossen Mehrheit der Versammlung in Form einer kurzen Resolution zum Ausdrucke gebracht werde, deren Inhalt und Form den Referenten zu überlassen, in der aber u. a. die Bedeutung einer „einmaligen Abfindung“ für die Heilung der Unfall-Neurosen zu betonen sei.

Schultze (Bonn) und

Erb (Heidelberg) sprechen sich gegen diesen Vorschlag aus, zum Teil aus materiellen Gründen, hauptsächlich aber auch mit Rücksicht auf die Statuten der Versammlung, die das Beschliessen einer Resolution ausschliessen.

Darauf zieht Laquer seinen Antrag wieder zurück.

Es erhält nun

Hoche das Schlusswort, in der er die Schwierigkeit betont, auf die Einzelheiten der Diskussion einzugehen. Zur Frage der Abfindung bemerke er, dass die Summe natürlich nicht so hoch sein dürfe, dass ihre Zinsen der Rente entsprechen würden. An eine absichtliche Häufung der Unfälle (F. Schultze) glaube er nicht. Immerhin sei man ja heute in vielen Punkten einig, z. B. dass das Gesetz die Ursache der Erkrankung, das Verfahren schlecht sei. Dem Begehren eines Teiles der Versammlung nach einer Resolution oder Thesen werde er durch einige Schlussthesen zu seinem gedruckten Referat entgegenkommen.

Es folgen die Vorträge

Trendelenburg und **Bumke** (Freiburg i. Br.): Zur Frage der Bach-schen Pupillencentren in der Medulla oblongata.

Bach und Meyer waren durch Experimente an Katzen zu dem Ergebnis gekommen, dass doppelseitige Durchschneidung der Medulla am spinalen Ende der Rautengrube sofortige Lichtstarre beider Pupillen zur Folge habe; ein einseitiger Schnitt sollte Lichtstarre der gekreuzten Pupille, Freilegung der Rautengrube oft Lichtstarre und Miosis (Tabespupillen!) hervorrufen. Bach erklärte diese Ergebnisse durch die Annahme von Hemmungscentren am spinalen Ende der Raute.

Diese bisher nicht einwandfrei nachgeprüften Experimente haben die Vortr. wiederholt, und zwar wurde viermal genau entsprechend den Bach-schen Versuchen bei künstlicher Atmung an der typischen Stelle total durchschnitten, ausserdem aber viermal nur die eine Hälfte der Medulla durchtrennt und das Tier am Leben gelassen (bis drei Wochen). Die Vollständigkeit der Schnitte wurde anatomisch (Marchipräparate) controlliert.

Der Erfolg war in keinem Falle der von Bach und Meyer beschriebene; es trat niemals Lichtstarre ein, sondern stets nur (unmittelbar nach dem Schnitt) Pupillenerweiterung, und dementsprechend erfolgte dann sogar ein grösserer Ausschlag des Lichtreflexes. Niemals wurde bei Freilegung der Medulla Miosis beobachtet. Bei den am Leben gehaltenen Tieren mit Halbseitendurchschneidung bestand eine geringe Pupillendifferenz, deren Erklärung die Vortr. noch offen lassen. — Die Vortr. können somit die Bach'schen Resultate nicht bestätigen und glauben, dass die Hypothesen dieses Autors aufgegeben werden müssen.

(Die ausführliche Veröffentlichung wird in den klinischen Monatsblättern für Augenheilkunde erfolgen.) Eigenbericht.

Georges L. Dreyfus (Heidelberg): Die Melancholie ein Zustandsbild des manisch-depressiven Irreseins.

Vortr. hat das in den Jahren 1892—1906 unter der Diagnose Melancholie in der Heidelberger Psychiatrischen Klinik aufgenommene Material katamnestischen Untersuchungen unterzogen.

Nahezu die Hälfte aller Fälle konnte er persönlich nachuntersuchen.

Von allen in Betracht kommenden Kranken konnte Vortr. direkt oder indirekt Nachricht erhalten.

Die Resultate seiner Ergebnisse decken sich nicht mit den bisherigen Anschauungen über das Wesen und den Verlauf der Melancholie des Rückbildungsalters, wie Kraepelin diese schildert.

Dreyfus gelangt zu folgenden Schlüssen: Die Melancholie des Rückbildungsalters muss ihrer Symptomatologie nach als manisch-depressiver Mischzustand aufgefasst werden. Sie hat die gleiche günstige Prognose wie alle zirkulären Depressionszustände. Diese wird nur einigermassen getrübt durch die schweren körperlichen Schädigungen, welche nicht allzuselten den Tod an interkurrenten Krankheiten bedingen und durch die Möglichkeit des Hinzutretens einer arteriosclerotischen Hirnerkrankung, die als Ursache des etwaigen Ausgangs der Melancholie in Schwachsinn angesprochen werden muss. Der Ausgang in einen geistigen Schwächezustand ist im Gegensatz zu den bisherigen Anschauungen recht selten. Sehr häufig wird ein Schwachsinn aber vorgetäuscht. Dies erklärt sich durch die lange Krankheitsdauer der Melancholie. Geheilte Fälle mit 5—12 jähriger Krankheitsdauer sind keineswegs selten.

Die Melancholie tritt sehr häufig nicht, wie man bisher annahm, zum ersten und einzigen Male im Rückbildungsalter auf. Depressionen können ihr vorangehen und folgen. Auch Manien nach Abklingen der Melancholie kommen vor.

Vortr. hat seine Ansichten über die klinische Stellung der Melancholie und die Ergebnisse seiner Untersuchungen in einer im Juni 1907 *im Verlag* von Gustav Fischer in Jena unter obigem Titel erschienenen Monographie niedergelegt.

III. Sitzung.

Vorsitzender: Hoche (Freiburg).

Es werden die folgenden Vorträge gehalten:

Becker (Baden-Baden): Zur Kenntnis der Neuroglia.

B. hat mit einigen neuen Methoden die Gestaltung der Glia untersucht. Als Farbstoff verwandte er u. a. die Leukobase des Methylenblau, die verschiedene Vorzüge vor dem Salz hat, teils allein mit der von ihm früher geschilderten minimalen Entfärbung, teils in Verbindung mit primären und secundären Beizen (Tannin, Tonerdesalzen usw.).

Er streift kurz die Fragen der Gliagrenzen und Verbindungen mit den nicht ectodermalen Elementen (die Grenzschicht, die superficialen und perivasculären Grenzhäute, die Gliafüsse Held's u. a. kann er bisher nicht bestätigen; hier schliesst er sich mehr Weigert an, während er in bezug auf das Verhältnis der Gliafasern zu den Gliazellen sich dem Standpunkt Held's u. a. nähert) und kommt hinsichtlich der Beziehungen der Glia zu den Nervenfasern zu folgender Auffassung:

1. Die Glia bildet das Gerüst der Markscheide.

2. Sie bildet ein Gerüst im Axencylinder, das identisch ist mit den bisher als Neurofibrillen bezeichneten Elementen und in welchem der Fortsatz der Nervenzelle liegt.

3. Die Glia des Centralnervensystems setzt sich auf die peripheren Nerven fort. Die Schram'schen Zellen sind Gliazellen und bilden wie die centralen

eine Fasernetzhülle um die Markscheiden (Schwann'sche Scheide) und das Stützgerüst der Markscheide und des Axencylinders.

Dergestalt sind sowohl Nerven- wie Gliazellen „Neuroblasten". Die geschilderten Verhältnisse werden an Zeichnungen und Präparaten demonstriert.

A. Bethe (Strassburg): Ueber färberische Differenzen verschiedener Fasersysteme (mit Demonstration).

Wie von dem Vortr. schon 1903 (allgem. Anat. und Physiol. des Nervensystems, p. 145) gezeigt wurde, färben sich mit neutraler Toluidinblaulösung im Rückenmark nach Fixierung mit reinem Alkohol ausser Ganglienzellen und Kernen nur die motorischen Nervenfasern. Die Strangfasern bleiben ganz ungefärbt und die Fasern der hinteren Wurzeln färben sich nur in ihrem extramedullären Verlauf. Nur in der Wurzeleintrittszone nehmen auch die letzteren in der Regel etwas Farbe an. Die Axencylinder der peripheren Nerven, der hinteren und vorderen Wurzeln und der intramedullären motorischen Fasern besitzen also die Fähigkeit, sich primär zu färben, während allen übrigen Nervenfasern des spinalen Nervensystems eine primäre Färbbarkeit nicht zukommt. (In einer späteren Arbeit wurde gezeigt, dass alle Fasern des Rückenmarks durch Behandlung der Schnitte mit verdünnten Säuren färbbar werden. Hofmeister's Beiträge. Bd. 6. 1905, p. 414.)

Es blieb noch zu untersuchen, ob der principielle Unterschied zwischen motorischen Fasern einerseits und sensiblen und intracentralen Fasern andrerseits auch im Gehirn zu konstatieren ist.

Die Untersuchungen sind noch nicht ganz beendet, gestatten aber schon jetzt den Schluss, dass der am Rückenmark festgestellte Unterschied unter Einhaltung gewisser Cautelen auch für das Gehirn des Kaninchens, Hundes und Menschen zutrifft. Die sensiblen Hirnnerven verlieren ihre primäre Färbbarkeit beim Eintritt in den Hirnstamm. (Opticus und Olfactorius zeigen besondere Verhältnisse, die von andrer Seite untersucht werden.) Die Fasern der motorischen Hirnnerven resp. die motorischen Fasern der gemischten Hirnnerven nehmen in der Regel sehr stark die Farbe an und sind bis zu den Ursprungszellen verfolgbar. Besonders schön gelingt die Färbung der motorischen Trigeminusfaserung und des Abducensverlaufs. Pyramidenfasern, Brückenfasern, Grosshirn- und Kleinhirnfasern etc. bleiben stets ungefärbt, so dass die Verfolgung der motorischen Fasern nicht gestört wird. Ausser den sicher motorischen Fasern des Hirnstamms gibt es aber noch einige andere Fasersysteme, welche stets die Farbe anzunehmen scheinen. Zu diesen gehören gewisse Fasern des Trapezkörpers.

Ob die Methode der primären Färbung für das Studium des Faserverlaufs nutzbringend sein wird oder ob ihr nur eine theoretische Bedeutung zukommt, lässt sich zur Zeit nicht entscheiden.

Curschmann (Mainz) sprach über das functionelle Verhalten der Gefässe bei vasomotorischen und trophischen Neurosen.

Pfersdorff (Strassburg): Ueber dialogisierenden Rededrang.

Vortr. schildert den bei einem Falle von manisch-depressivem Irresein beobachteten eigenartigen Rededrang; dieser ist dadurch ausgezeichnet, dass die produzierten Sätze sich durch fragenden und antwortenden Tonfall unterscheiden. Der vorgebrachte Inhalt dieser sprachlichen Aeusserungen wird dadurch sinnlos, dass der Satzbau zwar korrekt ist, die Wortwahl jedoch eine krankhafte, so dass ein sprachliches Produkt entsteht, das mit manchen Formen katatonischer Aeusserungen grosse Aehnlichkeit hat. Die Kranken sind jedoch stets zu unterbrechen, beantworten Zwischenfragen sinngemäss und zeigen meist Krankheitseinsicht. Nur die nicht zur Mitteilung dienenden sprachlichen Aeusserungen zeigen die erwähnte Eigenart; sie erfolgen meist bei gleichzeitig bestehendem Erregungszustand der Sprachbewegungsvorstellungen, einen Vorgang, welchen der Kranke als „Gedankenzuschuss" bezeichnet, mit einem Telephon vergleicht, jedoch nicht identifiziert. Wortklang-Assoziationen fehlen nahezu ganz, hingegen sind Wort s t a m m - Assoziationen häufig. Bei einem manischen Anfall im Senium, der ebenfalls in völlige Genesung überging und den zweiten Anfall eines zirkulären Irreseins darstellte, konnte dieselbe Störung nachgewiesen werden; nur „klebten" die sinnlos gewählten Worte bei korrektem Satzbau.

(Der Vortrag wird in dem G a u p p 'schen Centralblatt erscheinen.)

M. Rosenfeld (Strassburg i. E.): U e b e r e i n i g e F o r m e n d e r v a s o m o t o r i s c h e n N e u r o s e.

Im Anschluss an eine frühere Publikation über eigentümliche Verlaufsformen der vasomotorischen Neurose (cf. Centralblatt für Nervenheilkunde und Psychiatrie 1906, No. 220) berichtet V. über eine weitere Gruppe von Fällen, in welchen ein bestimmter Symptomkomplex, sog. vasomotorische Störungen, verbunden mit bestimmten psychischen Störungen anfallsweise auftritt und nach einiger Zeit wieder verschwindet. Bei von Hause aus leicht erregbaren Menschen von meist sehr guter Intelligenz treten akut ohne sicher nachweisbare äussere Ursache folgende Störungen auf: Acrocyanose, Acroneurose, Farbenwechsel, Dermographie, Herzklopfen ohne nennenswerte Pulsbeschleunigung, gelegentlich Pulsverlangsamung, unangenehme Herzsensationen; starke Schweissproduktionen, Brechneigung, Schwindelgefühl beim Liegen und namentlich beim Stehen und Gehen bis zu eigentlicher Gangstörung (vasomotorische Ataxie), heftige Parästhesien in einzelnen Extremitäten mit Störung des Lagegefühls und einer Art Tastlähmung; sehr auffällige Schwankungen der Urinmengen und plötzliche starke Abnahme des Körpergewichts. Zu diesen Symptomen auf körperlichem Gebiet gesellen sich folgende psychische Störungen: Müdigkeit, leichte Ermüdbarkeit; lebhafte optische ängstliche Träume, Illusionen im Halbschlaf, lebhafte Angst und Krankheitsgefühl ohne Neigung zu hypochondrischen Gedankengängen und Erklärungsversuchen über die Art des Leidens. Eine eigentliche Wahnbildung fehlt. Es besteht nur eine gewisse Neigung zu Eigenbeziehungen. Selbstvorwürfe finden sich nur insofern, als die Kranken ihre frühere angeblich unzweckmässige Lebensweise als die Ursache ihres Leidens bezeichnen. Auf motorischem Gebiet finden sich lebhaft gesteigerte Ausdrucksbewegungen; keine psychomotorische Hemmung; keine Denkhemmung, keine Monotonie der Sprache und der übrigen Bewegungen. In den meisten Fällen besteht der lebhafte Antrieb, trotz aller Beschwerden zu arbeiten. In einzelnen Fällen kann sich das Angstgefühl zu lebhaften Paroxysmen steigern, so dass auf der Höhe der Erkrankung kurzdauernde deliriöse Erregungszustände auftreten.

In dem akuten Stadium ist die Diagnose dieser Fälle insofern schwer, als die Symptomenkomplexe möglicherweise das Initialstadium anderer psychischer oder nervöser Erkrankungen darstellen könnten. Die mehrjährige Beobachtung der Fälle lehrte aber, dass die geschilderten Symptome nach einiger Zeit wieder schwinden, dass der Allgemeinzustand der Kranken wieder derselbe wird wie vorher und dass derartige Krankheitsepisoden sich öfters in unregelmässigen Abständen wiederholen. Zur Differential-Diagnose dieser Fälle ist folgendes zu sagen: In denjenigen Fällen, in welchen die körperlichen Symptome bestimmte Formen annehmen, wie z. B. Gleichgewichtsstörungen, rasch vorübergehende Augenmuskelstörungen, Sehstörungen (cf. l. c.), Lagegefühlsstörungen in den Extremitäten, wird an den Beginn einer multiplen Sklerose zu denken sein. Die früher von dem V. mitgeteilten Fälle dieser Art sind aber auch nach Jahren nicht in die genannte Erkrankung übergegangen. Die körperlichen und psychischen Symptome erinnern ferner an die Begleitsymptome der Basedow'schen Erkrankung. Aber keins der Cardinalsymptome der genannten Erkrankung liess sich nachweisen, weder im akuten Stadium noch im späteren Verlauf. Gegen die Zuordnung dieser Fälle zur Hysterie sprechen zahlreiche Gründe, und zwar: die freien nichthysterisch gefärbten Intervalle, das Fehlen der hysterischen Stigmata, der hysterischen Charakterveränderung und die völlige Unzugänglichkeit für suggestive Therapie. Obwohl die Kranken für zweckmässige Behandlung sehr empfänglich sind und namentlich Bettruhe, leichte Beruhigungsmittel und Digitalispräparate sehr gute Dienste leisten, gelingt es doch nicht, die Störung rasch zu coupieren. Sehr lehrreich sind in dieser Beziehung solche Fälle, in welchen während einer längeren Spitalbehandlung die genannten Symptomkomplexe allmählich schwinden und nach Wochen wieder auftreten, ohne dass in den äusseren Lebensbedingungen der Kranken irgend welche Aenderungen vorgenommen wurden. In ihrer Verlaufsform erinnern solche Fälle am meisten an die Cyclothymien resp. an die leichtesten Formen des manisch-depressiven Irreseins. Aber alle psychischen Cardinalsymptome der genannten Psychose fehlen oder kommen nur andeutungsweise zum Vorschein. Nach all' dem scheint es berechtigt, die genannten Fälle zu einer besonderen klinischen Gruppe zusammenzufassen, obwohl die Aetiologie unbekannt ist. Die Abgrenzung dieser Fälle hat nach der Meinung des V. nichts Gekünsteltes, sondern entspricht einem practischen klinischen Bedürfnis. V. schlägt vor, mit Rücksicht auf die bereits vorliegende Nomenclatur die Fälle als periodische vasomotorische Neurose zu bezeichnen.

Kohnstamm (Königstein i. Taun.): Ueber hypnotische Behandlung von Menstruationsstörungen.

Die hypnotische Beeinflussbarkeit der Menstruationsstörungen hat trotz der Mitteilungen von Forel u. a. bisher weder die verdiente praktische noch theoretische Würdigung gefunden. Es kann unter Umständen von vitaler Bedeutung sein, einer Frau auf diesem Wege ihr Blut zu sparen, anstatt sie den Unannehmlichkeitten und den unsicheren Heilungschancen des Curettements unter Narcose auszusetzen. Für den internen und neurologischen Praktiker wiegt die menstruelle Blutsparung häufig so viel, wie eine ganze Mastkur. Ich zweifle nicht daran, dass auch Menorrhagien bei hypnotisierbaren Myomkranken auf diesem Weg erfolgreich zu behandeln sind. — Theoretisch genommen ist dieser Vorgang ein Prototyp für die seelische Bedingtheit autonom-vegetativer Organsysteme, oder wie man auch sagen könnte, für das unbewusst-psychische Eigenleben derselben. — Von grosser Wichtigkeit ist auch die aus unseren Erfahrungen zu ziehende Lehre, wie ausserordentliche Vorsicht geboten ist, wenn man die physiologische Wirkung von Massregeln beurteilen will, die gegen Menstruationsstörungen gerichtet sind. Dies gilt sowohl für medikamentöse als für physikalische Einwirkungen. Auch die „Blutstopfung" nach Kussmaul-Fleiner-Klemperer, die nicht nur den Blutverlust, sondern auch menstruelle Leib- und Kopfschmerzen sowie die damit einhergehende Uebelkeit mit Erbrechen in gradezu wunderbarer Weise zu bekämpfen vermag, habe ich im Verdacht, dass sie neben ihrer mechanischen Wirkung (im Sinne Kussmaul's) in noch viel höherem eine suggestive „argumentatio ad uterum" bedeutet.

Statt weiterer Worte verweise ich auf die folgende Krankengeschichte:

Schon drei Wochen nach der letzten Periode, also eine Woche vor dem regelmässigen Termin, fühlt unsere Patientin Schwere in den Gliedern und Verstimmung. Dann treten Magenkrämpfe, Kopf- und Kreuzschmerzen hinzu. Der Zustand wird fast unerträglich, bis nach 7—9 Tagen unter Erbrechen die Blutung beginnt, die mehrere Tage ohne übermässige Stärke andauert.

Ich gab also ungefähr am 30. Tage in tiefer Hypnose die Suggestion, dass am nächsten Morgen die Periode eintreten solle, was zu meiner Ueberraschung prompt geschah. Eine Woche vor der nächsten Periode wurde sie zu Hause im Einverständnis mit mir von gynäkologischer Seite mit bimanueller Massage und lokalen Blutentziehungen behandelt. Dies blieb ohne Erfolg, während meine hypnotische Suggestion wieder sofort zum Ziele führte. Dies wiederholte sich mehrere Male. Um die Patientin unabhängig von Hypnose und Hypnotiseur zu machen, gab ich am 30. September 1905 die Suggestion, dass morgen, am 1. Oktober, und in Zukunft immer am Ersten jeden Monats die Periode eintreten solle. Die Suggestion wurde fünfmal genau realisiert, ohne dass zwischendurch eine Hypnose nötig war. Im Februar 1906 äusserte die Patientin mir ihr Erstaunen über diese kalendrige Regelmässigkeit, von deren suggestiver Ursache ihr waches Bewusstsein nichts wusste. Doch fing sie offenbar an, den Zusammenhang zu ahnen, und es schien, als ob der suggerierte Mechanismus den Lichtschein des Wachbewusstseins nicht vertrüge. Denn am 1. März 1906 blieb die Periode zum erstenmal wieder aus und kam von da an erst nach jedesmaliger Suggestion. Erwähnenswert ist noch ein Mal, wo die Patientin mir nahelegte, erst am zweiten Tage nach der hypnotischen Sitzung unwohl werden zu wollen. Auch diese Suggestion wurde zur freudigen Ueberraschung der Patientin prompt realisiert.

Circa vier Wochen später wurde ich wieder von der Patientin konsultiert mit der Klage, dass sie seit 14 Tagen blute. Ich gab die hypnotische Suggestion, dass die Blutung sofort stehen solle. Nach dem Erwachen veranlasste ich sie, die blutige mit einer neuen Menstruationsbinde zu vertauschen, von deren absoluter Blutfreiheit ich mich nach mehreren Stunden überzeugen konnte. Dieser Fall, dem ich noch andere — allerdings weniger überraschende — anschliessen könnte, zeigt, dass die verspätete und die zu lang dauernde Menstruation durch tief-hypnotische Suggestion in erwünschtem Sinne beeinflusst werden kann. In anderen Fällen zeigte sich auch die zu starke Blutung derselben Behandlung zugängig. Voraussetzung ist natürlich Hypnotisierbarkeit und Suggestibilität, die in meinen Fällen gelegentlich hypnotischer Behandlung der Schlaflosigkeit festgestellt wurden.

Knauer (Giessen): Ueber Stoffwechselstörungen in einem Falle von Pseudotumor.

19 jähriger junger Mensch erkrankte akut unter leichten gastritischen Prodomalerscheinungen an einer furibunden katatonischen Erregung. Von Anfang an leichte paretische Zeichen auf der linken Körperhälfte. Nach etwa vier Wochen plötzlich, 24 Stunden lang, 434 schwere epileptiforme Anfälle, teilweise von Jackson'schem Charakter, mit Pupillendifferenz und linksseitiger Ptosis. Am nächsten Tage Lähmungen verschwunden und wieder typischer funktionell-katatonischer Bewegungsdrang bis zu dem vier Tage nach dem Status erfolgenden Exitus.

Die Urine des Kranken zeigten dauernd hohe spezifische Gewichte, enthielten nie Albumen, nie Traubenzucker, dagegen stieg am Anfallstage die Phosphatausscheidung enorm an, um mit dem Abklingen der Krämpfe wieder zurückzugehen. Vortr. konnte nachweisen, dass ein Teil der Harn-Phosphorsäure als Glycerin-Phosphorsäure erschienen war, dass also nicht bloss einfache Säureretention vorlag, fand ferner im Blut grosse Mengen Cholin. Die Harne zeigten dauernd intensive Indigoblau- und -rot-, sowie Diazoreaction, dagegen keine Gallenbestandteile und kein Aceton. Die Mineralschwefelsäure zeigte hohe Werte, während die Aetherschwefelsäure sich trotz der einseitig vermehrten Indoxylschwefelsäure in normalen Grenzen bewegte. Die N-Ausscheidung stieg auf Kosten des Körperstickstoffs ebenfalls enorm. Patient verlor in 8 Tagen 20 Pfund an Körpergewicht ohne Abstinenz. Von den N-haltigen Harnbestandteilen erwiesen sich die Hippursäure und die Harnsäure leicht, das Ammoniak mit 9,6 % des Gesamtstickstoffs stark vermehrt. Nach dem Anfallstage grosse Mengen Fleischmilchsäure in Harn und Blut. Diesen Körper sieht Vortr. aber mit Hoppe-Seyler nur als intermediäres Produkt einer mangelhaften Oxydation des Muskelglykogens, die durch den übermässigen O-Consum im Kraftstoffwechsel sich erklärt. Daher während der Attaquen nie Temperatursteigerungen. Die Paramilchsäure ist pathogen nur in Verbindung mit den anderen Säuren als Teilursache der starken Acidose.

Die Sektion förderte mikroskopisch nur eine leichte Mesenterialdrüsenschwellung zu Tage. Leber und Darm insbesondere waren ganz intakt. Mikroskopisch fand sich als Ursache der Phosphatidüberschwemmung im Centralnervensystem, besonders im Pons und Rückenmark, ein ausgedehnter disseminierter Markscheidenzerfall, ähnlich den Bonhöffer-schen Bildern bei Delirium tremens.

Gierlich (Wiesbaden): Ueber einen Fall von neuraler Muskelatrophie mit Beginn in frühester Kindheit und Veränderungen der grauen und weissen Substanz des Rückenmarks, namentlich in den Hintersträngen.

Patient, der im Alter von 7 Jahren an Bronchopneumonie nach kurzem Krankenlager starb, war anscheinend gesund bis zum Ende des 1. Lebensjahres. Als er dann anfing zu laufen, stellte sich allmählich eine Lähmung der Dorsalflexoren beider Füsse ein mit consecutiver Verkürzung der Achillessehne, so dass im 3. Lebensjahre neben Krallenstellung der Zehen ein Pes equino-varus bestand, der das Gehen fast unmöglich machte. Durch Tenotomie wurde für einige Zeit eine Besserung erzielt, die aber beim Fortschritt des Leidens, das auch die Wadenmuskeln ergriff, wieder nachliess. Im 4. Lebensjahre begannen auch die kleinen Handmuskeln atrophisch zu werden, so dass Spreizen der Finger und Händedruck allmählich behindert waren. Die Muskeln des Oberschenkels, des Beckens, Rumpfes, Schulter und Arme ohne abnormen Befund. Die electrische Untersuchung ergab starke Herabsetzung der Erregbarkeit für beide Stromesarten in den befallenen Muskeln. Die Patellar-Sehnenreflexe fehlten; keinerlei Sensibilitätsstörungen, keine Blasenstörung, keine Ataxie. Pupillenreaktion normal. Die mikroskopische Untersuchung des Rückenmarks ergab Degeneration in den Hintersträngen, die im unteren Lendenmark fast den ganzen Querschnitt derselben einnahm, weiter oben sich auf die Goll'schen Stränge beschränkte. Es fand sich ferner Degeneration leichten Grades in den hinteren lateralen Teilen des Seitenstranges des Lenden- und Brustmarks. Lissauer'sche Randzone, hintere und vordere Wurzeln normal. Dagegen fanden sich Veränderungen in den Clarke'schen Säulen und der hinteren lateralen Zellgruppe der Lendenanschwellung. Hirnstamm, Gehirn und Kleinhirn nicht verändert.

Vortr. vergleicht diesen Befund mit den bisher veröffentlichten einschlägigen Untersuchungen (Virchow, Friedreich, Dubreuilh, Marinesco, Siemerling, Sainton), die im allgemeinen gute Uebereinstimmung zeigen. Vortr. betont die Schwierigkeiten, die anatomischen Befunde mit dem klinischen Krankheitsbilde in Einklang zu bringen und erinnert bezüglich der Rückenmarksbefunde an die Aehnlichkeit mit der Friedreich'schen Ataxie.

Ein 1 Jahr älterer Bruder des Patienten litt an einer Muskelatrophie von gleichem Verlauf. Er starb acht Tage früher als Patient. Zwei jüngere Geschwister sind gesund.

van Oordt (St. Blasien): Sklerosis multiplex oder Lues cerebrospinalis chronica?

Während der optische Symptomenkomplex: temporale Abblassung der Sehnervenpapillen mit häufigen Störungen des Sehens, wie Ermüdbarkeit der Sehkraft, vielgestaltige Amblyopie, zentrale Skotome und insbesondere Defekte der Rot-Grünempfindung bei seltener Beeinträchtigung der Blau- und Gelbempfindung in Verbindung mit einem häufig schwankenden Missverhältniss zwischen Funktionsstörung und anatomischer Schädigungen als eines der wichtigsten Zeichen der multiplen Sklerose gilt, wurde in einem so beginnenden Krankheitsfalle, wo zugleich eine vier Jahre zurückliegende luetische Infektion bestand, eine Hg-Inunktionskur angewandt.

Der 33 jährige Patient war mit temporaler Abblassung der Papillen, hochgradiger Amblyopie, zentralem Skotom für grün, rot, gelb und weiss erkrankt. Es traten Miose, Pupillendifferenz, Erlöschen der Konvergenzreaktion bei erhaltener Lichtreaktion, Steigerung der Sehnenreflexe, eine linksseitige spastische Parese der unteren Extremität, Oppenheim, Babinski und Abschwächung der linken Hautreflexe, sogar Fehlen des linken unteren Bauchreflexes, Blasen- und Mastdarmstörungen hinzu. Mit Rücksicht auf die zwar richtig behandelte luetische Affektion wird eine dreimalige Schmierkur im Lauf von $1^1/_4$ Jahren durchgeführt mit jedesmaliger auffälliger Besserung aller oder wenigstens der meisten Symptome und mit dem Enderfolg, dass nur Reste der Farbenskotome übrig blieben, die Sehschärfe $^1/_2$ bis $^1/_3$ erreicht und mit Ausnahme einer Steigerung der Sehnenreflexe vom initialen Befund nichts mehr zu erkennen ist. Dagegen sind im Laufe der Behandlung eine radikulär-hypästhetische Zone am Rumpf, Ulnarisschmerzen und eine Beeinträchtigung der Geruchs- und Geschmacksnerven hinzugekommen; Erscheinungen, die mehr zugunsten einer chronischen cerebrospinalen Lues sprechen.

Spontane Remissionen der Sklerose oder Kombination beider Erkrankungen wäre möglich, so dass man die Diagnose: Sklerosis multiplex nicht sicher fallen lassen kann; immerhin ist in Fällen, wo bei Bestehen des sklerosischen Initialbefundes auf optischem Gebiet Lues vorausgegangen ist und wo überhaupt Symptome am Nervensystem vorliegen, die chronisch-luetischer Natur sein können, eine vorsichtige Hg-Kur unter genauer Kontrolle des Sehapparates einzuleiten.

Edinger: Casuistisches zum Nervenaufbrauche.

Die Ueberzeugung, dass die Lokalisation der meisten peripheren und centralen Nervenkrankheiten durch die Funktion selbst bedingt wird, ist keineswegs eine allgemeine. Es verlohnt deshalb durchaus, immer wieder Fälle beizubringen, welche besonders klar in diesem Sinne sprechen. Für den, der auf dem eingangs erwähnten Standpunkt steht, bedarf es allerdings solcher Fälle nicht mehr. Die Praxis führt ihm täglich Beweise zu, weil er, und das kann nicht intensiv genug hervorgehoben werden, bei jeder einzelnen Beobachtung untersucht, aus welchen Gründen ein etwaiger Ausfall so und nicht anders lokalisiert ist. Ohne solche spezielle Nachforschung bleibt die Mehrzahl der Beobachtungen steril.

1. Seit meiner letzten ausführlichen Mitteilung sind auf meine Veranlassung wiederholt die Sehnenreflexe nach schweren Anstrengungen untersucht worden. Existiert der postulierte Aufbruch, so mussten sie gelegentlich schwinden. In der Tat fand Auerbach, dass von 39 Radfahrern 10 die Kniesehnenreflexe nach einem Rennen vorübergehend verloren. Viermal waren sie ungewöhnlich gesteigert. Diese Steigerung tritt, wie ich selbst an Läufern gefunden, sehr bald auf und ist wahrscheinlich ein Vorläufer des Untergangs. Von 12 Teilnehmern eines 100 Kilometer-Marsches konnte Schilling bei 6 eine hochgradige Abschwächung, bei 1 totalen Verlust constatieren, und Oekonomakis, welcher auf meine Bitte 18 Marathon-Läufer bei den olympischen Spielen untersucht hat, sah bei 5 die Sehnenreflexe verschwunden, bei den anderen Erhöhungen. Aehnliches hatten übrigens schon vor Jahren Knapp und Thomas bei einem 40 Kilometer-Lauf in Amerika festgestellt.

2. Ueber deutlichen Aufbrauch eines peripheren Nerven konnte aus meiner Beobachtung Lilienstein berichten. Bei einer blutarmen Telephonistin erlahmte und schwand hochgradig die Handmuskulatur, welche den schweren Hörer viele Stunden lang halten musste. Nach Einführung von Kopfhörern trat Heilung ein.

3. Schon in meiner ersten Mitteilung glaubte ich Bleilähmungen als funktionellen Aufbrauch bei durch Blei geschädigtem Boden ansprechen zu dürfen. Den dort beigebrachten Tatsachen kann ich heute zwei durchaus in gleichem Sinne sprechende beifügen. Einmal den bereits von Lilienstein veröffentlichten Fall einer Letternschleiferin. Hier war Ulnaris- und nicht Radialis-Lähmung eingetreten. Als Ursache konnte nachgewiesen werden, dass die Letternschleifer wesentlich die Ulnaris-Muskulatur anstrengen. Und

dann sah ich einen Fall, der fast die Beweiskraft eines Experimentes hat. In unserer Poliklinik wurde in langer Kur ein bleikranker Anstreicher von seiner rechtsseitigen Radialis-Lähmung geheilt. Noch zu schwach in der Hand, um den Oelfarbenpinsel zu führen, welcher beim Streichen fast ausschliesslich durch die Radialis-Muskulatur dirigiert wird, nahm er das Anstreichen mit Wasserfarben auf. Dabei wird eine schwere besenartige Bürste mit der Hand festgehalten — keine geringe Kraftleistung — und mit ihr im wesentlichen aus dem Schultergelenk gestrichen. Bei diesem Mann trat nun bald Parese und ziemlich hochgradige Atrophie der ganzen Handmuskulatur ein. Bei einem Bleikranken war also zuerst die Radialis-Muskulatur erlahmt, solange sie stark angestrengt wurde. Sie war geheilt. Es waren aber dann Ulnaris- und Medialis-Lähmungen aufgetreten, als an diese Nerven besondere Anforderungen gestellt wurden.

4. Die Augenärzte sind bekanntlich ätiologisch befriedigt, wenn sie in einem Falle von Pupillar-Lähmung vorausgegangene Syphilis nachweisen können. Ich habe schon früher darauf hingewiesen, dass die Syphilis allein ätiologisch nicht ausreicht, und ein im Dezember 1906 mir vorgekommener Fall, den mehrere Augenärzte gesehen hatten, beweist, dass neue Fragen und präcise Aufklärungen erwachsen, wenn man sich auf den Standpunkt der Aufbrauch-Theorie stellt. Es ergab sich nämlich, dass ein Patient, der ausser seiner fast totalen Pupillenlähmung keine Nervenstörungen bot, am Tage bevor die Erkrankung aufgetreten war, viele Stunden auf hell glitzernden Schneefeldern der Jagd obgelegen hatte. Die Pupillen des Syphilitischen haben dieser enormen Contractions-Anstrengung nicht standgehalten. Ueber ähnliche Fälle habe ich früher berichtet, und ich zweifle nicht, dass bei richtiger Art des Fragens ihre Zahl sich rasch mehren wird.

5. Auch auf dem Gebiet des centralen Aufbrauchs sind mir wieder eine grosse Anzahl interessanter Beobachtungen vorgekommen; ich will sie aber zurückstellen, um hier im Auftrage von Dr. Loewenthal in Braunschweig zwei Fälle von einseitiger Ataxie bei Tabes zu erwähnen. Es sind typische Tabiker mit allen Erscheinungen. Der eine, ein Kapellmeister, steht täglich mehrere Stunden beim Dirigieren mit der Körperlast auf dem rechten Beine. Jetzt kann er wegen hochgradiger Ataxie desselben auf diesem überhaupt nicht mehr stehen. Links ist die Ataxie nur unbedeutend. Auch die sonst typischen Sensibilitätsstörungen sind am rechten Beine viel stärker als links. Der zweite, ein Bahnbeamter, hat mehrere Jahre vor Ausbruch der Tabes sein rechtes Knie gequetscht und schont dieses. Jetzt, wo er typisch tabisch ist, ist der Sehnenreflex auf der Seite des geschonten Beines noch vorhanden; er ist also nur auf dem linken, das überwiegend benutzt wurde, geschwunden.

6. Schliesslich darf ich es als eine willkommene Bestätigung der Aufbrauch-Theorie bezeichnen, dass vor kurzem Witmark durch fortgesetzte Geräusche bei Tieren das klinische und anatomische Bild der progressiven nervösen Ertaubung erzeugen konnte. Dieses Leiden, welches bekanntlich familiär auftritt, hatte ich früher schon zu den Aufbrauchkrankheiten bei angeborener zu schwacher Entwicklung eines einzelnen Nerven gestellt.

R. Link (Freiburg i. B.): Ueber den Muskelton.

In Ergänzung eines Vortrags über den gleichen Gegenstand auf der Wanderversammlung 1904 (publiciert im Neurol. Centralblatt 1905, No. 2) berichtet Vortr. über Untersuchungen des Muskeltons, des tiefen Tons, den man über jedem willkürlich tetanisch kontrahierten Muskel, z. B. dem m. interosseus primus externus, mit dem Hörrohr hört, und demonstriert zunächst eine vermittels einer graphischen Methode aufgenommenen Kurve von 11,8 Oscillationen pro Sekunde (nach v. Kries). Bei genügender faradischer Reizung hört man beim Menschen einen lauten dauernden Ton, entsprechend der Unterbrechungszahl des Hammers, und zwar nur über einem sich kontrahierenden, nicht über einem sich nicht zusammenziehenden Muskel, woraus folgt, dass es sich hierbei um innere Vorgänge im Muskel selbst handeln muss, nicht um blosse Uebertragung von Schwingungen. — Bei KaSTe ist ein lauter Ton wahrnehmbar, entsprechend der physiologischen Tatsache, dass dabei eine grosse Zahl von Aktionsströmen den Muskel durchsetzen. — Die langsame Zuckung der EaR gibt dagegen keinen Ton; dementsprechend zeigt die Kurve derselben keinerlei sekundäre Erhebungen (Demonstration). Diese Tatsache entspricht der Theorie der EaR, die in derselben die Reaktion des entnervten Muskels sieht; es ist dazu auch nicht das Vorhandensein der anatomischen Veränderungen erforderlich, die man bisher für nötig hielt. Hierfür sprechen die anatomischen Befunde von Jamin und namentlich die Untersuchungen von Achelis, welcher am Präparat, das durch Tetanisieren ermüdet war, mit der von Schenck angegebenen Methode der bipolaren Nervenreizung alle Erscheinungen der EaR hervorrufen konnte. Er fasst sie auf als bedingt durch die Ermüdung der Nervenendorgane. Ermüdung hebt auch, wie aus physiologischen Untersuchungen hervorgeht, die Fähigkeit der Muskeln, zu tönen, auf, ebenso wie sie einen langsamen Ablauf der Zuckungskurve bedingt. Bei Myotonia congenita, bei der ebenfalls ein langsamer Ablauf der Zuckungskurve beobachtet wird, hört man nach Herz anfangs keinen Ton; erst wenn die Starrheit, die im Beginn der willkürlichen Bewegung ein Hindernis entgegensetzt, weicht, hört man allmählich den Muskelton zu seiner gewöhnlichen Stärke anschwellen.

Ueber den spastisch kontrahierten Muskeln bei Hemiplegie hört man keinen Ton; bei Registrierung erhält man eine gerade Linie. Da die meisten Autoren diese Spasmen für bedingt halten durch einen Reizzustand der niederen Centren des Centralnervensystems, veranlasst durch die Fortdauer der sensiblen Einwirkungen und den Fortfall der Pyramidenbahnen, so scheint aus der angeführten Tatsache hervorzugehen, dass der Innervationstypus der niederen Centra ein anderer ist als der willkürliche, vom Cortex ausgehende. Die Diskontinuität, die jenem sicher zukommt, ist bei diesem nicht vorhanden.

(Autoreferat.)

Fischer (Heidelberg) sprach über Erfolge und Gefahren der Alkoholinjectionen bei Neuralgieen und Neuritiden.

Die Versammlung hat beschlossen, der Moebius-Stiftung 100 Mark zuzuwenden. Als Ort der nächsten Versammlung ist Baden-Baden gewählt; zum Referatthema ist Der Aufbrauch im Nervensystem bestimmt und Herr Edinger (Frankfurt) mit der Erstattung betraut worden.

Berliner Gesellschaft für Psychiatrie und Nervenkrankheiten.

Bericht von Dr. **Schayer** (Dalldorf-Berlin).

Sitzung vom 13. Mai 1907.

Oppenheim spricht vor der Tagesordnung warm empfundene Worte auf das Andenken von Bergmann's, der zwar nicht Mitglied der Gesellschaft gewesen ist, aber ihr doch durch seine grundlegenden Arbeiten über Hirnchirurgie sehr nahegestanden hat.

Discussion zum Vortrag von Cassirer (März-Sitzung).

Jacobsohn fragt, ob Cassirer nicht noch etwas nähere Angaben über den pathologisch-anatomischen Process machen möchte, der dem interessanten, von ihm in der letzten Sitzung vorgestellten Krankheitsfalle zugrunde liegen soll.

Die Angabe, dass es sich um eine Erkrankung bestimmter spino-cerebellarer Bahnen und Centren handle, könne nicht ganz befriedigen, da eine primäre Erkrankung so vieler Systeme zweifelhaft erscheine. J. meint, dass das Krankheitsbild vielleicht durch einen einzigen localisierten Process des Kleinhirns, evtl. der angrenzenden unteren Kleinhirnstiele (Erweichungen durch Gefässalterationen) zu erklären sei.

Cassirer: Es erscheint unmöglich, das Krankheitsbild durch Annahme eines eine einzige bestimmte Stelle betreffenden Herdes zu erklären. Die von Jacobsohn in Erwägung gezogene Erkrankung der unteren Kleinhirnstiele komme nicht in Betracht; insbesondere würde auch deren Erkrankung die schweren Störungen der bewussten Empfindung (Lagegefühl, Berührungsempfindung, Schmerzgefühl) nicht erklären können. (Autoreferat.)

Oppenheim und **Borchardt:** Demonstration zur operativen Behandlung der Kleinhirnbrückenwinkelgeschwülste (Krankenvorstellung).

Oppenheim gibt die klinische, Borchardt die operative Krankheitsgeschichte des vorgestellten Patienten; der Fall, der ausführlich an anderer Stelle publiciert werden wird, betrifft ein Fibrosarcom. Die Vortragenden resümieren sich dahin, dass eine vollkommene Heilung mit geringen, für den Patienten bedeutungslosen Residuen erzielt sei.

Discussion: Ziehen hat bei seinen Fällen nicht entfernt so gute operative Ergebnisse erzielt.

Remak hat in Fällen, in welchen Neigung, nach einer Seite zu fallen, in Frage kommt, als zweckmässigste Untersuchungsmethode erprobt, dass der Untersucher sich hinter den mit geschlossenen Augen stehenden Patienten stellt und unvermutet ihn von den Seiten anstösst.

Remak hat ferner beobachtet, dass der zweite vorgestellte Kranke mit Amaurose und linksseitiger Facialisparalyse beim versuchten Augenschluss das linke Auge unverrückt gerade hält und nicht nach oben rollt, dass also trotz längeren Bestehens der Facialisparalyse das Bell-Borchardt'sche Phaenomen hier fehlt. Gelegentlich einer Demonstration von Seiffer hat R. schon einmal in dieser Gesellschaft erwähnt, dass er bei ganz frischen Facialislähmungen das Bell'sche Phaenomen einigemal vermisste und erst später auftreten sah. Er hat es damals für wahrscheinlich bezeichnet, dass der Kranke in dem Bestreben, sich über den fehlenden Augenschluss durch Nichtsehen hinwegzutäuschen, alsbald die Aufwärtsrollung des Auges, die auch bei forciertem Augenschluss in der Norm als Mitbewegung eintritt, als Ersatzbewegung für den Lidschluss vornimmt. Bei diesem blinden Manne fehlt das Interesse am Nichtsehen und ist wohl deswegen das Bell'sche Phaenomen trotz bestehender Facialisparalyse nicht aufgetreten.

Forster: Zur Funktion der Glia-Zellen.

Vortr. berichtet an der Hand von Demonstrationen und Präparaten, wie ins Kaninchenhirn gebrachte reizlose, feine Fremdkörper (fein verriebene Tusche) aus diesem wieder herausgebracht werden. Es geschieht dies mittels dreier Wege. Die Glia, die eine fortlaufende Verbindung von den Ganglienzellen zu den Gefässwandungen bildet, tritt hauptsächlich in Action, um die schädigenden Stoffe aus den Ganglienzellen nach den Gefässwandungen fortzuschaffen. In der Nähe der Verletzung spielen in den ersten Tagen auch ausgewanderte Gefässzellen eine Rolle.

Sind die Ganglienzellen einmal von der Tusche befreit, so übernehmen die neugebildeten, aktiv beweglichen Gitterzellen die weitere Fortschaffung der anfangs in allen Zellen gleichmässig verteilt gewesenen Tusche, die so schliesslich in den Adventitialzellen der Gefässe abgelagert wird.

Es scheint nicht unwahrscheinlich zu sein, dass die Glia auch im normalen Zustande die Fortschaffung von Stoffwechselprodukten aus den Ganglienzellen zu den Gefässwandungen vermittelt. Die ausführliche Veröffentlichung der aus Nissl's Laboratorium stammenden Versuche erfolgt in Nissl's Beiträgen. (Autoreferat.)

Discussion wird vertagt.

Oppenheim: Zur Differential-Diagnose des extra- und intramedullaren Tumor medullae spinalis.

(Der Vortrag wird im Original anderweitig publiciert werden.)

Discussion.

M. Rothmann: Bei dem vom Vortr. beachteten Fall hat die Differentialdiagnose zwischen intramedullärem und extramedullärem Tumor für die Indikationsstellung der Operation eine grosse Rolle gespielt. Ich möchte daher an Herrn Oppenheim die Frage richten, ob ihm bei seinem grossen grossen Material nicht Tumoren mit intramedullärem Sitz vorgekommen sind, bei denen die Frage der Operation diskutiert werden konnte. Die Ergebnisse der experimentellen Pathologie und das Studium der Stichverletzungen des Rückenmarks weisen darauf hin, dass Halbseitenläsionen des Rückenmarks nicht von dauernder Lähmung des betreffenden Beins gefolgt sind. Intramedulläre Tumoren des Dorsalmarks mit einseitiger Beinlähmung könnten also bei günstigem Sitz durch Exstirpation eines Stücks der einen Rückenmarkshälfte mit entfernt werden, ohne dass eine dauernde Lähmung des Beins befürchtet werden müsste. Selbstverständlich kämen nur eine kleine Zahl von intramedullären Tumoren hier in Betracht. — Ferner möchte ich bei dem zentralen Sitz des Tumors fragen, ob besonders starke Ataxie zur Beobachtung gelangte. Zerstörung der Vorderstränge führt bei Hunden zu Ataxie und Rumpflähmung; die letztere kommt bei dem tiefen Sitz des Tumors nicht in Betracht.

Lewandowsky glaubt Rothmann gegenüber, dass intramedulläre Tumoren kaum jemals der chirurgischen Behandlung zugänglich sein werden, nicht nur, weil sie gewöhnlich zu diffus sind, sondern auch weil sie, wenn sie geschlossen sind, selbst auf dem Sectionstisch erst nach Querschnitten durch das Rückenmark aufgefunden werden können. Er führt als Beispiel den Fall eines erbsengrossen Gummas in einem Seitenstrang an, der — ohne Operation — zur Sektion kam. Dieser Fall hatte insbesondere durch die typischen Schmerzen mit Wahrscheinlichkeit die Diagnose eines extramedullären Tumors stellen lassen. Er meint, dass vielleicht gerade die in sich geschlossenen Tumoren des Rückenmarks infolge einer gewissen Spannung solche Schmerzen eher machen können, als die diffusen Tumoren, und so zu Fehldiagnosen eher Veranlassung geben können. Schliesslich spricht er Zweifel aus in betreff des Krankheitsbildes der sogenannten circumscripten Meningitis spinalis (F. Krause). Vielleicht handle es sich in den meisten dieser Fälle um einen intramedullären Tumor. (Autoreferat.)

Sitzung vom 10. Juni 1907.

Discussion zum Vortrag Forster in voriger Sitzung.

Jacobsohn fragt, ob sich bei den experimentellen Untersuchungen Tuschepartikelchen auch in Spalträumen um die Nervenzellen angesammelt haben und von hier aus in anderen Spalträumen nach den Gefässen zu verfolgt werden konnten, oder ob der Transport dieser injicierten Fremdkörper immer nur durch Vermittelung von Zellen erfolgt sei. Es wäre das zur Klärung der Frage, ob pericelluläre und perivasculäre Räume existierten, oder ob diese Räume in der Tat nur Kunstprodukte seien, von Bedeutung. Ferner möchte J. Auskunft darüber haben, welcher Herkunft diese Transportzellen, nämlich die sogenannten Gitterzellen, nach Ansicht des Vortragenden seien. Da die ersten Reaktionserscheinungen von seiten der Neuroglia eintreten sollen und die Gitterzellen sehr früh auftreten, so könnte es scheinen, als ob Vortragender diese Elemente von der Neuroglia ableitete. Dies würde der allgemeinen Anschauung widersprechen, indem verschiedene Autoren, darunter vornehmlich Nissl, sie von der Gefässwandung herleiten.

Letzterer Autor meine, dass, wo Schädigungen des Nervengewebes und des Gefässsystems eingetreten seien, z. B. bei Zertrümmerunggen von Nervensubstanz, zuerst Endothelzellen und Fibroblasten sich vermehrten, daneben aus der Gefässwandung die Gitterzellen scharenweise sich bildeten und dass nach Fortschaffung des zerfallenen Materials durch letztere die Gefässe sich zunächst neu herstellten. Erst wenn dies geschehen sei, wenn zuerst durch die Adventitia eine Grenzscheide zwischen ectodermalem und mesodermalem Gewebe zustande gebracht sei, dann fülle die Neuroglia durch Wucherung die Lücken bis zu dieser Grenzscheide aus.

Forster: Die Frage der pericellulären Räume ist wohl schon im Sinne Nissl's entschieden. Nissl hat gezeigt, wie bei der Härtung die Zelle abreissen kann, ein feiner Rand bleibt aussen an dem sog. pericellulären Raum hängen und ist durch feine Fäden mit der Zelle verbunden: hieraus geht hervor, dass dieses ein Kunstprodukt sein muss, durch Schrumpfung hervorgebracht. Dementsprechend fand sich in ihm bei den Präparaten des Vortragenden auch nie eine Tuscheansammlung, wie man erwarten musste, wenn er zum Lymphsystem gehörte.

Die vom Vorredner erwähnten Vorgänge sind Reparaturprocesse; im Gegensatz hierzu tritt die Glia schon vorher in Tätigkeit, um pathologische Producte fortzuschaffen, vielleicht auch schon normalerweise, um überflüssige Stoffwechselproducte zu entfernen.

Die Gitterzellen erscheinen erst am 2.—3. Tage. Ein Gegensatz zu Nissl besteht nur insofern, als Vortragender nach seinen Präparaten annehmen möchte, dass die Gitterzellen nur aus Gefässsprossen gebildet werden, während Nissl vermutet, sie können auch aus Adventitialzellen hervorgehen.

(Autoreferat.)

Leppmann: Die forensische Bedeutung der Zwangsvorstellungen.

Zwangsvorstellungen schliessen in den meisten Fällen die strafrechtliche Verantwortlichkeit nicht aus, da selbst dann, wenn sich die von ihnen Befallenen von dem durch sie erzeugten quälenden Drange durch Handlungen entlasten, diese Handlungen immer noch eine gewisse Wahl der Entschliessungen und eine gewisse Hemmung bekunden.

Es werden also die Fälle, wo die Gesamtpersönlichkeit durch die Macht der Zwangsvorstellungen so überwunden wird, dass die freie Willensbestimmung als ausgeschlossen angesehen werden muss, so selten sein, dass der Einzelne über wenig Beobachtungsmaterial verfügt und die besonderen Umstände, aus denen auf eine willensausschaltende Macht der Zwangsvorstellungen geschlossen werden kann, am ehesten durch Zusammentragen der Erfahrungen vieler, namentlich auch in nicht criminellen Fällen, umgrenzt werden können.

Die drängende Macht der Zwangsvorstellungen erreicht immer nur für kurze Zeit einen gewissen Höhepunkt, so dass zur Feststellung der Unzurechnungsfähigkeit nur solche Taten in Betracht kommen, welche kurzzeitig ausgeführt werden.

Nach den Erfahrungen des Vortragenden ist unter solchen Voraussetzungen von krankhaften Zuständen, auf deren Boden Zwangsvorstellungen eine willensausschliessende Wirkung ausüben, keiner so wesentlich wie die Epilepsie. Hier bilden Zwangshandlungen, die aus Zwangsvorstellungen hervorgehen, bisweilen das Aequivalent einzelner Anfälle oder zeigen sich in einer längeren, anfallsfreien Periode.

Sodann kommen die schweren constitutionellen Neurasthenien in Betracht. Aber diese doch nur selten und am ehesten dann, wenn sich die Kranken im Alter der Rückbildung, in der zuweilen früh einsetzenden Vergreisung befinden.

Aehnlich ist es mit der Hysterie, welche in dieser Frage merkwürdigerweise aber eine geringere Rolle spielt.

Alle andern psychopathischen Zustände treten in dieser Frage völlig in den Hintergrund, namentlich auch die Imbecillität. Der Alkoholismus zeigt am ehesten noch dann seine Wirkung, wenn der Alkoholmissbrauch dazu dient, Zwangsgedanken zu betäuben.

Vortragender erörtert dann noch die Frage, welche Rolle der Zwangsvorstellungskranke als wirklich Angeschuldigter spielt, ob er durch die Art seines Benehmens geschädigt wird. Er verneint dies im allgemeinen.

Viel wichtiger sind die Nachteile, welche dem Kranken daraus erwachsen, wenn er ein gerichtliches Zeugnis ablegen muss. Es entstehen dann oft

Unruhezustände, deren Rückwirkung auf das Individuum meist in keinem Verhältnis zu der Wichtigkeit des Zeugnisses steht. Hier wäre zu wünschen, dass zukünftige Processordnungen mehr als die bisherigen auf derartige gesundheitliche Beeinträchtigungen Rücksicht nähmen.

In civilrechtlicher Beziehung ist zu erwägen, ob nicht bei letztwilligen Verfügungen Zwangsvorstellungen, die von einer eigensüchtigen Umgebung geschickt benützt werden, eine Rolle spielen.

(Der Vortrag wird in der ärztlichen Sachverständigen-Zeitung veröffentlicht werden.) (Autoreferat.)

S. Salomon a. G.: Ein Fall von Hemiatrophia facialis progressiva mit Augennervensymptomen (aus der Augenabteilung der Dr. H. Neumann'schen Kinder-Poliklinik).

Bei dem jetzt 9 jährigen Mädchen wurde vor 3 Jahren von der Mutter die Ungleichheit der beiden Gesichtshälften bemerkt, die im letzten Jahre bedeutend fortgeschritten ist. Anamnestisch ist von Krankheiten nichts festzustellen, es hat auch angeblich kein Trauma stattgefunden, und es besteht keine neuropathische Belastung.

Dagegen hat die Mutter dreimal abortiert, drei Kinder sind in den ersten Lebensmonaten gestorben, drei Kinder leben.

Die Hemiatrophie, die die linke Gesichtshälfte einnimmt, — die Mundhöhle zeigt nichts Abnormes —, besteht im wesentlichen in der Atrophie der Haut, des Fettgewebes und der beiden Kieferknochen. Die Gesichtsmuskeln sind auch in Mitleidenschaft gezogen, aber funktionsfähig. Sensibilität ist völlig intakt, nirgends eine qualitative Veränderung der elektrischen Erregbarkeit in den Muskeln.

Von Augensymptomen fällt auf eine starke Parese des rechten Abducens. Links ist absolute Pupillenstarre für Licht und Convergenz, ebenso ist links die Accommodation gelähmt, demnach Paralyse der inneren Aeste des linken Oculomoterius. Die Retina ist links diffus pigmentiert, besonders in der Maculargegend. Tension beiderseits normal, Sehschärfe rechts = 1, links = $^2/_3$.

Auffallend ist einmal das völlige Fehlen von Sympathicussymptomen, die fast stets in den bisher beschriebenen spärlichen Fällen beobachtet wurden.

Im vorliegenden Falle ist durch die Beteiligung des rechten Abducens und der inneren Aeste des linken Oculomotorius mit Sicherheit anzunehmen, dass die Hemiatrophie neurogenen Ursprungs ist und wahrscheinlich auf Erkrankung der atrophischen Fasern des linken Trigeminus beruht. Dieses isolierte Befallensein der trophischen Trigeminusfunction und der nur inneren Aeste des linken Oculomotorius deutet mehr darauf hin, dass nicht die peripheren Nerven an der Basis, sondern die Centren und intrabulbären Bahnen der beteiligten Nerven ergriffen sind, und zwar weist die Beteiligung des rechten Abducens auf eine diffuse Ausbreitung oder mehrfache Localisation des Krankheitsprocesses hin.

Schliesslich muss für die Aetiologie der sehr seltenen Erkrankung im vorliegenden Falle wohl sicher Lues angenommen werden. Dafür sprechen erstens die Geburten der Mutter und dann der Befund des Augenhintergrundes. (Autoreferat.)

Kurt Mendel stellt im Anschluss hieran ein 16 jähriges Mädchen vor, welches ihn vor ca. 5 Wochen wegen einer typischen Hemiatrophia faciei consultierte und das er vor 3 Wochen Herrn Dr. Eckstein zur Paraffin-Injection überwies. Das Resultat ist bisher ein sehr zufriedenstellendes. M. zeigt eine Reihe von photographischen Aufnahmen, welche die günstige Wirkung der Paraffin-Injectionen bei der Hemiatrophia faciei dartun.

L. Loewe a. G.: Die Freilegung der Hypophysis von der Nase her.

Verf. hat Dank dem Entgegenkommen der Herren v. Bergmann, Orth, Virchow, Voigt und Waldeyer Gelegenheit gehabt, eine Anzahl Cadaver zu nasenchirurgischen Studien benützen zu können. Dabei hat sich auch eine sichere und einfache Methode der Freilegung der Basis cranii et cerebri, soweit dieselbe über dem Riechorgan gelegen ist, ergeben. Es wäre eigentlich Aufgabe des Redners, im Detail auseinanderzusetzen, in welcher Weise die vordere, in welcher die mittlere und in welcher die hintere Schädelgrube freizulegen sind. Da es aber zu weit führen würde, will er hier nur die Pièce de résistance dieser Angelegenheit, die Aufdeckung der Hypophysis besprechen. Redner erörtert dann kurz die wichtigsten topographischen Beziehungen des Nasendaches zur Hirnunterfläche. Darauf wendet er sich zur Indicationsstellung. Für die Operation kommen nur solche Adenome der Hypophysis in Frage, welche starke lokale Druckwirkungen (Sehstörungen, Kopfschmerzen) gezeitigt haben und die ausserdem im Röntgenbild erkennen lassen, dass der Tumor nach unten gegen die Keilbeinhöhle gewachsen ist. Es sind eine Menge von Operationsmethoden zur Freilegung des Hirnanhanges angegeben worden. Dieselben lassen sich in zwei Gruppen, je nachdem von der Nase oder der Schädelhöhle aus eingegangen wird, einteilen. Vortr. muss sich entschieden für den Nasenweg aussprechen, der Keilbeinhöhle, da ja, wie gesagt, nur solche Hypophysistumoren operabel erscheinen, die in die Keilbeinhöhle hineingewachsen sind. Vortr. entwickelt dann seine Methode der Aufdeckung der Keilbeinhöhle. Dieselbe besteht darin, dass die knöchernen Seitenwände der Nase türflügelartig nach aussen aufgeklappt werden. Dann werden jederseits die Muscheln und das Siebbeinlabyrinth entfernt. Nun wird die Scheidewand an ihrer oberen und hinteren Ansatzkante abgetrennt, so dass sie nur noch mit dem Nasenboden in Zusammenhang steht. Dann wird sie entweder seitlich umgebogen oder wenn dies nicht genügend Ellbogenfreiheit gestattet, gänzlich reseciert. Damit liegt das Territorium der Keilbeinhöhle frei vor Augen, und man kann mit Leichtigkeit das Septum sphenoidale, die Ossicula Bertini, sowie dasjenige Stück der Keilbeinhöhlenwandung entfernen, welches nach dem Röntgenbilde den Hypophysistumor deckt. Redner zeigt dann an der Hand von Photographien, dass die Operation der Türflügeleröffnung der Nase kosmetisch vorzügliche Resultate ergibt, indem fast keine äusserlich sichtbare Spur des Eingriffs zurückbleibt. Die Herausnahme der Hypophysis selbst hat Vortr. noch nicht auszuführen Gelegenheit gehabt. Sie ist aber von dem Innsbrucker Chirurgen Schloffer nach dem oben entwickelten Operationsplan, wenn auch in der Art der Eröffnung etwas abweichend, ausgeführt worden. Der Erfolg war insofern ein befriedigender, als die Verheilung gut von statten ging und die früher bestandenen Kopfschmerzen aufhörten. Die Sehstörung hat sich allerdings bis jetzt noch nicht gebessert. Redner gibt schliesslich der Hoffnung Ausdruck, dass von nun an alle geeigneten Fälle von Akromegalie dem Messer des Chirurgen zugeführt werden werden. (Autoreferat.)

G. Flatau stellt einen 66 jährigen Patienten vor. Dieser, früher starker Potator, bietet Zeichen der Arteriosklerose mit Störungen der Herztätigkeit. Vor ca. 10 Wochen plötzlich Doppelsehen, Versagen des Geruchs, Schwäche im r. Arm und Bein.

Es besteht links Lähmung des Oculomotorius, bei erhaltener Lichtreaktion und Accomodation. Hängen des rechten Mundwinkels, keine Schwäche der rechtsseitigen Extremitäten; in der rechten Hand rhythmisch langsamer Tremor, besonders in den Fingern und im Handgelenk, letzterer im Sinne von Abductionsbewegungen. Ferner Ataxie bei feinen Zielbewegungen. Gang mit leichtem Stampfen und Nachschleppen des rechten Beines, Kniephänomen rechts schwächer als links. Achillessehnenreflex fehlt beiderseits; Hypotonie des rechten Beines. Sprache leicht dysarthrisch, Speichelfluss. Gaumensegel hebt sich genügend. Danach handelt es sich um eine Blutung, die zu alternierenden Störungen führte; der Sitz der Blutung ist in den oberen Etagen der Brücke in der Haubenregion zu suchen. Die Ataxie und der Tremor deuten auf Beteiligung der Bindearme, auch die Hypotonie ist nur durch Beteiligung von Kleinhirnbahnen zu erklären, der Schädigung im Bindearm und roten Kern gefolgt sein muss.

Der Fall wird mit Literatur an anderer Stelle ausführlich veröffentlicht werden. (Autoreferat.)

Oppenheim möchte dazu noch einige kritische Bemerkungen machen. Die Hypotonie könne nicht so ohne weiteres als Herdsymptom gedeutet werden. Man müsse in Betracht ziehen, dass der vorgestellte Kranke starker Potator war. Bei der Deutung der Hypotonie müsse man daher an einen alkoholisch-neuritischen Process denken.

Sitzung vom 8. Juli 1907.

Ziehen: Zum Andenken an Mendel.

(Der Vortrag erschien im Original im Neurolog. Centralblatt, 15. VII. 1907.)

E. Oberndörffer: Stoffwechsel bei Akromegalie.

An einem sehr chronisch verlaufenden, klinisch sichergestellten Fall wurde ein zehntägiger Stoffwechselversuch angestellt. In der Nahrung, im Harn und im Kot wurden Stickstoff, Kalk und Phosphorsäure bestimmt. Es ergab sich eine geringe Abgabe von N (1,17 g) und eine bedeutendere von Ca O (9,05 g) für die ganze Versuchszeit; beides findet in der nicht ausreichenden Ernährung eine genügende Erklärung. Die Phosphorsäurebilanz zeigte ein geringes Plus (0,69 g), wie es auch an Gesunden bei gleicher Versuchsanordnung beobachtet wurde. Somit bot der Stoffwechsel des Kranken keine Abweichung von der Norm dar. Die von andern Autoren behauptete Retention von Mineralbestandteilen ist als Symptom der Akromegalie noch unbewiesen. (Autoreferat.)

Discussion.

Ziehen fragt, ob Versuche nach der Richtung hin vorliegen, ob der Kalkgehalt eines bestimmten Knochens bei einem Akromegalen, absolut genommen — über den relativen Kalkgehalt sind solche Untersuchungen bereits angestellt worden —, höher sei, als bei einem gesunden Knochen.

Der Vortragende verneint das Vorhandensein solcher Untersuchungen.

O. Maass: Krankenvorstellung.

Ich erlaube mir, Ihnen einen Patienten zu demonstrieren, den ich seit März 1904 im städtischen Siechenhaus gemeinsam mit Herrn Collegen Cassirer beobachtete. Die jetzigen Klagen des Pat. betreffen völlige Incontinentia urinae, Unfähigkeit, ohne doppelseitige Unterstützung zu gehen, ferner Störung der aktiven Beweglichkeit der linken Oberextremität, endlich Doppeltsehen beim Blick nach links und gelegentliche Kopfschmerzen. Die objective Untersuchung ergibt folgendes: Die Muskulatur des ganzen rechten Beins ist etwas dünner, als die des linken. Bei passiven Bewegungen besteht beiderseits deutliche Rigidität, das Kniephänomen ist beiderseits gesteigert, Achillesreflex vorhanden. Beiderseits besteht Patellarclonus, rechts auch Andeutung von Fussclonus. Zehenreflex und Oppenheim'sches Phaenomen sind beiderseits typisch dorsal. Alle aktiven Bewegungen der unteren Extremitäten können ausgeführt werden, beiderseits schwächer als normal, links etwas kräftiger als rechts. Die Gefühlsprüfung ergibt schwere Störung für Berührungs-, Schmerz- und Temperaturreize unterhalb des vom I. Lendensegment versorgten Gebietes, doch ist die Störung nicht überall völlig gleichmässig ausgeprägt. Das Lagegefühl an der grossen Zehe ist beiderseits grob gestört. Beim Kniehackenversuch sieht man geringe Unsicherheit, aber kein eigentliches Wackeln. Man hat entschieden den Eindruck, dass die Störung durch Schwäche und nicht durch Ataxie bedingt ist. Sie sahen, dass Pat. nicht imstande ist, ohne Unterstützung zu gehen, dass er aber, genügend unterstützt, die Beine in völlig korrekter Weise benutzt. Cremasterreflex fehlt beiderseits, die Bauchreflexe sind rechts lebhaft, links fehlt der untere Bauchreflex oder ist höchstens spurweise auslösbar, der obere ist links schwächer als rechts, der Hypochondrienreflex, der rechts lebhaft ist, ist links äusserst schwach. An der Brust- und Bauchhaut lassen sich keine Sensibilitätsstörungen nachweisen, am Rücken schien an einem Untersuchungstage ungefähr in der Höhe des 1. Lendenwirbels links von der Wirbelsäule eine leichte Hypästhesie zu bestehen, die aber bei späterer Untersuchung nicht gefunden wurde. An der Dorsalseite des rechten Schultergelenks sieht man eine ca. fünfmarkstückgrosse, pigmentierte, mit Haaren dicht besetzte Stelle. Beim Betrachten der oberen Extremitäten fällt ferner links die tiefe Einsenkung des Unterarms in der Gegend des M. supin. long. auf, ferner sehen Sie, dass die Muskulatur des Biceps und Triceps deutlich weniger entwickelt ist als rechts. Auch ist die Fossa supraspinata links etwas eingesunken im Vergleich zu rechts. Der Tricepsreflex ist rechts vorhanden, das Supinatorphaenomen fehlt. Links ist das Supinatorphaenomen nicht auslösbar, ebensowenig das Tricepsphaenomen. Die mechanische Erregbarkeit der Muskeln ist nicht gesteigert. Die aktiven Bewegungen der rechten oberen Extremität sind von normaler Stärke, links fehlt die Supinationsbewegung völlig. Beugung des Unterarms und Streckung der Hand erfolgen äusserst schwach, die übrigen aktiven Bewegungen der linken oberen Extremität sind vorhanden, aber sämtlich schwächer als rechts. Die Sensibilitätsprüfung an den oberen Extremitäten ergibt: Hypaesthesie und Hypalgesie an der Dorsalseite von Daumen, Zeige- und Mittelfinger, dem entsprechenden Bezirk des Handrückens sowie an den distalen Partien der Radialseite des Unterarms. Im übrigen ist die Sensibilität an beiden oberen Extremitäten völlig intakt für Berührungs-, Schmerz- und Temperaturreize. Lagegefühlstörungen an den oberen Extremitäten bestehen nicht, beim Fingernasenversuch sieht man vielleicht eine ganz geringe, nicht konstante Unsicherheit, kein eigentliches Wackeln. Bei der elektrischen Untersuchung wurden schwere quantitive Störungen links im Biceps und Triceps sowie in allen Muskeln an der Streckseite des Unterarms gefunden, in den Extensores carpi radiales sowie in den Supinatoren konnte überhaupt keine Reaktion erzielt werden. Die Zunge wird gerade hervorgestreckt, zittert etwas, im Facialis besteht eine geringe Asymmetrie. Die Untersuchung der Augen, die Herr College Schultz-Zehden die Liebenswürdigkeit gehabt hat, auszuführen, hatte folgendes Ergebnis: beiderseits sieht man Hornhautflecke, die auf Conjunctivitis ekcematosa zurückzuführen sind. Lichtreaktion ist beiderseits vorhanden, links besteht genuine Opticusatrophie, rechts ist der Augenhintergrund normal. Das rechte Auge steht etwas weiter vor als das linke. Das linke Auge kann aktiv nach aussen nicht über die Mittellinie hinaus bewegt werden, das rechte Auge erreicht beim Blick nach aussen nicht völlig die Endstellungen. Die rechte Lidspalte ist etwas enger als die linke, Corneal- und Conjunctivalreflex sind ohne Differenz, die Kaumuskulatur wirkt kräftig. Beim Oeffnen des Mundes weicht der Unterkiefer ein wenig nach rechts. In der Gegend der rechten Schläfe sehen Sie eine grosse lineäre Narbe, von einem lappenförmigen Schnitt herrührend, von dem noch die Rede sein wird. Unter der von dieser begrenzten Hautpartie fühlt man keinen Knochen, man hat zuweilen hier das Gefühl, als ob sich Flüssigkeit unter der Haut befände. Einwärts von der Narbe fühlt sich der Knochen in ca. fünfmarkstückgrosser Ausdehnung stark verdickt an, unterhalb des rechten Unterkieferrandes sehen Sie eine lange Schnittnarbe.

Von anamnestischen Angaben des Pat. verdient bemerkt zu werden, dass er aus tuberkulös stark belasteter Familie stammt und dass er seit Kindheit an einem äusseren Augenleiden leidet, welches von verschiedenen Augenärzten stets nur lokal behandelt wurde. An Doppeltsehen leidet er angeblich schon seit frühester Kindheit. Pat. hat auf der Schule gut gelernt. Die psychische Untersuchung ergibt nichts Pathologisches. Für Lues besteht kein Anhaltspunkt, Pat. hat überhaupt niemals sexuellen Verkehr gehabt. Kein Alkoholismus, kein Trauma vor Beginn des Leidens.

Ueber die Entwicklung seiner Krankheit macht Pat. folgende Angaben: Seit September 1901 bemerkte der jetzt 22 jährige, damals also 16 jährige Pat. in der rechten Schläfengegend eine Geschwulst, die im ganzen nur langsam wuchs und, wie er mit Bestimmtheit versichert, zeitweise sogar wieder kleiner wurde. Wesentliche Beschwerden von dieser Geschwulst hatte Pat. bis zum Oktober 1905 überhaupt nicht. Gleichfalls im Jahre 1901 fiel dem Pat. vorübergehend Steifigkeit des 2. und 3. Fingers der linken Hand auf, d. h. Pat. konnte diese Finger aktiv nicht ordentlich biegen. Ob diese Störung plötzlich oder allmählich auftrat, weiss er nicht. Schmerzen und Parästhesien bestanden damals bestimmt nicht. Es soll sich aber zu gleicher Zeit die Haut an der Beugeseite der betreffenden Finger in grossen Stücken abgelöst haben. Wann die Schwäche der linken oberen Extremität zuerst auftrat, weiss er nicht, eine vorübergehende Verschlimmerung soll während des Krankenlagers in der Greifswalder Klinik bestanden haben, doch sind seine Angaben in dieser Hinsicht keine ganz sichern. Im Herbst 1902 bemerkte Pat., ohne dass Schmerzen oder Parästhesien weder vorher noch nachher eingetreten wären, eine ganz allmählich einsetzende Schwäche des rechten Beins, im Februar oder März 1903 sei dann auch das linke Bein schwach geworden. Im Juni 1903 steigerte sich die Schwäche bis zur völligen Gehunfähigkeit, die aber nur ganz vorübergehend anhielt. Dann trat allmählich Besserung der Gehfähigkeit ein, so dass Pat. im September 1903 wieder am Stock gehen konnte. Im Oktober ganz vorübergehend abermals völlige Gehunfähigkeit, sodann wieder allmählich fortschreitende Besserung. Als ich den Pat. im März 1904 zum erstenmal untersuchte, waren bei normalen Muskeltonus Knie- und Achillesphaenomen gesteigert, Babinski's und Oppenheim's Phaenomen waren vorhanden, der Gang war etwas breitbeinig und stampfend, auch war das Volumen aller Muskeln des rechten Beins deutlich geringer als der des linken. Der Gang bot nur noch ganz geringe Störungen. Ferner wurde bei dieser ersten Untersuchung sowie bei verschiedenen folgenden völlig normales Verhalten der Bauchreflexe konstatiert, auch waren damals sämtliche Armreflexe vorhanden, aber rechts stärker als links auslösbar. Erwähnen möchte ich noch, dass die Atrophie des M. supin. long. zuerst im Juni 1904 bemerkt wurde, die des Biceps Ende des Jahres 1904, die des Triceps im April 1907. Seit Mitte April 1904 bis Oktober 1905 konnte Pat. ohne Schwierigkeit gehen, was ich selbst wiederholt beobachtet habe. Dann trat wieder Verschlechterung des Gehens ein, seit Anfang Dezember 1905 nach der noch zu besprechenden Operation völlige Gehunfähigkeit, seit Juni 1906 macht Pat. wieder Gehversuche, und es bessert sich, wie ich auf Grund wiederholter Untersuchung mitteilen kann, die aktive Beweglichkeit der unteren Extremitäten dauernd. Die Gefühlsstörungen an den Beinen, die jetzt sehr deutlich nachweisbar sind und auch schon zu Beginn meiner Beobachtungszeit im März 1904 bestanden, sind in der Zwischenzeit mehrfach unsicher, einmal bei einer Untersuchung am 22. August 1904 überhaupt nicht nachweisbar gewesen.

Im Herbst 1905 verliess Pat. die Siechenanstalt und ging nach Greifswald, wo ihm eine grosse, auf dieser Photographie deutlich sichtbare Geschwulst in der rechten Schläfengegend entfernt wurde. Nach dem Bericht von Prof. Friedrich handelte es sich um einen grossen Tumor des rechten Keilbeinflügels mit Uebergreifen auf den vorderen Pol des Schläfenlappens und den seitlichen Abschnitten des Trigonum olfactorium des Stirnhirns. Es wurden bei der Operation diese betreffenden Hirnabschnitte mit abgetragen. Nach dieser Operation verschwanden sowohl die Hirndruckerscheinungen, die seit Mitte Oktober bestanden haben sollen, sowie auch die zu gleicher Zeit aufgetretenen in der Greifswalder Klinik sich rasch häufenden epileptiformen Anfälle. Dagegen trat nach der Operation völlige Incontinentia alvi et urinae auf, während vorher Blase und Mastdarm völlig intakt funktioniert hatten. Die Mastdarmstörung verschwand nach einigen Monaten, während die Blasenstörung dauernd unverändert anhält. Erwähnenswert ist noch, dass nach der ersten nach der Operation von mir vorgenommenen Untersuchung (ca. 4 Monate nach dieser) die Lagegefühlsstörung an den unteren Extremitäten auch die grossen Gelenke betraf, so dass Pat. damals keine Ahnung hatte, in welcher Richtung seine Beine bewegt werden.

Schon nach der ersten Untersuchung hatte ich die Diagnose „multiple Tumoren im Umkreis des Centralnervensystems" gestellt, an dieser Diagnose muss auch heute noch festgehalten werden. Ich möchte jetzt noch kurz auf die differentialdiagnostisch zu erwägenden Krankheiten eingehen.

Caries und meningitische Processe dürfen mit Rücksicht darauf, dass zu keiner Zeit spontane oder Druckschmerzhaftigkeit der Wirbelsäule und der Extremitäten nachgewiesen werden konnte, ausgeschlossen werden. Für einen luetischen Process fehlt überdies jeder Anhaltspunkt, da Pat., dessen libido anscheinend eine sehr geringe ist, sexuell nicht verkehrt hat. Dass intramedulläre Tumoren einen derartigen Verlauf haben sollten, erscheint fast undenkbar. Auch von einem parasitären Tumor müsste man erwarten, dass er zu irgend einer Zeit einmal Schmerzen gemacht hätte. Auch fehlt für einen solchen jeder Anhaltspunkt. Etwas eingehendere Erwägung verdient nur die multiple Sklerose. Gegen diese spricht aber:

1. Die ausgedehnten Atrophien am linken Arm, verbunden mit schweren Störungen der elektrischen Erregbarkeit. Wohl kommen vereinzelt Fälle von multipler Sklerose vor, die unter dem Bild einer Encephalitis pontis oder akuten Myelitis beginnen, bei denen Muskelabmagerung und auch elektrische Veränderungen beobachtet werden, — ich selbst hatte vor zwei Jahren die Ehre, hier über einen derartigen Fall berichten zu dürfen —, diese Fälle pflegen jedoch regressiv zu verlaufen, während hier die Störungen an der linken oberen Extremität langsam, aber ausgesprochen progressiv verlaufen.

2. Das Fehlen aller der Symptome, die für multiple Sklerose charakteristisch sind, nämlich grobes Wackeln, Nystagmus, skandierende Sprache.

Recht ungewöhnlich für multiple Sklerose wären:

3. Die constanten Sensibilitätsstörungen an der linken oberen Extremität, die als radiculäre zu deuten sind (entsprechend einer Störung der hinteren 7. Cervicalwurzel).

4. Das nahezu völlige Fehlen von Parästhesien.

5. Die plötzlich einsetzenden äusserst schweren Blasenstörungen, die jetzt schon $^3/_4$ Jahre in gleicher Weise anhalten, während die Blasenstörung bei multipler Sklerose mehr flüchtiger Natur zu sein pflegt.

6. Die ausgedehnten Sensibilitätsstörungen an den Beinen, die zu keiner Zeit die distalen Teile bevorzugten.

7. Die trophischen Störungen an der linken oberen Extremität, die zugleich mit dem Gefühl von Steifigkeit in den Fingern auftraten.

Zugunsten der Annahme von multiplen Tumoren lässt sich dagegen anführen, dass durch sie alle Erscheinungen des Falles einheitlich zu erklären wären, sowie auch der Umstand, dass sich der Verlauf des Leidens ohne Schwierigkeit erklären lässt, wenn wir von dem Tumor, der die Symptome an den unteren Extremitäten bewirkt, die Eigentümlichkeit annehmen, welche der Pat. in völlig glaubwürdiger Weise an der sichtbaren Schläfengeschwulst beobachtet zu haben angibt, nämlich das zeitweilig Grösser- und Kleinwerden derselben.

Dass Gehirntumoren zuweilen zum Stillstand kommen, ja sogar zeitweilig regressiv verlaufen können, wird von Oppenheim sowohl wie auch von Bruns berichtet. Ueber regressiven Verlauf von Geschwülsten im Wirbelkanal habe ich nur eine Angabe im Oppenheim'schen Lehrbuch gefunden, dass nämlich Henschen einen Fall beobachtet habe, in dem er ein regressiv verlaufendes Neurom diagnostizierte. Einen diesem ähnlichen Fall, in dem einzelne Symptome zeitweilig regressiv verliefen und dann wieder exacerbierten, habe ich bisher nicht gefunden.

Die genaue Zahl der Tumoren anzugeben, bin ich selbstverständlich hier nicht imstande, mit Sicherheit diagnostizieren können wir den am Stirnbein fühlbaren, ferner einen in der linken vorderen oder mittleren Schädelgrube, auf den die Augensymptome zu beziehen sind, ferner den, welcher die Störungen im Bereich der linken oberen Extremität bewirkt. Es muss dahingestellt bleiben, ob hier ein einzelner Tumor vorliegt, sowie auch ob derselbe innerhalb oder ausserhalb des Wirbelkanals gelegen ist. Derselbe müsste mindestens die vordere und hintere 7. sowie die vordere 6. Wurzel beschädigt haben. Endlich kann mit Bestimmtheit ein Tumor im Lendenmark diagnostiziert werden, der die spastische Lähmung beider Beine bewirkte, und auf den auch die jetzt nur wenig, zeitweilig deutlicheren trophischen Störungen am rechten Bein bezogen werden müssen.

Ueber die Natur der Tumoren lässt sich nichts Sicheres sagen, jedenfalls müssten es relativ gutartige Neoplasmen sein, auch lässt sich mit Rücksicht auf die Henneberg-Koch'schen Befunde die Möglichkeit nicht in Abrede stellen, dass neben den extramedullären Tumoren auch ein oder der andere intramedulläre Tumor vorhanden sein könnte. Ob der hier vorliegende Krankheitsprocess Beziehungen zur centralen Fibromatose hat, lässt sich nicht entscheiden.

Discussion.

Schuster fragt, ob bei dem Kranken detaillierte Gehörs- und Geruchsprüfungen vorgenommen worden sind und ob genau nach Hauttumoren geforscht wurde.

Lazarus fragt an, ob die Lumbalpunktion vorgenommen worden ist, da es sich möglicherweise um Cysticercus handeln könne.

Henneberg möchte wissen, ob die histologische Natur des damals operierten Tumors an der Schläfe festgestellt worden ist.

O. Mass: Auf Hauttumoren ist wiederholt untersucht worden, ohne dass etwas gefunden wurde. Die Geruchsprüfung hat kein sicheres Resultat ergeben, wahrscheinlich besteht eine geringe Herabsetzung des Geruchsvermögens auf der rechten Seite. Die Ohruntersuchung, für deren Ausführung ich Herrn Privatdocent Dr. Heike zu Dank verpflichtet bin, ergab starke Verkürzung der Knochenleitung auf dem linken Ohr, so dass eine nervöse Störung anzunehmen ist. Eine Lumbalpunktion ist absichtlich nicht ausgeführt worden, da ich dieselbe in einem derartigen Falle für recht gefährlich halte. Ich erwähnte schon, dass für einen parasitären Tumor kein Anhaltspunkt vorliegt. Ueber die histologische Natur des exstirpierten Tumors habe ich keine Kenntnis.

Anmerkung bei der Drucklegung: Inzwischen sind in der Deutsch. med. Wochenschr. 1906 (S. 84 und 446) die Veröffentlichungen von Heller und Friedrich über den Fall erschienen, aus denen hervorgeht, dass der exstirpierte Tumor ein Rundzellensarcom war. (Autoreferat.)

II. Bibliographie.

W. Nagel: Handbuch der Physiologie des Menschen. Vierter Band: Physiologie des Nerven- und Muskelsystems. II. Hälfte, 1. Teil. Fr. Vieweg, Braunschweig 1907. Mk. 6.

Dieser 202 Seiten umfassende Teil enthält: die allgemeine Physiologie der quergestreiften Muskeln (M. v. Frey), die allgemeine Physiologie der glatten Muskeln (R. du Bois-Reymond), die spezielle Bewegungslehre mit Ueberblick über die Physiologie der Gelenke (R. du Bois-Reymond). Dieser 3. Abschnitt ist ziemlich kurz gehalten. Eine Tafel und 18 Abbildungen sind beigegeben. Gaupp.

Hans Lähr: Die Anstalten für psychisch Kranke in Deutschland, Deutsch-Oestreich, der Schweiz und den baltischen Ländern. 6. Auflage. G. Reimer, Berlin. 1907.

Die von Heinrich Laer und Max Lewald vorbereitete Neuausgabe des bekannten und unentbehrlichen Buches ist von Hans Laehr zum Abschluss gebracht worden und liegt nunmehr im Umfang von 281 Seiten vor. Es hat natürlich inhaltlich viele Aenderungen erfahren. 180 Anstalten kamen neu hinzu, 110 früher aufgenommene fielen weg. Luxemburg fehlt, weil von dort keine Antworten eingingen. Den statistischen Daten liegt der Krankenbestand vom 31. III. 1906 zugrunde. Das Buch gehört wie seine Vorgänger in jede psychiatrische Bibliothek. Gaupp.

Adolf Dannemann: Psychiatrie und Hygiene in den Erziehungsanstalten. Agentur des Rauhen Hauses in Hamburg. 150 S.

Das Buch macht dem pädagogischen Geschick des Verf. alle Ehre. Es wendet sich an Seelsorger, Lehrer und Erzieher, vermittelt populär-psychiatrisches Wissen und gibt ausserdem das Wichtigste aus dem Gebiet der Hygiene, soweit diese für Vorsteher und Angestellte von Rettungs- und Erziehungsanstalten von Bedeutung ist. Dannemann hielt im September 1906 im Rauhen Hause in Hamburg eine Anzahl Vorträge, und diese bilden den Kern der vorliegenden Schrift, die auch der Psychiater gerne lesen und gebildeten Laien empfehlen wird. Gaupp.

A. Forel: Verbrechen und konstitutionelle Seelenabnormitäten. Unter Mitwirkung von A. Mahaim. München, E. Reinhardt, 1907.

Deutsche Ausgabe des 1902 in Genf erschienenen Buches von Forel und Mahaim: Crime et anomalies mentales constitutionelles. Das Buch wurde im Centralblatt 1903 S. 282—284 ausführlich besprochen. Es erübrigt sich also, auf seinen Inhalt hier nochmals einzugehen. Gaupp.

III. Referate und Kritiken.

W. R. Gowers: A lecture of nature of tabes.
(British. medical Journal. Juli 8. 1905.)

Der berühmte Verfasser betrachtet mit der bekannten Reihe anderer Forscher die Syphilis als eine „conditio sine qua non" der Tabes. In 100 Fällen der Privatpraxis war ein Schanker sicher, in 15 hatte Gonorrhoe bestanden, in 5 Fällen liess sich nichts sicheres ermitteln. Der Verf. betont das Vorkommen urethraler Schanker, er betont auch, dass auch andere syphilitische Erkrankungen häufig ohne wahrgenommenen Primäraffect zur Beobachtung kommen und erwähnt auch, dass der Primäraffect in einer Anzahl von Fällen sicherlich vergessen wird. Dass die antisyphilitische Behandlung meist keinen Erfolg hat (was allerdings in neuerer Zeit insbesondere von den französischen Neurologen bestritten wird, d. Ref.) ist ihm kein Beweis gegen die ausschliesslich syphilitische Aetiologie. M. Lewandowsky.

Eduard Müller: Ueber ein eigenartiges, scheinbar typisches Symptomenbild bei apoplektiformer Bulbärlähmung (nebst Bemerkungen über perverse Temperaturempfindungen und bulbäre Sympathicusparesen).

(Deutsche Zeitschr. für Nervenheilkunde. Bd. XXXII. Heft 5 u 6.)

Es handelt sich um zwei sehr eingehend untersuchte und vorzüglich beobachtete Fälle, die nicht nur in den Grundzügen, sondern auch in mehr unscheinbaren Einzelheiten eine völlige Uebereinstimmung der Symptome zeigten: Neben leichten Pyramidenstrangerscheinungen und Urinretention als eigentliche Herdsymptome eine Schluckparese, auf der Seite der Läsion eine Gaumenkehlkopflähmung, sowie eine ausgesprochene Sympathicusparese mit gleichzeitiger erheblicher Abschwächung des Cornealreflexes und auf der gegenüberliegenden eine völlig reine partielle Empfindungslähmung vom Hinterhorntypus, die sich auf die ganze Körperhälfte, im Gesicht aber vornehmlich auf den 1. Quintusast erstreckt und mit perversen Temperaturempfindungen einhergeht.

Es handelt sich bei beiden Fällen augenscheinlich um eine Thrombose der Arteria cerebelli post. inf. Der apoplektische Herd muss im verlängerten Mark vornehmlich die zwischen Olive und Corpus restiforme gelegenen lateralen Teile einnehmen und dadurch vor allen den Nucleus ambiguus sowie die benachbarten Vorderseitenstränge (Tractus spinotectalis und Thalamicus) zerstören.

Besonders bemerkenswert aber ist an den Fällen die Combination einer partiellen Empfindungslähmung vom Hinterhorntypus (Strümpell, Störung von Schmerz und Temperatur) mit perversen Temperaturempfindungen, durch das eigenartige Verhalten des Trigeminus, des Cornealreflexes und vielleicht noch des Sympathicus.

Ich kann nicht genug empfehlen, darüber die vorzüglichen näheren Ausführungen des Verf. im Original nachzulesen. Kalberlah.

L. R. Müller: Ueber eine typische Erkrankung des verlängerten Markes. (D. Arch. f. klin. Med. Bd. 86. 1906. S. 355.)

Ein Fall von Thrombose der r. Vertebralarterie von der Höhe des l. Cervicalsegmentes bis zu ihrer Einmündung in die Arteria basilaris; infolge der Thrombose ein Erweichungsherd, welcher sich durch die ganze Länge des Medulla oblongata, von der Pyramidenkreuzung bis hinauf zum Beginn des Pons zog. Der Kranke litt seit 10 Jahren an anfallsweise auftretenden Kopfschmerzen und Schwindelzuständen. Er erkrankte apoplektiform, ohne das Bewusstsein zu verlieren; allmählich, im Laufe einiger Tage, stellte sich Schlucklähmung, Lähmung des r. Stimmbands, Heiserkeit, Ataxie des rechten Arms und Beins, gekreuzte Sensibilitätsstörung ein, welche den Temperatur-

und Schmerzsinn in der rechten Gesichts- und der linken Körperhälfte betraf. Gekreuzte Hemianalgesie kann „nur durch eine Läsion an eng umschriebener Stelle in der Medulla oblongata bedingt werden und weist somit, falls nur ein Herd besteht, immer auf eine bulbäre Erkrankung hin."

G. Liebermeister.

Walko: Ueber einen Fall von Cystadenoma papilliferum der Zeruminaldrüsen mit multipler halbseitiger Hirn- und Zervikalnervenlähmung.

(Prager Med. Wochenschrift 1906. No. 5 u. 6.)

Ausführliche Krankengeschichte mit Obductionsergebnis eines Falles aus der v. Jaksch'schen Klinik: Lähmung sämtlicher linker Hirnnerven mit Ausnahme von III und IV und der gleichseitigen Cervicalnerven (Atrophie der Halsmuskeln, der Mm. supra- und infraspinatus, rhomb., levat. scap., serrat. ant. maj.), Kopfschmerzen, Ohrensausen, Akoasmen. Als Ursache ergab sich p. m. der in der Ueberschrift bezeichnete Tumor, der das ganze linke Felsenbein destruiert hatte und eine Gesamtgrösse von 7,5 : 6,5 : 7 cm zeigte. Intra vitam wurde ein von der Schädelbasis ausgehender Tumor im Anschluss an eine Schädelbasis-Fractur angenommen. Differentialdiagnostische Betrachtungen und Uebersicht über die vom äusseren Ohre aus entstehenden Geschwülste beschliessen die interessante Mitteilung.

Liebetrau (Trier).

Hermann: Ueber psychische Störung depressiver Natur, entstanden auf dem Boden der gegenwärtigen politischen Ereignisse.

(Allg. Zeitschr. f. Psych. LXIV, 1.)

Die gewaltigen Erregungen, welche durch Krieg und innere Unruhen jetzt über das ganze russische Volk verbreitet sind, zeitigen eine grosse Anzahl acuter Erkrankungen, die unter dem direkten Einfluss der Zeitereignisse stehen. Wie die Publikationen von Schaikiewitsch und Suchanow über Soldaten, von Rybakow über Civilbevölkerung zeigen, haben diese Psychosen eine weitgehende Aehnlichkeit miteinander. H. teilt aus seiner Erfahrung eine Anzahl solcher Fälle mit. Es sind alles ganz acut im Anschluss an ein heftiges psychisches Trauma (Teilnahme an Strassenkämpfen, Ueberfall etc.) entstandene Erkrankungen, deren hervorstechendstes Symptom die Angst ist, begleitet von der entsprechenden Agitation, allgemeinen Verfolgungsideen, universellem Beziehungswahn und angstvollen Hallucinationen. Nach einigen Tagen klingen die Erkrankungen ab, und es tritt in der Mehrzahl völlige Heilung ein. Die Psychosen gleichen ganz Zustandsbildern, wie sie beim degenerativen Irresein vorkommen. Verf. weist darauf hin, dass alle Befallenen stark hereditär belastet und mit einer Fülle von Degenerationszeichen behaftet sind. Die degenerierten Individuen mit invaliden Gehirnen vertragen natürlich die häufigen Erregungen am wenigsten und erkranken unter den gewaltigen Erschütterungen. Die Ereignisse prägen sich in dem ausnahmslos ängstlichen und depressiven Grundzug der Psychosen aus.

Chotzen.

Druck der Anhaltischen Buchdruckerei Gutenberg, e. G. m. b. H., in Dessau.

CENTRALBLATT
für
Nervenheilkunde und Psychiatrie.

Herausgegeben im Verein mit zahlreichen Fachmännern des In- und Auslandes
von
Professor **Dr. Robert Gaupp** in Tübingen.

Erscheint am 1. und 15. jeden Monats im Umfang von 2—3 Bogen. Preis des Jahrganges Mk. 24.
Zu beziehen durch alle Buchhandlungen und Postanstalten.

Verlag von **Vogel & Kreienbrink**, Berlin W. 30 und Leipzig.

XXX. Jahrgang. **15. September 1907.** Neue Folge. XVIII. Bd.

I. Vereinsberichte.

Psychiatrischer Verein zu Berlin.

Bericht von Dr. **Schayer** (Dalldorf-Berlin).

Sitzung vom 22. Juni 1907.

Gock und **Ziehen** machen zunächst geschäftliche Mitteilungen, wonach der Kassenbericht für das abgelaufene Geschäftsjahr von der Versammlung genehmigt wird.

Für die Möbius-Stiftung werden 60 Mark bewilligt.

Der bisherige Vorstand wird wiedergewählt.

Discussion über den Vortrag von Lipschitz in voriger Sitzung.

Reich: Der Versuch des Herrn Vortr. ist von grosser Bedeutung für die Lehre von der Regeneration der Nerven. Wenn die neugebildete Nervenfaser, wie der Versuch zu ergeben scheint, einen von dem des ursprünglichen Nerven völlig abweichenden Verlauf nehmen kann, so ist damit erwiesen, dass die neue Nervenbahn nicht unbedingt durch Regeneration des peripheren Stumpfes entstehen muss, sondern dass sie auch durch Auswachsen von Nervenfasern aus dem centralen Stumpfe entstehen kann. Reich glaubt sich aber trotzdem der Annahme des Herrn Vortragenden, dass durch seinen Versuch alle Einwände gegen die Neuronenlehre, insbesondere die aus den Pethe'schen Regenerationsversuchen sich ergebenden, durchaus beseitigt sind, nicht anschliessen zu sollen. Reich ist selbst ein Anhänger derjenigen Anschauung, die man als Zellkettentheorie bezeichnet. Die Zellkettentheorie ist zunächst auf geschichtlichem Boden erwachsen. Sie ist hier von ebenso namhaften Forschern vertreten wie bestritten worden. Den Grund dafür, dass entwicklungsgeschichtliche Untersuchungen keine sichere Entscheidung geliefert haben, sieht Reich darin, dass es an den embryonalen Organen nicht recht möglich ist, die verschiedenen Zellarten, da sie noch keine charakteristischen Unterschiede aufweisen, stets richtig auseinanderzuhalten. Ganz anders ist es bei den vollentwickelten Organen. Reich ist durch seine mikro-histiochemischen Untersuchungen zu der Anschauung gekommen, dass ebenso wie der quergestreifte Muskel auch der reife periphere Nerv eine charakteristische zellartige Fructur besitzt. Nach seinen Befunden gehört der sogen. Kern der Schwann'schen Scheide gar nicht zu dieser, d. h. zum Bindegewebe, sondern er ist ein Bestandteil der markhaltigen Faser selbst, ebenso wie auch die Sarkolemmkerne der quergestreiften Muskelfaser zu dieser selbst gehören, und steht zu demjenigen albuminoiden Teil der Faser, den man als Neurokeratingerüst bezeichnet, in Beziehung. Er ist umgeben von einer für die Nervenfaserzelle spezifischen Granulation, die für die Nervenfaserzelle ebenso charakteristisch ist, wie die Nissl'schen Granula für die Ganglienzelle, und die Reich als $\varkappa$-Granulation bezeichnet. Sie ist eingebettet in eine netzartige, mit der Kernmembran zusammenhängende Zellsubstanz, die direct in das sogen. Neurokeratingerüst der Zwischentrichter und des Axencylinders übergeht. Das Territorium der einzelnen Nervenfaserzelle entspricht einem Interannularsegment. Die der Neuronenlehre aus der Zellkettentheorie heraus erwachsenden Schwierigkeiten könnte der Versuch des Herrn Vortragenden nur dann völlig entkräften, wenn gleichzeitig der Nachweis geführt würde, dass die aus dem centralen Stumpf herauswachsenden Fasern nicht durch ein Auswachsen der Zellkette nach der Peripherie, sondern nur allein durch Auswachsen des Axencylinders der Ganglienzelle zustande kommt. Es wird also auch hier schliesslich die Anatomie das letzte entscheidende Wort sprechen müssen. Reich hat lange gezweifelt, ob nicht, wenn schon das Axoplasma, das Neurokeratin und das Mark der Faser als Produkt und Bestandteil der Nervenfaserzellketten anzusehen ist, nicht wenigstens die Neurofibrillen, die von vielen Seiten als der eigentlich leitende nervöse Bestandteil erklärt wird, durch Auswachsen aus der Ganglienzelle entstehen. Er glaubt aber auf Grund der Untersuchung eines Nerventumors, der sich als fast vollständig aus mehr oder weniger gestreckten, spindelförmigen, neurofibrillhaltigen Zellen bestehend erwies, die alle Uebergänge zu myelinhaltigen Nervenfasern zeigten — wenn auch nach pathologischen Befunden auf das Verhalten im normalen Zustand nur mit Vorsicht Schlüsse gezogen werden dürfen —, dass tatsächlich die Annahme die wahrscheinlichste ist, dass auch die Neurofibrillen aus den Zellen der Nervenfaser ihren Ursprung nehmen.

(Es werden die entsprechenden mit Bielschowsky's Methode hergestellten Präparate demonstriert.)

Im Anschluss daran bespricht Reich noch das von ihm zurzeit am meisten benutzte Verfahren zur Darstellung der $\varkappa$-Granula und der μ-Granula der Nervenfaserzelle und bemerkt dabei, dass sich zur Darstellung der $\varkappa$-Granula nicht nur das saure Fuchsin, sondern auch das basische Fuchsin und das Methylenblau, also auch basische Anilinfarbstoffe eignen. (Autoreferat.)

Lipschitz widerspricht im Schlusswort den Ausführungen des Herrn Reich und behauptet, dass seine Versuche sich nur so erklären lassen, wie er in seinem Vortrag ausgeführt hat.

Vorkastner stellt einen 18 jährigen Seminaristen vor, welcher längere Zeit in Behandlung der Poliklinik gestanden hatte. Es bestand bei ihm eine vasomotorische Neurasthenie. Im Vordergrunde der Beschwerden standen Kopfschmerzen, die eigentümlich stechend und pulsierend waren, so dass er sich vor stärkeren Schmerzparoxysmen fürchtete. Es bestanden dabei Congestionen nach dem Kopfe mit flammender Röte des Gesichts. In letzter Zeit trat auch Nasenbluten auf, für welches eine rhinologische Ursache nicht festzustellen war. Ferner bestand häufiges Herzklopfen und quälendes Angstgefühl in der Herzgegend. Das Bücken war ihm peinlich. Diesen subjektiven Beschwerden entsprach der objektive Befund. Die vasomotorische Nachröte war erheblich gesteigert. Leichte körperliche Tätigkeiten verursachten eine Steigerung der Pulszahl. Die Augenhintergrundgefässe wären stark gefüllt. Ferner fiel eine deutliche Regidität der Radialarterie auf. Der Blutdruck war normal. Die Rückstosselevation war auf dem Sphygmogramm stark ausgeprägt. Sehr interessant war der Herzbefund. Auskultation und Perkussion ergaben keine Abweichungen von der Norm. Durch Röntgenaufnahmen wurde jedoch eine Anomalie festgestellt. Man sah, dass das Herz ziemlich vertikal gelagert war, eine Andeutung desjenigen Phaenomens, das von Kraus als „Tropfenherz" beschrieben ist. Die Sehnenreflexe waren lebhaft. Die Gefässnervenschwäche war konstitutionell bedingt, indem der Vater Potator war und die Geschwister an nervösen Erscheinungen litten. Nachdem die Beschwerden in letzter Zeit zugenommen hatten, trat eine schwere akute psychische Störung ein. Es hatte der Patient sich an einem Ausflug beteiligt und dabei einen für seine Gewohnheiten ziemlich starken Alkoholexcess begangen; er war darnach zunächst heiter, aber durchaus normal. Auf der Rückfahrt im Eisenbahncoupé wurde ihm unwohl und er bekam Nasenbluten. Er benahm sich sodann wie ein Unsinniger, tobte, wollte die Coupétür öffnen, die Notleine ziehen und griff statt dessen nach der Wärmevorrichtung, die er dafür ansah. Sein Gesicht war rot, die Augen blutunterlaufen. Auf Anreden reagierte er nicht entsprechend. Am nächsten Tage bestand vollkommene Amnesie für diese Vorgänge.

Es handelte sich um einen congestiven Dämmerzustand. Das Interessante ist, dass dieser Zustand sich an die vasomotorische Störung anschloss. Es erinnert das Bild an die Mania transitoria der alten Psychiater. Differentialdiagnostisch kommen in Betracht der pathologische Rauschzustand und larvierte Epilepsie, die aber beide auszuschliessen sind, letztere insbesondere deswegen, weil in der Vergangenheit keinerlei Anhaltspunkte für Epilepsie bestanden. Trotzdem bleibt die Diagnose Epilepsie discutabel. Für Hysterie sprach nichts.

Dieser Fall beweist, dass sich auf dem Boden der einfachen vasomotorischen Neurasthenie ein akuter Dämmerzustand entwickeln kann. Für die Prognose ist wichtig, dass sich ein solcher Zustand nicht zu wiederholen braucht. Die Therapie läuft auf vollkommene Alkoholabstinenz hinaus, in zweiter Linie auf die Behandlung der vasomotorischen Störung.

Rosenberg: Ueber die Rinde der Hörsphäre.

Der Vortragende berichtet über histologische Untersuchungen aus dem Laboratorium des Herrn Geheimrat Ziehen. Mit Hilfe von projicierten Mikrophotogrammen und Aquarellzeichnungen und unter Hinweis auf ausgestellte Nissl-Präparate weist er auf folgende Merkmale hin, durch die sich die Cytoarchitektonik der Heschl'schen Windungen von der der ersten Temporalwindungen unterscheidet:

1. Die gemeinsame Tiefe der Schichten der mittelgrossen und grossen Pyramidenzellen ist nur halb so gross.

2. In der letzterwähnten Schicht sind die Riesenpyramidenzellen in ungefähr doppelter Anzahl vorhanden.

3. Es besteht ein Mangel an tiefen Pyramidenzellen.

4. Die Spindelzellenschicht ist mehr als doppelt so tief. Sie ist im obern Teil zellreicher, sie zeigt keine deutliche Reihenbildung und ist gegen das Mark weniger scharf abgesetzt.

Die Differenzen beziehen sich im wesentlichen auf die Kuppen der verglichenen Windungen.

Da Flechsig auf Grund seiner Studien über die Markreifung der Gehirnbahnen feststellte, dass besonders die Heschl'schen Windungen kortikale Endstationen des Nervus cochlearis enthalten und da nach Campbell diese Windungen durch eine eigenartige Rindenfaseranordnung charakterisiert sind, so bringt auch die Cytoarchitektonik eine neue Stütze dafür, dass diese Windungen die Hörsphäre darstellen.

Von weiteren Autoren werden citiert Meynert, Betz, Hammarberg und Cajal.

Discussion.

Brodmann: 1. Auch Siemerling hat bereits vor Jahren in einem Vortrage an der Hand von Markscheidenpräparaten gezeigt, dass die G. temp. tranversi durch eine besondere Struktur vor der übrigen Temporalrinde ausgezeichnet sind. Campbells Untersuchungen beziehen sich nicht nur auf die Faser-, sondern gleichzeitig auf die Zelltektonik und geben ausserdem eine topische Lokalisation der verschiedenen Strukturtypen des Schläfenlappens, welche der Vortragende vermissen lässt.

2. Es ist nicht bewiesen und auch nicht ohne weiteres beweisbar, dass der von Herrn R. demonstrierte Typus die Rinde der Hörsphäre darstellt. Derartige physiologische Termini sollten bei rein anatomischen Rindenuntersuchungen vermieden werden, da sie zu lokalisatorischen Schlussfolgerungen verleiten, welche irreführend sind. Cytoarchitektonische Rindenfelder und physiologische Bezirke fallen nicht notwendig zusammen, wie vor allem das Beispiel der excitomotorischen Zone und der area giganto-pyramidalis beweist.

3. Lokalisatorisch ist ein besonderer tektonischer Typus nicht genau auf die Heschl'schen Querwindungen beschränkt, er greift vielmehr nach eigenen Untersuchungen einerseits darüber hinaus, andererseits lässt er einen Teil frei. (Vgl. auch das Campbell'sche Schema.) Windungen und Furchen sind aber nicht massgebend für die Umgrenzung anatomischer Rindenfelder.

4. Im einzelnen bestreitet Brodmann das Vorkommen von „Riesenpyramiden", wie überhaupt von spezifischen Zellformen (nach Nisslfärbung) in den Querwindungen. Auch die Schmalheit des Querschnittes ist nicht charakteristisch für die „Hörrinde". Die relativ geringe Breite der I. bis III. Schicht, verglichen mit der IV. bis VI. Schicht, kommt der ganzen Temporalrinde zu, ganz zu schweigen von anderen Windungsbezirken. (Autoreferat.)

Jacobsohn fragt, ob die Untersuchungen des Vortragenden im wesentlichen eine Differenz des Schichtenbaues der Rinde des Hörcentrums gegenüber andern Rindenregionen ergeben haben oder ob sich eine besondere charakteristische Zellform im Hörcentrum gefunden hat, wie Cajal es angegeben hat. Ferner möchte er darüber Auskunft haben, ob sich ein Unterschied in der Zellstruktur der linken ersten Schläfenwindung, besonders im Bereich des

Wortklangcentrums, gezeigt hat gegenüber der rechten Schläfenwindung, und schliesslich fragt er, ob der Vortragende diese Rindenregionen nur bei erwachsenen Personen oder auch bei Kindern untersucht hat. Namentlich die Untersuchung dieser Rindenteile vor und nach der Sprachbildung könnte eventuell Bedeutsames hinsichtlich der Zellverhältnisse zutage fördern.

Ziehen weist darauf hin, dass bei den Rosenberg'schen Untersuchungen nur die Frage gestellt war: Existiert ein Unterschied zwischen den Temporalwindungen und den Heschl'schen Windungen?

Rosenberg betont im Schlusswort, dass der Schichtenbau in den Heschl'schen Windungen charakteristisch sei; specifische Zellen seien nicht gefunden. (Autoreferat.)

Schulz: Demonstration eines 12jährigen Kindes mit Stupidität (Jolly's Anoia).

Pat. ist nach einer mehrmaligen schweren Lungenerkrankung und dadurch bedingter grosser Erschöpfung anfangs Januar 1907 ziemlich acut unter den Zeichen einer starken Hemmung erkrankt. Die Intelligenzprüfung ergab einen geringen Grad angeborener Beschränktheit. Zeichen von Depression und Angst sind weder in der Familie noch während der Anstaltsbehandlung beobachtet worden; auch hat sich nichts ergeben, was auf das Vorhandensein von Halluzinationen oder Wahnvorstellungen schliessen liesse. Periodisch auftretendes Speicheln glaubt Vortr. durch eine bestehende Stomatitis, vorübergehendes Einnässen durch die Hemmung erklären zu können. Das ganze Krankheitsbild stellt sich dar als ein fast vollständiges Stillstehen aller Vorstellungsprocesse und des Affectlebens, welches auf motorischem Gebiet von einer meist vollkommenen Resolution begleitet ist. Körperlich ist ab und zu leichtes Erröten und Schwitzen, sowie leichte Erregbarkeit der Herztätigkeit beobachtet worden. (Autoreferat.)

Discussion.

Försterling hält die angeführten Gründe, die den Fall von der Dementia praecox abgrenzen könnten, nicht für ausreichend. Er sieht in der dauernd gezwungenen Haltung eine Stereotypie, in der Salivation den bei der Katatonie häufigen analogen Vorgang. Die Geschwüre im Munde seien vielleicht secundär oder unterhielten nur die Salivation. Die das seltsame Gebaren anscheinend genügend erklärenden Angaben der Patientin seien secundäre Erklärungsideen, wie sie sich z. B. Katatoniker oft bilden; ebenso komme ein spontanes Durchbrechen des Zustandes öfters vor, daher könne es nicht besonders auffallen, wenn das Kind eines Tages Ball gespielt. Gröbere Intelligenzdefecte könnten anfangs fehlen, feinere, zumal gemütliche, bei Hemmungen, wie das Kind sie darbiete, verdeckt sein. Solche Fälle, auch die mit günstigerem Verlaufe, seien qualitativ vielleicht der nämliche Vorgang wie die Dementia praecox. Nur der Grad der resultierenden Wesensveränderung unterscheide. Wie weit hier eine solche eintreten könne, erscheine durchaus noch nicht ausgemacht. (Eigenbericht.)

Liepmann weist auf das Verharren des Kindes in der abnormen Stellung hin und auf die Art, wie das Kind das Gleichgewicht hält. Es erinnert an das Bild der Katatonie.

Möller betont hinsichtlich der Methodik der Intelligenzprüfung, dass es wertvoller ist, angewandte als einfache Rechenaufgaben zu stellen. Zweckmässig sei es, zur Prüfung der Auffassungsfähigkeit unbekannte Geschichten zu erzählen.

Ziehen hat genau solche Fälle von Stupidität ausheilen sehen; gegen die Dementia praecox spreche die gute Auffassung für die Begriffe: Neid, Irrtum, Lüge usw., deren Nachweis grossen Wert habe.

Schulz führt im Schlusswort aus, dass der Speichelfluss nicht dauernd, sondern anfallsweise auftrete, je nach dem Zustande des Mundes. Beschäftigt man sich mit dem Kind, hört das Speicheln auf. Der Vortragende schliesst sich im übrigen den Ausführungen des Herrn Ziehen an.

(Das Kind befolgt dann noch zwar zögernd, aber sachgemäss einige Aufforderungen des Vortragenden.)

Boedeker berichtet über einen Fall von Psychose bei Colitis mucosa. Es handelt sich um eine jetzt fünfzigjährige, erblich angeblich nicht belastete Patientin russisch-jüdischer Provenienz. Die psychische Erkrankung begann vor reichlich zwei Jahren nach einer Influenza und kurz vor Beginn des Klimakteriums: Schlaflosigkeit, Illusionen, Angst, melancholische Verstimmung. Obstipation. Zunächst Behandlung in einer russischen Anstalt, wo sie bereits über vielfache Sensationen im Unterleibe klagte. Dann Weiterbehandlung in einer deutschen Anstalt, in der die Kranke dann ein Jahr lang verbleibt. Sie ist hier andauernd unruhig, ungebärdig, schreit fast ohne Unterlass und klagt über Druck in der Herz-Magengegend, den sie bald auf einen Bandwurm, bald auf ein inneres Gewächs bezieht, lässt sich nicht untersuchen, hält sich für unheilbar, zeigt sich gegen jede Behandlung misstrauisch, verlangt operiert zu werden usw. Untersuchung in der Narkose negativ. Sodann Uebersiedlung ins Sanatorium Fichtenhof-Schlachtensee. Auch hier stört die Patientin durch ein fortwährendes, monotones lautes Schreien und Jammern, klagt über alle möglichen Gefühle und Schmerzen im Unterleibe sowie besonders darüber, dass man ihr ihre Schmerzen nie glaube, ihre Leiden nicht richtig erkenne usw. Sie schildert ihren Zustand selbst wie folgt: „Ich schreie, weil ich denke, mit meinem Geschrei alles im Magen aufzuheben; ich habe solch ein Gefühl, als ob im Magen da sich was losreissen will. Fühle solch ein Saugen im oberen Teile des Magens. Vom Kreuz aus oder Rücken fühle ich ein schauderhaftes Ziehen nach dem After und nach vorne. Ein Gefühl, als ob ich oft etwas, wie einen Tropfen, vom After verliere. Beim Stuhl fühle ich, als ob sich da was nachzieht und nicht heraus kann. Ein entsetzlicher Schmerz hoch im After. Jetzt schreibe ich und stehe und stöhne, weil meine Empfindungen im Leibe schauderhaft sind. Dieser Tage habe Stuhl ohne Nachhilfe, weil ich Opium nicht mehr nehme, — aber meine Schmerzen sind immer stärker, ich weiss selbst, dass ich mir schauderhafte Gebärden angewöhnt habe, — aber ich tue es vor Verzweiflung, dass man meine innere Krankheit nicht versteht und meine Schmerzen nicht glaubt. Welche Nächte ich verbringe oder überlebe, ich bin ein eiserner Mensch, dass ich es vertrage, und welche Tage. Ich sitze wie in gehackten Wunden, denn im Zimmer ist mir vor Schmerzen noch ängstlicher — ich sitze da doch wie ein Unmensch und stöhne innerlich. Ich leide übermenschlich. Besser der Tod als leben mit solchen Leiden. Ich habe mir ja alle Haare ausgerissen vor Verzweiflung, dass man meine Schmerzen nicht glaubt."

Eine suggestive Behandlung (Schein-Operation unter genauer Erfüllung aller für einen grossen Eingriff erforderlichen äusseren Bedingungen) war erfolglos. Sondenfütterung verminderte das Schreien (Patientin hatte beobachtet, dass ihre Nachbarin nach einer Sondenfütterung ruhiger wurde; dies wurde als suggestiver Faktor benutzt), da sich die Kranke der unangenehmen Prozedur nicht weiter aussetzen wollte. Nach halbjährlichem Aufenthalte Entleerung eines ca. 40 cm langen zusammenhängenden weissen Stranges von Darmmucin und dadurch Sicherstellung der Diagnose. Die Kranke wird äusserlich etwas ruhiger und zugänglicher, hält jedoch daran fest, dass die operiert werden müsse, schildert ihre Schmerzen fortgesetzt als unerträglich usw. Immerhin scheint eine langsame psychische Besserung einzutreten.

Die Psychose, die in Russland als „Melancholie", in der ersten Anstalt als „Dementia praecox", von einem consultierten Psychiater später als „Paranoia hypochondriaca" diagnosticiert worden war, kennzeichnet sich vorwiegend dadurch als solche, dass wirkliche äussere Reize vergrössert, verschoben etc. empfunden werden. Diese illusionären Organempfindungen werden wahrscheinlich begünstigt durch die Unbestimmtheit des wirklichen Sinnesreizes und durch den beständigen Affekt der Angst und Erwartung, der wiederum durch den psychischen Zustand selbst bedingt und genährt wird. Von einer eigentlichen wahnhaften Auslegung der Empfindungen ist nicht die Rede, auch Zeichen von Hysterie sind nicht vorhanden, ebensowenig kann im übrigen eine deutliche Neurasthenie diagnosticiert werden. Die anfangs erwähnten Illusionen erklärt Patientin lediglich als lebhafte Träume, bezw. Missverständnisse ihrer Umgebung. (Beides ist möglich.) Keine Intelligenzdefekte. Der Zusammenhang mit dem körperlichen Leiden ist zweifellos; natürlich muss man annehmen, dass es sich um eine, wenn nicht hereditär, so doch persönlich psychopathisch disponierte Persönlichkeit handelt; auf Grund dieser Veranlagung hat sich zunächst eine nervöse habituelle Obstipation entwickelt, die dann den Anlass zur Colitis mucosa gab. Eine besondere Form von „Myxoneurosis" anzunehmen, liegt kein Anlass vor.

(Autoreferat.)

Jahresversammlung des Vereins bayerischer Psychiater in München 21. und 22. Mai 1907.

Bericht von Dr. **Brandl** und Dr. **Nitsche.**

Die Versammlung findet im Hörsaale der psychiatrischen Klinik statt. 83 Teilnehmer. Der Vorsitzende (Vocke-Eglfing) begrüsst die Anwesenden und berichtet über die Tätigkeit der Kommission zur Hebung der Lage des irrenärztlichen Standes, die am 7. VI. 1906 und im Januar 1907 Sitzungen abhielt. Die verschiedenen Kreise nehmen zu den Vocke'schen Vorschlägen eine verschiedene und nicht immer günstige Stellung ein. Es ist zu hoffen, dass sich eine Kommission der 8 zuständigen Regierungsreferenten bildet, um eine gemeinsame Behandlung der im Vordergrunde des Interesses stehenden Fragen zu ermöglichen. Gegenwärtig steht die Sache noch im Stadium der Vorverhandlungen. Ueber die gleichfalls auf der letzten Jahresversammlung von Blachian-Werneck aufgeworfene Frage der Ersatz-Zustellung wurden Erkundigungen an zuständiger Stelle eingezogen. Der erteilte Aufschluss ging dahin, dass die Bestimmungen über die Ersatzzustellung jedenfalls auch auf die in einer Irrenanstalt untergebrachten Kranken sinngemässe Anwendung finden können. — Der Verein zählt 92 Mitglieder. — Referat 1907: Künftige Ausgestaltung des Irrenwesens in Bayern. Referenten: E. Rehm-Neufriedenheim und Kolb-Kutzenberg. — Vorstand: I. Vorsitzender: Vocke-Eglfing, II. Vorsitzender: Alzheimer-München, Schriftführer: Brandl-Eglfing und Nitsche-München.*)

Es folgt das Referat: **Die stationäre Paralyse.**

R. Gaupp (Tübingen): Klinischer Teil.

Der Begriff einer stationären Krankheit ist im allgemeinen der Pathologie fremd. In der Regel pflegt ein Krankheitsprozess entweder auszuheilen oder bis zum Ende des Lebens fortzuschreiten. Die Heilung kann eine vollständige sein: die klinischen Symptome verschwinden völlig; das erkrankte Gewebe kehrt anatomisch zur Norm zurück. In anderen Fällen erfolgt die Heilung mit Narbenbildung; ein Teil des Gewebes geht unter und wird durch funktionsunfähiges Narbengewebe ersetzt. Klinisch entspricht diesem Prozess der dauernde Ausfall bestimmter Funktionen eines Organes oder Organteiles, etwa die Versteifung eines Gelenkes, die Erblindung eines Auges, die Lähmung einer Körperhälfte. Eine derartige Heilung mit Defekt ist meist der Abschluss einer akuten Erkrankung schwereren Grades, fast nie das Produkt eines von Anfang an chronischen Leidens. Eine akute Nephritis heilt restlos, ein Niereninfarkt heilt mit Narbenbildung, eine chronische Schrumpfniere besteht bis zum Ende des Lebens und schreitet immer weiter zu irreparablen Veränderungen des Nierenparenchyms fort. Aehnliches gilt nun auch für das Gehirn. Je akuter ein Krankheitsprozess einsetzt, um so günstiger sind die Aussichten für seine Heilung. Dieses Gesetz trifft sogar für die im allgemeinen unheilbaren Formen geistiger Störung, wie die Dementia praecox und die Paralyse, zu. Eine von Anbeginn an schleichende Hebephrenie führt unrettbar zum Blödsinn, und die langsam beginnende einfach-demente Form der Paralyse ist noch nie zur Heilung oder auch nur zu einer leidlichen Remission gekommen. Die progressive Paralyse ist eine Krankheit, die bald akut und stürmisch, bald schleichend mit kaum bemerkbaren Anfängen einsetzt. Beginn, Symptomatologie und Verlaufstempo können sehr verschieden sein; gemeinsam schien jedoch allen Fällen die Demenz in Verbindung mit körperlichen Lähmungserscheinungen und der im ganzen fortschreitende Verlauf gegen ein Ende in Blödsinn und Lähmung. Einzelne Fälle von Heilung wurden immer wieder behauptet, angezweifelt, von neuem behauptet, jedenfalls aber als Kuriositäten bestaunt. Ihre Zahl nahm ab, je mehr die Diagnostik fortschritt und, soviel ich weiss, existiert kein neuer Fall von Heilung seit der Zeit, als die pathologische Anatomie gelernt hat, die Paralyse von verwandten Krankheitsbildern sicher zu differenzieren. Diese Frage der Heilung, auf die ich vor vier Jahren genauer einging, soll uns heute nicht beschäftigen, zumal ich dem damals Gesagten nichts Neues hinzuzufügen hätte.

*) Als Ort für die nächste Versammlung wird Erlangen gewählt.

Die Paralyse kann, namentlich solange sie sich im akuten Stadium befindet, remittieren. Das ist bekannt und steht ausser aller Diskussion. Endlich aber soll sie gleich ihrer Schwester, der Tabes, auch in einem bestimmten Stadium ihres Verlaufes Halt machen, „stationär" bleiben können. In die Sprache der Pathologie übersetzt heisst dies: der Krankheitsprozess heilt nicht aus, aber er schreitet auch nicht fort, er bleibt in einem bestimmten Stadium stehen. Das ist nun an sich sehr unwahrscheinlich; eher könnte man sich mit der Vorstellung befreunden, dass es in einem bestimmten Stadium zur Vernarbung komme; der Prozess heilt aus, aber das befallene Gewebe ist schon zugrunde gegangen, durch Narbengewebe ersetzt. Diese Auffassung hat aber zur Voraussetzung, dass die Erkrankung damit ihren endgültigen Abschluss gefunden hat. Treten wir mit diesen pathologischen Grundanschauungen an die Frage der stationären Paralyse heran, so werden wir von selbst zur Vorsicht in der Anwendung des Begriffes „stationär" getrieben. Bei einer langsam progressiven Paralyse mag bisweilen der Eindruck entstehen, dass die Lähmungssymptome und die Verblödung nicht fortschreiten, weil unsere grobe Untersuchungsmethodik nicht imstande ist, das langsame Zugrundegehen des funktionstragenden Gewebes klinisch Schritt für Schritt nachzuweisen. Wir wissen ja aus den Erfahrungen der Hirnpathologie (ich erinnere an die Klinik der Hirntumoren, an Alzheimer's Gehirnuntersuchungen bei beginnender und remittierender Paralyse!) zur Genüge, dass grosse Teile des Gehirns erkranken können, ohne dass wir einen entsprechenden klinischen Befund zu erheben vermögen. Wir würden also leichtsinnig vorgehen, wollten wir immer ein Stationärbleiben der Paralyse behaupten, wenn der Abteilungsarzt sein „Status idem" in dem Journal verzeichnet. Zweifellos kommt es sehr oft vor, dass wir innerhalb eines viertel oder halben Jahres oder auch noch länger bei einem harmlosen Paralytiker keine deutliche Verschlechterung seines Zustandes wahrnehmen können; damit ist nur noch nicht gesagt, dass in dieser Zeit der Krankheitsprozess in der Tat völlig geruht hat. Auch bei der Schrumpfniere, der Lebercirrhose kommen solche Zeiten scheinbaren Gleichbleibens vor; ja bisweilen mag sogar eine gewisse Besserung vorgetäuscht werden, wenn das noch nicht erkrankte Gewebe die Funktion des Erkrankten vicariierend mit übernimmt. Wir müssen also den Begriff „stationär" schärfer fassen. Unter „Stationärbleiben der Paralyse" wollen wir verstehen, dass die Krankheit, die sich eine Zeitlang progressiv entwickelt hatte, in einem bestimmten Stadium, das klinisch wohlcharakterisiert ist, stehen bleibt: die Kranken bleiben also geisteskrank, defekt, mit körperlichen und geistigen Ausfallssymptomen behaftet, und sie bleiben in diesem Defektzustande jahrelang, ohne dass die sorgfältigste Beobachtung eine Aenderung des Zustandes ermitteln könnte. Der Tod erfolgt schliesslich nicht an der Paralyse, sondern an einer anderen Krankheit, genau so wie ein Mensch mit einem versteiften Kniegelenk oder einem erblindeten Auge nicht an diesen Defekten stirbt, sondern an einer anderen Krankheit, die mit den Defekten nicht wesensgleich ist. Bei dieser Begriffsbestimmung gehört also eine noch so langsam verlaufende Paralyse nicht zu der stationären Form, sobald erwiesen ist, dass die Erkrankung im ganzen doch fortschreitet, mag auch die Progression nur bei Betrachtung längerer Zeitspannen deutlich erkennbar sein.

Im Mai 1903 erstattete ich auf der 28. Wanderversammlung der südwestdeutschen Neurologen und Irrenärzte ein Referat über die Prognose der progressiven Paralyse.*) Ich legte meinen damaligen Ausführungen die Ergebnisse zugrunde, die ich bei Durcharbeitung des Materials der Heidelberger Klinik erhalten hatte. Ich habe damals auch die Frage des Stationärbleibens der Krankheit erörtert. „Gibt es ‚Fälle',“ so sagte ich, „in denen die Krankheit eine Zeitlang fortschreitet, eine gewisse geistige Schwäche, vielleicht auch einzelne Wahnbildungen, sowie eine Anzahl körperlicher Symptome erzeugt, dann aber auf dieser Stufe der Schädigung Halt macht? Gibt es also eine progressive Paralyse ohne Progression?“ Nach dem Stande meiner damaligen Erfahrungen beantwortete ich die Frage folgendermassen: „Es gibt Formen von geistiger Störung mit begleitenden körperlichen Symptomen, die der Paralyse sehr ähnlich, aber doch nicht mit ihr identisch sind. Klinisch sind es vorwiegend depressive und paranoide Erkrankungen; Hallucinationen, Beziehungswahn und mehr oder weniger fixierte Verfolgungsideen sind oft vorhanden; Grössenideen, selbst solche phantastischer Art, kommen bisweilen vor. Einzelne zeigen Pupillenstarre oder sehr abgeschwächte Reaktion, viele eine erhebliche Pupillendifferenz; auch Sprachstörung, apoplektiforme Anfälle werden zeitweise beobachtet. Es entwickelt sich eine gewisse Demenz, aber diese ist nicht stetig progressiv, trägt auch nicht den Charakter des paralytischen Blödsinns. Vor allem bleiben Gedächtnis und Merkfähigkeit meist ganz gut, die örtliche und zeitliche Orientierung fehlt nur während der Zeiten der Erregung, das plumpe, unsaubere Wesen der dementen Paralytiker ist diesen Kranken nicht eigen.“ .... „Eingehendes Studium dieser paralyseähnlichen Verblödungsprozesse hat mich zu dem Ergebnis geführt, dass wir berechtigt und imstande sind, diese Formen von der Paralyse abzutrennen und anderen Krankheitskategorien einzufügen; ich muss mich hier mit der Feststellung begnügen, dass die sogenannten stationären Fälle von progressiver Paralyse in Wirklichkeit wohl nicht zur Paralyse gehören. Zum Teil handelt es sich um diffuse Hirnsyphilis, zum Teil um eigenartige Formen alkoholischer Verblödung; auch andere Krankheiten, wie traumatische Demenz, arteriosklerotische Hirnerkrankung, Dementia praecox hatten in einzelnen Fällen längere Zeit hindurch Zustandsbilder geboten, die zur Diagnose Paralyse zu berechtigen schienen.“

Seit meinem Badener Referat sind eine Anzahl von Arbeiten erschienen, die eine nochmalige Prüfung der ganzen Frage an einem grossen Tatsachenmaterial erwünscht erscheinen liessen. Alzheimer[1]) hat die atypischen Formen der Paralyse klinisch und anatomisch schärfer umgrenzt und eine klinisch wie anatomisch wohlbegründete Differentialdiagnose der Paralyse entwickelt, Westphal[2]) u.[3]) gab interessante kasuistische Beiträge zur Differentialdiagnose zwischen Paralyse und Hirnlues, Finckh[4]) veröffentlichte die Krankengeschichten zweier paralyseähnlicher Verblödungsprozesse, Wickel[5]) beschäftigte sich in einer Abhandlung speziell mit der Frage der stationären Paralyse und brachte wertvolle Krankengeschichten sowie allgemeine Ausführungen bemerkenswerter Art; Steyerthal[6]) polemisierte in einer Abhandlung über „abweichende Formen der progressiven Paralyse“ gegen meine Anschauungen, brachte freilich keinerlei beweiskräftiges Material,

*) Deutsche med. Wochenschrift.

sondern nur einige ganz kurze und zum Teil nichtssagende Krankengeschichten, auf Grund deren er meine Ergebnisse mit hochtrabenden Worten als „lediglich akademische Weisheit“ glaubt abtun zu dürfen.*) Jedenfalls lag also ein Bedürfnis vor, die ganze Frage nach dem Vorkommen der stationären Paralyse einer nochmaligen genauen Untersuchung zu entwerfen.

Diese Untersuchung ist nun von Alzheimer und mir angestellt worden. Es war von vornherein klar, dass eine Beantwortung der hier auftauchenden Fragen nicht aus dem Material einer Grossstadtklinik, in der die Kranken nur kurze Zeit bleiben, versucht werden kann, sondern dass wir dabei der Mithülfe unserer grossen Landes-Irrenanstalten bedürfen. Diese Hülfe ist uns nun auch in reichem Masse zuteil geworden, und es liegt mir die Pflicht ob, den Herren Direktoren der bayerischen und württembergischen Irrenanstalten unseren aufrichtigen Dank für ihre Unterstützung auszusprechen.

Von der Erwägung ausgehend, dass bei der Seltenheit eines atypischen Verlaufs der Paralyse nur ein grosses Krankenmaterial genügende Fälle liefern könne, wandten wir uns zunächst an die Direktionen sämtlicher bayerischer und württembergischer Staats- und Privat-Irrenanstalten mit der Bitte, einen von uns entworfenen Fragebogen freundlichst beantworten zu wollen. Diese Beantwortung erfolgte denn auch bereitwillig und gab uns den Grundstock für unsere weitere Arbeit. Leider konnte mein ursprünglicher Plan, die namhaft gemachten Kranken in den Anstalten selbst aufzusuchen, nicht zur Ausführung kommen; (letzten Herbst hinderte mich meine Wegberufung von hier daran und in diesen Frühjahrsferien war ich krank). So basieren meine Darlegungen leider zum grössten Teile nur auf dem Studium fremder Krankengeschichten; jeder aber, der einmal mit fremden Krankengeschichten gearbeitet hat, weiss, wie misslich eine solche Arbeit ist, zumal wenn es sich, wie hier, um Kranke handelt, die als chronische Fälle in den Anstalten dahinleben und dabei leicht an Interesse verlieren. Gerade bei meiner Aufgabe, den Verlauf einer chronischen Krankheit in den einzelnen Etappen zu studieren, musste ich oft auf eine gründlichere Analyse verzichten, weil die Journale sich manchmal zwei, drei, ja selbst vier Jahre lang über das Ergehen der Kranken völlig ausschwiegen. So bin ich genötigt, meine Ausführungen mit einer gewissen Reserve zu geben.

Ein interessantes Hauptergebnis möchte ich vorausschicken. Unter den vielen tausend Kranken, die sich zurzeit in den bayerischen und württembergischen Anstalten befinden, ist nur eine sehr kleine Zahl von Paralysen, die hinsichtlich der Art ihres Verlaufes atypisch erscheinen. Aus vielen Anstalten erhielten wir die Antwort, dass sie über nichts Auffälliges berichten können; es wurden uns im ganzen nur 43 Fälle namhaft gemacht, von denen die Mehrzahl als sicher nicht paralytisch erkannt wurde. Es sind in allen bayerischen und württembergischen Anstalten nicht 20 Kranke mit abnormer Paralyse, soweit sich die Abnormität auf ihre Dauer oder das Vorkommen längerer Remissionen erstreckt. Unser Fragebogen umfasste eine Reihe von Fragen; die erste lautete: „Befinden sich in der dortigen An-

*) Es ist erstaunlich, mit welchem Mangel an Kritik und Erfahrung (S. hat in zehn Jahren 53 Fälle erlebt, bei denen er die Diagnose Paralyse stellte!) sich bei S. die Geringschätzung der „akademischen Weisheit“ verbindet. Er bezeichnet die an vielen Hunderten von Beobachtungen gewonnenen Erfahrungen als „doktrinär“.

stalt paralytische Kranke, deren Leiden schon länger als acht Jahre dauert?" Von den 25 Anstalten Bayerns und Württembergs beantworteten 13 diese Frage mit nein; die 12 anderen machten im ganzen 19 Kranke namhaft, deren Journale ich einer genauen Durchsicht unterwarf. Nur 5 konnte ich als wahrscheinliche Paralysen anerkennen; bei den 14 anderen kam ich zu einer anderen klinischen Auffassung. Eine der 5 Paralysen (Frau F.) mit abnorm langer Dauer ist seither gestorben; das Gehirn wurde von Alzheimer untersucht; er wird darüber berichten. Der Fall, den wir Gabersee verdanken, ist klinisch sehr bemerkenswert. Eine 32 jährige Maurersfrau von sittlich bewegter Vergangenheit wurde 1877 im Zustand vorgeschrittener Demenz in die Münchener Anstalt aufgenommen. Beginn und erste Entwicklung des Leidens sind nicht genauer bekannt; nur soviel ist einem ärztlichen Attest zu entnehmen, dass die Krankheit schon etwa seit 1874 bestand. Die Diagnose wurde 1877 sofort auf Paralyse gestellt. Die psychische Schwäche verband sich mit Euphorie, jähem Stimmungswechsel, Störungen der Pupillenreaktion, starker Sprachstörung, Tremor der Zunge, apoplektiformen und epileptiformen Anfällen. Der Anfangszustand bei der Aufnahme 1877 erfuhr allmählich eine leichte Besserung. Dann folgten viele Jahre anscheinend stabilen Verhaltens im Zustand euphorischer Demenz bei Fortbestehen der körperlichen Lähmungssymptome. Bisweilen traten Anfälle auf, von denen sich die Kranke aber immer wieder erholte; hemiplegische oder aphasische Dauersymptome wurden offenbar nie beobachtet. 1885 wird die Verblödung, das freundliche, willige Benehmen, die starke Sprachstörung, der unsichere Gang hervorgehoben. So blieb der Zustand offenbar über anderthalb Jahrzehnte ohne wesentliche Aenderung; 1892 beginnen häufige Klagen über Kopfweh und Schwindel; 1893 nimmt die Gebrauchsfähigkeit des rechten Armes ab; 1896 macht sich ein Rückgang der Kräfte bemerkbar; 1899 ist die Sprache fast unverständlich; 1902 wird die Hinfälligkeit betont; 1905 treten Abscesse am Thorax auf, und einige Zeit später (1906) geht die Kranke nach etwa 32 jähriger Dauer der Krankheit zugrunde. Klinisch war das Zustandsbild, wie es scheint, zu allen Zeiten das der progressiven Paralyse. Nur eine Notiz im Januar 1906 fiel mir auf: trotz vorgeschrittener Demenz wird das Gedächtnis als relativ gut bezeichnet. Einzelne Anfälle namentlich im Jahre 1890 trugen ganz den Charakter typischer grosser epileptischer Insulte; doch sprach das übrige Krankheitsbild gegen einen epileptischen Verblödungsprozess. Lange Zeit hindurch erschien der Zustand als absolut stationär, und man wird darüber rechten können, ob man in diesen Perioden nicht mit Wickel[5]) annehmen durfte, dass die Bezeichnung „stationäre Paralyse" in einem solchen Stadium gerechtfertigt sei. Im ganzen war aber doch auch in diesem bemerkenswerten Fall eine gewisse Progression vorhanden, und das Auftreten der schweren Anfälle namentlich von 1877 bis 1890, wo der psychische Zustand als stationär geschildert wird, beweist, dass der Krankheitsprozess auch damals nicht völlig geruht hat.

Die anderen vier Fälle von über 8 jähriger Dauer bieten ebenfalls manches Interessante. Ein Mann (L. in Göppingen) erkrankte 1899 unter dem Bilde expansiver Erregung, die später einem Depressionszustand wich; weiterhin trat in langsamer Progression Verblödung und körperlicher Verfall auf, und jetzt befindet sich der Kranke im Zustande hochgradiger Demenz und körperlicher Hinfälligkeit. Das Leiden ist also ein, wenn auch langsam, progressives.

Ganz Aehnliches gilt von dem dritten Falle H., der sich in Zwiefalten befindet und von dem ich nicht ganz sicher bin, ob er der Paralyse zugezählt werden darf. Massenhafte Gehörshallucinationen, rascher Wechsel des psychischen Verhaltens, andauernde leichte Benommenheit und eigenartige nächtliche hallucinatorische Erregungen lassen an die Möglichkeit einer syphilitischen Grosshirnerkrankung denken. Der Verlauf ist ein im ganzen progressiver, zeitweise scheinbar stationärer.

Der vierte Fall, den ich Herrn Collegen Rehm in Neufriedenheim verdanke, bietet ebenfalls vieles Sonderbare, so dass ich ihn nicht ohne Bedenken den langdauernden Paralysen zuzähle. Die Verbindung einer schweren Rückenmarkskrankheit mit cerebralen Herdsymptomen (Augenmuskellähmungen) und deliriösen Erregungen einerseits, der merkwürdige Wechsel zwischen scheinbar tiefster Demenz und einigen psychischen Leistungen hochwertiger Art andererseits machen die Diagnose Paralyse fraglich und lassen ebenfalls an diffuse Lues des Gehirns und Rückenmarks denken. Eine Progression ist im ganzen auch hier vorhanden; auffälliger ist aber der stete Wechsel der psychischen und neurologischen Symptome. Jedenfalls scheint der Krankheitsprozess auch hier noch nicht zur Ruhe gekommen zu sein.

Der fünfte Fall endlich, der in Erlangen ist, bietet ebenfalls manches Sonderbare. Er dauert jetzt schon 21 Jahre. Ein expansiver megalomanischer Zustand beherrscht die ganze Zeit über das Bild. Sehr häufige Anfälle bleiben ohne alle Wirkung auf das Gesamtbefinden, es treten keine Lähmungen auf; ein stereotypes wüstes Schimpfen und ein ablehnendes Verhalten stehen jetzt offenbar im Vordergrund.

Der Fall erinnert mich in manchen Zügen an einen Kranken, den ich in Heidelberg gesehen habe und der sich post mortem als nicht paralytisch erwies.

Von diesen fünf Fällen abgesehen fand ich unter dem gesamten mir mitgeteilten Material keinen Fall von sicherer oder sehr wahrscheinlicher Paralyse, der schon über 8 Jahre dauerte. Die 14 anderen Kranken, die noch in Frage kamen, boten Krankheitsbilder, die mich, wie ich glaube, berechtigen, die Paralyse auszuschliessen oder wenigstens als sehr unwahrscheinlich zu betrachten. So z. B. drei Fälle in Deggendorf (S., L., B.), vier Kranke in Erlangen (W., A., K., S.), ein Fall aus Werneck (Sch.), ein anderer aus Karthaus-Prüll (Frau R.), je ein Fall aus Gabersee (K.), Winnenthal (K.). Auch von den vier zurzeit in Eglfing befindlichen Fällen (J., W., D., Z.) und einem Kranken in Weinsberg (L.), glaube ich, dass sie alle nicht zur Paralyse zu rechnen sind. Bei zwei von ihnen scheint auch in Eglfing die Diagnose Paralyse aufgegeben zu sein. Ich muss es mir versagen, alle diese Fälle hier der Reihe nach vorzunehmen und meine abweichende Meinung im einzelnen zu begründen. Aber auch wenn ich vielleicht manchen Fällen gegenüber sollte in der Ablehnung der Diagnose der Paralyse zu weit gegangen sein, wenn also doch einer oder der andere der 14 Fälle eine Paralyse sein sollte, so entspricht doch, soviel ich sehe, keiner den Anforderungen, die ich an die Diagnose „stationäre Paralyse" stelle; in allen Fällen ergab die Krankengeschichte das Fortbestehen des Krankheitsprozesses, die, wenn auch sehr langsame Progression des Leidens; nie schien es sich um einen völlig stabilen Residuärzustand zu handeln.

Der Freundlichkeit der Direktion von Eglfing verdanke ich ferner noch neun Krankengeschichten langdauernder Paralysen, die schon vor einiger Zeit gestorben sind. Ein Fall von neunjähriger Dauer (Frau K.) bot in vivo ein schweres Krankheitsbild mit stetiger Progression der körperlichen und geistigen Lähmungssymptome, und ich hatte in meinen Akten vermerkt: „vielleicht atypisch verlaufende agitierte Paralyse". Die Sektion und nachfolgende histopathologische Untersuchung des Centralnervensystems der Kranken ergab, wie mir Alzheimer mitteilte, das Vorhandensein einer von der Paralyse verschiedenen, wenn auch ihr verwandten organischen Hirn-Rückenmarkskrankheit. Der Fall lehrt eindringlich, wie weit wir noch von einer sicheren Diagnose der Paralyse entfernt sind und wie berechtigt ein möglichst kritischer Standpunkt ist. Gerade in diesem Fall (Frau K.) hatte ich beim Studium nicht den Mut gehabt, die Diagnose der Paralyse abzulehnen, obwohl mir Zweifel gekommen waren. Von den anderen acht Fällen schienen mir einige nach dem klinischen Bild und dem grob anatomischen Sektionsbefund Paralysen zu sein, andere blieben mir zweifelhaft. Sämtliche Fälle verliefen zwar langsam, aber waren doch nicht stationär in dem von mir angegebenen Wortsinne.

In der Heidelberger Klinik waren lange Jahre hindurch zwei Kranke, von denen der eine (K.) zeitweise als stationäre Paralyse galt, bis eine eingehende klinische Untersuchung schon lange vor seinem Tode zu einer anderen Auffassung führte; es wurde Lues cerebri angenommen. Das Ergebnis der anatomischen Untersuchung ist mir im einzelnen nicht bekannt; soviel ich hörte, soll es sich nicht um Paralyse handeln. Die andere Kranke, Frau J., die noch lebt, wird jetzt auch nicht mehr für paralytisch gehalten. Herr College Dupré hatte schon vor drei Jahren die Diagnose Paralyse abgelehnt, als er die Fälle in Heidelberg untersuchte.

Die Fälle von Lustig[7]) vermag ich nicht für Paralysen zu halten; auch die Beobachtungen von Jahrmärker[8]) und Schäfer[9]) geben zu Bedenken bezüglich der Diagnose Anlass. Jahrmärker sagt dies von seinem Falle selbst. Der Kranke von Schäfer war zeitweise in einem scheinbar stationären Zustand von Verblödung, starb aber doch schliesslich an seiner Paralyse im Status paralyticus. Am schwersten sind Wickel's drei Beobachtungen[5]) zu beurteilen; man wird hier im Zweifel bleiben müssen, ob es sich um Paralyse oder Hirnlues handelt. Diese Fälle sind von grösstem Interesse, und es ist dringend zu wünschen, dass sie später einer genauen histopathologischen Untersuchung unterzogen werden. Als ich 1903 in Baden-Baden über die Prognose der Paralyse berichtete, hatte mir Nissl seine gesamten anatomischen Erfahrungen zur Verfügung gestellt. Von allen Paralytikern, deren Gehirne von Nissl untersucht worden sind, hatten nur vier die ersten fünf Jahre der Krankheit überlebt. Die längste Dauer waren zehn Jahre. Gross hat unter den 136 Fällen von Paralyse, die in 25 Jahren in der Schussenrieder Anstalt behandelt wurden, einen Mann gefunden, der im achten Jahr der Krankheit starb, und einen, der im neunten Jahr ihr erlag. Die älteren statistischen Mitteilungen sind wenig verwertbar, weil die Differentialdiagnose der progressiven Paralyse damals noch nicht weit genug entwickelt war.

Die zweite Frage unseres Rundschreibens lautete: „Haben Sie Kranke, die an Paralyse leiden und Remissionen von mehr als dreijähriger Dauer durchgemacht haben?" Diese Frage wurde von sämtlichen 24 bayerischen und württembergischen Anstalten verneint. Eine Anstalt machte uns einen Kranken namhaft, der sich in einer zweijährigen Remission befand. Die Durchsicht der Krankengeschichte liess mir die Diagnose Paralyse zweifelhaft werden; es handelt sich um einen Mann, der in eine angstvoll-hallucinatorische Erregung mit phantastisch-hypochondrischen Wahnbildungen verfallen war, nach drei Monaten ungeheilt aus der Anstalt entlassen wurde und zwei Jahre später noch ausserhalb der Anstalt lebte. In der Anstalt bestanden Pupillenstörungen und eine lähmungsartige Schwäche der Beine, ferner Sprach- und Schriftstörung. Inwieweit eine Besserung der psychischen und somatischen Symptome eingetreten ist, konnte ich aus den Akten nicht ersehen. Die Münchener Klinik verpflegt zurzeit einen Mann, bei dem es sich vielleicht um eine $1^1/_2$ jährige Remission bei Lissauer-scher Paralyse handelt. Die Direktion der Schussenrieder Anstalt teilte uns mit, dass früher zwei Kranke in der Anstalt waren, bei denen die Erkrankung eine über drei Jahre dauernde Remission gezeigt hatte. Auch in diesen Fällen, deren Journale ich einsehen konnte, sind mir erhebliche Zweifel an der Diagnose Paralyse gekommen. Es handelte sich offenbar um circuläre Kranke. Ich gehe auf diese Fälle hier nicht näher ein, weil sie für das Problem der stationären Paralyse ohne Bedeutung sind. Aber es ist gewiss von Interesse zu erfahren, dass sich zurzeit in sämtlichen bayerischen und württembergischen Staats- und Privatanstalten kein einziger Fall befindet, der eine länger dauernde Remission hinter sich hat. Wir sehen also, wie selten eine sozial bedeutungsvolle Remission bei der Paralyse ist. Bei meinem Badener Referat konnte ich auf Grund meiner Heidelberger Ermittelungen sagen: „Nicht 10 % aller Fälle erfahren eine wirkliche Remission, wohl nicht 1 % eine Intermission.“ Die Erfahrungen, die ich seither gesammelt habe, lassen diese Behauptung keineswegs als zu pessimistisch erscheinen. Ich selbst kenne nur einen einzigen Fall mit einer guten Remission von mehr als dreijähriger Dauer. Der Patient starb später an seiner Paralyse.

Unsere dritte Frage hiess: „Sind dort Kranke, bei denen früher aus dem klinischen Bilde, namentlich aus der Beobachtung körperlicher Lähmungserscheinungen, die Diagnose ‚Progressive Paralyse‘ gestellt wurde, während die weitere mehrjährige Beobachtung die Diagnose als zweifelhaft oder unrichtig erwiesen hat?“ 13 Anstalten beantworteten die Frage mit nein; 11 andere machten im ganzen 18 Fälle namhaft, deren Journale ich einsehen durfte. Es handelte sich teils um schwere katatonische Verblödungen, teils um manische Kranke, teils um paranoide chronische Psychosen; in einem Falle stellte sich die Erkrankung als Epilepsie mit Demenz heraus; in einem anderen als multiple Sklerose; in einem dritten (W.) als Korsakoff'sche Psychose. Tremor, Anomalieen der Sprache, Schwanken des Körpers bei Augenschluss, Pupillendifferenz, Steigerung der Sehnenreflexe — das waren die körperlichen Symptome, die bei vorhandener oder durch Hemmung vorgetäuschter Demenz zur Diagnose Paralyse verführt hatten. Einige Fälle blieben mir beim Studium der Krankengeschichte völlig unklar (z. B. Josef F. in Gabersee; K. und B. in Erlangen).

Die vierte Frage unseres Schreibens an die Anstaltsleitungen lautete: „Sind dort Kranke, bei welchen körperliche Lähmungserscheinungen sich mit schwerer Verblödung verbinden, ohne dass das Krankheitsbild völlig der Paralyse entspricht und ohne dass es sich um eine der bekannten organischen Gehirnerkrankungen (senile Demenz, apoplektische Demenz, multiple Sklerose, Tumor cerebri, Chorea Huntington) handelt?" Diese Frage wurde von 20 Anstalten verneint, von zwei bedingungsweise, von zwei anderen unbedingt bejaht. Im ganzen waren es vier Kranke. In einem Falle (St.) möchte ich glauben, dass es sich um eine schwere Katatonie bei einem früher Luetischen handelt; jedenfalls trägt die Psychose durchaus den Charakter schwerer Dementia praecox. In zwei anderen Fällen glaube ich die Zugehörigkeit zur multiplen Sklerose mit ziemlicher Sicherheit annehmen zu dürfen, ein Fall trägt nach Symptomatologie und Verlauf die Züge der lobären Grosshirnsklerose (W.). Eine endgültige Entscheidung wird bei dieser kleinen Gruppe, wie ich glaube, nur die pathologische Anatomie bringen.

Frage 5 unseres Fragebogens lautete: „Kennen Sie aus der Erfahrung der letzten Jahre langdauernde Krankheitsfälle, die klinisch das Bild der Paralyse boten, während die Sektion die Diagnose nicht bestätigte?" Sie wurde nur von einer Anstalt (Gabersee) für zwei Fälle bejaht; sonst lauteten die Antworten sämtlich negativ. Der eine der Fälle war sehr interessant: Es handelte sich dabei um eine fast sechs Jahre dauernde manische Erregung, die mit einer hesitierenden Sprache kompliciert war; das Gedächtnis und die Merkfähigkeit waren intakt, die Pupillen reagierten bis zuletzt. Der Patient starb an Lungentuberkulose; die Sektion ergab keinen paralytischen Befund: das Hirngewicht betrug 1482 Gramm; die Pia war über dem Stirnhirn nicht getrübt. Offenbar hatte die Masslosigkeit der Selbstüberschätzungsideen, verbunden mit der Sprachstörung eine Zeitlang die Diagnose Paralyse sehr nahe gelegt, zumal der Patient früher Lues gehabt hatte.

Suchen wir nunmehr im Zusammenhang den Gründen nachzugehen, die in zahlreichen Fällen zur Fehldiagnose der Paralyse Anlass gaben, so stehen meines Erachtens an erster Stelle gewisse Mängel der neurologischen Untersuchung der Kranken. Ich weiss wohl, dass eine Wiederkehr der erloschenen Pupillen- und Kniesehnenreflexe vorkommt, aber sie ist doch wohl viel seltener, als sie in den Krankengeschichten erscheint. Gerade bei den Fällen, in denen ich beim Studium der Krankengeschichten zu der Ueberzeugung kam, dass das psychische Bild die Paralyse ausschloss, fand ich die Wiederkehr des angeblich früher fehlenden Lichtreflexes der Pupille nicht selten vermerkt; ich bin geneigt, hier an einen Untersuchungsfehler zu glauben, zumal es sich häufig um erregte oder ängstlich widerstrebende Kranke handelte, bei denen eine exakte Untersuchung ausserordentlich schwer, ja oft unmöglich ist. Aehnliches gilt von der Untersuchung der Kniesehnenreflexe. Bezüglich der trägen Reaktion gilt sicherlich oft — wenn auch nicht immer — die Meinung meines früheren Lehrers Wernicke, der mir einmal, als ich bei einem Fall von „träger Reaktion" sprach, entgegnete: „Herr Kollege, die Trägheit liegt meist nur beim Untersucher, nicht bei der Pupille des Kranken." Auch mit der Diagnose der Sprachstörung muss man vorsichtig sein; ein ungebildeter Mensch gerät beim Nachsprechen schwieriger Fremdworte leicht in Silbenstolpern, auch wenn er keine Paralyse hat. Bei tobsüchtig erregten Kranken beweist ein hastiges Sprechen mit Silbenstolpern, ein lebhaftes Flattern der Gesichtsmuskulatur, eine Steigerung der Sehnenreflexe, ein Schwanken bei Augenschluss nichts für Paralyse. Bei chronischen Alkoholisten sind diese Symptome sogar häufig. Auch die Pupillendifferenz ist nicht verwertbar, ebensowenig die Hypalgesie in Zuständen von Demenz, bei stuporösen oder stark abgelenkten Kranken.

Eine andere Quelle von Irrtümern entspringt vielleicht der immer noch verbreiteten Annahme, dass der Inhalt von Wahnbildungen expansiver oder depressiver Art irgend etwas für Paralyse beweise. Der phantastischste Grössenwahn mit Millionen und Milliarden kommt bei nichtparalytischen Kranken, ja sogar bei ganz heilbaren Manischen vor; hypochondrische Vorstellungen der absurdesten Art finden sich ebenfalls auch ausserhalb der Paralyse. Ebensowenig beweist die Eintönigkeit eines Krankheitsbildes etwas für Paralyse. Häufig liest man in den Krankengeschichten die Notiz: ein ganz blödsinniger Kranker, der immer die gleichen unsinnigen Wahnbildungen vorbringt; oder etwa: armseliges eintöniges Jammern, das für den hohen Grad von Demenz spricht etc. Aber eines schönen Tages ist die Eintönigkeit verschwunden und die absurden Wahnbildungen sind ebenfalls abgeklungen. Immer wieder stosse ich in Krankengeschichten auf den Fehler, dass für Demenz genommen wird, was in Wirklichkeit nur Benommenheit oder psychische Hemmung ist. Gelegentlich wurde offenbar auch ein denkträg-negativistisches Verhalten, ein Ablehnen gewisser Fragen (Kenntnisse, Orientiertheit) für Nichtwissen und damit für hochgradige Gedächtnisschwäche und Demenz genommen; bald darauf machte dann ein anderer Arzt bei Fortsetzung des Journals auf das gute Gedächtnis und die Gewandtheit des Kranken beim Kartenspiel aufmerksam. In einem Falle war dieser Widerspruch geradezu komisch. Von dem Kranken wurde im Journal gesagt, dass er absolut blödsinnig sei und die einfachsten Dinge nicht mehr wisse; bald darauf wird auf seine vortreffliche Auffassung, sein rasches Ablesen der Uhr, sein gutes Kartenspiel hingewiesen. Der Blödsinn war offenbar nur durch Unlust und Denkträgheit, kurz durch psychotische Symptome vorgetäuscht gewesen. Wer sich je mit katamnestischen Studien abgegeben hat, weiss, wie häufig ein ehemals als verblödet ausgegebener Kranker eines schönen Tages sich als geheilt und durchaus nicht blöde präsentiert.

Besondere Schwierigkeiten können Fälle von manisch-depressivem Irresein dann machen, wenn sie sich mit anderen neurologischen Affektionen kombinieren; ich berichtete vor vier Jahren über einen derartigen Fall, bei dem es sich um eine Kombination von Tabes mit langdauernden Mischzuständen zirkulärer Genese handelte, die bisweilen paralytischen Blödsinn vortäuschten. Die Diagnose wurde nur dadurch erleichtert, dass der Kranke schon seit Jahrzehnten typisch zirkulär war. Aehnliche Fälle hat Westphal beschrieben.

Eine andere Ursache irrtümlicher Paralysediagnosen ist, wie mir scheint, in dem Umstande zu suchen, dass man sich von manchen nichtparalytischen Verblödungsprozessen eine zu schematische Vorstellung macht. Es trifft eben heute nicht mehr zu, dass eine mit Lähmungserscheinungen einhergehende Verblödung eine Paralyse sein müsse. Wir wissen, dass die alkoholische Pseudoparalyse in ihrem akuten Anfangsstadium somatisch wie psychisch der Paralyse täuschend ähnlich sehen kann, dass die diffuse

Hirnlues auch zu einem allgemeinen Blödsinn mit und ohne expansiven Grössenwahn führen kann, dass die multiple Sklerose, die lobäre Hirnsklerose, die arteriosklerotische Hirnerkrankung ein schweres, durch Lähmungen plus Demenz ausgezeichnetes Krankheitsbild schaffen können. Ja selbst die Dementia praecox nimmt zuweilen Formen an, deren Unterscheidung von der Paralyse zeitweilig den grössten Schwierigkeiten begegnet, und das, wie es scheint, um so mehr, je mehr wir die Erfahrung machen, dass bei ihr Anomalien der Reflexe, der Sensibilität, der Sprache lange Zeit bestehen können, die sich von den sogenannten „organischen Symptomen" der Paralyse keineswegs immer leicht differenzieren lassen. Auch Ohnmachten und Krampfattacken sind dem Bilde der katatonischen Erkrankungen bekanntlich nicht fremd. Es ist mir beim Lesen einzelner Krankengeschichten zweifellos geworden, dass eine zur Verblödung führende Katatonie für Paralyse angesehen wurde, weil gewisse Symptome wie Pupillendifferenz, Steigerung der Reflexe, Analgesie, stockende Sprache oder Sprachmanieren neben apathischem Blödsinn und unsauberem Wesen für sichere Zeichen der Paralyse gehalten wurden.

Von diesen bekannten Krankheitsformen abgesehen, hat uns die histopathologische Arbeit der letzten Jahre immer mehr gelehrt, dass es schwere diffuse Hirnerkrankungen gibt, die eine Sonderstellung verlangen und deren scharfe klinische Charakterisierung noch aussteht.

Erst jüngst hat Stransky[10]) einen Fall veröffentlicht, der auch recht deutlich zeigt, wie vorsichtig man mit der Annahme einer stationären Paralyse sein muss. Der von ihm geschilderte Kranke bot intra vitam das Bild einer paralyseähnlichen Demenz mit körperlichen Lähmungserscheinungen, namentlich mit starker Sprachstörung. Die Diagnose hatte auf Paralyse gelautet. Psychisch blieb der Fall lange stationär, die somatischen Lähmungssymptome, die den Charakter spinaler progressiver Amyotrophie trugen, nahmen zu. Die Sektion ergab mit Sicherheit, dass keine Paralyse vorlag.

Alle diese Erfahrungen zwingen uns also, bei der Diagnose „stationäre Paralyse" mit äusserster Skepsis zu Wege zu gehen. Alle diagnostischen Fortschritte der letzten Zeiten reichen noch nicht hin, um in jedem Fall einen geistigen Schwächezustand, der sich mit organischen Symptomen von Seiten des Projektionssystems verbindet, mit Sicherheit als paralytisch oder nicht paralytisch zu erkennen. Darum möge mir Wickel verzeihen, wenn ich auch bezüglich seiner Fälle, so gut sie geschildert sind, zunächst noch zweifle. So bleibt bei dieser Lage der Dinge nichts anderes übrig, als den hier aufgeworfenen Fragen in der Weise nachzugehen, dass wir künftig jeden Fall von abnormer Dauer der Paralyse und ebenso jeden Fall von scheinbarem Stationärbleiben der Krankheit psychiatrisch und neurologisch eingehend studieren, bis zum Ende mit aller Sorgfalt verfolgen und alsdann das Centralnervensystem mit allen Hülfsmitteln der modernen Histopathologie genau untersuchen. Und so möchte ich mein heutiges Referat, dessen Ergebnis, wie ich wohl weiss, kein befriedigendes ist, mit einem praktischen Vorschlage schliessen. Dieser Vorschlag geht dahin: Herr Alzheimer und ich stellen alle Fälle scheinbar stationärer Paralyse, die sich zurzeit in den bayerischen und württembergischen Anstalten befinden, und auf deren Studium sich meine heutigen Ausführungen stützten, zusammen, senden jeder der in Betracht kommenden Anstalten in einem Schreiben die Namen der betreffenden Kranken und eine kurze Darlegung der von uns gewünschten anatomischen Konservierung post mortem. Sollte es auf diese Weise gelingen, alle die dunklen Fälle, bei denen es sich heute um die Frage einer „stationären Paralyse" handelt, post mortem einer genauen anatomischen Untersuchung zu unterziehen, so wird es in einer Reihe von Jahren vielleicht möglich sein, manches, was heute noch unentschieden bleiben muss, auf sicherer pathologisch-anatomischer Basis endgültig klarzulegen. Nimmt man in der Psychiatrie Verlaufsfragen in Angriff und will man sich dabei nicht nur auf die Ergebnisse der Literatur verlassen, die hier besonders trügerisch sind, so bleibt nichts anderes übrig, als das wissenschaftliche Material selbst solange im Auge zu behalten, bis der Verlauf abgeschlossen ist und der Anatom sein Schlusswort gesprochen hat. Als uns vor zwei Jahren die Aufgabe gestellt wurde, über die stationäre Paralyse zu referieren, da glaubten wir, dass ein Zeitraum von zwei Jahren hinreichen werde, um uns eine genügende Anzahl von Fällen zu liefern, die klinisch und anatomisch untersucht werden können. Es hat sich gezeigt, dass wir uns täuschten; die wichtigsten Fälle sind heute noch am Leben und harren damit noch ihrer endgültigen Klärung. Soweit ich aber auf Grund der in der Literatur niedergelegten Tatsachen und eigener Erfahrung heute schon ein Urteil abgeben kann, möchte ich zusammenfassend sagen:

Reiht man unter den Begriff „stationäre Paralyse" nur solche Fälle ein, in denen sich die Krankheit eine Zeitlang progressiv entwickelt hat und dann in einem bestimmten, klinisch wohlcharakterisierten Stadium endgültig Halt macht (— Heilung des Prozesses mit Narbenbildung = Ausgang in dauernden stabilen Defektzustand —), so ist das vorliegende Tatsachenmaterial noch nicht hinreichend, das Vorkommen einer stationären Paralyse sicher zu begründen. Dagegen ist nicht zu bestreiten, dass die Krankheit in seltenen Fällen so langsam verläuft, dass für die rein klinische Beobachtung ein zeitweiliges Stationärbleiben vorhanden zu sein scheint, weil sich der langsame Fortgang des pathologischen Prozesses in der klinischen Symptomatik nicht immer verrät.

Literaturverzeichnis.

1. A. Alzheimer: Histologische Studien zur Differentialdiagnose der progressiven Paralyse. Jena 1904.
2. A. Westphal: Über die Differentialdiagnose der Dementia paralytica. Medizinische Klinik 1905. No. 27.
3. A. Westphal: Weiterer Beitrag zur Differentialdiagnose der Dementia paralytica. Mediz. Klinik 1907. No. 4 u. 5.
4. Finckh: Über paralysenähnliche Krankheitsbilder. Zentr.-Bl. für Nervenh. und Psychiatrie. 1. IV. 1907.
5. Wickel: Zur Frage der stationären Paralyse. Zentr.-Bl. für Nervenh. u. Psychiatrie 1904. S. 561.
6. Steyerthal: Über abweichende Formen der progressiven Paralyse. Ärztliche Sachverst.-Zeitung 1906. No. 14. u. 15.
7. Lustig: Zur Kasuistik der Paralyse. Allg. Zeitschr. f. Psych. 1900. Bd. 57, S. 509.
8. Jahrmärker, Beitrag zur Dem. paralyt. beim weibl. Geschlecht. Allg. Zeitschrift für Psych. 1901. Bd. 58, S. 1 ff.
9. Schäfer, Zur Kasuistik der progress. Paralyse. Ebenda, 1903. Bd. 60, S. 571 ff.
10. Stransky: Beitrag zur Paralysefrage. Wiener klin. Wochenschr. 1907. No. 13.

Alzheimer (München): Anatomischer Teil.

Zur mikroskopischen Untersuchung sind von den Beobachtungen, welche unsere Enquete umfasst, bisher nur zwei Fälle gekommen. Da das Stationärbleiben eines paralyseähnlichen Krankheitsbildes bei der Auswahl der Fälle als Bedingung gesetzt war, so ist das nicht verwunderlich. Aber ein jeder von den zwei Fällen ist interessant und fördert unsere Erkenntnis der Paralyse nach einer bestimmten Richtung.

Wenn wir als stationäre Paralyse eine Paralyse bezeichnen, die in ihrem Verlauf zu irgend einer Zeit Halt gemacht und weiterhin nur die irreparablen Ausfälle zeigt, die sie schon früher gesetzt hat, so ist mir bis heute noch kein einwandfreier Fall von stationärer Paralyse bekannt geworden. Ins Bereich des Unmöglichen dürfte eine derartige stationäre Paralyse aber nicht gehören. Denn wir wissen mit Sicherheit, dass

1. die Tabes, die Paralyse des Rückenmarks, in allerdings seltenen Fällen, stationär werden kann;

2. sehen wir bei einzelnen Paralysen in grösseren Bezirken des Gehirns alle entzündlichen Erscheinungen sich zurückbilden, alle Merkmale eines frischen Zerfalls des Nervengewebes fehlen, während allerdings meist an anderen Stellen sichere Zeichen eines Krankheitsfortschritts hervorbrechen. Damit müsste man die Möglichkeit einräumen, dass auch einmal im ganzen Gehirn ein solcher Krankheitsstillstand eintritt.

Dagegen beweist der erste zur anatomischen Untersuchung gekommene Fall, Frau F. aus Gabersee, mit aller Sicherheit, dass die progressive Paralyse in einzelnen Fällen einen ganz ausserordentlich langen Verlauf nehmen kann. Wir müssen wohl heute, nachdem wir wissen, dass es einen für die Paralyse in allen Fällen kennzeichnenden Sektionsbefund nicht gibt, verlangen, dass in irgendwie zweifelhaften Fällen die klinische Diagnose durch die mikroskopische Untersuchung kontrolliert wird. So dürfte meines Wissens dies der erste völlig sichergestellte Fall einer progressiven Paralyse von 32 jähriger Dauer sein, die noch dazu nicht an der Paralyse selbst, sondern an einer dazwischengetretenen Krankheit gestorben ist.

Hat nun dieser Fall irgend etwas von der gewöhnlichen Paralyse Abweichendes, was uns die Besonderheit seiner langen Dauer erklärlich machen könnte?

Ich habe nicht das ganze centrale Nervensystem der Frau F. untersuchen können, immerhin aber soviel davon, dass es einen Einblick in die Art, den Grad und die Ausbreitung der Veränderungen gestattet.

Dass es sich um eine echte Paralyse handelt, kann zunächst nicht zweifelhaft sein. Wir finden in ausgedehnten Bezirken der untersuchten Rindenteile eine erhebliche Infiltration der Lymphscheiden mit Plasmazellen, Lymphocyten und Mastzellen, eine Störung der Rindenarchitektonik, Zellausfälle, Gliafaserbildung und eine erhebliche Randverdickung der Glia.

An keiner Stelle des Gehirnes erreichen nun die Veränderungen solche Grade, wie wir sie bei der Untersuchung selbst im Frühstadium verstorbener Fälle gewöhnlich sehen. Man findet Infiltrate wohl nahezu in jedem Schnitte, aber nirgends in einer beträchtlichen Anhäufung. In grossen Teilen des Gehirns sind die Zellausfälle gering, selbst im Stirnhirn ist die Rindenarchitektonik ganz gut erhalten, an anderen Stellen dann sind wieder erheblichere Ausfälle von nervösem Gewebe sichtbar.

Von einer atypischen Anordnung des Krankheitsprozesses kann man nicht sprechen, in allen untersuchten Teilen begegnet man stärker erkrankten Stellen neben weniger erkrankten; jedenfalls lässt sich eine Beschränkung der paralytischen Veränderungen auf umschriebene Windungsgebiete, wie sie für die Lissauer'sche Paralyse eigentümlich ist, nicht nachweisen.

Der anatomische Befund deutet nicht darauf hin, dass der Krankheitsprozess etwa zum Stillstand gekommen wäre; wir finden frische Infiltrate, offenbar noch junge Gefässe, Anzeichen frischen nervösen Zerfalls und frischer Gliawucherung. Eine Anhäufung von polynucleären Leukocyten in vielen Gefässen, an einzelnen Stellen auch in den Lymphscheiden, scheint ein anatomischer Beweis dafür, dass die Kranke nicht der Paralyse, sondern einem septischen Prozesse erlegen ist. Wenn aber eine Paralyse nach der ungewöhnlich langen Dauer von 32 Jahren nicht mehr Zerstörungen gesetzt hat, wie wir sie sonst schon bei einer Paralyse nach halbjähriger Erkrankung sehen können, dann muss es sich wohl um einen Erkrankungsprozess von ungewöhnlich geringer Intensität handeln.

Noch wesentlich interessanter, aber auch viel schwieriger in seiner Deutung ist der zweite Fall, Fr. K., deren ganzes Gehirn wir durch die Freundlichkeit der Herren in Eglfing untersuchen konnten.

Das Gehirn wog 1000 Gramm. Die Pia war ziemlich gleichmässig leicht verdickt, nicht getrübt, wenig ödematös. Bei der Betrachtung des Gehirns fiel auf, dass alle Windungen vom Stirnpol bis zur Hinterhaupts- und Schläfenspitze stark atrophisch waren; ganz besonders geschwunden war aber beiderseits das Gebiet der oberen Scheitelläppchen, und erst, wenn man die Hemisphären auseinanderklappte, zeigte sich, dass das Gebiet des cuneus und praecuneus beiderseits eine ganz enorme Verschmälerung der Windungen aufwies, das Marklager darunter war ganz ausserordentlich reduziert. Damit ging Hand in Hand eine ganz ausserordentliche Erweiterung der Seitenventrikel und eine erhebliche Wucherung des Ependyms. Der mikroskopische Hirnbefund sprach darnach nicht sehr für eine Paralyse, denn die Atrophie war sehr ungewöhnlich in ihrer Anordnung, man hätte höchstens noch an eine Lissauer'sche Paralyse denken können. Ich lehnte auf Grund des Sektionsbefundes zunächst eine Paralyse ab, hauptsächlich weil mir die Pia zu wenig verdickt und getrübt erschien, besonders auch über den stark atrophischen Partien.

In vielen Schnitten aus vielen Gegenden des Gehirns, besonders auch im Stirnhirn und in den Centralwindungen, trat zunächst keine Infiltration der Gefässe hervor. Die Rindenarchitektonik war kaum gestört. Die Zellen schienen manchmal enger zusammengerückt. Hin und wieder fanden sich zerstreut zwischen den Ganglien-Zellen Glia-Zellen von ganz ungewöhnlicher Grösse, oft in Gruppen zusammenliegend, Gliarasen bildend.

Offenbar handelt es sich hier teilweise um ganz frische Wucherungen. Dabei sah man öfters Mastzellen und hin und wieder auch, manchmal allerdings erst nach recht langem Suchen, eine oder einige Plasma-Zellen und Lymphocyten. Die Zellen der Gefässwand waren jedenfalls nur ganz unbedeutend gewuchert. Auch deutliche Stäbchenzellen fehlten.

In den stark atrophischen Gebieten machte sich ein enormer Zellausfall bemerkbar. An einzelnen Stellen scheint von der ganzen Rinde gerade nur die zweite kleinzellige Schicht einigermassen erhalten. An anderen Stellen ist vornehmlich nur die dritte Schicht, die Schicht der grösseren Pyramiden, ausgefallen. Wenn wir dagegen Präparate von Lissauer'scher Paralyse vergleichen, finden wir hinsichtlich der Anordnung der Ausfälle die allerweitgehendste Uebereinstimmung.

Aber ein ganz wesentlicher Unterschied ist auch hier. Man findet nicht ganz selten Mastzellen, man muss aber lange suchen, bis man einmal eine Plasma-Zelle oder Lymphocyten begegnet. Eine Gefässneubildung ist deutlich, aber nicht erheblich, Stäbchenzellen sind sehr spärlich. Dagegen sind Körnchenzellen nicht selten. An dem Endothel der Gefässe sind nur geringe Wucherungserscheinungen nachzuweisen. In der wenig verdickten Pia sind Plasmazellen etwas häufiger als in der Rinde anzutreffen, aber sie sind auch hier recht vereinzelt.

Wir sehen also, dass wir hier Ausfälle im nervösen Gewebe finden, die ganz einer Paralyse und nach ihrer Anordnung einer Lissauer'schen Paralyse entsprechen, dass aber die Infiltration fast völlig fehlt. Unter mehr als 300 Fällen von Paralyse, die ich untersucht habe, ist mir noch kein weiterer solcher Fall begegnet.

Man könnte nun annehmen, dass es sich hier um einen stationär gewordenen Prozess handelt, in welchem die entzündlichen Erscheinungen nahezu zum Stillstand gekommen sind. Wir sehen nun aber im grossen Teil des Gehirns ganz frische Wucherungserscheinungen an der Glia, der Prozess schreitet also fort an manchen Stellen, aber ohne jede Beteiligung der Gefässe, ohne jede Infiltration.

Vielleicht ist es nun gar keine Paralyse? Wir sehen aber doch immerhin ganz vereinzelte Plasmazellen. Für eine Paralyse spricht dann auch mit grosser Bestimmtheit der Rückenmarksbefund. Es findet sich beiderseits eine beträchtliche Degeneration im Pyramidenseitenstranggebiete und eine Hinterstrangdegeneration, eine Kombination, wie sie bei der Paralyse ganz gewöhnlich, ja wie sie beinahe charakteristisch für die Paralyse ist.

Wenn nicht Lissauer die Bezeichnung der atypischen Paralyse für eine Atypie in der Krankheitsausbreitung vorweggenommen hätte, so könnte man auch hier von einer atypischen Paralyse sprechen, von einer atypischen Paralyse hinsichtlich der Qualität des Prozesses. Von den zwei wesentlichen Seiten der paralytischen Erkrankung, der Gefässinfiltration und dem nervösen Zerfall, ist die erste bis zu einem eben noch gerade erkennbaren Grade zurückgetreten.

Jedenfalls spricht diese Beobachtung für die Annahme, die ich schon früher ausgesprochen habe, die aber von verschiedenen Seiten Widerspruch gefunden hat, dass nicht die entzündlichen Veränderungen die Ursache des Schwundes des Nervengewebes sind, sondern dass beide mit einer gewissen Unabhängigkeit nebeneinander gehen. Möglicherweise neigen solche Fälle zu einem protrahierteren Verlauf.

Der Fall beweist also, dass es auch atypische Paralysen hinsichtlich der Qualität des Krankheitsprozesses gibt.

Haben wir nun gesehen, dass die lange Dauer mancher Fälle von Paralyse möglicherweise auf Abweichungen von den gewöhnlichen paralytischen Gewebeveränderungen zurückzuführen ist, so ist es wohl ganz sicher, dass eine recht grosse Gruppe von sogenannten stationären Paralysen und wohl auch mancher von unseren Fällen keine Paralysen sind, sonderen anderen Krankheiten, in erster Linie Hirnlues, zuzurechnen sind. Es erscheint von grösstem wissenschaftlichen Interesse, auch hier noch die Grenzen der Paralyse schärfer zu ziehen und namentlich auch die Hirnlues besser zu umgrenzen.

Es hat sich nun aus diesen Fällen noch kein Sektionsmaterial ergeben, das uns da weiterführen könnte. Immerhin verfüge ich über einige Beobachtungen, die uns wenigstens unsere weiteren Aufgaben erkennen lassen.

Die Hirnlues bietet heute noch für die klinische Diagnostik ausserordentliche Schwierigkeiten. An der hiesigen Klinik, wo man bemüht ist, einem jeden Fall eine Diagnose zu geben, wird unter zehn Fällen zweimal die Diagnose Hirnlues und achtmal die Diagnose Hirnlues mit einem Fragezeichen gestellt. Es ist ganz sicher, dass uns die Lumbalpunktion und die Serodiagnostik etwas vorwärts hilft. Sie veranlassen uns wenigstens, manche Fälle, die man früher bedenkenlos anders untergebracht hätte, genauer im Auge zu behalten. Die anatomische Untersuchung zeigt uns wenigstens das schon klar, warum die Hirnlues der klinischen Erkenntnis so grosse Schwierigkeiten entgegensetzt: sie zeigt, dass es nicht eine oder zwei Formen der Hirnlues gibt, sondern viele, — noch niemand weiss, wie viele, — von denen jede einzelne im speziellen Fall verschiedenartig lokalisiert sein kann, von denen aber auch wieder verschiedene im selben Fall nebeneinander vorkommen können. Die verschiedene Art und verschiedene Lokalisation dieser einzelnen Formen der Hirnsyphilis und dann noch dazu die gelegentliche Kombination verschiedener Formen kann nun ausserordentlich verschiedenartige Krankheitsbilder zur Folge haben. Die Hirnlues erscheint uns bald unter dem Bilde eines Tumors, einer Meningitis, einer Epilepsie, einer Demenz mit Halluzinationen, einer arteriosklerotischen Verblödung oder in der Form eines paralyseähnlichen Krankheitsbildes.

Hier erleben wir nun sehr oft ein schliessliches Stationärwerden der Krankheit. Wir verlieren die Kranken aus den Augen, oder sie kommen in die Anstalten. Alle unsere klinischen wie anatomischen Beobachtungen erstrecken sich immer erst auf einige Fälle. So gerät man, wenn man das anatomische oder klinische Bild der Hirnlues schildern will, immer in die Gefahr, einzelne Bilder zu verallgemeinern, nebensächliche Besonderheiten eines Falles zu sehr in den Vordergrund zu stellen und das eigentlich Wichtige und Charakteristische nicht genügend herauszuheben.

Wenn wir hier weiterkommen wollen, dann muss noch ein grosses Material an klinisch gut beobachteten und anatomisch sorgfältig untersuchten Fällen zusammengetragen werden. Die noch ausstehende anatomische Untersuchung der Fälle, welche in unserer Enquete zusammengefasst sind, dürfte auch unsere Erkenntnis der Hirnlues recht erheblich fördern.

Unter den Fällen, welche oft lange für Paralysen gehalten werden, stehen besonders die obenan, bei welchen sich im Anschluss an leichte apoplektiforme Anfälle eine schwere Demenz entwickelt hat. Die Fälle zeigen dann oft Pupillenstörungen, Störungen der Sprache und eine Verblödung, die sehr hohe Grade erreichen kann. Eine eigenartige Euphorie, Grössenideen, die sich im Gegensatz zur Arteriosklerose nicht selten bei diesen Fällen finden, tragen oft noch dazu bei, das Bild der Paralyse ähnlicher zu machen.

Luetische Veränderungen an den mittleren Hirngefässen verursachen kleine Embolien und Erweichungen oder Hämorrhagien und werden so der Anlass zu den apoplektiformen Anfällen, welche die Krankheit einleiten.

Manchmal findet man zahlreiche solche Erweichungen, welche schliesslich auch die zunehmende Demenz erklärlich machen. In anderen Fällen aber sehen wir nur einen einzigen Herd, vielleicht in der inneren Kapsel. Er vermag nicht die Demenz zu erklären. — Im vorigen Jahre haben wir einen Fall beobachtet, der zunächst für eine Paralyse gehalten wurde. Die Sektion ergab ein etwa kirschkerngrosses Gumma im Centrum semiovale nahe der inneren Kapsel. Die Kranke war tief verblödet, wennschon wir auch schliesslich auf Grund der eigenartigen Verblödung die Diagnose Hirnlues gestellt hatten. Die Untersuchung des Gehirns ergab, dass nirgendwo sonst im Gehirn Infiltration der Gefässe oder schwerere endarteriitische Veränderungen nachweisbar waren. Dagegen fanden sich einfach atrophische Vorgänge an den Nervenzellen und auch an den Gliazellen im ausgesprochensten Masse. Also das Gumma war hier nur ein kleiner Teil des ganzen Krankheitsprozesses und jedenfalls nicht die Ursache der Demenz, und das Gleiche gilt auch bei jenen Fällen mit einzelnen kleinen Erweichungsherden.

In anderen alten Fällen wieder finden wir eine mächtig verdickte Pia, die beim flüchtigen Betrachten ganz den Eindruck einer fibrösen Verdickung macht. Beim genaueren Suchen finden wir hin und wieder in derselben Herde von Infiltrationen, nicht nur in der Pia, sondern auch im Zusammenhang damit in der Hirnrinde selbst. Hier finden wir also die Endarteritis syphilitica kombiniert mit einer chronischen schleichenden Meningomyelitis. Gerade eine sehr starke Vermehrung der Lymphocyten in der Cerebrospinalflüssigkeit solcher an Arteriosklerose erinnernden Formen scheint auf eine solche Komplikation von luetischer Endarteritis mit syphilitischer Meningomyelitis hinzuweisen.

Aber auch die Endarteritis der feineren Hirngefässe, wie sie von Nissl und mir beschrieben worden ist, nimmt zuweilen eine ungemein schleichende Form an und kann so paralyseähnliche Bilder mit sehr protahiertem Verlauf hervorrufen.

Die anatomische Untersuchung weiterer Fälle, die heute als stationäre Paralysen betrachtet werden, wird uns aber sicher auch noch die Erkenntnis bringen, dass wir mit der Aufteilung der alten Paralyse noch nicht zu Ende sind, wenn wir die arteriosklerotischen, luetischen, alkoholischen und senilen Prozesse von ihr abgetrennt haben, sondern dass wir noch andere Krankheitsvorgänge von der Paralyse unterscheiden lernen müssen.

Ich möchte hier nur ganz kurz auf zwei Formen hinweisen. Auf der vorjährigen Herbstversammlung in Tübingen habe ich von einer höchst eigenartigen Erkrankung berichtet, die ich schon in Frankfurt beobachtet hatte und bei welcher sich neben vielerlei Symptomen von Herderkrankung ein tiefer Blödsinn und spastische Lähmungen entwickelt hatten und die dann lange Zeit stationär blieb. Histologisch war die Erkrankung ausgezeichnet durch ganz merkwürdige Fibrillenveränderungen in den Ganglien-Zellen der Hirnrinde und durch Ablagerung eines Stoffes in der Hirnrinde, über dessen Natur wir heute noch nicht im Klaren sind, sowie überhaupt durch regressive Veränderungen der allerschwersten Art. Die Veränderungen in der Hirnrinde sind so hochgradige, dass es auch zur Degeneration der Pyramidenbahn gekommen ist.

Hier haben wir jetzt einen ganz analogen Fall beobachtet. Die rasch eintretende Verblödung, Gedächtnisschwäche, Unorientiertheit, die Andeutung von Herdsymptomen, das Eintreten spezifischer Erscheinungen kann ein Verwechseln mit der Paralyse möglich machen.

Schliesslich hat sich noch unter den Eglfinger Fällen einer gefunden, der dort als Paralyse ging — und ich wüsste ihn klinisch auch nicht von der Paralyse zu unterscheiden — und eine ganz eigenartige, wie mir scheint, nirgends beschriebene Hirnerkrankung darstellt. Die Rinde zeigt eigentlich nur sekundäre Schädigungen, dagegen sind das Mark, besonders die Markleisten, aufs schwerste verändert. Wir finden sie angefüllt mit grossen Gliazellen, welche vollgepfropft sind mit eigentümlichen basophilen Körnelungen. Dabei ist das Mark stark gelichtet, und eine dichte Gliawucherung erfüllt die Markleiste.

Es ist nun durchaus wahrscheinlich, dass sich gerade unter den Fällen mit solchem atypischen protrahierten Verlauf auch noch solche nicht oder kaum gekannte Krankheitsformen verbergen.

Wenn das Ergebnis unserer Nachforschungen hinsichtlich der anatomischen Ausbeute nach der ganzen Sachlage erst gering sein konnte, hat es uns doch schon erstens den sicheren Nachweis gebracht, dass es Paralysen von ganz ausserordentlich langer Verlaufsdauer gibt, dann hat es uns zweitens gezeigt, dass atypische Paralysen vorkommen nicht nur hinsichtlich der ungewöhnlichen Anordnung des Krankheitsprozesses im Sinne Lissauer's, sondern auch hinsichtlich der Qualität desselben.

Und wenn diese Ergebnisse noch nicht hinreichen sollten, es zu rechtfertigen, dass wir die anderen Fälle sogenannter stationärer Paralyse sorgfältig weiter beobachten und schliesslich anatomisch untersuchen, so vermag es vielleicht der Hinweis, wie viele noch ungeklärte, aber wichtige Fragen durch die vollständige Bearbeitung dieses Materiales geklärt werden können.

Discussion.

Specht (Erlangen) weist darauf hin, wie durch die Ergebnisse des Referats die Diagnose der Paralyse erschwert wird. Diese Unsicherheit in der Diagnose macht es zur Pflicht, jeden Fall von Paralyse einer spezifischen Therapie zu unterziehen.

Kraepelin (München) sieht in den sich häufenden Schwierigkeiten hinsichtlich der Paralyse-Diagnose nur ein Zeichen dafür, dass wir allmählich wirklich in die Kenntnis der Krankheit eindringen. Weitere Klärung der Frage ist nur vom Zusammenarbeiten von Anstalten und Kliniken zu erwarten.

Weygandt (Würzburg) empfiehlt als antiluetische Behandlung der Paralyse zunächst die Jod-Therapie. Vor allem bedürfe die Frage der Latenzzeit zwischen syphilitischer Infektion und Ausbruch von Hirnlues, Paralyse und Tabes der Prüfung; selbst im 4. Jahrzehnt wurde noch Auftreten von Tabes auf Grund hereditärer Lues beobachtet. Von den Forschungen der Referenten wird auch Licht fallen auf die Idiotie.

Specht (Erlangen): Bei der Frühdiagnose der Paralyse muss nach den Ergebnissen des Referats besonders die cerebrale Lues berücksichtigt werden, und da versagt die differentialdiagnostische Bedeutung der organischen Symptome. Wenn es nicht möglich ist, sich bei voll ausgebildetem Krankheitszustande schlüssig zu machen, ist die Erkennung der Paralyse bei leichten Initialsymptomen erst recht schwierig.

Herfeldt (Ansbach) sah bei einem Paralytiker, der ihm als im Endstadium befindlich zugeführt wurde, nach Einleitung einer merkuriellen Behandlung die Symptome sämtlich schwinden.

Gaupp erkennt Specht's Gefühl der Unsicherheit in der Diagnose der Paralyse als begründet an, glaubt aber, dass die Allgemeinheit der Demenz, überhaupt die Kombination der psychischen und somatischen Symptome im Sinne einer allgemeinen Schädigung des Gehirnes meistens die Diagnose anderen Hirnerkrankungen gegenüber ermöglicht.

Tesdorpf (München) ist der Meinung, dass bei keinem auf Paralyse verdächtigen Falle die Prüfung auf Bestehen von Hysterie und Diabetes mellitus unterlassen werden darf.

Darnach folgen die Vorträge:

Gudden (München): Ueber das Wesen des moralischen Schwachsinns.

Nach einer einleitenden Erörterung über Instinkt und Intelligenz und deren Unterschied stellt sich der Vortr. die Fragen: 1. Welche Eigenschaften finden wir bei den niederen Völkerrassen? 2. Weisen diese Eigenschaften eine Aehnlichkeit oder Wesensgleichheit mit denjenigen auf, welche den moralischen Schwachsinn kennzeichnen? 3. Lässt sich im Falle des Bestehens einer Aehnlichkeit bezw. Wesensgleichheit der moralische Schwachsinn psychologisch und anatomisch begründen? Aus der Würdigung der instinktiven und intellektuellen Qualitäten der Negervölker und einem Vergleich derselben mit den Symptomen des moralischen Schwachsinns ergibt sich die Bejahung der zweiten und dritten Frage. (Der Vortrag wird im Archiv für Psychiatrie ausführlich erscheinen.) (Eigenbericht.)

Weygandt (Würzburg): Liquidation bei psychiatriscnen Begutachtungen.

Vor zwei Jahren sprach Dir. Vocke über diese Frage. Seine Klagen bestehen im wesentlichen auch heute noch. Vortr. gibt einen Ueberblick über die entsprechenden Verhältnisse in den anderen deutschen Bundesstaaten. Fast allenthalben sind sie unbefriedigend, da es sich bei Bezahlung durch die Staatskasse immer um die sehr bescheidenen Minimalsätze handelt, während gerade die psychiatrischen Begutachtungen eine solche Einschränkung deshalb schlecht vertragen, weil sie zum grossen Teil komplizierte Fälle darstellen, die zu ihrer gewissenhaften Erledigung gewöhnlich ausserordentlich viel Mühe und Zeit beanspruchen. Am meisten Rücksicht auf diese Eigenart der psychiatrischen Begutachtungen nehmen Hessen und besonders Baden. Am ungünstigsten stand bisher Bayern da, das offiziell nur 10 Mark für ein wissenschaftlich begründetes Gutachten aussetzte, vielfach jede Vergütung für Untersuchung des Rubrikaten und für das oft enorme Zeit raubende Aktenstudium ablehnte und noch dem Gutachter die Bezahlung des Abschreibers überliess, die bei besonders umfangreichen Gutachten manchmal die Vergütung für den Arzt selbst, die 10 Mark, übersteigt.

Nur unter besonderen Umständen konnten für vorbereitende Untersuchungen weitere 10 Mark eingesetzt werden, und erst vor ganz kurzer Zeit wurde entschieden, dass Kopialauslagen erstattet werden, während bisher Fälle vorkamen, in denen, nach Zeitaufwand berechnet, die Arbeit des Gutachters mit 50 Pfennigen und weniger pro Stunde entlohnt werden sollte.

Als einziger Ausweg ist vorgesehen eine Appellation an das Justizministerium, das in Verbindung mit dem Finanzministerium einen etwas höheren Betrag gewähren konnte, somit ein umständlicher und wenig gangbarer Ausweg. Eine Abstellung dieser Verhältnisse liegt durchaus im Sinne einer gewissenhaften Rechtspflege, da gerade die psychiatrischen Begutachtungen nur bei peinlich genauer Verarbeitung den hohen Anforderungen, die an sie gestellt werden müssen, wirklich entsprechen können. Angefügt sei, dass auch in der allgemeinen ärztlichen Gebührenordnung die Psychiatrie und Neurologie eine höchst ungünstige Stellung einnimmt.

Es ist daher anzuregen, dass 1. eine Kommission eingesetzt werde, die bestimmte Vorschläge formuliert a) für psychiatrische Begutachtung vor Gericht und b) für psychiatrisch-neurologische Verrichtungen in der Stellung in der Gebührenordnung; dass 2. der Vorstand zur weiteren Verwertung dieser Vorschläge in Fühlung trete mit dem Medizinal-Beamtenverein, und dass 3. der Vorstand mit Unterstützung des Medizinal-Beamtenvereins in dieser Sache eine entsprechende Eingabe an das Ministerium richte. (Eigenbericht.)

Nach einer längeren Discussion, an der sich die Herren Kraussold (Bayreuth), Vocke (Eglfing), Karrer (Klingenmünster), Kundt (Deggendorf, Specht (Erlangen), Ungemach (Eglfing) und Kraepelin beteiligen, wird die Errichtung der von Weygandt vorgeschlagenen Kommission beschlossen. Als Mitglieder derselben werden gewählt: Specht (Erlangen), Weygandt (Würzburg) und Ungemach (Eglfing).

Specht: (Erlangen): Ueber den Angstaffekt im manisch-depressiven Irresein.

Der Vortrag erschien in diesem Centralblatt S. 529 ff.

Discussion.

Wilmanns (Heidelberg) erwähnt, dass nach den Untersuchungen von Dreyfuss die Melancholie ganz im Begriffe des manisch-depressiven Irreseins aufgehe.

Gaupp (Tübingen) bemerkt, dass das, was in der Münchener Klinik als „Angstpsychose“ bezeichnet wird, sich nicht mit Wernicke's gleichnamiger Krankheit deckt.

Kraepelin hat sich nach Durchsicht des von Dreyfuss gesammelten Materials von der Zugehörigkeit der früher als Melancholie bezeichneten Fälle zum manisch-depressiven Irresein überzeugt.

Weygandt schliesst sich gleichfalls dieser Auffassung an. Das Bild der Melancholie sei nur eine Variante eines manisch-depressiven Zustandsbildes, deren Kolorit durch Klimakterium und Involution bedingt sei. Grosse Schwierigkeiten bestehen aber bei den senilen Melancholieformen. Bei den von Specht erwähnten Fällen, die zur Aufstellung der agitierten Depression als Mischzustand im Rahmen des manisch-depressiven Irreseins führten, war das Symptom der Angst wohl bisweilen vorhanden, beherrschte jedoch das Krankheitsbild nicht.

Specht (Erlangen): Dass auch Angstgefühle bei der agitierten Depression vorkommen können, ergebe sich aus seinen Darlegungen von selbst. Doch müsse er Thalbitzer gegenüber daran festhalten, dass die Komponenten der agitierten Depression von sich aus unmöglich das Bild der sogenannten Melancholia agitata erzeugen können.

Isserlin (München): Psychologische Untersuchungen an Manisch-Depressiven.

Vortr. berichtet über an Kranken der Heidelberger Klinik angestellte Versuche. In dem ersten Teil seiner Ausführungen demonstriert er eine Anzahl von Tabellen, welche die Brauchbarkeit des Associationsversuchs für die genauere Analyse der Zustandsbilder des manisch-depressiven Irreseins — insbesondere der Mischzustände — dartun sollen. Insofern der Associationsversuch neben der Reaktionszeit auch charakteristische Erscheinungsweisen von Reaktionsform und -Inhalt zu fixieren ermöglicht, erweist er sich für die genauere Erkenntnis gleichzeitig nebeneinander bestehender verschiedenartiger Teilstörungen geeignet. Insbesondere ist auf die mehr „innerlich" oder „äusserlich" eingestellte Reaktionsweise, die sprachlichen und Klang-Reaktionen, das „Weiterschweifen" (spontanes Weiterassociieren), die Zahl der egocentrischen und subjektiven Associationen, den Vorstellungswechsel neben der Bestimmung der Reaktionszeit geachtet worden. Die Berücksichtigung dieser Einzelfaktoren ergab für die jeweiligen Zustandsbilder kennzeichnende Kombinationen.

Der zweite Teil des Vortrags versucht einen Beitrag zur Psychologie der Ideenflucht zu geben. Er setzt sich insbesondere mit der Theorie Aschaffenburg's auseinander, deren Grundlagen — die Resultate der Associationsversuche — er zwar hat bestätigen können, deren Auffassung aber, sofern sie Associationsversuch und Ideenflucht einfach gleichsetzt, er für falsch hält. Der Associationsversuch spiegelt wohl die Ideenflucht gesetzmässig wieder, aber er ist nicht Ideenflucht. Im Phonographen aufgenommene Ideenfluchtbruchstücke unterscheiden sich wesentlich von den fortlaufenden Associationen Gesunder sowohl als auch Manischer. Vortr. sucht Andeutungen zu geben, in welcher Weise die Psychologie der Ideenflucht sich wird weiterentwickeln müssen; er nähert sich dabei früheren von Wernicke vorgetragenen Anschauungen. — Publikation ausführlich in der Monatsschrift für Psychologie und Neurologie. (Eigenbericht.)

Reiss (Tübingen): Psychologische Versuche an Betrunkenen.

Vortr. berichtet über psychologische Untersuchungen mit einfachsten Methoden, die er an 72 Alkoholberauschten aus dem Aufnahmematerial der Münchener Klinik vorgenommen hat. Es fand sich dabei im allgemeinen eine Bestätigung der bekannten experimental-psychologischen Versuche, doch war es diesen gegenüber auffallend, welch hervorragenden Anteil an der Verschlechterung aller psychischen Leistungen beim gewöhnlichen Rausche die Aufmerksamkeitsstörung hat. (Der Vortrag erscheint später in extenso.)

An der Discussion beteiligen sich Kraepelin und Specht (Erlangen).

II. Versammlungstag.

Wilmanns (Heidelberg): Ueber die Differentialdiagnose der „funktionellen" Psychosen.

Der Vortrag erschien ausführlich in diesem Centralblatt S. 569 ff.

Discussion.

Specht (Erlangen): Der Vortr. hat die Paranoia der Hauptsache nach in der Dementia paranoides aufgehen lassen. Dagegen muss ich mich wenden. Es gibt eine gar nicht kleine Zahl von Paranoikern, die unmöglich in der Dementia praecox Platz finden können. Die echten und rechten Paranoiabilder gehören — den klinischen Nachweis werde ich noch erbringen — in die Gruppe des manisch-depressiven Irreseins. Zu dieser Anschauung bin ich natürlich nicht gekommen, weil etwa das manisch-depressive Irresein so in der Moderichtung liegt, sondern Schritt für Schritt hat mich seit Jahren die klinische Erfahrung dazu gedrängt. Im übrigen stimme ich mit den Ausführungen Wilmann's vollkommen überein; ich bin für mich schon zu gleichen Resultaten gekommen und habe diesen Standpunkt erst vor wenigen Tagen in einem Vortrag in Erlangen vertreten.

Gaupp möchte betonen, dass Nissl's Ausführungen über die hysterischen Symptome bei Geisteskrankheiten nicht den Anschauungen der ganzen Heidelberger Schule entsprachen. G. warnt ferner vor einer diagnostischen Ueberschätzung des Symptomenkomplexes der subjektiven Insufficienz und der psychischen Hemmung sowie vor einer zu weiten Ausdehnung des Begriffes Cyclothymie.

von Hösslin erklärt, sich von einem gewissen Gefühl der Unsicherheit nicht freimachen zu können, da es nach den Ausführungen des Vortr. den Anschein hat, als sei es nach dem jetzigen Stand unseres Wissens nicht möglich, aus einem Zustandsbild die Differenzialdiagnose zwischen Dem. praec. und manisch-depressivem Irresein zu stellen. Im übrigen wird betont, dass in den Anstalten doch viel seltener typische Endzustände von Dem. praec. zu finden sind, als man dies nach der früher so häufig auf Dem. praec. gestellten Diagnose erwarten sollte. Es finden sich vielmehr zahlreiche Fälle mit exquisit katatonischer Vorgeschichte, die keineswegs dauernd als stumpf zu bezeichnen wären, während sich andererseits auch nicht wenig Fälle mit ausgesprochen manisch-depressiver Vorgeschichte finden, die eine mehr minder hochgradige psychische Stumpfheit aufweisen.

Nitsche weist darauf hin, dass der Vortr. infolge der im Rahmen eines Vortrages notwendigen Beschränkung auf einiges Wesentliche eine Reihe von Symptomen unerwähnt lassen musste, deren Beachtung für die Differenzialdiagnose doch gute Dienste bietet. Wenn es allerdings vorläufig noch nicht für erwiesen gelten kann, dass länger dauernde Psychosen von echt circulärem Typus bei Verblödungspsychosen nicht vorkommen, so hat diese Anschauung als heuristische Hypothese sich in diesem Sinne als wertvoll gezeigt. Jedenfalls ist es sicher, dass katatonische und an Hebephrenie erinnernde Zustandsbilder bei Manisch-Depressiven viel häufiger vorkommen als manisch-depressive bei Verblödenden, so dass den letzteren zweifellos ein für die Diagnose viel mehr Ausschlag gebender Wert zukommt. Besonders scheint dies für manische Zustandsbilder von längerer Dauer zu gelten; Depressionen dagegen, die von denen Circulärer nicht zu differenzieren sind, kommen bei Verblödenden sicher vor, wie auch Pfersdorf hervorgehoben hat. Ein wertvolles Hilfsmittel für die nachherige Klärung eines Falles sind retrograde Explorationen der Kranken nach Zuständen von Stupor und Erregung. Man findet bei Fällen von negativistischem Stupor, dem Restitutio ad integrum folgt, meist, dass die Kranken während der Erkrankung offenbar schwer benommen waren, eine Menge von deliranten Erlebnissen hatten, und anderseits Amnesie zeigen für wichtige und eingreifende Erlebnisse während der Krankheit.

Fauser (Stuttgart) hat ebenfalls Fälle von gleichzeitigem Bestehen manisch-depressiver und katatonischer Symptomkomplexe gesehen, bei denen er die Diagnose „manisch-depressives Irresein“ stellen musste; er tat dies aber nur dann, wenn es gelang, die scheinbar „katatonischen“ in die manisch-depressiven Symptome aufzulösen. Dagegen ist er nicht in der Lage, ganz allgemein in solchen Fällen dem manisch-depressiven Komplex den Vorzug für die Benennung der Krankheitsform zu geben: manisch-depressive wie überhaupt alle mögliche endogene (degenerative) Symptome finden sich bei vielen exogenen, mit anatomischen Veränderungen verbundenen Krankheitsformen, namentlich bei Paralyse, aber auch bei Dementia praecox.

Weygandt: Hysterische Paranoia, hysterische Melancholie u. dgl. haben schon vor Nissl's Vortrag wenig Gegenliebe gefunden. Hoffentlich gelingt es Wilmanns bei seinen verdienstvollen Untersuchungen, doch die wichtigste Grenze, die zwischen Dementia praecox und manisch-depressivem Irresein, auszuarbeiten. Am ehesten absorbiert werden sollte noch vor Melancholie und Amentia die Paranoia, deren Fälle zum grossen Teil später durch Hallucinationen, Verschrobenheit usw. sich als Dementia praecox erweisen. Bei Einzelnen freilich ist das manisch-depressive Irresein sehr diskutabel, besonders bei den Querulanten; der Heidelberger Fall Hiebler zeichnete sich durch eine lange deutliche Intermission aus.

Die grösste Schwierigkeit ergeben die vorgetragenen neuen Gesichtspunkte für praktische Fragen, für die Prognose den Angehörigen der Patienten gegenüber, für Begutachtung bei Ehescheidung, Testamentsanfechtung usw. Um so wertvoller ist die eingehende Durcharbeitung und Discussion jener schwebenden Fragen.

Wilmanns hat das Schlusswort. Herrn Specht gegenüber hebt er hervor, dass er weit davon entfernt sei, die alte Paranoia in der Dementia praecox aufgehen zu lassen. Vielmehr stimme er ihm darin bei, dass ein Teil dieser Fälle als manisch-depressiv zu betrachten sei. Andere aber, insbesondere der echte Querulantenwahnsinn, seien als die durch einen äusseren Anlass bedingte eigenartige Entwickelung einer krankhaft veranlagten Persönlichkeit aufzufassen. Nach Abzug dieser Fälle bleibe vielleicht noch ein Rest, deren klinische Stellung uns vorläufig noch unklar sei und den man vorläufig noch als Paranoia bezeichnen möge. — Zu den Ausführungen des Herrn Gaupp betont der Vortr., dass er durchaus nicht die von Nissl in Karlsruhe über die Hysterie geäusserten Ansichten mit den damals in Heidelberg herrschenden identificiert habe. Nur insofern habe Nissl doch die Heidelberger Anschauungen wiedergegeben, als er den hysterischen Erscheinungen mehr oder weniger die diagnostische Bedeutung abgesprochen habe. In der Tat sei ja die Diagnose Hysterie auf den Diagnosentafeln jener Jahre wohl selten gewesen. Was das Symptom der subjektiven Hemmung anlangt, so seien Andeutungen davon bei den Verblödungsprozessen, zumal im Beginne der Erkrankung, sehr häufig, und andererseits brauche sie bei den Manisch-depressiven durchaus nicht ausgesprochen zu sein. Insofern habe daher Herr Nitsche sicher recht, wenn er sage, dass die Verblödungsprozesse Depressionszustände zeigen könnten, die sich von denen der circulären nicht unterscheiden liessen. In ihrer vorhin geschilderten vollen Ausbildung hält der Vortr. jedoch die subjektive Hemmung für ein wichtiges Erkennungsmittel des manisch-depressiven Irreseins, das ihn bisher noch nicht irregeleitet habe. Die von Herrn Nitsche erwähnten Pfersdorff'schen Fälle (bei denen die Diagnose Dementia praecox übrigens sehr discutabel sei) zeigten diese Erscheinung nicht in der für das manisch-depressive Irresein charakteristischen Weise. Im übrigen stimmt er dem bei, was Nitsche über den hohen diagnostischen Wert der Explorationen der Kranken über die abgelaufene Psychose sagt. Diese Selbstschilderungen seien bisher viel zu wenig Gegenstand klinischer Untersuchungen gewesen, und es stehe zu erwarten, dass ein genaues Studium uns noch wirkliche Aufschlüsse geben werde. von Hösslin endlich gibt der Vortr. zu, dass besonders präsenile manisch-depressive Kranke nach Ablauf der schwersten Erscheinungen in einen Zustand von mehr oder weniger hochgradiger Stumpfheit verfallen können, der sich oft jahrelang hinzieht. Er warnt davor, diese Kranken als defekt anzusehen. Es handle sich vielmehr um vorübergehende Erscheinungen, wie auch die Erfahrungen an den „verblödeten Melancholien" gezeigt hätten, die — soweit sie sich verfolgen liessen — alle, oft erst nach vielen Jahren, genesen seien. Der Vortr. muss von Hösslin zugeben, dass er sich auf Grund der Erfahrungen über das häufige Vorkommen von katatonischen Symptomenkomplexen beim manisch-depressiven Irresein bei der Diagnose der ganz akut auftretenden Erregungszustände gegenwärtig eine gewisse Zurückhaltung auferlege. Die Erkenntnis, dass unsere bisherigen klinischen Anschauungen in diesem Punkte einer Revision bedurften, sei aber kein Grund zur Entmutigung; im Gegenteil, man dürfe hoffen, die häufigen Fälle von „heilender" Dementia praecox auf diese Weise von den Verblödungsprozessen zum grossen Teile abtrennen zu können.

Im Namen des am Erscheinen verhinderten Herrn Professors **Dupré** (Paris) und des Herrn **Dr. Devaux** (Paris) berichtet Herr Alzheimer über folgenden Fall:

A. D., Arbeiter, Pensionär im Alterversorgungsheim La Rochefoucold, $100^1/_2$ Jahre alt. Soweit bekannt, keine früheren Erkrankungen. Pat. war ein Beispiel von äusserster Senilität mit gleichzeitigem Zurückgang aller organischen Funktionen, muskulärer Schwäche und einem Verblödungszustand, der aber keine Aufregungen, Depressionen, Wahnideen oder verkehrtes Handeln aufwies. Schlaf, Appetit und Verdauung waren normal. Der Kranke lebte wie die anderen Pensionäre, war vergnügter Stimmung und sang oft alte Gesänge aus seiner Kindheit, besonders solche von Béranger. — Die senile Demenz war mit allen sie charakterisierenden Merkmalen verbunden, so dem Verluste des Gedächtnisses für die letzte Zeit und seine ganze übrige Vergangenheit bis in seine Jugend zurück. Hier zeigte er jedoch eine bemerkenswerte Lebhaftigkeit der Erinnerung. Sonst war er absolut teilnahmlos für seine Umgebung und für das, was in der Welt vorging, er war egoistisch und kindisch. Um ein Gespräch mit ihm zu erreichen, musste man mit ihm von seinen Jugenderinnerungen sprechen. Er erzählte dann lebhaft und mit Verständnis von den grossen Ereignissen seiner Zeit, besonders von der ersten Kaiserzeit, die er im Alter von 8 bis 15 Jahren erlebt hatte. So sprach er von einer Parade, die Napoleon I. im Louvre von seinem Garderegiment abnahm. — Der Tod erfolgte in 4 Tagen an akuter Lungenentzündung.

Sektionsbefund: Befund der Lungenentzündung, diffuse Atrophie aller Organe, besonders der Leber, welche 300 g wog; keine makroskopischen Veränderungen; leichter arteriosklerotischer Prozess. Das Gehirn ist verkleinert, ohne gröbere Veränderungen. Die mikroskopische Untersuchung der Hirnrinde gab den typischen Befund der senilen Demenz: ausserordentlich hochgradige Fettentartung der Ganglienzellen, Fettanhäufung in den Gliazellen und der Adventitia der Gefässe.

Plaut (München): Ueber den gegenwärtigen Stand der serologischen Untersuchungen bei den syphilidogenen Psychosen.

Mittels der Complementbindungsmethode erbrachten Wassermann und Vortr. den Nachweis, dass Spinalflüssigkeiten und Sera von Paralytikern luetische Antistoffe enthalten. Die Resultate dieser Untersuchungen wurden inzwischen von Neisser, Bruck und Schucht, von Marie und Levaditi, sowie von Morgenroth und Stertz bestätigt; Schütze fand luetische Antistoffe in Spinalflüssigkeiten von Tolikern. Vortr. hat die Untersuchungen inzwischen an einem grösseren Material fortgesetzt mit dem Ergebnis, dass sich in den Sera von Paralytikern ausnahmslos, in den Spinalflüssigkeiten in der grossen Mehrzahl der Fälle luetische Antistoffe fanden. Bei Lues cerebri gelang es den verschiedenen Autoren sowie dem Vortr. nur selten, diese Stoffe nachzuweisen. Nach Ansicht von Marie und Levaditi sind bei beginnenden Fällen von Paralyse Antistoffe nur selten nachzuweisen; sie vermehren sich entsprechend dem Fortschreiten des Krankheitsprozesses. Vortr. fand diese Beziehung durch seine Untersuchungen nicht bestätigt. Ein Zusammenhang zwischen dem luetischen Antigen (dem die Antistoffproduktion auslösenden Körper) und der Spirochaeta pallida erscheint durch die Ergebnisse von vergleichend mikroskopischen und biologischen Untersuchungen wahrscheinlich. Eine Reihe von Beobachtungen legen es nahe, dass bei der Paralyse das Cerebrum die Stätte der Antistoffbildung darstellt. (Autoreferat.)

(Der Vortrag erscheint in der Münchener Medizinischen Wochenschrift.)

O. Rehm (München): Ueber den Wert cytologischer Untersuchungen der Cerebrospinalflüssigkeit für die Differentialdiagnose.

In der Münchener Klinik wurden seit Bestehen derselben an 399 Kranken 457 Punktionen vorgenommen. Die Untersuchung der Cerebrospinalflüssigkeit erstreckte sich vor allem auf die Art und die Zahl der zelligen Elemente. Als Methoden wurden die französische und die von Fuchs und Rosenthal angegebene Zählkammermethode benutzt; letztere verdient in mancher Hinsicht den Vorzug. Leukocytose ist vorhanden bei der eitrigen Meningitis und epidemischen Cerebrospinalmeningitis. Bei chronischen tuberkulösen Meningitiden und bei Hirnabscessen findet man häufig Lymphocytose; gelangt der Abscess zum Durchbruch, so erfolgt eine Ueberschwemmung mit Leukocyten. Die Differenzierung der Zellen ist in der Zählkammer wesentlich erleichtert. Besonders fallen zellige Elemente auf, die einen mehr oder weniger grossen Plasmaleib haben, der sie wesentlich von den Lymphocyten unterscheidet. Manche Elemente sehen Plasmazellen ähnlich. Schliesslich finden sich besonders bei Paralyse polynukleäre Zellen, deren Kerne sich sehr schwer färben und die die Grösse eines gewöhnlichen kleinen Lymphocyten haben; dadurch unterscheiden sie sich ohne weiteres von den Leukocyten. Leukocytose fand sich bei Paralyse in einem Falle. Was die Zahl der Elemente betrifft, so hat als normal eine Zahl von zelligen Elementen von 1 bis 5 zu gelten. Werte von 6 bis 10 Zellen sind als Grenzwerte zu bezeichnen. In diese Breite fallen die Fälle ohne cerebrale bezw. spinale Symptome, in denen eine luetische Infektion bekannt war. Zellvermehrung über 10 Elemente hin; bei einfacher Lues fand sich nie ein solcher Befund.

Die progressive Paralyse lieferte bis auf vier Fälle eine Lymphocytose; diese vier Fälle ergeben Grenzwerte. Die Hirnlues geht im allgemeinen mit einer Vermehrung der Elemente einher. Einzelne eigenartige Fälle zeigten normalen Befund. Die stärkste Zellvermehrung war in einigen Fällen von luetischer Meningomyelitis zu finden, bis zu 960 im cbmm. Eine Quecksilberkur verminderte in solchen Prozessen mit massenhaftem Zellbefunde die Zahl der Elemente oft sehr rasch wesentlich. Der Eiweissgehalt, der in manchen Fällen von Hirnlues ein ungewöhnlich starker war, wurde durch die Quecksilberkur nicht beeinflusst. Eine Anzahl untersuchter Fälle von Pachymeningitis haemorrhagica ergab keine Zellvermehrung. Der hervorragende Wert der Cytodiagnostik erfährt durch das bearbeitete Material eine weitere Stütze trotz mancher Einschränkungen, die die neueren Untersuchungen gebracht haben.

Vortr. weist auf eine neue von Alzheimer angegebene Methode hin, durch die es jetzt möglich ist, die Zellelemente ganz frisch zu fixieren. Wir werden dadurch instandgesetzt, das Studium der Zellarten, die die Cerebrospinalflüssigkeit in den verschiedenen Krankheitsprozessen aufweist, zu einem befriedigenden Resultat zu führen. Eine Anzahl von so gefundenen Zelltypen wird an der Hand von projicierten Bildern erläutert. Die Methode besteht darin, dass die Cerebrospinalflüssigkeit direkt in 95 % igen Alkohol einfliesst. Es bildet sich in der Centrifuge durch die Gerinnung des Eiweisses ein Kuchen, der mit Alkohol weiter behandelt und dann eingebettet wird. Eine ausführliche Veröffentlichung des Vortrags wird folgen.

(Eigenbericht.)

Weygandt (Würzburg): Kritische Bemerkungen zur Psychologie der Dementia praecox.

Vortr. unterzieht die Freud'sche Theorie einer Durchsicht und weist zunächst auf Mängel hin, die schon der Traumdeutung von Freud anhaften. Nur mit grossen Einschränkungen gilt die Auffassung, dass der Traum eine Wunscherfüllung darstelle. Die Einzelheiten der Freud'schen Traumdeutungen sind meist ganz willkürlich und gekünstelt.

Verdienstlich ist es wohl, dass die Hysterieanalyse überhaupt mehr auf den Vorstellungsinhalt einging und dass auch die eminente Bedeutung des sexuellen Faktors stärker in den Vordergrund gerückt wurde. Die Einzelheiten der Deutung stehen freilich meist auf so schwachen Füssen wie die Traumdeutung. An sich lassen sich, wie an einem Beispiel gezeigt wird, derartige Deutungen unschwer mit den Haaren herbeiziehen, wir kommen aber dabei nur zu vagen Möglichkeiten, nicht zu Gewissheiten; somit ist ein wissenschaftlicher Wert jenen Versuchen im ganzen nicht zuzusprechen. Das Reagieren durch gründliches Aussprechen freilich ist, wenn es auch eine wissenschaftliche Methode im strengen Sinne kaum genannt werden kann, zweifellos doch von Bedeutung auch in therapeutischer Hinsicht. Jedoch gehörte es eigentlich vor Freud zu einer guten psychischen Behandlung. Ein treffliches Beispiel liefert die Art, wie Ibsen in seiner „Frau vom Meere" den Distriktsarzt Dr. Wangel bei seiner Frau vorgehen lässt.

Noch entschieden gezwungener ist der von Freud angebahnte und neuerdings von mehreren Forschern wiederholte Versuch, auch die Dementia praecox durch Psychoanalyse und Deutekunststücke unserem Verständnisse näher zu bringen. Mag auch der „Komplex" nur als determinierend, nicht als causal bezeichnet werden, mag auch von Jung noch die Mitwirkung eines Faktors X., etwa eines Toxins in Frage gezogen werden, so ist es doch unmöglich, zu folgen, wenn etwa die katatonen Symptome der Bewegungsorgane rein psychologisch erklärt werden können.

Gerade bei den zur Verblödung führenden Krankheiten sind am wahrscheinlichsten toxische Einflüsse als nächste Ursache anzunehmen und mehr oder weniger schwere anatomische Veränderungen des Hirns zu finden. Wie lässt sich dessenungeachtet erklären, dass manche Forscher bei Verblödungsprozessen ein Auftreten längst entschwundener Vorstellungen aus der Jugendzeit annehmen wollten? Bei ganz alten Fällen von Dementia praecox ist besonders auffallend, wie sich trotz tiefgreifender Verblödung aller Willens- und Affektregungen doch noch ein erträglicher Besitzstand von Kenntnissen aus der Zeit vor Krankheitsbeginn, sogar noch vor 50 Jahren, erhalten haben kann, so dass man hier von einer vorwiegend apperceptiven Verblödung sprechen darf.

Beachtenswert ist ferner, wie bei angeborenem und früh erworbenem Schwachsinn motorische Erscheinungen auftreten, Grimassieren, rhythmische Bewegungen, Echosymptome, Verbigerieren usw., die an das Verhalten Katatonischer erinnern, aber durch Porencephalie, Mikrocephalie, Hydrocephalie, Meningitis, Mongolismus etc. des Falles schon ihre Erklärung finden. Wenn wir uns vergegenwärtigen, dass auch in der normalen Kindesentwicklung zu einer gewissen Zeit rhythmische Bewegungen, manirierte Stellungen, Echosymptome, Lallen etc. flüchtig vorkommen, so liegt wohl die Erklärung nahe, dass zu jeder menschlichen Entwicklung eine Periode ungeordneter motorischer Antriebe gehört, die beim normalen Kinde bald überwunden wird durch die begrifflich modifizierten Bewegungen, bei den kindlichen Schwachsinnigen jedoch fixiert bleibt, während bei den Fällen von Dementia praecox nach Eintritt der apperceptiven Verblödung vielfach auch die motorischen Aeusserungen auf eine frühere Entwicklungsstufe zurückgedrängt werden. Entsprechend diesen Rückschritten können sehr wohl Vorstellungsgruppen aus der Kinderzeit wieder in den Vordergrund des Bewusstseins eintreten, die sonst, bei erhaltenem apperceptiven Denken, nie mehr zur Geltung gekommen wären. Eine die Krankheit wesentlich beeinflussende Bedeutung erlangen derartige Vorstellungen aber keineswegs. (Eigenbericht.)

Eisath (Hall): Ueber Gliaveränderungen bei Dementia praecox.

Mit der Weigert'schen Gliafärbung konnte man nur das Verhalten der Gliakerne und Gliafasern beobachten. Was hierüber erhoben werden kann, das wurde bereits von Klippel, Elmiger, Doutrebente und Marchand, sowie von Alzheimer veröffentlicht.

Um weitere Beobachtungen machen zu können, bedurfte es einer Färbemethode, welche auch das Protoplasma der Glia sichtbar macht. Mit einer solchen Färbeart wurden vom Vortragenden mehrere akute und chronische Fälle von Dementia praecox untersucht. In einer diesbezüglichen Abhandlung, die voriges Jahr in der Monatsschrift für Psychiatrie erschienen ist, wurden eigenartige, homogenisierte Gliazellen mit glashellen, ausserordentlich geschwellten Kernen, sowie das Unsichtbarwerden der protoplasmatischen Fasern im Gebiete der Meynert'schen Rindenschichten als kennzeichnend für die Gliaveränderungen bei Dementia praecox (akute Fälle) mit Vorbehalt hingestellt. — Indessen haben sich die Verhältnisse schon dahin geändert, dass die gleichen Befunde auch in einem Falle von arteriosklerotischer Hirnentartung ermittelt wurden.

Um kürzer und übersichtlicher die Gliaumwandlungen bei der Dementia praecox abtun zu können, ist es nötig, gewisse morphologische Gliaveränderungen, die jedoch weder eine biologische noch eine chemische Grundlage besitzen, im allgemeinen aufzustellen:

I. Progressive Gliaveränderungen.

a) Hypertrophie {einfach; mit vermehrter Körnchensubstanz.

b) Neubildung oder Vermehrung der Weigert'schen Fasern.

II. Regressive Gliaumwandlungen.

a) Atrophie {einfache bei runden und mit Fasern versehenen Zellen; mit Bildung von vermehrter Körnchensubstanz.

b) Chromatolytische Veränderungen der Gliakörnchensubstanz (Zusammenballen, Quellen und Unsichtbarwerden der Gliakörnchensubstanz sowie Unsichtbarwerden der protoplasmatischen Zellfasern und Verschwinden der Weigertfasern).

Gerade in betreff dieser Veränderungen ist es nötig, die Befunde mit grösster Vorsicht aufzunehmen, weil an einem Gehirn, das von einem geistig normalen Manne stammt, aber erst sehr spät eingelegt wurde, sowohl die Gliakörnchensubstanz wie auch die Weigertfasern sozusagen unsichtbar geworden waren.

c) Die Auflösung der Gliazellen, namentlich der Trabantzellen, in Pigmentschollen.

d) Homogenisierung (Bildung von amoiboiden Zellen) und kleinkörniger Zerfall der Gliazellen.

Auch die Homogenisierung kann postmortal als Leichenveränderung auftreten, und es ist auch sehr wichtig, pathologische und postmortale Umwandlungen der Glia scharf auseinander zu halten. (Hierüber und über die bei b. angedeuteten Veränderungen wird an anderer Stelle Genaueres mitgeteilt werden.)

Es handelt sich in den beobachteten 7 Fällen von Dementia praecox um chronische Erkrankungen, die Jahre und Jahrzehnte gedauert hatten und die insgesamt der Gruppe von Dementia praecox im Sinne Kraepelin's angehörten.

1. Molekulare Randzone.

In 7 Fällen Dunkelfärbung der Kerne und Vermehrung der Weigertfasern, letzteres, wenn nicht allenthalben, so doch stellenweise.

2. Meynert'sche Schichten der Rinde.

Hier sind die gewöhnlichen Gliazellen von den Trabantzellen auseinander zu halten.

In allen Fällen sind die protoplasmatischen Fasern verwaschen, undeutlich und in verminderter Zahl sichtbar.

Dagegen in 3 Fällen vermehrte Weigertfasern über die ganze Rinde ausgebreitet. Einmal sind die Weigertfasern ausserordentlich vermehrt, und es fragt sich, ob das lediglich eine Erscheinung des Seniums ist. Das wäre nicht ganz unmöglich, allein es könnte recht wohl auch der Fall sein, dass auf den vorausgegangenen Zerfall des Gliagewebes sich regenerativ (Regeneration) solche Veränderungen eingestellt hätten.

Die runden Gliaelemente weisen in 3 Fällen vermehrte, randständige Gliakörnchensubstanz auf.

Bei 2 Kranken waren die Trabantzellen nicht nennenswert verändert, in einem 3. Falle fanden sich viele normale, nach allen Richtungen Fasern aussendende Trabantzellen vor.

In allen Fällen sichelförmige Trabantzellen, manchmal jedoch ausserordentlich spärlich.

Pigmentöser Zerfall der Begleitzellen in allen 7 Beobachtungen.

3. Hirnmark.

Die runden Gliazellen haben in 6 Fällen undeutliche Umrisslinien und verminderte Gliakörnchen. Im 7. Falle vermehrte, randständige Gliakörnchensubstanz.

Was früher nicht beschrieben wurde, das sind die atrophischen, wie mumificierten, mit äusserst schmächtigen protoplasmatischen Fasern versehenen Gliazellen, die in 4 Fällen nachgewiesen wurden.

Während solche Zellen in manchen Fällen reichlich vorhanden sind, zeigen die Weigertfasern bei 3 Kranken eine Verminderung, in den 4 übrigen Fällen eine Vermehrung, zumal perivasculär.

Zweimal, und zwar bei subakuten Erkrankungen, bei welchen zeitweilig Erregungszustände sich einstellten, Andeutungen von homogenisierten *Zellen.*

Vermehrtes Pigment bei allen Fällen in normal aussehenden *gefaserten* Gliazellen. (Eigenbericht.)

Die Vorträge von Kraepelin („Krankenvorstellung"), Specht (München) („Neuere Untersuchungen über die psychische Alkoholwirkung") und Holzmann („Blutdruckmessungen bei Alkoholberauschten") werden wegen Zeitmangels zurückgezogen.

II. Referate und Kritiken.

1. Psychiatrie.

Tigges: Untersuchungen über die erblich belasteten Geisteskranken.

(Allgem. Zeitschr. f. Psych. LXIV, 1.)

Verf. bearbeitet grössere Statistiken nach verschiedenen Gesichtspunkten und gewinnt über den Gang der Erblichkeit, ihren Procentsatz, ihre Stufen je nach Formen und Geschlechtern bei väterlicher und mütterlicher Abstammung etc. interessante Ergebnisse. Sie müssen der vielen Einzelresultate und Zahlen halber im Original nachgesehen werden. Chotzen.

Geist: Ueber die Klassifikation der Psychosen, insbesondere der periodischen.
(Allg. Zeitschr. f. Psych. LXIV, 1.)

Wie bei anderen Organen, so müssen auch bei Erkrankungen des Gehirns Symptomenreihen unterschieden werden, welche dem Organ als solchem eigentümlich sind, also bei den verschiedensten Krankheitsprocessen auftreten, und solchen, welche dem specifischen Krankheitsprocesse zugehören. Die ersteren können für eine Klassificierung nicht verwertet werden. Solche allgemeinen Symptomenkomplexe sind bei Gehirnerkrankungen: Hallucinationen, Motilitätsstörungen, Krampfanfälle, ja selbst Zustandsbilder, wie „primäre Paranoia" und „Querulantenwahn". Für einen Krankheitstypus muss man aber einen specifischen Process als Grundlage fordern, wenn wir auch von seiner Kenntnis heute noch fern sind. Nach einem Gesetz des Polymorphismus tritt nun ein solcher specifischer Process unter den verschiedensten der angegebenen Zustandsbilder in die Erscheinung, es vereinigen sich bei einer Erkrankung mehrere solcher, und verschiedene Processe machen gleiche Zustandsbilder.

Zur Unterscheidung muss man also, da die materiellen Vorgänge noch unbekannt sind, heute auf Aetiologie, Verlauf, Prognose u. dgl. Gewicht legen. Neben die so abgegrenzten Intoxicationspsychosen, die Paralyse und die senile Demenz, stellt sich das periodische Irresein, charakterisiert durch die Periodicität, die günstige Prognose und häufig die Gleichartigkeit der Anfälle. Es umfasst ausser dem manisch-depressiven Irresein paranoide und katatone Formen, welche in den angegebenen Merkmalen mit jenem übereinstimmen. Die Mania simplex will Verf. dagegen davon abtrennen, er sieht keinen Grund für ihre Vereinigung mit dem periodischen Irresein. Sie vereinige sich besser mit anderen acuten heilbaren Psychosen zu einer „Psychosis acuta simplex", welche nach dem Gesetz der Vielgestaltigkeit auch einmal als Manie verlaufen kann. Dieser acuten stehen die ungeheilten Fälle als „Psychosis chron. simplex" gegenüber. Chotzen.

Bezzola: Zur Analyse psychotraumatischer Symptome.
(Journal f. Psychologie und Neurologie. Bd. VIII, 1907.)

Die Analyse psychotraumatischer Symptome ergibt, wie Verf. an Beispielen zu zeigen versucht, dass sie ins Bewusstsein ragende, aber durch die Ich-Kritik mehr oder weniger veränderte Bestandteile unvollständiger psychischer Erlebnisse sind. Die Lösung der psychoneurotischen Zustände geschieht nach Verf. am besten durch Rekonstruktion des oder der ursächlichen Ereignisse aus dem manifesten oder durch künstliche Einengung des Bewusstseins manifest werdenden Symptome (Psycho- oder Traumatosynthese). Wie das scheugewordene Pferd ruhig werde, wenn es unter sachkundiger Leitung einige Male an der Schreckstelle vorbeigeführt werde, so solle man die traumatische Situation aufklären, wirklich erleben lassen und der allgemeinen Erfahrung als nützliches Glied einreihen. G. Ilberg.

A. Pick (Prag): Rückwirkung sprachlicher Perseveration auf den Associationsvorgang.
(Sonderabdruck aus der Zeitschrift für Psychologie und Physiologie der Sinnesorgane. 1. Abteilung. Zeitschrift für Psychologie. Bd. 42, S. 241.)

Der eine der beiden hier geschilderten Fälle betraf eine Kranke, die im postepileptischen Dämmerzustand starke Perseveration zeigte. Perseverierte nun diese Kranke z. B. „Streichholz", so benannte sie ein weiterhin vorgehaltenes Stück Brot nicht nur „Streichholz", sondern sie versuchte auch, in entsprechender Weise damit umzugehen. Die perseverierte Vorstellung beeinflusste also den Associationsprocess derart, dass auch jener entsprechende motorische Aéusserungen zustande kamen; die starke Suggestibilität der Kranken in diesen Zuständen spielte hier eine ursächliche Rolle. Dasselbe bot noch ausgesprochener der andere Fall, ebenfalls im postepileptischen Dämmerzustand. Er reagierte nicht nur seinen paraphasischen und perseveratorischen Bezeichgungen gemäss, sondern associerte auch ohne jede äussere Einwirkung im selben Sinne weiter. Nicht nur die perseverierten Vorstellungen, sondern auch die dadurch hervorgerufenen parapraktischen Handlungen beeinflussten ihrerseits wieder den weiteren Associationsablauf; ebenso rief anscheinend ein dabei ausgelöster Affect weitere dem gleichen Affect entsprechende Vorstellungen hervor. Manchmal liefen so mehrere perseverierte Vorstellungsreihen oder eine perseverierte und die richtige nebeneinander her, derart, dass oft der Gegenstand im Sinne der einen benannt und im Sinne der anderen gehandhabt wurde. Beide Kranken versuchten gelegentlich bei einer Korrektur, ihre falschen Bezeichnungen durch die Berufung auf eine andere Person, die den Gegenstand auch so genannt habe, zu motivieren.

Es handelte sich, wie Verf. ausführt, offenbar keineswegs um das bloss mechanische Festhalten einer einzelnen Vorstellung bezw. eines einzelnen Komplexes, sondern um einen Process, der weit in andere Funktionsgebiete hinüberwirkte. Die perseveratorisch wirksamen Vorstellungen sind zwingende, sozusagen „überwertige" geworden; ihr Einfluss bedarf, um zur Geltung zu kommen, durchaus nicht „einer gewissen Kritiklosigkeit" der Kranken.

Busch.

A. Pick: Zur Lehre vom Einfluss des Sprechens auf das Denken. (Ebendort. Bd. 44, S. 241.)

Anknüpfend an die oben referierte Abhandlung bespricht Verf. einen Kranken, der einen Unfall dadurch erlitten hatte, dass ihm ein Brett auf den Kopf fiel und ein heraussteheuder Nagel eine Hautverletzung verursachte. Es stellten sich u. a. deliriöse Zustände ein, in denen er anscheinend durch die Aehnlichkeit der Wörter „Schlag": tschechisch „rana", und „Rabe": „vrana" geleitet, von einem Raben erzählte, der ihn in den Kopf gehackt habe; das gleiche zeigte sich bei ihm auch an anderen Stellen. P. vermutet, dass auch das einfache, nicht auf andere pathologische Weise zustande gekommene Sprechen bei Vorhandensein der suggestiblen Disposition, z. B. bei Hysterischen, eine gleiche modificierende Einwirkung auf das Denken haben könne.

Busch (Tübingen).

A. Pick: Ueber Störungen der motorischen Funktionen durch die auf sie gerichtete Aufmerksamkeit. (Sonderabdruck aus No. 1, 1907 der Wiener klin. Rundschau.)

Dass willkürliche, später automatisch gewordene Funktionén, z. B. das Urinlassen, unter dem Einfluss der darauf gerichteten Aufmerksamkeit schlechter vonstatten gehen, ist eine allgemein bekannte Erfahrung. Selten nur wurde diese Störung für das Gehen und Sprechen beobachtet; zwei einschlägige Fälle beschreibt P. Ein Techniker erkrankte mit neurasthenischen Erscheinungen, die er selbst für beginnende Tabes hielt. Allmählich bildete sich eine grosse Unsicherheit im Gehen heraus, der Kranke glaubte seine Füsse schleudern zu müssen, am Boden sozusagen kleben zu bleiben. Auch für die Hände, die Augen und das Sprechen empfand er späterhin die gleiche Unsicherheit, während an den äusseren Funktionen nur wenig davon zu bemerken war. Nebenher litt er noch an mannigfachen Sensationen. Genauere Befragung ergab, dass er den Zwang in sich fühlte, sorgsam auf die Füsse der Leute zu achten und sich ebenso aufs peinlichste von jenen auf sein Gehen und Sprechen beobachtet glaubte. Sah ihm wirklich jemand auf die Füsse, so war ihm das Gehen fast unmöglich. Körperlich war er gesund, sein Leiden war rein psychisch bedingt, wurde auch nach beruhigender Aufklärung mehrere Male für längere Zeit erheblich besser. Aehnlich, nur weniger ausgesprochen, war der zweite Fall.

Analog jener Beeinträchtigung des Harnlassens sieht P. auch hier die Ursache in einer Störung des Gegensatzes zwischen Reiz und Hemmung, zwischen Protagonisten und Antagonisten. Die Störung kann so leicht sein, dass sie sich nicht in auffallenden Aenderungen der Bewegungen ausspricht, und doch durch die Interferenz zwischen unwillkürlich regulierten Bewegungen und willkürlich ausgesandten Bewegungsimpulsen dem Kranken sehr peinlich zum Bewusstsein kommen. Busch (Tübingen).

A. Pick: Sur la Confabulation et ses rapports avec la localisation des souvenirs.

(Extrait des Archives de Psychologie. Tome 6. N. 21/22. Juillet-Aout 1906.)

Ausser durch das „Bedürfnis nach Ausfüllung" lässt sich nach Verf. der Trieb der Kranken mit Erinnerungsmängeln zur Confabulation auch noch anderweitig erklären, und zwar durch Heranziehung associationeller Vorgänge. Von den Ereignissen eines Tages hinterbleibt, nach Stout, auch eine Art Gesamteindruck in der Erinnerung, und man kann auch, von dieser Gesamterinnerung ausgehend, die Einzelerinnerungen, die ihr zugrunde liegen, nach und nach wieder wachrufen. Ein Ereignis in die Vergangenheit verlegen heisst, nach James, es sich vorstellen (in Zusammenhang) mit seiner Umgebung, die es zeitlich bestimmt. Eine Einzelerinnerung ist nur das Fragment eines psychischen Komplexes, das Bewusstsein pflegt sie uns nur im Rahmen ihrer Zusammenhänge vorzustellen. Auch in diesen psychologischen Tatsachen liegt ein Grund der Neigung zur Confabulation.

Die Beobachtungen P.'s an einem Kranken mit Korsakoffsymptomen nach einer Kopfverletzung dienen als Beleg für seine Ausführungen.

Busch (Tübingen).

Max Isserlin: Die diagnostische Bedeutung der Associationsversuche. (Münch. med. Wochenschr. 1907. No. 27.)

Klares, kritisches Referat über das bisher auf dem Gebiete des Associationsexperiments Geleistete. Gaupp.

A. Bernstein: Die psychischen Erkrankungen im Winter 1905—1906 in Moskau.

(Moderne Psychiatrie. April 1907.)

Die Frage über den Einfluss der politischen Unruhen auf die Entwickelung der psychischen Erkrankungen hat in der letzten Zeit in Russland reges Interesse hervorgerufen. Obgleich die Ansicht, dass alltägliche Gemütserregungen, wie unglückliche Liebe, Trennung usw., als ätiologischer Faktor eine Rolle spielen, immer mehr an Boden verliert, so wird doch von den meisten Irrenärzten für die Revolution in dieser Hinsicht eine Ausnahme gemacht und derselben eine grosse Bedeutung zugemessen. Einerseits soll, nach Angabe der Autoren, die Revolution eine Psychose und sogar bei nicht prädisponierten Individuen hervorrufen können, andererseits drückt sie der ohne ihren Einfluss entstandenen Psychose einen gewissen specifischen Stempel auf. Bernstein behandelt dieses Thema ganz objektiv ohne Voreingenommenheit und erörtert zunächst drei Fragen, die in Betracht kommen. Erstens ob die Revolution einen wesentlichen Einfluss auf die Vermehrung der psychischen Erkrankungen ausübt, zweitens ob eine Wirkung derselben auf die Psychosen bemerkbar ist, deren Entstehung in keinem direkten Zusammenhange mit der Revolution stehen, und drittens ob die politischen Unruhen als solche besondere specifische Erkrankungen auslösen können. Auf Grund des Materials, welches durch die Centralaufnahmestation in Moskau im Winter 1905—06 passierte, constatiert Autor inbetreff der ersten Frage, dass keine Vermehrung der psychischen Erkrankungen während des Höhepunktes der politischen Unruhen in Moskau stattfand. Die zweite Frage beantwortet Autor dahin, dass die Patienten, die unabhängig von der politischen Bewegung oder sogar schon lange vordem psychisch erkrankten, sehr oft viele politische Ereignisse in ihren Wahn hineinziehen, namentlich die paranoid und depressiv veranlagten. Was nun schliesslich die dritte und wichtigste Frage anbetrifft, ob die Revolution als ätiologischer Faktor für die Entstehung von Psychosen anzuerkennen ist, so antwortet Autor auf diese Frage verneinend. Er führt zum Beweis dafür fünf Krankengeschichten an, die nach Angaben der Patienten selbst und deren Verwandten keinem Zweifel Raum lassen, dass die Patienten ihre Erkrankung den politischen Unruhen verdanken; bei näherer Ausfrage jedoch stellte es sich heraus, dass Initialsymptome schon früher zum Vorschein kamen, oder dass eine Erkrankung dieser Personen schon einmal stattgehabt hat. Von diesen fünf Patienten diagnostizierte Verf. zweimal Dementia paralyt., zweimal manisch-depressives Irresein und einmal *Dementia* praecox. Verf. kommt zum Schluss, dass die Revolution als solche *in keinem* höheren Masse eine Psychose verschuldet, als eine starke Gemütserregung, indem sie nur einen Anstoss bei veranlagten oder sogar schon erkrankten Personen geben kann.

L. Guttmann (Moskau).

Am 22. August starb in St. Blasien

Eduard Hitzig

im Alter von 69 Jahren nach langem Leiden. Mit ihm ist eine der markantesten Persönlichkeiten unter den deutschen Psychiatern dahingegangen, ein Forscher, dessen Arbeiten über die Funktionen des Gehirns einen wesentlichen Fortschritt unserer naturwissenschaftlichen Erkenntnis inaugurierten.

Druck der Anhaltischen Buchdruckerei Gutenberg, e. G. m. b. H., in Dessau.

CENTRALBLATT
für
Nervenheilkunde und Psychiatrie.

Herausgegeben im Verein mit zahlreichen Fachmännern des In- und Auslandes
von
Professor **Dr. Robert Gaupp** in Tübingen.

Erscheint am 1. und 15. jeden Monats im Umfang von 2—3 Bogen. Preis des Jahrganges Mk. 24.
Zu beziehen durch alle Buchhandlungen und Postanstalten.

Verlag von **Vogel & Kreienbrink**, Berlin W. 30 und Leipzig.

XXX. Jahrgang. **1. Oktober 1907.** Neue Folge. XVIII. Bd.

I. Originalien.

Bemerkungen zu dem Aufsatze von Prof. Dr. G. Specht: Ueber den Angstaffekt im manisch-depressiven Irresein.

Von Professor Dr. **A. Westphal** und Dr. **O. Kölpin.**

Vor kurzem ist in dieser Zeitschrift (Nr. 241) ein Aufsatz von Specht „Ueber den Angstaffekt im manisch-depressiven Irresein“ erschienen, in dem der Verf. sich hauptsächlich mit der klinischen Stellung jener Krankheitsbilder beschäftigt, die schon seit langem als Melancholia agitata bekannt und von neueren Autoren (Wernicke, Kölpin) auch als „Angstpsychosen“ beschrieben worden sind. Die Ausführungen Specht's fordern in mehr wie einer Hinsicht zum Widerspruche heraus.

Specht kommt zu dem Resultate, dass die „Angstpsychose“ als eine Mischform des manisch-depressiven Irreseins anzusehen sei. Er geht dabei von der Annahme aus, dass Angst, Ideenflucht und gesteigerter Bewegungsdrang den charakteristischen Symptomenkomplex dieses Krankheitsbildes darstellen. Dabei wird aber Specht den Ausführungen der von ihm zitierten Autoren durchaus nicht gerecht. Man braucht nur das betreffende Kapitel in Wernicke's Lehrbuch genau durchzulesen, um zu sehen, dass dieser den Begriff der „Angstpsychose“ viel weiter fasst als Specht. Nach Besprechung des *typischen* Krankheitsbildes sagt Wernicke: „Als eine *besondere Form* der Angstpsychose verdient die Melancholia agitata erwähnt zu werden. Dabei ist die Bewegungsunruhe dauernd vorhanden . . . vor allem ist auffallend, dass die gesteigerte Produktion von Angstvorstellungen zu Rededrang und Ideenflucht führen *kann.*“ Rededrang und Ideenflucht sind also nur fakultativ, das Charakteristische bleibt die *dauernde* Bewegungsunruhe. Der von Specht postulierte Symptomenkomplex findet sich also nicht einmal bei allen Fällen von Melancholia agitata (im Wernicke-schen Sinne), geschweige denn bei der weit grösseren Gruppe der Angstpsychosen. — Und wer die von einem von uns*) in Anlehnung an Wernicke gegebene Schilderung der typischen akuten Angstpsychosen vergleicht, wird Rededrang und Ideenflucht hier nicht erwähnt finden. Auch Westphal**) spricht von dem Vorkommen dieser Symptome nur in „manchen" Fällen, die er bei charakteristischer Ausbildung der klinischen Erscheinungen als Fälle „agitierter Depression" bei der Besprechung der Mischformen des manisch-depressiven Irreseins ausdrücklich hervorhebt.

Bewegungsdrang und Ideenflucht sieht nun Specht als „manischen Einschlag" an. Wenn für die — übrigens doch recht seltene — typische „melancholische Ideenflucht" die Berechtigung einer solchen Auffassung zugegeben werden soll, so müssen doch ernsthafte Bedenken dagegen geäussert werden, die bei den Angstpsychosen zu Tage tretende Bewegungsunruhe als ein manisches Symptom aufzufassen. „Dass die Angst hemmt, weiss jedermann", sagt Specht; wir möchten dem entgegenhalten, dass dies auf motorischem Gebiete doch nur in bedingtem Masse zutrifft. Wie für die Affekte überhaupt, so gilt auch für die Angst, dass nur bei den heftigsten Affekten ein Versagen der Muskulatur, eine „Lähmung" eintritt, bei geringeren Erschütterungen aber zunächst eine Erregung (cfr. Wundt: Grundzüge der physiologischen Psychologie). Gewiss bekommen wir gelegentlich auch jene lähmenden Wirkungen stärksten Angstaffektes zu sehen — aber sehr viel häufiger sind doch jene als motorische Erregung zu Tage tretenden Aeusserungen der Angst, die sich uns als die bekannten ängstlichen Ausdrucksbewegungen, als ängstliche Agitation, aber auch als heftige motorische Entladungen darstellen. Diese ängstlichen Erregungszustände haben wir bei Besprechung der „Angstmelancholie" resp. der Angstpsychose geschildert, und unsere Schilderung deckt sich durchaus nicht mit dem klinischen Bilde des „manischen Bewegungsdranges". Wenngleich in diesen Fragen gewiss die klinische Beobachtung das letzte Wort zu sprechen hat, so wollen wir doch nicht verfehlen, an dieser Stelle auf die Ausführungen eines unserer bekanntesten Psychologen, Wundt, zu recurrieren. Wie Wundt (l. c.) ausführt, treten dort, wo wegen der Heftigkeit eines durch den Affekt gesetzten Eindrucks die Apperception mit grosser Anstrengung verbunden ist — und das trifft wohl für jeden etwas lebhafteren Angstaffekt zu —, unwillkürlich u. a. auch motoriche Miterregungen ein. „So kommt es, dass der Affekt mit unwiderstehlicher Macht Ausdrucksbewegungen ... mit sich führt." Die psychologische Deduktion steht also hier im Einklang mit der klinischen Erfahrung und zeigt, dass der Versuch Specht's, die Agitation als unabhängig von der Angst und als manisches Symptom anzusprechen, ver-

*) Kölpin: Klinische Beiträge zur Melancholiefrage. Archiv f. Psychiatrie. Bd. 36.

**) Lehrbuch der Psychiatrie. Herausgegeben von Binswanger u. Siemerling. II. Auflage, S. 123.

fehlt ist. Unseres Erachtens gehören Angstaffekt und ängstliche Bewegungsunruhe zusammen. Dafür spricht auch schon die häufig zu machende Beobachtung des Parallelgehens der Intensität der Agitation mit dem An- und Abschwellen der Angst. Auch die Angaben geheilter Kranker, dass die Angst sie zu allen Bewegungen getrieben habe, dürfen wir wohl nicht ganz ausser acht lassen. — Wir stehen der Annahme von Mischzuständen durchaus nicht ablehnend gegenüber, wie schon aus der Schilderung derselben (Westphal l. c.) hervorgeht, an welcher Stelle das Vorkommen solcher Zustände auch als selbständiger Anfälle ausdrücklich hervorgehoben wird, und wir glauben, dass die Aufstellung solcher Mischformen heuristisch von nicht zu unterschätzendem Werte ist. Wenn Specht sich damit begnügt hätte, nur jene Krankheitsbilder, bei denen ausser Agitation noch sichere manische Symptome in Form von echter Ideenflucht oder Ablenkbarkeit nachzuweisen sind, als Mischformen anzusprechen, so wäre dagegen nichts einzuwenden. Wenn er aber den Begriff der Mischform auch auf alle anderen Fälle, die „stillen Varianten der Angstpsychose" angewendet wissen will, die von manischen Symptomen nichts bieten — dass wir die ängstliche Agitation nicht als manisches Symptom auffassen können, haben wir ja oben ausgeführt —, so ist das eine Verallgemeinerung, die wir nicht für begründet halten können, und die unserer Meinung nach nur zu einer Verflachung des Begriffes der manisch-depressiven Mischformen führen muss. Unter der grossen Anzahl von Angstpsychosen sind doch die Fälle mit sicheren manischen Symptomen sehr in der Minderzahl, man kann sagen: ziemlich selten, und von diesen Ausnahmefällen ausgehend alle anderen beurteilen zu wollen, wie Specht dies tut, erscheint uns ein sehr gewagtes Vorgehen, das nur berechtigt wäre, wenn die Mehrzahl der Fälle sonst nicht zu erklären wäre. Diese Voraussetzung aber trifft hier, wie wir gesehen haben, durchaus nicht zu. Wir müssen deshalb bei der Analyse dieser Fälle den umgekehrten Weg für den richtigeren halten.

Wenn im übrigen Specht jetzt die Melancholie des Rückbildungsalters für das manisch-depressive Irresein in Anspruch nimmt und damit deren Sonderstellung aufgibt, so kann uns dies nur recht sein. Die Unmöglichkeit, dieselbe von den sonstigen melancholischen Zuständen zu trennen, ist namentlich von dem einen von uns (Westphal l. c.) stets betont worden.

Zum Schlusse noch eine Bemerkung: Specht macht in seinem Aufsatze dem einen von uns den Vorwurf „unechter, gequälter und nichtssagender psychologischer Konstruktionen". Wer indes die Stelle, auf die er Bezug nimmt, ohne Voreingenommenheit liest, wird wohl ohne weiteres zugeben, dass hier nicht die geringste Absicht zu Tage tritt, irgendwelche psychologischen Konstruktionen aufzuführen, sondern dass hier lediglich die klinische Schilderung der betreffenden Zustandsbilder beabsichtigt ist.

Wirkung des Klimas Ägyptens auf Neurasthenie.

Von Dr. **Gustav Helm** in Bonn.

Der von Jahr zu Jahr wachsende Strom von Reisenden, welche aus Europa nach Aegypten ziehen, teils um sich während der herrlichen Wintermonate an den Wundern des Pharaonenlandes zu erfreuen, teils um in dem schon im Altertum hochgepriesenen Klima die verlorene Gesundheit wiederzuerlangen, führt gewiss eine vielleicht grosse Zahl Nervöser und mit neurasthenischen Beschwerden Behafteter mit sich. Um so mehr, als man nach den klimatischen Eigenschaften urteilend versucht sein kann, Aegypten für ein Goldland für Neurasthenie zu halten.

Weil Aegypten durch die jährlich sich wiederholende Schlammüberschwemmung des Nils entstanden ist, weshalb es ein antiker Schriftsteller — es ist wohl Herodot — ein Geschenk des Nils an die Wüste genannt hat, stellt es in deren unermesslichen gelben Sandflächen gewissermassen eine dem Lauf dieses Flusses geschlängelte grüne Linie vor. Es geniesst darum in fast vollem Masse das Wüstenklima, also wegen der exzessiven Trockenheit sehr geringe relative Feuchtigkeit, fast absoluten Regenmangel, beständigen heitern Himmel. Wegen der trockenen Luft und der dadurch erhöhten und erleichterten Wasserdampfabgabe ist selbst grosse Hitze leicht erträglich. Demnach könnte man sagen: der ewige Sonnenschein belebt und erheitert das Gemüt und fördert, verbunden mit der reichlich genossenen reinen Luft, Blutbildung und Stoffwechsel; die Strömung des Blutes zur Haut und besonders zu den Extremitäten entlastet das überreizte Gehirn; die stark arbeitende Haut scheidet demselben schädliche Autotoxine schnell aus; das konstante Klima verschont das Nervensystem mit jähem Witterungswechsel, welchen mancher Nervöse so unangenehm empfindet. Im verflossenen Winter habe ich Aegypten drei Monate lang ausführlich bereist, das Klima beobachtet und sowohl in Kairo als in den Kurorten Heluân, Luksor und Assuân durch lange eingehende Unterredungen mit 14 Aerzten eine Menge Aufzeichnungen über deren therapeutische Erfahrungen gemacht, wobei auch Nervenkrankheiten zur Sprache kamen.

Von verschiedener Seite ist ein sehr günstiger Einfluss des ägyptischen Klimas auf Neurasthenie behauptet worden. Gegen diese Empfehlung erhoben jedoch die Aerzte Kairos und des benachbarten Kurortes Heluân fast einstimmig scharfen Widerspruch: Aegypten sei weniger ein Land, die Nervosität zu heilen, als vielmehr nervös zu machen, was einige von ihnen am eigenen Leibe erfahren hatten. Warnock, der langjährige Leiter der staatlichen Irrenanstalt in Kairo, der einzigen in Aegypten und Nordafrika, erzählte mir, dass ihm in den eingewanderten englischen Familien auffallend viel Klagen über nervöse Beschwerden zu Ohren gekommen seien, weshalb er selbst die Neurastheniker nach Europa schicke. Nun haben aber die in Aegypten dauernd ansässigen Europäer auch die Glut des Sommers mit all ihren Schädlichkeiten zu ertragen, und die Möglichkeit liegt nahe, dass die

Sommerhitze an ihrer Neurasthenie schuld sei. Da die Neurasthenie vorwiegend Psychose ist, so dürfte für diese Frage die Aufnahmezahl der Geisteskranken Anhaltspunkte bieten, welche ich nach den mir von Warnock überreichten Jahresberichten für vier Jahre durch folgende Kurven veranschaulicht habe.

Die Aufnahmezahl der Geisteskranken in der Irrenanstalt in Kairo betrug:

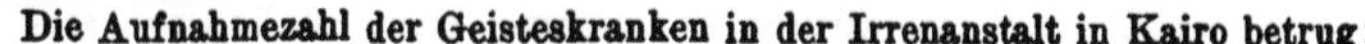

.... 1901; ——— 1903; ——— 1904; +++++ 1905

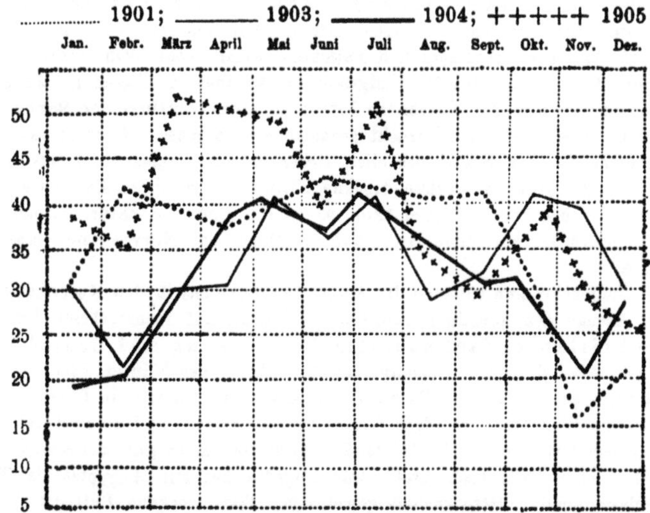

Die Kurven demonstrieren alle eine deutliche Akme während des Sommers, was übrigens Warnock, welcher auch diesen Zusammenhang für möglich hält, für 1895 und 1897 schon gezeigt hat, während ich anderseits aus den Krankenaufnahmen des Jahres 1897 dieses Anschwellen im Sommer nicht erkennen konnte. Das frühzeitige Steigen der Kurve 1905 könnte man etwaigen Khamsînen, den im Februar bis Mai oder Juni einige Male vorkommenden heissen, trocknen, feinstaubigen Winden, zur Last legen, weil denselben, ausser Blutungen kranker Organe, auch schädlicher Einfluss auf das Nervensystem zugeschrieben wird.

Warnock sagte mir, dass beim Khamsîn viele Geisteskranke ankämen und die Kranken in der Irrenanstalt sehr aufgeregt würden. Heymann, 23 Jahre Arzt in Kairo und nebenbei Gerichtsarzt beim österreichisch-ungarischen Konsulate, behauptet, dass sich während dieser Winde nicht nur des Menschen Erschlaffung, Schlaflosigkeit und Unruhe, bisweilen mit Oppression oder Stenokardie bemächtige, welche sich bis zur Geistesstörung steigern könne, sondern sich auch die Verbrechen häuften. Demgemäss wäre vielleicht Nervenkranken zu raten, sich während des Khamsîns bei geschlossenen Fenstern ruhig im Zimmer zu halten und wegen seiner Trockenheit den Fussboden reichlich mit Wasser zu besprengen.

Nun kann die gesteigerte Krankenaufnahme im Sommer auch durch mancherlei Zufälligkeiten, wie Transportverhältnisse, Oekonomie der Irrenanstalt, Exzesse bei Festlichkeiten und andere Umstände begründet sein. Ferner muss man bedenken, dass Ausbruch der Geisteskrankheit und Aufnahme in die Irrenanstalt zeitlich nicht immer zusammenfallen. In Deutschland verschlimmert sich manche Neurasthenie nicht im Sommer, sondern im Winter, worüber auch Richard Wagner und Nietzsche mit ihren nervösen Beschwerden zu klagen hatten. Von einigen Aerzten wurde erwähnt, dass auch Touristen und Patienten, womit wohl Wintergäste gemeint waren, über Schlaflosigkeit, wenigstens im Anfang, zu klagen gehabt hätten. Dennoch erinnern die Kurven so beredt an einen Einfluss der Sommerhitze. dass derselbe gewiss in Betracht gezogen werden muss. Dass exzessiv hohe Temperaturen den Schlaf erheblich stören können, weiss jeder aus eigener Erfahrung. Wenn der heisse, trockne Khamsîn in wenigen Tagen und selbst Stunden geisteskrank machen kann, so ist die Annahme natürlich, dass auch sonst übermässige trockne Hitze auf die Dauer das Nervensystem schädigen könne.

Umgekehrt nun rühmten die Aerzte Oberägyptens in den Kurorten Luksor und Assuân den günstigen Einfluss des Klimas auf Neurasthenie, besonders die brillante, fast spezifische Wirkung auf Schlaflosigkeit, wobei sie selbstverständlich an nur während des Winters dort anwesende Kurgäste gedacht haben. Saunders, englischer Kurarzt in Luksor, machte dabei die Einschränkung, dass Leute, die im Engadin und an ähnlichen, hoch gelegenen Orten keinen Schlaf fanden, auch dort nicht gut schliefen; er habe 3—4 solcher Fälle beobachtet. Das Engadin hat mit Aegypten die starke Insolation und Lufttrockenheit gemeinsam. Dass trockene Luft das Nervensystem beruhige und den Schlaf fördere, scheint noch nicht festgestellt zu sein. In dieser Beziehung schreibt zwar Rubner*): „Die Erfrischung durch trockne Luft ist eine ganz eigenartige, sie gibt das Gefühl gesteigerten Wohlbehagens und Lust zur Tätigkeit. Luft von 80 % Feuchtigkeit ist schon bei 24° auch für den ruhenden Menschen unerträglich, es tritt starkes Bangigkeitsgefühl und innere Unruhe ein.“ Anderseits sagt Hueppe**): „Es ist bekannt, dass feuchte Luft eine Herabstimmung des Nervensystems, ruhigen Schlaf, vermehrte Kohlensäureausscheidung, verlangsamte Blutbewegung herbeiführt, ganz besonders aber dann, wenn gleichzeitig der Luftdruck ein hoherer ist, wie z. B. am Meere. Trockene Luft hingegen hat, besonders bei vermindertem Luftdrucke (auf hohen Gebirgen), oft einen ungünstigen Einfluss, indem nervöse Unruhe, Schlaflosigkeit, Pulsbeschleunigung eintritt.“ Ich erinnere daran, dass man durch feuchte Packungen, oft Beruhigung und Schlaf, nicht selten freilich auch das Gegenteil erzielt, und ich habe selbst in zahlreichen Fällen die eklatante Wirkung kalter Bäder und Waschungen unter Verdunstung des nicht abgetrockneten Wassers in der Bettwärme erprobt.

*) Rubner, Lehrbuch der Hygiene 1900, S. 25.

**) Hueppe, Handbuch der Hygiene, S. 173.

Obschon dabei eine Entlastung des Gehirns durch Erweiterung der Hautgefässe eine Rolle spielt,*) scheint doch ein direkter Einfluss auf die Nervenendigungen in der Haut mitzuwirken, welche man in einer Aufquellung der Tastwärzchen vermutet hat.

Durch die klimatischen Reize Aegyptens gelockt, begab ich mich selbst im vorigen Herbste wegen neurasthenischer Beschwerden dorthin. Kaum war ich anfangs November in Kairo, als sich Erregungszustände einstellten, welche beim Weiterreisen nicht schwanden. Auch in Oberägypten, in Luksor und Assuân, wo ich vom 22. November bis 10. Januar blieb, war trotz grosser Ruhe der Zustand wenig befriedigend, so dass ich mich bei einer Witterungskrise zur sofortigen Abreise gezwungen sah. In Kairo wurde dann der Zustand wieder besser. Nun hatte sich derselbe zwar auch in früheren Jahren im Winter verschlimmert. Sicherlich hat aber Aegypten mein Nervensystem nicht beruhigt.

Ob Aegypten auf Neurasthenie günstig oder ungünstig wirke, bedarf also noch sehr der Aufklärung. Dass in dieser Beziehung Heluân hinter Luksor und Assuân wesentlich zurückstehe, lassen die fast gleichen klimatischen Eigenschaften dieser drei Kurorte kaum vermuten. Welches Klima ist für Neurasthenie noch nicht empfohlen worden? Zahlreiche Kuranstalten von ganz verschiedener klimatischer Situation preisen sie unter ihren Heilerfolgen an erster Stelle. Sowohl im Gebirge, als am Meere, als auch durch Wasserkuren wird mancher besser, mancher schlimmer, und so ist es wahrscheinlich auch in Aegypten. Wie verschieden wirken manche gleiche Reize auf Nervöse! Einige meiner Kranken kamen nach einer Fahrt von wenigen Stunden halbtot an, andere fühlten sich auf der Eisenbahn ganz wohl und sogar beruhigt.

Kranke, welche sich nach 1—2wöchentlichem Aufenthalt in Aegypten ungünstig beeinflusst glauben, mögen in Alexandria das Seeklima versuchen, wo sie vielleicht, namentlich in der reizenden Villenvorstadt Ramleh, für ihre Nerven eine heilsame Zufluchtstätte finden.

II. Vereinsbericht.

79. ordentliche Generalversammlung des psychiatrischen Vereins der Rheinprovinz vom 15. Juni 1907 in Bonn.

Bericht von Dr. **Deiters** (Grafenberg).

Der Vorsitzende Pelman eröffnet die Sitzung um $1^1/_2$ Uhr und widmet den verstorbenen Collegen Moebius, Scholz, Wildermuth warme Worte der Erinnerung.

---

*) Schüller sah bei Kaninchen durch eine in die Schädeldecke eingelegte kleine Glasscheibe nach feuchter Einpackung des Rumpfes die Gefässe der Pia zunächst anschwellen, dann sich mehr als vorher verengen und nach Abnahme der nassen Tücher sich wieder erweitern.

Die Beschlussfassung über die angeregte Vergrösserung des Vorstandes wird auf die Tagesordnung der nächsten Versammlung gesetzt. Es werden 9 neue Mitglieder in den Verein aufgenommen.

Vorträge:

A. Westphal (Bonn): Ueber bisher nicht beschriebene Pupillenerscheinungen im katatonischen Stupor, mit Kranken-Demonstrationen.

1. Fall.*)

A. H., 20 jähriges, früher stets gesundes Mädchen, wurde am 10. Oktober 1906 in die psychiatrische Klinik aufgenommen. Erkrankung nach einem initialen Depressionsstadium unter typisch katatonen Symptomen. Es entwickelte sich ziemlich schnell ein schwerer Stupor, der zurzeit (Juli 1907) noch andauert. Katalepsie, Negativismus, Mutacismus beherrschen die lang andauernden stuporösen Phasen, die durch kurzdauernde Erregungszustände mit sinnlosen impulsiven Handlungen unterbrochen werden. Dabei bestehen Stereotypien, Grimassieren, Schnauzkrampf, starkes Speicheln, vasomotorische Störungen in ausgesprochenster Weise. Die Untersuchung des Nervensystems ergibt im übrigen bis auf das Verhalten der Pupillen keine Abweichungen von der Norm. Diese bieten ein in hohem Grade auffallendes Verhalten dar. Sie verlieren sehr häufig ihre gewöhnliche kreisrunde Gestalt, um mehr oder weniger stark elliptische, in der Regel querovale Formen anzunehmen. Diese Formveränderung der Pupillen geht mit Störungen der Lichtreaktion in evidenter Weise Hand in Hand. Während die kreisrunden Pupillen durchaus prompt reagieren, erscheint die Reaktion der verzogenen Pupillen vermindert, häufig bis zu völliger Starre herabgesetzt. Diese lichtstarren Pupillen lassen auch alle anderen Reaktionen (Accomodation oder Convergenz-Verengerungen, Erweiterungen bei psychischen und sensiblen Reizen, konsensuelle Reaktion) vermissen. In jüngster Zeit konnten mitunter während intensiver Beleuchtung sehr starke, fast maximale Erweiterungen der Pupillen beobachtet werden, die dann kurze Zeit erweitert und lichtstarr blieben. Diese starken Erweiterungen der Pupillen waren nicht immer mit Formveränderungen derselben verbunden.

Die Pupillenerscheinungen treten in der Regel auf der einen Seite stärker wie auf der anderen, nicht selten aber auch doppelseitig in sehr ausgesprochener Weise auf, so dass dann doppelseitige stark verminderte oder aufgehobene Lichtreaktion, einmal von tagelanger Dauer, konstatiert wurde.

Während der langen Beobachtungszeit konnte bei ungemein zahlreichen Untersuchungen häufig ein unregelmässiger und anscheinend ganz regelloser Wechsel zwischen kreisförmigen und ovalen Pupillenformen mit den betreffenden Veränderungen der Lichtreaktion beobachtet werden. Diese Pupillenveränderungen gingen in der Regel schnell, gleichsam unter den Augen des

*) Dieser Fall ist in der Deutschen med. Wochenschrift 1907, No. 27, „Ueber ein im katatonischen Stupor beobachtetes Pupillenphänomen, sowie Beobachtungen über die Pupillenstarre bei Hysterie" ausführlich mit Literaturangaben publiziert worden. Eine zusammenfassende Darstellung meiner Befunde wird demnächst an anderer Stelle erfolgen.

Untersuchers vor sich, um dann längere oder kürzere Zeit in wechselnder Intensität fortzubestehen. Was die Beziehungen dieser Pupillenstörungen zu dem allgemeinen psychischen Verhalten der Patientin betrifft, liess sich nur soviel sagen, dass die Pupillenphänomene besonders ausgesprochen zu sein schienen in Zeiten, in denen die Veränderungen der psychomotorischen Innervation besonders hochgradige waren, Spannungen der Körpermuskulatur das Krankheitsbild ganz beherrschten.

2. Fall.

Die 34 jährige unverheiratete, am 16. Mai 1906 hier aufgenommene A. K. soll seit einer Reihe von Jahren psychisch verändert, auch körperlich sehr heruntergekommen sein. Mai 1906 entwickelte sich nach einem kurzen Stadium mit wechselnden depressiven und Beziehungswahnvorstellungen ein schwerer Stupor, der zurzeit (Juli 1907) noch unverändert fortbesteht. Es ist seit dieser Zeit andauernder Mutacismus und Nahrungsverweigerung vorhanden, auf dem Gebiete der Körpermuskulatur wechseln die Symptome der Befehlsautomatie mit sehr ausgesprochenen negativistischen Erscheinungen ab. Es besteht Schnauzkrampf, Ansammeln von massenhaftem Speichel in der Mundhöhle, der dann mitunter im Strom entleert wird. Das völlig regungslose, statuenhafte Verhalten der Patientin wird nur selten durch sinnloses Aufschreien, sowie durch sonderbare Manieren und impulsive Handlungen, wie plötzliches Hinausspringen aus dem Bett, Ergreifen einer Handarbeit, dann wieder Hinlegen, unterbrochen. Andauernd besteht völlig affektloses Benehmen bei allen Besuchen und anderen Ereignissen in ihrer Umgebung. Bei Nadelstichen psychische Analgesie. Am Nervensystem der Patientin waren sonst Störungen niemals nachzuweisen gewesen, bis seit dem Mai d. J. die vorher nur bei der Aufnahme untersuchten und normal befundenen Pupillen Gegenstand eingehendster Untersuchungen wurden, die besonders an Tagen, an denen Patientin die Augen geöffnet hat, keine Schwierigkeiten darbieten, während zu anderen Zeiten die Prüfung durch das negativistische Zukneifen der Augen erschwert oder verhindert wurde. Es lässt sich nun mit aller Sicherheit nachweisen, dass die Pupillen, die zu manchen Zeiten kreisrund sind, auf das prompteste reagieren, zu anderen Zeiten sehr ausgesprochene Veränderungen ihrer Form und Reaktion erleiden. *Die Formveränderungen der Pupillen sind sehr mannigfache, es handelt sich um bald horizontal, bald vertikal, bald mehr oder weniger schräg gestellte Ovalformen oder auch unregelmässige Verziehungen*, die aber stets abgerundete Contour erkennen lassen. *Diese verzogenen Pupillen reagieren in der Regel auf Lichteinfall entweder nur mit minimalen Zusammenziehungen des Irissaumes in exquisit träger Weise oder sie erscheinen völlig lichtstarr.* Nur selten findet sich auch bei verzogenen Pupillen eine deutliche Lichtreaktion.

Diese Pupillenstörungen sind häufig auf beiden Seiten nachweisbar, nicht selten auf einer Seite etwas ausgesprochener wie auf der anderen. Sie sind von wechselnder Dauer, so dass man bald bei wiederholten aufeinanderfolgenden Untersuchungen keine Reaktion nachweisen kann, bald aber Formveränderung der Pupillen mit Starre und runde Formen mit prompter Reaktion ganz unvermittelt aufeinander folgen. Einige Male liess sich folgende auffallende Erscheinung feststellen. Während intensivster Belichtung findet eine fast maximale Erweiterung der Pupille statt, der unmittelbar hochgradigste Verengerung folgt. Mydriasis und Miosis wechseln dabei mitunter mehrere Male miteinander ab bei gleichbleibender starker Belichtung. An den lichtstarren Pupillen konnten akkomodative Verengungen sowie Veränderungen bei psychischen und sensiblen Reizen niemals konstatiert werden. Die Deutlichkeit der Pupillenstörungen schien auch in diesem Falle in einem gewissen Zusammenhang mit der Intensität der Spannungen der Körpermuskulatur zu stehen.

3. Fall.

P. S., 24 jähriger Schreinergeselle, schon längere Zeit hindurch bald „still. einfältig und verschlossen", bald „sehr aufgeregt und jähzornig", erscheint seit Frühjahr 1907 auffällig verändert, bekam starren Blick, antwortete nicht mehr auf Fragen, liess die Arbeit liegen. Bei der Aufnahme am 11. IV. 07 in die psychiatrische Klinik bietet er das ausgesprochene Bild eines Stupors dar. Antworten erfolgen nur sehr langsam und zögernd, er starrt stumpf und gleichgültig vor sich hin, schneidet in stereotyper Weise Gesichter, lässt fast andauernd ein Bein aus dem Bett hinaushängen, setzt bald allen äusseren Einwirkungen sinnlosen Widerstand entgegen, bald zeigt er die Erscheinungen der Befehlsautomalie. Ausser Bett steht er in den Ecken „wie erstarrt" herum, kümmert sich in keiner Weise um seine Umgebung. Dieses stuporöse Verhalten wird durch impulsive Handlungen unterbrochen, so stürzt er plötzlich auf den Pfleger los, sucht denselben zu würgen. Sonst stets gleichgültig und affektlos. Seit Ende Mai „wie vor den Kopf geschlagen", völlig mutacistisch, liegt mit emporgezogener Stirn und vorgewölbten Lippen regungslos im Bett. Sehr starke Spannung der Körpermuskulatur. Die Patellarreflexe sind wegen dieser Spannungen mitunter nur schwierig und schwach hervorzurufen, während *sie* bei zeitweiligem Nachlass derselben lebhaft erscheinen.

Bei der Prüfung der Pupillenreaktion fiel von Anfang der Beobachtungen auf, dass sie zu manchen Zeiten nur träge und sehr wenig ausgiebig reagieren, zu anderen Zeiten durchaus prompte Reaktion zeigen, ohne dass die Untersuchung des Nervensystems hierfür irgend einen Erklärungsgrund ergab.

In den letzten beiden Monaten nach Ausbildung des schweren Stupors konnten häufig verschiedenartige Pupillarverziehungen beobachtet werden, mit sehr ausgesprochenen Störungen der Lichtreaktion. Eine auf beiden Seiten gute Reaktion wird jetzt nur vereinzelt beobachtet, in der überwiegenden Mehrzahl der Untersuchungen ist eine Lichtreaktion nicht zu konstatieren oder es finden sich nur minimalste Zusammenziehungen des Irissaumes. Die Formveränderungen der Pupillen sind auch bei völliger Reaktionslosigkeit derselben oft nur geringe, auch erscheinen die runden, nicht verzogenen Pupillen mitunter lichtstarr. Ausgesprochene Ovalformen in horizontaler, vertikaler oder schräger Richtung lassen dagegen noch öfters eine nur vermindert ausgiebige und träge Reaktion erkennen. Die völlige Reaktionslosigkeit der Pupillen wird mitunter, ganz unvermittelt vor einer oder mehreren prompten Zusammenziehungen bei aufeinanderfolgenden Belichtungen unterbrochen. Auf tiefe Nadelstiche reagiert Patient in keiner Weise; die

Pupillen zeigen auf sensible Reize keine Erweiterung. Selbst bei extremen Convergenzstellungen, welche die Bulbi mitunter einnehmen, ist eine Verengung der lichtstarren Pupillen niemals wahrnehmbar gewesen.

4. Fall.

24 jähriger Hausknecht, aufgenommen am 13. Juni 1906. Beginn der Erkrankung anscheinend ziemlich plötzlich unter hysteriformen Erscheinungen (totale Analgesie, ein anfallsartiger Zustand, Vorbeireden). Dann im Juli 1906 allmähliche Entwickelung eines ausgesprochenen stuporösen Zustandes mit Stereotypien, Katalepsie, Negativismus, fast ein Jahr dauernder Mutacismus. Seit Mai 1907 ist Patient etwas freier, aber völlig stumpf, unzugänglich und gleichgültig; alle hysteriformen Symptome sind geschwunden; über Sinnestäuschungen und Wahnvorstellungen ist von dem Patienten nichts zu erfahren, im Entmündigungstermin bringt er nur die Worte vor „wi wi wir sind im wahren Christentum". Körperlich ist Patient sehr hinfällig (beginnende Spitzenaffektion). Am Nervensystem sonst keine Abnormitäten. Die Pupillen zeigen seit dem Bestehen des schweren stuporösen Zustandes einen sehr auffallenden Wechsel ihrer Form, indem runde und ovale Formen beiderseits in mannigfaltigster Weise miteinander abwechseln.

Auch die ausgesprochensten Ovalformen lassen stets eine durchaus prompte Lichtreaktion erkennen. Bei Untersuchung mit der Westien'schen Lupe sind auf Nadelstiche mitunter Erweiterungen der Pupillen zu beobachten, während Psychoreflexe nicht wahrzunehmen sind. Einigemal konnte in letzter Zeit in unzweideutiger Weise festgestellt werden, dass sich die Pupillen während der Belichtung maximal erweiterten und während des Bestehens der Mydriasis für kurze Zeit keine Verengung bei intensiven weiteren Belichtungen zeigen. Bei Verschwinden der Mydriasis tritt sofort wieder prompte Lichtreaktion ein.

An diesen vier Fällen konnten die geschilderten Pupillenerscheinungen von mir in der Sitzung des psychiatrischen Vereins der Rheinprovinz vom 15. Juni d. J. demonstriert werden. Zwei neue Beobachtungen lasse ich in kurzen Zügen hier folgen.

5. Fall.

M. B., ledig, Fabrikarbeiterin. Die ersten psychischen Veränderungen sollen im Anschluss an eine fieberhafte Erkrankung (Influenza?) im 36. Lebensjahre aufgetreten sein. Nach einem kurz dauernden Zustand ängstlicher Verwirrtheit entwickelte sich ein schwerer Stupor, der jetzt nach ca. $2^1/_2$ jähriger Krankheitsdauer noch unverändert fortbesteht. Langdauernde Phasen mit fast völliger Regungslosigkeit, Stummheit, Nahrungsverweigerung werden durch Phasen sinnloser Erregung mit plötzlichen sonderbaren impulsiven Handlungen wie Losstürzen auf die Umgebung, Purzelbäumeschlagen, Beissen, Kratzen, sowie durch Schreien und Verbigerieren unterbrochen. Stärkster Negativismus, in denen die Extremitäten passiv überhaupt nicht gebeugt werden können, wechselt mit kataleptischen Erscheinungen in den betreffenden Muskelgruppen ab. Stundenlang steht Patientin mit dem Butterbrot in der halberhobenen Hand in den Ecken des Saales herum. Einmal ist ein anfallsartiger, nach der Beschreibung des Personals epileptiformer Anfall bei der Patientin beobachtet worden, die früher niemals an Krämpfen gelitten hat. In seltenen etwas freieren Zeiten kann beobachtet werden, dass Patientin die Ereignisse ihrer Umgebung leidlich auffasst, nicht verwirrt zu sein scheint. Die in jüngster

Zeit häufig wiederholte Untersuchung der Pupillen, die früher nur einmal bei der Aufnahme der Patientin untersucht, normale Verhältnisse gezeigt hatten, ergibt folgendes:

Zu manchen Zeiten, besonders dann, wenn die allgemeinen Muskelspannungen einen hohen Grad nicht erreichen, reagieren die runden Pupillen gut auf Lichteinfall. Bei ausgesprochenen negativistischen Muskelspannungen dagegen findet man die Pupillen in den verschiedensten Richtungen gewöhnlich in mehr oder weniger regelmässigen Ovalformen verzogen. Diese verzogenen Pupillen sind bei Lichteinfall starr, erscheinen auch bei allen anderen Reizen reaktionslos. Einmal wurde konstatiert, dass die gut reagierenden Pupillen sich während starker Belichtung plötzlich ad maximum erweiterten, eine Zeitlang weit und starr blieben, um dann zur früheren Weite mit guter Reaktion zurückzukehren.

6. Fall.

J. K., 26 jähriger Maurergehülfe, soll schon lange Zeit still, eigentümlich „sehr religiös" sein, wird durch fortwährendes Besuchen von Geistlichen lästig. Allmählich wurde Patient immer stiller, liess die Arbeit liegen, sprach kaum noch, machte in völlig affektloser Weise einen Selbstmordversuch, indem er sich mit einem Rasiermesser am Bauche verletzte. Seit 1904 ist Patient mit kurzen Unterbrechungen in der hiesigen psychiatrischen Klinik, zeigt kataleptische Erscheinungen, Flexibilitas cerca, stumpfes, apathisches Wesen, vereinzelte Sinnestäuschungen. Seit Juli 1907 ausgesprochen stuporös, versucht mitunter Antwort zu geben, bringt aber keine Silbe hervor, bewegt nur leise die Lippen, liegt stumm und regungslos mit eigentümlich starrem Gesichtsausdruck im Bett, die erhobenen Extremitäten behalten die ihnen gegebene Stellung. Zeitweilig wird lebhaftes Zittern, „Vibrieren" der Augenlider beobachtet. Die Untersuchung der Pupillen während des jetzt bestehenden Stupors zeigt bei wiederholten Prüfungen auf der rechten Seite mitunter leichte Verziehungen der Pupillen mit hochgradig herabgesetzter oder aufgehobener Lichtreaktion. Während der Belichtung erfolgt einmal eine maximale Erweiterung der lichtstarren Pupille. Auf dem linken Auge fehlen Veränderungen der Lichtreaktion bei der Mehrzahl der Untersuchungen völlig, bei einzelnen Prüfungen scheint die Zusammenziehung der Pupille auffallend wenig ausgiebig und träge zu sein.

Was die Diagnose aller dieser hier nur in kurzen Umrissen wiedergegebenen Fälle anbetrifft, kann darüber, dass es sich um katatonische Erkrankungen handelt, kein Zweifel bestehen. Die Entstehung und der Verlauf des Leidens, die Krankheitserscheinungen, bei einigen unserer Fälle auch der Endausgang lehren, dass es sich um sehr charakteristische Fälle von katatonischem Stupor handelt. Der Beginn der Erkrankung fällt in 4 Fällen zwischen das 20. und 30. Lebensjahr, in 2 Fällen treten die ersten deutlichen Symptome erst etwas später auf, aber auch sie fallen noch in die erste Lebenshälfte. Von Besonderheiten des klinischen Verlaufs ist der Beginn mit hysteriformen Erscheinungen in Beobachtung 4 und das Vorkommen eines katatonischen Anfalls in Fall 5 zu erwähnen. Alle Anhaltspunkte für die Annahme des Bestehens von Hysterie oder Epilepsie fehlen in diesen beiden

Beobachtungen, eine schwere organische Erkrankung des Nervensystems konnte in allen Fällen ausgeschlossen werden. *Diese katatonischen Stuporen zeigen nun sehr ausgesprochene Störungen der Lichtreaktion der Pupillen, die alle Uebergänge von hochgradig verminderter, sehr träger Reaktion bis zur Lichtstarre aufweisen.* *)

Diese Störungen der Lichtreaktion gehen in der überwiegenden Mehrzahl der Beobachtungen mit *Formveränderungen der Pupillen* Hand in Hand. Die Pupillen verziehen sich in der mannigfaltigsten Weise, nehmen häufig die Form eines quer, vertikal oder schräg gestellten Ovals an, in anderen Fällen ist die Verziehung eine mehr unregelmässige, wieder in anderen Fällen findet man nur leichte Ausziehungen oder Ausbuchtungen des Pupillenrandes. Stets bleiben die Umgrenzungen der Pupillen rund, eckige oder zackige Pupillarform konnte ich nicht konstatieren. Es kommen aber die Störungen der Lichtreaktion nicht so ganz selten auch bei kreisrunden, ganz normal aussehenden Pupillen zur Beobachtung, während andererseits stark verzogene Pupillen mitunter gute Reaktion zeigen. Wiederholt konnten wir plötzliche maximale Pupillenerweiterung **) nach Art der sogenannten „paradoxen Pupillenreaktion" während intensiver Belichtung konstatieren, die in einem Falle ganz unvermittelt in extreme Miosis überging. Alle diese Störungen sind bald einseitig, bald doppelseitig zu beobachten, häufig auf der einen Seite stärker ausgebildet wie auf der anderen. Es handelt sich in der Regel um flüchtige, plötzlich auftretende und bald wieder verschwindende Erscheinungen. Die Lichtstarre kann bei einigen wenigen Belichtungen vorhanden sein, um ganz unvermittelt einer prompten Reaktion wieder Platz zu machen. Aber auch eine längere Dauer dieser Störungen konnten wir nicht selten beobachten, während einer Reihe von Tagen war mitunter eine deutliche Lichtreaktion an den verzogenen Pupillen nicht zu erkennen. Die Untersuchung mit der Westien'schen Lupe stiess bei dem stuporösen, negativistischen Verhalten der Patienten in der Regel auf grosse Schwierigkeiten und führte nur selten zu einwandsfreien Resultaten. Einigemal zeigten die unter den gewöhnlichen Bedingungen lichtstarren Pupillen bei Vergrösserung noch minimale Lichtreaktion, ein anderes Mal aber war diese auch bei Lupenbetrachtung nicht nachzuweisen. (Dr. *Hübner*.) Niemals gelang es mir, an den lichtstarren Pupillen Psycho- oder sensible Reflexe, accomodative Verengerungen oder konsensuelle Reaktion zu beobachten, *es handelt sich demnach nicht um reflektorische Pupillenstarre, sondern um eine Innervationsstörung der gesamten Irismuskulatur*, die an das Verhalten der Pupillenstarre bei Hysterie erinnert.***) Auf diese interessanten Beziehungen bin ich an anderer Stelle (l. c.) ausführlicher eingegangen.

*) *Anmerk*. Die ophthalmoskopische Untersuchung der Patienten, für die ich den Herren Professor *Hummelsheim* und Dr. *Gallus* bestens danke, hat in keinem Falle Abweichungen von der Norm ergeben.

**) *Anmerk*. Von einem ängstlichen Affekt konnte bei diesen Pupillenerweiterungen niemals etwas konstatiert werden, die Patienten erschienen völlig stumpf und gleichgültig bei der Untersuchung.

***) *Anmerk*. In jüngster Zeit ist von *Fr. Schultze* der diagnostisch sehr bemerkenswerte Befund erhoben worden, dass auch bei der Synkope die Pupillen lichtstarr sein können. Klinische Mitteilungen 1. Ueber Pupillenstarre im hysterischen Anfall und bei Synkope. Therapie der Gegenwart. Jan. 1907.

Von praktischer Bedeutung ist die Beantwortung der Frage, ob den von mir beobachteten Pupillenphänomenen eine diagnostische Bedeutung zukommt? Es ist kein Zweifel, dass die Pupillenstarre bei Fällen von katatonischem Stupor unter Umständen zu Fehldiagnosen, zu Verwechselungen mit schweren organischen Erkrankungen des Centralnervensystems führen kann. Das überaus wechselvolle Verhalten der Reaktion der Pupillen in Verbindung mit den eigenartigen Formveränderungen derselben, die völlige Unbeweglichkeit der Iris, Erscheinungen, wie sie in dieser Art bisher bei keiner gröberen organischen Gehirnerkrankung beobachtet sind, werden wichtige unterscheidende Merkmale bilden, welche bei längerer Beobachtung kaum zu übersehen sind, bei kurzen Untersuchungen allerdings der Beobachtung entgehen und zu falschen Schlüssen führen können.

Weiter erscheint es von Wichtigkeit, festzustellen, ob diese Pupillenstörungen ausschliesslich ein manchen Fällen von katatonischem Stupor eigentümliches Symptom sind, ob sie deshalb vielleicht in Verbindung mit anderen Erscheinungen verwertet werden können, um die stuporösen Phasen der Katatonie von anderen stuporösen Zuständen, besonders denen des manisch-depressiven Irreseins, zu unterscheiden? Ferner wirft sich die Frage auf: Finden sich die geschilderten Pupillenphänomene nur bei der katatonischen Gruppe der von Kraepelin unter dem Sammelnamen Dementia praecox zusammengefassten Krankheitsformen oder zeigen auch die hebephrenischen Fälle und die Fälle von Dementia paranoides mitunter ähnliche Störungen der Irisinnervation? Nur an der Hand eines grossen Beobachtungsmaterials und langer Zeit fortgesetzter Beobachtungen wird die Entscheidung dieser Frage möglich sein. Die nächste Aufgabe ist es, die Häufigkeit und die näheren Bedingungen des Vorkommens dieser Pupillenstörungen bei katatonischen Stuporen festzustellen.

Wenn ich noch ganz vor kurzem in meiner ersten Beschreibung des Phänomens (l. c.) sagte, dasselbe stelle anscheinend einen ganz ungewöhnlichen Befund bei katatonischen Stuporen dar, so kann ich diesen Ausspruch nach meinen Erfahrungen heute nicht mehr aufrecht erhalten, nachdem ich nunmehr in rel. kurzer Zeit die Erscheinung in sechs Fällen beobachtet habe.

Was die Erklärung dieser eigenartigen Pupillenstörungen anbetrifft, meine ich, dass diese sehr verschiedenartigen oft wechselnden Erscheinungen, wie ovale und elliptische Formveränderungen der Pupillen mit völliger Unbeweglichkeit derselben einhergehend, Mydriasis plötzlich wechselnd mit Miosis usw. nicht durch einen einheitlichen ätiologischen Faktor zu erklären sind. Es handelt sich wahrscheinlich um wechselnde spastische und paretische Zustände, denen die gesamte Irismuskulatur resp. die einzelnen Gebiete derselben unterworfen sind, in ähnlicher Weise, wie wir uns die Entstehung der hysterischen Pupillenstörungen denken. Das Vorkommen von Spannungszuständen der Iris bei dem „Spannungsirresein" der Katatonie scheint mir von besonderem theoretischen Interesse zu sein, zumal wir bisher den Eindruck gewonnen haben, dass die Pupillenerscheinungen in einem gewissen Zusammenhang stehen mit dem Grade der Intensität der bei den Kranken bestehenden allgemeinen Muskelspannungen.

(Autoreferat.)

Thomsen (Bonn): Dementia praecox (Katatonie) und manisch-depressives Irresein.

Der Vortr. betont zunächst, wie wichtig die frühzeitige Unterscheidung beider Krankheitsformen ist, besonders bei der von Kraepelin und seinen Schülern so stark betonten Verschiedenheit derselben nach Wesen und Ausgang. Besonders in praktischer Beziehung wichtig ist es, bei einem der ersten Lebenshälfte angehörenden Irresein recht bald zu erkennen, welche von beiden Krankheiten vorliegt, da man nicht jedesmal abwarten kann, was der weitere Verlauf und die Diagnose ergibt. Die differential-diagnostische Scheidung ist oft sehr schwierig, da die unterscheidenden theoretischen Verschiedenheiten sowohl bei der Exaltation (Verschiedenheit der Erregung, Stimmung, Ideengang etc.) als bei der Depression (Willens-Sperrung und -Hemmung, Stärke, Dauer und Inhalt der Depression, der Differenzierung der Wahnideen etc.) oft im Stich lassen. Der „katatonische Symptomen-Komplex" kann zur Begründung der Diagnose Katatonie nur bedingungsweise, d. h. bei vollständiger Ausbildung, benutzt werden, da er auch bei manisch-depressivem Irresein, besonders im ersten Anfall, in recht ausgesprochener Weise vorhanden sein kann. Die Differential-Diagnose ist tatsächlich oft recht schwierig, und bei einzelnen Fällen oft erst möglich bei längerer Beobachtung unter Hinzuziehung der Anamnese und des Verlaufes. Der Vortr. weist bei dieser Gelegenheit darauf hin, dass trotz aller Vorzüge der Kraepelin'schen Darstellungen doch für den Einzelfall prognostisch nicht sehr viel gegen früher gewonnen sei, zumal da doch auch in den Fällen von Dementia praecox sehr zahlreiche Beobachtungen von Heilung im praktischen Sinne vorliegen. Er verwirft die Bezeichnung „Dementia praecox" (nicht den Begriff und die Untergruppen!) und möchte statt dieser Bezeichnung die der „Katatonie-Gruppe" wieder eingeführt wissen. Er bezieht sich im übrigen in seinen Ausführungen überall nur auf die Fälle, welche in der ersten Lebenshälfte auftreten; die Spätfälle will er gesonderter Auffassung und Besprechung vorbehalten.

Das Referat wird in der Laehr'schen Zeitschrift veröffentlicht werden.

(Autoreferat.)

Discussion:

Aschaffenburg (Cöln) kann bei aller Zustimmung, die er im allgemeinen für den Vortrag hat, die Aufstellung der Dementia praecox praktisch — ganz abgesehen von dem theoretischen Interesse — doch nicht für ganz so unwichtig halten, wie das nach Thomsen's Ausführungen erscheinen könnte. Sie hat mit dem unhaltbaren Begriff der sogenannten sekundären Demenz aufgeräumt, und sie hat uns wieder gezwungen, sorgfältiger klinisch zu beobachten. Sie gibt uns die Möglichkeit, unsere Erfahrungen dem Anfänger in viel leichterer Weise beizubringen, wie das bisher möglich war. Gern gibt A. zu, dass es nicht immer leicht ist, die Differenzialdiagnose zu stellen, aber um so mehr erwächst für uns daraus die Verpflichtung, unsere Aufmerksamkeit auf die einzelnen Symptome hinzuwenden. Unter diesen Symptomen verdient besondere Beachtung die Veränderung der affektiven Erregbarkeit, die vielleicht von allen Symptomen sich als das wichtigste herausstellen wird. Die Abstumpfung des Affektlebens ist vielfach schon im ersten Beginn der Erkrankung die auffälligste Erscheinung, und sie ist auch das Symptom, das schliesslich nach Ablauf der Erkrankung unter allen Umständen übrig bleibt. A. bedauert, dass neuerdings soviel von der Heilung bei Dementia praecox die Rede ist. Gewiss sind nicht wenige Fälle praktisch geheilt, insofern als sie wieder in die Freiheit zurückkehren und vielfach auch wieder beruflich tätig sein können. Aber in allen den Fällen findet sich doch bei sorgsamer Betrachtung ein Hinabsinken auf der sozialen Stufenleiter, eine geringere Leistungsfähigkeit und vor allem die gemütliche Stumpfheit.

Wenn auch für die Zukunft noch viel zu tun übrig bleibt, der betretene Weg scheint A. der richtige zu sein, der uns zum Ziele führen muss, schon frühzeitig die richtige Diagnose und die richtige Prognose zu stellen, auch die Spezialprognose des Falles.

Thomsen: Er habe sich nicht gegen den Begriff, sondern gegen die Bezeichnung Dementia praecox erklärt. Ausgesprochene Fälle seien allerdings leicht erkennbar, aber von Wichtigkeit sei die Diagnose und Prognose gerade in zweifelhaften Fällen.

Aschaffenburg (Cöln) und Prof. Dr. jur. **Heimburger** (Bonn) als Gast: Die strafrechtliche Behandlung der Homosexualität.

a) Aschaffenburg (Cöln). Vortr. berichtet über sein Material von Homosexuellen und begründet, warum er glaubt, ausreichende Grundlagen für eine klinische Betrachtung der Homosexuellen zu besitzen. Er warnt davor, homosexuelles Empfinden und homosexuelles Betätigen miteinander zu verwechseln. Es gäbe viele Homosexuelle, die niemals eine Handlung begehen würden, die sie mit dem Strafgesetzbuch in Konflikt bringen könnte.

Es ist nicht gleichgültig, ob die Homosexualität angeboren ist oder erworben werden kann. Um zu einem Urteil zu kommen, müssen die Fälle unberücksichtigt bleiben, bei denen jemand sich des Gelderwerbs wegen homosexuell gebrauchen, oder sich aus Freundschaft oder endlich auch, weil die Gelegenheit anderweitiger Befriedigung fehlt, päderastieren lässt oder päderastiert. Nur die wirklich homosexuell Empfindenden können uns *Aufschluss* geben. Hirschfeld stützt seine Anschauung von dem Angeborensein hauptsächlich darauf, dass eine Reihe psychopathischer Erscheinungen (Freude an Puppenspielen, Toiletten, Abneigung gegen wilde Spiele und körperliche Uebungen) schon in der Kindheit der männlichen Homosexuellen zu beobachten seien. Dem gegenüber hält Vortr. diese Erscheinungen zum grössten Teil für Erziehungsprodukte, soweit nicht überhaupt Erinnerungsfälschungen vorliegen. Ferner betont Hirschfeld, dass die Homosexuellen körperlich Eigenschaften zeigen, die sie als dem weiblichen Geschlecht nahestehend kennzeichnen. Als solche führt er an glatte, durchscheinende Haut, reichlicher Fettansatz, die Art der Behaarung, besonders der Pubes, starke Ausbildung der Brustdrüsen, Breite des Beckens. (Bei der Frau ist es natürlich umgekehrt.) A. zeigt nun an einer Reihe von Bildern, dass alle diese Erscheinungen in ausgeprägtestem Masse auch bei Leuten vorkommen, die völlig heterosexuell sind. Ausserdem hat der Vortr. viele Homosexuelle untersucht, die in ihrem Körperbau auch nicht die geringste Abweichung von der Norm des Mannes erkennen lassen. Gegen die Theorie von dem Angeborensein spricht die Tatsache der Heilbarkeit, von der sich der Vortr. öfter zu überzeugen Gelegenheit hatte. Es spricht ferner dagegen die Möglichkeit, homosexuelles Empfinden zu züchten, wie es häufig genug in Internaten usw. beobachtet wird. Wenn wir davon ausgehen, in welcher Weise andere, z. B. fetischistische Vorstellungen, erworben werden, so gibt uns das einen Hinweis darauf, wie man sich das Zustandekommen homosexuellen Empfindens erklären kann. An einigen Beispielen weist A. auf die Genese solcher an und für sich ungewöhnlicher Verbindung zwischen Vorstellungen und sexuellem Empfinden hin.

Dass solche Ideen bei einzelnen so nachhaltig haften und dass nicht jeder, auf den in seiner frühesten Jugend homosexuelle Einwirkungen stattgefunden haben, zum Urning wird, erklärt sich durch die psychopathische Disposition der Homosexuellen. An dieser, die natürlich nicht allein in dem homosexuellen Empfinden gefunden werden darf, sondern aus den anderen nervösen Erscheinungen abzuleiten ist, hält A. gegenüber anderen Forschern auf Grund seiner Erfahrungen unbedingt fest.

Aus dem Erörterten ergeben sich folgende Schlussfolgerungen: Es liegen zahlreiche juristische Gründe vor, die für die Abschaffung des § 175 sprechen. Wir haben als Aerzte keinen besonderen Anlass, bei einer Erscheinung psychopathischer Natur für die Aufrechterhaltung einer Strafbestimmung einzutreten, die erfahrungsgemäss völlig wirkungslos geblieben ist. Da aber eine völlige Freigabe der homosexuellen Betätigung die Gefahr nach sich ziehen könnte, dass immer häufiger junge, unentwickelte Personen in ihrem sexuellen Empfinden auf die falsche Bahn geleitet werden könnten, so muss als Ersatz für den § 175 ein Paragraph treten, der das jugendliche Alter so lange schützt, als das Wissen und Empfinden auf sexuellem Gebiete noch unklar ist. Vortr. sieht als die Altersgrenze, von der ab die Entwicklung als abgeschlossen betrachtet werden kann, das 18. Lebensjahr an, und würde also für die Abschaffung des § 175 eintreten, falls das Schutzalter für Knaben bis zum 18. Jahre ausgedehnt würde. (Autoreferat.)

b) Heimburger. Vortr. gibt zunächst einen Ueberblick über die einschlägigen Bestimmungen verschiedener Gesetzbücher und erörtert sodann ausführlich, nach welchen Grundsätzen eine gesetzliche Regelung dieser Materie anzustreben sei. Es kann nicht alles unter Strafe gestellt werden, was gegen die gute Sitte verstösst, ohne eine soziale Schädigung zu bedingen; das Strafgesetzbuch würde dann zum doppelten Umfang anschwellen. Auch dass homosexueller Verkehr die Gesundheit untergräbt, ist zur Begründung seiner Bestrafung nicht stichhaltig. Eine Entvölkerung infolge Straflosigkeit des homosexuellen Verkehrs ist nicht zu befürchten; übrigens müsste, wenn dieser Grund massgebend wäre, auch die Anwendung anti-conceptioneller Mittel bestraft werden. Das Gesetz bedroht nur den homosexuellen Verkehr zwischen Männern mit Strafe; darin liegt eine Inkonsequenz; aber es ist natürlich ausgeschlossen, dass der § 175 auch auf das weibliche Geschlecht ausgedehnt würde; das ganze Bestreben ist ja vielmehr auf seine Einschränkung gerichtet. Die Erfahrung hat gelehrt, dass die Strafdrohung des § 175 überhaupt wertlos ist, weil nur ein ganz geringer Teil der Fälle bekannt wird. Homosexueller Verkehr ist nach ärztlicher Erfahrung recht häufig, Verurteilungen deswegen kommen aber nur sehr selten vor. Strafbar muss es natürlich bleiben, wenn homosexueller Verkehr unter Anwendung von Gewalt oder Verführung erstrebt wird oder wenn öffentliches Aergernis dadurch gegeben wird. Dazu bedarf es aber keiner besonderen Paragraphen, sondern die sonstigen Bestimmungen des Strafgesetzbuches reichen dafür aus. Dagegen sollte in § 176, 3 eine höhere Altersgrenze eingesetzt werden.

Ungar hält eine eingehende Discussion über das Thema für erforderlich wegen des möglichen Einflusses auf die Gesetzgebung.

Auf Kurella's Antrag wird diese Discussion wegen der vorgerückten Zeit auf die nächste Sitzung vertagt.

Nervenarzt Dr. C. **Gudden** (Bonn): Ueber Erinnerungsdefekte und deren Ersatz bei epileptischen Dämmerzuständen.

Mit Bezugnahme auf zwei Gerichtsverhandlungen der jüngsten Zeit (Fall Tessnow-Stralsund und der sog. politische Mord von Dessau), bei denen infolge einer eigentümlichen Form von Erinnerungsdefekten nach Dämmerzuständen sich im ersten Fall die Geschworenen, im zweiten der ärztliche Sachverständige nicht entschliessen konnten, bei den Angeklagten die Bedingungen des § 51 erfüllt anzusehen, sie vielmehr für Simulanten hielten, wirft der Vortr. die Frage auf, ob der Natur der Sache nach ein solcher Rückschluss irgendwelche Berechtigung habe oder ob nicht unter Umständen die betr. Form von Erinnerungslücken notwendige Folge eines angenommenen wechselnden Bewusstseinszustands im Sinne Samt's sei. Vortr. schildert einen genau beobachteten Fall eines epileptischen Dämmerzustands mit stets wechselnder Bewusstseinsintensität. Entsprechend diesem Wechsel waren Handlungen, Aeusserungen und das ganze Wesen der Patientin während der kritischen Zeit verschieden qualifiziert. Bei einer späteren Untersuchung fiel eine eigentümliche Form der Erinnerungsstörung auf bezüglich der beobachteten Vorgänge. Die Erinnerung glich einem durchlöcherten Sieb, und zwar fehlte sie ausnahmslos nur für die Momente, in denen eine Aenderung des Wesens der Kranken zu konstatieren gewesen war (starre oder schlaffe Haltung, triebartige Handlungen, unrichtige Antworten, brüskes Benehmen). Es waren die dem Grundcharakter der Patientin widersprechenden, ihr selbst unerklärlichen Worte und Taten, während das Gedächtnis für alles andere im anscheinend normalen Bewusstseinszustand Gesprochene gänzlich intakt geblieben war. Bei den Versuchen, sich zu korrigieren oder einen Ersatz für die mehr oder weniger durch Vorhalt oder Ueberlegung ihr zum Bewusstsein kommende Gedächtnislücken zu finden, zeigte sich bei der Patientin ein natürliches Bestreben, das ihr sonst fremde Benehmen in Einklang zu bringen mit ihrem normalen Empfinden und Handeln, aber ohne Rücksicht auf die objektive Wahrhaftigkeit. Die Nutzanwendung des einwandfreien, nicht kriminellen Falls auf forensisches Gebiet ergibt, dass die völlige Coincidenz von Erinnerungsinseln mit nicht belastenden Handlungen, wie in den eingangs erwähnten Fällen absolut nicht für Simulation spricht, dass vielmehr die Kenntnis einer solchen, auf den ersten Blick allerdings frappierenden Erinnerungsauswahl für die Diagnose eines epileptischen Dämmerzustands ebenso wichtig ist, wie die totale Amnesie und die partielle Amnesie im allgemeinen. Wenn mit Bezug auf letztere in den meisten Lehrbüchern und Abhandlungen über Dämmerzustände die Autoren davon sprechen, dass meist unwesentliche Dinge im Gedächtnis haften, so kann man dem entgegen wohl mit grösserer Präzision sagen, dass es die Momente sind, in denen der betr. Epileptiker im Wechselspiel der Bewusstseinsintensität mit dem eigenen „Ich" handelnd eingegriffen hat; dass dieses Eingreifen oft sehr zweckmässig, den Interessen des an sich nicht verbrecherischen Individuums entsprechend ist, lässt sich unschwer begreifen, spricht aber absolut nicht für

Simulation. Es werden das oft Tatsachen sein, die belanglos für die Ausführung des Verbrechens in dem Sinn sind, als sie einem plötzlich entstandenen, dem Verbrechen entgegenarbeitenden (normalen) Bewusstseinszustand ihr Zustandekommen verdanken. Die häufig bei epileptischen Angeklagten bei ihren Aussagen zu konstatierenden und den Verdacht auf Simulation erweckenden Widersprüche erklären sich aus der begreiflichen Unsicherheit der Erinnerung. Bei dem psychologisch notwendigen Versuch, einen Ausgleich zwischen dem normalen Charakterzustand und den ihnen selbst befremdlichen Taten zu suchen, setzen sie sich stets der Gefahr aus, für Leute gehalten zu werden, die bewusst die Unwahrheit sagen, um sich zu entschuldigen.

(Der Vortrag erscheint in veränderter, abgekürzter Form im 3/4 Heft des 27. Bandes des „Archivs für Kriminalanthropologie und Kriminalistik" von Dr. H. Gross.) (Autoreferat.)

III. Bibliographie.

Georges L. Dreyfus: Die Melancholie, ein Zustandsbild des manisch-depressiven Irreseins. 329 Seiten, Jena 1907, Verlag von Gustav Fischer. Mit einem Vorwort von Prof. Kraepelin.

Im ersten Kapitel der Arbeit gibt Verf. einen klaren Ueberblick über die Geschichte der Melancholie und die allmähliche Aufrollung der „Melancholiefrage". Als zweites Kapitel folgt eine theoretische Untersuchung der klinischen Stellung der Melancholie. Der 1. Teil dieses Kapitels führt die Kraepelin'sche Melancholie in der letzten Fassung ausführlich an. Man kann dem Verf. nur beistimmen, wenn er die sichere Abtrennung mancher Formen der Spätkatatonie von der Melancholie, besser vom manisch-depressiven Irresein, zu den schwierigsten Aufgaben der Psychiatrie rechnet. Der 2. Teil bringt die Umgrenzung des manisch-depressiven Irreseins, ein schwieriges und zahlreichen Einwänden offenes Gebiet. Ich glaube nicht, dass eine leichte Depression wesentlich deutlichere Störungen zeitigt, als eine geringgradige Hypomanie. Wir sehen gar häufig leichte Depressionen bei depressiv konstituierten Persönlichkeiten, die ebenso wenig oder ebenso deutliche Störungen verursachen als leichte manische (querulierende) Erregungen bei konstitutionell hypomanischen Personen. Verf. spricht dann von zirkulären depressiven Abortivanfällen; es sind damit wohl depressive Abortivanfälle bei manisch-depressiven Kranken gemeint. Der Begriff zirkulär sollte den Erkrankungsformen vorbehalten bleiben, die ausgeprägte manische und depressive Phasen, seien sie noch so kurz, zeigen. Die Anhänger der Kraepelin'schen Schule müssen mit dem Gebrauche des Begriffes „zirkulär" vorsichtig sein; zirkulär ist eine Erkrankungsform des manisch-depressiven Irreseins, die beide — manische und depressive — Phasen zeitigt. Bei dieser Begrenzung wird die immerfort wiederkehrende Verwechslung von manisch-depressiv und zirkulär zu vermeiden sein. Das Betonen der abortiven, besser kurzen Anfälle, halte ich für ein Verdienst, besonders durch den Vergleich mit den epileptischen Verstimmungen. Doch möchte ich betonen, dass es eben solche abortive Anfälle manischer Art gibt, die nicht selten mit hysterischen Erregungszuständen verwechselt werden. Es ist eben nötig, und das zu bemerken wäre wünschenswert gewesen, die Konstitution der Kranken zu studieren; wie verhalten sich die Manisch-depressiven in den sogenannten freien Zeiten, wie war vor allem die Zeit vor der ersten Erkrankung? Eine manisch-depressive Belastung mag uns in vielen Fällen einen besonderen Hinweis auf den Charakter der „kurzen" Anfälle geben.

Der Diagnostik, besonders der Mischzustände, sucht D. eine Hilfe zu geben durch die Präzisierung einer grösseren Zahl von Symptomen, die diejenigen, welche nach den Kraepelin'schen Grundsätzen zu arbeiten gewohnt sind, schon lange zu verwenden pflegen. Dieselben sind abgeleitet aus den bekannten Kardinalsymptomen der Affekt-, Denk- und Willensstörung. Für eine praktische Handhabung scheint mir die durch die grosse Zahl der Symptome bedingte Unübersichtlichkeit hemmend ins Gewicht zu fallen. Verf. hat unterschieden Symptome, die der Depression und Manie angehören, ferner solche, die der Depression angehören. Verfolgungsideen sind nach meiner Ansicht Wahnideen, denen ein ausgesprochen depressiver Zug innewohnt; dieselben als ein der Manie und Depression gemeinsames Symptom anzuführen, halte ich für verfehlt.*) Ich hätte eine übersichtlichere Gruppierung gewünscht; warum ist auf der manischen Seite der zusammenfassende Begriff der psychomotorischen Störung bezw. Erregung abhanden gekommen, der als psychomotorische Hemmung bei der Depression die schöne Gruppierung zulässt? Der „Mangel an innerer Einheit des Vorstellungsverlaufs" (Fadenverlieren, Gedankenunruhe) ist nach meiner Ansicht ein beiden Zuständen gemeinsames Symptom. Neu ist die präzise Zergliederung der psychomotorischen Hemmung mit Unterabteilungen; diese Trennung scheint mir eine sehr glückliche zu sein. Nur würde die Störung des Handelns und die Arbeitsunfähigkeit zu der Abteilung der objektiven Hemmung gehören; die Trennung der Willenshemmung und der Entschlussunfähigkeit halte ich nicht für gerechtfertigt; die Entschlussunfähigkeit ist eine unmittelbare Folge der Willenshemmung. Die „partielle subjektive Hemmung" lässt uns erfreulicherweise manche Mischzustände klarer erscheinen.

Bei der senilen Depression (3. Teil) wird die Definition Kraepelin's angeführt.

In einem weiteren Abschnitt bringt Verf. die Begründung, warum die Definition der Melancholie, wie sie Kraepelin gegeben hat, nicht stichhaltig sein kann. Die Analyse der Symptomatologie und die gute Prognose der Melancholie sprechen dafür, dass sie als besondere Form dem grossen Formenkreise des zirkulären (besser manisch-depressiven) Irreseins zuzurechnen ist. Die senile Depression ist kein selbständiges Krankheitsbild; führt eine Melancholie zum Schwachsinn, so handelt es sich um eine zirkuläre Depression in Verbindung mit einer arteriosklerotischen Hirnerkrankung. Die senile Demenz, die mit trauriger Verstimmung einhergeht, zeigt von Anfang an die klinischen Symptome arteriosklerotischer Hirnerkrankung und gehört zur Krankheitsform des Altersblödsinns. Die Ansicht des Verf. kann man Wort für Wort unterschreiben. Nach einigen zutreffenden kritischen Bemerkungen über die Thalbitzer'sche Arbeit: „Melancholie und Depression" geht D. über, das gesammelte Material kritisch zu sondieren. Den Vorschlag, die klassische Bezeichnung Melancholie aus dem psychiatrischen Wortschatz nicht

*) Anmerkung der Redaktion: Ich kann hier dem Herrn Ref. nicht zustimmen, da ich in Zuständen reizbarer Manie (folie raisonnante!) Verfolgungsideen oft antraf. Gaupp.

verschwinden zu lassen, halte ich für annehmbar und richtig. — Als weiteren Bestandteil des 2. Kapitels bringt Verf. eine zahlenmässige Zusammenstellung der Melancholiefälle; es sind 81 aus den Jahren 1892—1906, d. h. nicht ganz $1^1/_2$ % der Aufnahmezahl. Er verbreitet sich dann sehr ausführlich über die Art und Weise der Nachuntersuchung der Kranken, die z. T. persönlich stattfand, z. T. durch ärztliche und andere Berichte möglich wurde. Auf der eingehenden Katamnese beruht ein grosser Teil des Ergebnisses der Arbeit. Das dritte Kapitel enthält die Krankheitsgeschichten. Dieselben sind, soweit die Kranken persönlich nachuntersucht sind, in extenso wiedergegeben. Die Hälfte der Kranken war erblich belastet; bei einem Drittel gab eine äussere Ursache den Anstoss zur Auslösung der Psychose. Es wird eine Angabe vermisst, wie weit Verf. mit der Annahme einer erblichen Belastung gegangen ist; was die äusseren Ursachen betrifft, so kommt dabei alles darauf an, in welcher Weise die Angehörigen befragt werden. D. scheint mit der Annahme äusserer Ursachen sehr weitherzig gewesen zu sein; ich kann mir sonst das „Drittel" nicht erklären. Verf. behauptet, dass im höheren Alter die Depressionen häufiger durch äussere Anlässe ausgelöst werden, als in früherem Lebensalter. Ich möchte die Frage so lange in suspenso lassen, bis an einem grossen Material dieser Punkt studiert worden ist. Ob die psychogenen Seiten, die nach des Verf. Ansicht die Grundlage zur Auslösung der Psychose durch äussere Anlässe abgeben, im höheren Alter besonders einwirken, erscheint mir mindestens zweifelhaft. Der Wunsch, seelische Erschütterungen bei belasteten Individuen — D. meint, bei diesen komme das besonders in Betracht — abzuhalten, ist ohne weiteres als begründet anzusehen. Das weibliche Geschlecht scheint etwas häufiger nach äusseren Ursachen an Melancholie erkrankt zu sein (32 % Frauen, 35 % Männer — nicht 37 %, wie Verf. irrtümlicherweise berechnet —). Der Unterschied ist zu gering, um daraus Schlüsse ziehen zu können. Ueber die Hälfte der Kranken machte mehrere zeitlich getrennte Anfälle, meist Depressionen, durch.

Verf. geht schliesslich auf einzelne „zirkuläre" Symptome ein, so auf die Stimmungsschwankung, die er richtig charakterisiert. Er bespricht die Erregbarkeit und erwähnt das Querulieren als ein wichtiges manisches Symptom. Ich kann das nicht zugeben; das Querulieren enthält nach meiner Ansicht neben manischen auch depressive Züge, die sich eben in der Unzufriedenheit äussern. Tritt bei einem Melancholiker das Querulieren auf, so besagt das soviel, dass Züge mit manischen Komponenten vorhanden sind. Die Gedankenflucht — nach meiner Ansicht eine Folge innerer Ablenkbarkeit im Gegensatze zur äusseren — findet sich sehr häufig. Sehr richtig beschreibt Verf. die partielle subjektive Hemmung, die Kraepelin bei den Melancholischen zu vermissen glaubte. Jedem Beobachter solcher Fälle ist bekannt, dass psychomotorische Hemmungen, vor allem subjektiver Art, häufig sind. Verf. hat dies in dankenswerter Weise hervorgehoben. Er hat durch die Einführung des Begriffes der partiellen subjektiven Hemmungen zweifellos den weiten Begriff der Psychomotilität schulgerechter und brauchbarer gemacht, wenn auch denen, die sich mit Kraepelin'scher Diagnostik abgegeben haben, damit nichts Neues geboten wird. Kraepelin hat sie ja in seiner Beschreibung der Melancholie selbst deutlich geschildert. Ich stimme Verf. bei, wenn er sagt, die partielle Hemmung wird man nur in seltenen

Fällen im Verlaufe völlig vermissen. Die Schwierigkeit, das Zustandsbild mit Hilfe unserer diagnostischen Hülfsmittel zu diagnostizieren, ist also in diesen seltenen Fällen nicht behoben. Tatsächlich handelt es sich aber auch nur darum, das Zustandsbild als dem manisch-depressiven Irresein zugehörig zu diagnostizieren, und dazu ist die partielle Hemmung nicht unbedingt notwendig. Aus dem Aneinanderreihen der Symptome, die Verf. gibt, wird erst recht deutlich, dass in der Definition noch grosse Lücken auszufüllen sind; so ist zweifellos, dass die Ratlosigkeit mit einer psychomotorischen Hemmung nicht genügend erklärt ist; sie ist ein ganz komplizierter Begriff, den man ebensogut mit erhöhter innerer Ablenkbarkeit, man denke an Zerstreutheit, erklären kann; dann haben wir es mit einer psychomotorischen Erregung zu tun. Im übrigen kann man Verf. nur recht geben, dass es nötig ist, schon in den Anamnesen auf die Symptome im einzelnen einzugehen. Verf. bespricht ferner die Hysteromelancholie und meint, dass natürlich ein von jeher hysterischer Kranker eine Melancholie acquirieren könne. In dieser Fassung ist dieser Gedanke wohl unrichtig. Wir finden ja manchmal aber recht selten hysterische Anfälle während einer Krankheitsphase, wir finden aber nicht das manisch-depressive Irresein bei Personen mit hysterischer Konstitution, mögen den einzelnen Krankheitsphasen noch so viele psychogene Symptome beigemischt sein. Es ist eine Verquickung des Krankheitsbildes Hysterie und der betreffenden Konstitution mit Symptomen psychogener Art. Der Ausgang der Melancholie ist ein günstiger. Einige Fälle gehen in arteriosklerotische bezw. senile Demenz über. Eine senile Depression lehnt D. mit Recht als Diagnose ab. Bei einigen Fällen muss man eine Kombination von manisch-depressivem Irresein mit Arteriosklerose annehmen. Die Abortivanfälle beschreibt D. als wohlcharakterisierte, abgeschwächte, zirkuläre Depressionen, welche die Grundzüge mit letzteren gemeinsam haben. Am Schlusse der Arbeit kommt Verf. mit einigen Worten auf die Spätkatatonie zurück, die zu Fehldiagnosen verleiten kann. Bestimmte differential-diagnostische Momente können nicht angegeben werden. — Die Arbeit Dreyfuss' zeichnet sich durch ein tiefes Eindringen in die Materie und den grossen Formenkreis des manisch-depressiven Irreseins aus. Mit nachahmungswerter Ausdauer wurde die Nachuntersuchung der längst aus der Klinik entlassenen Kranken betrieben. Der Erfolg ist nicht ausgeblieben; ein Nutzeffekt, den wenige klinische Arbeiten bergen. Bei mancherlei Ausstellungen, die ein kritisches Referat bringen kann, ist der grosse Wert der Arbeit wohl anzuerkennen; sie kann klinischen Monographien ein Muster sein.

O. Rehm (München).

Giovanni Saiz: Untersuchungen über Aetiologie der Manie und des zirkulären Irreseins nebst Besprechung einzelner Krankheitssymptome. 222 Seiten, Berlin 1907, Verlag von S. Karger.

Verf. hat alle Fälle von einfacher, rezidivierender und periodischer Manie, sowie die Fälle zirkulären Irreseins gesammelt, welche in den Jahren 1895 bis 1906 in der psychiatrischen Klinik der Charité zur Beobachtung gekommen sind. Für die Diagnose ist der klinische Standpunkt Ziehen's massgebend; die Gruppe der rezidivierenden Manie ist mit der einfachen Manie vereinigt. Die akute halluzinatorische Paranoia und deren ideenflüchtige Varietät (Ziehen) sind nicht berücksichtigt, wohl aber die Mania halluzinatoria. Eine ausführliche Literaturangabe charakterisiert gut die Verschiedenheit der klinischen Anschauungen der Autoren. Leider lässt der historische Teil keine klare Disposition, sei es nach der klinischen Richtung, sei es nach der rein zeitlichen Aufeinanderfolge, erkennen. — Die Untersuchung erstreckt sich auf 168 Patienten. Die drei bearbeiteten Gruppen sind nach des Verf. Ansicht seltene Krankheitsformen. Alle Formen sind bei den Frauen häufiger als bei den Männern; zur Begründung wird eine endogene Prädisposition des weiblichen Geschlechts angenommen. Bei der einfachen Manie entfällt die grösste Zahl der Fälle in die Pubertätszeit; bei der einfachen Manie in die Zeit vom 20. bis 24. Lebensjahr. Die Juden sind bei sämtlichen Gruppen mit unverhältnismässig grossen Prozentzahlen beteiligt. Das zirkuläre Irresein weist die häufigste und schwerste Belastung auf. Die periodisch manischen Fälle lassen erkennen, dass die Schwerbelasteten hauptsächlich in der Pubertät erkranken. Abnormes Temperament findet sich bei den Fällen von einfacher und periodischer Manie weniger häufig als bei den Fällen von zirkulärem Irresein; angeborener Schwachsinn ist am häufigsten bei der einfachen Manie. S. erwähnt dann Kopftraumen und kalorische Schädlichkeiten als ätiologisch öfters in Betracht kommend. Dem chronischen Alkoholismus misst Verf. keine sehr grosse Bedeutung in der Aetiologie der betreffenden Krankheiten bei. Ueberanstrengung, Erschöpfung, Anämie findet sich sehr häufig in der Vorgeschichte der einfachen Manie; es ist anzunehmen, dass diese Faktoren gleichzeitig mit anderen Momenten: Belastung, Trauma, Debilität auf ein invalides Gehirn auslösend einwirken können. Psychische Insulte kommen als ätiologisches Moment in 40—66,6 % der Fälle in Frage. Meist haben sie nur die Bedeutung eines okkasionellen, in seltenen Fällen bei bestehender Prädisposition eines begünstigenden Moments. Erster Coitus und Ehe werden in einigen Fällen als auslösendes Moment angenommen; ebenso das Generationsgeschäft; dabei spielt das Wochenbett mit 10 % der weiblichen Fälle einfacher Manie die wesentlichste Rolle. Verf. erwähnt weiter den ätiologischen Zusammenhang der Krankheitsformen mit Operationen, akuten und chronischen Infektionskrankheiten, Magen-, Darmkrankheiten, Herzfehlern und Mittelohrkatarrh. 3 Fälle von zirkulärem Irresein zeigen Arteriosklerose, bei einem Falle fanden sich arterielle Erweichungsherde. Eine Kombination von Chorea und Manie wurde öfters beobachtet. In 10,9 % der Fälle von Manie entwickelte sich die Erkrankung auf dem Boden einer Hysterie.

Verf. fand in über 4 % der sämtlichen Fälle keine prädisponierenden Momente; meist bestanden mehrere solche; das Zusammenwirken derselben hat die Auslösung der Geistesstörung zur Folge gehabt. Bei späteren Erkrankungen stehen die äusseren disponierenden Momente im Vordergrunde. Bei der einfachen bezw. rezidivierenden Manie fehlten dieselben vielfach. Mehrfach wurde das Einschieben einer akuten halluzinatorischen Paranoia bei zirkulären Fällen beobachtet. Ein Fall von zirkulärem Irresein ging in chronische halluzinatorische Paranoia über. Die Menses verursachten häufig Exacerbationen der Erkrankung. Verf. führt einige Krankheitsgeschichten besonders auffallender Fälle an; so die manische Erkrankung eines 9 jährigen Knabens, der eine Reihe von Anfällen vorhergingen; ob dieselben als epileptische oder hysterische anzusehen sind, lässt Verf. offen, ebenso die Deutung des Falles selbst, der ihm nicht absolut einwandsfrei zu sein scheint. Auch die anderen Fälle erscheinen schwer deutbar; der Fall mit Uebergang in chronische halluzinatorische Paranoia erscheint nicht geklärt; es könnte sich wohl auch um eine von den langdauernden zirkulären Erkrankungen handeln, wie wir sie gerade im Klimakterium öfters vorfinden. Zwei interessante Krankheitsgeschichten sind noch zu erwähnen, die Manie, bezw. Depression als Zustandsbild einer hirnluetischen Erkrankung beschreiben.

Am Schlusse ist ein Literaturverzeichnis von 244 Nummern angehängt.

Die Arbeit, in der viel Fleiss steckt, ist der Aetiologie gewidmet. Es sind eine Menge von Faktoren zusammengetragen, wie wir sie täglich bei der Aufnahme von Anamnesen zu hören bekommen von den Verwandten und Bekannten unserer Kranken, und zwar bei allen psychischen Erkrankungsformen. Zweifellos geht aus der Zusammenstellung hervor, dass bestimmte ätiologische Momente den behandelten Formen nicht eigen sind. Wir hören von Menses, Traumen, Kaffee, Herzfehler in buntem Durcheinander als Faktoren. Das Zusammentreffen von mehreren solchen hat das Auslösen der Geistesstörung zur Folge. Nebenbei ist auch davon die Rede, dass bei einer Anzahl von Fällen ein abnormes psychisches Verhalten von Jugend auf wesentlich für die Entstehung der Geistesstörung war. Hat sich Verf. ein Urteil gebildet über die Aetiologie? Für die blosse Aufzählung von anamnestischen Daten und die Berechnung von Prozentverhältnissen bei einer hierzu recht geringen Zahl von Fällen wird kein Leser dankbar sein. Man erwartet von einer Arbeit, die die Geduld des Lesers durch so viele Seiten in Anspruch nimmt, ein Urteil, nicht nur eine trockene Aneinanderreihung von grossenteils zweifelhaften und von dem Verf. der Krankheitsgeschichten auf den Wert nicht zu prüfenden anamnestischen Momenten. Das Glasauge eines Mädchens und die Netzhautablösung eines Mannes sollen durch „Vermittlung *psychischer* Momente“ in ätiologischer Beziehung zur Geistesstörung (zirkuläres Irresein) stehen. — Ist dies wirklich von Bedeutung? Oder sollte wichtiger sein, dass in einem Falle von Cholelithiasis die periodische Manie mit dem Leberleiden nicht in Zusammenhang gestanden ist? Ich glaube, unsere moderne Psychiatrie hat wichtigere Fragen zu prüfen als solche, die von dem grössten Teil der modernen Irrenärzte als verhältnismässig unwesentlich erkannt und auf die Seite gestellt worden sind. Ein Wiederaufgreifen dieser Fragen ist erst berechtigt, wenn bestimmte Gesichtspunkte zu derartiger Fragestellung berechtigen. S. hat solche Gesichtspunkte nicht gegeben. Auf die Berechtigung, die einfache, die periodische Manie und das periodische Irresein von der Melancholie (Ziehen) — die Frage der Berechtigung des manisch-depressiven Irreseins — zu trennen, will ich hier nicht eingehen. Aber ein Punkt ist für die Beurteilung des Wertes der Arbeit noch zu beachten, das ist das Fehlen der katamnestischen Ergänzung der Krankheitsbilder. Wer die enorme Bereicherung kennt, die die Erkenntnis des Krankheitsverlaufes durch nachträgliche Ergänzungen gewonnen hat, wird mit mir übereinstimmen, dass gerade für eine ätiologische Betrachtungsweise die Angaben der genesenen Kranken von höchstem Werte sind; ferner ist wichtig und notwendig, den Lebenslauf der Kranken durch Erkundigungen weiterhin zu verfolgen. S. gibt den Mangel zu: „Wir sind ganz im Dunkeln darüber, was aus den Patienten nach der Entlassung aus der Charité geworden ist." Ist damit zugegeben, dass die Diagnose „einfache, periodische Manie etc." nicht genügend gestützt ist, — es kann ja zirkuläres Irresein sein, oder eine von den chronisch verlaufenden Formen —, so wird dadurch auch der Wert der ätiologischen Forschung, wie sie S. auf die Einzelformen ausgedehnt hat, sehr gering; von einer Kritik der „fliessenden Uebergänge" zur akuten halluzinatorischen Paranoia will ich ganz absehen. Unrichtig ist (p. 21), dass Kraepelin alle periodischen Psychosen im manisch-depressiven Irresein zusammenfasst; ich brauche nur auf die Epilepsie als eine periodische Psychose hinzuweisen. Seite 86 ist eine Bemerkung zu finden, dass 50% der Fälle von periodischer Manie, bei denen Kopftraumen in der Aetiologie eine Rolle spielen, zu Demenz geführt haben. Hoffentlich bringt S. recht bald die betr. Krankheitsgeschichten, die dieses fast absurd zu nennende Resultat belegen; ein angeführter Fall eines chronischen Alkoholisten mit „angeborenem" Schwachsinn, der nach des Verf. Ansicht auf das Kopftrauma zurückgeführt werden muss, macht die Angabe nicht plausibel. — In 2 Fällen von zirkulärem Irresein war beginnende Demenz nachzuweisen. Worin bestand dieselbe? Wurde sie nicht durch einen Mischzustand vorgetäuscht? (Katamnese!) 3 Fälle von periodischer Manie fallen durch die Geringfügigkeit der „auslösenden" Momente auf: Reise, Freude über das Weihnachtsfest, patriotische Begeisterung. Vielfach finden wir Bemerkungen, dass sich Zustände von akuter halluzinatorischer Paranoia bei den behandelten periodischen Psychosen einschieben können. Die Mischzustände Kraepelin's wurden vielfach beobachtet. Die Annahme (p. 178), dass mit der Häufigkeit der Attacken die Wahrscheinlichkeit, dass Halluzinationen auftreten, zunimmt, ist nicht bewiesen; es ist sehr unwahrscheinlich; denn wir sehen, dass die einzelnen Attacken häufig in photographischer Treue einander gleichen.

Es ist bedauerlich, dass die ausführliche Arbeit, in der mit Fleiss und Eifer viel Material zusammengetragen ist, durch das Fehlen jeglicher neuen Gesichtspunkte für den Leser wenig Erfreuliches bringt. Die Arbeit beweist, dass der Weg der Ziehen'schen Schule, welche die äusseren ätiologischen Momente allzusehr betont, in eine Sackgasse geführt hat.

O. Rehm (München).

O. Vulpius und **P. Ewald**: Der Einfluss des Trauma bei latenten und offenbaren Rückenmarks- und Gehirnkrankheiten. Würzburger Abhandlungen aus dem Gesamtgebiet der praktischen Medizin. VII. Bd., 6. Heft.

Nach einigen einleitenden Bemerkungen über den Kausalzusammenhang von Trauma und Krankheit, speziell Nervenkrankheit, wird die recht umfangreiche Literatur über diesen Gegenstand einer kritischen Würdigung unterzogen und an der Hand dieser der Einfluss der Traumen auf die Entstehung und den weiteren Verlauf der einzelnen organischen Erkrankungen des Gehirns und Rückenmarks (Hirntumor, Tabes, spastische Spinalparalyse, amyotrophische Lateralsklerose, progressive spinale Muskelatrophie, Bulbaerparalyse, multiple Sklerose, Gliose und Syringomyelie) besprochen. Als Resultat der interessanten Arbeit haben die Verf. folgende daraus sich ergebenden sehr lesenswerten Folgerungen aufgestellt:

1. Die Diagnose einer organischen Erkrankung des centralen Nerven-

systems nach Trauma wird im Gutachten viel häufiger gestellt als sie nach den Symptomen begründet ist. Insbesondere fehlt häufig der für einige Leiden unbedingt notwendige Nachweis der Progredienz.

2. Um die Annahme gerechtfertigt erscheinen zu lassen, dass ein sicher diagnosticiertes Leiden durch ein Trauma irgendwie beeinflusst worden ist, müssen verschiedene Bedingungen erfüllt sein: a) das Zeitintervall zwischen Trauma und Manifestwerden des Nervenleidens darf bestimmte Grenzen nach oben und unten nicht überschreiten. Tritt der Ausbruch eines Leidens oder die Verschlimmerung erst Monate oder gar Jahre nach einem Unfall in Erscheinung, so kann von einer Begünstigung durch denselben nicht mehr gesprochen werden. Ebensowenig ist die traumatische Auslösung bei bestehender latenter Krankheitsanlage anzunehmen, wenn das Leiden sich einige Tage oder Wochen nach dem Unfall bereits auf der Höhe der Entwicklung zeigt. b) Das Trauma muss direkt Kopf oder Rücken in stärkerer Weise betroffen haben, wenn ein Zusammenhang zwischen ihm und organischer zentraler Nervenerkrankung wahrscheinlich sein soll.

3. Durch periphere Verletzungen kann der pathologisch-anatomische Prozess der zentralen Nervenkrankheit überhaupt nicht beeinflusst werden. Eine Neuritis ascendens gibt es nicht.

4. Das stärkere Befallensein des verletzten Gliedes, das bei einigen organischen Rückenmarkserkrankungen beobachtet ist, ist kein Beweis für eine durch das Trauma herbeigeführte Auslösung oder Verschlimmerung der Erkrankung als solcher, sondern ist in der herabgesetzten Widerstandsfähigkeit des Gliedes begründet.

5. Es folgt daraus, dass von den Berufsgenossenschaften nicht die Nervenerkrankung und alle ihre später auftretenden Erscheinungen zu entschädigen sind, sondern dass nur das funktionsgeschädigte Glied, und dieses nur dann in Betracht zu ziehen ist, wenn ein Trauma im Sinne des Gesetzes vorgelegen hat.

6. Zu entschädigen ist dagegen die Erwerbsunfähigkeit des ganzen Individuums, wenn im unmittelbaren Anschluss an das Trauma (auch peripheren Lokalisation) die Krankheitssymptome sich allmählich steigern bis zur völligen Arbeitsunfähigkeit, obgleich nicht das zentrale Nervensystem direkt durch das Trauma alteriert ist, sondern durch unmittelbare Folgen desselben (lange Bettruhe, mangelhafte Ernährung, schlechte Luft, Sorgen usw.) die Krankheit ungünstig beeinflusst wird. Eine Besserung ist aber auch in solchen Fällen immerhin möglich.

7. Eine direkte Beeinflussung der organischen Rückenmarkskrankheit durch das zentral wirkende Trauma ist pathologisch-anatomisch noch nicht nachgewiesen worden. Klinisch scheint das zentrale Trauma in einigen seltenen Fällen, namentlich bei der multiplen Sklerose, als auslösendes bezw. beschleunigendes Moment eine Rolle zu spielen.

8. Als einigermassen wahrscheinlich ist auch die Ausbildung eines Hirntumors nach Kopftrauma anzunehmen, aber nur dann, wenn der aus den Herdsymptomen zu erschliessende Sitz des Tumors örtlich mit der Kopfverletzung in Zusammenhang gebracht werden kann, oder wenn die Geschwulst sich bei der Sektion an einer der Verletzung entsprechenden Stelle des Schädelinnern vorfindet.

Gross (Stuttgart).

Kron: Nervenkrankheiten in ihren Beziehungen zu Zahn- und Mundleiden. Vorlesungen gehalten in den zahnärztlichen Fortbildungskursen in Berlin. L. Marcus-Berlin 1907.

Das Buch ist aus Vorträgen entstanden, die Verf. in den Jahren 1903 bis 1906 vor praktischen Zahnärzten gehalten hat, und besteht aus 12 Vorlesungen mit lebendiger Darstellung alles dessen, was der Zahnarzt über die Nerven- und Geisteskrankheiten zu wissen braucht. So sind die Beziehungen der Zahn- und Mundkrankheiten zu den Erkrankungen der Hirnnerven, besonders des Trigeminus eingehend geschildert; einige Kapitel befassen sich sodann mit den funktionellen Neurosen, Epilepsie, Hysterie und Neurasthenie, soweit ihre Kenntnis für den Zahnarzt notwendig ist, sowie mit einer kurzen Darstellung der Tabes dorsalis mit hauptsächlicher Würdigung der für die Zuhörer in Betracht kommenden Symptome dieser Krankheit. Auch die geistigen Störungen erfahren eine kurze Besprechung, an die sich dann als Schlusskapitel eine Erörterung der Frage über die Anwendung der Hypnose und Psychotherapie in der Zahnheilkunde anschliesst. Das Buch ist nach seiner Entstehungsart in erster Linie für Zahnärzte geschrieben, die Verf. mit den Bildern der Neurologie und Psychiatrie nur soweit vertraut machen will, als sie ihnen in ihrem Beruf entgegentreten können; es ist aber auch den Fachgenossen zur Lektüre warm zu empfehlen. Dem Buch ist ein reiches Literaturverzeichnis beigegeben.

Gross (Stuttgart).

Heinrich Neumann: Der otitische Kleinhirnabscess. Aus der K. K. Ohrenklinik zu Wien (Vorst. Hofrat Professor Dr. Adam Politzer). Leipzig und Wien. Franz Deutike 1907.

Die Monographie zerfällt in zwei Teile. In der ersten Hälfte wird eine erschöpfende Darstellung des otitischen Kleinhirnabscesses gegeben. Nach einigen statistischen Vorbemerkungen wird die Aetiologie und pathologische Anatomie eingehend besprochen. Die Erörterung der Symptomatologie und Diagnose enthält viele neue Gesichtspunkte, welche eine eingehendere Darstellung erfahren; dasselbe gilt von dem Kapitel über die Operationsmethode, deren Fortschritte hauptsächlich von der Politzer'schen Klinik herrühren und an der Hand des bezüglichen Materials illustriert werden. Der Heilungscoeffizient der Klinik beträgt 25 % und entspricht im allgemeinen den sonstigen Beobachtungen. Die zweite Hälfte der Arbeit enthält kurze Auszüge der in der Literatur niedergelegten Beobachtungen, sowie Schilderung eigener, auf der Politzer'schen Klinik in den letzten sechs Jahren beobachteten Fälle.

Gross (Stuttgart).

H. Schmidt: Zur Prognose und Symptomatologie der Kinderhysterie. In.-Diss. Tübingen, F. Pietzcker 1907.

Zusammenstellung der Erfahrungen der Tübinger medizinischen Klinik, die ihre Kranken hauptsächlich aus ländlichen Bezirken aufnimmt. Der Verf. kommt im allgemeinen zu den gleichen Ergebnissen wie Bruns in seiner bekannten Arbeit. Die kindliche Hysterie ist meist monosymptomatisch, zeigt sehr selten sensible und sensorische Stigmata, gibt bei richtiger Behandlung (Isolierung, Ueberrumpelung) eine gute Prognose. Ursachen: psychische und mechanische Traumen, vorangegangene organische Erkrankung, Veranlagung, unzweckmässige Erziehung. Von den 1890—1900 behandelten Fällen kindlicher Hysterie blieben 62,5 % dauernd gesund (Feststellung durch schriftliche Katamnesen! Zuverlässigkeit der Antworten?) 95,8 % dauernd arbeitsfähig.

Gaupp.

J. Finckh: Das heutige Irrenwesen. Leitfaden für Angehörige und Pfleger von Geisteskranken. Mit 7 Abbildungen im Text. Verlag der Aerztlichen Rundschau, München. 72 S. Preis 2,50 M.

Eine für Laien geschriebene, für jeden Gebildeten leicht verständliche allgemeine Psychiatrie. Zur Beseitigung falscher Anschauungen und törichter Vorurteile wohl geeignete Schrift. Da Laien über Geisteskranke eigentlich immer falsche Vorstellungen haben, so ist der Kreis derer, die solcher Belehrung bedürfen, sehr gross.

Gaupp.

Hermann Rohleder: Vorlesungen über Geschlechtstrieb und gesamtes Geschlechtsleben des Menschen. Zweite, verbesserte, vermehrte und gänzlich umgearbeitete Auflage. Fischer's mediz. Buchhandlung (H. Kornfeld). Berlin 1907. 20 M.

Band I: Das normale, anormale und paradoxe Geschlechtsleben. 600 S.

Band II: Das perverse Geschlechtsleben des Menschen, auch vom Standpunkte der lex lata und der lex ferenda. 545 S.

Unter der Hochflut der Sexualliteratur, mit der uns die letzten Jahre beschenkt haben, nimmt das Rohleder'sche Werk einen der ersten Plätze ein. Es trägt wissenschaftlichen Charakter und ist nur für den Arzt geschrieben. Das wird natürlich nicht hindern, dass es auch von vielen Laien gelesen werden und wie alle die Sexualbücher mehr schaden als nützen wird. Die neue Auflage ist weit umfangreicher und auch vollständiger als ihre Vorgängerin. Band I, der für den Psychiater und Nervenarzt nicht so wichtig ist als Band II, gliedert sich in 3 Teile: 1. Der normale und abnorme Geschlechtstrieb. (Darin ist die Masturbation nicht behandelt, da Rohleder hierüber eine besondere Monographie geschrieben hat.) 2. Die normale und abnorme Kohabitation (enthält namentlich eine eingehende Schilderung des Neomalthusianismus). 3. Die natürliche, pathologische und künstliche Konception. Den rein naturwissenschaftlich-medizinischen Darlegungen sind an vielen Stellen Ausführungen über Fragen der ärztlichen Ethik und der rechtlichen Stellung des Arztes bei Beratung in sexuellen Dingen beigegeben.

Der II. Band ist psychiatrisch und gerichtlich-medizinisch wichtig. Merkt man auch wohl an manchen Orten, dass der Verf. in psychiatrischen Dingen kein Fachmann ist, so verdient doch sein Urteil und sein Rat meistens Beachtung. Die gerichtsärztliche Bedeutung der sexuellen Perversitäten und Perversionen ist mit Sorgfalt dargestellt. Die Stoffgruppierung ist folgende: 1. Die heterosexuellen Perversionen des Menschen (Notzucht, Unzucht, Pädikatio und Verwandtes, Incest, Frottage, Exhibitionismus, Sadismus und Masochismus, Fetischismus). 2. Die homosexuellen Perversionen des Menschen (Masturbation [nicht behandelt], psychosexuelle Hermaphrodisie, Konträrsexualismus bei Mann und Frau). Anhangsweise wird noch der „Automonosexualismus" behandelt. (Mitteilung zweier Beobachtungen, bei denen nur der eigene Körper das sexuell erregende Moment darstellt.)

Die Anschauungen des Verf. über die Aetiologie der konträren Sexualempfindung, über Konstitutionsabnormität und Degeneration können einer strengen Kritik wohl kaum standhalten, wenn sie auch heute in weiten Kreisen Anhänger gefunden haben.

Das im ganzen 1145 Seiten füllende Werk Rohleder's ist zweifellos für den Arzt ein wertvolles Nachschlagebuch, wenn er in sexualpsychologischen und -pathologischen Fragen sich orientieren will. Hier ist mit einer Ausführlichkeit, die kaum mehr überboten werden kann, alles zusammengestellt, was auf diesem ganzen Gebiet beobachtet und geschildert worden ist. Hoffentlich bleiben wir nun in den nächsten Jahren mit neuen, grossen Werken über den gleichen Stoff verschont. Gaupp.

Sutter (St. Gallen): Die Psychoneurosen der Frau. Beiheft 7 der „Mediz. Klinik" 1907.

Der Verf., selbst Frauenarzt, hat sich offenbar mit Erfolg dem Studium der Psychoneurosen, besonders der Hysterie gewidmet und gibt eine auf umfangreiche Literatur und eigene Erfahrungen aufgebaute kleine Monographie über die Beziehungen der „funktionellen" Nervenerkrankungen zum weiblichen Sexualleben und zu den Krankheiten in der weiblichen Genitalsphäre. Auch aus seiner Arbeit tritt uns die neuerdings unter den Gynäkologen sich verbreitende Anschauung entgegen, dass die Psychoneurosen verhältnismässig selten in direkter Abhängigkeit von organischen Sexualerkrankungen stehen, vielmehr meist durch psychische Momente — allerdings oft in indirekter Beziehung zu Störungen in den Geschlechtsorganen — bedingt sind, dass demgemäss die früher beliebte radikale Lokalbehandlung gegenüber psychischer Beeinflussung zurücktreten muss. Liebetrau (Hagen i. W.).

VI. Referate und Kritiken.

1. Psychiatrie.

Fritz Mohr: (Coblenz): Ueber Zeichnungen von Geisteskranken und ihre diagnostische Verwertbarkeit. (Mit 40 Figuren und 2 Tafeln.)

(Journal f. Psychologie und Neurologie. Band VIII, 1906.)

Von manchen Kranken können wir wichtige Aufschlüsse über ihr Innenleben gewinnen, wenn wir sie etwas nachzeichnen lassen. Andere liefern Spontanzeichnungen, aus denen wir Symptome ihrer Krankheit erkennen können. Dieser Patient zeichnet auf Aufforderung seine Hallucinationen auf, bei jenem gelingt es, durch Vorzeigen von Bildern die im Vordergrund seines Interesses stehenden Ideen aufzudecken. Manische zeichnen oft anders als Paralytiker, schwachsinnige Epileptiker lassen eine grosse Pedanterie erkennen, die meiste Ausbeute gewähren Katatoniker, in deren Zeichnungen Stereotypien, Perseverationen, Manieren u. a. auffallen.

Verf. ist in seinen höchst interessanten Ausführungen sehr in die Tiefe gegangen, er hat sogar ein bestimmtes methodisches Vorgehen ausgearbeitet und schildert seine Resultate an der Hand von Krankheitsskizzen. Jeder, der seine Arbeit liest, wird dazu angeregt werden, bei der Intelligenzprüfung oftmals sich ein einfaches Bild nachzeichnen zu lassen und den Zeichnungen der Geisteskranken überhaupt erhöhte Aufmerksamkeit zu widmen.

G. Ilberg.

W. Muratoff: Die Erkrankung der Nebennieren bei periodischer Psychose.

(Moderne Psychiatrie. März 1907.)

Der Autor vertritt die Ansicht, dass die periodische Psychose im Zusammenhange mit der Drüsenautointoxication steht. Zur Bekräftigung dieser Ansicht führt Autor zwei Fälle von periodischer Psychose an. In dem einen Falle mit wiederholten Anfällen von periodischer Manie konnte Autor bei der Autopsie eine chronische interstitielle Degeneration der Nebenniere konstatieren, im zweiten Falle, wo die periodische Psychose zum ersten Male als schwere Manie akut einsetzte, wurde eine akute parenchymatöse Degeneration der Nebenniere vorgefunden. Autor ist geneigt, die Erkrankung der Nebenniere als Pathogenese der periodischen Psychose zu betrachten, ferner die Intoxication von seiten der Schilddrüse in Zusammenhang mit der Dementia praecox zu bringen. L. Guttmann (Moskau).

K. Beljajeff: Zur Kasuistik der pathologischen Irrungen.

(Moderne Psychiatrie. März-April 1907.)

Autor beschreibt zwei Fälle von pathologischen Irrungen. Den ersten Fall mit jähem Ausbruch und Abklang mit consentiver Amnesie betrachtet Autor als epileptischen Dämmerzustand, den zweiten Fall mit nicht kompletter Amnesie mit fortdauernden psychischen Abnormitäten nach Abklang des Dämmerzustandes ist Autor geneigt, als Beginn einer Dementia praecox anzusehen. L. Guttmann (Moskau).

O. Decroly (Bruxelles): La classification des enfants anormaux.

(Bull. de la soc. de méd. ment. de Belgique 1905. S. 384—419. 582—618.)

Die Versuche zur Klassifikation der abnormen Kinder sind ebenso Legion, wie die der Klassifikation der Psychosen. D. gibt eine eingehende Uebersicht über diese Klassifikationsversuche, die er in vier Gruppen teilt: Klassifikationen nach der Aetiologie (Tanzi, Pellizzi, Schuttleworth), Klassifikationen nach Morphologie und Anatomie (Bourneville, Hammarberg, Alzheimer), Klassifikationen nach der Symptomatologie (Manheimer, Esquirol, Moreau de Tours, Pinel, Dubois, Belhomme, Séguin, Voisin, Morel, Marcé, Griesinger, Luys, Schüle, Chambard, Emminghaus, Ziehen, Ball et Dagonet, Ireland, Krafft-Ebing, Bourneville, Sollier, Ganguillet, Binet, Noyes) und die Klassifikation nach gemischten Gesichtspunkten (Morselli, Magnan, Dallemagne, Berthold, Kölle, Laquer, Apert, de Moor, Sante de Sanctis, Ziehen, Blin, Damay). D. bespricht die zahlreichen Bezeichnungen, die für gewisse Formen (speziell die leichteren) des Schwachsinns eingeführt worden sind und dazu beitragen, die Verwirrung zu vermehren, (arriérés, déséquilibrés, instables, Schwachbegabte), speziell die verschiedenen Formen der psychopathischen Minderwertigkeiten nach Koch, der Orthophrénopédie nach Thulié (dégénérés inférieurs et supérieurs; unter der letzten diminués, déséquilibrés de l'intelligence, émotifs), die leicht abnormen Kinder nach Weygandt etc.

D. schlägt folgende Klassifikation vor, die die angeführten Mängel vermeidet:

I. Abnorme (irréguliers) durch endogene Ursachen:

a) Abnorme in Bezug auf vegetative Funktionen (somatisch abnorm oder schwache):

1. Individuen mit körperlichen Difformitäten und Anomalien, die vom neuro-muskulären System unabhängig sind (gewisse Monstrositäten, Atrophie, Hypertrophie, Gibbositäten, Lahmen, verschiedene Difformitäten etc.).

2. Individuen mit allgemeinen Ernährungsstörungen und chronischen Affektionen der vegetativen Organe, die von neuro-muskulärem System unabhängig sind (Zwergwuchs, Riesenwuchs, Achondroplasie, Myxoedem, Albinismus, angeborene oder erworbene Affektionen des Verdauungs-, Atmungs-, Kreislaufssystems, chronische Hautkrankheiten etc.).

b) Abnorme in Bezug auf die Funktionen des Nervensystems:
1. Individuen mit abnormen Sinnen,
2. „ „ „ Bewegungen,
3. „ „ „ geistigen Funktionen,
4. „ „ „ Willenaffekten.

II. Abnorme durch exogene Ursachen. Hoppe.

Fr. Meeus (Gheel): Des medecins-adjoints dans les établissements d'alienés.
(Bull. de la soc. de méd. ment. de Belgique 1905. S. 197, 214, 322—339, 492—525.)

Die eingehende Studie ist vorzugsweise der Erörterung der Verhältnisse zwischen Direktor und Aerzten an Irrenanstalten gewidmet und auf die Untersuchung der entsprechenden Einrichtungen in Frankreich, Deutschland, Belgien, Russland, Holland, Italien, Schweden, Dänemark, Schweiz und England gegründet. In Frankreich und England ist der Chefarzt der eigentlich behandelnde Arzt, die Assistenzärzte sind nur seine Handlanger, die ohne Initiative und ohne Verantwortlichkeit nur alle Anordnungen des Chefarztes auszuführen haben. Dieses System kann, wie M. betont, nur in einer kleinen Anstalt oder in einer Pensionäranstalt mit 50—100 Kranken zweckmäßig sein. In Deutschland herrscht vorzugsweise das hierarchische System, an der Spitze der Chefarzt, unter ihm mehr oder weniger selbständige Oberärzte, unter diesen wieder Assistenzärzte. Für Belgien beschreibt M. vorzugsweise die geschichtliche Entwicklung der ärztlichen Stellung in Gheel, wo sich zuletzt (1902) eine vollständige Unabhängigkeit der Aerzte voneinander entwickelt hat. Die Kolonie ist in vier voneinander unabhängige Abteilungen geteilt, die je einem Arzte unterstellt sind. Jeder Arzt hat in seiner Abteilung völlige Autorität und Verantwortlichkeit. Ueber dem ganzen schwebt der Direktor, der sich in das Detail der Behandlung nicht einmischt. Nur monatlich einmal finden gemeinschaftliche Konferenzen mit dem Direktor statt, der im übrigen täglich nur einen schriftlichen Bericht der Abteilungärzte erhält und sich außerdem von den Abteilungswärtern täglich mündlichen Bericht erstatten läßt, um über die Vorgänge auf dem Laufenden zu bleiben. Die Abteilungsärzte wechseln von Zeit zu Zeit ihre Abteilungen. Unabhängig und gleichgestellt sind auch die Anstaltsärzte in den russischen Semstwo-Anstalten. In Warschau z. B. steht je ein Arzt an der Spitze je einer Abteilung von etwa 100 Kranken; sie sind für ihren Dienst disziplinarisch dem ärztlichen Direktor, außerdem aber auch gesetzlich verantwortlich. Der Direktor besucht jeden Tag eine Abteilung (oder mehrere) nur in Begleitung des betreffenden Abteilungsarztes.

M. gibt mit Recht dem System der selbständigen Aerzte den Vorzug. Die Einführung desselben in Gheeel hat, wie M. betont, die Initiative und das Ansehen jedes Arztes vermehrt, die Behandlung und klinische Beobachtung der Kranken erleichtert und verbessert und die Ueberwachung der Pfleger verstärkt. M. wünscht, dem Vorschlage des Referenten in seinen Arbeiten über diese

Frage folgend, daß der Direktor mit Unterstützung eines jungen Assistenzarztes eine eigene Abteilung habe, im übrigen aber es unter dieser Direktion nur Anstaltsärzte geben soll, die unabhängig voneinander selbständig auf ihren Abteilungen und gleichgestellt sein sollen, abgesehen von den natürlichen Unterschieden des Dienstalters und des davon abhängigen Gehaltes. Für Belgien schlägt M. ein Gehalt von 3000—6000 Fr. nebst Dienstwohnung für diese Anstaltsärzte vor. Die Zahl der Aerzte braucht nach M. in den belgischen Anstalten, wo $^4/_5$ der Kranken aus unheilbaren Geisteskranken bestehen, nicht so groß zu sein als in Deutschland. M. hält, wenn der Direktor in die Zahl der behandelnden Aerzte eingeschlossen wird, in Anstalten mit 300 Kranken 2, mit 600 Kranken 3, mit 900 Kranken vier Aerzte für ausreichend. M. geht dabei von dem Standpunkte aus, daß das wirtschaftliche Interesse der Anstaltsverwaltung in erster Linie stehen und die wissenschaftlichen Interessen zurückzutreten haben. Da aber die wissenschaftliche Nutzbarmachung des Materials den Arzt frisch und rege erhält und auch der Behandlung der Kranken zugute kommt, so wird man auch bei unheilbaren Kranken die von M. angegebene Zahl von Aerzten für zu gering erachten. 150 Kranke scheint mir die Höchstzahl zu sein, die ein Arzt mit Erfolg behandeln und wissenschaftlich einigermaßen ausnützen kann. Auch bei dieser Zahl scheint mir eine sorgfältige Führung der Krankengeschichten, die die Grundlage aller wissenschaftlichen Beobachtungen und Arbeiten bilden, sehr schwer. Hoppe.

Gregor: Beiträge zur Kenntnis der Gedächtnisstörung bei der Korsakoff'schen Psychose.

(Monatsschr. f. Psychiatrie u. Neurol. 1907. XXI.)

G. hat an zwei typischen Fällen von Korsakoff'scher Psychose experimentelle Untersuchungen über die positiven Leistungen des Gedächtnisses solcher Kranken angestellt. Er sucht vor allem darüber Aufschluss zu geben, wie lange bei diesen Kranken einmal erworbene Dispositionen zur Reproduktion nachdauern und in welchem Grade ihr Gedächtnis übungsfähig ist. Ausserdem ist in diesen Studien die Bildung rückläufiger Associationen, die Oekonomie des Lernens, das Wiedererkennen früherer Eindrücke eingehend berücksichtigt. Bezüglich der Anordnung der Versuche und ihrer Ergebnisse muss auf die Arbeit selber verwiesen werden, da sich ihr Inhalt zur kurzen Besprechung nicht eignet. Spielmeyer.

Fuller: A study of the neurofibrils in dementia paralytica, dementia senilis, chronic alcoholism, cerebral lues microcephalic idiocy.

(American journal of insanity. April 1907.)

F. hat in 14 Fällen organischer Psychosen die verschiedensten Teile des Grosshirnmantels und auch andere Abschnitte des Centralorgans mit den Fibrillenmethoden Cajal's, Bethe's und Bielschowsky's untersucht. In dem vorliegenden Bericht über diese Untersuchungen sind ausschliesslich die Befunde an Bielschowsky-Präparaten berücksichtigt, da letztere die gleichmässigsten Bilder haben. Die wichtigsten Abweichungen der Fibrillenbilder vom normalen Typus sind durch grossenteils recht gute Abbildungen illustriert. — Bemerkenswert ist die Reserve, mit der Verf. an die Deutung der abnormen Fibrillenbilder herangeht; er betont wiederholt, dass nicht alles pathologisch und für den betreffenden centralen Process charakteristisch ist, was am Bielschowsky-Präparate aussergewöhnlich scheint. In allen den verschiedenen Hirnerkrankungen kehren die verschiedensten abnormen Zelltypen wieder; genau wie am Nisslbilde kann auch am Silberpräparat nur das „Ensemble" der Veränderungen diagnostisch wertvolle Aufschlüsse geben. Das Fibrillenbild der Nervenzelle allein hat keinen grösseren diagnostischen Wert als ihr Granulabild. In diesen allgemeinen Schlüssen wie in den speziellen Ausführungen über die Fibrillenbefunde bei der Paralyse und senilen Demenz berühren sich diese Untersuchungen im wesentlichen mit denen von Bielschowsky, Schaffer, Brodmann u.a.

Spielmeyer.

E. Schlesinger: Die Sprachstörungen schwachbegabter Kinder.

(Strassburger medizinische Zeitung 1906. 7. Heft.)

Die Sprachstörungen, d. h. namentlich die Verlangsamung, Verzögerung und Verspätung der sprachlichen Entwicklung (das Stammeln) nehmen in der Symptomatologie und Aetiologie der Debilität eine hervorragende Rolle ein. Beim Verlassen der Hilfsschule (13.—14. Jahr) haben fast alle normale Sprache, im Gegensatz zu den Imbezillen. Die Ursache der Sprachfehler ist hauptsächlich eine Entwicklungshemmung auf sprachlichem Gebiet, was auch durch spätes Sprechenlernen nahegelegt wird. Hand in Hand damit geht meist verspätetes Gehen und späte Zahnung. Stotterer sind bei den Debilen, im Gegensatz zu den geistig Normalen mit Sprachfehlern, sehr selten. Die mittleren Grade des Stammelns verbinden sich oft mit Agrammatismus (Prognose gut). Stummheit, Aphasie fand sich zweimal, sie verlor sich später und machte hochgradigem Stammeln Platz. Von organischen Leiden war besonders Hypertrophie der Tonsilben und Schwerhörigkeit hervorzuheben; 40 % der Kinder, die Sprachfehler hatten oder spät sprechen lernten, waren schwerhörig. Beseitigung des Ohrenleidens besserte oft den Sprachfehler, im Gegensatz zum Operationserfolg bei Tonsillenhypertrophie. Anamnestisch wichtig sind Armut der Eltern, Mangel an häuslicher Erziehung und Anleitung und schlechte körperliche Entwickelung (namentlich im Säuglingsalter).

Finckh (Berlin).

E. Schultze und **C. Rühs**: Intelligenzprüfung von Rekruten und älteren Mannschaften.

(Deutsche Medizinische Wochenschrift 1906. No. 31.)

Es wurden je 100 Rekruten und gedienten Mannschaften 55 Fragen vorgelegt, die sich auf das positive Wissen (betreffend die Personalien, die bürgerliche und militärische Umgebung) und die eigene Urteilskraft (Rechnen, Definition von Begriffen, Auffinden der Pointe in einer vorerzählten Geschichte, Ergänzen von Worten und Sätzen [nach Ebbinghaus] und Bildung von Sätzen aus drei gegebenen Hauptwörtern [nach Masselon]) bezogen. Bezüglich der Einzelheiten sei auf das Original hingewiesen. Die Verf. halten die Methode zur Feststellung der Intelligenz für geeignet; sie konnten zwei Rekruten nach dem Resultat der Fragen und der zu ihrer Beantwortung gebrauchten Zeit für imbecill erklären, ein Ergebnis, das mit der Beobachtung der Offiziere übereinstimmte. Im übrigen konstatierten sie eine allgemeine Zunahme des Wissens der gedienten Mannschaften, die besser zu beobachten und aufzumerken gelernt hatten. Diese hatten auch das grössere Bestreben, selbst mit den vorhandenen schwachen Kräften die gestellte Aufgabe zu lösen.

Die Hebung ihrer Urteilskraft bekundete sich durch die kürzeren und schärferen Definitionen. Schliesslich weisen die Verf. noch auf den Wert der Schreibprüfung hin. Finckh (Berlin).

E. Meyer: (Königsberg): Untersuchungen des Liquor cerebrospinalis bei Geistes- und Nervenkranken.

(Archiv f. Psych. Bd. 42, H. 3.)

Untersuchungen an 100 Fällen von organischen und funktionellen Psychosen. Auf luetische Infection und deren organischen Residuen wie Pupillenstarre und mangelhafte Lichtreaction der Pupillen wurde besonders geachtet. Die angewandten Methoden waren die französische und die Zählkammermethode; der letzteren wurde der Vorzug gegeben. Angaben über die Zahl der Zellen fehlen. Unter 18 sicheren Paralysefällen ist ein Fall mit negativem Befund; in diesem Falle kam differentialdiagnostisch Alkoholparalyse in Betracht, wie auch in einigen anderen Fällen, in denen die Lymphocytose im Sinne der Paralyse gedeutet wurde. Eine Trinkerin mit luetischen Geschwüren ergab negativen Befund. Bei einem Katatoniker ohne Pupillenstörungen fand sich leichte Lymphocytose (Lues?), ebenso bei zwei Kranken mit seniler Demenz und Arteriosklerose. Tabes ergab einmal negativen, einmal positiven Befund, ebenso eine Anzahl von Fällen mit Apoplexie. In einigen Fällen mit positivem Befund fand sich in der Pia lymphocytäre Infiltration. Abbildungen sollen veränderte Lymphocyten und Geschwulstzellen aus dem Liquor zeigen. Diese Befunde sind bei der bisher in Gebrauch stehenden Methode des Deckglastrockenpräparates, bei der die Zellen die mannigfaltigsten Veränderungen erleiden, mit Vorsicht aufzunehmen. Bedeutungsvoller wären diese Befunde, wenn sie in der Zählkammer gemacht worden wären, worüber Angaben fehlen.

O. Rehm (München).

K. A. Beljajeff: Zur Casuistik pathologischer Wandertriebe.

(Zeitgenössische Psychiatrie, 1907, März-Mai.)

B. analysiert zwei von ihm beobachtete Fälle von Poriomanie und findet den Grund bei dem einen in Epilepsie, beim anderen will er zwar sich nicht bestimmt aussprechen, setzt aber Dementia praecox voraus.

M. Lachtin.

J. N. Wedensky: Zur Lehre des Ganser'schen Symptoms.

(Zeitgenössische Psychiatrie, 1907, März-Mai.)

W. bringt einen kurzen zeitgenössischen Abriss über die Lehre des Ganser'schen Symptoms nach Aetiologie, Pathogenese, diagnostischer Wichtigkeit und gerichtsmedicinischer Bedeutung.

In Anbetracht der Möglichkeit einer unrichtigen Abschätzung eines gegebenen Falles, die manchmal für den Kranken schwere Folgen haben könnte, äussert W. am Schluss den Wunsch, dass die Aerzte, besonders aber die Gefängnisärzte, dem Ganser'schen Symptom mehr Beachtung schenken mögen, da besonders in den letzten Jahren dieser Zustand im Zusammenhange mit dem Kriege und den grandiosen politischen und ökonomischen Erschütterungen häufig beobachtet wurde. M. Lachtin.

A. N. Bernstein: Seelenerkrankungen im Winter 1905—06 in Moskau.

(Zeitgenössische Psychiatrie, 1907, März-Mai.)

Der Autor versucht das Problem zu lösen, ob die revolutionären Erschütterungen im Vereine mit den schweren Begleiterscheinungen derselben, wie: Gefängnis, aufgeregte, schlaflose Nächte, Arbeitslosigkeit, Schrecken, Uebergang von freudigen Erwartungen in trübe Verzweiflung usw. imstande sind, endogene psychische Erkrankungen auszulösen.

B. führt eine ganze Reihe von ausführlichen Beschreibungen — verschiedener Erkrankungen, die im Zusammenhange mit dem stärkeren Auftreten der russischen Revolution zum Vorschein kamen — an und gelangt zum Schluss, dass die politischen Erschütterungen nicht, wie es scheint, als eigentliche Erreger, sondern als Förderer von sich eigentlich nach endogenetischen Gesetzen entwickelnden Geisteserkrankungen betrachtet werden müssen.

M. Lachtin.

M. Reichardt: Ueber Sinnestäuschungen im Muskelsinn bei passiven Bewegungen.

(Sonderabdruck a. d. Zeitschr. für Sinnesphysiologie. Bd. 41, 1907.)

Als „Nachwirkung" hat Rieger spontane, aber vom Willen nicht veranlasste Bewegungen des völlig äquilibrierten Unterschenkels (Armes) bezeichnet, welche dann auftreten, wenn die Extremität durch Aenderung der Belastung in irgend eine neue Lage gebracht wird. Die primäre passive Bewegung setzt sich dann spontan in der gleichen Richtung etwas fort, nachdem das Glied nach der primären passiven Bewegung vorübergehend scheinbar zur Ruhe gekommen war. Während objectiv aber nur kleine und langsame Bewegungen als „Nachwirkung" registriert werden, erscheint im Bewusstsein die Nachwirkungsbewegung um ein Vielfaches multipliciert; während die hauptsächliche Bewegung im Laufe von Minuten 1,2 bis höchstens 3° nach unten betrug, bestand das Gefühl, als ob das Bein mit grosser Geschwindigkeit 20—30° abwärts stürze; ähnlich verhielt es sich bei Nachwirkungsbewegungen nach oben. Infolgedessen entstanden beträchtliche Täuschungen in der Beurteilung der Lage und Winkelstellung der Extremitäten, während, abgesehen von diesen Täuschungen bei der Nachwirkungsbewegung, die Empfindung und Abschätzung passiver und aktiver Bewegungen eine ziemlich genaue ist. Im Gegensatz zu den Täuschungen über die Bewegungsgrösse wird die Richtung der in die Nachwirkung fallenden Bewegungen überraschend genau wahrgenommen. Sowohl der Nachwirkung gleich, wie ihr entgegengesetzt gerichtete passive Bewegungen werden in ihrer Richtung genau erkannt, allerdings werden kleinste passive Bewegungen, welche der Nachwirkung entgegengesetzt sind, bisweilen überhaupt nicht wahrgenommen. So kann es also kommen, dass die gleiche objective Winkelbewegung des Beines bei gleicher Winkelstellung desselben das eine Mal sehr stark überschätzt, das andere Mal (bei entgegengesetzter Bewegung) überhaupt nicht wahrgenommen wird. Bei auf die Versuchsanordnung nicht eingeübten Personen kann infolge dieser Täuschungen eine völlige Desorientiertheit in der Abschätzung der Lage des Beins eintreten. Nachahmung oder Abschätzung der primären passiven (nicht Nachwirkungs-) Bewegungen gelang dagegen stets annähernd genau. Wichtig ist ferner das zeitliche Differieren zwischen der Stärke der Nachwirkungsempfindung und der Grösse der tatsächlichen Bewegung. Oft war die Nachwirkungsempfindung bereits an ihrem Maximum angelangt (nach 30") während die objektive Bewegung eben anfing, nachweisbar zu werden. Ferner wurde ein wellenförmiges Stärker- und Schwächerwerden der Nachwirkungsempfindung festgestellt, besonders unter dem Einfluss anderweitiger gewollter motorischer Impulse. Bei solchen Impulsen kam es auch oft zu unwillkürlichen Bewegungen im äquilibrierten Glied. Besonders stark war die Nachwirkungsempfindung, wenn vorher bestimmte Muskeln (Quadriceps, Deltoideus) stark ermüdet waren. R. hält die Nachwirkungsempfindung für die Empfindung bezw. Wahrnehmung bestimmter Muskelzustände.

Für das Zustandekommen und den Nachweis der Nachwirkung und der Empfindung davon ist das passive Verhalten aller in Betracht kommenden Muskeln erforderlich. In dieser Hinsicht bestehen grosse individuelle Differenzen. R. unterscheidet mit Rieger drei Gruppen, die Normalen (die zahlreichste Gruppe, welche das „Normaldiagramm" in der Rieger'schen Versuchsanordnung bei passiven Bewegungen liefern), die „Bremser" und die „Unsteten". „Unter den Bremsern sind solche Menschen zu verstehen, welche das möglichst äquilibrierte Bein zwar passiv lassen wollen und es vielleicht auch passiv zu halten glauben; doch entwickelt hierbei die Streckmuskulatur des Oberschenkels eine derartige aktive Kraft, dass eine Belastung zur Ueberwindung dieses Muskelwiderstandes notwendig ist, welche das 3- bis 4 fache von jener Belastung erreichen kann, die notwendig ist, um den Muskelwiderstand der Gruppe 1 (der ‚normalen') zu überwinden" (40 bis 50 kg gegen 13 kg bei den meisten Menschen). — „Bei den Unsteten hingegen ist eine regelrechte Untersuchung mit passiven Bewegungen, z. B. die Aufzeichnung eines Normaldiagramms, deshalb nicht möglich, weil die äquilibrierte Extremität alsbald in spontane auf- und abwärts gerichtete Bewegungen verfällt, die sogar den ganzen Quadranten durchlaufen und ohne Unterbrechung stundenlang fortdauern können." Dabei hatten diese Personen das *Gefühl*, als ob ihre Glieder bewegt würden; von der Aktivität ihrer Muskelleistungen kam weder den Unsteten noch den Bremsern etwas zum Bewusstsein. R. gibt instruktive Beispiele für diese Typen, sowohl für deren Verhalten in der Rieger'schen Versuchsanordnung, wie bei einfachen Versuchen mit möglichst passiver Auflegung des Armes auf eine Wage. Ausserhalb dieser Versuche war an den Versuchspersonen in psychomotorischer und in allgemein psychischer Hinsicht nichts Auffälliges, trotzdem führten die Untersuchungen zu ganz verschiedenen Reaktionen. Dabei ist das Verhalten des Bewusstseins den motorischen Besonderheiten gegenüber ein eigenartiges; die Empfindung der Nachwirkung erscheint um ein Vielfaches verstärkt, die „Unsteten" und „Bremser" haben von ihrer Aktivität bei den besprochenen Bewegungserscheinungen keine Kenntnis. Wir haben es hier mit Sinnestäuschungen zu tun, und man kann über das Verhältnis von „Muskelfunktion und Bewusstsein" noch keine weiteren befriedigenden Angaben machen. — R. streift zum Schluss die Muskelzustände der Katatoniker, von denen wir noch in keiner Weise aussagen können, wie weit sie als direkte motorische Symptome oder als durch Wahnideen und Sinnestäuschungen (besonders im Muskelsinn) bedingte Erscheinungen aufzufassen sind. Untersucht man Katatonische auf die passiven Bewegungen ihrer äquilibrierten Extremitäten, so lässt sich nach den bisherigen Erfahrungen regelmässig feststellen: „Während bei Normalen, welche das Bein genügend passiv zu lassen vermögen, durch das Wegnehmen einzelner Gewichte an der rotierenden Trommel eine stufenförmige Figur entsteht . . ., bleibt bei Katatonischen die Extremität trotz der Gewichtsverminderung in gleicher Höhe; die Kurve sinkt nicht, ausserdem besteht die Tendenz, das vorübergehende Sinken der Extremität (infolge des Wegnehmens einzelner Gewichte) durch ein gewisses elastisches Federn wieder mehr oder weniger auszugleichen." Auch Gesunde können derartige Kurven willkürlich nachahmen. Isserlin (München).

F. Riklin: Beitrag zur Psychologie der kataleptischen Zustände bei Katatonie.
(Psychiatrisch-Neurol. Wochenschr. 1906. No. 32—33.)

Der „Beitrag" sucht seine Aufgabe im Sinne Freud's zu lösen. „Soviel ist nach allem, was man aus nachträglichen, unvollständigen Berichten oder aus ganz bestimmten Geberden der Kranken während des genannten Zustandes erfährt, sicher, dass es sich oft um dem Patienten angenehme Vorstellungen handelt, die in irgend einer Weise eine traumhafte Wunscherfüllung darstellen auf Grund eines „Complexes", der pathogen wirkte, oder den Inhalt der Krankheit bildet." — Diese Behauptung soll die ausführliche Schilderung eines Falles mit Angabe eingehender Exploration und Deutung derselben erweisen. Isserlin (München).

Horstmann: Passagere geschlechtliche Triebanomalie auf Grund eines nervösen Erschöpfungszustandes.
(Aerztl. Sachverständigen-Ztg. 1906. No. 24.)

Der erblich belastete, früher stets gesunde, pflichttreue Beamte hatte während einer sich bei ihm entwickelnden Neurasthenie das ihm früher unbekannte Verlangen, koitierende Pärchen unter eigener geschlechtlicher Erregung zu beobachten. Das Unmoralische der Handlung drückte ihn. Verschlimmerung nach einem Unfall. Der Drang ist nach vorherigem Alkoholgenuss besonders stark. Mit der Besserung der neurasthenischen Beschwerden verschwand die Triebanomalie. Schultze.

Eduard Hitzig.

Am 20. Februar d. J. starb in St. Blasien im Schwarzwalde nach langer schwerer Krankheit Prof. Eduard Hitzig aus Halle a. S.

Mit ihm schied eine der markantesten Persönlichkeiten unter den älteren Psychiatern Deutschlands aus dem Leben, ein hervorragender, bahnbrechender Forscher auf dem Gebiete der Gehirn- und Nervenphysiologie und -Pathologie, ein glänzender Schriftsteller und scharfer, klarer Redner, ein vorzüglicher klinischer Lehrer und Arzt und ein vorbildlicher Organisator und Anstaltsleiter.

Schon im Jahre 1903 musste Hitzig aus Gesundheitsrücksichten aus seiner Stellung als Lehrer der Psychiatrie und Neurologie und Leiter der Kgl. Universitätsnervenklinik in Halle zurücktreten. Damals schrieb er in dem Vorworte seines Lebenswerkes (Untersuchungen über das Gehirn) das trotzigstolze und doch so schmerzlich-resignierte, oft citierte Wort: „Unbesiegt von meinen Gegnern, besiegt von dem allgewaltigen Schicksal, das mich der Sehkraft bereits fast gänzlich beraubte, lege ich jetzt das Messer, die Feder und das Schwert aus der Hand, in der Absicht, sie nicht wieder aufzunehmen." Seitdem ist denn auch, trotzdem er bis zuletzt alle einschlägigen Arbeiten mit dem grössten Interesse verfolgte, keine Arbeit mehr aus seiner Feder hervorgegangen. Ein blosser Federkampf, ohne Beibringung neuen Materials, konnte ihn nicht reizen, so schwer es ihm auch wurde, hinfort zu schweigen; denn eine Kampfesnatur, ein rücksichtsloser, wenn auch sachlicher Streiter war

Hitzig sein ganzes Leben hindurch, wenn es galt, seiner Ueberzeugung Geltung zu verschaffen oder der Findung einer wissenschaftlichen Wahrheit zu dienen. Auf einer langen Bahnfahrt von Halle nach Baden-Baden, wo Hitzig ein regelmässiger Besucher des Congresses der südwestdeutschen Neurologen und Irrenärzte war, erzählte er mir einst sein ganzes Leben und Streben von der Berufung nach Zürich bis in die neueste Zeit, die für ihn damals gerade im Zeichen der Polemik mit Munk und Flechsig stand, und schloss mit den Worten einer stolzen, selbstbewussten Befriedigung: „Mein Leben war ein ständiger, endloser Kampf für meine Ueberzeugung." Er hätte noch hinzufügen können „und rastlose Arbeit", denn Hitzig war eine hervorragende Arbeitskraft, von ihm konnte Prof. Anton in seiner Gedenkrede gelegentlich der Aufstellung der Büste Hitzig's in der Klinik mit Recht sagen, dass der Achtstundentag der Arbeit täglich von ihm verdoppelt wurde. Das hat wohl niemand besser beurteilen können wie seine Assistenten, die in den letzten Jahren vor seinem Abschied von der Lehrtätigkeit unter ihm arbeiten konnten, in jener Zeit, als es für ihn galt, das, was er für die Aufgabe seines Lebens hielt, nämlich die Herausgabe seiner Untersuchungen über das Gehirn, zum Abschluss zu bringen.

Harter Kampf und unermüdliche Arbeit neben hoher geistiger Begabung waren es, durch die sein Leben aber auch so reich an Erfolgen und sein Wirken so segensreich wurde. Denn Schöpfungen von bleibendem Werte sind es, die wir ihm verdanken: auf seine grösste Tat, die Entdeckung der elektrischen Erregbarkeit der Hirnrinde, damit der eigentlichen Begründung der Lokalisationslehre im Gehirn, folgte die unter den grössten Schwierigkeiten durchgeführte Neuorganisation der Irrenanstalten Burghölzli und Nietleben, dann der vorbildlich gewordene Neubau der Nervenklinik in Halle, die Abfassung der grundlegenden Arbeiten über den Querulantenwahnsinn, die traumatische Tabes und den Schwindel und endlich als Abschluss seiner Lebensarbeit die Herausgabe seiner Untersuchungen über das Gehirn, Taten und Werke, die seinen Namen bei allen Kulturvölkern bekannt gemacht und ihm in der Geschichte der Medicin einen dauernden Platz gesichert haben.

Hitzig wurde am 6. Februar 1838 in Berlin geboren. Er war der Sohn des Architekten Friedrich Hitzig, des Präsidenten der Kgl. Akademie der Künste, des Erbauers der Berliner Börse, der Reichsbank und der Charlottenburger Hochschule, und ein Enkel des bekannten Kriminalisten Ed. Hitzig, des Begründers der literarischen Mittwochsgesellschaft. Es dürfte bei der Erwähnung seiner Familienverhältnisse nicht uninteressant sein, zu hören, dass er auch sonst mit einer Reihe bedeutender Leute in enger verwandtschaftlicher Beziehung stand, so mit dem Historiker Franz Kugler, mit Paul Heyse, mit dem Generalleutnant Bayer, dem Begründer der europäischen Gradmessung und Vater des Münchener Chemikers Adolf v. Bayer. Auch in seiner Frau, einer Nichte Leopold von Ranke's, fand er eine geistig hochstehende, verständnisvolle Lebensgefährtin und Mitarbeiterin (Die Kostordnung der psychiatrischen und Nervenklinik, Jena 1897). Hitzig studierte in Berlin und Würzburg und wurde 1862 in Berlin zum Doctor der Medizin mit der Dissertation: „De ureae origine" promoviert. In die Zeit von 1870—75 fällt dann die hervorragendste Leistung Hitzig's, nämlich die Entdeckung der elektrischen Erregbarkeit der Hirnrinde, die erst die heutige

Entwicklung der Lehre von der Lokalisation im Gehirn ermöglichte. Er war es, der als erster im Gegensatz zu der herrschenden Lehre zeigen konnte, dass bei Reizung gewisser Hirnrindenregionen ganz bestimmte Bewegungen von Körperteilen ausgelöst werden können, dass also die Hirnoberfläche funktionell verschiedenartig ist. Er zeigte, dass die Reizpunkte für die motorischen Leistungen beim Hunde in den vorderen Hirnpartien, dem Gyrus sigmoides, zu suchen seien; ebenso gelang es ihm zuerst, festzustellen, dass bei Läsionen des Hinterhauptslappens halbseitige Sehstörungen der anderen Seite auftreten. Diese bedeutungsvollen Entdeckungen wurden dann sehr bald auch von anderer Seite durch weitere experimentell-physiologische Untersuchungen, durch anatomische und entwicklungsgeschichtliche Forschungen und durch klinische Beobachtungen, zu welchen wieder Hitzig selbst wertvolle Beiträge lieferte, bestätigt und immer auf ihren Zustand fussend wurde unsre Kenntnis von der Gehirnlokalisation der verschiedenen Körperfunktionen soweit vertieft, dass wir heute in vielen Fällen Krankheitsherde im Gehirn nicht nur genau lokalisieren, sondern auch mit Erfolg chirurgisch angreifen können. In erster Linie ist es auch da wieder Hitzig gewesen, der eifrig an diesem praktischen Ausbau seiner experimentellen Forschungen tätig gewesen ist („Beiträge zur Hirnchirurgie"). Hitzig ist dann diesem so wichtigen Forschungsgebiete während seines ganzen Lebens treu geblieben, und nur äussere Verhältnisse, der Krieg, dringende Berufsgeschäfte und zeitraubende Gelegenheitsschriften, hatten seine experimentellen Arbeiten für eine Reihe von Jahren unterbrochen. Im Jahre 1899 nahm er dann dieselben mit neuer Energie und unter Entfaltung einer unglaublichen Arbeitsleistung wieder auf, um vor allen seine Lehren und Forschungsergebnisse gegen die Angriffe oder gegenüber den abweichenden Auffassungen anderer Untersucher wie Munk, Goltz, Loeb etc. zu verteidigen und durch Beibringung eines ungeheuren Tatsachenmaterials zu stützen. Da ich den grössten Teil dieser Untersuchungen selbst mitgemacht habe, weiss ich, mit welcher bewunderungswürdigen Gründlichkeit, Objectivität und nüchternen Kritik Hitzig dabei vorging, und mit welcher Sorgfalt und Exaktheit er die Operationen ausführte, die Tiere beobachtete und mit welcher Klarheit und Schärfe er die Resultate zu verwerten wusste. Diese letzten Arbeiten enthielten zum Teil einen scharfen Prioritätsstreit gegen Munk; vor allem richteten sie sich gegen die in alle Lehrbücher übergegangene Lehre dieses letztgenannten Forschers über die angebliche Projection der Retina auf die Rinde des Hinterhauptslappens. Diese glänzend geschriebenen, durch ein umfassendes kasuistisches Material gestützten Ausführungen haben wohl einwandsfrei die Richtigkeit der Hitzig'schen Lehre zu erweisen vermocht. Mit berechtigtem Stolz durfte Hitzig zum Schluss seines Vorwortes zu den gesammelten Abhandlungen sagen: „Diese Untersuchungen werden wiederholt werden und das Endergebnis ist mir nicht zweifelhaft."

Im Jahre 1875 wurde Hitzig als Ordinarius und Direktor der Irrenanstalt Burghölzli nach Zürich berufen und im Jahre 1879 in gleicher Eigenschaft an die Provinzial-Irrenanstalt zu Nietleben und als Professor in die medicinische Fakultät in Halle. In beiden Stellungen hat er sich als glänzender Neuorganisator gezeigt, der sich nie scheute, auch gegen den heftigsten Widerstand der Behörden mit alten, eingewurzelten Anschauungen in der Irrenpflege zu brechen und seiner moderneren, freieren Auffassung über die Einrichtung und den Betrieb einer Irrenanstalt Geltung zu verschaffen. Als unerhört galt es, als er, unbekümmert um alle Warnungen und Anfeindungen, die Gitter von den Fenstern der Züricher Klinik entfernen liess; überhaupt sollten ihm grade in der Schweiz die heftigsten Angriffe und erbittertsten Kämpfe bevorstehen, als eine antivivisektionistische Hetze der gehässigsten Art gegen ihn veranstaltet wurde. Dafür erlebte nun Hitzig aber auch im Jahre 1891 die Freude, nachdem sechs Jahre ein Provisorium in Halle bestanden hatte, die ganz nach seinen Plänen und Angaben erbaute neue psychiatrische und Nervenklinik einweihen zu können. Diese Anstalt, die freundlich, hell, mit grossen, unvergitterten Fenstern versehen, mit freien, nicht mit Mauern umschlossenen Gärten umgeben und ganz im Stil einer inneren Klinik angelegt war, wurde vorbildlich für viele spätere Neuanlagen in anderen Städten. Glänzend war hier der Verwaltungsapparat nach seinen Angaben organisiert und die Wirtschaftsführung in diesem Betriebe eine so vorzügliche, dass Hitzig aus den Ersparnissen des Etats grosse Ankäufe von Feld für die Kranken machen und manche nützliche Neueinrichtung nach eignem Ermessen treffen konnte. Das war nur möglich, weil der Betrieb streng in einer Person centralisiert war und die Leitung eben in den Händen eines so hervorragenden Verwaltungsgenies lag. Mit pedantischer Genauigkeit überwachte Hitzig alle Einzelheiten selbst und duldete nie irgendwelche Abweichungen von dem, was er als richtig erkannt zu haben glaubte. In dieser Unterdrückung jeder freien Individualität in seiner Umgebung, die sich auch auf seine ärztlichen Mitarbeiter zu erstrecken versuchte, lag natürlich auch eine Gefahr dieses Systems. Ohne häufige innere Kämpfe und Reibungen ist es daher in der Klinik nicht abgegangen. Trotzdem ist aber die Zusammenarbeit mit Hitzig für alle, die an seiner Klinik länger tätig waren, eine vorzügliche Lehrzeit gewesen, und eine ganze Reihe tüchtiger Aerzte, Lehrer und Forscher ist aus seiner Schule hervorgegangen, so Wollenberg, Alt, Seiffer, Bruns, Heilbronner, Siefert u. a. m. Besonders hervorragend war Hitzig als klinischer Lehrer, und sein Colleg war eins der bestbesuchten in der medicinischen Facultät. Sein Vortrag war stets klar und sorgfältig durchgearbeitet und vorzüglich disponiert, vor allem waren seine Vorlesungen über Herderkrankungen des Gehirns ein wirklicher Genuss für seine Zuhörer.

Wie sein Verhältnis zu den Studenten ein sehr herzliches war, so war er auch den Kranken gegenüber ein humaner Arzt und verständnisvoller Freund. Bekannt ist ja seine Stellungnahme in dem Streite um die Berechtigung der traumatischen Neurose und sein entschiedenes, wohlwollendes Eintreten für die Ansprüche der Unfallverletzten, wobei es häufig in Versammlungen und in Gutachten, die er geradezu meisterhaft abzufassen verstand, zu scharfen, heftigen Auseinandersetzungen mit den Gegnern seiner Auffassung kam.

12 Jahre konnte Hitzig noch an dieser Stätte wirken und schaffen, dann zwang ihn ein schleichendes, progredientes Augenleiden, vom Amte zurückzutreten und der ihn allein befriedigenden wissenschaftlichen Tätigkeit Lebewohl zu sagen.

Jetzt ist er nun für immer dahingeschieden, aber seine Werke werden nicht vergessen werden, und sein Name wird in seinen Schöpfungen weiterleben.

Fritz Kalberlah (Frankfurt a. M.).

Druck der Anhaltischen Buchdruckerei Gutenberg, e. G. m. b. H., in Dessau.

CENTRALBLATT
für
Nervenheilkunde und Psychiatrie.

Herausgegeben im Verein mit zahlreichen Fachmännern des In- und Auslandes
von
Professor Dr. Robert Gaupp in Tübingen.

Erscheint am 1. und 15. jeden Monats im Umfang von 2—3 Bogen. Preis des Jahrganges Mk. 24.
Zu beziehen durch alle Buchhandlungen und Postanstalten.

Verlag von Vogel & Kreienbrink, Berlin W. 30 und Leipzig.

XXX. Jahrgang. 15. Oktober 1907. Neue Folge. XVIII. Bd.

I. Originalien.

Hysterie und Querulantenwahn.
Ein Beitrag zur Paranoiafrage.

Von Karl Heilbronner (Utrecht).

Der Querulantenwahn gilt zurzeit der Mehrzahl der Autoren vor allem unter dem Einfluss der Lehren von Hitzig und Kraepelin als eine Form der Paranoia, vielen sogar als der eigentliche Typus derselben. Wer es unternimmt, Beziehungen desselben zur Hysterie zu untersuchen, wird den Verdacht erwecken, dass er die für die meisten lange im negativen Sinne erledigte Frage nach der Existenz einer „hysterischen Paranoia" unnötig wieder aufrolle. Ich möchte von vornherein bemerken, dass auch ich die Frage in dieser Form für erledigt und nicht mehr discutabel halte, sobald man sich auf den Standpunkt stellt, dass die derzeit vorherrschende Lehre von der Paranoia auch in ihrer engsten, durch Kraepelin geschaffenen Begrenzung als definitiv angesehen werden kann. Stellt die Paranoia tatsächlich eine in sich abgeschlossene Erkrankung sui generis dar, so kann sie nicht als Ausdruck oder Symptom einer anderen auftreten, und die Annahme einer hysterischen Paranoia wäre dann tatsächlich logisch unmöglich: äusserstenfalles dürfte man einmal eine echte Mischpsychose erwarten, die sicher, wenn man von den recht häufigen alkoholischen Einschlägen in die verschiedensten Psychosen absieht, so selten sind, dass man mit ihrer Annahme im Interesse einer zu erreichenden reinlichen Scheidung meines Erachtens nicht vorsichtig genug sein kann. Anders liegt die Frage für denjenigen, der auch die enge, von Kraepelin geschaffene Begriffsbestimmung der Paranoia noch nicht für eine endgiltige anzusehen geneigt ist und auch hier noch mit der Möglichkeit weiterer Scheidungen resp.

Umordnungen rechnet. Gerade der Querulantenwahn scheint mir derartige Erwägungen nahezulegen; sie haben sich auch anderen Autoren (s. u.) neuerdings wieder aufgedrängt und unter diesem Gesichtspunkte scheint mir auch der hier folgende Beitrag zu der Frage gerechtfertigt. Da mir nach einer weiteren Mehrung des gerade auf diesem Gebiete schon überreichen kasuistischen Detailmateriales kein Bedürfnis vorzuliegen scheint, soll sich die Darstellung der zugrundeliegenden beiden Beobachtungen auf die zur Charakterisierung unentbehrlichen Punkte beschränken.

Beobachtung 1.

A. N., unverheiratet, 43 Jahre, ohne bestimmten Beruf. Ueber Heredität nichts sicheres; der Vater etwas zum Wohlleben über seine Verhältnisse geneigt, eine Schwester sehr erregbar, die Mutter eine arbeitsame, aber weltunerfahrene Frau, welche die Kranke sehr verwöhnt hatte und von ihr beherrscht wurde. Patientin war von jeher aussergewöhnlich reizbar, „herrschsüchtig", ein „unausstehlicher Charakter". „Wenn sie mit jemandem 20 Worte sprach, waren sicher 5 oder 6 Beleidigungen darunter." Dabei intellectuell sehr gut veranlagt; auf einer höheren Mädchenschule besonders gute Examina; auch später, als sie eine Zeitlang im Geschäfte von Schwester und Bruder tätig war, da sehr brauchbar; sie machte sich aber durch ihre Herrsch- und Krakehlsucht da unmöglich und schied 1889 aus; damals strengte sie einen Process gegen den Bruder an, von dem sie für ihre Tätigkeit eine nicht unerhebliche Summe verlangte; sie wurde abgewiesen; die Angelegenheit ist gerichtlich nicht weiter verfolgt worden; doch ist sie mit der Familie mehr und mehr zerfallen; nur die Mutter versuchte die Verbindung aufrecht zu erhalten, unterstützte sie und hat auch 1891 oder 92 eine Zeitlang mit ihr zusammengewohnt; nach 6 Monaten kehrte die Mutter zum Sohne zurück, „weil sie es nicht mehr aushalten konnte". Als diese 1896, 70 Jahre alt, plötzlich an Apoplexie gestorben war, versuchte man angesichts der Bahre eine Versöhnung zu erreichen; sie wies diese brüsk ab, beschuldigte den Bruder, den Tod der Mutter herbeigeführt zu haben. Von dem Betrage eines Sparkassenbuches aus dem Nachlass der Mutter verlangte sie voraus einen Betrag als Ersatz der für sie gemachten Aufwendungen; als ihr dieser nicht zugestanden wurde, verweigerte sie die Quittungsleistung, und da man es auf einen Process nicht wieder ankommen lassen wollte, war der Betrag nach 6 Jahren noch nicht erhoben. Seit mehreren Jahren sind alle Verbindungen mit den hier lebenden Geschwistern abgebrochen; seitdem — nicht schon direkt nach dem Tode der Mutter — überschwemmt sie aber den Bruder mit offenen Postkarten mit gröblichen Schmähungen: Dieb, Muttermörder u. ä.

Gerichtlich ist — durch Vernehmung der betr. Aerzte — festgestellt, dass sie schon lange, jedenfalls schon seit Jahren vor dem folgenden Ereignis, von einer Reihe von Aerzten wegen zahlreicher vager Beschwerden ohne entsprechenden objektiven Befund behandelt wurde. Etwa 1897 kam sie in Behandlung eines Dr. H., die etwa 2 Jahre dauerte. Schon im Beginn der Behandlung erzählte sie ihrer Schwester, H. habe ihren guten Bau und ihre hübsche Taille bewundert (Pat. ist NB. eine sehr unscheinbare, kümmerlich gebaute Person!). Einige Zeit später, kurz nachdem sie ganz überraschend von der Verlobung des Arztes gehört (sie fand zufällig die Verlobungsanzeige bei gemeinsamen Bekannten auf dem Tisch), trat sie mit Beschuldigungen gegen ihn hervor: er habe sie durch unrichtige Behandlung in ihrer Gesundheit geschädigt, vor allem aber sie anlässlich der ärztlichen Behandlung wiederholt „weggemacht" und geschlechtlich missbraucht. Da man zunächst an einen Erpressungsversuch dachte und der Belästigung der Familie der Braut ein Ende machen wollte, liess man ihr 200 Gulden anbieten, sie verlangte 4000!, worauf alle Verhandlungen abgebrochen wurden; sie selbst berichtet später, dass ihr 4000 Gulden angeboten worden seien, die sie aber abgewiesen habe. Sie erreichte zuletzt die Einleitung des Verfahrens gegen den Arzt; im Verlaufe desselben nahm aber das Gericht Veranlassung, sie auf ihren Geisteszustand und ihre Glaubwürdigkeit untersuchen zu lassen; das anfangs 1901 erstattete Gutachten lautete auf „Hysterie mit Hervortreten der pathologischen Lügenhaftigkeit"; ihre Ansprüche wurden abgewiesen. Seitdem ist sie nicht zur Ruhe gekommen; sie verfolgte ihre Angelegenheit in allen Instanzen, versuchte sich auch auf diplomatischem Wege (sie ist Ausländerin) Recht zu verschaffen; ihre Anschuldigungen gegen den Arzt und seine Familie nahmen ganz phantastische Formen an (s. u.). Nachdem sie lange Zeit nur den Arzt mit beleidigenden Postkarten überschüttet und dessen Patienten entsprechende Warnungen zugesandt, setzte sie im Juli 1905 ihrer Tätigkeit damit die Krone auf, dass sie eigenhändig ein grosses gedrucktes Plakat in der Stadt anklebte, in dem sie vor dem „Frauenschänder und Mädchenverführer" Dr. H. warnte. Dies gab den Anlass zur Beleidigungsklage seitens des Arztes, und im Verlaufe des Verfahrens hatte ich Gelegenheit, die — mir schon früher bekannte — Kranke im Auftrage des Gerichtes zu untersuchen und die Akten einzusehen.

Pat. erscheint bereitwilligst zu den Explorationen und gibt sehr gerne Auskunft über ihre „Affaire", bei der sie übrigens auch nach ganz indifferenten Fragen stets in kürzester Frist landet; die Ausdrucksweise ist die bekannte: gespickt mit z. T. falsch gebrauchten juristischen terminis, sehr eingehend, mit Betonung der unwichtigsten Nebendinge, vielfach in stehende Formeln gegossen, die sich in gleicher Weise in zahllosen Eingaben etc. in den Akten und wiederholten Ergänzungen und Berichtigungen finden, die sie mir zwischen den Explorationen schreibt. Ueber die Art der begangenen Sittlichkeitsdelicte ist trotz aller Mühe nichts zu erfahren, nicht einmal über die Häufigkeit derselben, die gelegentlich bis auf 10 steigt. Die Angaben variieren; den naheliegenden Einwand, warum sie nach dem ersten den Arzt weiter consultiert, beantwortet sie verschieden: sie habe es zuerst nicht gemerkt, eine Freundin habe sie beruhigt, das gehöre dazu. Zahlreiche vage Beschwerden (Herzklopfen, Schwäche, NB. keinerlei phantastische hypochondrische Klagen) ganz analog den früher erhobenen sollen dadurch entstanden oder, wenn sie das frühere Bestehen zugibt, wenigstens erheblich verschlimmert sein. Sie ist übrigens nicht das einzige Opfer des Arztes; mit zahlreichen Details führt sie eine Reihe von analogen Fällen an unter Nennung ihrer Gewährsmänner, die — gerichtlich vernommen — nicht das mindeste wissen. Dass er geradezu gewohnheitsmässig in zahllosen Fällen Frauen und Kinder vergewaltige, nachdem er sie mit einem besonderen Mittel — „Kakalium" — willfährig und lüstern gemacht, sei übrigens stadtbekannt und, wie sie unzählige Male behauptet, gerichtlich festgestellt. Auch seine Frau und deren Angehörige helfen zu dem unsauberen Treiben und haben früher sogar ein Bordell gehalten — wieder nach angeblichen Mitteilungen bei der gerichtlichen Vernehmung sehr erstaunter Gewährsmänner. Dass sie trotzdem keine Verurteilung des Schurken oder wenigstens Schadenersatz erlangen kann, kommt einfach daher, „dass sich alles gegen eine arme Frau verschworen hat“, „die ganze Geschichte ist ein grosser Schwindel“; „je mehr Beweise man beibringt, desto weniger Recht bekommt man“. Ihre Zeugen, die nichts mehr wissen wollen, sind nun „gut Freund“ mit dem Arzte; die Aerzte, die nicht zu seinen Gunsten aussagen, sind „nach der Mitteilung ihres Anwaltes“ durch einen generellen Eid gebunden, nicht gegeneinander auszusagen; (trotzdem erzählt sie, dass auf persönliche Veranlassung eines der angesehensten hiesigen Aerzte gegen H. ein ehrengerichtliches Verfahren eingeleitet war, und zwar mit so glaubhaft klingenden Details, dass ich es der Mühe wert fand, mich bei dem angeblichen Veranlasser zu erkundigen: an der ganzen Erzählung war kein wahres Wort). Besonders schlecht ist sie von einem der Richter behandelt — in dessen Haus ist H. Hausarzt. Von den früheren Gutachtern war einer „für sie“, aber der andere, den H. zuweilen als Consiliarius beizieht, hat seine Meinung durchgesetzt. Den Trik, äusserstenfalles seine Opfer als geisteskrank erklären zu lassen, hat H. übrigens nicht nur bei ihr gebraucht. Dass sie eine Beleidigung begangen, indem sie nur die Wahrheit veröffentlicht, bestreitet sie; dass ihr Verfahren gerechtfertigt, ergebe sich schon daraus, dass weder der Minister noch ihr Gesandter, an die sie das Stück geschickt, die Veröffentlichung verboten; im übrigen sei das Verfahren ungiltig, solange ihre viel früher erhobene Klage nicht erledigt sei, da zudem ihr Gesandter und die heimische Regierung die Sache in die Hand genommen, brauche sie sich überhaupt nicht mehr zu verantworten und habe ihrer Pflicht damit genügt, dass sie dieser die Vorladung übermittelt; sie könne übrigens — wie sie auch dem Gerichte auf eine Vorladung mitteilt — ihre geschwächten Kräfte nicht in einem derartigen Verfahren weiter aufreiben.

Dass sie mit dem Bruder zerfallen, will sie zunächst nicht zugeben: er habe sie im Gegenteil dringend gebeten, ihm wieder im Geschäfte beizustehen (eine Zumutung, gegen die sich der Bruder bei Befragung mit allen Zeichen des Entsetzens wehrt), als sie später — auf welche Weise, ist mir unbekannt geblieben — erfuhr, dass ich von diesem selbst Informationen erhalten, teilt sie mir brieflich mit, er stecke mit H. unter einer Decke; um ihn zu schonen, habe sie zunächst nichts sagen wollen; dass sie mit der hier lebenden Schwester in Unfrieden lebe, sei ausschliesslich darauf zurückzuführen, dass sie ihr Vorwürfe darüber machte, weil H. ein Kind der Schwester erfolglos mit teuren Medikamenten behandle.

Ihre Angelegenheit hat nach ihrem Bericht nicht verfehlt, die allgemeinste Aufmerksamkeit zu erregen: eine mit Namen genannte Dame hat ihr erzählt, dass sie aus ganz Holland Briefe voll Entrüstung über die ihr widerfahrene Behandlung empfangen hat; „die Presse“ wartet nur noch auf einen Wink von ihr, um die Sache zu behandeln; (möglicherweise hat tatsächlich ein Skandalblättchen einige Geneigtheit gezeigt, sich des dankbaren Stoffes zu bemächtigen). Sie selbst hat übrigens eine Broschüre in Vorbereitung.

Von dem Wert ihrer Person hat sie eine recht gute Meinung; während sie früher ihre Subsistenzmittel durch Maschinenstrickerei bezog (woher sie zuletzt flossen, ist nicht recht klar), bezeichnet sie sich gerne als Musiklehrerin, weil sie gelegentlich einmal Mandolineunterricht gab. Zweimal noch in den letzten

Jahren habe man ihr Heiratsanträge gemacht, einmal der Bruder von H., dann ein Fabriksbesitzer; beide habe sie abgelehnt, zum Teil wegen ihres geschwächten Gesundheitszustandes, wesentlich, weil der eine einmal ein aussereheliches Verhältnis gehabt und über die Keuschheit des anderen ihr keine verlässigen Nachrichten zu Gebote standen. Für ihre Selbstbewertung spricht auch, dass sie von Wohltätigkeitsvereinen einmal 300, ein andermal 500 Gulden für eine Erholungsreise erbat.

Ihr Gedächtnis ist glänzend; Familien- und sonstige Verhältnisse sie interessierender Personen, namentlich ihrer hiesigen Landsleute, hat sie geradezu virtuos ausgeschnüffelt, sich auch tatsächlich da und dort einzudrängen gewusst; von ihren Kenntnissen und „Beziehungen" macht sie gerne in ihren Erzählungen Gebrauch, trotzdem ihr bei verschiedenen derselben längst die Türe gewiesen ist; den meisten Laien machte sie, wenn sie auch an Geisteskrankheit dachten, eher den Eindruck einer recht raffinierten Erpresserin.

Nach Einstellung des Verfahrens wurde sie am 22. VI. 1906 auf Veranlassung der St.-A. in die Irrenanstalt aufgenommen; irgendeine Veränderung ist hier nicht eingetreten; das ihr angetane Unrecht, wozu nun natürlich noch die gesetzwidrige Freiheitsberaubung kam, füllte auch hier ihr ganzes Denken; der Direktor steckt wieder unter einer Decke mit Dr. H.; die ihr angebotene Entlassung zur Familie nach ihrer Heimat verweigert sie zunächst, solange ihre Ehre nicht durch Bestrafung von H. wiederhergestellt sei. Auf irgendeine Weise wusste sie Briefe herauszuschmuggeln und hatte es tatsächlich nach kurzem erreicht, dass ihre Internierung in der Abgeordnetenkammer zur Sprache kam.

Am 19. Januar 1907 wurde sie zu einer weit entfernt wohnenden weiteren Schwester in ihre Heimat verbracht, die ihren Anschuldigungen, nach einem Briefe zu schliessen, Glauben schenkt; aus Briefen, in denen sie wieder die Mittel zur Aufnahme in ein Sanatorium zu erlangen suchte, ergab sich, dass sie von da bereits wieder verzogen war; bezeichnenderweise zog sie darin gerade über diejenige der Wärterinnen der Anstalt los, die sich während ihres Anstaltsaufenthaltes scheinbar ihrer besonderen Liebe erfreut hatte.

Die Kranke ist 1901 von anderer Seite als Hysterica und hysterische Lügnerin begutachtet; es lässt sich die Frage aufwerfen, ob diese Diagnose angesichts des weiteren Verlaufes aufrecht erhalten werden darf. Legt man den Nachdruck auf die seit langer Zeit bestehenden körperlichen Beschwerden, so könnte man im Sinne Rieger's und seiner Auffassung der Hysterie und ihrer Beziehungen zur Hypochondrie resp. Paranoia sehr wohl zu der einfachen Lösung kommen, die Kranke sei schon seit vielen Jahren paranoisch gewesen. Ganz abgesehen von den prinzipiellen Bedenken gegen die radikale Auffassung Rieger's ergibt genauere Betrachtung zunächst, dass die Art und Weise, wie die Kranke ihre körperlichen Beschwerden zuletzt — gewissermassen secundär — in ihr System mit verwebt, doch nicht identisch ist mit der Rolle der hypochondrischen Sensationen bei der „hypochondrischen Paranoia". Diese Auffassung würde zudem den Zustand nicht erschöpfen. Wer die Diagnose Hysterie nicht gerade von dem Vorhandensein von Stigmata abhängig macht, wird, glaube ich, zugeben können, dass der Zustand, wie ihn die Kranke jahrelang darbot, am zutreffendsten mit der Bezeichnung Hysterie gedeckt wird: die Charakterschilderung der Kranken entspricht sehr wohl dem, was man bei einem — allerdings dem allerwenigst sympathischen — Typus der weiblichen Hysterie zu beobachten pflegt; die Sorge für das eigene körperliche Wohl und die noch grössere Neigung, sich möglichst viel behandeln zu lassen und dann mit dem Eindruck, den sie auf den Arzt gemacht haben will, zu renommieren, passen in den gleichen Rahmen; die Art und Weise, wie sie nach mehrjähriger Behandlung gegen den Arzt den Vorwurf sexueller Attentate erhebt, nachdem ihr unerwartet die Nachricht von seiner Verlobung zur Kenntnis kommt, entsprechen durchaus den Racheakten, wie man sie gerade von irgendwie enttäuschten Hystericis (ein lehrreiches Beispiel bei *Cramer* *) erleben kann. Der weitere Verlauf war allerdings anders als zumeist in derartigen Fällen. Ich möchte aber doch noch eine Besonderheit hervorheben: Erinnerungstäuschungen, speciell auch positive (Confabulationen), sind eine recht gewöhnliche Erscheinung bei Querulanten; sie sind aber zumeist einigermassen dürftig, beschränken sich, wenn man will, auf das zur Stütze des Systems Unentbehrliche und ermangeln jedenfalls der Variabilität, die man bei anderen confabulierenden Formen findet. Im Gegensatze dazu findet sich bei der Kranken gerade diese gewissermassen *luxuriierende Confabulation*: nur ein relativ kleiner Teil derselben dient dem eigentlichen Zwecke der wahnhaften Beweisführung; ein grösserer, wenn auch durch den allesbeherrschenden Hass gegen den „Schurken“ gefärbt, scheint geradezu Selbstzweck: so die ausführlichen Berichte über die Verführung anderer Mädchen, deren gesamte Lebensgeschichte dabei aufgerollt wird, die Bezichtigung der weiblichen Familienangehörigen von H. und vor allem die liebevoll mit allen Details wiedergegebenen Heiratsanträge; auch die selbst im Sinne des Wahngebäudes ganz unmotiviert erscheinenden Anschuldigungen gegen die eine der Wärterinnen glaube ich in die gleiche Kategorie rechnen zu dürfen. Man wird hier unschwer Beziehungen zu den pathologischen Lügnern und Phantasten herstellen können, die jedenfalls der Hysterie ausserordentlich nahestehen und daraus ein weiteres Argument für die Zurechnung des ursprünglichen Habitualzustandes der Kranken zur Hysterie ableiten. Im übrigen wäre an den weiteren Auseinandersetzungen kaum etwas zu verändern, wenn man es vorzieht, an Stelle der Bezeichnung Hysterie einen anderen, vielleicht den allgemeinsten der degenerativen Veranlagung zu setzen; hier handelt es sich vorläufig in Ermangelung tatsächlicher Anhaltspunkte für reinliche Scheidungen um Definitionsfragen.

Sieht man nun von der Vorgeschichte der Kranken und dem besonders charakteristischen Ereignis ab, das den Anstoss für die weiteren Konflikte gegeben hat, so stellt sich der Fall als ein ganz typischer von Querulantenwahn, als Paranoia im *Kraepelin*'schen Sinne dar: Tatsächlich hat sich hier *ein dauerndes unerschütterliches Wahnsystem bei vollkommener Erhaltung der Klarheit im Denken, Wollen und*

*) *Cramer*: Gerichtl. Psychiatrie. III. Aufl. S. 279.

Handeln entwickelt. Ich betone hier noch besonders die Unerschütterlichkeit, wie sie sich in einem nun mindestens 8jährigen Bestehen des Zustandes dokumentiert und füge noch bei, dass auch das negative Kriterium Kraepelin's das Fehlen einer deutlichen geistigen Schwäche hier erfüllt ist, besser als bei vielen langjährigen Querulanten, für die übrigens ja Kraepelin selbst*) eine deutliche Zunahme der geistigen Schwäche sogar als regelmässige Erscheinung zugibt. Zweifelhaft kann es nur sein, ob auch der letzte, oben absichtlich ausgelassene Punkt der Kraepelin'schen Definition zutrifft: die ganz langsame Entwicklung des Wahnes. Hier handelt es sich allerdings um eine cardinale Frage, die aber in gleicher Weise nicht nur bei diesem Falle, sondern bei allen Fällen echten Querulantenwahnes (NB. nicht bei allen querulierenden Geisteskranken) zu erheben wäre. Bevor ich die Beantwortung dieser Frage versuche und die Beziehungen der beiden zunächst gesondert betrachteten Complexe der „Hysterie" einerseits, des Querulantenwahns anderseits bei der Kranken erörtere, ist es nötig, den zweiten Fall zu skizzieren. Derselbe liegt in vieler Beziehung erheblich einfacher.

Beobachtung 2.

J. P. N., 55 Jahre, Malergehilfe.

Pat. ist nach Angabe der Frau ein solider Arbeiter, der sich mit Mühe sein Brot verdient; kein Potator; seine freie Zeit verbringt er vornehmlich mit allerhand Tierliebhaberei, mit Vogelzucht etc. Er ist wiederholt schon im hiesigen Krankenhaus behandelt: 1888/89 wegen Astasie-Abasie; verliess noch an Krücken laufend das Krankenhaus, genas später vollständig. Vor vier Jahren war er wieder ca. 6 Wochen wegen diffuser Klagen in Krankenhausbehandlung.

Im Juli 1905, zu einer Zeit, wo er, ausserhalb der Stadt arbeitend, noch einen Teil des schmalen Verdienstes für die tägliche Hin- und Rückfahrt aufbrauchte, stand er mit einem weissen Pudel an der Auslage einer Vogelhandlung; die Frau des Händlers fragte, ob er ihrem Manne den Hund nicht verkaufen wolle; er schlug das Anerbieten ab, später auch dem Manne selbst; trotzdem erschien dieser einige Tage später bei der Frau des Pat., angeblich in dessen Auftrag, liess sich den Hund an eine Kette legen, nahm ihn mit und verkaufte ihn unmittelbar einem Herrn in Amsterdam; als Kaufpreis hinterliess er eine 10 Guldenbanknote. Als Pat. beim Nachhausekommen den Hund nicht mehr vorfand, wandte er sich um Wiedererlangung des Hundes zunächst an die Polizei und, als diese keine Veranlassung zum Einschreiten fand, an das Gericht. Seitdem führte er mehrere Monate lang einen erbitterten Kampf um den Pudel, bei Gericht in mehreren Instanzen, bei der Staatsanwaltschaft, beim Ministerium. Dieser Kampf dauerte, bis er etwa Anfang November krank wurde, angeblich an Influenza; er sprach aber schon damals „verwirrt", mit Vorliebe von dem Hund und dem „Hundedieb", von Polizei und Gericht, sah all diese Dinge vor sich; die Aufregung nahm zu, am 15. 12. 1905 wurde er nach dem Krankenhaus gebracht, wo ich ihn zunächst sah. Er erzählt am Tage nach der Aufnahme ganz componiert, aber zeitlich nicht ganz orientiert mit Einsicht von

*) Psychiatrie II. S. 619.

einer Menge deliranter Hallucinationen, ausser den auf die Pudelaffaire bezüglichen auch Tiervisionen (Elefanten) und Erscheinungen verstorbener Familienangehöriger. Nach kurzem Reden landet er aber stets wieder bei der Pudelaffaire, die er immer wieder in stereotypen Wendungen mit allen Details produciert und auch auf Verlangen in umfangreicher Darstellung zu Papier bringt. Auffällig war von Anfang an ein eigentümlich ergebungsvoll-larmoyanter Affect, durchaus abweichend von der Kampfesstimmung der meisten Querulanten. Da die Familie sich zur Aufnahme des Kranken in die Irrenanstalt nicht bereitfinden liess, so musste er wieder nach Hause geschickt werden, wurde aber nach einigen Tagen doch nach der Anstalt gebracht, da die Delirien sich wieder einstellten — vor allem sah er in allen Ecken den Pudeldieb. Nach der Aufnahme beruhigte er sich bald endgiltig und gab uns dann genauere Auskunft. Zunächst hielt er daran fest, dass er Anspruch auf Rückgabe des Pudels gehabt habe. Dass er in allen Instanzen nichts erzielt habe, sei nicht mit rechten Dingen zugegangen; sein eigener Advokat hat mit dem Gegner zusammengehalten; dafür hat er auch den Beweis: er hat ihm nämlich diesen Vorwurf selbst gemacht; wäre er ungerechtfertigt gewesen, dann hätte er ihn darob verklagt — er hat es aber wohlweislich unterlassen. Auch bei Gericht war man voreingenommen; als besonders bemerkenswert erzählt er immer wieder, dass ihn der Staatsanwalt, als er ihn persönlich aufsuchte, mit den Worten empfing: also Sie sind der N.! Alles wäre, wie er meint, anders gekommen, wenn er nicht ein armer Teufel wäre. Im übrigen, sagt er selbst, sei es ihm weniger darum zu tun, seinen P u d e l, als sein R e c h t zu bekommen; darum hat er auch alle Vorschläge einer höheren Entschädigung zurückgewiesen und, so gut er sie bei seiner misslichen Lage hätte brauchen können, die 10 Guldennote die ganze Zeit zur Rückgabe aufbewahrt. Allmählich beschliesst er, zu verzichten, lässt sich zureden, vorübergehend concediert er sogar die Möglichkeit, dass sein Gegner rechtlich tatsächlich als Käufer zu erachten und deshalb nicht zu belangen sei, allerdings nur, um unmittelbar daran die Frage zu knüpfen, ob er ihn dann nicht wenigstens wegen der — Kette und des Halsbandes weiterverfolgen könne, die ihm s i c h e r nicht verkauft seien. Zuletzt verspricht er, wesentlich in Anbetracht der Krankheit, die er sich bei all der Aufregung geholt (seine gut korrigierten und mit einem gewissen Stolze erzählten Delirien) die ganze Sache aufzugeben und verspricht, selbst auf der Strasse seinen Gegner, den er vorher am liebsten ermordet hätte, unbeachtet passieren zu lassen, wenn er ihn seinerseits nur nicht, wie bisher, hämisch anlachen werde. Er wurde am 2. II. 06 entlassen. Seitdem habe ich ihn nur noch einmal kurze Zeit nachher in der Poliklinik gesehen, wo er ganz geordnet fragte, ob man ihm nicht irgendwie zu Arbeit verhelfen könne. Er schien aber auch da noch geneigt, seine Erkrankung mit all ihren Folgen dem „Pudeldieb“ zur Last zu legen. Eine eingehendere Recapitulation habe ich in seinem Interesse unterlassen.

In diesem Falle dürfte an der Diagnose H y s t e r i e für den Grundzustand kein Zweifel sein; sie wird durch die früher konstatierte Astasie-Abasie gesichert. Auch die Hallucinationen, die zum wesentlichsten Teile das affectvolle Erlebnis darstellten, können wohl im gleichen Sinne angeführt werden (NB. Complication mit alkoholischen Delirien, an die wir selbst im ersten Augenblick verzeihlicherweise gedacht hatten, ist nicht nur nach der Anamnese, sondern vor allem nach dem ganzen Verlauf mit Sicherheit auszuschliessen). Dagegen wird die Antwort auf die Frage, ob man die Diagnose des Querulantenwahns gelten lassen will, davon abhängig zu machen sein, ob man bei diesem die Unheilbarkeit und Progredienz für obligat erachtet, in letzter Linie also davon, ob man sich der Ansicht anschliesst, der echte Querulantenwahn sei stets eine Form der Krankheit Paranoia, in dem von Kraepelin umschriebenen Sinne.

Tatsächlich sind gegen diese Auffassung immer wieder Bedenken aufgetaucht. So hat Neisser*) schon vor längerer Zeit darauf hingewiesen, dass die Fälle des sogenannten Querulantenirreseins ganz specielle Züge darbieten und deshalb zum mindesten nicht als Paradigmata der Paranoia gewählt werden sollten; ganz neuerdings hat Siefert**) auf Grund von Beobachtungen, die z. T. mit den hier geschilderten vielfache Berührungspunkte haben, gegen die Identifizierung des Querulantenwahns mit der echten Paranoia Einspruch erhoben, und ebenso hat Bonhoeffer***) bei aller Anerkennung der Analogien im psychopathologischen Mechanismus beider Formen betont, dass der Querulantenwahn bezüglich seiner Genese eine andere Auffassung erfordert.

Auch Kraepelin konnte sich der Ueberzeugung nicht verschliessen, dass (auch nach Ausschluss aller gelegentlich einmal querulierenden anderen Formen, die hier überhaupt nicht berücksichtigt zu werden brauchen), nicht alle „geisteskranken Querulanten“ sich seinem Begriffe der Paranoia unterordnen lassen; er hat deshalb eine Kategorie derselben unter der Bezeichnung Pseudoquerulanten von den echten paranoischen Querulanten abzutrennen versucht. Gegen die Zulässigkeit einer derartigen Scheidung hat sich schon Bonhoeffer†) ausgesprochen; auch mich kann der Vorschlag nicht befriedigen. Ich vermisse vor allem eine scharfe differentialdiagnostisch verwertbare Umschreibung der beiden Zustände, die es gestatten würde, im Einzelfalle vorherzusagen, ob er progredient verlaufen oder zur — wenn auch nur relativen — Genesung resp. zum Stillstande kommen wird; solange das aber nicht gelingt, scheint es mir gerade bei den hier in Frage kommenden Zuständen unzulässig, generell den differenten Ausgang allein der Scheidung in zwei essentiell verschiedene Gruppen zugrunde zu legen. Ich möchte auf diese oft discutierte Principienfrage zunächst nicht näher eingehen, aber eine Bemerkung doch nicht unterdrücken: auch in den Fällen der hier besprochenen Gruppe, die nicht progredient werden, erfolgt keine Heilung in dem Sinne, wie man sie z. B. bei einer echten acuten Psychose zu beobachten pflegt; (der Kranke II und zahlreiche Beispiele bei Siefert und Bonhoeffer, liefern die Illustration dafür); ganz abgesehen von allen theoretischen Bedenken wird also die Scheidung auf Grund des Ausganges allein auch praktisch fast immer eine sehr unsichere bleiben. Kraepelin hat allerdings den Ver-

*) Neisser: Paranoia und Schwachsinn. Allg. Zeitschr. f. Psych. Bd. 53.

**) Siefert: Die Geistesstörungen der Strafhaft. Halle 1907. S. 100.

***) Bonhoeffer: Klinische Beiträge zur Lehre von den Degenerationspsychosen. Halle 1907. S. 23.

†) l. c. S. 19.

such gemacht, prinzipielle Differenzen zwischen den beiden Gruppen in der ursprünglichen Veranlagung zu statuieren; die Pseudoquerulanten seien überhaupt streitsüchtige Kampfhähne, die echten Querulanten „vielfach im täglichen Verkehr ganz verträgliche, wenn auch oft eigentümliche Menschen". Unsere beiden Fälle — und die Beispiele wären leicht zu vermehren — sprechen nicht gerade für das durchgängige Vorhandensein dieser Differenz; der zweite Kranke, sonst gerade das Prototyp eines „guten Kerls", beginnt im Anschluss an ein vermeintliches Unrecht zu querulieren, beruhigt sich aber nach einigen Monaten, genest also, soweit das in derartigen Fällen zu geschehen pflegt; die erste Kranke, eine alte Krakehlerin, die früher schon mit den eigenen Familiengliedern processiert hat und mit ihnen zerfallen ist, ohne dass sich aber ein progredienter Zustand entwickelt hätte, gerät dagegen zuletzt in einen Zustand, der wohl auch im Sinne Kraepelin's als echte Querulantenparanoia aufzufassen wäre, jedenfalls seit Jahren besteht und immer weitere Kreise zieht.

Ich glaube, die Schwierigkeit, welche die genesenden resp. nicht progredienten „Pseudoquerulanten" machen, würde viel leichter behoben, wenn man statt auf den Verlauf und Ausgang mehr auf den Beginn und die Entwicklung Rücksicht nehmen und unter diesem Gesichtspunkte wieder einmal unvoreingenommen zunächst auch nur die „echten" Querulanten auf ihr Verhältnis zu den anderen Gruppen chronischer paranoischer Wahnbildung untersuchen würde. Ich habe oben die Frage offen gelassen, ob man bei der „Querulantenparanoia" das Kriterium der ganz langsamen Entwicklung des Wahnes als zutreffend bezeichnen darf. Ich möchte sie zum mindesten nicht ohne weiteres bejahen. Leider ergibt es sich aus der Natur des Zustandes, dass der Sachverständige den „echten" Querulanten meist erst zu sehen bekommt, wenn auch dem wenigst Sachkundigen nach jahrelangen Conflicten der Gedanke an die Möglichkeit einer geistigen Störung sich aufdrängt. Unterzieht man sich aber der Mühe, die Actenstösse eines Querulanten weiter rückwärts zu verfolgen, als es gerade zur Motivierung eines zu erstattenden Gutachtens nötig ist, so wird man doch manchmal geradezu überrascht durch die Schnelligkeit, mit der sich die Grundzüge des später producierten Wahnsystems entwickelt haben: ein Entwicklungstempo, wie es sich bei unserem zweiten Kranken gezeigt, lässt sich actenmässig auch bei progredienten Fällen belegen, und es erscheint mir sehr zweifelhaft, ob man dann gerade im Vergleich mit der wirklich schleichenden Entwicklung anderer paranoischer Wahnbildungen von einer ganz langsamen Entwicklung sprechen darf. Es wäre wohl der Mühe wert, ein grösseres Material actenmässig gerade unter diesem Gesichtspunkt der zeitlichen Entwicklung der Erscheinungen genau zu untersuchen.

Noch eindringlicher als in den zeitlichen Verhältnissen dokumentiert sich die Differenz zwischen Querulanten und anderen Paranoikern in der psychopathologischen Entwicklung, selbst nach der Darstellung derjenigen Autoren, die ganz rückhaltlos für die Auffassung des Querulantenwahnes als Paranoia eintreten. Schon ein äusserliches Moment ist bezeichnend:

von allen Seiten und ohne Widerspruch wird betont, dass die specielle Wahnfabel für die Auffassung einer Paranoia gleichgiltig ist, und trotzdem wird der Querulantenwahn von all diesen Autoren, auch von Kraepelin, gesondert behandelt und eben inhaltlich durch die Vorstellung der rechtlichen Benachteiligung charakterisiert; der Grund ist deutlich: man versuche doch einmal, tatsächlich die Entwicklung eines Querulantenwahnes mit dem Bilde zur Deckung zu bringen, das z. B. Kraepelin von der Entwicklung der Paranoia entwirft. Man wird immer wieder zu der Entdeckung kommen, dass — recht vulgär ausgedrückt — der Anfang fehlt, jenes ganze Stadium, das beim Paranoiker der Entwicklung des eigentlichen Wahnes, oft jahrelang, vorausgeht; beinahe gewinnt man den Eindruck, dass der Querulant da beginnt, wo der Paranoiker — wenn überhaupt! — erst nach langer Krankheit anlangt, bei einer fixierten Vorstellung, die im Falle des Paranoikers eine lange Reihe von an sich krankhaften Phaenomenen zu erklären versucht, im Falle des Querulanten erst der Missdeutung an sich nicht krankhaft veränderter Wahrnehmungen, Erinnerungen usw. die Richtung weist. Am deutlichsten vielleicht dokumentiert sich die Differenz in der Gestaltung eines den beiden Formen gemeinsamen und bei beiden scheinbar identisch auftretenden Symptomes: des Beziehungswahnes, der gleichwohl bei beiden nicht nur, wie ich vermute, genetisch, sondern, wie der Augenschein lehrt, auch symptomatologisch verschieden ist; beim Paranoiker zum mindesten in den für die Beurteilung wichtigen Beginnstadien eine ganz diffuse krankhafte Eigenbeziehung, beim Querulanten, sobald derartige Erscheinungen überhaupt auftreten, ein wirklicher Beziehungswahn im Sinne, und zwar ausschliesslich im Sinne der überwertigen Idee.

Dieser symptomatologisch bedeutsame Einfluss der überwertigen Idee auf die Gestaltung des Querulantenwahns erhellt auch aus der Darstellung derjenigen Autoren, die diese Wernicke'sche Schöpfung nicht einmal erwähnen; dass man sich trotzdem gegen ihre Anerkennung als wirkliche Grundlage der Erkrankung gesträubt hat, hat m. E. zwei Gründe: Zunächst die Besorgnis, Wernicke's circumscripte Psychose könne wieder zum Begriff der partiellen Geistesstörung mit all ihren praktischen Consequenzen führen: ich halte diese Besorgnis für unbegründet: Die Wernicke'sche circumscripte Psychose involviert keineswegs die Anerkennung einer partiellen Geistes-partiellen Geistesstörung mit all ihren praktischen Consequenzen führen; ich glaubt, wird sie überdies (vgl. die bekannten Anschauungen Rieger's) keineswegs auf die Folgezustände überwertiger Ideen beschränken. Viel wichtiger scheint mir ein Bedenken, das aus einer tatsächlichen Lücke in Wernicke's Darstellung fliesst; sie vernachlässigt die Untersuchung der Frage, wie der Boden beschaffen sein muss, auf dem eine Idee zur krankhaften Ueberwertigkeit gelangen kann. Scheinbar am einfachsten liegen die Verhältnisse da, wo, wie in unserem ersten Falle, die ganze weitere Entwicklung im Sinne des individuellen Temperamentes erfolgt: Friedmann*) hat für derartige

*) Friedmann: Beiträge zur Lehre von der Paranoia. Monatsschr f Psych. u. Neurol. XVII. S. 471.

Fälle die Bezeichnung „endogene Wahnentwicklung“ vorgeschlagen; da die Bezeichnung endogen schon in anderer Bedeutung vergeben ist und diese endogenen Wahnbildungen Friedmann's, wie auch Bonhoeffer bemerkt, keineswegs die Gesamtheit der endogenen „paranoiden“ Erkrankungen darstellen, könnte man zur Vermeidung von Missverständnissen vielleicht von characterogenen Wahnbildungen sprechen. Schon die Erfahrungen, dass auch von den characterologisch disponierten Individuen nur ein geringer Bruchteil zu Querulanten oder auch nur zu Pseudoquerulanten im Sinne Kraepelin's wird, trotzdem die äusseren Bedingungen dafür sicher bei jedem einmal gegeben wären, wird uns aber davon zurückhalten, die nachweislich in die Erscheinung tretenden Characteranomalien als genügende Erklärung für das Auftreten der Psychose aufzufassen. Noch schwieriger gestaltet sich die Auffassung der Fälle vom Typus der Beobachtung II, in denen der Habitualcharakter die Entwicklung einer querulierenden Psychose geradezu auszuschliessen scheint; ein indirecter Zusammenhang wäre für diesen Patienten höchstens insofern zu konstruieren, als der Conflict gerade ein Gebiet betraf, die Tierliebhaberei, dem (wohl infolge der besonderen Artung des Individuums) an sich schon eine gewisse Ueberwertigkeit zukam. Unsere beiden Fälle lehren übrigens, wie ungeheuer verwickelt sich die Verhältnisse auch in anderer Richtung gestalten können, sobald man die Beziehungen zwischen der besonderen psychischen Artung und der ausgebrochenen Psychose zu klären versucht: im ersten Falle wird eine an sich krankhafte, aus dem hysterischen Grundzustande hervorgegangene Vorstellung zur überwertigen Idee und die Beweise, die die Kranke produciert, die üppigen Confabulationen, verraten nicht minder deutlich diese Genese. Im zweiten Falle wird der Inhalt für die überwertige Idee von aussen geliefert; aber unter dem Einflusse des affectvollen Erlebnisses treten, anscheinend nach langjähriger Pause, wieder schwere hysterische Erscheinungen, diesmal Delirien, auf, und diese entlehnen ihren Inhalt dem Gedankenkreis der überwertigen Idee. Der feinere Mechanismus der beiden Fälle ist also ein durchaus verschiedener, trotzdem wir uns für berechtigt hielten, die beiden Kranken als „hysterisch“ zu bezeichnen. Ich brauche wohl nicht besonders darauf hinzuweisen, dass trotzdem auch schon der Habitualzustand der beiden Kranken ein durchaus verschiedener ist, weder der eine noch der andere ohne weiteres aufgehen in dem angeblich einheitlichen „hysterischen Character“. Die grosse Schwierigkeit, die sich einem tieferen Eindringen in die hier in Betracht kommenden psychologischen Zusammenhänge entgegenstellt, liegt tatsächlich vornehmlich, wie auch Friedmann anlässlich analoger Erwägungen betont, in unserer äusserst mangelhaften Kenntnis der zugrunde liegenden „psychopathischen“, „degenerativen“ Zustände. Wirklich bekannt sind uns nur eine Reihe verhältnismässig grober Folgeerscheinungen, die wir uns gewöhnt haben, auf eine gemeinsame degenerative Grundlage zurückzuführen; alle Versuche, verschiedene Typen aus dieser gemeinsamen Unterlage herauszulösen, sind bis jetzt noch sehr wenig befriedigend ausgefallen, weil sie wieder an groben äusseren Merkmalen haften blieben. Die elementaren Abweichungen, die den complitierten, augenfälligen Folgeerscheinungen zugrunde liegen, entziehen sich bis jetzt der Untersuchung, ja schon einer befriedigenden Formulierung, und es darf leider nicht verschwiegen werden, dass die experimentierende Psychologie diesen subtilen Fragen gegenüber sich bis jetzt ganz ebenso ohnmächtig erwiesen hat, wie die klinische Description.

Der Querulantenwahn stellt nur eine wegen ihrer Häufigkeit, richtiger vielleicht wegen ihrer zahlreichen praktischen Consequenzen besonders eifrig discutierte Categorie hierhergehöriger Fälle dar: schon Wernicke hat auf andere Formen überwertiger Ideen mit ganz analogen Folgezuständen hingewiesen; neuerdings hat Friedmann unter verwandten Gesichtspunkten eine Anzahl von Fällen vereinigt und auf ihre Grenze untersucht, ohne sich gleichwohl zur principiellen Abtrennung derselben von der Paranoia entschliessen zu können; er hat (S. 551) auch auf ihre Beziehungen zu weiteren Formen, namentlich des Massen- und Gruppenwahnes, hingewiesen; all diese Fälle haben mit dem Querulantenwahn eine Eigentümlichkeit gemeinsam, die sie eben meines Erachtens von der echten Paranoia scheidet: während die Paranoia langsam nach einem einheitlichen Wahnsystem hin convergiert, gruppiert sich bei ihnen alles weitere um eine von Anfang an im Centrum stehende Wahnidee. Darum dürfte auch eine Modification der Wahnfabel, die beim Paranoiker im Laufe der Jahre vorkommen kann, bei diesen Formen ebensowenig zu erwarten sein, als sie beim echten Querulanten jemals beobachtet wird; im Gegensatz zu ihrer ganz secundären Bedeutung beim Paranoiker ist sie eben hier primär und essentiell.

Dass der Querulantenwahn — ganz analog der von Friedmann studierten Gruppe — der wenn auch nicht restlosen Heilung zugänglich ist, ist oft genug angegeben worden; erwähnt sei hier die Angabe Jolly's*) und die übereinstimmenden Erfahrungen Siefert's und Bonhoeffer's an den Insassen der Irrenbeobachtungsstationen; auch mir hat eine, wenn auch nur vorübergehende Beschäftigung mit diesem stark degenerativ gefärbten Menschenmaterial zum ersten Male wieder die Frage aufgedrängt, ob die derzeit ja fast unbestrittene Zurechnung des Querulantenwahns zur Paranoia sich aufrecht erhalten lässt. Es liegt an rein äusseren Verhältnissen, dass dem Kliniker, auch in seiner Eigenschaft als Gutachter, eben zumeist die schwersten, lange dauernden und deshalb auch als unheilbar imponierenden Fälle zur Kenntnis kommen.

Wenn nun aber die Analyse ergibt, dass zwischen den zur Heilung gelangenden und den unheilbar erscheinenden Fällen keine andere Differenz besteht, als eben die bezüglich dieses Ausganges, wenn der Boden, auf dem sie entstehen, der Mechanismus, nach dem sie sich entwickeln, derselbe ist, wenn sogar bezüglich der Endzustände selbst eine Reihe von Uebergängen zwischen dem relativ günstigsten Ausgang (völlige Beruhigung mit summarischer Einsicht) und dem ungünstigsten (progressive Weiterentwicklung) vermitteln, dann scheint mir eine Zweiteilung der Gruppe auf Grund des Ausganges ohne Willkür nicht mehr möglich; dann bleibt aber mit Rücksicht auf die heilbaren Fälle

*) Jolly: Degenerationspsychose u. Paranoia. Charité-Annalen XXVII. S. A. S. 12.

nichts anderes übrig, als die ganze Gruppe des Querulantenwahnes aus der Paranoia im Kraepelin'schen Sinne auszuscheiden. Bei allen sonstigen Differenzen über die Abgrenzung der Paranoia sollte man wenigstens den einen Fortschritt nicht preisgeben, dessen zunehmende Anerkennung wir Kraepelin verdanken, dass es eine Kategorie der Wahnbildung gibt, für die die Unheilbarkeit essentiell ist, essentiell deshalb, weil sie auf einem von Anfang an chronisch-progredienten Process beruht. Man hat sich m. E. mit Recht auf Grund der Erfahrungen der somatischen Pathologie daran gestossen, dass die Unheilbarkeit allein als Kriterium für die Abgrenzung psychischer Erkrankungen herangezogen werden sollte; diese Bedenken entfallen, und der Anschluss an die Erfahrungen der somatischen Pathologie wird erreicht, sobald man den Nachdruck statt auf die Unheilbarkeit auf den von Anfang an chronisch-progressiven Verlauf legt, der eben die Unheilbarkeit involviert. Gerade darum sollte aber auch vor der Zurechnung eines Einzelfalles oder einer Krankheitsgruppe zur Paranoia auch dieses Moment eingehend erwogen werden. Dass allgemein auch bei Fällen, die zunächst heilbar erschienen, die Heilung ausbleiben, ja sogar eine progrediente Verschlimmerung eintreten kann, wird auch von Kraepelin nicht in Abrede gestellt;*) dass aber die Progression nicht im Wesen der Erkrankung als solcher notwendig vorbedingt lag, wird namentlich in solchen Gruppen sich zum mindesten mit einiger Sicherheit feststellen lassen, in denen die Progression von ungünstigen äusseren Verhältnissen abhängig durch günstigere Gestaltung derselben unterbrochen werden kann. Dass eine derartige Abhängigkeit von der Umgebung, wie man sie gemeinhin nur bei Hysterischen anzunehmen geneigt ist, in viel weiterem Umfange und gerade auch bei scheinbar hoffnungslosen Querulanten vorkommt, beweisen wieder die Erfahrungen von Siefert und Bonhoeffer an den Gefängnisinsassen**). Die Verhältnisse liegen hier offenbar ähnlich wie bei manchen Residuärzuständen nach acuten Psychosen, an deren Beziehungen zu den hier besprochenen Formen ich vor kurzem erinnert habe; die praktischen Consequenzen, die ich dort angedeutet, würden auch hier eventuell zu ziehen sein.

Scheidet man im Sinne der oben versuchten Differenzierungen den Querulantenwahn und die genetisch verwandten Formen aus der Paranoia aus, so wird die Zahl derjenigen Fälle, die im Sinne Kraepelin's noch auf die Bezeichnung Paranoia Anspruch haben, ganz erheblich reduciert; für den Rest ergibt sich dann überdies eine grosse Schwierigkeit: sie scheinen mir die allerengste Beziehung zu haben zu einer der Gruppen, die Kraepelin in die Dementia paranoides hat aufgehen lassen. Wie schwierig die Scheidung der beiden Formen auch nach der Darstellung Kraepelin's und wie nahe ihre Verwandtschaft ist, beweist wohl die Tatsache, dass denselben Fall, den Krae-

*) Psychiatrie. II. S. 594.

**) Von grundsätzlicher Bedeutung ist natürlich nur die Beeinflussung des Gesamtverlaufes; eine vorübergehende Besserung des äusseren Verhaltens kann, wie die Erfahrungen bei Aufnahmen, Entlassungen und Versetzungen lehren, auch bei sehr vielen echt progredienten Formen erfolgen — nicht nur bei Paranoikern.

pelin als Paradigma der Paranoia in seine Einführung aufgenommen, sein Schüler Schneider*), wie mir scheint mit Erfolg, im Sinne Kraepelin's für die Dementia paranoides zu reclamieren versucht hat. So scheint es auch begreiflich, dass Jolly**) — abgesehen von der Frage der Belastung — „die Krankheitsform, welcher Kraepelin nach immer weiterer Einschränkung dieses Begriffes noch das Prädikat Paranoia belassen hat, als durchaus identisch mit Magnan's Délire chronique" bezeichnen konnte, während Kraepelin***) die unter der Dementia paranoides beschriebenen Formen etwa der Schilderung Magnan's vom Délire chronique entsprechen lässt.

Die Versuchung läge nahe, angesichts der Unmöglichkeit der Scheidung auf Grund der bis jetzt geltenden Merkmale den kleinen Paranoiarest mit in der Dementia paranoides und damit in der Dementia praecox aufgehen zu lassen. Ich brauche wohl kaum zu betonen, dass ich selbst in einer derartigen Auffassung keinen Fortschritt erblicken könnte: sie würde die definitive Preisgabe aller symptomatologischen Besonderheiten zugunsten eines allerallgemeinsten Verlaufstypus bedeuten. Ich glaube im Gegenteil, dass schon jetzt ein Teil der Dementia paranoides aus der Menge chronisch-progredienter Psychosen, die zurzeit unter dem Sammelbegriff der Dementia praecox vereinigt sind, wieder ausgeschieden und mit dem Paranoiareste vereinigt werden könnte, ohne dass damit der Paranoiabegriff in der lange Zeit üblichen Weise verwässert zu werden brauchte. Als Kriterium für die Scheidung würde ich dann durchaus im Sinne Kraepelin's, vorbehaltlich weiterer Trennung in Unterabteilungen, die eintretende Demenz erachten, mit der Modification allerdings, dass ich unter die Dementia paranoides nur diejenigen Fälle mehr oder weniger systematischer Wahnbildung rechnen würde, bei denen von Anfang an Defectsymptome auftreten, wie sich das bei den typischen Fällen der Dementia paranoides des Jugendalters tatsächlich zumeist feststellen lässt. Die Möglichkeit einer reinlichen Scheidung auf dieser Grundlage wird allerdings selbst theoretisch nur derjenige zulassen, der nicht eo ipso den Paranoiker als schwachsinnig erachtet, und ihre praktische Durchführung wird erst gelingen, wenn uns eine verbesserte Untersuchungstechnik in den Stand gesetzt hat, Defectsymptome neben psychotischen stets zu erkennen und vor allem von diesen zu unterscheiden. Wieviel nach dieser Richtung noch zu tun übrig bleibt, haben noch in jüngster Zeit gerade Mitteilungen aus der Schule Kraepelin's (Dreyfus†), Willmans††) ersehen lassen.

In dem Versuche, gegenüber der in Deutschland zurzeit vorherrschenden Auffassung wieder die Differenzen zwischen Querulantenwahn und Paranoia zur Geltung zu bringen, begegnen sich die vorstehenden Ausführungen mit der Lehre Magnan's; trotzdem kann ich die Paranoiafrage mit der von Magnan

*) Schneider: Ein Beitrag zur Lehre von der Paranoia. Zeitschr. f. Psych. 60. S. 65.

**) l. c.

***) Psychiatrie. II. S. 259.

†) Dreyfus: Die Melancholie. Jena 1907. S. 310 ff.

††) Willmans: Zur Differentialdiagnostik der „funktionellen Psychosen". Centralbl. f. Nervenheilk. 1907. S. 573/74.

gegebenen Lösung nicht für erledigt halten. Zunächst ist es mir unzweifelhaft, dass auch „Entartete" im Sinne Magnan's an echter Paranoia erkranken können; es wäre ja — abgesehen von allen diesbezüglichen Erfahrungen — schon a priori ganz unverständlich, dass der Entartete qua talis gegen eine derartige Erkrankung geradezu gefeit sein sollte; zum zweiten halte ich es zum mindesten noch nicht für erwiesen, dass jeder Querulant entartet im Sinne Magnan's ist. Schon vor Jahren hat Neisser*) darauf aufmerksam gemacht, dass keineswegs nur durch ererbte oder in früherer Kindheit erworbene Anlage die anzunehmende besondere Disposition erzeugt wird. Ja selbst die von mir sonst durchaus geteilte Auffassung, dass sich Querulantenwahn und genetisch analoge Störungen nur auf einem individuell prädisponierten Boden entwickeln, muss wohl mit bezug auf eine zum mindesten nahe verwandte Kategorie: die Fälle des Gruppen- resp. Massenwahnes, eine Ausnahme erfahren.**)

Aber selbst angenommen, dass sich Paranoia und andere Wahnbildungen in der von Magnan angenommenen Weise auf Degenerierte und Nichtdegenerierte wirklich verteilen liessen, bliebe die rein ätiologische Scheidung unzureichend und wäre noch durch die symptomatologische zu ergänzen. Es ist sehr wohl möglich, dass sich selbst bei recht enger Begrenzung der Paranoia hier unter Berücksichtigung der Entwicklungsstadien noch differente Gruppen ergeben; ganz sicher trifft dies für die Magnan'sche grosse Gruppe der Degenerierten zu; die Querulanten und die ihnen verwandten Formen stellen von dieser vielgestaltigen Schar nur einen verhältnismässig kleinen Bruchteil dar; gemeinsam ist ihnen die Entwicklung im Anschluss an eine überwertige Idee; festzustellen wäre vor allem, wie der Boden beschaffen sein muss, auf dem die überwertige Idee ihre krankhafte Entwicklung findet. Rein empirisch lassen sich zunächst zwei Gruppen scheiden: einmal die charakterogene Entwicklung (wie in Beobachtung I), zum andern die Entwicklung unabhängig von, selbst in scheinbarem Gegensatze zu dem — wenn auch degenerativen — Charakter (wie in Beobachtung II), also schon auf begrenztem Gebiete dieselbe Zweiteilung, auf die Bonhoeffer***) generell bezüglich der Wahnbildungen der Degenerierten hingewiesen. Die Zukunft wird entscheiden müssen, ab die Weiterverfolgung dieser Gesichtspunkte eine Klärung schafft. Zunächst würde ich es jedenfalls für einen Fortschritt auf diesem Wege erachten, wenn man sich entschliessen würde, die principielle Differenz in der Genese des Querulantenwahns gegenüber der Paranoia im Kraepelin'schen Sinne anzuerkennen. Damit würde sich von selbst ergeben, dass der Betrachtung weiterhin statt der secundären und aus mannigfachen Quellen fliessenden chronischen Wahnbildung mehr die Untersuchung der — zeitlich und genetisch — primären Elementarsymptome zugrunde gelegt würde.

*) Neisser: Psychische Elementarstörung als Grund der Unzurechnungsfähigkeit. Arch. f. Psych. XXVI. H. 2.

**) Vergl. dazu Friedmann, l. c. S. 551.

***) l. c. S. 23.

II. Referate und Kritiken.

J. Wwedensky: Zur Lehre vom Ganser'schen Symptome.
(Moderne Psychiatrie. Mai 1907.)

In Anbetracht des theoretischen und praktischen Interesses, welches das Ganser'sche Symptom darstellt, gibt Verf. eine Uebersicht über den gegenwärtigen Stand dieser Frage, namentlich vom Standpunkt der Aetiologie, Pathogenese und forensischen Bedeutung. Die Meinungen über die Aetiologie dieses seltsamen Symptoms gehen ziemlich weit auseinander. Verf. ist der Ansicht, dass das „Vorbeireden" nicht nur bei der Hysterie, sondern auch bei traumatischen Psychosen, Dementia praecox, epileptischen Dämmerzuständen vorkommen kann. Der Versuch, das Wesen des „Vorbeiredens" bloss auf eine Bewusstseinsstörung zurückzuführen oder dasselbe als Ausdruck eines katatonischen Negativismus zu betrachten, wie es Nissl tut, kann nach Verf. keine allgemeine Gültigkeit haben. Die forensische Bedeutung dieses Symptoms, welches so leicht den Verdacht der Simulation erweckt, ist sehr gross. L. Guttmann (Moskau).

Anna Stemmermann: Beiträge zur Kenntnis und Casuistik der Pseudologia phantastica.
(Allg. Zeitschr. f. Psych. LXIV, 1.)

Verf. teilt interessante Krankengeschichten verschiedener Fälle von Pseudologia phantastica mit und betont die Periodicität sowie das häufige und charakteristische Vorkommen hypnoider Zustände und von Kopfschmerzen, welche die Anfälle von Pseudologie begleiten. Chotzen.

E. Bleuler: Freud'sche Mechanismen in der Symptomatologie von Psychosen.
(Sonderabdruck d. Psych. Neurol. Wochenschr. No. 35/36, 1906.)

Die kleine Abhandlung soll dem Ziele dienen, über Freud's Lehren aufzuklären und „zu einer wirklichen Kritik des Ganzen zu rufen". Sie gibt einen Extrakt der Anschauungen Freud's und sucht deren Verwertbarkeit für das Verständnis nicht nur der Neurosen, sondern auch der Psychosen darzutun. „Freud behauptet, dass unsere Psyche die Tendenz hat, das Weltbild so umzuarbeiten, wie es unseren Wünschen und Bestrebungen entspricht. Diese Neigung kommt ungehemmt zum Vorschein, wo das durch die äusseren Verhältnisse gebotene Denken mit seiner logischen Anknüpfung an die Wirklichkeit gestört ist." Solche Störungen sind gegeben im Traum, bei denjenigen psychischen Tätigkeiten des Wachens, welche nicht von der Aufmerksamkeit geleitet werden, bei den Neurosen und bei den Psychosen. Für alle diese Fälle gibt Bleuler Beispiele und Deutungen, welche die Mechanismen Freud's in den Träumen, den Symptomhandlungen, dem dichterischen Schaffen und nicht zuletzt den Wahnideen der Irren aufdecken sollen. Von den Psychosen führt Bleuler für die Dementia praecox, das Delirium tremens, die Dementia paralytica und Dementia senilis und epileptische Dämmerzustände Paradigmen an, um an ihnen die Fruchtbarkeit der Maximen Freud's für das Verständnis von Erscheinungen bei diesen Psychosen darzutun. — Ich habe schon Gelegenheit gehabt, ausführlich auf die Bemühungen der Züricher Klinik für die Propagierung der Gedanken Freud's einzugehen und kann auf jene Ausführungen verweisen. Ich möchte betonen, dass mir in den Einzelheiten der Ausführungen Bleuler's fruchtbare Anregungen für das Verständnis der Hallucinationen, Wahnideen, auch der Veränderungen des Gedächtnisses enthalten zu sein scheinen. Dass die „Affektivität", um mit Bleuler zu reden, für diese Erscheinungen von ganz einschneidender Bedeutung ist, wird wohl niemandem einfallen zu bestreiten. Dieser Gedanke ist ja wohl auch nicht so ganz neu; man wird aber gerne zugestehen, dass die Freud'schen Arbeiten ihn mehr ins Gedächtnis gerufen haben. Zu protestieren ist nach wie vor gegen die Einseitigkeit und die Willkür der Deutungsweise Freud's. Auch nach den Ausführungen Bleuler's muss es scheinen, als ob es sich um erwiesene Tatsachen bei den Angaben Freud's handle. „Man wäre jetzt schon imstande, ein Lexikon dieser Begriffe (sc. mit symbolischer Bedeutung) aufzustellen, das in der Mehrzahl der Fälle sich richtig anwenden liesse." — Wir bezweifeln aber nicht nur die Anwendbarkeit dieses Lexikons, sondern auch die Rechtmässigkeit des Verfahrens, mit welchem man die Bedeutung dieser Begriffe entdeckte.

Isserlin (München).

C. G. Jung: On psychophysical relations of the associative experiment.

(The Journal of abnormal Psychology. Boston, February 1907.)

Verf. gibt einen Ueberblick über die bekannten Lehren Jung's bezüglich der Aufdeckung von Gefühlsprocessen durch das Associationsexperiment, um im Zusammenhang damit die Brauchbarkeit des von Veraguth angegebenen Nachweises des „galvanischen psychophysischen Reflexes" (vgl. ds. Centralblatt 1906 Nr. 227 S. 960) in Verbindung mit dem Associationsversuch für den gleichen Zweck darzutun. J. beschreibt auch eine Vorrichtung, durch welche es ermöglicht werden soll, längere Kurven der Galvanometerschwankungen, als es mit dem photographischen Verfahren Veraguths möglich ist, zu registrieren. Es wird ein Schlitten mit der Hand den Bewegungen des Spiegelreflexes auf der Skala nachgeschoben, von dem Schlitten aus werden die Bewegungen mit Hilfe von Uebertragungen auf einem Kymographion mit endlosem Papier verzeichnet.

Ueber Brauchbarkeit und Sicherheit des ganzen Verfahrens wird man klarer urteilen, wenn die angekündigten ausführlichen Publikationen erschienen sein werden. Isserlin (München).

F. Leppmann: Zum Kapitel der Schlaftrunkenheit.

(Aerztl. Sachverständigen-Ztg. 1906. No. 12.)

Die Beobachtung des Verf. ist nicht gerichtsärztlich und deshalb von besonderem Interesse: Ein Arbeiter war in der Stadtbahn anscheinend unter Alkoholwirkung eingeschlafen. Er fällt ganz auf die Seite, wacht auf, sieht sich um und beschimpft ohne jeden Anlass den ihm gegenübersitzenden Mann, der seinerseits gereizt wurde und sich von dem anderen verhöhnt glaubte. Es fehlte ihm jedes Verständnis für die geistige Anomalie des Erwachenden.

Schultze.

Haug: Ueber einige Fälle von Reflexpsychosen vom Ohre aus. (Aerztl. Sachverständigen-Ztg. 1906. No. 11.)

Casuistische Mitteilung zweier Fälle: in dem einen war es eine vorübergehende geistige Störung nach einer mechanischen Verstopfung des äusseren Gehörgangs, die mit der Beseitigung völlig schwand, in dem andern eine periodische Störung nach einer chronischen, mit starken subjektiven Geräuschen einhergehenden Labyrinthaffektion. Eine genauere psychiatrische Untersuchung der mitgeteilten Fälle wäre sehr erwünscht gewesen.

Schultze.

Antonio D'Ormea (Udine): Demente precoce paranoide imputato di lesioni in persona del proprio padre.

Es handelt sich um ein Gutachten über einen Fall, in dem der Sohn den Vater angegriffen und zu Boden geworfen hatte. Es bestand ein vager Grössenwahn von religiöser Färbung und Verfolgungswahn gegen alle Familienmitglieder. Das hochtrabende Reden stand oft im Kontrast zu der Untätigkeit des Kranken. Verf. konnte nachweisen, dass die Krankheit schon ein Jahr bestand, und somit die Unverantwortlichkeit erweisen. Besonders bezeichnend war ein längeres Schriftstück, das er an den Prätor gerichtet hatte. Es bestand schwere Heredität, Mutter und Geschwister waren geistesschwach, überdies herrschte Tuberkulose in der Familie. Wolff (Katzenelnbogen).

Dannemann: Zur Casuistik der hypochondrischen Form der Paranoia.

(Aerztl. Sachverständigen-Ztg. 1906. No. 14.)

Der Kranke hatte seine Mutter tätlich angegriffen und seinen Vater angeschossen. Die psychiatrische Beobachtung konnte in einwandsfreier Weise feststellen, dass der Täter seit Jahren an Verfolgungsideen litt und ein ausgesprochener Paranoiker war. Er war aber als Neurastheniker geführt. Dementsprechend war der Arzt des von dem Kranken früher aufgesuchten Sanatoriums der Ansicht, dass die freie Willensbestimmung nicht ausgeschlossen war.

Schultze.

Armin Steyertahl: Ueber abweichende Formen der progressiven Paralyse.

(Aerztl. Sachverständigen-Ztg. 1906. No. 14/15.)

Verf. betont, dass die Erfahrungen der Irrenärzte, die sie bei der Paralyse in Irrenanstalten machen, nicht denen entsprechen, die man bei derselben Krankheit draussen, extra muros, im alltäglichen Leben macht. In seiner Wasserheilanstalt beobachtete er bei 53 Fällen von Paralyse 15 mal einen abweichenden Verlauf. Einmal sah er die auch sonst bekannten, lange anhaltenden Remissionen, und dann entwickelte, rudimentäre Formen, die der von Erb geschilderten forme fruste der Tabes entsprechen. Er bringt für diese letztere Verlaufsart kein beweisendes Beobachtungsmaterial bei.

Es sei noch betont, dass Verf. in der supramalleolären Thermoanästhesie ein neues Frühzeichen organischer Erkrankung sieht. Schultze.

Gregor Steiner: Zum Verlauf der progressiven Paralyse.

(Wiener Klin. Rundschau 1906, 32.)

Casuistische Mitteilung. 46 jähriger Taglöhner. Im Alter von 19 Jahren Lues. Frühjahr 1902 Trauma mit kurzdauerndem Bewusstseinsverlust. November 1902 Beginn der psychischen Erkrankung. Charakterveränderung, plumpe Diebstähle, einfache progressive Demenz. Typisch paralytisches Krankheitsbild mit ausgeprägten körperlichen Symptomen. März 1903 Erysipel mit hohem Fieber. Daran anschliessend erhebliche psychische Besserung mit Zunahme des Körpergewichts. Die körperlichen Symptome (Sprachstörung, Facialisparese, Pupillensymptome, Steigerung der Kniesehnenreflexe) bleiben.

Die Remission ist eine unvollständige (es persistiert ein leichter Grad von Demenz!), hält aber jetzt schon über 3 Jahre an. Verf. vermutet, dass bei dem Erysipel Bakteriengifte entstanden, die einen Stillstand in der Erzeugung des Paralyse-Virus bewirkten. Gaupp.

A. Westphal: Ueber die Differentialdiagnose der Dementia paralytica. (Medizinische Klinik 1905. No. 27.)

Vergl. dieses Centralbl. 1905, S. 672 ff.

F. Ris (Rheinau): Progressive Paralyse und Syphilis. (Korrespondenzblatt f. Schweizer Aerzte 1907. Bd. XXXVII, No. 7 u. 8.)

Seit nahezu 10 Jahren beschäftigt sich Verf. mit der Frage, ob es möglich sei, durch die mikroskopische Untersuchung der Grosshirnrinde mit aller Sicherheit die progressive Paralyse zu erkennen und gegen andere Geistesstörungen abzugrenzen. Er ist dabei zu der vollen Ueberzeugung gekommen: 1. dass es einen für die progressive Paralyse charakteristischen Befund der Hirnrinde gibt, 2. dass dieser Befund in einer chronischen Entzündung besteht, sein am leichtesten sichtbarer und am meisten für die Krankheit charakteristischer Anteil die Entartung der Gefässe sei, und 3. dass die Paralyse eine Form der Hirnsyphilis darstellt.

Wir halten uns nicht für kompetent, zu diesen für unsere Auffassung von dem Wesen des paralytischen Krankheitsbildes wichtigen Folgerungen Stellung zu nehmen, sondern wollen uns darauf beschränken, die Ergebnisse der Ris'schen Untersuchungen, die sich mit denen von Alzheimer so ziemlich decken, möglichst kurz hier wiederzugeben.

„Das histologische Bild der paralytischen Hirnrinde ergibt einen das ganze Gefässsystem des Organs umfassenden Prozess, der unzweifelhaft die Züge einer langsam verlaufenden chronischen Entzündung trägt. Dieser Prozess beschränkt sich auf die Gefässe und ihre Scheide, greift nicht als solcher auf die nicht mesodermalen Anteile der Hirnrinde über. Die nervösen Anteile zeigen Veränderungen, die im Sinne eines Schwundes, einer den Verlust der Function nach sich ziehenden Ernährungsstörung zu deuten sind. Der Gliaanteil zeigt progressive Veränderungen, die vielleicht im wesentlichen als reparatorischer Art, als Ausfüllung von Lücken und Abdämmung von schädlichen Zuflüssen aufzufassen sind. Die Störung in der Architektur der Rinde erscheint als die Folge einer Art von Narbenbildung in dem langsam zerstörten Gewebe, das sich mit ungleichen Kräften zusammenzieht."

Zu diesem Befunde mögen noch folgende Erläuterungen gegeben werden. Der hauptcharakteristische Befund in der paralytischen Hirnrinde betrifft die erhebliche Vermehrung der Gefässe aller Dimensionen, besonders trifft dies für die Kapillaren und kleineren Gefässe zu. Die schwersten Veränderungen an den Gefässen liegen in der Adventitia, und zwar aller Gefässe. Es finden sich hier regelmässig Infiltrate mit, dem normalen Gewebe fremden, Gebilden, Lymphocyten und Plasmazellen, von einigen wenigen Plasmazellen, die auf einer Kapillare ein zierliches Mosaik bilden, bis zu dicken Hüllen, die den Gefässdurchmesser selbst um ein mehrfaches übertreffen. Diese Infiltrate hält Verf. für „das eigentliche Signum morbi" der Paralyse, das den Eingeweihten schon beim ersten Blick ins Mikroskop die Diagnose stellen lasse. Bezüglich der Beziehungen von Plasmazellen und Lymphocyten zueinander lässt sich Verf. wie folgt aus: In den grossen, vielschichtigen Infiltraten grosser

Gefässe überwiegen die Lymphocyten oft so sehr, dass man grössere Strecken nach einigen Plasmazellen absuchen muss; je mehr wir uns dem engen Lumen nähern, um so mehr gewinnen die Plasmazellen an Wichtigkeit, bis sie schliesslich an kapillaren Gefässen allein übrig bleiben und deren Aussenwand streckenweise mit fast regelmässigen Mosaiken pflastern. Ausdrücklich betont Verf. noch, dass seiner Ansicht nach an diesen Rindengefässen Plasmazellen und Lymphocyten keine absolut verschiedenen Gebilde sind, sondern nur die Extreme einer Reihe, zu der sich alle Zwischenformen nachweisen lassen.

Die Ganglienzellen der Hirnrinde zeigen in Anordnung und Form Veränderungen wechselnder Schwere. Die regelmässige radiale Anordnung der Pyramidenzellen in ungefähr gleichen Abständen und in ihrem charakteristischen Schichtenaufbau hat gelitten. Die Pyramidenzellen finden sich stellenweise dicht gedrängt, an anderen Stellen sind Lücken entstanden; besonders auffällig ist ihr starkes Abweichen aus der radiären Richtung. — Die Körper der Zellen bieten ein Bild bunter Mannigfaltigkeit. Von solchen, die vom normalen Aussehen kaum abweichen, gibt es alle Zwischenformen zu Zellen, die man sklerotische benannt hat. Die höchsten Grade dieser Veränderungen bieten Zellen, die nur noch als diffus gefärbte Massen ohne erkennbare Struktur erscheinen, oder andrerseits Formen, wo nur noch ein blasser Umriss von Zellen und Kernen mit dünnstem Farbenschleier erscheint.

Die markhaltigen Nervenfasern aller Schichten sind vermindert, teilweise auch degeneriert.

Die Neuroglia zeigt stets Veränderungen, aber der Grad und die Verteilung derselben sind ausserordentlich mannigfaltig. In der oberflächlichsten Schicht der Rinde finden sich in grosser Menge die „Spindelzellen", in den tieferen werden sie spärlich. Dafür finden sich hier aber in sehr vielen Fällen (nicht immer) andersartig veränderte Gliaelemente. Der normale Gliakern erscheint kreisrund, hell gefärbt, mit einigen sehr dunklen Nucleolen; daran ist nur ein minimaler Saum von Zellplasma, sehr blass gefärbt, zu erkennen; auch fehlt dieser oft. In der paralytischen Rinde trifft man häufig auch den Plasmasaum verbreitert an, von geringeren Massen bis zu dem Mehrfachen des Kerndurchmessers. Es entstehen so grosse, feinkörnig hellblau gefärbte Gliazellen mit ganz unregelmässig zerrissenem, nirgends recht scharfem Saum, die oft zu mehreren beisammen stehen und eigentliche Rasen bilden.

Die Ausbreitung des hier nur in grossen Zügen geschilderten Prozesses über die Hirnrinde ist nur ausnahmsweise eine annähernd gleichmässige. Zumeist sind die vorderen Hirnteile vom Stirnpol an bis etwa in die hintere Centralwindung am stärksten davon betroffen; nach dem Occipitalpol hin nimmt die Schwere der Veränderungen ab. Das Kleinhirn fand Verf. in wechselndem Masse beteiligt, bei einzelnen Fällen besonders schwer. — Der Befund ist in allen Fällen von Paralyse zu erheben.

Die Ursache des geschilderten typischen Befundes kann nur eine exogene Ursache sein, und diese ist für den Verf. die Syphilis. Einen dem paralytischen Befunde identischen sah er bisher bei keiner anderen Krankheit, hält sein Vorkommen bei anderen Infectionen des Nervensystems allerdings für möglich. Den paralytischen sehr ähnliche Gefässveränderungen hat er bei einer miliaren Tuberkulose der Meningen gesehen, die aber an die Lokalisation der Tuberkel gebunden war und daher nicht als diffus bezeichnet werden kann.

Dass bei Epilepsie, Alkohol- und Bleivergiftung ähnliche Befunde vorkommen, wie behauptet worden ist, bestreitet er. Es bleibt für ihn nur die Syphilis als Ursache übrig. Hirnsyphilis kann sich unter sehr mannigfachen Formen äussern. „An dem einen Ende der Reihe steht das solitäre Gumma; diffuse gummöse Entartung der Meningen, mehr der Basis als der Convexität, mit wechselnder Beteiligung der grösseren Gefässe und der Rinde; endlich Gummata nur noch in sozusagen rudimentärer Ausbildung, zerstreut und kaum über miliare Grösse hinaus, dabei aber als Hauptbefund die von uns beschriebene Infiltration, Entartung und Wucherung der Rindengefässe mit ihrem Gefolge von Zerstörungen und Reaktionen im nervösen Anteil und der Neuroglia, eben die progressive Paralyse" — so stellt sich Verf. die verschiedenen Phasen der Veränderungen bei Gehirnlues vor. Weiteren Untersuchungen bleibt es natürlich vorbehalten, zu entscheiden, wie weit diese Behauptungen zutreffen. Da meiner Ansicht nach die Syphilis als alleinige Ursache der Paralyse noch nicht einwandfrei nachgewiesen ist, so darf des Verf. geistreich aufgebaute Hypothese ohne weiteres noch nicht angenommen werden.*) Buschan (Stettin).

A. Westphal: Weiterer Beitrag zur Differentialdiagnose der Dementia paralytica.

(Medizinische Klinik 1907. No. 4 und 5.)

Publikation von 8 Fällen. Fall 1 (30 Jahre alt): Vor 7 Jahren Lues, seit 6 Jahren psychisch krank. Beginn mit Schlaflosigkeit, Kopfschmerzen, grosser Reizbarkeit, mitunter Schwindelanfälle. Sodann Euphorie, Ueberschätzungsideen, renommiert; zuweilen gedrückt, reizbar und hypochondrisch verstimmt, alsdann häufige Hallucinationen, besonders des Geruchs. Aeusserlich korrekt, gut orientiert, Merkfähigkeit intakt, Gedächtnis für die Zeit vor der Aufnahme etwas lückenhaft, sonst gut; Wesen lebhaft, nicht leicht bestimmbar, keine schwerere und namentlich keine zunehmende geistige Schwäche. Keine Krankheitseinsicht, keine Sprach- und Schriftstörung. Jodkali erfolglos. Somatisch: Pupillen different, Lichtreaktion minimal, C/R gut. Patellarreflexe gesteigert, beiderseits leichter Fussklonus. In letzter Zeit Blasenschwäche, Erregungs- und Verwirrtheitszustände mit expansiven und hypochondrischen Ideen. Diagnose: Lues cerebrospinalis.

Fall 2 (42 Jahre alt): Spezifische Kur wegen luetischer Infektion beim Militär. Mit ca. 38 Jahren plötzliche Erkrankung unter Doppelsehen und Lähmung des r. Arms und Beins. Rückgang in ca. $1^1/_2$ Jahren, worauf psychische Störungen einsetzten (schreckhafte Gesichts- und Gehörstäuschungen, jetzt verschwunden und als krankhaft erklärt). Zurzeit geordnet, etwas stumpf, apathisch, aber keine progressive Demenz bei 5jähriger Krankheitsdauer. Die anfangs geschädigte Merkfähigkeit ist erheblich gebessert. Sprache und Schrift ungestört. Reflektorische Pupillenstarre von Anfang an, wechselndes Verhalten der Kniephänomene. Grobe Kraft des r. Armes wieder gut. Lumbalpunktion positiv. Diagnose: Lues cerebrospinalis (luetischer Schwachsinn).

Fall 3 (47 Jahre alt): Hered. und luetische Infektion erwiesen. Vor 7 Jahren Reizbarkeit und Schlafstörung, nach Schmierkur für längere Zeit völlig zurückgetreten. Vor 4 Jahren wieder sehr reizbar, schlaflos, misstrauisch, Ge-

*) Die Redaktion teilt diese Skepsis nicht. G.

ruchshallucinationen, heftige Erregungszustände. Darauf in die Anstalt. Dort andauernd Miosis, L/R o, C/R und Acc. R vorhanden, lebhafte Reflexe ohne Cloni, Spasmen und Babinski, keine Sprachstörung, auf psychischem Gebiet Stereotypien, Manieren, Tics, kataleptische Erscheinungen wechselnd mit Negativismus. Auf Nadelstiche keine Reaktion, bald Mutacismus, bald sinnloses Verbigerieren und Perseverieren; zuweilen Hallucinationen des Gesichts und Gefühls. Gelegentlich freier, wobei sich zeigt, dass Pat. genau orientiert ist. Gedächtnis gut, Merkfähigkeit etwas reduciert. Anscheinend keine gröberen Intelligenzdefekte, gemütlich stumpf, aber keineswegs verblödet. Keine Sprachstörung. Trotz des katatonischen Symptomenkomplexes ergibt sich dem Verf. die grosse Wahrscheinlichkeit einer lues cerebri, wofür ihm die Entstehung des Leidens im Anschluss an eine syphilitische Infektion im besten Mannesalter und der Nachweis der reflektorischen Pupillenstarre spricht. Dementia paralytica wird, wohl mit Recht, abgelehnt.

Fall 4 (35 Jahre alt): Syphilitische Infektion und spezifische Kur. Kein Potus. Nach einer Reihe von Jahren linksseitige spastische Lähmung der l. Extremit., r. partielle Oculomotoriuslähmung, psychisch ein Zustand hochgradigster Verwirrtheit, absoluter Desorientiertheit, völliger Merkschwäche und phantastischen, sehr mannigfaltigen Confabulationen, Illusionen und wahrscheinlich auch Hallucinationen. Nach spezifischer Kur langsame Besserung: Nachlass der Desorientiertheit, der Confabulationen und Sinnestäuschungen. Jetzt, nach 10 Monaten, Merkfähigkeit noch stark reduziert, Gedächtnis recht gut, gemütlich teilnahmlos und gleichgiltig, gedrückt, weinerlich und gereizt. Wesentlicher Rückgang der Lähmungen der Extremit. L/R r. noch etwas träge, Ptosis r. verschwunden. Diagnose: Lues cerebri mit Korsakow'schem Symptomenkomplex. Prognose zweifelhaft.

Fall 5 (42 Jahre alt): Lues geleugnet. Seit 1895 geisteskrank und in Behandlung. Nie Lähmungserscheinungen. Langsame Entwickelung eines mit Ueberschätzungsideen Hand in Hand gehenden feststehenden Verfolgungswahns; intaktes äusseres Benehmen, Gedankenablauf ungestört, ebenso Intelligenz. Zurzeit (1906) Pupill. eng, L/R o, Pat. Refl. schwach, nicht immer deutlich auszulösen, Sprache glatt. Lumbalpunktion abgelehnt. Diagnose: Paranoia mit einer in Entwickelung begriffenen Tabes.

Fall 6 (53 jährige Frau): Vor Jahren syphilitische Infektion. Psychische Erkrankung vor $2^1/_2$ Jahren ziemlich plötzlich mit lebhaften und abenteuerlichen Grössenideen, um die sich in reicher Folge mannigfache expansive und paranoische Vorstellungen gruppieren, wahrscheinlich auch Hallucinationen. Im äusseren Verhalten überaus stumpf und teilnahmlos, schliesst sich nicht an, lebhafte Zornexplosionen mit anhaltendem Schimpfen nur beim Anblick der Aerzte, gegen die sich ihre Verfolgungsideen kehren. Sprache glatt. Pup. l. > r., L/R r. erloschen, l. sehr träge. Pat. Refl. beiderseits schwach. Augenhintergrund normal. Diagnose noch unsicher, am wahrscheinlichsten paranoide Form der Dem. praec. bei Residuen einer vorausgegangenen Lues cerebri, die nur eine zufällige Komplikation darstellt. Lues cerebri nicht auszuschliessen, aber nach Entwicklung und Verlauf unwahrscheinlich; nach dem bisherigen Verlauf und dem gegenwärtigen Bild wird einstweilen auch Paralyse abgelehnt.

Fall 7 (26 jährige Frau): In der Jugend Anfälle, wahrscheinlich hysteriformen Charakters. Verheiratet. Kinder. In der Anstalt Wechsel zwischen manischen und depressiven Phasen. Intelligenz intakt. Körperlich: L/R fehlt, Westphal +, Sprache glatt. Diagnose: Manisch-depressives Irresein mit Tabes als zufälligem Nebenbefund, also Kombination einer endogenen Psychose mit exogener, organischer Rückenmarksaffektion.

Fall 8 (46 Jahre alt): Seit 27 Jahren typische Anfälle von manisch-depressivem Irresein, vor ca. 20 Jahren syphilitische Infektion, seit XI. 1906 Zeichen einer sich entwickelnden Tabes. Also exogene organische Rückenmarksaffektion im Verlauf einer endogenen Psychose aufgetreten.

Für die Fälle von Lues cerebrospinalis weist Verf. auf die grosse Mannigfaltigkeit des psychischen Krankheitsbildes und auf die Unmöglichkeit hin, lediglich aus der symptomatischen Betrachtungsweise zu einer richtigen Beurteilung und Abgrenzung der Fälle zu gelangen, vielmehr müsse sie durch die Berücksichtigung der Aetiologie, der Entwickelung und des Verlaufs der Symptome ergänzt werden, wobei er namentlich auf die Wichtigkeit charakteristischer körperlicher Erscheinungen, insbesondere auf die in seinen Fällen nie fehlende reflektorische Pupillenstarre hinweist.

Finkh (Tübingen).

E. Schlesinger: Vorgeschichten und Befunde bei schwachbegabten Schulkindern. Ein Beitrag zur Erforschung der Ursachen schwacher Begabung.

(Internationales Archiv f. Schulhygiene. III. Band, 3. Heft.)

Ueber die zahlreichen Resultate der Untersuchungen, die Verf. in 4 Jahren an 138 schwachbegabten Kindern einer sog. Hilfsschule in Strassburg i. E. ausstellte, kann hier nur ein allgemeiner Ueberblick gegeben werden. Die Zahl der Schwachbegabten in Strassburg (1,1 %) entspricht der allgemein in Deutschland gefundenen (1—1½ %), die Knaben überwiegen. 54 % der Kinder waren debil im geringeren Grad und konnten das Lehrziel der Hilfsschule glatt erreichen, der Rest war beträchtlich bis schwer debil. Die Familienanamnese ergab ausgesprochene Geisteskrankheit, Epilepsie, Nervenkrankheit bei den Eltern in 22 %, rechnet man dazu auch geringere geistige und nervöse Mängel, so ergeben sich 49 %, Trunksucht in 30 %, die sich indess mit einer ganzen Anzahl ähnlich ungünstig wirkender Faktoren verband. Die Trinkerkinder fallen unter den übrigen Hilfsschülern nicht selten durch ihre besonders mangelhafte Konstitution, durch den Reichtum an auffallenden Stigmata und ihre Neigung zu Spasmen, Tics und Krämpfen bezw. zu motorischer oder psychischer Erregung auf. Nur in 3 % fanden sich Anhaltspunkte für Syphilis, dagegen in 24 % für Tuberkulose der Eltern. Bei den Kindern selbst fand sie sich ungleich häufiger (24 %), als bei geistig normalen. Schwachbegabte Kinder sind mit Vorliebe Erst- oder Spätgeborene. Bedeutung haben sodann psychische und somatische Traumen der Mütter während der Schwangerschaft (18 %), sodann namentlich schwere Ernährungsstörungen im Säuglingsalter (Verdauungskrankheiten 52 %, Rachitis 36 %, überstandene Nervenkrankheiten 28 %, Epilepsie, Chorea, unter Umständen Eclampsia infantum), während die Angaben über Kopfverletzungen (13 %) mit Vorsicht aufzunehmen sind. Von erheblichem Einfluss für das Zustandekommen der schwachen Begabung ist endlich das soziale Milieu. 79 % Kinder gehörten wirtschaftlich schwachen oder ganz schwachen Eltern an. Illegitim waren 9 %, Halbwaisen 18 %.

Körperlich fiel bei den Kindern ein häufiges Zusammengehen körperlicher und geistiger Minderwertigkeit auf. Nur bei etwa $^1/_3$ der Kinder trat schon äusserlich durch Gesichtsausdruck und Habitus die Rückständigkeit hervor. Von körperlichen Anomalien sind zu nennen solche des Schädels (Asymetrie 10 %, Hydrocephalie 2,8 %), der Wirbelsäule und des Thorax (30 %), hypertrophische Tonsillen, deren Bedeutung bei Schwachbegabten Verf. nicht so hoch anschlägt, ebenso wenig wie diejenige der Strumen 12,8 %), Mittelohrerkrankungen 33 % und bei 25 % Schwerhörigkeit, chronische Augenleiden (Myopie 38 %, Strabismus 6,5 %). Nur 15 % bestanden die Prüfung auf Erkennung der Farben; totale Farbenblindheit bei 5 %, wobei es sich aber um eine, mit der zunehmenden Intelligenz sich einigermassen bessernde, quantitative Störung handelte. Bei der Sensibilitätsprüfung fiel die rasche Ermüdbarkeit der Kinder auf. Sprachstörungen kamen zu 30 % vor (Stammeln 26 %, das sich schliesslich aber fast immer verliert), während das Stottern, 1,4 %, eine sehr ungünstige Prognose gibt), Enuresis, besonders diurna bei 18 % (bei $^1/_3$ bis zum 8. Jahr verschwanden).

Für die Intelligenzprüfung ergab sich dem Verf. als zuverlässigste Methode die Kritik des Umfangs der in der Schule erworbenen Kenntnisse. Annähernd gleichmässige Leistungen in den einzelnen Elementarfächern waren bei 43 %, einseitige Mangelhaftigkeit im Schreiben bei 9 %, im Lesen bei 18 %, im Rechnen bei 24 %. Hervorragende einseitige Begabung fand sich nicht. Auffällig späte geistige Entwicklung wiesen 19 % auf, während 12 % unerwartete Rückschritte in der intellektuellen Entwicklung machten oder nicht mehr weiterzubringen waren. Auffassung, Gedächtnis, Aufmerksamkeit waren bei 45 % gleichmässig betroffen, besonders schlecht war die Auffassung sodann bei 12 %, das Gedächtnis bei 20 % und längere Anspannung der Aufmerksamkeit bei 23 %. 52 % der Eltern war von der Intelligenzschwäche ihrer Kinder nichts aufgefallen.

Nur bei den Jüngeren konnten erethischer (23 %) und torpider Typus (13 %) unterschieden werden, bei den Aelteren verwischte sich der Typus, an seine Stelle traten Charakterfehler (30 %), Faulheit, Eigensinn, Neigung zum Lügen und Fabulieren, triebartige Neigungen, z. B. Vagabundieren. Nur wenige (5 %) zeichneten sich durch besonders starken Hang zum Lügen, Stehlen und Vagabundieren aus.

Besonders auffällig war dem Verf. die Häufigkeit des Zusammentreffens ererbter und acquirierter schädlicher Faktoren, die zur Debilität führten (88 %), wobei die erworbenen überwogen (auch im Sinn der Verstärkung einer an sich mässig schwachen Begabung). Verf. verlangt zum Schluss ausgedehnteste hygienische Massnahmen und die Uebertragung der Behandlung der Hilfsschüler auf den Schularzt.

Finckh (Tübingen).

W. A. Muratoff: Erkrankungen der Glandulae suprarenales bei periodischer Psychose.

(Zeitgenössische Psychiatrie 1907.)

In zwei Fällen periodischer Psychose hat der Autor bei der Autopsie Erkrankung der Glandulae suprarenales konstatiert. Der Charakter des anatomischen Prozessès entsprach dem klinischen Typus der Erscheinungen, d. h. parenchymatose Entzündung beobachtete er bei dem ersten Auftreten der Krankheit, interstitielle bei wiederholtem Vorkommen derselben.

M. Lachtin.

W. J. Ssemidaloff: Geistesstörung bei Uraemie.
(Zeitgenössiskhe Psychiatrie 1907.)

S. führt drei Fälle von Geistesstörung infolge von Nierenkrankheiten an; er konnte den Zusammenhang zwischen dem Zuwachs und der Abnahme der Urinmengen und den psychischen Erscheinungen nicht klarstellen, wie andere Autoren behaupten.

Alle drei Fälle bestätigen in bezug auf den psychischen Zustand die Ansichten von Bischoff und Auerbach, dass die uraemische Psychose sich in Form von hallucinatorischer Verwirrtheit äussert. M. Lachtin.

Roemheld (Hornegg): Ueber die leichteren Formen der periodischen Störungen des Nerven- und Seelenlebens (Cyclothymie).
(Aus Sommer's „Klinik für psychische und nervöse Krankheiten".)

Inhaltlich gleich mit der bekannten Arbeit Wilmanns' über dieselbe Krankheit. Es ist die „abgeschwächte Form der periodischen Psychose". Das weibliche Geschlecht überwiegt. Die Hälfte war erblich schwer belastet, nicht selten treten in früher Jugend schon nervöse Erscheinungen auf. In der Entwicklungszeit und schon vorher sieht man beim weiblichen Geschlechte mehr oder minder schwere „cyclische" Verstimmungen, die den menstruellen Typ zeigen. Die sponsale Cyclothymie des Verf., Obersteiner's nuptiales Irresein und manche puerpuralen Verstimmungen gehören hierher. Referent kann diese Ansicht betreff der nuptialen Fälle entschieden bestätigen, und es ist die Frage, ob Obersteiner recht hat, wenn er die Erkrankung in manchen Fällen, z. B. bei Jüdinnen, auf Abneigung gegen den nicht selbstgewählten Gatten zurückführt, oder ob nicht psychische und somatische Erregungen zusammenkommen, um den Zustand auszulösen, und freudige Erregung ebenso wirkt wie traurige. In der Hypomanie steigt das Körpergewicht merkwürdigerweise; bei weitem häufiger als cyclothyme Erregungszustände sind cyclische Depressionen. Es herrscht eine inhaltslose Verstimmung, die Zeichen der Melancholie sind nur angedeutet. Einen seltsamen Satz stellt der Verf. auf, in dem er sagt: Es sei Sache des ärztlichen Taktes, zu entscheiden, ob ein Fall zur Cyclothymie oder zur manisch-depressiven Psychose zu rechnen sei, und nur die gesellschaftlich unmöglichen Fälle seien an den Psychiater zu verweisen. Unnötig, darüber zu debattieren. Verf. bespricht die Differentialdiagnose gegenüber der Paralyse, der Neurasthenie und Hysterie. Therapeutisch erwähnt er, die Kranken seien in offene Anstalten zu schicken, wir meinen, es sei gleich, ob in eine offene oder geschlossene, denn es gibt gar keine geschlossene Anstalten mehr, höchstens noch eine geschlossene Abteilung innerhalb einer Anstalt. Wolff (Katzenelnbogen).

Higier: Familiäre paralytisch-amaurotische Idiotie und familiäre Kleinhirnataxie des Kindesalters.
(Deutsche Zeitschrift für Nervenheilkunde. Bd. XXX, H. 3 u. 4.)

Verf. gibt die Geschichte zweier Kranker, die derselben Familie entstammen, wie die in Bd. 21 der Zeitschrift veröffentlichten Fälle genuiner Opticusatrophie. Das eine Kind leidet an heredo-cerebellarer Ataxie, das andere an amaurotischer Idiotie. Die Beobachtungen bilden dem Verf. eine weitere Stütze für seine Anschauung von dem engen Zusammenhang dieser Krankheitszustände. Kalberlah.

C. F. v. Vleuten: Transitorische Aphasie bei Alkoholdelirien. (Allg. Zeitschr. f. Psych. LXIII. 6.)

Bei drei atypischen Delirien, welche durch allmähliches Entstehen, protrahierteren Verlauf und lytischen Abfall, durch geringe Suggestibilität, geringere motorische Unruhe und Aufmerksamkeitsstörung, ferner durch gute Rückerinnerung vom typischen Alkoholdelirium unterschieden waren, beobachtete Verf. mit dem Delirium zugleich das Eintreten einer Sprachstörung in Form einer transcortical-motorischen Aphasie.

Die drei Individuen waren Epileptiker und die Sprachstörung ähnelte denjenigen, welche in epileptischen Psychosen nicht allzu selten beobachtet werden.

Verf. sieht die Delirien als alkohol-epileptische Mischformen an und erklärt die Sprachstörungen mit der Annahme, dass bei manchen Epileptikern durch den die Epilepsie erzeugenden Prozess die Sprachregionen besonders geschädigt werden, so dass sie bei einer hinzukommenden neuen Schädlichkeit, hier der des Alkoholdeliriums, in erster Linie mit ausser Funktion gesetzt werden.

Chotzen.

Chotzen: Zur Kenntnis der Psychosen der Morphiumabstinenz. Zugleich ein Beitrag zur Aetiologie der Amentia. (Allg. Zeitschr. f. Psych. LXIII, 6.)

In der Morphiumabstinenz werden selten reine Psychosen zur Beobachtung kommen, da einmal die Erscheinungen der angeborenen Psychopathie, dann Symptome der häufig mit dem Morphiummissbrauch noch kombinierten anderen Vergiftungen mit denen des chronischen Morphinismus sich in den meisten Fällen vereinigen. Verf. aber beobachtete bei zwei Morphinisten, bei denen komplizierende Momente keine beachtenswerte Rolle spielten, in der Abstinenz die gleiche wohlcharakterisierte Psychose, die dem Bilde der Kraepelinschen Amentia ganz entsprach. Als typisch für die Morphiumabstinenz wird gewöhnlich mit Levinstein das wegen seiner Aehnlichkeit mit dem Alkoholdelirium so genannte „Delirium tremens der Morphinisten" angegeben. Die Schilderungen dieses geben aber kein einheitliches Bild; die Aehnlichkeit mit dem Alkoholdelirium ist nur eine äusserliche; soweit Analysen vorliegen, zeigen sie sehr erhebliche symptomatische Abweichungen von diesem. Diese abweichenden Symptome aber und gewisse Eigentümlichkeiten, welche für die Psychosen der Morphiumabstinenz zumeist als charakteristisch angegeben werden, sind gerade Merkmale, welche der Amentia und den ihr nahestehenden Psychosen eigen sind. Diesen kommt auch die äussere Aehnlichkeit mit dem Alkoholdelirium zu. Ferner ähneln auch die Schilderungen der chronischen Form des Delir. trem. der Morphinisten sehr den „asthenischen Delirien" bei vielen konsumierenden Prozessen. Es ist also wahrscheinlich, dass die Analogien für einen grossen Teil der Psychose in der Morphiumabstinenz weniger beim Delir. trem. als bei den „Erschöpfungspsychosen" liegen, dass jene mehr oder weniger komplizierte und modifizierte Fälle von „Amentia" und „Collapsdelirium" sind. Darauf weisen eigentlich schon die korrespondierenden Erscheinungen auf körperlichem Gebiete hin, wo die Erschöpfungszeichen die Hauptsymptome und der Collaps ein regelmässiges Vorkommnis ist. Die Grundlagen der Erschöpfungssymptome auch auf psychischem Gebiete liegen doch in Ernährungsstörungen durch Stoffwechselanomalien. Diese letzteren aber spielen in der Symptomatologie der chronischen Morphiumvergiftung eine hervorstechende Rolle. Dass aber durch exogene Schädlichkeiten erzeugte Stoffwechseländerungen jene postulierten Ernährungsschädigungen mit ihren psychischen Folgen bewirken können, das beweist das häufige Vorkommen der Erschöpfungssymptome bei Infektionen des Körpers, so dass es in der Praxis kaum möglich ist, „Erschöpfungs-" und „infektiöse Schwächezustände" auseinanderzuhalten.

Sind hier organisierte Gifte wirksam, so zeigen die vorliegenden Beobachtungen das Vorkommen einer reinen Amentia auf dem Boden einer chronischen Vergiftung mit einem chemischen Gift, dem Morphium. Entsteht also die den „Erschöpfungspsychosen" zugrunde liegende Ernährungsstörung direkt durch endogene Stoffwechselanomalien, so entsteht sie indirekt durch die Folgen von Vergiftungen sowohl mit organisierten als auch mit chronisch zugeführten chemischen Giften. Daher kommt es, dass man gelegentlich auch auf dem Boden der chronischen Alkoholvergiftung Psychosen aus der Amentiagruppe entstehen sieht und dass von der Korsakow'schen Psychose, die selbst mitunter Delirien von „asthenischem" Charakter aufweist, Uebergänge zu diesen vorkommen. (Eigenbericht.)

Albrecht: (Treptow a. Rega): Die arteriosklerotische Geistesstörung und ihre strafrechtlichen Beziehungen.

(Vierteljahrsschr. f. gerichtl. Med. u. öffentl. Sanitätswesen. 3. Folge. XXXIII, 1.)

Verf. bespricht an der Hand zweier forensischer Fälle (Steuereinnehmer, die sich in der Kassen- und Listenführung Unregelmässigkeiten hatten zuschulden kommen lassen) Diagnose, Differentialdiagnose und forensiche Bedeutung dieses interessanten, ausserhalb der eigentlichen Fachkreise wohl noch wenig bekannten Krankheitsbildes. Die Krankengeschichten, namentlich die zweite, sind sehr lesenswert. Hoppe (Pfullingen).

Levi Bianchini (Girifalco): Observation sur les tableaux cliniques de Paranoia et Démence paranoïde.

(Extrait de la Revue neurologique, No. 14, 30 juillet 1906.)

Eine bemerkenswerte Skizze, zu der Verf. noch spätere Ausführungen verspricht. Nach seiner persönlichen Meinung ist jeder Kranke dement, der einen Komplex von Wahnideen in sich trägt, mögen sie mit seinem Ich verknüpft sein oder nicht. Aber es besteht eine Wesensverschiedenheit zwischen dem, was man Wahnideen ninnt, und dem, was man absurde Ideen nennen kann. Die letzteren sind nicht Ausdruck der Demenz, sondern einer angeboren fehlerhaften (défectueuse) Intelligenz. Dies hat man nicht genug auseinandergehalten und daher oft als Delir beschrieben, was nur Absurdität war. Alle Formen von Geisteskrankheit mit délire chronique, die als Paranoia klassifiziert sind, gehören zur Dementia paranoïdes, d. h. sind Abarten der Dementia praecox. Demnach sind alle die Könige und Kaiser, die verfolgten Genies und die persécutés persécuteurs der Anstalten Demente. Ihre Krankheit hat einen bestimmten Beginn, sie ist erworben, entwickelt sich ausserordentlich chronisch und führt unter langsamem aber beständigem Verschwinden der Wahnideen zu tiefer Demenz. Sie sind antisozial, es entwickelt sich bei ihnen als ein Symptom von grosser Wichtigkeit die Athymie. Dagegen gehört die echte Paranoia — die alle Arten pathologischer Erfinder und Konstrukteure umfasst — zur Phrenasthenie und zeigt sich schon in der frühesten Kindheit durch Eigentümlichkeiten im Denken und Benehmen. Sie ist nicht progressiv, Hallucinationen,

Stereotypien usw. fehlen, nur bestehen absurde Vorstellungen von pseudowissenschaftlichem Charakter. Der Paranoiker ist sozial, sein Gefühlsleben bleibt erhalten, es reagiert sogar in übertriebener Weise.

Bei der heute noch herrschenden Unklarheit auf diesem Gebiete sehen wir mit Spannung den näheren Ausführungen des Verf. entgegen; hoffentlich bringt er uns eine umfangreiche, genau ausgeführte Casuistik als Grundlage seiner Ansichten. Wolff (Katzenelnbogen).

August Hoch: (New-York): A report of two cases of general paralysis with focal symptoms.
(Review of neurology and psychiatry. Vol. V, 1907.)

In dem ersten der beiden Fälle von Dementia paralytica handelte es sich um eine sensorische Aphasie, Lese- und Schreibstörung, rechtsseitige Hemianopie und leichtere Sehstörung im linken Gesichtsfeld. Bei der Sektion fand sich die linke Hemisphäre viel stärker atrophisch als die rechte (um 120 g leichter), von der Atrophie waren am stärksten die linke erste Schläfenwindung sowie beiderseits die Umgebung der fissura calcarina betroffen.

Der zweite Fall bot eine gemischte Aphasie, Lähmung der rechten Körperseite nach voraufgegangenen Krampfanfällen, nach Besserung der Lähmung Ataxie, ausserdem Athetose in der rechten Hand. Sektionsergebnis: linke Hemisphäre stärker atrophisch als rechte; erste Schläfenwindung, Centralwindungen und Gyrus angularis besonders stark verändert. Abraham.

Jessie Weston Fisher (Middletown, Conn.): Report of two cases of dementia paralytica, one assosiated with a large hemorrhagic lesion, the other with atrophy of the optic tract. (Medical Record. 1907. Vol. 71, No. 1.)

1. Fall. Anamnestisch absolut nichts zu erheben, da der Kranke wegen Geisteskrankheit durch die Polizei der Irrenanstalt zugeführt wurde. Er bot Tode bekam er eine progressive Parese der Muskeln des rechten Vorderarmes, Tode bekam er eine progressive Paresis der Muskeln des rechten Vorderarmes, begleitet von einer zunehmenden Kontraktur. Diese ging allmählich auch auf den entsprechenden Oberarm, den linken Arm und beide Beine über, so dass der Kranke schliesslich dalag mit gebeugten und stark adduzierten Armen sowie kräftig flektierten und an den Unterleib herangezogenen Beinen. Die Sektion ergab eine ausgedehnte hämorrhagische Läsion, die oberhalb, unterhalb und ausserhalb des Seitenventrikels lag und diesen halbkreisförmig umgab. Sie reichte vorn von der Spitze des Vorderhornes des linken Ventrikels bis hinten an das dorsale Ende des Nucleus caudatus. Der letztere war stark in seiner Grösse reduziert, besonders in seinem mittleren Drittel. Eine kleinere Läsion grenzte daran, die sich auf die Rinde und einige subkortikalen Stellen der äusseren Portion des Gyrus rectus erstreckte.

2. Fall. Der Kranke wurde im Alter von 38 Jahren plötzlich von einer Blindheit auf beiden Augen befallen, Syphilis war in Abrede gestellt worden. Sieben Jahre nach diesem Verlust der Sehkraft befand er sich noch geistig normal. Da stellte sich ein „Schlaganfall" ein, der die Hände und die Sprache lähmte. Seitdem setzten allmählich die psychischen Erscheinungen ein, die sich in Schlaflosigkeit, Gedächtnisverlust, Reizbarkeit, Gesprächigkeit und Heftigkeit kennzeichneten. Acht Monate nach seinem sogenannten „Choc" fand er Aufnahme in der Anstalt. Fünf Monate später erlag er einem para-

lytischen Anfall. Die Sektion ergab Atrophie beider Nervi optici, sowie der beiden Tractus; die Corpora geniculata jeder Seite waren nur von halber normaler Grösse. Auch die oberen Corpora quadrigemina waren an Grösse reduziert und die oberen Colliculi fehlten vollständig. In diesem Falle, der unter dem Bilde einer Demenz verlief, blieb die Diagnose etwas zweifelhaft, bis die Sektion die charakteristischen Erscheinungen der progressiven Paralyse feststellte.

Das Gehirn wog im ersten Falle 1115 g (kräftig entwickelter, etwa 48- bis 50 jähriger Mann), im zweiten 1437 g (54 jähriger Mann).

Buschan (Stettin).

D'Orsay Hecht: A study of dementia praecox.

(Journ. of Nerv. and Ment. Disease. Nov. and Dec. 1905.)

Historisch-kritische Arbeit. Verf. schliesst sich im ganzen an die Ansichten Kraepelin's an. Er wünscht, dass die „Dementia simplex" Diehm's, die ein wohlcharakterisiertes Krankheitsbild darstelle, als solches auch anerkannt werde. Kölpin (Bonn).

Mattauschek: Ein seltener atypischer Fall von progressiver Paralyse.

(Jahrb. f. Psychiatr. u. Neurolog. Bd. 26.)

Ein 38 jähriger Offizier, welcher luetisch infiziert war, welcher in bacho und venere stark excedierte, einen Sturz vom Pferde erlitten hatte, erkrankte 13 Jahre nach der Infektion und 7 Jahre nach dem Trauma an einer psychischen Störung. Ein Jahr vor dem Ausbruch der geistigen Erkrankung hatte er sich verheiratet und war beim Eintritt in die Ehe bereits vollständig impotent. Da anscheinend organische Krankheitssymptome fehlten, so deutete man die psychische Störung als eine funktionelle, um so mehr, da sich katatone Züge dem Krankheitsbilde beigesellten. Als in der Folge von Septicopyämie der Tod eintrat, wurde durch die Autopsie festgestellt, dass es sich um einen Fall von progressiver Paralyse gehandelt hatte.

Ref. kann die Bemerkung nicht unterdrücken, ob man denn wirklich angesichts der Anamnese und der gänzlichen impotentia coeundi ein Jahr vor dem Ausbruch der psychischen Erkrankung die Autopsie abwarten musste, um die richtige Diagnose zu stellen. Mit dem Schlagworte einer funktionellen Erkrankung sollte man nachgerade doch vorsichtiger werden. Behr.

Dr. E. Stransky: Zur Lehre vom Korsakoff'schen Symptomenkomplex. (Jahrb. f. Psychiatr. u. Neurolog. Bd. 26.)

Obwohl über den Korsakoff'schen Symptomenkomplex in den letzten Jahren sehr viel geschrieben wurde, so ist es noch immer nicht gelungen, zu einer einheitlichen Auffassung über die Aetiologie und die klinische Stellung dieses Zustandsbildes zu gelangen. Entsteht der K. Symptomenkomplex auf der gleichen Basis wie die toxisch infektiösen Psychosen, gehört er wesentlich in die Gruppe der alkoholischen Geistesstörungen, oder aber handelt es sich um ein Syndrom, das sich über den umgrenzten Rahmen beider Kategorien hinaushebt. Mit der Aetiologie dieses Symptomenkomplexes hängt auch die Frage aufs engste zusammen, ob es sich um eine Psychose sui generis handelt, oder aber um ein Zustandsbild, das nach Verlauf und Entwickelung ganz verschiedenartig gewertet werden muss. Verf. beobachtete eine 56 jährige Frau, welche seit Jahren an Tabes litt. Die Patientin erkrankte intercurrent an epileptoiden Zufällen, an welche sich der amnestische Symptomenkomplex anschloss. Polyneuritische Symptome oder Hinweise auf Alkoholmissbrauch fehlten. Nach einer antiluetischen Behandlung verschwanden die psychischen Symptome und die Psychose heilte. Selbstredend bestand die Tabes weiter. Der referierte Fall beweist aufs Neue, dass wir bei dem heutigen Stande der Wissenschaft über den lokaldiagnostischen Wert des K. Symptomenkomplexes noch immer nichts Genaueres aussagen können, und dass das „amnestische Irresein" noch mancherlei Studien und Beobachtungen bedarf. Behr.

Robertson: The pathology of general paralysis of the insane. (The Scott. Med. and Surg. Journ. March 1906.)

Verf. hat den Bacillus der Paralyse entdeckt. In einer Anzahl von Fällen hat er denselben konstant, teilweise auch im Urin und in der Cerebrospinalflüssigkeit nachweisen können, und es ist ihm auch gelungen, von diesem diphtheroiden Bacillus Reinkulturen anzulegen. Impfversuche an Tieren bewirkten Symptome und Gewebsveränderungen, die dann der Paralyse ähnelten. Die Infektion erfolgt meist von den Bronchien, bisweilen auch vom Verdauungstrakt aus. Ein grösserer Schub von in die Circulation gelangenden Bacillen ruft einen paralytischen Anfall hervor usw. Kölpin (Bonn).

E. Sträussler: Die histopathologischen Veränderungen des Kleinhirns bei der progressiven Paralyse mit Berücksichtigung des klinischen Verlaufes und der Differentialdiagnose. (Jahrb. f. Psychiatr. u. Neurolog. Bd. 27.)

Während die histologische Erforschung des paralytischen Prozesses in der Grosshirnrinde seit jeher die Aufmerksamkeit der Forscher erregt hatte, so blieb die Untersuchung der Kleinhirnrinde bis in die neuere Zeit hinein fast gänzlich unbeachtet. Diese Lücke sucht der Verf. durch eine gross angelegte Arbeit auszufüllen und die grundlegenden Forschungen von Alzheimer in bezug auf das Kleinhirn zu ergänzen. Makroskopisch konnte man im Kleinhirn eine Verschmälerung der Windungen und eine Verbreiterung der Furchen als Ausdruck der Atrophie nicht wahrnehmen, dagegen fanden sich in jedem Falle histopathologische Veränderungen. Der paralytische Prozess im Kleinhirn erhält durch den Umstand ein besonderes Gepräge, dass in der Mehrzahl der Fälle die entzündlichen Gefässveränderungen überaus geringfügige sind, und die Schädigungen der nervösen Elemente die entzündlichen Erscheinungen überwiegen. In den Meningen sind die Veränderungen im Bereiche des Vermis superior am stärksten und tragen, besonders in den Fällen von jugendlicher Paralyse, den Charakter der Infiltration. Die Infiltrate bestehen zum Teil aus kleinen Plasmazellen und Lymphocyten, teils beherrschen grosse Plasmazellen das histologische Bild. Die Purkinje-Zellen sind regelmässig befallen. Dieselben erscheinen vacuolisiert, sklerosiert oder an Stelle der Tigroidschollen entstehen blass gefärbte netzförmige Gerüste. Die Ganglienzellen in der Molecularschicht sind zumeist sklerosiert. Dagegen erweisen sich die Golgizellen als sehr widerstandsfähig gegen den paralytischen Prozess. Die Markfasern verschwinden. Diejenigen Fasern, welche aus der Zellschichte in die Molecularschichte ausstrahlen, fallen zuerst dem Vernichtungsprozesse anheim. Die Gliazellen sind um die Zellschichte einher vergrössert und vermehrt. Die Stäbchenzellen Nissl's finden sich vorwiegend in den Gehirnen, welche vom paralytischen Prozess stärker betroffen sind, und zwar bald diffus verbreitet, bald herdartig (in der Molecularschicht) gehäuft. Der paralytische Prozess ergreift anfangs die oberflächlichen Kleinhirnwindungen und schädigt auch im weiteren Verlaufe der Krankheit dieselben aufs empfindlichste. Manche histologischen Befunde, besonders bei der juvenilen Form der progressiven Paralyse, deuten darauf hin, dass Entwickelungsstörungen im Kleinhirn, welche wahrscheinlich durch Lues bedingt sind, den paralytischen Prozess begünstigen.

In bezug auf viele Details sei auf das Original verwiesen. Behr.

Mandel: Ueber paranoide Geistesstörungen bei Alkoholikern. Gyógyaizet 1906. No. 12 u. ff.)

Nach Mitteilung mehrerer Krankengeschichten kommt Verf. zum Schluss, dass auf Grundlage des Alkoholismus chronische, paranoid gefärbte Geistesstörungen auftreten können, wenn endogene Faktoren vorhanden sind.

Epstein (Nagyszeben).

A. N. Blodgett: A case of narcolepsy, fiom a specific infection transmitted through five generations.

(American. journ. of the medical sciences. August 1906.)

Verf. liefert den Stammbaum einer Familie, in der der Grossvater sich luetisch inficiert hatte. In der ganzen Nachkommenschaft zeigten sich die verschiedensten Nervenkrankheiten. In der zweiten Generation trat Erblindung, spastische Spinalparalyse, Hysterie, chronische Chorea mit bulbären Symptomen auf, in der dritten Nervosität, Hysterie, Blindheit (4 Fälle) und andere Nervenkrankheiten. Eine Tochter des an chronischer Chorea leidenden Patienten litt an Schlafsucht („Narcolepsy"). Bei dieser Kranken traten vom 22. Lebensjahre an plötzliche Anfälle von unwiderstehlicher Schlafsucht zu den verschiedensten Tageszeiten ohne erkennbare Ursache auf. Im übrigen schien sie ganz gesund zu sein. Nach der Beschreibung des Verf. machen die Anfälle den Eindruck von hysterischen; irgendwelche sonstige psychische oder nervöse Symptome fehlten, nur soll Pat. an Diabetes gelitten haben, doch konnte Verf. keinen Zucker im Urin nachweisen. Liebermeister.

Curran Pope: A mensual case of dementia praecox, associated with epilepsy, and a most extensive bromide eruption.

(The archives of physiological therapy. Vol. IV. Numb. III. Sept. 1906.)

Ein Patient, der mit 4 Jahren eine Cerebrospinal-Meningitis durchgemacht hatte, erkrankte in den Entwickelungsjahren an Dementia praecox. Dazu gesellte sich eine genuine Epilepsie, die mit grossen Dosen Brom behandelt wurde. Von Zeit zu Zeit machte die Dementia praecox wieder Fortschritte, so dass Pat. längere Zeit in Anstalten behandelt werden musste. Als er in die Behandlung des Verf. kam, zeigte sich ein ausgedehntes, sehr stark juckendes, schuppendes, berührungsempfindliches Exanthem, das bei Aussetzen der Brommedication verschwand. Die epileptischen Anfälle wurden bei Behandlung mit lauwarmen Bädern seltener und weniger heftig.

Liebermeister.

L. Römheld: Mitteilungen aus dem Sanatorium Schloss Hornegg a. N.

(Württb. Medic. Korresp.-Blatt 1906.)

Das Merck'sche Proponal hat sich in Dosen von 0,3—0,4 in der Bekämpfung der Schlaflosigkeit in hervorragendem Masse bewährt.

R. berichtet ferner über einen Fall von progressiver Paralyse im Kindesalter auf Grund einer congenitalen Lues. Der Vater des Pat. litt an Tabes.

Weiter wird ein Fall von Korsakow'schem Symptomenkomplex bei Hirnlues beschrieben, endlich ein Fall von Akromegalie mit Glykosurie und Augenstörungen, mit Wahrscheinlichkeit auf einem Tumor der Hypophyse beruhend. G. Liebermeister.

v. Kunowsky: Die Entlassung geisteskranker Rechtsbrecher aus Irrenanstalten.

(Allg. Zeitschr. f. Psych. LXIV, 1.)

Verf. ist mit Möli der Meinung, dass für die Entscheidung über die Entlassung geisteskranker Verbrecher aus Anstalten nicht der Strafrichter, sondern Arzt und Aufsichtsbehörde, event. eine besondere Kommission, kompetent sind. Insbesondere erkennt er an, dass zuerst die Trennung zwischen einmal kriminell gewordenen Geisteskranken und den eigentlichen Verbrechernaturen durchgeführt sein müsse. Nur für letztere, also dieselben Individuen, welche einer besonderen Unterbringung bedürfen, ist das umständliche und langwierige Entlassungsverfahren notwendig, bei den anderen überflüssig und unnütz.

Zur Illustrierung der Mängel des jetzigen Verfahrens führt Verf. 5 Fälle aus einem Jahre als Beispiele an. In einem Falle nur wurde von der Anstalt selbst der Kranke als nicht entlassungsfähig bezeichnet, die übrigen wurden zur Entlassung empfohlen. Nur einmal zeigte sich eine ungünstige Folge der Entlassung darin, dass ein Epileptiker wieder eine Straftat beging, die aber mit seiner Erkrankung in gar keinem Zusammenhang steht. In allen Fällen jedoch hatten Polizei und Staatsanwalt Einspruch erhoben, aber sich mit der erfolgten Entlassung durch den Landeshauptmann zufrieden gegeben, ohne Beschwerde einzulegen. Eine solche wäre bei der fehlenden Gemeingefährlichkeit auch aussichtslos gewesen.

Trotz dieser Handhabung hält Verf. das Verfahren nicht für wertlos, weil es das Verantwortlichkeitsgefühl des Arztes steigert und besondere Sorgfalt in der Prüfung und Beurteilung der Kranken gewährleistet. Unbefriedigend ist aber der jetzige Zustand, wegen des ausnahmslosen Einspruchs und der ebenso ausnahmslosen Nichtberücksichtigung, während eine Differenz höchstens in vereinzelten Fällen vorkommen dürfte. Wenn aber nicht, wie es sein sollte, in den meisten Fällen eine Uebereinstimmung erzielt wird, so liegt das an dem prinzipiell verschiedenen Standpunkt des Staatsanwalts und des Psychiaters. Ersterer sieht nur zurück auf die Sühne des begangenen Verbrechens und prüft nur die Frage der Haftfähigkeit, oder er verlangt einen absoluten Schutz der Gesellschaft vor künftigen Rechtsbrüchen, der Psychiater aber bildet sich aus dem gegenwärtigen Zustand des Kranken und den äusseren Umständen ein Urteil über das künftige Verhalten und die Aussichten der Entlassung. Für ihn kann die ausschliessliche Berücksichtigung der öffentlichen Sicherheit nicht in Frage kommen.

Die Frage der Entlassung hängt aber ganz innig zusammen mit der der Unterbringung geisteskranker Verbrecher. Nach vielseitigen Erfahrungen hält es Verf. nicht für angezeigt, nur die allergefährlichsten Elemente in „festen Häusern" zu verwahren. Es ist ihm in der Meinung jedenfalls beizustimmen, dass die Schwierigkeiten und Unzuträglichkeiten gemildert werden; vor allem aber eine wirkliche psychiatrische Behandlung auch dieser Elemente nur gewährleistet wird durch eine Verdünnung der gefährlichsten mit minder gefährlichen Elementen bei ihrer Unterbringung in eigenen Anstalten für geisteskranke Verbrecher.

Chotzen.

Georg Büttner (Worms): **Fürsorgebestrebungen für geistig Minderwertige.**

(Der Kinderarzt. XVIII. Jahrg. 1907. H. 4 u. 5.)

In kurzen, prägnanten Zügen stellt Verf., der als Hilfsschullehrer seine Erfahrungen sammelte, in einem Aufsatz die bisherigen Bestrebungen und Erfolge in der Fürsorge für geistig Minderwertige dar. Jeder, auch der mit der Materie nicht Vertraute, wird nach der Lektüre der Abhandlung dem Verf. nur beistimmen, wenn er betont, dass schon vieles für die geistig Schwachen geschehen ist, dass aber noch immer viel zu tun übrig bleibt.

Germanus Flatau (Dresden).

L. Laquer: (Frankfurt a. M.): **Die ärztliche und erziehliche Behandlung von Schwachsinnigen in Schulen und Anstalten und ihre Versorgung.**

(Klinik f. psych. u. nervöse Krankheiten. Herausg. von Prof. Dr. R. Sommer, Giessen. I. Bd. 3. u. 4. Heft, II. Bd. 2. Heft.)

In einer sehr interessanten, lesenswerten Abhandlung spricht sich der Verf. eingehend über die ärztliche und erziehliche Behandlung von Schwachsinnigen in Schulen und Anstalten und ihre Versorgung aus und kommt auf Grund seiner reichen Erfahrung als Nerven-Schularzt und gerichtlicher Sachverständiger und unter genauer Berücksichtigung der einschlägigen Literatur und der Erfahrung sachverständiger Aerzte, Schulmänner, Pädagogen und Laien zu folgenden Resultaten und allgemeinen Grundsätzen.

Erst die Leistungen in den ersten Schuljahren gewähren einen Einblick in die Art und in das Wesen der Schwachsinnsformen. Die Erkennung angeborener Geistesschwäche ist in den ersten drei Schuljahren möglich. Die Feststellung der Grenzen zwischen einer langsamen Entwicklung des Intellekts und der angeborenen oder früh erworbenen krankhaften Intelligenzschwäche ist recht schwer. Die „pädagogische Pathologie" muss zu einem gemeinsamen Arbeitsgebiet von Aerzten und Lehrern werden. Geistige, einen Sonderunterricht nötig machende Mängel lassen sich am sichersten in gemeinsamer Beratung durch Aerzte und Lehrer feststellen.

Diejenige Form der Imbezillität macht einen Hilfsschulunterricht notwendig, deren Träger nach Ablauf des ersten, spätestens des zweiten Schuljahres nicht imstande ist, im Zahlenraum von 1—20 zu rechnen.

Für die Hilfsschulen für schwachbefähigte und schwachsinnige Kinder müssen besondere schulärztliche Einrichtungen angestrebt werden. Der Schularzt an Hilfsschulen muss notwendigerweise neurologisch-psychiatrisch vorgebildet sein; ausserdem ist es wünschenswert, dass er ophthalmologische und otiatrische Diagnosen zu stellen vermag und nötig, dass er den Hilfsschulen mehr Zeit widmet als den Volksschulen.

Was den Lehrplan in den Hilfsschulen anlangt, so darf derselbe allerhöchstens den Mittelklassen einer Volksschule entsprechen. Weitere Bedingungen sind: beschränkte Schülerzahl (18 höchstens in der Klasse); gemeinsamer Unterricht von Knaben und Mädchen; auf Anschauung und Handfertigkeit ist mehr Wert zu legen als auf Rechnen und Wortwissen. Das Wichtigste für die Zukunft und die Selbständigkeit des schwachsinnigen Schulkindes ist seine Erziehung zur Arbeit.

Die Lehrer für Hilfsschulen müssen für ihren Beruf besonders sorgfältig ausgewählt werden und bedürfen einer besonderen Besoldung.

Für schulentlassene Hilfsschulzöglinge ist eine weitgehende und langjährige Fürsorge durch Fürsorgevereine notwendig.

Die Einrichtung von Arbeitslehrkolonien für schulentlassene Debile und Imbezille mit Anschluss an Lehrstellen und Familienpflege (bei Kleinmeistern) am besten unter ländlichen Verhältnissen fern von der Grossstadt mit ihren Verlockungen und Gefahren, ist zu fördern.

„Die Fürsorgeerziehung kann ohne Nachteil in den Händen der Seelsorger und Pädagogen bleiben, solange ihnen, den kirchlichen Genossenschaften und vorgesetzten Behörden bewusst ist, dass krankhafte Anlagen des Gehirns in Form der schwersten erblichen Belastung und der Entartung oder der angeborenen und früh erworbenen Geistesschwäche in den meisten Fällen, wo das Gesetz angewendet werden muss, die Grundlage des sittlichen Verfalls bildeten. Ohne psychiatrische Mitwirkung und regelmässige ärztliche Kontrolle der Anstaltszöglinge und auch der Familienpfleglinge wird die Fürsorgeerziehung auf die Dauer nicht möglich sein."

Besonders wichtig und gut zu heissen ist die Forderung des Verf., dass Personalbogen über Schwachsinnige in der Schule und Fürsorgeregister nach der Schulentlassung bis zur Mündigkeit geführt werden, die er zur Beobachtung, Behandlung und Versorgung von Schwachsinnigen für notwendig erachtet. Die genannten Aufzeichnungen sollen die Armen-, Justiz- und Aushebungsbehörden, sowie die Heeresverwaltung über die Fähigkeiten und den Charakter der Schwachsinnigen unterrichten.

Nicht genug betont und beherzigt werden kann des Verf. Schlusswort: „Wie in der Schule, so ist im Leben die rechtzeitige und richtige Erkennung und Einschätzung eines Minderwertigen der erste Baustein zum Tempel seines Glücks."

Germanus Flatau (Dresden).

A. Marie: Sur quelques aspectes de la question des aliénés coloniaux.

(Bull. de la soc. de méd. ment. de Belgique 1906. S. 754—777.)

Teils nach Berichten anderer Autoren, teils aus eigener Anschauung gibt M. eine Darstellung der Irrenpflege und Irrenbehandlung in den europäischen Kolonien nebst einigen statistischen Daten. Am fortgeschrittensten ist die Irrenpflege in den holländischen und in den englischen Kolonien. Die Koloniallànder Englands haben 74 Anstalten, 6 Südafrika, 9 Südamerika, 11 Canada, 21 Britisch-Indien, 26 Australien, 1 Malta. Die Anstalten in Britisch-Ostindien haben ebenso wie die in Niederländisch-Ostindien gesonderte Abteilungen für Eingeborene und für Europäer. In den englischen Anstalten Indiens kommen nach einer Angabe 150 Geisteskranke auf eine Million Einwohner, nach einer andern 600; fast $^2/_3$ aller Fälle ist auf den Haschischmissbrauch zurückzuführen. Auch in den ägyptischen Anstalten sind die Abteilungen für Europäer und für Eingeborene getrennt, diese sind sehr einfach gehalten. In der Anstalt Abassieh (Cairo), die schon vor der englischen Okkupation bestand, aber erst seitdem in moderner Weise organisiert wurde, mit 600 Betten kommen 63 % auf Eingeborene, 400 Männer, 200 Frauen. Zur Zeit des Besuchs durch M. waren 485 Kranke vorhanden, darunter 74 Fälle von Haschisch-Psychose, 12 von alkoholischer, 52 von pellagröser, 35 von paralytischer Geistesstörung, 18 von seniler Demenz, 12 von Epilepsie, 126 von Manie (?), 46 von Manie, 11 von Paranoia, 9 von Dementia praecox, 79 von sekundärer Demenz, 11 von Imbezillität und Idiotie. Unter den französischen Kolonien in Afrika besitzt Westafrika nur das gemischte Hospital zu Dakar. Madagaskar entbehrt einer eigentlichen Anstalt, obgleich Neurosen und Psychosen (infolge von Nabria, Haschisch, Datura und andern Intoxikationen) nicht selten sind. Für Ostafrika existiert auf der Insel Réunion eine Beobachtungsabteilung für Geisteskranke im Hospital St. Paul. In Algier existierte bereits vor der Eroberung eine Art Irrenhaus für Männer, das 1834 sieben Geisteskranke (darunter 4 Araber) zählte, und in der Nähe eins für Frauen; ausserdem enthielt ein Haus in der Stadt Algier ein halbes Dutzend geisteskranker Araber. Unter der französischen Herrschaft wurden diese Irrenhäuser kassiert und dafür eine Abteilung im Bürgerhospital eingerichtet, die nach Voisin (1875) keinen Fortschritt bedeutete. Der Plan zur Errichtung einer besonderen Irrenanstalt zerschlug sich, und so werden zurzeit die Geisteskranken zunächst in die Departemental-Krankenhäuser (Algier, Oran, Constantine) gebracht und dann in die südfranzösischen Irrenanstalten transforiert, was sowohl psychisch als physisch (Klimawechsel) auf die Araber sehr ungünstig wirkt. In Aix waren von 1860—1888 unter 258 Todesfällen von Arabern 53 = 20,54 % durch Phthise bedingt. Für die europäischen Geisteskranken existiert eine Privatanstalt zu St. Eugène bei Algier. Die Kranken der Fremdenlegion kommen zunächst ins Militärhospital Sieli-bel-Albès, dann nach der Irrenanstalt St. Pierre zu Marseille und von da in die Anstalt St. Cathérine bei Moulins. Nach Trolard beträgt die Zahl der Geisteskranken im Departement Constantine 1,3 ‰, in Oran 1,2 ‰, in Algier 1,6 ‰, und zwar bei den Franzosen 1,5 ‰, bei den Juden 1,7 ‰, bei den Arabern 0,07 ‰, bei den Fremden 0,02 ‰. Von 1896—1904 wurden ausschliesslich oder fast ausschliesslich aus dem Departement Algier durchschnittlich 110 Kranke (60 Männer, 50 Frauen) nach den französischen Irrenanstalten transportiert; auf ganz Algier dürften etwa 160 jährlich kommen. Zu der Zunahme der Geistesstörungen bei den Arabern trägt vor allem der Alkoholismus bei, der besonders seit 1882 in Algier sich ausgebreitet hat. Unter den geisteskranken Arabern in Aix ist die Zahl der Fälle von Alkoholismus von 8,5 % im Jahre 1867 auf 15,73 % in den Jahren 1882—1889 gestiegen, im Jahre 1896 betrug die Prozentzahl 22,89 % (resp. 28 % nach Abzug der Kabylen). Zum Alkohol kommt dann noch der indische Hanf. — In Tunis existiert im allgemeinen muselmännischen Hospital eine Abteilung für 40 Geisteskranke.

In den französischen Kolonien Asiens steht das Irrenwesen noch auf einer ganz tiefen Stufe, wie bei uns im Mittelalter und im Beginn der Neuzeit. Irrenanstalten existieren noch nicht, obgleich nach einer holländischen Statistik bei den Malayen 1,42 Geisteskranke auf 1000 Eingeborene kommen, was fast 40 000 Geisteskranke ergeben würde. Nach Lefèvre besteht in Bankum ein Irrendorf mit 300 Häusern. Im übrigen werden die Kranken in der Familie behalten oder, wenn sie störend sind, in Lavi in Holzkäfige gebracht, die auf etwa 2 m hohen Pfählen angebracht sind. In Siam existiert eine Art Irrenanstalt, aus einem alten chinesischen Tempel adaptiert, mit ca. 100 Irren. Die europäischen Kranken kommen zunächst in Hospitäler und werden von dort zu Schiff unter sehr traurigen und unhygienischen Verhältnissen in die Heimat gebracht.

M. plädiert für die Errichtung moderner Irrenanstalten in den Kolonien.

Hoppe.

Cohn (Berlin): Sollen Hypnotica als Tabletten oder als Pulver verordnet werden?

(Mediz. Klinik 1907. No. 6.)

C. macht darauf aufmerksam, dass schwerlösliche Mittel, insbesondere Veronal, am zweckmässigsten nicht in Tablettform, sondern als Pulver unter vollständiger Lösung in reichlichem heissem Wasser verabreicht werden.

Liebetrau (Lüneburg).

Teufel (Oranienburg): Einige Mitteilungen über Bornyval.

(Mediz. Klinik 1907. No. 18.)

Das von Riedel & Co. in Berlin hergestellte Präparat (Isovaleriansäureester des Borneols) vereinigt die reflexerregbarkeitsmindernde Wirkung des Borneols mit der krampfstillenden der Valeriansäure. T. sah sehr gute Erfolge (ebenso wie andere Autoren) bei nervösen Herzleiden, Unfallneurosen, Hysterie (Medikation: 3 mal täglich 1 Perle [0,25 g] $^{1}/_{2}$ Stunde nach dem Essen). Mehrere Male wurde als Nebenwirkung unangenehmes Aufstossen, einmal Diarrhoe beobachtet. Gewöhnung trat nicht ein.

Liebetrau (Lüneburg).

Schwoerer (Badenweiler): Ueber die Notwendigkeit der psychischen Behandlung in Kurorten.

(Mediz. Klinik 1907. No. 4.)

Der Vortrag gelegentlich der VI. ärztlichen Studienreise weist auf die Wichtigkeit psychischer Beeinflussung von Kranken in Badeorten hin, wo die Gefahr schablonenhafter Behandlung ja bekanntlich besonders gross ist.

Liebetrau (Lüneburg).

Boeck: Ueber einige Versuche mit Sajodin.

(Pharmacia No. 11, 1906.)

Hager: Ueber den therapeutischen Wert neuerer Jodpräparate (Jodisin—Sajodin—Jodone) im Vergleich zu den alten Jodalkalien.

(Die Heilkunde. No. 8, 1906.)

Junker: Ueber das Jodpräparat Sajodin.

(Münchener medizin. Wochenschr. No. 35, 1906.)

Gurzmann: Ueber den Wert des Sajodins in der Syphilistherapie. (Die Heilkunde 1906, Dezember.)

Géronne und **Marcuse**: Ueber die therapeutische Anwendung des Sajodins und seine Ausscheidungsverhältnisse.

(Therapie der Gegenwart 1906, Dezember.)

In den zitierten Arbeiten werden die guten therapeutischen Erfahrungen mit Sajodin gerühmt. An Wirksamkeit steht es den alten Jodalkalien nicht nach; es übertrifft diese jedoch dadurch, dass es, auch lange Zeit hindurch fortgenommen, sehr gut vertragen wird. Spielmeyer.

Joseph Antonini: (Udine): La loi sur les Asiles des Aliénés en Italie et les aliénés criminels.

(Extrait des actes du VIe congrès international d'Anthropologie criminelle — Turin, 1906.)

Der bekannte Verfasser wendet sich gegen die Fassung des Artikels IV des italienischen Irrengesetzes, in dem es heisst, dass in den Provinzialanstalten bestimmte Spezialabteilungen sein müssen für solche, die gemäss Artikel 46 des Strafgesetzes wegen Geistesschwäche freigesprochen sind, und solche, die ihre Strafe verbüsst haben. Der Artikel sei ohne Mitwirkung des Psychologen entstanden. Dagegen müsse protestiert werden. Es seien zwei grundverschiedene Kategorien zusammengeworfen; nämlich Kranke, bei denen die strafbare Handlung nur vorübergehender Ausfluss der Krankheit sei, mit solchen, die kriminell veranlagt seien, d. h. mit den Lombroso'schen geborenen Verbrechern. Die ersteren gehörten natürlich nicht in dieselben Abteilungen. Verf. führt fünf Fälle an, einen Paranoiker, einen Pallagrösen und drei Zirkuläre, die er auf jener Abteilung hätte halten müssen. Sie wären dort natürlich nicht am rechten Orte gewesen und ihr Zustand würde sich verschlimmert haben. Demgemäss legte A. dem Kongress die Forderung vor, die Regierung zu ersuchen, den Wortlaut des Artikels 4 dahin zu ändern, dass statt des Wortes freigesprochene der Ausdruck verbrecherische Irre gesetzt werde.

Wolff (Katzenelnbogen).

Albert Eulenburg: Schülerselbstmorde.

(Zeitschr. f. pädag. Psychologie, Pathologie und Hygiene, IX. April 1907. Heft 1—2.)

Wiedergabe eines Vortrages, den Eulenburg im Berliner Verein für Schulgesundheitspflege gehalten hat. Statistische Daten und detaillierte Angaben über Ursachen und Motive des Selbstmords bei Schülern und Schülerinnen. Eine interessante und wertvolle Casuistik, deren Kenntnis der Verf. aus dem Aktenmaterial des preussischen Kultusministeriums über Schülerselbstmorde in den Jahren 1880—1903 gewonnen hat. Die Zahlen über die Aetiologie sind wie in allen Laienmitteilungen mit Vorsicht zu verwerten; denn die angegebenen Ursachen sind meist nicht die wirklichen Gründe. Vgl. hierüber meine Feststellungen in der Vierteljahrsschr. für ger. Medizin 1907.

Gaupp.

Leone Lattes (Turin): Asimmetrie cerebrali nei normali e nei delinquenti.

(Estr. d. Archivo di Psich. med. leg. ed. antrop. crim. Vol. XXVIII — Fasc. I—II)

Die Asymmetrie des Gehirns ist etwas Normales und steht im Zusammenhang mit der Entwicklung der Rechtshändigkeit, sie bedeutet somit einen Fortschritt der Hirnentwicklung. Die Untersuchungen des Verf. haben nun ergeben, dass Verbrechergehirne diese Asymmetrien noch ausgesprochener zeigen als normale. Dennoch möchte der Verf. mit der naheliegenden Folgerung zurückhalten, als ob Verbrechergehirne einen vorgeschritteneren Typus darstellten. Denn andererseits sieht man bei Verbrechergehirnen auch häufiger gewisse Asymmetrien, die auf atavistische Formen zurückgehen. Diese letzteren haben ihren Sitz, gemäss und entsprechend den Theorien des Verfassers, mehr auf der linken Seite, die oben genannten aber mehr auf der rechten.

Um einige besonders ausgesprochene Asymmetrien zu nennen, so bezeichnet Verf. als eine der wichtigsten, die 4- ja 5-Teilung des Lobus frontalis, die ganz besonders häufig rechts sich findet. Auch die Verdoppelung des sulcus rostralis Eberstaller beobachtete er häufiger rechts als links (42 % : 32 %). Zu den Zeichen vorgeschrittenerer Entwicklung gehört ferner die Unterbrechung des sulcus interparietalis. Auch sie ist rechts häufiger als links, und zwar bei Verbrechern noch mehr als bei Normalen. Ueber die weiteren Asymmetrien muss das Original nachgelesen werden. Jedenfalls dünken den Verfasser, die anatomischen Befunde mit den psychischen im Einklang zu stehen. Gehirn wie Psyche des Criminellen zeigen eine Mischung von vorgeschrittenen und atavistischen Merkmalen.

Wolff (Katzenelnbogen).

Albert Hellwig: Der casuistische Aberglaube in seiner Bedeutung für die gerichtliche Medizin.

(Aerztl. Sachverstäneigen-Ztg. 1906. No. 16, 17, 19, 20, 22.)

Inwiefern der Aberglaube als Motiv für strafbare Handlungen wirken kann, setzt H. in der vorliegenden Arbeit auseinander. Er unterscheidet dabei drei verschiedene grosse Gruppen, je nachdem ob die Ansichten über die Entstehung von Krankheiten oder solche über die Heilung von Krankheiten oder das Verlangen, in den Besitz von Zaubermitteln zu gelangen, die Triebfeder bilden. Die Kenntnis des Aberglaubens in seiner forensichen Bedeutung schützt vor der unberechtigten Annahme psychopathologischer Motive. Misshandlungen von Idioten sind oft auf die Anschauung zurückzuführen, dass der Geisteskranke zur Strafe für seine Sünde vom Teufel besessen sei. Dass unter den vielen sonderbaren Mitteln, die bei der Epilepsie helfen sollen, auch Menschenblut, vor allem warmes, sich befindet, ist bekannt.

Verf., der sich besonders mit dem Aberglauben in seiner forensichen Bedeutung beschäftigen will und viele einschlägige Arbeiten in Aussicht stellt, bittet um Zuweisung geeigneten Materials behufs literarischer Verwertung.

Schultze.

A. Ascarelli (Rom): Le impronte digitali nelle prostitute.

(Arch. di psichiatria. Vol. XXVII, 1906.)

Ascarelli hat bei einer grossen Zahl von Frauen der verschiedensten Berufsarten sowie bei Prostituierten die Fingerabdrücke untersucht. Von den Ergebnissen, die Verf. in tabellarischer Form mitteilt, ist das Wichtigste, dass die einfachen Zeichnungen bei Prostituierten auffallend viel häufiger vorkommen als bei anderen Frauen. Abraham.

A. Mercklin: Sittlichkeitsvergehen. Zwangsvorstellungen.

(Aerztl. Sachverständigenzeitung 1906, No. 23, 1. Dezember.)

Casuistische Mitteilung. Ein 59 jähriger Lehrer, der schon seit seiner Jugend an mannigfaltigen Zwangsvorstellungen litt, erkrankte im Anschluss an eine Zeitungsnachricht (Sittlichkeitsverbrechen eines Lehrers an einem Schulmädchen) an der Zwangsvorstellung, ob es möglich sei, dass eine Schülerin sich dem Lehrer hingebe, wenn dieser schon ein alter Mann sei. Er grübelte lange darüber, sprach auch zu seiner Frau darüber. Sinnlich regte ihn die Frage nicht auf, sondern nur „theoretisch". Als einmal eine 14 jährige, körperlich gut entwickelte Schülerin, die sich ihm gegenüber früher etwas sinnlich benommen hatte, allein in seine Wohnung kam, gab er ihr einen Kuss, sagte ihr, sie solle ihn auch küssen; dann ging er mit ihr in seine Schlafstube, legte sie auf das Bett und sich auf sie; weiter machte er nichts mit ihr; er lag nur einen Augenblick auf ihr, liess dann wieder von ihr ab. Nach der Tat verspürte er eine „grossartige Erleichterung“ und die quälende Zwangsvorstellung war verschwunden. Verf. nahm eine Geistesstörung durch Zwangsvorstellungen an und erklärte den Lehrer für unzurechnungsfähig. Darauf Freisprechung. Der Fall ist von Bedeutung, weil er zeigt, dass bisweilen auch Zwangsvorstellungen zu kriminellen Handlungen führen. Gaupp.

Privatdocent Dr. von Sölder: Die Bedeutung der Homosexualität nach österreichischem Strafrecht.

(Jahrb. f. Osychiatr. u. Neurolog. Bd. 26.)

Das österreichische Strafgesetz beurteilt den geschlechtlichen Verkehr mit Personen des gleichen Geschlechtes als Verbrechen und bedroht denselben mit schweren Strafen. In neuerer Zeit führte die psychiatrische Erkenntnis, dass der gleichgeschlechtliche Verkehr in der grössten Mehrzahl der Fälle in einer krankhaften Anlage der betreffenden Inkulpaten zu suchen sei, naturgemäss zu der Frage, ob derartige Personen strafrechtlich verantwortlich zu machen seien oder nicht. Die Gutachten der Gerichtsärzte lauten, soweit die Frage der krankhaften Veranlagung in Frage kommt, sehr verschiedenartig, und die richterlichen Urteile in betreff des Strafmasses widersprechen einander. Vom klinischen Standpunkt aus ist es unlogisch, aus der Homosexualität als solcher einen Zwang zur Verübung konträr-sexueller Akte abzuleiten. Es gibt Homosexuelle mit schwachen Antrieben, und es gibt Homosexuelle mit einer gesteigerten Sexualität und einer krankhaften Verminderung der psychischen Widerstandsfähigkeit. Nur in diesem letzteren Falle dürfte von einem Zwang die Rede sein. Auf alle Fälle ist es überaus schwierig, nach dem österreichischen Strafgesetz, wie es heute zu Recht besteht, die Tatsache des unwiderstehlichen Zwanges im Sinne des § 2 des Strafgesetzbuches zu beweisen und den Beklagten von der Strafe zu befreien. Die klinisch-psychiatrische Auffassung der Homosexualität und die juristische Denkweise über diesen Gegenstand sind noch immer so entgegengesetzt, dass erst die Brücke gefunden werden muss.

(Es sei hier auch an die Ausführungen von Türkel über dieselbe Frage im 1. Hefte der Jahrb. f. Psych. u. Neurol., Bd. 26 erinnert. cf. Referat.)

Behr.

III. Vermischtes.

Die Herbstversammlung der südwestdeutschen Irrenärzte findet am 2. und 3. November in Heidelberg statt. Geschäftsführer: Nissl (Heidelberg) und Fischer (Wiesloch). G.

„Zum Andenken an Paul Julius Möbius“ betitelt sich eine kleine Schrift von Ernst Jentsch, die im Verlage von C. Marhold in Halle erschienen ist. Die wissenschaftliche Stellung des trefflichen Mannes wird darin eingehend erläutert. G.

Druck der Anhaltischen Buchdruckerei Gutenberg, e. G. m. b. H., in Dessau.

CENTRALBLATT
für
Nervenheilkunde und Psychiatrie.

Herausgegeben im Verein mit zahlreichen Fachmännern des In- und Auslandes
von
Professor Dr. Robert Gaupp in Tübingen.

Erscheint am 1. und 15. jeden Monats im Umfang von 2—3 Bogen. Preis des Jahrganges Mk. 24.
Zu beziehen durch alle Buchhandlungen und Postanstalten.

Verlag von Vogel & Kreienbrink, Berlin W. 30 und Leipzig.

XXX. Jahrgang. 1. November 1907. Neue Folge. XVIII. Bd.

I. Originalien.

(Aus der K. K. I. Psychiatrischen Klinik in Wien.)

Zur Amentiafrage.

Von Dr. **Erwin Stransky**, Assistenten der Klinik und Gerichtsarzt.

In einer kürzlich erschienenen Mitteilung (dieses Centralbl. No. 242, 1907) kommt Jahrmärker zu dem Schlusse, dass er die Häufigkeit der Amentia in früherer Zeit beträchtlich überschätzt habe und nach den in den letzten Jahren gemachten Erfahrungen seine Ansicht dahin revidieren müsse, dass die Amentia zum mindesten eine äusserst seltene Erkrankung darstellt. Auch meinerseits seit einiger Zeit von der Absicht geleitet, zu der von mir vor einiger Zeit bearbeiteten Amentiafrage (Journ. für Psych. und Neurol., Bd. IV. ff.) im Sinne einer Modifizierung einzelner seinerzeit vertretener Anschauungen neuerlich Stellung zu nehmen, begrüsste ich das Erscheinen der Mitteilung Jahrmärker's umsomehr, als ich in einzelnen Punkten an das Meritorische derselben anknüpfen darf; allerdings nicht an alle Schlussfolgerungen, die der Marburger Kollege zieht.

Jahrmärker hat in den letzten Jahren überhaupt keinen Fall mehr gesehen, den er der Amentia zurechnen könnte. Mir ist es nun, wenn auch nicht ganz so schlimm, so doch ähnlich ergangen: oft musste ich mir angesichts der in den letzten Jahren zutage getretenen Armut unseres klinischen Materials an einwandfreien Amentiafällen die Frage vorlegen, ob ich gegebenenfalls in der Lage wäre, an der Hand des mir zur Verfügung stehenden Materials einen klaren Fall von Amentia zu demonstrieren, und ebenso oft musste ich mir diese Frage, von spärlichen Ausnahmen abgesehen, negativ beantworten.

Und dennoch bin ich zu solch pessimistischen Anschauungen hinsichtlich der Frequenz der Amentia nicht gelangt wie Jahrmärker; aus verschiedenerlei Gründen.

Zunächt sagte ich mir, dass das Material einer Irrenanstalt — unsre bisherige Klinik bestand als Abteilung der alten, jetzt zur Auflassung kommenden Anstalt — zur Abschätzung der absoluten Häufigkeit gerade der akuten Geistesstörungen nicht einseitig herangezogen werden darf. In Kliniken, die die Funktion von Stadtasylen haben, resp. sämtliche direkten Aufnahmen eines grossen Bezirkes in sich zentralisieren, wird man sich über diesen Punkt wohl ein eindeutigeres Urteil zu bilden vermögen. Vielleicht ist dies in Marburg der Fall: bei uns in Wien aber lagen, bisher wenigstens, die Verhältnisse nicht so einfach. Es bestand bei uns eine Art Dreiteilung der Aufnahmen aus dem Weichbilde der Stadt in dem Sinne, dass auf unsere ehemalige Klinik jede dritte Aufnahme in die Anstalt traf; diese letztere hinwiederum erhält die direkten Aufnahmen nur zu einem kleineren Teile; der grössere Teil derselben passiert vorher resp. gelangt an die mit der Nervenklinik*) im allgemeinen Krankenhause verbundene Beobachtungsstation, die ihrerseits gewissermassen ein Filter darstellt, d. h. einen Teil ihres Materials mehr minder rasch an die Irrenanstalt abgibt, einen anderen aber, worunter natürlich ein Grossteil der akuteren Erkrankungen, eventuell bis zur Genesung, zurückbehält. Diese in Wien bisher bestandene Zwei- resp. Dreiteilung mag gewiss manche Nachteile haben, bietet aber demgegenüber den nicht zu unterschätzenden Vorteil, dass sie jene Einseitigkeit im Urteil hintanhält, welcher der mit ganz homogenem Material arbeitende Psychiater leicht anheimfällt. Hat die Beobachtungsstation das Bene, das Gros der akuten Fälle in raschem Wechsel bei sich zu sehen, so hat die Anstalt wieder den anderen, dass sich ihre Insassen zur Beobachtung über längere Verlaufszeiten hin besser eignen, ohne aber wieder etwa die Beobachtung akuter Fälle auszuschliessen. Da wie dort gewinnt man also durch einen freilich grossen Ausschnitt einen Einblick in eine kaleidoskopisch wechselnde reiche Szenerie. Man lernt dabei sehr früh, sich vor einseitigen oder vorschnellen Schlüssen sorgsam zu hüten, lernt sehr bald den Faktor der Verschiedenheit und Mannigfaltigkeit des Materials werten und würdigen. Wer nun aber an die Polychromie unseres Wiener Materials von früh auf gewöhnt ist, wird gegen einen so raschen Umschwung in den klinischen Anschauungen, wie er sonst zuweilen schon von einem Domizil-

*) an der Verf. jetzt als Assistent tätig ist (Anm. bei d. Korr.).

wechsel gefolgt ist, vielleicht einigermassen immuner und leicht entwickelt sich auf solcher Grundlage jene Mischung von Skeptizismus und Konservatismus, die nicht allein Nachteile zu besitzen scheint.

Ich möchte also betonen, dass meines Erachtens schon dieses eine rein äusserliche und zweifellos nicht etwa bloss für Wien Geltung beanspruchende Moment für meine Erwägungen in Betracht kam resp. wohl auch im allgemeinen in die Wagschale fallen muss. Ich sagte mir nicht: weil ich seit einiger Zeit nur wenige Fälle von Amentia sehe, ist die Amentia eine ganz seltene Erkrakung, sondern ich sagte mir, wenn ich jetzt weniger Amentiafälle sehe, so rührt dies vielleicht zum Teil schon daher, dass der Irrenanstalt deren in den letzten Jahren weniger zugewachsen sind. Ganz fehlgegangen bin ich jedenfalls mit dieser Annahme nicht und ich hoffe in Zukunft Gelegenheit zu haben, diese Annahme genauer auf ihre Stichhaltigkeit hin prüfen zu können, als dies bisher geschehen konnte.

Es ist dies nun keineswegs das einzige Moment, das mich davon abhielt, in meinem Pessimismus so weit zu gehen wie Kollege Jahrmärker. Wie aus meiner angezogenen Arbeit hervorgeht, habe ich den von mir seinerzeit notierten Frequenzziffern nur einen ganz relativen Wert beigemessen, und zwar war es nicht zum mindesten die dort wohl auch zum Ausdruck gekommene, keinewegs etwa originelle Erwägung, dass gerade von den zur Amentiagruppe gezählten Fällen ein Gutteil gar nicht in Anstaltspflege und selbst nicht in eine Beoachtungsstation kommt. Die Amentia hängt in nicht wenigen Fällen so handgreiflich mit irgend einer körperlichen Grundkrankheit zusammen, dass dieser Konnex auch der Laienumgebung nicht selten klar wird und, wo dies angängig, von der nun einmal vielfach von sozialer Benachteiligung gefolgten Abgabe in geschlossene Irrenpflege Abstand nehmen lässt, zumal, wo alsbald eine günstige Prognose quoad sanationem ärztlicherseits gestellt werden kann. Ich kenne auch Psychiater, die derartige Patienten nicht leicht einer Anstalt einweisen, sofern nicht dringende Indikationen es erheischen, gerade in Berücksichtigung der angeführten Gründe. Es erhellt, dass dieser keineswegs neue Gedanke zur Vorsicht in der Verwertung der Frequenzziffern der Amentia in geschlossenen Anstalten gemahnt.

Es kommt noch als ein weiterer Umstand eine Erwägung hinzu, die Jahrmärker vielleicht nicht so sehr naheliegen konnte, die mir aber keinesfalls ausser Acht gelassen werden zu sollen scheint: es ist dies der Gedanke an den ethnographischen bezw. Rassefaktor. Hierzu sind vielleicht einige spezielle Bemerkungen voranzuschicken. Trotzdem Wien mit rund zwei Millionen Einwohnern nur zu etwa 6 % von Nichtdeutschen bewohnt wird, darf man nicht vergessen, dass dieses statistische Ergebnis sich ausschliesslich auf dem Prinzip der Umgangssprache aufbaut und somit wohl keinen adäquaten Aufschluss über die ethnographische Zusammensetzung des Rekrutierungsbezirkes unseres Patientenmaterials gibt (wobei von den vielen Zugereisten noch ganz abgesehen ist). Die Zuwanderung, der naturgemäss Wien ausgesetzt ist, stammt aber, in den letzten Jahrzehnten besonders, namentlich aus den überwiegend von Slaven bewohnten Sudetenländern; diese Zugewanderten aber gehen grösstenteils auch unter den heutigen, freilich in dieser Hinsicht nicht mehr so günstig wie früher liegenden Verhältnissen in eine kontinuierliche Assimilation mit dem einheimischen Populationskern*) ein. Nun scheinen aber die Slaven, also die in gewissem Sinne fluktuierenderen und zu einem grossen Teile in Viertel-, Halb-, Dreiviertelassimilation mit den einheimischen Massen mehr minder in Verschmelzung begriffenen ambiguen Elemente wohl ebenso wie die den Deutschen subsumierten Juden eine grössere und vor allem etwas anders gerichtete psychische Morbidität zu besitzen. Wenn man nun bedenkt, dass man hier in Wien eben gerade in den letzten Jahrzehnten einen zunehmenden Fluktuationszustand des Rassengemenges der Bevölkerung in dem angedeuteten Sinne verzeichnen kann, das heisst dass immer mehr slavische Elemente eindringen, sich grösstenteils successive assimilieren (wie gerade die relativ geringe Zahl von Bekennern einer fremden Umgangssprache zeigt, aber auch andere, der Beobachtung nicht entgehende Momente, auf die einzugehen hier nicht der Ort ist) und dadurch das Rassengemenge fortwährend beeinflussen, respektive ändern; und wenn man weiter bedenkt, von welcher Bedeutung solche ethnographische Faktoren für die Erscheinungsform der Psychosen zu sein pflegen (Kraepelin, Pilcz u. a.), so wird man es begreifen, wenn mir auch aus den zuletzt erörterten Erwägungen Bedenken erwachsen sind, eine umstürzende Aenderung meiner Ansichten über die Häufigkeit der Amentia im allgemeinen Platz greifen zu lassen. Sollten nun diese Bedenken nur für Wiener Verhältnisse Geltung beanspruchen? Reine Rassen sind ja heute nur sehr selten zu finden; und auch für das übrige deutsche Sprachgebiet wird ja in neuerer Zeit von gewichtigen Gewährsmännern das auch anderwärts beobachtete stärkere Hervortreten des sog. „alpinen", rundschädeligen, von der arisch-germanischen Oberschicht der Rasse, wenn auch natürlich nicht der Sprache und der äusseren Zusammengehörigkeit nach, verschiedenen Typus signalisiert, so dass wir also unausgesetzte Schiebungen der Rassen-

*) der natürlich wieder seinerseits ganz wie in anderen ostdeutschen Grossstädten schon an sich ein Rassengemenge mit deutscher Fassade und deutschem Grundstein darstellt.

bestandteile auch anderwärts, wenn auch nicht in solchem Ausmasse, als wahrscheinlich annehmen dürfen. Wir sehen nun nicht nur, dass verschiedene Stämme und Völker eine verschiedene Prädilektion für bestimmte psychische Erkrankungssymptome besitzen, sondern wir wissen auch, dass ein und dieselbe Psychose in ein und derselben Gegend innerhalb gewisser Zeiträume ihre Erscheinungsform recht erheblich zu ändern vermag; so bekanntlich die Paralyse innerhalb der letzten Jahre fast unter den Augen ein und derselben Beobachter, eine Erscheinung, die sicherlich nicht bloss auf der zunehmenden diagnostischen Verfeinerung beruht, da ja die Diagnose sich gleichgeblieben ist. Können wir wissen, wie weit da Rassenverschiebungen der angedeuteten Art, wie weit noch andere Momente äusserer Natur als ursächliche Komponenten in Betracht zu ziehen sind? Können wir wissen, ob nicht am Ende diese Einflüsse nicht bloss die Erscheinungsform, sondern das Auftreten gewisser Psychosen überhaupt bestimmen?*) Einflüsse, die ihrer Natur nach in grossen Zeiträumen wellenförmig hin- und herschwanken mögen?

Alle diese Bedenken äusserer und innerer Natur liessen mich vor einer vorschnellen Todeserklärung der Amentia noch zurückschrecken und einstweilen noch hoffen, eine gründliche Uebersicht über ein grosses Material und lange Zeiträume werden vielleicht nach Jahr und Tag meine Anschauungen, in denen ich mich mit so vielen bewährten Beobachtern eins weiss, bestätigen. Sieht nicht gerade die jüngste Gegenwart die obsoletesten Anschauungen wieder zu Ehren kommen? Empfände nicht mancher als längst schon der Vergangenheit angehörig vergessener Psychiater hohe Genugtung, könnte er heute manchen seiner lange katatonisch geglaubten Circulären dem verlorenen Sohne gleich ins Vaterhaus zurückgekehrt sehen?

Es kommt nun natürlich auch auf die Fassung an, die man dem Begriffe der Amentia geben will, resp. auf den Umfang, in welchem man sie gelten lässt. Selbstverständlich kann in keiner Weise bezweifelt werden, dass Jahrmärker im Rechte ist, wenn er auch seinerseits gegen die Stellung dieser wie jeder anderen Diagnose auf Grund eines noch dazu oft oberflächlich erfassten oder — bei der Schwerzugänglichkeit mancher Psyche — auch nicht leicht zu erfassenden bezw. zu deutenden Symptoms sich wendet. Sicherlich wird und ward besonders in früherer Zeit, wie an anderem Ort schon ausgeführt, die Katatonie ganz besonders zugunsten der Amentia verkürzt und vielleicht auch das manisch-depressive Irresein, wie wohl es scheint, als sollte man jetzt gerade bezüglich des letzteren Falles mehr noch das Umgekehrte glauben. An anderer Stelle

*) Ich erlaube mir ganz kurz auf eine Publikation „ein Beitrag zur Lehre von dem Korsakoff'schen Symptomenkomplex" hinzuweisen (Jahrbücher f. Psychiatrie, Bd. XXVI), wo ich einem ähnlichen Gedanken Raum gab.

hoffe ich einmal besser und eingehender darlegen zu können, dass in neuerer Zeit das manisch-depressive Irresein, dem Kraepelin und seine unmittelbaren Schüler eine in den meisten Belangen meines Erachtens so glückliche Fassung geben, stellenweise zu weit über seine legitimen Grenzen hinaus ausgedehnt wird, so dass auch da ein Rückschlag unvermeidlich sein dürfte. Am ehesten wird man wohl der Einbeziehung einer Reihe bisher noch als Melancholie rubrizierter Fälle in dessen Bannkreis zustimmen können*), während sich andererseits die Gefahr nicht verkennen lässt, dass neuestens die Kraepelin-Weygandt'schen Mischzustände, deren seinerzeitige Aufstellung einen bedeutsamen Fortschritt markierte und präzise angewendet zweifellos in vielen Fällen klärend und ordnend wirkt, in der Diagnosenstellung vielfach über einen allzu breiten Raum hin wuchern und dass das Wort „Mischzustand" Auslegungen decken muss, deren Gezwungenheit den darauf verwendeten Scharfsinn beklagen lässt; kaum ein Zustandsbild dürfte bald vor dem Schicksal gesichert sein, zu einem Mischzustand zersägt zu werden. Mit solchen Deutungen kann man natürlich alles und nichts beweisen. Dass nun gerade amente Zustandsbilder mit ihrer dominierenden Inkohärenz ganz besonders zu einer derart vivisektorischen Tätigkeit anlocken, liegt auf der Hand. Hingewiesen ward auf dieses Moment schon von anderen Autoren und unter anderem seinerzeit auch von mir (l. c.), wenngleich vielleicht nicht mit entsprechender Schärfe, denn die exuberierende Anwendung der Diagnose „Mischzustand" tritt erst neuestens hervor, wenigstens in Publikationen. Ebensowenig ist es restlos einzusehen, warum gerade das Rezidivieren allein eine Psychose schon als manisch-depressiv kennzeichnen soll; wenn jemand in seinem Leben zweimal ein Fieberdelirium bekommt, wird ihn niemand für einen Manisch-depressiven erklären; wenn er aber zweimal aus nicht so grob greifbarer Ursache und nicht unter so grob eindeutigen Erscheinungen erkrankt, muss darum das jeweilig dargebotene katatone und amente Zustandsbild mit aller Gewalt umgedeutet und oft ein ganz belangloses, vieldeutiges Zeichen zum Kardinalsymptom erhoben werden, nur um ein sei es auch noch so fragiles Häkchen zu gewinnen, mittels dessen jenes in dem Schema des manisch-depressiven Irreseins verankert werden kann? Man staunt oft, wenn man dergleichen liest, darüber, dass solche Konzeptionen im Rahmen der so segensreichen klinischen Richtung ihren Platz suchen, staunt über die bedenklichen

*) Anmerk.: Ueberhaupt soll mit diesen Ausführungen keineswegs etwa die eifrige klinische und katamnestische Forschung der neueren Autoren, durch die immer wieder so viele Tatsachen ans Licht gefördert werden, als solche kritisiert sein: sie stünde über solcher Kritik, wie sie andererseits eines Lobes nicht erst bedarf.

Rückfälle in die naivste Form der symptomatologischen Betrachtungsweise, die anscheinend unfreiwilliger Weise jenen den Stempel aufdrücken.

So weit geht ja nun selbstredend Jahrmärker nicht. Ihm gegenüber möchte ich daher nur ein anderes Moment geltend machen, bezüglich dessen ich von ihm dissentieren muss. Ich muss nämlich auf dem schon seinerzeit markierten Standpunkte verharren, dass ich nicht einzusehen vermag, warum die Kollapsdelirien und die infektiösen Formen amenten Charakters nicht unter die Amentiagruppen eingereiht werden sollten. Mit dieser Anschauung stehe ich sicherlich nicht allein. Die dafür sprechenden Gründe scheinen mir nicht widerlegt. Dass freilich die in deliranter Erregung zum Exitus führenden Fälle nicht eindeutig zu bewerten sind, darüber kann gewiss kein Zweifel bestehen. Beachtung verdient wohl auch der seitens Jahrmärker's erwähnte Parallelismus des manisch-depressiven Anfalls mit deliranten Komponenten auf gemeinsamer Basis (Erschöpfung); nur in Kürze möchte ich bezüglich dieser hinlänglich bekannten deliranten Episoden im Laufe manisch-depressiver Anfälle an eine an anderer Stelle angedeutete Auffassung erinnern, wonach man es da zum Teil möglicherweise mit im Gefolge der Hemmung resp. Erregung sekundär ausgelösten Erschöpfungs- resp. Inanitionsdelirien zu tun haben könnte.

In einer Beziehung aber nötigen mich meine seitherigen Erfahrungen, mich einem von Jahrmärker jetzt geäusserten Zweifel auch meinerseits anzuschliessen; dieser Zweifel betrifft die sogenannte chronische Form der Amentia, die ich in meiner mehrfach angezogenen Arbeit als eine Form der Ausgangszustände, freilich behutsam, abzugrenzen versuchte, die ich jedoch nun, vorläufig wenigstens, nicht aufrechterhalten zu können glaube; es nötigt mich hierzu der weitere Verlauf der zwei einzigen Fälle, auf die ich mich in diesem Belange zu stützen in der Lage war. Der eine der beiden Fälle, Sidonie P., nahm zusehends immer mehr eine ans Katatonische gemahnende Färbung an: bei ungestörtem vegetativem Befinden bietet die Kranke schon seit längerer Zeit nicht nur in raschem Wechsel verschiedenartige Phasen, ruhige, in denen sie sich geordnet verhält, hübsche Handarbeiten ausführt und zuweilen von einer gewissen Bonhomie ist, und unruhige, in denen sie oft ungeheuer aufgeregt ist, schimpft, schreit, aggressiv wird und lebhaft halluziniert, sondern sie zeigt bei jetzt stets vorhandener Luzidität auch oft blühende Sprachverwirrtheit und zuweilen auch eine gewisse Nichtübereinstimmung zwischen Affektausdruck und sprachlich zum Ausdruck gebrachtem Vorstellungsinhalt; allerdings fast nie jene Dissoziation im Affektausdruck selbst resp. in dessen Komponenten, wie sie bei echten Katatonikern so gewöhnlich ist. Vielleicht, dass dieses letztere Moment mit als ein Unterscheidungsmerkmal in Betracht kommen könnte zwischen katatonischen und amenten Schwächezuständen, wie man ja aus prinzipiellen Gründen mit Recht solche Differenzmerkmale postuliert; zu dieser freilich unverbindlichen Vermutung glaube ich mich durch die vielleicht zufällig in einem anderen Falle gemachte gleichartige Wahrnehmung berechtigt, den ich vorläufig als Schwächezustand nach Amentia ansehen möchte und wo mir bei sonst ganz katatonisch gefärbtem übrigen Bilde ein ähnliches relatives Erhaltenbleiben des natürlichen mimischen Ausdruckes — im Gegensatz zu dem unnatürlich-verschrobenen, „psychoataktischen" Ausdruck der gewöhnlichen Katatoniker — auffällt. — Der andere der beiden in Rede stehenden Fälle, Anna T., ward bald nach Abschluss meiner bezüglichen Arbeit von der Klinik wegtransferiert und damit mir entzogen; doch verhielt sich nach der mir vorliegenden Krankheitsgeschichte wie nach meinen Informationen die Patientin seither zunächst unverändert; im Januar 1906 begann sie körperlich zu verfallen und am 27. III. 1906 erfolgte plötzlich der Exitus letalis (Herztod). Der Obduktionsbefund notiert die bei alten Geisteskranken so gewöhnlichen Zeichen chronischer Hirnatrophie, daneben aber auch Arteriosklerose; eine mikroskopische Untersuchung liegt leider nicht vor. Blieb nun auch in diesem Falle das Bild bis zum Ende ein amentes, so möchte ich doch auf den aus einleuchtenden Gründen an sich nicht absolut beweiskräftig scheinenden, zu alledem vereinzelten Fall hin nicht wagen, die Annahme einer chronischen Amentiaform, sei es auch in der ihr von mir seinerzeit gegebenen vorsichtigen Fassung, weiter aufrecht zu erhalten. Fälle solcher Art hat übrigens auch Strohmayer bei seinen sorgfältigen Untersuchungen (Monatsschrift für Psychiatrie u. Neurol. 1906) nicht beobachten können.

Die Frage nach der genaueren Abgrenzung der chronischen Schwächezustände nach Amentia muss zur Zeit immer noch als eine offene betrachtet werden.

II. Bibliographie.

Die deutsche Klinik am Eingange des zwanzigsten Jahrhunderts. In akademischen Vorlesungen herausgegeben von **E. v. Leyden** und **F. Klemperer.** VI. Band. Nervenkrankheiten. Urban und Schwarzenberg. Berlin und Wien 1906. 1400 S.

Obwohl es nicht ganz leicht ist, über ein Werk wie das vorliegende im Ganzen zu urteilen, so kann man in diesem Falle doch wohl behaupten, dass es als Ganzes eine willkommene Bereicherung der neurologischen Literatur darstellt. Die Mitarbeiter sind sorgfältig ausgewählt und die Themata genau für praktische Zwecke im allgemeinen glücklich gesichtet worden. Wenn, wie das ja unvermeidlich ist, ab und zu verschiedene Autoren dieselben Dinge wiederholt behandeln, so ist auch das nur anregend, denn es geschieht stets von verschiedenen Gesichtspunkten aus.

Alle Arbeiten im einzelnen zu besprechen, geht natürlich nicht an; doch möge wenigstens einzelnes, was mir besonders wichtig scheint, herausgegriffen werden.

Die erste Vorlesung handelt über die Neuralgien (Eichhorst) und bringt eine recht gute Darstellung dieses gerade für die Praxis so wichtigen Kapitels. Vielleicht hätte die Therapie noch etwas eingehender berücksichtigt werden können, besonders die neuere Injektionsbehandlung. Der Vortrag über Paralysis agitans von Erb ist sehr geeignet, auf diese in weiten Kreisen der Praktiker noch viel zu wenig beachtete Krankheit die Aufmerksamkeit in vermehrtem Masse zu lenken und damit manchem elenden Dasein wenigstens kleine Erleichterungen zu verschaffen. Speziell der Empfehlung der Hyoscinbehandlung können wir uns aus voller Ueberzeugung anschliessen. Viel zu lernen ist auch aus Edinger's ausgezeichneter Vorlesung über Kopfschmerzen und Migräne. Wer sie gelesen hat, der wird nicht mehr die zum Teil recht klägliche Pfuscherei auf diesem Gebiete mitmachen können, die mit der Ungenauigkeit der Diagnosenstellung eng zusammenhängt, sondern wird wirklich ätiologisch vorzugehen suchen und dann auch zu helfen vermögen. Gerade dies Kapitel wird in den sonstigen Lehrbüchern selten so übersichtlich dargestellt. Die Lähmungen der peripheren Nerven bespricht Bernhardt auf Grund reicher Erfahrung. Man wird hier so ziemlich alles finden, was einem an Lähmungen in der Praxis begegnet. Die Therapie, auch z. B. die elektrische, wird sachlich und ohne zu viel Skepsis, aber auch ohne zu viel Optimismus behandelt. Dass auch die Sprachstörungen eingehender besprochen werden, als es gewöhnlich in Lehrbüchern der Nervenheilkunde der Fall ist, dürfte im Interesse der Sache sehr zu begrüssen sein. Für eine gute und klare Darstellung bürgt Gutzmann's Namen. Auch die ausführliche Besprechnng der sexuellen Neurasthenie durch Eulenburg rechtfertigt sich durch ihre Häufigkeit und die Not, die man in der Praxis gerade mit solchen Patienten hat. Erfreulich ist, dass auch Eulenburg (wie kürzlich Oppenheim) den Wahn bekämpft, sexuelle Abstinenz allein könne sexuelle Neurasthenie machen. Ueber 150 Seiten sind der normalen und pathologischen Histologie des Nervensystems (Rosin) und der makroskopischen Anatomie des Centralnervensystems (Rothmann) gewidmet. Die zahlreichen Abbildungen sind sehr erwünscht und erleichtern das Verständnis erheblich. Eine eingehende Behandlung erfährt die Lumbalpunktion durch Quincke. Sie bringt wohl alles, was der Arzt, der diese kleine, aber wichtige Operation ausführen will, wissen muss. Ueber Syringomyelie und über progressive Muskelatrophien spricht F. Schultze in seiner klaren, ruhig abwägenden Art. Der aphasische Symptomenkomplex erfährt eine höchst bedeutsame Darstellung durch Wernicke. Es ist eine Art Neuauflage der berühmten, den gleichen Stoff zum erstenmal mit so grossem Erfolge behandelnden Schrift des Verf. vom Jahre 1874. Leicht ist die Lektüre dieser umfangreichen Arbeit nicht und man kann zweifeln, ob sie in den Rahmen des im Ganzen doch aufs Praktische gerichteten Werkes hineinpasst. Dafür ist sie aber für den Fachneurologen um so interessanter und lehrreicher. Wenn ich persönlich auch der Meinung bin, dass die Unterscheidung von subkortikalen,

kortikalen und transkortikalen Aphasien und das entsprechende Schema den pathologisch-anatomischen und vor allem den psychologischen Tatsachen, wie überhaupt der ungeheueren Kompliziertheit der Sprache nicht ganz gerecht wird, so ist doch der grosse pädagogische und heuristische Vorteil eines gewissen Schematismus auf einem solch schwierigen Gebiete nicht zu verkennen. Jedenfalls wird jeder, der sich eingehender mit der Aphasielehre beschäftigen will, diese Arbeit W.'s gründlich studieren müssen. Die Skepsis Wernicke's in Bezug auf die Therapie der Aphasie kann ich nicht teilen. Es sind doch gerade in den letzten Jahren zahlreiche sichere Beweise dafür erbracht worden, dass bei einigermassen noch rüstigen Gehirnen durch systematische, event. jahrelang fortgesetzte Uebungen recht schöne Erfolge gezeitigt werden können. Die multiple Sklerose, deren weite Verbreitung erst das letzte Jahrzehnt klarer hat erkennen lassen, behandelt Redlich, die Untersuchung und allgemein neurologische Diagnostik P. Schuster in recht gründlicher Weise. Cassirer führt in die Lehre von den vasomotorisch-trophischen Neurosen, Eulenburg in die von der Basedow'schen Krankheit ein und Remak verbreitet sich über das Kapitel der lokalisierten Krämpfe. Glänzend ist die über 120 Seiten umfassende Vorlesung Erb's über Tabes dorsalis. Sie zeigt unter anderem, wie viel mehr man durch zweckentsprechende Behandlung bei dieser Krankheit leisten kann, als noch häufig angenommen wird. Erb bringt auch eine ausführliche Begründung der Lues-Aetiologie der Tabes, deren Stichhaltigkeit man kaum wird bestreiten können. Es ist unglaublich viel Material in dieser Tabes-Monographie verarbeitet. Das wichtige Gebiet der Neuritis und Polyneuritis erfährt durch Cassirer eine sehr ausführliche Bearbeitung. Eine Anzahl farbiger, schön reproduzierter histologischer Präparate unterstützt die Anschauung von dem anatomischen Substrat dieser Affektionen, die ja leider noch viel zu häufig verkannt und uuter laienhaften Diagnosen als „Gicht, Rheuma" etc. falsch gedeutet und falsch behandelt werden. E. v. Leyden und P. Lazarus besprechen die Myelitis; dabei sei besonders auf die wertvollen differential-diagnostischen Bemerkungen und auf die in solcher Ausführlichkeit selten zu findenden therapeutischen Vorschläge hingewiesen. Die Arbeiten Ziehen's über Hysterie und Vorkastner's über Epilepsie bringen zwar nichts Neues, stellen aber die Hauptsachen übersichtlich zusammen. Ziehen wird mit seiner Ansicht über die Verwerflichkeit und Gefährlichkeit der Hypnose in der Behandlung der Hysterie vielfach auf Widerspruch stossen und zwar meines Erachtens mit Recht. Mit ein paar Worten lässt sich eine solche Frage unmöglich abtun. Sehr willkommen werden die Vorlesungen über Beschäftigungsneurosen von Cassirer und über traumatische Neurosen von Schuster namentlich den Kollegen aus der allgemeinen Praxis sein.

Alles in allem kann man also die ganze Sammlung aufs wärmste empfehlen. Neben den grösseren, von einem Autor bearbeiteten Lehrbüchern bildet es ein Nachschlagebuch, das die ersteren in zweckmässiger und lehrreicher Weise ergänzt.

Mohr (Coblenz).

L. Mongeri: Patologia speciale delle malattie mentali.

Der Verfasser dieses 251 Seiten langen Werkchens war früher an verschiedenen Hospitälern in Konstantinopel als Facharzt tätig und ist jetzt Direktor der Privatanstalt „Dufour" in Mailand. Eine zweifellos sehr ausgedehnte Erfahrung setzt ihn in Stand, die einzelnen Krankheitstypen zu charakterisieren, wie er sie im Leben angetroffen hat. Dabei handelt es sich nicht um eine plastische Darstellung, sondern um eine kurz und concis gehaltene Beschreibung der einzelnen zusammengehörigen Symptome. Ihm sind, wie er sagt, die jetzt üblichen Lehrbücher zu unübersichtlich, die feststehenden Formen werden da zu sehr überwuchert von einer Menge von Erörterungen der gerade eben erwachsenen zahlreichen wissenschaftlichen Fragen. So kommt es, dass der Student, der Praktiker, der Jurist und der Gutachter sich nicht zurechtfinden und verwirrt werden. Das soll durch die vorliegende Art der Bearbeitung des Stoffes vermieden werden, in der von jeder Erörterung, von jeder Schule, von der Nennung jeglichen Namens abgesehen ist. Als Einteilung maßgebend ist dem Verfasser die offiziell für das Königreich Italien auf dem XI. Kongress der italienisch-psychiatr. Gesellschaft vorgeschlagene. Bei jeder Form kommen der Reihe nach zur Sprache: 1. Symptome, a) psychische, b) physische, 2. Verlauf, 3. Prognose, 4. Differentialdiagnose, 5. Aetiologie, 6. Therapie, 7. forensich-medizinische Beurteilung, 8. spezielles Litteraturverzeichnis.

Wir lassen nunmehr die Einteilung folgen:

Kapitel I. Hemmungen und Verkehrungen der psychischen Entwickelung. 1. Frenasthenie: a) Idiotie, b) Cretinismus, c) Imbecillität; 2. Moral Insanity; 3. Psychopathia sexualis.

Kapitel II. Akute einfache Psychosen. 1. Manische Zustände: a) Hypomanie, b) Mania gravis; 2. Melancholische Zustände: a) passive: Mel. simpl. und Mel. c. stup., b) aktive: Mel. anxiosa; 3. Periodische Psychosen (Mischformen); 4. Amentia; 5. Halluzinatorisches Irresein (Frenosi sensoria).

Kapitel III. Chron. prim. und consec. Psychosen. 1. Paranoia; 2. Periodische Psychosen: a) Mania period., b) Melanch. period.; 3. Senile Psychosen: a) einfache, b) mit Demenz; 4. Demenzzustände: a) Dementia praecox, b) sekundäre Demenz.

Kapitel IV. Paralytische Psychosen. 1. Dementia paralytica; 2. Dementia luetica; 3. Dementia alkoholica; 4. Dementia encephalomalacica.

Kapitel V. Neuropsychosen. 1. Psychosis epileptica; 2. Psychosis hysterica; 3. Psychosis neurasthenica; 4. Psychosis choreatica.

Kapitel VI. Toxische Psychosen. 1. Alkohol-Psychosen (Delirium tremens); 2. Morphinismus; 3. Cocainismus; 4. Andere (Blei, Chloral, Trional, Veronal).

Kapitel VII. Infectiöse Psychosen. 1. Postinfluenzales Irresein; 2. Pellagröses Irresein; 3. Polyneuritische (Korsakow'sche) Psychose; 4. Andere (Syph., tuberc., lyssa, hepat., uraem.); 5. Delirium acutum.

Appendix. Die Frau in der menstruellen Zeit; Die Frau in der Schwangerschaft; Die Frau in Geburt und Wochenbett; Die Frau in der Lactation.

Beim Durchlesen fielen dem Referenten folgende Stellen auf: Die Idiotie stammt manchmal von vorzeitiger Schädelverknöcherung.

Moral Insanity: Bei dieser kommen zuweilen sehr intelligente, ja geniale Konzeptionen vor; sie verläuft langsam aber progressiv in Demenz.

Manie: Hypomanie und Mania gravis, die zwar in einander übergehen können, bieten wichtige Unterschiede in Symptomatologie und Prognose. Die Hypomanie hat einen ziemlich raschen Anfang, verlauft kurz und dauert selten 6—7 Monate, außer wenn sie einen so hohen Grad erreicht, dass sie in die

Mania gravis übergeht. Die Mania gravis wird gewöhnlich von einem depressiven Stadium eingeleitet, verläuft mit Remissionen und Verschlimmerungen oder kurzen und zwar gewöhnlich sehr kurzen depressiven Perioden und dauert meist 6—7 Monate, ja 1 Jahr, mitunter sogar länger. Langdauernde Fälle und solche mit häufigen Rezidiven haben eine ungünstige Prognose, sie können chronisch werden oder in sekundäre Demenz übergehen. Bezüglich Aetiologie ist M. der Meinung, dass die Krankheit auf einer Blutdyskrasie infolge eines pathogenen Agens beruhe, wodurch das normale Funktionieren der Blutzirkulation im Gehirn verändert sei. Bei Besprechung der Behandlung der Manie sagt der Verfasser, dass wegen Collapsgefahr ein warmes Bad zwei Stunden nicht überschreiten darf und beständig ärztlich überwacht sein muss; im übrigen sei Bettbehandlung indiziert und dürfe man sich nicht scheuen, die Zwangsjacke anzuwenden oder den Patienten mit Binden um Hand- und Fußgelenke am Bett zu befestigen.

Melancholie: In der Rekonvaleszenz oft leicht manische Zustände. Wie alle andern akuten funktionellen Psychosen kann auch sie rezidivieren. Die Melancholia cum stupore und die aktive Melancholie geben keine so günstige Prognose wie die einfache; nicht selten verschwinden die Ideen nicht mit der Verstimmung, sie fixieren sich, es kommt zur sekundären Demenz ebenso wie in den Fällen, in denen von einem gewissen Zeitpunkt ab sich Grössendelir einstellt.

Als periodische Psychosen (Mischformen) nennt Verf. die periodischen, alternierenden, à double Form, zirkulären und atypischen; letztere sind die gewöhnlichen, die Uebergänge sind brüsk.

Als Amentia ist die hebetische, stuporöse Form beschrieben; die beiden weiblichen Photographien erscheinen etwas jung, man sieht unter den Symptomen starken Ptyalismus erwähnt, und eine Art, die von Masturbation hergeleitet wird, zeigt Schmerzempfindlichkeit der Wirbelsäule und gewöhnlich auch katatone Phänomene. Die Prognose der Krankheit ist ungünstiger als bei Melancholie und Manie, besonders nach einjähriger Dauer.

Das halluzinatorische Irresein beruht sicher auf Autointoxikation oder Infektion, was durch Blutbefunde (Strepto-, Staphylo- und Diplococcen) bewiesen ist.

Die Paranoia ist nach M. eine häufige Krankheit und beginnt oft mit einem depressiven, zuweilen auch einem Stadium heftiger Aufregung. Ihr Ende ist Demenz, mehr in Affekt und Strebungen als intellektuell.

Bei den periodischen Pychosen ist auch das Zwischenstadium nicht frei von jeder Anomalie. Dadurch unterscheiden sie sich von den rezidivierenden Psychosen, die nur infolge bestimmter wiederkehrender Ursachen wiederkehren. Auch sie führen zu Demenz, indem die Anfälle immer häufiger kommen. Der Unterschied zwischen einfacher und periodischer Manie besteht darin, dass bei letzterer der eigentliche Anfall kürzer ist, die Rekonvaleszenz aber länger dauert und eventuell die Erregung in leichtem Grade permanent bleibt. Die Anfälle zeigen eine Zeit lang starke Aehnlichkeit in Symptomen und Dauer, dann aber ändert sich mehr oder weniger der Charakter der Krankheit und es beginnt eine Reihe häufigerer, untereinander analoger Anfälle mit langsam eintretender Demenz. Dasselbe ist von der periodischen Melancholie zu sagen, nur ist sie seltener. Zu den periodischen Psychosen gehört auch die Dipsomanie.

Bei Dementia praecox betrifft die Läsion zuerst Affektivität und Moralität und dann langsam Intellekt und Willen. Auffallend ist, dass die

Patienten oft lange die Fähigkeit zum Rechnen und das Gedächtnis für Namen behalten. Ihr häufigeres Vorkommen bei Männern führt Verfasser auf Masturbation zurück, die beim männlichen Geschlecht häufiger sei als beim weiblichen und die die wichtigste Ursache dieser Krankheit sei. Im Gegensatz zu denen, die die Masturbation für wenig schädlich halten, sehe er darin ein enorm schwächendes Moment.

Paralyse ohne Lues gibt es nicht. Aber sie tritt erst ein, nachdem der Organismus des Glykogens beraubt ist und so, geschwächt, der Infektion nicht widerstehen kann. Daraus erkläre sich ihre Seltenheit bei den Arabern. Verf. verordnet deshalb therapeutisch Glykogen.

Unter den Infektionspsychosen begegnen wir einer Psychosis postinfluenzalis, die in der Rekonvaleszenz oder auch mitten in der Krankheit entsteht, $^{1}/_{2}$—1 Monat Höchststadium zeigt und mit günstiger Prognose schnell zur Heilung führt. Sie bildet eine eigene Krankheitsform mit den Erscheinungen der aktiven Melancholie mit Illusionen und Halluzinationen und Ideen der Verfolgung und des ökonomischen Ruins, seltener mit manischem Typus.

Die Korsakow'sche Krankheit geht gewöhnlich nach längerer Zeit in Heilung über.

Bei den toxisch-infektiösen Psychosen finden wir auch eine Psychosis hepatica verzeichnet, entstehend durch funktionelle Störungen in der Leber. Sie hat zwei Typen. Der eine hat die Form der Melanch. gravis, der andere die eines akuten halluzinatorischen Delirs mit Exaltation oder Depression und Konfusion; der letztere Typ folgt häufig dem ersteren. Dabei besteht subikterische Färbung, allgemeine Schwäche, gastro-intestinale Störungen, Anorexie, stark riechende Abgänge. Im Harn Urobilin, verminderter Harnstoff, vermehrte Harnsäure, alimentäre Glycosurie. Der zweite Typ ist von wenig günstiger Prognose. Die depressive Form entsteht durch Aufnahme der Galle im Blut, die delirante beruht auf der Einwirkung toxischer Substanzen auf die Rindenzellen.

Die vorstehende Zusammenstellung betrifft ungefähr die Hauptpunkte des Werkes, in denen der Verf. als Vertreter älterer Anschauungen sich mit den Ergebnissen neuerer Forschungen nicht in Uebereinstimmung befindet. Das jedem Typ beigegebene ausführliche Literaturzerzeichnis zeigt, dass er sich dessen bewusst ist. Ausserdem will uns die Bezeichnung „Laster" für Trunk und Onanie in einem medizinischen Buch nicht geeignet erscheinen. Aber man muss berücksichtigen, dass die Einteilung von vornherein gegeben war und der Verf. somit auf sie den Stoff zurechtzuschneiden hatte. Hat er dabei eigene Anschauungen unterdrücken müssen, um den gegebenen Rubriken möglichst gerecht zu werden, so ist ihm das bis zu einem Grade geglückt, dass man den Eindruck hat, als befinde er sich nach Titel und Inhalt mit der amtlichen Klassifikation in genauester Uebereinstimmung. Wolff (Katzenelnbogen).

Jahresbericht über die Königliche Psychiatrische Klinik in München für 1904 und 1905. München, Lehmann. 1907.

Der erste Jahresbericht der neuen Klinik Kraepelin's in München darf gewiss auf das besondere Interesse der Fachgenossen rechnen. Er ist so ganz anders, als Anstaltsberichte zu sein pflegen, und gibt ein lebendiges Bild von dem wissenschaftlichen Leben in der jüngsten und modernsten Klinik Deutschlands. Alles, was den technischen Betrieb angeht, tritt — in einem wohl beabsichtigten und an manchen Stellen stark unterstrichenen Gegensatz zu den gewöhnlichen

Berichten dieser Art — vollkommen in den Hintergrund. Alle Aerzte der Klinik haben mitgeholfen, um das Tatsachenmaterial, das durch die Arbeit der ersten 14 Monate angesammelt worden ist, zu verwerten und nach einheitlichen Gesichtspunkten zu ordnen.

Kraepelin selbst macht mit einer „Jahresgeschichte" und dem „Dienstbericht" den Anfang. Das wesentliche Resultat ist: die modernen Einrichtungen der neuen Klinik haben sich durchaus bewährt. Die Neigung der bayrischen Bevölkerung zu Gewalttätigkeiten, die in der alten Kreisirrenanstalt in München lästig genug empfunden worden war, verursacht hier, wo $^3/_4$ der Kranken im Bett und die Unruhigsten im Dauerbad behandelt werden, keine Schwierigkeiten mehr; auch das Schmieren hat aufgehört. Allerdings, dass in München ganz ohne Zwangsmassregeln behandelt wird, kann Referent doch nicht zugeben. Wickelungen, bei katatonisch Erregten angewandt, bei denen sie besonders gut wirken, sind in letzter Linie mechanische Zwangsmittel. Immerhin ist es ein beachtenswerter Erfolg, wenn in einer Klinik, die 1600 Aufnahmen im Jahre bewältigt, auf der Frauenseite nur wenig mehr als zwei Gaben differenter Arzneimittel und auf der Männerseite noch weniger gegeben werden. Kraepelin lässt Veronal, Trional, Hyoscin und Morphin verwenden; Paraldehyd (das in der Freiburger Klinik sehr viel und mit Nutzen verabreicht wird) ist im Berichte nicht erwähnt. — Von technischen Neuerungen, die sich besonders bewährt haben, sei die Einrichtung von Spülklosetts innerhalb der Krankensäle besonders erwähnt.

Die Pflege üben — auch auf der männlichen Abteilung — Schwestern aus, und zwar zur vollen Zufriedenheit der Aerzte.

Es wurden 1905, wie gesagt, 1600 Kranke aufgenommen, 990 Männer und 610 Frauen; die Zahl der Verpflegungstage von 19949 erscheint im Vergleiche dazu recht klein und beweist, dass die alte Forderung einer schnellen Evacuierung hier erfüllt worden ist.

Auffallend ist, dass der Einweisung von Untersuchungsgefangenen in die Klinik auf Grund des § 81 St. P. O. bisher juristische Bedenken entgegengestanden haben.

Zahl und Art der wissenschaftlichen Zwecken dienenden Einrichtungen und Apparate, über welche die Münchener Klinik verfügt, ist beneidenswert gross und vorzüglich. Hier hat wirklich einmal das wissenschaftliche Institut ohne Vorbehalt über die Anstalt gesiegt.

In die Besprechung der einzelnen klinischen Krankheitsformen haben sich Kraepelin und seine Hilfsarbeiter geteilt. Eine Darstellung der Alkoholpsychosen durch Kraepelin macht den Anfang. Die große Zahl der eingelieferten Trinker — es waren 284 — findet ihre einfache Erklärung in einer sehr verständigen Bestimmung der Münchener Polizeiverwaltung, nach der jeder Betrunkene in die psychiatrische Klinik statt auf die Polizeiwache verbracht werden muss. Wie berechtigt diese Beurteilung des einfachen Rausches ist, geht aus den Beobachtungen der Klinik hervor, nach denen die Alkoholisten zu den schwierigsten von allen akut erkrankten Geisteskranken gehören. — Relativ selten ist in München das Delirium tremens, an dem nur 26 von den 284 Trinkern litten. — Plaut hat die Kinder einer großen Zahl dieser Potatoren untersucht und erschreckend viel psychische (und körperliche) Störungen schwerster Art bei ihnen gefunden. Der Aufsatz Kraepelin's wird durch eine Studie von Lichtenberg über die soziale Bedeutung der Alkohol-Psychosen ergänzt. Wir können von seinen Ergebnissen, die zum Teil schon in Kraepelin's bekanntem Vortrage verwertet waren, nur die allerwichtigsten herausgreifen. Die sprechen allerdings auch deutlich genug: allein in der Münchener Klinik werden jährlich 13315,20 M. aus öffentlichen oder privaten Mitten für Kranke bezahlt, die ihr Leiden dem Alkohol verdanken; und weiter: von den 524 Patienten dieser Art*) war mehr als die Hälfte bereits gerichtlich bestraft, und zwar mit zusammen 2853 Einzelstrafen. Das heisst: im Durchschnitt war jeder 11 mal mit dem Strafgesetz in Konflikt gekommen.

Dann folgt die Besprechung der (223!) Dementia-praecox-Kranken des Jahres durch Gaupp. Naturgemäss lassen sich die Schwierigkeiten, die auf diesem viel umstrittenen Gebiete bestehen, innerhalb des Rahmens eines solchen Berichtes und auf Grund der Beobachtungen eines Jahres nicht erheblich verringern.

Alzheimer gibt eine Uebersicht über die Beobachtungen von progressiver Paralyse. Auffallend zahlreich sind — wohl infolge des Kellnerinnenwesens — die Fälle von Paralyse bei Frauen. In der Anamnese der Paralytiker liess sich selten erbliche Belastung nachweisen, dagegen macht sich in der Deszendenz der Einfluss der Syphilis deutlich geltend. Die Zahl der überlebenden Kinder erreicht nicht einmal die der Erzeuger und dazu leidet ein überwiegender Teil dieser Kinder an Rhachitis, Blutarmut, an Krämpfen und an Nervosität. Symptomatologisch ist wichtig, dass die Lymphocytose nicht bei allen Paralytikern immer vorhanden zu sein braucht; immerhin sind solche Ausnahmen wohl selten. Derselbe Autor hat die Arteriosklerose, die senilen Störungen und die Hirnlues behandelt.

Ueber die 95 Patienten, die als manisch-depressiv aufgefasst wurden, berichtet Rehm. Hervorgehoben sei, dass im ganzen, wenn beide Geschlechter zusammen betrachtet werden, die depressiven Attacken über die manischen um 25 % überwiegen; unter den Frauen allein kamen sogar 41 % mehr Depressionszustände vor als Manien, während die Verhältnisse bei den Männern, wenn auch in weniger ausgeprägtem Masse, umgekehrt liegen. Interesse verdient, besonders mit Rücksicht auf die Anschauungen, die Kraepelin ganz neuerdings im Anschluss an die Monographie von Dreyfus geäussert hat, dass Rehm geneigt ist, in bestimmten Formen der agitierten Depression ein eigenes Krankheitsbild zu sehen, das der (Rückbildungs-)Melancholie nahe steht.

Die Epilepsie hat Weiler behandelt, der besonders auch auf die Beziehungen dieser Krankheit zur Trunksucht eingeht und die grosse Kriminalität und Selbstmordneigung der Epileptiker betont. Dann folgen Besprechungen der Hysterie und der Unfallkrankheiten durch Nitsche und Plaut (vergl. dessen Vortrag 1906), sowie der Psychopathen und Imbezillen durch Nitsche und Reiss. Endlich hat Busch eine Reihe von diagnostisch schwierigen und interessanten Fällen etwas ausführlicher mitgeteilt.

Daran schliessen sich zwei Kapitel, in denen Gaupp das Vorkommen und die Ursachen der Selbstmorde und Alzheimer die Todesursachen und Sektionsbefunde bespricht. Zum Schluss berichtet Gulden über die psychiatrische Poliklinik, in der in den ersten 13 Monaten 466 Patienten behandelt worden sind.

*) Lichtenberg fasst in diesem Zusammenhange den Begriff der alkoholistisch bedingten Erkrankungen weiter als Kraepelin; daher die Differenz der Zahlen.

In der Festrede zur Eröffnung seiner neuen Klinik hat Kraepelin eine gewisse Sorge durchklingen lassen, ob die grossen Hoffnungen auch in Erfüllung gehen würden, die dieser stolze Bau erwecken müsste. Wenn etwas diesen Zweifel zu entkräftigen vermag, so ist es der erste Jahresbericht, der jetzt vorliegt; der Arbeit, von der er Rechenschaft ablegt, kann der Erfolg nicht versagt bleiben. Bumke (Freiburg i. B.).

W. B. Pillsbury: L'Attention. Paris. Octava Doin. 1906. 308 S. 4 Fr.

In 15 Kapiteln bespricht der Verfasser, Professor an der Universität Michigan (die französische Uebersetzung stammt von Miss Monica A. Molloy und Raymond Meunier) die psychischen Wirkungen der Aufmerksamkeit, die sie begleitenden motorischen Phänomene, die Bedingungen der Aufmerksamkeit (das Interesse und das Aktivitätsgefühl), die Wirkungen der Aufmerksamkeit auf das Bewusstsein, die Aufmerksamkeit und die Vorstellungen, Aufmerksamkeit und Assoziation in der Perzeption, die Aufmerksamkeit in Gedächtnis-, Willens- und Verstandestätigkeit, die Theorien der Apperzeption und ihre Beziehungen zur Aufmerksamkeit, Geschichte und Kritik der Theorien über die Aufmerksamkeit, die psychophysische Hypothese, das anatomische Substrat der Aufmerksamkeit, die Physiologie der Aufmerksamkeit und die Aufmerksamkeit in der Pathologie und in der individuellen Entwicklung. Der ganze Aufbau des Buches und auch die Literaturgeschichte zeugt von Fleiss und eingehender Arbeit und es berührt angenehm, dass die deutsche Psychologie mehr als in manchen andern von Amerikanern verfassten Schriften auch gründlich zu Worte kommt. In vieler Hinsicht schliesst sich der Verf. ziemlich eng an Wundt an, doch lehnt er dessen Apperzeptionslehre mit teilweise nicht schlechten Gründen ab. An positiven neuen Tatsachen wird nicht viel vorgebracht, um so mehr dagegen, wie das übrigens in der Natur des Stoffes liegt, an Theorien. Manche davon sind ganz ansprechend, z. B. die über das physiologische Substrat der Aufmerksamkeitsvorgänge. Die Gründe, die für den „Sitz" der letzteren im Frontallappen vorgebracht werden, sind freilich stellenweise recht wenig beweiskräftig (als wichtigste anatomische Schriften werden die beiden Arbeiten von Flechsig über „Gehirn und Seele" und „die Lokalisation der geistigen Vorgänge" angegeben — im Jahre 1906!). Dass der Verfasser energisch die Versuche, die alte Vermögenstheorie durch allerlei Hintertürchen in die Lehre von der Aufmerksamkeit wieder einzuschmuggeln, zurückweist, ist gut, wie man ihm überhaupt das Lob nicht versagen kann, dass er an die Probleme möglichst voraussetzungslos herangeht und sie sine ira et studio zu lösen versucht. Dass trotzdem viele Fragezeichen zurückbleiben, ist schliesslich nicht seine Schuld. Im ganzen kann man das Buch als eine Einführung in die grundlegenden Fragen, die sich gerade an das Aufmerksamkeitsproblem knüpfen, mit gutem Gewissen empfehlen. Mohr (Coblenz).

Marcus Wyler: Beiträge zu einem Grundriss des vergleichenden Irrenrechtes. Halle, Marhold. 1906.

Eine sehr gründliche und zugleich eine kritische Zusammenstellung der Gesetzesbestimmungen, die in den Kulturstaaten zum Schutz und zur Fürsorge für die Geisteskranken bestehen. Bumke.

III. Uebersichtsreferat.

Münchener medizinische Wochenschrift, LIV. Jahrgang 1907.

I. Hälfte. Januar-Juni. No. 1 bis No. 26.

Isemer: Zwei Fälle von Ohrschwindel durch Operation geheilt. No. 1, p. 23 ff. In beiden Fällen bestand seit Jahren rechtsseitige chronische Mittelohreiterung ohne besondere Beschwerden zu verursachen. Plötzlich stellte sich bei der Arbeit hochgradiger Schwindel ein. Totalaufmeisselung zeigte in beiden Fällen neben ausgedehnter Karies in allen Mittelohrräumen dickes Granulationspolster um den kariösen Ambos, das sich bis nach der Steigbügelgegend hinüber zog. Im zweiten Fall war auch bereits die Schleimhaut um die Steigbügelgegend miterkrankt und zeigte granuläres Aussehen. Eine Zerstörung der Labyrinthwand, namentlich der Halbzirkelkanäle war nicht nachzuweisen. Schon am Tage nach der Operation war der Schwindel nicht mehr vorhanden. Die Eiterung hörte auf. Das Hörvermögen war in dem gleichen Grade wie vorher herabgesetzt. Es ist anzunehmen, dass das derbe Granulationspolster, welches zum grössten Teil von dem kariösen Ambos kam, zum Teil auch am miterkrankten tegmen aditus seinen Ursprung hatte, auf den Steigbügel drückte und so den intralabyrinthären Druck erhöhte. Als nun dieser Druck auf die Steigbügelplatte ein grösseres Mass, als es gewöhnlich durch die längsten Schallwellen auf die Labyrinthflüssigkeit ausgeübt wird, überstieg und ausserdem die intralabyrinthäre Gefässspannung infolge der Anstrengung hinzukam, wurde der Schwindel durch Reizung des Ramus vestib. herbeigeführt. Die Erhöhung der intralabyrinthären Gefässspannung durch die Anstrengung bei der Arbeit war das auslösende Moment für das apoplexieähnliche Einsetzen des Schwindels. — **K. Bürker**: Zur Thermodynamik des Muskels. No. 2, p. 59 ff. (siehe dieses Centralblatt 1907, p. 176 f.). — **O. Rosenbach**: Die Methoden zur Verstärkung des Kniephänomens. No. 2, p. 72. — Mechanische oder physiologische resp. psychologische Einflüsse können bei Anwendung der gewöhnlichen Methode die Auslösung des Kniephänomens beeinträchtigen. Die üblichen Kunstgriffe haben nur auf die letztgenannte Form der Störung Einfluss. Eine sichere Methode muss aber beide Formen (anatomische und physiologische Form) und auch Fälle von Bewusstlosigkeit oder mangelnder Intelligenz berücksichtigen. Der Kunstgriff von Jendrassik gibt nicht immer Erfolg; wahrscheinlich weil manche Untersuchte nicht imstande sind, starke tonische Innervationen für ein Glied zu geben, ohne gleichzeitige entsprechende tonisierende Impulse für andere Teile. Auch das Rückwärtszählenlassen nützt wenig. Viele Individuen unterstützen nämlich die ihnen ungewohnte Form des Zählens mit Muskelbewegungen. Weiterhin zählen Personen mit geringer Fähigkeit zur Ausführung ungewohnter Operationen fast nie schnell genug. In den Pausen lenken sie die Aufmerksamkeit immer wieder auf das Knie. In vielen Fällen erfüllt die Methode von Krönig ihren Zweck. Der zu Untersuchende muss hierbei auf das Kommando „Jetzt“ möglichst schnell bei gleichzeitigem Hinaufblicken nach der Zimmerdecke forciert inspirieren. Der Untersucher beklopft nach Abgabe des Kommandos das Lig. patellae. R. selbst hat folgende Methode empfohlen: Der zu Untersuchende kreuzt die Beine und liest dann aus einem nicht zu kleinen Buche oder einem grossen Zeitungsblatte möglichst schnell und laut vor. Das schnelle Lesen lenkt die Aufmerksamkeit vollkommen ab. Durch die Innervation der oberen Extremitäten, mit denen das Buch oder Zeitungsblatt gehalten wird, werden auch besonders günstige Bedingungen für das erforderliche unbeeinflusste Gleichgewicht der unteren Extremitäten geliefert, zumal der Untersuchte ja schon durch das Buch oder Blatt verhindert ist, einen Blick nach seinen Füssen zu werfen. Sofort, nachdem einige Worte gelesen sind, kann man mit dem Beklopfen beginnen. Dieses Verfahren kann auch bei Kindern, selbst solchen, die erst buchstabieren können, angewandt werden. Die blosse Beschäftigung mit den Buchstaben lenkt hier die Aufmerksamkeit genügend ab und verhindert abnorme Innervation. Alle diese Verfahren führen nicht zum Ziel, wenn Personen der ersten Kategorie oder beschränkte oder bewusstlose Personen untersucht werden. Hier ist die Methode von W. Guttmann zu empfehlen, welche den subjektiven Einfluss überhaupt nach Möglichkeit ausschaltet und das Gleichgewicht der Muskeln in geeigneter Weise nach dem Wunsche des Untersuchers reguliert. Erst wenn diese Methode keinen Erfolg gab, soll man von einem Fehlen des Patellarreflexes sprechen. Bei der Methode von Guttmann wird ein Bein des Liegenden mit Hilfe von zwei Handtüchern (eventuell auch anderen Tüchern oder Binden) suspendiert. Zuerst wird ein Handtuch um den Unterschenkel gelegt und dieser damit etwas in die Höhe gehoben. Ein zweites Handtuch wird dann um den Oberschenkel, dicht oberhalb des Knies gelegt. Ein Gehilfe zieht dann den Oberschenkel etwas schräg nach oben, so dass das Knie einen stumpfen Winkel bildet. Patienten mit freiem Bewusstsein gibt man die Anweisung, die Schenkel möglichst passiv auf den Handtüchern liegen zu lassen. Es ist zweckmässig, dass sich der Arzt selbst am Heben des Beines beteiligt, da er hierdurch den Grad der Erschlaffung am besten beurteilen kann. — **S. Ganser**: Zur Behandlunng des Delirium tremens. No. 3, p. 120 ff. Die Behandlung mit Chloralhydrat, selbst in den gewöhnlichen Dosen, ist unangebracht. Seine Gefährlichkeit bei herzschwachen Menschen ist bekannt und alle Deliranten sind als solche anzusehen. Der künstlich erzeugte Schlaf kürzt nicht einmal das Delirium. Diejenigen, die Schlaf um jeden Preis anstreben, würden ausserdem, was nicht zu verstehen ist, eine durch Vergiftungsstoffe erzeugte Betäubung durch Schlafmittel noch übertäuben wollen. Das verlängerte warme Bad wirkt in vielen Fällen günstig. Die Bäderbehandlung hat auch viele Vorzüge vor der Absonderung im Zimmer. Völlig harmlos ist sie indes nicht. Kollapse mit ungünstigem Ausgang können auftreten. Das Gleiche gilt von den feuchten Einwickelungen. G. lässt von Anfang der Behandlung an den Alkohol vollkommen fort. Die Kranken bleiben solange, wie es sich irgend machen lässt, im gemeinsamen Saal im Bett. Geht es gar nicht mehr, dann Isolierung unter sorgfältigster Ueberwachung. Nach kurzer Zeit wieder Versuch mit Bettbehandlung. Sorge für reichliche Ernährung und regelmässige Darmentleerung. Auch auf ungefährliche Beruhigungsmittel, wie Paraldehyd, Hyoscin wird fast ganz verzichtet wegen des meist nur geringen Erfolges. Die Beobachtung, dass auch bei ganz kräftigen Deliranten, ohne nachweisbare Herzstörung, ohne Anzeichen, welche Kollaps befürchten liessen, unter dem Einfluss der motorischen Erregung ganz plötzlich durch die üblichen Excitantien nicht beeinflussbare, rasch zum Tod führende Herzschwäche eintritt, veranlasste G., seit 8 Jahren jedem Alkoholdeliranten von Anfang des Anstaltsaufenthaltes an Digitalis zu geben. Im Verlauf eines Tages werden 1,5 g Digitalis im Aufguss verbraucht. Diese Dosis wird je nach dem Fall zwei- bis dreimal verabreicht. Macht die Aufnahme per os Schwierigkeiten, so wird das Mittel zweistündlich per clysma gegeben. Ein schädlicher Einfluss des Mittels wurde nicht wahrgenommen, insbesondere nie die gefürchtete kumulative Wirkung. In wenigen Fällen kommt es trotz dieser Behandlung zu Anzeichen von Herzschwäche. Bei den geringsten Anzeichen dieser Art wird mit den bekannten Erregungsmitteln, in der Hauptsache mit Kampheröl vorgegangen. Nach Befinden wird anfangs viertelstündlich, später stündlich oder zweistündlich 1 g Kampheröl unter die Haut gespritzt. In sehr schweren Fällen wurde diese Behandlung mit überraschend günstigem Erfolge dadurch verstärkt, dass der Kranke esslöffelweise, etwa alle halbe Stunde eisgekühlten Sekt bekam. Der Erfolg lässt hier eine Ausnahme von der alkoholfreien Behandlung zu. Da ätiologisch für das Delirium Vergiftung mit abnormen Stoffwechselprodukten anzunehmen ist, die durch gewohnheitsmässige oder akute Anhäufung von Alkohol im Organismus erzeugt und unter besonderen Umständen wirksam werden, strebt G. eine Auswaschung der Gewebe durch möglichst starke Flüssigkeitszufuhr und Diurese an. Es wird Wasser gegeben mit Syrup und Natrium aceticum (1 : 100). Das Getränk heimelt durch seine lichte bierähnliche Farbe und den etwas kühlenden Geschmack die Kranken an. Eine Abkürzung des Deliriums erreichte G. nicht, dagegen ein erhebliches Sinken der Mortalität. Die Angaben über die Sterblichkeitsziffer bei Delirium schwanken zwischen 1,5 % und 24 % mit Neigung nach den höheren Zahlen. In 8 Jahren vor der Digitalisbehandlung hatte G. selbst bei sonst gleicher Behandlung eine Mortalität von 6,37 % (486 Kranke, 31 Todesfälle). In den letzten 8 Jahren, mit Digitalisbehandlung, bestanden nur 0,88 % Mortalität (565 Deliranten, 5 Todesfälle, gleiches Material, fast ausschliesslich Schnapstrinker). — **Wilh. Weygandt**: Ueber den Stand der Idiotenfürsorge in Deutschland. No. 3, p. 127 ff. Bericht des vom Deutschen Verein für Psychiatrie eingesetzten Ausschusses betreffend Fragen der Idiotenforschung und -Fürsorge, erstattet auf der Jahresversammlung des Deutschen Vereins für Psychiatrie in München, 21. IV. 1906 (siehe dieses Centralblatt 1906, p. 525). — **C. Eijkmann**: Polyneuritis der Hühner und Beri-Beri, eine chronische Oxalsäurevergiftung? No. 3, p. 127. Maurer, Treutlein, Dürck nahmen an, dass die vom Verf. bei Hühnern durch Reisfütterung erzielte Polyneuritis auf Oxalsäurevergiftung beruhe. Bei den Versuchen spec. Treutlein's wurde indes neben der Oxalsäure stets Reis gefüttert. Es ist daher nicht auszuschliessen, dass der Reis und nicht die Oxalsäure für das Auftreten der Krankheit verantwortlich ist. Zusatz von Kalkschale (selbst 6—8 g pro die) zu geschältem Reis verhindern oder verzögern im Gegensatz zu Treutlein den Ausbruch der Krankheit nicht. E. hat nun an Hungertieren und an ausschliesslich mit Weizen gefütterten Hühnern Versuche mit Oxsalsäure und dem Natriumsalz angestellt. Die Tiere gingen alle früher oder später zugrunde, ein mit Weizen und 0,8 g Oxalsäure pro Tag gefütterter Hahn allerdings erst nach 70 Tagen. Die klinischen oder anatomischen Erscheinungen der Polyneuritis bot keines der Tiere dar. Die Polyneuritis der Hühner ist somit keine Oxalsäurevergiftung und die daraus mit Bezug auf die Aitiologie der Beri-Beri gezogenen Konsequenzen sind hinfällig. — **Rumpf**: Die Beeinflussung der Herztätigkeit und des Blutdrucks von schmerzhaften Druckpunkten aus. No. 4, p. 153 ff. Mitteilung und Besprechung von Fällen. Résumé: In manchen Fällen allgemeiner Neurose, welche mit Neuralgien oder schmerzhaften Druckpunkten einhergehen, lässt sich durch stärkere Reizung (Druck, Reiben) und während dieser eine Veränderung der Herztätigkeit und der Zirkulation hervorrufen, welche sich charakterisiert: 1. als einfache Beschleunigung der Herztätigkeit; 2. als anfängliche kurzdauernde Verlangsamung mit nachfolgender Beschleunigung; 3. als Abnahme der Pulsgrösse; 4. vereinzelt als Irregularität des Pulses, resp. Ausfallen einzelner Wellen in der Art. rad.; 5. als deutliche Cyanose des Gesichtes; 6. als Senkung des Blutdruckes; 7. als Erhöhung des Blutdruckes. Mehrfach wurde auch beobachtet: Schwitzen der Achselhöhlen, der Stirn und der Hände. Alle diese Veränderungen der Herz- und Gefässtätigkeit haben das Gemeinsame, dass mit dem Aufhören des schmerzhaften Reizes die Aenderung innerhalb kurzer Zeit schwindet. Am schnellsten erfolgt die Rückkehr zu dem vorhergehenden Status bezüglich der Pulsfrequenz, während die Veränderung des Blutdruckes meist langsamer zur Norm zurückkehrt. Zu dem sicheren Nachweis dieser Erscheinungen (Mannkopff-Rumpf'sches Symptom, Aenderung des Blutdruckes usw.) sind eine Reihe von Vorsichtsmassregeln nötig. Die Bedingungen der Versuchsanordnung sind folgende: 1. Der Versuch muss im Krankenhaus vorgenommen werden. Der Kranke liegt im Bett oder auf einem Ruhebett, auf dem er schon längere Zeit vor Beginn des Versuches liegen muss. Er soll von der Bedeutung des Versuchs keine Ahnung haben, muss auch schon häufiger untersucht sein, damit eine durch die Untersuchung bedingte Erregung möglichst ausgeschlossen ist. 2. Die Herztätigkeit muss eine gleichmässig ruhige sein. Am besten ist es, wenn der Puls, wie in den von Mannkopff und Rumpf eingehend geschilderten Fällen, 80—90 Schläge in der Minute beträgt. Erhebt sich derselbe beträchtlich über 100, so ist das Ergebnis des Versuchs schwieriger und häufig gar nicht zu beurteilen. 2. Die Herztätigkeit darf durch die Untersuchung an und für sich nicht wesentlich beschleunigt werden. Der Einfluss der Untersuchung auf die Herztätigkeit muss dem Untersucher schon von vorhergehenden Erhebungen des Befundes bekannt sein. Er muss wissen, dass erregende Gespräche über die Vorgeschichte und die Entstehung der Krankheit häufig den Puls ansteigen lassen. 4. Der Patient muss während der Untersuchung ruhig und gleichmässig atmen. Er darf unter keinen Umständen exspiratorisch pressen oder sich umherwerfen. Tut er das, so ist der Versuch wertlos. 5. Ausser der angeblich schmerzhaften Stelle muss auch der Einfluss geprüft werden, welchen Druck oder Reiben entsprechender Punkte der anderen Körperseite auf die Herztätigkeit ausübt. Ein vorläufiger Schluss ist nur dann möglich, wenn sich die Beeinflussusg der Herztätigkeit auf die angeblich schmerzhafte Stelle beschränkt und von anderen Punkten ausbleibt. 6. Der Befund einer Beeinflussung der Herztätigkeit oder des Pulses von einem Punkt oder einer umschriebenen Stelle aus erlaubt einzig den Schluss einer grösseren Empfindlichkeit dieser Stelle und einer leichten Erregbarkeit des Herzens, ein Schluss auf die traumatische Entstehung dieser Empfindlichkeit kann nur auf Grund anderweitiger Untersuchungsergebnisse gezogen werden. 7. Es ist mehr als erwünscht, sich mit einem einmaligen Untersuchungsergebnis nicht zu begnügen, damit etwaige unübersehbare Zufälligkeiten ausgeschaltet werden. Diese Versuchsanordnung schränkt die Zahl der Fälle, bei denen Ergebnisse erwartet werden können, erheblich ein. Die Schlussfolgerungen aus dem positiven Ergebnis bei ben verbleibenden Fällen gewinnen aber dadurch an Wert. — **R. Adler**: Ueber nervöses Aufstossen. No. 4, p. 173 f. Besprechung dieses Zustandes unter Anführung der Ansichten von Boas, Bouveret, Eichhorst, Riegel. Das Primäre ist das Schlucken von Luft, nicht das Aufstossen; daher besser die französische Bezeichnung: l'aérophagie nerveuse. A. weist therapeutisch auf die von Bouveret und später von Leube empfohlene Methode hin, den Mund offen halten zu lassen. Durch eine entsprechend grosse, zwischen die Zahnreihe gesteckte Scheibe werden Schluckbewegungen verhindert. Es kann dann keine Luft geschluckt werden und das Aufstossen bleibt aus. — **Glänzel**: Ueber einen Fall von geheiltem schweren allgemeinen Tetanus. No. 5, p. 211 ff. Inkubation elf Tage. Mehrfach Höchster (insgesamt 400 A. E.) und Tizzoni's Antitoxin (insgesamt 7 g). Daneben Morphium, Chloralhydrat, Bromkali, warme Bäder. An Stelle des Chloralhydrat bewährte sich auch Veronal. — **K. Hochheim**: Ein Fall von traumatischer Spätapoplexie. No. 5, p. 214 f. Klinische Beobachtung. Apoplexie ca. 9 Wochen nach Fall auf Hinterkopf. — **J. Rupfle**: Ein Fall von Arteriitis obliterans nach Trauma. No. 5, p. 215 f. Einige Zeit nach heftigem Aufschlagen der volaren Fläche der Fingerspitzen der rechten Hand an einer Tischkante stellten sich ganz allmählich Zeichen eines nach oben hin sich weiterverbreitenden Arterienverschlusses ein. Etwa $2^1/_4$ Jahre nach dem Trauma fehlte der Puls in der Arteria radialis und ulnaris dextra. Im oberen Teil der Art. brachialis war nur noch ganz schwacher Puls wahrzunehmen. Rechte Hand und rechter Unterarm blass und kalt, Muskulatur daselbst schwächer, wie links, aktive Beweglichkeit nicht behindert. Die Nägel sämtlicher Finger der rechten Hand hatten längere Zeit hindurch aufgehört zu wachsen. — **F. A. Kehrer**: Nervöse Erscheinungen beim Uebergang des Mageninhaltes in den Darm. No. 6, p. 257 f. Bei dem normalen, durchaus gesunden Menschen geschieht der Uebergang des verdauten Mageninhaltes in den Zwölffingerdarm fast unmerklich oder er ist nur bei bestimmten Veranlassungen von Symptomen begleitet. Nach Ueberladung des Magens oder nach Genuss reizender Speisen und Getränke, sowie bei nervösen Menschen, bei Herz-, Lungen- und Magenkranken selbst nach milder Kost beobachtet man indes manchmal bestimmte, zum Teil quälende Erscheinungen. Es ist dies der Fall bei dem nach der Mittagsmahlzeit folgenden Schlaf, besonders aber nach der Abendmahlzeit. Man kann unterscheiden: das Füllungsstadium während der Einfuhr der Nahrung, das Verdauungsstadium mit relativer Magenruhe und das Austreibungsstadium, welches zur Beförderung des verdauten Mageninhaltes in und durch den Dünndarm dient. Letzteres setzt entsprechend Art und Menge der Nahrung $1^1/_2$—6, bei atonischem Magen bis 9 Stunden nach Beginn der Mahlzeit ein. Bei Beginn des Austreibungsstadiums können sich nun folgende Erscheinungen einstellen: Zunächzt örtliche: Druck im Epigastrium, Angstgefühl, sogen. Präkordialangst, Druck, auch Schmerz in der Herzgegend, zumal bei linker Seitenlage, Herzklopfen und Atemnot. Es dürfte sich hierbei um mechanisch-chemische direkte Reizung der Vagusäste oder um reflektorische Wirkungen von den Magen- auf die Herznerven handeln. Ferner können Alpdrücken (Uebergangsform von den örtlichen zu den Traumerscheinungen) und beängstigende Träume auftreten. Alpdrücken und Träume sind charakteristischer Art. Bei dem Alpdrücken glaubt man von einem auf der Brust liegenden Tier erdrückt zu werden, man wähnt sich belastet von schweren Erdmassen, Bergen, oder hat das Gefühl, als werde man von starken Fäusten gewürgt, durch die gegeneinander rückenden Zimmerwände erdrückt. Bei den Träumen glaubt man eine Prüfung nicht bestehen zu können, seine Schulaufgaben nicht gelöst zu haben, Strafe befürchten zu müssen, oder man meint, trotz heftigsten Laufens den Eisenbahnzug nicht erreichen zu können, sieht den Zug abfahren u. dergl m. Entstehungsursache der Träume könnte Blutleere des Hirns sein (Hyperämie von Magen und Darm bei der Verdauung), oder man könnte daran denken, dass rasch resorbierter Chymus (Peptone, Oelstoffe, abnorme Verdauungsprodukte, Reizstoffe bestimmter Nahrungsmittel?) Reizerscheinungen im Hirn auslöst. Prophylaktisch: Abendmahlzeit 3—4 Stunden vor dem Schlafengehen oder spät zu Bett gehen, Magen nicht vollständig anfüllen, leicht verdauliche, reizlose Kost, wenig Alcoholica. — **Leopold Bleibtreu**: Scheinbare Makrochilie bei Hysterie. No. 6, p. 265 f. Bei einem hysterischen Mädchen bestand seit mehreren Monaten eine Kontraktur der Ober- und Unterlippenmuskulatur, welche an echte Makrochilie (Schwellung und rüsselartige Verdickung der Lippen) erinnerte. Keine sonstigen Kontrakturen, keine Lähmungen. — **H. Brassert**: Halswirbelfraktur mit reflektorischer Pupillenstarre. No. 6, p. 266. Fraktur des zweiten Halswirbels nach Sturz vom Wagen. Es blieb Schmerzhaftigkeit der oberen Halswirbelsäule und Steifigkeit im Halsgelenk. Bei einer Untersuchung $2^1/_2$ Jahre nach dem Unfall stellte B. Miosis und Lichtstarre der Pupillen bei erhaltener Konvergenzreaktion fest. Diese Erscheinung ist, da keinerlei Anhaltspunkte für eine andere Erklärung zu finden waren, auf eine durch die Wirbelfraktur verursachte Mitläsion des oberen Halsmarks zu beziehen. Die Beobachtung spricht dafür, dass der reflektorischen Pupillenstarre Veränderungen im oberen Halsmark zugrunde liegen. — **Hans Bab**: Nerv oder Mikroorganismus? No. 7, p. 315 ff. B. widerlegt die Auffassung von Siegel, Saling, Schulze und Friedenthal, welche in den nach Levaditi mit Silber imprägnierten Spirochaeten Gewebselemente, Bindegewebsfasern, Zellgrenzen, insbesondere Nervenendfibrillen sehen. B. fand Uebereinstimmung zwischen mikroskopischem Sphirochaetennachweis und biologischer Antigenreaktion. — **P. Zacharias**: Eine Geburt bei vorgeschrittener Tabes dorsalis. No. 7, p. 321 ff. Klinische Beobachtung. Völlige Schmerzlosigkeit der Wehen, Untätigkeit der Bauchpresse bis auf den Schlussakt, kurze Geburtsdauer. Kind ausgetragen, 51 cm lang, ca. 7 Pfund schwer. Tabes durch Schwangerschaft und Wochenbett hier nicht ungünstig beeinflusst. — **L. Bach**: Differentialdiagnose zwischen reflektorischer und absoluter Pupillenstarre. No. 8, p. 353 f. Die reflektorische Starre spricht mit 95 % und mehr Wahrscheinlichkeit für das Vorhandensein von Tabes oder Tabesparalyse. Der diagnostische Wert der absoluten Starre ist relativ geringer. Sie kommt aus allen möglichen Ursachen, infolge der verschiedensten Infektionen und Intoxikationen, infolge von Verletzungen des Auges und Schädels etc. vor. Bei progressiver Paralyse und Tabesparalyse, seltener bei reiner Tabes kommt absolute Starre vor, sie ist aber nicht pathognomonisch für diese Erkrankungen. Hauptsächlich wird sie dann beobachtet, wenn der progressiven Paralyse Gehirnlues voraufging oder neben ihr besteht. In Fällen, wo die Differentialdiagnose zwischen Hirnlues und progressiver Paralyse schwankt, darf im Allgemeinen das Vorhandensein einer absoluten Starre insbesondere in Verbindung mit einer Paralyse oder Parese des Accommodationsmuskels für die Diagnose Hirnlues verwertet werden. Die Ansicht, dass die absolute Starre bei der progressiven Paralyse ein vorgeschrittenes Stadium der reflektorischen Starre darstellt (totale reflektorische Pupillenstarre!) ist nichts weniger als sicher gestellt. Meist fehlt jeder Beweis, dass der absoluten Starre eine reflektorische Starre voraufging. War dies der Fall, so kann aus dem Hinzutreten der absoluten Starre doch nicht ein beweisender Schluss für die Gleichartigkeit der Ursache und Lokalisation beider Störungen gezogen werden. Zwischen den Augenmuskellähmungen und der reflektorischen Starre gibt es sehr verschiedene Beziehungen. So kann es vorkommen, dass zu einer doppelseitigen reflektorischen Starre eine ein- oder doppelseitige Lähmung aller äusseren und inneren Augenmuskeln sich hinzugesellt. Diese kann sich nach einiger Zeit zurückbilden, während die reflektorische Starre fortbesteht. Die Lähmung der äusseren Muskeln kann recidivieren bei unveränderten Pupillenverhältnissen. Zu einer bestehenden einseitigen oder doppelseitigen Lähmung einzelner oder aller äusseren Augenmuskeln kann umgekehrt eine reflektorische Starre hinzutreten. Eine absolute Starre kann sich zurückbilden und früher oder später tritt eine reflektorische Starre auf. Die Differentialdiagnose zwischen reflektorischer und absoluter Starre kann schliesslich dadurch erschwert werden, dass die in Rede stehenden Pupillenanomalien noch nicht ganz ausgeprägt oder im Rückgang begriffen sind. — **Max Liebers**: Ein Fall von Dystrophia musculorum progressiva, kombiniert mit Morbus Basedowii. No. 8, p. 371 f. Es handelt sich um zufällige Komplikation. Mit dem Basedow ging einher eine Psychose melancholischen Charakters. — **Karl Urban**: Beitrag zur Frage der Antitoxinbehandlung des Tetanus. No. 8, p. 372 f. Nach Ansicht des Verf. hat das Antitoxin (Hoechst) in den mitgeteilten drei Fällen (zwei mittelschwere, 1 schwerer Fall) gänzlich versagt. In zwei der Fälle hat es das Leiden verschlimmert und den letalen Ausgang beschleunigt. In dem dritten Fall wirkten Ausspülungen der Wunde mit einprozentiger Lapislösung (Cattanie und Tizzoni) sehr günstig. — **J. Boas**: Ueber nervöses Aufstossen. No. 9, p. 421 f. Bemerkungen zu dem Artikel von Dr. Richard Adler in No. 4. B. führt aus, dass Adler ihn und Bouveret nicht zutreffend zitiert hat. — **Siegmund Auerbach** und **Emil Grossmann**: Ein operativ behandelter Fall von Jackson'scher Epilepsie. No. 10, p. 466 ff. Ein $7^1/_2$ Jahre alter Knabe leidet seit ca. 4 Jahren an Jackson'scher Epilepsie mit linksseitigen Krämpfen. Zuletzt war noch linksseitige Parese (Bein und Arm) aufgetreten. Trepanation rechts ergab lediglich vermehrte Cerebrospinalflüssigkeit. (Ursache: abgelaufene Hirnentzündung nach Scharlach, welche auch die epileptische Veränderung des Hirns herbeiführte?). Es wurde deshalb angenommen, dass die die Krämpfe auslösenden Veränderungen innerhalb der motorischen Region sein müssten. Nach Krause's Vorgang wurde durch faradische Reizung das primär krampfende Zentrum abgegrenzt. Dieses wurde in einer Länge von 30 mm, einer Breite von 15 mm und einer Dicke bis zu 5 mm abgetragen. Nach der Operation schwand allmählich die Hemiparese. Der vorher stumpfe Knabe wurde lebhaft, lernte gut, arbeitete auf dem Felde. Die Krämpfe sistierten bald. Seit 6 Monaten waren sie ganz weggeblieben. Einige

Tage lang war nach der Operation Stereoagnose der linken Hand zu beobachten, die vorher nicht bestanden hatte. Als geeignetstes Verfahren wird das zweizeitige Operieren (Horsley) empfohlen. Zunächst Bildung eines Hautperiostknochenlappens, einige Tage später Eingriff am Hirn selbst. Hierbei ist mit Krause Wert darauf zu legen, dass bei allen denjenigen Fällen von Jackson'scher Epilepsie, bei denen nach Freilegung der Gehirnoberfläche keine erheblichen Veränderungen, wie z. B. Tumoren, encephalitische oder porencephalische Cysten gefunden werden, die den Symptomenkomplex erklären und die entsprechende Behandlung erfordern, die primär in Reizung versetzten Zentren bis auf das Mark excidiert werden, aber erst dann, nachdem man diese Stellen in der motorischen Rindenregion durch faradische Reizung genau bestimmt und umgrenzt hat. Die Bestimmung des befallenen Zentrums nach anatomischen Merkmalen ist zu ungenau. Den nach Operationen am Hirn zurückbleibenden Narben kommt eine Bedeutung als neues Epilepsie auslösendes Moment nicht in dem meist angenommenen Umfang zu. Es ist Krause beizupflichten, nach dessen Ansicht die postoperativen aseptischen Narben den die Krampfanfälle auslösenden Reiz nicht mehr ausüben. Operative Behandlnng der genuinen Episepsie überhaupt verspricht Erfolge. Ein Eingriff wäre um so eher ins Auge zu fassen, je mehr Halbseitenerscheinungen sich bei gründlicher Untersuchung konstatieren lassen und je bestimmter die sorgfältig aufgenommene Anamnese für die Einwirkung eines erheblichen Kopftraumas oder eines früheren encephalitischen Prozesses oder für ein temporäres Beschränktsein der Anfälle auf eine Körperseite spräche. — **Weygandt**: Paul Julius Moebius. No. 10, p. 476 ff. — **Max Versé**: Ueber Zystizerken im IV. Ventrikel als Ursache plötzlicher Todesfälle. No 11, p. 509 ff. Zwei Fälle. In beiden Fällen starker Hydrocephalus internus. Bei Zystizerken im IV. Ventrikel ist dieser nach Marchand im wesentlichen Stauungshydrocephalus. Derartige Kranke sind sehr labil gegen jede intrakranielle Drucksteigerung. Ein geringfügiger Anlass kann genügen, um das durch den chronischen Druck schon vorher geschädigte Atemzentrum ausser Funktion zu setzen. — **P. Bull**: Meningocele vertebrale mit Teratoma kombiniert. No. 12, p. 569 ff. Fall mit Sektion. Teratom primär. Spina bifida, Meningocele und Hydromyelie sekundär. (Schluss folgt.)

IV. Referate und Kritiken.

1. Psychiatrie.

Pilcz: Zur Lehre vom Selbstmord.

(Jahrb. f. Psychiatr. u. Neurolog. Bd. 26.)

Verf. stellte sich die Fragen, ob es sich annähernd beurteilen lasse, wieviel Schwangere unter den weiblichen Selbstmörderinnen anzutreffen seien, und zweitens, ob der Selbstmord in statu menstruali häufig vorkomme. Er studierte die Sektionsprotokolle von 256 weiblichen Selbstmörderinnen und fand unter ihnen 51 Schwangere, d. h. 19,92 %. Die überwiegende Mehrzahl der Selbstmorde fiel in die erste Hälfte der Schwangerschaft. Ferner war es von grossem Interesse, zu erfahren, dass bei mehr als zwei Drittel der Selbstmörderinnen, bei welchen überhaupt menstruelle Veränderungen zu erkennen waren, die Befunde sich als prämenstruell erwiesen. Diese Ergebnisse beweisen, wie ungemein häufig bei Selbstmördern Befunde erhoben werden, welche vom klinisch-psychiatrischen Standpunkte aus ernste Berücksichtigung verdienen.

Behr.

S. Türkel: Psychiatrisch-kriminalistische Probleme.
(Jahrb. f. Psychiatr. u. Neurolog. Bd. 26.)

Obwohl der Verf. in erster Reihe österreichische Verhältnisse vor Augen hat, so sind doch seine Betrachtungen und rechtshistorischen Ausführungen für den fremden Leser nicht ohne Interesse. Wir erfahren vor allem, dass die modernen Bestrebungen der Irrenärzte, den Begriff der Zurechnungsfähigkeit aus dem Strafrecht zu entfernen, keineswegs so neuen Datums ist, wie es den Anschein trägt. Im Gegenteil, die Bestrebungen der Aerzte, die Natur der Verbrecher und das Verbrechen naturwissenschaftlich zu beurteilen, sind älter als das in Oesterreich geltende Strafrecht, welches dem Jahre 1803 entstammt. Trotzdem der Kampf um die Abschaffung des Strafmasses neuerdings lebhafter geführt wird denn je, und der Entwurf eines neuen Strafgesetzes zu erwarten ist, so lässt sich doch schon jetzt vorhersagen, dass der Entwurf eine Annäherung zwischen den Juristen und Psychiatern kaum herbeiführen wird. „Die himmelstürzenden Neuerungen" der Irrenärzte finden noch immer in den Kreisen der Juristen eine derart lebhafte Abneigung, dass die Psychiater nicht einmal den Begriff der verminderten Zurechnungsfähigkeit vom neuen Strafgesetzentwurf zu erwarten haben. Die Juristen erklären, es sei nicht die Aufgabe des Sachverständigen, psychiatrischen Lehrmeinungen zum Durchbruche zu verhelfen. Der Sachverständige habe nach Darlegung seiner Wahrnehmungen die an ihn gerichteten Fragen so gut zu beantworten, als er könne. Der Psychiater ist also gezwungen, die alten strittigen Probleme der gänzlichen Beraubung des Gebrauches der Vernunft, der abwechselnden Sinnenverrückung und der Sinnenverwirrung (§ 2 des Strafgesetzes) mit seiner medizinischen Denkweise in Einklang zu bringen. Und doch macht die Gegenwart ihre Rechte geltend und der § 2 fand zu verschiedenen Zeiten eine verschiedenartige Auslegung. Die Generalprokuratur vertritt heute die Anschauung, dass das Wort „ganz" im § 2 nicht bloss die Bedeutung dauernd, sondern auch die Bedeutung eines alle Teile des Geisteslebens umfassenden habe. Eine partielle Unzurechnungsfähigkeit, wie die Sachverständigen dieselbe beispielsweise bei den Konträrsexuellen postulieren, kenne das österreichische Strafgesetz nicht. Der Homosexuelle habe dieselbe Pflicht, seinen Geschlechtstrieb zu zügeln, wie das normal veranlagte Individuum. Die konträre Sexualempfindung könne unter Umständen strafmildernd wirken, aber einen Strafausschliessungsgrund bilde sie nur in dem Falle, wenn sie mit allgemeiner Geistesgestörtheit einhergehe. Die Psychiater erklären nachdrücklichst, „mit dem Wortlaute des § 2 sei überhaupt nichts mehr anzufangen", und die Criminalisten können es nicht leugnen, dass infolge der Entwickelung der Psychiatrie die psychologischen Kriterien der Geisteskrankheit, wie dieselben zur Zeit der Codifikation des österreichischen Strafrechts herrschten, längst überholt seien. Wie man sieht, wird also die Reform des Strafrechtes allseitig als dringend empfunden. Es bleibt nur abzuwarten, ob dem guten Willen die Tat folgt und ein neues Strafgesetz nicht zu lange auf sich warten lässt.

Behr.

Fialowski: Die Trunkenheit vom forensisch-ärztlichen Gesichtspunkte.

(Gyógyászat 1906. No. 70.)

Verf. führt aus, dass die Konstatierung der Trunkenheit, resp. der durch dieselbe bedingten Störung der geistigen Tätigkeit keine so einfache Sache und länger währende Beobachtung, eingehende Untersuchung des Falles erheische. Kommt der Sachverständige zur Ueberzeugung, dass der Alkohol die freie Willensbestimmung des Angeklagten aufhob, so möge er seiner Ansicht unverhohlen Ausdruck geben, wenngleich er damit oft Missfallen erregt. Nur so kann klar gemacht werden, wie verheerend der Alkohol wirkt.

Epstein (Nagyszeben).

2. Neurosen und Verwandtes.

Weidlich (Elbogen): Ueber Beziehungen zwischen der Rachitis und nervösen Krankheitserscheinungen.

(Prager Med. Wochenschr. 1907. No. 11.)

Es wird der Zusammenhang zwischen englischer Krankheit und Krämpfen der Kinder eingehend besprochen; die für Rachitis symptomatischen Faktoren, welche letztere Erscheinungen begünstigen, sind: Verdauungsstörungen, Erhöhung der Reflexerregbarkeit, gestörter Schlaf, Stomatitis mit Fieber sowie andere fieberhafte Umstände. Liebetrau (Lüneburg).

Stadelmann (Dresden): Die kindliche Nervosität, ihre Beziehungen zur Schule und ihre Bekämpfung.

(Mediz. Klinik 1907. No. 2.)

Kurze Symptomatologie, Hinweis auf die Wichtigkeit der Diagnose (häufige Verkennung der als „Unarten" gedeuteten Erscheinungen). Aerzte und Pädagogen müssen zusammenarbeiten. Die Institution pädagogisch-psychiatrischer Vereinigungen, wie eine solche bereits in Dresden besteht, verdient weiteste Verbreitung. Liebetrau (Lüneburg).

Max Laehr: Beschäftigungstherapie für Nervenkranke.

(Wiener Klinische Wochenschrift 1906, No. 52.)

Der Aufsatz gibt den Vortrag wieder, den der Leiter des Hauses Schönow auf der Wanderversammlung des Vereines für Psychiatrie und Neurologie in Wien im Oktober 1906 gehalten. Auf Grund seiner reichen Erfahrung schildert der Autor, welche Nervenkranken durch die zielbewusste, vorwiegend manuelle, unbezahlte Arbeit in einer Nervenheilstätte gut beeinflusst werden und welchen es nichts nützt. Er bevorzugt Tischlerei und Gartenarbeit. In allem Wesentlichen steht er auf dem Standpunkt, den Möbius in seinen Schriften vertrat. Interessiert hat mich des Verf.'s Angabe, dass bei den Unfallkranken der Erfolg der Arbeitsbehandlung am unsichersten sei. Dieser Ansicht bin ich immer gewesen, musste aber oft hören: aber die Erfolge in Haus Schönow sind doch so gut! Das scheint nun doch auch dort mehr die Ausnahme zu sein. Ich glaube also immer mehr, dass man bei den Unfallhysterischen von aller Anstaltsbehandlung absehen soll, wenn sich die Neurose schon über längere Zeit erstreckt; bei frischen Fällen mag man es mit einer Anstaltsbehandlung versuchen. Gaupp.

Topp: Ueber die therapeutische Anwendung des Yohimbin „Riedel" als Aphrodisiacum mit besonderer Berücksichtigung der funktionellen Impotentia virilis.

(Allg. med. Central-Ztg. 1906, 10.)

Dammann: Die Impotenz und ihre Behandlung.

(Medizinische Klinik 1906, 52.)

Beide Verfasser kommen zu dem Resultat, dass das Yohimbin ein ganz vorzügliches Mittel zur Bekämpfung der funktionellen Impotenz ist.

Spielmeyer.

Moll (Berlin): Welche Stellung hat der Arzt zur Frage der sexuellen Aufklärung der Kinder zu nehmen?

(Medizinische Klinik 1907, No. 16.)

Der rühmlichst bekannte Verf. weist in seinem Vortrag die Notwendigkeit verständiger sexueller Aufklärung aus medizinischen, ethischen, sozialhygienischen Gründen nach. Unter den ersteren bespricht er eingehender die Verhütung der Masturbation und die Vorbeugung gegen perverse Triebe. Bezüglich der Zeit und der Art der Aufklärung darf nicht schematisiert werden. Am ehesten kommt den Eltern die Aufgabe zu. Die Belehrung durch die Schulärzte erheischt Vorsicht und viel Takt. Eine wichtige Rolle spielt der Hausarzt in besseren Familien. Keinesfalls darf die Aufklärung in aufdringlicher und ungeschickter Weise geschehen, damit das Kind nicht zu intensivem Nachdenken über Sexualvorgänge angeregt wird und eventuell den Gefahren verfällt, die man vermeiden wollte. Liebetrau (Lüneburg).

Th. Zahn: Ueber die Prognose des Stotterns.

(Sonderabdr. a. d. Zeitschr. f. die Behandl. Schwachsinniger u. Epileptischer 1906, No. 1.)

Es gibt zwar eine Anzahl von Fällen, wo das Stottern, das meist vor der Pubertät beginnt, später von selbst ausheilt. Doch ist das nicht die Regel, und es gibt noch im Mannes- oder Greisenalter ungeheilte Fälle. Wird eine Behandlung (nach Gutzmann's Methode) eingeleitet, so muss man bei täglichen Uebungen 2—3 Monate dafür rechnen. Meist sind die Erfolge recht günstig. Beim Beginn der Kur kann man einen Erfolg freilich nicht immer sicher versprechen; denn weder Art, noch Stärke, noch Dauer des Leidens oder Alter des Patienten geben einen sicheren Massstab für die Vorhersage an die Hand. Im allgemeinen sind Kinder leichter zu behandeln, weil sie der Suggestion zugänglicher sind. Getrübt wird die Prognose durch das Vorhandensein einer erblichen Belastung. Die Intelligenz hat wenig dabei zu sagen, falls sie nicht unter ein gewisses Mass sinkt. Misslich ist hastiges, ängstliches Wesen, allgemeine Nervosität und Allgemeinleiden. Energielosigkeit ist eine unüberwindliche Schwierigkeit. Wichtig ist der Einfluss der Umgebung. Rückfälle sind in einem Teil der Fälle nicht zu vermeiden; um ihnen zu begegnen, empfiehlt sich nach Abschluss der eigentlichen Kur eine längere Fortsetzung der Uebungen in grösseren Zwischenräumen. Die Aussichten für die Heilung sind um so besser, je frühzeitiger eine konsequente Kur einsetzt.

Mohr (Coblenz).

Gutzmann (Berlin): Rhinolalia functionalis (gewohnheitsmässiges Näseln).

(Medizinische Klinik 1906, No. 51.)

Vorstellung zweier Patienten, einer mit Rh. f. operta, der andere mit Rh. f. clausa. Der ersten Form liegt mangelnde Kraft des Gaumensegels zugrunde, z. B. nach zeitweiliger Lähmung und infolge Angewöhnung an den dadurch bedingten Sprachfehler. Die Diagnose ist ziemlich kompliziert. Die zweite Form ist meistens (wie auch die erste bisweilen) durch Nasenverstopfung durch längere Zeit hindurch, unter dauerndem, gleichmässigen

Contractionszustand des Velum während des Sprechens, bedingt. Natürlich nützen in beiden Fällen Operationen nichts, sondern Heilung kann nur durch systematische Sprachübungen erzielt werden.

Liebetrau (Lüneburg).

Orschanski (Charkow): Pseudoarteriosklerose und Neurasthenie.

(Monatsschr. für Psychiatrie u. Neurologie XX.)

O. hatte es sich zur Aufgabe gemacht, in den verschiedensten Fällen von Neurasthenie, ohne Rücksicht auf deren Entstehungsmodus, Aetiologie und Symptomenbild, den Blutdruck in den peripherischen Gefässen genau zu messen. Er wollte ausser der Grösse und den Schwankungen des Blutdruckes ganz allgemein die etwa vorhandenen funktionellen oder organischen Blutgefässveränderungen und die Beziehungen der vasculären Symptome zur topographischen Lokalisation der übrigen sensiblen und motorischen Erscheinungen feststellen. Es ergab sich dabei, dass in den Fällen von Neurasthenie auf konstitutioneller Basis sich regelmässig neben Steigerung der Sehnenreflexe Herabsetzung des Blutdruckes in den Fingern und Rigidität (Pseudo-Arteriosklerose) der Radialarterien findet. Diese Erscheinungen sind häufig auf der einen Seite stärker ausgebildet als auf der anderen; alle drei Erscheinungen treffen dann meist auf derselben Körperhälfte zusammen. So erscheint das Gefässsystem bei der konstitutionellen Neurasthenie gleichsam als ein locus minoris resistentiae, und die nervösen Erscheinungen bei dieser Neurasthenie wären danach etwas Sekundäres; sie würden bedingt durch Störung der Blutzirkulation und der Ernährung des Nervensystems. O. meint deshalb, dass wir „in gewissen Formen von Neurasthenie rein somatische Krankheiten erblicken müssen, die sich unter anderem auch im Nerven- und Muskelsystem äussern". „Die konstitutionelle Neurasthenie stellt somit sowohl klinisch wie anatomisch eine vorzeitige und temporäre Senilität des Organismus dar."

Spielmeyer.

Glorieux (Brüssel): La neurasthénie chez les ouvriers.

(Bull. de la soc. de méd. ment. de Belgique 1905. S. 737—753.)

Nach einer Uebersicht über die Resultate, die andere Autoren in andern Ländern erhalten haben, teilt G. die Beobachtungen an der Nervenabteilung der Poliklinik in Brüssel mit. In 14 Jahren wurden 9981 Personen mit Nervenaffektionen behandelt, 4595 Männer, 5386 Frauen, darunter waren 1671 Fälle von Neurasthenie, 803 = 17,5 % bei Männern, 868 = 16 % bei Frauen. Prozentzahlen, die mit den von Petrèn in Schweden gefundenen übereinstimmen, während Leubuscher und Bibrowicz im Sanatorium Beelitz zuerst 26 %, 1897 18 % und in den letzten Jahren 40 % Neurastheniker fanden. Unter den Frauen war besonders der Beruf der Haushälterinnen betroffen (306 Fälle = 30 %), dann kamen die Schneiderinnen, Modistinnen und Näherinnen (189 Fälle = 21,8 %). Unter den Männern spazieren die Bureauangestellten mit 113 Fällen = 13,5 % an der Spitze, dann kommen die Tischler mit 5 = 7 %, die Schuster mit 3,9 = 4 %, die Schneider mit 4,2 %, die Maler mit 28 = 3,5 %, die Schriftsetzer mit 21 Fällen = 2,5 %. Leubuscher und Bibrowicz fanden unter ihren Neurasthenikern die Schriftsetzer mit 15,75 %, die Tischler mit 9,45 %, die Schlosser mit 5 %, die Mechaniker mit 1,9 % vertreten. Der grossen Prozentzahl der Schriftsetzer in dieser Statistik, die von den Autoren mit der Hetzarbeit bei der Herstellung der

Zeitungen erklärt wird, steht die auffällig geringe Prozentzahl der belgischen Statistik gegenüber. Nach Erkundigungen, die G. bei den Redaktionen der Brüsseler Hauptzeitungen eingezogen hat, die alle 25—30 Schriftsetzer beschäftigen, von denen die meisten über 15 Jahre im Dienst sind, kommt die Neurasthenie bei diesen kaum vor. Die Häufigkeit der Neurasthenie bei den Handwerkern führt G. auf die Arbeit im geschlossenen Raum und auf die Eintönigkeit der heutigen fabrikmässigen Arbeit zurück. Demgegenüber ist nach G. die Neurasthenie bei den in frischer Luft beschäftigten Arbeitern sehr selten trotz manchmal sehr schwerer Arbeit. Neurasthenie wird selten durch übermässige körperliche Arbeit allein hervorgerufen, die unhygienischen Bedingungen der Arbeit, schlechte Luft, schlechtes Verhältnis zwischen Arbeitszeit und Ruhe, sind wichtiger. Ueber die Ursachen der Neurasthenie hat G. von den Kranken selbst bei rund 185 Männern und 91 Frauen Angaben gefunden. Unter den Männern waren Kummer und Sorgen in 23 %, Verletzungen und Operationen in 17 %, Gonorrhoe und sexuelle Exzesse (?) in je 10 %, Dyspesie (?) in 9 %, heftige Gemütsbewegungen in 6 %, Ueberanstrengungen in 5 %, Alkoholismus, Masturbation und Influenza in je 4 % genannt; unter den Frauen Kummer in 56 %, Operationen in 26 %, heftige Gemütsbewegungen in 15 %, Menopause in 10 %, Influenza in 5 %. Bei den Männern kam die Höchstzahl der Neurastheniker auf das Alter von 39, bei den Frauen von 36 Jahren. Von den Männern waren 71 % verheiratet, 4 % Witwer, 25 % Junggesellen; von den Frauen 75 % verheiratet, 8 % Witwen, 10 % unverheiratet. Ueber die Heredität waren nur selten Erhebungen angestellt worden. Dass die moderne Zivilisation die Ursache der zunehmenden Nervosität ist, bestreitet G.

Hoppe.

Freund (Danzig): Die Arzneibehandlung der Neurasthenie.
(Medizinische Klinik 1907, No. 3.)

Verf., der der allgemeinen Ansicht recht gibt, dass die Behandlung der Neurasthenie keine arzneiliche, sondern eine suggestive und physikalisch-diätetische sein muss, weist darauf hin, dass in manchen Fällen Arzneimittel zur Beseitigung einzelner Symptome und zur Unterstützung der genannten Methoden gute Dienste leisten können, z. B. Codein (3—5 mal täglich 0,01 während 2—4 Wochen) gegen Erregung, Codein mit Brom und Pyramidon oder Veronal in kleinen Gaben gegen Schlaflosigkeit, Eisen und Arsen gegen gleichzeitige Anaemie, Phosphor zur Hebung der Ernährung.

Liebetrau (Lüneburg).

Erb (Heidelberg): Zur Arzneibehandlung der Neurasthenie.
(Medizinische Klinik 1907, No. 8.)

Erb will im Anschluss an die Ausführungen Freund's in Nr. 3 der „Mediz. Klinik" darauf hinweisen, dass er sich schon vor 5 Jahren (im D. A. f. klin. Med. 1902, Bd. 73) für die medikamentöse Behandlung der Neurasthenie ausgesprochen habe, ohne den Wert der physikalisch-diätetischen Massnahmen zu unterschätzen.

Liebetrau (Lüneburg).

Freund (Danzig): Ueber Herzneurosen.
(Medizinische Klinik 1907, No. 17.)

Je umfangreicher unsere Kenntnisse der Herzkrankheiten geworden sind, um so schwieriger ist die Abgrenzung der „nervösen" von den organischen Leiden geworden. Zur Entscheidung gehört eine genaue Beobachtung über längere Zeit. Differentialdiagnostische Anhaltspunkte sind: Anfälle bei organischen Fällen nach Anstrengung, bei nervösen nach Aufregung, Pulsbeschleunigung bei jenen länger dauernd, langsam abrückend, bei diesen schnell steigend, schnell sinkend, Spitzenstoss dort hebend, hier erschütternd, Zu- bezw. Abnahme der Arhythmie nach Bewegung, bisweilen Vergrösserung des Herzens nach Anstrengung (bei organischen Leiden) gegenüber Verkleinerung (bei nervösen). Selbst bei genauer Beobachtung gibt es zweifelhafte Fälle, die diagnostische und prognostische Vorsicht erheischen. Liebetrau (Lüneburg).

Charles D. Cleghorn: Notes on six thousend cases of neurasthenia. (Med. Record 1907. Vol. 71, No. 17.)

Analyse von 6000 Fällen von Neurasthenie, die innerhalb der letzten 18 Jahre (unter 37 564 Patienten überhaupt) in der Neurolog. Abteilung der Vanderbilt Clinic zu New York in Behandlung kamen, nach Geschlecht, Alter, Nationalität, Beschäftigung, Aetiologie sowie Häufigkeit der Erscheinungen tabellarisch geordnet und mit ähnlichen statistischen Erhebungen (v. Hoesslin, Collins und Philipps) verglichen. Verf. kommt zu folgendem Endergebnis: 1. Neurasthenie ist beim männlichen Geschlecht häufiger als beim weiblichen (58,6 : 41,4 %). 2. Sie tritt am häufigsten zwischen 20 und 40 Jahren ($^2/_3$ der Fälle), verhältnismässig selten nach 40 Jahren auf. 3. Die Beschäftigungen im Hause stellen die grössere Anzahl von Fällen. 4. Unter den ursächlichen Faktoren stehen Störungen des Gastro-Intestinal-Tractus und Intoxicationen obenan. 5. Die konstantesten Symptome bestehen in Kopfschmerz, Schlaflosigkeit und Constipation. Buschan.

Fischl Ueber Hysterie bei Kindern. (Prager mediz. Wochenschr. 1906. No. 51, 52.)

Hysterie fehlt naturgemäss bei ganz jungen Kindern (bis Ende des 2. Jahres), nimmt im schulpflichtigen Alter stark zu und wird noch häufiger in der Pubertät, wo das weibliche Geschlecht zu überwiegen beginnt. Heredität und Erziehung sind wichtige Faktoren, ebenso Schulüberbürdung. Empfindungsstörungen (Anästhesien, Gesichtsfeldeinengungen) sind häufiger, als gewöhnlich angenommen wird. Weiter kommen vor: vasomotorisches Nachröten, Steigerung der Reflexe, Rosenbach'sches Phänomen (Augenlidzittern bei Lidschluss), auf psychischem Gebiet Hang zur unkindlichen Schauspielerei, Neigung zu Simulation somatischer Leiden. Im ganzen ist die Hysterie bei Kindern einfacher in ihren Erscheinungen und deshalb oft leichter zu erkennen als bei Erwachsenen. Wir treffen an: hysterischen Husten, recurrierendes Erbrechen (mit Acetonaemie), den sog. Schulkopfschmerz, einseitigen Blepharospasmus, Gelenkneuralgien, Sprachstörungen (plötzliches Flüstern, Aphonie), wofür casuistische Belege angeführt werden. Die Diagnose ist natürlich sehr wichtig, die Prognose relativ gut. Anstaltsbehandlung ist meist nicht durchzuführen. Wichtig ist „zweckbewusste Vernachlässigung". Bisweilen wirken scheinbare therapeutische Manipulationen gut, ferner verbale Suggestion.

Liebetrau (Lüneburg).

Hock: Ueber Störungen im Bereiche des Harnapparates bei Hysterie. (Prager mediz. Woshenschr. 1907. No. 6 u. 7.)

Unter weitgehender Berücksichtigung der bisherigen Literatur und gestützt auf eigene Beobachtungen erörtert H. die Beziehungen der Hysterie zu den Harnwegen. Eingehend werden „hysterische" Nierenkolik und „hysterische" Nierenblutungen behandelt, über welche die Anschauungen vielfach gewechselt haben, die aber trotz aller Einschränkung infolge der bei Nierenoperationen gewonnenen Resultate in seltenen Fällen vorzukommen scheinen. Als hysterische Störungen der Urin-Sekretion finden wir Polyurie und Anurie. Im Bereiche der Blase treten auf sensible und motorische Erscheinungen: Hyperalgesie der Schleimhaut, Retentio, Incontinenz (von manchen bestritten). Die Harnröhre wird verhältnismässig selten betroffen, jedoch kommen auch hier Anaesthesie und Hyperaesthesie der Schleimhaut vor, und schliesslich kann bisweilen von dieser als hysterogener Zone durch Berührung mit einer Sonde ein hysterischer Krampfanfall ausgelöst werden. Liebetrau (Lüneburg).

F. Leppmann: Die Behandlung schwerer Unfallneurosen.
(Aerztl. Sachverständigen-Ztg. 1906, No. 20, 21, 23.)

Auf Grund einer von Leppmann veranstalteten Umfrage ergibt sich eine weitgehende Uebereinstimmung hinsichtlich vieler Fragen. Eine jahrelang fortgesetzte Intensivbehandlung wird abgelehnt. Ihrer bedarf es nicht zur Hebung der Erwerbsfähigkeit; ebensowenig aber auch zur Erleichterung der Unfallfolgen. Hierzu genügt schon eine mässig nachdrückliche Dauerbehandlung oder Wiederholung längerer Kuren in beträchtlichen Zwischenräumen. Ein Schaden durch Abbrechen einer Intensivkur ist nicht zu befürchten. Eine Intensivkur kann aber schädigen, indem sie hypochondrische Vorstellungen befestigt. Also Vorsicht mit der Empfehlung einer dauernden Intensivkur! Zur Erleichterung der Beschwerden oder Erhaltung der Besserungsmöglichkeit ist irgendwelche ärztliche Versorgung oder Ueberwachung nicht zu umgehen. Schultze.

Schultze und **Eschbaum** (Bonn): Bewertung einer traumatischen Hysterie. (Aus der Sammlung von Obergutachten von Dr. jur. Brandis-Berlin.)
(Medizinische Klinik 1907, No. 15.)

Traumatische Hysterie nach Sturz aus vier Meter Höhe bei einem 34 jährigen Mann, der jegliche Arbeitsfähigkeit hartnäckig bestritt. Eventuell gleichzeitige Epilepsie (nur ein Anfall beobachtet). Nach zweimonatlicher Beobachtung und anscheinend erfolgloser Behandlung wurde die Erwerbs-Zweckmässigkeit nicht zu hoch bemessener Rente behufs Erziehung zur Arbeit. Zweckmässigkeit nicht zu hoch bemessener Rente zur Erziehung zur Arbeit. Liebetrau (Lüneburg).

Taylor: A case of somnolentia (sleep drunkenness).
(Department of neurology (Harvard Med. School). Vol. 1. Boston 1906.)

Ein 31 jähriger gesunder Mann, der als Kind bisweilen an Nachtwandeln gelitten hatte, musste öfters nachts infolge eines unwiderstehlichen Impulses aufstehen und das Zimmer verlassen. Einmal kletterte er dabei an der Wasserrinne aus dem dritten Stock auf die Strasse, ein andermal stieg er durch das Fenster in eine ganz fremde Wohnung. Hierbei war der Kranke stets bei Bewusstsein, erinnerte sich auch nachher an alle Einzelheiten, aber erst nach vollbrachter Handlung kam er vollkommen zu sich und war imstande, seine Situation richtig zu beurteilen. Des öfteren wurden diese Zustände eingeleitet durch schreckhafte Hallucinationen. Für Epilepsie waren keine Anhaltspunkte vorhanden, und Verf. meint deshalb, dass die betreffenden Handlungen in einem Zustande der Schlaftrunkenheit ausgeführt wurden. Kölpin.

Greig: A case of alopecia areata neurotica.

(Scott. Med. and Surg. Journ. Dec. 1906.)

Verf. teilt hier einen sehr eigenartigen Fall mit: Es handelte sich um einen 49 jährigen, sonst gesunden, aber erblich stark belasteten Kutscher. Seit seinem 19. Jahr trat bei ihm anfallsweise Haarausfall an einer oder mehreren unscheinbaren Stellen statt: die Haare wurden trocken, richteten sich in die Höhe, wurden grau. Stets ging dies mit lebhaftem Juckgefühl einher, das bald mehr lokal blieb und sich auf die Seite des Haarausfalls beschränkte, in andern Fällen sich aber über den ganzen Körper, besonders über die unteren Extremitäten ausbreitete. Ausserdem bestand in diesen Zeiten Tenismus vesicae und Erscheinungen von Somnambulismus: der Kranke stand ein oder mehrere Male im Schlafe auf, ging umher, kam dabei meist im Schlafzimmer wieder zu sich, verliess aber auch öfters in diesem Zustande das Haus. Es waren dem aufregende Träume, gewöhnlich von Feuer, vorangegangen. Blutentziehungen linderten die lokalen Beschwerden erheblich. — Die ausgefallenen Haare wuchsen übrigens nach einer längeren oder kürzeren Frist wieder.

Kölpin.

Taylor: A case of adipositas dolorosa.

(Department of neurology (Harvard Med. School). Vol. 1. Boston 1906.)

Fall von Adipositas dolorosa, der dadurch bemerkenswert ist, dass sich bei der 39 jährigen Frau die Erkrankung im unmittelbaren Anschluss an eine alkoholische Neuritis entwickelte. In psychischer Hinsicht bestand ein auffallender Stimmungswechsel. Kölpin.

Tintemann: Zur Kenntnis der Arthrogryposis.

(D. Arch. f. klin. Med. Bd. 89, S. 284. 1906.)

T. beschreibt einen Fall von Arthrogryposis: Bei einem Kind traten nach scheinbarer Abheilung eines Darmkatarrhes unter starkem Fieber tonische Krämpfe und Schwellung der Extremitäten auf. Die Finger stehen anfangs in typischer Geburtshelferstellung, die Beine sind im Hüft- und Kniegelenk gebeugt. Beim Versuch, die Kontrakturen auszugleichen, starke Schmerzäusserungen. Gesichts- und Kau-Muskulatur ist vollkommen frei. Später werden die Hände nicht mehr in Geburtshelferstellung, sondern zur Faust geballt gehalten. Nach etwa 10 Tagen bilden sich die Erscheinungen allmählich zurück, ohne Lähmungen zu hinterlassen. Erhöhte mechanische Erregbarkeit der Nerven und Muskeln fehlte während der ganzen Krankheit, ebenso laryngospastische Anfälle. Verf. unterscheidet das Krankheitsbild von der Kindertetanie und möchte es am ehesten als eine akute Myositis ansehen.

Liebermeister.

Loewenthal und **Wiebrecht**: Ueber Behandlung der Tetanie mittels Nebenschilddrüsenpräparaten.

(Deutsche Zeitschr. f. Nervenheilkunde. Bd. XXXI, H. 5 u. 6.)

Interessant ist der erste Fall mit positivem Heilerfolg, bei dem durch eine lange Beobachtungsdauer und häufigen Wechsel der Therapie der spezifische Einfluss der Drüsenpräparate erwiesen werden konnte. Die Verf. mussten sich allerdings meist mit ganzen Schilddrüsen resp. Schilddrüsentabletten begnügen, wobei anzunehmen war, dass dieselben auch die Nebenschilddrüsenbestandteile mitenthielten. Nur einige Tage wurde mit zweifellosem Erfolg Nebenschilddrüsensubstanz gereicht. Die Frage bedarf wohl noch sehr der Nachprüfung. Kalberlah.

M. Thiemich (Breslau): Anatomische Untersuchungen der Glandulae parathyreoideae bei der Tetanie der Kinder.

(Monatsschr. f. Kinderheilkunde. Bd. V, No. 4.)

Experimente an Tieren haben ergeben, dass die Entfernung der Gland. parathyr. einen tödlichen Krampfzustand herbeiführt, der dem Bilde der akuten Tetanie des Menschen zu gleichen scheint. Thiemich untersuchte nun zum erstenmal anatomisch die Nebenschilddrüsen an den Leichen von 3 jungen Kindern, die an „pathologischer Spasmophilie" gelitten hatten. Nirgends fanden sich histologische Veränderungen dieser Organe, so dass man keinen Grund hat, in ihnen die Pathogenese der kindlichen Krampfzustände zu suchen.

Kalmus (Hamburg).

J. Erdheim: Tetania parathyreopriva.

(Mitteil. a. d. Grenzgebieten der Medizin und Chirurgie. XVI. Bd. 4. u. 5. H. 1906.)

Den Anlass zu der ausserordentlich interessanten Arbeit gaben dem Verf. 3 Fälle von tödlich verlaufender Tetanie, die sich an Kropfoperationen angeschlossen hatte. In allen 3 Fällen liess sich weder klinisch noch anatomisch eine andere sichere Todesart ausfindig machen, als eben die Tetanie, deren Zustandekommen Verf. auf die bei der Strumektomie mit herausgenommenen Epithelkörper zurückführt. Er suchte deshalb an dem bei der Sektion gewonnenen Material genau zu ermitteln, wieviel Schilddrüse und wieviel EK-Gewebe nach der Operation den Individuen noch verblieben war, und es gelang ihm zum erstenmal durch anatomisches Beweismaterial zu konstatieren, dass alle 3 Individuen der EK völlig beraubt waren. Verf. hält sich deshalb für berechtigt, von einer Tetania parathyreoidea zu sprechen, aber erst nachdem er sich durch Tierversuche von der Richtigkeit dessen überzeugt hatte, dass der Ausfall der Epithelkörper und nicht der Schilddrüse die akuten Erscheinungen der Tetanie erzeuge. Zu den Versuchen wählte er Ratten und dehnte sie auf 49 Tiere aus. Die Beobachtungszeit dauerte 1—199 Tage. In jedem Falle wurden die gesamten Halsorgane in eine komplette Serie zerlegt. Bei Exstirpation beider Epithelkörper stellte sich nun regelmässig schon nach einigen wenigen Stunden das reine parathyreoprive Symptomenbild in Form der Tetanie ein, ausserdem konnte Verf. an den Nagezähnen das ausnahmslose Auftreten trophischer Störungen nachweisen, soweit die Tiere lange genug am Leben blieben; er setzt diese Störungen in Analogie mit den bei der menschlichen Tetanie beobachteten trophischen Störungen der Haare und Nägel, die bisher, da sie auch bei der Cachexia strumipriva in Erscheinung treten, als einer der Hauptbeweise dafür angesehen wurden, dass beide bloss verschiedene Erscheinungsformen derselben Krankheit seien, während Verf. die Ansicht ausspricht, dass den parathyreopriven Symptomenkomplexen trophische Störungen ebenso eigen seien, wie das vom thyreopriven bekannt sei. Wurde ein Teil eines EK. stehen gelassen, so kam es entweder gar nicht zur Tetanie oder sie nahm einen ungewöhnlich milden Verlauf, ebenso verhielt es sich mit den trophischen Störungen der Nagezähne. Die Exstirpation nur eines EK. erzeugte in nur $^1/_3$ der Fälle Tetanie, die überdies ganz flüchtiger Art war. Die trophischen Veränderungen der Zähne traten so gut wie gar nicht auf, und die Tiere gingen auch nach diesem Eingriff nicht zugrunde. Eine kompensatorische Hypertrophie der EK. wurde nicht mit Sicherheit konstatiert. Bei partieller Schilddrüsenexstirpation mit Schonung beider Epithelkörper kam es überhaupt nicht zu Tetanie oder sonstigen Störungen.

Die zweite Hälfte der Arbeit befasst sich mit dem Zusammenhang der idiopathischen Tetanie und ihren Unterformen mit den Epithelkörpern, sowie den Beziehungen der Paralysis agitans, Myasthenie, Eclampsie, Tetanus traumaticus, Status epilepticus. Dem Verf. gelang es im Experiment zu beweisen, dass ein partiell parathyreoidectomiertes Tier gesund blieb und in zwei aufeinanderfolgenden Graviditäten an Tetanie erkrankte. Die Grundbedingung der Graviditätstetanie schien ihm somit ein Hypoparathyreoidismus zu sein; wie derselbe in menschlichen Fällen von Schwangerschaftstetanie zustande kommt, hatte Verf. nicht Gelegenheit zu beweisen. Dagegen fand er bei 2 zur Sektion gekommenen Fällen von Tetanie nach Magendilatation nie einen Untergang aller EK und kam zu dem Resultat, dass, wenn ein Zusammenhang zwischen gastrischer Tetanie und EK überhaupt bestehe, der Nachweis derselben auf pathologisch-anatomischem Wege nicht zu erbringen ist. Dasselbe gilt für einen Fall von Kleinhirncyste, bei der Tetanie zur Beobachtung kam und 4 normale EK nachgewiesen wurden. Dagegen fand er in zwei untersuchten Fällen von Tetania infantum insofern einen positiven Befund, als sich in beiden Fällen Blutungen in den EK vorfanden, und er glaubt deshalb höchstens eine gewisse, nicht sehr erhebliche Funktionsstörung als möglich zulassen zu können, nicht aber, dass diese allein schon Tetanie zur Folge hatte. Die Untersuchung von zwei Fällen von Epilepsie und vier Fällen von Eclampsia gravidarum ergab nichts, was den Ausgangspunkt dieser Erkrankungen in die Epithelkörper zu verlegen gestatten würde. Die Hypothese Lundborg's, dass die Paralysis agitans auf einer Hyperfunktion der EK beruhe, fand durch die Untersuchung dreier Fälle von an dieser Krankheit gestorbenen Individuen keine Stütze, ebensowenig konnte Verf. die weitere Annahme Lundborg's, dass Hyperfunktion der EK zu Myasthenie führe, durch sein Untersuchungsmaterial bestätigen, d. h. er hatte Gelegenheit, Fälle von Adenom und Hyperplasie der EK zu untersuchen, ohne dass Myasthenie bestanden hätte.

Es geht also aus den Ausführungen hervor, dass kein Grund vorliegt, andere Krankheiten als die Tetanie in einen Zusammenhang mit den Epithelkörpern zu bringen, und selbst da genügt die alleinige anatomische Untersuchung nicht, um den Beweis zu erbringen, dass all die verschiedenen Formen der idiopathischen Tetanie in einer Insufficienz der EK ihren Grund haben.

Gross (Tübingen).

Julius Friedländer: Zur Behandlung der traumatischen Tetanus. (Deutsche klin.-therapeut. Wochenschr. 1906. No. 32.)

Verf. hat bei einem ziemlich schweren Fall von traumatischem Tetanus mit einer Inkubationszeit von 11 Tagen und mit langsamem, sich über 3 Tage erstreckendem Ansteigen der Symptome 100 Antitoxineinheiten des Höchster Serums am linken Unterschenkel subkutan injiciert; $^1/_2$ Stunde nach der Injection trat der Tod ein unter schweren allgemeinen Konvulsionen, die auch die Atemmuskeln mit ergriffen.

Liebermeister.

A. Läwen: Experimentelle Untersuchungen über die Möglichkeit, den Tetanus mit Curarin zu behandeln. (Mitteil. a. d. Grenzgeb. d. Med. u. Chir. Bd. 16. S. 802 ff. 1906.)

L. hat die früher von Karg angestellten Versuche, Tetanus durch Curare zu beeinflussen, mit dem leichter und exakter dosierbaren Curarin im Tierexperiment nachgeprüft. Bei allen Versuchen an Mäusen, Meerschweinchen und Kaninchen zeigte sich, dass Tetanustoxinvergiftung die Empfindlichkeit gegen Curarin wesentlich steigert. Leichte und mittelschwere tetanische Zustände lassen sich mittels Curarin und künstlicher Sauerstoffinhalation resp. künstlicher Atmung für einige Stunden aufheben. Auch schwerste tetanische Zustände lassen sich für einige Zeit in hohem Grade symptomatisch günstig beeinflussen; besonders gelingt es, die Krämpfe der Wirbelsäulenmuskulatur, der Extremitäten und der Atemmuskulatur auf einige Zeit zu beseitigen. Dagegen gelingt es beim Tier auch bei Herstellung wiederholter Curarinlähmungen nicht, eine akute zum Tode führende Tetanustoxinvergiftung in eine chronische in Heilung übergehende überzuführen.

G. Liebermeister.

Julius Donath: Die bei der Auslösung des epileptischen Krampfanfalles beteiligten Substanzen.

(Deutsche Zeitschr. f. Nervenheilkunde. Bd. XXXII, H. 2 u. 3.)

Die Arbeit kommt zu folgenden Ergebnissen:

Die Harnsäure spielt bei der Auslösung des epileptischen Krampfanfalles gar keine Rolle, dagegen sind die Ammoniaksalze (Salmiak) heftige Krampfgifte; konvulsivisch wirken auch die dem Ammoniak nahestehenden organischen Ammoniakbasen (Trimethylamin, Cholin, Kreatinin, Guanidin). Milchsäure ist in der Cerebrospinalflüssigkeit von Epileptikern nicht nachzuweisen, im Blute wird sie rasch verbrannt ohne schädliche Wirkungen. Die Fleischmilchsäure bei Eklampsia gravidarum hat keine epileptogene Bedeutung, sondern ist ein ungiftiges Produkt der erhöhten Muskeltätigkeit. Kalberlah.

Karl Heilbronner: Ueber gehäufte kleine Anfälle.

(Deutsche Zeitschr. f. Nervenheilkunde. Bd. XXXI, H. 5 u. 6.)

Verf. erörtert in sehr ausführlicher, detaillierter Weise an der Hand von gut ausgewählten kurzen Krankengeschichtsskizzen die viel diskutierte Frage nach der Natur der kleinen gehäuften Anfälle, besonders des Kindesalters. All die vielen mit Vorliebe herangezogenen differential-diagnostischen Merkmale, ob Epilepsie oder Hysterie, liessen im Einzelfall meist im Stich. Wenn auch vielfach der Verlauf einen Aufschluss geben konnte, so blieben doch viele Fälle ganz unaufgeklärt oder ermöglichten nur Wahrscheinlichkeitsdiagnosen, wobei es vielfach zum Teil vom persönlichen Eindruck des Untersuchers abhing, welcher Seite die Diagnose sich zuwandte. Kalberlah.

M. Thiemich (Breslau): Ueber Spasmophilie im Kindesalter.

(Medizinische Klinik, 1906. No. 17.)

Soltmann stellte vor Jahren die Lehre von der „physiologischen Spasmophilie“ auf; er verstand darunter einen Zustand „gesteigerter Reflexdisposition“, auf welche die Mehrzahl der Krämpfe im frühen Kindesalter zurückzuführen sei; als auslösende Momente betrachtete er Verdauungsstörungen, Zahndurchbruch, Würmer und ähnliches. Diese von Neuropathologen von Anfang an bekämpfte Auffassung, die bei den Praktikern noch heute eine bedauerlich grosse Rolle spielt, ist wissenschaftlich auch von pädiatrischer Seite fallen gelassen und von der Lehre der „pathologischen Spasmophilie“ abgelöst. Thiemich versteht darunter eine konstitutionelle, meist hereditäre oder familiäre Anomalie des Nervensystems, bestehend in „abnormer Reizbarkeit, welche sich durch eine pathologisch gesteigerte mechanische und elektrische Erregbarkeit der peripheren (motorischen) Nerven verrät". Thiemich und Mann konnten feststellen, dass die überreregbaren Nerven auch im anfallsfreien Zustande der Kinder ein charakteristisches Verhalten gegen den galvanischen Strom erkennen lassen. Sie formulierten ein besonderes Zuckungsgesetz (An O Z > An S Z, K Oe Z unter 5,0 M A, am besten am N. Medianus nachzuweisen); auch das Facialisphänomen ist meist vorhanden. Weitere klinische Erfahrungen ergaben die Zusammenfassung der Tetanie, des Laryngospasmus und der Eclampsia infantum zu einer pathologischen Einheit. Die spasmophilen Erkrankungen betreffen zumeist das zweite und dritte Lebenssemester und fallen vorzugsweise in die Monate März und April, während sie im Hochsommer und Herbst fast gänzlich verschwinden. Kassowitz fand ein ähnliches Verhalten der zeitlichen Verteilung bei Rachitis und folgert daraus, dass die spasmophilen Erscheinungen nichts anderes als Symptome der Rachitis seien. Verf. stimmt dem nicht bei; er erklärte das häufige Zusammentreffen aus der, beiden Erkrankungen gemeinsamen Störung des Stoffwechsels. Aus diesem Grunde ist die Spasmophilie durch Regelung der Diät meist unschwer zu beseitigen. Verabreichung von Frauenmilch ist das wirksamste Heilmittel. Bei älteren Kindern wird Durchführung einer Minimalernährung warm empfohlen: wochenlange Einschränkung, selbst Entziehung von Kuhmilch, fast ausschliesslich Mehlkost. Medikamente kommen kaum in Frage; dem Phosphorlebertran wird keine spezifische Wirkung zugeschrieben.

Kalmus (Hamburg).

Josef Rosenberg: Eine neue antiepileptische Behandlungsmethode. (Der Frauenarzt. 1906. 1.)

Rosenberg hat in seinem chemischen Laboratorium ein Präparat hergestellt, das „wahrscheinlich ein Kondensationsprodukt der Amidoameisensäure ist". Auf Grund welcher Erwägungen und Versuche er dieses gegen die Epilepsie angewandt hat, wird nicht mitgeteilt. Er rühmt ihm verschiedene Vorteile vor der Brommedikation, vor allem Sicherheit des Erfolges nach. In leichten Fällen schwinden die Anfälle sofort, in schwereren soll es sich empfehlen, bei eintretenden psychischen oder nervösen Störungen, welche „die Folge einer unterdrückten Entladung der freigewordenen Nervenenergie" sind, zunächst mit der Dosis hinabzugehen und einen Anfall eintreten zu lassen. Das Mittel soll keine Hautwirkungen haben, „Appetit wird bedeutend gesteigert und Lebenslust von neuem erweckt. Der Patient zeigt bald mehr Interesse für die Umgebung und die Tagesereignisse . . . Die vorher bestandene (!) Schlaflosigkeit des Nachts kehrt sich bald in ihr Gegenteil um." Ueber Ordination etc. enthält die Broschüre alles Notwendige. Einige anerkennende Zuschriften anderer Aerzte sind mit abgedruckt. Versuchsproben von dem Mittel, das unter dem Namen „Epileptol" in den Handel gebracht wird, sind durch Rosenberg selbst (Berlin, Alexanderstr. 62) zu beziehen. Hoppe.

Levi Bianchini (Girifalio): Epilessia catameniale.
(Estratto dall archivio di psichiatria, medicina legale ed antropologia criminale. Vol XXVII. Fasc. IV—V.)

Bei einer Frau im Alter von 31 Jahren, die von ihrem Ehemann beim Ehebruch ertappt wurde, verschwanden von diesem Moment an die Menses.

Statt dessen zeigten sich jetzt genau zur Zeit, in der die Menses eintreten sollten, an deren Stelle Anfälle genuiner Epilepsie; sie begannen 1896 und treten heute noch ein. Dabei ist die Frau ganz klar und kann über ihre Krankheit genau Rechenschaft geben. Am Tage vorher vages Uebelbefinden, hiernach heftiges Zittern der Hände, Arme und schliesslich des ganzen Körpers, dann starker Kopfschmerz, danach reichliche Salivation, Schaum vorm Munde, Trismus. In diesem Moment Bewusstseinsverlust und Krämpfe von der Dauer einiger Minuten. Danach Verwirrtheit entweder mit Geschwätzigkeit und Euphorie oder mit Depression 30—40 St. lang. Oft Urinabgang. Nun kommt sie langsam zu sich, anfangs noch dysphasisch; oft Nasenbluten. Tremor und Kopfweh dauern noch fort. Erst am 5. Tage ist alles vorbei.

Verf. führt die Erscheinung auf das psychische Trauma zurück. An Stelle der Menses hat sich infolge der engen Verknüpfung des generativen mit dem Nervensystem, quasi als Reflex der verschwundenen Funktion, der epileptische Anfall etabliert. Wolff (Katzenelnbogen).

Levi Bianchini: La Psicologia della colonizzazione nell' Africa periequatoriale.

(Rivista di psicologia.)

Es handelt sich um den Congostaat, und Verf. schildert zunächst die übermenschlichen Strapazen und Aufregungen, die der Weisse wochenlang aushalten muss, ehe er zu seiner Station gelangt. Nun kommt eine Schilderung des Schwarzen; er erscheint ruhig, gelehrig und schweigsam, aber nur ein Funke ist nötig, um in ihm die Brutalität des geborenen Verbrechers zu entzünden, verbunden mit der Schlauheit des Fuchses und der Grausamkeit des mittelalterlichen Inquisitors. Langsam lernt der Weisse dies erkennen, seine anhängliche Sympathie ist enttäuscht, er wird im höchsten Grade misstrauisch. Die Sympathie verliert sich, beide nähren nur das Gefühl der Rache und Vergeltung in sich. Der Weisse geht zuerst vor, er wird ungerecht und grausam; zwischen beiden entsteht grimmige Feindschaft, die mit der Niederlage des einen, mit dem Cannibalismus des andern endet. So ist in Central-Afrika homo homini Tiger. Aber auch der Weisse ist des Weissen Feind dorten. Ursache davon ist erstens das Klima, das die Muskelarbeit verbietet, in der Verf. einen Temperator der Psyche sieht. Dadurch ist das Nervensystem in beständiger Irritation. Und zweitens rekrutieren sich die Weissen dort aus den schlechtesten Elementen der europäischen Städte. Auf sich allein gestellt entwickelt sich bei ihnen der schrecklichste Grössenwahn, der keine Zügel mehr kennt. Natürlich; denn aus einem einfachen Unteroffizier wird in Afrika auf einmal ein Gouverneur oder ähnliches. Wolff (Katzenelnbogen).

Onuf and Lograsso: The blood of epileptics.

(Amer. Journ. of Med. Sciences. April 1906.)

Nach den Untersuchungen der Verf. zeigt die Leukocytenzahl im Blut Epileptischer sich über längere Perioden erstreckende Schwankungen, die durch die gewöhnlichen Einflüsse, Mahlzeiten, Schlaf etc. nicht zu erklären sind. Eine Leukocytose kann bereits direkt vor einem Anfalle da sein und ist dann natürlich keine sekundär durch den Anfall hervorgerufene Erscheinung. Es ist aber nicht notwendig, dass einem Anfalle eine Vermehrung der Leukocyten vorangeht. Es besteht überhaupt kein durchgehender Parallelismus zwischen Anfall und Leukocytose; die letztere kann bei verschiedenen Anfällen in verschiedenen Perioden ihren Höchststand erreichen. Ein Steigen der Zahl der Leukocyten kann bisweilen auch ohne Zusammenhang mit Anfällen beobachtet werden. Kölpin (Bonn).

Onuf: On the association of epilepsy with muscular conditions fitting best into the cadre of the myopathies. (Journ. of Nerv. and Ment. Disease. Jan. 1906.)

In 6 Fällen von genuiner Epilepsie — die Kranken standen im Alter von 15—29 Jahren — fand Verf. eigenartige Muskelatrophien resp. mangelhafte Entwicklung ohne deutlich nachweisbare Atrophie. Es handelte sich stets um denselben Symptomenkomplex: Flügelstellung der Scapula (Trapezius, Serratus magnus, Rhomboideus, Levator anguli scapulae); Atrophien, besonders im Supra- und Infraspinatus, gelegentlich auch im Deltoideus und in andern Muskeln des Schultergürtels. Ferner bestand in allen Fällen Lordosis, die indes beim Sitzen verschwand, sowie Pes vulgus. In 2 Fällen waren auch die Gesichtsmuskeln beteiligt. Die elektrischen Veränderungen der betroffenen Muskeln zeigten sich am häufigsten in Umkehrung der Zuckungsformel, besonders in den Deltoideus. In 2 Fällen bestanden fibrilläre Zuckungen. Die Intensität der beschriebenen Symptome war bei den einzelnen Fällen eine sehr ungleiche. Verf. schwankt, ob hier reine Myopathien oder die spinale Form der muskulären Atrophie vorliege (wegen der elektrischen Veränderungen), neigt aber doch mehr zu ersterer Annahme. Kölpin (Bonn).

Rosanoff: The diet in epilepsy. (Journ. of Nerv. and Ment. Disease. Dec. 1905.)

Verf. glaubt auf Grund seiner Versuche die Ansicht aussprechen zu dürfen, dass bei Epileptikern eine gemischte Diät sich in keiner Weise von der Wirkung einer rein vegetarischen Diät unterscheidet, vorausgesetzt, dass das Verhältnis der verschiedenen Komponenten beider Diätformen das gleiche ist. Der Eiweissgehalt der Nahrung hat dagegen einen entschiedenen Einfluss auf die Manifestationen der Epilepsie; Herabgehen unter oder Steigerung über das notwendige Eiweissminimum verschlimmert das Leiden. Am deutlichsten wird diese Verschlimmerung, wenn man den Kranken einen Ueberfluss von Eiweiss neben möglichst wenig Kohlehydraten gibt. — Es scheint demnach, dass der Epileptiker nicht in der Lage ist, eiweisshaltige Nahrung in der Weise auszunutzen, wie ein normaler Organismus, genau so, wie der Diabetiker die Kohlenhydrate nicht ausnutzen kann.

Für die Therapie ergibt sich hieraus der Schluss, dass man bis zu einer gewissen Ausdehnung die N haltige Nahrung durch Kohlenhydrate und Fette ersetzen soll, und zwar soll man hiervon soviel geben, als ohne Störung vertragen werden können. Eiweiss soll nur soviel gegeben werden, als zum Stickstoffgleichgewicht des Organismus unbedingt notwendig ist.

Zu bemerken ist noch, dass R.'s Resultate sämtlich an älteren nicht komplizierten Fällen von genuiner Epilepsie gewonnen wurden.

Kölpin (Bonn).

Václav Plavec: Beitrag zur Erklärung der ophthalmoplegischen Migräne. (Deutsche Zeitschr. f. Naturheilkunde. Bd. XXXII. H. 2 u. 3)

Die Grundlage der ophthalmoplegischen Migräne ist die echte Migräne, diese also die Ursache der Oculomotoriuslähmung. Sowohl die gewöhnliche als auch die ophthalmoplegische Migräne sind in ihrem Endeffekt eine basale, lokale Erkrankung, vielleicht eine periodische Schwellung der Hypophysis, bei ersterer Erkrankung infolge einer aktiven Hyperämie, bei letzterer infolge einer Venostase. Diese beruht auf einer besonderen lokalen anatomischen Disposition, braucht daher nicht erblich zu sein. Kommt die anatomische Disposition zu einer gewöhnlichen Migräne hinzu, so entsteht eine ophthalmoplegische Migräne. Durch die Hypophysisschwellung entsteht ein Druck auf die Umgebung und dadurch leidet in erster Linie der Sympathicus, was sich durch Schmerz und Erbrechen äussert, und in zweiter Linie, wenn die lokale Disposition besteht, auch der N. oculomotorius, was als periodische Lähmung in Erscheinung tritt. Die Beschädigung des Oculomotorius ist so zu denken, dass die Druckwirkung der geschwollenen Hypophysis infolge der lokalen Disposition mehr seitlich verschoben ist, wodurch die Dura matis, welche hier über die Gegend des Sinus cavernosus eine Art von Gewölbe bildet, gespannt und dadurch wieder der Oculomotorius in seinem Durchtritt eingeklemmt wird. Weil die Druckwirkung der geschwollenen Hypophysis seitlich verschoben ist, bleibt das Chiasma vom Drucke unversehrt, und deshalb ist die visuelle Aura bei der ophthalmoplegischen Migräne so selten. (?)

Kalberlah.

Silbermann: Ein Beitrag zur Behandlung des Morbus Basedowii. (Deutsche Mediz. Wochenschr. 1907.)

Abelmann: Zur Kasuistik der Behandlung der Basedow'schen Krankheit mit dem Serum von Möbius.

(Uebersetzung aus „Russkii Wratsch" 1906.)

Mitteilungen über sehr günstige Erfolge mit dem Möbius'schen Antithyreoidin.

Spielmeyer.

A. v. Torday: Durch partielle Strumectomie geheilter Fall von Basedow'scher Krankheit.

(Budapesti orvosi ujság. 1906. No. 44. [Ungarisch.])

Bei einer 31 jährigen, nicht belasteten Frau entwickelte sich im Anschlusse an die zweite Geburt typische Basedow'sche Krankheit, welche jeder medikamentösen Behandlung, Serotherapie, Rodagen und Galvanisation trotzte. Operation: partielle Strumectomie beider Lappen; bei der Operation erwiesen sich beide Art. thyreoideae inf. von gleichem Kaliber wie die Carotis commun. Rasche Besserung nach der Operation, nach Monaten bestand nur mehr geringer Exophthalmus bei vollkommenem subjektivem Wohlbefinden. — Im Falle die innere Therapie der B.'schen Krankheit erfolglos ist, empfiehlt Verfasser den operativen Eingriff.

Epstein (Nagyszeben).

Kurt Schultze: Zur Chirurgie des Morbus Basedow.

(Mitteil. a. d. Grenzgeb. der Mediz. u. Chirurg. Bd. 16, S. 161 ff. 1906.)

Von 50 in der Riedel'schen Klinik operativ behandelten Basedowkranken sind 36 vollkommen geheilt, 6 wesentlich gebessert, 1 ohne Erfolg operiert und 7 gestorben. Die Todesfälle ereigneten sich entweder während der Operation oder innerhalb der ersten 24 Stunden nach der Operation. Ein Fall starb nach 3 mal 24 Stunden an Herzschwäche und einer an Pneumonie 23 Tage nach der Operation. In allen Fällen war als Todesursache die durch die Krankheit bedingte Schwäche des Herzens anzusehen, welches den Anstrengungen der Operation, Narkose usw. nicht mehr gewachsen war. Bei Verwendung der Lokalanästhesie und Vermeidung der Narkose lässt sich die Mortalität weiter herabdrücken. Teilt man die Fälle nach der Schwere ein, so hat man bei den leichten Fällen 100 % Heilungen und 0 % Todesfälle, bei den mittelschweren 66 % Heilungen, 14 % Besserungen, 5,7 % Misserfolge und 5,7 % Todesfälle, bei den schweren Fällen 57 % Heilungen, 7,7 % Besserungen, 5,7 % Misserfolge und 28,5 % Todesfälle. Daraus ergibt sich, dass eine Operation um so eher Aussicht auf Erfolg gibt, je früher der Patient zur Operation kommt. Bei Kranken mit sehr schweren Herzerscheinungen sind die Aussichten natürlich relativ am ungünstigsten wegen der Gefahr des Versagens der Herzkraft.

Von unmittelbaren postoperativen Erscheinungen sind besonders Bronchitiden bemerkenswert, welche mit Fieber bis zu 39° einhergehen können. Sie haben ihre Ursache in der durch die Operation bedingten Freilegung der Trachea. Sonst wurden nach der Operation weder Erscheinungen schwererer Intoxikation noch die Zeichen der Kachexia strumipriva oder Tetanie beobachtet. Nur zweimal stellten sich vorübergehend psychische Alterationen ein.

Unverkennbar war in allen Fällen der Zusammenhang der übrigen Krankheitserscheinungen mit der Struma, und zwar meistens einer Struma vasculosa. Dieser Zusammenhang war besonders deutlich bei den recidivierenden Fällen zu beobachten, bei denen die Vergrösserung des Strumarestes mit den übrigen Erscheinungen parallel ging. In 7 Fällen unter 50 trat ein Recidiv des Kropfes mit den übrigen Krankheitserscheinungen auf. Sie bildeten sich aber teils spontan, teils auf therapeutische Massnahmen hin zurück.

Die Herzerscheinungen traten meist nach der Operation mehr oder weniger rasch zurück. In einzelnen Fällen trat nach der Operation vorübergehend Verstärkung der Tachycardie auf. Auch die übrigen Symptome der Krankheit, der Tremor, die psychischen Störungen, Schlaflosigkeit, Unruhe, Kopfschmerz, Schwindelanfälle, Hitzegefühl, Schwitzen, Augensymptome, Durchfälle, Erbrechen, Abmagerung, allgemeine Schwäche besserten sich im Anschluss an die Operation meist in ganz hervorragendem Maasse.

Nach den Resultaten anderer Veröffentlichungen kommt man zu einem ähnlichen Ergebnis, dass nämlich etwa 80—90 % der Basedow-Kranken durch die Operation entweder wesentlich gebessert oder geheilt werden. Die Mortalität der Operation übersteigt die von den internen Klinikern angenommene Mortalität von etwa 12 % nicht.

Ausführlicher Literaturnachweis G. Liebermeister.

V. Vermischtes.

G. Ilberg hat in der Sammlung „Aus Natur und Geisteswelt" (Verlag von B. G. Teubner in Leipzig) ein Bändchen „Geisteskrankheiten" herausgegeben, in dem er versucht, eine gemeinverständliche Darstellung der klinischen Psychiatrie zu geben, soweit dies eben bei einer Erfahrungswissenschaft, die nur am Krankenbett wirklich erfasst werden kann, möglich ist. Ausführliche Krankengeschichten dienen zur Erläuterung der allgemeinen Darlegungen.

Gaupp.

Druck der Anhaltischen Buchdruckerei Gutenberg, e. G. m. b. H., in Dessau.

CENTRALBLATT
für
Nervenheilkunde und Psychiatrie.

Herausgegeben im Verein mit zahlreichen Fachmännern des In- und Auslandes
von
Professor Dr. Robert Gaupp in Tübingen.

Erscheint am 1. und 15. jeden Monats im Umfang von 2—3 Bogen. Preis des Jahrganges Mk. 24.
Zu beziehen durch alle Buchhandlungen und Postanstalten.

Verlag von Vogel & Kreienbrink, Berlin W. 30 und Leipzig.

XXX. Jahrgang. 15. November 1907. Neue Folge. XVIII. Bd.

Benachrichtigung.

Das Centralblatt geht am 1. Januar 1908 in den Verlag der bekannten Firma Johann Ambrosius Barth in Leipzig über. Wir sprechen an dieser Stelle Herrn Professor Dr. Gaupp für die umsichtige Redaktion, allen Mitarbeitern, sowie den Abonnenten für das dem Centralblatt bewiesene Interesse unsern aufrichtigen Dank aus und bitten das bisherige Vertrauen auch der neuen Verlagsstelle gütigst entgegentragen zu wollen.

Die Verlagsbuchhandlung
Vogel & Kreienbrink.

I. Originalien.

(Königl. Psychiatrische Klinik in Rom. Prof. Tamburini. — Laboratorium der pathologischen Anatomie unter der Leitung des Dr. U. Cerletti.)

Perivaskuläre Plasmazelleninfiltration im Zentralnervensystem der alkoholisierten Kaninchen.

Von Dr. **Josef Montesano**, Primärarzt in der Irrenanstalt zu Rom.

Die Bedeutung, die in der letzten Zeit, nach den Arbeiten von Nissl und Alzheimer, der Befund von Plasmazellen in den Lymphscheiden der Gefässe der Hirnrinde angenommen hat, ist allseitig bekannt. Die Infiltration dieser Elemente in die Lymphscheiden der meisten Gefässe der Hirnrinde stellt nach Nissl den wesentlichen Befund der progressiven Paralyse dar, während in den anderen Geisteskrankheiten dieser Befund nur in seltenen bestimmten Fällen erhoben wurde, jedenfalls aber nur an umschriebenen Flächen (Tuberkeln, Gumma, Erweichungen usw.).

In Bezug auf den chronischen Alkoholismus beim Menschen schliesst Alzheimer aus, dass man bei demselben Zellinfilltrationen der Lymphscheiden antreffe und behauptet, dass die Blutgefässe vorwiegend regressive Veränderungen aufweisen und dass die Verdickung der Pia einen hyperplastischen, nicht aber einen infiltrativen Charakter habe. Er drückt diese Ueberzeugung nicht nur auf Grund eigener Beobachtungen, sondern auch auf Grund der Beobachtungen anderer Forscher aus, die u. a. von Bonhoeffer zusammengefasst werden. In der Tat schliessen die meisten Verfasser, die vom pathologisch-anatomischen Standpunkte aus die Nervenzentren bei den Alkoholisten studiert haben, ebenfalls das Bestehen exsudativer Vorgänge zum Nachteile der zentralen Gefässe aus (Colella, Klippel, Ballet, Ballet et Faure, Andriezin, Chanullay, Faure und Devaux, Potel, Laignel-Lavostine etc. Nur Cramer und Lewis machen eine Ausnahme. Letzterer beschreibt im Hirn chronischer Alkoholisten ausser einer atheromatösen und fettigen Degeneration und einer aneurysmatischen Erweiterung der Gefässe auch eine bedeutende Anhäufung von „Leucocyten“ in den perivaskulären Räumen und behauptet, dass diese die ursprünglichen Veränderungen der alkoholischen Intoxikationen seien. Carrier macht bei von alkoholischer Intoxikation befallenen Individuen auf eine „leichte Infiltration der tiefen Schichten der Rinde mit kleinen runden Elementen“ „infiltration discrète de petits éléments ronds disseminés dans la substance nerveuse“ aufmerksam, doch nur in Fällen, in welchen sich dieser chronischen Intoxikation eine anderweitige Intoxikation oder eine Infektion zugesellt. Uebrigens behauptet Carrier, dass diese Infiltration durchaus nicht mit jener zu vergleichen ist, die man bei der Meningitis oder bei der progressiven Paralyse antrifft. „Il n'existe de veritable vascularité, analogue à celle des méningites ou de la paralysie générale“. Cramer teilt sodann Fälle von chronischem Alkoholismus mit, in denen er Gefässveränderungen und „Leucocyteninfiltrationen“ beschreibt, die er ähnlichen Infiltrationen bei der progressiven Paralyse gleichstellt. Alzheimer jedoch lässt auf Grund der von Cramer mitgeteilten Symptome den Zweifel durchblicken, dass es sich auch in diesen Fällen um Formen von Paralyse handle.

In der reichen Literatur über experimentelle Intoxikation durch Alkohol, wie dieselbe in den Arbeiten von Braun, Carrier etc. zusammengefasst wird, befindet sich keine Andeutung von Befunden von Exsudaten und noch weniger von Plasmazellen in den Lymphscheiden.

Nur Berrley fand bei drei Kaninchen, die in einem Zeitraume von 22 bis 24 Tagen 165, 190, 260 ccm 96gradigen Alkohol in täglichen, zuerst kleinen, dann Maximaldosen von 15 ccm erhalten hatten, im Lumen der Kapillaren und der mittleren Arterien Anhäufungen von „Leucocyten“ sowie in den Lymphräumen von His und stellenweise in der Adventitia „grosse Mengen von geschwollenen und nekrotischen Leucocyten“.

* * *

Ich habe an einer Reihe von Kaninchen eine alkoholische Intoxikation vorgenommen. Den Tieren wurde auf gastrischem Wege, mittels einer Sonde, reiner, mit zwei Teilen destillierten Wassers verdünnter Aethylalkohol verabreicht; ich begann mit einer täglichen Dosis von 2 ccm Alkoh. absol., um allmählich zur Maximaldosis von 12 ccm Alkoh. absol. pro die, auf einmal verabreicht, zu gelangen. In vielen Fällen wurden Rauscherscheinungen mit vorübergehendem Reizzustande wahrgenommen, auf die eine andauernde Schläfrigkeit, vollständige Muskelerschlaffung, schnarchender Atem folgten. Dieser Zustand hielt bis 12 Stunden an. Einige der Tiere gingen durch Pleuro-pneumonie ein, wahrscheinlich im Zusammenhang mit unvermeidlichen von der mangelhaften Technik bei der Einführung der Sonde abhängenden Zufällen, andere in unmittelbarer Folge ähnlicher Zufälle.

Eine besondere Gruppe wurde vor der Behandlung mit Alkohol, oder gleichzeitig, oder sofort nach derselben intravenösen Einspritzungen mit Adrenalin zu 1‰ in täglich zunehmenden Dosen von $^1/_2$—6 in $1^1/_2$ ccm einer abgekochten physiologischen Lösung verdünnten Tropfen unterworfen.

Bei der histologischen Untersuchung der Hirnrinde mittels der Nissl’schen Methode (und mit Toluidin, Metylgrünpyronin- etc. Methoden) fand man bei den Tieren, die nicht weniger als 50 ccm Alkohol erhalten hatten, zahlreiche Veränderungen der Nervenzellen, bis zu ihrem Verschwinden in kleinen Herden, Hypertrophie der Neuroglia, sowie auch Gefässveränderungen, wie Hypertrophie der Intima usw. In vier Fällen aber war der Befund besonders durch die Anwesenheit von Plasmazellen charakterisiert. Wir lassen hier eine eingehendere Beschreibung dieser Fälle folgen.

1. Kaninchen No. 16. Erhält vom 18. XII. 1906 bis zum 19. II. 1907 422 ccm Alkohol. Während der Behandlung werden häufig schwere Rauscherscheinungen wahrgenommen. Es geht am 20. II. nach einem starken Rauschzustande, von dem es nicht wieder erwacht, zugrunde. Die makroskopische Untersuchung der Organe zeigt nichts besonderes. Die histologische Untersuchung zeigt einen granulösen Zerfall der Nissl’schen Haufen nud andere Veränderungen der Nervenzellen, sowie ausser Neubildungen von Kapillaren mit Ungleichheit des Kalibers derselben usw. reichliche Infiltrationen von Plasmazellen. Dieselben sind sehr zahlreich in der Pia, an der Stelle, in

welcher ein Blutgefäss in die Rinde hinabsteigt; einige sind gross mit grobkörnigem Protoplasma und hier finden sich auch kleine Lymphocyten vor, in den der Pia selbst angrenzenden Teilen findet man nur stellenweise einige vereinzelte Plasmazellen, meist zu zwei oder drei an der lockersten Stelle der Membran, folglich da, wo die Gefässe sich befinden, vereinigt, einige haben die typische Form, andere Elemente weisen ein wenig granoplasmareiches Protoplasma in Gestalt eines perinucleären Hofes auf. In den verschiedenen Schichten der Rinde, besonders in der Nähe und oberhalb der horizontalen Fissura occipito-frontalis, sind die von Plasmazellen umgebenen Gefässe reichlich vorhanden. Ebenso nimmt man an einigen Gefässen in der Tiefe der weissen Substanz und in Berührung mit den Ganglien der Basis zahlreiche Plasmazellen wahr, die nicht innerhalb der Grenzen der perivaskulären Lymphscheiden bleiben, sondern tatsächlich im umliegenden Gewebe und mit hypertrophischen Neurogliaelementen, mit neugebildeten Kapillaren und einigen kleinen Lymphocyten vermischt sind. Sogar im Rückenmark befindet sich, einigen Blutgefässen entsprechend, eine grosse Menge in ununterbrochener Reihe nebeneinander geordneter und mit den Gefässwänden sehr stark vereinigter Plasmazellen, die infolge dieser innigen Verbindung in einigen Fällen es unmöglich machen, festzustellen, ob sie extra oder intravasal sind; gewiss ist aber, dass sie sich in einigen Fällen innerhalb der Scheide befinden.

2. Kaninchen No. 8 erhält vom 30. XI. 1906 bis zum 17. XII. 1906 57 Tropfen Adrenalin, vom 28. XII. 1906 bis zum 3. II. 1907 161 ccm Alkohol. Während dieser Behandlung tritt eine ausgeprägte zunehmende Abmagerung auf. Am 3. II. geht es wenige Stunden nach Verabreichung des Alkohols ein. Bei der Sektion zeigten sich wenig zahlreiche atheromatische Plaques an verschiedenen Stellen der Aorta. Bei der histologischen Untersuchung der Rinde finden sich überall, ganz besonders aber in der Schicht der grossen Pyramidenzellen, enorm erweiterte Blutgefässe mit leichter Hypertrophie der Intima, dicht an letztere anliegend sieht man mehr oder weniger zahlreiche Gruppen von Plasmazellen, die, obwohl innig mit der äusseren Wandung verbunden, auswärts liegend erscheinen; im Gefässlumen nimmt man keine Plasmazellen wahr; um die erweiterten Blutgefässe besteht eine Zone, in welcher die Nervenelemente verschwunden sind; an zwei Oberflächenstellen der Rinde bestehen kleine Erweichungen.

3. Kaninchen No. 5 erhält vom 29. XI. 1906 bis 11. I. 1907 zusammen 184 Tropfen Adrenalin und vom 21. XII. 1906 bis 11. I. 1907 132 ccm Alkohol. Es stirbt in der Nacht des 12. I. Die Sektion zeigt einige atheromatische Plaques in der Brustaorta und im ersten Traktus der Bauchaorta. Bei der histologischen Untersuchung der Rinde finden sich ausser den gewöhnlicken Veränderungen der Nervenzellen erweiterte Blutgefässe mit Hypertrophie der Intima und verschiedenen Plasmazellen.

4. Kaninchen No. 25. Erhält gleichzeitig vom 12. I. bis 5. II. 1907 48 Tropfen Adrenalin und 100 ccm Alkokol. Es stirbt am 5. II. gleich nach der Einspritzung des Adrenalins unter Erscheinungen von Dyspnoë. Die Sektion ergibt zahlreiche atheromatische Plaques an verschiedenen Stellen der Aorta. Bei der histologischen Untersuchung der Rinde beobachtet man ausser Veränderungen der Nervenzellen, die sich teilweise im Stadium vorgeschrittener Sklerose befinden und ausser Hypertrophie der Nervenelemente, von denen viele den verlängerten Kern (Stäbchenzellen) aufweisen und nicht wenige in ihrem

Sektion des Kaninchens No. 16.

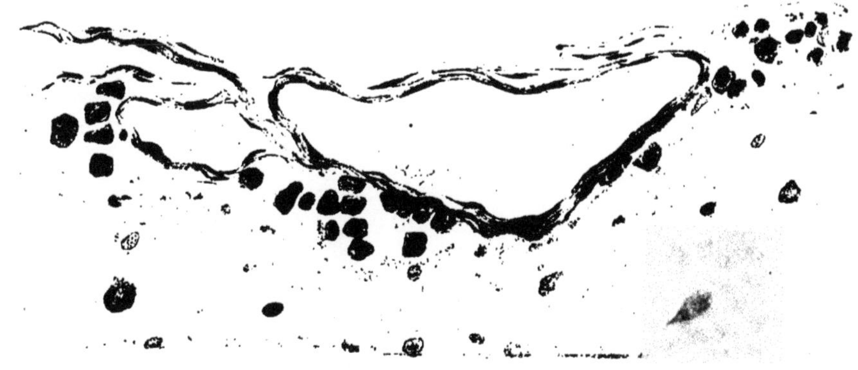

Figur 1. Plasmazellen in der Pia.

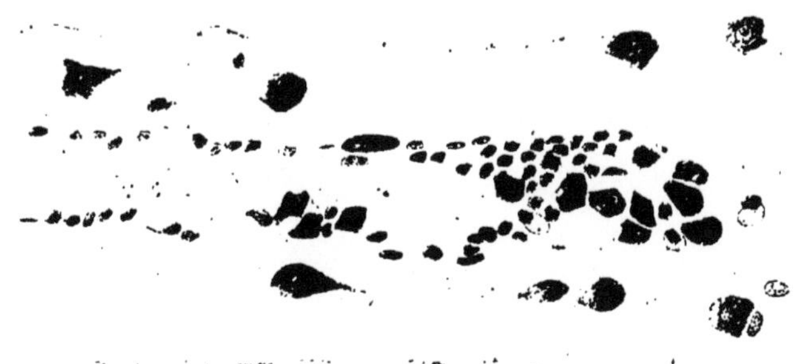

Figur 2. Plasmazellen an Gefässen der Hirnrinde.

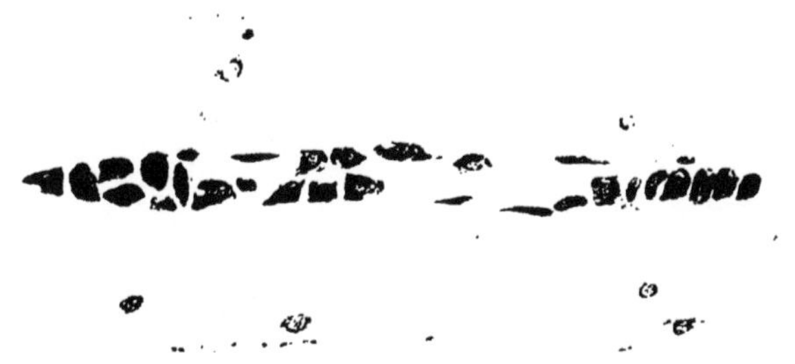

Figur 3. Plasmazellen an Gefässen des Rückenmarks.

Protoplasma eine feine Tüpfelung (Stippchen Nissl's) besitzen, in den Lumina der Blutgefässe grosse Lymphocyten mit körnigem Protoplasma und einigen Plasmazellen.

Aus diesen ersten Resultaten meiner Forschungen ergibt sich die Möglichkeit des Auftretens einer Infiltration von Plasmazellen infolge einer andauernden Alkoholintoxikation allein, oder in Begleitung von Adrenalinverabreichung, auf intravenösem Wege, in der Pia und in den perivasculären Lymphscheiden des Gehirns und des Rückenmarkes.

Bekanntlich haben Nissl und Alzheimer bewiesen, wie diese Plasmainfiltration als regelmässige Erscheinung bei der progressiven Paralyse auftritt; ich betrachte es daher als von einer gewissen Bedeutung, sie nunmehr auf experimentellem Wege beim Alkoholismus hervorgerufen zu haben.

Nissl und Alzheimer haben wiederholt behauptet, dass die perivaskuläre Infiltration von Plasmazellen in sich allein nicht als ein pathognomischer Befund im histo-pathologischen Bilde der progressiven Paralyse betrachtet werden kann; wenn man annimmt, dass dieser auch in anderen sicher festgestellten Gehirnerkrankungen auftreten kann; jedoch schliesst Alzheimer, wie wir bereits weiter oben angeführt haben, aus, dass Infiltrationen von Plasmazellen sich beim chronischen Alkoholismus vorfinden können. Gewiss wäre es voreilig, die Resultate meiner experimentellen Versuche verallgemeinern zu wollen und auf Grund derselben ohne weiteres die Schlussfolgerungen der Münchener Schule angreifen zu wollen, und dies aus einem zweifachen Grunde: vor allem, weil wir nicht wissen, ob der Organismus des Kaninchens in derselben Weise auf die Alkoholintoxikation reagiert, wie der menschliche Organismus, oder vielleicht in einer ganz anderen Weise. Zweitens will ich nicht glauben, dass man in unserem Falle wirklich von einem chronischen Alkoholismus reden kann, wenn man die verhältnismässig kurze Dauer der Versuche (höchstens zwei Monate) und die starke, tägliche Verabreichung des Giftes bedenkt.

Nicht einmal kann ich ausschliessen, dass die Infiltration eher einer eventuell vorhergegangenen, oder einer durch Zufall, infolge der Sondierungsmanipulationen hervorgerufenen, bei der Sektion unbemerkt gebliebenen Krankheit zuzuschreiben sei als der Alkoholintoxikation als solcher. Freilich habe ich bei anderen, ebenfalls mit Alkohol, mit oder ohne Adrenalin behandelten Kaninchen den charakteristischen Befund der Plasmazellen vermisst. Jedoch muss ich hervorheben, dass den Tieren im ganzen weit geringere Dosen von Gift verabreicht wurden.

Nur weitere Forschungen können uns genauere Angaben über die topographische und chronologische Modalitäten der Erscheinungen der

Plasmazellen im Verhältnis zur Heftigkeit und Dauer der Intoxikation, sowie hinsichtlich der Notwendigkeit einer Dazwischenkunft eines anderen Faktors als des Alkohols geben, um den charakteristischen Befund hervorzurufen.

Es sei mir hier gestattet, dem Herrn Dr. Cerletti für die Hilfe und die Ratschläge, die er mir im reichlichsten Masse hat zuteil werden lassen, meinen wärmsten Dank auszusprechen.

Literatur.

A. Alzheimer: Histologische Studien zur Differentialdiagnose der progressiven Paralyse. — Histol. und patholog. Arbeiten über die Gehirnrinde, herausgegeben von F. Nissl. Jena 1904.

G. Ballet: Les. corticales et médullaires dans un cas de psychose polyneur. Soc.-méd. des hôpit. de Paris. 11 Mars 1898. Lesion des cellules d'écorce dans la confusion mentale. Psychose polynévrit. (Acad. de méd. 28. Juin 1898.)

Ballet et Faure: Anath. path. de la psychose polynévr. et de certaines formes de confus. mentale primitive (Presse méd. 30. Nov. 1898, p. 317).

Berkley: Studies on the lesions produced by the action of certain poisons on the cortical nerv celle etc. Brain 1895.

H. Braun: Ueber die experimentell durch chronische Alkoholintoxikation hervorgerufenen Veränderungen im zentralen und peripheren Nervensystem. Tübingen 1899.

H. Carrier: Étude critique sur quelques points de l'Histologie normale et pathologique de la cellule nerveuse etc. Thése de Lyon 1903.

Chanullay: La psychose polynevrite. Thése de Paris 1901.

Colella: Sur les altérat. histol. de l'écorce cérébrale dans quelques maladies mentales (Arch. Stat. de Biologie 1884, p. 216).

Klippel: Anath. path. et pathogénie du délire des alcoolictes (Mercredi méd. 1893; Congrés de méd. et neurol. la Rochelle 1893, p. 537. Article Alcoolisme chronique in Manual Deborce et Achard).

B. Lewis: A Text-book for mental diseases 1889.

F. Nissl: Zur Histopathologie der paralytischen Rindenerkrankungen. Histol. und pathologische Arbeiten über die Grosshirnrinde etc., herausgegeben von F. Nissl. Jena 1904.

(Aus der psychiatrischen Klinik der Universität Zürich.)

Das Erleiden sexueller Traumen als Form infantiler Sexualbetätigung.

Von Dr. med. K. Abraham, gewesenem I. Assistenzarzt.

Freud's Lehre von der Aetiologie der Hysterie hat im Laufe der Zeit bedeutende Wandlungen durchgemacht. Freud hat aber, wie er selbst betont,*) zwei Gesichtspunkte festgehalten und ist in die Erkenntnis ihrer Bedeutung immer tiefer eingedrungen: das sind die Gesichtspunkte der Sexualität und des

*) Kleine Schriften zur Neurosenlehre, 1907, S. 232.

Infantilismus. An den Wandlungen der gesamten Sexualtheorie und Neurosenlehre hat auch das Problem des sexuellen Jugendtraumas Anteil genommen. Freud sah in diesem eine Zeit lang die letzte Wurzel der hysterischen Erscheinungen und nahm an, eine solche Wurzel sei in allen Fällen von Hysterie auffindbar. Diese Anschauung hat sich nicht in ihrer ursprünglichen Form halten lassen. In seinem Aufsatz: „Meine Ansichten über die Rolle der Sexualität in der Aetiologie der Neurosen"*) hat Freud dem sexuellen Jugendtrauma eine sekundäre Rolle angewiesen und eine abnorme psychosexuelle Konstitution als primäre Grundlage der Neurosen angenommen. Diese Auffassung wird der Tatsache gerecht, dass keineswegs alle Kinder, die ein sexuelles Trauma erleiden, später an Hysterie erkranken. Die zur Hysterie veranlagten Kinder reagieren nach Freud infolge jener abnormen Veranlagung in einer abnormen Weise auf sexuelle Eindrücke aller Art. Ich selbst habe vor Kurzem auch bei Geisteskranken das Vorkommen infantiler Sexualtraumen erwiesen.**) Ich habe die Ansicht vertreten, dass ein solches Trauma nicht als Ursache der Krankheit in Betracht komme, wohl aber einen formgebenden Einfluss auf die Krankheit ausübe. In der Annahme einer abnormen psychosexuellen Konstitution schloss ich mich Freud an.

Diese Annahme bringt uns jedoch nur um einen Schritt vorwärts, während sie vor dem zweiten, wichtigeren, Halt macht. Sie erklärt uns zwar, warum ein in der Kindheit erlittenes Sexualtrauma in der Geschichte vieler Individuen von so grosser Bedeutung ist. Dagegen bleibt das Problem, warum so viele neurotische und psychotische Personen in ihrer Kindheits-Anamnese ein sexuelles Trauma aufweisen, unaufgeklärt. Lösen wir dieses, so werden wir auch über das Wesen der angenommenen abnormen Konstitution, wenigstens zum Teil, Aufschluss erhalten.

Mit der vorliegenden Arbeit beabsichtige ich diesen Fragen näher zu treten. Ich werde dabei insbesondere den Nachweis führen, dass in einer grossen Anzahl von Fällen das Erleiden des Traumas vom Unbewussten des Kindes gewollt wird, dass wir darin eine Form infantiler Sexualbetätigung zu erblicken haben.

Jeder, der Kinder in ihrer psychologischen Eigenart beobachtet, wird die Wahrnehmung machen, dass das eine Kind Verlockungen oder Verführungen schwer, das andere dagegen leicht zugänglich ist. Es gibt Kinder, welche der Aufforderung eines Unbekannten, ihm zu folgen, fast ohne Widerstand nachkommen, und andere, welche in dem gleichen Falle entgegengesetzt reagieren. Geschenke, Süssigkeiten, oder auch die Aussicht auf dergleichen Dinge wirken auf Kinder sehr verschieden ein. Ferner gibt es Kinder, welche Erwachsene in sexueller Hinsicht geradezu provozieren. Sehr lehrreich sind in dieser Hinsicht die Akten der Prozesse wegen Vornahme unsittlicher Handlungen mit Kindern. Aus zwei Fällen, in denen ein Senil-Dementer sich an Kindern vergangen hatte, ist mir ein solches Verhalten der Kinder bekannt; in einer ganzen Anzahl anderer Fälle bestand in der gleichen Richtung ein dringender Verdacht. Selbst unter Geschwistern erlebt man in dieser Hinsicht auffällige Differenzen. Mir sind mehrere derartige Fälle bekannt. Von mehreren Schwestern lässt sich

*) ibid. S. 225 f.

**) Ueber die Bedeutung sexueller Jugendtraumen für die Symptomatologie der Dementia praecox. (Zentralblatt für Nervenheilkunde und Psychiatrie 1907.)

z. B. die eine von einer fremden Person verlocken, mit ihr zu gehen, ein anderes Mal folgt sie beim Spielen einem älteren Knaben in einen abgelegenen Raum und lässt sich von ihm küssen. Die beiden andern Schwestern zeigen das entgegengesetzte Verhalten. Die erste Schwester, von der sich noch mehr ähnliche Züge erzählen liessen, bietet schon in der Kindheit neurotische Züge und erkrankt später an einer ausgesprochenen Hysterie. Dieses Beispiel ist nicht singulär, sondern typisch. Wir stellen vorläufig ganz allgemein fest, dass gewisse Kinder gegenüber Verlockungen — sexuellen und anderen — ein stärkeres Entgegenkommen zeigen als andere. Diese Erfahrung kann uns dazu dienen, die sexuellen Traumen trotz ihrer grossen Mannigfaltigkeit in Gruppen zu teilen. Wir können diejenigen sexuellen Traumen, welche unvorhergesehen über ein Kind hereinbrechen, unterscheiden von denjenigen, welche durch Verführung oder Verlockung eingeleitet werden, oder irgendwie vorauszusehen waren, oder aber geradezu provoziert wurden. In den Fällen der ersten Gruppe fehlt jeder Grund, auf seiten des Kindes ein Entgegenkommen anzunehmen. In den Fällen der zweiten Gruppe kann man sich dagegen der Annahme eines solchen Entgegenkommens nicht verschliessen. In dieseu beiden Gruppen gehen noch nicht alle Fälle auf: bricht ein sexuelles Attentat unvorhergehen herein, so kann die davon betroffene Person sich aktiv und ernstlich abwehrend verhalten, oder sie kann sich der Gewalt fügen. In letzterem Falle finden wir wieder ein Entgegenkommen, eine Hingabe auf Seiten der angegriffenen Person. Mit einem in den Quellen des römischen Rechtes gebräuchlichen Ausdruck möchte ich sagen: eine solche Person unterliegt einer vis haud ingrata.

Die „vis haud ingrata“ hat zu allen Zeiten das Interesse der Gesetzgeber auf sich gezogen, wo es sich um Bestimmungen über die Ahndung sexueller Vergehen handelte. Ich verweise z. B. auf die mosaische Gesetzgebung, welche ihr voll Rechnung getragen hat und zitiere aus dem 5. Buche Mosis Kap. 22, 22—27:

Wenn eine Dirne jemand verlobet ist, und ein Mann krieget sie in der Stadt und schläft bei ihr, so sollt ihr sie alle beide zu der Stadt Thor ausführen, und sollt sie beide steinigen, dass sie sterben; die Dirne darum, dass sie nicht geschrien hat, weil sie in der Stadt war; den Mann darum, dass er seines Nächsten Weib geschändet hat; und sollst das Böse von dir tun. Wenn aber jemand eine verlobete Dirne auf dem Felde krieget und ergreift sie und schläft bei ihr, so soll der Mann allein sterben, der bei ihr geschlafen hat, und der Dirne sollst du nichts tun; denn sie hat keine Sünde des Todes wert getan, sondern gleich wie jemand sich wider seinen Nächsten erhübe, und schlüge seine Seele tot, so ist dies auch. Denn er fand sie auf dem Felde, und die verlobete Dirne schrie, und war niemand, der ihr half.

Ich verweise ferner auf die vortreffliche kleine Geschichte aus Don Quijote, welche Freud (Psychopathologie des Alltagslebens, II. Aufl. S. 87) mitteilt:

Eine Frau zerrt einen Mann vor den Richter, der sie angeblich gewaltsam ihrer Ehre beraubt hat. Sancho entschädigt sie durch die volle Geldbörse, die er dem Angeklagten abnimmt, und gibt diesem nach dem Abgange der Frau die Erlaubnis, ihr nachzueilen und ihr die Börse wieder zu entreissen. Sie kommen beide ringend wieder, und die Frau berühmt sich, dass der Bösewicht nicht imstande gewesen sei, sich der Börse zu bemächtigen. Darauf Sancho: Hättest du deine Ehre halb so ernsthaft verteidigt wie diese Börse, so hätte sie dir der Mann nicht rauben können.

Die angeführten Beispiele beziehen sich nun freilich auf Erwachsene; wir werden uns aber noch davon überzeugen, dass in dieser Hinsicht kein Unterschied zwischen Kindern und Erwachsenen besteht.

Das mosaische Gesetz macht die Bestrafung des Mädchens davon abhängig, ob es um Hilfe gerufen hat. Das will sagen: ob es von der Möglichkeit, das Vorkommnis zu verhüten, Gebrauch gemacht hat. Ich habe in dieser Hinsicht u. a. die Fälle geprüft, die ich früher (l. c.) veröffentlicht habe. In jedem dieser Fälle hätte das Trauma verhindert werden können. Statt den Verlockungen zu folgen, hätten die Kinder um Hilfe rufen, flüchten, oder sich widersetzen können. In einer Reihe von andern Fällen habe ich das Gleiche feststellen können.

Beweisend für die Annahme eines Entgegenkommens auf seiten des Kindes ist nicht nur sein Verhalten während der Vorbereitungen zum Attentat und während des Attentates selbst, sondern auch sein Verhalten nach erlittenem Trauma. Schon Breuer und Freud haben, als sie erwiesen, dass Hysterische an Reminiscenzen leiden, die Aufmerksamkeit auf die Tatsache gelenkt, dass das infantile Sexualtrauma von den Kindern nicht den Angehörigen mitgeteilt, sondern verschwiegen wurde. Dies geschieht nicht nur unter dem frischen Eindruck des Erlebnisses, sondern, wie die Autoren erwiesen, wird das Erlebnis in das Unterbewusste verdrängt, so dass es der willkürlichen Erinnerung gar nicht zugänglich ist. Ich habe (l. c. S. 415) ein ähnliches Verhalten bei Kindern mit späterer Dementia praecox konstatiert. Auf eine Erklärung dieses Verhaltens bin ich damals nicht eingegangen.

Dass ein Kind ein sexuelles Erlebnis hat und es trotz der damit verbundenen Emotion seinen Eltern verschweigt, ist eine auffällige Erscheinung. Ein Kind, das etwa von einem andern verfolgt und geprügelt worden ist, wendet sich klagend an seine Mutter. Ich erwarte hier den Einwand, die konventionelle Prüderie hindere das Kind am Sprechen, da es ja dazu erzogen werde, im Gespräch alles auf das Sexuelle Bezügliche zu vermeiden. Dieser Einwand ist aber keineswegs stichhaltig. Erstens kümmert sich ein Kind unter dem Eindruck einer heftigen Emotion durchaus nicht um das Konventionelle. Namentlich aber zeigen durchaus nicht alle Kinder, denen ein Erlebnis sexueller Art begegnet ist, dieses Verhalten. Ich will das durch ein Beispiel und ein Gegenbeispiel erläutern.

Im Keller eines Hauses muss ein Wasserrohr revidiert werden. Ein Arbeiter betritt das Haus und verlangt den Kellerschlüssel. Eine im Hause wohnende Frau ruft ihm zu, er solle nur die Treppe hinuntergehen, sie werde ihm den Schlüssel schicken. Er geht hinunter; gleich darauf bringt ihm die kleine Tochter jener Frau den Schlüssel. Der Mann geht in den Keller und kommt nach kurzer Zeit zurück. Auf der halbdunklen Treppe erwartet ihn das Kind, um den Schlüssel zurückzubringen. Ehe die Kleine es sich versieht, nimmt der Mann eine unsittliche Handlung vor. Erschreckt läuft sie die Treppe hinauf und meldet sofort der Mutter, was vorgefallen sei. Der Mann wird darauf verfolgt und festgenommen.

Als Gegenbeispiel diene einer meiner früher veröffentlichten Fälle. Das neunjährige Mädchen wird von einem Nachbarn in den Wald gelockt. Es folgt ohne Widerstand. Er versucht dann, das Kind zu vergewaltigen. Erst als er seinen Zweck nahezu oder ganz erreicht hat, gelingt es dem Kinde, sich zu befreien. Es eilt nach Hause, erzählt aber nichts von dem Geschehenen. Auch später bewahrt es das Geheimnis vor seinen Angehörigen.

Das Verhalten dieser zwei Kinder nach erlittenem Trauma ist völlig entgegengesetzt; warum dies? Zunächst sei auf das Verhalten von Kindern bei andern Gelegenheiten verwiesen. Ein Kind zum Beispiel, das sich bei einem ihm verbotenen Spiel verletzt hat, wird den Schmerz verbeissen und in diesem Falle nicht wie sonst den Trost der Mutter suchen. Der Grund ist klar: das Kind ist dem Reiz des Verbotenen unterlegen und hat das Gefühl, dass es schuld an seinem Unfall ist.

Dieses Schuldgefühl ist bei Kindern ausserordentlich fein. Aus der Jugend einer Dame ist mir folgende Geschichte bekannt, die zu dem uns beschäftigenden Problem eine interessante Illustration gibt. Sie suchte als kleines Mädchen mit einer Freundin Blumen. Da kam ein fremder Mann hinzu und redete den beiden Mädchen zu, mit ihm zu kommen, er werde ihnen zeigen, wo es viel schönere Blumen gebe. Sie gingen ein Stück weit mit ihm. Dann kamen ihr Bedenken, mit dem Fremden weiter zu gehen; sie wandte sich plötzlich um und lief davon. Ihre Freundin tat es ihr dann nach. Obgleich nun zwischen dem Manne und den beiden Kindern nichts weiter geschehen war, als dass sie eine Strecke miteinander gegangen waren, erinnert die Dame sich bestimmt, dass sie damals eine Scheu empfunden hat, daheim von dem Erlebten zu sprechen. Sie hütete das Geheimnis streng vor ihren Angehörigen und sprach sogar mit der Freundin nie mehr davon. Dieses Schweigen ist nur aus einem Gefühl der Schuld zu erklären. Das Kind hat offenbar die mehr oder weniger bestimmte Empfindung, dass die Schuld nicht allein auf seiten des Verlockenden liegt, sondern auch auf Seite dessen, der sich verlocken lässt.

Die gleiche Erklärung trifft ganz offenbar auf die zwei vorhin angeführten Beispiele zu. Das eine Kind wurde ahnungslos überfallen und befand sich dabei in einer Situation, die es nicht selber herbeigeführt hatte; es war ja von der Mutter in den Keller geschickt worden. Ihm kann niemand einen Vorwurf machen, und darum findet es sofort Worte, der Mutter zu erzählen, was ihm zugestossen ist. Das andere Kind hingegen liess sich verlocken. Es folgte dem Nachbarn in den Wald und liess ihn in der Ausführung seines Vorhabens ziemlich weit kommen, ehe es sich aus seinen Händen befreite und davonlief. Es ist nicht zu verwundern, dass dieses Kind das Vorkommnis verschwieg.

Das Verlockende jeder sexuellen Betätigung ist der mit ihr verbundene Lustgewinn. Freud*) unterscheidet bei jedem sexuellen Akt zwischen der Vorlust und der Befriedigungslust. Die Vorlust kann auf körperlichem Wege durch direkte taktile Reizung erogener Körperzonen erzeugt werden, sie kann aber auch durch andere sinnliche Reize, z. B. durch optische Eindrücke hervorgerufen werden, und endlich rein psychisch durch Vorstellungen, — etwa durch das Spannende und Erregende der Situation. Es ist schwer zu entscheiden, welche dieser beiden Arten von Lust bei einem Kinde die grössere Rolle spielt. Gewiss gibt es hier starke individuelle Differenzen. In einigen von mir beobachteten Fällen schien es mir, als wenn das Aussergewöhnliche und Geheimnisvolle der Situation, also das Abenteuer als solches, den Hauptreiz

*) Drei Abhandlungen zur Sexualtheorie, 1905.

auf das Kind ausgeübt hätte. Andrerseits muss ich wieder auf die Fälle verweisen, in welchen Kinder Erwachsene direkt zu sexuellen Handlungen provozieren; hier müssen wir selbstverständlich auch ein Verlangen nach Befriedigungslust annehmen.

Der Gewinn an sexueller Vorlust oder Befriedigungslust ist es, nach dem die kindliche Libido tendiert, wenn das Kind sich dem Trauma hingibt. Dieser Lustgewinn ist das Geheimnis, welches das Kind ängstlich hütet. Er allein erklärt das Schuldgefühl des Kindes und die weiteren psychologischen Vorgänge, welche sich an das Erleiden eines sexuellen Traumas anschliessen. Ich muss hier auf Freud's Anschauungen über die frühen Phasen der Sexualität verweisen. Freud hat die alte Fabel von der bis zur Pubertät reichenden sexuellen Latenzzeit gründlich zerstört. Wir erfahren aus seinen Untersuchungen, dass die ersten Spuren sexueller Betätigungen schon sehr früh auftreten und dass sie eine Zeit lang autoerotischen Charakter tragen. Es folgt ein Stadium, in welchem sich das Kind zur „Objektliebe" wendet; das Sexualobjekt braucht jedoch nicht anderen Geschlechtes zu sein. Neben heterosexuellen und homosexuellen Regungen kommen sodann noch andere zum Ausdruck, welche sadistischen oder masochistischen Charakter tragen. Freud spricht daher von einem polymorph-perversen Stadium. Alle diesen frühen Regungen kommen dem Kinde natürlich nicht in ihrer wahren Natur zum Bewusstsein. Sie entspringen dem Unbewussten. Sie tendieren nach einem bestimmten Sexualziel, ohne dass dem Kinde diese Tendenz klar wird. Ganz in diesem Sinne ist für das zur Hysterie oder zur Dementia praecox veranlagte Kind das sexuelle Erlebnis ein Sexualziel. Das Kind erleidet das Trauma aus einer Absicht seines Unbewussten. Das Erleiden sexueller Traumen in der Kindheit gehört, wenn ihm ein unbewusstes Wollen zugrunde liegt, zu den masochistischen Aeusserungen des Sexualtriebes. Es stellt also eine Form infantiler Sexualbetätigung dar.

Die Uebergänge vom Normalen zum Abnormen sind auf dem Gebiete der Sexualität fliessend wie überall. Dennoch halte ich es für berechtigt, in dem sexuellen Reizhunger, der zur Hingabe an sexuelle Traumen führt, im Allgemeinen eine abnorme Art der Sexualbetätigung zu erblicken. Es ist auffallend, dass wir ihr gerade in der Vorgeschichte neurotischer oder geisteskranker Individuen begegnen, in deren späterem Leben sich sexuelle Abnormitäten in Hülle und Fülle finden. Als ich (l. c.) Freud's Lehre von einer psychosexuellen Basis der Hysterie auf die Dementia praecox zu übertragen versuchte, habe ich bereits in einigen groben Umrissen ausgeführt, inwiefern die Sexualität der Kinder, welche später diesen Krankheiten unterliegen, abnorm sei. Ich gelangte zu der Annahme, dass die Sexualentwicklung zeitlich verfrüht und die Libido selbst quantitativ abnorm sei, dass ausserdem aber die Phantasie dieser Kinder sich vorzeitig und in abnormem Grade mit sexuellen Dingen beschäftige. Diese Anschauung lässt sich nunmehr bestimmter fassen, indem wir sagen: die Kinder jener Kategorien zeigen ein abnormes Begehren nach sexuellem Lustgewinn, und infolgedessen erleiden sie sexuelle Traumen.

Verfolgen wir das weitere Schicksal der mit dem erlittenen Trauma zusammenhängenden Vorstellungen, so finden wir neue Anhaltspunkte, für die vertretene Anschauung.

Das Schuldgefühl ist dem Bewusstsein des Kindes, ebenso wie dem des Erwachsenen, nicht erträglich. Das Kind sucht daher die unlustbetonten

Reminiscenzen in irgend einer Weise zu verarbeiten, durch welche ihr störender Einfluss ausgeschaltet wird. Sie werden daher von den übrigen Bewusstseinsinhalten abgespalten. Sie führen alsdann eine Sonderexistenz als „Komplex“.

Anders bei solchen Kindern, welche ein sexuelles Trauma erlitten haben, ohne ihm in irgend einer Weise entgegengekommen zu sein. Solche Kinder können sich frei aussprechen; sie brauchen daher die Reminiscenzen an den Vorfall nicht gewaltsam aus dem Felde des Bewusstseins zu verdammen.

Der Prozess der Ausschaltung unlustbetonter Vorstellungen aus dem Bewusstsein ist bei der Hysterie und bei der Dementia praecox (resp. bei Personen, welche später an einer der beiden Krankheiten leiden) der gleiche. Uebrigens können wir ihn ja auch bei Gesunden täglich beobachten. Früher oder später zeigt es sich aber, dass die Verdrängung nur ein Notbehelf ist. Der Komplex kann zwar lange im Unterbewussten verbleiben. Aber dann kommt eines Tages ein dem primären Sexualtrauma analoges Erlebnis und bringt das verdrängte Vorstellungsmaterial in Aufruhr. Dann geschieht die Konversion in Symptome einer Hysterie oder einer Dementia praecox. Bei der Dementia praecox besteht freilich noch die andere Möglichkeit, dass aus endogenen Gründen ein „Schub“ der Krankheit auftritt und dass nun dieses Material in den Symptomen verarbeitet wird.

Freud hat uns noch andere Mechanismen kennen gelehrt, welche im Grunde dem gleichen Zwecke dienen wie die Verdrängung. Hier ist z. B. die Transposition des Affektes auf indifferente Vorstellungen zu erwähnen; wird dieser Weg eingeschlagen, so entstehen Zwangssymptome. Ebenso wie der Prozess der Verdrängung, so kommt auch der Prozess der Transposition auf indifferente Vorstellungen bei der Dementia praecox ganz in der gleichen Weise vor wie bei den „Neurosen.“ Ich erinnere in ersterer Hinsicht nur beispielsweise an die eingebildeten Schwangerschaften bei der Dementia praecox, die ihrer psychologischen Genese nach den hysterischen Schwangerschaften durchaus gleichen, und in letzterer Hinsicht an die Tatsache, dass in manchen, diagnostisch durchaus klaren Fällen von Dementia praecox Zwangsvorstellungen den hervorstechendsten Zug des Krankheitsbildes ausmachen. Zwei Arten des Ausdruckes eines sexuellen Schuldgefühles sind also der Hysterie und der Dementia praecox gemeinsam. Die Dementia praecox verfügt noch über eine dritte: die Ausbildung eines Versündigungswahnes, welcher auf indifferente Vorstellungen verschoben wird. Ich kann an dieser Stelle nicht an der Hand von Krankengeschichten den Nachweis führen, dass Selbstvorwürfe sexuellen Inhaltes eine wesentliche Quelle des Versündigungswahnes sind. Ich habe in meiner letzten Arbeit darauf verwiesen, dass eine Anzahl von Patienten früher oder später einen Wahn der Versündigung daran knüpfen, dass sie in der Jugend nicht aufrichtig gewesen seien, indem sie von einem sexuellen Erlebnis ihren Angehörigen nichts mitteilten. Das Schuldgefühl, welches sich in Wirklichkeit an das widerstandslose Hinnehmen eines sexuellen Traumas knüpft, wird auf die weit geringere „Sünde“ der mangelnden Aufrichtigkeit verschoben. Mir scheint, dass dieser psychische Mechanismus der Verschiebung auf eine weniger affektvolle Vorstellung mit der Transposition, wie sie der Bildung von Zwangsvorstellungen zugrunde liegt, nahe verwandt ist. Verschieden ist das Resultat: hier Zwangsvorstellung, dort Wahnvorstellung. Andere ähnliche Mechanismen, welche uns ebenfalls durch Freud bekannt geworden sind und verwandten Zwecken dienen, kann ich hier nur streifen, wie z. B. die bei der Hysterie und Dementia praecox (übrigens auch im Traume) so überaus häufigen „Verlegungen“, z. B. die Verlegung einer Genitalsensation nach dem Munde.

Also auch die weiteren Schicksale des Komplexes und seine späteren Aeusserungen sprechen durchweg für die oben vertretene Auffassung vom Wesen des sexuellen Jugendtraumas. Einen besonders merkwürdigen, aus unserer Anschauung aber durchaus erklärlichen Beweis dafür, dass ihr Unbewusstes dem sexuellen Trauma entgegenkommt, liefern Kinder, welche später der Hysterie oder der Dementia praecox verfallen, dadurch, dass es bei ihnen häufig nicht mit e i n e m Trauma sein Bewenden hat. Man sollte erwarten, gebrannte Kinder würden dass Feuer scheuen, d. h. jeder Wiederholung eines sexuellen Traumas, ja der blossen Möglichkeit einer Wiederholung ausweichen, zumal das Vorkommnis ausser der Lust für sie Schmerz oder andere Unlustgefühle direkt mit sich brachte oder indirekt nach sich zog. Die Erfahrung lehrt aber das Gegenteil. Individuen, welche einmal ein sexuelles Trauma erlitten haben, an welchem sie selbst durch ihr Entgegenkommen einen Teil der Schuld trugen, aus dem sie aber auch einen Lustgewinn gezogen haben, neigen auch ferner dazu, sich solchen Erlebnissen auszusetzen. Erleiden sie ein zweites Trauma, so wird dieses vom Unterbewussten dem verdrängten ersten assimiliert. Das zweite oder ein späteres Trauma wirkt „auxiliär“, um das psychische Gleichgewicht zu stören, und die Krankheit bricht aus. Je nach der angeborenen Veranlagung ist es eine Hysterie oder eine Dementia praecox.

Die Neigung zum fortgesetzten Erleiden sexueller Traumen ist eine Eigentümlichkeit, die wir oft genug bei erwachsenen Hysterischen beobachten können. Man könnte bei ihnen von einer traumatophilen Diathese sprechen, die sich übrigens nicht auf sexuelle Traumen beschränkt. Die Hysterischen sind in der Gesellschaft die interessanten Menschen, denen immer etwas passiert. Weiblichen Hysterischen besonders begegnen beständig Abenteuer. Sie werden auf offener Strasse belästigt, auf sie werden dreiste sexuelle Attentate verübt, etc. In ihrem Wesen liegt es, dass sie sich einer traumatischen Einwirkung von aussen exponieren müssen. Es ist ihnen Bedürfnis, als die einer äusseren Gewalt unterliegenden zu erscheinen; wir finden hierin eine allgemeine psychologische Eigenschaft des Weibes in übertriebener Form wieder.*) Da wir also auch bei ausgesprochener Hysterie im erwachsenen Alter eine Neigung zum Erleiden von Traumen finden, so erhält die Annahme einer solchen Neigung in der Kindheit dieser Personen eine wichtige Stütze.

F r e u d hat in seiner Psychopathologie des Alltagslebens die Aufmerksamkeit darauf gelenkt, dass kleine Ungeschicklichkeiten, Fehlgriffe, Selbstbeschädigungen, Unfälle und ähnliche Vorkommnisse des alltäglichen Lebens vielfach auf einer unbewussten Absicht dessen beruhen, dem sie begegnen. Ich habe oben eine von F r e u d mitgeteilte Anekdote zitiert; diese zeigt, dass auch sexuelle „Unfälle“ auf einem Wollen des Unbewussten beruhen können. Diese Lehre F r e u d's gibt der von mir vertretenen Anschauung, dass dem

*) Nebenbei sei hier auf die Träume gesunder Mädchen und Frauen hingewiesen, in denen sie von einem Manne erstochen oder sonstwie ermordet werden. F r e u d hat uns gelehrt, dass hierin eine symbolische Darstellung sexueller Wünsche zu erblicken ist. Im Traume wird dem Manne die Rolle des Angreifers, der Träumenden eine passive Rolle zuerteilt. Sie ist dann nicht einmal Schuld an dem s y m b o l i s c h e n sexuellen Akte.

infantilen Sexualtrauma in den genauer bezeichneten Fällen ein Wollen des Unbewussten zugrunde liegt, eine weitere und sehr wichtige Stütze. Um die Berechtigung zu erweisen, mich hier auf Freud's Forschungsergebnisse zu berufen, will ich aus meiner eigenen Erfahrung einige einschlägige Beispiele mitteilen.

Ein 19 jähriges Mädchen wird in einer breiten, gut übersehbaren Strasse am hellen Tage von einem Soldaten, der im Trab reitet, überritten. Sie ist kurze Zeit bewusstlos, hat aber keine schweren körperlichen Verletzungen erlitten. Kurze Zeit darauf treten die Symptome einer sogenannten traumatischen Neurose auf.

Die Vorgeschichte des Mädchens ergibt Folgendes. Seit ihrer Kindheit haben die verschiedenartigsten Eindrücke und Erfahrungen deprimierend auf sie gewirkt. Sie war zuerst Zeugin des Zerwürfnisses ihrer Eltern. Als diese sich scheiden liessen, wurde die Tochter der Mutter zugesprochen. Sie hatte aber keine Sympathien für diese, eine ungebildete Frau ohne Feingefühl. Der Vater hingegen, der trotz seines einfachen Handwerkerberufes literarisch tätig war, besass ihre Sympathien. Mit 12 Jahren entlief sie der Mutter und ging zum Vater. Sie war eine der besten Schülerinnen und machte schon früh dichterische Versuche. Ihr Wunsch war, Lehrerin zu werden, wozu sie ausser ihrer Veranlagung die Schwärmerei für einen Lehrer bestimmt zu haben scheint. Da aber dem Vater die Mittel fehlten, seine Tochter das Seminar besuchen zu lassen, so musste sie früh die Schule verlassen und nacheinander verschiedene Aushilfsstellen als Dienstmagd versehen. Sie fühlte sich sehr unglücklich, da sie weder ihren Lerneifer befriedigen noch in ein höheres soziales Milieu gelangen konnte. An einer Stelle blieb sie $1\frac{1}{2}$ Jahre. Dann versuchte sie, sich weiter zu bringen, indem sie Stenographie und Maschinenschreiben erlernte. Ehe sie ihr Ziel erreichte, versagten aber die Geldmittel; sie nahm daher Arbeit in einer Fabrik, wo ihr aber der Verkehr mit den ungebildeten Arbeiterinnen nicht zusagte. Das Verhältnis zur Mutter war ganz schlecht geworden, seitdem die Patientin sich zu dem Verdacht berechtigt glaubte, dass ihre jüngere Schwester aus einem unerlaubten Verhältnis ihrer Mutter vor der Ehescheidung hervorgegangen sei. Sie stand gänzlich isoliert da, zumal auch der Vater sich wenig um sie kümmerte; sie musste in einem ihr verhassten Beruf und in einem ihr verhassten sozialen Milieu leben. Die jüngere Schwester, welche Pat. aus ihrem Verdienst unterstützte, um sie einen Beruf erlernen zu lassen, lohnte ihr dies mit Undank. All diese Umstände, wahrscheinlich ausserdem noch ein unglückliches Liebesverhältnis, wirkten so deprimierend auf sie ein, dass sie alle Lust am Leben verlor. Sie schrieb in der Zeit, welche dem Unfall vorausging, Gedichte, in welchen sie ihre Lebensmüdigkeit zum Ausdruck brachte. Da ereignete sich der oben erwähnte Unfall.

Wenn — wie in diesem Falle — einer Person die Freude am Leben verloren gegangen ist, wenn der Gedanke: lieber sterben als unter solchen Verhältnissen leben, offenbar vorhanden ist und wenn dann dieser Person ein Unfall unter Verhältnissen zustösst, die ein Entrinnen keineswegs ausgeschlossen hätten, so halte ich die Annahme einer unbewussten Absicht zum Selbstmord für berechtigt. Das Mädchen hat sich nicht etwa absichtlich vor das Pferd geworfen, das wäre ein bewusster Selbstmord, sondern es hat die Möglichkeit des Ausweichens nicht genügend wahrgenommen. Freud hat bereits ähnlichen

Fällen von Selbstmord oder Selbstmordversuch, die äusserlich als Unfall imponierten, diese Erklärung gegeben. Bemerkenswert ist, dass sich der Zustand besserte, als man ihr Beschäftigung gab, welche in der Richtung ihres Komplexes lag, und sich um eine bessere Stellung für sie bemühte.

Welch sonderbare und doch zweckmässige Wege das Unbewusste einschlägt, um einen Zweck zu erreichen, zeigt folgende Unfallsgeschichte einer an Dementia praecox leidenden Dame. Die Patientin äusserte vor allem einen Versündigungswahn, als dessen Grundlage sich lange fortgesetzte Masturbation erweisen liess. Sie gab an, die Masturbation gehe auf einen Unfall zurück, der ihr vor einer Reihe von Jahren zugestossen sei. Damals war sie ausgeglitten und gerade mit der Genitalgegend gegen eine Tischecke gefallen. Nach der Art, wie die Patientin den Hergang beschreibt, kann man sich den Mechanismus dieses Unfalls gar nicht anders vorstellen, als indem man eine unbewusste Absicht bei der Patientin annimmt. Die Patientin spürte damals offenbar einen geschlechtlichen Reiz und konnte ihn nicht auf dem normalen Wege befriedigen. Sie kämpfte gegen den Drang zur Masturbation an. Was das Bewusste ihr sich zu verschaffen verbot, verschaffte ihr auf dem geschilderten Wege das Unbewusste.

Eine andere Patientin hatte von klein auf eine überaus starke Zuneigung zu ihrem Bruder. Als sie erwachsen war, mass sie jeden Mann an den Eigenschaften ihres Bruders. Sie verliebte sich später in einen andern, diese Liebe nahm aber einen unglücklichen Ausgang. Kurz darauf, als die Patientin noch sehr deprimiert war, brachte sie sich auf einer Bergtour durch Ungeschicklichkeit zweimal in die grösste Gefahr. Da sie eine geübte Touristin war, so blieb der zweimalige Absturz an ganz leichten und ungefährlichen Stellen ihrer Umgebung rätselhaft. Später ergab sich, dass sie damals schon mit Selbstmordplänen spielte. Seit jener unglücklichen Liebe wandte sie ihre ganze Zuneigung wieder dem Bruder zu, der sich einige Zeit danach verlobte. Bald danach erkrankte sie an Dementia praecox. (Vermutlich hatte die Krankheit sich ganz schleichend entwickelt.) In dem initialen Depressionszustand suchte sie sich aus dem Fenster zu stürzen — offenbar eine Analogie zu dem Absturz im Gebirge. In der Anstalt besserte sich der Zustand sehr langsam. Schliesslich konnte Patientin mit einer Wärterin im Park spazieren gehen. Damals wurde dort ein Kanal angelegt. Sie überschritt den Graben täglich auf einer Brücke von Brettern, obgleich sie ihn ganz leicht auch hätte überspringen können. In jener Zeit erfuhr sie den Tag, an welchem ihr Bruder heiraten sollte. Sie sprach beständig von dieser Hochzeit. An dem der Hochzeit des Bruders vorausgehenden Tage benutzte sie auf ihrem Spaziergang nicht die Brücke, sondern sprang über den Graben, und zwar so ungeschickt, dass sie sich den Fuss verstauchte. Auch später kamen solche Selbstbeschädigungen bei ihr öfter vor, so dass sogar die Wärterin Verdacht schöpfte, dass irgend etwas Gewolltes im Spiele sein müsse. Offenbar brachte das Unbewusste durch diese kleinen Unfälle eine Absicht zum Selbstmord zum Ausdruck.

Alle solchen Vorkommnisse erscheinen in einem ganz andern Licht, sobald man die vorausgehenden Ereignisse und die begleitenden Umstände kennt. Je mehr man dergleichen Vorkommnisse der psychologischen Analyse unterwirft, desto umfassender lernt man die Bedeutung des „Wollens des Unbewussten" einschätzen. Selbstverständlich ist eine strikte Grenze zwischen unbewusster und bewusster Absicht hier nicht zu ziehen.

Für das fortgesetzte Erleiden von Traumen (nicht nur sexueller Art) bieten uns erwachsene Neurotiker und Geisteskranke auch sonst höchst interessante Beispiele. Wir müssen einen kleinen Exkurs auf ein nahe benachbartes Gebiet machen. Dass die traumatische Hysterie in einer überaus grossen Zahl von Fällen gleichbedeutend ist mit einer Rentenhysterie, steht ausser Diskussion. Der Kampf um die Erlangung einer Entschädigung lässt die Krankheitserscheinungen nicht zum Verschwinden kommen. Droht im Falle der Besserung Reduktion oder gar gänzliche Entziehung der Rente, so treten die schon geschwundenen oder milder gewordenen Symptome von Neuem oder in verstärktem Grade auf. Hier eröffnet sich uns ein Einblick in die Mannigfaltigkeit der Arten, wie das Unbewusste solche Wünsche, die dem Bewussten gar nicht klar zu werden brauchen, zu realisieren weiss. In nicht seltenen Fällen erleiden Personen, welche einmal einen Unfall erlitten haben, bald noch einen weiteren, oft ganz unbedeutenden Unfall, der zur Unterstützung des Rentenanspruchs wie gerufen kommt. Namentlich habe ich diese Erfahrung bei einer zur Hysterie besonders disponierten Menschenklasse gemacht, nämlich bei polnischen Arbeitern unter dem deutschen Unfallversicherungsgesetz. Nach allgemeiner Erfahrung verteidigen diese Leute ihre Rentenansprüche mit einer ganz besonderen Zähigkeit, und die traumatisch-hysterischen Symptome haften bei ihnen mit einer ganz ausnehmenden Hartnäckigkeit. Die Zahl der polnischen Arbeiter, welche wegen mehrerer Unfälle auf Rentenzahlung dringen, ist überraschend gross.

Die Tendenz, den ersten Unfall durch einen zweiten zu verstärken, äussert sich sogar, wenn die Person, welche den Unfall erlitten hat, an ihren hysterischen Symptomen krank liegt und daher keine Gelegenheit hat, einen zweiten Betriebsunfall zu erleiden. Ein italienischer Arbeiter, den ich kürzlich zu begutachten hatte, war durch eine von einem Gerüst herabfallende eiserne Klammer am Kopf verletzt worden. Ich liess ihn seine Träume erzählen. Wiederholt berichtete er mir, im Traume habe ihn jemand mit einem Stock über den Kopf geschlagen, oder ein anderer Unfall sei ihm zugestossen. Sein Unbewusstes wünschte offenbar den traumatischen Symptomenkomplex wachzuhalten und brachte diesen Wunsch im Traume zum Ausdruck. Dass die begleitende Angst nicht gegen diese Auffassung spricht, geht aus Freud's Traumtheorie hervor. Ich glaube auf diese Art die so häufigen Angstträume Unfallverletzter mit Freud's Wunschtheorie in Einklang bringen zu können. Das Unbewusste ruht nicht, wenn es gilt, den Komplex zur Geltung zu bringen. Es sorgt dafür, dass der affektive Wert des erlittenen Traumas nicht verloren geht und bringt das Erlebnis von Zeit zu Zeit durch einen Angsttraum wieder zur Erinnerung.

Alle diese Beobachtungen bei Erwachsenen wie bei Kindern, die Analyse von Träumen der Gesunden wie der Neurotiker und Geisteskranken, von Symptomen der Hysterie wie der Dementia praecox, führen uns zu dem Schlusse, dass den sexuellen Traumen und speziell den infantilen, ebenso wie anderen Traumen in vielen Fällen eine unbewusste Absicht auf Seiten des scheinbar passiven Teiles zugrunde liegt. Dass Personen, welche später an Hysterie oder Dementia praecox erkranken, in der Jugend ein abnormes Entgegenkommen gegen sexuelle Traumen zeigen, haben wir auf ihre schon im Kindesalter abnorme Sexualität zurückgeführt. Wir kamen zu der Auffassung dieses Verhaltens als einer Form abnormer infantiler Sexualbetätigung. Die ursprüngliche

Freud'sche Lehre erleidet dadurch eine wesentliche Aenderung. Das infantile Sexualtrauma spielt für die Hysterie und die Dementia praecox keine ätiologische Rolle. In dem Erleiden sexueller Traumen spricht sich vielmehr schon in der Kindheit die Veranlagung zu der späteren Neurose oder Psychose aus. An Stelle der ätiologischen Bedeutung des sexuellen Traumas tritt seine formgebende Bedeutung. Wir verstehen so, wie das Sexualtrauma der Krankheit eine bestimmte Verlaufsrichtung und vielen Symptomen das individuelle Gepräge zu geben vermag.

Unsere Untersuchungen haben uns die weitgehende Aehnlichkeit in der Symptomatologie der Hysterie und der Dementia praecox aufs Neue vor Augen geführt. Ungelöst bleibt die Frage der zweifellos vorhandenen Differenzen zwischen den beiden Krankheiten. Diese liegen zu einem grossen Teil auf psychosexuellem Gebiet; sie sollen den Gegenstand einer weiteren Untersuchung bilden.

Zu Dr. Gustav Heim: Wirkung des Klimas Aegyptens auf Neurasthenie (Centralbl. No. 246).

Von Dr. Wolff (Katzenelnbogen).

Dass das trocken-heisse Klima Aegyptens zu keiner Jahreszeit, geschweige denn zur Zeit des Chamsîn und des Sommers, von guter Wirkung auf die Nerven ist, erfährt dort der ansässige wie der durchreisende Europäer und auch der Eingeborene. Schlaffheit und marodes Aussehen zeigen sich zur heissen Zeit und halten auch in der sogenannten kühlen bis zu einem gewissen Grade an, sodass mindestens von herabgesetzter Regsamkeit und Leistungsfähigkeit gesprochen werden darf. In der ersten Zeit des Aufenthalts leidet man nicht so sehr wie später, wo allerdings zugleich eine gewisse Apathie dagegen eintritt. Die frischen, aufgespeicherten Kräfte, sagt man, machten sich noch geltend und hielten eine Zeitlang vor, bis man dann nach und nach so indolent werde wie ein Aegypter, und nur durch immer wieder wiederholten Aufenthalt in Europa lasse sich dem einigermassen begegnen. So in Aegypten, so im Orient, so im subtropischen und tropischen Süden überhaupt. Dass ein Klima, das so auf den Gesunden wirkt, nicht von günstigem Einfluss auf den Neurastheniker, auf den Nervösen, sein kann, ist eigentlich von vorneherein klar, und es ist nicht leicht auszumachen, ob daran die Lufttrockenheit oder die Luftfeuchtigkeit die Schuld trägt und ob nicht vielleicht schon die Hitze an sich eine ausreichende Erklärung bildet. Wäre nicht die unzweifelhaft ungünstige Wirkung des in Rede stehenden Landes sicher, so könnte man versucht sein zu sagen, das Klima komme für den Nervösen etwa so wenig in Betracht, wie für den Epileptiker der Mond. Tatsächlich wirken so viel innere und wohl auch einige äussere Faktoren an dem momentanen Befinden des Nervösen mit, dass ein einzelner nur schwer als Hauptsünder gefasst werden kann. Ja, ein wirkliches Befinden hat der Nervöse eigentlich gar nicht, er hat ein ausserordentlich labiles, ja, noch besser gesagt, er hat nur ein vermeintliches Befinden, und die Meinung, die er darüber hat, meistenfalls nicht gut. Sein Urteil, wie das oder wie jenes auf ihn wirke, ist so häufig sich selbst widersprechend, dass weder er noch ein anderer daraus klug werden kann. Er ist ein Spiel von jedem Druck der Luft. Die grösste Rolle bei der Beurteilung spielt es, ob man es im einzelnen Falle mehr mit einem erworbenen oder mehr mit einem endogenen Leiden zu tun hat. Ob aber bei alledem H. darin Recht hat, wenn er die Neurasthenie vorwiegend Psychose nennt, ist nicht unbestritten, vielmehr dürfte er da häufiger auf Widerspruch als auf Zustimmung stossen. Dann allerdings dürfte man ihm Recht geben müssen, wenn er sagen würde, dass ein Arzt mit psychiatrischer Schulung den Zustand des Neurasthenikers eher begreife, als ein solcher, der sich ihm von einem andern Gebiete her nähert. Das ergibt sich aus — oder ich möche vielmehr umgekehrt sagen: daraus ergibt sich eine Verwandschaft zwischen Psychose und Nervosität, aber doch keine Identität, auch nicht gradweise. Wenn Nervosität in Psychose übergeht, so berichtigt sich dies darin, dass Psychosen im Anfang oft neurotische Zeichen tragen, deshalb weil beides auf einem ähnlich vorbereiteten Boden erwächst. Von diesem Gesichtspunkt aus lässt es sich rechtfertigen, dass das Ergebnis auch für Nervosität gelten soll, wenn wir aus den Kurven der Monatsaufnahmen der Irrenanstalt Kairos ersehen, dass in Aegypten die Anzahl der Geisteskranken im Sommer stark zunimmt. Meines Erachtens ist das aus jeder einzelnen Jahreskurve zu sehen, am deutlichsten wird es aber, wenn man die Monatsaufnahmen von einer Reihe von Jahren in einer Kurve vereinigt.

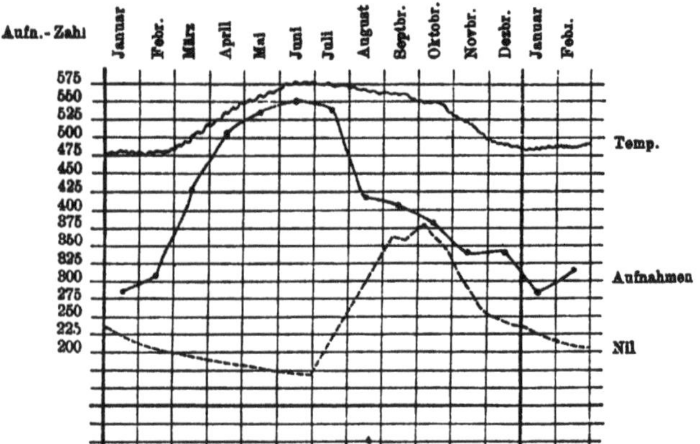

Dies ist in der vorstehenden Kurve für den Zeitraum von 1897—1905 geschehen und der Deutlichkeit wegen die Temperatur, sowie wegen einer merkwürdigen, von Warnock beschriebenen Erscheinung der Nilstand hinzugefügt. In seinem Jahresbericht für 1897 hatte Warnock nämlich aus Kurven, die er von den Jahren 1895 und 1897 zusammenstellte, gefunden:

1. Wachsen der Aufnahmen mit steigender Temperatur,
2. Sinken der Aufnahmen mit sinkender Temperatur,
3. Höchste Zahl bei höchster Temperatuur.

Aber er fährt fort: „just when the admission rate has reached its highest point the Nile begans to rise, and coincidently the admission rate falls an keeps fairly low, in spite of the great heat during high Nile, until November“ ....

Die Richtigkeit dieser Beobachtung tritt auch auf obiger Kurve auf das deutlichste hervor, man sieht, wie die Aufnahmezahl schroff fällt, sobald der Nil reissend steigt, trotzdem die Temperatur kaum abnimmt. Die Zeit vorher mit den wachsenden und höchsten Aufnahmezahlen ist die des Chamsîn, die heisseste und trockenste, in der, wie Warnock besonders vom Juni und Juli schreibt, viele Fälle mit „Cause unknown“ aufgenommen werden, die vielleicht mit der Hitze zusammenhängen möchten. Ueber die Wirkung der Hitze sagt er im Jahresbericht 1900, S. 17, von den manischen Patienten: Their excitement, irritability and noise during the khamsin weather an summer contrast very unfovorably with the amount of orderliness usual in the cooler weather, when also the number of admissions is much less than during the hot weather.“ Diese Beobachtung, die Warnock auch an andern Orten wiederholt, deutet entschieden darauf hin, dass die heisse Zeit die Kranken nervös macht, so dass dieselben unruhiger und reizbarer sind als sonst, und dass durch sie aus dem gleichen Grunde eine beginnende Geisteskrankheit rascher zum Ausbruch gebracht wird, als es ohnedies geschehen wäre. Merkwürdig bleibt immerhin diese Wirkungsweise der Hitze im Sinne von Erregung anstatt in dem der Erschlaffung, wie bei Gesunden. Im subtropischen Syrien habe ich des öfteren an Manischen dieselbe Abspannung beobachtet, wie sie auch uns selbst befiel, so dass solche Patienten, obwohl noch reizbar und bei geringen Anlässen herausfahrend, faul ausgestreckt herumlagen; allerdings war das noch keine ägyptische Hitze und die Erscheinung auch nicht so regelmässig, um als typisch aufzufallen. Gerade die manischen Erkrankungen sind es, die durch den hier in Rede stehenden Faktor vor allem andern beeinflusst zu werden scheinen, und es ist ja bekannt genug, wie gerade das manisch-depressive Irresein mit seinen periodisch oft wenigstens im Anfang immer zur selben Zeit eintretenden Anfällen eine gewisse Beziehung zu den Jahreszeiten zu haben scheint. In seinen mildesten Formen, den Cyklothymien, nähert es sich gar sehr der Grenze der Neurosen, besonders gewisser endogener Arten der Nervosität, von denen man oft Mühe hat, es zu unterscheiden, wenn dies in manchen Fällen überhaupt möglich ist.

Darf man also aus der Häufigkeit des Irreseins in Aegypten — im Jahresbericht von 1902, S. 17, sagt Warnock: „Considering the prevalence of insanity in Aegypt“ . . . —, aus seinem gehäufteren Auftreten und der vermehrten Erregung und Reizbarkeit der manischen Patienten zur heissen Zeit allgemeine Schlüsse ziehen, so wäre es zunächst der, dass ein heisses, trockenes Klima ungünstig auf das Nervensystem wirkt. Aegypten und besonders Oberägypten besitzt ein solches Klima das ganze Jahr hindurch, besonders aber im Frühing und Sommer. Ferner bezeugt der Einfluss des steigenden Nils deutlich und gleich einem Experimente, dass mit zunehmender Feuchtigkeit bei gleichbleibender Hitze die Schädlichkeit abnimmt. Sie ist indes in Aegypten immer noch gross genug. Muss es aber das Land Gipt sein, so ist der am wenigsten schädliche Monat der Januar und zwar am besten das feuchtere Unterägypten, also wie ich mit H. übereinstimme, etwa die Küste von Alexandria.

II. Bibliographie.

Clara und **William Stern**: Die Kindersprache. Eine psychologische und sprachtheoretische Untersuchung. Leipzig 1907. J. A. Barth. 394 S. Preis 11 M.

Das Ehepaar W. und C. Stern, vielleicht die gründlichsten Kenner des kindlichen Seelenlebens, geben in dem vorliegenden ausgezeichneten Buch eine Fülle von Beobachtungen, die sie an ihren drei Kindern seit deren Geburt (das älteste Kind ist jetzt 7 Jahre alt) in planmässigem Studium gewonnen haben. Diese eigenen Beobachtungen werden dann, unter gleichzeitiger Verwertung der gesamten Literatur, zu einem systematischen Gebäude der Lehre von der Sprachentwicklung des Kindes verdichtet; für jede Behauptung werden die Beweise aus der Erfahrung geliefert. Der Gefahr, aus der Beobachtung weniger — vielleicht besonders gearteter — Kinder voreilig zu sehr zu generalisieren, ist W. Stern durch sorgfältige Berücksichtigung der Ergebnisse anderer Beobachter entgangen. So ist hier ein Standardwork geschaffen worden, das für den Psychologen, den Sprachforscher, den Arzt von grossem Interesse ist.

Gaupp.

Emil Kraepelin: Ueber Sprachstörungen im Traume. Leipzig. Verlag von Wilhelm Engelmann. 1906. 105 S.

Durch zufällige Erfahrungen auf die sonderbaren Gestaltungen der Traumsprache aufmerksam geworden, hat K. im Laufe von mehr als 20 Jahren eine grössere Reihe (etwa 286) Sprachbeispiele des Traumes gesammelt. Da gerade die sprachlichen Aeusserungen bisher stark vernachlässigt worden sind, so ist K.'s Unternehmen besonders freudig zu begrüssen, namentlich wenn man die überaus feinsinnige Art betrachtet, in der er es durchgeführt hat.

Was dem genauer Beobachtenden zuerst auffiel, war die ganz ausserordentliche Flüchtigkeit der Erinnerung an den Wortlaut der Aeusserungen und ferner die Tatsache, dass es einige Zeit nach dem Erwachen unmöglich war, ihre Unsinnigkeit zu erkennen, auch nachdem die übrigen Traumerscheinungen bereits geschwunden und berichtigt waren. Sprachliche Bewegungsvorstellungen spielten in der Mehrzahl der Fälle die Hauptrolle; 17 mal handelte es sich um das Ablesen von einer geschriebenen oder gedruckten Vorlage, in 15 weiteren Fällen war auch die Mitwirkung des Schriftbildes wahrscheinlich. Nur in 9 Fällen wurden die sprachlichen Aeusserungen anderen Personen in den Mund gelegt. Der Inhalt des Gesprochenen wurde im Traume meist für völlig fehlerfrei gehalten, doch war ein unklares Gefühl für die Absonderlichkeit wohl noch öfters vorhanden. Von den Erinnerungen hatten 96 die Form mehr oder weniger gut ausgebildeter Sätze; rhythmisch gegliedert waren 18, Bruchstücke von Sätzen fanden sich 48; in 113 Fällen konnten nur einzelne Worte oder Wortverbindungen festgehalten werden, in 27 wurden die Worte und Wendungen deutlich als Uebersetzungen in fremde Sprachen aufgefasst.

Eine Gruppierung des Beobachtungsstoffes machte naturgemäss die grössten Schwierigkeiten. K. teilt ihn schliesslich ein in Störungen der Wortfindung (Paraphasie), in Störungen der Rede, die wieder zerfallen in Akataphasie (Fehler der sprachlichen Gedankenprägung) und Agrammatismus (Fehler der sprachlichen Gliederung) und endlich in Denkstörungen. In der psychologischen Analyse der einzelnen Störungen und in den Folgerungen, die K. daraus zieht, zeigt er sich wieder als den Meister, als den wir ihn schon lange kennen. In Einzelheiten der Deutung wird man des öfteren anderer Meinung sein können, im ganzen wird man ihm durchaus zustimmen müssen.

Ein weiterer Abschnitt behandelt die Berührungspunkte zwischen der Traumsprache und den übrigen Abweichungen im Gebrauche der sprachlichen Ausdrucksmittel. Als die wesentlichen Kennzeichen der Kindersprache im Verhältnis zur Traumsprache werden angeführt: sehr zahlreiche Abweichungen der äusseren Sprache, Paraphasien in mässiger Zahl, besonders solche durch falsche sprachliche Analogien, ausgeprägter Agrammatismus, dagegen Seltenheit von Akataphasie und von Denkstörungen. Im wachen Leben begegnen wir Wortfindungsstörungen wie im Traum am häufigsten bei Eigennamen und Fremdwörtern. Auch Neubildungen von Worten kommen vor, dagegen fehlen im wachen Leben ganz die sinnlosen Wortneuschöpfungen für bisher nicht benannte Vorstellungen, wie sie der Traum bietet. Alles in allem unterscheiden sich die Sprachstörungen des Traumes zwar dem Grade nach sehr erheblich, der Art nach jedoch weit weniger von denen des wachen Lebens. Es wäre, sagt K. mit Recht, eine besondere Aufgabe, die verschiedenen Gestaltungen und Entstehungsbedingungen der Sprachfehler des gesunden, wachen Lebens genauer zu verfolgen, wie dies auf einem beschränkten Gebiete (Versprechen und Verlesen) Meringer und Mayer getan haben. Weiterhin zeigen die Versuche Stransky's, dass bei möglichster Entspannung der Aufmerksamkeit eine Anzahl von Sprachstörungen auftreten, die wir im Traume wiederfinden; jedoch deckt sich ihre Zusammensetzung und Ausprägung keineswegs mit der des letzteren.

Unter den krankhaften Störungen der Sprache lassen sich vor allem die aphasischen Erscheinungen denen des Traumes vergleichen. Man kann in gewissem Sinne den Träumenden als sensorisch und motorisch aphasisch zugleich bezeichnen. Besonders die Worttaubheit lässt sich sehr deutlich beim Erwachen studieren, wo wir noch mechanisch nachsprechen, ohne den Sinn zu erfassen. Die Aehnlichkeit mit der sensorischen Aphasie zeigt sich aber auch noch in dem Auftreten von Paraphasien. Die „motorische Aphasie" im Traume müsste als eine subkortikale bezeichnet werden. Manchmal findet man im Traume Sprachstörungen, die denen des Alkoholdeliranten ähnlich sind, wieder andere, die an das Wortgeklingel bei Manie und an die Sprachstörungen bei Epileptikern und bei senilen Erkrankungen erinnern. Doch ist die Verwandtschaft all dieser sprachlichen Erscheinungen mit dem Sprechen im Traume nur eine sehr entfernte. Dagegen bieten sich mit der Dementia praecox eine Reihe merkwürdiger Aehnlichkeiten: die Neigung zu gesuchten entlegenen Wendungen, die Sprachmanieren, vor allem aber die sprachlichen Neubildungen, die ja in der Sprachverwirrtheit eine ausserordentlich grosse Mannigfaltigkeit und Ausdehnung erlangen. Da gesuchte Ausdrücke im Traume auch ohne dahin zielende Absicht hervorgebracht werden, einfach weil die Auffindung der nächstliegenden Wendung erschwert ist, so könnte man auch bei der Dementia praecox annehmen, dass die Maniriertheit nicht unmittelbar gewollt, sondern ein Ausweg ist, auf den die Kranken durch die allgemeine Störung des Negativismus gedrängt werden, sofern dadurch der nächstliegende Weg zur Betätigung versperrt ist. Wie im Traume brauchte sich der Kranke dabei der Absonderlichkeit seiner Reden gar nicht bewusst zu werden. Auch die Kranken mit Sprachverwirrtheit glauben vielleicht ähnlich sinnvoll und verständlich zu sprechen wie wir im Traume.

Zwar besteht sicher wie im letzteren eine tiefgreifende Beeinträchtigung des Gedankenganges; aber die sprachlichen Aeusserungen sind nicht einfach „Unsinn", sondern der Ausdruck einer eigentümlichen Wortfindungsstörung; möglich ist es, dass in einzelnen Fällen zu den neuen Worten auch neue Vorstellungen gehören. Uebrigens spielen in die Sprachverwirrtheit noch Störungen hinein, die im Traume fehlen oder weit schwächer wirken, z. B. das Haften und die grosse Ablenkbarkeit. Es muss daher zweifelhaft bleiben, ob sich aus den Reden Sprachverwirrter in ähnlicher Weise, wie es bei vielen Träumenden gelingt, ein einigermassen verständlicher Sinn würde herauskonstruieren lassen. Hie und da ist es jedenfalls noch möglich, in ganz allgemeinen Umrissen zu erkennen, welche Gedanken den Kranken bewegen. Die Aehnlichkeiten zwischen der Sprachverwirrtheit und der Traumsprache beziehen sich indessen nicht allein auf die Störungen der Wortfindungen, sondern auch auf die des Gedankenganges.

K. ist natürlich weit davon entfernt, seine Ergebnisse für absolut sicher zu halten, er sagt vielmehr: „es wird die Aufgabe weiterer, eindringender Zergliederung der sprachlichen Vorgänge und ihrer Störungen sein, die Art und Ausdehnung der begangenen Fehler in den verschiedenen Fällen genauer zu umgrenzen, um auf diese Weise die inneren Beziehungen der mannigfaltigen Leistungen aufzuklären, die beim Ablaufe der sprachlichen Ausdrucksbewegungen ineinandergreifen müssen."

In der zusammenfassenden Schlussbetrachtung betont der Verf., dass der besondere wissenschaftliche Wert der Sprachstörungen im Traume zum Teil gerade auch darin liege, dass wir daraus ersehen, wie ungemein verwickelt schon der Vorgang der inneren Sprache sein muss, wenn wir im Traum die allerverschiedenartigsten Störungen zur Ausbildung gelangen sehen. Diese Störungen, die an Ausdehnung und Vielseitigkeit denen der Kranken durchaus nicht nachstehen, bilden „eine überaus willkommene Gelegenheit, selber Zustände zu durchleben, in denen das wichtigste Werkzeug unseres Seelenlebens gewissermassen unter unseren Händen versagt und seine Gebrauchsfähigkeit wiedergewinnt".

Von den zahlreichen eingestreuten feinen Zwischenbemerkungen seien nur einige erwähnt: die Tatsache, dass während des Traumes die niederen und höheren Abschnitte des Gehörsinns tiefer als andere Sinnesgebiete betäubt sind — Wortklangbilder sind im Traume ungemein selten — ist der Verf. versucht als eine Art Selbstschutz anzusehen, der ein völliges Ausruhen ermöglicht, obwohl der Zugang zum Sinne aus Gründen der Sicherheit nicht wie beim Auge vollkommen abgeschlossen werden darf. Sehr geistreich ist auch die Art, wie der Verf. den Satz begründet, dass die Sprache, wenn auch ohne Zweifel nicht das einzige, so doch das wichtigste Hilfsmittel ist, durch das unsere Erfahrungen dem Willen unterworfen nnd verfügbar gemacht werden.

Was die allgemeinen Störungen im Ablauf der psychischen Vorgänge betrifft, die den Sprachstörungen zugrunde liegen, so betont Kraepelin vor allem das Fortfallen der Zielvorstellungen, die dadurch bedingte Flüchtigkeit der Einzelvorstellung und die erhöhte Ablenkbarkeit. Auch zeigen uns die Traumerfahrungen, dass die innere Tätigkeit auf den verschiedenen Gebieten des Seelenlebens in einer bestimmten Reihenfolge erlischt und wieder beginnt: die feinsten und daher schonungsbedürftigsten Werkzeuge ruhen am längsten und tiefsten. Anatomisch wäre bezüglich der Traumsprache eine Herabsetzung der Leistungen in der Wernicke'schen Gegend anzunehmen, wogegen sich in den kortikalen Endstätten des Sehnerven noch eine ziemlich lebhafte Tätigkeit abspielen kann; auch die Broca'sche Gegend ist nicht vollkommen in Ruhe. Die ganze oberste Rindenschicht befindet sich im Zustande der Betäubung.

Eine genauere Kenntnis der Traumsprache wird, so schliesst der Verf., vermutlich für die Aufklärung mancher krankhaften Störungen weitreichende Bedeutung gewinnen: auch in den scheinbar unsinnigen und zusammenhangslosen Aeusserungen der Kranken gibt es Gesetzmässigkeiten, die wir am ehesten aufzudecken hoffen dürfen, wenn wir uns die Selbstbeobachtungen zu nutze machen, „wie sie uns die physiologische Geistesstörung des Traumes in so überraschender Ausbeute an die Hand gibt".

Die Schrift ist im höchsten Grade interessant und streut, wie man sieht, Anregungen in Hülle und Fülle aus. Hoffentlich trägt sie dazu bei, auf diesem Gebiete eine recht reiche Tätigkeit ins Leben zu rufen!

Mohr (Coblenz).

M. Alsberg: Die Grundlagen des Gedächtnisses, der Vererbung und der Instinkte. Ernst Reinhardt's Verlagsbuchhandlung. München 1906. 38 S. M. 1.—.

A. versucht in dieser Schrift an der Hand einer Reihe übrigens ganz interessanter Beispiele nachzuweisen, dass nur durch das Zusammenwirken der — erhaltenden und aufbewahrenden — „mnemischen Einprägungen" und der natürlichen Auslese die Erscheinungen der organischen Welt „in völlig zufriedenstellender Weise" sich erklären lassen. Es ist im wesentlichen eine populäre Darstellung der Ideen von Semon, die dieser in seinem Buche „Die Mneme als erhaltendes Prinzip im Wechsel des organischen Geschehens" vorgetragen hat. An sich muss es ja als erfreulich bezeichnet werden, dass auch vor einem grösseren Publikum die Wichtigkeit des psychischen Faktors für zahllose biologische Erscheinungen hervorgehoben wird. Aber es wirkt sonderbar, wenn der Verf. zum Schlusse — nach altbewährter Manier — sich sozusagen wegen seiner psychologischen Erklärungsversuche entschuldigt und von „ganz bestimmten" (welchen? Ref.) materiellen Veränderungen in der Substanz der Hirnzellen spricht, die jenen mnemischen Einprägungen zugrunde liegen, während „das eigentliche Wesen der Geisteszustände und seelischen Vorgänge" der menschlichen Erkenntnis wahrscheinlich für immer verschlossen bleiben werde! Ein bischen mehr philosophische und psychologische Schulung hätte die Schrift brauchbar werden lassen können, so aber wird dadurch vermutlich mehr Unklarheit als Klarheit geschaffen werden. Mohr (Coblenz).

Anna Fischer-Dückelmann: Das Geschlechtsleben des Weibes. 12. Auflage. Berlin. Hugo Bermühler, Verlag. 1906. 221 S. M. 2.50.

Es ist an sich ein verdienstliches Unternehmen, wenn eine Frau ihre Geschlechtsgenossinnen über das Geschlechtsleben und was damit zusammenhängt, in würdiger und ruhiger Weise, aufklärt. Man wird der Verfasserin auch darin recht geben müssen, dass die meisten der bisher über das Geschlechtsleben erschienenen wissenschaftlichen Bücher nur vom Manne für den Mann geschrieben worden sind und dass insofern hier eine Lücke bestanden hat. Ebenso kann man der Verfasserin für den Mut und die Offenheit Dank wissen, womit sie für eine Befreiung vieler gerade der verheirateten Frauen aus den Fesseln einer einseitig dem Manne Rechte einräumenden sexuellen Moral eintritt und auf die krankmachenden Wirkungen dieser Moral für das Weib hinweist. Aber leider ist neben dem mancherlei Guten, das das Buch bringt, gar manche zweifelhafte, ja direkt falsche und in ihren Folgen u. U. recht schädliche Behauptung darin. So werden wissenschaftlich noch äusserst umstrittene Annahmen, wie die, dass der Uterus beim Coitus „in zuckende Bewegungen gerate, sich infolgedessen wohl auch dem Penis nähere“, einen Schleimpfropf ausstosse und dann wieder zurückziehe, als Tatsachen angenommen, ja, die Verfasserin konstruiert nun dazu noch selbst allerlei sonderbare Theorien. So zum Beispiel folgende: Beim Coitus müssen die elektrischen Strömungen im Körper durch das Aufeinandertreffen zweier „Spitzen“ (Penisende und Mutterhals!!) „ausgeglichen“ werden, wenn die Empfindung beider Teile normal und daher das Nervensystem gesund erhalten werden soll! Je nach den „elektrischen Spannkräften“ im Manne übt er dann auch eine mehr oder weniger erregende Wirkung aus usw. Ob es viele Psychiater gibt, die beim sexuell unbefriedigten Manne schon „Tobsuchtsanfälle (S. 100) haben auftreten sehen, bezweifle ich. „Die Uebertragung der Nervenkraft, die im ehelichen Leben sicher stattfindet, so dass der schwächere Teil von dem stärkeren empfängt, der ältere durch den jüngeren“ — ist zwar ein altes Ammenmärchen, das aber durch seine Wiederholung allein kaum beweiskräftiger wird. Fast unglaublich, aber leider wahr ist es, dass die Verfasserin S. 205 unter den Mitteln gegen die Bekämpfung krankhafter sexueller Erregbarkeit (verbunden mit Anämie) bei jüngeren weiblichen Individuen zur „Kräftigung des Nervensystems das — Zusammenschlafen mit einem kräftigen erwachsenen Landmädchen „sehr warm“ empfiehlt! Noch schlimmer indessen erscheint mir die liebäugelnde Besprechung des Buches „Die Reform-Ehe“ von Alice Stockham (Chicago). In dieser Schrift wird als Ersatz für andere „ungeheuere“ antikonzeptionelle Mittel eine Vereinigung der Geschlechter empfohlen, wobei „durch Willenskraft und liebevolle Bedachtsamkeit nicht nur der Eintritt der Schlussekstase verhindert, sondern auch während des ganzen Aktes dessen vollkommene Beherrschung von seiten beider Gatten aufrecht erhalten wird“. An den vorhergehenden Tagen werden „durchdachte Vorbereitungen im Gewande übungsweiser Selbstzucht zum Zwecke der Erhebung des geistigen über den psychischen Menschen gemacht“ und dann legt sich (beim Coitus) „im Verlaufe einer Stunde die psychische Spannung, während die geistige Verzückung zunimmt“ und es ist gar nichts Ungewöhnliches, dass nicht bloss Visionen aus dem transcendenten Leben sich einstellen, sondern auch Empfindungen neuer Kräfte dem Bewusstsein einverleibt werden“. Durch die Zurückhaltung des Samens wird die „magnetische, intellektuelle und spirituelle Kraft“, die im gewöhnlichen Eheleben beständig verschleudert wird, in enormer Weise erköht! Anstatt nun diese Vorschläge, die ihren pathologischen Ursprung doch deutlich genug verraten, mit der gebührenden Missachtung glatt abzuweisen, macht Frau Fischer zwar eine Reihe erheblicher Bedenken geltend, hält es aber doch nicht für unmöglich, dass während der Verbindung ein „elektrischer Austausch auch ohne Schlussekstase stattfinde“ und „die Reform-Ehe interessiert sie zu sehr, als dass sie sie von vornherein verwerfen möchte“. Gegen eine solche absolut unwissenschaftliche Denkweise muss aber doch gerade der Nervenarzt auf das allerentschiedenste Protest erheben. Und so komme ich zu dem Schlusse, dass man das Buch den Laien, für die es bestimmt ist, besser nicht empfehlen sollte.

Mohr (Coblenz).

Chr. Pflaum (Rom): Die individuelle und die soziale Seite des seelischen Lebens. Wiesbaden. Verlag von J. F. Bergmann. 1906. Heft 48 der Grenzfragen des Nerven- und Seelenlebens. 65 S. M. 1,60.

In vier Abschnitten „Die Erkenntnis des seelischen Lebens", „Unser Vorstellen und Denken", „Die Gefühle und Affekte" und „Ausdruck und Handlung" entwickelt der Verf. seine teilweise recht originellen Ansichten. Er geht vor allem darauf aus, auf allen Gebieten des seelischen Lebens die ausserordentlich grosse Bedingtheit des Individuellen durch das Soziale nachzuweisen, ein Nachweis, der ihm gelungen sein dürfte. „Es gibt weder physiologisch noch psychologisch eigentliche, nur in sich gegründete Individuen oder Individualitäten". Im ersten Abschnitt bringt er auch eine eingehende Polemik gegen die Lehre von einer „Volksseele" und gegen Wundt's Völkerpsychologie. Was die Angriffe gegen die letztere betrifft, so wird man ihm darin beistimmen müssen, dass Wundt's Unterscheidung zwischen Erscheinungen, die an das Zusammenleben der Menschen gebunden sind, und solche, die es nicht sind, tatsächlich etwas künstliches hat. Indessen ist kaum anzunehmen, dass das einem Mann wie Wundt entgangen sein sollte und andererseits ist sicher, dass gerade die von Wundt der Völkerpsychologie zugewiesenen Gebiete (Sprache, Mythus und Sitte) mehr als andere einen offenkundig sozialen Charakter haben. Die übrigen Einwände gegen Wundt beruhen ebenfalls zum Teil auf einer wenig freundlichen Deutung seiner Worte bezw. Definitionen und zum Schlusse muss der Verf. selbst zugeben, dass ein gewisses Bedürfnis nach einer Art von Völkerpsychologie bestehe: Sie habe „in praxi vorzugsweise diejenigen Bewusstseinsinhalte zu ihrem Gegenstande, die sich von den natürlichen Existenzbedingungen und von Alter und Eigenart der sozialen Kultur irgendwie abhängig zeigen". Etwas anderes will im Grunde auch Wundt nicht und man sollte ihm dankbar sein, dass er einmal einen Versuch im Grossen unternommen hat! In dem Kapitel über Vorstellen und Denken wird unter anderem mit Recht betont, dass die Psychologen noch immer viel zu häufig vergessen, dass alle ihre Beobachtungen und Experimente nichts nützen, „wofern sie nicht alle Möglichkeiten sprachlichen Einflusses auf das scheinbar durchaus Ursprüngliche des Bewusstseins herausgestellt haben". Dass der Verf. von den sog. „Sprachwurzeln" als den ältesten „Sprachformen" spricht, hat mich gewundert: soviel mir bekannt, werden heute die Sprachwurzeln nicht mehr als etwas jemals objektiv vorhanden Gewesenes, sondern als eine philologische Abstraktion betrachtet. Im übrigen ist es richtig, wenn P. immer wieder darauf hinweist, welche bedeutsame Rolle die Sprache als Anregung und Trägerin des geistigen und gesamten kulturellen Fortschritts spielt. Der dritte Abschnitt bemüht sich, auch für Gefühle und Affekte die überragende Wirkung des sozialen Faktors nachzuweisen und im vierten Abschnitt sucht P. zu zeigen, dass auch im Bereiche der Handlungen von einer individuellen Spontaneität nicht gesprochen werden kann; selbst der Künstler zollt in seinem Handeln naturnotwendig dem Objektiven, dem sozial Gemeingültigen den grössten Tribut. Es ist, wie Goethe gesagt hat: „ich habe oft geerntet, wo andere gesät haben, mein Werk ist das eines Kollektivwesens, das den Namen Goethe trägt".

Die Schrift würde noch geniessbarer, wenn der Verf. sich entschliessen könnte, die endlosen „römischen" Perioden in unser geliebtes Deutsch zu übertragen.

Mohr (Coblenz).

D. v. Hansemann: Ueber die Gehirne von Th. Mommsen (Historiker), R. W. Bunsen (Chemiker) und A. v. Menzel (Maler). Mit 6 Tafeln. Stuttgart, E. Schweizerbarth'sche Verlagsbuchhandlung. 1907.

Beschreibung und bildlishe Darstellung der Gehirne von Mommsen, Bunsen und Menzel. Ungleiche Konservierung und ungleiches Alter des Materials lassen keine vergleichenden Wägungen und Messungen zu. Die Gehirne zeigen eine reichliche Gliederung und Bildung der Windungen, weniger stark im Gebiet der sogenannten Primordialzentren als in dem der Assoziationszentren. Im grossen und ganzen ist die Ausbeute bei einer vergleichenden Betrachtung der morphologischen Verhältnisse für die Frage nach den Beziehungen zwischen Intelligenz und äusserer Gliederung des Gehirnes eine geringe. Wahrscheinlich ist auch v. Hansemann an die Beschreibung dieser Gehirne herangetreten, weniger mit der Absicht, einen Beitrag nach dieser Richtung hin zu bringen, sondern wohl mehr geführt von dem naheliegenden Interesse, mit den Seelenorganen dreier grosser sympathischer Erscheinungen sich zu befassen. Mit Pietät betrachtet man auch die Abbildungen und liest sich durch die Beschreibung der Gyri und Sulci hindurch.

Am Gehirne von Menzel waren die Spuren eines geringgradigen Hydrocephalus unverkennbar. Diese Tatsache regt v. Hansemann an, für seine früher und wiederholt von ihm vertretene Lehre vom Zusammenhang zwischen hoher Begabung einerseits, Hydrocephalus und starker Gliederung des Gehirnes andererseits neuerdings einzustehen. Hansemann gibt selbst zu, dass seine Lehre lediglich eine Vermutung bedeute, geschaffen, um einem öfter beobachteten Zusammentreffen den Stempel des rein Zufälligen zu nehmen. Der Hydrocephalus erscheint nach seiner Lehre geeignet, irgend einen Reiz abzugeben, um die durch primäre Anlage bereits wohlgegliederten (hochwertigen) Rindenflächen zur Tätigkeit anzuregen. Mit einer solchen Hypothese erscheint uns tatsächlich wenig erklärt, da sie mit einer zu grossen Reihe von Unbekannten arbeitet: Was sollen wir hier unter „Reiz" verstehen? Auf welche Elemente wirkt dieser „Reiz"? Wie sollen wir zum Verständnis einer Wechselwirkung zwischen einer rein mechanisch wirkenden Ursache und einer hohen, komplexen Funktion gelangen? Der Schluss der Arbeit enthält noch eine Abschweifung vom Thema, indem der Versuch gemacht wird, eine Definition vom Wesen des Genies zu geben.

Die Gehirne von Mommsen und Bunsen weisen bei makroskopischer Betrachtung die Zeichen einer bestehenden Altersatrophie auf. Im Widerspruch zu diesem Befunde steht die Tatsache, dass diese Männer bis unmitteibar vor ihrem Tode im Vollbesitz ihrer Geisteskräfte geblieben zu sein schienen. Wir dürfen meines Erachtens aus der Betrachtung dieser Tatsache nur den Schluss ziehen, das das makroskopische Verhalten recht wenig Aufschluss gibt über die funktionelle Wertigkeit des Gehirnes. Häufig genug finden wir ja auch Gehirne senil dementer Personen, die makroskopisch jedes Zeichen atrophischer Vorgänge vermissen lassen. Es muss lebhaft bedauert werden, dass auf dem Gebiete der auch von Hansemann in der vorliegenden Arbeit angeregten Fragen die mikroskopische Untersuchung sich nur geringer Beachtung erfreut. Sicher ist ja zu erwarten, dass eine mikroskopische Untersuchung zwar unser Verständnis hier auch nicht viel mehr vertiefen wird, aber sie macht uns doch wenigstens mit einzelnen Organteilen bekannt, die als Träger der Gehirnfunktionen zu gelten haben, und führt uns etwas mehr in den noch so unbegreiflichen Mechanismus hinein. Merzbacher.

L. v. Frankl-Hochwart: Die Tetanie der Erwachsenen. Zweite, vielfach umgearbeitete Auflage. 141 Seiten. Wien und Leipzig. Alfred Hoelder. 1907. Preis M. 3,80.

Prof. v. Frankl-Hochwart kann wohl als der beste Kenner des unter dem Namen Tetanie bekannten Krankheitsbildes gelten, der in sich ein reiches persönliches Beobachtungsmaterial mit einer gründlichen Kenntnis der einschlägigen Literatur vereinigt. Die vorliegende Monographie ist die dritte Bearbeitung des Themas (die zweite in Hoelder's Verlag), das sich indessen auf die Tetanie der Erwachsenen beschränkt. Trotzdem dürfte durch diese treffliche Bearbeitung, um es sogleich vorweg zu nehmen, unser Wissen von der Pathogenese dieser rätselhaften Krankheit wenig gefördert worden sein; jedoch trifft hierfür den Verfasser, der sein bestes getan hat, keine Schuld. Es dürfte meines Erachtens sich für die Tetanie, wie auch für die anderen sogen. Neurosen, im besonderen die Basedow'sche Krankheit, eine einheitliche Ursache wohl kaum ausfindig machen lassen. Dementsprechend ist auch die Einteilung, die Verf. von der Tetanie versucht, auch nur eine unvollkommene, woraus er auch selbst keinen Hehl macht. Er unterscheidet namentlich: I. Gruppe: Die Tetanie bei sonst gesunden Individuen (idiopathische Tetanie, Arbeitertetanie); II. Gruppe: Die Tetanie bei Magen- und Darmaffektionen; III. Gruppe: Die Tetanie bei akuten Infektionskrankheiten; IV. Gruppe: Die seltenen Tetanien nach Vergiftungen mit eingeführten Substanzen (Chloroform, Morphium, Ergotin, Blei etc. — auch Nephritis stellt er unter diese Gruppe); V. Gruppe: Die Tetanie der Maternität; VI. Gruppe: Die Tetanie nach Kropf-(Epithelkörperchen) Exstirpation und die bei Schilddrüsenmangel (?) und VII. Gruppe: Die Tetanie im Zusammenhange mit anderen Nervenkrankheiten.

Aus den statistischen Erhebungen des Verfassers über die Verbreitung der Tetanie und seinen ätiologischen Betrachtungen (S. 6—56) entnehmen wir, dass das Vorkommen dieser Krämpfe auffälliger Weise an bestimmte Berufe (40 % der Fälle Schuster, 20 % Schneider), oder Zustände (Gravidität, Laktation), an gewisse Städte (Wien, Heidelberg — auch die thyreoprive Tetanie soll an beiden Orten viel häufiger beobachtet worden sein, als anderwärts —) und gewisse Jahreszeit (März und April) gebunden ist. Aus diesen Umständen liegt für ihn der Schluss nahe, dass es sich in diesen Fällen um ein nur an gewissen Orten und zu gewissen Zeiten entstehendes Agens handeln möge. Dafür sprechen: 1. das epidemisch-endemische Auftreten, 2. das nicht seltene Einsetzen unter fieberhaften Erscheinungen mit konsekutivem Auftreten subnormaler Temperaturen, 3. das Vorkommen halluzinatorischer Verwirrtheit, 4. das gleichzeitige Vorkommen mehrerer Fälle in einer Familie oder in einem Quartiere und 5. der Umstand, dass manche Jahre sehr viele, andere viel weniger Fälle bringen. Indessen gesteht Verf. selbst ein, dass diese Erklärung keineswegs befriedigt. Die neue Hypothese von der Bedeutung der Epithelkörperchen (Nebenschilddrüsen) für das Zustandekommen tetanischer Erscheinungen will Verf. nicht für alle Fälle gelten lassen.

Ein weiterer Abschnitt (S. 57—99) behandelt die „Symptome der Tetanie", und zwar 1. Die Muskelkrämpfe (neu dürfte sein, dass gelegentlich auch Gähnkrämpfe sich zeigen), 2. Das Trousseau'sche Phänomen (vom Verf. in 62 %

seiner Fälle nachgewiesen), das er für einen Reflexvorgang erklärt, 3. Die elektrische Erregbarkeit, 4. Die mechanische Erregbarkeit der Nerven und Muskeln, 5. Das Sensorium (Psychosen), 6. Die Sinnesorgane, 7. Die Körpertemperatur, 8. Den Zirkulationsapparat, die Schilddrüse und das uropoëtische System, 9. Die trophischen und sekretorischen Anomalien, 10. Das Verhalten der Reflexe und 11. Die epileptischen Anfälle. Es folgt sodann ein Abschnitt (S. 100—109) über die „Diagnose und Differentialdiagnose der Tetanie". Die Diagnose typischer Fälle ist sehr leicht. In differentialdiagnostischer Hinsicht kommen nur wenige Krankheitsbilder in Betracht: der Tetanus, die Epilepsie, die sich allerdings nicht selten mit echter Tetanie vergesellschaftlicht, und die Hysterie. Besonders die letztere kann, in allerdings sehr seltenen Fällen, der Tetanie sehr ähnlich verlaufen; das Erb'sche Phänomen, das bei Hysterie niemals vorkommt, bei Tetanie andererseits nie fehlt, ist ein wichtiges Unterscheidungskriterium. Die formes frustes, d. h. die Fälle, in denen spontane Krämpfe fehlen, wohl aber durch Nervenkompression hervorgerufen werden können, sowie die Beschäftigungsneurosen werden ebenfalls in differentialdiagnostischer Hinsicht berührt.

Aus dem Kapitel über Verlauf, Ausgang und Prognose des Leidens (S. 110—118) ist hervorzuheben, dass Verf. über die Aussichten bei idiopathischer und Materniatäts-Tetanie nicht mehr so optimistisch denkt, wie früher. Von 55 Fällen, über die er noch nach längerer Zeit Nachrichten einziehen konnte, waren allein 11 in verhältnismässig jungen Jahren gestorben; von den übrig bleibenden 44 konnten 37 von ihm noch einmal untersucht werden. Dabei stellte sich heraus, dass über $^4/_5$ (32 Fälle) völlig oder wenigstens in gewisser Hinsicht permanent leidend geblieben waren. Auch auf die Prognose der Tetania strumipriva geht Verf. näher ein. Die Gefahren der Totalexstirpation der Schildrüse sind sehr gross, die der Partialexcision nur gering. Hingegen zeigt das Eintreten der Tetanie bei Magenerkrankungen eine sehr ernste Prognose.

Die „pathologische Anatomie" (S. 119—123) hat bisher keine konstanten charakteristischen Befunde am Nervensystem verzeichnen können. Den Sitz der Krankheit scheint Verf. in Uebereinstimmung mit Kahler und Nothnagel in das gesamte Nervensystem zu verlegen.

Die „Prophylaxe" der Tetanie, die zusammen mit der „Therapie" das letzte Kapitel (S. 124—128) behandelt, kommt eigentlich nur für die strumiprive Form der Krankheit in Betracht. Aber auch bei anderen Formen der Tetanie lässt sich bis zu einem gewissen Grade von einer solchen sprechen, selbst bei der Arbeiter-Tetanie verspricht sich Verf. von hygienischen prophylaktischen Massregeln einigen Erfolg. Die eigentliche Behandlung wird in erster Linie das Grundleiden zu berücksichtigen haben; eine besondere Sorgfalt erheischt die Behandlung der Grundkrankheit bei der Magen-Tetanie. Die innere Behandlung erscheint im allgemeinen überflüssig. Ueber den Wert der Schilddrüsen- und Nebenschilddrüsenbehandlung geht die Meinung auseinander. Verfassers (5) Versuche mit parathyreoider Substanz fielen negativ aus. Im übrigen wird die Behandlung eine symptomatische sein. Eine im Gegensatz zu den früheren Bearbeitungen absichtlich auf 244 Nummern reduzierte Zusammenstellung der Literatur bildet den Schluss der fleissigen Arbeit.

Buschan (Stettin).

B. Weidemann: Drei Fälle von Sprachstörungen. Dissertation. Göttingen 1906.

W. beschreibt drei verschiedene Fälle aus der Klinik von Ebstein. Der erste betraf ein 14 jähriges Mädchen und äusserte sich als plötzlich auftretendes aphatisches Stottern nach einem unter Frosterscheinungen auftretenden Kopfschmerzanfall mit Erbrechen. An Stirnkopfschmerz hatte die Patientin schon oft gelitten. Dem Stottern ging eine eintägige Aphasie voraus; es betraf die Anfangsbuchstaben jeder Silbe und bestand bei Sprechen in allen Stimmstärken bis zur Flüsterstimme, auch beim Lesen, nicht beim Singen. Heilung in acht Tagen nach Bettruhe. Die zweite Patientin war 87 Jahre alt und erkrankte an heftigen Kopfschmerzen und syntaktischer sowie grammatischer Akataphasie neben Paraphasie und amnestischer Aphasie (ohne Lähmungen). Ein eingehendes Examenprotokoll gewährt Einblick in die Art der Sprachstörungen. Die dritte Patientin, 39 Jahre alt, hat vor vier Jahren nach linksseitiger Apoplexie mit Hemiplegie des rechten Armes und Beines die Sprache ganz verloren bis auf die Worte „Papa" und „Mama", Nachsprechen unmöglich, Lesen nur teilweise möglich. W. nimmt nur amnestische Aphasie an, geht aber nicht näher auf den Fall ein. Nadoleczny-München.

Richard P. Werner: Die Versorgung der geisteskranken Verbrecher in Dalldorf. Berlin W. 35. Fischer (H. Kornfeld) 1906. Preis M. 4.—.

Den grössten Teil des 216 Seiten starken Buches nehmen drei sehr ausführlich mitgeteilte Gutachten ein. Vorher werden die Einrichtungen und die Verhältnisse in Dalldorf eingehend geschildert. Bumke.

Leopold Laquer (Frankfurt a. M.): Der Warenhausdiebstahl. (Hoche's Sammlung, VII. Bd., 5. Heft.) Halle, Marhold 1907.

Warenhausdiebe können an angeborenem oder erworbenem Schwachsinn, an Paralyse, Epilepsie, Entartung, Hysterie oder Neurasthenie leiden. Ausserdem ist an vorübergehende Seelenstörungen zur Zeit der Menstruation, der Gravidität oder im Klimax zu denken. Bumke (Freiburg).

Clemens Neisser (Bunzlau): Psychiatrische Gesichtspunkte in der Beurteilung und Behandlung der Fürsorgezöglinge. Halle, Marhold. 1907.

Der klar ausgearbeitete Vortrag bringt dem psychiatrischen Leser nichts Neues. Er schliesst mit der Forderung, dass die Geistlichen, Lehrer und Vormundschaftsrichter lernen möchten, die Defekte der ihnen anvertrauten Kinder vom naturwissenschaftlichen, statt vom moralischen Standpunkte aus zu betrachten. Bumke (Freiburg).

Johannes Bresler (Lublinitz): Die pathologische Anschuldignng. Beitrag zur Reform des § 164 des Strafgesetzbuches und des § 56 der Strafprozessordnung. Jurist.-psychiatr. Grenzfrage. V. 8. Halle. Marhold 1907. M. 1.—.

Verf., der die verschiedenen Möglichkeiten und Gründe der falschen Anschuldigung durch Geisteskranke an Beispielen erörtert, wünscht am Schlusse seiner Ausführungen eine Änderung des § 56 Str.-P.-O. und des § 164 St.-G.-B. Der zuerst genannte Paragraph verbietet bekanntlich die Vereidigung von Personen, welche infolge von Verstandesschwäche keine genügende Vorstellung von dem Wesen und der Bedeutung des Eides haben. G. schliesst sich denen an, die eine Ausdehnung dieses Verbotes auf alle Geisteskranke fordern, deren Aussagen möglicherweise durch pathologische Momente beeinflusst werden. (Die Juristen pflegen diese Forderung mit der Begründung zurückzuweisen, dass der Richter an eine beeidete Aussage ebensowenig gebunden sei, wie an eine nicht beeidete.) Der § 164 St.-G.-B. bedroht die falsche Anschuldigung mit Strafe; der Paragraph kann seinem Wortlaut nach aber nur angewendet werden, wenn eine bestimmte Person grundlos verdächtigt worden ist, dagegen dann nicht, wenn ein Verbrechen nur im allgemeinen ohne Grund und gegen besseres Wissen behauptet wird. Br. meint nun, eine solche weitere Fassung des Paragraphen sei deshalb zu wünschen, weil dann, auch ohne dass ein bestimmter Mensch geschädigt wäre, auf Grund jeder unbegründeten Anzeige Erhebungen über die geistigen Qualitäten ihres Urhebers angestellt werden könnten; so würden manche gemeingefährlichen Geisteskranke als solche erkannt und dementsprechend behandelt werden. — Demgegenüber ist doch wohl zu bedenken, dass die Erkennung und Versorgung von Geisteskranken nicht Sache der Strafrechtspflege und ihrer Organe ist; die Benachrichtigung der zuständigen Verwaltungsbehörden kann ja, wenn eine falsche Anschuldigung vorliegt, ohne weiteres erfolgen, ohne dass erst ein förmliches Strafverfahren eingeleitet werden müsste. In jedem Falle wird eine Strafandrohung, die nicht etwa, wie ihr Wortlaut sagt, verantwortliche Täter treffen, sondern nur unverantwortliche Geisteskranke ermitteln soll, kaum je erlassen werden. Bumke (Freiburg).

Alfred Gross (Prag): Kriminalpsychologische Tatbestandforschung. Jurist.-psychiatr. Grenzfragen. X. V. 07. Halle. Marhold 1906. M. 1.60.

G. hat gemeinsam mit Professor A. Löffler in Wien seine bekannten früheren Experimente wiederholt und vervollständigt. Ein Versuch, in dem festgestellt werden sollte, wer von drei Versuchspersonen ein bestimmtes Arbeitszimmer betreten hatte, wird ausführlich mitgeteilt. Eine dieser Personen wurde (mit Recht) als „schuldig", eine andere (ebenfalls „schuldige") als „höchst verdächtig" und die dritte (mit Recht) als „unschuldig" erkannt.

G. hält gegenüber Jung, dessen Arbeit kürzlich an dieser Stelle besprochen wurde, daran fest, dass nur das Gesamtergebnis dieser Assoziationsversuche, nur die Gesamtheit der Reaktionen überhaupt eine Diagnose gestatte, und dass es bedenklich sei, den jeder Assoziation möglicherweise zugrunde liegenden Zusammenhang zu deuten und zu erklären, wie das Jung tut.

Einzelne Versuchsergebnisse und Schlussfolgerungen verdienen noch besondere Beachtung. Dahin gehört die Besprechung der Perseverationstendenz einzelner Vorstellungen; das heisst, eine durch ein Reizwort erregte Komplexvorstellung tritt mit solcher Stärke auf, dass sie mehrere der folgenden Assoziationen hindurch das Aufkommen jeder anderen Vorstellung unterdrückt. Die Bemühungen, für ganze Personengruppen mittlere Reaktionszeiten zu finden, hält G. für verfehlt und aussichtslos. Das ist deshalb wichtig, weil nach manchen Autoren auch die blosse Verlängerung dieser angeblichen mittleren Reaktionszeit als „verdächtig" erscheinen sollte. Ebenso ablehnend steht Gross der Erklärung gegenüber, die Jung für die Fälle von falscher Reproduktion gegeben hat. Zuweilen sind die Versuchspersonen ausserstande, einzelne Assoziationen nachträglich in umgekehrter Reihenfolge zu wiederholen, also von ihrer Antwort aus das Reizwort wiederzufinden. Jung will im Anschluss an die Hypothesen von Freud darin den verdrängenden Einfluss des Unlustaffektes sehen, und zwar deshalb, weil es meistens verdächtige Reaktionen sind, bei deren Reproduktion die Versuchspersonen versagen. G., der diese Tatsache bestätigt, gibt eine andere Erklärung, die viel näher liegt. Er sieht den Grund für diese Erscheinung in der Dissimulationstendenz der „schuldigen" Versuchspersonen, die, um sich nicht zu verraten, die durch die Assoziationsgesetze vorgeschriebene Bahn verlassen und nun nachher den willkürlich gewählten Seitenpfad nicht wiederfinden können.

Die Hauptschwierigkeit, die der praktischen Verwendung der neuen Methode entgegensteht, sieht G. in der „Interferenz der Komplexe". „Wäre die Seele des „Unschuldigen" eine tabula rasa, frei von allen Komplexen und wiese bloss die „schuldige" Versuchsperson Komplexe auf, dann wäre es ebenso leicht als sicher, Schuld und Unschuld zu erkennen. Dem aber ist in der Tat nicht so: Es gibt keinen Menschen, der nicht irgendwelche Komplexe, bald stärker, bald schwächer, hier in grösserer, dort in geringer Zahl, aufwiese, Komplexe des Standes, Berufes, des Sexuallebens, überhaupt aller im Vordergrunde des Interesses stehenden Erlebnisse und Strebungen".

Schon daraus folgt, dass die Methode in erster Linie zur Erforschung des Unschuldigen und erst in zweiter Linie zur Überführung des „Schuldigen" dienen kann. — Noch mehr eingeschränkt wird die praktische Brauchbarkeit dieser Experimente dadurch, dass der positive Ausfall eines Versuches, die Diagnose also des überhaupt vorhandenen Komplexes natürlich immer nur das Wissen des Untersuchten um einen bestimmten Tatbestand, also speziell z. B. nur die Kenntnis eines Tatortes beweist, nicht aber seine wirkliche Schuld.

Die sehr klaren, sehr vorsichtigen und sehr kritischen Ausführungen des Verfassers verdienen in jeder Hinsicht allgemeine Beachtung.

Bumke (Freiburg).

Emil Raimann: Die Behandlung und Unterbringung der geistig Minderwertigen. Leipzig und Wien. Franz Deuticke 1907.

Ein ausführliches und übersichtliches Referat. Man kann dem meisten von dem, was der Verfasser über das viel, fast zu viel erörterte Thema von den geistig Minderwertigen sagt, zustimmen. Ob die Vorschläge des Verfassers, die sich denen von v. Wagner anschliessen, allgemeine Billigung finden werden, ist allerdings wohl fraglich. B. will einfach den Begriff der Unzurechnungsfähigkeit ausdehnen und die Grenze zwischen Verantwortlichkeit und Unzurechnungsfähigkeit nicht mehr zwischen Minderwertigen und Geisteskranken, sondern zwischen Gesunden und Minderwertigen ziehen. Damit würden dann die Minderwertigen aus der Strafrechtspflege ausscheiden; sie sollen in eigene „Kriminalasyle" verbracht werden. Allerdings soll sowohl die Einweisung in eine solche Staatsanstalt wie die Entlassung von einer richterlichen Entscheidung abhängig sein.

Bumke (Freiburg).

G. Deny et **Paul Camus**: La Psychose maniaque-dépressive. J. B. Baillière & Fils. Paris 1907. 96 Seiten.

Die Arbeit der beiden Verfasser steht durchaus auf dem Kraepelinschen Boden. Sie vertreten die Einheitlichkeit des manisch-depressiven Irreseins. Ausführlich beschäftigen sich die Autoren mit der Frage, welche Stellung der Involutions-Melancholie zukommt. Sie lehnen dabei die neuerdings aufgetretene Behauptung ab, dass die Melancholie mit dem manisch-depressiven Irresein wesensgleich sei. Differentialdiagnostisch heben sie besonders das

Fehlen der psychischen und psycho-motorischen Hemmung und das Vorkommen von ängstlichen Aufregungszuständen in Begleitung deliriöser Ideen hervor. Die ganze Schilderung lässt erkennen, dass die Autoren das manisch-depressive Irresein klinisch und literarisch — erfreulich ist die Kenntnis auch der ausländischen Literatur — beherrschen und den Gegenstand in vorzüglicher Weise knapp und klar darzustellen verstanden haben. Aschaffenburg.

M. Lannois et **A. Porot**: Les Thérapeutiques récentes dans les Maladies nerveuses. J. B. Baillière & Fils. Paris 1907. 96 Seiten.

Das Buch behandelt therapeutische Eingriffe an der Wirbelsäule, die Behandlung des Tics, die Einspritzungen von Quecksilber bei der Syphilis des Nervensystems, die Arsenbehandlung der Chorea, die Lufteinblasung in der Behandlung der Neuralgie und der Neuritiden, und einige chirurgische Eingriffe. Im Gegensatz zu der aus dieser Aufzählung zu vermutenden Neigung, allen therapeutischen Massnahmen Wunderwirkungen zuzuschreiben, geht aus jedem Worte der Abhandlung hervor, dass die Autoren eine sehr gute und nüchterne Kritik zu üben verstehen. Das beweisen sie besonders bei der Behandlung der Syphilis des Nervensystems mit Quecksilber. Am wenigsten bekannt ist nach meiner Erfahrung in Deutschland die Behandlung der Tics durch Erziehung, die besonders von Meige und Feindel vorgeschlagen worden ist. Allerdings bedarf es zum Verständnis einer Einigung über das Wesen des Tics. Der Tic stellt eine psycho-motorische Störung dar; die Fälle müssen davon abgetrennt werden, in denen ein Krampf oder eine Neuralgie mit einer Reflexbewegung infolge organischer, neuritischer oder zentraler Ursachen einen Tic vortäuschen. Die Behandlung beginnt mit Übungen, die Bewegungen zu unterdrücken. Dann werden Übungen gemacht mit Bewegungen der betroffenen Muskeln. Jede einzelne Sitzung muß abgebrochen werden, bevor Übermüdung eintritt. Die Behandlungsmethode ist, wie ich mich selbst überzeugt habe, sehr wirkungsvoll, aber auch sehr mühsam und erfordert sowohl seitens des Patienten wie seitens des Arztes ein großes Aufgebot von Geduld. Ich möchte dringend empfehlen, die Behandlung durch geeignete Psychotherapie zu unterstützen mit der gelegentlich auch gute Erfolge zu erzielen sind. Ich glaube, nach meiner eigenen Erfahrung annehmen zu müssen, dass die Erziehungsmethode nach Meige und Feindel nicht eine Suggestivmethode ist, sondern wirklich erheblich zur Besserung beiträgt.

Bei der vielfach trostlosen Ratlosigkeit, mit der wir den meisten nervösen Erkrankungen gegenüberstehen, bedeutet die Zusammenfassung der beiden Autoren eine wertvolle Anregung und eine Bereicherung unseres Wissens.

Aschaffenburg.

Steudel: Arzt und Schulbetrieb. Gutachten deutscher Aerzte. Leipzig, 1907. Teutonia-Verlag. 90 Seiten.

Wer heutzutage seine Ansicht von möglichst vielen Seiten bestätigt hören will, veranstaltet eine Enquête; warum nicht auch der Bremer „Elternbund für Schulreform“, der sich an die Allerweltssachverständigen, die &rzte, wandte? Von 800 Befragten haben 49 geantwortet, darunter von bekannten Psychiatern Cramer und Weygandt. Der Herausgeber, Pastor Steudel-Bremen, ist mit diesem Resultat seiner Rundfrage wenig zufrieden; die geringe Zahl der Antworten dürfte aber nicht so sehr das mangelnde Interesse der Ärzte beweisen, als das Bewusstsein der fehlenden Kompetenz. Es ist sehr erfreulich, dass zwei

Bremer Kollegen diese unumwunden zugeben; noch besser ersichtlich wird sie aus der grossen Zahl der Glaubens- und Temperamentsgutachten, die sich unter den Antworten finden. Der Herausgeber selbst steht auf einem höchst radikalen Standpunkte: Unterricht von höchstens vier Stunden vormittags, selbst für die Schüler der obersten Klassen, keine Extemporalien, Präparationen, so gut wie kein Nachmittags-Unterricht und keine Hausaufgaben, 13 Wochen Ferien — ich frage nur, wie da der Unterricht auf seine Kosten kommen soll. Wir Psychiater haben ja gewiss ein Interesse daran, dass Überanstrengung der Schüler vermieden wird; das geschieht aber weit besser, wenn unsere höheren Schulen ein strenges Auslesesystem unter ihren Zöglingen durchführen. So viel Ballast der Schulbetrieb zweifellos heute noch mit sich herumschleppt: unter ein gewisses Mass werden sich die Anforderungen der Schule nicht ohne Schaden für unsere wissenschaftliche Kultur vermindern lassen. „Vorhandene geistige und körperliche Defekte bei der heranwachsenden Jugend soll man als Ausnahmen, die sie sind, anerkennen, aber nicht auf sie hin die Grundsätze für die Behandlung der Jugend überhaupt aufstellen", schreibt der alte, prächtige Dr. Götz-Leipzig mit vollem Recht, so wenig auch gerade solche Ansichten dem Herausgeber des Heftes gefallen. Hoppe (Pfullingen).

Gräter: Das neue Weltbild nach dem Niedergang der mechanischen Naturauffassung am Ende des zweiten nachchristlichen Jahrtausends. Stuttgart, 1907. Selbstverlag. 167 Seiten.

Ein neuer Versuch zur Lösung des uralten psychophysischen Problems, der als solcher, zumal er von einem Arzte ausgeht, wohl die Beachtung der Psychiater verdient.

Das neue Weltbild, das uns der Verfasser aufbaut, ist physikalisch, aber nicht mechanisch, m. a. W. es ist stark durch die Ostwald'sche Energetik beeinflusst. Hinter der Welt der Atome tut sich die der Elektronen auf, beide aber sind nicht imstande, als Träger psychischen Lebens zu dienen. So erschliesst uns denn der Verfasser hinter ihnen eine dritte Welt, die der psychischen Materie, des „Ur", deren kleinste Teile er als „Psychonen" bezeichnet. Gräter führt nun die Analogie zu den Elektronen im einzelnen durch, wir hören von psychischen Ladungen, psychomagnetischen Feldern usw. Das Bewusstsein entsteht aus Psychonenbewegung, bewegte Psychonen mit ihren Magnetfeldern im Ur stellen Seele und Bewusstsein dar und verhalten sich so untrennbar wie Materie und Kraft, wie Unterlage und Eigenschaft (S. 103). Psychonenbewegungen im Ur erzeugen Empfindungen; Leben, Seele und Bewusstsein sind verschiedene Grade und Wirkungsweisen, beruhen auf Emanzipationsbestrebungen der Psychonen, die Umwandlung elektrischer Energie in psychische bedeutet Leben: „Wo Psychonen sich emanzipieren, da ist Leben" (S. 151). „Indem Psychonen von den Elektronen sich zu emanzipieren beginnen, vollzieht sich der Übergang vom Leblosen zum Leben, indem die Psychonen immer höhere Grade der Freiheit erringen, schreitet die Entfaltung der Lebenserscheinungen bis zur reifen Frucht des Selbstbewusstseins fort" (S. 145). Es sind in Wahrheit echte physikalische Kräfte, welche die (vitalen) Erscheinungen bedingen, aber unter diese physikalischen Kräfte muss als neue die psychische Energie eingereiht werden, welche bisher ausserhalb des Gesichtskreises der Physiker lag" (S. 146). Die Anwendung dieser Theorie auf die Urzeugung und die Entwicklungs-Lehre kann ich hier nur kurz erwähnen.

Ist auf diese Art das Seelenleben gründlich atomisiert worden, so macht sich — psychologisch leicht verständlich — das Bedürfnis nach einem Spiritus rector geltend. „Nur ein Wahnsinniger" leugnet die Existenz Gottes, sie erschliesst sich dem nachdenkenden Menschen mit Notwendigkeit als eine letzte Ursache der Erscheinungen (also der alte kosmologische Beweis. Ref.). Auch „die Tatsache des Selbstbewusstseins lässt sich in keiner Weise anders verstehen, als aus dem ursprünglichen Vorhandensein eines allumfassenden Bewusstseins" (S. 156). Dann aber wieder wird Gott definiert als aktualisierende Kraft im Ur, Energie im letzten und höchsten Sinne. „Das Ur ist die Materie, welche den unendlichen Raum erfüllt, seine Bewegung ist Bewusstsein, bewegtes Ur ist das Eine Wirkliche, ist letzte Realität, ist Gottes Wesen" (S. 157). „Seine Vorstellungen sind die endlose Menge der gesamten Psychonen, seine Gedanken sind die fortschreitende Verknüpfung und Zusammenordnung der Psychonen nach Raum, Zeit und Zahl, die sich als die gesamte Natur und die in ihr waltenden Gesetze äussern, sein Wollen ist die Aktualisierung jeder potentiellen Energie" (S. 158). Im übrigen enthält dieses Kapitel manche gute Bemerkung zur Kritik des Gottesgedankens, verliert sich aber so gut wie das folgende über „Unsterblichkeit" schliesslich völlig in pantheistische Mystik.

Das Buch ist zweifellos lesenswert, und man kann viel aus ihm lernen, obwohl meines Erachtens das letzte Urteil lauten muss, dass der energetische Monismus uns so wenig zum Ziele führt, wie der mechanistische. Ist überhaupt das Streben, die psychischen Vorgänge der Energieformel einzuordnen, der Anstrengung wert, fördert es unser psychologisches Verständnis, wenn wir Liebe und Hass, Goethes Faust und Kants Kritik einmal in Kalorien ausdrücken können? Was aber dem Verfasser fehlt, ist eine tiefere erkenntnistheoretische Schulung. Mit dieser würde er mehr Nachdruck auf die von ihm nur ganz nebenbei erwähnte Tatsache gelegt haben, dass Atome und Elektronen nicht letzte Realitäten, sondern Gedankengebilde sind, die aufgestellt sind zur Erklärung, zur Reduktion physikalischer Vorgänge, und die die Wissenschaft ohne weiteres aufgeben wird, wenn sie auf anderem Wege ihre Absicht besser erreicht. In das bewusste Denken, das uns allein diese Klarheit liefern kann. aber die „dunklen Dinge", Psychonen genannt, einzuführen, ja in den Vorgängen des Bewusstseins nur „dämmerhafte Bilder wie in einem dunkeln Spiegel" zu sehen, heisst doch die Verhältnisse gerade umkehren. Dazu kommt die pendelnde Darstellung, man wird nicht klar, ob nun eigentlich die Psychonen die Träger psychischer Vorgänge sind oder diese Vorgänge selbst: im ersteren Falle wären wir um keinen Schritt weiter, der zweite aber heisst nichts anderes als „Denken ist Bewegung", wenn auch hier in einer „psychischen Materie".

Zu einer eingehenden philosophischen Beschäftigung mit den Ansichten des Verfassers ist vielleicht noch einmal Gelegenheit, wenn der angekündigte zweite Teil des Buches erschienen ist, der sich mit den religiösen Problemen auseinandersetzen soll. Hoppe (Pfullingen).

C. Lombroso: Neue Studien über Genialität. (Schmidt's Jahrbücher der gesamten Medizin. Bd. CCXCIII, S. 22). Mit Genehmigung des Verfassers deutsch von E. Deutsch.

Eine Übersetzung des 1902 erschienenen Nuovi studii sul genio, in denen Lombroso nach einer kurzen Polemik gegen Bovio, Tamburini, *Mor-*

selli u. a. neues Material zur Begründung seiner bekannten Lehre bringt. Bei Columbus handelt es sich nach Lombroso um eine religiöse halluzinatorische Paranoia mit Grössenideen; aus ihr leitet Lombroso die genialen Eigenschaften des Christoph Columbus ab: sie schärfte seinen Geist und förderte seine Neophilie, sie durchbrach mittels der cerebralen, übermässigen Erregung die Besonnenheit und die Kritik, die Zweifel und die psychische Beharrung. Swedenborg ist ein deutlicher Fall von Megalomanie mit religiösem halluzinatorischem Irresein, Gardanny eine Paranoia, Petrarca litt an chronischen Depressionszuständen und epileptischen Aequivalenten, A. Manzoni war erblich schwer belastet, hatte Phobien und war von überaus labiler psychischer Konstitution. Bei Goethe und Schopenhauer beschränkt sich Lombroso darauf, die Ansichten Moebius mitzuteilen und bringt nur wenig neues Material. Verlaine war ethisch defekt und dem Alkoholgenusse ergeben, der ihn zu Tätlichkeiten und sexuellen Perversionen führte. Tolstoi soll Epileptiker sein, Savonarola ein paranoisches Genie, Kambyses ein epileptisches Genie mit ethischem Defekt, weniger genau ausgeführt sind die Pathographien von R. Wagner, Rousseau, Comte, Leopardi.

Lombrosos Studien sind sehr interessant, da in ihnen viel neues Material geboten wird; gegen die Kritiklosigkeit aber, mit der die verschiedenen Aussagen der Gewährsmänner angenommen werden, sowie gegen die Neigung, kleine Absonderlichkeiten gleich zur Stütze eines Krankheitsbildes heranzuziehen, lässt sich vieles sagen.

Mancher Schluss, den Lombroso aus dem unsicheren Materiale zieht, erscheint gewagt, und ich glaube nicht, dass seine derart begründeten Diagnosen allseits Glauben finden werden. Wittermann (Tübingen).

F. Kraepelin, Friedr. Vocke und **Hugo Lichtenberg**: Der Alkoholismus in München. (J. E. Lehmann's Verlag, München.)

Kraepelin gibt ein umfassendes Bild von den Beziehungen zwischen dem Alkoholgenusse in München und den geistigen Erkrankungen, die im Jahre 1905 an der psychiatrischen Klinik beobachtet wurden. Bei den Männern verursacht der Alkohol — die wesentlichste Rolle spielt hierbei das Bier — nahezu ein Drittel aller zur Beobachtung gelangenden Geistesstörungen; ihm kommt bei einer ganzen Reihe psychischer Erkrankungen, wie der Paralyse, der Epilepsie, der Arteriosklerose eine entscheidende Wirkung zu, und endlich ist der Alkohol eine der allerwichtigsten Ursachen der Entartung; dies alles beweist Kraepelin durch neue Zahlen und stellt zum Schlusse energische Forderungen zur Beseitigung dieser Schäden.

Vocke berechnet die Gesamtauslagen für alle im Jahre 1905 in der Anstalt München bezw. Eglfing untergebrachten Alkoholkranken und findet hierfür eine Summe von 86 915 Mark 30 Pf., von denen nahezu 70 000 Mark auf den Kreis kommen.

Lichtenberg beschäftigt sich mit der sozialen Bedeutung der Alkoholkranken der Münchener psychiatrischen Klinik im Jahre 1905. Er berechnet ausführlich die Kosten, welche die Verpflegung verursachte, untersucht die Kriminalität und den Beruf der Alkoholkranken und findet dabei, dass auch den sogen. Gebildetenständen eine wesentliche Rolle bei der Entstehung des

Alkoholismus zukommt, und dass derselbe nicht ein Privileg der unteren Bevölkerungsklassen ist. Wittermann (Tübingen).

H. Schäfer: Populärpsychiatrie des Sokrates redivivus. Gespräche über den kleinen Unverstand. Würzburg, A. Stuber's Verlag. 1908.

Eine populäre und humorvolle Erläuterung psychiatrischer Probleme. Der alte Sokrates unterhält sich mit einigen Psychiatern neuester Zeit (ordentlicher Professor der Psychiatrie Müller, Sanitätsrat und Irrenanstaltsdirektor Schultze und Physikus Medizinalrat Meyer) über die heutige Psychiatrie in Form von halb lustigen halb ernsten Dialogen; in erster Linie werden die Grenzgebiete (der kleine Unverstand) erörtert. Wenn man auch mit dem Autor nicht immer einverstanden sein kann (so z. B. nicht bei seiner rein intellektualistischen Auffassung des moralischen Schwachsinns), so wird man doch nicht leugnen können, dass er Geschick besitzt, schwierige Dinge gemeinverständlich und in der Hauptsache zutreffend zu erläutern. Nur eines ist mir nicht klar geworden: warum nämlich der alte Sokrates sich immerfort betrinken muss; selbst dann, als er die Übel des Alkoholismus mit seinen neuzeitlichen Freunden erörtert, leert er mehrere Humpen Wein. Da ist denn doch die burschikose Form etwas bedenklich!

Man braucht kein Philister zu sein und kann doch Zweifel hegen, ob bei der Behandlung der vom Verfasser gewählten Stoffe die ulkhafte Form die erfolgreichste ist. Ich möchte den Verfasser und den Leser auffordern, mit den hier vorliegenden Gesprächen die Dialoge von Möbius in seinen schönen Aufsätzen: „Drei Gespräche über Metaphysik", „Drei Gespräche über Religion" zu vergleichen. Ich bin mir nicht im Zweifel, wer die richtigere Tonart gewählt hat. Es gibt eben Dinge, deren scherzhafte Verarbeitung in burschikoser Art mit dem Ernste des Inhalts nicht recht zusammengehen will, so dass ein gequältes Ganzes entsteht. Gaupp.

R. von Krafft-Ebing: Psychopathia sexualis mit besonderer Berücksichtigung der konträren Sexualempfindung. 13. Auflage. Herausgegeben von Dr. Alfred Fuchs. Stuttgart, Ferdinand Enke. 1907. Geh. M. 11.

Die dreizehnte Auflage des bekannten Buches, dass sich trotz seiner zahlreichen jüngeren Konkurrenten auf dem Büchermarkt siegreich behauptet, unterscheidet sich von ihren Vorgängerinnen nur durch die Vermehrung der Kasuistik; es werden 10 neue Beobachtungen mitgeteilt, die Fuchs bei Durchsicht des literarischen Nachlasses seines Lehrers gefunden hat.

Ein genaueres Eingehen auf den Inhalt des Buches, das früher schon wiederholt in diesem Zentralblatt besprochen wurde, erübrigt sich, da die neue Auflage nichts Neues von Belang enthält. Die Ausstattung ist die bekannt gute des Enke'schen Verlages. Gaupp.

Siegert: Was? Wie? Wer? Wann? Leipzig 1907. Teutonia-Verlag. 60 S.

Eine der jetzt so beliebten Schriften über die sexuelle Aufklärung der Jugend. Neues bietet das Heftchen nicht. Sprache und Darstellungsart haben die übliche pastorale Form, viel Salbung, grosser Bilderreichtum, selbst Schwulst; das Zwiegespräch im letzten Kapitel wirkt stellenweise direkt komisch. Trotzdem ist anzuerkennen, dass die Ansichten des Verfassers weit verständiger und gemässigter sind, als die Art des Vortrags und namentlich auch der merkwürdige Titel zunächst vermuten lassen. Hoppe (Pfullingen).

Arbeiten aus dem Pathologischen Institut der Universität Helsingfors. Herausgegeben von Prof. Dr. **Homén.** Bd. I. Heft 4. Berlin 1907. S. Karger.

Auch das eben erschienene vierte Heft der Homén'schen Sammlung ist ausschliesslich neuropathologischen Fragen gewidmet. Die erste Arbeit bringt einen Beitrag „zur Kenntnis der Zweiteilung des Rückenmarkes (Diastematomyelie“). Auch diese Arbeit zeichnet sich, wie die meisten Publikationen in den vorhergehenden Heften, durch eine besonders sorgfältige Berücksichtigung der Literatur aus. Ein Fall von Spina bifida und Rückenmarksteilung gibt dem Verfasser, Chr. Sibelius, Anlass, einmal die Lehre von den Schliessungsanomalien der Medullarplatte zu prüfen und die Ergebnisse unserer bisherigen Kenntnis darüber zusammenzustellen.

Die Studie gewinnt vor allem durch die Photogramme von Präparaten eigener Untersuchung und dann durch die rasch orientierenden Schemata über die Typen der Diastematomyelie. Sibelius teilt diese in vier grosse Gruppen: I. Fälle, wo die beiden Medullarnähte — sowohl die ventrale als die dorsale — ungeschlossen bleiben; II. Fälle, wo die vordere Naht sich zu gewöhnlicher Zeit schliesst, die dorsale dagegen ungeschlossen bleibt; III. Fälle, wo sich die vordere Naht nicht oder nicht zu gewöhnlicher Zeit schliesst, die dorsale sich dagegen frühzeitig schliesst; und IV. Fälle, wo sich beide Nähte zwar schliessen, aber doch in irgend einer Weise abweichend von den Vorgängen unter normaler Entwicklung. In jeder Gruppe lassen sich noch Untergruppen unterscheiden. Die letzerwähnten Typen leiten zu den Vorderhornabschnürungen über.

In allen diesen Formen von Diastematomyelie ist für die Rückenmarksteilung die bilaterale Anlage der Medullarplatte bestimmend. Auch die Vorderhornabschnürungen erklären sich daraus; sie sind der Ausdruck einer mangelhaften Entwicklung oder Veranlagung der einen Medullarplattenhälfte; die andere Hälfte bildet den „Hauptteil“ des Rückenmarks. Die Teilung des Medullarrohres geschieht nicht in der Weise, dass sich in das schon einigermassen entwickelte, resp. geschlossene Rückenmark Trennungsgewebe aktiv vorschiebt und eine Druckatrophie hervorruft; doch lässt sich das Vorkommen eines aktiven Wachstums des mesodermalen Trennungsgewebes in die Medullarplatte nicht generell bestreiten. Bei abnormen Schliessungsvorgängen führt die histologische Differenzierung eines Medullarplattenanteiles zu denselben histologischen Differenzierungsprodukten, wie sie der betreffende Medullarplattenanteil unter normalen Verhältnissen erfährt. Das drückt sich gewöhnlich auch in der groben Architektonik aus; excessiv fremde Differenzierungen der grossen Zellelemente liessen sich nur sehr selten konstatieren. Das Offenbleiben des Zentralkanals hindert das Zustandekommen normaler architektonischer Verbände nicht. Dagegen hängt das Auftreten der überzähligen (medialen) grauen Verbände von der Vollständigkeit der Schliessungsvorgänge in der Medullarplatte resp. in deren Hälften ab. Bei frühzeitiger Schliessung einer Rückenmarkshälfte kommt es gern zur Bildung einer vollständigen medialen grauen Säule; ob dabei mehr Vorderhornzellen in diesem medialen pathologischen Vorderhorn zur Entwicklung gelangen, als in dem normalen lateralen, oder umgekehrt, hängt von architektonischen Umständen (Einmündungsstelle der sekundären Arteria spinalis centralis u. ä.) ab. Die Ausgestaltung des medialen Hinterhorns steht in Abhängigkeit zu dem Auftreten eines gleichseitigen Hinterstranges, und dieses hängt wieder ab von dem Vorhandensein einer überzähligen medialen Spinalganglienreiche. Ausser letzterer findet man bei Diastematomyelien noch Spinalganglien-Heterotopien innen im Rückenmark; die betreffenden Ganglienzellen sind bei ihrer Auswanderung gewissermassen auf dem Wege stecken geblieben, behindert durch die eigentümlichen Krümmungsverhältnisse der Medullarplatte.

Ernst Therman's Arbeit handelt von der „sogenannten primären Sinusthrombose". In der Einleitung gibt er einen Ueberblick über die Entwicklung der Thrombosenlehre überhaupt und im speziellen über die wechselnden Anschauungen bezüglich der Aetiologie der „primären" Sinusthrombose: ob sie primär infolge von Marasmus oder Chlorose entsteht oder ob eine Infektion ihre Ursache bildet. In der ausführlichen Besprechung der Kasuistik, der pathologischen Anatomie und der Aetiologie stützt sich Th. auf das Ergebnis der Untersuchung von vier eigenen Fällen und auf die Kenntnis von 44 in der Literatur veröffentlichten Fällen.

Therman fand bei der kritischen Durchsicht dieser Literatur, dass in 85 % der Fälle mit der grössten Wahrscheinlichkeit eine Infektion vorlag und dass speziell eine meningitische oder encephalitische Affektion in 50 % nachweisbar war. Diese entzündlichen Veränderungen des die Sinus umgebenden Gewebes spielen offenbar eine wichtige Rolle in der Entstehung der „primären" Sinusthrombose. Auch die klinische Tatsache spricht dafür, da nämlich in mehr als der Hälfte der Fälle die Thrombosen jüngeren Datums zu sein scheinen als die Cerebralsymptome. In den vier Fällen eigener Beobachtung stellt offenbar die Meningoencephalitis die primäre Krankheit, die Sinusthrombose dagegen eine hinzugetretene Komplikation dar. Dreimal handelte es sich dabei um ein chronisches Leiden, einmal um eine postabortive Endometritis; zu diesen Allgemeinerkrankungen trat eine akute Infektion hinzu; dementsprechend fanden sich im Gehirn zwei verschiedene entzündliche Prozesse, ein mehr oder weniger chronischer und ein akuter. Seine histopathologischen Befunde sucht Therman durch Tafelfiguren zu illustrieren, was ihm durch die bunten Zeichnungen gut gelungen ist, während auch diesmal wieder die Mikrophotogramme doch nur eine unvollkommene Orientierung gewähren.

In der letzten Arbeit des Heftes berichtet Renvall über einen „Fall von Leptomeningitis cerebrospinalis purulenta haemorrhagica". Hier handelt es sich um einen akuten ziemlich ausgedehnten Entzündungsprozess in den Meningen mit Rundzelleninfiltration und Blutungen, die hier und da auch die Hirnsubstanz betreffen. Die Meningitis beruhte auf eine Doppelinfektion (Diplo-streptococcen und Bakterium coli). Die Eintrittspforte für die Infektion liess sich nicht auffinden.

Spielmeyer.

F. d'Hollander: Apraxie III. Congrès belge de Neurologie et Psychiatrie. Gand 1907. 158 S.

Sehr klare und vollständige Darstellung der Apraxielehre und ihrer Literatur, als Rapport für den in der Ueberschrift genannten Kongress. Die Literatur über den Gegenstand ist bisher kaum so gut und ausführlich zusammengestellt worden, wenngleich der Aufsatz, der ganze Abschnitte der Arbeiten aus Liepmann und Pick übersetzt, in erster Reihe für französische Leser bestimmt ist. Einige eigene Beobachtungen des Verfassers sind angeschlossen.

Lewandowsky.

J. Bökelmann: Epilepsie und Epilepsiebehandlung. Würzburger Abhandlungen aus dem Gesamtgebiet der praktischen Medizin, VII, 12. A. Stubers Verlag 1907. Preis 0,75 M.

Gutgeschriebene kleine Monographie über die Epilepsie. Vor allem erfährt die Therapie eine sehr eingehende Darstellung, bei der auch das Strittige und Unsichere gewissenhaft erörtert wird, so dass der Leser gegen nichts voreingenommen wird und sich den Weg zur richtigen Behandlung selbst suchen muss. Diese Objektivität hat auf einem Gebiete, auf dem im Allgemeinen Mode und Subjektivität herrschen, ihre volle Berechtigung. Gaupp.

Fischer: Jahresbericht der grossherzoglich badischen Heil- und Pflegeanstalt bei Wiesloch, 1906.

Die Anstalt ist seit Oktober 1905 eröffnet; im Berichtsjahre wurden, dem allgemeinen Plan entsprechend, mehrere Bauten unter Dach gebracht: 1. Lazaretthaus für 50 Männer, je ein Haus für unruhige Männer und unruhige Frauen (je 40), ein Aufnahmehaus für ruhige Frauen (40), Verwaltungsgebäude, 1 Aerztewohnhaus, 1 Dreifamilienwohnhaus für Oberpersonal, 1 Vierfamilienwohnhaus für Wärter- und Werkmeisterfamilien, letzteres mit Eingangstor an der westlichen Zufahrt der Anstalt, sodass an dieser Stelle ein eigenes Torwarthaus erspart wurde. Leider fehlt der allgemeine Situationsplan, vermutlich befindet er sich im 1. Jahresbericht, doch sind dem hier besprochenen Jahresbericht die Grundrisse der im Bau und in Betrieb genommenen Häuser angefügt. Ueber die technischen Anlagen, Einrichtung etc. findet man Auskunft, ebenso über Zahl und Art des Personals. Die Anstalt litt unter dem Mangel eines Lazaretthauses für sieche Kranke, ferner unter der hohen Prozentzahl krimineller Kranker, von denen 12, davon zweimal je zwei, entwichen und unter unausgebildetem weiblichen Pflegepersonal (vorwiegend Industrie-Gegend). Es bestand Dauerwache, von 8—8 Uhr, ohne Kontrolluhr. Isolierungen kamen nicht vor. Dauerbäder von 12—14 Stunden nur vereinzelt, meist bloss 1—2 stündige Bäder. Erwähnenswert ist noch das Auftreten von Typhus in drei Fällen, sehr wahrscheinlich übertragen von Kranken aus der Emmendinger Anstalt her. Dass einer dieser letzteren noch nachher die Gruber-Widalsche Reaktion bot, ist wichtig und wieder ein Beweis dafür, dass Personen, die Typhus durchgemacht haben, noch lange gefährlich sein können und dass es daher notwendig ist, dass solche Personen nachträglich noch öfter bakteriologisch untersucht werden. Wolff-Katzenelnbogen.

III. Uebersichtsreferat.

Münchener medizinische Wochenschrift, LIV. Jahrgang 1907.

I. Hälfte. Januar-Juni. (Schluss.)

J. Sobotta: S. Ramón y Cajal. No. 12, p. 579. Würdigung seiner Verdienste. — **Alwin Ach**: Augenmuskellähmungen nach Lumbalanaesthesien. No. 13, p. 613 ff. A. betont die Schwierigkeiten, welche die anatomischen Verhältnisse (vor allem enge Passagen) dem Emporsteigen der lumbalinjicierten Flüssigkeiten entgegensetzen. Kaninchenversuche bestätigten seine Annahme. Das Emporsteigen des Anaestheticums bis zur Schädelbasis wird bei Anwendung der gewöhnlichen kleinen Dosen äusserst selten vorkommen, höchstens in starker Verdünnung und ziemlich langsam, nicht schnell und in konzentrierter Form, so dass eine volle Wirkung nicht zustande kommt. In vielen Fällen wird wahrscheinlich überhaupt die ganze eingebrachte wirksame Substanz schon in den unteren Partien des Subarachnoidealraums gebunden. Gelangt von der eingespritzten, toxisch wirkenden Flüssigkeit nach oben und treten Nervenlähmungen auf, so handelt es sich um Nerven- nicht um Kernlähmungen. An die Kerne, speziell in den IV. Ventrikel kann die Flüssigkeit kaum gelangen. Der Abduzenz ist besonders geeignet. Sein Austritt hat statt an der Cysterna pontis, wo sich zunächst eine grössere Flüssigkeitsmenge ansammelt und staut. In der Tat sind bis jetzt nur Lähmungen zu verzeichnen bei Gehirnnerven, welche in einer Cysterne liegen, einen längeren Verlauf innerhalb der Zerebrospinalflüssigkeit im Subarachnoidealraume aufweisen und nicht sehr schnell die Dura durchbrechen. Das späte Auftreten der Lähmungen ist vielleicht einesteils mit dem langsamen Fortschreiten der Flüssigkeit durch die physiologischen Engen, anderenteils damit zu erklären, dass die Flüssigkeit durch die Arachnoidea diffundiert und auf die Nerven noch während ihres Verlaufes zwischen Dura und Arachnoidea einwirkt. Möglicherweise handelt es sich um die Wirkung von Abbauprodukten des Anaestheticums, die auf die relativ dünnen Nerven in langer Ausdehnung chemisch wirken und eine Art Neuritis erzeugen. A. empfiehlt: 1. Von allen zur Lumbalinjektion empfohlenen Mitteln ist das harmloseste, das Tropakokain, zu wählen, auf keinen Fall das Stovain, das einen stärkeren Einfluss auf die motorischen Nerven ausübt. 2. Kleine Dosen des Anaestheticums sind beizubehalten. 3. Konzentrierte Lösungen sind nicht zu verwenden. 4. Nach der Injektion ist unbedingte Ruhe in Rückenlage, womöglich mit erhöhtem Oberkörper (wenigstens nach der Operation) notwendig, da sonst die physiologischen Engen passiert, der Bereich der toxischen Wirkung vergrössert und somit die Gefahr bedeutend erhöht wird. — **Siegmund Auerbach**: Ein neuer Sensibilitätsprüfer. No. 14, p. 672f. Zwei Instrumente in einem Etui. Das eine hat an dem einen Ende eine Füllung mit essigsaurem Natrium (etwas zu erhitzen! Thermophor!), am anderen eine Kältemischung (Wasser, Eis oder Ammoniumnitrit, welches bei Wasserzusatz starke Kälte entwickelt.) Das zweite Instrument enthält auf der einen Hälfte übereinandergeschraubt Pinsel, Nadel, Feder zur Prüfung des Drucksinns. Auf der anderen Hälfte ist ein Dermatograph. Zu beziehen von B. B. Cassel, Frankfurt a. M., Neue Zeil. Preis 15 M. — **Ch. Thorel**: Ein Fall von primärem melanotischem Sarkom der Rückenmarksmeningen. Nr. 15, p. 725ff. Melanotische Geschwülste des Zentralnervensystems hat man gewöhnlich als metastatische aufgefasst. Dem Vorkommen primärer Melanome des Gehirns und Rückenmarks stand man sehr skeptisch gegenüber, obwohl seit langer Zeit bekannt ist, dass gewisse Stellen der weichen Hirnhäute, insbesondere ventrale Flächen der Medulla oblongata und der Brücke, Gegend der bulbi olfactorii und die Sylvi'schen Furchen schon normalerweise einen mehr oder weniger deutlichen Pigmentgehalt besitzen. Die pigmentierten Zellen der Pia mater sind mit den Chromatophoren der Haut und Choreoidea identisch. Es dürften daher auch von ihnen melanotische Geschwülste ausgehen können. Weiterhin finden sich in den Adventitiascheiden der Gehirn- und Rückenmarksgefässe pigmentierte Zellen als direkte Fortsetzungen der Pigmentanhäufungen der Pia cerebralis und spinalis. Auch von hier aus können melanotische Tumoren sich entwickeln. Derartige Fälle sind neuerdings beschrieben worden von Minelli, Hirschberg, Pick. Immerhin ist aber im Vergleich mit den sekundären Melanomen des Hirns und Rückenmarks das autochthone Auftreten von melanotischen Geschwülsten in den Zentralorganen und ihren Hüllen ausserordentlich selten. Ein Fall wird mitgeteilt. Ein 43 Jahre alter Mann geht unter den Symptomen einer Kompressionsmyelitis mit Blasen- und Mastdarmlähmung, Paresen der beiden unteren Extremitäten und starken neuritischen Schmerzen in denselben zugrunde. Nirgends im Körper die geringsten Spuren anderweitiger melanotischer Pigmentierung. An der Basis des Hirns in den weichen Häuten (Pia und Arachnoidea) zerstreute Pigmentansammlungen, zum Teil erbsengrosse schwarze Pigmentklumpen. An den weichen Rückenmarkshäuten häufen sich die teils diffusen, teils knotigen schwarzen Pigmentablagerungen. Auch an den Abgangsstellen mancher Hirn- und Rückenmarksnerven hat sich Pigment abgelagert. — Kurz vor der Auflösung des Lendenmarks in die Cauda equina nimmt die Pigmentablagerung geschwulstartigen Charakter an. Hier ist über dem stark abgeplatteten und verschmälerten Rückenmark eine fast daumendicke, schwarze Pigmentgeschwulst. Die Nervenbündel der Cauda equina sind massig von der Pigmentgeschwulst umgeben. Mikroskopisch besteht die Geschwulst aus grossen, langgestreckten Spindelzellen, z. T. aus rundlichen und polygonalen Zellen, welche zwischen den weit auseinandergeschobenen Bindegewebsfasern der Pia und Arachnoidea spinalis liegen. Die Pigmentablagerungen sind fleckig, strichförmig oder unregelmässig in das Geschwulstgewebe eingestreut, nicht an die Gefässverzweigungen gebunden. Rückenmark und Hirn selbst sind frei von Geschwulstgewebe. Die Pigmentflecken an der Hirnbasis sind keine Metastasen von den weichen Rückenmarkshäuten her, sie sind diesen Geschwülsten gleichwertig, sind autochthon entstandene sarcomatöse Entartungen des pigmentierten Bindegewebes der Pia und Arachnoidea cerebralis. — Besprechung von Fällen der Literatur. — **Th. Runck**: Bromural, ein neues Nervinum. No. 15, p. 728 ff. Bromural ist α-Bromidovalerianylharnstoff. Zahlreiche eigene Beobachtungen. Bromural hat keine narkotischen Neben- und Nachwirkungen. Es ist ungefährlich und bekömmlich. Seine Wirkung erstreckt sich indess nur auf Fälle leichter, nervöser Schlafbehinderung. Es erzeugt in Dosen von 0,3—0,6 (in den meisten Fällen 0,6 = 2 Tabletten) eine einschläfernde und beruhigende Wirkung auf die Dauer von durchschnittlich 3—5 Stunden. Der Schlaf unterscheidet sich nicht von dem natürlichen. Beim Erwachen ist man frisch und klar. Stärkere Gaben haben keine stärkere oder länger dauernde Wirkung. Bei Schlafwiderständen mittleren oder schwereren Grades, wie schwere Unruhe, Husten, Reizerscheinungen, Delirien, Schmerzen, hohes Fieber u. dergl. versagt Bromural. — **G. Maurer**: Polyneuritis der Hühner und Beri-Beri eine chronische Oxalsäurevergiftung? Bemerkungen zu dem Artikel Prof. C. Eijkman in No. 3 der Münch. med. Wochenschrift. 1907. Möglicherweise kommt Oxalsäure bei Beri-Beri doch in Frage. M. stellt Mitteilung des Ergebnisses seiner Untersuchungen in baldige Aussicht. — **H. Stursberg**: Ein Beitrag zur Kenntnis der Addison'schen Krankheit. No. 16, p. 773 ff. Zwei Fälle. Str. nimmt an, dass ein auffallender Widerspruch zwischen verhältnismässig günstigem Ernährungszustand und schwerer Adynamie den Verdacht auf eine Nebennierentuberkulose hervorrufen muss. Treten hierzu noch eine starke, nicht durch eine nachweisbare Erkrankung des Herzens bedingte Blutdrucksenkung und ausserdem noch Magendarmstörungen ohne andere nachweisbare Ursache, so ist die Diagnose auf Morbus Addisonii auch ohne abnorme Pigmentierung der Haut und der Schleimhäute für ausreichend begründet zu erachten. Die gute Erhaltung des Fettpolsters ist vielleicht darauf zurückzuführen, dass durch die Störung der Nebennierenfunktion ausser den bekannten Erscheinungen auch eine Hemmung des gesamten Stoffumsatzes hervorgerufen wird, welche es dem Organismus ermöglicht mit minimalen Nahrungsmengen die notwendigsten Funktionen aufrecht zu erhalten, ohne das Fettgewebe wie bei anderen Erkrankungen anzugreifen. Für die Erklärung der Adynamie, die Neusser im wesentlichen auf das Sinken des Gefässtonus und auf die unzureichende Entgiftung toxischer Stoffwechselprodukte zurückführt, wäre diese Annahme nicht unwichtig. — **E. Gierke**: Die Persistenz und Hypertrophie der Thymusdrüse bei Basedow'scher Krankheit. No. 16, p. 775 ff. Zwei eigene Fälle. Im ganzen bis jetzt 42 Beobachtungen von Basedow mit vergrösserter Thymus. Thymusvergrösserung gibt für Basedow in operativer Hinsicht besonders schlechte Prognose. Vielleicht kompensieren sich pathologische Schilddrüsen- und pathologische Thymusfunktion. Vielleicht beruhen hierauf durch Thymusfütterung erzielte Besserungen. — **R. Freund**: Die Röntgenbehandlung der Basedow'schen Krankheit. No. 17, p. 830 ff. Fünf zum Teil schwerere Fälle wurden günstig beeinflusst, drei davon heilten. Die Bestrahlungen erfolgten in Abständen von einigen Tagen zwei- bis viermal. Dauer der Bestrahlung 10 Minuten. Abstand 20 cm. Benutzt wurde weiche Röhre. Freund resumiert: 1. Röntgenstrahlen erfüllen bei der Basedow'schen Krankheit die kausale Indikation, indem sie die krankhaft secernierende Basedowstruma zum Schwinden bringen. Sie wirken stets günstig auf das Körpergewicht und auf die nervösen Erscheinungen, doch auch die übrigen Symptome können schwinden: so Herzgeräusche, Struma und Exophthalmus. 2. Die weichen vaskulären ausdrückbaren Strumen geben die günstigste Prognose; die Erscheinungen bilden sich um so schneller zurück, je jünger sie sind. — **Adalbert Gregor**: Ein Fall von Arzneiexanthem mit ungewöhnlichen Allgemeinerscheinungen. No. 17, p. 834. Es handelt sich um ein durch eine zweimalige Dosis von 2 g Chloralhydrat (zwei Abende hintereinander je 2 g) verursachtes, fast auf den ganzen Körper ausgedehntes Exanthem, welches durch heftige Allgemeinerscheinungen — hohes Fieber, hämorrhagische Bronchitis, Konjunktivitis, Somnolenz — einen gefährlichen Verlauf nahm. Das Exanthem bestand aus dunkelrot gefärbten maculo-papulösen Effloreszenzen. Diese konfluierten an den stärker befallenen Stellen zu grösseren Komplexen. Häufig kleine Haemorrhagien in der Mitte zahlreicher Effloreszenzen. An einzelnen Stellen bildeten sich taubeneigrosse mit seröser Flüssigkeit gefüllte Blasen. Fieber bis 39,8. Nach acht Tagen Rückgang des Exanthems und allmählicher Temperaturabfall. Das Abblassen des Exanthems erfolgte unter Schuppenbildung. — **F. Peipers**: Das Klima und die Indikationen Teneriffas. No. 17, p. 841 f. Besonders auch für Neurasthenie empfohlen. — **Otto Roith**: Beeinflusst die Injektion von Stovaïn in den Lumbalsack die motorischen Funktionen der Eingeweide? No. 19, p. 936 f. Darm-Blasenmuskulatur, glatte Sphinkteren werden durch Stovaïn höchst wahrscheinlich nicht gelähmt, sondern nur jene willkürlichen Muskeln, welche die Entleerung der Bauchorgane unterstützen. Den die Entleerung von Blase und Darm usw. einleitenden Reflexen, welche sich in den lokalen Ganglien des autonomen Systems abspielen, folgen die unter normalen Verhältnissen zwangsweise angereihten spinalen Reflexe nicht mehr. — **Georg Arndt**: Elektromassagehandschuh. No. 19, p. 938. — **F. Eichelberg**: Zur Behandlung des Delirium tremens. No. 20, p. 978 f. Beobachtungen auf der Abteilung von Nonne. 1043 Fälle von Delirium tremens ohne Komplikation: Mortalität 1 %. 531 Fälle mit Komplikation: Mortalität 1,4 %. 173 Fälle von Pneumonie mit Delirium: Mortalität 33 %. Therapeutisch: sofort Entziehung des Alkohols. Schlafmittel, hydrotherapeutische Massnahmen eher schädlich wegen Schwächung der Herzkraft. Wenn Puls schlechter: Digitalis, Strophantus, Kampher, Kaffee. Am dritten Tage, wenn Delirium im Abklingen abends 2—4 g Chloralformamid. Der um diese Zeit meist naturgemäss eintretende Schlaf scheint hierdurch schneller und anhaltender herbeigeführt zu werden. Anregung der Diurese und grosse Flüssigkeitszufuhr (Extr. oxycocci 50,0, Sir. spl. 200,0, Aqu. communis 5000). Bettbehandlung. Isolierung für kürzere Zeit, wenn man den Eindruck gewinnt, dass die Pat. im Einzelraum sich weniger abarbeiten. Bei Pneumonie mit Delirium sofort Digitalis und auch Alkohol. — **S. Schoenborn**: Ueber Polyneuritis cerebralis acuta mit Beteiligung der Nn. acustici (Polyn. cerebral. menieriformis Frankl-Hochwart): No. 20, p. 983 ff. Fall. — **P. Lissmann**: Neuere Untersuchungen über den dorsalen Fussrückenreflex. No. 21, p. 1030 f. Reflex von K. Mendel und Bechterew. Normaler Fussrückenreflex (Dorsalflexion der Zehen 2—3—5, bei Beklopfen des lateralen Fussrückens in der Gegend des os cuboid. und cuneiforme III) bei Gesunden und Tabikern. Fehlen jeglichen Reflexes bei spinalen Kinderlähmungen. Pathologische Plantarflexion bei den meisten „Babinski-positiven" Erkrankungen. Bei Kindern bis zum 3. und 4. Lebensmonat ebenfalls Plantarflexion. (Hier Nochnichtausgebildetsein der Pyramidenbahn, sonst Störung der Py.-B.!) — **Ludwig von Szöllösy**: Ein Fall multipler neurotischer Hautgangrän in ihrer Beziehung zur Hypnose. No. 21, p. 1034 f. Heilung und Entstehen nach hypnotischer Suggestion. — **Krummacher**: Seltenere Störungen der Schwangerschaft. Hysterisches Fieber. No. 21, p. 1035 f. Temp. bis 43°. — **W. Spielmeyer**: Schlafkrankheit und progressive Paralyse. No. 22, p. 1065 ff. Siehe dieses Centralbl. 1907, No. 239, p. 477 f. — **Robert Bárány**: Die Untersuchung der reflektorischen vestibulären und optischen Augenbewegungen und ihre Bedeutung für die topische Diagnostik der Augenmuskellähmungen. No. 22, p. 1072 ff. und No. 23, p. 1132 ff. — **Egbert Braatz**: Bleivergiftung durch die Geschosse nach Schussverletzungen. No. 22, p. 1081 f. Mit der Möglichkeit, dass Geschosse, welche im Körper zurückbleiben, Bleivergiftung hervorrufen, ist zu rechnen. Frühdiagnose der Bleivergiftung durch Bluntuntersuchung auf basophile Granula. (S. Akanazy-Königsberg). — **Gustav Klein**: Historisches zum Gebrauch des Bilsenkrautextraktes als Narcoticum. No. 22, p. 1088 f. — **Otto Kalb**: Ein Beitrag zum sogenannten Handgang infolge spinaler Kinderlähmung. No. 23, p. 1124. — **Federschmidt**: Ein Fall von Tetanus traumaticus, behandelt mit Tetanus-Antitoxin

„Höchst". No. 23, p. 1129. Leichter Fall. Heilung. — **Tiedemann** und **T. Nambu**: Beitrag zum klinischen und anatomischen Bild der Lues cerebrospinalis. No. 24, p. 1164 ff. Fall. Keine Störung der Psyche. — **C. Pfeiffer**: Ueber Kropfverpflanzung und experimentellen Morbus Basedowii. No. 24, p. 1173. Versuche. Ergebnisse: 1. Artfremde d. h. menschliche Kropftumoren lassen sich bei Anwendung geeigneter Technik erfolgreich auf Tiere (Hunde, Ziegen) überpflanzen, so dass z. B. 127 Tage nach der Operation noch funktionierendes Kropfgewebe an der Einpflanzungsstelle (Milz) nachzuweisen ist. Am besten gelingt die Ueberpflanzung, wenn möglichst kurze Zeit zwischen Exstirpation des Kropfes und Implantation desselben ins Tier verfliesst. 2. Das eingeheilte menschliche Kropfgewebe scheint eine Pulsbeschleunigung beim Tier herbeizuführen, die bei Verwendung von Basedowstruma anscheinend grösser ist als bei Verwendung gewöhnlicher Strumen. Weitere Basedowähnliche Erscheinungen sind bei den 6 Tieren, auch bei Einpflanzung beträchtlicher Mengen von Kropfgewebe während der Beobachtungszeit nicht aufgetreten. Ob der Tod eines Hundes (Herztod?) in Zusammenhang mit der Kropfwirkung zu bringen ist, erscheint möglich, ist aber ungewiss. 3. Nachdem der Nachweis einer erfolgreichen Uebertragung von menschlichem Kropfgewebe auf Tiere in mehreren Fällen erbracht ist und leichte Veränderungen bei den operierten Tieren während der kurzen Beobachtungszeit sichergestellt sind, scheint es keineswegs aussichtslos zu sein, in einer grösseren Versuchsreihe und in längerer Beobachtungszeit der Schilddrüsentheorie beim Morbus Basedowii auf diesem Wege noch näher zu treten. Nach Christiani's Vorschlag dürfte es sich empfehlen, zahlreiche kleine Stückchen zu implantieren, da in grossen Stücken ausgedehnte Nekrosen eintreten. — **Otto Neustätter**: Abnormes Lachen vom Auge ausgelöst. No. 24, p. 1283 f. Lachen mancher, auch ernsthafter Personen beim Augenspiegeln. N. nimmt an, dass es sich hier um Reflexlachen, ähnlich wie bei Kitzeln, handelt. Er erinnert an das Niesen beim plötzlichen Uebergang in die Sonne oder hellen Schnee. (Ueberspringen der Erregung der Netzhaut auf ein zu der Atmungstätigkeit in Bezug stehendes Zentrum, Ueberspringen vom Thalamus opticus zum Lachzentrum). — **L. Bach**: Die Beziehungen der Medulla oblongata zur Pupille. No. 25, p. 1221 f. Aus den Versuchen Bumke's und Trendelenburg's ist nicht zu folgern, dass Bach's und H. Meyer's Hypothese über die Beeinflussung der Lichtreaktion und Pupillenweite von der Medulla oblongata aus aufgegeben werden müsse. B. führt dies des Näheren aus. — **Rudolf Neurath**: Zur Frage der angeborenen Funktionsdefekte im Gebiete der motorischen Hirnnerven. No. 25, p. 1224 ff. Fall. Auch primäre Muskeldefekte, Dysplasie und Agenesie der Muskulatur allein können zu den Erscheinungen von Funktionswegfall in von Hirnnerven versorgten Muskeln und Muskelgruppen führen. Angeborene Beweglichkeitsdefekte können demnach zustande kommen durch Entwickelungshemmungen des zentralen funktionellen Zentrums oder der motorischen Leitungsbahnen oder des muskulären Apparates. — **Schwert**: Weitere Fälle von Sklerodermie, behandelt mit Mesenterialdrüsen. No. 25, p. 1230 f. (Siehe Münch. med. Wochenschr. 1905, No. 11, p. 509 f., ref. d. Centralbl. 1907, p. 148.) Sch. beobachtete in fünf weiteren Fällen gute Erfolge. Wickel (Obrawalde).

Druck der Anhaltischen Buchdruckerei Gutenberg, e. G. m. b. H., in Dessau.

CENTRALBLATT
für
Nervenheilkunde und Psychiatrie.

Herausgegeben im Verein mit zahlreichen Fachmännern des In- und Auslandes
von
Professor **Dr. Robert Gaupp** in Tübingen.

Erscheint am 1. und 15. jeden Monats im Umfang von 2—3 Bogen. Preis des Jahrganges Mk. 24.
Zu beziehen durch alle Buchhandlungen und Postanstalten.

Verlag von **Vogel & Kreienbrink**, Berlin W. 30 und Leipzig.

XXX. Jahrgang. **1. Dezember 1907.** Neue Folge. XVIII. Bd.

I. Originalien.

Kasuistischer Beitrag zur Lehre von dem Auftreten paranoider Symptomenkomplexe bei Degenerierten.*)

Von **Eduard Reiss** (Tübingen).

In einer kürzlich erschienenen Arbeit über Degenerationspsychosen erörtert Bonhoeffer**) das Auftreten paranoischer Symptomenkomplexe bei Entarteten und grenzt drei verschiedene gut umschriebene Krankheitsformen ab. Bei der ersten seiner Gruppen, von der hier allein die Rede sein soll, handelt es sich um eine hauptsächlich bei Verbrechern im Gefolge der Strafhaft auftretende akut oder subakut einsetzende Erkrankung, die bei Herausnahme aus dem Strafvollzuge schnell und sicher abzuklingen pflegt. Ähnliche Krankheitsbilder hat Siefert***) in jüngster Zeit unter der halluzinatorisch paranoischen Form seiner Gefängnispsychosen beschrieben, ohne jedoch zu der gleichen Auffassung über die Art des Krankheitsprozesses zu gelangen. Dass die hier besprochene Erkrankung nicht der Dementia praecox zuzurechnen sei, wird von beiden Autoren in gleicher Weise hervorgehoben. Ihr Uebergang in völlige Genesung, besonders aber ihre Abhängigkeit von äusseren Einflüssen, was Schwere und Dauer der Erscheinungen anbetrifft, ermöglichen eine sichere Unterscheidung von dieser Erkrankung, rücken sie dafür aber den hysterischen Psychosen nahe. Dementsprechend vermisst auch der eine der Autoren, Siefert, eine scharfe Grenze diesen gegenüber und glaubt einen allmählichen Übergang nachweisen

*) Nach einem Vortrage, gehalten auf der Versammlung Südwestdeutscher Irrenärzte. Heidelberg 1907.

**) Klinische Beiträge zur Lehre von den Degenerationspsychosen. Halle 1907.

***) Ueber die Geistesstörungen der Strafhaft. Halle 1907.

zu können. Der andere, Bonhoeffer, hingegen sucht auch hier nach trennenden Momenten und sieht in der Beeinflussbarkeit durch äussere Verhältnisse nur ein Symptom der in beiden Fällen vorhandenen degenerativen Veranlagung. Er räumt somit unserem Krankheitsbilde eine gewisse selbständige Stellung ein. Einen Beitrag zur Klärung dieser Frage liefert, wie ich glaube, ein Fall, den wir in der Tübinger Klinik zu untersuchen Gelegenheit hatten, da er die Entstehung der Störung in selten deutlicher Weise zu überblicken gestattet. Über ihn möchte ich daher hier kurz berichten. Zuvor will ich nur mit wenigen Worten auf die übrigen hier beobachteten Fälle dieser Krankheitsgruppe eingehen.

Im Ganzen standen mir acht Fälle zur Verfügung, von denen ich drei leider nur aus den allerdings recht ausführlichen Krankengeschichten kenne. Bei sämtlichen Patienten lag die eigentliche Psychose schon längere Zeit, meist eine ganze Reihe von Jahren zurück, so dass eine einigermassen sichere Beurteilung des weiteren Verlaufes gewährleistet ist. Die krankheitsfreie Zwischenzeit schwankte zwischen ein und acht Jahren. Genaue katamnestische Erhebungen erlaubten das Schicksal der Kranken bis auf die letzte Zeit zu verfolgen. Auch in meinen Fällen handelt es sich bei der überwiegenden Mehrzahl um in der Haft entstandene Psychosen. Eine Ausnahme hiervon macht nur der Kranke, der die Veranlassung zu der vorliegenden Zusammenstellung gab und den ich nachher ausführlicher behandeln möchte. Bei den übrigen entsprachen die Krankheitserscheinungen durchaus dem von Bonhoeffer und Siefert gezeichneten Bilde. Unter Einwirkung des Strafvollzuges, — meist spielte die Einzelhaft eine auslösende Rolle —, entwickelt sich bei leicht schwachsinnigen Individuen mit mehr oder minder ausgeprägten psychopathischen Zügen akut oder subakut eine Psychose mit paranoidem Symptomenkomplex. Angst, krankhafte Eigenbeziehung, Beeinträchtigungsideen, einzelne Halluzinationen, reizbare Verstimmung und Zwang zu depressiver Rekapitulation der Vergangenheit sind die Haupterscheinungen. Besonnenheit und Orientierung bleiben erhalten. Doch muss ich insofern eine Einschränkung machen, als in einzelnen meiner Fälle Erregungszustände mit schweren Wutausbrüchen beobachtet wurden, bei denen die Besonnenheit für kurze Zeit vollkommen verloren ging. Regelmässig hat es sich aber dabei um Menschen gehandelt, die auch in freien Zeiten zu solchen Erregungszuständen neigten. Als etwas der Psychose Eigentümliches konnten diese daher nicht aufgefasst werden; doch war natürlich die herrschende gereizte und misstrauische Stimmung mit Verfolgungsideen der Umgebung gegenüber ein besonders günstiger Boden für ihr Auftreten. Die Dauer der Erkrankung war regelmässig eine kurze, von nur wenigen Wochen bis zu mehreren Monaten und erstreckte sich nur in einem Falle etwas über ein Jahr hin. Bei allen Kranken trat die Heilung bei Herausnahme aus den ungünstigen Verhältnissen des Strafvollzuges rasch und unvermittelt ein. Ja, was noch deutlicher die Einwirkung äusserer Einflüsse erkennen lässt, vier von sieben Kranken, also mehr als die Hälfte, erlebte unter den gleichen Bedingungen einen Rückfall, der aber ebenso rasch und vollkommen heilte, sowie die Kranken wieder den ungünstigen Verhältnissen der Strafhaft entzogen wurden. Die Frage, wie diese Abhängigkeit von der äusseren Umgebung zu verstehen ist, vermag vielleicht der folgende Fall etwas näher zu erläutern.

Der Kranke, der wegen eines schwebenden Entmündigungsverfahrens in die Tübinger Klinik eingewiesen wurde, ist ein 31jähriger Kunstmaler aus schwer belasteter Familie. Neben zahlreichen Geisteskrankheiten in der Ascendenz sind beide Eltern ganz abnorme Persönlichkeiten, unter deren unglücklicher Ehe erste Jugend und Erziehung des Patienten sehr litten. Er selbst war ein schwächliches Kind, entwickelte sich langsam und zeigte von klein auf zahlreiche psychopathische Züge. Schon früh machte sich eine Neigung zu übertriebenen und bizarren Handlungen bemerkbar. So begann er als Schuljunge eine Entfettungskur, weil der Vater gesagt hatte, er würde den Knaben noch ganz anders verprügeln, wenn er nicht so schwächlich wäre. Mit 16 Jahren versuchte er sich auszuhungern, weil die Eltern seinem Wunsche nach Barcelona, wo er einige Jugendjahre verlebt hatte, zurückkehren zu dürfen, nicht sofort entsprachen. Daran anschliessend führte er jahrelang eine übertriebene vegetarianische Lebensweise durch, bei der er nahezu zum Skelett abmagerte. Der Versuch, ihn zum Kaufmanne auszubilden, schlug fehl, da Patient in jeder Weise dagegen widerstrebte. So liess man ihn seinem Wunsche entsprechend, Kunstmaler werden, da er in der Tat ein gewisses Talent für diesen Beruf besass. Die nächsten Jahre verlebte er teils auf der Kunstschule in Stuttgart, teils bei seinen Eltern, die inzwischen wieder nach Barcelona verzogen waren. Zahlreiche Stimmungsschwankungen und wechselnde Wünsche, die bei seinen Angehörigen kein Gehör fanden, führten zu unablässigen Misstimmungen und Reibereien, bei denen er sich nicht selten in schweren Wutausbrüchen mit Zertrümmerung alles Erreichbaren Luft machte. In seiner Freude an Phrasen und Kraftausdrücken begann er massenweise sozialistische und anarchistische Bücher zu lesen und bei jeder Gelegenheit mit halbverstandenen Sentenzen um sich zu werfen. Ja, er lebte sich so in diese Gedanken ein, dass er in roter Bluse und rotem Schlips auf der Strasse spazieren ging, sich an einer Volksversammlung beteiligte, wo revolutionäre Dinge besprochen wurden, und sein Zimmer mit anarchistischen Sprüchen ausschmückte. Als Beispiel für die Art seiner Redereien mögen folgende Sätze aus einem seiner damaligen Briefe dienen: „So aber triumphiert die Lüge, die Falschheit, die Ausbeutung, die Narrheit. Mir ekelt vor dieser Welt; ein jeder Stein auf der Strasse, auf welchen ich den Fuss setze, ist vom Blute der Opfer getränkt und die Kunst verkrüppelt unter der schweren Faust der Bourgeois, dieser miserabelen Egoisten, exploradores, dieser gemeinen gefrässigen blutgierigen Tiger, die schlimmer sind als die Tiger der Wüste". Worte, die sich auf seinen Vater bezogen. Nicht weniger lieblos verhielt er sich der Mutter gegenüber. Als diese ihn im Atelier aufsuchte, um sein Zusammenleben mit einer Dirne gewöhnlichster Art zu verhindern, empfing er sie, sich den Revolver an die Stirne setzend, mit dem Ausrufe: „Vor dieser Bestie schiesse ich mich tot". Natürlich aber ohne sich ernstlich etwas zuzufügen. Dass unter diesen Umständen seine Eltern gern seinen Bitten, eine Studienreise nach Paris machen zu dürfen, willfahrten, war verständlich. Dort angekommen, fand er die Ateliers der Sommerferien wegen geschlossen, seine Bekannten verreist und wusste sich ohne jeglichen Anschluss allein in der Riesenstadt. Da erfasste ihn eine sinnlose Angst. Hals über Kopf eilte er zu den Eltern zurück, ohne sich Rechenschaft geben zu können, was ihn eigentlich zur Flucht getrieben hatte. Zu Hause war er sofort wieder vollkommen ruhig und hatte klare Erkenntnis für das Krankhafte seiner Handlungsweise, wie deutlich aus einer Anzahl von Briefen aus jener Zeit hervorgeht. Ein Jahr später wiederholte sich ein ähnlicher Zustand, der nun schon etwas länger anhielt und dessen Genese wir deutlicher zu verfolgen imstande sind. Diesmal befand er sich zu Studienzwecken in Madrid. Hier empfing er unerwartet die Nachricht von einer schweren Erkrankung seiner Mutter und zufälligerweise wurde noch am gleichen Tage versehentlich ein für einen anderen bestimmtes Telegramm ihm übergeben, das den Tod von dessen Mutter meldete, und das er in der ersten Verwirrung auf sich bezog. Momentan erschüttert schrieb er sogleich einen rührenden Entschuldigungsbrief nach Hause, indem er wegen seines ganzen bisherigen Verhaltens um Vergebung bat. Tränenflecke in dem Briefe sprechen für die gemütliche Erregung, in der er sich damals befand. Zufällig machte er am gleichen Tage auch noch die Entdeckung, dass einzelne Stücke seiner Wäsche fehlten, und stellte gemeinsam mit einem Freunde den Hauswirt darob zur Rede, der über die angeblich ungerechtfertigten Beschuldigungen in Wut geriet. schimpfte und mit Totschlagen drohte. Da verlor der schon ins Wanken geratene junge Mensch vollkommen die Fassung. Alle die Warnungen, mit denen ihn die ängstlich besorgte Mutter allzureichlich versehen hatte, drängten sich ihm auf. Ja es war wie die Mutter gesagt hatte, er befand sich in dem gefährlichsten Verbrechernest, nur schleunige Flucht konnte ihn retten. Umgehend verliess er seine Wohnung, mietete sich im Hotel ein, wagte sich nur bei Tage noch auf die Strasse und nur um sich so rasch wie möglich im deutschen Klublokale in Sicherheit zu bringen. Aber auch da fühlte er sich bald nicht mehr geborgen. Dringend warnte er in erregten Briefen seinen Vater ihm Geld zu schicken, verliess ohne Nachricht von Hause abzuwarten fast mittellos die Stadt und kehrte schleunigst nach Hause zurück, wo er sich schon nach kurzer Zeit vollkommen beruhigte. Wieder verging ein Jahr verhältnismässiger Ruhe; nur die häuslichen Zwistigkeiten und Auftritte bestanden unverändert fort. Da kam es zu Beginn des Jahres 1905 infolge von Arbeiterstreiks zu blutigen Zusammenstössen, bei denen auch vereinzelt Bomben geworfen worden sein sollen. In den Zeitungen habe man viel von Anarchisten gesprochen und die besorgte Mutter warnte nun wieder ängstlich ihren Sohn, der durch seine anarchistischen Marotten wohl hie und da unliebsames Aufsehen gemacht hatte. Unglücklicherweise kam es auch noch zu Zwistigkeiten zwischen ihm und seinem Mallehrer, der in ihm den Urheber anarchistischer Inschriften an der Wand des Ateliers vermutete, sowie zu Eifersüchteleien mit seinen Kameraden. Unter dem Eindrucke dieser Ereignisse verliess er Barcelona, um sich wie gewöhnlich im Frühjahre zu Studienzwecken auf die Balearen zu begeben. Hier drängte sich ihm sofort die Erinnerung an ein unangenehmes Erlebnis aus dem vergangenen Jahre auf, wo man ihn seiner anarchistischen Redereien wegen vor den deutschen Konsul zitiert und seine Papiere geprüft hatte. Nur wenige Tage vergingen, da hörte er auf einmal die Wirtin seines Gasthofes leise zu den anderen Gästen sagen, „der Deutsche ist ein Anarchist". Nun wusste er, wie viel es geschlagen hatte; nur schleunige Flucht konnte ihn noch retten. Er redete einen fremden Menschen, den er nur vom Sehen kannte, auf der Strasse um Hilfe an, da er sich nicht allein in den Gasthof zurückwagte, und brachte noch am gleichen Abend mit dessen Unterstützung sein Gepäck auf das nächste abfahrende Schiff. Unterwegs versteckte er sich so gut er konnte, denn die Passagiere waren auch schon unterrichtet, hörte er doch einen von ihnen sagen, der Deutsche habe Bomben werfen wollen. Auch bei der Ankunft wartete man schon auf ihn, eine ganze Anzahl Schutzleute standen am Ufer, ein Polizeiinspektor mit dem Steckbrief in der Hand kam an Bord, die Gepäckträger fragten sich untereinander, ob man schon die Polizisten bemerkt habe. Da dachte er nur noch daran, sein Leben zu retten und sein Gepäck im Stiche lassend eilte er in atemlosem Laufe zu einem ihm bekannten deutschen Arzte, dem er sich laut weinend und Hilfe flehend in die Arme warf. Einige Wochen wurden die Verfolgungsideen noch festgehalten, und dann verschwanden sie nach und nach vollkommen. Interessant ist es aber zu sehen, wie etwa ein halbes Jahr später eine ähnliche äussere Veranlassung wieder die gleichen Erscheinungen auslöst. Patient weilte damals in einem kleinem Küstenorte Sittges, wo er in der engen Umgebung auf den täglichen Verkehr mit ein paar wenigen im gleichen Gasthause speisenden Einheimischen angewiesen war. Allmählich wurde er dort warm und kramte seine politischen Ansichten aus, fand aber damit wenig Gegenliebe, ja es kam sogar zu einer heftigen Auseinandersetzung. Noch am gleichen Tage traten die alten Verfolgungsideen wieder auf. Zufällig setzte sich ein Gendarm zu ihm auf eine Bank und nun hörte er, wie ein Vorübergehender sagte: „Nicht wahr, heute sind die Gendarmen vergnügt, jetzt geht es ja gleich ins Gefängnis". Da wusste er sofort, dass man ihn denunziert habe, und dass es höchste Zeit für ihn sei, sich zu flüchten. Schon auf dem Bahnhofe glaubte er sich von den Gepäckträgern mit Stichelreden empfangen. Seit die Anarchisten aus Deutschland und der Schweiz ausgewiesen würden, da kämen sie alle nach Spanien, so hörte er diese sagen. In Barcelona angekommen, eilte er auch diesmal wieder in höchster Erregung zu einem Arzte, der seinen ganzen Einfluss aufbieten musste, um ihn zu den Eltern zurückzubringen, da er sich auch dort nicht sicher fühlte, glaubte, er solle geköpft oder gekreuzigt werden. Ebenso wie die vorhergehende klang auch diese Erregung nach etwa drei Wochen wieder vollkommen ab, ohne dauernde Störungen zu hinterlassen. Seitdem sind etwa zwei Jahre verflossen, ohne dass der Kranke jemals wieder auf diese Dinge zurückgekommen wäre. Mehrfach haben sich noch kurzdauernde Angstzustände eingestellt, die dem in Paris aufgetretenen glichen und zwar regelmässig, wenn Patient in eine neue, ihm ungewohnte Umgebung kam. Es würde zu weit führen, wenn ich im Einzelnen hierüber berichten wollte. Wichtig erscheint nur noch, dass er gegen Ende des Jahres 1906 auch mehrere Wochen lang ernstliche Befürchtungen vor seinem Vater hegte, zu einer Zeit, in der es zu besonders heftigen Auseinandersetzungen zwischen beiden gekommen war und sich die häuslichen Verhältnisse infolge Krankheit der Mutter sehr ungünstig gestaltet hatten. Zweimal hat er damals in sinnloser Angst vor seinem Vater die Flucht ergriffen und einmal sogar das Beil, das er zufällig auf seinem Platze am Esstische liegen fand, im Garten vergraben, weil er dem Vater nicht mehr traute.

Es liegt wohl hier sehr nahe eine schubweise verlaufende hebephrenische Erkrankung anzunehmen, und wir haben auch anfänglich diesen Gedanken ernstlich erwogen. Gestützt wurde diese Vermutung noch durch das scheue, misstrauische und ungelenke Wesen des Kranken, das zuerst wohl den Eindruck von Verschrobenheit und Manirirtheit zu erwecken vermochte. Nähere Erkundigungen bei Angehörigen und Bekannten ergaben indessen, dass es sich hier nur um angeborene, seit frühester Jugend beobachtete Eigentümlichkeiten handelte, die in den letzten Jahren eher zurückgetreten waren, sicher sich nicht verschlimmert hatten. Vor allem musste aber auffallen, dass sich bei näherer Beobachtung keine Spur eines erworbenen Defektes nachweisen liess, was bei der recht ungünstigen Prognose der angenommenen Erkrankung nach einem Verlaufe von mindestens 4 Jahren und so zahlreichen Exacerbationen unbedingt erwartet werden musste. Intellektuell war sicherlich keine schwerere Schädigung vorhanden, das lehrte seine sachgemässe und nicht ungewandte Verteidigung, die durchaus der eines mässig begabten Menschen mit sehr engem Gesichtskreise entsprach, als der er uns in der Anamnese geschildert wurde. Nicht anders verhält es sich auf affektivem Gebiete. Wutausbrüche, Beschimpfungen und lieblose Reden lassen sich in gleicher Weise schon seit Mitte der 90er Jahre nachweisen, ja sie scheinen damals noch mehr im Vordergrunde gestanden zu haben als in letzter Zeit, wo er etwas ruhiger wurde, während die erste paranoische Erkrankung im Jahre 1903 auftrat. Überhaupt wird man sein herzloses Verhalten den Eltern gegenüber nicht als eine gemütliche Verblödung im Sinne der Dementia praecox auffassen dürfen, da er eigene ihn selbst betreffende Angelegenheiten, wie die Entmündigungsfrage, mit grosser Energie betrieb und mit lebhaftem Affekte vertrat. Vielmehr handelt es sich um eine bis in die früheste Jugend hinein zu verfolgende krass egoistische Gesinnung mit vollkommener Gefühllosigkeit für seine Nebenmenschen, also um einen angeborenen ethischen Defekt. Damit stimmte auch die Beobachtung in der Klinik durchaus überein, die nichts von Wahnbildungen oder Sinnestäuschungen nachweisen konnte. Für die durchgemachten Erregungen und paranoiden Episoden bestand allerdings keine volle Krankheitseinsicht; er gab nur zu, sich vielleicht getäuscht zu haben. Allzusehr dürfte das nicht ins Gewicht fallen, da er wegen der drohenden Entmündigung alles, was krankhaft erscheinen konnte, ableugnete, überhaupt die Neigung hatte, die Dinge so darzustellen, wie es ihm im Augenblicke zweckmässig erschien. Teilweise mag es sich dabei auch um mangelnde Gedächtnistreue gehandelt haben, wie wir sie so häufig bei Entarteten antreffen. Daneben fanden sich noch zahlreiche psychopathische Eigenschaften, die ich aus Zeitmangel nur kurz anführen will. Empfindlichkeit, übertriebenes Selbstbewusstsein, labile Stimmung, Beeinflussbarkeit und vor allem ein Stehenbleiben der ganzen Persönlichkeit auf jugendlicher Entwicklungsstufe, das schon körperlich in seinem ganzen Aeusseren zutage trat. Der 31 jährige Mann hatte das Aussehen eines halberwachsenen etwa 16 jährigen Burschen. Es kann nach dem allem wohl keinem Zweifel unterliegen, dass es sich um paranoide Erkrankungen bei einem Falle schwerster Degeneration gehandelt hat, dass wir aber eine Dementia praecox mit Sicherheit ausschliessen dürfen.

Auch die Frage einer echten Paranoia brauche ich wohl nicht näher zu erörtern. Eher könnte man an Anfälle des manisch-depressiven Irreseins denken, eine Vermutung, die auch einmal von ärztlicher Seite ausgesprochen worden ist. Eine genaue Verfolgung des Lebensganges an der Hand der recht ausführlichen Akten zeigt aber, dass niemals länger dauernde endogene Verstimmungen bestanden haben, und dass auch die paranoischen Episoden keinerlei Beziehungen zu Stimmungsschwankungen aufwiesen. Wir kommen also zu der Überzeugung, dass es sich hier um paranoide Erkrankungen auf degenerativer Grundlage gehandelt hat.

Zu der gleichen Ansicht führte uns auch unmittelbar das Studium der Erkrankungen selbst. Wir sehen bei einem von Hause aus furchtsamen und misstrauischen Menschen mehrfach Angstzustände auftreten und zwar regelmässig als Reaktion auf äussere Vorgänge. Gewöhnlich handelt es sich um die Einwirkung einer ungewohnten Umgebung, zu der noch allerlei andere ängstliche Vorstellungen verstärkend hinzutreten. Vor allem sind es die übertriebenen und stets wiederholten Ermahnungen der ängstlich besorgten Mutter, die die Gefahren der Grossstadt nicht eindringlich genug schildern zu können glaubt. So kommt es zum ersten Male in Paris zu dem Gefühle trostloser Verlassenheit, das den Kranken zwingt, Hals über Kopf die Stadt zu verlassen. Das zweite Mal in Madrid ist es der Streit mit dem Hauswirt und dessen Drohungen, nachdem eine starke gemütliche Erregung kurz vorausgegangen war und den Boden geebnet hatte. Noch deutlicher lässt sich aber bei der dritten Erkrankung, die auf den Balearen ausbruch, die Entstehung verfolgen. Schon lange Jahre hatte er sich als Anarchist gebärdet und bei jeder Gelegenheit durch revolutionäre Phrasen aufzufallen versucht. Da brach plötzlich in seiner Heimatstadt ein Strike aus und Verhaftungen der Anarchisten bildeten das Tagesgespräch. Die Mutter konnte sich nicht genug tun, ihren Sohn zu warnen, der, wie sie wusste, sich mehrfach auffällig gemacht hatte. Dazu traten noch Verdächtigungen von anderer Seite. Unter dem Eindrucke dieser Erlebnisse kam er nach den Balearen, wo er im Jahr zuvor wegen seiner anarchistischen Renomistereien gleichfalls Unannehmlichkeiten gehabt hatte. Mehrere Tage quälte er sich mit diesen Gedanken, da setzte auf einmal ganz akut eine paranoide Erregung bei ihm ein, die inhaltlich vollkommen auf die ihn beschäftigenden ängstlichen Vorstellungen beschränkt blieb und nach Verschwinden der beunruhigenden äusseren Umstände im Elternhause schon nach kurzer Zeit wieder vollkommen abklang. Und wie um die Probe auf das Exempel zu machen, sehen wir nach einem halben Jahre die ganze Psychose mit einem Schlage wieder erstehen, als auf sein unkluges Prahlen mit anarchistischen Ideen hin eine heftige Auseinandersetzung ihn gemütlich erregte und die Erinnerung an die vergangenen Ereignisse auf den Balearen lebhaft ins Gedächtnis zurückrief. Seitdem sind die anarchistischen Ideen zurückgetreten und damit sind auch bei den späteren Angstzuständen niemals mehr ähnliche Vorstellungen aufgetaucht. Wir sehen also, wie sich bei einem scheu und furchtsam veranlagten, beeinflussbaren Menschen nach Zusammentreffen einer Reihe in gleichem Sinne wirkender ängstlicher Vorstellungen ein paranoider Symptomenkomplex entwickelt, der inhaltlich vollkommen von den veranlassenden Momenten abhängig ist und auch in seiner Dauer und seinem Verlaufe durch äussere Umstände beeinflusst wird. Mit anderen Worten, wir haben hier eine eigentümliche pathologische Reaktion einer entarteten Persönlichkeit vor uns, deren Form zwar durch die Veranlagung, deren zeitliches Auftreten und deren Schwere aber grösstenteils von äusseren Verhältnissen bestimmt wird. Damit fällt aber die Schranke nach den hysterischen Störungen hin. Doch soll damit durchaus nicht gesagt werden, dass die hier besprochenen Krankheitsbilder ohne Weiteres mit den „hysterischen Psychosen" identifiziert werden müssten. Allerdings solange man von der Hysterie als einer Krankheit spricht, liegt hier eine grosse Schwierigkeit. Fasst man sie dagegen als eine bestimmte degenerative Veranlagung auf, so erscheinen die hysterischen Psychosen gleichfalls als eigenartige angeborene Reaktionsweisen auf äussere Einwirkungen; es handelt sich also im Prinzip genetisch doch um den gleichen Vorgang wie er hier geschildert worden ist.*) Wir können daher die Neigung zu diesen kurz gesagt psychogenen Erscheinungen als weitverbreitete Eigenschaft der degenerativen Veranlagung betrachten. Damit ist aber selbstverständlich, dass wir auch bei unseren Kranken allerlei Übergänge nach den hysterischen Störungen finden werden und wir können Siefert nur beipflichten, wenn er eine fortlaufende ineinander übergehende Reihe degenerativer Psychosen aufstellt, an deren einem Ende die hysterischen, an deren anderem die einfach querulierenden Formen stehen. Bei diesen letzteren ist es ja besonders einleuchtend, dass die Psychose nur eine angeborene eigentümliche Reaktionsweise auf äussere Schädigungen darstellt.**)

Zweifellos gilt das für den einen Fall im Einzelnen näher Ausgeführte auch für die im Beginne gekennzeichnete Gruppe von Gefängnispsychosen. Handelt es sich doch auch dort regelmässig um degenerierte Persönlichkeiten, die von beiden Autoren im wesentlichen ebenso geschildert werden, wie die von mir beobachteten Kranken, nur dass die Entartung nicht in allen Fällen so hochgradig zu sein pflegt. Auch spielen in gleicher Weise äussere Umstände für Eintritt und Dauer der Psychose die ausschlagebende Rolle, und der Inhalt der wahnhaften Vorstellungen wird aus den dem Kranken besonders naheliegenden Gedankenkreise entnommen. Schon in gesunden Tagen besteht infolge der asocialen Gesinnung dieser Menschen ein ausgesprochener Gegensatz zu der übrigen menschlichen Gesellschaft und besonders zu den Organen der Rechtspflege. Daraus entwickelt sich gewissermassen nur als eine krankhafte Uebertreibung der Verfolgungswahn, der sich daher naturgemäss besonders gegen die Gerichte, die Beamten des Strafvollzuges und schliesslich die Aerzte richtet. Einzelne Erlebnisse, wie ungerechte Behandlung durch Unterbeamte, mögen dabei gelegentlich die auslösende Rolle spielen. So konnte ich einmal feststellen, dass kurz vor Ausbruch der Psychose tatsächlich von seiten eines Aufsehers über den renitenten Sträfling die Bemerkung gefallen war: „Wenn der Kerl sich nur aufhängen wollte". Ein anderes Mal war es die Ablehnung der Begnadigung oder das Misslingen eines Fluchtversuches und die dadurch bewirkte Aussicht auf eine endlos dünkende Freiheitsberaubung, die den Stein ins Rollen brachte. Im Ganzen finden wir also durchaus die gleiche Entwicklung wie in dem ausführlich geschilderten Falle. Nehmen wir noch die rasche und glatte Heilung, sobald die äusseren Schädlichkeiten zurücktreten, hinzu, so fehlt nichts an einer vollen Uebereinstimmung. Dass wir nicht in allen Fällen die Entwicklung im Einzelnen verfolgen können, will nichts bedeuten. Sehen wir doch auch bei den leichteren Zuständen des geschilderten Malers nicht vollkommen in die Genese hinein. Auch dass nicht regelmässig eine völlige Krankheitseinsicht eintritt und noch einige unkorrigierte Wahnideen dauernd festgehalten werden, macht für unsere Auffassung keine Schwierigkeiten, wenn wir mit Bonhoeffer annehmen, dass es sich dabei um dem Individuum adäquate Vorstellungsreihen handelt, die nicht als abnorm empfunden werden. Im Gegenteil scheint mir diese Tatsache darauf hinzuweisen, dass schon vor der Erkrankung eine gewisse Neigung zu einer solchen Denkrichtung vorhanden gewesen sein

*) cf. Gaupp's Besprechung der Bonhoeffer'schen Arbeit. Dieses Centralbl. 1907. S. 625.

**) cf. Heilbronner: Hysterie und Querulantenwahn. Dieses Centralbl. 1907. S. 769.

muss, dass also auch die Wahnideen nicht so vollkommen exogener Natur sind, wie das Bonhoeffer anzunehmen scheint.

So drängt uns alles zu der Auffassung hin, dass es sich bei den besprochenen paranoiden Symptomenkomplexen nicht um eine selbständige der ursprünglichen Persönlichkeit fremd gegenüberstehende Psychose handelt, sondern um eine eigentümliche pathologische Reaktion auf Grund einer bestimmten degenerativen Veranlagung.

II. Vereinsbericht.

Erste Jahresversammlung der Gesellschaft deutscher Nervenärzte in Dresden am 14. und 15. September 1907.

Bericht von Dr. **Lilienstein**, Nervenarzt in Bad Nauheim.

Die Versammlung ist sehr gut besucht. In die Präsenzliste zeichnen sich über 150 Teilnehmer ein.

Oppenheim (Berlin) eröffnet und begrüsst die Versammlung namens des provisorischen Vorstandes. Er weist auf die Entwicklung der Neurologie und ihre Bedeutung für die übrigen Gebiete der Medizin hin. Wie das Gebiet der Nervenheilkunde sich auf den gesamten Organismus erstrecke, so durchdringe und „beseele" sie alle anderen medizinischen Disziplinen. Aufgabe der Gesellschaft sei, dahin zu wirken, dass der Neurologie auch nach aussen hin die Anerkennung, Stellung und Vertretung gewahrt werde, die ihr gebühre. Das Gebiet, das der als Lehrer, Forscher und Arzt arbeitende Neurologe beherrschen müsse, sei sehr gross als Diagnostiker, als Therapeut, nach der Seite der Anatomie, Histologie, pathologischen Anatomie und Physiologie des Nervensystems. Nicht weniger verlange man von ihm Kenntnis der histologischen, chemischen, experimentellen Untersuchungsmethoden, physikalische (elektrische, radiologische) Kenntnisse. Die Psychologie und ihre experimentelle Methodik fallen in unser Arbeitsgebiet, ebenso müsse man Kenntnis in der Bakteriologie, der Serodiagnostik bei dem Neurologen voraussetzen, der die Beobachtungen dieser Gebiete für unsere Wissenschaft fruktifizieren wolle. Nicht zuletzt sei eine ständige Verbindung mit der inneren Klinik, der Psychiatrie und selbst mit der Chirurgie dringend notwendig.

Zum Vorsitzenden der Gesellschaft wird auf Vorschlag von Oppenheim Erb (Heidelberg) gewählt, als zweiter Vorsitzender per Akklamation Oppenheim (Berlin). Zum Schriftführer [nach Verzicht von Hoffmann (Heidelberg)] Schönborn (Heidelberg), zweiter Schriftführer: Bruns (Hannover). Als weitere Vorstandsmitglieder werden dem Vorschlag des Vorsitzenden entsprechend von Frankl-Hochwart, Sänger, von Monakow, Edinger und Nonne gewählt.

Zu Ehrenmitgliedern werden unter anderen Sir Victor Horsley, von Eiselsberg, Dejerine ernannt.

Alsdann hält **Neisser** (Stettin) das angekündigte Referat über die Hirnpunktion.

Neisser hat auf dem XXI. Kongress für Innere Medizin eine Methode der Probepunktion und Punktion des Gehirns durch den intakten Schädel angegeben, die er als Hirnpunktion bezeichnet und deren Technik und Resultate er mit Dr. Kurt Pollack eingehend beschrieben hat. Die Resultate waren bei intra- und extramedullären Haematomen, Hirncysten, extraduralen Abscessen, Hirntumor, Ventrikelergüssen diagnostisch vorzügliche, in einzelnen Fällen auch therapeutisch günstige. Eine Reihe anderer Autoren haben ebenfalls mit Glück das Hirn punktiert und damit insbesondere Cysten und Tumoren gefunden; in 20 Fällen mit 89 Hirnpunktionen zur Erkennung von Hirntumor hat Pfeiffer (Halle) äusserst günstige Resultate gehabt, damit 5 Fälle zur operativen Heilung gebracht, in 12 von 19 Fällen die richtige Lokaldiagnose gestellt, in weiteren 9 Fällen die Diagnose damit bestätigt und erweitert. Von Lichtheim wurde zweimal, von Pfeiffer einmal eine Kleinhirncyste punktiert und operativ zur Heilung gebracht. Von Friedrich wurde ein Hirnabszess, dessen Lokalisation dunkel war, mit Glück punktiert. Ventrikelpunktionen wurden von Neisser und einer Reihe von Autoren mit günstigem Erfolg ausgeführt. Die Methode scheine eine feste Stellung unter den Massnahmen der Klinik zu erlangen.

Von Weintraud, Unverricht, Lichtheim, Schulze u. a. sei die Brauchbarkeit der Methode bestätigt worden. Neisser geht im einzelnen auf die Technik der Hirnpunktion ein und empfiehlt das Besteck der Firma Cassel in Frankfurt a. M. (einfache Stahlnadel, Elektromotor). Narkose sei nicht erforderlich, der Aethylspray den lokalanästhesierenden Injektionen vorzuziehen. Diagnostische Resultate wurden erzielt: 1. bei Haematomen, 2. bei Cysten, 3. bei Tumoren, 4. bei eitrigen Abszessen (dagegen ist von therapeutischer Entleerung von Abszessen in keiner Weise die Rede!), 5. bei Hydrocephalus.

Bei der grossen Zahl von Hirnpunktionen, die Neisser vorgenommen hat, habe er nur in zwei Fällen ernstere Folgeerscheinungen (u. a. bei einem gefässreichen Tumor) gesehen.

Fedor Krause: Ueber chirurgische Therapie der Gehirnkrankheiten mit Ausschluss der Geschwülste.

Die Epilepsie, und zwar die für den Chirurgen wichtigste Form, die Jackson'sche, ist keine Krankheit sui generis, sondern stellt einen Symptomenkomplex dar, der bei vielen Leiden des Gehirns und seiner Häute vorkommt, also durch die verschiedensten Ursachen ausgelöst werden kann. Vor allen Dingen sind die traumatischen Fälle zu sondern. Am einfachsten liegen die Verhältnisse, wenn eine Verletzung am Schädel die motorische Region betroffen hat und ein Bluterguss, ein Knochensplitter oder eine Depression, Cysten- oder Narbenbildung, entzündliche und eitrige Prozesse die Hirnrinde unmittelbar in Mitleidenschaft ziehen. Solche traumatischen Epilepsien sind seit langer Zeit operativ behandelt worden, indem man die Narben der weichen und knöchernen Schädeldecken herausschnitt, nötigenfalls eine Trepanation ausführte, Knochensplitter entfernte, Cysten und Abszesse entleerte, auch die narbig veränderten Hirnhäute und Hirnteile exzidierte. An einem 25 jährigen Kranken werden die vorgefundenen Veränderungen demonstriert; nach der sehr ausgedehnten, in drei Zeiten ausgeführten Trepanation trat Heilung ein.

Das Hauptgebiet der operativen Tätigkeit sind die nicht traumatisch entstandenen Formen der Jackson'schen Epilepsie. Zuerst bespricht K. jene Fälle, die sich an die cerebrale Kinderlähmung anschliessen. Bei einem 15 jährigen Mädchen fand sich in dem primär an den Krämpfen beteiligten Armzentrum dicht unter der Hirnrinde eine encephalitische Cyste von etwa

200 ccm Inhalt. Nach ihrer Beseitigung ist seit 14 Jahren nicht allein Heilung von der Epilepsie schwersten Grades eingetreten, sondern die zuvor vollkommen verblödete Kranke hat ihren Verstand wiedergewonnen und sich zu einem normalen Menschen entwickelt.

Die sogenannte Porencephalie stellt eine Defektbildung dar, die, von der Gehirnoberfläche ausgehend, verschieden weit in die Tiefe, selbst bis in den Seitenventrikel hinein, reichen kann. Die porencephalische Cyste liegt an der Gehirnoberfläche und wird von der Arachnoidea überzogen, während die Pia mater mit der anliegenden Hirnrinde die übrige Cystenwand darstellt. Der Porencephalus kommt angeboren vor und kann zu Epilepsie Veranlassung geben. So fand K. bei einem 13jährigen epileptischen Mädchen drei derartige Cystenbildungen in der Zentralregion neben- und untereineinander.

Es gibt aber auch erworbene Formen der porencephalischen Cyste, und mehrere derartige Operationsbefunde werden demonstriert.

In anderen Fällen von Rindenepilepsie nach cerebraler Kinderlähmung zeigen sich Narbenbildungen an der Gehirnoberfläche, ohne dass aus den Symptomen diese Veränderung mit Sicherheit zu erkennen wäre.

Weiter bespricht K. die schweren anatomischen Veränderungen, die er in zahlreichen Fällen Jackson'scher Epilepsie an den Hirnhäuten, namentlich der Arachnoidea gefunden hat, während das Gehirn sich anatomisch normal verhielt.

Die letzte Gruppe umfasst jene Formen der Jackson'schen Epilepsie, wo sich bei der Operation gar keine oder keine wesentlichen Abnormitäten am Gehirn und seinen Häuten finden. In allen diesen Fällen führt K. die Exzision des „primär krampfenden Hirnzentrums" aus. Diese Methode führt zu Erfolg, wenn man nicht, wie das häufig geschieht, das Zentrum nach anatomischen Merkmalen bestimmt, die durchaus unzuverlässig sind, sondern hierzu die elektrische Reizung mit den notwendigen strengen Vorsichtsmassregeln verwendet. Ist auf diese Weise das Zentrum gefunden, so erfolgt die Exzision im Zusammenhang mit den weichen Hirnhäuten und zwar bis zur weissen Substanz, d. h. in einer durchschnittlichen Tiefe von 5—8 mm. Die Gefahr der Operation wird durch die Extirpation eines kleinen Hirnrindenabschnittes nicht vergrössert, die zunächst eintretenden Lähmungen und sensiblen Störungen gehen zurück. Vom Tierexperiment ist dies seit langem bekannt.

K. bespricht dann die Ergebnisse, die er bei der einpoligen faradischen Reizung der Hirnrinde bekommen und demonstriert die bei 16 Menschen festgestellten Foci der verschiedenen Körpermuskeln; sie liegen sämtlich in der vorderen Zentralwindung, da nur diese sich als elektrisch erregbar erwiesen hat. In Uebereinstimmung damit hat auch die durch Herrn Dr. Brodmann ausgeführte mikroskopische Untersuchung der exzidierten Hirnrindenstücke ergeben, dass diese der vorderen Zentralwindung angehörten.

Von den andereren zum Thema gehörigen Hirnerkrankungen demonstriert K. eine Reihe physiologisch und klinisch interessanter Fälle, bei denen Fremdkörper durch Verletzungen ins Gehirn gelangt waren. Weiter behandelt er an eigenen Beobachtungen die Gehirnabszesse, zunächst die traumatischen, dann die metastatischen, wie sie namentlich von Eiterungen der Organe der Brusthöhle aus entstehen, ferner die Abszesse im Gefolge von Schädeldeckenerkrankungen, namentlich Tuberkulose, endlich die otitischen Schläfen- und Kleinhirnabszesse und die rhinogenen Eiterungen im Stirnhirn. Im Zusammenhang damit werden die Sinusthrombosen benigner und infektiöser Natur erwähnt.

Zum Schluss geht K. auf eine Reihe von Beobachtungen ein, in denen alle Erscheinungen auf eine solide Geschwulstbildung im Kleinhirn oder in der hinteren Schädelgrube hinwiesen, die operative Freilegung aber Veränderungen anderer Natur aufdeckte.

In manchen Fällen des Hydrocephalus internus handelt es sich um eine wesentliche Beteiligung des vierten Ventrikels. Allerdings können die anderen drei Ventrikel auch in Mitleidenschaft gezogen sein, aber der vierte Ventrikel in so überwiegendem Maasse, dass man wirklich von einem Hydrocephalus des vierten Ventrikels zu sprechen berechtigt ist. Man findet diesen bis zur Grösse eines Fingerhuts erweitert, während die anderen nicht besonders ektatisch sind. In einigen Fällen war infolge allgemeiner Drucksteigerung der ganze Hirnstamm so in das Foramen occipitale hineingepresst, dass entsprechend dessen Rande an den benachbarten Abschnitten des Kleinhirns eine tiefe zirkuläre Furche zu sehen war.

Auch eine Eröffnung des vierten Ventrikels von hinten her durch Schnitt in der Medianlinie ist technisch ausfürbar, wie an Präparaten gezeigt wird. Die Operation käme zur Beseitigung eines Cysticercus des vierten Ventrikels eventuell in Frage.

Diskussion (gemeinsam über die beiden obigen Referate).

Oppenheim (Berlin) stellt einen der von Krause operierten Fälle vor.

Auerbach (Frankfurt a. M.) macht auf die Gefahren der Hirnpunktion aufmerksam und empfiehlt eine Oeffnung des Schädels von $^1/_2$ cm Durchmesser mittelst Doyen'scher Fraise. In einer solchen Oeffnung könne man nach verschiedener Richtung punktieren, das Hineintreiben von Knochenspänen sei bei einer solchen Oeffnung weniger zu fürchten, man könne leichter Tumorpartikel zur Untersuchung entnehmen. Von Wichtigkeit sei auch, die Resistenz des von der Nadel durchdrungenen Gewebes zu beachten.

Pfeiffer (Halle), der seine Untersuchungen auf Wernicke's Anregung hin gemacht hat, kam zu einer dickeren Nadel, weil die Ergebnisse bei Tumoren mit der dünnen von Neisser angegebenen Nadel schlecht gewesen seien. P. berichtet dann über seine sonstigen Erfahrungen bei der Hirnpunktion.

Rothmann (Berlin) berichtet über seine Erfahrungen bei Affen, bei denen sicher nicht nur die vordere, sondern auch die hintere Zentralwindung elektrisch erregbar sei. R. warnt vor starker elektrischer Reizung des Gehirns.

Fischer fand Ventrikelpunktion bei starkem Hirndruck und vorquellendem Gehirn zweckmässig zur Erleichterung von Operationen.

Bruns (Hannover) macht darauf aufmerksam, dass der Unterschied zwischen kortikaler und subkortikaler Reizung (tonischer bezw. klonischer Krämpfe) noch nicht genügend geklärt sei.

Redlich spricht über die Indikationen zur Operation bei Jackson'scher Epilepsie. Die Trepanation allein (Druckentlastung?) genüge häufig.

von Monakow (Zürich) macht auf die Verschiedenheiten zwischen Arm- und Beinzentrum bezüglich der Exstirpation aufmerksam. Bei den oberen Extremitäten seien die Erfolge günstiger.

Oppenheim (Berlin) schätzt die Neisser'sche Methode speziell für die Diagnose, hatte aber den Eindruck, dass die Widerstandsfähigkeit des Gehirns besonders durch wiederholte Punktionen herabgesetzt werde und ist mit Auerbach der Meinung, dass man die Operation den Chirurgen überlassen müsse.

Neisser (Schlusswort) betont Herrn Pfeiffer gegenüber, dass P.'s Nadeln für allgemeine Hirnpunktion zu dick seien. Die Punktion sei in erster Reihe für die innere und Nervenklinik bestimmt, auf denen er auch bisher die besten Erfolge gesehen habe.

Krause (Schlusswort) erkennt die Erfolge der Neisser'schen Methode an, hat aber Blutungen dabei beobachtet; auch sei besonders bei Abszessen die Gefahr sehr gross. Die Ausfallerscheinungen nach Rindenexstirpation betreffen nicht nur die Motilität, sondern auch die Sensibilität, und besonders das stereognostische Gefühl bleibe sehr lange gestört.

Auerbach (Frankfurt a. M.) demonstriert einen neuen Sensibilitätsprüfer für sämtliche Qualitäten mit Ausnahme des Raumsinns und der elektrokutanen Sensibilität. Im Speziellen sind die Einrichtungen diejenigen des Aly'schen Instruments, ausserdem aber ist noch ein Haarpinsel, ein Dermatograph, ein Thermophor und ein Metallzylinder angebracht. (Das Instrument wird von der Firma B. B. Cassel in Frankfurt a. M. angefertigt. Preis 15 M.)

L. R. Müller (Augsburg): Ueber die Empfindungen in unseren inneren Organen.

Der Vortragende wendet sich gegen die von chirurgischer Seite aufgestellte Behauptung, dass unsere inneren Organe ganz unempfindlich seien und dass von ihnen nur dann Schmerzen ausgelöst werden, wenn die dort vorliegende Störung in irgend einer Weise auf die peripherischen Nerven des cerebrospinalen Systems einwirke. Das Kopfweh komme in der Gehirnsubstanz selbst zustande und gehe nicht, wie das allgemein angenommen wird, von den Hirnhäuten aus. Auch von den Lungen ziehen sensible Reize durch die Vagusäste nach dem nervösen Zentralorgan. Die heftigen Herzschmerzen, wie sie bei der Angina pectoris auftreten, werden durch die mangelnde Blutversorgung im Herzmuskel selbst ausgelöst. Wenn sich der Magen bei Operationen auch gegen alle äußeren Eingriffe als unempfindlich erweist, so ist es doch nicht angängig, die von den Kranken auf dem Magen lokalisierten Schmerzen auf eine Lymphgefässentzündung, die sich bis zur hinteren Bauchwand erstreckt und dort sensitive Nerven reizt, zurückzuführen. Vielmehr kann nachgewiesen werden, dass durch den vermehrten Salzsäuregehalt des Magensaftes Magenschmerzen hervorgerufen werden können. Ob freilich das Magengeschwür als solches Beschwerden verursacht, ist nicht mit Bestimmtheit zu entscheiden.

Auch die Darmkoliken, die Gallenstein- und Nierenkoliken kommen sicherlich nicht nur, wie das Lennander und Wilms behaupten, durch Reizung der Bauchwandnerven zustande. Viele Tatsachen lassen sich dafür anführen, dass die sympathischen Nervenfasern, welche zu diesen Organen ziehen, für die Schmerzleitung in Betracht kommen. Stehen doch auch die grossen Geflechte des sympathischen Nervensystems durch zahlreiche Rami communicantes und durch die Nervi splanchnici mit dem Rückenmark in Verbindung. Wenn sie dort auch keine direkte Fortsetzung nach dem Gehirn zu haben, so dringen die Reize doch durch Irradiation auf die schmerzleitenden Fasern, welche, aus den spinalen Nerven kommend, ebenfalls durch die graue Substanz der Hintersäulen ziehen, zentripetalwärts zum Bewusstsein. So ist es zu verstehen, dass in den Hautpartien, deren Nerven aus demselben Rückenmarksabschnitt stammen wie die sympathischen Fasern des erkrankten Organes, eine Ueberempfindlichkeit gegen Schmerzeindrücke besteht. Aus den Untersuchungen des Vortragenden ist zu entnehmen, dass sich die Sensibilität der Blase und des Mastdarms ganz anders verhält als die des übrigen Darmes und des Magens. Die Tatsache, dass die inneren Organe für Reize, welche wir an der Körperoberfläche empfinden, anästhesisch sind, kann somit nicht als Beweis für ihre absolute Unempfindlichkeit gelten. Die Sensibilität der inneren Organe richtet sich nach der Art der jeweils in Betracht kommenden Schädlichkeiten. So reagiert das Gehirn auf Intoxikationen, der Magen auf ungeeignete Speisen mit Schmerzen; in den muskulären Hohlorganen lösen erschwerte und verstärkte Tätigkeit und Mangel an Blutzufuhr peinliche Empfindungen aus. Dem Sympathikus fällt die Aufgabe zu, getreu seinem Namen solche Störungen aus den inneren Organen dem zentralen Nervensystem zu übermitteln.

L. Bruns (Hannover): Die chirurgische Behandlung der Rückenmarkshautgeschwülste.

Bruns will nicht über die eigentliche chirurgische Behandlung der Tumoren der Häute des Rückenmarkes sprechen, sondern aus der gesamten Pathologie dieser Tumoren alles das hervorheben, was für den schliesslichen Rat zu einer chirurgischen Inangriffnahme von Bedeutung ist, was diesen Rat erleichtert oder ihn erschwert. Er spricht zunächst über die pathologische Anatomie, die Form, Grösse und den Sitz dieser Geschwülste, dann über ihre Einwirkung auf das Rückenmark, seine Wurzeln und seine Hüllen. Darauf folgt ein Abschnitt über die Symptomatologie, wobei besonders Rücksicht genommen wird auf die Fälle mit atypischem Verlauf, Fehlen ganzer Symptomgruppen, z. B. der Schmerzen und Aenderungen in der Aufeinanderfolge der Symptome. Vortr. weist mit Nachdruck darauf hin, dass man auch in diesen atypischen Fällen unter Umständen zu einer Operation raten müsse, dass diese dann aber einen explorativen Charakter habe. Es folgen eingehende Bemerkungen über die Allgemein- und Segmentdiagnose; besonders genau wird die Differentialdiagnose zwischen Cauda equina- und Lumbodorsalmarkstumoren erörtert; auch auf die Wirbel- und Markstumoren und auf die Meningitis spinalis circumscripta wird genau eingegangen. Hervorgehoben wird nochmals, dass die Segmentdiagnose eines Tumors der Häute meist nur eine des oberen Randes sein kann. Nach Erörterung aller dieser Verhältnisse kommt Bruns zu dem Schlusse, dass die intraduralen Tumoren hervorragend günstige Objekte für eine chirurgische Behandlung seien und beweist das durch die glänzenden Erfolge F. Schultze's und Oppenheim's auf diesem Gebiete. Zum Schlusse bringt er noch einige Bemerkungen über Operationsgefahren.

Cassirer: Die Therapie der Erkrankungen der Cauda equina.

Die operative Behandlung der Tumoren der Cauda equina hat bisher sehr schlechte Resultate gehabt. In der Literatur sind 24 Fälle vorhanden, von denen bei drei die Operation zu einem Erfolge geführt zu haben scheint (Rehn, Ferrier and Horsley, Kümmel), in drei weiteren scheint auch ein günstiges Resultat erzielt zu sein. Das wären 25 %, in den übrigen 75 % keine Heilung. In der Mehrzahl allerdings eine Besserung, meist jedoch vorübergehend, von kurzer Dauer. In mehr als einem Viertel der Fälle folgte auf die Operation ziemlich rasch der Tod, oder die Operation konnte nicht zu Ende geführt werden. Die Ursachen der Misserfolge, die besonders gegenüber den Rückenmarkstumoren bemerkenswert sind, liegen erstens in der Art der Tumoren. Diese sind meist bösartig (Carzinome, Sarkome, Endotheliome), zu einem nicht unerheblichen Teil multiple, wie die Ergebnisse der Sektion deutlich erkennen lassen. Noch nicht 20 % betreffen relativ gutartige Tumoren. Die Geschwülste können ferner sehr gross werden. Schliesslich ist die Diagnose mit grossen Schwierigkeiten verbunden. Für diese genügt nicht allein die Feststellung, dass es sich um einen Tumor der Cauda handelt, sondern es muss bei der grossen Längsausdehnung eine genauere Höhenbestimmung des Sitzes versucht werden. Das stösst auf grosse, zum Teil unüberwindliche Schwierigkeiten, da Affektionen in verschiedenen Höhen dasselbe Symptombild erzeugen können.

In einem Fall eigener Beobachtung wurde erst das Kreuzbein, dann die Lendenwirbelsäule geöffnet, ohne dass der vermutete Tumor gefunden wurde. Die Patientin überstand die operativen Eingriffe sehr gut. Der Fall bleibt vorläufig unaufgeklärt. Es kann auch die Diagnose der Art des Leidens Schwierigkeiten machen (eigene Beobachtung). Trotz aller ungünstigen Momente muss die operative Behandlung weiter versucht werden und zwar möglichst frühzeitig. Der jetzt erreichte Stand der operativen Technik erlaubt auch bei einer Wahrscheinlichkeitsdiagnose die Vornahme der Laminectomie (explorative Laminectomie).

Die Behandlung der Tuberkulose der Cauda equina sollte, wenn die schonenderen Massnahmen (Extension, Fixation etc.) ohne Erfolg zu bleiben scheinen, häufiger als bisher eine operative sein. Einige Sektionsfälle lehren die Möglichkeit der operativen Behandlung. In Frage kommt die Tuberkulose der Symphysis sacroiliaca und des Kreuzbeins, für die Bardenheuer eine Methode vorgeschlagen hat; ferner die Wirbelresektion bei Tuberkulose der Lendenwirbelsäule. Ferrier and Ballance brachten einen derartigen Fall operativ zur Heilung.

Bei der operativen Behandlung der Verletzungen des Gebietes ist sehr zu berücksichtigen, dass spontan eine oft weitgehende Besserung einzutreten pflegt, sodass man jedenfalls gut tut, abzuwarten. Die Aussichten einer Operation sind nach den bisherigen Ergebnissen wechselnde. Neben Besserungen ist auch nicht zu selten von einem unglücklichen Ausgang der Operation berichtet worden. Bei Schussverletzungen ist die operative Behandlung mehrfach mit Glück durchgeführt worden. Auch hier kommen übrigens spontan Besserungen vor.

(Eigenbericht.)

Diskussion.

Oppenheim hat bei 12 chirurgischen Operationen von Rückenmarksgeschwülsten 6 Heilungen gesehen und demonstriert 10 aus dem Rückenmark entnommene Tumoren. Die explorative Laminectomie hat nach O.'s Erfahrungen nie geschadet.

Sänger (Hamburg): Der als geheilt angeführte Fall von Kümmel hatte später Metastasen, die Zahl der Heilungen ist also noch geringer als der Vortragende angenommen hat. S. bestätigt die günstigen Erfahrungen bei Laminectomie.

Nonne (Hamburg) demonstriert eine Reihe von sehr instruktiven aus dem Rückenmark gewonnenen Präparaten.

Auerbach (Frankfurt a. M.): Auch der als geheilt angeführte Fall von Rehn ist an Recidiven gestorben.

Rothmann weist auf das Vorkommen von Echinococcen auch in der Cauda equina hin.

Bruns: Im Halsmark seien die Erfolge besser, weil hier die Tumoren zu prägnanteren Symptomen führen und weil sie für die Operation hier zugänglicher seien.

Nonne: Differentialdiagnose des Tumor cerebri.

N. demonstriert eine Reihe von Präparaten und bespricht einige Fehldiagnosen, die auf Tumor cerebri gestellt worden waren, z. B. ein Fall, in dem optische Halluzinationen nur nach der rechten Seite, eine Klopfempfindlichkeit der rechten Hinterhauptseite bestanden hatten und in dem doch der Hinterhautlappen intakt gefunden wurde. Ferner Fälle, in denen Pachymeningitis und solche, in denen Abszesse diagnostiziert worden waren und bei denen die Operation oder die Sektion die falsche Diagnose erwies.

Sitzung am 15. September 1907.

Vorsitzender: Jendrassik.

Zum Ort für die nächste Versammlung Anfang Oktober 1908 wird Heidelberg gewählt.

Ein Referat übernimmt

Oppenheim: Ueber die Stellung der Neurologie in der Praxis, im Unterricht und in der Wissenschaft; ein anderes

Erb, Nonne und **Wassermann**: Ueber den Stand der Syphilisfrage und ihre Beziehungen zu den Erkrankungen des Nervensystems.

Richter (Wien) demonstriert unter der Ankündigung „Kinematographie in der Neurologie"
eine lückenlose Serie (1060 bezw. 1235 Schnitte) von Gehirnschnitten mittelst eines Kinematographen. Es ist nicht zu leugnen, dass man die verschiedenen Bahnen bei diesem Verfahren in der Tat sich „verlaufen" sieht; dass aber, wie Vortr. behauptete, bessere räumliche Vorstellungen von dem Aufbau des Gehirns gewonnen und gar eine neue Forschungsmethode in der Neurologie inauguriert werden könne, schien dem Ref. kaum glaublich.

A. Schüller (Wien) demonstriert eine grosse Zahl von Röntgenogrammen des Schädels.

Die Fälle betreffen Verletzungen des Schädels durch Fremdkörper und durch stumpfe Gewalt (Fissuren, Impression, Löcher), Destruktionen und Hyperostosen infolge von Lues, knöchernen Tumoren des Schädels und Destruktionen des Schädels Tumoren, insbesondere Hypophysentumoren. Auch bei Epilepsie und bei Erkrankungen der Nebenhöhlen der Nase, welche oft mit nervösen Störungen einhergehen, ergibt das Röntgenbild oft interessante Aufschlüsse über Veränderungen des Schädels.

Diskussin.

Oppenheim betont, dass er als erster 1899 eine Erweiterung der Sella turcica im Röntgenbild bei einem Fall von Hypophysistumor beobachtet habe. Wichtig sei die Röntgendurchleuchtung besonders bei Fremdkörpern im Gehirn (speziell bei Projektilen) und bei Fissuren des Schädels.

Krause hat im Röntgenbilde Sprengung (Lockerung der Schädelnähte) durch Hirntumor beobachtet, weist auf den Fall von Virchow (Dissoziation des Keilbeinkörpers) hin.

Sänger demonstriert Diapositive von Röntgenaufnahmen bei Hypophysistumoren: 1. einen Fall bei einer 45jährigen Frau, die schon ganz erblindet ist.

Die Sella turcica ist total zerstört. 2. Einen Fall von Erweiterung der Sella turcica bei Myxödem, bei welchem sich die Hypophysis vergrössert hat, was auch aus der Gesichtsfeldaufnahme (doppelseisige Traktushemianopsie) hervorging. 3. Hochgradige Erweiterung der Sella turcica bei einem 18jährigen, gänzlich erblindeten Mann. Ohne die Röntgenaufnahme hätte man in diesem Falle einen Kleinhirntumor diagnostiziert. 4. Eine normale Sella turcica. Dieser Befund berichtigte eine fälschlich gestellte Diagnose auf einen Hypophysistumor; 5. Eine hochgradige Zerstörung der Sella turcica in einem Falle von Akromegalie; 6. zeigte S. die Abbildung eines in Vivo diagnostizierten Hypophysistumors an der Hirnbasis.

S. warnt davor, aus minimalen Veränderungen an der Röntgenplatte zu weitgehende Schlussfolgerungen zu machen. In einem Falle waren von kompetentester Seite Veränderungen an der Sella turcica und besonders der Keilbeinhöhle angenommen worden. Die Autopsie ergab jedoch einen negativen Befund an der Hirnbasis, der Tumor befand sich in der hinteren Schädelgrube.

Hartmann (Graz): Beiträge zur Diagnostik operabeler Hirnerkrankungen.

Diskussion.

Bruns weist auf die früher von ihm publizierten Fälle hin, in denen von den Meningen ausgehende Tumoren mit Erfolg operiert worden waren.

Schuster hat beobachtet, dass Morphium von Hirntumorkranken schwer vertragen wird und dass in einem Fall sofort nach der Injektion einer schwachen Morphiumlösung der Tod eingetreten sei.

Neisser hat auch bei dünner Punktionsnadel die Artdiagnose der Tumoren stellen können.

Hartmann (Schlusswort): Die innerhalb der Hirnsubstanz liegenden Tumoren bieten ebenso gute Operationschancen wie die der Oberfläche aufliegenden, wenn sie nur ausschälbar sind.

Saenger (Hamburg): Ueber Herdsymptome bei diffusen Hirnerkrankungen.

Nicht immer entspricht dem Auftreten von Herdsymptomen eine lokalisierte organische Veränderung im Gehirn. Das Uebersehen dieses Faktums hat vielfach zu übereilten schweren chirurgischen Eingriffen Veranlassung gegeben, so z. B. bei dem Auftreten von Jackson'scher Epilepsie oder bei Halbseitenerscheinungen bei genuiner Epilepsie.

Bei der Meningitis kommt es gar nicht selten lediglich zu lokalisierten Symptomen, speziell bei der tuberkulösen Form. Schon im Jahre 1903 hat Vortr. Fälle von circumscripter tuberkulöser Meningitis mitgeteilt. Hierbei muss hervorgehoben werden, dass die mikroskopische Untersuchung der Hirnhäute bei Meningitis tuberculosa auch an scheinbar normalen Abschnitten Veränderungen nachweisen lässt.

Auch die eitrige Meningitis kann sich, allerdings in selteneren Fällen, lediglich durch Herdsymptome dokumentieren. Vortr. teilt einen einschlägigen Fall mit, ferner einen Fall von sarkomatöser Meningitis, der sich durch komplizierte Herdsymptome ausgezeichnet hat. Endlich wird ein Fall von rechtsseitiger Lähmung mitgeteilt, bei welchem sich als einziges pathologisches Substrat eine diffuse Leptomeningitis gefunden hat.

Die scharf umschriebenen Herdsymptome, die manchmal bei der Carcinomatose vorkommen, sind oft der Ausdruck einer carcinomatösen Infiltration der Pia. Der makroskopische Befund in solchen Fällen ist oft negativ oder so unbedeutend, dass er leicht übersehen werden kann.

Eine diffuse Encephalitis kann sich ebenfalls lediglich durch Herdsymptome äussern, die Hirnerkrankung, welche mit am häufigsten infolge der auftretenden Herdsymptome zu Irrtümern Veranlassung gibt, ist der chronische Hydrocephalus, indem meistens ein Hirntumor diagnostiziert wird.

Es ist unsere Aufgabe, die Herdsymptome genauer zu erforschen, um sie mit grösserer Sicherheit differenzieren zu können. Vielleicht dürfte hierbei ausser der Lumbalpunktion das neue Verfahren der Punktion des Schädels von grossem Nutzen sein, um die Allgemeinerscheinungen von Meningitis, Encephalitis und Hydrocephalus besser zu erkennen, als es bis jetzt möglich war.

Diskussion.

Redlich (Wien): Auch die senile Hirnatrophie gebe zu Fehldiagnosen Veranlassung.

Pick: Die mikroskopische Untersuchung biete dann häufig die Erklärung der Herdsymptome.

Saenger (Schlusswort) konnte bei der Kürze der Zeit nicht auf alle diffusen Gehirnaffektionen eingehen, die sich lediglich durch Herdsymptome dokumentieren können. Er hätte dann auch die senile Hirnatrophie genannt, zumal ihm die vortrefflichen Arbeiten Pick's hierüber wohlbekannt seien. Wichtig erscheint S. gerade auf dem vorliegenden Gebiet, dass auch die Misserfolge veröffentlicht werden, da man aus ihnen am meisten lerne.

von Frankl-Hochwart: Ueber operative Behandlung der Hypophysistumoren.

Vortr. berichtet über einen 20jährigen Kommis R. D., der bereits am 12. Oktober 1901 mit der Diagnose „Hypophysistumor" von (dem damaligen Assistenten) A. Fröhlich auf der Wanderversammlung des Vereins für Psychiatrie und Neurologie in Wien vorgestellt wurde. Derselbe wurde zum erstenmal am 14. November 1899 in seinem zwölften Jahr im Nervenambulatorium der Klinik Nothnagel's untersucht: er litt seit April 1899 an Paroxysmen von Kopfschmerz mit Erbrechen. Der Befund war damals völlig negativ. — Am 15. August 1901 erschien er wieder; die Mutter gab an, dass der Knabe seit März 1899 rasch an Körpergewicht zunehme. Seit Januar 1901 Sehschwäche links, seit Juli 1901 sehr heftige Kopfschmerzen, Zunahme der Sehstörung links; daneben macht sich auch Sehschwäche rechts geltend. Die Augenuntersuchung ergab damals: genuine Atrophie des Nervus opticus links, rechts Spiegelbefund negativ. Links Amaurose, rechts V $^{5}/_{20}$, Gläser bessern nicht; temporale Hemianopsie rechts. Bald darauf wurde am rechten Opticus leichte Neuritis gefunden. Im übrigen war der Nervenbefund negativ. Auffallend war das bedeutende Körpergewicht (54 kg), die allgemeine Verfettung. Der Penis, der übrigens normal entwickelt war, erschien dermassen zwischen den Fettanhäufungen eingelagert, dass sich das Genitale dem femininen Typus näherte. Die Hoden waren klein; in der Mamillargegend ebenfalls starke Fettanhäufung; Haare an den Pubes und in den Achselhöhlen kaum nachweisbar. Unter Thyreoidinbehandlung Rückgang der Kopfschmerzen, Besserung des Sehvermögens, das am 27. Januar 1903 normal erschien. Die Fettentwicklung ging nie wesentlich zurück; auch kam es nie zu geschlechtlichen Erregungen.

Ab September 1905 wieder Verschlechterung des Gesamtzustandes; Ende Januar 1907 wurde neuerdings Hemianopsie konstatiert. Der damals aufgenommene radiologische Befund ergab: Keilbeinkörper und Sattellehne destruiert, processus clinoidei antici erhalten. Der oculistische Befund vom 15. Juni 1907 ergibt: rechtes Auge Atrophie der temporalen Papillenhälfte, linkes Auge genuine Atrophie. Rechtes Auge: Fingerzählen in $2^1/_2$ m, Gläser bessern nicht, linkes Auge Amaurose. Rechts temporale Hemianopsie. Körpergewicht 65,20 kg.

Gelegentlich der Demonstration dieses Falles hatte Fröhlich zum erstenmale auf Grund der Beobachtungen älterer Autoren (welche die diagnostische Bedeutung der Verfettung und des femininen Typus allerdings noch nicht erkannt hatten), den Satz aufgestellt: „dass bei Symptomen, die auf einen Tumor in der Gegend des Hirnanhanges hinweisen, bei Fehlen akromegalischer Symptome das Vorhandensein anderweitiger, trophischer Störungen, eine rasch sich entwickelnde Fettleibigkeit oder auch an Myxoedem erinnernde Hautveränderungen, auf die Hypophyse selbst als Ausgangspunkt der Neubildung hinweist. Allerdings beweist das Fehlen solcher Erscheinungen freilich nichts gegen das Vorhandensein eines Tumors des Hirnanhanges".

Da bei dem Patienten die Kopfschmerzen sehr heftig wurden und da die Sehschärfe rapid sank, schien ein operativer Eingriff nach der nasalen Methode gerechtfertigt. Am 21. Juni 1907 Operation: Umschneidung der Nase an ihrer Wurzel, Aufklappung der Nase nach rechts, Durchtrennung des Septum, Entfernung der oberen Muschel. Blosslegung des Sinus frontalis, Eröffnung und Wegmeisselung der vorderen Wand. Stückweise Wegnahme des Vomer bis an seinen Ursprung, Abschaben des Periost bis zur vorderen Wand des Keilbeins und Blosslegung der vorderen Wand der Keilbeinhöhle. Vorsichtige Aufmeisselung der Keilbeinwand, Eröffnung der Keilbeinhöhle. In der Tiefe derselben wurde eine weissliche, haselnussgrosse Membran sichtbar. Incision in der Mittellinie, worauf sich mehrere Esslöffel einer nach altem Blute aussehenden Flüssigkeit entleerten. Das Eingehen mit dem scharfen Löffel zeigte, dass es sich um einen Hohlraum handelte, der diese Flüssigkeit enthielt. Die Messung mit dem Finger und am Röntgenbilde ergab mit Sicherheit, dass eine Cyste entsprechend der Hypophyse vorlag. Nun bemerkte man auch, dass die Ränder dieses Hohlraumes kollabieren; die Incisionswunde pulsierte deutlich. Nachdem nun von diesen Rändern noch soviel mit der Hohlschere weggenommen wurde, als es sich unter Schonung des Chiasmas und der Carotiden ausführen liess, wurde die Höhle, die der Hypophyse entsprach, mit Isoformdochtgaze tamponiert, die Nase reponiert und vernäht. Die histologische Untersuchung der Sackwand (Dozent Dr. Stoerk) liess vermuten, dass es sich um ein Carcinom handeln könne. Der Wundverlauf war ein ziemlich günstiger, nur anfangs von mässiger Temperatursteigerung begleitet. Die Wunde war am zwölften Tage im wesentlichen geheilt; natürlich fällt die durch die Entfernung der vorderen Stirnbeinhöhlenwand entstandene Abflachung der Glabella als sehr unschön auf.

Subjektiv besserte sich der Zustand insofern, als die Kopfschmerzen kaum mehr auftraten und als das Sehvermögen sich besserte. Dozent Dr. Kunn konstatierte am 27. Juli 1907: rechts Schweigger 3,0 in 15 cm; Vis. $^1/_{35}$. Das Gesichtsfeld hatte sich temporal bedeutend erweitert.

Die weitere Behandlung bestand in Ernährungskur, Hydro- und Galvanotherapie unter Leitung von Dr. Friedmann in Vöslau-Gainfarn. Im Verlaufe des August hie und da Kopfschmerz und Erbrechen; in der Zwischenzeit vollkommenes Wohlbefinden. Bei der Untersuchung vom 8. September 1907 gab D. an, dass er seit 31. August keine wesentlichen Beschwerden mehr habe. Er hat in den letzten sechs Wochen um 2 kg an Körpergewicht abgenommen. Die Augenuntersuchung (7. IX. 1907) ergab weitere Besserung: Visus R $^{3}/_{35}$. Die temporale Gesichtshälfte erschien noch mehr erweitert. (Perimeter temporal: 80.) Merkwürdigerweise war an dem linken total amaurotischen Auge eine geringe, aber immerhin deutliche Lichtreaktion der Pupille zu erzielen.

v. Eiselberg berichtet über die Operation dieses Falles.

Diskussion.

Schüller: Die histologische Untersuchung des Testikels ergab eine Genitalhypoplasie, die ihrerseits (natürliche Kastration) die Fettsucht bedingt habe.

Mingazzini: Italienische Forscher haben bei kastrierten Ochsen und Hähnen die Hypophysis hypertrophisch gefunden.

Kühne (Cottbus): Die Bezold-Edelmann'sche kontinuierliche Tonreihe als Untersuchungsmethode für den Nervenarzt.

Die Bezold-Edelmann'sche kontinuierliche Tonreihe besteht aus zehn an ihren Zinkenenden mit Gewichten belasteten Stimmgabeln, zwei grösseren Orgelpfeifen und dem sogenannten Grenzpfeifchen oder Galtonpfeifchen.

Mit diesen Instrumenten, deren Handhabung auch erst erlernt werden muss, gelingt es alle Töne hervorzurufen, welche das menschliche Ohr überhaupt wahrzunehmen vermag in kontinuierlicher Reihenfolge von den tiefen bis zu den hohen, und zwar auch mit genügender Stärke, so dass bei Ausfall eines Tones Taubheit des Ohres für diesen Ton angenommen werden darf.

Das Hörvermögen des gesunden Menschen erstreckt sich nun von der Wahrnehmung tiefer Töne mit nur 12—16 Doppelschwingungen in der Sekunde bis zu den höchsten Tönen mit 49 000 Schwingungen.

Das ganze über 12 Oktaven (von der Subkontra, über die Kontra, die grosse und kleine Oktave bis zur 8 gestrichenen Oktave) sich erstreckende Hörgebiet wird als Hörfeld, der Ausfall einer Strecke des Hörfeldes als Hörlücke, geringe Reste von Hörvermögen werden als Hörinseln bezeichnet.

Die wichtigste Strecke des Hörfeldes ist die Tonstrecke b^1 bis g^2, also von der eingestrichenen bis zur zweigestrichenen Oktave, denn in diese Strecke fallen die Eigentöne unserer wichtigsten Sprachlaute. Ist die Strecke b^1 bis g^2 überhaupt nicht, oder nicht mit der nötigen Stärke wahrnehmbar, so ist das Sprachverständnis aufgehoben.

Von den Hörstörungen, welche den Neurologen interessieren, kommen nur die in Betracht, welche auf Schädigungen der Schnecke, der Hörleitungsbahnen und des Hörzentrums in der Hirnrinde beruhen.

Von den Veränderungen, welche sich im Labyrinth und im besonderen in der Schnecke abspielen können, sind, soweit der Nervenarzt sie zu beurteilen in die Lage kommt, die häufigsten und praktisch wichtigsten diejenigen, welche nach Schädelverletzungen und Erschütterungen des ganzen Körpers beobachtet werden.

Schwierig ist die Frage, ob die oft noch lange Zeit später von dem Verletzten vorgebrachten Klagen über Schwindel, Schwerhörigkeit und Kopfschmerzen begründet sind oder nicht? Die Beurteilung dieser Beschwerden wird meist dem Nervenarzt zufallen.

Den allgemeinen Klagen über Kopfschmerzen und Schwindel wird eine Berechtigung nicht abgesprochen werden können, wenn sich nachweisen lässt, dass der Unfall eine Labyrinthbeschädigung zur Folge gehabt hat.

Wie ist nun der Ausfall der funktionellen Hörprüfung bei einer Labyrinthbeschädigung? Jeder Abschnitt des Hörfeldes von den tiefsten bis zu den höchsten Tönen kann betroffen sein. Wenn bei allen Schädigungen des Labyrinthes, namentlich wenn dieselben vom Mittelohr ausgehen, die Wahrnehmung der höchsten Töne beeinträchtigt ist, so liegt dies daran, dass Eiterungen und Entzündungen des Mittelohres durch die Fenster der Felsenbeinpyramide sich zunächst auf die benachbarte Schneckenwindung fortpflanzen. Diese wird auch bei Schädelgrundbrüchen zuerst am heftigsten beschädigt.

In der unteren Schneckenwindung befinden sich aber die der Wahrnehmung hoher Töne dienenden kurzen Fasern der membrana basilaris.

Die langen Fasern, welche uns die Wahrnehmung der tiefen Töne vermitteln, sitzen in der von ausserordentlich festen Knochenmassen umgebenen, daher weniger Sprüngen ausgesetzten und auch vom Mittelohr entfernteren Schneckenkuppel.

Abgesehen von den nach Felsenbeinbrüchen beobachteten Zerreissungen und Quetschungen des Hörnerven sowie den akut- und chronisch entzündlichen Veränderungen auf infektiöser, konstitutioneller oder toxischer Grundlage, die für den Nervenarzt weniger in Frage kommen, sind es namentlich die degenerativen Erkrankungen des Hörnerven bei den sogenannten Kleinhirn-Brückenwinkelgeschwülsten, die in den Raum zwischen Brücke, Medulla-oblongata und Kleinhirn zur Entwicklung gelangen und sich meistens als Neurofibrome, Gliome, Sarcome und Gummigeschwülste charakterisieren.

Die Taubheit bezw. Schwerhörigkeit ist hierbei einseitig und zwar auf derselben Seite, auf welcher sich die Erkrankung des Hörnervenstammes abspielt.

Auch im Verlauf der zentralen Hörbahn von den primären Akustikuskernen bis zur Rinde des Schläfenlappens kann die Hörbahn geschädigt werden und zwar ausser durch Geschwülste des Kleinhirns, der Brücke, durch Hydrocephalus, vor allen Dingen durch die Geschwülste der Vierhügelgegend. Es genügt aber, um Hörstörungen zur Folge zu haben, nicht, dass nur das Vierhügeldach ergriffen wird, sondern die krankhafte Veränderung muss auch die seitlich und etwas tiefer dahinziehende Schleifengegend der Vierhügelhaube ergriffen haben.

Da in der Vierhügelgegend beide Bahnen dicht beieinander liegen, so werden meist beide Bahnen geschädigt und es kommt meist zu doppelseitiger Taubheit (sogenannter Mittelhirntaubheit). Sowohl bei den Erkrankungen des Hörnervenstammes wie auch der weiteren Hörbahn hat man geglaubt, bestimmte gesetzmässige Veränderungen des Hörfeldes feststellen zu können.

Die bisher beobachteten Fälle genügen aber noch nicht, um aus der Art der Hörstörung schliessen zu können, ob ein Krankheitsherd in der Schnecke, im Hörnervenstamm oder der zentralen Hörbahn liegt.

Noch unsicherer sind unsere Kenntnisse über das Verhalten des Hörvermögens bei Erkrankungen des Schläfenlappens und des in der Rinde desselben gelegenen Hörzentrums. Es ist nicht beobachtet, dass Schläfenlappenabszesse einer Seite Taubheit des der Seite des Krankheitsherdes gegenüberliegenden Ohres zur Folge haben, da ja die zentrale Hörbahn von der Kreuzung im Mittelhirn an Fasern beider Hörnerven enthält. Gekreuzte Schwerhörigkeit ist mehrere Male beobachtet worden. (Eigenbericht.)

Diskussion.

Rothmann fragt nach dem Verhalten der Störungen bei hysterischer Taubheit und bei Schläfenlappenerkrankung.

v. Frankl-Hochwarth fand den Ausfall der hohen Töne bei Hysterie auffallend. Eine mässige Hörstörung könne auch bei Anwendung der besten Hilfsmittel simuliert werden.

Hoeniger (Halle) hat bei einem Fall von Hirntumor typische Störungen der kontinuierlichen Tonreihe gefunden.

Mann (Breslau): Die Verletzungen des inneren Ohres (Vestibularapparats) gehen häufig ohne Gehörstörung einher. Durch Querleitung des galvanischen Stroms kann auf eine Verletzung des Vestibularapparats geprüft werden. Der positive Ausfall der Hörprüfung berechtige nicht zu einer Annahme der Unverletztheit des inneren Ohres.

v. Frankl-Hochwart stimmt dem zu und betont, dass die isolierte Erkrankung des Vestibularapparats nicht selten sei.

A. Schanz (Dresden): Demonstration von chirurgisch-orthopädisch behandelten Lähmungen.

Die Orthopädie hat in letzter Zeit durch die Einführung der Sehnen- und Muskeltransplantation in die Therapie der Lähmungen einen grossen Fortschritt gemacht. Das Wesen der Operation ist dies: es wird ein funktionswichtiger gelähmter Muskel durch einen funktions-unwichtigen ungelähmten ersetzt. Die neue Operation macht die alten Methoden der Lähmungstherapie natürlich nicht überflüssig. Am günstigsten sind die Resultate, wenn beide kombiniert werden. Von den demonstrierten Patienten sind die ersten beiden Fälle, an denen durch Kinderlähmung vollständig gelähmte Kniestrecker aus der Beugergruppe ersetzt sind. Beide Patienten, früher Krückengänger, gehen jetzt ohne jede Stütze. In vier weiteren Fällen von spinaler Kinderlähmung bestand vor der Behandlung weder Steh- noch Gehfähigkeit. Alle vier haben durch die Behandlung, in welcher immer die Quadricepsplastik den wichtigsten Punkt bildet, freie selbstständige Bewegungsfreiheit erlangt. Es folgt ein Fall von pes equinovarus paralyticus, korrigiert durch Verlagerung der Peroneussehne nach vorn vor dem äusseren Knöchel, weiter ein Fall von Schlotterfuss, behandelt mit Kombination von Sehnentransplantation und Orthodese. Bei einem Fall von Schulterlähmung ist eine Funktionsbesserung durch Transplantation des Trapezius in den Deltoides erreicht worden. Diese Fälle sind jedoch noch verbesserungsbedürftig. Die spastischen Kinderlähmungen geben nicht so gute Erfolgsaussichten. Immerhin kann durch Muskel- und Sehnendurchschneidungen und zweckentsprechende Nachbehandlungen die Bewegungsfähigkeit wesentlich gebessert werden. Hierfür werden als Beleg zwei Kinder vorgeführt, die früher fast bezw. ganz bewegungsunfähig waren und jetzt frei und ohne Stütze gehen können.

Kohnstamm (Königsstein) und **Warnke** (Berlin): Demonstrationen zur physiologischen Anatomie der Medulla oblongata.

Unter den in der Medulla oblongata entstehenden Neuronen ist neben den motorischen Haubenkernen ein „Centrum sensorium“ zu unterscheiden. Dasselbe nimmt Endigungen der gekreuzten sensiblen Spinalbahn und gekreuzter Sekundärneurone aus den sensiblen Hirnnervenkernen auf und entsendet einen ungekreuzten Tractus bulbo-thalamicus ascendens, der in den Endstätten des Schleifensystems endigt. Damit ist die gekreuzte sensible Bahn lückenlos erkannt; Demonstration des sensiblen und motorischen Anteils der Formatio reticularis an Photogrammen, die Warnke im Berliner neurobiologischen Institut nach seinen Nissl-Präparaten hergestellt hat, sowie an eigenen Marchi- und Nissl-Degenerationspräparaten.

Warnke demonstriert Einzelheiten des Seitenstrangkerns. Ausführliche Publikation im „Journal für Psychologie und Neurologie“.

Oppenheim (Berlin): Allgemeines und Spezielles zur Prognose der Nervenkrankheiten.

Der Vortr. zeigt an einer Reihe von Krankheitsformen, dass die Prognose im Laufe der Zeit viel günstiger sich gestaltet habe, als es den früheren Erfahrungen und Anschauungen entspreche. Er führt dies aus für die Tabes, Sklerosis multiplex, den Tumor medullae spinalis, die Poliomyelitis, den Tumor cerebri (Pseudotumor), Abscessus cerebri, die Psychasthenie, die Tics u. a. Dieser Wandel in den Auffassungen und Tatsachen sei auf verschiedene Momente zurückzuführen: 1. auf die Fortschritte in der Therapie, besonders der Chirurgie; 2. durch Fortschritte in der Erkenntnis der Ursachen; 3. Fortschritte in der Diagnosestellung; 4. auf die Tatsache, dass nicht nur die Infektionen, sondern auch die aus ihnen hervorgehenden Nervenkrankheiten ihren Charakter ändern (Lues, Poliomyelitis); 5. dass auch die Individuen sowohl wie die Generationen in ihrer Reaktion auf Krankheitsstoffe einem Wechsel unterliegen; 6. die Abgrenzung der Krankheitsbilder wurde ursprünglich anatomisch, d. h. bei tötlich verlaufenden Fällen vorgenommen, dadurch wurde bezüglich der Prognose einer zu ernsten Auffassung Raum gegeben; 7. die Erfahrungen der Privatpraxis sind anderer Art als die der Klinik, wo die relativ schwerer Erkrankten zur Behandlung kommen. Vortr. schliesst mit dem Mahnwort, mit der Prognose vorsichtiger zu sein und besonders den Kranken gegenüber pessimistische Auslassungen zu vermeiden.

Diskussion.

Löwenthal (Braunschweig) macht auf die relativ günstige Prognose der Tabes und der multiplen Sklerose besonders bei zweckentsprechender Schonung aufmerksam. Der Verlauf vieler organischen Nervenkrankheiten werde durch den Aufbrauch einerseits und die Disposition andererseits bestimmt.

Cron (Berlin) erwähnt die Besserung der Prognose bei traumatischen Erkrankungen.

B. Pfeifer (Halle): Cysticercus cerebri mit dem klinischen Bilde einer corticalen, sensorischen Aphasie durch Hirnpunktion diagnosticiert und operiert.

Vortr. berichtet über einen Fall, bei welchem mittels Hirnpunktion eine im linken Schläfelappen lokalisierte Cysticerkenerkrankung des Gehirns festgestellt wurde, nachdem vorher auf Grund der Anamnese und des klinischen Befundes die Diagnose eines Tumors des linken Schläfenlappens gestellt worden war.

Anamnestisch war nur bekannt, dass der Kranke erblich nicht belastet war, keine luetische Infektion durchgemacht und keinen Potus getrieben hatte.

Die Erkrankung begann 7 Wochen vor Aufnahme mit Kopfschmerz und einer Sprachstörung, die nach dem Bericht des Kassenarztes als sensorische Aphasie aufzufassen war. Dazu kam eine, bald wieder zurückgehende rechtsseitige Hemiparese.

Von subjektiven Allgemeinsymptomen waren nur Kopfschmerzen und zeitweilige Benommenheit zu konstatieren. Der objektive Befund ergab Stauungspapille, links stärker als rechts ausgesprochen, leichte rechtsseitige Facialisparese im unteren Ast, corticale, sensorische Aphasie, leichte rechtsseitige spastische Parese, ferner bds. transcorticale motorisch-apraktische Störungen, zuweilen auch ideatorisch-apraktische Erscheinungen.

Anamnestisch fehlte jeder Hinweis auf eine Cysticerkenerkrankung; auch waren Cysticerken an anderen Prädilektionsstellen des Körpers nicht nachweisbar.

Durch Hirnpunktion wurde am mittleren Teil der ersten, linken Schläfewindung ein grauweisses Gewebsstückchen gewonnen, dessen mikroskopische Untersuchung ergab, dass es sich nur um die Wandung einer Cysticerkenblase handeln konnte.

Das Ergebnis der Punktion wurde durch die Operation vollkommen bestätigt. Es fand sich eine Cysticerkenansammlung, die teils im hinteren Teil der ersten linken Schläfenfurche, teils im hinteren Abschnitt der Fossa Sylvii lokalisiert war, sowie ein bohnengrosser Cysticercus in der Rinde des hinteren Teils der ersten linken Schläfenwindung selbst.

Trotzdem diese Cysticerken anscheinend sämtlich bei der Operation entfernt wurden, gingen aber die Lokalsymptome nicht zurück und es traten später noch weitere Lokalsymptome von seiten des Kleinhirns und der rechten motorischen Region ein.

Vortragender geht auf die Schwierigkeit der Diagnose der Cysticerkenerkrankung des Gehirns näher ein und hebt die Wichtigkeit der Hirnpunktion auch für die Diagnose dieser Erkrankung hervor.

Bezüglich der operativen Behandlung der Cysticerken weist er darauf hin, dass der Fall zwar lehre, dass man auch bei nach dem klinischen Befund anscheinend lokalisierter Cysticerkenansammlung und bei anscheinend radikaler Entfernung derselben durch Operation auf weitere Hirnsymptome durch Cysticerken anderen Sitzes, die vorher keine klinischen Erscheinungen gemacht hatten, gefasst sein müsse. Andererseits zeigen aber die Obduktionsbefunde einiger Fälle, dass isolierte, oder herdförmig lokalisierte Hirncysticerken, deren chirurgische Behandlung möglich gewesen wäre unter schweren Erscheinungen zum Tode führten. Die Operation derartiger Fälle sollte stets versucht werden und die Hirnpunktion kann, wie der Fall zeigt, zur richtigen Diagnose solcher Fälle verhelfen.

E. Schwarz (Riga): Über akute Ataxie.

Vortr. berichtet über zwei Kranke mit ungewöhnlich hochgradiger Ataxie und ganz akuter Entstehung derselben nach chronischem Alkoholmissbrauch. In dem einen Fall bestanden die Symptome der Polyneuritis bei intakter Psyche. Im zweiten Fall bei erhaltener grober Kraft noch stärkere Ataxie sowohl locomotorisch wie statisch, Sensibilität und Reflexe intakt, Psyche ebenfalls normal. Die absolute Intaktheit der Sensibilität (auch des Lagegefühls) lasse die Ataxie als rein motorische Störung erscheinen. Es handle sich wahrscheinlich um cerebrale oder cerebellare toxisch bedingte Ataxie. Sch. unterscheidet vier

Formen der akuten Ataxie: 1. die akute cerebrale Ataxie nach multiplen Herden; 2. die akute polyneuritische Ataxie; 3. die akute neutrale motorische Ataxie; 4. die akute cerebellare Ataxie.

Mingazzini (Rom) berichtet über einen Fall von transzentraler sensorischer Aphasie.

P. Schuster (Berlin): Über die antisyphilitische Behandlung in der Anamnese der an metasyphilitischen und syphilitischen Nervenkrankheiten Leidenden.

Angeregt durch die Untersuchungen von Wassermann, Plaut, Neisser, Bruck und Schucht u. a. über den Antikörpergehalt des Paralytiker- und Tabikerblutes sucht Sch. festzustellen, ob die mehr oder minder intensive Behandlung der Syphilis auf die Entstehung der metasyphilitischen und syphilitischen Erkrankungen des Nervensystems von Einfluss ist. Die Ansichten der Autoren über die event. praeventive Kraft der antisyphilitischen Behandlung hinsichtlich der Verhütung nervöser Leiden weichen erheblich von einander ab, ja stehen sich diametral gegenüber. Die meisten Autoren äussern dabei nur ihre „Ansicht" und den „Eindruck", den sie im Laufe der Zeit gewonnen haben, ohne sich auf bestimmte Zahlenangaben zu stützen. Neisser hat ein aus 445 Fällen bestehendes Tabikermaterial gesammelt und davon 53—57 % gefunden, welche nie antisyphilitisch behandelt worden waren.

Vortr. hat zuerst aus einer Eulenburgschen Arbeit und aus einer Dinklerschen eine Anzahl Tabikerfälle auf die frühere mercurielle Behandlung durchgesehen und dabei gefunden, dass der Prozentsatz der unbehandelten Fälle geringer war als bei Neisser. Das eigene — seit einer Reihe von Jahren mit Rücksicht auf die vorliegende Fragestellung gesammelte — Material des Vortr. umfasst (235) 186 Fälle: (90) 75 Tabiker, (45) 35 Paralytiker und (100) 76 Patienten mit cerebrospinaler Lues. Bei allen war Lues vorhanden gewesen, bei allen war in der Krankengeschichte eine Notiz über die vorangegangene mercurielle Behandlung. Letztere bestand in der Mehrzahl der Fälle in den üblichen Schmierkuren. In Übereinstimmung mit dem aus den Arbeiten Eulenburgs und Dinklers gewonnenen Zahlen zeigt auch das Material Sch.'s einen kleineren Prozentsatz gänzlich unbehandelter Fälle (in maximo ca. 23 %). Der Prozentsatz der einmal und mehrfach behandelten Fälle ist grösser, als er anscheinend bei Neisser war. Viel grösser, zwischen 17 und 19 % ist in Sch.'s Material der Prozentsatz der mit zahlreichen (3—8—9) Kuren Behandelten, wenn er auch noch immer nicht sehr erheblich ist. Weiterhin suchte Sch. zu eruieren, ob die Latenzzeit — d. i. die zwischen der syphilitischen Infektion und dem Auftreten der ersten nervösen Zeichen liegende Zeit — etwa bei den nicht- und schlechtbehandelten Fällen durchschnittlich kleiner ist als bei den gutbehandelten Fällen. Weder in den Eulenburgschen und Dinklerschen noch in Sch.'s eigenen Fällen konnte ein derartiger zeitlich günstiger Einfluss der Hg-Behandlung konstatiert werden. Sch. kann aus dem vorliegenden Material keinesfalls den Schluss ziehen, dass ein Nutzen der mercuriellen Behandlung hinsichtlich der Verhütung nervöser Nachkrankheiten erweislich sei.

Als Ergänzung zu dem Gesagten berichtet Sch. schliesslich kurz über 16 serologische Untersuchungen an Paralytikern, Tabikern und Patienten mit Lues cerebrospinalis, welche in seiner Poliklinik von den Herrn Dr. Citron und Herrn Dr. Mühsam ausgeführt worden sind. (Ausführliches wird von den genannten

Herren über die Befunde veröffentlicht werden) Es fanden sich in einem grossen Prozentsatz der Fälle Antikörper im Blut, jedoch liess sich eine deutliche Einwirkung des Umstandes, ob die Kranken mit Hg behandelt worden waren oder nicht, auf den Gehalt an Antistoffen nach der Ansicht des Vortr. nicht feststellen. Auch konnte kein Unterschied in dem klinischen Bilde der antikörperhaltigen gegenüber demjenigen der antikörperfreien Fälle gefunden werden. Sch. neigt zu der Ansicht, dass die Behandlung der primären Lues deshalb den Ausbruch der metasyphilitischen Leiden nicht verhüten könne, weil die Hgtherapie die Antistoffe nicht aus dem Blute beseitigen könne. Hiermit nähert er sich einer gelegentlich von Wernicke ausgesprochenen und von Loewental (Liverpool) auf rein spekulativem Wege gestützten Vermutung, nach welcher die Antikörper die Hauptnoxe für das Nervensystem darstellen sollen. Die weitere — event. experimentelle — Prüfung dieser Vermutung muss späteren Arbeiten vorbehalten bleiben.

Diskussion.

Cron (Berlin) und Rothmann: Es ist wahrscheinlich, dass die Fälle, die viele Kuren durchgemacht haben, solche mit schwereren Erscheinungen sind. Man müsse der Quecksilbergegner wegen mit derartigen Schlussfolgerungen vorsichtig sein.

Schuster (Schlusswort) entgegnet Herrn Rothmann, dass er selbstverständlich ganz und gar kein Gegner der antisyphilitischen Therapie sei, sondern dass er ebenso wie die meisten Aerzte für eine möglichst intensive Behandlung der Syphilis sei. Das könne ihm aber nicht abhalten, die vorliegenden Statistiken unbefangen zu betrachten. Weiterhin bemerkt Sch., es handele sich ganz und gar nicht, wie das Herr R. annehme, in der Regel bei den Tabikern und Paralytikern um besonders schwere Fälle von Syphilis: im Gegenteil, wenn man in dieser Beziehung einen Unterschied machen wolle, so sei es wahrscheinlicher — ähnlich äussern sich auch die meisten Autoren — dass es sich gerade auffallend oft um leicht verlaufende Syphilis bei den Tabikern usw. handele. Diejenigen Fälle der Statistik, welche eine sehr grosse Anzahl von Hg-Kuren aufwiesen, seien deshalb durchaus nicht als besonders schwere Fälle von Syphilis aufzufassen.

Erben (Wien): Beobachtungen bei ataktischen Tabikern.

Bei ataktischen Tabikern ist die Fussohlenempfindlichkeit regelmässig herabgesetzt. Die Gleichgewichtsprüfungen besonders am Vestibularapparat ergeben normale Verhältnisse.

Die Gelenkunruhe der ataktischen Tabiker beruht auf Ausfall der Tiefen-Sensibilität.

Somit setzt sich die tabische Ataxie aus zwei Componenten zusammen: Ausfall der Fussohlenempfindung und der Tiefenempfindung.

Dem Tabiker fehlt nicht die „Balance" (die antagonistische Funktion von Beuge- und Streckmuskel). Solange der Muskel in Ruhe ist, sind die Schwankungen grösser als bei stärker kontrahierten Muskeln. Beim Stehen ist der Quadriceps ohne jede Kontraktion.

Diskussion.

Lilienstein (Nauheim): Von derselben Erwägung wie Vortr. ausgehend, dass nämlich die Fussohlenempfindung einer der Componenten ist, die die tabische Ataxie bedingen, habe ich Versuche mit unebenen Sohleneinlagen (aus

Gummi) gemacht, durch die die Empfindung beim Stehen und Gehen erhöht wird. Die Versuche sind noch nicht abgeschlossen, doch erscheinen sie für die Diagnostik und Therapie der tabischen Ataxie nicht ohne Bedeutung.

Veraguth: Ueber die Bedeutung des psychogalvanischen Reflexes. (cf. Monatsschrift für Psychiatrie und Neurologie 1906.)

Flatau (Berlin): Ueber das Fehlen des Achillessehnenreflexes.

Von den Sehnenphänomenen, deren Fehlen diagnostische Bedeutung hat, stehen das Kniephänomen und Achillesphänomen im Vordergrund. Ueber das Letztere ist noch keine Einigkeit erzielt. In der Literatur schwanken die Angaben zwischen 80 % Fehlen bei nicht nervöser Erkrankung bezw. Gesunden und einer Konstanz, die dem des Kniephänomens gleichkomme. Auf Grund eines Materials von 250 Fällen kommt Flatau zu folgenden Schlüssen: I. Als Prüfungsmethode kommt diejenige im Knieen nach Babinsky an erster Stelle. II. Im Vergleich zu dem Tricepsphänomen ist das Fersenphänomen konstant. III. Es ist nicht weniger konstant als das Kniephänomen und leidet schneller unter mechanischen Verhältnissen, Alter, Ernährungsstörungen. IV. Das Fehlen des Achillesphänomens ist immer beachtenswert, hat aber weniger Bedeutung als das Fehlen des Kniephänomens. (Eigenbericht.)

Diskussion.

Bychowski (Waschau): Bei Neugeborenen und jungen Tieren fehlt der Achillessehnenreflex, wie B. bei einer Reihe von Untersuchungen nachgewiesen hat.

III. Bibliographie.

Otto Gross: Das Freud'sche Ideogenitätsmoment und seine Bedeutung im manisch-depressiven Irresein Kraepelin's. Leipzig 1907. 50 S.

Eine geistvolle und scharfsinnige Abhandlung, die um so eingehender zu berücksichtigen ist, als sie die Kritik in erheblichem Masse herausfordert. — G. scheidet im Anschluss an Wernicke die Seelenstörungen in solche der psychischen Tätigkeit und des psychischen Inhalts. Prinzipiell organische Momente können sich nur in primären Störungen der psychischen Tätigkeit äussern, während für das Verständnis spezifisch inhaltlicher Störungen Wernicke's Sejunktionslehre im Sinne der Freud'schen psychologischen Mechanik weiter auszubauen ist. Mit den Entdeckungen Freud's „ist eine neue Kategorie des psychopathologischen Geschehens erschlossen, mit welcher den prinzipiell organischen Störungen der psychischen Tätigkeit ein spezifisch funktioneller Typus von Erkrankungen zur Seite gestellt wird, bei denen primäre pathologische Inhalte durch jene funktionellen Vorgänge geschaffen werden, durch die überhaupt die Bildung der psychischen Inhalte zustande kommt." Die Bildung psychischer Inhalte überhaupt geschieht nämlich durch die „spezifisch herausdifferenzierte Qualität des Zentralnervensystems, durch seine Funktion, sich kontinuierlich und gesetzmässig zu verändern". „Durch diese spezifische funktionsgemässe Veränderung können unter besonderen ungünstigen Bedingungen auch pathologische Inhalte zustande kommen". Solche Bedingungen sind die „ideogenen" Prozesse der Verdrängung und des Ausdrucks durch ein Symbol“, welche „die geschlossene kausale Reihe vom pathogenen psychischen Konflikt zum Sejunktionsmoment und zum inhaltlich charakterisierten pathologischen Phaenomen“ enthüllen. Wir dürfen somit die Krankheiten des Gehirns als Geisteskrankheiten infolge der besonderen Qualität des Gehirns nicht nur unter demselben Gesichtspunkt betrachten, wie die Krankheiten anderer Organe. Wir unterscheiden vielmehr bei den Gehirnkrankheiten von den den allgemeinen Gesetzen der Pathologie folgenden prinzipiell organischen = primär formalen Störungen diejenigen, welche das Gehirn durch seine Funktion und gemäss seiner Funktion erwirbt, die primär inhaltlichen pathologischen Phaenomene. Diese Erscheinungen kommen zustande dadurch, dass die spezifische cerebrale Funktion der kontinuierlichen Selbstveränderung, durch welche der individuelle psychische Inhalt gebildet wird, unter besonderen Bedingungen funktionsgemäss auch primäre pathologische Inhalte bilden kann. Damit ist uns zum ersten Mal die Möglichkeit gegeben, das spezifisch Inhaltliche bei den Geistesstörungen zu verstehen, und die „Verdrängung“ ist das Moment, welches diesen Prozess kennzeichnet. Die Verdrängung aber als Sejunktionsprozess „ist die Folge eines inneren Konfliktes, der Ausdruck der Unvereinbarkeit eines affektbetonten Komplexes mit dem individuellen Charakter des ganzen übrigen psychischen Inhalts“. Durch diese sejunktive Sperrung wird der Komplex aus dem Spiel der assoziativen Tätigkeit ausgeschaltet, die Reproduktion eines bestimmten Inhalts ist unmöglich geworden, und ein bestimmtes inhaltlich umgrenztes Gebiet verfällt der Amnesie.

Nun haben die „empirischen Untersuchungen Freud's mit voller Sicherheit herausgestellt“, dass diese verdrängten, bewusstseinsunfähigen Komplexe ausserhalb des Bewusstseins einen intensiven Einfluss auf das bewusste Geschehen entfalten können. Diese Wirksamkeit sucht Gr. mit dem Vorgang in Zusammenhang zu bringen, den er als Sekundärfunktion beschrieben hat. Nach ihm hat jeder Komplex im Spiel der Assoziationen eine doppelte Rolle, die Primärfunktion, welche der jedesmaligen Reproduktion ins Bewusstsein entspricht, und die Sekundärfunktion, welche der Komplex nach der (bewussten) Primärfunktion ausübt, indem er in diesem Zustand einen richtunggebenden Einfluss auf das weitere assoziative Geschehen entwickelt, und ist der verdrängte Komplex durch das sejunktive Moment gerade von der Primärfunktion ausgeschlossen, so wird er doch „in derselben Weise und unter denselben Bedingungen wie jeder andere psychische Inhalt in Sekundärfunktion versetzt, und zwar in eine seinem Affektgehalt entsprechende, d. h. besonders intensive und reichhaltige Sekundärfunhtion“. Damit wird verständlich, wie der pathogene Komplex seine exzessive Bedeutung auf einen anderen überträgt; er bestimmt in der Sekundärfunktion aus dem Unbewussten heraus inhaltlich verwandte Komplexe zur assoziativen Reproduktion, findet in ihnen seinen „symbolischen“ Ausdruck.

Nach Gr. ist das „wirklich Hindernde beim Eindringen der Lehre Freud's“ in der „tatsächlich bedeutenden Denkschwierigkeit der Freud'schen Grundsätze von der Dauer der psychotraumatischen Mechanismen, von der unveränderten Persistenz verdrängter Affektmomente“ zu suchen. Diese Schwierigkeit sucht Gr. durch Hinweis auf allgemein biologische Analogien zu beseitigen. Die pathologische Dauerwirkung eines affektiven Erlebnisses wird begreiflich als Modifikation einer zum biologischen Wesen des affektiven Erlebnisses überhaupt gehörenden Dauerwirkung. Der Affekt ist nichts anderes als eine auf einen ausserordentlichen Reiz erfolgende biologische Regulation, welche zu einer neuen Anpassung führt. Im Anschluss an eingehende biologische Parallelen wird dargelegt, wie die affektive Anpassungsreaktion von der Hemmung über die Aufhöhung und Beschleunigung aller psychischen Funktionen (dem Eintreten lustvoller Zustände) zur Automatisierung der gewonnenen Anpassungslage (der Erreichung einer indifferenten Gemütslage) erfolgt. Es ergibt sich also, dass jeder Affekt als ein biologischer Regulationsvorgang sich notwendigerweise zu Ende leben, d. h. zur Schaffung eines neuen dauernden Automatismus gedeihen muss. Wird dieser zweckmässige Anpassungsvorgang unterbrochen, so kommt es zur Schaffung dauernder, unzweckmäsiger, der Bewusstseinskontinuität entrückter Automatismen, welche hinter den inhaltlich abgegrenzten pathologischen Phaenomenen — den überwertigen Ideen, den Zwangsimpulsen usw. stehen. Dabei tritt als eigentliches Wesen der pathologischen Bildung neuer Automatismen die Verschiebung der Affektbetonung hervor. Der ausgesperrte Inhalt wirkt überbetont in der Sekundärfunktion und findet seinen symbolischen Ausdruck in der dauernden Fixierung eines bestimmten assoziativen Konnexes.

Als Beispiel für die theoretischen Ausführungen folgt die eingehende Schilderung eines Krankheitsfalles aus der Münchener Klinik, bei welchem von Gr. psychoanalytische Versuche ausgeführt worden sind. Es handelt sich um eine Depression des manisch-depressiven Irreseins, welche durch Zwangsvorstellungen und Zwangsimpulse ausgezeichnet ist und bei der es unter dem Einfluss der Zwangserscheinungen zu kriminellen Handlungen (Diebstählen) kam. Diese Zwangsphaenomene sollen nun nach Gr. aus einer prinzipiell organischen, formalen Geistesstörung unmöglich verstanden werden können; um solche prinzipiell inhaltlichen Symptome zu erklären, müssten die Freud'schen Mechanismen im Zusammenhang mit den Grundgesetzen des manisch-depressiven Irreseins herangezogen werden. Die Psychoanalyse aber hat in diesem Fall im wesentlichen zwei traumatische Komplexe aufgedeckt, die vergeblichen sexuellen Erregungen infolge einer längere Zeit währenden psychogenen Impotenz des Geliebten und die schokierende Frage des Geistlichen im Beichtstuhl, ob sie beim Coitus den Penis selbst eingeführt hätte. „So musste sich das Seelenleben der Patientin mit halbbewussten oder unbewussten sexuellen Wünschen füllen, die — nach ihrer persönlichen Auffassungsweise — für sie den Charakter des Wunsches besitzen mussten, „etwas Verbotenes zu tun, etwas Verbotenes heimlich zu tun". Für diese Formulierung musste sich ein nicht-sexueller Inhalt einstellen. Sie zu präzisieren, trug das Erlebnis im Beichtstuhl bei, „in die Hand nehmen". So blieb unter weiterer Verdrängung des sexuellen Charakters nur das Motiv „etwas Verbotenes heimlich nehmen". Dieses Motiv aber ist dem Sexuellen nur noch mit einer einzigen Begriffsverbindung gemeinsam: mit dem Motiv des Stehlens. Damit verstehen wir die kleptomanischen Impulse als Symbole für jeden Wunsch nach sexueller Befriedigung. — Der Fall enthält also nebeneinander „die eindeutigen Kriterien von zwei scheinbar ganz getrennten Krankheitstypen: der Zwangsneurose nach Freud und des manisch-depressiven Irreseins nach Kraepelin". Und es ist das Problem zu behandeln des Typischen in der Beziehung des ideogenen Moments zum manisch-depressiven Irrerein. Dieses Problem ist zugleich mit dem der Kombination heterogener Störungen verknüpft und für letzteres haben wir in der Kompensationslehre Anton's den Schlüssel erhalten. Mit diesem Prinzig ist die Addierbarkeit sämtlicher Störungen ausgesprochen, „jede wie immer geartete Störung hat die Tendenz, neben ihren eigenen direkten Symptomen auch noch alle schon bestehenden latenten Symptome frei zu machen". Und „jede wie immer geartete Störung vergrössert die Wahrscheinlichkeit der Erkrankung an allen wie immer gearteten Symptomenkomplexen.".

Nun sind aber die Mischzustände aus dem zirkulären Mechanismus allein nicht erklärbar. Ein Auseinanderfallen der zusammengehörenden Symptome des manisch-depressiven Irreseins ist unvorstellbar „so lange der ganze psychische Funktionskomplex als geschlossene Einheit durch den krankhaften Mechanismus gestimmt wird". Erst wenn diese Einheit gelöst wird, können paradoxe Kombinationen zu stande kommen. Die Mischzustände setzen somit das Hinzukommen besonderer, im rein zirkulären Typus nicht enthaltener Mechanismen voraus. Die „gemeinsame Reservekraft an zerebraler Energie" muss durch „eine Summation von pathologischen Mechanismen heterogenster Provenienz in ihrer Gesamtheit verbraucht" sein, damit alte und neue Mechanismen zugleich manifest werden, die Psychose als eine Modifikation der zirkulären, d. h. als kombinierte in Erscheinung trete. Die modifizierenden Kräfte beim manisch-depressiven Irreseín sind ausschliesslich ideogene, und in zwei Typen vollzieht sich die Addierung zirkulärer und ideogener Mechanismen: 1. „Der Verbrauch nervöser Reservekräfte durch eine ideogene Erkrankung macht den latenten zirkulären Mechanismus frei"; 2. „der endogene Ausbruch einer zirkulären Periode macht latent gewordene ideogene Symptome frei".

An sich ist der zirkuläre Mechanismus als prinzipielle Sukzession von Hemmung und Beschleunigung ein allgemein praefomiertes biologisches Anpassungsprinzip. Pathologisch kann dieser Mechanismus werden dadurch, dass der zirkuläre Mechanismus an sich quantitativ oder qualitativ gesteigert ist, oder wenn unbewusst gewordene Momente den Wechsel der Stimmung beherrschen. Wie dauernd leidvolle Bewusstseinsinhalte einen zirkulären Rhythmus in der Erhebung üker den Schmerz und der Ueberwältigung durch denselben bewirken können, so können solche Komplexe, auch wenn sie verdrängt sind, die Veränderungen der Affektlage beherrschen. Wirken sie aber so aus dem Unbewussten heraus, dann geht die introspektiv-psychologische Motivierbarkeit der Affektlage verloren und die Phasen erscheinen wie primär-zirkuläre Störungen. Man kann somit eine Reihe verschiedener Möglichkeiten für das Zustandekommen der manisch-depressiven Periodizität zusammenstellen: 1. „Die angeborene Anlage enthält eine Anomalie-Steigerung oder Modifizierung — des zirkulären Prinzips, das endogen zum Ausdruck kommt — einfache zirkuläre Psychose." 2. „Die angeborene Anlage enthält eine latente Disposition d. h. eine kompensierte Anomalie des zirkulären Prinzips, die erst durch Hinzutritt eines zweiten, die allgemeine Kompensationskraft des Nervensystems erschöpfenden Prozesses manifest gemacht wird — in praxi durch den Hinzutritt von ideogenen Mechanismen: komplizierte Formen des manisch-depressiven Irreseins." 3. „Der endogene Ausbruch der zirkulären Phasen verbraucht die allgemeinen kompensatorischen Kräfte und macht damit latente ideogene Symptome frei: komplizierte Formen des manisch-depressiven Irreeeins. 4. „Die manisch-depressive Periodizität wird einer primär ideogenen manifesten Erkrankung durch eine normale Reaktion des gesund angelegten Organismus aufgeprägt: komplizierte Formen des manisch-depressiven Irreseins." — Wir sind somit in der Lage verschiedene Kombinationen innerhalb des manisch-depressiven Irreseins auseinanderzuhalten. In einem Falle führt der manisch-depressive Mechanismus „aus sich allein heraus als ein konstitutionell hypertrophisches Funktionsprinzip zur endogenen Erkrankung — im anderen Falle prägt er einer ideogen erworbenen, d. h. total verschiedenen Primärerkrankung als ein normales Reaktionsprinzip des Nervensystems die manisch-depressive Rhythmik auf". Dazwischen steht der eigentlich repräsentative Typus des manisch-depressiven Irreseins: das Manifestwerden einer latenten Hypertrophie des zirkulären Mechanismus durch das Hinzutreten ideogener Erkrankungsprozesse. Wir erhalten das überraschende Ergebnis „dass der zirkuläre Mechanismus selbst den ganzen Spielraum von der Rolle eines primär-pathogenen Faktors bis zur Rolle einer normalen Reaktion auf andere pathogene Faktoren besetzt hält, und dass das überwiegende Gros der Fälle durch die Kombination von zwei total verschiedenen aetiologischen Momenten zustande kommt". Dabei gehören alle Fälle in eine klinische Einheit, müssen also ein Moment gemeinsam haben, durch welches Verlauf und Ausgang des manisch-depressiven Irreseins garantiert wird. Dieses Moment kann nicht einfach in der Anlage zum zirkulären Mechanismus gefunden werden, denn diese ist eine allgemein biologische Tatsache; Gr. findet vielmehr ein tiefer liegendes Prinzip in der Annahme, dass die antagonistischen Kräfte in ihrem Grössenverhältnis nicht verändert sind, allein der Mechanismus ihres Ineinandergreifens gestört ist; „dann wird das antagonistische Gleichgewicht zwar im Ganzen erhalten bleiben, aber nicht mehr als Kontinuität, sondern durch ein alternierendes Sichablösen von Phasen, in denen bald die eine und bald die andere der beiden antagonistischen Tendenzen zum Uebergewicht gelangt." Diese Umstimmung des zirkulären Mechanismus kann primär aus einer angeborenen Anomalie erfolgen, sie kann als zweckmässig praeformierte Reaktion auf einen pathogenen Reiz zustande kommen, und sie kann endlich in der Mehrzahl der Fälle beim Hinzutritt des ideogenen zum endogenen Moment manifest werden. Damit ist uns die Möglichkeit gegeben, die Mischzustände zu verstehen als eine „Umprägung des zirkulären Geschehens durch ideogene Prozesse." Die Mischzustände sind regelmässig der Ausdruck einer neben dem zirkulären Mechanismus bestehenden psychischen Spaltung. Ihre Voraussetzung ist, „dass abgespaltene psychische Komplexe bestehen, die sich von der psychischen Gesamtfunktion und ihren höchsten Regulationen so weit unabhängig gemacht haben, dass sie vom zirkulären Phasenwechsel nicht mitgetroffen werden. Ist dies der Fall, so steht der ideogene Komplex der übrigen Psyche in ihrem jeweiligen manischen oder depressiven Funktionstypus seinerseits mit einem heterogenen funktionellen Verhalten gegenüber und verhindert das Zustandekommen einer einheitlich geschlossenen Gesamteinstellung." So soll aus der Hemmungswirkung eines isolierten von der Periodizität der psychischen Gesamtfunktion unabhängig gewordenen Komplexes das Zustandsbild der „gehemmten Manie" erklärt werden. In solchen Fällen kann etwa die Motilität vom Komplex aus gehemmt sein, während die anderen Funktionen dem zirkulären Typus folgen. Ebenso bringt sich in den Fällen von Depression mit Gedankenflucht ein verdrängter Komplex durch innere Unruhe, durch das „Gefühl von Gehetztsein und Sucht nach irgend einer Veränderung", durch „ein drängendes Suchenmüssen im eigenen Innern" zur Geltung. In solchen Fällen kann die depressive Denkhemmung durch den „ideogenen Denkzwang",

„durch das Suchenmüssen nach verdrängten Inhalten“ mehr oder minder verdeckt werden. Diese Zustände, in denen die Gedanken nicht festgehalten werden können, sind aber wesentlich von der echten Ideenflucht verschieden. Sie können von dieser wohl dadurch getrennt werden, dass über echte Ideenflucht nicht geklagt wird. — So kann es also durch Interferenzwirkung heterogener Momente dazu kommen, „dass ein Elementarsymptom der entgegengesetzten Phase durch ein anderes, einem Symptom der entgegengesetzten Phase ähnliches, abgelöst zu werden scheint. — Jedenfalls sind die eigentlichen Mischzustände als Interferenzerscheinungen zu verstehen, die erst aus einem „Gegensatz zwischen der Gesamteinstellung isolierter Konnexe entstehen.“

Die Kritik der Arbeit muss sich mit einigen Andeutungen begnügen, soll der Rahmen eines Referates nicht ganz ungebührlich überschritten werden, so sehr die in der Abhandlung niedergelegte Energie des Denkens an sich ein ausführliches Eingehen verlangen könnte. Der wesentlichste allgemeine Einwand, der die Ausführungen Gr.'s treffen muss, ist der, dass sie rein begriffliche Konstruktionen sind, die sich abseits von dem Boden des empirisch Gegebenen bewegen und dieses nicht selten zum Zweck der gedanklichen Systematisierung zurechtstutzen. Dieser Mangel tritt bereits in der Grundauffassung der psychologischen Aufgabe zutage, insofern diese in der Rückleitung der psychischen Erscheinungen auf ein allgemeines biologisches Schema erblickt wird. Gr. spricht es direkt aus, dass ihm die lediglich psychologischen Kausalreihen unbefriedigend erscheinen, und dass ihm mehr gesagt sei, wenn psychische Phaenomene als Einzelfall allgemeiner biologischer Grundprinzipien dargelegt werden. Das leitet dann zur Nichtachtung der einfachen Beschreibung seelischer Erscheinungen und kann soweit führen, wie Gr. eben geführt worden ist. Schon gegen die Trennung von Tätigkeit und Inhalt müssen sich Bedenken erheben; auch das ist eine Schematisierung, die nur erlaubt ist, wenn man sich bewusst bleibt, dass die psychische Wirklichkeit ein Einheitliches und in ihr kein Akt ohne Inhalt und umgekehrt gegeben ist. Bei Gr. aber wird der Inhalt durch die Funktion gebildet, man weiss letzten Endes doch nicht wie, und in derselben Weise soll der pathologische Inhalt gebildet sein; Freud's „Verdrängung“ passt darum sehr gut in dies Schema, auch sie ist ja nicht beobachtet, sondern erschlossen. Die Rückleitung der Wirkung verdrängter Komplexe auf die Mechanik der Sekundärfunktion ist ohne Zweifel geistvoll gedacht, ist mit ihr aber wirklich die „bedeutende Denkschwierigkeit“ der Lehren Freud's beseitigt? So wenig eben als überhaupt Fragen, welche allein die Beobachtung entscheiden kann, durch schematische Konstruktionen, und tragen sie einen noch so biologischen Anstrich, gelöst werden können. Handelt es sich um die Frage dauernder Gefühlswirkungen, so wird es doch zunächst gelten, Beobachtungen zu machen und sich an diese zu halten, nicht aber einfach, wo Vorgänge im Bewusstsein nicht genügend verständlich sind, ein gespenstisch gedachtes unbewusstes Sonderwesen zu Hilfe zu nehmen. In dieser Hinsicht unterscheidet sich das, was Gr. bietet, in keiner Weise von den Gedankengängen Freud's, so wenig als sich die publizierte Psychoanalyse in ihrem Wesen von den in Freud's Geiste gemachten unterscheidet. Den Schlüssen vollends, die Gr. aus der mitgeteilten Krankengeschichte auf die Natur des manisch-depressiven Irreseins machen zu dürfen glaubt, wird man empirische Gegründetheit nicht zuerkennen können. Es hiesse mehrfach Gesagtes wiederholen, sollte dargetan werden, warum ein Kausalnexus zwischen den psychoanalytisch gefundenen Traumen, wie sie in den Darlegungen Gr.'s eine Rolle spielen, und der Kombination von manisch-depressivem Irresein mit Zwangsimpulsen nicht als bewiesen zugestanden werden kann. Die Ausführungen Gr.'s erscheinen hier so künstlich und und unsicher, als psychoanalytische Schlüsse nur je gewesen sind. Denselben Charakter tragen seine Deduktionen, soweit sie über die Bedeutung des ideogenen Moments für das manisch-depressive Irresein gemacht sind. Dass verborgene pathogene Dauerwirkungen zirkuläre Rhythmik produzieren, ist eben nur gesagt. Dem Begriffe des Zirkulären widerspricht jedenfalls diese Tatsache, und wir müssten, wenn Gr. recht hätte, unsere Anschauung vom Zirkulären und vor allem von den Mischzuständen völlig umändern. Aber Gr. hat von Tatsachen, die dazu bewegen könnten, nichts vorgebracht, und so wird man die Lehre von den Mischzuständen als Interferenzerscheinungen auf sich beruhen lassen können. Die angedeuteten Ausführungen über die gehemmte Manie und die Depression mit Ideenflucht zeigen, zu welchen Künsteleien die Lehre von dem verdrängten Komplex führen kann. Tatsächlich bleibt es völlig unverständlich, warum etwa gerade die Motilität von einem Komplex aus gehemmt ist, während alles übrige dem zirkulären Typus folgt. Die Tatsachen ferner, durch welche die Gedankenflucht bei der Depression von der echten unterschieden werden soll, erscheinen sehr konstruiert. — Die Psychologie des manisch-depressivem Irreseins und vor allem die der Mischzustände ist gewiss ein ungemein wichtiges Problem, nur hat die Bemühung von Gross, sie mit eigenen und Freud'schen Hilfsmitteln zu fördern, wenig Erfolg gezeitigt. Isserlin (München).

IV. Referate und Kritiken.

Shepherd Ivory Franz: The Time of Some Mental Processes in the Retardation and Excitement of Insanity.

(Sep.-Abbd. aus dem American Journal of Psychology. Januar 1906.)

Der Zweck der Arbeit war, die Frage zu entscheiden, welchem Teil bezw. welchen Teilen des Nervensystems wir die Zu- und Abnahme der psychomotorischen Tätigkeit, wie man sie gewöhnlich im manisch-depressiven Irresein findet, zuzuschreiben haben. Die Arbeit will nur als (ein sich abgeschlossener) Teil einer grösseren Untersuchung über diese Frage gelten. Es wurden für die Experimente sechs Personen benutzt: 2 Normale, 2 Deprimierte, 2 Erregte. Die Versuche selbst wurden möglichst einfach gewählt. Das Resultat war kurz folgendes: Die erregten Patienten zeigten keinerlei konstanten Schnelligkeitszuwachs gegenüber den normalen oder deprimierten. Der manische Zustand zeigt demnach nicht eine vermehrte motorische Gewandtheit, sondern nur eine vermehrte motorische Entladungsfähigkeit („Diffusion"). Die deprimierten Kranken waren langsam im Beginn aller Versuche; aber diese Verlangsamung im Zeitablauf des seelischen Prozesses ist nicht regelmässig. Für die komplizierten psychischen Prozesse brauchten die Deprimierten eine Zeitlänge, die der für die einfachen Akte gebrauchten nicht entsprechend lang war. Die manischen Patienten neigten zu einer normal langen Reaktionszeit.

Bei den gehemmten Patienten fand sich ein bemerkenswertes praktisches Resultat. Es zeigte sich nämlich, dass sie bis zu einem gewissen Grade durch systematische Uebungen gebessert werden d. h. dass ihre Bewegungen schneller gemacht werden können. Das heilt natürlich nicht die Depression, aber es hilft die Hemmung verringern. Wie überall, so ist auch bei Geisteskranken eine Neigung zur Bildung von Gewohnheiten. Es ist wahrscheinlich, dass in manchen Fällen die Gewohnheit der Langsamkeit sich ausbildet und diese mag ev. verdrängt werden von einer durch Uebung gewonnenen aktiven Gewohnheit (? Ref.).

Wo die von den Verfassern vorausgesetzte verminderte Irritabilität (bei den Depressiven) zu suchen ist, erscheint noch nicht sichergestellt. Gewisse Tatsachen sprechen dafür, dass sie nicht hauptsächlich im Gehirn, sondern eher in den peripheren Teilen des Körpers, speziell des Nervensystems anzunehmen ist.

Die Arbeit zeigt, dass noch recht viele Probleme auf diesem Gebiete ihrer Lösung harren und es wäre wünschenswert, wenn die darin mitgeteilten Ergebnisse an einem grösseren Material nachgeprüft würden.

Mohr (Coblenz).

Alphonse Maeder: Contributions à la psychopathologie de la vie quotidienne.

(Extrait des Archives de Psychologie. Tome VI. Nrs. 21—22. Juillet-août 1906.)

In Anlehnung an die „Freud'sche Psychopathologie des Alltagslebens" und die dort aufgestellten Theorien bringt Verfasser einige, zum Teil nicht einmal sehr glücklich gewählte, Beispiele zur Psychopathologie des Vergessens, Verwechselns, Versprechens, die er psychoanalytisch im Sinne Freud's behandelt und zu verwerten sucht.

Germanus Flatau (Dresden).

Scheel (Wilhelmshaven): Psychosen im Zusammenhang mit Pneumonie.

(Mediz. Klinik 1907. No. 34.)

Kasuistische Mitteilung betreffend einen 62jährigen Mann, bei dem sich im Anschluss an eine mittelschwere rechtsseitige Pneumonie ein akutes Delirium von viertägiger Dauer mehrere Tage nach der Entfieberung entwickelte.

Liebetrau (Hagen i. W.).

Birnbaum (Conradstein): Ueber den kausalen Zusammenhang hypochondrischer Wahnvorstellungen mit somatischen Störungen.

(Mediz. Klinik 1907. No. 30.)

Mitteilung von 8 Fällen, in denen sich bei der Obduktion von Geisteskranken mit hypochondrischen Vorstellungen schwere organische Veränderungen in verschiedenen Körperregionen (Sarkome, Carcinome, Verwachsungen im Bauch bezw. in der Brust) fanden. und die Verfasser zu dem Schlusse gelangen lassen, „dass es sich bei den hypochondischen Wahnvorstellungen in den meisten (? Ref.) Fällen wohl um eine wahnhafte Umdeutung peripherer Reizempfindungen handelt, die auf objektive körperliche Störungen zurückzuführen sind."

Liebetrau (Hagen i. W.).

A. Gianelli (Rom): Contributo allo studio del „risus spasmodicus (Unaufhaltsames Lachen; Zwangslachen; rire spasmodique; risus spasticus)". (Policlinico 1907).

Bei einem alten Fall, der besonders affectiv stark verblödet war (anscheinend Dementia praecox), trat nach einem apoplectischen Anfall als einziges Symptom Zwangslachen auf, das durch jede Kleinigkeit bei der Patientin ausgelöst wurden. Bei der Sektion, ein Jahr später, fand sich ein kleiner alter Erweichungsherd im vordersten oberen Teil des Putamen, der sich etwas in den vorderen Schenkel der inneren Kapsel hineinerstreckte. Verfasser ist mit Giannulli der gleichen Meinung, dass man bei dem Symptom die reinen Formen, in denen entweder bloss Lachen oder bloss Weinen auftritt, trennen muss von denen, in welchen beides zusammen vorkommt. Auch bezüglich des Sitzes ist Verfasser derselben Ansicht, dass, wie ja sein Fall lehrt, die Projektionsfasern der cortico-thalamischen Bahn für Lachen und Weinen im vorderen Segment der inneren Kapsel verlaufen. Wolf (Katzenelnbogen).

Awtokratow: Die Geisteskranken im russischen Heere während des japanischen Krieges.

(Allgem. Zeitschr. f. Psychiatrie. (LXIV, 2, 3.)

Verfasser, der an der Spitze der Organisation des roten Kreuzes für Behandlung und Transport der Geisteskranken während des russisch-japanischen Krieges stand, berichtet eingehend über die zu diesem Zwecke getroffenen Einrichtungen und die Tätigkeit der gesamten Irrenverpflegungsstellen.

Nachdem anfangs besondere Vorkehrungen nicht getroffen waren und sich etwa 500 Geisteskranke in den verschiedenen Sammelhospitälern angehäuft hatten, wurde ein besonderes psychiatrisches Hospital für 50 Kranke in Charbin errichtet. Die Einrichtung wird genau beschrieben. In dieses Hospital kamen aus einem Feldambulatorium, das mit einem sachverständigen Arzte und geschultem Pflegepersonal zum Transport ausgerüstet war, aus den Feldlazaretten die frischen Kranken und wurden von dort, soweit sie tranportfähig und nicht in wenigen Wochen geheilt waren, nach Russland weiter befördert. Für eventuelle Verschlimmerungen unterwegs standen 2 Etappenlazarette mit je 10 Betten zur Verfügung. Der Transport geschah in eigens dafür hergerichteten Wagen im Anschluss an einen gewöhnlichen Lazarettzug. Ein besonderes Lazarett mit 16 Betten war in Tschita errichtet, um nicht in Transbaikalien ansässige Kranke den weiten Weg nach Russland hin und dann wieder zurücktransportieren zu müssen.

Das Zentrallazarett passierten 1251 Kranke, 265 Offiziere und 986 Soldaten. Da ausserdem 300 Kranke im Charbiner Sammelhospital und 350 auf anderem Wege nach Russland gekommen waren, betrugen zusammen die Zahl der Geisteskranken 1,9 ‰ der Soldaten und mehr als 3,5 ‰ aller Erkrankten. Durchschnittlich blieben die Kranken 15—16 Tage im Hospital. Die Mortalität betrug bei den Offizieren 2,5 %, bei den Soldaten 1,7 %. An Erkrankungsformen überwog bei den Offizieren der Alkoholismus; dann folgten Paralyse, „neurasthenische Psychosen“ und Verwirrtheit, die zusammen mehr als die Hälfte aller Erkrankungen ergaben. In Friedenszeiten überwiegen bei den Offizieren die Paralyse, dann erst folgt Alkoholismus, während bei den Soldaten dieser sehr selten ist, dagegen die akuten Psychosen die häufigsten sind und die epileptischen höchstens $^1/_4$ betragen. Dss Trauma war auffallend selten als Ursache anzusehen; aber offenbar deshalb, weil derartige Psychosen erst später auszubrechen pflegen.

Dass die chronischen Krankheitsfälle so überwiegen, liegt einmal an der mangelhaften Auswahl in den Kriegszeiten, dann an der merkwürdigen Tatsache, dass als geisteskrank nach Russland zurückgeschickte Kranke, wenn sie nicht auffallende Erscheinungen boten, gleich wieder auf den Kriegsschauplatz zurückgesandt wurden. Verf. führt einige krasse Beispiele an; so wurde ein paralytischer Offizier zweimal zurückgeschickt. Latente oder im Prodomalstadium befindliche Psychosen entwickelten sich im Kriegsschrecken auffallend rasch zu lebhafter Höhe. Auch epileptische Anfälle und Psychosen traten auf bei Individuen, die nie epileptische Anfälle hatten, nur in der Kindheit an Enuresis nocturna gelitten hatten.

Die ganz auffallende Tatsache, dass Offiziere an Alkoholpsychosen erkrankten, die bis zum Kriege nie Spirituosen zu sich genommen hatten, erklärt Verf. aus der Erschöpfung durch die fortwährenden Aufregungen und Ueberanstrengungen, bei der täglicher Gebrauch selbst von geringen Mengen deletär wird. Die häufigen „neurasthenischen" Psychosen traten unter den ausgeprägten körperlichen Symptomen schwerer Neurasthenie und Erschöpfung mit Kopfschmerzen, schlechtem Schlaf und Apathie ein. Rasche Zunahme aller Erscheinungen, Depression, Angst, Selbstmordideen, Abgeschlagenheit, vollständige Leistungsunfähigkeit, gemütliche Erschöpfbarkeit, starke Hyprästhesie, Zwangsideen, Sinnestäuschungen, meist schreckhafter Art, die sich an die Kriegsbilder anschlossen, besonders nachts, für die aber zum Teil die Kritik erhalten blieb. Schon nach acht Tagen auffallende Besserung, nach vier Wochen pflegte völlige Genesung eingetreten zu sein mit zumeist klarer Erinnerung an alle Einzelheiten.

Die postinfektiösen Psychosen hatten ihre Hauptursache im Typhus (Resolutionsstadium), ferner in Gelenkrheumatismus, Pneumonie, akuten Exanthemen, Kopfrose, Influenza, Malaria, Cholera. Viele waren mit Polyneuritis kompliziert und erinnerten im Verlauf an die Korsakow'sche Psychose.

Die weite Reise bis Moskau (über 1 Monat) wurde im allgemeinen gut vertragen, doch wurde immer gegen Ende grössere Reizbarkeit und schlechter Schlaf beobachtet. Häufig traten Verschlimmerungen, auch bei Rekonvaleszenten Recidive ein. Natürlich ereigneten sich auch einige, aber verhältnismässig sehr wenige, im ganzen 8 Unfälle. Verf. gibt noch eine genaue Beschreibung der Einrichtungen und der Handhabung des Transportes und der künftig zu vermeidenden Mängel und Fehler.

Zum Schluss eine Kostenberechnung: Die ganze Organisation kostete nicht über 15 000 Rubel monatlich, im ganzen 150 982,77 R. Es wurden verpflegt 1634 Mann mit 23 230 Verpflegungstagen. Die Beköstigung kostete im Zentrallazarett für den Soldaten 0,98 und für den Offizier 1,47 R., im Durchschnitt aller Hospitäler 63 und 94 Kp. Die Unterhaltungskosten für den einzelnen (Kranken und Personal) betrugen für den Soldaten 3,6, für den Offizier 3,55 R. Die Kosten eines einzelnen Kranken beliefen sich für den Soldaten auf 6,38, für den Offizier auf 7,22 R. Diese hohen Zahlen erklären sich aus dem zahlreichen ärztlichen und Pflegepersonal, das für die verschiedenen Hospitäler und für die Transporte nötig war. Chotzen (Breslau).

Weygandt (Würzburg): Psychisch-abnorme Kinder in der ambulanten Praxis. (Mediz. Klinik 1907. No. 36.)

Das Material der Würzburger Poliklinik für psychisch-nervöse Krankheiten an psychisch-abnormen Jugendlichen (bis zur Pubertät) bietet reiche Erfahrungen (289 Fälle in $3^1/_2$ Jahren). Das Verhältnis der Knaben zu den

Mädchen war 3:2. Es kamen alle möglichen Formen psychischer Abnormität vor. Nur ein Teil der Störungen (z. B. Hysterie, die W. prognostisch günstig beurteilt) lassen sich zweckmässig ambulant behandeln. Für die Mehrzahl ist systematische Anstaltsbehandlung (unter ärztlicher Leitung) geboten. Leider mangelt es an geeigneten Anstalten, die den verschiedenen Ansprüchen genügen, noch sehr. Der Arzt muss die Eltern frühzeitig auf das Krankhafte der häufig als „Ungezogenheiten“ gedeuteten Symptome aufmerksam machen und eventuell Anstaltsbehandlung vorschlagen. Liebetrau (Hagen).

Dammann: Ueber die Störungen des Gemütslebens und ihre Behandlung. (Therapie der Gegenwart. Juni 1907.)

Die im Gemütsleben vorkommenden Störungen teilt Verfasser in drei Gruppen ein: I. Störungen im Inhalte des Fühlens (krankhafte Stimmungen) 1. traurige Verstimmung, 2. heitere Verstimmung; II. Störungen im Zustandekommen der Gemütsbewegung (krankhafte gemütliche Reaktion) 1. Abnorme Reizbarkeit des Gemüts, a) erschwerte bezw. aufgehobene gemütliche Reaktion (psychische Anästhesie, aa) durch Hemmung, bb) als Ausfallserscheinung, b) Steigerung der gemütlichen Erregbarkeit (psychische Hyperästhesie); 2. Krankhafte Intensität der gemütlichen Reaktion (reizbare Verstimmung, Affekt); III. Anomalien in der Art der Gefühlsbetonung (perverse Gefühlsbetonung). Es folgt dann eine kurze Schilderung der Störungen des Gemütslebens als Symptome der verschiedensten Krankheiten mit Einreihung in die obrigen drei Gruppen. Eine ausführliche Besprechung ist der Behandlung der einzelnen Krankheitssymptome nach ihrer Zugehörigkeit zu den einzelnen Gruppen gewidmet. Dabei ist in erster Linie die Heilung der Grundkrankheit anzustreben, ist diese, wie so häufig nicht möglich, so ist es doch als ein wesentlicher Erfolg anzusehen, wenn man imstande ist, die lästigsten Symptome derselben zu beseitigen. Bei den krankhaften Stimmungen der Gruppe I kann im Allgemeinen nur durch die Behandlung des Grundleidens, die wohl immer in einer geschlossenen Anstalt zu erfolgen hat, eine Heilung bezw. Besserung zu erwarten sein. Bei der Gruppe III wird eine Heilung im eigentlichen Sinn kaum zu erzielen sein, da es sich dabei stets um eine psychopathische Veranlagung handelt. Ein dankbares Feld für die ärztliche Behandlung bieten dagegen die Störungen der Gruppe II und zwar sowohl bei Anstaltsbehandlung, als auch in der Praxis. Entfernung aus der gewohnten Umgebung und möglichste Ruhe ist als der wichtigste Hilfsfaktor anzusehen. Die Diät ist ebenfalls zu berücksichtigen, von grosser Wirksamkeit sind auch warme Bäder, besonders abends. Von den verschiedensten Arzneimitteln ist besonders das Brom zu empfehlen, daneben die Baldrianpräparate und von diesen in erster Linie das Bornyval. Versuche mit diesem Mittel bei den verschiedenen Fällen von gesteigerter gemütlicher Erregbarkeit bei Geisteskranken, aber auch bei Hysterie und Neurasthenie haben den Verfasser zu der Ueberzeugung gebracht, dass wir in dem Bornyval geradezu ein Spezificum gegen gemütliche Erregungen verschiedener Art besitzen. Gross.

Dammann (Berlin-Schöneberg): Die Bedeutung der Ernährung bei Nerven- und Geisteskrankheiten.

(Medizinische Klinik 1907. No. 39.)

Der Artikel klingt in ein Lob des Sanatogens als „Nervennahrung“ aus.
Liebetrau (Hagen i. W.).

Levi Bianchini: Klinische Untersuchungen über das Bornyval als Sedativum und Hypnoticum bei Geisteskranken und Nervösen. Aus der Irrenanstalt der Provinz Catanzaro zu Girifalco.

(Therapeutische Rundschau 1907. No. 15.)

Empfehlung des Bornyval als eines vollkommen unschädlichen Sedativmittels von prompter Wirkung bei hysterischen und manisch-depressiven Psychosen, bei Zuständen von Amentia, allgemeiner Neurasthenie, bei Herzneurosen und Epilepsie (Aufregungszustände). Gross.

Dengel: Zur Wirkung des Novaspirins.

(Medizinische Klinik 1907. No. 17.)

Nach den Untersuchungen des Verfassers ist das Novaspirin mit Recht als ein gutes Ersatzmittel des Aspirins anzusehen, namentlich in solchen Fällen, in welchen Aspirin nicht gut ertragen wird. Neben Schmerzen bei inneren Krankheiten, die durch die Anwendung des Mittels eine sofortige Linderung und Beseitigung erfahren sollen, sind nach den Beobachtungen des Verfassers besonders Neuralgien aller Art ein gutes Anwendungsgebiet des Novaspirins. Die Darreichung geschieht in Tabletten- oder Pulverform bis 5—6 gr täglich. Gross.

Siegfried Schweiger: Erfahrungen über Novaspirin. Aus dem städtischen Spital in Travnik (Bosnien).

(Die Heilkunde, Monatsschrift für praktische Medizin.)

Verfasser hält das Novaspirin sowohl hinsichtlich seiner antirheumatischen, als auch seiner antineuralgischen Wirksamkeit für ein dem Aspirin vollkommen gleichwertiges Mittel, das sehr gut vertragen wird und nach den Beobachtungen des Verfassers nie von üblen Nebenwirkungen gefolgt war. Gross.

H. Vogt: Der Mongolismus.

(Zeitschrift für die Erforschung und Behandlung des jugendlichen Schwachsinns. Bd. I, 1907. S. 445 ff.)

Ein ausführliches Referat über den derzeitigen Stand der Lehre vom Mongolismus. Gaupp.

Longard (Sigmaringen): Ueber moral insanity.

(Arch. f. Psych. 43, 1.)

Ausführliche Beschreibung von vier Fällen aus dem im Gefängnis in Cöln beobachteten Material, wonach in einem Rückblick das frühe Auftreten der Symptome, die Unerziehbarkeit, die Unstätigkeit und Ruhelosigkeit, die Gefühllosigkeit, die erregbare Phantasie, die Selbstüberschätzung etc. konstatiert werden; körperlich oft Degenerationszeichen. Eine Vergleichung mit bekannten Krankheitstypen ergibt eine gewisse Aehnlichkeit solcher Fälle mit dem periodischen (manisch-depressivem) Irresein, speziell mit der chronischen Manie und mit der Epilepsie, allenfalls auch mit der Hysterie. Aber andere, abweichende wesentliche Züge verbieten die Einreihung in diese Gruppen. Am ehesten seien sie dem „degenerativen Irresein" zuzuzählen, jedenfalls steht fest, dass sie ebenso wie die eben genannten Krankheitsformen auf erblich degenerativem Boden erwachsen. Die erbliche Anlage beruhte, soviel sich feststellen liess, weniger auf dem Vorkommen ausgesprochener Geistesstörungen bei den Vorfahren, als vielmehr auf dem von mehr neuropathologischen Zuständen wie Hysterie, Hypochondrie, Cyklothymie, pathologischer Charakter etc. und ganz besonders von Alkoholismus. Auch verbrecherisches Wesen war bei den Eltern entfernt nicht so häufig wie Alkoholismus. Eine wesentliche Förderung bildet der Nachweis des bereits in der Kindheit sich zeigenden Defektes, auf den Erziehung und Milieu ohne Einfluss sind. Dafür ist der Verfasser in der Lage, selbst solche Fälle aus angesehenen wohlhabenden Familien anzuführen, deren Entstehung also trotz der günstigen äusseren Verhältnisse lehrt, dass es sich nicht bloss um die Wirkung eines schlechten, verbrecherischen Milieus handelt, das solche Individuen heranbildet. Und ferner — was sehr wichtig ist — stellen sie sich als eine ganz andere Art von Verbrecher dar, als der Durchschnittsverbrecher, und unterscheiden sich von diesem ebenso wie vom Normalen in ihrem moralischen und ethischen Verhalten. Hier liegt der Schwerpunkt der eigenen Feststellungen des Verfassers, dessen Stellung ihm Gelegenheit gab, ein reiches Material aller Arten zu studieren. Er ist daher imstande, uns eine Charakteristik und Psychologie des Gefangenen im allgemeinen zu geben, von der sich sehr bezeichnend die hier in Rede stehende Abnormität als eine ganz eigene Klasse abhebt. Durch diese Möglichkeit des Vergleiches mit dem übrigen Verbrechertum anstatt mit dem Normalen, ist der Verf. in einer bevorzugten Lage gegenüber dem Irrenarzt, und daraus muss die vielfach verschiedene Begutachtung desselben Falles durch Gefängnisarzt und Irrenarzt hergeleitet werden. Genügt nun ein noch so bestialisches Verhalten in sittlicher Beziehung noch nicht zur Feststellung eines pathologischen Zustandes, so finden sich ja in den hierher gehörigen Fällen noch andere Zeichen einer neuropsychopathologischen Verfassung, wie Erregtheit, Reizbarkeit, Impulsivität. Man hat es also ohne Zweifel mit pathologischen Individuen zu tun. Allerdings hat der Zustand nichts Progressives. Es fragt sich, wie soll man sie klassifizieren? Die ethische Idiotie steht im Vordergrunde, aber auch die Intelligenz ist als mangelhaft zu bezeichnen, sie sind nur „Blender", bei denen der Schwachsinn allerdings durch die anderen Erscheinungen verdunkelt wird. Sie gehören daher zur Imbezillität und mögen als eine bestimmte Unterart derselben als moralisch Imbezille bezeichnet werden. Allerdings gibt der Verfasser zu, dass auch diese Namengebung ihn nicht befriedige, und in der Tat wäre es vielleicht besser „Imbezillität mit moralischem Defekt" zu sagen. Der Lehre Lombrosos vom geborenen Verbrecher steht Verfasser nicht ablehnend gegenüber; die hier gekennzeichneten Fälle lehren ja, dass er vorkommt, aber es ist das doch im allgemeinen ein ziemlich geringer Prozentsatz, soweit die moralische Imbezillität in Frage kommt. Sie macht noch lange nicht 1 Prozent der Gefängnisinsassen aus; doch existiert auch noch eine mehr anergitische Abart dieser Gruppe, die nicht so sehr in die Augen fällt. Ein Strafvollzug bei solchen Individuen ist unmöglich, ihre Unschädlichmachung hat nach irrenärztlichen Grundsätzen zu erfolgen, wobei es, wie Verfasser an Beispielen hervorhebt, von Interesse ist, zu erfahren, dass manchmal solche Fälle bei geeigneter Behandlung ruhiger werden. Wolff (Katzenelnbogen).

L. Pierce Clark and Chas. E. Atwood: The longevity of idiots.
(Mediz. Record 1907. Vol. 72, Nr. 9.)

Um der vielfach noch verbreiteten Ansicht, dass die Idioten nur selten über das Kindesalter hinausgelangen, zu begegnen, führen die beiden Verfasser zwei Statistiken an, die zeigen, dass ein grosser Teil dieser Kranken weit über 20 Jahre hinaus lebt. Die eine Statistik (I) gibt das Todesalter der letzten

1000 Idioten wieder, die im City Idiot Asylum von New-York Aufnahme fanden, die andere (II) das Lebensalter von 785 Idioten, die Clark in „Randalls' Island Hospitals and Schools" zur Zeit in Behandlung hat.

	I. es starben im Alter	II. es leben noch im Alter
von 2—5 Jahren	115 Idioten	14 Idioten
„ 5—10 „	221 „	201 „
„ 10—15 „	204 „	125
„ 15—20 „	217 „	111
„ 20—25 „	110 „	111
„ 25—30 „	80 „	88
„ 30—35 „	23 „	73
„ 35—40 „	13 „	41
„ 40—45 „	8 „	40—60 { 21 „
„ 45—50 „	5 „	
über 50 „	4 „	

In der zweiten Statistik waren alle 21 Fälle über 40 Jahre kongenitale Idioten niederen Grades, drei davon waren bereits 50, zwei 54 und einer 50 Jahre alt. Die vier ältesten werden in Porträts vorgeführt. Buschan.

Giuseppe Muggià (San Servolo, Venezia): Appunti sperimentali sulle condizioni organiche dei dementi precoci.

(Esh. d. Rif. med. XXII, 26.)

Massaro wies nach, dass betr. der Urinabscheidung bei Dementia praecox keine Veränderungen bestehen wie sie D'Ormeo und Maggiotto behauptet hatten. Verfasser konnte zeigen, dass eine besondere Form roter Blutkörperchen, wie sie Pighini und Paoli gesehen haben wollten, in dieser Krankheit nicht existiere.

Mit den hier beschriebenen Versuchsergebnissen widerlegt Verfasser zwei andere Behauptungen, nämlich erstens die von D'Ormeo und Maggiotto, dass die Ausscheidung von Methylenblau auf renalem Wege bei Dementia praecox länger daure als normal, und zweitens die von Lugiato und Chonnessian und Perazzolo aufgestellte, dass der Blutdruck unter der Norm sei. Er fand im Gegenteil den Blutdruck entweder gleich hoch oder sogar noch etwas höher als bei Normalen. In einer kleinen Tabelle ist das übersichtlich dargestellt. Wolff (Katzenelnbogen).

Keller: Jugendliche Paralyse.

(Orv. Hetilap No. 40. 1907.)

Der mitgeteilte Fall betrifft einen 19jährigen Mann, bei dem sich ausgesprochene Zeichen progressiver Paralysis finden. Der Vater ist Potator (Lues? Ref.) und zeigt träge Pupillenreaktion, ebenso die Mutter, welche einmal abortierte. Von vier Geschwistern, die jünger sind als Patient, wurden drei untersucht und zeigen auch Trägheit der Lichtreaktion, zum Teil ungleiche Pupillen. Epstein (Nagyszeben).

Druck der Anhaltischen Buchdruckerei Gutenberg, e. G. m. b. H., in Dessau.

CENTRALBLATT
für
Nervenheilkunde und Psychiatrie.

Herausgegeben im Verein mit zahlreichen Fachmännern des In- und Auslandes
von
Professor **Dr. Robert Gaupp** in Tübingen.

Erscheint am 1. und 15. jeden Monats im Umfang von 2—3 Bogen. Preis des Jahrganges Mk. 24.
Zu beziehen durch alle Buchhandlungen und Postanstalten.

Verlag von **Vogel & Kreienbrink**, Berlin W. 30 und Leipzig.

XXX. Jahrgang. **15. Dezember 1907.** Neue Folge. XVIII. Bd.

I. Originalien.

Ueber Schmerzen beim manisch-depressiven Irresein.*)

Von **Julius Schroeder**, Arzt der Irrenanstalt Rothenberg bei Riga.

Schmerzzustände bei den verschiedenartigsten Psychosen sind in der psychiatrischen Literatur häufig genug geschildert worden. Eine besondere Beachtung haben sie bekanntlich schon bei Schüle in seiner sogenannten Dysphrenia neuralgica erfahren. Bruns**), der kürzlich fünf Fälle von Melancholie mit konkomittierenden neuralgischen Beschwerden veröffentlicht hat, bringt bei dieser Gelegenheit ein Verzeichnis der über die Literatur verstreuten einschlägigen Fälle.

Seit einigen Jahren habe ich bei den manisch-depressiven Kranken eigenartige Schmerzanfälle beobachtet, die meines Wissens, trotz der grossen Rolle, die sie spielen, wenig oder mindestens nicht ihrer Bedeutung entsprechend gewürdigt worden sind. Soweit ich mich in der Literatur habe unterrichten können, ist Diehl***) der einzige, der über das häufige Auftreten einer besonderen Form der von mir gemeinten Schmerzen, des

*) Nach einem am 7./20. November 1907 in der Gesellschaft praktischer Aerzte zu Riga gehaltenen Vortrag.

**) Dr. Oskar Bruns: Neuralgien bei Melancholie. Monatsschrift für Psychiatrie und Neurologie 1907.

***) Dr. Diehl: Der Kopfschmerz beim manisch-depressiven Irresein. Monatsschrift für Psychiatrie und Neurologie 1904.

Kopfschmerzes, spricht und ihn in zwei Krankengeschichten ausführlicher beschreibt.

Bei den Fällen Diehls trat der Kopfschmerz jedesmal in Verbindung mit den bekannten manisch-depressiven Symptomen auf, die durch den im Vordergrund des Krankheitsgefühls stehenden Schmerz verdeckt wurden. Die Mitteilung Bruns, dass es sich in keinem seiner Fälle um echte Neuralgien handelt, stimmt mit meinen Beobachtungen durchaus überein, während ich den Befund von Hyperaesthesieen und druckempfindlichen Punkten nur für eine kleine Anzahl von Ausnahmefällen bestätigen kann.

Meine Ausführungen stützen sich auf ein seit dem Jahre 1903 von mir aufgenommenes und beobachtetes Material von 130 manisch-depressiven Kranken in der Frauenabteilung Rothenberg's. In 62 % dieser Fälle habe ich eigenartige schmerzhafte Beschwerden konstatieren können, von denen die Kranken durch längere Zeiträume heimgesucht wurden.

Die Schmerzen treten in den verschiedensten Gebieten des Körpers auf, im ganzen wurden jedoch einzelne Regionen bevorzugt, die sich nach der Häufigkeit in dieser Reihenfolge ordnen lassen: 1. Die Extremitäten; 2. der Kopf; 3. das Abdomen; 4 die Herzgegend.

In der Schilderung dieser Schmerzen bin ich nur auf die subjektiven Angaben der Patienten angewiesen, die objektiven Bestimmungen sind negativ. Hyperaesthesieen habe ich so gut wie nie beobachtet, Druckpunkte fehlen fast ausnahmslos. Die räumliche Begrenzung des Schmerzes von Seiten der Kranken stimmt nicht mit der anatomischen Verbreitung eines sensiblen Nerven überein. Die subjektiven Schilderungen lauten verschiedenartig.

Beginnen wir mit dem Schmerz in den oberen Extremitäten, wo er am häufigsten und meist einseitig auftritt, so geben die Kranken an, dass der Schmerz den ganzen Arm einnimmt, dass er dazwischen ab-, dazwischen zunimmt, meist aber unerträglich ist. Häufig sagen sie: „Der Schmerz ist brennend". Sie vergleichen ihn mit dem brennend heissen Schmerzgefühl, das man bei übermässig langem Halten eines Gegenstandes mit ausgestrecktem Arm empfindet. Andere klagen über ein schmerzhaftes Reissen, einen dumpfen, bohrenden Schmerz oder über ein eigenartiges schmerzhaftes Müdigkeitsgefühl. Sie halten den Arm lieber in Ruhelage, berichten aber in der Regel, dass der Schmerz nicht zunimmt, wenn der Arm passiv bewegt wird. Viele behaupten, dass die Schmerzen nach längerer Bewegung des Armes, beim Schreiben oder beim Arbeiten stärker werden, andere wollen davon nichts gemerkt haben.

Aehnlich lauten die Angaben, die die unteren Extremitäten betreffen. Sehr häufig wird das anhaltende Schmerzgefühl durch einzelne Schmerzempfindungen übertönt, die in besonderer Heftigkeit in der Form blitzartiger Anfälle auftreten. Besonders quälend äusserte sich das bei einer Patientin, die fast drei Jahre wegen einer Depression bei uns behandelt wurde. Im letzten Jahre ihres Anstaltsaufenthalts, als die depressiven Erscheinungen langsam abzuklingen anfingen, wurde sie täglich mehrere Mal von solchen Schmerzattacken heimgesucht, die sich durch nichts von den bekannten lancinierenden Schmerzen bei der Tabes unterschieden. Sie traten so intensiv und so unmittelbar auf, dass die Patientin sich häufig mitten in der lebhaftesten Unterhaltung durch lautes Aufschreien und Zusammenzucken unterbrach. Im Februar dieses Jahres wurde sie von der Depression genesen entlassen. Als ich sie vor einigen Wochen wiedersah, litt sie immer noch unter diesen Schmerzen, doch waren sie seltener und schwächer geworhen.

Während die Intensität der Schmerzen mehr oder weniger Schwankungen unterworfen zu sein scheint, zeigt die räumliche Ausdehnung eine grössere Konstanz. Ein ganzer Arm, eine ganze untere Extremität schmerzt durch viele Monate.

Erst vor kurzem haben wir eine Patientin aufgenommen, die vor einem Jahr von ihrem zweiten depressiven Anfall genesen entlassen wurde. Jetzt trat der dritte Depressionsanfall in ihrem Leben auf, und sie wurde wieder der Anstalt übergeben. Während des letzten freien Intervalls habe ich wiederholt Erkundigungen über sie eingezogen und festgestellt, dass sie während des ganzen Jahres bis zum letzten depressiven Rezidiv an denselben Armschmerzen, mit denen sie die Anstalt verliess, gelitten hat.

In einer gewissen Anzahl von Fällen sieht man aber, dass die räumliche Begrenzung des Schmerzes wechselt. Er kann sich im Laufe desselben Tages über eine ganze Extremität erstrecken, dazwischen zieht er sich wieder auf einen Abschnitt dieser Extremität zurück, oder er lokalisiert sich in einem oder mehreren Gelenken, um nach kürzerer oder längerer Zeit wieder zu seiner anfänglichen Ausdehnung anzuwachsen.

Bei einigen Patienten habe ich solche Schmerzen in beiden oberen oder beiden unteren Extremitäten zugleich gefunden. Bei manchen trat der Schmerz im Arm und Bein derselben Seite gleichzeitig auf, in einzelnen Fällen sogar in allen vier Extremitäten, während der übrige Körper schmerzfrei war.

Ich gehe jetzt zur Besprechung des Kopfschmerzes über. In den angeführten zwei Krankengeschichten Diehls wird jedesmal angegeben, dass über den Sitz und Charakter des Kopfschmerzes, trotz seiner Unerträglichkeit, von den Patienten keine Auskunft zu erhalten war. Als gemeinsames und charakteristisches Merkmal dieser Schmerzform überhaupt betont Diehl, dass die Klagen heftig, die positiven Angaben aber gering sind. Vielleicht ist das darauf zurückzuführen, dass die eine Kranke erregt, die andere aber gehemmt war. In welchen Krankheitsphasen Diehl die übrigen Kopfschmerzfälle beobachtet hat, bleibt unerwähnt.

Ich kann mich nicht erinnern, in einem meiner Fälle jemals unbestimmte Angaben über den Sitz des Leidens erhalten zu haben. Sogar von stark gehemmten Kranken, bei denen ich den Schmerz einige Mal beobachtet habe und die sonst fast nichts von sich verlauten liessen, wurde er ganz genau lokalisiert. Allerdings geschah es nicht ganz selten, dass die Kranken unsicher waren, wie sie den Charakter ihres Kopfschmerzes beschreiben sollten, abgesehen davon, ob er stärker oder schwächer war. In solchen Fällen wussten die Kranken sich auch nicht Suggestivfragen gegenüber zu entscheiden, ob es ein bohrender, stechender, reissender oder dumpfer Schmerz sei. Doch trat eine oder die andere dieser Schmerzqualitäten in den Schilderungen mancher Patienten oft genug auf. Im Ganzen habe ich den Eindruck, als ob der Charakter des dumpfen, diffusen, drückenden und pressenden Schmerzes das Stechen, Bohren und Reissen bei Weitem überwog. Recht verschiedenartig lauteten die Bestimmungen der Lokalisation. Sehr oft hiess es, dass der Schmerz das ganze Innere des Kopfes ausfüllt, einige verlegten den Hauptsitz des Schmerzes mehr in die Stirn und Scheitelgegend, andere wieder in den Hinterkopf. Die dem Sitz entsprechenden Hautpartien waren fast ausnahmslos nicht überempfindlich. In einem Falle waren die Austrittstellen des nervus supra- und infraorbitalis druckempfindlich, in einem anderen Falle rief Beklopfen des Schädeldaches mit dem Perkussionshammer eine unerträgliche Steigerung des Schmerzes hervor.

Besonders hervorheben muss ich, dass der manisch-depressive Kopfschmerz mit dem bekannten Migränekopfschmerz darin übereinstimmt, dass er nicht selten nur auf die eine Seite des Kopfes beschränkt bleibt. Da diese hemicranische Abart des manisch-depressiven Kopfschmerzes mitunter der Migräne zum Verwechseln gleicht, wäre es möglich, dass es sich in solchen Fällen um Migränekranke handelt, bei denen ausserdem Anfälle manisch-depressiven Irreseins ausgebrochen sind. Man könnte auch an eine symptomatische Migräne denken, die wir bei der Tabes, Epilepsie und bei der Paralyse kennen. Mir scheinen aber beide Möglichkeiten nicht in Betracht zu kommen. Beim Zusammentreffen von echter Migräne und manisch-depressivem Irresein müssten die Patienten schon vor dem ersten manisch-depressiven Anfall Migräneschmerzen gehabt haben, da die Migräneanfälle regelmässig im jugendlichen Lebensalter auftreten.

Nun tritt das manisch-depressive Irresein auch ausserordentlich häufig in früheren Lebensaltern auf, aber doch nicht ausschliesslich. Ich habe unter meinen Hemicraniefällen mehrere, bei denen der erste manisch-depressive Anfall sicher erst nach dem dreissigsten Lebensjahr aufgetreten war. Es liess sich aber nichts feststellen, was das Bestehen einer Migräne vor dem Ausbruch des manisch-depressiven Irreseins angedeutet hätte. Kopfschmerzen hatten in ihrem Leben überhaupt keine Rolle gespielt.

Ausserdem kann man fast regelmässig nachweisen, dass der eine oder der andere der Angehörigen eines Migränekranken auch an Migräne leidet. Das ist mir in keinem der Fälle gelungen. Patienten, die an idiopathischer Migräne leiden, können natürlich auch psychisch erkranken. Die Patienten, die zugleich an manisch-depressivem Irresein und an Migräne litten, hatten jedoch ihre ersten Migräneattacken vor dem Ausbruch des manisch-depressiven Irreseins und wussten anzugeben, dass einige ihrer Angehörigen an Migräne leiden.

Dass die Momente, auf die sich meine Beweisführung hier stützt, bisweilen kaum abzuwägen sind, kann nicht als prinzipielle Widerlegung meiner Auffassung gelten. Die Kopfschmerzanfälle, die ich meine, zeichnen sich aber ausser der Halbseitigkeit durch gewisse andere Eigentümlichkeiten aus, die meines Wissens bei der echten Migräne nicht vorkommen. Dazu gehört vor allem die Tendenz, sich über die Region des Kopfes auf die entsprechende Körperhälfte auszudehnen. Dabei entsteht in einigen Fällen ein komplett halbseitiger Körperschmerz. Mitunter tritt der hemicranische Kopfschmerz mit Schmerzen auf, die nur in der unteren oder in der oberen Extremität derselben Seite zugleich sitzen. In einigen Fällen trat der halbseitige Schmerz fast regelmässig in einer dieser Kombinationen auf und behielt den anfänglichen Charakter durch längere Zeit bei. In anderen Fällen breitete er sich nur für eine kurze Dauer in der beschriebenen Weise aus. Im Allgemeinen habe ich den Eindruck, dass der Kopfschmerz überhaupt nicht isoliert auftritt, und so viel ich mich erinnern kann, verbanden sich im weiteren Verlauf eines Anfalls sowohl die halbseitigen als auch die nicht halbseitigen Kopfschmerzen immer mit Schmerzen in den verschiedensten Körpergebieten.

Der komplett halbseitige Körperschmerz wurde mehrfach als ein dumpfes, brennendes Schmerzgefühl oder als ein heftiger Vertaubungsschmerz geschildert. Den nahe liegenden Gedanken an Hysterie habe ich fallen lassen müssen, denn weder der psychische noch der neurologische Befund konnte eine solche Annahme stützen. Nur bei einer Patientin, die ich seit längerer Zeit beobachtete, findet sich eine konstante Herabsetzung der Schmerzempfindlichkeit auf der ganzen rechten

Körperhälfte. Sie leidet seit dem ersten Anfall des manisch-depressiven Irreseins, seit 10 Jahren, an heftigen Kopfschmerzen, die anfallsartig auftreten und bis zu vier Wochen ununterbrochen dauern. Diese Anfälle treten nicht in regelmässiger Periodizität auf. Es gibt Zeiten, wo sich wochen- und monatelang ein Anfall an den andern reiht, während sie zu anderen Zeiten ganz frei von solchen Anfällen ist. Zugleich mit dem Kopfschmerz tritt schmerzhaftes Vertaubungsgefühl der entsprechenden Körperhälfte auf. Wenn der Kopfschmerz vergangen ist, hält das Vertaubungsgefühl noch längere Zeit an. Der Kopfschmerz nimmt bald die rechte, bald die linke Kopfhälfte ein, zugleich damit wechselt auch das Vertaubungsgefühl seinen Sitz. Der linksseitige Körperschmerz ist heftiger als der rechtsseitige. Am zweiten Tage eines solchen Kopfschmerzanfalls, der im Verlaufe einer ausgesprochenen Depression auftrat, stellte sich bei der Patientin ein Zustand von Sprach- und Bewegungslosigkeit ein. Sie gab später an, dass sie alles zu ihr Gesprochene verstanden hätte, dass sie aber ausserstande war, sich zu bewegen und ein Wort zu sprechen. Dieser Zustand dauerte zwei Tage. Ausser den erwähnten Symptomen traten bei ihr mitunter im Verlaufe des Kopfschmerzes Erbrechen und Herzbeschwerden auf.

Andere im Sinne der Hysterie verwertbaren Symptome als die halbseitige Gefühlsstörung wies die Patientin nicht auf, wenn man nicht die Aphasie, die Hemialgesie und die hemicranischen Zustände als solche schon für hysterisch halten will. Von hysterischen Seelenzuständen habe ich bei der Patientin nichts bemerkt. Die Schmerzen traten nicht im Anschluss an irgendwelche Gemütsalterationen auf, sondern meist mitten in der Nacht während des Schlafes. Die schmerzhaften Partien waren nicht hyperaesthetisch, Druckpunkte, hysterische Zonen wurden nicht gefunden, und die perimetrische Gesichtsfeldbestimmung ergab einen völlig normalen Befund.

Ich habe noch in zwei anderen Fällen neben den Kopfschmerzen vorübergehende aphasische Zustände beobachtet. Während die eben erwähnte Kranke in ihrer völligen Sprachlosigkheit den direkten Eindruck eines hysterischen Mutismus hervorrief, bestanden hier eigentümliche paraphasische Erscheinungen. Beide Kranke befanden sich in einem recht gehemmten Zustand, und ich nehme an, dass die Paraphasie hier ein besonderer Ausdruck der psychischen Hemmung ist. Bei einer dieser Kranken liess sich ein gewisser begrifflicher Zusammenhang zwischen den von ihr gegebenen Bezeichnungen eines vorgehaltenen Gegenstandes und den richtigen feststellen. So nannte sie z. B. eine Bleifeder Krischandêr. Der Zusammenhang liegt nahe: Krischandêr — Karandásch = russisch

Bleifeder.*) Diese Kranke litt an linksseitigen Kopfschmerzen, die einige Wochen dauerten und oft mit Schmerzen im linken Arm verbunden waren. Im Verlaufe dieser Kopfschmerzanfälle habe ich dann tagelang dauernde, plötzlich auftretende Stuporzustände beobachtet. Die Patientin lag völlig bewegungslos und schlaff da. Die Stuporzustände gingen bisweilen unvermittelt in kurzdauernde Erregungsphasen über.

Die zweite Kranke machte in unmittelbarem Anschluss an einen Schmerzanfall einen mehrere Wochen dauernden Stupor durch, der dann in eine längere Erregung umschlug. Die Erinnerung an die Zeit während des Stupors war in beiden Fällen recht unklar uud lückenhaft. Von hysterischen Symptomen war nichts zu bemerken. Die Sprachstörungen folgten ausnahmslos dem Ausbruch des Kopfschmerzanfalls und gingen ihm nicht wie bei der Migräne voraus.

Als charakteristisch für den manisch-depressiven Kopfschmerz führe ich folgende allgemeine Merkmale an: 1. erstrecken sich die Anfälle, vereinzelte Ausnahmen abgesehen, über längere Zeiten, was bei echter Migräne selten vorkommt; 2. fehlt ihnen die regelmässige, sich häufig über das ganze Leben erstreckende Periodizität der Migräne. Die Kranken neigen zwar während gewisser, oft mehrere Jahre betragender Zeitabschnitte zu wiederholten Kopfschmerzanfällen, bleiben aber für ihr übriges Leben frei davon; 3. scheint mir der manisch-depressive Kopfschmerz in der Regel nicht so hochgradig zu sein, wie man es von der Migräne häufiger hört.

Die nächsthäufigen Schmerztypen im Abdomen und in der Herzgegend lassen sich schneller erledigen.

Die Herzbeschwerden stimmen mit den Angaben der Lehrbücher über nervöse Herzbeschwerden völlig überein. Die Schmerzen des Abdomens erstreckten sich mitunter über grössere Partien, zuweilen schienen sie bestimmte Organe ergriffen zu haben. Am häufigsten wurde der Magen als Sitz des Schmerzes angegeben. Erbrechen habe ich nur beobachtet, wenn zugleich Kopfschmerzen auftraten. Blut im Mageninhalt habe ich selbst nie gesehen.

In drei Fällen sah ich Blasenschmerzen von längerer Dauer mit vereinzelten Anfällen von Strangurie und Tenesmen. Bei einer Patientin trat im Verlaufe einer solchen Harnblasenneuralgie einmal vorübergehend Haematurie auf. Die Cystoskopie ergab eine völlig normale Blasenschleimhaut, es existierten auch keine Anhaltspunkte für eine Nierenaffektion. Bei derselben Patientin war ausserdem zweimal an derselben Stelle des linken Unterschenkels ein haemorrhagisches Extravasat auf-

*) Die Patientin ist eine Deutsche, die der russischen Sprache nicht mächtig ist.

getreten, das nach kürzerer Zeit wieder schwand, ohne mehr als eine Pigmentierung der Haut zu hinterlassen.

Durch die Schmerzen kann dazwischen ein organisches Leiden vorgetäuscht worden, besonders bei gleichzeitiger Druckschmerzhaftigkeit, die hier oft gnnug vorkommt. Es bedarf daher häufig einer längeren Beobachtung und einer eingehenderen Untersuchung, um einen organischen Prozess auszuschliessen. So traten bei einer Patientin, die bisher an Kopfschmerzen gelitten hatte, Schmerzen auf, die von einem Kollegen längere Zeit für Nierenkoliken gehalten wurden.

Für alles bisher Besprochene gilt, dass ich nur solche Fälle behandelt habe, in denen die Schmerzen eine wesentliche und dauernde Rolle gespielt haben. Ausgeschieden habe ich alle, bei denen Verdacht auf Hysterie vorlag und solche, bei denen Rückenschmerzen vorherrschten, wegen der Vieldeutigkeit dieser Schmerzform, besonders bei weiblichen Patienten. Auch sind einzelne seltenere Schmerztypen der Kürze wegen nicht erwähnt worden.

Auffallend ist es, dass diese Schmerzen in der Literatur über manisch-depressives Irresein keine besondere Berücksichtigung gefunden haben. Ich kann es mir nur dadurch erklären, dass sie bei vollentwickelten Psychosen fast nie zu beobachten sind.

Als allgemeine Regel möchte ich Folgendes aufstellen: Die Patienten haben vor ihrem ersten manisch-depressiven Anfall nie an erwähnenswerten Schmerzen gelitten. Auch im Verlauf der Psychose, abgesehen vom Beginn, wo verschiedenartige vage Beschwerden wohl geäussert werden, spielen Schmerzen keine Rolle. Die leisesten Andeutungen machen sich dagegen oft schon beim Abklingen der Psychose oder beim Umschlagen der Stimmung in Euphorie bemerkbar. Ihre volle Entwicklung scheinen die Schmerzen aber erst zu erreichen, wenn die Patienten als völlig gesund die Anstalt verlassen haben. Kranke, die schon einige Anfälle manisch-depressiven Irreseins früher durchgemacht haben, hört man dagegen öfter über Schmerzen auch auf der Höhe der Psychose klagen. Aber auch hier scheinen mehr die Zeiten der Abnahme der Krankheit bevorzugt zu werden. Eine meiner Kranken, die ich schon unzählige Male behandelt habe, begrüsst in diesen Schmerzen jedesmal die Vorboten der bevorstehenden psychischen Besserung. In ihrer vollen Ausbildung und Intensität scheinen die Schmerzen jedoch vorzugsweise in den sogenannten freien Zeiten oder nur in Verbindung mit psychischen Veränderungen leichteren Grades aufzutreten. Bei einer Reihe von Kranken, die von der Psychose genesen waren, traten abermalige schwerere Erkrankungen im Anschluss an länger dauernde Schmerzen auf.

Wenn ich aus meinen bisherigen Beobachtungen einen Schluss ziehen darf, scheinen Schmerzattacken und ausgesprochene manisch-depressive Anfälle nach der Häufigkeit in einem geraden Verhältnis zueinander zu stehen: je mehr psychische Attacken im Verlaufe längerer Lebensabschnitte auftreten, desto häufiger lassen sich in derselben Zeit Schmerzanfälle beobachten. Sind die Patienten dagegen viele Jahre hindurch in psychischer Hinsicht völlig anfallsfrei geblieben, so bleiben auch die Schmerzen aus.

Welche Schwierigkeiten mitunter der Diagnostik aus den von mir geschilderten Zuständen erwachsen, scheint mir folgende Krankengeschichte zu beweisen:

Der Patient ist 21 Jahr alt. Der Vater leidet an periodisch auftretenden, depressiven Verstimmungszuständen leichteren Grades. Ein Bruder cyclothym. Patient erinnert sich, vom 8. bis 12. Jahr zeitweise an Kopfdruck gelitten zu haben. Dabei war die Auffassungsfähigkeit herabgesetzt und das Lernen erschwert. Gleichzeitig Furcht vor spitzen Gegenständen. Vom 12. bis 17. Jahr keine Kopfschmerzen, auch glaubt Patient in dieser Zeit psychisch vollkommen frei gewesen zu sein. In seinem 17. Lebensjahre traten wieder periodische Verstimmungszustände auf. Im Zusammenhang damit Kopfschmerzen, Magenschmerzen, Schmerzen in allen möglichen Körperteilen. Als weitere Eigentümlichkeit gibt er an, dass er auf Gemütsbewegungen auffallend leicht mit Durchfall reagiert. Zweimal beim Erbrechen starke Blutung in die Bindehaut der Augen, so dass das Weisse beider Augen vollkommen rot war. Ein anderes Mal nach einem Alkoholexzess Erbrechen mit etwas Blutbeimengung. Aus den letzten Jahren wiederholte Verstimmungsphasen von drei bis vier Wochen langer Dauer. Hauptmerkmale sind: „Denken schlechter als gewöhnlich“, „deprimiert“, „sehr entschlussunfähig“, „Reizbarkeit“. Dabei vorwiegend in solchen Zeiten, mitunter aber auch unabhängig davon Kopf- und Magenschmerzen.

Ende Januar 1907 trat beim Patienten eine abermalige Depression auf mit herabgesetzter Leistungsfähigkeit, reizbarer Stimmung und Menschenscheu. Patient macht Ende Februar eine dreitägige Reise, von der er in gehobener Stimmung zurückkehrt. Einen Tag später, am 27. Februar, starke Kopfschmerzen, die sich nach Genuss von Malaga sehr verschlimmern. Am Nachmittag wiederholtes, starkes Erbrechen. Der herbeigerufene Arzt diagnostiziert Cholecystitis, weil er eine Schwellung der Gallenblase zu konstatieren glaubt. In der Nacht Symptome von Verwirrung, am nächsten Morgen anscheinende Bewusstseinstrübung. Patient wird in ein Krankenhaus übergeführt.

Ich lasse hier den Bericht des dirigierenden Arztes der chirurgischen Abteilung folgen:

Herr B. wurde seinerzeit dem Krankenhause überwiesen mit der Diagnose einer akuten Cholecystitis. Bei der Aufnahme fand sich an der Gallenblase gar nichts. Herr B. war leicht komatös, erbrach häufig, zum Teil blutige Massen. Die Magengegend war stark druckschmerzhaft, die Bauchmuskeln so straff gespannt, dass wir zuerst an ein perforiertes Magenulkus dachten. Urin war innerhalb der letzten 24 Stunden kaum entleert. Mit dem Katheter wurde nur eine geringe Menge Urin entleert, der, frei von Eiweiss, Zucker und Formbestandteilen, keine Spur von Chloriden enthielt. Es lag demnach unbedingt eine akute Niereninsuffizienz vor; nur das auslösende Moment war unklar. Eine primäre Nierenerkrankung war, wie die weitere Beobachtung ergab, auszuschliessen. Leider gelang die Cystoskopie und der Ureterenkatheterismus nicht, da es unmöglich war, das Cystoskop einzuführen. Nephrolithiasis konnte durch das Röntgenbild ausgeschlossen werden. Auf Grund dieses Befundes habe ich in voller Uebereinstimmung mit unseren Internisten die Diagnose auf Magen- eventuell Duodenalulkus gestellt. Merkwürdig bleibt nur die akute Niereninsuffizienz, die ich beim Magenulkus noch nie gesehen habe. Die urämischen Erscheinungen gingen seinerzeit prompt auf Schwitzen zurück. Die weitere Behandlung bestand in Einleitung einer Ulkuskur. Die Hyperacidität ist jetzt geschwunden, Blut weder im Ausgeheberten noch im Stuhl wieder nachgewiesen. Das Allgemeinbefinden hat sich in letzter Zeit wesentlich gebessert. Herr B. hat genaue Diätvorschriften erhalten. Mit Rücksicht auf die zweifelhafte Besserung bei interner Behandlung konnte von der Empfehlung einer Operation (Gastroenterostomie) abgesehen werden. — Dieses ärztliche Begleitschreiben ist noch durch Folgendes zu ergänzen: Patient wurde am 28. Februar neuen Stiels in das erwähnte Krankenhaus gebracht. Am 1. März morgens war er ganz klar geworden, fühlte sich nur ermüdet und überempfindlich. Er verliess sehr bald das Krankenhaus und war in den folgenden zwei Monaten in deprimierter Verfassung, fühlte sich aber körperlich gesund. Ende April vollzog sich ein plötzlicher Umschlag in Euphorie. Gleich am nächsten Tage traten wieder starke Schmerzen bald hier bald dort und im Magen auf, ausserdem stundenlanges Gähnen und starker Kopfschmerz. Der Patient begiebt sich sofort in dasselbe Krankenhaus und erbricht dort. Erst dieses Mal enthält das Erbrochene blutige Beimengungen, während das erste Mal Blut vollkommen gefehlt hat. Das Bewusstsein blieb während des zweiten Krankenhausaufenthalts ganz klar. Nach einer vierzehntägigen Ulkuskur verliess Patient die Anstalt. Die im Bericht befindlichen Angaben beziehen sich also auf Beobachtungen, die um zwei Monate auseinanderliegen.

Mitte Juli dieses Jahres werde ich zu demselben Patienten gerufen, der hier auf der Durchreise aus Deutschland angeblich unter ähnlichen Erscheinungen erkrankt ist. Ich finde einen Patienten, der bedeutende Mengen erbrochen hat. Im ganzen Zimmer herrscht ein stechend saurer Geruch. Im Mageninhalt fehlt Blut. Die Bauchmuskeln sind ziemlich gespannt, Temperatur 37,9, Puls 94. Die Magengegend im ganzen ist druckempfindlich, auch gibt der Patient an, dass er in den verschiedensten anderen Gegenden des Abdomens und im Kopf starke Schmerzen hat. Die Gesichtsfarbe ist recht bleich. Sehr auffallend erscheint dabei die psychische Verfassung des Kranken, die zu den objektiven und subjektiven Symptomen in einem eigentümlichen Gegensatz steht. Im Verhalten des Kranken macht sich eine eigenartige quecksilbrige Unruhe bemerkbar. Er macht einen sehr redseligen und sonderbar angeregten Eindruck. Er braucht dazwischen der Situation nicht ganz angemessene, flotte Wendungen und seine Augen glänzen lebhaft. Die Vermutung, dass diese Erscheinungen auf dem Boden einer manisch-depressiven Anlage ausgebrochen sind, und dass es sich hier nur um einen Kopfschmerzanfall mit gastralgischen Beschwerden handelt, wird durch die Anamnese noch mehr gestützt. Patient ist nach einigen Tagen wieder völlig hergestellt, bis auf einen leicht schmerzhaften Kopfdruck, der noch zwei Wochen dauert. Die Temperaturerhöhung steht vielleicht mit einer leichten Rachenaffektion in Zusammenhang, ausserdem ist beim Patienten vor einigen Wochen eine zur Heilung gelangte Lungenspitzenaffektion konstatiert. Ich habe den Patienten bis in die letzte Zeit, also vier Monate hindurch wiederholt gesehen, es sind auch nicht die geringsten Andeutungen von Magenindisposition aufgetreten, obgleich gar keine Diät beobachtet worden ist.

Wie lässt sich nun der hier vertretene Standpunkt mit den von anderer Seite in Deutschland gemachten Beobachtungen vereinigen, die zur Diagnose Ulcus ventriculi resp. Dünndarmgeschwüre und Urämie infolge akuter Niereninsuffizienz geführt haben.

Es ist gewiss recht heikel, und besonders für einen Psychiater, der sich hier auf einem fremden Gebiet bewegen muss, an der Hand eines gedrängten ärztlichen Begleitschreibens eine Diagnose zu kritisieren. Mir will jedoch scheinen, dass sich schon folgende Einwände allgemeiner Natur geltend machen lassen: 1. widerspricht der Diagnose Ulkus ventriculi, dass beim Patienten Magenbeschwerden im Anschluss an Mahlzeiten nie eine Rolle gespielt haben; 2. treten die Beschwerden periodisch und immer nur zugleich mit Kopfschmerzen auf; 3. hinterlassen die einzelnen Attacken keine Empfindlichkeit des Magens. Nach dem Brechanfall am Nachmittag des 28. Februar sind alle somatiscben Symptome im Verlaufe weniger Tage fast spurlos geschwunden. Patient weiss nur etwas über Schmerzen in den Extremitäten anzugeben. Der Magen bleibt für zwei Monate gesund. Darauf treten Ende April neuen Stiels und schliesslich Mitte Juli alten Stiels zwei weitere Attacken auf. Nach dem ersten dieser beiden Anfälle macht der Patient eine Ulkuskur durch, die er überschreitet, ohne es im Geringsten büssen zu müssen. Auch nach dem letzten von mir behandelten Anfall sind keinerlei Diätmassregeln beobachtet worden. Beschwerden sind aber nicht aufgetreten.

Für ein Ulkus spricht die blutige Beimengung im Mageninhalt und die Angabe, dass im Stuhl Blut nachgewiesen werden konnte. Beides widerspricht aber auch nicht der Annahme einer nervösen Gastralgie, wenn wir berücksichtigen, dass Migränekranke, wie Möbius erwähnt, auch Blut erbrechen. Wir müssen uns ferner erinnern, dass der Kranke schon früher zwei Mal so heftig erbrochen hatte, dass starke Blutungen in die Bindehaut beider Augen auftraten, und dass ausserdem von ihm nach einem Alkoholexzess einmal Blut erbrochen worden ist. Mir scheint daher die Annahme einer durch das Erbrechen verursachten haemorrhagischen Magenerosion näher zu liegen. Nicht geringer sind die Bedenken, die sich gegen die Annahme eines urämischen Komas anführen lassen. Ueber den Bewusstseinszustand ist nur gesagt, dass Patient leicht komatös war. Nun leidet Patient an einer Form von Kopfschmerzen, die mit der echten Migräne fast vollkommen übereinstimmt. Bekanntlich kommen schon bei der echten Migräne Stuporzustände mit Bewusstseinsstörungen vor. Dazu kommt noch, dass der Patient nachgewiesenermassen seit seiner frühesten Jugend an periodischen Zuständen leidet, bei denen Bewusstseinstrübungen verschiedenster Grade eine allbekannte Erscheinung sind. Diese Bewusstseinstrübungen müssen daher in erster Linie aus seiner konstitutionellen Anlage erklärt werden, oder es müssten überzeugende Momente dafür geltend gemacht werden, dass hier ein anderer gewichtigerer Faktor in Betracht kommt. Indessen liegt ein pathologischer Prozess in den Nieren, auf den urämische Zustände in der Regel zurückgeführt werden können, nicht vor. Es bleibt nur übrig, dass innerhalb der letzten 24 Stunden Urin kaum entleert worden war, und dass die durch den Katheter entfernte geringe Menge Urins keine Spur von Chloriden enthielt.

Es liegt also eine qualitative und quantitative Veränderung in der Harnsekretion vor, die auf eine akute funktionelle Niereninsufficienz zurückgeführt wird. Mir scheint es aber fraglich, ob ein solcher Schluss hier statthaft ist, wo folgende Momente in Betracht kommen: Erstens hatte der Patient enorme Mengen erbrochen und seit dieser Zeit weder Nahrung noch Flüssigkeit zu sich genommen. Dass die Harnproduktion in solchen Fällen stark sinken kann und sogar Anurie eintreten kann, ist bekannt. Ferner kann die Hyperacidität und die Hypersecretion beim nervösen Erbrechen einen sehr hohen Grad erreichen, und wenn dann beim Erbrechen grössere Mengen Salzsäure für den Organismus verloren gehen, sinkt die Chlorausscheidung im Harn auf minimale Werte, da das Blut bekanntlich das Bestreben hat, seinen Chlorbestand konstant zu erhalten.*)

Die erwähnten Momente scheinen mir im vorliegenden Fall viel sicherere Anhaltspunkte für den Urinmangel und die Chlorretention zu geben, als die sonst durch nichts begründete, akute, funktionelle Niereninsufficienz. Ich möchte daher auch die von anderer Seite beobachteten Symptome für Erscheinungen, die mit dem manisch-depressiven Grundleiden in Zusammenhang stehen, halten. Diese Auffassung hat jedenfalls den Vorzug der Einheitlichkeit, während die entgegengesetzte mit dem Zusammentreffen dreier von einander unabhängigen Krankheiten operieren muss. Ich bezweifle es, dass die weitere Beobachtung des Kranken mich widerlegen wird.

In welchem Verhältnis stehen nun die Schmerzen, die ich beschrieben habe, zur psychischen Grundstörung? Man wird, was am nächsten liegt, von der Annahme ausgehen müssen, dass die Schmerzen von den krankhaften psychischen Vorgängen abhängen. Es wäre daher vielleicht am Platz, neben den Entstehungsmöglichkeiten von Pseudoneuralgieen auch die Hypothesen über Psychogenie im Allgemeinen und Hysterie im besondern eingehender zu erörtern. Es würde aber zu weit führen, wenn ich alle in Betracht kommenden Hypothesen hier behandeln wollte, die zumeist viel Begriffe und wenig Anschauungen enthalten. Bestimmte Arten der von mir geschilderten Schmerzen, ich meine die Cardialgien und die Schmerzen im Gebiet des Abdomens, können unserem Verständnis näher gebracht werden, wenn wir berücksichtigen, was auch Wilmanns**) zur Erklärung der manisch-depressiven Dyspepsie anführt. Er verweist uns auf die Erfahrungen des Alltagslebens und auf die bekannten Arbeiten Pawlows, um zu zeigen, in wie tiefgreifender Weise unsere Verdauungsorgane durch psychische Vorgänge beeinflusst werden. Diese psychische Beeinflussung wird sich nun, was ohne Weiteres verständlich erscheint,

*) Müller und Saxl. D. Arch. f. kl. Med. Bd. 65.

**) Karl Wilmanns. Die leichten Fälle des manisch-depressiven Irreseins (Zyklothymie) und ihre Beziehungen zu Störungen der Verdauungsorgane. 1906.

unter krankhaften Bedingungen, wie eine depressive Verstimmung, in einer anderen Weise geltend machen als im normalen Leben. Dasselbe, was für die Verdauungsorgane gilt, dürfte auch bei der Erklärung der die Abdominal- und Herzgegend betreffenden Schmerzformen in Betracht kommen. Ich brauche nur an einige bekannte Erscheinungen, wie z. B. die Veränderung der Herztätigkeit oder die unwillkürliche Harnentleerung unter dem Einfluss bestimmter Affekte zu erinnern, um zu zeigen, dass nicht nur in den Verdauungsorganen sondern auch in anderen Organen durch Gemütsbewegungen Veränderungen hervorgerufen werden. Dass bei einer Krankheit mit so starker Beteiligung des Gemütslebens in den betreffenden Organen Schmerzen auftreten, erscheint uns nicht mehr so völlig unbegreiflich, obgleich wir weit davon entfernt sind zu erkennen, warum sich diese psychischen Einwirkungen gerade in der Form von Schmerzen kundgeben.

Wie verhält es sich hier mit dem von mir am häufigsten beobachteten Extremitätenschmerz? Meines Wissens fehlt es hier an bekannten Analogien und ich glaube daher, auf Beobachtungen hinweisen zu dürfen, die ich zunächst an mir selbst und dann auch bei einigen anderen Gesunden gemacht habe. Es handelt sich um Missempfindungen, die dann auftreten, wenn ich längere Zeit unangenehmen Eindrücken ausgesetzt gewesen bin. In besonderer Stärke macht sich das bemerkbar, wenn ich während der inneren gemütlichen Erregung gezwungen war, mich geistig stark anzuspannen. Erst einige Zeit später und nachdem die Unlustregungen zugleich mit ihren Ursachen geschwunden sind, habe ich fast regelmässig das eigentümliche Gefühl eines dumpfen, müden und diffusen Schmerzes, der die unteren Extremitäten in ihrer ganzen Ausdehnung beherrscht. Dieses Schmerzgefühl pflegt meist den ganzen Tag über anzuhalten, und obgleich es nicht gerade sehr stark ist, veranlasst es mich, wenn ich im Bett liege, beständig die Lage der Beine zu wechseln. Ein begleitender nervöser Seelenzustand fehlt dabei vollkommen, und ich glaube behaupten zu können, dass sich bei mir Gemütserschütterungen sehr schnell auszugleichen pflegen. Aehnliche Vorgänge haben auch andere an sich bemerkt und es ist mir aufgefallen, wie häufig die Schmerzschilderungen der Kranken mit dem von mir selbst Erlebten übereinstimmen.

Es dürfte daher nicht ausgeschlossen sein, dass die an mir beobachteten Vorgänge in einem gewissen verwandtschaftlichen Zusammenhang mit den Schmerzen bei Manisch-depressiven stehen, und dass vielleicht auch hier die Ursachen in den krankhaften Veränderungen des Gemütslebens zu suchen sind. Auf diese wenigen Andeutungen will ich mich beschränken und behalte mir eine ausführlichere Publikation über die Entstehung der Schmerzen vor.

Um den therapeutischen Anforderungen gerecht zu werden, habe ich die verschiedensten Medikamente erprobt, ohne jedoch irgend welche Erfolge damit zu erzielen. Vielleicht lässt sich für manche Fälle behaupten, dass sich die Schmerzkurve bei der Anwendung des einen oder anderen Mittels ein wenig verflachte, Schmerzlosigkeit wurde nie erreicht. Einen sichtbaren und wirklich nachhaltigen Nutzen hat es, die Kranken über die Entstehung dieser Schmerzen aufzuklären und zu beruhigen. Die Patienten lernen es fast ausnahmslos, auch in schwereren Fällen, sich über diese Schmerzen hinwegzusetzen, wodurch sie sich sehr wesentlich von den Hysterischen unterscheiden.

II. Vereinsbericht.

XIII. Versammlung mitteldeutscher Psychiater und Neurologen in Leipzig am 26. und 27. Oktober 1907.

Bericht von **H. Haenel** (Dresden).

Der erste Einführende, Herr Flechsig, eröffnet die Versammlung und gedenkt der im Laufe des Jahres verstorbenen Mitglieder, unter denen er die Namen Möbius und Hitzig besonders hervorhebt. Die Versammlung ehrt ihr Andenken durch Erheben von den Plätzen.

Zum Vorsitzenden der ersten Sitzung wird Herr Sommer-Giessen, dem der zweiten Herr Weber-Sonnenstein, gewählt.

Vorträge.

Flechsig (Leipzig): Ueber die Hörsphäre des menschlichen Gehirns (mit Demonstration).

Vortragender ist im Laufe seiner Untersuchungen dazu gekommen, das Hörfeld, das in der ersten Temporalwindung zu suchen war, immer mehr einzuengen. Seine embryologischen Präparate haben ihn auf die sogenannte vordere Querwindung geführt, die, im Boden der fossa Sylvii gelegen, an die hinterste Inselwindung grenzt, gewissermassen die Wurzel der ersten Temporalwindung darstellt. Sie führt den Namen Heschel'sche Windung. Beim Neugeborenen zeigen sich in dieser Windung die ersten markhaltigen Fasern des Schläfenlappens. Man kann sie als die primäre Hörstrahlung bezeichnen. Verfolgt man sie an Sagittalschnitten, so mündet sie im inneren Knie-Höcker, was ihren Charakter als Hörbahn beweist. Degenerationen nach Schläfenlappenzerstörung nehmen denselben Weg. Fraglich ist allerdings, ob wir in ihr die einzige Hörleitung vor uns haben. Bei isolierter Zerstörung der linken hinteren Querwindung ist klinisch nur Worttaubheit gefunden worden (Wernicke), bei doppelseitiger Zerstörung Anakusie; die Kleinheit des vorliegenden Rindengebietes braucht kein Argument gegen ihren Charakter als Hörsphäre zu sein. Makroskopisch hat Vortragender auch Verschiedenheiten zwischen linker und rechter vorderer Querwindung gefunden: Die Heschel'sche Querfurche ist links häufiger als rechts, bei Männern häufiger als bei Frauen. Zwei Querwindungen kommen rechts häufiger als links vor. Die Stabkranzfaserung zur linken Querwindung ist in der Regel reicher als zur rechten. Auch in der Rindenstruktur zeigt die Heschel'sche Windung gewisse nur ihr zukommende Eigenheiten. — An einer grösseren Zahl entwickelungsgeschichtlicher und Degenerationspräparate demonstriert Vortragender die beschriebenen Verhältnisse.

Diskussion.

Rothmann weist auf Tieruntersuchungen hin, die Munk und er selbst im Schläfengebiete angestellt haben. Ersterer hatte das Hörfeld ursprünglich viel grösser gefunden, nachträglich eingeschränkt. R. fand mit Hilfe genauerer, auf Tondressur beruhender Prüfungen an Hunden, dass ein voller Ausfall des Gehörs erst eintritt, wenn der ganze Schläfenlappen und noch angrenzende Gebiete zerstört sind. Selbst kleinste übriggebliebene Rinden-Reste ermöglichen die Restitution des Gehörs.

Flechsig: Tier- und Menschengehirne können nicht ohne weiteres verglichen werden, beim Gorilla z. B. ist die vordere Querwindung viel grösser als beim Menschen.

Hänel: Es ist ein methodologischer Unterschied, ob man die ursprünglich funktionierenden Sinnesfelder sucht, oder die Grenzen derer bestimmt, die vikariierend für jene eintreten können. Daraus mag sich der Widerspruch zwischen Flechsig's und Rothmann's Hörsphäre erklären.

Döllken: Auch in der Hörfähigkeit sind die Unterschiede zwischen Tieren und Menschen so erhebliche, dass die Verhältnisse des einen nicht ohne weiteres auf die anderen übertragen werden können. Die meisten Versuchs-Tiere haben ein schärferes Gehör als der Mensch.

v. Niessl: Die Erfahrungen am Menschen haben gezeigt, dass die nach doppelseitiger Schläfenlappenzerstörung entstandenen Gehörsstörungen sich nicht wiederherstellen, im Gegensatz zum Hund.

Rothmann widerspricht diesem: Doppelseitig operierte Tiere werden und bleiben taub, wenn die Rinde im genannten Umfang wirklich völlig zerstört war.

Flechsig hält selbst die vervollkommnete Hörprüfung der Tiere noch für ein sehr unsicheres Verfahren. Er weist auch darauf hin, dass eine Untersuchung der Funktionen des N. vestibularis kaum ausführbar ist.

Anton (Halle): Ueber geistigen Infantilismus.

Vortragender versucht die Frage zu lösen, wie weit bei den Gehirnmissbildungen Stillstand resp. Rückschlag oder aber atypisches Wachstum zu ersehen ist und überträgt diese Frage auch auf die psychischen Aeusserungen angeborener Defekte. Er unterscheidet frühkindliche und spätkindliche Typen. Nicht alle körperlich auf kindlicher Stufe Gebliebenen zeigen Intelligenzdefekte, andererseits gibt es aber eine weitabgestufte Reihe von psychoinfantilen-Typen, welche entsprechende Verzögerung der körperlichen Entwickelung ganz oder grossenteils vermissen lassen. Vortragender bezeichnet diese als formes frustes oder juvenile Typen. Dieselben sind im normalen Leben sehr häufig, werden aber selten als solche erkannt. Er skizziert in Umrissen ihre seelischen Grundeigenschaften. Auffallend häufig neigen sie zu neuropathischen und hypochondrischen Beschwerden. Die klassischen Kindertypen sind nicht allein durch Schilddrüsenstörungen hervorgerufen, sondern können auch von anderen Drüsen sowie frühzeitigen Schädigungen ausgelöst werden. Bei ihnen zeigt auch der Körper gleichmässige Miniaturdimensionen, kindliche Proportionen und kindlich unentwickelte Organe, speziell Genitalien. Vortragender gibt auch von ihnen einen Abriss des Seelenlebens, der zeigt, dass sie absolut nicht als schwachsinnig im gewöhnlichen Sinne bezeichnet werden können. Einfache Assoziationsprüfungen ergaben das Ueberwiegen der konkreten und individuellen Vorstellungen gegenüber den abstrakten. In der Urteilsbildung ist ein sichtbarer Mangel festzustellen. Die Bildung allgemeiner Begriffe ist sehr begrenzt. Die Beziehungen zu den anderen Menschen werden meist durch ein gutentwickeltes Vermögen der „Einfühlung" reguliert, ebenso ist ihre Suggestibilität ausgesprochen. Die Stimmungslage zeigt, wie bei Kindern, rasches Schwanken in Extremen. Die ethischen Gefühle sind meist ausreichend vorhanden, wenn auch gewissermassen in einer Ausgabe für Kinder. Sexuelle Gefühle treten sehr in den Hintergrund. Vortragender glaubt in der grossen und vielgestaltigen Krankheitsgruppe der Imbezillen dem Infantilismus als solchen eine gesonderte Stellung anweisen zu müssen. Es liegt ein Psychomechanismus vor, wie er dem vollsinnigen arteigen ist, nur in Miniaturausgabe. Beim Schwachsinnigen dagegen ist der Psychomechanismus in seinen Beziehungen verzerrt, die geistige Physiognomie ist verändert. Bezüglich des seelischen Neuerwerbs, der Erlernung von Fertigkeiten stehen die Infantilen den Kindern näher als den Imbezillen. Das Verhältnis des Verstandes- und Affektlebens ist beim Infantilen ein ausgeglichenes, beim Imbezillen oft schwer gestörtes. Beim Imbezillen handelt es sich um eine Umartung, eine Umgestaltung des ganzen Funktionsplanes des Gehirnes, beim Infantilismus einfach um ein Ausbleiben der Fortentwickelung.

Auch bei akuten und degenerativen Psychosen kann zeitweise eine Rückverwandlung in einen dem kindlichen ähnlichen Geisteszustand eintreten; besonders auffällig ist dies auch oft bei der Hysterie, doch sind diese Zustandsbilder von dem hier besprochenen Infantilismus ihrem Wesen nach zu trennen.

Held (Leipzig): Ueber Zusammenhang und Entwickelung der Ganglienzellen, mit Demonstrationen über den Bau der Neuroglia.

Die Ausführungen des Vortragenden richten sich gegen die Neuronenlehre. Er unterscheidet bei den Resultaten der Golgi-Imprägnation drei Stadien: 1. bei unvollständiger Imprägnation erscheinen die Zellfortsätze frei verästelt; 2. in weiteren Stadien erscheinen die Nervenfasern mit den Ganglienzellen durch „Endfüsschen" verbunden; 3. bei sekundären Osmiumfärbungen sind diese Endfüsschen scharf vom Protoplasma der Ganglienzelle abgesetzt; 4. bei Protoplasmafärbung zeigt sich das Nerven-Endfüsschen granuliert durch Neurosomen, die in die Substanz der Zelle übergehen. Es besteht also statt des nach 3. scheinenden Kontaktes eine Kontinuität. Die einzelnen Endfüsse sind auf der Oberfläche der Ganglienzelle ihrerseits durch Netzwerk untereinander verbunden: perizelluläres Nervennetz. Bei Fibrillenfärbung sieht man, dass auch die Fibrillen des Nervenendfusses sich mit denen der Ganglienzelle mischen und verbinden.

Gegenüber Apathy und Bethe stimmt Vortragender im Prinzip mit der His'schen Neuroblastenlehre überein. Die Neuroblasten sind die Bildungszellen der Neurofibrillen. Entgegen His hat er dagegen nie ein Freiwachsen der embryonalen Nervenfaser gesehen, diese wächst stets in den Interzellularbrücken der embryonalen Bindegewebszellen, die später zu Gliazellen der weissen Substanz werden.

Schon in sehr frühen Stadien hat er zwischen den einzelnen Neuroblasten durch Fibrillen hergestellte Verbindungen festgestellt, die auch später nicht wieder ausgeglichen werden, woraus folgt, dass die Ganglienzelle keine genetische Einheit ist. Das spätere Fibrillenbild ist nicht mononeuroblastisch, sondern polyneuroblastisch zusammengesetzt: Jede Nervenfaser empfängt Wurzeln aus mehreren Neuroblasten. Weiter wendet sich Vortragender gegen die Zellkettentheorie. Die Schwann'schen Zellen bilden sich aus Zellen, die aus dem Medullarrohr entlang den in den Zellbrücken liegenden Fibrillenbündeln sich vorschieben und letztere sekundär umscheiden: sie sind ausgewanderte Gliazellen, und, wie diese, für die Ernährung der Fibrillen von grosser Wichtigkeit, nicht nur einfache Stützsubstanz. Die retrograde Veränderung der Ganglienzelle nach peripherer Nervendurchschneidung beweist das Abhängigkeitsverhältnis beider. Die exzentrische Stellung des Zellkerns hierbei erinnert an das embryonale Bild.

Die Schwann'schen Zellen haben also die Nervenfaser nicht gebildet; es wohnt ihnen aber bis zu einem gewissen Alter eine Regenerationskraft für diese inne. Die Versuche Bethe's über autogene Regeneration lassen sich vielleicht dadurch erklären, dass man im peripheren Stumpf versprengte Ganglienzellen hat finden können.

Müller (Breslau): Ueber akute Paraplegien nach Tollwut-Schutzimpfungen.

Vortragender hebt einleitend hervor, dass die Erkrankungen an Tollwut in der letzten Zeit, besonders in Schlesien, wieder an Zahl zugenommen haben. Der von ihm beobachtete Fall betrifft einen 36jährigen Tierarzt, der im April d. J. bei der Sektion eines tollwutkranken Hundes sich eine Schnittverletzung am Finger beibrachte. Er liess die Wunde sofort ausbrennen und desinfizieren, sich aber zur Sicherheit noch mit Kaninchenrückenmark (Virus fixe) impfen. Nach vierzehntägiger vorschriftsmässiger Impfung mit steigenden Konzentrationen trat eine leichte Lähmung der Beine mit lebhaften Patellarreflexen auf, 48 Stunden später bestanden die Symptome einer totalen Querschnittsunterbrechung des Rückenmarks. Am Oberkörper fehlten ausser Paraesthesien an den Händen die Störungen, nur kam später eine Lähmung des rechten Facialis und linken Rectus superior dazu. Im weiteren Verlauf entwickelte sich Bronchopneumonie, Cystitis und Pyelonephritis. Nach einem Monat kehrte zuerst die Sensibilität in den Beinen wieder, danach allmählich die Beweglichkeit, nach drei Monaten konnte der Patient wieder gehen und stehen, jetzt besteht nur noch etwas Schwäche der Bauchmuskeln.

Da Infektion durch Strassengift so gut wie ausgeschlossen war, kann es sich nur um eine Folge der Schutzimpfung gehandelt haben, eine benigne Myelitis. Die 40 in der Literatur veröffentlichten gleichen Fälle waren ebenfalls von günstigem Verlauf. Vortragender erklärt den Vorgang theoretisch als eine abgeschwächte Kaninchenlyssa beim Menschen. Trotz der Möglichkeit derartiger Nebenwirkungen ist die Notwendigkeit energischer Schutzimpfung nach Lyssainfektion nicht zu bestreiten. Die grosse Seltenheit der Schädigung (viel seltener als z. B. Chloroformtod) rechtfertigt die Impfung unter allen Umständen.

H. Hänel (Dresden): Eine typische Form der ataktischen Gehstörung.

Die grundlegende Bewegung bei jedem Schritte besteht in der Verlegung des Körperschwerpunktes von zwei Beinen auf eins. Diese Bewegung muss durch Kontraktion von Muskeln ausgeführt werden, die ihr Punctum fixum weiter nach aussen von der Mittellinie haben als ihr Punctum mobile. Die Ueberlegung ergibt, dass das Gelenk, um das diese Seitwärtslegung ausgeführt wird, das Fussgelenk ist, die wirkende Muskelgruppe die der Peronei. Diese wirken hierbei, unter Vertauschung ihrer Ansatzstellen, nicht als Heber des Fussrandes, sondern als Senker des äusseren Randes des Unterschenkels, eine Bewegung, die sich auf Oberschenkel und Becken überträgt. Eine Coordinationsstörung in den Peroneis, wie sie bei Tabes nicht selten ist, wird sich also nicht nur am Schwungbein, sondern auch am Standbein beim Lösen der genannten Aufgabe bemerkbar machen.

Eine weitere Störung hat ihren Sitz in den kurzen Muskeln zwischen Oberschenkel, speziell Trochanter major und Becken: den Abduktoren, den Aduktoren und den Rotatoren. Eine Funktionsprüfung dieser Muskeln ergibt oft schon in verhältnismässig frühen Stadien beim Tabiker Störungen. Am besten wird diese Prüfung in Seitenlage ausgeführt: Abspreizung des Beines, Abheben des Kniees bei gebeugten Beinen und aufeinanderruhenden Fersen u. ä. Auch die Hypotonie der kurzen Hüftmuskeln ist hierbei oft deutlich festzustellen. Beim stehenden Kranken mit der letzteren Störung wird die Aufgabe, auf einem Bein zu stehen, in typischer Weise fehlerhaft gelöst: Statt der notwendigen Senkung der dem Standbein entsprechenden Beckenhälfte senkt sich die entgegengesetzte, das Schwungbein wird verlängert statt verkürzt, der Kranke ist genötigt, durch Beugung in Knie und Hüfte das Bein vom Boden zu entfernen. Ein langsames Heben und Niedersetzen des Beines ist durch dieses Umkippen des Beckens fast ausgeschlossen. Beim Schritt sucht der Kranke deshalb möglichst rasch aus der einfachen Unterstützung des Schwerpunktes wieder zu der doppelten zu gelangen und lässt das gebeugt ankommende Schwungbein durch brüske Streckung zum Standbein werden. Bei der Nachbewegung des nachfolgenden Schwungbeins tritt das Umkippen des Beckens in derselben Weise wieder störend auf. Der Seitwärtsgang ist hierbei noch mehr gehindert wie das Vorwärtsschreiten, weil dabei die Abduktoren am Schwungbein als solche, am Standbein aber gleichzeitig als Beckensenker zu funktionieren haben, eine Doppelinnervation, die dem Tabiker stets besonders schwerfällt. Der Gang entspricht unter diesen Verhältnissen dem bei einer Lähmung oder Schwäche des M. Glutaus medius und kann deshalb als typisch bezeichnet werden.

Vortragender schliesst einige therapeutische Bemerkungen an, die sich auf die Auswahl speziell für diese Störung geeigneter Uebungen beziehen. Besonders günstig wirkt u. a. eine Uebung auf balanzierendem Sattel, auf dem der Kranke mit frei herabhängenden Beinen sitzt und die Aufgabe hat, die seitlichen Schwankungen des Sattels und Körpers auszugleichen.

Meltzer (Chemnitz): Zur Pathogenese der Opticusatrophie und des sogenannten Turmschädels.

Vortragender hat in der mit der Idiotenanstalt vereinigten Kgl. Sächs. Blindenanstalt in Chemnitz 20 Fälle der im Titel genannten Erkrankung gefunden und dieselben nach Aetiologie, anthropologischen, neurologischen und ophthalmologischen Symptomen genau untersucht. Er fasst seine Ergebnisse in folgenden Sätzen zusammen: Beide Erscheinungen sind aus einem geringfügigen angeborenen, häufiger aber erworbenen Hydrocephalus ex meningitide hervorgegangen. Meist handelte es sich um eine Meningitis serosa ventricularis. Diese hat in dem einen Teil der Fälle (13) den Kopf zunächst schon in der Fötalzeit oder intra partum deformiert und dann bei einer Exacerbation intra vitam den Opticus, häufig auch den Olfactorius abgetötet und die Hochformung des Kopfes verschlimmert. In einem anderen Teile der Fälle (7) ist sie innerhalb der ersten drei Lebensjahre aufgetreten und hat gleichzeitig plötzlich oder nacheinander und allmählich die Hochformung des Kopfes und die Abtötung der Sehnerven verursacht. Die vorzeitige Synostosenbildung bei Turmschädeln ist aufzufassen als eine Reaktion des rachitiskranken Knochens gegen den mässigen hydrocephalischen Druck. Nach einmal eingetretener Ossifikation der Nähte und Synostosierung wirkt der Druck des wachsenden und Platz brauchenden Gehirns resorbierend auf den Hydrocephalus, rarefizierend auf die Schädelkapsel und deformierend auf die Schädelbasis.

Höhl (Chemnitz): Demonstration von Röntgenogrammen.

Vortragender hat einen grossen Teil der von Meltzer untersuchten Fälle von Turmschädel röntgenographisch aufgenommen. In den Bildern fallen als charakteristisch vor allem die starken Impressiones digitate der Schädelkonvexität auf, für die an der Schädeloberfläche keine Anhaltspunkte zu finden waren. Die Orbitae sind meistens abgeflacht, der Vertikaldurchmesser länger als der Horizontaldurchmesser (Hypsiconchie), an der Basis fällt das steile Aufsteigen des Planum sphenoidale auf, das in starkem Winkel gegen das Planum ethmoidale anstösst. Meist ist die Sella turcica der Orbita sehr genähert, die hintere Schädelhälfte dadurch grösser als die vordere, der ganze Vorderschädel verkürzt. Die Schädelbasis im ganzen erscheint nach unten durchgebogen, die Sella turcica oft vertieft. Je nach der Richtung, in der der erhöhte Innendruck wirksam gewesen ist, sind diese Verhältnisse mehr oder weniger modifiziert.

Diskussion.

Näcke wünscht eine Definition des Turmschädels, die allerdings ihre Schwierigkeiten habe. Aetiologisch sei für die Erblindung die Verengerung des foramen opticum nicht genügend hervorgehoben worden, ebenso der Einfluss der Zangengeburt. Bei Geisteskranken ist der Turmschädel sehr selten; er kann bestätigen, dass die Intelligenz bei Turmschädel meistens nicht gelitten hat.

Hänel fragt, ob die Abflachung der Orbitae nur nach dem Röntgenbilde festgestellt worden ist. Die verschiedenen Projektionsrichtungen könnten hierbei zu Irrtümern Anlass geben.

Meltzer: Der Ausdruck Turmschädel würde besser durch Hochschädel ersetzt. Eine Verengerung des foramen opticum ist jedenfalls sehr selten, nur in drei Fällen der Literatur erwähnt.

Höhl verneint die Frage Hänel's; die starken Impressiones digitatae sind bisher Unica.

Kauffmann (Halle): Ueber Diabetes und Angstpsychose an der Hand eines geheilten Falles.

Vortragender beobachtete einen Patienten mit typischer Angstpsychose im Wernicke'schen Sinne. Der Patient litt gleichzeitig an Diabetes und Vortragender fand, dass parallel mit dem steigenden und fallenden Zuckergehalt im Urin auch sein psychischer Zustand schlechter oder besser wurde. Er machte genaue Stoffwechselversuche, entzog ganz allmählich im Laufe von 4 Wochen die Kohlenhydrate, und drückte dadurch den Zuckergehalt von 33 % auf 0,3 %, schliesslich auf 0 herab. Im gleichen Schritte besserte sich die Psychose und war nach 4 Wochen geheilt. Vortragender erblickt im Traubenzucker selbst das schädigende Moment für die Gehirnsubstanz. Im vorliegenden Falle bewies der Verlauf, das nicht die Stoffwechselstörung die Folge der psychischen Erkrankung war, sondern dass der Diabetes als das Primäre angesehen werden musste. Weitere Stoffwechseluntersuchungen bei Geisteskranken und Epileptikern überhaupt weisen darauf hin, dass wir uns von der üblichen Vorstellung von Toxinen und Antitoxinen freimachen müssen, oft handelt es sich nur um Verminderung der normalen Oxydationsprozesse im Körper.

Gregor (Leipzig): Ueber die Diagnose psychischer Prozesse im Stupor.

Eine 25jährige Gummiarbeiterin war kurz vor der Aufnahme mit Selbstvorwürfen, Depressionen und Krämpfen erkrankt. Bei der Aufnahme war sie stuporös, zeigte Mutazismus und Katalepsie. Der Stupor vertiefte sich in der Folge weiter, die Patientin wurde völlig reaktionslos, alle aktiven Bewegungen hörten auf, sie verunreinigte sich. Der Versuch, Puls, Atmung und Armvolumen auf ihre reflektorischen, durch Reize verursachten Veränderungen zu studieren, lieferte keine verwertbaren Ergebnisse. Verfasser fragte sich deshalb, ob nicht willkürliche Veränderungen der Atmung bei Reizen festzustellen seien, die unabhängig von den Reflexen auftreten. Mit dem Marey'schen Pneumographen nahm er Atmungskurven auf und konnte an denselben feststellen, dass sie bei Zuruf von Worten, durch Suggestion betonte Geruchseinwirkungen, Drohungen usw. beeinflussbar waren, vorübergehende willkürliche Beschleunigung, Verlangsamung, Vertiefung und Abflachung zeigten. Er demonstriert die betreffenden Kurven. Als nach zweimonatlicher Dauer sich der Stupor allmählich löste, konnte die Patientin, die volle Erinnerung an diese Zeit hatte, bestätigen, dass, wie es die Atmungskurven bewiesen hatten, die äussere Reaktionstätigkeit nicht gleichbedeutend war mit einer Nichtauffassung der Reize.

Diskussion.

Sommer empfiehlt gleichzeitige Schreibung der costalen und abdominalen Atmungskurve. Beide ergeben oft interessante Verschiedenheiten, die ebenfalls auf psychische Prozesse Rückschlüsse erlauben.

Wanke (Friedrichroda): Die Heilung der Neurasthenie, ein ärztlich-pädagogisches Problem.

Die Charakteristik, die man früher auf die Erscheinungen der Neurasthenie anzuwenden pflegte, indem man sie als reizbare Schwäche bezeichnete, trifft für den modernen Neurastheniker nicht mehr zu. Hier handelt es sich in der Regel vorwiegend um ein krankhaft verändertes Affektleben infolge der Steigerung der Einflüsse moderner Ueberkultur. Statt der auf Schwäche deutenden Symptome sind die abstossenden, krittelichen Züge in den Vordergrund getreten. Die Kranken sind zänkisch und launenhaft, rücksichtslos, reizbar und despotisch geworden. Dadurch sind die ungünstigen Einwirkungen auch auf ihre Umgebung in verstärktem Masse zum Vorschein gekommen, die

Gefahr, dass diese von dem neurasthenischen Verhalten angesteckt werden, ist gewachsen. Manchmal kann man sogar an Paranoia erinnernde Eigenbeziehungen bei den Patienten finden. Unter diesen Umständen sind die bisher üblichen physikalisch-diätetischen Einwirkungen in der Therapie nebensächlich geworden, das Sanatoriumsschema hat an Wirksamkeit eingebüsst. Will man Erfolge heute erzielen, so ist es nötig, an die tätige Mitwirkung des Neurasthenikers zu appellieren. Der Arzt muss in erster Linie erzieherisch einwirken. Er muss der Vertraute des Patienten werden und dieser Einfluss muss oft über Jahr und Tag fortgesetzt werden. Dem Hausarzte fallen nun von neuem die dankbarsten Aufgaben zu. Das Ziel muss sein eine Wiederziehung zur Geduld, Ausdauer, Willensstärke, Gewissenhaftigkeit, Regelmässigkeit in den Tagesgewohnheiten, Pflichterfüllung, Rücksicht, Anerkennung und Dankbarkeit, Selbstlosigkeit. Alles dieses fällt, wie ersichtlich, mehr in das pädagogische als in das rein ärztliche Gebiet.

Dehio (Dösen): Weitere Erfahrungen über Dauerbäder.

In der Dösener Anstalt haben sich die Prinzipien, die Vortragender auf der Versammlung von 1904 vorgetragen hat, bewährt und sind weiter ausgebaut worden. Die Dauerbäder sind zwar nicht die einzige, aber doch eine der wichtigsten Methoden zur Behandlung unruhiger Geisteskranker. Seit Oktober 1902 sind in Dösen überhaupt keine Kranken mehr isoliert worden. Die früheren Isolierzellen sind zu Separaträumen eingerichtet worden, die jetzt gern als Auszeichnung für besonders gutes Verhalten gewährt werden. Seit 2 Jahren ist die Bäderbehandlung mit der Freiluftbehandlung kombiniert worden: In einer Abteilung des Gartens sind aus Stampfbeton mehrere Wannen aufgestellt worden, in denen, sobald es die Witterung einigermassen erlaubte, vom Juni bis weit in den Herbst Dauerbäder im Freien verabreicht wurden. Die Wannen haben Anschluss an die Kanalisation; gegen die zu starke Sonnenwirkung hat sich die Anbringung eines Sonnensegels über den Wannen als nötig erwiesen. Die Freiluftbehandlung der bettlägerigen aber nicht badebedürftigen Kranken ist damit vereinigt worden: Zu beiden Seiten des Gartens sind offene Liegehallen eingerichtet worden, sodass jetzt an Sommertagen seit zwei Jahren grundsätzlich kein unruhiger Kranker mehr im Hause gehalten wird. Alle sind von früh bis abends im Freien. Den Anstoss zu der Einrichtung gaben die Nachteile, die sich bei der Verabreichung der Dauerbäder im Baderaum zur Sommerszeit zeigten: die hohe Temperatur in demselben steigerte oft die Erregung der Kranken, eine Lüftung war der Gefahr des Zugs und der Erkältung wegen nur unvollkommen möglich, deshalb lag es nahe, das ganze Bad hinauszuverlegen. Von den Kranken wurde die Veränderung sehr angenehm empfunden. Vor allem fiel auch eine ausserordentliche Steigerung des Appetits auf. Die gefürchtete Störung der Unruhigen untereinander stellte sich als geringer heraus, als wie man erwartet hatte: Die Kranken beachteten sich gegenseitig weniger als im geschlossenen Raume, blieben leichter in der Wanne. Erkältungen kamen die ganze Zeit so gut wie niemals vor. Der Vorteil für alle Beteiligten, nicht zum mindesten auch für das Wartepersonal, war in die Augen springend. — Vortragender führt die gesamte Einrichtung in einer Anzahl Photographieen vor.

Degenkolb (Roda): Zwei Fälle von Kombination verschiedener Seelenstörungen mit Hysterie.

Vortragender berichtet kurz über zwei Fälle, die in die Krankheitsgruppe der Hysterie einzureihen sind. Das Eigentümliche des über viele Jahre sich erstreckenden Verlaufes war, dass sie in regelmässigem Wechsel zwischen manisch-depressivem Zustandsbilde und freien Intervallen das Bild einer zirkulären Psychose nachahmten, so dass die Differentialdiagnose lange Zeit Schwierigkeiten bereitete. (Ausführlichere Veröffentlichung a. a. O.)

Sommer (Giessen): Zur Genealogie Goethe's.

Die Lehre vom Genie stand bis vor kurzem noch unter der Herrschaft der Anschauung, dass es sich dabei um eine explosionsartige Erscheinung, ein unvermitteltes Auftreten unerklärlicher Geisteseigenschaften bei einem Individuum handele. Jetzt ist man auf Grund einer genetischen Psychopathologie dem Problem des Genies näher gekommen. Zu seiner Lösung bedarf es genauerer Studien der Anlage, bedarf es der Familienforschung, auch die Methoden der Kriminalpsychologie können unter Umständen Anwendung finden. — Bei der Familienforschung sind bisher die weiblichen Glieder oft zu wenig berücksichtigt worden. Als Beispiel wählt Vortragender die Genealogie Goethe's. Aeusserlich und psychisch ist Goethe seiner Mutter im Grunde wenig ähnlich gewesen, dagegen fällt bei genauerem Zusehen eine grosse Aehnlichkeit mit seiner Grossmutter Textor auf. Familienbilder zeigen dies bezüglich der Gesichtszüge deutlich, wahrscheinlich sind aber auch die spezifisch psychologischen Züge Goethe's, speziell „der Hang zum Fabulieren" von dieser Grossmutter her bestimmt. Frau Textor war eine geborene Lindheimer, über die wir von Senkenberg eine, allerdings unzutreffende, d. h. zu ungünstig ausgefallene Schilderung besitzen. Gehen wir weiter zurück, so sehen wir in dem Vater Lindheimer allerhand Züge, die auf den Urenkel hinweisen. Vortragender hat in den Wetzlarer Archiven u. a. eine von diesem Lindheimer verfasste Schilderung der Belagerung Wetzlars durch die Reichstruppen gefunden, die sich durch eine ausserordentliche Deutlichkeit der optischen Vorstellungen, eine Neigung zur Konfabulation, eine ersichtliche Freude am Grotesken und Komischen und nicht zuletzt auch durch einen für jene Zeit sehr merkwürdigen Stil, der dem Goethe'schen auffallend ähnlich ist, auszeichnet. Man erkennt also, dass Goethe durch Vermittelung der in diesen Zügen übersprungenen Mutter von der Familie Lindheimer aus Wetzlar allerhand Eigenschaften geerbt hat, die in der Linie seiner väterlichen Vorfahren unauffindbar sind. Seine Eigenheit wird erklärlich, wenn man sie nicht bloss von den seinen Namen tragenden Vorfahren herleitet, sondern ihn als ein Produkt der Synthese aus verschiedenen Familien erkennt.

Döllken (Leipzig): Ueber Halluzinationen und Gedankenlautwerden.

Untersucht sind 11 Fälle einer Halluzinose, die nicht Geisteskrankheit ist. Die Halluzinationen werden stets korrigiert. Es gibt keine einheitliche Formel für den Mechanismus der Halluzinationen. Fast immer ist der ganze sensible oder motorische Teil des Leitungsbogens beteiligt oder beide Teile gleichzeitig. Ein assoziatives Uebergreifen auf eine andere Sinnesleitung ist in dem einen Fall nur nach einer Richtung möglich, im andern herüber und hinüber, obwohl jedesmal beide Leitungen erkrankt sind. Die Aktivierung der Bahnen und Zentren erfolgt von irgend einer primärerkrankten Stelle der Bahn aus und kann peripher oder transkortikal gelegen sein. Durch länger dauernde elektrische Reize lässt sich experimentell unter Umständen ein geringerer oder grösserer Teil des Leitungsbogens zur Beteiligung heranziehen.

Lokalzeichen der Halluzinationen sind abhängig von der Ursprungsstelle und der Art der Aktivierung.

Die wichtigsten Elementargefühle bei Trugwahrnehmungen sind das Fremdgefühl und das Wirklichkeitsgefühl der einzelnen Wahrnehmung. Sie haben auf die Korrektur einen sehr geringen Einfluss.

Die Halluzination kann auf zentrifugalen Wegen laufen, viel häufiger scheint sie eine retrograde Richtung zu nehmen.

III. Referate und Kritiken.

Smith Ely Jelliffe (New-York): The signs of Pre-dementia praecox: their significance and pedagogic prophylaxis.
(American. journ. of the m. sciences. August 1907.)

Die Pubertätsjahre werden vom Arzt nicht genug beachtet. Mangel an Kenntnis der sozialen und persönlichen Hygiene verschuldet, dass nicht ein Teil der grossen Menge von Anstaltsinsassen vor ihrem Schicksal bewahrt wurden. Eine Anzahl der besten Köpfe war, wie bekannt, der Gefahr nahe; da verlohnt es sich, nach Hilfsmitteln zu suchen. Dementia praecox selbst, Alkohol und eigentümliche Charaktere sind das, was man bei der Ascendenz am meisten findet, den Alkohol besonders bei der der Hebephrenen. Bei Neuropathie zusammen mit Blutsverwandtschaft der Eltern ist die Wahrscheinlichkeit, dass das Kind erkrankt, mehr als $^1/_3$. Eine Hauptursache zum Zusammenbruch ist ferner die Uebermüdung, bei der auch die Schule eine Rolle spielt, wenn auch nicht die einzige. Sogenannte Wunderkinder besonders dürfen nicht überanstrengt werden. Die Erziehung von Kindern, die von anormalen Eltern stammen, muss mit besonderer Sorgfalt geleitet werden, namentlich in der Zeit der Pubertät. Solche Kinder zeigen oft Störungen des Schlafes, nächtliche Angstanfälle, Krämpfe, Tic-ähnliche Bewegungen, Missstimmung, Asthenopie, krankhafte Antriebe etc. Die Kinder gehören aufs Land, in eine Landschule. Bücher sollen wenig gebraucht werden, Beschäftigung im Freien und Muskelübungen sind vorzuziehen; ebenso mässiger Sport (Schwimmen, Reiten etc.), ferner — gemäss der Erfahrung, dass Handarbeiter frei bleiben von Dementia praecox — das Betreiben von Handwerken. Schwierige Themata, Rechnen, Memorieren, das Bearbeiten höherer Probleme müssen sehr reduziert sein, das Interesse muss mehr auf die Beobachtung der wirklichen Objekte als auf Bücher gelenkt werden. Der gewöhnliche Lehrer mit seiner Bücherweisheit passt dazu nicht. Gemäss Verfasser's Erfahrung mit einer Anzahl Belasteter, die diese ihre Beanlagung selbst kannten, ist die Vertauschung der städtischen Beschäftigung mit der Landwirtschaft von vollkommenem Erfolg gewesen. Wolff (Katzenelnbogen).

Mlle. Pascal: Pseudo-Neurasthenie prodromique de la Démence précoce. (Presse méd. 19. Januar 1907.)

Mlle Pascal: Formes mélancholiques de la démence précoce.
(Arch. d. Neurol. April 1907.)

I. Zu diesen Untersuchungen führten 32 Fehldiagnosen unter 75 Kranken. Die Dementia praecox kann ein langes, ja sehr langes Prodromalstatium haben mit den gleichen Zeichen für ihre verschiedenen Unterarten. Nach Masselon trifft man hier nie bei Neurasthenie Indolenz, Apathie, Unregsamkeit und Untätigkeit, Verlust der geistigen Initiative, Unfähigkeit zu geistiger Anstrengung, Gefühl des Unvermögens etc. Zur Unterscheidung muss dienen, dass man für die Neurasthenie meist eine Ursache findet, die depressiv wirkt, während die Dementia praecox aus sich selbst entsteht. Gehen bei dieser somatische Zeichen wie neuromuskuläre Asthenie voraus, so sind sie nicht wie bei Neurasthenie an äussere Ursachen gebunden. Dazu kommt das Bedürfnis, allein zu sein, und die Indifferenz, wozu sich manchmal die Neigung gesellt, alles anders zu machen, als andere Leute. So sass eine Kranke in Ville-Evrard 24 Stunden unbeweglich auf einem Stuhl mit dem Hut auf dem Kopf. Dazwischen reihen sich zuweilen automatische Bewegungen, nicht selten mit Zornanfällen, aber das alles nur kurz, und der unregsame Zustand kehrt zurück. Man hat hierin den Vorläufer des Stupors mit Agitationszuständen zu sehen, der erst später den wahren Charakter der Krankheit enthüllt. Vorher aber wird dergleichen von den Leuten als Folge des Wachstums oder als Charakterfehler angesehen. Schwindel, allerhand vage Schmerzen sind häufig, während bei Neurasthenie der Schmerz lokalisiert ist (Rhachialgie). Kopfschmerz, lokalisiert oder diffus, fehlt fast nie. Häufig finden sich diffuse Dysaesthesien auf dem Schädel (Haarschmerz, Hitzegefühl im Kopf), ferner Appetitlosigkeit, Verstopfung, Unregelmässigkeit der Menses, Schlaflosigkeit oder grosses Schlafbedürfnis, Abmagerung, manchmal Fiebererscheinungen. Es entsteht die Frage: Wie denken die Kranken über ihren Zustand? In beiden Krankheiten hat die affektive Sphäre gelitten. Dem Dementia praecox-Kranken ist alles gleichgültig, seine Arbeit, seine früheren Bestrebungen, seine Zukunft, seine Familie. Dagegen ist beim Neurastheniker die Indifferenz nur scheinbar, bei ihm besteht eine Erregung der affektiven Sphäre. Im Gegensatz zum Dementen, der sich auch um sich selbst nicht kümmert, wird er in inveterierten Fällen Egoist, er leidet, wenn er sich absondert. Die hypochondrischen Ideen, die sich bei beiden finden, betreffen beim Dementen die körperliche Gesundheit, sind kindisch und veränderlich und haben nicht den Charakter einer Befürchtung und ängstlichen Zwangsvorstellung wie beim Neurastheniker. Aber es gibt immerhin einige Fälle, in denen kaum ein Unterschied besteht und man daher auf andere Zeichen angewiesen ist. Dahin gehören das explosive, grundlose Lachen, Lachen und Weinen durcheinander, Fugues abends und nachts ohne Ziel und Uebergang, Bizarrien im Benehmen (Tic, Grimassen, Impulsionen, Negativismus). Nur in drei Fällen fanden sich Zeichen in den Schriften der Kranken, wie affektierter Stil, sinnlose Worte inmitten richtiger Sätze u. dergl.

II. Die Statistik der Verfasserin und die mit angeführte anderer Autoren erweist, dass bei Dementia praecox ein depressives Prodromal- und Initial-Stadium weitaus am häufigsten ist. Ein optimistisch-erregtes wie bei Paralyse und Dementia senilis kommt nicht vor. Aber im Gegensatz zur Melancholie äussert sich der an Dementia praecox Erkrankte nicht mit gleicher Logik wie jener, sein Bewusstsein ist weniger klar, sein Denken weniger geordnet. Da die Ideen nicht ausschliesslich von der Verstimmung beherrscht werden, so werden sie oft absurd, sich widersprechend und bilden kein einheitliches Gebäude. Tritt Angst auf, so ist sie kopflos und führt zu einer heftigen, unüberlegten Handlung. Bei mutistischen Patienten gestattet die Abfassung eines Schriftstückes die Unterscheidung, wenn man sie dazu bringt. Der Demente offenbart sich, wie Tanzi mit Recht sagt, mehr durch das, was er tut, als durch das. was er denkt. In der Dementia praecox wird die tiefste Depression unterbrochen durch inadäquate Aeusserungen wie Impulsionen, Grimassen, Zornanfälle, Lächeln und grundloses Lachen. Besonders letzteres ist sehr bezeichnend. Auch finden sich hier ausser hypochondrischen ebenso oft Veränderungs-, Verwandlungs- Besessenheitsideen, und diese werden stets absurd begründet und ohne Staunen oder Schrecken vorgebracht; ebenso geschieht es mit der nihilistischen Idee. Häufig sind noch Sinnestäuschungen, besonders des Gemeingefühls, des Tast- und des Gehörsinnes. Indem sich Illusionen damit verbinden, entsteht ein wahres caenesthesio-sensorielles Syndrom, und dies zeigt an, dass die Persönlichkeit an der Wurzel betroffen ist.

Wolff (Katzenelnbogen).

M. Pappenheim: Ueber paroxysmale Fieberzustände bei progressiver Paralyse mit Vermehrung der polynucleären Leukocyten im Blut und in der Cerebrospinalflüssigkeit, nebst Bemerkungen über Blut und Liquor bei Exacerbationen des paralytischen Prozesses. (Monatsschr. f. Psych. u. Neur. 1907.)

In dem beschriebenen Falle von Paralyse ging parallel den auf keinerlei accidentelle Erkrankung zurückzuführenden Temperaturschwankungen eine längere Zeit hindurch kontrollierte Zu- resp. Abnahme der Leukocythen des Blutes, vor allem der polynucleären Elemente voraus. Die Zahl der Leukocyten stieg während der Fieberparoxysmen bis auf das dreifache der in fieberfreien Zeiten gezählten. Im Liquor cerebrospinalis fand sich in fieberfreiem Zustande eine mässige Lymphocytose, während innerhalb der Fieberzustände massenhaft polynucleäre Leukocyten im Liquor auftraten. Künstliche Vermehrung der Leukocyten des Blutes durch Darreichung von Nuclein hatte dagegen kein Auftreten von polynucleären Elementen im Liquor zur Folge. Verf. nimmt als Ursache der parallelgehenden Blut- und Liquorleukocytose ein gemeinsames, spezifisches Agens an und teilt noch einige Fälle mit, wo Exacerbationen des paralytischen Prozesses (Anfälle, Erregungszustände) das Auftreten polynucleärer Elemente im Liquor zur Folge hatten. G. Oppenheim (Freiburg).

O. Fischer: Ueber die sogenannten rhythmischen, mit dem Puls synchromen Muskelzuckungen bei der progressiven Paralyse. (Monatsschr. f. Psych. u. Neur. 1907.)

Verf. beobachtete diese von Kemmler 1895 beschriebenen Muskelzuckungen bei vier Paralytikern, stellte jedoch durch graphische Registrierung der Zuckungen und Vergleich mit dem Radialpuls fest, dass sie mit diesem nicht synchron sind, sondern einen eigenen, unabhängigen Rhythmus besitzen.

G. Oppenheim (Freiburg).

Konrád: Zur Aetiologie der progressiven Paralyse. (Orv. Hetilap 1907, No. 35.)

Verf. untersuchte 100 Paralytiker mit Bezug auf die ätiologischen Momente und fand: Lues allein in 19, hereditäre Belastung in 4, Stigmata (in deren gehäuftem Vorkommen er ein Zeichen krankhafter Prädisposition erblickt) in 17, hereditäre Belastung und Stigma und Lues in 6, hereditäre Belastung und Lues in 4, Stigma und Lues in 20, hereditäre Belastung und Stigma in 6 Fällen; in 24 Fällen fehlten Daten. Verf. meint, dass das Ergebnis dieser allerdings kleinen Statistik in der Bewertung der Lues als Krankheitsursache der Paralyse zur Vorsicht mahnen, denn bloss in 20 % kam Lues in der Anamnese allein vor, während sie in 30 % mit anderen prädisponierenden Momenten kombiniert war und in 57 % der Fälle hereditäre Momente obwalteten. Er hält es daher für wahrscheinlich, dass die Lues in der überwiegenden Zahl der Fälle nur mit anderen Faktoren kombiniert zur Paralyse führe und dass letztere, wie andere Geisteskrankheiten, bei vorhandener Prädisposition im Falle des Zusammenwirkens mehrerer Gelegenheitsursachen auch ohne Lues zustande kommen könne.

Epstein (Nagyszeben).

Moreira and **Penafiel** (Rio de Janeiro): A contribution to the study of dementia paralytica in Brazil.

(Journal of mental science, Juli 1907.)

Brasilien sei ein gutes Feld für vergleichende Rassenpathologie. Infolge des kulturellen Aufschwungs sei eine Zunahme der Psychosen zu bemerken, wie die Statistik erweise. Wenn ein wesentliches Anwachsen der Paralyse allerdings nicht erwiesen werde, so sei das ein Fehler der Statistik, der daher rühre, dass der Kranke so lange wie möglich zu Hause belassen und ferner daher, dass die Krankheit meist vom praktischen Arzt nicht diagnostiziert werde. Unter 9609 von 1889 bis 1904 aufgenommenen Kranken (5878 Männer, 3731 Frauen) befanden sich 266 Paralysen (252 M., 14 Fr.), also 2,76 %. Frauen zu Männer = 1 : 18, die weibliche Paralyse verläuft langsamer und ruhiger. Häufigstes Alter ist 31—45, der jüngste war 20 Jahre alt. In Brasilien wurden bisher nur zwei Fälle von juveniler Paralyse beobachtet, einer davon, 18 Jahre alt, wird hier kurz skizziert. Die Erfahrung, dass besonders die höheren Klassen erkranken, ist für Brasilien nicht giltig; hier befällt sie alle Klassen, und das wird um so deutlicher, je häufiger sie wird. Die Hälfte der Patienten sind Analphabeten. Auch ist sie bei den Verheirateten nicht weniger häufig als bei den Ledigen. Langwierige Fälle sind selten, die Dauer beträgt nur wenige Jahre. Ein halbes Jahr nach der Aufnahme waren schon 160 gestorben. Expansive Form 48 %, einfache Form 36 %, depressive Form 16 %. Suicidversuche durchaus nicht selten. Bei 30 % Lues, bei 50 % Lues wahrscheinlich, 70 % ohne Zeichen; von anderen Ursachen sind zu nennen: Alkohol und sexuelle Exzesse, Kopfverletzung, psych. Shock und Sonnenstich. Vier Tabellen erläutern das Verhältnis zwischen Eingeborenen und Fremden in Bezug auf die Zahl der Aufnahmen, der Paralyse, der Beschäftigung.

Wolff (Katzenelnbogen).

Ryssia Wolfsohn: Die Heredität bei Dementia praecox.

(Allg. Zeitschr. f. Psych. LXIV, 2/3.)

Von 647 in der Züricher Klinik beobachteten Fällen von Dementia praecox waren bei 550 Angaben über die Heredität zu erheben. Alle diese Erblichkeitsverhältnisse werden ganz eingehend nach Art und Häufigkeit der Belastung, nach den Belastungsfaktoren, für die einzelnen Krankheitsformen besonders und auch inbezug auf die Ausgänge der Erkrankung in einer grossen Zahl von Einzelberechnungen festgestellt, die im Referat nicht wiedergegeben werden können. Aus den erhaltenen Zahlen werden folgende Schlüsse gezogen: 1. Zirka 90 % aller Fälle von Dementia praecox sind bei beiden Geschlechtern hereditär belastet. 2. Von den vier Belastungsfaktoren ist Geisteskrankheit mit 64 % am häufigsten vertreten, es folgen Nervenkrankheiten, Alkoholismus und die auffallenden Charaktere. 3. Die Heredität war in 34 % aller Fälle kombiniert, am häufigsten war die Kombination von Geisteskrankheit mit Alkoholismus, und Geisteskrankheit mit Nervenkrankheiten. 4. Ein deutlicher Einfluss der Belastung auf die Krankheitsform lässt sich so gut wie gar nicht nachweisen bei Alkoholismus, Nervenkrankheiten und sonderbaren Charakteren; während bei recht geringen Unterschieden, die Katatoniker am stärksten, die Paranoiden am wenigsten mit Geisteskrankheiten belastet erscheinen. 5. Der Einfluss der Belastung hat keine ausschlaggebende Bedeutung für den Ausgang des ersten Schubes der Dementia praecox. Chotzen.

Goldstein: Ein Beitrag zur Lehre von den Alkoholpsychosen. Nebst einigen Bemerkungen über die Entstehung von Halluzinationen. (Allgem. Zeitschr. f. Psych. LXIV., 2/3.)

Für die Beurteilung, inwieweit eine chronische Psychose noch als rein alkoholistische anzusehen ist, ist die Symptomatologie des akuten Stadiums, aus der sie hervorgeht, von Bedeutung. G. sucht also zu ermitteln, welche Abweichungen von dem typischen Bilde auch bei einwandfreien akuten Psychosen vorkommen können. Als einwandfrei sieht er die Fälle an, bei denen eine andere Aetiologie ausgeschlossen werden kann, welche in Beginn, Verlauf und Ausgang den typischen Fällen entsprechen und in der Hauptsymptomatologie mit ihnen übereinstimmen.

Die häufige Modifikation durch Verbindung mit dem Symptomenkomplex des Delirium tremens wird eingehend geschildert; G. konstatiert, dass beide Erkrankungsformen sich keineswegs ausschliessen und es wird mit dem Zusammenvorkommen beider bei demselben Individuum die Ansicht Bonhöffer's wiederlegt, dass die Halluzinosis die spezifische Reaktionsform eines aus individueller Anlage besonders erregbaren akustischen Wahrnehmungs- und Vorstellungszentrums sei. Mit derselben Feststellung bekämpfte diese Ansicht schon Moskiewicz in einer Dissertation über das gleiche Thema, die Verf. entgangen zu sein scheint. Die Ursache an dem Ueberwiegen der Gehörs- oder Gesichtshalluzinationen findet Verf. vielmehr in der Verschiedenheit des psychischen Grundzustandes. Er weist auf eine, an der Symptomatologie aller Formen von Psychosen dargetane Parallelität zwischen der Art der Halluzinationen und dem Bewusstseinszustand hin, wonach sich immer mit stärkerer Bewusstseinstrübung vorwiegend optische Hallucinationen, mit der Besonnenheit dagegen Phoneme verbinden.

Die Bewusstseinstrübung ist die wesentliche Ursache der Neigung zu illusionärer Verfälschung und der Phantasietätigkeit, die sich beide vorwiegend optisch betätigen. Durch die gleichzeitige Beeinträchtigung der normalen Verstandestätigkeit und Kritik werden gleichfalls optische Halluzinationen und besonders ihre Verwertung begünstigt. Akustische dagegen sind auch in Besonnenheit schwerer korrigierbar; für ihre Ausgestaltung ist die Gedankentätigkeit von grosser Bedeutung, daher ist eine solche im Delirium nicht möglich.

Die nächst häufigen Halluzinationen bei der akuten Halluzinosis sind Gefühlstäuschungen. Geruchshalluzinationen hat Verf. nur wenige Male, Geschmackshalluzinationen und hypochondrische Sensationen gar nicht beobachtet. Auf Grund von Beobachtungen anderer Autoren aber, in denen ihm die alkoholische Aetiologie gesichert scheint, gibt Verf. an, dass sie nicht, auch ihr Vorherrschen nicht ohne Weiteres gegen eine alkoholische Erkrankung sprechen, dass sie aber meist das Anzeichen einer üblen Prognose, einer chronisch verlaufenden Psychose sind. Das läge daran, dass die Halluzination der tieferen

Sinne der Ausdruck einer tiefergreifenden Schädigung sind. In heilenden Fällen können sie aber auch der Ausdruck individueller Differenzen sein.

Mit der obigen Konstatierung ist doch zugegeben, dass die Halluzinationen der tieferen Sinne zum typischen Bilde der Alkoholhalluzinosis nicht gehören. Wenn aber auch für Verf. die ätiologische Bezeichnung nur eine Denominatio a potiori ist, wenn er selbst seinen Standpunkt bezgl. der Aetiologie dahin präzisiert, dass eine Schädlichkeit allein niemals die einzige Ursache für eine bestimmte Erkrankung abgibt, so behält doch gegenüber der Erfahrung, dass gerade die Fälle mit atypischen Symptomen einen chronischen Verlauf nehmen, der Einwand seine Giltigkeit, dass es sich dabei von vornherein nicht um rein alkoholische Psychosen gehandelt hat. Verf. schliesst selbst die individuellen Differenzen nicht aus. Es könnte also auch eine besondere psychopathische Konstitution an der abweichenden Symptomatologie wie dem progredienten Verlauf schuld sein. Ja auch eine Kombination mit einem anderen psychopathologischen Prozess schliesst doch die alkoholische Bedingtheit zumal in der Auffassung des Verf. nicht aus.

Es wird also auch bei akuten geheilten Psychosen gegenüber Symptomen, welche zu dem typischen Bilde nicht gehören, die Frage gestellt werden können: auf welcher Komplikation beruhen sie, ebenso wie man bei den chronischen Alkoholpsychosen, soweit sie als solche überhaupt angenommen werden können, durch den Verlauf und auch die eigenartige Symptomatologie selbst zu der Frage gedrängt wird, auf welcher Kombination sie beruhen, oder welche Komplikationen den chronischen Verlauf bedingen?

Verfasser selbst sucht bei seinen sechs Fällen chronischer Psychosen auf alkoholischer Basis diese Fragen zu beantworten. Bei vier Fällen handelt es sich um protrahierte akute Erkrankungen oder Residuen von solchen: geistige Schwäche, Stumpfheit, religiöse Grössenindeen oder Verfolgungswahn mit Halluzinationen der tieferen Sinne und hypochondrische Sensationen. Die schlechte Prognose ist bedingt durch schwere alkoholistische Degeneration und hohes Alter. Hohes Alter wiesen auch die beiden Fälle auf, welche allein und auch nur mit Vorbehalt als chronische Psychosen in Anspruch genommen werden. Beiden war ferner gemeinsam, dass sie nach mehrfachen akuten Erkrankungen, in einem Fall, ohne dass es dazwischen zu völligem Stillstand kam, auftraten. In diesem Falle blieben die Symptome typisch; der Kranke starb nach einem Jahre an Pneumonie, gegen Ende zeigten sich Anzeichen einer psychischen Schwäche. Diese fehlte im andern Falle, einer progredienten Erkrankung mit Halluzinationen aller Sinnesgebiete, hypochondrischen Wahnideen, lebhaftem Eifersuchtswahn, aufgetreten nach zwei typischen akuten Halluzinosen.

Schlossen sich die erwähnten Fälle an, wenn auch kurze, doch meist typische Halluzinosen, so folgte der einzige Fall, der dem Kräpelin'schen Schwachsinn der Trinker sehr ähnelte, auf ein Delirium. Mit Recht legt Verf. hier bei dem 53jährigen Manne einer vorgeschrittenen Arteriosklerose Gewicht bei. Förderte auch dieses sein Material wenig Positives zutage, so glaubt Verf. doch nicht, an der Existenz chronischer Alkoholpsychosen zweifeln zu müssen.

Chotzen.

Birnbaum: Ueber degenerative Phantasten.

(Allg. Zeitschr. f. Psych. LXIV., 2/3.)

Verf. zeichnet das Bild einer Gruppe von Degenerierten, bei welchen sich eine Ungleichmässigkeit in der Ausbildung der Vorstellungselemente und eine ungleiche Verteilung der Gefühlstöne zu einer psychopathischen Konstitution vereinigen, infolgederen die aus dem Phantasiespiel gewonnenen mit der Wirklichkeit nicht übereinstimmenden Vorstellungen überwiegen und den Vorzug haben. Es kommt also zu einer Verfälschung des Vorstellungslebens durch Hineindrängen zahlreicher Phantasieprodukte in die intellektuellen Vorgänge, die Verarbeitung der Wahrnehmungen, die Assoziationsbildung und selbst die Reproduktion von Erinnerungen; anstelle sachlicher Auffassungen treten phantastische Auffassungen, mystische Gedankengänge, abergläubische Deutungen. Eine bestimmte Färbung erhält ihre Gedankentätigkeit durch das allen Degenerierten eigentümliche abnorme Persönlichkeitsgefühl, daher sie sich mit Vorliebe auf dem Gebiet neuartiger Erfindungen und Reformen bewegt. Ein fernerer degenerativer Zug ist die Ungleichheit der Gefühlstöne zugunsten der phantastischen Elemente und eine Exaltation der Stimmungen. Die Anlage zeigt sich klar in der Lebensführung; die Leute jagen immer phantastischen und unerreichbaren Zielen nach, kommen nicht zu einer gleichmässigen zielbewussten Arbeit.

Die degenerative Minderwertigkeit wird noch durch allerlei körperliche und geistige Stigmata der Entartung erwiesen.

Die Eigenheiten treten frühzeitig, meist schon in der Pubertät auf. Es kommen Schwankungen, Remissionen und Steigerungen vor; unter ungünstigen Verhältnissen, Haft etc., kann es zu phantastischen Wahnbildungen im Sinne der originären Paranoia kommen.

Die gezeichnete Gruppe berührt sich natürlich mit allen andern Spielarten der Degeneration, insbesondere den „degenerativ Verschrobenen" und den pathologischen Schwindlern. Gegen diese grenzen sie sich ab durch den Mangel der Lust an Lüge und Schwindel und besonders durch das Fehlen der Uebergänge von Lüge zu wahnhaften Vorstellungen. — Hysterische Züge kommen vor, doch fehlt insgemein die der Hysterie eigene Suggestibilität auf allen Gebieten, die starken Affektschwankungen und die abnorme Entladungsweise. Auch mit der Imbezillität kann sich diese Anlage verbinden. Die konstitutionell Manischen können ähnliche Bilder geben, die Stimmungslage, die Flatterhaftigkeit, der Betätigungsdrang geben die Unterscheidung. Gegenüber einer beginnenden Dementia paranoides weist die Entwickelung den Weg. Gegenüber der Paranoia neben dem ganzen Verlauf und Ausgang die von vornherein im ganzen gleichbleibende Neigung zu unbeständiger, phantastisch wahnhafter Anschauungsweise.

Verf. hält eine Differenzierung der psychopathischen Persönlichkeiten für das Verständnis ihrer entwickelten Psychosen und für das der paranoischen Disposition für wertvoll. Chotzen.

E. Meyer: Klinisch-anatomische Beiträge zur Kenntnis der progressiven Paralyse und der Lues cerebrospinalis, mit besonderer Berücksichtigung der Rückenmarksveränderungen.

(Archiv f. Psychiatrie 43, 1.)

Die Arbeit bringt in ihrem ersten Abschnitt, in welchem von drei klinisch und anatomisch gut untersuchten Fällen von Paralyse, resp. von Lues cerebri die Rede ist, interessante Belege für die grosse Bedeutung der Nissl-Alzheimer'schen Untersuchungen über die Histologie und die anatomische Differentialdiagnose der progressiven Paralyse. Im ersten Falle zog sich eine cerebrale Erkrankung bei einem Luetischen über fast 30 Jahre hin; ob das Finale der Erkrankung eine progressive Paralyse war, liess sich klinisch nicht sicher entscheiden; die anamnestischen Erhebungen über eine seit langem bestehende Lues cerebri legten die Annahme nahe, es handele sich auch in den letzten Stadien der Erkrankung um einen spezifisch syphilitischen Prozess. Die anatomische Untersuchung ergab die typischen Gewebsbilder der Paralyse. Bemerkenswert scheinen in diesem Falle unter anderem die dichten Plasmazellinfiltrate in den Plexus chorioides, die man übrigens nach unseren Erfahrungen besonders in den Fällen von Paralyse findet, in welchen die tieferen Abschnitte des Zentralorgans (Hirnstamm etc.) reichliche Infiltrate aufweisen. — Der zweite Fall ging klinisch als Paralyse. Anatomisch fehlten die charakteristischen Zeichen dieser Erkrankung; vor allem liessen sich nirgends in der Hirnrinde Infiltrationen mit Plasmazellen und Lymphocyten nachweisen. Dagegen war die Pia mit diesen Zellen diffus infiltriert; an den umschriebenen stärkeren Piaverdickungen war es zur Nekrose gekommen, die Basilaris war endarteriistisch verändert usw. Interessant ist dabei, dass die Infektion bereits 20 Jahre zurücklag. — Bei dem dritten Patienten schwankte die Diagnose zwischen chronischem Alkoholismus und progressiver Paralyse. Mikroskopisch wurden wieder die typischen Zeichen des Hirnbefundes der Paralyse vermisst; dagegen fand sich eine diffuse Infiltration der Hirn- und Rückenmarks-Meningen mit Plasmazellen und Lymphocyten, die wohl auf einen entzündlichen syphilitischen Prozess hinweisen.

Da bei den Untersuchungen des paralytischen Rückenmarks die Veränderungen an den Gefässen gewöhnlich viel weniger Beachtung finden als die faseranatomischen Verhältnisse, so erscheinen die Mitteilungen Meyer's hierüber besonders bemerkenswert. Von 6 Paralysefällen waren in 5 Infiltrate mit Plasmazellen und Lymphocyten in den Gefässhüllen deutlich nachweisbar, wennschon sie erheblich geringer waren als die entsprechenden Veränderungen in der Hirnrinde. Besondere Beziehungen der Lymphscheideninfiltrate zu den Strangdenerationen des Rückenmarks liessen sich nicht feststellen. Die Plasmazellen im Rückenmark haben geringere Dimensionen als die in der Pia und in den Gefässhüllen der Rinde. Diese Rückenmarksbefunde, die wir nach unseren Untersuchungen durchaus bestätigen können, zeigen also von neuem, dass sich bei der Paralyse chronisch-entzündliche Prozesse im ganzen Zentralorgan abspielen.

Spielmeyer.

Fritz Hoppe: Psychiatrisches aus Nordamerika.

(Allg. Zeitschr. f. Psych. LXIV, 2/3.)

Interessanter und eingehender Bericht über die Irrenfürsorge des Staates New-York, der beweist, dass die Einrichtungen dort nicht nur allen Anforderungen der Zeit entsprechen, sondern z. T. sogar für uns noch nachahmenswert sind. So ist die Ausbildung der Pfleger in zweijährigen Kursen in allgemein medizinischen und der Spezialdisziplin, in Haushaltung u. a. eine sehr gründliche und die soziale Stellung des Personals ist eine höhere als bei uns. Die Irrenfürsorge ist verstaatlicht und steht unter der Aufsicht einer besonderen Kommission, der ein ärztlicher Inspektor als technischer Beirat zugeteilt ist. Dieser Inspektor bereist auch fortwährend die Anstalten und übt eine Kontrolle über den gesammten Antaltsbetrieb aus. Wenig erfreulich ist das Aufnahmeverfahren. Es muss erst von einer Kommission aus Juristen und Aerzten nach einer fünftägigen Beobachtung in der Aufnahmeabteilung eines Hospitals in einem förmlichen Verfahren die Geisteskrankheit festgestellt werden, dann erst wird entschieden, ob der Kranke in eine Anstalt oder ob er freigelassen werden soll.

Dabei werden natürlich eine grosse Anzahl chronischer paranoischer Kranker als nicht geisteskrank wieder freigelassen. Ferner hat diese dauernd überfüllte Aufnahmestation, wohin auch zahlreiche Alkoholisten, Deliranten und Epileptiker kommen, alle Nachteile einer überfüllten und unzulänglichen Anstalt, zumal auch alle Behandlungseinrichtungen hier fehlen. So werden denn hier erregte Kranke sogar noch gefesselt, während sonst aus den Anstalten des Stadtbezirkes Zwangsmittel natürlich völlig verbannt sind. Die beiden grossen Staatsanstalten, Manhattan State Hospital und die Anstalt in Zentral Islip haben 4100 und 3700 Insassen. Die Stellung der Aerzte ist wie bei uns. Grosse Sorgfalt wird auf die Führung der Krankengeschichten gelegt unter weitgehender Benutzung von Formularen und Schemata, die von dem gut geschulten Pflegepersonal ausgefüllt werden. Im Manhattanhospital erfreut sich einer besonderen Pflege die pathologische Anatomie. Hier ist auch eine besondere klinische Abteilung mit ausgewählten Fällen für den Unterricht. Ausser den beiden erwähnten Anstalten beschreibt Verf. noch das aus Stiftungen unterhaltene Pennsylvania Hospital zu Philadelphia für zahlende Kranke und das Heim für epileptische, schwachsinnige und körperlich kranke Kinder. Die Fürsorge für Epileptiker und Idioten obliegt der öffentlichen Wohltätigkeit. Es ist sehr lehrreich, die Einzelheiten dieser grossartigen Organisationen, ihre schönen und zweckmässigen Einrichtungen und insbesondere die praktische Handhabung der Riesenbetriebe aus dem Berichte kennen zu lernen. Chotzen.

Spielmeyer: Atoxyl bei Paralyse.

(Berliner klinische Wochenschrift 1907. No. 26.)

Verf. konnte entgegen den Ausführungen Lassar's (Berl. klin. Wochenschrift No. 22) einen Einfluss der Atoxylbehandlung auf den zentralen Erkrankungsprozess bei 16 Fällen von Paralyse nicht feststellen; dagegen erwies sich die Anwendung des Atoxyl bei Paralytikern mit allgemeinen körperlichen Schwächeerscheinungen und eitrigen Hautaffektionen insofern als günstig, als letztere bald abheilten und sich der allgemeine Ernährungszustand nicht selten wesentlich hob entsprechend den Erfahrungen bei anderen schlecht genährten Geistes- und Nervenkranken.

Ebensowenig wurden bei experimentell infizierten Trypanosomentieren die zentralen nervösen Faserdegenerationen beeinflusst. Die Krankheit ging vielmehr bis zum Tode ihren gewöhnlichen Gang. Verf. will dagegen dem Atoxyl in der Bekämpfung der metasyphilitischen nervösen Erkrankungen die Möglichkeit einer prophylaktischen Bedeutung nicht absprechen. Gross.

G. C. von Walsem: Veerslag betreffende het geshicht Meerenberg over het jaar 1906.

In ausführlicher Weise werden die statistischen Angaben wiedergegeben über das Personal, den ärztlichen Dienst und Gesundheitszustand, den Haushaltungsdienst, den geistlichen Dienst und den administrativen, ökonomischen und technischen Dienst.

Ueber die neurologisch-psychiatrischen Fragen lässt sich bei der angewandten Nomenclatur in der Tabelle über die Art der Geisteskrankheit nicht viel sagen. Was ist unter Insania neurotica, Vecordia, Insania toxica zu verstehen? Forster.

Bulletin of the Toronto Hospital for the Jusane. (A Journal devoted to the interests of Psychiatry in Ontario). Printed by Order of the Legislative Assembly.

Vol. I, No. 1 und No. 2, Februar und Juni 1907.

Es handelt sich hier um die ersten beiden Nummern einer Zeitschrift, die die Sache der Psychiatrie in der Provinz Ontario (Canada) vertritt. Als Einleitung wird auf einigen Seiten die Wichtigkeit dieses Zweiges der Medizin und dessen rasche Entwicklung in der letzten Zeit besprochen, die besonders der Kraepelin'schen Schule zu verdanken sei. Auch der volkswirtschaftliche Gesichtspunkt wird hervorgehoben und zu diesem Behufe angeführt, dass z. B. im 1. Vierteljahr 1906 in der Anstalt in Toronto 34 Männer aufgenommen wurden, von denen eigentlich nur 7 hätten aufgenommen werden müssen, da die übrigen 27 sämtlich Eingewanderte waren, die Psychosen oder psychische Defekte aufwiesen. Die Rücksendung solcher Elemente sei schwierig, es sei deshalb anzustreben, dass zu der medical inspection in den Landungshäfen ein psychiatrisch ausgebildeter Arzt gehöre, um solche Einwanderer zurückzuweisen. Das 2. Heft enthält eine kurze Aufzählung der 34 resp. 27 Personen, sodass man sieht, um was für Individuen es sich handelt (meist defekte, auch kriminelle). Znr genauen Erhebung einer Anamnese und der Erkennung und Diagnose der Krankheit sei die Mitwirkung der praktischen Aerzte nötig. Bisher habe es genügt, wenn diese „Geistesstörung“ attestierten. Besonders auffallend sei es, wie selten die progressive Paralyse vom praktischen Arzt festgestellt werde, wo die Symptome dieser Krankheit doch meist leicht erkennbar seien.

Um bei zweifelhaften Fäclen eine verhängnisvolle Verwechslung, etwa mit Neurasthenie, zu vermeiden, wird die Lumbalpunktion empfohlen, deren Technik und spez. Befund in einem kurzen Artikel des zweiten Heftes beschrieben wird. Daher tue eine gründliche Ausbildung des Praktikers in der Psychiatrie not, und es wird deshalb der Vorschlag gemacht, in Toronto, nahe der Anstalt, eine psychiatrische Klinik zum Unterricht der Medizin-Studenten an der dortigen Universität zu errichten. Dieser Vorschlag scheint, einer Notiz des zweiten Heftes zufolge, beifällig aufgenommen worden zu sein. Der übrige Inhalt der Hefte ist spezieller Natur, es findet sich da zunächst ein genaues Formular zur Untersuchung von Geisteskranken, um dem praktischen Arzte zu zeigen, was alles dabei beobachtet werden muss. Daraus verdient Erwähnung, dass bei der Frage der Orientiertheit die drei Bewusstseinssphären der Auto-, Somato- und Allopsyche Wernicke's acceptiert sind. Drei Krankheitsfälle werden ausführlich referiert, und zwar ein Fall von typischer Paranoia mit Aufzählung der Unterscheidungsmerkmale dieser Krankheit von der Dementia paranoides, ein Fall von manisch-depressivem Irresein und ein Fall von Taubstummheit mit Blödsinn und Gewalttätigkeit — wohl besser Blödsinn mit Taubheit, resp. Porencephalie mit interessantem, auf Photographien beigegebenem Hirnbefund von starker Höhlenbildung beiderseits. Den Beschluss des zweiten Heftes macht eine kurze Geschichte der Irrenpflege in Ontario, die in moderner Weise mit dem Jahre 1850 begonnen und allmählich zum Bau von zehn Anstalten geführt hat mit einer Aufnahmefähigkeit von 6280 Patienten. Wir können nur wünschen, dass die psychiatrische Klinik schleunigst errichtet wird, denn das Bedürfnis ist dringend. Wolff (Katzenelnbogen).

Antonini (Udine): „Il manicomio moderno".
(Note die edilizia manicooniale).

Ein Vortrag über ein Thema, für welches A. als Referent auf dem psychiatrischen Kongress in Venedig bestimmt war. Er entwirft dabei das bis ins kleinste ausgeführte Bild der modernen Anstalt, so wie sie nach seinen Anschauungen sein soll. Dabei lässt er einigen Spielraum in der Anordnung des Ganzen und führt als Beispiele Mendrisio, Udine und Padua an. Die Hauptsache ist die, dass die Anstallt, die etwa 500—600 Kranke aufnehmen soll, den Charakter eines Dorfes oder eines modernen Villenquartiers hat mit gänzlich getrennten Gebäuden, die allerseits von Garten umgeben sind. Zweckmässig werden die Abteilungen für akute Kranke mehr in der Nähe der Direktion gehalten und mehr abgetrennt von denen für chronische, arbeitsfähige Fälle, die mehr an die Peripherie kommen und von der Aussenwelt nicht gänzlich abgesperrt sein sollen. Dabei soll das Ganze in Berührung mit Natur und Leben stehen und nicht den Eindruck klösterlicher Absonderung machen. In jedem Gebäude muss ein Aufenthaltsraum und Wandelgang für die ungünstigere Jahreszeit sein, ein Essraum, Schlafräume für ca. 20 bei chronischen, 10 bei akuten Fällen, einige Einzelzimmer, Bade- und Waschraum, Spülküche, Garderobe, Besuchszimmer. Lange Korridore mit Zellen verwirft er. Einzelzimmer dagegen nicht; diese sollen in Gruppen zu dreien oder vieren etwas abseits von den anderen Räumen aber nicht nur auf der Isolierabteilung vorhanden sein. Indiziert sind diese Einzelzimmer 1. für laute Kranke während der Nacht, wenigstens in chronischen Fällen, 2. für solche Patienten, die gelegentlich das lebhafte Bedürfnis empfinden, sich abzusondern und 3. um darin nach Dauerbädern angriffslustige und gefährliche Kranke unterzubringen. Zellen verwirft er nicht ganz, eine oder zwei sollten in jeder Anstalt vorhanden sein, aber in moderner Art für fortgesetzt gewalttätige aufgeregte Kranke. Kein Gebäude soll mehr als 50—60 Personen fassen können. An Abteilungen (Gebäuden) sollen vorhanden sein: 1. Beobachtungsstation (8—10 %, der Kranken). 2. Wachstation für akute und solche mit intercurrenten Episoden mit Infirmerie (25 %). 3. Eine Station für aufgeregte Gefährliche (Beobachtung für gerichtliche Fälle und Station für Kriminelle) (10—15 %). 4. Ein Pavillon mit 2 Abteilungen, resp. 2 Gebäude für Unreinliche, Senile, Idioten, die nicht arbeitsfähig sind, sowie für chronische und Rekonvaleszente, die nicht ganz arbeitsfähig sind und nicht auf die ländliche Abteilung passen. 5. Ländliche Kolonie (15—20 %). 6. Besondere alleinstehende Arbeitsräume (Werkstätten). 7. Absonderungshaus für infektiöse Kranke. Symmetrische Anordnung der Gebäude ist nicht nötig, ja nicht erwünscht, eine asymmetrische Form ist vorzuziehen, wie sie Meherenberg in Holland, Mauer-Oehling in Oesterreich, Mendrisio im Tessin haben. Die Hauptsache bleibt, dass jedes Gebäude allein steht und ringsum von Garten und Grün umgeben ist. Zur Abtrennung der einzelnen genügen Draht- und lebende Zäune. Den Anfang des Vortrags bildet ein kurzer Abriss der Entwicklungsgeschichte der Irrenanstalt vom Kasernenbau mit Uebergangsformen bis zu dem beschriebenen System. Wolff (Katzenelnbogen.)

Raecke: Zur forensischen Bedeutung der multiplen Sklerose.
(Vierteljahrsschrift für gerichtl. Medizin und öffentl. Sanitätswesen. 3. Folge. XXXIV. 1.)

Ausführliche Mitteilung eines forensischen Gutachtens über einen an multipler Sklerose leidenden jungen Menschen, der sich ein Sittlichkeitsverbrechen hatte zu Schulden kommen lassen. Es war bei ihm neben den typischen körperlichen Symptomen ein weitgehender Verfall seiner geistigen Kräfte mit Abnahme von Gedächtnis, Urteilsfähigkeit und sittlichem Empfinden vorhanden, so dass das Bestehen von Geisteskrankheit mit Ausschluss der freien Willensbestimmung, letzterer mit grosser Wahrscheinlichkeit, angenommen werden konnte. Gross.

Ludwig Mann: Ueber das „Beamtenfürsorgegesetz" und seine Ausführung, insbesondere mit Bezug auf gewisse, den Unfallnervenkranken daraus erwachsende Schädigungen.

(Aerztl. Sachverständigenzeitung 1907, No. 2—4).

Verf. fasst seine Vorschläge zur Verbesserung der sich bei der Anwendung des Beamtenfürsorgegesetzes vielfach ergebenden misslichen Verhältnisse in folgende Leitsätze zusammen:

1. Alle Begutachtungen bezüglich der Notwendigkeit irgendwelcher Heilverfahren bei unfallvervenkranken Beamten hat der von der Behörde damit beauftragte Arzt erst nach einem Konsilium mit dem behandelnden Arzt vorzunehmen.

2. Bezüglich der Höhe der im allgemeinen an schwer unfallnervenkranke Beamte auf Grund der Bescheinigung des behandelnden Arztes zu bewilligenden jährlichen Heilungskosten sind bestimmte Maximalnormen aufzustellen, welche von allen beteiligten Behörden gleichmässig anzunehmen sind. Erst wenn dieser Normalbetrag überschritten wird, hat eine Nachprüfung der Notwendigkeit in der oben erwähnten Form stattzufinden.

3. Am besten erscheint im Interesse des psychischen Zustandes der Patienten und zur Vermeidung aller Streitigkeiten die möglichst allgemein durchzuführende Pauschalierung der Heilungskosten durch Vereinbarung einer jährlichen Abfindungssumme. Für dieselbe müssen aber ebenfalls bestimmte, überall gleichmässig geltende Normen nach einigen wenigen, je nach der Schwere des Falles festzusetzenden Stufen aufgestellt werden.

4. Die Festsetzung der Stufe, in welche der betr. Patient einzurangieren ist, ist ebenfalls nur unter Zuziehung des behandelnden Arztes zu treffen. Solche Patienten, die vorher durch verhältnismässig hohe Bewilligungen ein gewisses Gewohnheitsrecht erlangt haben, sind zunächst in eine höhere Stufe zu setzen, und ist besonders allmählich eine Herabsetzung in die niedrigen Stufen „in kleinen Sprüngen" anzustreben.

5. Die Nachuntersuchungen bei den durch Pauschalsumme abgefundenen Beamten haben in grösseren Zeiträumen, vielleicht alle zwei Jahre, stattzufinden.

Gross.

Eduardo Audenino: Communications.

(Extrait des actes du VIe congrès international d'Anthropologie Criminelle. Turin 1906.)

Les Parésies mimiques unilaterales chez les personnes normales, les fous et les criminels.

Untersuchungen über Ungleichheit der Gesichtsinnervation bei gewollten und ungewollten mimischen Bewegungen an 37 Normalen (Studenten und Krankenpflegern), 31 Geisteskranken (paranoischen, dementen, imbezillen) und 34 „Degenerierten" (aus der Krankeitsgruppe der Epilepsie, Moral-insanity, sexuelle Psychopathie und des Kretinismus). Die Ungleichheit wird bei den letzten beiden Gruppen weit häufiger gefunden.

La conscience dans les accès d'épilepsie.

Bericht über drei Fälle sicherer Epilepsie mit erhaltenem Bewusstsein während der Krampfanfälle.

Pourquoi tous les épileptiques et les criminels-nés n'ont pas le type.

Mit 7 Abbildungen.

Eignet sich nicht für ein kurzes Referat.

L'homme droit, l'homme gauche et l'homme ambidextre.

Nach einem kurzen anthropologischen Abriss über das Vorkommen der Rechts- und Linkshändigkeit und der gleichen Geschicklichkeit im Gebrauche der rechten und linken Hand spricht Verf. über die Bedeutung dieser einzelnen Arten als Symptome und über die verschiedenen Untersuchungsmethoden der Rechts- und Linkshändigkeit. Er ist der Ansicht, dass mit und trotz dieser Methoden ihre Feststellung nicht immer sehr leicht ist und erhärtet dieses an einigen Beispielen.

Crâne et cerveau d'un idiot.

(Exposition internationale d'Anthropologie criminelle.)

Muss im Original nachgelesen werden. Germanus Flatau (Dresden).

A. Pick: Vorschlag zu einer konventionellen Fixierung der Intensitätsgrade des Kniephänomens (refl. Patellarreflexes). Aus der psychiatrischen Klinik der deutschen Universität in Prag.

(Deutsche Mediz. Wochenschrift 1907, No. 23.)

Verf. erblickt in der zunehmenden Häufigkeit der Konstruktion von Apparaten zur Messung der Patellarreflexe das allseitige Bedürfnis und die Notwendigkeit einer methodischen Feststellung des Intensitätsgrades des Kniephänomens. Er schlägt deshalb eine Graduierung der Intensität des Reflexes, die sich ihm nach langer Erfahrung in der Praxis als zweckmässig erwiesen hat und abgesehen vom Perkussionshammer eines bestimmten Apparates nicht bedarf, vor. Da dem Verf. besonders die innerhalb der Norm stehenden Abstufungen der Intensität des Reflexes nicht genügend berücksichtigt zu werden scheinen, nimmt er in seiner Skala drei der Norm entsprechende Grade an und bezeichnet die „sichtbare Kontraktion des ganzen Quadriceps ohne deutlichen Ausschlag" als schwach normal, die „sichtbare Kontraktion mit leichtem Ausschlag" als normal und endlich die „sichtbare Kontraktion mit lebhaftem Ausschlag" als lebhaft normal; daran reiht er in ab- und aufsteigender Richtung der Abnahme und Steigerung des Reflexes entsprechende Grade, die er mit Zahlen von 1—4 resp. 1—3 markiert und ihnen jenachdem das + oder — Zeichen vorsetzt. Verf. hält die von ihm vorgeschlagene Graduierung zwar nicht für fehlerfrei, glaubt aber doch, dass sie nach einiger Uebung eine für klinische Zwecke durchaus zureichende Bezeichnung sei, indem sie jedenfalls eine Einheitlichkeit in der Auffassung und Darstellung ermögliche, die namentlich aus praktischen Zwecken (gerichtliche und unfallärztliche Praxis) notwendig erscheine.

Gross.

L. Römheld: Ueber den Schwielenkopfschmerz. Aus dem Sanatorium Schloss Hornegg.

(Württemberg. Mediz. Korrespondenzbl. 1907.)

Verf. weist auf die relative Häufigkeit des Schwielenkopfschmerzes hin, dessen Symptomenbild den Aerzten im allgemeinen nur wenig bekannt ist. Er gibt eine eingehende Schilderung desselben, bespricht die Differentialdiagnose und empfiehlt die Anwendung des von Edinger gegebenen Schemas der Behandlung (Natrium salicylicum resp. heisse Kataplasmen, Moorumschläge oder Thermophore, später Massage und Jodkali), mit der er selber die besten Erfolge erzielt hat. Anhangweise gibt Verf. als Beispiel die kurze Krankengeschichte einer Patientin mit Schwielenkopfschmerz. Gross.

L. Römheld: Konjugale und familiäre Tabes, einseitige reflektorische Pupillenstarre, durch Jod künstlich erzeugter Basedow, Funktionsprüfung des Herzens, kochsalzfreie Diät bei Entfettungskuren, Hypernephrommetastasen. Mitteilungen aus dem Sanatorium Schloss Hornegg a. N.

(Württemberg. Mediz. Korrespondensbl. 1907.)

Statistische Vorbemerkungen über die Frequenz des Sanatoriums. Es fanden dort im Jahr 1906 621 Patienten Aufnahme; davon waren 230 Nervenkranke. Verf. gibt sodann eine kurze Krankengeschichte über einen interessanten Fall von konjugaler und familiärer Tabes: Vater ausgesprochene Tabes, Muttter Tabes kombiniert mit Symptomen, die auf basale luetische Meningitis hindeuten, darunter doppelseitige Posticuslähmung, Kind komplette Tabes bezw. Zeichen einer Manifestierung der hereditären Lues im Gehirn. Sodann Bericht über einen Fall von einseitiger reflektorischer Pupillenstarre ohne weitere Erscheinungen einer Erkrankung des Zentralnervensystems, dessen Deutung nicht möglich ist, sowie einer solchen von Basedow, der sich aus einer gewöhnlichen Struma auf Joddarreichung entwickelt hatte und auf das Moebius'sche Antithyreoidserum sich wesentlich besserte. Bei anderen Fällen konnte Verf. nicht denselben günstigen Erfolg beobachten; während bei einigen Fällen das Mittel besonders das Allgemeinbefinden günstig beeinflusste und den Tremor, die Schweisse und Durchfälle zum Verschwinden brachte, verhielt sich ein anderer Teil völlig refraktär; besonders wurden nach den Beobachtungen des Verf. die Kardinalsymptome des Basedow durch das Antithyreoidserum nur wenig beeinflusst. Die anderen aufgeführten Fälle interessieren mehr den Internisten. Gross.

M. Lewandowsky: Ueber sensible Reizerscheinungen bei Grosshirnerkrankungen, insbesondere über Kälteanfälle. Aus dem städt. Krankenhaus Friedrichshain in Berlin.

(Deutsche Mediz. Wochenschr. No. 21.)

Anschliessend an die Frage des Vorkommens zentraler Schmerzen, das Edinger durch einen Sektionsbefund bewiesen hat, teilt Verf. zwei Fälle mit, in denen nach einer Apoplexie anfallsweise Schmerzen auftraten. Diese Schmerzen beschränkten sich auf den Kopf und waren typisch halbseitig und zwar auf der dem Herd kontralateralen Seite. Bei beiden bestand während der Schmerzanfälle Uebelkeit, bei einem Flimmern vor den Augen. Die Zustände stehen offenbar der Migräne sehr nahe, obgleich eine solche vor der Apoplexie bei keinem der Fälle bestand. Sodann berichtet Verf. über einen Fall von organischer Läsion der linken Hemisphäre (Tumor), der als auffallendstes Symptom Anfälle von intensiver Kälteempfindung auf der rechten Körperseite darbot. Daneben bestand eine rechtsseitige Parese, Paralexie, Agraphie und leichte amnestische Aphasie. Berührungs- und Muskelsinn waren im wesentlichen intakt, die Stereognosis rechts etwas schlechter als links; Schmerzempfindung und Temperatursinn waren rechts herabgesetzt und zwar schien der Wärmesinn weniger betroffen zu sein als der Kältesinn. Die Kälteanfälle pflanzten sich in der für Jackson'sche Anfälle charakteristischen Weise, am rechten Mundwinkel beginnend und sich nach abwärts ausbreitend, fort. Die Temperaturprüfung während der Anfälle ergab das ausserordentlich interessante Resultat einer Steigerung der Empfindlichkeit für Kälteeindrücke und einer Verminderung für Wärmeeindrücke. Verf. nimmt an, dass durch die Erregung des „Kältezentrums" eine Hemmung der Erregbarkeit des „Wärmezentrums" in der Rinde gegeben war. Er hält es für wahrscheinlich, dass, entsprechend der Trennung der Wärme- und Kältenerven in der Peripherie, diese auch in der Grosshirnrinde getrennte Bezirke besitzen und Kälte- und Wärmeempfindung nicht an das gleiche anatomische Substrat gebunden sind. Gross.

R. Kutner: Ueber das Verhalten einiger Reflexe im Schlaf.
(Deutsche Medizin. Wochenschrift 1907, No. 3.)

Verf. hat in 12 Fällen den Patellarreflex, in 22 Fällen den Achillessehnenreflex schlafender Geisteskranker untersucht und dabei einen einwandfreien Unterschied in der Intensität der Sehnenreflexe im Schlafen und Wachen nicht konstatieren können, ebensowenig ergab sich ein Unterschied zwischen dem natürlichen und dem durch die gebräuchlichsten Hypnotica hervorgerufenen Schlaf. Wenn andere Autoren eine Abschwächung resp. Aufhebung der Sehnenreflexe im Schlaf gefunden haben, so glaubt er diese Verschiedenheit mit den erheblichen Untersuchungsschwierigkeiten und der mangelnden Rücksicht auf diese leicht erklären zu können. Zu demselben Resultat gelangte er bei Untersuchung der reflektorischen Zehenbewegungen bei Bestreichen der Fusssohle. Interessant sind dagegen die Befunde, die Verf. bezüglich des Babinski'schen Reflexes bei den verschiedenen Psychosen erhoben hat und die mit denen anderer Autoren nicht übereinstimmen. Es ergab sich nämlich eine Differenz in dem Verhalten des Grosszehenreflexes im Schlaf zwischen der progressiven Paralyse und dem Delirium tremens einerseits und den übrigen Psychosen anderseits. Bei den ersten fand sich in über der Hälfte bezw. in über $^2/_3$ der Fälle im Schlaf ein positiver Babinski, bei den letzteren ein durchweg negativer. Er führt dieses Verhalten bei den erstgenannten Krankheiten auf eine Schädigung der motorischen Bahnen zurück, die ja nach den Untersuchungen Bonhöffer's auch beim Delirium tremens meist Veränderungen erleiden. So würde dem Auftreten des Babinski'schen Zeichens im Schlafe dieselbe Bedeutung beizumessen sein wie im Wachzustand nur mit dem Unterschied, dass sein Vorhandensein darauf hindeutet, dass die Veränderungen in den Pyramidenbahnen noch so geringe sind, dass sie im Wachzustande wohl dem vom Hirn kommenden Reiz den Durchtritt gestatten, nicht aber im Schlaf und ähnlichen Bewusstseinszuständen, die eine Herabsetzung in der Intensität des Reizes zur Folge haben. Den Angaben anderer Beobachter (Bickel), welche auch bei nervengesunden Individuen in tiefem Schlaf positiven Babinski gefunden haben, steht Verf. skeptisch gegenüber, ebensowenig glaubt er, dass eine aufgehobene und herabgesetzte Funktion der Grosshirnrinde, wie sie bei Narkose, auch der Skopolaminnarkose angenommen wird, genüge, um das Auftreten des Babinski'schen Phänomens zu erklären. Nach der Meinung des Verf. muss vielmehr mindestens noch ein zweiter Faktor hinzutreten, damit das Babinski'sche Phänomen in die Erscheinung trete, nämlich eine Schädigung der Pyramidenbahn. Gross.

Bumke (Freiburg): Die Physiologie und Pathologie der Pupillenbewegungen. (Mediz. Klinik 1907, No. 41.)

Bumke, der sich bekanntlich sehr viel mit dem Studium der Pupillenreaktion beschäftigt hat, gibt in einem klinischen Vortrag einen kurzen Ueberblick über den heutigen Stand der Theorie der Pupillenbewegungen, die noch nicht geklärten Streitfragen und die praktische Bedeutung der Reaktionsstörungen. In letzter Beziehung hat die Erkenntnis sich Geltung verschafft, dass reine Lichtstarre nur bei Tabes und Paralyse auftritt, während Vorhandensein prompter Reaktion die beiden Krankheiten nicht ausschliesst.

Liebetrau (Hagen i. W.).

Lasarew: Ueber Steiner's Infraspinaturreflex (Reflex oder direkte Muskelreizung?)

(Deutsche Zeitschr. f. Nervenheilkunde. Bd. XXXIII, H. 1 u. 2.)

Verf. weist durch Nachprüfung an pathologischen Fällen und durch anatomische und physiologische Untersuchungen nach, dass es sich bei Steiner's sogenanntem Infraspinatusreflex gar nicht um einen Reflex, sondern um den Effekt einer direkten Muskelreizung handelt. Kalberlah.

Mieczyslaw Minkowski: Ueber cerebrale Blasenstörungen.

(Deutsche Zeitschr. f. Nervenheilkunde. Bd. XXXIII, H. 1 u. 2.)

Die Blasenmuskulatur steht unter dem Einfluss vom zentralen Nervensystem und von peripheren Ganglien. Das Grosshirn ist durch eine kortikale und subkortikale Komponente vertreten. Das im Rückenmark vorhandene Zentrum befindet sich im Sakralteil und stellt ein Zentrum zweiter Ordnung dar, und die peripheren sympathischen Ganglien bezw. die Blasenmuskulatur selbst solche dritter Ordnung. Die Zentren sind miteinander nicht bloss durch erregende, sondern durch hemmende Fasern verbunden, welche den normalerweise vorhandenen Tonus verstärken resp. aufheben. Die Zentren sind einander superponiert, hönnen aber, wenn ihre Verbindung mit den Zentren höherer Ordnung unterbrochen wird, eine starke selbständige Wirkung enthalten. Auch die vom Rückenmark völlig isolierte Blase vermag (wenigstens beim Tier) den Tonus ihrer Muskulatur wiederherzustellen.

Anknüpfend an diese aus einer umfassenden Literaturübersicht geschöpften Anschauungen teilt Verf. 19 Krankenberichte solcher zentralen Blasenstörungen aus der Srtümpell'schen Klinik und eine grosse Reihe von derartigen Fällen aus der Literatur mit und kommt zu dem Schluss, dass das Vorkommen und die Häufigkeit von cerebralen Blasenstörungen unzweifelhaft festgestellt ist und dass es durchaus gerechtfertigt ist, dieselben als besonderes Krankheitssymptom bei Herderkrankungen des Gehirns in die Pathologie aufzunehmen. Die Schwierigkeit bestehe darin, dass diese Störungen infolge der Einseitigkeit der meisten Herderkrankungen gewöhnlich einen leichten, vorübergehenden Charakter haben, und dass man dieselben nur dann verwerten kann, wenn alle anderen möglichen Ursachen von Blasenleiden, besonders die Prostatahypertrophie, und schwere geistige Störungen mit genügender Sicherheit auszuschliessen sind. Bei Läsionen der Rinde, der Kapselfaserung, der Pons und der Medulla oblongata kommt es vorwiegend zur Retention (kortikospinale Bahn), bei Läsionen im Bereich der subkortikalen Ganglien zur Inkontinenz (subkortikal-spinale Bahn). Man muss daher in der Grosshirnrinde ein Zentrum für die Erschlaffung des Sphincters und in den subkortikalen Ganglien ein solches für die Kontraktionen desselben annehmen. Kalberlah.

A. Pilcz: Zur prognostischen Bedeutung des Argyll-Robertsonschen Phänomens. (Monatsschr. f. Psych. u. Neur. 1907.)

Verf. stellt kurz zusammen, was über das Vorkommen des Argyll-Robertson'schen Phänomens bei Nicht-Tabischen resp. Paralytischen bekannt ist und teilt dann aus eigner Beobachtung 7 Fälle mit, in welchen das Bestehen des Argyll-Robertson'schen Zeichens in Verbindung mit neurasthenischen Symptomen zunächst den Verdacht auf Paralyse rechtfertigte. In dreien dieser Fälle gestattete jedoch die wiederholte Untersuchung, sowie bis zur Zeit der Publikation durchgeführte Katamnesen die Feststellung, dass es sich nur um vorübergehende Pupillenstarre und im übrigen um Neurasthenie handelte. Die übrigen 4 Fälle, gleichfalls mit vorübergehendem Argyll-Robertson scheidet Verf. selbst aus der Beobachtung aus, da bei einem die Katamnese fehlte, bei zweien Lues bestand und im vierten Fall es sich um ein seniles Individuum handelte. Verf. warnt in Fällen, wo nur die Pupillenerscheinungen für Paralyse sprechen, vor Ueberschätzung des ArgyllRobertson'schen Phänomens und empfiehlt die Lumbalpunktion zur Ergänzung der Diagnose.

G. Oppenheim (Freiburg).

L. Weber: Zur prognostischen Bedeutung des Argyll-Robertsonschen Phänomens. (Monatsschr. f. Psych. u. Neur. 1907.)

Verf. weist zur Ergänzung der Pilcz'schen Beobachtungen auf die Mitteilungen von Cramer hin, wonach Pupillenstörungen bis zur Lichtstarre bei Alkoholikern, im pathologischen Rausche und besonders auch bei Imbecillen, Degenerierten und Erschöpften unter Wirkung mässiger Alkoholgaben auftreten können. Ferner teilt er einige Fälle von transitorischer Pupillenstarre in Verbindung mit paralyseähnlichen psychischen Symptomen und schubweisem Krankheitsverlauf mit, bei welchem sich post mortem eine diffuse Arteriosklerose der feineren Hirngefässe herausstellte. (Binswanger's Encephalitis subkortikalis.)

G. Oppenheim (Freiburg).

Hermann Schlesinger: Gekreuzte Hemichorea, an den Gubler'schen Lähmungstypus erinnernd.
(Deutsche Zeitschr. f. Nervenheilkunde. Bd. XXXII, H. 4—6.)

Ein 17jähriger Pferdewärter erkrankt plötzlich unter Zuckungen von choreatischem Charakter, die sich im Laufe einer Woche vom linken Arm auf die ganze linke Körperhälfte ausdehnen und unter gleichzeitig einsetzender rechtsseitiger Facialisparese, die den Mund- und Stirnast betrifft. Drei Wochen nach dem Krankheitsbeginne besteht noch der gleiche Symptomenkomplex, ist eine linksseitige Hypoglossuslähmung angedeutet und eine Neuritis optica entwickelt. Schwäche und Hypotonie der Muskulatur links. Die Sehnenreflexe an den unteren Extremitäten sind gesteigert, Fussklonus beiderseits. Das Babinski'scke Phaenomen ist nicht auslösbar. Sensibilitätsstörungen fehlen. Verschwinden der choreatischen Erscheinungen nach fünfwöchentlicher Krankheitsdauer, allmählicher Rückgang der anderen Symptome. Vermutungsdiagnose: Encephalitis pontis. Verf. folgert daraus, dass ein Symptomenkomplex existiert, dessen wesentliche Merkmale Hemichorea und kontralaterale Facialislähmung sind. Dieses Syndrom ist durch eigenartige Anordnung mehrerer Krankheitsherde im Hirnstamm zu erklären, von denen einer im Verlaufe der Bindearmbahn gelegen sein dürfte.

Kalberlah.

Druck der Anhaltischen Buchdruckerei Gutenberg, e. G. m. b. H., in Dessau.

CENTRALBLATT für Nervenheilkunde und Psychiatrie.

Redaktion: Professor Dr. Gaupp in Tübingen.
Verlag von Vogel & Kreienbrink, Berlin W. 30 und Leipzig.

Inhalt des zweiten Dezember-Heftes.

I. Originalien.

Ueber Schmerzen beim manisch-depressiven Irresein. Von Julius Schroeder.

II. Vereinsbericht.

XIII. Versammlung mitteldeutscher Psychiater und Neurologen in Leipzig am 26. und 17. Oktober 1907.

Flechsig: Ueber die Hörsphäre des menschlichen Gehirns.
Anton: Ueber geistigen Infantilismus.
Held: Ueber Zusammenhang und Entwickelung der Ganglienzellen, mit Demonstrationen über den Bau der Neuroglia.
Müller: Ueber akute Paraplegien nach Tollwut-Schutzimpfungen.
Hänel: Eine typische Form der ataktischen Gehstörung.
Meltzer: Zur Pathogenese der Opticusatrophie und des sogenannten Turmschädels.
Höhl: Demonstration von Röntgenogrammen.
Kauffmann: Ueber Diabetes und Angstpsychose an der Hand eines geheilten Falles.
Gregor: Ueber die Diagnose psychischer Prozesse im Stupor.
Wanke: Die Heilung der Neurasthenie, ein ärztlich-pädagogisches Problem.
Dehio: Weitere Erfahrungen über Dauerbäder.
Degenkolb: Zwei Fälle von Kombination verschiedener Seelenstörungen mit Hysterie.
Sommer: Zur Genealogie Goethe's.
Döllken: Ueber Halluzinationen und Gedankenlautwerden.

III. Referate und Kritiken.

Jelliffe: The signs of Pre-dementia praecox: their significance and pedagogic prophylaxis.
Pascal: Pseudo-Neurasthenie prodromique de la Démence précoce.
Pascal: Formes mélancholiques de la démence précoce.
Pappenheim: Ueber paroxysmale Fieberzustände bei progressiver Paralyse mit Vermehrung der polynucleären Leukocyten im Blut und in der Cerebrospinalflüssigkeit, nebst Bemerkungen über Blut und Liquor bei Exacerbationen des paralytischen Prozesses.
Fischer: Ueber die sogenannten rhythmischen, mit dem Puls synchromen Muskelzuckungen bei der progressiven Paralyse.
Konrád: Zur Aetiologie der progressiven Paralyse.
Moreira and Penafiel: A contribution to the study of dementia paralytica in Brazil.
Wolfsohn: Die Heredität bei Dementia praecox.
Goldstein: Ein Beitrag zur Lehre von den Alkoholpsychosen.
Birnbaum: Ueber degenerative Phantasten.
Meyer: Klinisch-anatomische Beiträge zur Kenntnis der progressiven Paralyse und der Lues cerebrospinalis, mit besonderer Berücksichtigung der Rückenmarksveränderungen.
Hoppe: Psychiatrisches aus Nordamerika.
Spielmeyer: Atoxyl bei Paralyse.
von Walsem: Veerslag betreffende het geshicht Meerenberg over het jaar 1906.
Bulletin of the Toronto Hospital for the Jusane.
Antonini: Il manicomio moderno.
Raecke: Zur forensischen Bedeutung der multiplen Sklerose.
Mann: Ueber das „Beamtenfürsorgegesetz" und seine Ausführung, insbesondere mit Bezug auf gewisse, den Unfallnervenkranken daraus erwachsende Schädigungen.
Audenino: Communications.
Les Parésies mimiques unilaterales chez les personnes normales, les fous et les criminels.
La conscience dans les accès d'épilepsie.
Pourquoi tous les épileptiques et les criminels-nés n'ont pas le type.
L'homme droit, l'homme gauche et l'homme ambidextre.
Crâne et cerveau d'un idiot.
Pick: Vorschlag zu einer konventionellen Fixierung der Intensitätsgrade des Kniephänomens (refl. Patellarreflexes).
Römheld: Ueber den Schwielenkopfschmerz.
Römheld: Konjugale und familiäre Tabes, einseitige reflektorische Pupillenstarre, durch Jod künstlich erzeugter Basedow, Funktionsprüfung des Herzens, kochsalzfreie Diät bei Entfettungskuren, Hypernephrommetastasen.
Lewandowsky: Ueber sensible Reizerscheinungen bei Grosshirnerkrankungen, insbesondere über Kälteanfälle.
Kutner: Ueber das Verhalten einiger Reflexe im Schlaf.
Bumke: Die Physiologie und Pathologie der Pupillenbewegungen.
Lasarew: Ueber Steiner's Infraspinaturreflex (Reflex oder direkte Muskelreizung)?
Minkowski: Ueber cerebrale Blasenstörungen.
Pilcz: Zur prognostischen Bedeutung des Argyll-Robertson'schen Phänomens.
Weber: Zur prognostischen Bedeutung des Argyll-Robertson'schen Phänomens.
Schlesinger: Gekreuzte Hemichorea, an den Gubler'schen Lähmungstypus erinnernd.

Verlag von Vo el & Kreienbrink, Berlin W. 30, Hohenstaufenstr. 50. — Verantwortlich für die Redaktion

Lightning Source UK Ltd.
Milton Keynes UK
UKHW010341120219
337137UK00004B/198/P